T0224536

Lehrbuch
der
Kinderheilkunde

Dritte berichtigte Auflage

Von

Ph. Bamberger · R. Degkwitz · E. Glanzmann
F. Goebel · J. Jochims · W. Keller
E. Rominger · A. Wiskott

Mit 235 zum Teil farbigen Abbildungen

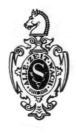

Springer-Verlag Berlin Heidelberg GmbH 1944

ISBN 978-3-662-40637-3   ISBN 978-3-662-41117-9 (eBook)
DOI 10.1007/978-3-662-41117-9

Geleitwort zur zweiten Auflage.

Die vorliegende zweite Auflage unseres Lehrbuches stellt keine Überarbeitung dar, sondern eine neue Lösung der Aufgabe. Beibehalten wurde der Grundplan des Buches, den Medizinstudierenden und den praktischen Arzt in knapper Form mit der Klinik der Kinderkrankheiten, ihrer Behandlung und Verhütung bekannt zu machen unter Heranziehung der wichtigsten Ergebnisse der experimentellen Forschung. Um eine möglichst zuverlässige, dabei aber straffe Fassung des großen Wissensgutes zu erreichen, haben wir den Stoff den besonderen Neigungen des Einzelnen entsprechend verteilt und neue Mitarbeiter gewonnen, die Sachkenner des von ihnen bearbeiteten Gebietes sind. Da jeder von uns zugleich als Kliniker, Hochschullehrer und Forscher tätig ist, war es möglich, trotz Wahrung einer gewissen einheitlichen Darstellung es dem Verfasser des einzelnen Abschnittes völlig freizustellen, das was ihm nach seiner eigenen Erfahrung wichtig erschien, breiter, anderes kürzer darzustellen oder als bekannt vorauszusetzen. Auf diese Weise ist der sachverständige Verfasser ohne Zwang durch ein Schema mit seiner eigenen Auffassung zu Wort gekommen, wie wir hoffen, zum Vorteil des Buches. In großzügiger Weise hat es uns der Verlag ermöglicht, ein reiches, besonders sorgfältig ausgewähltes Bildmaterial zur Erläuterung des Textes einzufügen, das den Lehrwert des Buches gegenüber der ersten Auflage beträchtlich erhöhen dürfte[1].

Uns bekannt gewordene Wünsche nach Ergänzungen und Verbesserungen aus Kreisen der Fachgenossen, der praktischen Ärzte und auch der Medizinstudierenden haben wir, soweit wir es konnten, berücksichtigt und hoffen, daß unsere neue gemeinsame Arbeit der Kinderheilkunde in Deutschland und im Ausland dienlich sein wird.

Die Herausgeber.

Geleitwort zur dritten Auflage.

In der hier nach kurzer Zeit notwendig werdenden 3. Auflage unseres Lehrbuches haben wir in Anbetracht der durch den Krieg entstandenen Schwierigkeiten lediglich einige Schönheitsfehler und Druckfehler der 2. Auflage ausgemerzt, haben aber sonst den Text der 2. Auflage nicht geändert.

Die Herausgeber.

---

[1] Das Bildmaterial ist in den Kliniken der Mitarbeiter zum großen Teil eigens für dieses Buch hergestellt worden. Damit der Leser gegebenenfalls Erkundigungen über die abgebildeten Krankheitsfälle einholen kann, wurde jeder Abbildung der Name der Klinik, aus der das Bild stammt, beigefügt. Die Zeichen (P) und (K) bedeuten die Namen der Lichtbildner der Kieler Univ.-Kinderklinik (Dr. PEHL und M. KROGMANN).

Inhaltsverzeichnis.

Wachstum und Entwicklung.
Ärztliche Betreuung des gesunden Kindes.

Von Johannes Jochims-Lübeck.

Mit 4 Abbildungen.

Das „Größerwerden" und das „Heranreifen" verleihen dem Kinde jene besondere Eigenart gegenüber dem „Erwachsenen", die den Beschauer immer wieder fesselt und den Arzt vor besondere Aufgaben stellt. Des Kindes Wachstum und Entwicklung in all den Wechselwirkungen der leib-seelischen Gestaltwerdung läßt sich in nüchternen Zahlen niemals voll erfassen, hinzu gehört ein offener Blick für das Wachsen und Werden in der Natur. — Für den Arzt ist es geradezu eine Voraussetzung seines Erfolges in der Kinderpraxis, daß er vertraut ist mit allen Phasen des Entwicklungsganges gesunder Kinder. Nur dann kann er bei der Untersuchung und Behandlung des Kindes dessen körperlichen Zustand und dessen Verhaltungsweise richtig deuten, Störungen in der Entwicklung frühzeitig erkennen und Krankhaftes sicher beurteilen — was nicht nur für die Behandlung des Kindes selbst, sondern manchmal auch für die zukünftige Lebensgestaltung der betroffenen Familie entscheidend sein kann. Nur, wenn der Arzt auch die seelischen Besonderheiten jeder kindlichen Altersstufe kennt, ist er imstande, in der Erziehung des Kindes Berater zu sein und die heute noch so häufigen Erziehungsfehler, die zu leichten und schweren körperlichen und seelischen Störungen führen können, abzustellen. Der in den Besonderheiten des heranwachsenden Organismus bewanderte Arzt wird in der ärztlichen Diagnose und Prognose viele Fehler vermeiden, die dem Unkundigen unterlaufen, weil manche Krankheiten entsprechend dem Entwicklungszustand des kleinen Kranken eine andere Erscheinungsform zeigen und eine andere Bedeutung haben als im Erwachsenenalter. Nur der mit diesen Besonderheiten des gesunden wachsenden Organismus ebenso wie mit den Eigentümlichkeiten der Pathologie dieser Altersstufe vertraute Arzt ist schließlich in der Lage, die ihm heute gestellten Aufgaben der Gesundheitsführung im Kindesalter (über die in umfassender Weise das Buch von Hördemann und Joppich unterrichtet) voll zu erfüllen.

A. Die verschiedenen Altersstufen der Kindheit.

Dem praktischen Bedarf entsprechend unterscheidet man die Kinder nach folgenden Altersstufen:

Das Säuglingsalter. Es umfaßt die ersten 9 Lebensmonate, also die Zeit, für die dem jungen Lebewesen von der Natur eine eigene Ernährungsweise zugedacht ist, nämlich die an der Mutterbrust. Innerhalb dieses kurzen, aber pflegerisch und ärztlich so besonderen Lebensabschnittes machen wir zweckmäßig drei Unterteilungen:

1. Das Neugeborene. So bezeichnet man das Kind während der ersten 10 bis 14 Lebenstage. Es ist die Zeit, während der sich die Loslösung des Kindes von

der Geborgenheit des Mutterleibes auf die neuen Anforderungen eines „selbständigen" Lebens vollzieht. Äußerlich ist diese Lebensperiode gekennzeichnet
durch die Abstoßung des Nabelstrangrestes und die Verheilung der Nabelwunde,
weiterhin durch den anfänglichen Gewichtsverlust und durch die in den meisten
Fällen eintretende Gelbsucht. Bei näherem Zusehen sind die Besonderheiten
dieser Lebenstage viel tiefergehend. Es sei hier nur erinnert an die Meisterung
aller Anstrengungen und Gefährdungen beim Geborenwerden, an die Gefahren
durch die Nabelwunde, an die zuweilen
sichtbarlich auf das Kind übergreifenden
hormonalen Schwangerschaftsreaktionen,
z. B. Brustdrüsenschwellung (Hexenmilch), ferner an die notwendige Umstel-

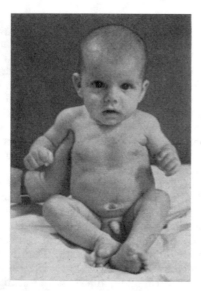

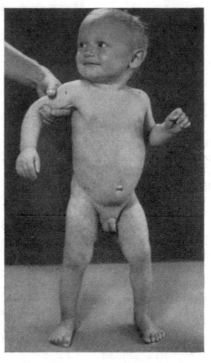

Abb. 1. Der normale Säugling. 3 Monate alt: Hält den
Kopf aufrecht, Gesicht zeigt bereits Ausdruck, sitzt mit
Unterstützung. (Kieler Univ.-Kinderklinik.) (K)

Abb. 2. Der normale Säugling.
9 Monate alt: Steht mit wenig Unterstützung.
(Kieler Univ.-Kinderklinik.) (K)

lung in der Tätigkeit wichtiger Organe, z. B. der Atmung, des Kreislaufs und
des Blutes, der Ernährung, der Wärmeregulierung, der Ausscheidung der Stoff-
wechselschlacken, ferner die Beanspruchung der Haut, die ersten Auseinander-
setzungen mit Bakterien usw. Selbstverständlich sind diese Umstellungen nicht
alle gleichzeitig fertig, so daß gewisse Eigentümlichkeiten des Neugeborenen,
z. B. in der chemischen Zusammensetzung des Blutes noch mehrere Wochen
in die nächste Lebensperiode hineinreichen können. — Es folgt:

2. Das Trimenonkind. Mit dieser Bezeichnung heben wir den Zeitraum der
ersten 3 Lebensmonate heraus. Das geschieht aus klinischen Gründen, nämlich
um eigens zu betonen, daß die Aufzucht eines Kindes im ersten Vierteljahr ganz
besonderer Sorgfalt bedarf: im Vordergrund stehen die Ernährungsschwierigkeiten; gegen artfremde Nahrung sind diese jungen Kinder besonders empfindlich. Daneben besteht eine hohe Infektgefährdung, da die eigene Abwehrkraft noch recht gering ist und die überkommenen mütterlichen Abwehrstoffe
allmählich verloren gehen.

3. Der ältere Säugling, der Säugling jenseits der ersten drei Lebensmonate,
zeigt eine von Woche zu Woche bessere Anpassung an die Umwelt, auch an die

artfremde Nahrung und auch schon eine allmählich größer werdende Widerstandsfähigkeit gegenüber Infekten, also eine zunehmende relative Immunität. Die Lebensäußerungen werden zusehends aktivere, ein Bedürfnis nach Licht, Luft und Bewegung macht sich geltend. Neue Gefährdungen ergeben sich daraus, daß diese Kinder alles, was sie erreichen können, in den Mund stecken. Eine besondere Gefährdung dieser Altersstufe stellt die Rachitis mit ihren Folgen und Komplikationen dar.

Das Kleinkindesalter. Es schließt sich mit einem allmählichen Übergang an das Säuglingsalter an, beginnt mit dem Erlernen des selbständigen Stehens und Gehens, also etwa mit dem vollendeten ersten Lebensjahr, und reicht bis zum 6. Lebensjahr. Vielfach bezeichnet man die 1- und 2jährigen Kinder auch als *Kriechkinder*. Die Kleinkinder sind bedeutend weniger nahrungsempfindlich und zeigen auch schon eine größere Immunität. Allerdings gerät das Kind nun, wo es sich schon fortbewegen kann, in erhöhte Infektionsgefahr: „Es läuft dem Infekt entgegen". Die Rachitisgefährdung ist nun im wesentlichen vorüber. Da besonders beim Kriechkind der Verstand noch nicht der fortgeschrittenen Statik entsprechend entwickelt ist, kommen diese Kinder auch in erhöhte Unfallgefahr (Verbrennungen, Vergiftungen usw.)!

Das Schulalter. Mit der Schulfähigkeit, die normalerweise mit 6 Jahren erreicht ist, tritt das Kind in einen wichtigen neuen Lebensabschnitt ein. Innerhalb des Schulalters kann man unterscheiden: das zunächst noch vorwiegend triebhafte *junge Schulkind* (Grundschulalter 6—10 Jahre) und das schon überlegter handelnde *ältere Schulkind*. Die obere Grenze dieser Altersstufe wird noch innerhalb der letzten schulpflichtigen Jahre erreicht. Sie ergibt sich durch die beginnende Reifung, liegt also für die beiden Geschlechter verschieden.

Das Reifungsalter. Die für den jungen Menschen so bedeutungsvolle Periode der Reifung setzt in unseren Breiten und in unserem Volke bei den Mädchen ungefähr im Alter von 11 oder 12 Jahren ein, bei den Knaben rund ein Jahr später. Zunächst kommen die Kinder in ein *Übergangsalter*, das mit einem auffälligen Wachstumsschub und einschneidenden körperlichen und seelischen Umwälzungen einsetzt. Nach einigen Jahren, mit dem Eintritt der eigentlichen Geschlechtsreife, folgt, nach Überwindung einer kurzen Krisenzeit, das *Jugendlichenalter*, in dem das Wachstum allmählich zum Abschluß kommt und auf seelischem Gebiet die Selbstfindung und -gestaltung, kurzum die Entwicklung zu einer eigenen Persönlichkeit erfolgt.

B. Wachstum und Entwicklung in den verschiedenen Altersstufen.

I. Wachstum.

Unter Wachstum versteht man im landläufigen Sinne die Gesamtheit aller gesetzmäßig verlaufenden Vorgänge der natürlichen Zunahme an Gewicht und Größe des Körpers oder seiner Teile einschließlich des damit verbundenen fortschreitenden Umbaus seiner Formverhältnisse.

Die Wachstumsvorgänge sind bei näherem Zusehen sehr viel verwickelter als es zunächst scheinen möchte. In diesem kurzen Abriß brauchen wir uns nicht mit dem Wachstum einzelner Zellen oder Zellgruppen zu befassen; auch die für die Biologie des Wachstums hochwichtigen Beobachtungen über das Wachstum isolierter, gezüchteter Gewebe liegen außerhalb des Rahmens unserer Betrachtungen. Wir beschäftigen uns vielmehr hier nur mit dem gesetzmäßigen Wachstum des Gesamtkörpers beim Kinde. Dabei handelt es sich nicht um

einfache Massenzunahmen. Eng mit dem Wachstum vergesellschaftet ist nämlich eine fortschreitende Differenzierung des Organismus, die ihrerseits das
Wachstum abbremst und so das uferlose Immerweiterwachsen verhindert.
Hieran ist maßgeblich beteiligt die hormonale Steuerung. Sie erfolgt unter
dem führenden Einfluß des Hypophysenvorderlappens. In einem fein abge-
stuften Antagonismus arbeitet dieser zusammen mit den wachstumsfördernden
Inkretorganen Thymus, Schilddrüse, Nebennierenrinde und der wachstums-
hemmenden Keimdrüse. Näheres s. Abschnitt innere Sekretion. Auch der
Lymphocytose des Kindesalters schreibt man neuerdings Beziehungen zum
Wachstum zu, insbesondere sollen die Lymphocyten Träger des Thymushormons
sein. Auf die physiologisch-chemische Seite des Wachstums kann hier nicht
weiter eingegangen werden. Im folgenden soll uns in erster Linie der formale
Ablauf des Wachstums beschäftigen.

1. Gesetzmäßigkeiten im Ablauf des Wachstums.

Alle Versuche, den Ablauf des menschlichen Wachstums in allen Dimensionen
und über die gesamte Wachstumsperiode in eine mathematische Formel zu
bannen, sind bisher gescheitert. Vergegenwärtigt man sich weiter, daß der
Körper keineswegs nur aus Zellen aufgebaut ist, sondern daß gerade für die
üblichen Wachstumsmaße, wie Länge, Körperumfang und Gewicht, die Zell-
produkte (z. B. Knochen) und die Ersatzstoffe (z. B. Fett, Wasser) von entscheidender Bedeutung sind, so wird verständlich, daß wir bei Messungen des
Gesamtwachstums nur Summenwerte ganz ungleichartigen Einzelwachstums
erhalten. Diese Zahlen haben aber trotzdem einen großen praktischen Wert
und wir können anhand der ermittelten Zahlen gewisse Gesetzmäßigkeiten über
den Ablauf des Wachstums erkennen und angeben.

Die Wachstumsintensität, das ist der prozentuale Zuwachs an Länge und Gewicht in der Zeiteinheit, *ist bei weitem am größten zu Beginn der Fetalzeit, sinkt
dann,* in einer parabelähnlichen Kurve, *rasch und stetig immer mehr ab* (Einschränkung siehe unten). Diese dynamische Betrachtung vom gesamten Ablauf des
Wachstums, angefangen mit dem Augenblick der Befruchtung, vermittelt uns
vor allem einen Einblick in die ungeheure Wachstumsleistung der allerersten
Lebenszeit (vgl. Tabelle 1, nächste Seite).

*Der Zuwachs erfolgt nicht völlig gleichmäßig, sondern ist charakterisiert durch
Perioden der Beschleunigung und Verlangsamung.* Die Kinder wachsen mit
anderen Worten schubweise und bleiben dazwischen im Wachstum stehen oder
wachsen doch so langsam, daß wir es nicht meßbar nachweisen können. Das
kann man sowohl am Kurvenverlauf von Gewicht und Länge der Kinder feststellen, aber auch am Wachstum einzelner Teile, so z. B. am Zahndurchbruch,
am Längenwachstum der Arm- und Beinknochen, ferner am Zuwachsen der
großen Fontanelle.

Besonders bemerkenswert ist der sog. Pubertätsschuß im Längenwachstum,
ein Wesensmerkmal allein des menschlichen Wachstums, während bei allen
übrigen Säugern der Zuwachs allmählich bis zum Nullpunkt sinkt. Dieser
Einfluß der geschlechtlichen Reifung auf das menschliche Wachstum ist von
großer Bedeutung. Er bestimmt letzten Endes ebenso die Unterschiede im
Wachstum der beiden Geschlechter — die Mädchen wachsen infolge der früheren
Reifung zunächst schneller, dann werden sie von den Knaben überholt — wie
er weitgehend die verschiedenen Wuchsformen der Rassen bedingt.

Die Perioden raschen allgemeinen Wachstums setzen regelmäßig *mit einer
Steigerung des Längenwachstums ein,* dem das vermehrte Massenwachstum,
kenntlich an der Gewichtszunahme, und häufig auch das entsprechende Wachstum in die Breite erst geraume Zeit nachfolgen. *Das Längenwachstum kann also*

Tabelle 1. Wachstumsintensität[1] des Menschen von der Befruchtung bis zur Reifung (nach Brock).

Erreichtes Lebensalter	Körperlänge cm	Vermehrung um cm	Vermehrung um %	Körpergewicht g	Vermehrung um g	Vermehrung um %
Fetalperiode Konzeption	0,02	—	—	0,000004	—	—
1. Quartal	10	9,98	49 900	45	44,999	999999000
2. Quartal	38	28	280	2250	2205	490
3. Quartal	50	12	30	3300	1050	40
Geburt						
1. Quartal	60	10	20	5300	2000	60
2. Quartal	66	6	10	7200	1900	40
3. Quartal	71	5	8	8800	1600	20
4. Quartal	75	4	5	10000	1200	15
1. Lebensjahr	75	25	50	10000	6600	200
2. „	84	9	12	12800	2800	28
3. „	91	7	8	15800	3000	23
4. „	98	7	7	17000	1200	6
5. „	104	6	6	18700	1700	10
6. „	109	5	5	20200	1500	8
7. „	116	7	6	22100	1900	9
8. „	121	5	4	24700	2600	12
9. „	126	5	4	27200	2500	10
10. „	130	4	3	30200	3000	11
11. „	135	5	4	32500	2300	8
12. „	139	4	3	37500	5000	15
13. „	148	9	6	42000	4500	12
14. „	153	5	3	51000	9000	21
15. „	165	12	8	53900	2900	6
16. „	167	2	1	59500	5600	10
17. „	169	1	1	62300	2800	5

Gruppenmittel: Jahre 4–7: cm $6\frac{1}{4}$, % 6, g 1580, % 8. — Jahre 8–11: cm $4\frac{3}{4}$, % $3\frac{3}{4}$, g 2600, % $10\frac{1}{4}$. — Jahre 12–15: cm $6\frac{1}{2}$, % $5\frac{1}{4}$, g 5200, % $12\frac{1}{2}$.

unabhängig vom Gewichtswachstum erfolgen. Gesunde Kinder werden zuweilen rasch beträchtlich größer und nehmen dabei kaum zu. Das muß man sich vor Augen halten bei der Beurteilung, ob eine krankhafte Abmagerung vorliegt (Unterernährung!, schleichende Krankheit!) oder ob es sich nur einfach um normale „Streckung" handelt. Auch bei akuten Krankheiten, z. B. beim Typhus, kann ein rasches Längenwachstum einsetzen, allerdings meist unter erheblicher Gewichtsabnahme.

Auch äußere Einflüsse machen sich geltend. So ist im Frühjahr und Beginn des Sommers das Längenwachstum gesteigert, wobei das Gewicht oft stehen bleibt. Erst im Spätherbst folgt dann die entsprechende Zunahme an Gewicht und Ausdehnung in die Breite nach. Es versteht sich von selbst, daß das zu wissen für den Kinderarzt wichtig ist, namentlich für jede Beurteilung der Erfolge in der Erholungsfürsorge. Der Laie pflegt den Erfolg einer Erholungskur einfach nach den dabei erzielten Gewichtszunahmen des Kindes zu werten, was unter Umständen irreführt. Wieweit diese jahreszeitlichen Einflüsse mit einem Wechsel an Lichtreizen zusammenhängen, ist noch nicht endgültig entschieden.

Ernährung und Vitamine. Schwere Nährschäden können das Wachstum hemmen. Man kann besonders im Säuglingsalter bei chronischen Ernährungsstörungen von längerer Dauer eine deutliche Beeinträchtigung des Längenwachstums feststellen. Aber auch noch an Schulkindern kann man Ähnliches beobachten; so wiesen gegen Ende des Weltkrieges die Schulkinder bei uns unter

---

[1] Es ist jeweils angegeben, um wieviele Prozent sich Länge bzw. Gewicht gegenüber dem vorigen Alterszeitpunkt (der anfangs 1 Quartal, später immer 1 Jahr zurückliegt) vermehrt haben.

dem Einfluß der Hungerblockade einen erheblichen Rückstand 'im Längenwachstum auf. — Mangel an genügender Vitaminzufuhr führt ebenfalls Wachstumsstörungen herbei. Das gilt nicht nur für das D-Vitamin (s. bei Rachitis),
sondern unter extremen Bedingungen auch für alle anderen Vitamine, wie wir
besonders aus Tierversuchen wissen. — Ob man andererseits durch ein Luxusangebot an Nahrung das Längenwachstum abnorm zu fördern vermag, ist noch
nicht entschieden.

Hormone. Aus der Pathologie der Entwicklung geht hervor, daß ein Hormon-
übergewicht oder -mangel das Wachstum über die angeborenen Wachstums-
grenzen hinaus steigern oder hemmen kann — wir kennen einen Riesenwuchs
und einen Zwergwuchs dieser Art. Andererseits ist
es durchaus fraglich, ob und wieweit man bei normalen Kindern, die sich im Hormongleichgewicht
befinden, durch Zufuhr von Hormonen das Wachstum beeinflussen kann.

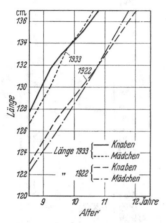

Abb. 3. Vergleich der Körperlänge von Schulkindern einander
entsprechender Altersstufen im
Jahr 1922 und im Jahr 1933
nach KOCH.

Körperarbeit. Körperliche Arbeit und Leibesübungen fördern das Breitenwachstum durch Formveränderungen im Skelet und Beeinflussung der
Weichteile, bewirken also z. B. eine Vergrößerung
des Brustumfanges und Gewichtszunahme. Ob dabei
außerdem auch eine gewisse Hemmung des Längenwachstums zustande kommt, ist noch umstritten.
Soviel aber steht fest, daß schwerstarbeitende Kinder
in ihrem Wachstum geschädigt werden; Ruhepausen
in der Arbeit sind daher bei Kindern noch dringen-
der als beim Erwachsenen erforderlich. Man nimmt
an, daß die Zwischenwirbelscheiben nur in den Ruh-
zeiten auszuwachsen vermögen.

Rasse und *Erbanlage. Für die endgültig erreichte
Körpergröße ist in allererster Linie die ererbte Gesamtkonstitution maßgebend,* während das Wachstum durch die oben genannten
äußeren Einwirkungen nur insoweit zu beeinflussen ist, als es die ererbte Reaktionsbreite zuläßt. Die Größenunterschiede zwischen den Angehörigen klein-
wüchsiger und hochwüchsiger Rassen sind in den ersten Kinderjahren noch
verhältnismäßig gering. In größerem Ausmaße treten sie erst hervor während
des Pubertätswachstums. Im allgemeinen kann man sagen, daß die erreichte
Endhöhe um so größer wird, je später die geschlechtliche Reife eintritt.

Wachstumsbeschleunigung der heutigen Jugend. Neuerdings wurde an den
Kindern fast aller Kulturnationen (außer in Deutschland auch in England, der
Schweiz, Amerika, Australien) eine höchst auffällige Wachstumsbeschleunigung
beobachtet. Der Ablauf des Körperwachstums und auch die geschlechtliche
Entwicklung erfolgen in der heutigen Jugend rascher als in früheren Generationen.
An sich gehen solche Beobachtungen schon Jahrzehnte, ja Jahrhunderte zurück.
Doch ist die Beschleunigung des Wachstums und der Entwicklung besonders für
die letzten beiden Jahrzehnte nachgewiesen worden. Schon im Volksschulalter
eilen die heutigen Kinder den Gleichaltrigen aus den Jahrgängen vor 1914 der
Länge nach um 1—2 Jahre voraus (s. auch Abb. 3); ob dabei auch das Endergebnis des Längenwachstums eine Steigerung erfährt, steht noch dahin. Auch
der Durchbruch der Zähne erfolgt nachweislich heute früher, und in allen Bevölkerungsschichten wird der Eintritt der ersten Menstruation ebenfalls um
etwa 2 Jahre früher angegeben als noch zu Beginn des Jahrhunderts.

Aber es sollen sich nicht nur gegenüber früher solche Wachstumsbeschleuni-
gungen finden, sondern in ganz ähnlicher Weise innerhalb der jetzigen Generation

selbst, nämlich bei den Stadtkindern gegenüber den Landkindern. Ferner unterscheiden sich wieder innerhalb der Stadt die Kinder nach sozialen Schichtungen: Kinder wohlhabender Eltern zeigen eine deutliche Wachstumsbeschleunigung gegenüber dem Mittelstand und diese wieder gegenüber der armen Bevölkerung.

Die Ursachen all dieser auffälligen und keineswegs ganz unbedenklichen Tatsachen sind noch nicht endgültig geklärt. Teils mag es sich um den Einfluß der stärkeren Besonnung, der andersartigen Ernährung, überhaupt einer gepflegteren Lebensweise handeln. Zur weiteren Erklärung nimmt man andererseits an, daß nur ganz bestimmte Kinder für derartige äußere Entwicklungsreize besonders empfänglich sind, nämlich solche mit einer sensiblen, vegetativen Konstitution. In der Großstadt soll eine Häufung solcher lebhaften, besonders reizempfindsamen Volksteile die Regel sein.

2. Der Gestaltwandel im Verlaufe der Kindheit.

Von Anfang an geschieht das Wachstum der einzelnen Körperteile in ungleichem Tempo. Dadurch treten *fortwährend Verschiebungen der Körperpro-*

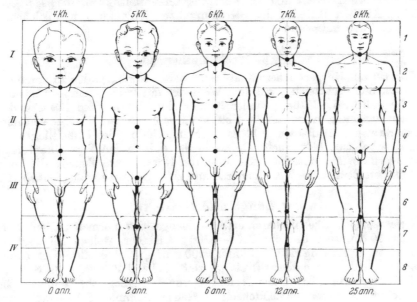

Abb. 4. Wachstumsproportionen nach STRATZ.

portionen ein, so daß das körperliche Erscheinungsbild hinsichtlich seiner Formverhältnisse tiefgreifenden Veränderungen unterworfen ist. Am auffälligsten sind die Proportionsverschiebungen von Kopf und Gliedmaßen: Beim Neugeborenen finden wir eine Übergröße des Kopfes, dagegen Unterlänge der Arme und noch stärkere Unterlänge der Beine. Die weitere Entwicklung verläuft dann in dem Sinne, daß der Anteil des Kopfes an der Gesamthöhe ständig abnimmt, der Anteil der Beine dagegen immer größer wird, wie Abb. 4 anschaulich darstellt. Von der gesamten Körperlänge macht demnach beim Neugeborenen die Kopfhöhe rund $1/4$ aus, bei einem gesund-hochwüchsigen Erwachsenen dagegen nur $1/8$ seiner Gesamthöhe.

Auch der Kopf selbst des jungen Säuglings hat eigene Verhältnisse; an einen großen Hirnschädel schließt sich ein noch wenig entwickelter kleiner

Gesichtsschädel an. Der Kopfumfang ist beim Neugeborenen größer als der Brustumfang; dieses Verhältnis kehrt sich erst gegen Ende des 1. Lebensjahres um.

Die Rippen haben beim Säugling noch nicht den späteren bauchwärts geneigten Verlauf, sondern stehen im Sinne der Einatmungsstellung gehoben; sie nötigen dadurch den Säugling, die Atembewegungen vorwiegend mit dem Zwerchfell auszuführen. Die Abb. 4 zeigt weiterhin die Verschiebung der Körpermitte mit dem Alter: infolge der Kürze der Beine liegt sie beim Neugeborenen oberhalb des Nabels; sie trifft bei Zweijährigen den Nabel, liegt dann beim Erwachsenen in Symphysenhöhe.

Bemerkenswert ist ferner der Wandel in der Dicke des Unterhautfettpolsters. Beim Säugling gilt ein reichliches Fettpolster, das zur Ausbildung der bekannten queren Fettwülstchen an den Ärmchen und Beinchen führt, als durchaus normal. Im Verlauf des Kriechalters verschwinden dann diese Wülste und bald auch die rundlichen Körperformen zugunsten eines schlankeren Körperbaus.

Der fortwährende Gestaltwandel der Kinder geht im einzelnen nicht ganz gleichmäßig vor sich. Dadurch, daß, wie oben ausgeführt, das Wachstum in Schüben verläuft und daß diese Schübe häufig zuerst das Längenwachstum und dann erst das Breiten- und Massenwachstum vorantreiben, wechseln bei den meisten Kindern Perioden der Streckung bzw. Schlankheit mit solchen einer relativen Fülle miteinander ab.

3. Wachstumsnormen.

Um für das Körperwachstum zu brauchbaren Normalzahlen zu kommen, die natürlich nur Richtzeichen auf dem Wege der mittleren Norm sein können, ist es erforderlich, die Maße gesunder Kinder einer bestimmten Rasse und eines Klimas zugrunde zu legen. Es gibt daher mehrere länderweise verschiedene Normaltabellen. Außerdem gibt es auch innerhalb einer einheitlichen Bevölkerung erhebliche individuelle Unterschiede, d. h. in den Normalkurven findet man oberhalb und unterhalb der mittleren Norm breite Zonen, die ebenfalls noch in den Bereich der Norm gehören und zu voller Lebenstauglichkeit führen.

Länge und Gewicht.

Geburtsmaße. Die durchschnittliche Länge des normalen Neugeborenen beträgt 50 cm, sein Gewicht 3200—3500 g. Kinder, welche bei der Geburt weniger als 49 cm lang sind und unter 2500 g wiegen, sind pflegerisch besonders gefährdet und müssen deshalb als „unreif" behandelt werden (s. S. 92).

Diese Geburtsmaße werden beeinflußt von: a) Geschlecht: Knaben sind im allgemeinen schwerer als Mädchen, b) Geburtsnummer: Die Kinder werden durchschnittlich mit jeder Geburt länger und schwerer. c) Geburtsmonat: Kinder, die im Winter geboren werden, sind im allgemeinen schwerer und kürzer, als zur Sommerszeit geborene. d) Größe und Rasse der Eltern: Sie wirken sich in geringem Maße gleichsinnig auf die Kinder aus. e) Soziale Lage: Ist sie günstig, so sind die Geburtsmaße im allgemeinen größer. f) Körperliche Arbeit: Starke körperliche Beanspruchung der Mutter ergibt niedrigere Geburtsmaße.

Das Längenwachstum. Im Verlauf des 1. Lebensjahres steigt die Körperlänge von 50 auf 74 cm an, anfangs in raschem, später in langsamerem Tempo: Im Durchschnitt wächst das Kind im ersten Monat 4 cm, im zweiten und dritten je 3 cm, in den nächsten drei Monaten je 2,5 bzw. 2 cm, im 7.—9. Monat je 1,5 cm und von da ab je 1 cm bis zum vollendeten 12. Lebensmonat. In den folgenden Lebensjahren wird das Längenwachstum allmählich geringer: im zweiten Lebensjahr beträgt es 11 cm, im dritten 9,5 cm, in den folgenden Lebensjahren zwischen 4,5 und 6,5 cm, je nachdem, ob gerade Zeiten der Streckung durchgemacht werden. Mit Beginn des Reifungsalters setzt dann erneut eine Zeit des großen Längenwachstums ein, das ist bei Mädchen ungefähr im Alter von 11 oder 12 bis 14 Jahren, bei Knaben im Alter von 12 oder 13 bis 15 Jahren. Dann hört das Längenwachstum allmählich auf, während das Breiten- und Massenwachstum zunächst noch weiter geht. *Das Längenwachstum der Mädchen bleibt im allgemeinen während der Kindheit etwas hinter dem der Knaben zurück, es überschreitet dieses infolge des früheren Einsetzens der Geschlechtsreife ungefähr zwischen dem 12. und 15. Jahr, um dann endgültig hinter dem des Jünglings zurückzustehen.* Bei den Mädchen ist das Längenwachstum im allgemeinen im 16. oder 17., beim Jungen erst im 18. oder 19. Lebensjahr beendet.

Das Gewichtswachstum. Die physiologische Gewichtsabnahme in den ersten 3—4 Lebenstagen schwankt zwischen 250 und 400 g, sie beträgt bis zu 10% des Anfangsgewichts und gleicht sich beim gesunden Brustkind in etwa 2—3, spätestens 4 Wochen wieder aus. In den ersten Monaten nimmt das Kind wöchentlich im Durchschnitt um 180—200 g zu, dann wird die wöchentliche Gewichtszunahme immer geringer. Während des gesamten 1. Lebensjahres nimmt der Knabe im Durchschnitt um 6,5 kg zu, das Mädchen etwas weniger. Von da ab werden die jährlichen Gewichtszunahmen immer kleiner und erreichen im 4.—5. Lebensjahr einen vorübergehenden Tiefstand von 1,6—1,8 kg pro Jahr. Bis zur beginnenden Reife beträgt die jährliche Gewichtszunahme wieder etwas mehr, etwa 2—2,5 kg, um dann zu dem raschen Gewichtszuwachs während der Pubertät anzusteigen. Wiederum wie bei der Längenzunahme, zeigen *die Mädchen* früher als die Knaben, nämlich *schon zwischen 12 und 14 Jahren ein stärkeres Massenwachstum, das dann von den Knaben zwischen 14 und 16 Jahren eingeholt und überholt wird.* Folgende Regeln sind für die Praxis zur Beurteilung eines regelmäßigen Massenwachstums wichtig: Im allgemeinen verdoppelt das gesunde Kind sein Geburtsgewicht im Laufe des 5. Monats und verdreifacht es bis zum Ende des ersten Lebensjahres. Säuglinge mit besonders niedrigem Geburtsgewicht können ihr Gewicht schon zwischen dem 4. und 6. Monat verdreifachen. Um annähernd das „Sollgewicht" eines Säuglings zu berechnen, multipliziert man den Lebensmonat im ersten Halbjahr mit 600, später mit 500 und fügt die Summe dem Geburtsgewicht zu. Einzelheiten über die Normen für Länge und Gewicht ergibt folgende Tabelle[1]. Will man anhand dieser Tabelle feststellen, inwieweit das Kind ein normales Gewicht und eine normale Länge hat, so sucht man auf der Tabelle das Alter des Kindes auf und findet danebenstehend die „Soll-Länge" angegeben. Da das Gewicht sich in erster Linie nach der Körperlänge, erst in zweiter nach dem Alter richtet, bezieht man das Sollgewicht nicht unmittelbar auf das Alter, sondern auf die gemessene Ist-Länge. In der Tabelle findet man dann auch das Alter, in welchem die betreffende Körperlänge durchschnittlich erreicht wird. Man stellt also für die Praxis folgende beiden Werte fest: Für sein Alter ist das Kind so und soviel zu groß bzw. zu klein; für seine Größe ist das Kind so und soviel zu schwer oder zu leicht.

Oben wurde schon darauf hingewiesen, daß das Gewicht erst in zweiter Linie vom Alter bestimmt wird. Das Lebensalter übt nämlich nur bei erheblicheren Längenvarianten seinen Einfluß aus in dem Sinne, daß Kinder gleicher Länge umso schwerer sind, je älter sie sind. Dies wiederum hängt mit der schon erwähnten unterschiedlichen Breitenentwicklung zusammen. Das Skelet zeigt im allgemeinen bei den in der Länge zurückgebliebenen Kindern eine stärkere, bei den im Längenwachstum vorausgeeilten Kindern eine geringere Breitenentwicklung als bei den ganz normal wachsenden Kindern. Praktische Bedeutung

---

[1] Unsere Tabelle enthält nebeneinander die Werte von ADAM für norddeutsche Kinder und die von PIRQUET-KORNFELD, die in Süddeutschland gebräuchlich sind.

Tabelle 2. Längen- und Gewichtstabelle für Kinder
nach Adam (1933) und gekürzt nach Pirquet-Kornfeld (1929).

Knaben				Körperlänge	Mädchen			
Pirquet		Adam			Adam		Pirquet	
Gewicht kg	Alter	Gewicht kg	Alter	cm	Alter	Gewicht kg	Alter	Gewicht kg
3,1	Geburt	3,25	Geburt	49,5	Geburt	3,15	Geburt	3,0
				50				
3,7		4,0	1 Mon.	52	1 Mon.	3,7		
				52,5				3,7
4,5	2 Mon.	4,6	2 „	55	2 „	4,2	2 Mon.	4,25
				56				
5,25	3 „	5,3	3 „	58	3 „	5,0	3 „	5,0
				59				
6,0	4 „	6,0	4 „	61	4 „	5,6	4 „	5,75
				62				
6,6	5 „	6,6	5 „	63	5 „	6,1	5 „	6,25
				64				
7,3	6 „	7,1	6 „	65	6 „	6,7	6 „	6,8
				66				
7,9	7 „	7,6	7 „	67	7 „	7,2	7 „	7,4
8,2		8,1	8 „	68				
8,5	8 „			69	8 „	7,6	8 „	8,0
8,8	9 „	8,6	9 „	70	9 „	8,0	9 „	8,6
				71			10 „	8,7
				71,5	10 „	8,4		
9,2	10 „	9,1	10 „	72			11 „	8,9
9,5	11 „	9,4	11 „	73	11 „	8,8	1 Jahr	9,2
9,8	1 Jahr	9,8	1 Jahr	74	1 Jahr	9,0	1 Mon.	9,5
10,1	1 Mon.	10,0	1 Mon.	75	1 Mon.	9,3	2 „	9,8
10,4	2 „	10,3	2 „	76	2 „	9,6	3 „	10,0
10,6	3 „	10,6	3 „	77	3 „	9,9	4 „	10,3
10,9	4 „	10,8	4 „	78	4 „	10,1	5 „	10,5
11,1	5 „	11,1	5 „	79	5 „	10,4	6 „	10,8
11,3	6 „	11,3	6 „	80	6 „	10,7	7 „	11,0
11,6	7 „	11,5	7 „	81	7 „	10,9	8 „	11,2
11,8	8 „	11,7	8 „	82	8 „	11,2	9 „	11,4
		11,9	9 „	82,5	9 „	11,4		
12,1	9 „			83			10 „	11,6
		12,1	10 „	83,5	10 „	11,6		
12,3	10 „			84			2 Jahre	11,8
		12,3	11 „	84,5	11 „	11,8		
12,5	2 Jahre	12,5	2 Jahre	85	2 Jahre	12,0	1 Mon.	12,0
12,7	1 Mon.	12,6	1 Mon.	86	1 Mon.	12,1	3 „	12,3
12,9	2 „			86,5	2 „	12,3		
		12,8	2 „	87,5	3 „	12,5	5 „	12,6
13,3	4 „	13,0	3 „	88	4 „	12,7	6 „	12,7
		13,2	4 „	88,5				
13,5	6 „	13,3	5 „	89	5 „	12,8	7 „	12,9
				89,5	6 „	13,0		
13,7	7 „	13,5	6 „	90	7 „	13,2	9 „	13,1
				90,5	8 „	13,4		
14,0	9 „	13,6	7 „	91			11 „	13,3
		13,8	8 „	91,5	9 „	13,6		
14,2	10 „			92	10 „	13,7	3 Jahre	13,3
		13,9	9 „	92,5	11 „	13,9		
14,5	3 Jahre	14,1	10 „	93	3 Jahre	14,1	2 Mon.	13,8
		14,2	11 „	93,5			3 „	13,9
14,8	2 Mon.	14,4	3 Jahre	94,5	2 Mon.	14,3		
15,0	4 „			95,5	4 „	14,6	6 „	14,5
15,1	5 „	14,7	2 Mon.	96			7 „	14,6

(Fortsetzung nächste Seite.)

Tabelle 2. (Fortsetzung.)

| Knaben | | | | Körper-länge | Mädchen | | | |
| PIRQUET | | ADAM | | | ADAM | | PIRQUET | |
Gewicht kg	Alter	Gewicht kg	Alter	cm	Alter	Gewicht kg	Alter	Gewicht kg
				96,5	6 Mon.	14,9		
15,4	7 Mon.	15,0	4 Mon.	97			8 Mon.	14,8
				97,5	8 „	15,1		
15,6	9 „	15,3	6 „	98			10 „	15,1
15,8	11 „	15,6	8 „	99	10 „	15,4	4 Jahre	15,4
16,0	4 Jahre	15,9	10 „	100	4 Jahre	15,6	2 Mon.	15,6
16,2	2 Mon.	16,2	4 Jahre	101	2 Mon.	15,8	4 „	15,9
16,5	4 „	16,5	2 Mon.	102	4 „	16,1	6 „	16,2
16,7	6 „	16,8	4 „	103	6 „	16,4	8 „	16,5
17,0	8 „	17,1	6 „	104	8 „	16,7	10 „	16,8
17,2	10 „	17,4	8 „	105	10 „	17,0	5 Jahre	17,0
17,5	5 Jahre	17,7	10 „	106	5 Jahre	17,4	3 Mon.	17,3
17,7	2 Mon.	18,0	5 Jahre	107	2 Mon.	17,7	5 „	17,6
18,0	4 „	18,3	2 Mon.	108	4 „	18,0	7 „	17,9
18,2	7 „	18,6	4 „	109	6 „	18,4	9 „	18,2
18,5	9 „	18,9	6 „	110	8 „	18,8	11 „	18,5
18,8	11 „	19,2	8 „	111	10 „	19,1	6 Jahre 1 Mon.	18,8
19,1	6 Jahre 1 Mon.	19,5	10 „	112	6 Jahre	19,4	4 „	19,1
19,4	3 „	19,8	6 Jahre	113	2 Mon.	19,7	5 „	19,4
19,8	5 „	20,2	2 Mon.	114	4 „	20,0	7 „	19,8
20,1	7 „	20,5	4 „	115	6 „	20,4	10 „	20,1
20,5	9 „	20,8	6 „	116	8 „	20,8	7 Jahre	20,5
		21,1	8 „	116,5				
21,0	7 Jahre			117			2 Mon.	21,0
		21,5	10 „	117,5	10 „	21,2		
21,4	2 Mon.			118	7 Jahre	21,6	5 „	21,4
		21,8	7 Jahre	118,5				
21,8	5 „	22,2	2 Mon.	119	2 Mon.	22,0	7 „	21,8
22,2	7 „	22,5	4 „	120	4 „	22,4	10 „	22,2
22,6	9 „	22,8	6 „	121	6 „	22,8	8 Jahre	22,6
		23,2	8 „	121,5				
23,0	8 Jahre	23,5	10 „	122	8 „	23,2	2 Mon.	23,0
23,4	2 Mon.	23,8	8 Jahre	123	10 „	23,6	5 „	23,5
23,9	5 „	24,2	2 Mon.	124	8 Jahre	23,9	7 „	24,0
24,4	7 „	24,6	4 „	125	2 Mon.	24,3	9 „	24,5
24,8	9 „	24,9	6 „	126	4 „	24,7	9 Jahre	25,0
		25,3	8 „	126,5				
25,3	9 Jahre			127	6 „	25,0	2 Mon.	25,5
		25,7	10 „	127,5	8 „	25,4		
25,8	3 Mon.	26,1	9 Jahre	128			5 „	26,1
				128,5	10 „	25,8		
26,3	6 „	26,5	2 Mon.	129	9 Jahre	26,1	7 „	26,6
26,8	9 „	26,9	4 „	130	2 Mon.	26,5	10 „	27,1
27,4	11 „	27,3	6 „	131	4 „	27,0	10 Jahre	27,7
27,7	10 Jahre			131,5	6 „	27,4		
28,0	1 Mon.	27,7	8 „	132			3 Mon.	28,2
				132,5	8 „	27,8		
28,5	4 „	28,1	10 „	133			5 „	28,7
				133,5	10 „	28,1		
29,0	7 „	28,5	10 Jahre	134	10 Jahre	28,6	8 „	29,3
29,6	10 „	28,9	2 Mon.	135	2 Mon.	29,0	11 „	29,9
29,9	11 Jahre	29,3	4 „	135,5	4 „	29,4	11 Jahre	30,2
		29,8	6 „	136,5	6 „	29,8		
30,7	4 Mon.	30,3	8 „	137	8 „	30,2	4 Mon.	31,1
31,3	7 „	30,7	10 „	138	10 „	30,6	6 „	31,8

(Fortsetzung nächste Seite.)

Tabelle 2. (Fortsetzung.)

| Knaben | | | | Körperlänge cm | Mädchen | | | |
| PIRQUET | | ADAM | | | ADAM | | PIRQUET | |
Gewicht kg	Alter	Gewicht kg	Alter		Alter	Gewicht kg	Alter	Gewicht kg
		31,1	*11 Jahre*	**138,5**	*11 Jahre*	31,0		
31,9	10 Mon.	31,6	2 Mon.	**139**	2 Mon.	31,4	9 Mon.	32,4
32,5	*12 Jahre* 1 Mon.	32,1	4 ,,	**140**	4 ,,	31,9	11 ,,	33,0
33,1	4 ,,	32,6	6 ,,	**141**	6 ,,	32,3	*12 Jahre* 1 Mon.	33,7
33,7	7 ,,	33,1	8 ,,	**142**	8 ,,	32,8	3 ,,	34,4
		33,6	10 ,,	**142,5**	10 ,,	33,3		
34,3	9 ,,			**143**			5 ,,	35,1
		34,1	*12 Jahre*	**143,5**	*12 Jahre*	33,9		
35,0	*13 Jahre*	34,6	2 Mon.	**144**	2 Mon.	34,5	8 ,,	35,8
35,7	3 Mon.	35,1	4 ,,	**145**	4 ,,	35,1	10 ,,	36,5
36,4	5 ,,	35,6	6 ,,	**146**	6 ,,	35,9	*13 Jahre*	37,1
		36,1	8 ,,	**146,5**	8 ,,	36,6		
37,0	8 ,,			**147**			3 Mon.	38,1
		36,7	10 ,,	**147,5**	10 ,,	37,4		
37,9	10 ,,	37,3	*13 Jahre*	**148**			5 ,,	39,1
				148,5	*13 Jahre*	38,1		
38,7	*14 Jahre*	37,8	2 Mon.	**149**			7 ,,	40,1
				149,5	2 Mon.	38,9		
39,5	2 Mon.	38,4	4 ,,	**150**			10 ,,	41,1
40,4	4 ,,	38,9	6 ,,	**151**	4 ,,	39,8	*14 Jahre* 1 Mon.	42,3
41,3	6 ,,	39,5	8 ,,	**152**	6 ,,	40,8	6 ,,	43,4
42,3	8 ,,			**153**			*15 Jahre*	45,6
		40,1	10 ,,	**153,5**	8 ,,	41,7		
43,3	10 ,,			**154**			4 Mon.	46,0
				154,5	10 ,,	42,6		
44,3	*15 Jahre*	40,6	*14 Jahre*	**155**			10 ,,	47,5
45,3	2 Mon.			**156**	*14 Jahre*	43,5	*16 Jahre* 5 Mon.	49,3

kann diese Feststellung während des Pubertätswachstums erlangen. Dann sind unter Umständen Korrelationstabellen von Nutzen (z. B. die von WOODBURY).

Bei jeder Beurteilung eines Kindes nach seinen Körpermaßen muß man sich dessen bewußt sein, daß die normale Streuungsbreite all dieser Werte recht groß ist. Es sei nur erinnert an den schubweisen Verlauf des Wachstums mit seinem Wechsel zwischen Längen- und Breitenzunahme. Die Grenzen zum Pathologischen (z. B. Magersucht, Gigantismus) lassen sich noch nicht rein zahlenmäßig angeben.

Wachstumsmerkmale am Skelet. Für die genauere Beurteilung eines regelrechten Wachstums wird den Wachstumsmerkmalen am Skelet besondere Bedeutung zugemessen:

Der *Schädelumfang* beträgt beim Neugeborenen etwa 34 cm. Er nimmt während des 1. Lebensjahres am stärksten, nämlich um rund 12 cm zu, im 2. Lebensjahr noch um 2 cm und im 3. Lebensjahr noch um 1 cm. Bis zum Ende des 8. Lebensjahres wächst der Schädelumfang noch um 2—3 cm, so daß er mit 9 Jahren ungefähr 52 cm beträgt. Bis zum Eintritt der Pubertät bleibt der Kopfumfang ungefähr derselbe, bis dann am Ende des Längenwachstums sein endgültiges Maß von ungefähr 56 cm erreicht ist. Knaben haben schon zur Zeit der Geburt einen allerdings nur einige Millimeter größeren Schädelumfang als Mädchen, ein Unterschied, der sich bis zum Ende des Wachstums auf etwa 3 cm vergrößern kann.

Fontanelle. Von den 6 konstanten Fontanellen, die der Anatom unterscheidet, ist für den Kinderarzt nur die sog. *große Fontanelle* oder Stirnfontanelle, die zwischen den Scheitelbeinen und den beiden Hälften der Stirnbeinschuppe am Schnittpunkt der Sagittal- und der Kranznaht liegt, von Bedeutung. Bei Neugeborenen mißt sie etwa 2,5 cm der Länge nach (Flächenmaß durchschnittlich 3,8 qcm) und wird infolge des fortschreitenden knöchernen Verschlusses von Monat zu Monat meßbar kleiner. Unter normalen Verhältnissen ist die große Fontanelle gegen Ende des 2. Lebensjahres, am häufigsten im 18. Monat völlig abgeschlossen.

Der Durchbruch der Milchzähne (erste Dentition) beginnt im 6.—8. Lebensmonat, gewöhnlich paarweise mit den mittleren unteren Schneidezähnen. Es folgen innerhalb etwa des nächsten Vierteljahres die 4 oberen und die restlichen beiden unteren äußeren Schneidezähne. Zwischen dem 12. und 15. Monat erscheinen erst die oberen, dann die unteren vorderen Molaren. Die Eckzähne, erst die oberen, dann die unteren, brechen bis zum Ende des 2. Lebensjahres durch. Bald anschließend erscheinen die hinteren Molaren, und ungefähr mit Beginn des 3. Lebensjahres ist das Milchgebiß mit seinen 20 Zähnen vollendet. Viele Säuglinge und Kleinkinder haben während des Zahndurchbruchs verstärkten Speichelfluß, fahren sich mit den Fäustchen in den Mund, sehen blaß aus und sind mißlaunig. Fieberhafte Erkrankungen haben nicht selten ein auffallend gehäuftes Durchbrechen der Zähne zur Folge. Das wird vom Laien oft mißdeutet, indem er alle möglichen und selbst die schwersten im Zahnungsalter auftretenden Krankheitserscheinungen als Folgen der Zahnung und somit als harmlos ansieht, so daß manches ernstlich kranke Kind zu spät in ärztliche Behandlung gebracht wird. *Das bleibende Gebiß* von 32 Zähnen entwickelt sich vom 6.—7. Jahr ab *(zweite Dentition)* mit dem Erscheinen der vorderen Molaren (3 Backzähne). Die Milchzähne fallen ungefähr in der Reihenfolge, in der sie durchgebrochen sind, aus und werden durch die Dauerzähne ersetzt. Zwischen dem 11. und 12. Jahr kommen die Eckzähne und das 2. Molarenpaar durch, während die letzten Mahlzahnpaare, die sog. Weisheitszähne erst jenseits der Pubertät zwischen dem 17. und 20. Lebensjahr, manchmal noch später erscheinen

Tabelle 3. Länge und Alter beim Auftreten der Knochenkerne
(nach F. Siegert).

	Capitatum	Hamatum	Triquetrum	Lunatum
♀	50—56 cm 0—2 Mon.	50—61 cm 0—4 Mon.	88—91 cm 30—35 Mon.	94—100 cm 3 Jahre 3 Mon. bis 4 Jahre 2 Mon.
♂	50—65 cm 0—5½ Mon.	50—65 cm 0—5½ Mon.	92—95 cm 33—36 Mon.	101—108 cm 4 Jahre bis 5 Jahre 2 Mon.

	Multangulum majus	Multangulum minus	Naviculare	Pisiforme
♀	98—105 cm 3 Jahre 8 Mon. bis 4 Jahre 10 Mon.	96—105 cm 3 Jahre 6 Mon. bis 4 Jahre 10 Mon.	103—105 cm 4 Jahre 7 Mon. bis 4 Jahre 11 Mon.	122—137 cm 7 Jahre 9 Mon. bis 10 Jahre 9 Mon.
♂	106—113 cm 4 Jahre 8 Mon. bis 6 Jahre	106—113 cm 4 Jahre 8 Mon. bis 6 Jahre	109—113 cm 5 Jahre 4 Mon. bis 6 Jahre	131—144 cm 9½ Jahre bis 12 Jahre

Die Entwicklung der Knochenkerne, die durch das Röntgenverfahren leicht zu verfolgen ist, hat nicht nur theoretische, sondern hohe klinisch-praktische Bedeutung zur Beurteilung des normalen Wachstums und z. B. der Funktion der Schilddrüse erlangt. Man ermittelt am Röntgenbild der Handwurzel Zahl und Ausbildung der vorhandenen Knochenkerne in den Handwurzelknochen. Die normalen Verknöcherungstermine sind in Tabelle 3 angegeben. Verspätet erscheinen die Knochenkerne vor allem bei Hypothyreosen, ferner während der floriden Rachitis, beschleunigt treten sie auf z. B. nach Abheilung einer Rachitis oder einer Knochenlues.

II. Entwicklung der Leistungen.

Mit den bisher geschilderten anatomischen Wachstumsvorgängen geht nun eine bewunderungswürdige Entwicklung der vielseitigen körperlichen und statischen und geistigen Leistungen der Kinder einher. Anfangs handelt es sich vor allem um die Erwerbung der neuro-muskulären Funktionen, wie Sitzen, Stehen, Gehen, sowie um die Entwicklung der Tätigkeit der Sinnesorgane. Als Anhalt möge das folgende Entwicklungsprogramm dienen, das angibt, was im allgemeinen vom Durchschnitt der Kinder in einem bestimmten Alter erreicht wird.

1. Auftreten der statischen, seelischen und geistigen Funktionen.

1. Lebensmonat: Die mangelhafte Entwicklung des Großhirns und einer Reihe von Nervenbahnen bei der Geburt bestimmen das charakteristische Verhalten des Neugeborenen. Die Bewegungen sind noch unkoordiniert, ziellos und in ihrem Ausmaß unbeherrscht. Reflexhandlungen: Saugen, Gähnen. Der Geschmackssinn ist frühzeitig entwickelt. Subkortikale Instinktbewegungen. Die Augen hält der Neugeborene mehr oder weniger geschlossen. Die Pupillen sind auffallend eng, aber lichtempfindlich. Gut ausgebildet ist die Berührungs- und Temperaturempfindlichkeit.

2. Monat. Beginn von Beziehungen zur Umwelt. Mienenspiel. Physiologisches Schielen; koordinierte Augenbewegungen. Das Kind beginnt, mit den Händen Gegenstände zu umklammern. Es zeigen sich die ersten noch unbeholfenen mimischen Ausdrucksbewegungen; Lallen. Etwa am Ende des 2. Monats beginnt das Kind, seinen Kopf von der Unterlage zu heben.

3. Monat. Beginn einer gewissen Blickfixation. Die Bewegungen werden etwas mehr koordiniert. Schon der Neugeborene ist hörfähig, aber erst jetzt erfolgt eine Reaktion auf Gehörseindrücke (Einstellen des Kopfes nach der Schallrichtung). Beginn von Erinnerungsbildern: bekannte Gesichter (Mutter, Pflegerin), Milchflasche werden erkannt und z. B. lächelnd begrüßt.

4. Lebensmonat. Nach Ablauf des „dummen Vierteljahres" machen die Reaktionen auf Sinneseindrücke rasche Fortschritte. Beginn zielbewußter Greifbewegungen. Setzt man das Kind auf, so kann es seinen Kopf frei halten.

5. Lebensmonat. Das Kind macht die ersten Versuche, sich aufzusetzen; das Sitzen mit Unterstützung ist schon möglich. Wachsende Aufmerksamkeit für die Umgebung. Zunehmende Ausdrucksfähigkeit für Lust- und Unlustgefühle.

6. Lebensmonat. Zunehmende Sprechlust, vorerst noch Lallen. Die Fortschritte sind abhängig vom Tempo intellektueller Entwicklung und dem Bestreben der Umgebung, dem Kind einige Worte beizubringen; leichter bei Mädchen als bei Knaben. Freies Sitzen, wenn man das Kind in Sitzstellung gebracht hat. Wachsende Aufmerksamkeit für die Umgebung. Personen oder Gegenstände im Zimmer werden staunend beobachtet, auch die eigenen Händchen. Anstemmen der Beine beim Versuch, das Kind aufzustellen. Zunehmendes Verständnis für die Umgebung. Beginn der „Erziehbarkeit", z. B. gelingt es, dem Kinde beizubringen, daß es die Entleerung von Harn und Kot nicht mehr immer unwillkürlich geschehen läßt.

3. Vierteljahr. Zunehmende Bewegungsfähigkeit. Etwa vom 7.—8. Monat ab kann sich das Kind aus der Rückenlage selbst aufrichten und vom 8.—9. Monat ab auch mit Unterstützung stehen und bald auch selbständig, wenn es sich mit den Händen festhalten kann. Fortschreitende Sprechversuche.

4. Vierteljahr. Weitere Fortschritte in der Koordination der Bewegungen. Das Kind spricht einzelne deutliche Silben, Mama, Papa. Das Sprachverständnis wächst. Selbständige Rutsch- und Kriechbewegungen, um einen gewünschten Gegenstand zu erreichen. Gegen Ende des 1. Lebensjahres macht das Kind die ersten Schritte am Geländer der Boxe entlang, auch ohne Festhalten, wenn auch noch recht täppisch.

Im *2. Lebensjahr* macht das Kind rasch weitere Fortschritte im Stehen und Gehen, erobert sich so seine nächste Umgebung und erweitert dadurch seinen Horizont. Es bereichert seinen Sprachschatz, beginnt am Ende des Jahres kleine Sätze zu bilden; das Kind spricht von sich in der dritten Person. Es lebt zunächst noch rein instinktiv, immerhin zeigt jetzt frühzeitige Erziehung die ersten Erfolge: Auf Aufforderung führt das Kind gewisse Handlungen aus und unterläßt andere. Die Entleerung von Harn und Kot geschieht im allgemeinen nicht mehr unwillkürlich.

Im *3. Lebensjahr* entfaltet sich der Verstand lebhafter, ein unaufhörliches, oft unverständig beantwortetes Fragen setzt ein. Die Tiefe des kindlichen Seelenlebens fängt an, sich zu offenbaren. In diesem Alter ereignen sich die ersten sog. Trotzszenen, die in keiner normalen Kinderentwicklung völlig fehlen.

Im Spiele der *3—6jährigen* offenbart sich die Unbekümmertheit des kindlichen Wesens, bei dem reale Wirklichkeit und Phantasiewelt nebeneinander bestehen. Frei und ungebunden entfaltet sich das Kind, am natürlichsten unter der Obhut des Elternhauses. Sein Leben geschieht zwar noch mit einer gewissen Unmittelbarkeit, aber es tut nun manches Verbotene nicht mehr, obschon es dazu getrieben wird; anfänglich geschieht das infolge von Hemmungen, später, mit dem Fortschritt der geistigen Entwicklung, aus bewußtem Streben.

Auch im Kleinkindesalter ist die normale Entwicklung großen individuellen Schwankungen unterworfen. Nicht ganz selten kommt z. B. eine verzögerte Sprachentwicklung vor; kann man organische Krankheiten (z. B. Schwerhörigkeit) und Schwachsinn ausschließen, so ist sie prognostisch verhältnismäßig günstig zu beurteilen. In derartigen Fällen ist es besonders wichtig, daß der Arzt es versteht, sich ein Urteil über die gesamte Entwicklung eines solchen Kindes zu bilden.

Schulalter. Mit Beginn des Schulzwanges treten ganz neue Anforderungen an das Kind heran, die zuweilen gewisse vorübergehende Störungen im Entwicklungsgang bewirken. Das Kind wird zum „Schüler", obwohl das Kindsein unter der Schülermaske erhalten bleibt. Das triebhafte Bewegungsbedürfnis kann nicht mehr voll befriedigt werden und das Konzentrationsvermögen ist anfangs noch unentwickelt. Die kindliche Unbefangenheit in den Körperbewegungen weicht vorübergehend gewissen Hemmungen, so daß der Schulanfänger dann nicht selten ungeschickt und eckig erscheint. — Schon im Grundschulalter machen sich geschlechtliche Unterschiede in der seelischen Struktur bemerkbar, besonders in der Art des Spielens (von den Knaben werden Reigen und Singspiele häufig schon abgelehnt; in ihrem Spiel machen sich schon Vorstufen des Kampfspiels bemerkbar). Bei den *10-* bis *12jährigen* erreicht das Kindsein einen gewissen Höhepunkt in der Entwicklung. Sie weilen noch völlig in der Einheit der Kindeswelt und kennen noch nicht die Anfechtungen der Reifungszeit. Im Ausdruck, in der Haltung und in den Körperbewegungen im weitesten Sinne weisen sie noch einen hohen Grad von Ausgeglichenheit und Natürlichkeit auf.

Reifungsalter. Unter hormonalem Einfluß beginnen im Übergangsalter, bei den Mädchen also früher als bei den Knaben, mit der Vorbereitung zur geschlechtlichen Reifung durchgreifende Umwandlungen im gesamten Organismus. Zu Beginn dieses Lebensabschnittes setzt die schon oben erwähnte erhebliche Steigerung des Längenwachstums ein, hinter dem das Breitenwachstum noch

zurückbleibt. Die Kräftigung der Muskulatur hält nicht Schritt. Zu gleicher
Zeit verfällt die bis dahin ausgeglichene kindliche Motorik: alle natürlichen
Bewegungen im Gehen und Laufen, alle Formen der Arbeitsbewegungen zeigen
eine zunehmende Ungeschicklichkeit. Die Haltung wird unbeherrscht, die
Mimik ungebärdig.

In diesen Jahren prägen sich in den Körperformen nun die charakteristischen
Unterschiede des männlichen und weiblichen Körpers aus. Die sekundären
Geschlechtsmerkmale treten hervor: die Entwicklung des weiblichen Busens,
die Veränderung der Fettverteilung und das Hervorkommen der Schambehaarung
(beim Mädchen ungefähr mit 12 Jahren, beim Knaben etwa mit $14^1/_2$ Jahren).
Infolge des Wachstums des Kehlkopfes tritt bei den Knaben um das 15. Jahr
ein Stimmbruch auf, der eine tiefere Klangfarbe bedingt. Das Zusammenspiel
der innersekretorischen Drüsen verliert zeitweise seine Harmonie (siehe z. B.
Präpubertätsstruma), bis die hormonale Reifung vollendet ist. Die spezifischen
Geschlechtsdrüsen (Ovarium, Hoden) und dementsprechend auch die übrigen
Geschlechtsorgane reifen. Die Zeichen der eingetretenen Funktionsbereitschaft
der Geschlechtsorgane setzen je nach Rasse und Umgebung zu verschiedenen
Zeiten ein. Bei uns ereignet sich die erste Menstruation bei normaler Entwick-
lung durchschnittlich im 13.—14. Jahr, die erste Ejakulation etwa im 15. bis
16. Jahr. Das Vorangehen der Mädchen in der Geschlechtsentwicklung äußert
sich auch im Geistigen, so daß die Mädchen eine Zeitlang die Jungens in ihren
Leistungen übertreffen. Tiefgreifende Veränderungen des Gemüts und des
Gebahrens treten ebenfalls schon mit dem Wachstumsschub auf. Es macht
sich eine unbestimmte Erregbarkeit des Nervensystems, eine Unruhe und
Stimmungslabilität bemerkbar. Die kindliche naive instinktive Sicherheit
schwindet und die Bindungen an die Autorität der Erwachsenen lösen sich.
Das geschlechtliche Triebleben erwacht; es äußert sich in einem triebhaften,
noch unbewußten und zielunsicheren Drängen und Sehnen. Die geschlechtsspezifische seelische Differenzierung und Einstellung tritt immer mehr hervor.
In der Übergangsperiode (bei den Jungen als „Flegeljahre" bekannt) beziehen
viele Jungen und Mädchen förmlich eine Kampfstellung gegen die Welt der
Erwachsenen. In ihrer inneren Zerrissenheit und Zerfahrenheit fürchten sie für
ihre Geltung und suchen durch Kraftprotzentum, Maßlosigkeit und Ungezügelt-
heit ihre Unsicherheit zu verdecken. Solche triebhaften Durchbrüche führen
zu einem Schwanken zwischen den Grenzzuständen eines Übermaßes an Wollen
und müder Resignation. Die Unausgeglichenheit ist der Grund, weshalb diese
Heranwachsenden in ihrem Ehrgefühl empfindlich und leicht gekränkt sind.
Zuweilen sind sie, besonders die Mädchen, eine Zeitlang gedrückt, mißmutig
und verzagt, lassen in ihren Leistungen nach, sind zu Widersprüchen und
Zänkereien geneigt; das pflegt sich dann mit dem Eintritt der eigentlichen
Geschlechtsreife zu bessern.

Die raschen und erheblichen körperlichen und seelischen Veränderungen der
Reifungszeit können den Ausgangspunkt bilden für bestimmte körperliche
Störungen und seelische Konflikte, die wir aber nicht von dem einseitigen
Standpunkt der Psychoanalyse aus deuten. Besonders groß auch ist in diesen
Jahren die Wirkung günstiger, aber auch ungünstiger äußerer Einflüsse auf die
weitere seelische Entwicklung.

2. Vereinzelung und Gemeinschaft.

Am störungsfreiesten gedeihen im allgemeinen die Kinder, wenn sie in der
Familie in einer Geschwisterschar groß werden, die sich im Alter „wie die Orgel-
pfeifen" folgen. *Kinder sollen mit Kindern spielen* und haben das Bedürfnis

dazu. Sie erziehen sich dann untereinander. Ihr Spiel paßt sich von selbst ihrem Begriffsvermögen an und stellt keine geistigen Anforderungen, die ihnen noch nicht gemäß sind. Handelt es sich um ein Einzelkind — oder um einen Nachkömmling —, so ist es dringend nötig, für den Einsamen schon im Kleinkindesalter irgendwie Spielgefährten zu gewinnen. Hier kann ein vernünftig geleiteter Kindergarten segensreich wirken. Einem sozialen Außenseitertum des Einzelkindes soll man auf diese Weise rechtzeitig vorbeugen. — Mit Beginn der Schulpflicht gerät dann das Kind in eine festere Gemeinschaft, in der es sich behaupten muß. Darüber hinaus finden sich die jungen Schulkinder in einer zunächst losen Gesellung zusammen, der das Verbindende des Gemeinschaftsgefühls noch fehlt. In dem Bestreben, an den gemeinsamen Spielen teilzuhaben, beobachtet man die ersten Ansätze sozialer Verhaltungsweisen. Kinder, die frühzeitig dazu neigen, sich abzusondern, muß man zuweilen mit einem gewissen Zwang an den Verkehr mit Altersgenossen gewöhnen, sonst werden sie später gar zu leicht Eigenbrötler. Beim älteren Schulkind wächst der Sinn für die gemeinschaftliche Bindung; aus der zufälligen Gesellung wird eine dauerhafte Form des Zusammenseins, die von innerlicher Gemeinschaft aber noch weit entfernt ist. — Ein tiefergehendes Gemeinschaftsgefühl entsteht mit dem Einsetzen der geschlechtlichen Reifung. Man beginnt, zu den Erscheinungen des Lebens Stellung zu nehmen und sucht dazu den Kreis der Gleichaltrigen auf, der unter der ausgesprochenen Führung Einzelner steht. Wichtig ist hier die Hinlenkung auf ein gemeinsames, ideales Ziel. Diese Gemeinschaft gibt der Jugend in einem gewissen Kampf gegen die Welt der Erwachsenen die notwendige Möglichkeit, ihren Freiheitsdrang zu entwickeln und ihr triebhaftes Handeln anzuregen. Die Kameradschaft der Gleichaltrigen vermag stärker zu binden und zu unterdrücken, als es Schule und Elternhaus jemals können. Solche Gemeinschaft gibt es allerdings in diesem Alter nur unter Gleichgeschlechtigen; Freundschaft zwischen Jungen und Mädeln ist dagegen selten. Am besten erhalten sich diese Gemeinschaften, wenn den Jugendlichen genügend wirklich unbelastete Freizeit zur Verfügung bleibt. Darüber hinaus empfinden viele Kinder dieses Alters zeitweise ein ausgesprochenes Bedürfnis nach Einsamkeit, dem man ebenfalls Rechnung tragen soll.

3. Besondere Methoden zur Prüfung der Entwicklung.

Während gröbere Abweichungen der Entwicklung von der Norm für den Geübten bei Kenntnis der oben beschriebenen Entwicklungsdaten durch einfache Beobachtung festzustellen sind, werden für schwierigere Fälle genauere Prüfungen des Kindes mit Hilfe besonderer Tests notwendig. Am bekanntesten sind: 1. *die Intelligenz-Tests nach* BINET-BOBERTAG. Mit Hilfe bestimmter Aufgaben, die man dem Kinde vorlegt, prüft man auf die durchschnittliche altersgemäße geistige Leistungsfähigkeit — unter Voraussetzung der in den Kulturländern gebotenen durchschnittlichen Schulbildung. Die Ausarbeitung dieser Testmethode geschah in erster Linie für die Erfassung des Schwachsinns gegenüber der Normalität mit dem Ziel, die minderbegabten Kinder in Hilfsschulklassen zu schicken. 2. Einen gewissen, zweifellos wertvollen Einblick in die Persönlichkeit des Kindes ermöglichen neuerdings die *Entwicklungstests von* BÜHLER *und* HETZER; man kann sich damit ein Bild vom Gesamthabitus des Kindes schon im frühesten Alter verschaffen und zwar in einer Sitzung. Für die Altersstufen von 1 Monat bis zu 8 Jahren haben die Autoren je 10 Aufgaben in einer Staffelserie von Entwicklungstests zusammengestellt, die natürlichen Lebensbedingungen entsprechen und deren Lösung anzeigt, ob ein Kind entwicklungsnormal ist oder nicht. Die einzelnen Aufgaben sind so gewählt, daß alle wichtigen Grundrichtungen menschlichen Verhaltens am Prüfling sichtbar werden. Als

Grundrichtungen gelten: a) Sinnliche Rezeption (Sinnesreaktionen, Nahrungsreaktion, Dingauffassung), b) Körperbewegungen (Hinzubewegen und Greifen, Hindernisüberwindung, Körperbeherrschung), c) die Stufen des Kontaktes mit Menschen und der Sprachbeherrschung; d) Gedächtnis und Nachahmung als Faktoren der Lernfähigkeit; e) Betätigung am Material (Materialbearbeitung, Betätigung beharrlich durchführen); f) geistige Produktion, Werkzeug benutzen, Sinn und Gestaltzusammenhänge auffassen.

Jedem Kinde werden außer den für sein Alter angegebenen Tests auch noch die Testaufgaben der beiden vorangehenden und der beiden nachfolgenden Altersstufen vorgelegt, damit es Rückstände auf einem Gebiet durch einen Vorsprung auf einem anderen ausgleichen kann. Durch rechnerische Auswertung kann — in ähnlicher Weise wie bei den Binet-Tests — das Entwicklungsalter des Kindes bestimmt werden. Das Verhältnis von Entwicklungsalter zu Lebensalter ergibt den Entwicklungsquotienten. Darüber hinaus läßt sich das Ergebnis auch qualitativ auswerten, durch Aussagen darüber, auf welchem Gebiet bei dem Kinde eine Abweichung vorliegt und inwiefern es bei einzelnen Prüfaufgaben versagte, bei anderen Erstaunliches leistete, wie weit die Umwelt die Leistungen des Kindes im guten oder schlechten Sinne beeinflußt hat. Gerade diese Fragen sind für die praktische Verwertbarkeit der Tests bedeutsam.

Die Entwicklungstests erfassen als Abweichungen von der Norm nach der negativen Seite hauptsächlich infantile, schwachsinnige und milieugeschädigte Kinder, nach der positiven Seite frühreife, speziell begabte und milieugeförderte Kinder. So kann man diese Tests mit Erfolg heranziehen für die Entscheidung, ob sich ein junges Kind zur Adoption eignet; sie können ferner Ansatzpunkte für notwendige erzieherische Maßnahmen aufzeigen, die man ohne sie übersehen würde; schließlich hat man die Entwicklungstests auch für die Erbforschung an den Kindern schwachsinniger Eltern herangezogen. Zweifellos kann man gegen alle derartigen Tests theoretische Bedenken erheben. Trotzdem können sie in der Praxis gute Dienste leisten, wenn man sich dessen bewußt bleibt, daß sie keineswegs ein absolutes Urteil erlauben. Zur exakten Diagnose bestimmter Psychopathien und Schwachsinnszustände ist allerdings stets eine länger dauernde Beobachtung in einer Anstalt nötig.

C. Die körperliche und geistige Leistungsfähigkeit des Kindes in den verschiedenen Altersstufen.

Jeder Stufe, welche das gesunde Kind im Verlaufe seiner körper-seelischen Entwicklung vom Neugeborenen bis zum Erwachsenen erklimmt, entspricht eine zugehörige körperliche und seelisch-geistige Leistungsfähigkeit. Sie ergibt sich aus dem jeweiligen Reifegrad des Organismus bzw. der maßgebenden Organe, so vor allem des Nervensystems; sie hängt damit in erster Linie von den endogen bedingten Fortschritten des Wachstums und der Entwicklung, daneben aber auch von den Entwicklungsreizen ab, welche die Außenwelt dem Kinde zukommen läßt. Jedes Entwicklungsstadium hat seinen eigenen Wert. *Reifes Menschentum bildet sich nur dann, wenn jede Entwicklungsphase zum Ausreifen kommt.* Deshalb darf man in der Entwicklung nichts vorweg nehmen wollen; vielmehr sollen die an das Kind zu stellenden Anforderungen auf die körperlichen und geistigen Besonderheiten der jeweiligen Entwicklungsstufe abgestimmt sein.

Beim *Säugling* machen die Erwachsenen nicht selten den Fehler, daß sie die Entwicklung des Kindes künstlich zu beschleunigen versuchen. Im 1. Lebensjahr soll die körperliche Betreuung im Vordergrund stehen, während die geistige und seelische erst in zweiter Linie zu berücksichtigen ist. Gewiß bedeutet der anregende seelische Einfluß der Mutter auf das Kind eine natürliche und nahezu unerläßliche Förderung seines Gedeihens, aber er darf nicht übertrieben werden. Besonders für geistig rege und nervöse Säuglinge kann ein Übermaß an Anregungen zu Störungen führen. Dem älteren Säugling soll zwar Gelegenheit gegeben werden, von seinem Sehvermögen Gebrauch zu machen, er soll deshalb so gelagert werden, daß er mehr als die Wände des Bettes sehen kann. Es ist aber im allgemeinen nicht richtig, seine Aufmerksamkeit durch gesuchte und immer neue Reize anzuregen. Auch in der statischen Entwicklung vermeide man jegliches Vorwegnehmen. Tägliche Gewährung der Freiheit zur altersgemäßen Muskelbetätigung (s. S. 26) sind schon für den Säugling ein wertvoller Entwicklungsreiz, aber vorzeitiges Ermuntern zum Sitzen, Stehen, Gehen, noch ehe die Stützgewebe das leisten können, führt zu deren Überlastung und zu Verbiegungen des Rückens und der Beine.

Beim *Kleinkind* besteht vor allem die Gefahr der geistigen Überbürdung. Wollte man z. B. all die Fragen, die das Kleinkind und auch noch das Schulkind an den Erwachsenen richtet, eingehend beantworten, so würde man das Gehirn mit einem Wissen belasten, das erst für spätere geistige Entwicklungsstufen geeignet ist. Eben darum sollen die Kinder möglichst viele Stunden des Tages unter sich bleiben oder alleine für sich spielen, während ein ständiger enger Verkehr mit Erwachsenen frühreife Kinder erzieht, die zu ihrem Nachteil die geistige Entwicklungsstufe des Spielalters sozusagen überschlagen und, da sie später nur durchschnittliche Leistungen aufweisen, dann große Enttäuschungen bereiten. Man beachte das *hohe Bewegungsbedürfnis* dieses Alters. Das Spiel soll nach Möglichkeit im Freien erfolgen. Der (Sand-)Spielplatz sollte möglichst nahe an der Wohnung sein, da lange Wege das Kind vorzeitig ermüden. Dort soll das Kind nach Wunsch herumtollen und sich so wild und ausgelassen bewegen, wie es mag. Dagegen ist es eine schlechte Sitte, Kleinkinder spazieren zu führen; sie ermüden dabei rasch; mindestens müssen die von dem Kind verlangten häufigen kleinen Pausen gewährt werden.

Das *hohe Schlafbedürfnis* erfordert andererseits lange Ruhe- und Schlafzeiten. Außer einer 11—12stündigen Nachtruhe ist für das Kleinkind eine 1—2stündige Mittagsruhe ein Bedürfnis. Man lege die 2—4jährigen mittags für 2 Stunden ins Bett, die 5—6jährigen lasse man für 1 Stunde ruhen, aber nur angezogen (Onaniegefahr).

Am Ende des Kleinkindesalters muß die wichtige Frage der *Schulfähigkeit* entschieden werden. Maßgebend ist die körperliche und geistige Entwicklungsreife, daneben auch die körperliche und geistige Eignung des Kindes. Die gesetzlichen Normen für den Beginn der Schulpflicht sind aus der Erfahrung abgeleitet, daß die Kinder mit 6 Jahren im Durchschnitt soweit körperlich und geistig entwickelt sind, daß sie als schulreif gelten können. In diesem Alter braucht das Kind bereits eine geordnete Beschäftigung, die ihm zu Hause nicht immer mehr leicht zu bieten ist; erfahrungsgemäß ist als zweckmäßigste Beschäftigung für ein normal entwickeltes Kind dieses Alters der Schulunterricht anzusprechen.

Für die Entscheidung, ob ein Kind schulfähig sein wird, ist in erster Linie der Grad der geistigen Entwicklung zu berücksichtigen. Manche Fälle von Schwachsinn, besonders solche leichteren Grades, die der Säuglings- und Kleinkinderfürsorge entgangen sind, werden erst jetzt oder erst in der ersten Schulzeit durch die Beobachtung des Lehrers erkannt. Im Zweifelsfalle ist es zu empfehlen, das Kind „versuchsweise" einzuschulen. Nach einer gewissen Beobachtungszeit wird sich dann zeigen, ob das Kind noch nachträglich zurückgestellt werden muß.

Im Ganzen gesehen, dürfte das mögliche Trauma einer nachträglichen Zurückstellung geringer sein, als das einer fehlerhaften ungeprüften Zurückstellung an
sich geeigneter Kinder. Ob ein Kind „zart" oder „robust" ist, ist weniger wichtig;
natürlich sollen auch die körperlichen Belastungen, die das Kind jetzt auf sich
nehmen muß, berücksichtigt werden: Die Wahrscheinlichkeit, Infektionskrankheiten zu erwerben, wird größer; die freiheitliche Lebensweise wird eingeengt;
das Kind wird zum ersten Male mit Pflichten belastet; es muß still sitzen,
muß seine Müdigkeit überwinden lernen; der Schulweg verlangt, daß das Kind bei
jedem Wetter die Straße betritt usw. Für den Schularzt kann es zu Konflikten mit den Eltern kommen, wenn die Eltern ein Kind, das er für schul-
unfähig hält, trotzdem einschulen lassen wollen. Der umgekehrte Fall, daß die
Eltern entgegen dem schulärztlichen Urteil die Zurückstellung wünschen, ist
heute seltener.

Wenn die Kinder in der Schule versagen, so kommen die Eltern, oft auf Veranlassung des Lehrers, zum Arzt, um feststellen zu lassen, ob nicht etwa eine
Krankheit das Zurückbleiben verschulde. Bei einem Teil solcher Kinder trifft
das zu: Hilusdrüsen-Tbc., chronische Nasenrachenkatarrhe usw., die dann erst
zur Ausheilung gebracht werden müssen. In anderen Fällen handelt es sich
einfach um mangelhaft begabte oder auch um spätreifende Kinder. Hier empfiehlt es sich im allgemeinen, nichts zu erzwingen, sondern die Weiterentwicklung
dieser Kinder der Zeit zu überlassen. Versucht man, durch Nachhilfeunterricht
oder durch Schläge Mehrleistungen herauszuholen, so bekommt man nach irgendeiner Richtung hin einen Mißerfolg (Herausentwicklung schlechter Charakter-
eigenschaften oder körperliche Störungen). Dagegen brauchen Kinder, die nur
wegen charakterlicher Unzulänglichkeiten in der Schule versagen, eine straffe
Erziehung. Über die Schulschwierigkeiten nervöser Kinder siehe den nächsten
Abschnitt.

In jeder Freizeitgestaltung von Schulkindern, die Entspannung und Erholung bringen soll, ist die dem Alter angemessene Kindlichkeit zu pflegen.
Abzulehnen sind die Bestrebungen, als Ausgleich für die Sitzarbeit besondere
Haltungsübungen einzuführen. Die dem Kinde natürliche Haltung ist die
Bewegung. Im *frühen Schulalter* werden Nachahmungsübungen, Bewegungs-
schulung, später Laufspiele gepflegt; körperlichen Dauerbeanspruchungen, sei
es auch in spielerischer Form, sind die Kinder noch nicht gewachsen. Die Geschicklichkeit des Kindes ist anzuspornen. Körperliche Arbeit soll noch ganz
zurücktreten. Im *späteren Schulalter* genügt das zwecklose Tummeln nicht mehr,
um die notwendigen körperlichen Entwicklungsreize zu geben. Die durchweg
gute körperliche Gesamtverfassung der 10—12jährigen bietet die günstigsten
Vorbedingungen für das Leistungsturnen. Das Interesse an der Messung der
Leistung wächst offensichtlich. Damit und zwar mit steigendem Alter setzt aber
auch das Überhören der triebhaften Warnungssignale des Körpers ein. Hier
muß die Sporthygiene beginnen. Altersgemäß sind Partei- und Raufspiele,
Geschicklichkeits- und Ballspiele, Geländespiele, Hindernisturnen; es ist die
geeignete Zeit für den Beginn des pflichtmäßigen Schwimmens. Für die körperliche Ertüchtigung dieser Altersklasse ist es nicht leicht, die Beanspruchung so
zu wählen, daß die Jüngsten nicht über Gebühr angestrengt werden, die
Älteren hingegen das Maß der entwicklungsfördernden Anstrengung erreichen.
Schon aus diesem Grunde ist es nötig, die Kinder nach Jahrgängen zu trennen.
Auch wegen der seelischen Entwicklung ist dies zu erstreben, vor allem, um
zu erreichen, daß die Kinder noch möglichst lange kindlich bleiben.

Mit dem Wachstumsschub der *beginnenden Reifung (Übergangsalter)* gelangen
die Kinder in eine sehr sorgsam zu beachtende *sensible Periode,* in welcher der
heranwachsende Mensch gegenüber Umwelteinflüssen, seien sie körperlicher oder

geistig-seelischer Art, ganz besonders empfindlich ist. Da auch die Schule in diesem Alter auf geistigem Gebiet hohe Anforderungen stellt, die Kinder andererseits nicht mehr wie früher den starken Drang nach körperlicher Betätigung haben, sehen viele von ihnen körperlich wenig kräftig und blaß aus. *Die großen Veränderungen in der körperlichen und seelischen Entwicklung beanspruchen die Aufbaukräfte weit mehr als in früheren Stadien.* Die Unausgeglichenheit der Körperproportionen kommt erschwerend hinzu. Die Leistungsfähigkeit des Herzens, dessen Muskulatur dem allgemeinen Wachstum oft nicht Schritt hält, ist bei diesen langaufschießenden Jungen und Mädchen zeitweise nur gering zu veranschlagen; meist wird sie jedenfalls überschätzt. Hinzu kommt, daß der Blutdruck in dieser Zeit seinen Anstieg zur Erwachsenen-Norm erfährt und damit schon in der Ruhe eine kräftigere Tätigkeit des Herzens erforderlich macht. Besonders nachteilig wirken sich auf die regelrechte Herzentwicklung übertriebene Sportleistungen mit dem Fahrrad oder auf Skiern aus!

Reizmangel durch untätige Lebensweise ist nun auf der anderen Seite in dieser Lebenszeit zu verhüten. Aber mehr denn je hat die körperliche Erziehung sich in diesem Alter mit den Ursachen der Labilität körperlichen und seelischen Verhaltens auseinanderzusetzen, um den Weg zu finden, der sowohl ängstliche Rücksicht wie auch übermäßige Anforderung vermeidet. Die planmäßig angewandte Körperschule gewinnt an Bedeutung. Langes Stillstehen ist zu vermeiden, da es eine erhebliche Anstrengung bedeutet, und da die Stützgewebe (Bänder des Fußes! Wirbelsäule!) noch nicht fest genug sind. Neben den Kampfspielen ist das Geräteturnen unter dem Gesichtspunkt des Hindernisturnens wegen seines charakterbildenden Wertes nicht zu entbehren. Vom leichtathletischen Wettkampf steht Kurzstreckenlauf, Waldlauf und Geländelauf mit häufigen Unterbrechungen im Vordergrund; zu eigentlichen Dauerleistungen ist das Herz noch nicht fähig.

Der *körperlich Schwächlichen* soll sich der Arzt gerade in diesem Alter besonders annehmen. Eine wahllose Befreiung von allen körperlichen Anstrengungen ist keineswegs am Platze, da gerade bei solchen Kindern der Reizmangel fehlender Körpertätigkeit Wachstum und Entwicklung schädigt. Gegebenenfalls wird man solche Kinder für einige Zeit zu Sonderkursen zusammenschließen; wichtig ist das vor allem für die konstitutionell Abweichenden, bei denen die Beanspruchung durch Leibesübungen in besonderer Weise dosiert werden muß, z. B. für Astheniker, für die gewebsschwachen Rundwüchsigen und für Psychopathen.

Bei aller Notwendigkeit der Gemeinschaftserziehung bedürfen die Heranwachsenden auch der Stunden innerer Ungebundenheit und des Alleinseins. Gerade in der heutigen Zeit mit ihren rasch wechselnden Eindrücken besteht die Gefahr eines frühzeitigen Verbrauchs an seelischen Kräften der Heranwachsenden. Man denke auch stets daran, daß das heranwachsende Kind noch ein hohes Schlafbedürfnis hat. Mit Recht fordert man auch in diesem Alter noch 9—10 Stunden ungestörten Schlafes und zwar Nacht für Nacht! Kürzere Schlafenszeit muß eine seltene Ausnahme darstellen!

Die 14jährigen, welche die Schule verlassen, bedürfen sorgsamster Betreuung. Sie befinden sich in einer körperlich und seelisch außerordentlich empfindlichen Phase. Die Entscheidung zu einem Beruf, die nun gänzlich veränderten Lebensbedingungen und die straffe Einspannung in einen neuen Pflichtenkreis bedeuten eine erhebliche Belastung, die häufig zu einem erstaunlichen Rückgang in der Leistungsfähigkeit führt. Erst ganz allmählich wird diese Umstellung überwunden und die anfänglich kümmerlichen Leistungen der „Lehrlinge", die sie selbst und ihre Erzieher enttäuschen, werden besser. Es ist deshalb recht erstrebenswert, den Eintritt in das eigentliche Berufsleben über diese kritische Zeit hinaus zu verschieben (Landjahr!).

D. Einige für den Arzt wichtige Grundsätze für die Pflege des gesunden Kindes.

Zu einer guten und Erfolg verbürgenden Kinderpflege gehören etwa folgende **allgemeinen Grundsätze,** für deren Erfüllung der Arzt Sorge tragen muß: Zuerst muß die *Sauberkeit* mit besonderer Sorgfalt geübt werden, zumal fürs 1. Lebensjahr. Alle Handgriffe haben mit frisch gewaschenen Händen zu geschehen, alle Gegenstände, die mit dem jungen Kinde in Berührung kommen, wie Trinkflasche, die Kleidung und Wäsche sowie alle Möbel des Kinderzimmers, müssen peinlichst sauber und nach Möglichkeit waschbar oder abwaschbar sein. Hier muß der Arzt oft erzieherisch eingreifen und die nötigen Ansprüche an die Reinlichkeit der gesamten Umgebung des Kindes durchsetzen. Bei überängstlichen Müttern erlebt man allerdings heute auch das Gegenteil: eine falsche Überhygiene, die am liebsten alles, was mit dem Kinde in Berührung kommt, sterilisieren möchte. — Für das Kleinkind kommt zu dem Gesagten noch die Gefahr der Schmutz- und Schmierinfektion hinzu, der z. B. durch Auswahl eines einwandfreien Spielplatzes begegnet werden muß. In ihrem Unverstand fassen die Kleinen alles an und stecken es in den Mund, wodurch ihnen Schaden erwachsen kann.

Regelmäßige Lebensweise. Es ist eine alte Erfahrung, daß *die* Kinder am besten gedeihen und sich am wohlsten fühlen, deren Leben sozusagen nach der Uhr abläuft. Die Zeiten für den Schlaf, das Spiel, die Mahlzeiten sollen von Anfang an nach festen, durch die Gewohnheiten geheiligten Gesetzen ein für allemal festgelegt sein. Kleine Kinder bedürfen noch keiner Abwechslung in ihrem Tageslauf, auf die Erwachsene mehr oder weniger bedacht sind.

Des Kindes Seele bedarf zu seinem Gedeihen *einer frohen Umwelt.* Die Eltern und auch der Arzt sollten sich Kindern gegenüber stets so verhalten, daß die Sonne der lebensfrohen Kinderwelt über allem Tun und Treiben des Kindes in gesunden wie auch in kranken Tagen leuchten kann.

Nicht minder wichtig für ein gesundes Heranwachsen der Kinder ist die Gewährung der nötigen *Bewegungsfreiheit* und eines *reichlichen Luft- und Lichtgenusses* (vgl. S. 25) während der ganzen Kindheit, angefangen schon beim jungen Säugling bis hinein in die schwierigen Pubertätsjahre.

Auf die unbedingte Notwendigkeit fester und genügender *Schlafzeiten* wurde schon oben hingewiesen. Der Schlaf des Kindes sollte allen, die mit der Pflege und Erziehung des Kindes zu tun haben, unantastbar sein! Das tägliche Schlafbedürfnis beträgt beim jungen Säugling etwa 20 Stunden, vom 6.—12. Monat 16 Stunden, und zwar 12 Stunden während der Nacht und 4 Stunden im Laufe des Tages. Das Kleinkind braucht noch 12 Stunden Nachtschlaf und 1—2 Stunden Schlaf untertags, das junge Schulkind benötigt 11 Stunden, das ältere Schulkind 10 Stunden, und auch während der Reifungszeit sorge man regelmäßig für 9—10 Schlafstunden.

Aus dem Gesagten geht klar hervor, daß die *Einrichtung eines festen Tageslaufes* für Kinder jeder Altersstufe unerläßlich ist. Schon der *Säugling* wird von Anfang an gewöhnt an bestimmte Trinkstunden. Im allgemeinen wird die erste Mahlzeit morgens um 6 Uhr gereicht; gibt man die üblichen 5 Mahlzeiten täglich, so werden Trinkpausen von 4 Stunden eingehalten; dann erfolgen also die weiteren Mahlzeiten um 10 Uhr, 14, 18 und 22 Uhr. Falls diese Zeiten für den sonstigen Haushalt ungünstig sind, wählt man dementsprechend etwas andere; die Hauptsache ist, daß die 4stündigen Trinkpausen und die 8stündige Nachtpause eingehalten werden. Wenn das Kind seine Trinkzeit verschläft, so soll es trotzdem geweckt werden, damit es nicht aus der Ordnung kommt. Schreit es vorzeitig, so lasse man es aus dem gleichen Grunde trotzdem warten. Ist es nachts unruhig, so ist das kein Grund zum füttern; die Nahrung soll nicht als

Beruhigungsmittel verwandt werden! Auch die täglichen Pflegemaßnahmen, wie Trockenlegen, ins Freie bringen, Baden, geschehen am besten immer zur gleichen Tageszeit. Die für den Haushalt bequemste Badezeit ist meistens morgens vor der 2. Mahlzeit. In der kalten Jahreszeit wird man die Badezeit besser auf später legen, damit man das Kind nicht in frisch gebadetem Zustand an die frische Luft bringen muß; in den Wintermonaten behält man sich die einzig lichtreiche Zeit von 11—13 Uhr für den Aufenthalt im Freien vor.

Der Tageslauf des *Kleinkindes* beginnt morgens schon ziemlich früh. Im Sommer werden die Kleinen etwa um 7 Uhr, im Winter gegen $7^1/_2$ Uhr aufstehen. Ist das Frühstück in Behaglichkeit verzehrt, so beginnt die Spielzeit. Gegen 9 oder $9^1/_2$ Uhr kann eine kleine Zwischenmahlzeit von Obst oder dergleichen gegeben werden. Das Mittagessen wird am besten zwischen $12^1/_2$ und 13 Uhr nach einer mindestens 3stündigen Nahrungspause gereicht. Es folgt der Mittagsschlaf, danach eine kurze Vespermahlzeit vor dem Nachmittagsspiel. Gegen $18^1/_2$ Uhr gibt es Abendessen. Es folgt die meist dringend nötige Reinigung, und um 19 bzw. $19^1/_2$ Uhr soll das Kind schlafen.

Für des *Schulkindes* Tageslauf ist es wichtig, daß es morgens rechtzeitig genug aufsteht, um das 1. Frühstück in aller Ruhe zu sich zu nehmen; durch Vermeiden jeglicher morgendlicher Unrast verschafft man dem Kinde, abgesehen von der nötigen Ernährungsgrundlage, auch seelisch einen ruhigeren und sichereren Start für die anstrengenden Schulstunden. Das 2. Frühstück in der Schule soll das Kind so frühzeitig verspeisen, daß noch eine mindestens 3stündige Nahrungspause bis zum Mittagessen übrig bleibt. Ist das Kind vom Unterricht sehr ermüdet, so legt es sich zweckmäßig vor dem Mittagessen ein Viertelstündchen zum Ausruhen nieder. Nachmittags muß dafür gesorgt werden, daß die Kinder ihren Bedarf an körperlicher Bewegung und frischer Luft bekommen. Im Winter schickt man die Kinder am besten gleich nach dem Essen hinaus, eben damit sie die warmen und hellen Tagesstunden möglichst ausnutzen.

Appetit. Hält man sich an die festgelegten Nahrungszeiten bzw. Pausen und gibt man den Kindern nichts zwischendurch (höchstens an heißen Tagen gelegentlich ein durststillendes Getränk), so wird das gesunde Kind zu den Mahlzeiten das gewünschte Hungergefühl sowie die richtigen Vorbedingungen für einen regelrechten Ablauf der Verdauungsvorgänge mitbringen. Voraussetzung für den Erfolg ist natürlich, daß Art und Menge der Nahrung dem Alter des Kindes gemäß sind und daß die Speisenverteilung über den Tag vernünftig geregelt ist. Es ist wünschenswert, ein Kind nur soviel essen zu lassen, als es mit Appetit vermag. Unaufmerksame, nervöse Kinder essen noch am besten, wenn sie ohne die störende Anwesenheit anderer Erwachsener nur unter der Aufsicht der Mutter oder der Pflegeperson sind; bei Einzelkindern wirkt oft das Essen in Gemeinschaft mit anderen Kindern appetitfördernd (s. auch Kapitel Erziehung). Man bedenke stets, daß ein plötzlicher Appetitmangel den Beginn einer Krankheit ankündigen kann!

Besondere Pflegemaßnahmen.

Die Unterbringung des Kindes soll nach Möglichkeit in einem eigenen *Kinderzimmer* erfolgen. Dieses sollte am besten nach Süden oder Südosten liegen. Im Zimmer des Säuglings oder Kleinkindes sollte der Fußboden frei von Fugen sein; er kann mit einem handlichen und waschbaren Teppich bedeckt werden. Die ganze Einrichtung dieses Zimmers sei abgestellt auf Zweckmäßigkeit, sie sei einfach, leicht zu säubern und enthalte keine Staubfänger.

Hautpflege des Säuglings. Die gesunde Haut des kräftigen Säuglings bedarf keiner Mittel wie Puder und Salben. Das Einfetten der gesunden Haut ist auch in den sich berührenden Falten überflüssig; es macht die Haut weich und

empfindlich. Nur Kinder mit besonders empfindlicher Haut werden nach dem
Bade an den empfindlichen Stellen (besonders Hautfalten, Gesäß, Rücken) hauch-
dünn eingepudert. Mit Stuhl beschmutzte Hautstellen werden bei solchen
Kindern nicht mit Wasser, sondern mit Öl gereinigt. Das tägliche *Bad* soll nicht
länger ausgedehnt werden, als es zur gründlichen Reinigung und zum Abwaschen der Seife nötig ist (2—3 Minuten). Beim Abtrocknen müssen besonders
die Hautfalten beachtet werden; der behaarte Kopf und das Gesicht werden
nicht täglich geseift, aber ausgiebig mit Wasser abgewaschen. Ohren und Nase
werden am besten mit gedrehten Watteröllchen gereinigt.

Mund- und Zahnpflege. Beim gesunden Säugling ist jede Reinigung des
Mundes zu unterlassen, da man dabei nur allzuleicht die zarte Schleimhaut
verletzt. Eine wichtige Form der vorbeugenden Zahnpflege, die sich nicht
nur auf die Milchzähne, sondern auch auf das bleibende Gebiß auswirkt, soll
schon im Säuglingsalter durchgeführt werden, nämlich die Rachitisprophylaxe.
Im 2. Lebensjahr müssen dann die vorhandenen Zähne regelmäßig gepflegt
werden. Dazu putzt man mit einer weichen Bürste dem Kleinkind die Zähne
mindestens einmal täglich, am zweckmäßigsten abends vor dem Schlafengehen
und zwar in der Längsrichtung der Zähne, in der Richtung vom Zahnfleisch
zur Krone. Nachher darf man dem Kinde nichts mehr zu essen geben, auch keine
Süßigkeiten! Die bestmögliche Erhaltung des Milchgebisses hat sicher eine gewisse Bedeutung nicht nur für die augenblickliche Gesundheit des Kindes, sondern
auch für die Entwicklung des Kiefers und der bleibenden Zähne. Für die Erhaltung der Zähne ist es erforderlich, daß das Kind grobes, stark ausgemahlenes
Brot ißt und tüchtig kaut. Man stelle das Kind regelmäßig alle Vierteljahr dem
Zahnarzt vor, damit er jede entstehende Karies und auch Stellungsanomalien
rechtzeitig behandeln kann.

Bettung. Man kann den Neugeborenen zunächst in einen Korb betten und
ihn nach einigen Wochen in ein Kinderbett legen. Oder man legt den Säugling
schon gleich in ein fahrbares Kinderbettchen, das von einer Person allein an jeden
gewünschten Platz gebracht werden kann. Das Bettgestell soll aus glatten und
runden Teilen bestehen, mit Wänden, die hoch genug sind, um Schutz zu bieten
gegen das Herausfallen. Sie sollen aus einzelnen Sprossen bestehen, damit das
Kind später Ausguck halten kann. Die Matratze soll ziemlich hart sein und
vollkommen eben. Streuunterlagen haben sich im allgemeinen nicht bewährt.
Ein Kopfkissen halten wir heute für unnötig. — Ältere Säuglinge und junge
Kleinkinder pflegt man, wenn sie gar zu unruhig werden, mit besonderen *Halte-
gürteln* am Bettchen anzubinden, damit sie nicht herausfallen können. Bei fehlerhafter Anwendung dieser Gürtel kann das Kind aber in die Gefahr der Erdrosse-
lung kommen! Deshalb sind folgende Anweisungen zu beachten: 1. Die Halte-
bänder dürfen nicht zu hoch angebracht werden, so daß die Möglichkeit einer
Schlingenbildung und des Hängenbleibens in dieser ausgeschaltet wird. 2. Falsch
ist das Befestigen nur an einer Seite, da in diesem Falle das Kind trotzdem aus
dem Bettchen fallen kann, andererseits beim Herumwälzen sich der eine fest-
gesteckte Gurt um den Hals des Kindes legen und zum Drosseltode führen
kann. 3. Die Befestigungsbänder müssen verstellbar sein, d. h., wenn das Kind
allein gelassen wird, müssen die Bänder verkürzt werden, um so eine Schlingenbildung unmöglich zu machen. Der Gürtel muß dem Kinde so angelegt werden,
daß es nicht aus diesem herausschlüpfen kann.

Kleidung. Schon für den Säugling gilt der Grundsatz, daß die Kleidung das
Kind möglichst wenig in der freien Bewegung seiner Gliedmaßen behindern soll. —
Das beim Säugling nicht ganz zu entbehrende Gummituch soll niemals ganz um
den Bauch herumgelegt werden, sondern nur als Unterlage dienen, damit das

Harnwasser verdunsten kann; sonst liegt das Kind oft wie in einem Dunstumschlag und wird bald wund. — In den späteren Jahren sei die Kinderkleidung möglichst einfach und bequem, der Spielweise des Kindes angepaßt. Wieviel das Kind anziehen muß, richtet sich nach Wind und Wetter sowie nach der Bewegungsart des Kindes. Ein Kind, das sich beim Spiel lebhaft bewegt, soll auch bei kaltem Wetter nur so warm angezogen sein, daß es nicht in Schweiß gerät. Bei größeren Jungen und Mädchen begehen viele Eltern heute oft den Fehler, daß sie — teils aus einem falsch verstandenen Streben nach Abhärtung — die Kinder in der kalten Jahreszeit übermäßig leicht anziehen oder es gestatten, daß große Hautpartien dauernd der kalten Außenluft unmittelbar ausgesetzt werden. Im Winter mit kurzen Strümpfen und nackten Knien zu laufen, ist eine Modetorheit; ähnliches gilt für die oft unzweckmäßige Unterkleidung der Mädchen. Die Schädlichkeit solcher Auskühlungen auf die Harn- und Geschlechtsorgane ist leicht einzusehen.

Der **Aufenthalt im Freien** ist schon für den jungen Säugling wichtig. Der Zeitpunkt, zu dem man ein Kind zum ersten Male an die frische Luft bringt, hängt naturgemäß ab von Wetter und Jahreszeit sowie vom Körperzustand des Kindes. Mit sehr schwächlichen Säuglingen muß man besonders vorsichtig sein. Im warmen Sommer kann schon der gesunde Neugeborene nach den ersten 10 Lebenstagen ins Freie; im Winter wird man etwa 4—6 Wochen damit warten. Kälte von einigen Graden unter Null ist auch für Säuglinge kein Hinderungsgrund gegen den Aufenthalt im Freien, wenn sie nur warm bekleidet, richtig zugedeckt und mit Wärmflaschen versorgt sind. Trockener, staubiger Wind aber ist besonders in der Großstadt ungünstig, da der aufgewirbelte Straßenstaub stets Krankheitskeime enthält. Steht ein sonniger Balkon zur Verfügung, so benutze man diesen für den Freiluftaufenthalt des Säuglings; man braucht dann das Kind in den ersten Monaten gar nicht auszufahren. Ein weiterer Ausweg, einem Kind besonders im Winter auch bei windigem Wetter frische Luft zu verschaffen, besteht darin, daß man das Kind gut eingepackt in eine Entfernung von 1—2 m von einem geöffneten Fenster stellt. Die Türen des Zimmers müssen dann selbstverständlich geschlossen sein, damit das Kind nicht in Zugluft steht. — In der Mittagshitze des Sommers andererseits gehört das Kind nicht in die Sonne, sondern zum Schutze vor den übermäßigen Sonnenstrahlen und der Hitze in eine kühl gehaltene Stube. Die Kleinkinder kann man schon dreister Luft und Licht aussetzen; im allgemeinen herrscht in Laienkreisen immer noch viel zu viel Besorgnis vor dem Wetter und seinen schädlichen Einflüssen auf das Kind (Erkältungsgefahr!). Es ist nun in erster Linie eine Frage der Erziehung und Gewöhnung, ob sich ein Kind schon bei jedem leichten Wind erkältet, oder ob es auch ungünstige Witterungsverhältnisse gut verträgt. Auch empfindliche Kinder können nämlich durch vernünftige Abhärtung an frische Luft, Kälte und sogar Nässe allmählich gewöhnt werden.

Das Wesen der **Abhärtung** besteht in der Erlernung der Fähigkeit, Klimaeinwirkungen, wie Veränderungen des Feuchtigkeitsgehalts, der Luftbewegung und der Außentemperatur, rasch ausgleichen zu können. Das geschieht im wesentlichen durch das Kapillarsystem der Haut und der Schleimhäute der oberen Atmungswege, von dessen guter Funktion eine zweckmäßige Reaktion auf die genannten Umwelteinflüsse abhängt. Zur ,,Erlernung" dieser Funktion müssen diese Blutgefäße ein regelrechtes Training erfahren, damit sie auf äußere Reize rasch und richtig zu antworten vermögen. Eng damit verbunden ist richtige Atmung und eine normale Leistung des Herzens und des Gesamtkreislaufs. Ähnlich wie bei der Übung einzelner Muskelgruppen durch systematisch von kleinen Anforderungen an steigende Leistung eine Stärkung einmal des Muskelumfanges, ein andermal der Kontraktionsgeschwindigkeit erzielt werden kann, so müssen auch die Haut bzw. deren Blutgefäße durch systematisch einsetzende Kälte- und Wärmereize langsam steigend geübt werden.

Bei empfindlichen, nervösen Kindern muß man allerdings anfänglich mit der Anwendung von Kältereizen zurückhaltend sein. Die schonendste Form des Kältereizes ist das *Luftbad*. Das Luftbad kann bei entsprechender Gewöhnung in jeder Jahreszeit und bei jedem Wetter genommen werden. Wichtig ist nur, daß der Körper gut durchwärmt war und daß er hinterher wiederum gut durchwärmt wird. Herumstehen in kühler Luft mit unbekleidetem Körper führt zu Schädigungen insbesondere des Nervensystems, aber auch der Nieren und der Atmungsorgane. Nur lebhafte Bewegung ist im Luftbad angezeigt, ebenso zeitliche Begrenzung dieser Übung und Sorge, daß der Körper hinterher wieder ausreichend warm bekleidet wird. Während des Luftbades dürfen die Füße nicht mit dem kalten Boden in unmittelbare Berührung kommen.

Das *Wasser* ist als Mittel zur Erzielung der Abhärtung für Kinder weniger geeignet. Vor allem ist davor zu warnen, in übertriebener Weise kaltes Wasser zu verwenden. Insbesondere wird das nervöse, magere Kind mit schlecht durchbluteter Haut wesentlich besser durch Luftbäder oder höchstens durch die Anwendung zimmerwarmen Wassers dahin gebracht, wohin wir es haben wollen. Gegebenenfalls kann man im Anschluß an die Anwendung warmen Wassers eine kalte Abreibung, namentlich auch Abbürstung folgen lassen. Genau so wie beim Luftbad muß nach Wasseranwendung für ausreichende Wiedererwärmung durch Bekleidung und Bewegung gesorgt werden. Man beginnt am besten damit, die Kinder morgens im Bett mit einem in zimmerwarmes Wasser getauchten feuchten Frottierhandtuch kräftig zu reiben, um sie dann in der Bettwärme wieder sich erwärmen zu lassen.

Das *Sonnenbad*, das wir ganz bewußt vom Luftbad unterscheiden müssen, dient weniger der Abhärtung. Sein hoher Wert liegt auf anderem Gebiet. Auch das Sonnenbad muß maßvoll angewendet werden. Das Auftreten eines Sonnenbrandes bedeutet nicht nur eine Schädigung der Haut als solcher, sondern darüber hinaus eine oft schwere Schädigung des gesamten Körpers. Es kann daher nicht genug davor gewarnt werden, daß unsere Jugend in der verständlichen Sehnsucht nach Licht und Sonne und zur Erlangung von Sonnenbräune sich stundenlang ohne geeigneten Schutz der Sonnenbestrahlung aussetzt. Statt der gewünschten Erfrischung sind dann am nächsten Tage Mattigkeit, oft Übelkeit, Erbrechen und Schlaflosigkeit die Folgen.

Der Trieb zur **Körperbewegung**, die notwendige Voraussetzung für die Bildung einer normalen Muskulatur, ist vom ersten Lebenstage an sichtbar; er soll durch Decken und Wickeltücher nicht zu sehr beengt werden. Etwa vom 3. Monat an kommt durch das Greifen nach Gegenständen, das Anstemmen der Füße gegen die Hand der Mutter und dgl. ein Bewegungsspiel zwischen Mutter und Säugling zustande. Alle Bewegungen machen sichtliche Freude und die Mutter „übt" bei jedem Wickeln; sie gibt damit dem Kind gleichzeitig ein Luftbad. Solche natürlichen Übungen sind zu einem ausgearbeiteten „Säuglingsgymnastik"- System (NEUMANN-NEURODE) entwickelt worden. — Für gesunde Säuglinge genügt schon einfach die angedeutete natürliche spielerische „Gymnastik". Vom 3. Lebensmonat an, wenn das Kind sein Köpfchen heben kann, legt man das Kind regelmäßig vor der Mahlzeit auf den Bauch, für 3 Minuten, später länger; das muß unter Aufsicht geschehen, um zu sehen, ob das Kind das Näschen frei behält. Wird das Kind kräftiger, so kann es sich dabei auf die Arme stützen. Diese „Seehundstellung" kräftigt die Muskeln des Rückens und der Arme. — Eine weitere einfache Übung: man faßt den Säugling an den Händchen und richtet ihn aus seiner Rückenlage in eine sitzende Stellung auf. Bald kommen auch die normalen Kriechbewegungen als brauchbare Übung hinzu. —

Gelegentlich verweigert das Kind das Turnen; dann soll man damit aufhören, bis die Lust wiederkehrt. Solche Unlust zeigt meist eine Krankheit oder doch eine Leistungsschwäche an.

Das Kleinkind im Kriechalter, dessen Übungsbedürfnis schon weiter geht, bringt man am besten in ein Laufgitter. Dessen Boden soll mit einem waschbaren Tuch bedeckt sein. Hier übt sich das Kind die Koordination der Bewegungen in geradezu systematischer Weise selbst ein. Die 3—5jährigen brauchen, soweit sie einen Spielplatz zur Verfügung haben, keinerlei systematische Gymnastik. Fehlt ein solcher natürlicher Auslauf, so kann man schon in diesem Alter mit gutem Erfolg *Spielturnen* einrichten; dafür eignen sich a) Laufspiele (Übung von Herz und Lunge), Laufen wie das Auto oder Springen wie die Pferde, Rangieren der Eisenbahn als Gruppenspiele; b) Muskelkräftigungsübungen, z. B. Kriechspiele: Laufen wie der Hund, wie die Ente, Kriechen wie das Krokodil, Hüpfen wie der Frosch.

Turnen und Sport vom Schulalter an ist S. 20 und im Abschnitt DEGKWITZ (S. 41) behandelt. In diesem Alter kann man nach unserer heutigen Ansicht eine mindestens 2stündige tägliche körperliche Arbeit als das für die Körperentwicklung günstigste Maß ansehen, allerdings unter der Voraussetzung geistiger Entlastung. Hiervon soll 1 Stunde täglich systematische Schulung, mindestens 1 Stunde tägliches Spiel im Freien sein.

Von den *Spielgeräten* seien hier besprochen: der Roller. Er bringt eine gute organische Übung, die sowohl Kreislauf wie Atmung wie auch die Beinarbeit kräftig anregt. Er bewirkt allerdings eine einseitige Belastung, da die Kinder erfahrungsgemäß immer das gleiche Bein zum Abstoßen benutzen. Dabei kann es gelegentlich zu einer funktionellen einseitigen Wirbelsäulenverbiegung kommen, die im allgemeinen ausgleichbar ist, aber bei Rachitis und Neigung zu Skoliose auch gelegentlich manifest werden kann. Günstig für die vielfach vernachlässigten Muskeln der oberen Körperhälfte könnte der sog. *Holländer* erscheinen, da er die Ruderbewegung nachahmt. Jedoch sind die Bewegungsabläufe zu schnell, um dem Rhythmus des jugendlichen Körpers zu entsprechen. Es gibt aber jetzt eine schon zweckmäßigere Neukonstruktion des Gerätes: Der zu bewegende Hebelarm ist durch einen Gurt mit Handgriff ersetzt, so daß ein weites ruhiges Ausschwingen des Körpers erreicht wird.

Die eigentlichen *Spiele* der Kinder sollen so gewählt werden, daß sie keine großen geistigen Anforderungen stellen. Diese Bedingung erfüllen am besten die Bewegungs- und Liederspiele, deren Durchführbarkeit an das gemeinschaftliche Spielen mehrerer Kinder geknüpft ist. Daneben müssen die Kinder auch daran gewöhnt werden, sich ganz allein zu beschäftigen. Vor allem aber brauchen die Kinder noch besondere Arten von *Beschäftigungen*. Es soll die *Beobachtung* geübt werden und zwar schon im frühen Alter. Das kann durch Beschäftigung der Kinder mit Arbeiten eingeleitet werden, bei denen für die Lösung einfacher Aufgaben eine sorgfältige Beobachtung einer Vorlage oder eines Modells eine notwendige Voraussetzung ist (z. B. Bausteine einer Vorlage entsprechend aufbauen). Als zweites müssen die Kinder schon von den ersten Jahren an bei der Beschäftigung zur *Ausdauer* angehalten werden. Die Ausdauer bei der Beschäftigung mit einem Objekt ist die wichtigste Grundlage für die Leistungsfähigkeit eines Menschen im späteren Leben, und für das Kind wird dadurch außerdem verhütet, daß nicht durch einen allzuraschen Wechsel der Beschäftigung eine übermäßige Erregung verursacht wird. Kinder, die nicht in den ersten 6 Jahren Ausdauer erworben haben, kommen in den Schuljahren meist in Schwierigkeiten, da ihnen nun erst beim Schulunterricht diese wichtige Eigenschaft beigebracht werden muß. Man sorge auch beim Schulkind dafür, daß es seine Aufgaben mit

Konzentration und Ausdauer erledigt, damit es dann reichlich Muße zum freien Spiel gewinnt.

Die Pflege kann wirksam mithelfen bei der **Verhütung von Erkrankungen und körperlichen Schädigungen:** Abgesehen sei hier von den pflegerischen Maßnahmen zur Rachitisprophylaxe, die an anderer Stelle behandelt werden. Größte Bedeutung für die Herabsetzung der Säuglingssterblichkeit kommt der *Vermeidung von Ansteckungen junger Kinder mit Grippe und allen sog. Erkältungskrankheiten,* also Saisonkatarrhen zu. Ein Schnupfen, der für einen Erwachsenen nur eine Unbequemlichkeit bedeuten mag, birgt für einen jungen Säugling unter Umständen Lebensgefahr! Darum halte man „Erkältete", soweit sie nicht notwendig den Säugling versorgen müssen, von diesen jungen Kindern unbedingt fern! Hier ist ärztliche Belehrung oft dringend nötig! Ist die Mutter oder die Pflegeperson selbst erkrankt und kann sie nicht durch jemand anders in der Pflege vertreten werden, so muß sie sich bei der Versorgung des Kindes ein Tuch vor Mund und Nase binden (Schutzmaske), damit sie nicht durch Tröpfcheninfektion ihren Infekt überträgt; auch beachte sie, daß sie sich nach dem Benutzen des Taschentuchs jedesmal die Hände wäscht!

Die sog. *Kinderkrankheiten* halte man von Säuglingen und Kleinkindern soweit als möglich fern. Die bewußte Hinausschiebung der Infektion bis in die Schulzeit ist deswegen zu fordern, weil die meisten Infektionskrankheiten für die jüngeren Kinder lebensgefährlich sind, während die Schulkinder dadurch sehr viel weniger ernstlich gefährdet werden. Man halte deshalb junge Kinder auch fern von Geschwistern erkrankter Kinder; auch vermeide man, daß das Kind auf unbeaufsichtigte öffentliche Spielplätze kommt, wenn Masern oder Keuchhusten umgehen. Vielfach übersehen wird die Gefahr der Ansteckung mit *Tuberkulose.* Auch hier wirkt sich wegen der Altersdisposition die Infektion in den ersten Lebensjahren besonders gefährlich aus. Deshalb sollten junge Kinder von allen Tbc.-Verdächtigen unter allen Umständen fern gehalten werden und dürfen wegen der Gefahr der Schmierinfektion auch nicht in ihrer Nähe spielen. Um auch der Gefahr der bovinen Infektion zu begegnen, gebe man den jungen Kindern nur eine einwandfreie, am besten gekochte Milch. Man gewöhne ganz allgemein die Kinder schon frühzeitig an körperliche Sauberkeit im Umgang mit anderen und erziehe sie so dazu, sich selbst vor vermeidbaren Übertragungen zu schützen.

Schon die Kleinkinder müssen ferner über die nötigsten *Selbstschutzmaßnahmen gegen Unfälle* rechtzeitig aufgeklärt werden. Dazu gehört außer der Erziehung zur Vorsicht vor Verbrennungen, Verbrühungen, dem Umgang mit gefährlichen Instrumenten des Haushalts, die Warnung vor der Vergiftungsgefahr durch Genuß unbekannter Drogen und Chemikalien. Besonders wichtig ist die Betreuung und Belehrung in den Gefahren des Straßenverkehrs; schon dem älteren Kleinkind muß man heute die Grundbegriffe der Verkehrsordnung beibringen!

Sexuelle Hygiene. Nicht selten tritt an den Arzt die Frage heran, wie weit man die Jugend, besonders die Mädchen, über die mit der Reifung eintretenden Vorgänge am eigenen Körper unterrichten solle. Eine gewisse Aufklärung über das Bevorstehen des ersten Unwohlseins erfolgt unvermeidlich durch die Mitschülerinnen; damit muß man sich abfinden. Den Hausarzt lasse man aus dem Spiel. Vielmehr sollen diejenigen Mütter, die von ihren Töchtern darüber befragt werden, diesen eine möglichst wahrheitsgemäße und offene, wenn auch nicht sehr tiefgehende Belehrung geben. Tritt dann das Ereignis ein, so sind diejenigen Mädchen, die sich bisher ihren Müttern verschlossen hatten, zu belehren. Jede Mutter aber sollte ausdrücklich der Tochter sagen, daß die Kenntnis dieser Vorgänge unter Frauen kein Geheimnis sei, und daß sie daher ihren Mitschülerinnen ruhig weiter erzählen solle, was die Mutter ihr gesagt habe. Damit erreicht man, daß nunmehr richtige Anschauungen über das Wesen des Menstruationsvorganges und die dabei zu beachtende Lebensführung den Kindern bekannt werden, und außerdem, daß denjenigen Müttern, denen eine Unterhaltung mit ihrer Tochter über derartige Dinge peinlich ist, die Aufgabe der Aufklärung abgenommen wird. Ist das Allgemeinbefinden während dieser Tage sehr beeinträchtigt, so lasse man die Kinder im Bett. Aber bei aller Rücksichtnahme dringe man darauf, daß sie sich tapfer benehmen und sich daran gewöhnen, trotz des Unwohlseins in die Schule zu gehen.

Schwieriger ist die Frage der geschlechtlichen Aufklärung. Wünschenswert ist, daß diese durch die Eltern erfolgt. Eltern, die nicht selbst mit ihren Kindern über derartige Dinge sprechen können, mögen ihnen eine für die Jugend passende Aufklärungsschrift geben (für Knaben z. B. von HERMANNSSEN). Allein schon dadurch, daß die Eltern ihren Kindern eine solche Schrift selbst überreichen, kann in manchen Fällen das in dieser Hinsicht gefährdete Vertrauensverhältnis zwischen Eltern und Kindern gestärkt werden. — Im übrigen ist es erfahrungsgemäß so, daß in unsere Jugend in einem bestimmten Alter von außen her, meist durch die Mitschüler, eine gewisse geschlechtliche Aufklärung hineingetragen wird. Für manche Kinder bedeutet eine Aussprache mit einer erfahrenen Persönlichkeit eine Erleichterung. Jedoch gehört viel Takt und Wissen über das Seelenleben der Jugend dazu, um die entsprechenden Antworten zu finden. Gute Ratschläge hierzu gibt das Büchlein von G. OCKEL.

Erzieherisch wird das sexuelle Gebiet entscheidend beeinflußt durch Körperpflege und Leibesübungen, durch vernünftige Gestaltung der Freizeit, durch Erziehung und Abhärtung dem Unangenehmen gegenüber, zur Geringschätzung körperlicher Lustempfindung, durch Erziehung zum Mut, zum Willen auf das Überragende hin und zur Selbstbezwingung, sowie durch das Hinlenken auf alle höheren Wertgebiete unserer Kultur.

Schrifttum.

ADAM: Jb. Kinderheilk. 139, 377 (1933).
BENNHOLDT-THOMSEN: Klin. Wschr. 1938 I, 865. — BIRK, W.: Vermeidbare Kinderkrankheiten. Stuttgart 1936. — BOMSKOV: Vortrag Chirurgenkongreß 1940. — BROCK: Biologische Daten für den Kinderarzt, Bd. I. Berlin: Julius Springer 1932. Hier auch weitere Literatur. — BÜHLER u. HETZER: Kleinkindertests. Leipzig 1932.
CZERNY: Der Arzt als Erzieher des Kindes, 8. Aufl. Leipzig 1934.
DAVENPORT, CH.: Contrib. to Embryol. 27, 271 (1938).
HERMANNSSEN, W.: Ein Wort an 14jährige Jungen. Leipzig: Armanen-Verlag 1937. —
HETZER, H.: Psychologische Begutachtung von Grundschülern. Entwicklungstests für 7—9jährige. Leipzig 1939. — HÖRDEMANN-JOPPICH: Die Gesundheitsführung der Jugend. München 1939. — HOFMEIER, K.: Körperliche und geistige Erziehung der Kinder und Jugendlichen. Stuttgart 1939. — HUC: Bull. Soc. Pédiatr. Paris 1937, No 7, 510.
KOCH, E. W.: Über die Veränderung menschlichen Wachstums im ersten Drittel des 20. Jahrhunderts. Leipzig 1935.
MÖCKELMANN: Die körperliche Erziehung in den Entwicklungsstufen als Grundlage der Jugendführung, 2. Aufl. Berlin: Weidmann 1938. — MÜLLER: E., Briefe an eine Mutter, 6. Aufl. Stuttgart 1934.
OCKEL, G.: Sag du es deinem Kinde. Berlin: Falken-Verlag 1934.
PFAUNDLER, v.: In PFAUNDLER-SCHLOSSMANN: Handbuch der Kinderheilkunde, Bd. 1.
SIEGERT, F.: Atlas der normalen Ossifikation der menschlichen Hand. Leipzig 1935.
VOHWINCKEL, E.: Erbgesundheitsgesetz und Ermittlung kindlicher Schwachsinnszustände. Beihefte Arch. Kinderheilk. 1936, H. 9.
ZELLER, W.: Aufgaben und Methoden des Jugendarztes. Leipzig 1936.

Über die Erziehung gesunder Kinder.

Von R. Degkwitz-Hamburg.

Unter Erziehung wird die Gesamtheit der geistigen und körperlichen Maßnahmen verstanden, mit denen Kinder darauf vorbereitet werden, sich selbständig ihrer Umwelt anzupassen und bei der Lösung dieser Aufgabe nicht nur ihr eigenes Streben, sondern auch die von der Allgemeinheit an sie gestellten Forderungen zu befriedigen.

Solche erzieherischen Maßnahmen müssen gleich nach der Geburt begonnen und bis zu dem Zeitpunkt fortgesetzt werden, an dem sich Geist und Körper voll entfaltet und zu einer Persönlichkeit entwickelt haben, die ihren Weg selbst zu wählen und einzuhalten imstande ist.

Von den Erziehungsmaßnahmen, die der Erweiterung der Erfahrung, der Entwicklung des rationalen Denkens und des Intellektes dienen und im wesentlichen in die Schule gehören, soll im folgenden nicht die Rede sein. Es soll vielmehr die Hauptaufgabe der Erziehung, die Aufgabe der Eltern behandelt werden, die charakterlichen Funktionen ihrer Kinder zu entwickeln und auszurichten, und die Hilfe, die ihnen der Hausarzt dabei geben kann. Von der Lösung dieser Aufgabe hängt nicht nur das ungestörte körperliche und geistige Gedeihen der Kinder, sondern ihr späterer menschlicher und sittlicher Wert ab. Persönliche Eigenschaften und Fähigkeiten erhalten ja ihren Wert nicht durch den Grad ihres Umfanges und ihrer Stärke, sondern durch die Art ihrer Anwendung. Ein Mensch ist nicht um so besser erzogen und um so wertvoller, je mehr sein Fühlen, Denken, Wissen und Wollen ausgebildet sind, sondern je mehr er imstande ist, sein Denken, Wollen und Handeln von der blinden Herrschaft seiner Triebe und Affekte zu lösen, den für Unerziehbare und Unerzogene charakteristischen Egozentrismus zu überwinden und sein Gesamtverhalten Gesetzen zu unterstellen, die ihn und seine Fähigkeiten in die Allgemeinheit einordnen.

Infolgedesen ist es die erzieherische Hauptaufgabe der Eltern, ihre Kinder zu einer geistigen Haltung vorzubereiten, die neben einer beherrschten Achtung ihrer eigenen Persönlichkeit in einer achtungsvollen Anerkennung der Art und Interessen anderer Persönlichkeiten und in einem Gefühl der brüderlichen Verpflichtung ihnen gegenüber besteht. Auf diesen Maximen, der Achtung des Einzelmenschen als des Ebenbildes Gottes und der brüderlichen Verpflichtung des Einzelnen anderen Menschen und der Gemeinschaft gegenüber, gründet die Kultur des Abendlandes. Sie bilden die unerläßliche Grundlage für besondere, an die soziale Stellung, das Geschlecht oder an Zeitforderungen gebundene erzieherische Aufgaben.

Erzieherische Maßnahmen können verständlicherweise nur dann wirksam sein, wenn sie der geistigen Struktur des zu Erziehenden angepaßt sind. Da der menschliche Geist ebenso wie der Körper etwas Gewordenes ist und ein Glied einer langen Entwicklungsreihe darstellt, gilt für ihn ebenso wie für jenen das Gesetz, daß sich die Geschichte seiner Entwicklung innerhalb der Tierreihe, im Individualleben wiederholt. Während aber die meisten körperlichen Grundfunktionen im

Zeitpunkt der Geburt schon ausgebildet sind und die Wiederholung ihrer Phylogenese in die ersten Embryonalmonate fällt, sind bei der Geburt von den Funktionen des Geistes als des jüngeren Bruders des Körpers erst die allerprimitivsten, phylogenetisch ältesten ausgebildet. In der Folge durchlaufen dann die Kinder geistige Entwicklungsstufen, die denen menschenähnlicher Säugetiere (Menschenaffen), den aus der Urgeschichte der Menschheit bekannten und denen gegenwärtiger primitiver, in ihrer Entwicklung zurückgebliebener Menschenrassen ähnlich sind, bis sie auf Grund ihrer Anlage und deren Entfaltung durch erzieherische Maßnahmen — niemals ohne diese — in die geistige Haltung ihrer Umwelt hineinwachsen.

Das kindliche Auffassungsvermögen, die Erziehungsaufgaben und die Wege zu ihrer Erfüllung müssen infolgedessen in den einzelnen Entwicklungsphasen der kindlichen Persönlichkeit verschieden sein. Diese Situation zu übersehen und die Eltern zu beraten, die immer wieder geneigt sind, ihre eigene Mentalität in ihre Kinder zu projizieren, ist die Aufgabe des Hausarztes. Für Laien und Ärzte muß es eine Selbstverständlichkeit werden, daß sich die Eltern über Erziehungsmaßnahmen für ihre Kinder ebenso ärztlich beraten lassen, wie sie das für die Ernährung zu tun gelernt haben, und der Arzt muß wissen, daß bei einem Erkrankungsfall neben der Diagnose der körperlichen Erkrankung und seinen diätetischen und medikamentösen Verordnungen eine Diagnose der kindlichen Persönlichkeit und ihres erzieherischen Milieus, und darauf gründende Verordnungen über bestimmte erzieherische Maßnahmen unentbehrlich sind.

Um dieser Aufgabe gerecht zu werden, muß der Arzt über die Struktur der menschlichen Persönlichkeit und die Phasen der Persönlichkeitsentwicklung unterrichtet sein, die von den einzelnen Altersklassen erreicht werden. Es soll daher im folgenden ein kurzer Abriß von der Struktur der menschlichen Persönlichkeit und ihrem Aufbau gegeben werden, wie er sich im Verlauf der Kindheit vollzieht. Im Interesse der Beschreibung wird dabei die Persönlichkeit in mehrere „Schichten" zerlegt.

Die *unterste* und phylogenetisch älteste *Persönlichkeitsschicht* stellt der „*Körper*" dar. Darunter wird die Art und Beschaffenheit der Körpergewebe, ihre Beanspruchbarkeit und Regenerationsfähigkeit, ihre Resistenz gegen Umweltsschäden, die Art ihrer Funktionsabläufe, kurz alles das verstanden, was im „Biotonus", dem Grad der körperlichen Leistungsfähigkeit, zum Ausdruck kommt.

Über der körperlichen Schicht liegen als die untersten, phylogenetisch ältesten Stufen oder Vorstufen des Geistes die schon bei der Geburt ausgebildeten, den Blutkreislauf, die Atmung, die Magen-Darm- und Körperbewegungen, die Körpertemperatur u. a. lenkenden *Reflexmechanismen* und die wenigen menschlichen *Instinktfunktionen* wie der Saug- und Schluckreflex, Lidschluß bei plötzlichem Lichteinfall, das Schreien zur Alarmierung der Mutter u. a. Daß diese Funktionen, was das Stoffgemisch und seine Struktur anbelangt, grundsätzlich schon an die gleichen Gewebe gebunden sind, wie die phylogenetisch jüngeren, höheren und höchsten seelischen Funktionen, zeigt ihre Verwandtschaft mit ihnen. Sie sind schon vor jenen voll ausgebildet, und ihre Funktionen vollziehen sich auch nach der Entwicklung der höheren und höchsten seelischen Schichten subcortical, d. h. ohne Beteiligung des Bewußtseins und des Willens. Dem entspricht, daß sie von peripheren Zentren dirigiert werden, die im vegetativen Nervensystem, im Rückenmark und in den ihm funktionell verwandten Stammganglien gelegen sind.

Über der untersten Schicht des Geistes, funktionell ebenso wie sie noch eng an körperliche Vorgänge und Qualitäten gebunden, im Gegensatz zu ihr aber bewußt von den höchsten geistigen Schichten aus beeinflußbar, liegen *die Triebe*. Unter Trieb werden dabei die vor jedem Bewußtsein vorhandenen, die Bedürfnisse des Gesamtorganismus zum Ausdruck bringenden und nach ihrer Befriedigung drängenden Strebungen verstanden, deren Befriedigung Lust und deren Unbefriedigtsein Unlust verursacht. Triebe sind die Ur- und Vorform des Wollens, so wie der Instinkt die Ur- und Vorform des Wissens ist. Von den Trieben seien der Selbsterhaltungstrieb, der Nahrungstrieb, der Geschlechtstrieb, der Annäherungs- und der Fluchttrieb genannt. Die Stärke der Triebe bestimmt der Tonus der unter ihnen liegenden nervösen und körperlichen Schicht.

Über den Trieben und über der körperlich-nervösen Sphäre liegen *die Affekte*. Von ihnen hängt die Grundhaltung des einzelnen Menschen ab, die der Ausdruck für die Art der Funktionsabläufe in allen Persönlichkeitsschichten ist (heiter-erregt, melancholisch-gehemmt, ausgeglichen). Die Affekte bestimmen auch den Grad der gemütlichen Erregbarkeit, die Art, wie Gemütserregungen ablaufen (oberflächlich, kurzdauernd — tief, langdauernd), und wie Gemütserregungen zum Ausdruck kommen.

In der Schicht der Triebe und Affekte herrschen Begierden und Leidenschaften, Angst, Hoffnung und Verzweiflung, Haß und Liebe, die blind nach ihrer Befriedigung verlangen. Von den Trieben und Affekten, dem ,,*Temperament*'', beziehen alle Vorgänge in den höchsten und niedrigsten Persönlichkeitsschichten ihre Stärke und Färbung. Hinter jeder, auch der höchsten seelischen Funktion stehen der Körper und die an ihn gebundenen Triebe und Affekte. Ihre Wirkung strahlt sowohl nach oben in die über ihnen liegenden höchsten seelischen Schichten aus als in die untersten körperlichen, wo sie die Art der körperlichen Ausdrucksform und den ,,Rhythmus'' der Persönlichkeit zum Ausdruck bringen. Das Temperament des Menschen stellt eine seiner zuverlässigsten Persönlichkeitskonstanten dar, während andere seelische Funktionen veränderlicher sind.

Von der dritten und *höchsten*, über der Affektsphäre gelegenen *Persönlichkeitsschicht*, der Intelligenz, dem rationalen Denken, dem bewußten Wollen und dem *Charakter* interessieren hier vor allem die charakterlichen Funktionen. Unter Charakter wird dabei das bewußte Streben verstanden, die Vielheit der aus der körperlichen Schicht, aus den Trieben und Affekten, und der höchsten seelischen Sphäre stammenden Impulse zielbewußt im Sinne selbstgewählter und sich selbst auferlegter Richtlinien auszurichten und sie zu diesem Zwecke je nach ihrer Art und Intensität zu unterdrücken, zu dämpfen, zu betonen, zu sublimieren und zu kombinieren. Von dem Umfang, in dem sich seine charakterlichen Funktionen gegenüber anderen Impulsen durchsetzen, und von der Richtung, die der ,,Charakter'' der Gesamtpersönlichkeit verleiht, hängt der menschliche und soziale Wert des Einzelmenschen ab.

An jeder psychischen Reaktion haben Körper, Triebe, Affekte, Intellekt und Charakter teil, weil es sich ja stets um Reaktionen der Gesamtpersönlichkeit handelt. Es wird aber je nach der Einzelsituation und der Anlage des Einzelnen die triebhafte, affektive, intellektuelle oder charakterliche Seite im Vordergrund stehen. *Das Verhalten von Kindern*, bei denen die höchsten seelischen Funktionen noch nicht entsprechend ausgereift und noch nicht lang genug durch Übung gefestigt sind, wird infolgedessen *vorwiegend von Trieben und Affekten bestimmt*. Je nach der Einzelsituation und der Anlage des Einzelnen wird auch bei reifen Erwachsenen die affektive, die intellektuelle oder die charakterliche Seite im Vordergrund stehen. Triebe und Affekte bestimmen aber bei ihm nicht mehr ausschließlich das Verhalten der Gesamtpersönlichkeit, sie werden vielmehr von den seelischen höheren Funktionen beherrscht und ihre Rolle insofern völlig abgeändert, als sie nicht mehr dominieren, sondern zu Werkzeugen und Triebkräften der Gesamtpersönlichkeit umgewandelt werden, die ihren Reaktionen Intensität und Farbe verleihen. Die Richtung, in der reife Menschen ihre triebhaften, affektiven und intellektuellen Impulse verwenden, kann sich im Verlauf ihres Lebens auf Grund von Erlebnissen ändern. ,,Ein Charakter bildet sich im Strom der Welt.'' Für einen reifen und normal veranlagten Menschen ist aber dabei charakteristisch, daß die von ihm gewählten Zielsetzungen die Maßstäbe und ethischen Gesetze seiner Umwelt nicht verletzen und ihm eine Erhaltung in ihr gestatten.

Im folgenden soll nun geschildert werden, wie sich die menschliche Persönlichkeit im Verlauf der Kindheit entfaltet, und *wie sich* infolgedessen *die Welt im Geiste eines Säuglings, eines Kleinkindes und eines Schulkindes malt*. Die Kenntnis der einzelnen geistigen Entwicklungsphasen und Weltbilder ist von hoher praktischer Bedeutung, weil, wie schon gesagt, eine Persönlichkeit nur innerhalb der Grenzen ihrer geistigen Fähigkeiten und ihres eigenen Weltbildes beeinflußt werden kann. Das zu übersehen und naiverweise anzunehmen, daß ihre Kinder ebenso fühlen, denken und wollen, wie sie selbst, ist einer der häufigsten Fehler ungeeigneter Erzieher.

Im Gegensatz zu niederen Tieren, die mit einer ganzen Reihe ausgebildeter Fähigkeiten zur Welt kommen, ist der menschliche Neugeborene ein völlig hilfloses, passives Wesen. Dem entspricht, daß sich weite Gebiete seines Zentralnervensystems im Zeitpunkt der Geburt noch im embryonalen Zustande befinden. Das Rückenmark und die Partien des Hirnstammes, die ihm funktionell nahestehen, sind zwar bis auf die Markscheidenbildung der Pyramidenbahnen fertig ausgebildet und ermöglichen, zusammen mit dem verlängerten Mark und dem vegetativen Nervensystem, den Blutkreislauf, die Nahrungsaufnahme, die Verdauung, die Muskelbewegungen und die wenigen fertigen Instinktmechanismen (Saugen, Schreien, Lidschluß bei plötzlichem Lichteinfall usw.). In dem Rindengebiet befinden sich aber noch viele nervöse Elemente in embryonalem Zustand. Es sind wohl schon alle Zellen vorhanden — eine Vermehrung von ihnen findet nicht statt —, die späteren Ganglienzellen unterscheiden sich aber zum Teil noch nicht von denen, die später lediglich Stützfunktionen ausüben. Bei manchen Ganglienzellen fehlen noch die Neuriten, die Elemente der Leitungsbahn, und wo sie vorhanden sind, ist die Markscheidenbildung, die Isolierungsschicht der einzelnen Bahnen, noch nicht ausgebildet.

Dem entspricht, daß der Säugling im ersten und zweiten Lebensmonat noch nichts besitzt, was mit unserem Bewußtsein verglichen werden kann. Er ist ein *rein passives Wesen* und reagiert auf Umweltreize außer auf Wärme und Nahrung lediglich mit Schreck- und Shockreaktionen, und gibt seinen Unlustgefühlen durch Schreien und Zappeln Ausdruck. Erst im dritten Lebensmonat fängt er an, Umweltreize häufiger mit Lustreaktionen zu beantworten und sie nicht mehr rein passiv zu erleiden, sondern spezifisch zu erfassen und zu beantworten. Eine Sonderstellung nimmt dabei die menschliche Stimme ein, die erkannt und mit einem Lächeln quittiert wird.

Im vierten und fünften Monat werden drohende und freundliche Gebärden und Stimmen als solche erkannt. Von der Umwelt wird noch wenig wahrgenommen, aber *der eigene Körper als Spielzeug* und Betätigungsfeld *entdeckt*. *Für* die *Beschäftigung* mit ihm oder mit Spielzeugen ist *charakteristisch*, daß der Säugling jede neue Entdeckung, d. h. *jede neue Körperbewegung immer und immer wiederholt*, Körperteile oder Spielzeuge betastet, drückt, schüttelt und in den Mund steckt. Er spielt aus Lust an der Körperbetätigung und lernt durch dieses Spiel, seinen Körper zu verwenden und zu beherrschen. Der Sinngehalt von Spielzeugen ist ihm bis zum Ende des ersten Lebensjahres völlig unverständlich.

Im zweiten Lebenshalbjahr *wandelt sich die rein rezeptive Haltung des Säuglings in eine ausgesprochen aktivistische um*. Er sucht sich jetzt alles zu verschaffen, was in seiner Reichweite gelegen ist, lernt fremde Personen als solche zu erkennen, und versucht, mit Gebärden und Lallauten mit seiner Umgebung Beziehungen aufzunehmen und ihre Aufmerksamkeit auf sich zu lenken. Mit Ende des ersten Lebensjahres werden *die ersten Anfänge des Denkens und Wollens* sichtbar. Der Säugling macht die Erfahrung, daß er sich Gegenstände, die außerhalb seiner Reichweite gelegen sind, durch „Werkzeuge" verschaffen kann, indem er zur Verlängerung seiner Reichweite Gegenstände in die Hand nimmt und mit ihnen das gesuchte Spielzeug an sich heranholt. Er lernt auch, daß man einen außerhalb der Reichweite gelegenen Gegenstand, an dem eine Schnur befestigt ist, zu sich heranholen kann, wenn es gelingt, die Schnur zu erfassen — Leistungen, wie sie auch von Menschenaffen vollbracht werden. Hält man ihm mehrere Spielzeuge zu gleicher Zeit vor, so greift er nicht mehr einfach nach dem ersten besten, sondern nach einem bestimmten, und er beginnt, mit Lallauten nicht nur seiner Stimmung Ausdruck zu geben, sondern Gegenstände mit bestimmten Lauten zu bezeichnen.

Die erzieherische Aufgabe während des Säuglingsalters besteht nun darin, das körperliche Gedeihen sicherzustellen und den Säugling zu lehren, daß es zum Lebensalltag gehört, Unlustgefühle ohne Affektausbrüche zu ertragen. Diese Aufgabe wird am sichersten dadurch gelöst, daß man dem Säugling ein starres *Pflege-* und *Ernährungsschema* auferlegt, von dem nur in Krankheitsfällen und auf ärztlichen Rat abgegangen wird. Der Säugling muß in regelmäßigen Zeitabständen gesäubert, trockengelegt und gefüttert und in der Zwischenzeit in Ruhe gelassen werden. Das gilt nicht nur für die ersten Lebensmonate, sondern für die ganze Säuglingszeit, und auch dann, wenn der Säugling zeitenweise in ein Laufgitter gebracht wird. *Seine Rolle* soll *eine rein passive* sein. Er ißt nicht, sondern wird gefüttert, er schläft auch nicht, sondern er wird schlafen gelegt. Was und wieviel der Säugling zu sich nimmt und an welchen Zeitpunkten er gefüttert und zur Ruhe gelegt wird, bestimmt die Pflegerin und überwindet jeden Versuch des Säuglings, gegen diese Ordnung zu verstoßen, im Entstehen.

Entsprechend der Einfachheit der Situation gibt es nur *zwei Konflikts-möglichkeiten* zwischen dem Säugling und seinem Erzieher: *über die Dauer der Ruhepausen* und *über die Ernährung.* Konflikte der ersten Art sind erzieherisch leichter zu lösen als Ernährungsschwierigkeiten. Wenn die Fütterungszeit herannaht, wenn ihn eine Windel drückt oder ihm eine eingenäßte Windel Unbehagen verursacht, alarmiert der Säugling je nach seinem Temperament mehr oder weniger heftig seine Umgebung. Das darf kein Anlaß sein, die Ruhepause abzukürzen oder zu unterbrechen, und vor allem dann nicht, wenn die Art des Schreiens nicht nur Kummer und Hilflosigkeit, sondern Zorn verrät. Bei einer Ausnahme soll auf das Geschrei des Säuglings Rücksicht genommen und die Ruhepause unterbrochen werden: wenn der Säugling zu der Zeit Alarm gibt, an der er seinen Stuhl abzusetzen pflegt, was mit geringen Streuungen zu bestimmten Zeiten zu geschehen pflegt. Wird umgekehrt verfahren, und der Säugling, sobald er schreit, aus dem Bett genommen, trocken gelegt, gefüttert und umhergetragen, werden sein Schreien und seine Temperamentausbrüche die Ursache dafür, daß Unlustgefühle in Lustgefühle verwandelt werden, so wird er diese Entdeckung ebenso, wie jede andere Neuentdeckung, stereotyp immer und immer wiederholen. Es ist das die Geschichte von der Mutter, die anfänglich nachts zwei- bis dreimal und bald acht- bis zehnmal ihren schreienden Säugling trösten muß. Der erleidet dabei nicht nur einen sofortigen Schaden: seine verminderte Ruhezeit, sondern einen dauernden, und zwar deswegen, weil der Reflex Unlustgefühl — Temperamentausbruch nachdrücklich gebahnt wird und diese Bahnung in dem noch völlig unbeschriebenen Hirn viel schwerer auszulöschen ist, als spätere seelische Erlebnisse. Bleibt der Erzieher trotz der Temperamentausbrüche des Säuglings bei seinem Pflegeschema, so hören diese bald auf und der Säugling lernt von vornherein, was jedes soziale Wesen lernen muß: Unlustgefühle zu ertragen, ohne andere damit zu belästigen. *Gibt man seinen Temperamentausbrüchen nach, so werden sie nicht seltener, sondern häufiger,* und außerdem treten sie sehr bald nicht nur bei der beschriebenen Gelegenheit, sondern bei jeder anderen auf, und man züchtet die jedem Kinderarzt bekannten Säuglingstypen, die blindwütig bei jeder Gelegenheit mit zornrotem Kopf, zornigem Geschrei und wilden Gesten reagieren, wenn ihre Erwartungen nicht sofort erfüllt und ihre Unlustgefühle nicht sofort in Lustgefühle verwandelt werden. Besteht dieser Zustand nicht allzu lange Zeit und handelt es sich um ein normal veranlagtes Kind, so ist er durch eine Verpflanzung in ein besseres erzieherisches Milieu verblüffend rasch heilbar. Die Heilung hat allerdings nur dann Bestand, wenn sich die bisherigen Erzieher in der Zwischenzeit von ihrem Hausarzt haben überzeugen lassen, wie schweren Schaden sie ihrem Kind zufügen, wenn sie in egozentrischer Weise ihr eigenes Zärtlichkeitsbedürfnis befriedigen, ihr Kind als Spielzeug behandeln und ihm aus solchen egoistischen Gründen in allem nachgeben, anstatt es zu erziehen.

Erzieherische Schwierigkeiten wegen der Ernährung sind gelegentlich schwerer zu überwinden als die eben geschilderten. Da dem Säugling alles Neue schreckhaft ist, lehnt er oft neue Milchmischungen, Gemüse überhaupt oder bestimmte Gemüsesorten ab und *weigert sich, zu schlucken* oder *erbricht* während der Fütterung oder nach ihr. Wesentlich ist auch hier, daß der Widerstand gleich zu Beginn gebrochen und dem Säugling nicht gestattet wird, seine Unlustgefühle auf die genannte Weise in Lustgefühle zu verwandeln. Es droht sonst, wie das weiter oben beschrieben wurde, die Erscheinung, daß die Widerstandszone erweitert und nicht nur eine bestimmte Nahrung, sondern jede verweigert oder erbrochen wird. Appetitlosigkeit und Erbrechen können ganz normalen Säuglingen anerzogen werden, wenn man sie oft genug die Erfahrung machen läßt, daß sie es in der Hand haben, den mit Unlust verbundenen Widerwillen gegen eine bestimmte

Nahrung durch Erbrechen oder durch ihre Ablehnung in Lustgefühle umzu-
wandeln. Der blinde Trieb nach Lustgewinn führt — und das ist bei dem instinkt-
armen menschlichen Säugling nicht verwunderlich — gelegentlich zur Selbst-
vernichtung. Daß solche Störungen sehr häufig auf erzieherische Fehler, auf den
Verbrauch der Autorität der Erzieher zurückzuführen sind, die dem Säugling
allzu oft gestattet haben, seine Wünsche gegen ihren Willen durchzusetzen,
erhellt daraus, daß sie durch eine Verpflanzung des Kindes in ein neues erzieherisches Milieu prompt geheilt werden. Wenn ein Säugling ohne Fieber
und Durchfall zu erbrechen beginnt und während der Fütterung bricht, dann ist
das Erbrochene, und wenn das Erbrechen einige Zeit nach der Fütterung auftritt,
die gleiche Nahrung zum zweiten- oder drittenmal mit drohenden Gebärden
und Worten zu verfüttern, die er vom vierten und fünften Monat ab sehr wohl
versteht.

Da es gegen *die Weigerung zu schlucken* weniger gute Hilfsmittel gibt, ist
der Nachdruck auf die Prophylaxe zu legen. Wird der Säugling während seiner
Ruhepause wirklich allein gelassen und wird der ihm Lust verschaffende Kontakt
mit seinem Erzieher jedesmal mit kurzem Trockenlegen und einer Mahlzeit
eingeleitet, so übertönt dieses Lustgefühl meist eventuellen Widerstand gegen
die Nahrungsaufnahme. Führt der erste Fütterungsversuch bei einem Nahrungswechsel zu einem Konflikt, so sucht man seine Fortsetzung dadurch zu verhüten,
daß man z. B. die neue Milchmischung oder das Gemüse der alten gewöhnten
zusetzt und den Übergang schrittweise gestaltet. Kommt es trotzdem zur
Nahrungsverweigerung, so muß der Säugling aus der Flasche gefüttert, der
Sauger weiter als gewöhnlich aufgeschnitten und die Nahrung in den Mund
gegossen werden, so daß der Säugling schlucken muß. Oft genügt eine mehrmalige Fütterung durch eine andere gewandte Pflegerin (man läßt die Kinder
ein paarmal in einer Säuglingsabteilung in Gegenwart der Mütter füttern),
und wenn das nicht genügt, muß ein länger dauernder Pflegerinnenwechsel
vorgenommen werden.

Nach der Beendigung des Säuglingsalters und mit dem Beginn der Nestflucht
tritt der Mensch in eine Entwicklungsperiode ein, die an entscheidenden geistigen
Fortschritten und ihrem Reichtum an neuen Erfahrungen und seelischen Erlebnissen mit keiner anderen verglichen werden kann.

Mit der Erlernung des Laufens erweitert sich die kindliche Welt anscheinend
ins Unendliche. Ihre Erforschung und die dadurch gewonnene Fülle der Erfahrungen üben das Gedächtnis, erwecken Erwartungen und schaffen *das erste
Bewußtsein von Raum und Zeit.* Viel weiter aber als seine Muskeln und in Dimensionen, die jenen unerreichbar sind, trägt den erwachenden Menschen der menschliche Geist und die *menschliche Geistesgemeinschaft,* zu der er durch die Sprache
Zutritt erlangt. Während die Stimme im ersten Lebensquartal lediglich den
Unlustgefühlen Ausdruck gab und die Umgebung alarmierte, im zweiten Quartal
schon verschiedene Stimmungslagen auszudrücken im Stande war, und während
des zweiten Lebenshalbjahres dazu diente, die Aufmerksamkeit seiner Umgebung auf den Säugling zu lenken, wird sie am Ende des Säuglingsalters zum
Sinnträger, und der Säugling macht *einen entscheidenden Schritt zu seiner Mensch-
werdung,* wenn er beginnt, bestimmte Gegenstände und Personen mit bestimmten
Lauten zu bezeichnen und den Sinn an ihn gerichteter Worte zu verstehen.
Im Kleinkindesalter setzt sich diese Entwicklung in dem Sinne fort, daß durch
die Vermittlung des Erwachsenen, durch Frage und Antwort, zuerst die sichtbare,
zunächstliegende Umwelt entdeckt, dann aber von abwesenden, vergangenen,
gegenwärtigen und zukünftigen Dingen gesprochen wird. Auf diese Weise,
indem es darüber spricht, wird das Kind sich seiner eigenen Erinnerungen,
Vorstellungen und Gefühle bewußt, und entdeckt so die Existenz einer äußeren,

gegenständlichen und einer inneren, geistigen Welt, erkennt die Beziehungen zwischen beiden und gelangt so zur Erkenntnis von sachlichen Zusammenhängen und zu den ersten Ansätzen logischen Denkens.

Nicht minder bedeutsam als die Entdeckung seiner inneren und äußeren Welt ist die *Entwicklung des bewußten Willens*. Während der Säugling zu Beginn des zweiten Lebenshalbjahres, nachdem sich die Wandlung von seiner rezeptiven Haltung zur aktivistischen vollzogen hat, nach allem wahllos greift, was in seine Reichweite gelangt, beginnt er gegen Ende dieser Periode zu wählen, wenn man ihm verschiedene Spielzeuge vorhält. Lassen sich darin auch die ersten Ansätze von Willen erblicken, so handelt es sich doch noch nicht um eine wirkliche, von äußeren Umständen unabhängige, aus der Persönlichkeit selbst geborene subjektive Richtungssetzung, weil ja der Säugling zur Wahl gezwungen wird. Erst das Kleinkind beginnt sich subjektiv Ziele zu setzen, d. h. wirklich zu wollen, und von dieser neuen Fähigkeit in wachsendem Maße Gebrauch zu machen. Seine Willensrichtung wird zunächst dadurch bestimmt, daß es sich zu tun vornimmt, was ihm erfahrungsgemäß am meisten Lust verschafft. Im Laufe der Zeit werden aber daneben die Suggestionen, die ihm von seinem Erzieher als „gut" oder „schlecht", als „artig" oder „unartig", als „du sollst" oder „du sollst nicht" gegeben werden, zu Richtlinien seines Willens. Wenn auf Artigsein Lustgewinn und auf Unartigsein Unlustgefühle folgen, weil sich seine Erzieher, je nach seinem Betragen, feindlich oder freundlich verhalten, so macht sich auf die Dauer doch die Wirkung der von den Erwachsenen gegebenen Suggestionen so stark geltend, daß sich das Kind ihnen auch entgegen seinen eigenen Neigungen zu folgen gezwungen fühlt.

Zu Beginn dieser Zeit, wenn sich das Gebot der Erzieher und der eigene, mit ausgesprochenen Lustgefühlen empfundene Wille widerstreben, gerät das Kind in mehr oder weniger schwere innere Konflikte, in das *Trotzalter*, in dem offene Rebellion gegen den Willen seiner Erzieher und rücksichtslose Durchsetzung seines eigenen Willens mit einer freudigen Unterordnung abwechseln. Diese Übergangszeit ist voll von großer innerer Unsicherheit und mit starken Affektspannungen geladen. Führt schon im Säuglingsalter die Nichterfüllung einer auf Gewohnheit beruhenden Erwartung zu Temperamentausbrüchen, so ist das erst recht der Fall, wenn der junge eigene Wille und der seiner Erzieher kollidieren, eigene Pläne und Absichten nicht verstanden werden und nicht verwirklicht werden können. Affekt und Unsicherheit führen dann gelegentlich zu einer völlig verkrampften Haltung der Kinder, die dann aus Trotz ganz bewußt nicht artig, sondern unartig sein wollen und mit Vorliebe das tun, was verboten ist. Im Laufe des Kleinkindesalters findet das Kind schließlich eine Gleichgewichtslage zwischen seinen eigenen Wünschen und Plänen und den Forderungen seiner Erzieher, deren Berechtigung es anerkennt und nach denen zu leben es sich vornimmt, selbst wenn das im Moment mit Unlustgefühlen verknüpft ist.

Aus diesen Kämpfen und dem Zwiespalt zwischen dem „Du sollst" der Erzieher und den eigenen subjektiven Zielen und Plänen wird das *Ichbewußtsein* geboren und das Ich erlebt. Die Entwicklung dieses Prozesses ist aus sprachlichen Äußerungen wie Mein und Dein, Ich will, Ich möchte, bis zu klaren Formulierungen über die Differenzen zwischen den Forderungen der großen Leute und den Wünschen und Zielen des Ichs gut zu verfolgen.

Das *Gefühlsleben* erfährt während des Kleinkindesalters eine beträchtliche Ausweitung und Vertiefung. Zu Beginn des Lebens kommt es lediglich zu Affektäußerungen, wenn die Befriedigung eines Triebes Lust- und unbefriedigte Triebe oder Schreckreaktionen Unlustgefühle auslösen. Im zweiten Lebenshalbjahr geben sie schon der allgemeinen Stimmung des Säuglings und besonderen

Stimmungslagen in differenzierter Weise Ausdruck. Es fehlen aber noch Gefühle für bestimmte Personen als solche, die deren Anwesenheit und Funktionen als Pfleger, Fütterer und Lustbringer überdauern. Den Säugling bindet noch nichts an seine Mutter, was den Namen Zuneigung oder Liebe verdient. Solche Bindungen entstehen erst im Kleinkindesalter. Die Beziehungen des Kleinkindes zu seiner belebten und unbelebten Umwelt sind rein gefühlsmäßige und lediglich von Liebe und Haß regiert. Sachliche, rationale Beziehungen zu Menschen und Dingen liegen noch weit jenseits seines geistigen Horizontes. Infolgedessen beherrschen seine Beziehungen zu seiner Umwelt nicht Sinn und Gesetz, sondern Willkür und schwankende subjektive Gefühle. Der Weg zu seiner Persönlichkeit und die Möglichkeit, sie zu beeinflussen, gehen daher auch nicht über seinen Verstand, sondern über seine Gefühlssphäre.

Was nun das *Weltbild des Kleinkindes* anbelangt, d. h. seine Auffassung von den Zusammenhängen zwischen den Ereignissen in seiner Umwelt, so ist hervorzuheben, daß es sein Bild vom Wesen der Welt und den Ereignissen in ihr nicht aus seinen Wahrnehmungen der Außenwelt, sondern aus dem Bewußtsein seines eigenen Fühlens, Denkens und Wollens gewinnt. Sein Weltbild ist ein rein ego- und anthropomorphes. Das Kind projiziert sein eigenes Fühlen, Denken und Wollen in die Welt, und was in der Welt geschieht, gleichgültig, ob in der belebten oder unbelebten, geschieht seiner Meinung nach aus den gleichen Motiven wie seine eigenen Handlungen. Der fallende Stein, das rollende Rad, der wehende Wind, der blühende Baum, fällt, rollt, weht und blüht seiner Meinung nach aus den gleichen Gefühlen und Motiven, aus denen es selbst handelt. Das Kleinkind ist in seiner Individualentwicklung bis zu der Entwicklungsphase des menschlichen Geistes gelangt, wie die Menschheit der Vorzeit und die primitiven Menschenrassen der Gegenwart, deren Weltbild ebenfalls rein anthropomorph ist, und von denen die Ereignisse in der belebten und unbelebten Welt auf das Walten menschenähnlicher, von menschlichen Gefühlen und Leidenschaften erfüllter Götter und Dämonen zurückgeführt werden.

Eine *besondere*, in der Regel nachteilige *seelische Verfassung* entwickelt sich bei Kleinkindern, die als *Einzelkinder* zu leben gezwungen sind. Manche Eltern, durch den Wissensdurst ihrer Kinder und ihren eigenen Stolz verführt, „kluge" Kinder zu haben, behandeln sie wie „*kleine Erwachsene*" und versuchen, sie durch einen Appell an ihren Intellekt, dadurch, daß sie ihnen *rational begründen, warum Gehorsam geleistet* und *bestimmte Regeln befolgt werden müssen*, zum Gehorsam zu veranlassen, obwohl diese Art zu denken natürlicherweise noch jenseits des geistigen Horizontes von Kleinkindern gelegen ist. Dieser Fehler wird zwangsläufig überall da begangen, wo ein Kind nur mit Erwachsenen zusammenlebt, weil die es auch mit dem besten Willen nicht fertigbringen, — wenn es ihnen überhaupt gelingt —, den ganzen Tag über ihre Erwachsenen-Mentalität abzulegen und sich auf ihr Kind einzustellen. Eltern sind für ihre Kinder nicht die richtige „Gesellschaft". Kinder, die nur mit Erwachsenen leben, sind nicht in ihrem Element, und trotz des Übermaßes an Liebe, das sie umgibt, und der Mühe, die für sie aufgewandt wird, unzufrieden. Die ihnen so anerzogene *intellektuelle Frühreife* und *Altklugheit* sind unnatürlich und entstehen auf Kosten natürlicher, altersgemäßer Funktionen.

Bei Einzelkindern treten neben den eben geschilderten Schäden seelische Mangelerscheinungen auf, weil ihnen eines der notwendigsten Erziehungsmittel vorenthalten wird: nämlich *die Erziehung von Kindern durch Kinder*, auf die jenseits des Säuglingsalters nicht verzichtet werden kann. Die erzieherische Mitwirkung von anderen Kindern ist jenseits des Säuglingsalters deswegen unerläßlich, weil ohne sie eine psychische Fähigkeit unentwickelt bleibt, die für das spätere Leben unentbehrlich ist: *die Fähigkeit*, die Unlustgefühle zu bezwingen

und die *Opfer auf sich zu nehmen, die das Gemeinschaftsleben mit sich bringt*. Das
lernen Kinder nur von Kindern. Die Gemeinschaft mit Kindern bringt es mit
sich, daß alltäglich viele Male Unterdrückung und Schmerzen und alle Arten von
Hemmungen und Unrecht hingenommen, aber die dabei empfundenen Unlustgefühle bezwungen werden müssen, weil das Gemeinschaftsleben auf der anderen
Seite so viele und so starke Lustgefühle hervorruft, daß die Kinder trotz vieler
Unlustgefühle nicht auf die Gemeinschaft verzichten wollen. Das Verlockendste
dabei ist die Lust, von der das Kind schon frühzeitig kostet und kosten soll,
weil sie später eine der stärksten Triebkräfte im Leben darstellt: die Lust, sich
als Persönlichkeit in einer Gemeinschaft durchzusetzen. Das Zusammenleben
mit anderen Kindern bildet aber nicht nur von vornherein soziale Fähigkeiten
aus, es hebt auch ganz automatisch die Gemeinschaft der Kinder mit ihren Erziehern auf eine höhere Ebene und gibt ihnen ihre besondere, autoritäre Stellung.
Ausschließlich unter Erwachsenen lebende Einzelkinder genießen dagegen von
vornherein die Vorteile der Gemeinschaft, ohne zu lernen, die dafür unerläßlichen
Opfer zu bringen, und wachsen so in einem Alter, wo es „Hänschen noch lernt",
als asoziale Wesen auf, und haben später, wenn es „Hans nimmermehr lernt",
Schwierigkeiten, sich zurechtzufinden. Ihnen fällt es infolgedessen auch viel
schwerer, das Opfer zu bringen, das für die Gemeinschaft Kind/Erzieher gebracht
werden muß: dem Erzieher zu gehorchen.

Zu Beginn und während der größeren Hälfte des zweiten Lebensjahres wird man erzieherisch wie im Säuglingsalter verfahren, an einem strengen Zeit- und Pflegeschema festhalten und lediglich die Zeiten verlängern, während der mit den Kindern gespielt, spazieren
gefahren oder gegangen und ihnen Gelegenheit gegeben wird, ihre Lauf- und Sprachkünste
zu erproben und ihren Wissensdurst zu stillen. Die Zeiten, während deren das Kind im
Laufgitter oder im Zimmer sich selbst überlassen bleibt, sollen aber immer noch länger sein als
ihr Zusammensein mit Erwachsenen, die in der Regel während der ganzen Kindheit den Be-
wegungs- und Wissensdrang der Kinder eher dämpfen als fördern sollen. Vom Beginn des
zweiten Lebensjahres ab müssen die Kinder dazu angehalten werden, sich zu melden, wenn
sie Urin oder Kot absetzen müssen; im Verlauf des zweiten und dritten Lebensjahres muß das
auch bei Nacht gelingen. Zum Spielen in der Gruppe ist das Kleinkind während des zweiten
Lebensjahres noch nicht fähig. Es spielt nur mit einem Partner und am liebsten mit einem
älteren, der am Ausgang dieses Jahres am besten schon ein älteres Kind ist. Dreijährige
sollen mit älteren, und Vier- bis Sechsjährige mit Gleichaltrigen und Älteren in der Gruppe
spielen.

Während nun der Säugling einfach durch Zwang und Nichtbeachtung seiner
Unlustgefühle gelehrt wurde, was er zu tun oder zu unterlassen hatte, ist diese
Erziehungstechnik wohl noch in der ersten Hälfte des zweiten Lebensjahres,
aber nicht länger durchführbar, weil sich ja das Kleinkind allmählich zu einer
selbständig handelnden und wollenden Persönlichkeit entwickelt.

Auf Grund unserer Schilderungen des normalen Kleinkindes und des Einzelkindes lassen sich nun die *Erziehungsziele im Kleinkindesalter* folgendermaßen
formulieren: Der Nestflüchtling, der seinen Erziehern und anderen Menschen
schon als selbständig handelnde und wollende Persönlichkeit entgegentritt,
ist in das Gemeinschaftsleben einzuführen und zu veranlassen, dabei gewisse
einfache Gebote — Grundvoraussetzungen für sein persönliches Gedeihen und sein
Leben in der Gemeinschaft — als Richtlinien für sein Verhalten anzuerkennen und
sich zu bemühen, danach zu handeln. Um dieses Ziel zu erreichen, muß man die
Kinder frühzeitig *mit anderen Kindern zusammenbringen*, und sie durch einen
Appell an die Gefühle, die sie an ihre Erzieher binden, veranlassen, den ihnen
gegebenen *Geboten Folge zu leisten*. Die *Erziehungstechnik* besteht *darin*, dem Kind
zu suggerieren, was es soll und was es nicht soll, und ihm, wenn es gehorsam
und artig ist, Liebe zu zeigen, es zu loben oder zu belohnen, und wenn es ungehorsam ist und unartig, die Liebe und den von ihm geliebten Kontakt mit
seinen Erziehern und Spielgenossen zu entziehen. Das Kleinkind ist von vornherein

sehr geneigt, solche Suggestionen anzunehmen, weil sie von geliebten Personen ausgehen. Die Suggestionen gewinnen noch weiterhin dadurch an Kraft, daß es den Kindern Lustgefühle verschafft, sich der Leitung eines Älteren zu unterstellen, und diese beiden endogenen Momente werden in ihren Wirkungen noch ungemein verstärkt, wenn den Kindern von vornherein und regelmäßig ihr Gehorsam weitere Lust- und Ungehorsam ausgesprochene Unlustgefühle einbringt. Der Nachdruck liegt dabei auf „von vornherein" und „regelmäßig". Es liegt in ihrem Wesen, daß die Wirkung von Suggestionen abgeschwächt wird, wenn sie nicht kategorisch gegeben, sondern ihre Notwendigkeit und ihre Ziele rational begründet werden. Es ist also nicht nur überflüssig, den Kindern über das „Du sollst" und „Du sollst nicht" hinaus Erklärungen abzugeben — solche Erklärungen schwächen vielmehr die Wirkung der elterlichen Gebote ab. Außerdem ist das Kleinkind seiner ganzen geistigen Struktur nach noch gar nicht im Stande, solche Zusammenhänge rational zu erfassen. *Erzieherische Maßnahmen, die es zum handelnden Subjekt machen,* Aufträge für sein Spiel mit anderen Kindern oder innerhalb der Familie, kleine Pflichten, die es tagtäglich erfüllen muß, um seinen Tatendrang zu befriedigen und seine Ausdauer zu erproben, helfen dem Kleinkind, den erzieherischen Ansprüchen zu genügen, und bereiten es auf die nächste Entwicklungsphase vor, in der es Beziehungen zur Arbeit und zur Pflicht gewinnen soll.

Kommt es zu *Konflikten mit dem Kinde,* ist es ungehorsam aus Lässigkeit, weil es den Suggestionen gleichgültig gegenübersteht, oder aus Unvermögen, weil es seiner Triebe und Affekte nicht Herr wird, oder aus bewußtem Ungehorsam, weil es in eine Trotzstellung geraten ist, oder in der Hoffnung, daß sein Ungehorsam unentdeckt bleibt, so sind Erklärungen und Diskussionen mit dem Kinde noch schädlicher als wenn man einem willigen Kind erklärt, warum es gehorchen soll. Schläge sind durchaus nicht das wirksamste und zumeist ein entbehrliches Mittel. In solchen Situationen hat prinzipiell eine *Trennung zwischen Erzieher und Kind* stattzufinden, im schlimmsten Fall in der Form einer zeitweisen Verpflanzung in ein geeigneteres erzieherisches Milieu. In den üblichen Fällen wird das Kind von seinen Spielgenossen getrennt und von seinen Erziehern kurz ermahnt, die Unzulässigkeit seines Tuns klar herausgestellt und je nach der Schwere der Tat die Beziehungen zu ihm für Stunden, ganze Vormittage oder Nachmittage, und, bei älteren Kindern und schweren Vergehen, auch tagelang abgebrochen. Das Kind wird übersehen, von seinen Spielgefährten getrennt, es wird nicht mit ihm gesprochen und ihm sein Spielzeug entzogen, bis es Reue zeigt. Erst dann wird es mit einer nochmaligen Ermahnung wieder in die Gemeinschaft der Familie aufgenommen. Junge Kinder, rückfällig auf frischer Untat ertappt, werden ins Bett gelegt und das Zimmer verdunkelt und sie längere Zeit dort gelassen. Es gibt kaum ein Kind, auf das diese Methode keinen heilenden Einfluß hätte, wenn sie einigermaßen geschickt gehandhabt wird. Es müssen nur — und dagegen wird von vielen Erziehern bei jeder Art von Bestrafungen gesündigt — *die Zwischenzeiten zwischen der Strafe und der Wiederaufnahme der herzlichen Beziehungen* zwischen Kind und Erzieher lang genug sein. Wenn Säuglinge und Kleinkinder von sogenannten energischen und strengen Erziehern eben noch gescholten oder geschlagen und wenige Minuten später schon wieder abgeküßt werden, dann versteht das Kind die Situation einfach nicht. Strafe und Belohnung verfließen zu einem ihm unverständlichen Ereignis, das infolge seiner Verschwommenheit und Unverständlichkeit auch keinen Eindruck hinterläßt. Reden und immer wieder reden, ermahnen, strafen und gleich darauf wieder gut sein, ruft Trotzreaktionen hervor, weil solche Erzieher jede Autorität verlieren. Daß als erster Schritt zur Lösung von erzieherischen Schwierigkeiten bei Einzelkindern, noch mehr aber zu ihrer Verhütung,

eine möglichst frühzeitige Verpflanzung in einen *Kindergarten* angeraten werden
muß, bedarf nach den bisherigen Ausführungen wohl keines weiteren Hinweises.

Auf diese Weise muß das Kleinkind in seiner kleinen Welt schon die Grundvoraussetzungen für das Gemeinschaftsleben zu beachten lernen, und ist, erzieherisch richtig an-
gefaßt, dazu auch fähig. Es lernt unter der Wirkung der Suggestionen seiner Erzieher die
Begriffe Mein und Dein kennen, die Unantastbarkeit anderer Persönlichkeiten und ihres
Eigentums achten und empfindet die Notwendigkeit moralischer Richtlinien (artig zu sein),
die Notwendigkeit, Triebe und Affekte im Interesse selbstgefaßter Pläne oder moralischer
Richtlinien zu unterdrücken, die Notwendigkeit, sich den Geboten anderer zu fügen und die
Lüge zu verabscheuen, und es entsteht in ihm ein innerer Drang (die Vorform der charakter-
lichen Funktionen), diesen Begriffen und Notwendigkeiten in seinem Verhalten Rechnung
zu tragen.

Die nächste Entwicklungsperiode, *das Schulalter*, ist dadurch gekennzeichnet,
daß sich in ihr die rein egozentrische und anthropomorphe Haltung des Kleinkindes in eine objektive umwandelt, und am Ende dieses Zeitabschnittes und
mit Beginn der Pubertät wieder eine Wandlung zum Subjektiven erfolgt.

Das anthropomorphe Weltbild des Kleinkindes beginnt etwa mit dem sechsten
Lebensjahr *zu verfallen*. Das Kind beginnt eine Ahnung zu bekommen, daß die
Erwachsenen die Welt mit anderen Augen betrachten als es selbst und daß
zwischen den Ereignissen in der Welt andere Beziehungen bestehen, als es sich
bisher vorgestellt hatte. Die Aufgabe seines bisherigen, in sich völlig geschlossenen Weltbildes bringt das Gefühl der Unsicherheit, aber auch einen
unbändigen Wissensdrang mit sich, der dem des jungen Kleinkindes vergleichbar
ist, das mit glühendem Eifer aufbrach, um seine Welt zu entdecken. Das Gefühl
der Unsicherheit veranlaßt das junge Schulkind, den Erwachsenen als Führer zu
suchen, und es bemüht sich, das neue geistige Handwerkszeug, das ihm die Schule
liefert, in der Hoffnung gebrauchen zu lernen, daß es ihm den Weg zu der Welt
der Erwachsenen öffnet. So *ändert sich* allmählich seine *Haltung* in dem Sinne,
daß es die *Zusammenhänge zwischen den Ereignissen der Welt* nicht mehr durch
Einsichten in sein eigenes Ich zu deuten, sondern *durch folgerichtige Schlüsse
zu erkennen versucht, die auf Beobachtung der Vorgänge beruhen*. Die Kinder
wollen jetzt wissen, wie ein Spielzeug zusammengesetzt ist, wie die Wirkung
einer Maschine zustande kommt, auf welchen Ursachen Naturerscheinungen
und auf welchen Motiven die Handlungen von Menschen beruhen. Es beginnt
infolgedessen seine Umwelt zu beobachten, seine Beobachtungen zu abstrahieren,
aus Abstraktionen Schlüsse zu ziehen, und wächst so in die Haltung zur Wirklichkeit hinein, die der Erwachsene einnimmt.

Diese Wandlung zum objektiven Denken kann natürlich nicht ohne Wirkung
auf sein *Willensleben* sein. Das Kleinkind war noch ein Tyrann, für dessen
Willensrichtung, wie bei allen Tyrannen, rein subjektive Gefühle ausschlaggebend waren, bis es allmählich lernte, seinen Willen nach den Suggestionen
auszurichten, die ihm von den Erwachsenen gegeben wurden. *Die Willensrichtung* des Schulkindes jedoch wird entsprechend der Wandlung seines Weltbildes allmählich nicht mehr subjektiv, sondern *durch Einsichten* und *Erkenntnisse
bestimmt*.

Zu Beginn des Schulalters wird ein Reifungsprozeß sichtbar, der den Charakter
des Spielens ändert, das *Kind den Unterschied zwischen Spiel und Arbeit erkennen*
läßt und in ihm das *Gefühl der Verpflichtung* weckt, eine *Arbeit leisten* und etwas
schaffen *zu müssen*. Während der Säugling aus reiner Lust an der körperlichen
Betätigung spielte, und in dem Spiel des jungen Kleinkindes schon Ansätze
auftauchten, aus Spielzeugen oder geeignetem Material, wenn auch noch aus
reiner Lust am Funktionellen, irgendwelche Gebilde herzustellen, wenn später
solchen willkürlich gestalteten Gebilden nachträglich ein Sinn zugesprochen
wurde („das soll dieses oder jenes sein"), und noch später bestimmte Gegenstände bewußt erst nach dem Prinzip der Ähnlichkeit und weiterhin nach der

wirklichen Struktur des Vorbildes dargestellt werden, so entsteht in dem Kinde *der Drang, sich* in dieser Weise *manuell zu betätigen*, und aus dem Drang *das Gefühl, dazu verpflichtet zu sein.* So stark ist der Einfluß, den die geschaffenen Werke auf ihre Schöpfer ausüben, daß die Kinder Neues schaffen wollen, selbst wenn es Mühe und momentane Unlustgefühle zu überwinden gilt, und daß sie darüber das mühelose, planlose Spielen vergessen. Dieses *Gefühl der Verpflichtung zur Arbeit*, das sich zuerst lediglich auf manuelle Arbeit erstreckt, dehnt sich im Laufe der Zeit auch auf die von der Schule geforderten intellektuellen Aufgaben aus.

Den beschriebenen Änderungen im Denken, Wollen und Handeln ist die Hinwendung zum Objektiven, seine Anerkennung und die Selbsteinordnung in die Wirklichkeit gemeinsam. Im gleichen Sinne ändert sich auch das *soziale Verhalten des Kindes.* Während das Kleinkind noch ganz naiv von seiner Umgebung Liebe erwartete und keine anderen Beziehungen zwischen sich und anderen außer Liebe und Haß kannte, während es also nur von seinem Ich wußte, wird dem Schulkind im Verlauf dieses Entwicklungsabschnittes *das Wir* und *der Drang zur Gemeinschaftsbildung* (Klasse, Straße, Sport, Jugendorganisationen) immer bewußter. Dabei ist es nicht nur die Hoffnung auf Lustgewinn, die zur Gemeinschaft drängt, sondern darüber hinaus das Gefühl der Verpflichtung den „anderen" gegenüber. Die Gruppenbildungen und die Beziehungen der Kinder zueinander sind zu Beginn des Schulalters noch sehr lockere. Infolgedessen werden als Gruppenspiele solche mit festen, vorgeschriebenen Spielregeln bevorzugt, von denen die Gruppe besonders gut zusammengehalten wird und bei denen die Spielregeln lediglich das Mittel für den Lustgewinn durch das Spiel darstellen. Das ändert sich, und zwar ebenfalls im Sinne der Zuwendung zum Objektiven, im späteren Schulalter. Da werden Spiele mit lockeren, dem Einzelnen möglichst viel Spielraum lassenden Regeln bevorzugt und *das Spiel nicht mehr ausschließlich wegen des Vergnügens an der körperlichen Betätigung, sondern aus Lust* daran *gespielt, die Spielregeln* in den verschiedensten Situationen und trotz größter äußerer und innerer Schwierigkeiten *einzuhalten.* Das ältere Schulkind erkennt schon bei dem eminent charakterbildenden Sport und Spiel in der Gruppe nicht nur die Notwendigkeit bestimmter Verhaltungsregeln, sondern lernt auch die Befriedigung kennen, an ihnen gegenüber schwierigsten Umweltbedingungen und gegenüber seiner eigenen Schwäche festgehalten und vor sich selbst die Probe bestanden zu haben. Und es lernt solche Menschen achten, die „Charakter" genug haben, unter ähnlichen Umständen Gleiches zu tun. So kommen zu den intellektuellen Funktionen, die seine Willensrichtung und sein inneres Streben bestimmen, noch affektive, phylogenetisch ältere und stetigere hinzu.

Gegen Ende des Schulalters und während der Pubertät *schlägt die der Welt und ihren Objekten völlig zugewandte Haltung des Schulkindes in den extremsten Sujektivismus*, die kindliche Aufgeschlossenheit in betonte Weltabkehr und die Heiterkeit dieser Jahre oft in eine düstere Verstimmung um. Dem jungen Menschen erscheint an der Grenze der Kindheit und des Jugendalters Vergangenheit und Zukunft als fragwürdig, und er versucht daher, durch eine Verinnerlichung seines Lebens und die Hinwendung zum eigenen Ich eine neue Stellung zu sich selbst, zu seinen Mitmenschen und den großen, die Menschheit bewegenden letzten Fragen zu gewinnen. *In der Vorpubertät*, bei Jungens zwischen dem 12. und 13. Lebensjahr, bei Mädchen etwas früher, zeigt das Verhalten der beiden Geschlechter, deren Entwicklungslinie von der Pubertät ab völlig getrennt verläuft, schon deutlichere Unterschiede, als sie bisher zu beobachten waren. Diese Zeit geht *für Jungens* — ihre *Flegeljahre* — mit einer so starken Steigerung des Lebensgefühls und der Lebensäußerungen in den körperlichen und seelischen

Bereichen einher, daß es wegen der unbezähmbaren Lust an körperlichen Abenteuern und Mut- und Kraftproben, aber auch wegen der für seine Kameraden und Erzieher schwer erträglichen Steigerung seines Selbstbewußtseins und seines Hanges zum Sensationellen immer wieder zu *Konflikten* kommt. Diese Konflikte sind der äußere Anlaß für die Abkehr von der Welt, die ihn und die er nicht mehr versteht. Bei *Mädchen* bleibt diese Steigerung des Lebensgefühls aus, anstatt dessen tritt öfters eine kürzer dauernde *körperliche Depression* und *Gefühle der Beeinträchtigung* und Vernachlässigung durch ihre Umgebung ein, die zur Abkehr von ihr und zur Wendung zu sich selbst führen. Diese körperliche Schwächeperiode endet mit dem Auftreten der Menstruation, nicht aber die geistige Krise, die durch sie hervorgerufen wurde.

Die körperliche Geschlechtsreife geht bei beiden Geschlechtern der seelischen voraus, und der Zeitpunkt, an dem die Gesamtpersönlichkeit sich den Organveränderungen und ihren Folgen angepaßt hat und dazu imstande ist, einen geeigneten Partner zu finden und die Rolle eines vollwertigen Partners zu spielen, liegt weit jenseits der Kindheit. Zu ihr gehört aber noch das Erscheinen der *Sexualität und der Erotik* und die seelischen Vorgänge, die das Ringen um eine neue Stellung zu sich und der Welt einleiten. Jungens erleben das Kommen der Sexualität meist an dem brutalen *Erwachen des Triebes* und leiden darunter, weil er noch nicht normal befriedigt werden kann, die Versuchung, ihn auf unnatürliche Weise durch Onanie zu befriedigen, sehr groß ist und die meisten ihr erliegen, obwohl sie dabei eine klare Einsicht von der Unnatur dieser Triebbefriedigung und ein ausgesprochenes Schuldbewußtsein haben. Bei Mädchen fehlt dieser körperliche Drang. Es treten von vornherein die charakteristischen Unterschiede in der Sexualität der beiden Geschlechter in Erscheinung, daß der Mann vom Körper und die Frau von der Seele her zur Befriedigung ihrer sexuellen Bedürfnisse gedrängt wird. Bei Mädchen treten *Vorstellungen* auf, die sozusagen *als Ersatz für die natürliche Befriedigung* ihres Hingabebedürfnisses dienen und entspannend wirken. Es ist dies die Zeit der Schwärmereien, der enthusiastischen Freundschaften und der schwärmerischen Verehrung von Personen, die gleichen Geschlechts sein können, oder wegen ihres Alters oder ihrer äußeren Stellung in Wirklichkeit für einen Geschlechtspartner überhaupt nicht in Frage zu kommen brauchen. Die gleiche schwärmerische Hingabe kann aber auch Ideen diesseitigen oder jenseitigen, religiösen Charakters, der Natur oder der Kunst entgegen gebracht werden. Die mangelhafte Reife der Gesamtpersönlichkeit führt zu solchen „unspezifischen", noch nicht auf einen spezifischen Partner konzentrierten Reaktionen. *Die gleiche Erscheinung* ist *bei Jungens* neben ihrem rein körperlichen Triebverlangen und trotz seiner eventuellen vorzeitigen, unnatürlichen Befriedigung *zu beobachten*. Daß solche „*Sublimierungen*" *der Sexualität* bei reifen Persönlichkeiten die mächtigste Triebkraft für historische Leistungen und Opfer dargestellt haben, soll kurz erwähnt werden.

Es soll nun noch eine *seelische Veränderung* besprochen werden, die schon *zu Beginn der neuen Wendung zum Subjektivismus* auftritt und auf deren Erscheinen schon durch die während der Schulzeit angewandten Erziehungsmethoden Rücksicht genommen werden muß, weil sie für das weitere Verhältnis zwischen den Eltern und ihren heranwachsenden Kindern von größter Bedeutung sind. Ihrem Wesen nach handelt es sich bei der *durch die Pubertät hervorgerufenen neuen geistigen Entwicklungsphase um eine Vertrauenskrise*, die mit Zweifeln an der Berechtigung der autoritären Stellung der Eltern und der autoritären Erziehung überhaupt beginnt und sich zu einem Zweifel an der Gültigkeit des gesamten übermittelten Weltbildes ausweitet. Ist die ganze Krise mit starken Affekten geladen, so gilt das vor allem für die Ablehnung des autoritären

Erziehungsprinzips an sich, die von Gefühlen bitterster Enttäuschung und leidenschaftlicher Abkehr begleitet sein kann, wenn die Kinder gewahr werden, daß die ihnen als moralische Notwendigkeiten bezeichneten Maximen von ihren Erziehern selbst nicht eingehalten werden. Zu einer ähnlichen Reaktion führt die Erkenntnis, daß die religiösen Dogmen nicht rein rational zu begründen sind und die religiösen Gebote von den meisten Menschen nicht oder nur mangelhaft befolgt werden.

Das Erziehungsziel im Schulalter ist nun, die zu dem kommenden Kampf ums Dasein unentbehrlichen körperlichen Fähigkeiten und das körperliche Einsatzvermögen zu üben und zu stählen, die Kinder autoritär und durch das eigene Beispiel zum Gehorsam gegenüber den zur Aufrechterhaltung des Gemeinschaftslebens und der allgemeinen menschlichen Beziehungen notwendigen sittlichen Gesetzen zu veranlassen und ihnen deren Notwendigkeit zu begründen. Bei der Verwirklichung dieses Zieles ist der Übergangsperiode vom Kleinkindes- zum frühen Schulalter Rechnung zu tragen, vor allem aber an die kommende Krise am Ende des Schulalters zu denken und mit Rücksicht darauf das autoritäre *Verhältnis Eltern/Kinder* allmählich *zu einem kameradschaftlichen zu gestalten.*

Das Schulalter ist die Zeit, wo *das Spiel der körperlichen Ertüchtigung* und *der Entwicklung körperlichen Schneids dient* und der zur Charakterbildung ungewöhnlich wichtige *Sport in der Gruppe* betrieben werden muß. Ausgesprochen falsch ist es, Kinder zu körperlichen Höchstleistungen anzuspornen. Als höchstes sportliches Ziel muß den Kindern erst einmal bezeichnet werden, die Spielregeln am besten einzuhalten und „*das Spiel um des Spieles willen*" — ohne Rücksicht auf äußeren Sieg oder Niederlage — *zu spielen.* Ebenso wie im Kleinkindesalter entfaltet das Gemeinschaftsleben erzieherische Einflüsse, die von der Familie nicht ersetzt werden können. Kinder, die eine gewisse Scheu vor der Wirklichkeit des Lebens verraten, Muttersöhne und schwierige Eigenbrötler beiderlei Geschlechts, vor allem aber wieder Kinder ohne Geschwister, müssen dieser Art erzieherischer Einflüsse besonders unterworfen werden. Freilich ist *das Gemeinschaftsleben kein Allheilmittel und nicht Selbstzweck*, keine Zuflucht vor der Aufgabe, die Entwicklung einer Persönlichkeit mit eigenem Fühlen, Denken und Wollen zu erstreben, und kein Mittel, sondern das Milieu für den Aufbau eines persönlichen Wirkungskreises. Daher müssen alle Kinder, vor allem aber zur Oberflächlichkeit neigende, der eigenen Initiative entbehrende und in ihrer Haltung allzu extrovertierte und in der Gemeinschaft allzu laute gelehrt werden, allein zu sein, allein zu spielen und sich in Muße mit sich selbst zu beschäftigen. *Das Gefühl der Schwäche kann sowohl zur Flucht in die Einsamkeit als in die Gemeinschaft führen* und muß je nach der Fluchtrichtung durch entgegengerichtete Erziehungsmaßnahmen überwunden werden.

Was nun das Verhältnis zwischen Kindern und Eltern anbelangt, so ist auch noch nach Ablauf der Übergangszeit zwischen Kleinkindes- und Schulalter vom Schulkind autoritär Gehorsam zu verlangen. Der wird um so leichter geleistet, je mehr die Eltern den heranwachsenden Kindern nachträglich klar machen, warum er verlangt werden mußte. Wenn das Schulkind auch allmählich in die geistige Haltung des Erwachsenen hineinwächst, der die Welt rational erfaßt und dessen Erkenntnisweg von außen nach innen und nicht mehr als Deutung von innen nach außen geht, so ist diese phylogenetisch jüngste Funktion des menschlichen Geistes doch noch nicht so gefestigt, daß sie sich gegen phylogenetisch ältere, z. B. lebhaftere Affekte, durchsetzen könnte. Wo diese mitbeteiligt sind, fällt der erwachsene Durchschnittsmensch, und noch viel leichter natürlich das Schulkind, in die Haltung des Primitiven zurück und ist Vernunftsgründen unzugänglich und zu einer objektiven Stellungnahme unfähig. *Der*

Gehorsam von Schulkindern kann also nicht ausschließlich von ihrer Einsicht abhängig gemacht werden, und das um so weniger, als Gehorsam zu verlangen ja nichts anderes bedeutet, als die Fähigkeiten zu beanspruchen und dadurch zu stärken, die später, wenn nicht mehr von anderen auferlegten, sondern selbstgewählten Richtlinien gehorcht werden soll, „charakterliche Funktionen" genannt werden. Nur wer in seiner Jugend anderen zu gehorchen gelernt hat, wird als Erwachsener sich selbst gehorchen und Charakterfestigkeit, Selbstbeherrschung und Opferfähigkeit zeigen können.

In dem Maße aber, in dem sich *die rein autoritäre Stellung der Eltern in eine mehr kameradschaftliche umwandelt*, werden Härten vermieden und erreicht, daß gern Gehorsam geleistet wird. Diese Wandlung der elterlichen Stellung ist vor allem wegen der mit der Pubertät kommenden Vertrauenskrise notwendig. Je autoritärer die Eltern auftreten und je strengere sittliche Forderungen sie erheben, um so strenger und kritischer wird dann von ihren Kindern geprüft, ob sie selbst allen diesen Anforderungen genügten, und wenn das nicht der Fall ist, löst diese Erkenntnis Erbitterung und Entfremdung aus. Vom 12. und 13. Lebensjahre ab kann schon *das Goethesche Erziehungsprinzip* angewandt werden, daß man den zu Erziehenden so behandelt, als ob er schon das Entwicklungsstadium erreicht hätte, zu dem man ihn hinaufführen will. *Das Vertrauen*, das dieser Haltung zugrunde liegt, *wird besonders dankbar* während der Zeit *empfunden*, wo die jungen Menschen an allem, auch an sich selbst zweifelnd, um eine neue Stellung zur Welt ringen. Von der menschlichen Seite her sollen in dieser Zeit auch die *religiösen Fragen* behandelt werden, mit denen sich die Kinder um diese Zeit besonders beschäftigen, und die ihnen bisher meist von der rein dogmatischen Seite dargestellt wurden. *Die geschlechtliche Aufklärung* wird unserer Meinung nach am besten so vorgenommen, daß man den Kindern entsprechende Bücher zu lesen gibt, weil nur wenige Eltern innerlich frei genug sind, um ihren eigenen Kindern ausreichende Erklärungen geben zu können.

In Konfliktsfällen muß im Prinzip ebenso verfahren werden wie bisher. Bei schwerem Ungehorsam und offener Aufsässigkeit muß eine *Trennung zwischen Eltern und Kindern* eintreten, die in diesem Alter in einer *Verpflanzung in ein Internat* besteht. Eine zeitweise Internatserziehung ist für Einzelkinder und lebensscheue Eigenbrötler das beste Erziehungsmittel. Bei geringfügigen Konflikten wird das Kind einen oder mehrere Tage aus der Familiengemeinschaft ausgeschlossen, der Verkehr mit Kameraden, die Freizeit und das Taschengeld gesperrt, an ihr Ehrgefühl appelliert und ihnen die moralische Seite ihres Vergehens vorgehalten. *Nie* darf versucht werden, *Konflikte durch Überredung beizulegen*. Sie müssen autoritär gelöst werden, und solche Lösungen erweisen sich in der Folge als erzieherisch fruchtbar, wenn *bei aller Strenge* und *Schärfe* der Auseinandersetzung *die Selbstachtung* und *das Selbstbewußtsein* der Kinder *nicht geschädigt* und die Strafe nicht mit den Gesten des Zornes, sondern mit der Ruhe eines wohlwollenden Freundes verhängt wird.

Auf diese Weise sollen die Kinder *zur Freiheit und zur Bindung erzogen* und für das Leben vorbereitet werden. Zur Freiheit von der Herrschaft ihrer blindwaltenden Triebe und Affekte, zur Freiheit des Denkens und zur Freiheit, nach ihrem Gewissen zu handeln — und *zur Bindung an die Gemeinschaft*, in deren Dienst sie ihre Fähigkeiten freiwillig und mit dem Gefühl, dazu verpflichtet zu sein, stellen sollen.

Vererbung und Konstitution.

Von **W. KELLER**-Gießen.

Einleitung.

Die Grundzüge einer allgemeinen menschlichen *Vererbungslehre* müssen heute, nachdem die Erbkunde als Pflichtfach in den Ausbildungsgang des deutschen Medizinstudierenden aufgenommen wurde, als bekannt vorausgesetzt werden. Es wird deshalb auf die bisher in klinischen Lehrbüchern übliche „kurzgefaßte" erbbiologische Einleitung verzichtet, zumal diese leicht zu dem Glauben verleiten kann, daß eine etwas eingehendere Beschäftigung mit den erbkundlichen Voraussetzungen zu entbehren sei.

Ähnliches gilt auch für die Kenntnis der *Methoden* der *klinischen Erbpathologie*, die von Fall zu Fall durchaus verschieden sind und sich nicht nur auf die einfache Familien-, Ahnen- und Zwillingsforschung erstrecken, sondern sich auch der erbstatistischen Methoden, der genetischen Variabilitätsanalyse sowie gegebenenfalls der in der neurologischen und psychiatrischen Erblehre bewährten Verfahren bedienen.

Während das Erbbild des Menschen ein genetischer Begriff ist und sich auf die Gesamtheit erblicher Anlagen oder auf den *Genotypus* bezieht, ist die *Konstitution* oder durchaus zutreffend verdeutscht: die *Körperverfassung* ein klinischer Begriff und eine *Eigenschaft des Phänotypus*. Man versteht darunter allgemein diejenige *körperliche* und gleichzeitig damit *seelische Verfassung*, die äußerlich im Rahmen bestimmter Variationen (Typen) bleibt und dabei leistungsmäßig die Anpassungs-, Erhaltungs- und Widerstandsfähigkeit in einer dem Alter entsprechenden optimalen Weise zu sichern hat.

Fragt man nach den Aufgaben, die besonders in der Kindheit gefordert werden und die als Leistungsprüfungen im obigen Sinne aufzufassen sind, so steht an erster Stelle schon in der Fetalperiode die hohe Wachstumsleistung nicht nur in quantitativer sondern auch in qualitativer Hinsicht, d. h. mit dem Endziel eines harmonisch gebauten und funktionstüchtigen Organismus.

Eine zweite ganz ungeheure Anpassungsleistung stellt der Geburtsvorgang selbst dar. Ihm folgt nicht nur die notwendige Umstellung auf Kreislauf und Atmung, sondern vor allem die Ablösung der bisher passiven und parenteralen Ernährung durch die nunmehrige aktive Nahrungsaufnahme und enterale Verdauungsarbeit, wozu im Laufe des ersten Lebensjahres zu irgendeinem Zeitpunkt noch der Übergang von arteigener zu artfremder Nahrung, also das Aufgeben der letzten mütterlichen Schutzmöglichkeiten kommt. Mit der Entwicklung der statischen Funktionen stellt sich mehr und mehr die erste Auseinandersetzung mit den banalen Erregern der Schmutz- und Schmierinfektionen, mit den zunehmenden Beziehungen zur Umwelt die Bekanntschaft mit den ubiquitären Krankheitskeimen (Schnupfen, Grippe usw.) und den Erregern der Zivilisationsseuchen ein. Während für die Art Infektionen noch lokalentzündliche und unspezifische allgemeine, also relativ primitive Abwehrmaßnahmen ausreichen, folgt dann mit steigendem Alter als differenzierteste Leistung auf diesem Gebiet die Ausbildung spezifischer Immunitätsvorgänge. Diesen gewaltigen Anpassungs-, Leistungs- und Widerstandsprüfungen auf körperlichem Gebiet geht als nicht zu unterschätzende Anpassungsleistung die seelische Entwicklung parallel, die im Anfang hauptsächlich gekennzeichnet ist durch die Überwindung einer rein ichbezogenen und triebhaften Daseinsperiode und die allmähliche Einordnung in eine soziale Gemeinschaft.

Die Konstitution ist pathologisch, sobald sie diese Leistungen nicht oder nur ungenügend erfüllt. Das Werturteil, das in dieser Fassung des Konstitutionsbegriffes liegt, charakterisiert zugleich seine klinische Bedeutung. Durch die

Beziehungen der Konstitution zum Phänotypus ist andererseits auf deren ausschlaggebende genotypische Voraussetzungen hingewiesen.

Vererbung und *Konstitution* sind somit für den Kliniker untrennbare Begriffe. Es gibt keine Konstitution, an der die Vererbung nicht ihren bestimmenden Anteil hat, aber wir werden mit der Manifestation dieser erblichen Anlagen nur auf dem Umwege über den Phänotypus und damit eben über die Konstitution bekannt. Den genotypischen Anteil am menschlichen Erscheinungsbild vermögen wir allerdings nie zu sehen; wir können ihn nur auf Umwegen erschließen. Auch der Kinderarzt wird sich vor Augen halten müssen, daß das, was er zu sehen bekommt, in jedem Falle bereits die Folge eines Zusammenwirkens der *erblichen* (genotypischen) *Anlagen* und der *Umwelts- (peristatischen)* Einflüsse, d. h. der Grundkräfte jeglicher Lebensgestaltung überhaupt ist. Man darf nicht glauben, daß sich etwa beim Neugeborenen erbliche Anlagen in einer besonders reinen Form äußern würden, da die Zeit des intrauterinen Wachstums wie jede Daseinsperiode ebenfalls ihre besondere Umwelt im exogenen Sinne und ihr besonderes „inneres Milieu" aufzuweisen hat. Wenn auch ebensowenig wie der Erbbiologe am Phänotypus, der Kliniker an der Konstitution sowohl im ganzen wie in ihren Teilen Ererbtes und Erworbenes etwa quantitativ von einander trennen oder analysieren kann, so vermag uns doch die moderne Erbforschung mit ihren verschiedenen Methoden einen weitgehenden und für viele Fälle praktisch genügenden Einblick über den an der Gestaltung des Phänotypus zum Ausdruck kommenden Erb- und Umweltanteil zu vermitteln. Diese Tatsache berechtigt uns dazu, aus dem umfassenden Gebiet der Konstitutionspathologie eine bestimmte Gruppe direkt als „*Erbkrankheiten*" herauszugreifen und damit bewußt zu betonen, daß in diesen Fällen die Manifestation und damit der Charakter des Leidens *ganz vorwiegend* unter den Zeichen seiner genotypischen Voraussetzungen steht und in dieser Hinsicht relativ spezifisch und umweltstabil ist. Gewiß ist eine Trennung zwischen Erbkrankheiten und Nichterbkrankheiten im früheren Sinne gar nicht möglich. Jede Krankheit, die wir überhaupt kennen, somit auch jede Erbkrankheit, hat eine erbliche und eine nichterbliche exogene, der äußeren oder inneren Umwelt entstammende *Ursache*, zu der nun außerdem noch auslösende Einflüsse hinzutreten. Diese drei Faktoren, nämlich erbliche *Anlage* und deren Stellung in der „*genotypischen Gesellschaft*", *Umwelteinfluß* und *auslösende Ursache* wird man wenigstens begrifflich immer scharf voneinander trennen müssen; allein die *Überwertigkeit eines Faktors* ist das *Entscheidende*. Deshalb können wir im Bewußtsein dieser Tatsache ebenso von „Erbkrankheiten" wie von „Konstitutionskrankheiten" sprechen. Wir nehmen damit nicht mehr vorweg, als wenn wir von Infektionskrankheiten sprechen, die zwar in ihrer Entstehung in hohem Maße exogen, d. h. peristatisch bedingt sind, die aber zumindest in ihrem Ablauf, zum Teil aber auch in ihrem Zustandekommen als Krankheit mehr oder minder stark durch die Erbmasse, die als durchaus gleichwertige *Krankheits*ursache dazutritt, beeinflußt werden.

Erbkrankheiten bzw. *Erbleiden* sind also *klinisch* gesehen Störungen der Körperverfassung in morphologischer oder funktioneller, in körperlicher oder seelischer Hinsicht, *genetisch* ausgedrückt: Varianten des Phänotypus, die auf *krankhaften,* in ihrer Manifestation meist spezifischen und relativ umweltstabilen *Erbanlagen* beruhen.

Was wir dagegen heute nicht als vorwiegend umweltbedingt, aber noch nicht als Erbleiden im obigen Sinne bezeichnen können, fällt unter den Begriff der *Konstitutionskrankheiten* und *Anomalien* bzw. deren Sonderformen der *Diathesen.*

Ein allgemein gültiges oder wissenschaftlich befriedigendes System der Erbkrankheiten kennen wir noch nicht und werden dies auch in absehbarer Zeit noch nicht aufstellen können. Für die praktische Durchführung der notwendigen

Erbgesundheitspflege ist dies zunächst belanglos, zumal jedem deutschen Arzt heute die Richtlinien seines Handelns durch zwei Gesetze gegeben sind: a) durch das „Gesetz zur Verhütung erbkranken Nachwuchses" vom 14. 7. 33 als einer *ausmerzenden* Maßnahme, b) durch das „Gesetz zum Schutze der Erbgesundheit des deutschen Volkes" kurz „Ehegesundheitsgesetz" vom 18. 10. 35 als einer *fördernden* und *vorbeugenden* Maßnahme.

Die große Bedeutung des ersten Gesetzes für den Kinderarzt geht aus der Tatsache hervor, daß fast die Hälfte der in diesem Gesetz aufgeführten Erbleiden sich in früher Lebenszeit, ja zum Teil bereits bei der Geburt des Kindes manifestiert. Wenn auch der Kinderarzt in der Regel der Notwendigkeit enthoben ist, einen Sterilisierungsantrag stellen zu müssen, so ist die *frühzeitige Meldung jedes unter das Gesetz fallenden Erbschadens nicht minder wichtig.* Es treten demnach hinsichtlich der Feststellung und Beurteilung folgende Erbkrankheiten des Gesetzes in den Bereich der Kinderheilkunde:

Der angeborene Schwachsinn, die erbliche Fallsucht, die erbliche Blindheit, die erbliche Taubheit, die schwere erbliche körperliche Mißbildung, wozu in seltenen Fällen noch die Schizophrenie kommt.

Da die Meldung dieser Erbleiden nicht nur der Bestandsaufnahme des kranken Erbgutes in *unserem* Volkskörper dient, sondern in vielen Fällen durch ihre *frühzeitige* Erstattung fast automatisch für die spätere Entscheidung des Erbgesundheitsgerichtes wichtige Fragen zu beantworten vermag, so erhellt schon daraus die Notwendigkeit einer rechtzeitigen Erkennung und Diagnose einschlägiger Zustandsbilder.

I. Erbkrankheiten
(die als angeborene Körperfehler auftreten).

Chondrodystrophia fetalis (KAUFMANN) *oder Achondroplasie* (PARROT).

Die primäre Störung der enchondralen Ossifikation muß offenbar sehr frühzeitig einsetzen (regelmäßiger, symmetrischer, gelegentlich sogar halbseitiger Charakter, bekannt als sog. OLLIERsche Wachstumsstörung). In sehr vielen Fällen kommt es zum vorzeitigen Absterben der Früchte im 6.—9. Fetalmonat oder zu lebenden, aber meist zugrunde gehenden Frühgeburten. Auch die reif Geborenen zeigen eine relativ hohe Letalität. Es gibt verschieden schwere Grade und auch besondere in bezug auf die chondrodystrophischen Veränderungen Abortivformen wie die sog. Chondrodystrophia calcificans congenita oder Chondrodystrophia fetalis calcarea meist mit koordinierten Fehlbildungen. Beobachtet ist „isoliertes", besonders häufig aber familiäres Vorkommen bei mehreren Geschwistern. Das Leiden ist nicht geschlechtsspezifisch. Im allgemeinen trifft die Regel zu, daß die leichteren Formen einen dominanten, während die schwereren Formen einen rezessiven Erbgang zeigen. Kombinationen mit anderen sicher erblichen Leiden wie Exostosen (Osteochondrodysplasie) sind beschrieben.

Von der Chondrodystrophia fetalis abzugrenzen ist die Chondrodystrophia adolescentium sive tarda oder Dysostosis enchondralis MURK-JANSEN (sog. SILFERSKJÖLDsche Krankheit), die auch sporadisch auftritt.

Osteogenesis imperfecta (VROLIK-STILLING).

Auch hier beginnt die mangelhafte endostale und periostale Ossifikation so frühzeitig, daß es schon intrauterin zu zahlreichen Frakturen kommt. Das Leiden tritt bei beiden Geschlechtern auf, zeigt aber eine hohe Letalität, so daß ein großer Teil mit zahlreichen Frakturen überhaupt schon tot oder als Frühgeburt mit geringen Lebensaussichten zur Welt kommt. Es gelangen also Träger schweren Grades meist gar nicht zur Fortpflanzung. Die Annahme, daß es sich um eine Störung der Keimblattentwicklung, d. h. des Mesenchyms handelt, wird gestützt durch die Tatsache, daß häufig auch andere Mesenchymabkömmlinge betroffen sind. Die mangelhafte Entwicklung der bindegewebigen Stützfaser der Skleren führt infolge Durchschimmerns des Aderhautpigmentes zum Symptom der sog. blauen Skleren, Störungen in der Verknöcherung des Felsenbeins im Sinne der Otosklerose oder Frakturen derselben je nach Lokalisation zur Mittel- bzw. Innenohrschwerhörigkeit oder Taubheit, meist erst im mittleren Lebensalter. Daneben erkranken aber noch zahlreiche andere mesenchymale Gewebe (Knochen, Zahnsystem, Knorpel, alle Arten von Bindegewebe, Blutgefäße), vor allem die phylogenetisch jüngsten, so daß nicht nur eine systematische Keimblatterkrankung, sondern daneben noch eine gewisse morpho- und phylogenetische Elektivität besteht. Die genannte Trias: Knochenbrüchigkeit, blaue Skleren und Taubheit ist zwar häufig, aber nicht obligat. Es können z. B. nur blaue Skleren und Frakturen oder nur eines von beiden auftreten. Blaue Skleren werden auch häufig familiär in mehreren Generationen ohne Knochenbrüchigkeit beobachtet; schon wegen der hohen Frühsterblichkeit trifft dies bei der Osteogenesis imperfecta congenita kaum zu. Da die Träger dieser Form der Erkrankung so gut wie nie zur Fortpflanzung kommen, liegen ganz sichere Beweise über den Erbgang nicht vor. Angenommen wird Polyphänie eines rezessiv mendelnden Gens, wenn auch ganz vereinzelt allerdings in etwas leichterer Form, aber sonst typisch bei Mutter und Kind eine Osteogenesis imperfecta gesehen wurde. Ganz anders ist dies bei der Osteogenesis imperfecta tarda oder Osteopsathyrosis idiopathica (Lobstein-Looser), die sich von der ersten Form der Knochenbrüchigkeit durch das spätere Auftreten, also erst nach Monaten oder Jahren, ja sogar erst im späteren Erwachsenenalter unterscheiden soll. Nachdem nun aber schon sehr frühzeitige Fälle von Osteopsathyrosis (bereits im ersten Lebensmonat) beobachtet wurden, außerdem beide Formen in einer Familie vorkamen, also z. B.:

Mutter: Osteopsathyrosis. Sohn: Osteogenesis. Tochter: Übergangsform zwischen Beiden, wird man die Frage, ob beide Erkrankungen erbbiologisch gesehen nicht doch identisch sind, d. h. sich im wesentlichen nur durch den Manifestationstermin unterscheiden, bejahen dürfen. Das hindert nicht daran, sie klinisch voneinander zu trennen. In der Form der Osteogenesis imperfecta tarda oder Osteopsathyrosis zeigt die Erkrankung zumeist einfach dominanten Erbgang und folgt dem Schema der monohybriden Bastardierung, d. h., daß auch dieser Form ein polyphänes Gen zugrunde liegt. Im Gegensatz zur Chondrodystrophie ist die Kombination mit anderen Mißbildungen selten.

Osteosklerosis diffusa (Albers-Schönberg).

Marmorknochenkrankheit oder *Osteopetrosis*, ein seltenes Leiden, das infolge übermäßiger Verkalkung und damit Versprödung auch zur Knochenbrüchigkeit führt.

Man unterscheidet heute 3 Formen der diffusen Osteosklerosen:

1. bösartige, brüchige Osteosklerosen mit Anämie (Morbus Albers-Schönberg).
2. brüchige Osteosklerose ohne Anämie.
3. gutartige familiäre Osteosklerose.

Die beiden ersten Formen zeigen einen rezessiven, die gutartige familiäre Osteosklerose einen dominanten Erbgang.

Die *Dysostosis cleidocranialis* (Scheuthauer) ist ebenfalls eine Systemerkrankung, die im wesentlichen aus einer Entwicklungshemmung in der Verknöcherung der bindegewebig vorgebildeten Belegknochen besteht. Die Erbbedingtheit dieser „hypoplastischen Dysostosen" darf als gesichert angesehen werden, und zwar sprechen zahlreiche Stammbäume für einfach dominanten Erbgang, der aber gelegentlich auch unregelmäßig sein kann.

Die *Dysostosis craniofacialis hereditaria* (Crouzon) ist charakterisiert durch Schädelmißbildung, Exophthalmus, Mißbildung des Gesichtsschädels, bestehend in einer Atrophie des Oberkiefers in allen Durchmessern bei unbeeinträchtigtem Unterkiefer, sowie durch das häufige familiäre Auftreten. Sie ist nach neueren Untersuchungen sicher erblich bedingt. Konstant ist immer die Oberkieferatrophie, die deshalb für die Crouzonsche Erkrankung als differentialdiagnostisch wichtiges Merkmal anzusehen ist.

Eine eigenartige Kombinationsform der *Dysostosis craniofacialis* mit der *Akrocephalosyndaktylie* und dem *Hypertelorismus* (Greig), die beide auch selbständig auftreten können und erblich sind, ist von Chotzen beschrieben und weist auf die erbbiologische Zusammengehörigkeit dieser Entwicklungsstörungen hin.

Die *Dysostosis multiplex* mit Schwachsinn (Typus Hurler) ist ausgezeichnet durch Zwergwuchs, Schädelmißbildung, Hypertelorismus, Kyphose, Trichterbrust oder Pectus carinatum, verschiedenartige Mißbildungen an den Extremitäten bzw. Gelenken, degenerative Hornhauttrübung, Hepatosplenomegalie und psychische Defekte. Rezessive Fehlanlage der zur ordnungsgemäßen Entwicklung der Belegknochen verantwortlichen Gelenkknochenkomplexe ist sehr wahrscheinlich. Hierzu gehört auch die von englischen Autoren als *Gargoylismus* beschriebene Erkrankung.

Der Dysostosis multiplex äußerlich ähnlich (es fehlen nur die Schädeldeformationen und die Hornhauttrübungen), aber von progredientem Charakter und ausgesprochenem familiärem Auftreten ist die sog. Morquiosche Krankheit („Dystrophie osseuse familiale"), die nach neueren Angaben mit der Dysostosis enchondralis zu identifizieren sein soll. Näheres bei Glanzmann.

Die *Hypertrophie cranienne simple familiale* (Klippel-Felstein) als gleichfalls familiäres Leiden ist ergänzend und aus differentialdiagnostischen Gründen hier auszuführen. Es findet sich dabei eine gleichmäßige Hypertrophie des knöchernen Schädeldaches, jedoch nicht der Schädelbasis, bei gleichfalls starker Progenie. Die Beziehungen zu der auch familiär beobachteten PAGETschen Krankheit (Ostitis deformans fibrosa), die in der Kindheit nicht vorkommt, sind noch unklar.

Die *Dystrophia periostalis hyperplastica familiaris* (DZIERZYNSKI) ist eine generalisierte Knochenerkrankung von ausgesprochen familiärem Charakter. Infolge osteogener Hyperfunktion des Periostes kommt es an einzelnen Körperabschnitten zu übermäßig starkem Knochenwachstum, zu verdichteten Schädel- und Gesichtsknochen und Verbildungen im Sinne der Oxycephalie mit scharf vorspringendem Gesichtsprofil, zu Trichterbrust, Wirbelsäulenanomalien, plumpen Schlüsselbeinen, Deformierungen der Gelenkenden, Verkürzungen, Verbiegungen und Bewegungseinschränkungen der Finger.

Außer dem innersekretorisch bedingten und damit auch vielfach auf einer Fehlanlage beruhenden Zwergwuchs kennt man den seltenen echten Zwergwuchs, Nanosomia vera oder *primordialer Zwergwuchs*, da er das Wachstum schon vor der Geburt hemmt. Meist scheint es sich um eine dominante Erbanlage zu handeln. Alle Menschen außer diesen Zwergen haben ein rezessives Erbanlagenpaar, das für das Wachstum vom Fetalleben bis zur Reife verantwortlich ist. Beim *infantilistischen Zwergwuchs* setzt die Wachstumsbeschränkung erst nach der Geburt meist in früher Kindheit ein. Er beruht wahrscheinlich auch auf einer rezessiv mendelnden erblichen Anlage.

Als erbliche Systemerkrankung des Bindegewebes ist nach den Forschungen der letzten Jahre, die auch die formes frustes mit einbezogen hat, die *Arachnodaktylie* anzusehen. Dafür spricht die außerordentlich häufige Kombination mit anderen kongenitalen Mißbildungen, wie sie z. B. bei reinen innersekretorischen Störungen nicht vorkommen. Neben familiärem Vorkommen ist teils einfacher, teils unregelmäßig dominanter Erbgang beobachtet. Über die Klinik der Arachnodaktylie siehe bei GLANZMANN.

Vorwiegend lokalisierte Mißbildungen. — Der angeborene Kurzhals (kongenitale Halswirbelsynostose) oder das sog. KLIPPEL-FEILsche *Syndrom* zeigt neben den 3 Hauptmerkmalen der Kurzhalsigkeit oder gänzlichen Halslosigkeit, der gehinderten Bewegungsmöglichkeiten der Halswirbelsäule und der tiefen Implantation der Kopfhaare noch eine ganze Reihe anderer Anomalien. Recht häufig ist die Kombination mit der gleichfalls auf erblicher (meist einfach dominanter) Anlage beruhenden Hemmungsmißbildung: dem angeborenen Schulterblatthochstand (sog. SPRENGELsche Deformität). Röntgenologisch findet sich eine zahlenmäßige Reduktion der Halswirbel, Verschmelzung der einzelnen Wirbelelemente und eventuell Rippenanomalien. Diagnostisch ist die Verwechslung mit einfachem muskulärem Schiefhals, der übrigens auch erblich bedingt sein kann, und der Spondylitis cervicalis tuberculosa zu beachten.

Die leider gar nicht seltene *Mikrocephalie* ist familiär und hereditär beobachtet, wahrscheinlich mit rezessivem Erbgang. Über die sehr häufige Kombination mit Idiotie siehe im Kapitel Krankheiten des Nervensystems.

Der *Turmschädel* ist ebenfalls eine wichtige Deformität, über dessen Entstehung keine einheitliche Meinung herrscht. Für einen Teil der Fälle scheint die Erblichkeit erwiesen zu sein, und zwar in der Mehrzahl mit rezessivem Erbgang. Daneben wurde aber auch mehr oder weniger regelmäßige Dominanz gefunden. Die Kombination mit anderen Mißbildungen ist relativ häufig. Bekannt ist das Syndrom Turmschädel und hereditäre hämolytische Anämie bzw. hämolytischer Ikterus. Näheres bei GLANZMANN.

Auch in dem sog. BARDET-BIEDLschen oder LAURENCE-BIEDLschen Syndrom findet sich als Schädelanomalie am häufigsten der Turmschädel, daneben Fettsucht, Hypogenitalismus, Retinitis pigmentosa, Polydaktylie oder Syndaktylie und Intelligenzstörung. Fettsucht, Retinitis pigmentosa und Polydaktylie müssen für die Diagnose gefordert werden, während das eine oder andere der genannten Teilsymptome fehlen kann. Man nimmt allgemein für die Entstehung ein oder mehrere Gene an, die gekoppelt sind und für die ein rezessiver Erbgang am wahrscheinlichsten ist. Mit der FRÖHLICHschen Krankheit oder Dystrophia adiposogenitalis ist die gleichfalls mit Hypogenitalismus kombinierte Fettsucht des obigen Syndroms nicht zu identifizieren, dagegen wird die auch selbständig vorkommende sog. *Akrocephalosyndaktylie* oder APERTsche Erkrankung als Teilerscheinung des BARDET-BIEDLschen Syndroms aufgefaßt. Es findet sich Syndaktylie, vereinzelt auch Polydaktylie an Händen und Füßen in Verbindung mit Turmschädel. Familiäres und hereditäres Vorkommen auch dieses Syndroms scheint erwiesen.

Die übrigen erblichen Mißbildungen des Skeletsystems, besonders also die vielfachen Spaltbildungen, die erblichen Mißbildungen an den Extremitäten und Gelenken usw. müssen in den chirurgisch-orthopädischen Lehrbüchern nachgelesen werden.

Unter den übrigen Erbleiden nehmen die *anlagebedingten Erkrankungen des Nervensystems* einen breiten Raum ein. Dies um so mehr, als ihr bisher stark betonter Systemcharakter, der scharf umgrenzte Degenerationen zur Voraussetzung hätte, in den meisten Fällen nicht zutrifft. Zu einer derartigen Systematisierung sind sie ihrer Natur nach auch nicht einheitlich genug. Ein großer Teil dieser auch kinderärztlich wichtigen Erkrankungen muß einfach als Mißbildung angesehen werden, wie z. B. die tuberöse Sklerose, die Recklinghausensche Krankheit, aber auch die Entmarkungen der diffusen Sklerosen, bei denen es sich entweder um eine angeborene Aplasie oder um eine abnorme Hinfälligkeit der Markscheiden handelt. In anderen Fällen, wie z. B. der amaurotischen Idiotie, und zwar der infantilen wie der juvenilen Form, handelt es sich vorwiegend um eine Teilerscheinung einer allgemeinen Lipoidstoffwechselstörung (Niemann-Picksche Hepatosplenomegalie), wenn auch daneben noch ein spezifisch-cerebrospinaler Anlagefaktor anzunehmen ist. Von größter klinisch-genealogischer Bedeutung bei der Erforschung dieser Krankheitsbilder sind die mannigfachen *Rudimentärformen* und *Wechselbeziehungen* zu sonstigen Anlagestörungen und Konstitutionsanomalien, sowie die hohe intrafamiliäre Ausbreitungsvariabilität, die zur Entwicklung scheinbar ganz verschiedener Krankheitsbilder führen kann.

Im folgenden werden die für den Kinderarzt in Frage kommenden erblichen Krankheiten des *Nervensystems* kurz aufgezählt. Alle darüber hinausgehenden Angaben finden sich in dem Kapitel über Erkrankungen des Nervensystems.

I. Erkrankungen vorwiegend des pyramidalen Systems: *Neurale Muskelatrophie* (Charcot-Mariesche Form und Déjerin-Sottasche Form).

Die meisten Formen zeigen einfach dominanten Erbgang mit erheblicher intrafamiliärer Variabilität, doch ist für die einzelnen Varianten (es sind im ganzen 12 verschiedene Arten aufgestellt) eine Vielheit von Erbgängen festgestellt, wobei das weibliche Geschlecht einen hemmenden Einfluß auf die Manifestierung der Anlage ausübt.

Spinale progressive Muskelatrophie. Typ: Duchenne-Aran. Typ: Werdnig-Hoffmann.

Im Gegensatz zur ersten zeigt die zweite „frühinfantile" Form eine fast stets nachweisbare Familiarität. Ein einheitlicher Erbgang ist nicht sichergestellt.

Die *Myatonia congenita* folgt (Oppenheim) wahrscheinlich einem einfach rezessivem Erbgang.

Bei der Thomsenschen Krankheit oder der *Myotonia congenita* ist neben einfacher Dominanz auch rezessiver Erbgang beobachtet worden. Sie kann im familiären Auftreten mit der Paramyotonie oder erblichen Kältelähmung alternieren.

Die erblichen Hirnnervenlähmungen (Kerndefekte). Sie können angeboren sein oder erst im Laufe des Lebens auftreten. Die relativ häufige „Ptosis congenita" vererbt sich dominant. Bei den anderen isolierten Lähmungen ist auch meist dominanter, nur vereinzelt rezessiver Erbgang beschrieben. Letzterer gilt vor allem auch für die multiplen Hirnnervendefekte (sog. Moebiusscher Kernschwund, Heubners Kernaplasie).

Unter den spastischen Heredodegenerationen zeigt die *spastische Spinalparalyse* teils dominanten, teils rezessiven Erbgang, während die Erblichkeitsverhältnisse bei der verwandte Züge zeigenden *amyotrophischen Lateralsklerose* noch nicht geklärt sind.

Bei der Dystrophia musculorum progressiva (Erb), und zwar bei der infantilen Form (Duchenne, Landouzy-Déjerine) wie bei der juvenilen Form, scheint ein einheitlicher Erbgang nicht vorzuliegen. Trotzdem über große Sippen berichtet wurde, sind hier die Untersuchungen durch die komplizierte Pathogenese dieser Erkrankung sehr erschwert.

II. Erkrankungen des spino-cerebellaren Systems: Die *erbliche Ataxie* (Friedreichsche Erkrankung) zeigt nach den neuen umfangreichen Untersuchungen vorwiegend einen rezessiven Erbgang, während der sog. Pierre Mariesche Typus einer einfachen Dominanz zu folgen scheint.

III. Erkrankungen vorwiegend des extrapyramidalen Systems: Die *Chorea Huntington* ist dominant erblich, manifestiert sich aber in der Kindheit nicht.

Die *Hepatolentikuläre Degeneration*, d. h. die Wilsonsche Krankheit und die Westphal-Strümpellsche Pseudosklerose beginnen um die Pubertätszeit, sind vorwiegend anlagebedingte Leiden und folgen einem einfach rezessiven Erbgang.

Die *Myoklonus Epilepsie* beruht auf einer rezessiven Anlage.

IV. Diffuse Erkrankungen. Unter den Hirnsklerosen ist ein Teil der *diffusen Sklerosen* und die Pelizäus-Merzbachersche Krankheit sicher anlagebedingt. Die letztere zeigt einen rezessiv geschlechtsgebundenen Erbgang. Von den übrigen Formen der diffusen Hirnsklerosen ist ein Teil familiärer Natur, doch ist der Erbgang nicht klar.

Die *tuberöse Hirnsklerose* ist familiär mit einfach dominantem Erbgang beobachtet. Erbbiologisch interessant und klinisch wichtig ist ihre Vertretbarkeit im Erbgang durch die *Neurofibromatose* oder RECKLINGHAUSENsche Krankheit, die außerdem mit anderen Hauterscheinungen, Intelligenzmängeln, endokrinen Störungen und Knochenveränderungen verbunden sein kann, ebenso das familiäre Alternieren mit Adenoma sebaceum (PRINGLE), Netzhaut- und Nierentumoren. Die RECKLINGHAUSENsche Krankheit kommt gerade im Kindesalter vielfach abortiv vor. Trotz nicht geringem Zahlenmaterial ist deshalb zwar die Erblichkeit, aber nicht der Erbgang sichergestellt. Bei Berücksichtigung aller Formen scheint dominanter Erbgang vorzuliegen. Homozygot äußert sich die Anlage stärker als heterozygot. Symptomatologisch bestehen in der Mehrzahl lentigoartige, aber auch größere Pigmentflecke auf der Haut, sog. Café au lait-Flecke, Hauttumoren (Fibromata mollusca), periphere oder zentrale Nerventumoren und psychische, allerdings sehr inkonstante Erscheinungen.

Was die Erblichkeitsfrage der *Epilepsie* betrifft, so liegt bei der reinen genuinen Epilepsie vermutlich eine komplizierte Rezessivität vor. Näheres darüber unter dem Kapitel Erkrankungen des Nervensystems: Epilepsie.

Bei der Bewertung der Erblichkeit des *angeborenen Schwachsinns* sind theoretisch wenigstens zunächst diejenigen Formen von Idiotie, Imbezillität und Debilität, die sicher und ganz vorwiegend umweltbedingt sind, also z. B.: Restzustand nach Encephalitis, Meningitis, Lues, Geburtstrauma auszuscheiden. Die übrigen Oligophrenien trennen sich wiederum in solche, die mit erblichen organischen Leiden des Zentralnervensystems oder mit erblichen angeborenen Körperfehlern verbunden sind, und solche, die körperlich mehr oder weniger normal sind oder genauer gesagt, keine Kombination mit diagnostisch bisher bekannten oder geläufigen Mißbildungen aufweisen. Diese letztere Einschränkung muß deshalb gemacht werden, weil schon imbezille oder idiotische Säuglinge sich sehr häufig in körperlicher Hinsicht keineswegs als ganz „normal" erweisen, sondern schon dem Laien (allerdings selten dem Eltern) durch gewisse disharmonische Kopfbildungen, Asymmetrien, Relieflosigkeiten der Weichteile u. a. erkennbar sind, unbeschadet der Tatsache, daß dabei gelegentlich auch dem Fachmann ein Trugschluß unterläuft. Der Erbgang des ersten Teiles richtet sich nach dem des begleitenden Leidens. Der zweite Teil stellt die übergroße Mehrzahl (etwa $^4/_5$) aller angeborenen Schwachsinnsfälle überhaupt dar. Die leichteren Schwachsinnsformen sind wie die normale Begabung polymer bedingt. Außerdem muß angenommen werden, daß es verschiedene Erbanlagen gibt, die teils im homozygoten, teils schon im heterozygoten Zustand Schwachsinn verursachen. Die schweren Formen scheinen einen immer rezessiven, teilweise geschlechtsgebundenen, die leichten einem dominanten Erbgang zu folgen.

Die erblichen **Blutungsübel**, *die erblichen hämolytischen Erythropathien* und andere erbliche *Hämopathien.* Unter den Blutungsübeln sind nur die wirklichen sog. „hämorrhagischen Diathesen", die meist auch durch familiäres Auftreten charakterisiert sind, als Erbleiden anzusehen. Am bekanntesten ist die *Hämophilie,* deren geschlechtsgebunden rezessiver Erbgang heute einwandfrei erwiesen ist. Der Beginn der Blutungen, wie auch ihr Charakter und ihre Lokalisation ist familiär verschieden. Gerade in den leichteren Fällen manifestiert sich die Anlage heterozygot auch bei den Frauen (intermediärer Erbgang), während in schweren Fällen das Leiden ausgesprochen rezessiven Erbgang zeigt, d. h. sich im heterozygoten Zustand in keiner Weise nachweisen läßt.

Die *hereditäre Thrombasthenie* (GLANZMANN) tritt ausgesprochen familiär auf. Angegeben sind dominanter und rezessiver Erbgang. Die *hereditäre* (konstitutionelle) *Thrombopathie* (WILLEBRAND-JÜRGENS) zeigt dominanten Erbgang. Wenn auch die Geschlechtsgebundenheit nicht erwiesen ist, so tritt das Leiden in der Regel bei Frauen stärker in Erscheinung als bei Männern.

Unter den primären oder sog. konstitutionellen Anämien sind in erster Linie diejenigen als erbbedingt anzusehen, bei denen heute mutative Veränderungen der Erythrocyten angenommen werden, also die *hereditäre* hämolytische oder *Kugelzellenanämie,* auch als familiärer hämolytischer Ikterus bekannt, mit einfachem dominanten Erbgang, wobei allerdings die Manifestation großen Schwankungen unterliegt. Die Anlage kann so geringfügig in Erscheinung treten, daß man heute vielfach auch noch aus anderen Gründen besser von einer „hämolytischen Konstitution" spricht. Auf die Kombination mit angeborenen Körperfehlern wie z. B. mit dem Turmschädel, wurde schon hingewiesen. Hierher gehören außerdem die gelegentlich auch bei Kindern beobachtete Ovalocytose oder *Elliptocytenanämie,* eine Anomalie, die relativ harmlos ist, sowie die nur bei Negern und Mulatten vorkommende *Sichelzellenanämie* oder Drepanocytose, die beide dominanten Erbgang zeigen. Ob allerdings das Wesen dieser Anämien *allein* auf einer anlagemäßig veränderten Form oder Reaktionsform der Erythrocyten im strömenden Blut beruht, wird heute vielfach bestritten. Dessen ungeachtet zeigen alle sog. primären Anämien eine mehr oder minder hervortretende erbliche Komponente; man kann nur im Zweifel sein, ob man nach unseren eingangs gegebenen Erläuterungen berechtigt ist, sie unter die „Erbkrankheiten" oder die „Konstitutionsanomalien" einzureihen. Es sei deshalb kurz in diesem Zusammenhang auf die sog.

kongenitale Erythroblastose und deren Beziehungen zum Ikterus neonatorum gravis und zum Hydrops universalis congenitus hingewiesen; ihr familiäres und dabei untereinander abwechselndes Vorkommen ist schon länger bekannt. In letzter Zeit ist aber erwiesen, daß es auch sicher erbliche Formen kongenitaler Erythroblastosen gibt.

Ebenso familiären und dabei rassegebundenen Charakter zeigt die nur im Kindesalter — allerdings meist späteren Kindesalter — auftretende sog. *Cooley-* oder *Mediterran-Anämie* mit wahrscheinlich rezessivem Erbgang.

Erwähnt sei außerdem die *infantile perniciosaartige Anämie*, familiären Charakters (FANCONI), die ohne gesteigerte Hämolyse auftritt.

Eine pathologisch geringe Bedeutung hat die PELGER-HUETsche familiäre *Kernanomalie* der Leukocyten. Sie ist vornehmlich dadurch gekennzeichnet, daß die Segmentkernigen aus zwei Fragmenten bestehen, die durch ein dünnes Fädchen miteinander verbunden sind.

Als erbliche Mißbildung des *Gefäßsystems* ist die vielfach als hämorrhagische Diathese bezeichnete *Teleangiektasia haemorrhagica hereditaria* oder RENDU-OSLERsche Krankheit aufzufassen, die einfach dominanten Erbgang zeigt. Die Krankheit besteht in kleinen angiomartigen Veränderungen in der Haut und in den Schleimhäuten, manchmal auch einfach in Venektasien, wobei es aus den letzteren zu mehr oder minder schweren, ja tödlichen Blutungen kommen kann. Im Kindesalter treten die Hauterscheinungen meist zurück und die Krankheit tritt besonders häufig als „essentielle" Hämaturie, dann als Epistaxis, als rezidivierende Magen-Darm- oder gar als Lungenblutung in Erscheinung.

Die erblichen Stoffwechselerkrankungen. Der *Diabetes mellitus*, genauer gesagt der *Pankreasdiabetes* muß nach den ständig sich mehrenden Forschungsergebnissen der letzten Jahre ganz überwiegend als Erbkrankheit angesehen werden. Die ererbte Minderwertigkeit des insulären Apparates, mag sich diese auch durch Umweltsbedingungen in ihrer Äußerung stark beeinflussen lassen, ist doch letzten Endes das Maßgebende. Es sind Beobachtungen über dominanten Erbgang, und zwar gerade beim kindlichen Diabetes nicht allzu selten, aber die Mehrzahl ergab doch bei der Nachforschung einen rezessiven Erbgang. Zur Beurteilung dieser Frage muß in allen einschlägigen Untersuchungen die Dextrosebelastungsprobe herangezogen werden, um die latenten Diabetiker in der Sippe mitzuerfassen. Es wird aus mehreren Gründen nicht angängig sein, auf die Dauer gerade wegen der Insulintherapie den Diabetes aus unseren rassehygienischen Maßnahmen ganz auszuschalten.

Der *renale*, d. h. auf einer Anomalie der Niere beruhende *Diabetes* wird ebenfalls, und zwar dominant vererbt.

Der sog. *Diabetes insipidus kann* erblich bedingt sein und zeigt dann dominanten Erbgang.

Eine erbliche Anomalie des Eiweißstoffwechsels ist die *Alkaptonurie*, bei der die Aminosäuren Phenylalanin und Tyrosin nur bis zu der im Harn erscheinenden Homogentisinsäure abgebaut werden; der Urin wird dann beim Stehen an der Luft schwarz. Sie zeigt teils dominanten, teils rezessiven Erbgang.

Auch die *Cystinurie*, d. h. die Ausscheidung nicht abgebauten Cystins im Urin ist erblich.

II. Konstitutionsanomalien und Diathesen.

Die *Konstitutionsanomalien sind, ganz allgemein ausgedrückt, Störungen der Körperverfassung, bei denen die erbliche Veranlagung nicht so rücksichtslos und brutal zum Ausdruck kommt wie bei den Erbleiden im engeren Sinne, deren Hauptwurzel aber doch in einer abnormen, wenn auch unspezifischen und mehr umweltlabilen genotypischen Anlage zu erblicken ist.* Sie sind nicht einfach erblich mitbedingt, sondern dieser Anteil der Ursachen einer krankhaften Äußerung hat auch bei ihnen eine überwertige Bedeutung. Diese zu erkennen ist nur deshalb schwieriger, weil der Weg bis zum Erscheinungsbild komplizierter und undurchsichtiger ist, die Interferenz peristatischer Einflüsse sinnfälliger als bei den Erbleiden, so daß klinisch gesehen die Gebundenheit des Konstitutionsbegriffes an den Phänotypus viel stärker als bei diesen zum Ausdruck kommt. Die sonst übliche Unterscheidung zwischen Konstitutions*krankheiten* und *-anomalien* ist lediglich gradueller und ziemlich willkürlicher Natur, wobei die Grenze vornehmlich da zu erblicken wäre, wo etwa durch die Nichterfüllung der von der Konstitution geforderten Leistungen eine direkte Existenzgefährdung eintritt oder jederzeit eintreten kann. Unter Berücksichtigung der bereits erfolgten Abtrennung der eigentlichen Erbkrankheiten wird man infolgedessen zweckmäßig nur von Konstitutionsanomalien sprechen, die sich dann eben im Einzelfalle bis zur

Krankheit entwickeln können. Da der Manifestationstermin erblicher Anlagen nicht nur zeitlich sehr verschieden ist, also z. B. im späten Alter erst erfolgen kann, sondern auch während des ganzen prä- und postnatalen Daseins Umwelteinflüsse mannigfachster Art und Stärke im auslösenden Sinne auf ihn Einfluß nehmen, ändert sich besonders bei umweltlabilen Anlagen mit dem Phänotypus zwar nicht immer aber doch häufig auch die Konstitution. Sie unterliegt also in mancher Hinsicht den Gesetzen phänotypischen Wandels, besonders was Altersperioden, Geschlecht, Rasse, bestimmte Organe (Thymus, endokrines System, Wachstum) usw. betrifft.

Einleuchtender ist die begriffliche Formulierung der *Diathese* durchzuführen, trotzdem hier sprachlicher Mißbrauch und zeitgebundenes Denken immer wieder zu den verschiedensten Vorstellungen Veranlassung gegeben haben.

Das Wort leitet sich aus dem griechischen „διατίθεσθαι" = auseinanderlegen ab. Die gleiche räumliche Bedeutung hat im klassischen Latein auch das entsprechende Verbum „disponere". Allein der *ärztliche* Sprachgebrauch der Jahrhunderte hat sich eine etymologische Inkorrektheit zuschulden kommen lassen und verbindet sowohl mit den Bezeichnungen διάθεσις = Diathese wie *dispositio* = Disposition gar keine räumlichen Vorstellungen mehr, sondern die eines potentiellen, d. h. latenten Zustandes, einer Krankheitsbereitschaft unter Umständen gefolgt von entsprechenden Manifestationen, kurz das, was mit dem Lehnwort „Disposition" oder zu deutsch mit *Neigung, Anlage, Bereitschaft* (zu etwas) bezeichnet wird. Es ist fraglich und nicht bekannt, ob sich diese Inkorrektheit deshalb entwickelt hat, weil man in vielen Fällen beobachtete, daß sich eine solche durchaus einheitlich gedachte Anlage je nach den auslösenden Ursachen an ganz verschiedenen Stellen und Organen und zu ganz verschiedenen Zeiten äußern konnte, also gewissermaßen dabei räumlich und zeitlich „auseinandergelegt" erschien.

Jedenfalls steht man seit den grundlegenden und auch neueren Ausführungen v. PFAUNDLERS auf dem oben genannten Standpunkt und pflegt die Diathesen dadurch von den Konstitutionsanomalien zu unterscheiden, daß die ersteren in ihrer Manifestation vorwiegend durch *funktionelle* (Leistungsanomalien), die letzteren vorwiegend durch *morphologische* (Habitus)-Anomalien gekennzeichnet sind. Dieser Unterschied kommt ja auch in den beiden deutschen Ausdrücken „*Bereitschaft*" und „*Verfassung*" durchaus und in nicht zu eng gefaßter Weise zur Geltung.

In der Regel ist man nicht in der Lage aus einer einzelnen Fehlleistung oder abwegigen Funktion auf das Zugrundeliegen einer Diathese zu schließen, sondern erst nach mehrfacher Wiederholung ähnlicher krankhafter Äußerungen. Leider verhindert aber ein häufiger sprachlicher Mißbrauch auch heute noch allzu oft die klare Erkenntnis, daß es sich bei dem Wort Diathese nicht um eine Krankheits- oder Symptomenbezeichnung, damit also auch nicht um eine „Diagnose" handelt, sondern lediglich um die *Fähigkeit* oder *Bereitschaft* zur Entwicklung bestimmter krankhafter Störungen und Leistungen.

1. Konstitutionsanomalien.

Die bekannteste Konstitutionsanomalie des Kindesalters ist der *Lymphatismus* oder *Status lymphaticus*, der allerdings in den letzten Jahren wohl deshalb etwas weniger häufig beobachtet wurde, weil er zwar genotypisch bedingt, aber in seiner Manifestation sehr weitgehend durch peristatische Faktoren bestimmt wird. Unter diesen spielen neben gehäuften Infektionen vorwiegend banaler Art sowie unbekannten toxischen Einflüssen sicher die allgemeine — besonders aber die Milchüberernährung und chronische Ernährungsstörungen eine große Rolle. Das klinische Bild ist in morphologischer Hinsicht durch eine allgemein verbreitete Hyperplasie der lymphatischen Gewebe, also der Lymphknoten, Milz, Tonsillen, Zungenbalgdrüsen, Lymphfollikel, durch den pastösen Habitus mit dickem, weichem Bauch, blasser unelastischer Haut und schwammigem, wäßrigem, weißlichem (Karotinarmut!) Fettpolster, durch große Anfälligkeit und Hinfälligkeit gegenüber Infekten jeder, auch spezifischer Art, sowie durch eine relative und absolute Lymphocytose im Blut gekennzeichnet. Über die Beziehungen des Lymphatismus zur Tuberkulose bzw. Skrofulose siehe unter Tuberkulose und zur exsudativen Diathese unter Diathesen.

Der sog. *Status thymicolymphaticus* (PALTAUF-ESCHERICH) soll neben den Erscheinungen des Lymphatismus durch das Hinzutreten einer Thymusvergrößerung charakterisiert sein. Von maßgebender anatomischer Seite wird dieser Befund energisch bestritten. Mit dem Status thymicolymphaticus, wie er im Gefolge innersekretorischer Krankheiten (M. Basedow, Addison, Eunuchoidismus) vorkommt, ebenso mit den isolierten Thymushyperplasien hat die genannte Anomalie nichts zu tun. Der Lymphatismus in Kombination mit pastöser Fettsucht bedingt rasch auch eine Vergrößerung des an sich schon sehr variablen Thymus, so daß man keineswegs gezwungen ist, eine primäre und zentrale Stellung dieses Organs mit innersekretorischer Dysfunktion im Rahmen eines Status thymicolymphaticus anzunehmen. Die Anomalie muß aber deshalb erwähnt werden, weil sie seit langem in Verbindung mit *plötzlich eintretenden Todesfällen* gebracht wird, für deren Ursache, wie gesagt, trotz der Bezeichnung „Mors thymica" oder „Thymustod" keinerlei greifbare Veränderungen von seiten dieses Organes, auch nicht in funktioneller Hinsicht, gefunden werden konnten. Wahrscheinlich tritt der plötzliche Tod durch einen vorwiegend *nervös bedingten Herzstillstand* bei lymphatischer Konstitution oder exsudativer Diathese ein, so daß man bei der Erklärung der Ursache den Thymus besser aus dem Spiel läßt. Wie dem auch sei, sicher ist, daß — und leider gar nicht so selten — bei solchen Kindern aus den geringfügigsten Anlässen heraus wie Baden, Racheninspektion, Narkosen, Bauchlagen, Schreien, elektrischen Untersuchungen, großen Mahlzeiten, Füttern zur Nacht- bzw. frühen Morgenzeit, Packungen u. dgl. plötzlich der Tod erfolgen kann. Solches Vorkommnis kann gelegentlich bei Unkenntnis dieser Möglichkeit Pflegepersonen schwerstens belasten. Der ebenso plötzlich auftretende *Ekzemtod* (in dieser Form nur im Frühjahr) ist wahrscheinlich mit der sog. Mors thymica wesensverwandt, zumal letzterer auch saisongebunden zu sein scheint. Man hat in letzter Zeit bei diesen unter dem Bild der „Synkope" sich ereignenden plötzlichen Todesfällen an eine „*Herztetanie*" als Ausdruck einer latenten Tetanie gedacht.

Der *Habitus asthenicus* oder die *Leptosomie* kann schon beim Säugling beobachtet werden: langer walzenförmiger Rumpf, weite Zwischenrippenräume, steiler epigastrischer Winkel, dolichocephaler Schädel, lange, besonders aber schmale Hände und Füße. Die Merkmale prägen sich dann im späteren Kindesalter und Schulalter stärker aus und es treten die Ptosis der Bauchorgane mit Hängebauch und Lordose (BOTTICELLI-Typen), die Neigung zu Hernien, die Belastungsdeformitäten wie Knickfuß, Genua valga usw. hinzu, so daß das Bild schließlich noch bunter ist als das des asthenischen Erwachsenen. Nähere Einzelheiten siehe bei GLANZMANN unter Schmalwuchs oder Leptosomie.

Eine pädiatrisch wichtige Anomalie der Körperfassung, die wir nicht zu den reinen Erbkrankheiten rechnen können, ist der *Mongolismus* (LANGDON-DOWN) oder die mongoloide Idiotie, die in den letzten Jahren der Erblichkeitsforschung große Rätsel aufgegeben hat. Tatsache ist zwar, daß die Zwillingspathologie immer die Konkordanz eineiiger, und wahrscheinlich so gut wie immer die Diskordanz zweieiiger Zwillinge ergibt; weiterhin, daß gelegentlich familiäres Vorkommen zu beobachten ist. Daß die Sippendurchforschung eine überdurchschnittliche Häufung ergibt, wenn man auch Abortivformen mit einbezieht, wird neuerdings von maßgebender Seite bestritten. Dagegen treten innerhalb der Sippen seltene, im allgemeinen nur bei Mongoloiden zu findende Anomalien (Mißbildungen des Ohres, des Gebisses, die Vierfingerfurche, kurzer gekrümmter Kleinfinger und ihre Übergangsbilder) auf. Alle diese Beobachtungen legen zwar im Verein mit dem so gleichmäßigen, fast monotonen und systemartigen Charakter der Anomalie, den Gedanken an die Auswirkung erblicher Anlagen nahe. Sie lassen sich aber auch durch ein Stehenbleiben in qualitativer Hinsicht auf einer embryonalen Entwicklungsstufe erklären, während gewissermaßen quantitativ noch ein weiteres Wachstum erfolgt. Ebenso sicher ist nämlich durch neuere Nachforschungen erwiesen, daß in der Tat die Mehrzahl der Mütter bei der Geburt mongoloider Kinder schon relativ alt (über 40) ist und daß die Mongoloiden meist am Ende einer längeren Geburtenreihe stehen oder „Nachzügler" nach einer längeren konzeptionsfreien Pause sind. Für die Praxis muß allerdings betont werden, daß von einem Gesetz hierbei keine Rede sein kann, denn es sind auch eine nicht geringe Zahl junger Mongolenmütter und erstgeborener Mongoloider bekannt. Man hat auf Grund obiger Beobachtungen schon an eine „Erschöpfung" des mütterlichen Organismus, auch eine „Konzeptionsschwäche" und im Zusammenhang damit an eine Keimzellenschädigung gedacht. Am wahrscheinlichsten wäre eine solche des Eies vor, während oder unmittelbar nach der Befruchtung und vor der ersten Zellteilung, wobei sie das Idio- oder das Cytoplasma betreffen könnte. Die weitere Beobachtung, daß eine große Zahl der Mütter Mongoloider irgendwelche Zeichen ovarieller Insuffizienz aufweist, führte dann zu der Theorie, die Ursache der Krankheitsentstehung sei in einer nicht vollwertigen „dysplasmatischen" Eizelle zu suchen. Diese Auffassung ist mit allen bisher bekannten Tatsachen noch am besten in Einklang zu bringen. Die von VAN DER SCHEER angeschuldigte Nidationsstörung des Eies in einer anormalen Uterusschleimhaut, so wie die von LENZ angenommenen mißglückten Konzeptionsverhütungsversuche durch chemische Mittel sind bisher unbewiesen und auch unwahrscheinlich. Über die Klinik des Mongolismus siehe Abschnitt GLANZMANN.

Anders und ungleich schwieriger als bisher liegen die Verhältnisse dann, wenn konstitutionelle Abweichungen und Anomalien sich nicht der pathologischen, sondern der *normalen* Seite nähern, d. h. sich in die zahlreichen noch als normal zu betrachtenden *Varianten der Körperfassung* aufzulösen beginnen. Man hat deshalb immer wieder versucht, von einer normalen Konstitutionstypologie zur Pathologie überzuleiten. Ausgangspunkt aller Betrachtungen mußte also eine möglichst umfassende Typenlehre sein. Nach den verschiedensten Richtungen und Gesichtspunkten wurde eine solche aufzustellen versucht. Am bekanntesten sind die zunächst rein morphologisch orientierten, die an Bedeutung gewannen, als nach den späteren Forschungen zweifellos auch den einzelnen Typen zugeordnete Funktions- und Reaktionseigentümlichkeiten, ja sogar bestimmte psychische Strukturen, miterfaßt werden konnten. Allein durch die Interferenz des Wachstums und der Entwicklung bieten sich im Kindesalter so erhebliche Schwierigkeiten, daß das Problem praktisch hier noch in keiner Hinsicht als gelöst angesehen werden kann.

Gerade auf dem Gebiet des Wachstums, also einer mit der Konstitution eng zusammenhängenden Erscheinung, sehen wir im Kindesalter — wenigstens äußerlich — fließende Übergänge von den noch im Normalbereich liegenden Typenvarianten zu den entsprechenden pathologischen Anomalien. Daß diese letzteren eine verschiedene, vereinzelt sogar sicher exogene Ursache haben können, ändert nichts an der Tatsache, daß ein Teil dieser Konstitutionstypen, sowie der entsprechenden Anomalien grundsätzlich gleichen d. h. genotypischen Ursprungs ist. Die folgende Gegenüberstellung von normalen und krankhaften Habitusformen bzw. Wachstumstypen verdeutlicht dies:

Normaler Konstitutionstyp	Konstitutionsanomalie
Hochwuchs	Riesenwuchs
Kleinwuchs	Zwergwuchs
Schmalwuchs ⟷	Magersucht
Breitwuchs	Fettsucht
Hypoplasie	Infantilismus
Hyperplasie	Adiposogigantismus

Es erweckt dies zweifellos den Eindruck, als ob der normale Konstitutionstyp die Eignung zu einer bestimmten Anomalie in sich trüge.

Die nähere Beschreibung dieser Wachstumstypen findet sich in dem Kapitel: Pathologie des Wachstums usw. von GLANZMANN, so daß hier nur auf ihren konstitutionell bedingten Charakter hingewiesen sein soll.

Ähnlich liegen die Verhältnisse bei den ebenso engen Beziehungen der Konstitution zum Gebiet der Drüsen mit innerer Sekretion. Jeder der Konstitutionsformen BAUERs also z. B. der hypothyreotischen, der thyreotischen, der hypopituitären und der hyperpituitären, der hypo- und hypergenitalen, der hypoparathyreotischen und der hyposuprarenalen kann man eine entsprechende spezifisch ausgeprägte Konstitutionsanomalie bzw. innersekretorische Erkrankung gegenüberstellen. Trotz der unzweifelhaft großen Bedeutung der inneren Sekretion für die Konstitution wird man aber besonders im Kindesalter deren alleinige Bewertung von diesem Standpunkt aus nicht als hinreichend anerkennen können. Auch finden sich z. B. eindrucksvolle Überschneidungen zwischen Anomalien des Wachstums und solchen der inneren Sekretion, die zu ganz bekannten kombinierten Abwegigkeiten in der Konstitution führen. Es sei nur an die alltäglich zu beobachtende Verbindung von Gigantismus mit *Fettsucht und Hypogenitalismus* gedacht, ein Bild, das nichts mit der Dystrophia adiposogenitalis (FRÖHLICH) zu tun hat. — Eine eingehende Beschreibung dieser Krankheitsbilder siehe bei GLANZMANN (Krankheiten der Drüsen mit innerer Sekretion).

Vielfach sind diese hormonalen Dysfunktionen nur eben angedeutet, aber verbunden mit Entwicklungsstörungen, die sich in einer Fülle unspezifischer Symptome zu erkennen geben, wobei im Rahmen der gesamten klinischen Diagnostik als Entwicklungsdiagnosticum die von JAENSCH vornehmlich in dieser Richtung ausgebaute Capillarmikroskopie herangezogen werden kann. Die Erfassung solcher „unfertiger Konstitutionen" ist deshalb wichtig, weil sie einer „nachreifenden Entwicklungstherapie" unterzogen werden können. Diese Behandlung kann sowohl im Sinne einer gezielten Reiztherapie erfolgen, wenn etwa diskrete Unterfunktionen der Epithelkörperchen, der Hypophyse oder der Sexualdrüsen vorhanden sind (tetanoide Erscheinungen, Durstsymptome, Kryptorchismus) oder im Sinne einer ungezielten Reiztherapie, wenn es nur gilt, bei endokrin weniger charakteristischen Entwicklungsstörungen eine Verbesserung der allgemeinen Wachstums- und Körperverhältnisse zu erzielen. Neben der Regelung einer zweckmäßigen Lebens- und Ernährungsweise kann hier in ersterem Falle mit den entsprechenden spezifischen Hormonpräparaten unterstützend eingegriffen werden (s. bei GLANZMANN), für den zweiten Fall das von konstitutionsmedizinischer Seite hierfür besonders empfohlene Lipatren (I. G. Farben), eine Kombination von tierischen Lipoiden mit Jod, in Anwendung kommen.

In den beiden obengenannten Beispielen hat sich also die *Konstitution* nur des Wachstums bzw. des Systems der innersekretorischen Drüsen als eines vornehmlichen Ausdrucksmittels bedient.

Von besonderer Wichtigkeit für den Kinderarzt und gleichsam die Überleitung zu den Diathesen ist aber auch die große Bedeutung der Konstitution für die Infektabwehr und Immunität. Sie prägt sich, und zwar gerade hier am sinnfälligsten nach zwei Richtungen hin aus: nach der Seite der *Anfälligkeit* und nach der Seite der *Hinfälligkeit* gegenüber Infektionskrankheiten. Unter Anfälligkeit versteht man das Erkranken oder Nichterkranken beim *ersten* Zusammentreffen mit dem Erreger, also die *Erkrankungsbereitschaft*, die von dem Vorhandensein eines „natürlichen" Schutzes abhängt. Dagegen ist die Hinfälligkeit, d. h. die *Widerstandsfähigkeit* im Krankheitsverlauf das Resultat aller spezifischen und unspezifischen Abwehr- und Immunisierungsleistungen. Wie entscheidend die genotypische Anlage bei der Erkrankungsbereitschaft eine Rolle spielt, hat uns die Zwillingsforschung gezeigt. Nicht einmal die Masern mit ihrem außerordentlich hohen Kontagionsindex bleiben von dieser Regel verschont, sondern stehen hinsichtlich der Bedeutung erblicher Momente bei der Entwicklung der Infektion zur manifesten Erkrankung bereits an zweiter Stelle. An erster Stelle finden wir die Pertussis; den Masern folgen dann Angina, Varicellen, Scharlach, Diphtherie und schließlich die Parotitis. Als Beispiel für die konstitutionelle Hinfälligkeit darf die altersbedingte Reifung der Infektabwehr, wie sie in den verschiedenen Formen kindlicher Pneumonien zum Ausdruck kommt, angesehen werden. Während im Säuglingsalter ganz überwiegend Bronchopneumonien angetroffen werden, die als unreifste Form der Abwehr mit verhältnismäßig ungünstiger Prognose angesehen werden müssen, folgen im frühen Kleinkindesalter Übergangsformen lobärer Art und schließlich die „croupösen" Pneumonien, die in ihrem cyclischen Ablauf mit guter Prognose die reifste Form der Infektabwehr und Immunisierungsfähigkeit repräsentieren.

Ähnliches gilt nach den Zwillingsforschungen auch für die *erbliche Tuberkulosedisposition*, deren Manifestation in dieser Hinsicht allerdings im Kindesalter nicht so zum Ausdruck kommt wie im Erwachsenenalter.

Dagegen ist als typisches Beispiel konstitutioneller Prägung der Tuberkulose im Kindesalter die *Skrofulose* anzusehen, die allgemein als der nahezu obligate Ausdruck einer Tuberkuloseinfektion bei einem Kinde mit lymphatisch-exsudativer Diathese angesehen wird.

2. Diathesen.

Die Diathesen spielen im Kindesalter eine große Rolle und dem Erfahrenen wird sich zumal heute bei besserer Orientierung über die nähere Blutsverwandtschaft in vielen Fällen die Vermutung aufdrängen, daß es sich bei der oder jenen krankhaften Äußerung um eine allgemeine oder Teilbereitschaft zu ganz bestimmten Störungen handeln müsse. Aus einem einmaligen Verhalten oder einer einzigen Manifestation heraus ist dies allerdings nie zu sagen. Der Gneis, die Intertrigo *kann*, muß aber keineswegs der Ausdruck einer „exsudativen", das Ekzem der einer „allergischen" Diathese sein.

Wie man sich im einzelnen die Beziehungen zwischen Anlage und krankhafter Manifestation vorzustellen hat, darüber bestehen auch heute noch nur Vermutungen. Sicher ist, daß diese Anlagen sich nicht das ganze Leben hindurch gleichmäßig äußern, sondern daß auch hier inneres und äußeres Milieu eine entscheidende Rolle spielen. So kommt es, daß die Manifestationen einzelner Diathesen an ganz bestimmte Altersperioden gebunden erscheinen und daß auch innerhalb dieser Perioden nur ganz bestimmte Bedingungen und Reize zur Entwicklung krankhafter Reaktionen führen. Nicht nur diese verschiedenen Möglichkeiten, sondern vor allem die erbbiologischen Untersuchungen und Berechnungen v. PFAUNDLERs nötigen dazu, die pädiatrisch so wichtige exsudative Diathese in eine Reihe von genotypisch selbständigen Teilbereitschaften aufzulösen wie die lymphatische, die dystrophische, die rachitische, die neuropathische, die vegetative, vagotonische oder spastische Diathese. Sie erscheinen aber so häufig gekoppelt, daß eine getrennte Besprechung außerhalb des Rahmens der exsudativen Diathese untunlich wäre und für die klinische Betrachtung keinen Gewinn bedeuten würde. Dies um so mehr, als wir heute gezwungen sind, schon die „allergische Diathese" mit ihrem großen Zeichenkreis als selbständige Bereitschaft herauszustellen. Damit fällt ein großer Teil der bisher der exsudativen Diathese zugerechneten Manifestationen wie das Asthma bronchiale, der Strophulus infantum bzw. die Urticaria papulosa, die Colitis mucosa, gewisse Ekzeme und andere nunmehr unter den Zeichenkreis der allergischen

Diathese. Die selbständige und klinische Bedeutung dieser Bereitschaft ist so groß, daß ihr Aufgehen im Rahmen einer anderen Diathese nicht mehr gerechtfertigt werden kann. Dessen ungeachtet findet man beide, die allergische mit der exsudativen Diathese ebenfalls nicht selten gekoppelt. Wenn es sich andererseits als richtig erweisen sollte, daß die seborrhoid-desquamativen Dermatosen, also die Dermatitis seborrhoides in allen ihren Formen bis zur Erythrodermia desquamativa durch Fehlernährung bzw. Vitaminmangel (Vitamin B 6 oder Adermin) begünstigt werden, so schließt dies das Mitwirken einer diathetischen Grundlage ebensowenig aus wie in dem obenerwähnten Beispiel der Rachitis.

Der Zeichenkreis der *exsudativen Diathese*, wie ihn CZERNY aufgestellt hat, kombiniert und überschneidet sich in so vieler Hinsicht und so auffallend mit den beim Lymphatismus als einer Konstitutionsanomalie bereits besprochenen Erscheinungen besonders, was die *Bereitschaft* zu Hyperplasien der lymphatischen Gewebe, die Neigung zu Katarrhen und Infekten, sowie zum Ansatz eines wäßrigen Fettgewebes betrifft, daß man, wenn auch CZERNY selbst diesen Zusammenhang als sehr lose angesehen hat, doch zweckmäßigerweise von einer *lymphatisch-exsudativen Diathese* spricht. Treten die Erscheinungen von seiten der lymphatischen Teilbereitschaft zurück, so zeigt der Habitus des exsudativen Diathetikers äußerlich keine bemerkenswerten Abweichungen. Häufiger entwickelt sich aber ein Status lymphaticus und erleichtert damit durch formale Anhaltspunkte das Erkennen der Diathese. Die Eosinophilie muß heute mehr als Ausdruck einer allergischen, denn einer exsudativen Diathese gewertet werden. Es ist zuzugeben, daß damit ein erheblicher Teil der von CZERNY seiner Zeit einbezogenen Erscheinungsbilder aus dem Rahmen der exsudativen Diathese, wenigstens in der Darstellung, herausgenommen wird. Was heute unter Einbeziehung der genannten Teilbereitschaften unter den Zeichenkreis der lymphatisch-exsudativen Diathese gerechnet werden kann, ist folgendes:

1. Die mannigfachen *Katarrhe und Entzündungen* aller Schleimhäute als Ausdruck einer gesteigerten Entzündungsbereitschaft auf banale und unspezifische Reize infektiöser oder toxischer Natur. Sie sind von denen auf nicht diathetischer Grundlage klinisch nur dann zu unterscheiden, wenn die Generalisationstendenz, die ausgesprochene Neigung zu ständiger Wiederholung, der akute und heftige Beginn, ebenso wie die plötzliche und fast kritische Beendigung auffallen. Klinisch tritt dies in Erscheinung als Entzündungen der Gaumen- und Rachentonsillen (Angina tonsillaris und besonders retronasalis), Coryza bzw. Rhino-pharyngitis, Tracheitis, Laryngitis, Bronchitis, Conjunctivitis, Blepharitis, Balanitis, Vulvo-vaginitis non specifica; hier sind auch einfache Katarrhe von seiten der Schleimhaut des Magen-Darmkanales und der Blase mit einzubeziehen, da eine generalisierte Katarrh-.disposition diese Schleimhäute nie unbeteiligt läßt, auch wenn dies klinisch nicht immer in Erscheinung tritt. Je mehr man aber darauf achtet, findet man auch solche in Gestalt von sog. Begleitpyurien, von gastrischen und dyspeptischen Erscheinungen, für die nie ein rechter Grund gefunden werden kann. (Appetitlosigkeit, Erbrechen, weicher oder geformter Stuhl, aber mit Schleim an der Oberfläche.)

2. Die *seborrhoid-desquamativen* Erkrankungen der *äußeren Haut* in Gestalt der meist zuerst auftretenden Trimenondermatosen: Dermatitis intertriginosa, D. seborrhoides capitis (GNEIS), D. larvalis (Milchschorf), D. glutaealis, D. psoriasoides, partielle und totale Erythrodermia desquamativa (LEINER). Besonders aus der an Kopf und Wange lokalisierten Dermatitis seborrhoides sich durch Ekzematisation das chronisch rezidivierende und intensiv nässende *Kopf-* und *Gesichtsekzem*, das früher als besonders charakteristische Manifestation der exsudativen Diathese galt oder eine der verschiedenen Formen des lichenifizierenden Ekzems bzw. der Neurodermitis. Heute dürfen wir annehmen, daß eine häufige, wenn auch sicher nicht einzige dispositionelle Grundlage zum Eczema infantum in der allergischen Diathese, d. h. in der Allergisierung besonders gegenüber Nahrungsstoffen besteht. Man könnte geneigt sein, wegen ihres desquamierenden Charakters die sog. Lingua geographica (Landkartenzunge) diesem Zeichenkreis einzufügen, doch können mit Recht dagegen Bedenken erhoben werden.

3. Die *Hyperplasien* und *entzündlichen Schwellungen* der *lymphatischen Gewebe*, wie sie unter dem „Lymphatismus" als konstitutionellem Dauerzustand (nicht als Bereitschaft) bereits besprochen wurden. Hier tritt die Neigung zu sekundärer Vereiterung besonders unangenehm in die Erscheinung.

4. Die *Anomalien des Stoffwechsels*, die sich besonders in einer mangelhaften oder pathologischen Entwicklung des subcutanen Fettgewebes (dystrophischer oder pastöser Habitus) und in Störungen des Mineral- und Wasserhaushaltes (Hydrolabilität) äußern. Neigung zu Unterernährung auch an der Brust, Ansatz eines schwammigen pastösen Fettgewebes besonders bei Breimast, unerklärbare steile Gewichtsanstiege und ebenso rapide Gewichtsstürze sind die unerwünschten Folgen dieser Veranlagung, die sich trotz scheinbar einwandfreien diätetischen Regimes als „Schwerernährbarkeit" oder als „Heterodystrophie" bemerkbar machen (dystrophische Diathese).

Es ist keineswegs obligat, daß etwa alle diese Zeichenkreise in Erscheinung treten. Das Bild ist im Einzelfalle ein sehr wechselndes. Andererseits wird man sich hüten müssen, aus dem zwei- oder dreimaligen Vorkommen etwa eines Infektes der oberen Luftwege oder einer Dermatitis intertriginosa nun gleich auf das Zugrundeliegen einer exsudativen Diathese zu schließen. Die Manifestationszeit erstreckt sich auf die ganze Kindheit, mit Ausnahme der Neugeborenenperiode, wobei die einzelnen Zeichenkreise gewisse Altersperioden bevorzugen. Das Bild der lymphatisch-exsudativen Diathese wäre aber unvollständig, wenn nicht die *gesteigerte Reaktivität beider Nervensysteme* und die mitunter sehr frühzeitig zu beobachtende *Neuropathie* Erwähnung finden würden. In erster Linie stehen hier Erscheinungen der vegetativen Erregbarkeit wie Spasmen des Magen-Darmkanales (Erbrechen, Obstipation, Darmkoliken), vasomotorische Störungen, abnorme Schweißbildung und Neigung zu konstitutioneller Hyperthermie, Affektlabilität und Schreckhaftigkeit, übertriebene Milieureaktionen und sensible Reizerscheinungen. Jeder Juckreiz ist in das Unbändige gesteigert, jeder Husten und jedes Erbrechen ist an Intensität und Dauer ungewöhnlich. Als Krönung dieses bunten Spieles pflegt die Enuresis selten zu fehlen. (Vagotonische, angioneurotische Diathese, neurovegetative oder spastische Diathese.)

Die zweite große und mit der lymphatisch exsudativen Diathese vielfach kombinierte Diathese ist die *allergische Diathese*. Sicher ist jedoch, daß sie nicht nur häufig allein vorhanden ist, sondern, daß in vielen, ja vielleicht den meisten Fällen, das Vorliegen einer exsudativen Diathese angenommen wird, während es sich in Wahrheit um eine allergische Diathese handelt. Das wird ohne weiteres klar, wenn man sieht, daß so gut wie alle Manifestationen der allergischen Diathese mit an erster Stelle unter den Erscheinungsformen der exsudativen Diathese standen. Zu diesen Manifestationen zählen alle allergischen Erkrankungen, die wir im Kindesalter kennen: die Urticaria papulosa, die Prurigo, das QUINCKE-sche Ödem, ein gewisser Teil des Eczema infantum, die Neurodermitis, das Heufieber, die Rhinitis vasomotorica, das allergische Asthma und wahrscheinlich in Beziehung dazu stehend die häufigere Bronchitis asthmatica, die Colitis mucosa und gewisse spastische Erscheinungen des Magen-Darmkanals. *Sämtlichen Reaktionen dieser Art liegt ein einheitlicher Mechanismus, nämlich eine Antigen-Antikörperreaktion zugrunde* und nur diese berechtigt dazu, sie als allergische Krankheitserscheinungen aufzufassen. Die klinisch so bedeutungsvolle Frage ist aber die, wie und wo es zu dieser Antigen-Antikörperreaktion kommt, und warum in dem einen Falle dabei Krankheitserscheinungen auftreten und im anderen nicht. Durch rein quantitative oder qualitative Verschiedenheiten in der Allergisierung ist dies jedenfalls schwer zu erklären, zumal gerade in diesen einschlägigen Fällen die Art der allergenen Primäreinwirkung meist völlig unbekannt ist. Hier zeigt sich eben, daß vielmehr die Anlage zur klinisch manifesten allergischen Reaktion erblich ist, nicht so sehr die Reaktionsform selbst. Die Antikörperbildung, also die Allergisierbarkeit als solche, ist eine allgemein verbreitete Eigenschaft aller Organismen und würde allein noch keineswegs den Ausdruck einer allergischen Diathese bedeuten. *Die Bereitschaft zur allergischen Erkrankung, d. h. entweder die abnorm rasche und gesteigerte Antikörperbildung oder die Fähigkeit, auf den Ablauf der Antigen-Antikörperreaktion hin sofort mit Krankheitssymptomen zu antworten, ist das Wesentliche der allergischen Diathese oder, wie sie auch bezeichnet wird, der idiosynkrasischen Bereitschaft.*

Daß diese Bereitschaft auf *erblichen Anlagefaktoren* beruht, ist heute durch zahlreiche Familien- und Sippenforschungen, sowie durch die Zwillingsforschung erwiesen. Wenn auch einzelne allergische Erkrankungsformen oder Symptome wie etwa das Asthma, die Migräne, das Heufieber, die alimentäre- und Arzneimittelidiosynkrasie innerhalb eines Erbganges gehäuft auftreten, so geht doch aus vielen Sippenuntersuchungen hervor, daß zumeist neben einer dieser Erkrankungsformen noch eine ganze Reihe anderer allergischer Erkrankungen innerhalb der Sippe auftreten, oder wie sich dies oft beobachten läßt, bei den einzelnen Familien- und Sippengliedern die Spezifität des die allergische Reaktion auslösenden Stoffes wechselt. Die Frage, warum sich diese allergische Bereitschaft im einen Falle an der Bronchialmuskulatur, im anderen Falle an der Darmschleimhaut und im dritten Falle etwa an der Haut äußert, ist zunächst nur durch den vieldeutigen Begriff der Organdisposition, d. h. eben „akzessorischer Dispositionen, welche die einzelnen Symptome determinieren", zu klären.

In der Pathogenese des Eczema infantum ist die Allergie vor allem gegenüber Nahrungsmitteln wie Eiklar, Milch aber auch gegenüber Mehl und Cerealien usw., die sog. Trophallergie von Bedeutung, wenn auch nicht in dem Sinne, daß beim Einwirken des alimentären Antigens auf die Haut etwa ein Ekzem auftritt. Der Weg von der spezifischen „nutritiven" Allergie bis zum Ekzem ist vermutlich ein sehr komplizierter, so daß hierüber zunächst nur Vermutungen bestehen. Äußere unspezifische Reize mannigfachster Art wie Kratzen, Scheuern, Schweiß, Seife, Kleidungsstoffe, bakterielle und Entzündungsprodukte spielen ebenso wie beim Zustandekommen der Manifestationen der exsudativen Diathese zumindest eine auslösende Rolle. Die Übertragung eines Antigens diaplazentar oder durch die Muttermilch via Darm in das Blut des Säuglings in immunbiologisch voll reaktionsfähigem Zustand ist erwiesen; desgleichen die diaplazentare Übertragung eines allergischen Antikörpers, so daß diese Möglichkeit bei einer Vererbungsfrage ausgeschlossen werden muß.

Von großer praktischer Bedeutung sind die auf einer Diathese beruhenden funktionellen Schwächen und Störungen des Nervensystems und meist auch verbunden damit der Psyche. Schon die Beobachtungen in der Sprechstunde lassen hier naheliegende Zusammenhänge erkennen. Man hat von einer *neuropathischen* oder in letzter Zeit auch von einer *neuropsychasthenischen Diathese* gesprochen, um die engen Beziehungen zwischen Neuro- und Psychopathien zu unterstreichen. Der Kreis der erblichen Belastung solcher Sippen ist ein sehr großer, zumal — wie schon hervorgehoben — mannigfache Wechselbeziehungen auch zur exsudativ-lymphatischen und zur allergischen Diathese bestehen. Die funktionelle „Schwäche" äußert sich nicht nur in neuro- und psychopathischen Reaktionen (näheres hierüber s. bei Degkwitz), sondern auch in einer besonderen Anfälligkeit des Nervensystems gegenüber infektiösen und toxischen Schädigungen. So erkrankte z. B. ein derartiges Kind im Säuglingsalter nach der Impfung an einer Vaccinationsencephalitis, im Kleinkindesalter bei jedem Infekt an Fieberkrämpfen, um später anläßlich einer tuberkulösen Infektion an einer tuberkulösen Meningitis zu sterben. In diesen Kreis der Betrachtungen gehört auch die familiäre Häufung postdiphtherischer Lähmungen, ebenso wie das bekannte familiäre, ja manchmal „erbliche" Auftreten des Pylorospasmus. Solche „belasteten" Sippen weisen neben Neuro- und Psychopathie abnorme Veranlagungen, infektiöse und andere organische Erkrankungen des Nervensystems, Spasmophilie, Enuresis, Pylorospasmus, allergische Erkrankungen, daneben aber auch besonders lebenstüchtige und hochbegabte Menschen auf.

Der *Arthritismus* genießt hauptsächlich im französischen Schrifttum ein großes Ansehen. Die Begriffsbildung geht im wesentlichen davon aus, daß Gichtkranke nicht selten auch noch bestimmte andere Erkrankungen wie Diabetes, Fettsucht, Gallen- und Nierensteine,

Arteriosklerose, rheumatische Erkrankungen, Migräne, Heuschnupfen, Asthma bronchiale, QUINCKESches Ödem, Urticaria und Ekzeme hätten, Erkrankungen, die also bis in das Kindesalter reichen und zum Teil dem Zeichenkreis unserer exsudativen, zum Teil dem der allergischen Diathese entsprechen; ferner, daß bei den gichtfreien Familienmitgliedern die genannten Erkrankungen häufiger vorkämen, als man nach ihrer allgemeinen Häufigkeit erwarten dürfte.

Aus den neueren Untersuchungen in Deutschland geht zunächst einmal hervor, daß in der Tat engere genetische Beziehungen zwischen akuten rheumatischen Erkrankungen (Arthritis) und chronisch entartenden Gelenkerkrankungen (Arthrosis) bestehen, was sich besonders darin äußert, daß in den Sippenbildern häufig Arthrosis bei den Eltern und akute Polyarthritis bei den Kindern erscheint. Das ist nur so zu erklären, daß sich eine gemeinsame Anlage nach ganz verschiedenen Richtungen hin entwickelt. Diese monomere spezifische allgemein arthritische Erbanlage zeigt eine unregelmäßige Dominanz. Erblich mitbestimmende Faktoren sind vor allem die allergische, zum Teil aber auch die exsudative Diathese. Die allergische Diathese, die erbklinisch in unmittelbarer Nachbarschaft zu Arthritis in Erscheinung tritt, wirkt offenbar in der Anlage als Neben-Gen auf das spezifisch arthritische Haupt-Gen. Die durch Sippen- und Zwillingsforschung ermittelte arthritische Erbanlage zeigt eine große intrafamiliäre Variabilität, dagegen keine interfamiliäre Variabilität, d. h. die arthritische Anlage ruft innerhalb einer Familie leichte und schwere Krankheitsbilder hervor, aber die vielfachen klinischen Erscheinungsbilder wechseln nicht nur innerhalb einer Familie, sondern ebenso in allen anderen Sippen.

Therapie. Für alle Diathesen gilt, daß eine unmittelbare Beeinflussung der Anlagen aus verständlichen Gründen nicht möglich ist, ebensowenig die Verhütung ihrer Entstehung durch Einleitung ausmerzender Maßnahmen, die schon durch die Häufigkeit des Vorkommens der Diathesen zum Scheitern verurteilt sind. Dagegen wird heute durch eine menschlich und eugenisch gleich gut geleitete Eheberatung manches zu erreichen sein. Es bleiben also nur zwei Aufgaben zu erfüllen: einmal die Behandlung der einzelnen Manifestationen in der üblichen Weise. Sie gehört nicht in dieses Kapitel, sondern muß bei den betreffenden Erkrankungen nachgesehen werden. Zweitens die Umgestaltung der inneren und äußeren Bedingungen, und zwar so, daß ganz allgemein die Voraussetzungen zur Entstehung krankhafter Erscheinungen gemildert oder überhaupt genommen werden. Bei der lymphatisch-exsudativen Diathese wurde schon von CZERNY die Vermeidung jeglicher Mast und im besonderen der als pathogenetisch wichtiges Moment erkannten Milchüberfütterung in der Behandlung hervorgehoben. Heute spielt dieser Gesichtspunkt nicht mehr die Rolle wie früher. Die Wirkung lag wohl auch mehr in Richtung der allergischen Diathese, deren diätetische Behandlung im wesentlichen auch die der exsudativen Diathese ist, besonders, wenn eine kombinierte Veranlagung angenommen werden muß. Ist dies nicht der Fall, dann wird man eine antiphlogistische und austrocknende Kost vorziehen: geringe Flüssigkeitsmengen, möglichste Kochsalzarmut, Vermeidung zu reichlicher, hydropigen wirkender Kohlenhydrate in Gestalt von Mehlspeisen, Breien und Puddings. Im ganzen knappe, gemüseund obstreiche, möglichst abwechselnde Kost, Vollkorn- und Roggenbrot. Im Säuglingsalter wenigstens eine Zeitlang die fettarme Buttermilch, besonders in Verbindung mit Frauenmilch als Zwiemilchernährung. *Allein darf sie nicht über längere Zeit und nie ohne zweifachen Kohlenhydratzusatz gegeben werden.* Die völlig milchfreie Ernährung, wie sie heute vielfach im Säuglingsalter empfohlen wird, birgt als Dauerernährung große Gefahren.

Mehr denn je wird dem Arzt über kurz oder lang die Frage vorgelegt, welche „Abhärtungs"maßnahmen wegen der rezidivierenden Katarrhe und Infekte ergriffen werden könnten, und ob das Kind nicht in eine „Erholung" an die See oder in das Gebirge oder in ein Solbad müsse. Da heute die Möglichkeiten in viel größerem Umfange wie früher gegeben sind, muß dieser Frage eine besondere Beachtung geschenkt werden. Im allgemeinen darf gesagt werden, daß die Sucht, von allen diesen Möglichkeiten Gebrauch zu machen, vielfach zu Planlosigkeit und Übertreibungen führt. Das Kind wird auch leicht dadurch zum Kranken gestempelt, wenn es vom Arzt in einen „Kurort" beordert wird. Eine Verschickung ist unangebracht, solange nicht zu Hause die Ernährung einwandfrei gestaltet ist und auch die *Bekleidungsfrage, die Körperpflege* und *sinnvolle Abhärtung*, die *Tageseinteilung*, die *Erziehung* und nicht zuletzt die *Infektionsprophylaxe* so geregelt sind, wie es in dem gegebenen Milieu möglich ist. In nicht wenigen Fällen kann man feststellen, daß gerade in dieser letzten Beziehung, auch da, wo man es nicht vermuten sollte, gegen die banalsten Regeln der Hygiene und Sauberkeit verstoßen wird, so daß keine Veranlassung besteht, sich über die rezidivierenden Infekte zu wundern. Es ist unbedingt notwendig, seine Aufmerksamkeit etwas eingehender den erzieherischen Gepflogenheiten in der betreffenden Familie zu widmen; man wird nach einer halbstündigen Anamnese und nach eindringlichem Befragen unschwer Wege erkennen, wo eine „Konstitutionstherapie", d. h. einfach eine vernünftige Lebensweise und richtige Erziehung einzusetzen hat. Findet sich allerdings auch im Milieu des Kindes eine ausgesprochene Neuro- oder psychopathische Veranlagung, dann werden die Aussichten auf entscheidende Änderungen in der Erziehung und Lebensweise recht geringe sein. Die beste Abhärtung ist das Luft- und Sonnenbad, letzteres in „refracta dosi" und ohne Übertreibungen. Die meisten Kinder sind auch heute noch zu warm angezogen. Das kalte Baden und Abduschen ist besonders bei Neuropathen alles andere als eine „Abhärtung". Bei „Lymphatikern" ist vor jeder hydrotherapeutischen Prozedur zu warnen. Sonst sind die naßkühlen Abreibungen oder die kurzen *heißen* Bäder, richtig ausgeführt, die beste „Abhärtung". FEER hat die letzteren wieder auf Grund seiner großen persönlichen Erfahrung empfohlen und mit Recht auf das Beispiel der Japaner und Finnen verwiesen. Im späteren Kleinkindes- und Schulalter tritt dann bereits die *Erziehung im Jungvolk und in der HJ. in ihre Rechte*. Als *Reizklima* sind die See, besonders was die Neigung zu Katarrhen der oberen Luftwege betrifft, die Nordseeinseln zweifellos in vielen aber keineswegs in allen Fällen von guter Wirkung. Die Zahl der fälschlich und damit erfolglos an die See geschickten Kinder ist gar nicht gering. Vorausgegangene und bestehende chronische Otitis media und Pyurie, chronische Durchfälle und bestehende Bronchiektasen gelten allgemein als Gegenanzeige; für lebhafte, vegetativ erregbare, erethische-neuropathische, blasse und magere Kinder ist der Aufenthalt an der Nordsee in der Regel nicht günstig. Sie erholen sich besser an der Ostsee oder im Schonklima des Mittelgebirges, zumal zum Baden im Freien heute so gut wie überall in Deutschland Gelegenheit ist. Da an der See die Besonnung stark und meist auch trotz Vorsicht eine lang anhaltende ist, wird man gut tun, vorher eine Tuberkulinprobe anzustellen. Das Solbad hat nur noch im Sinne eines allgemeinen Erholungsaufenthaltes und als milder Klimawechsel seine Berechtigung; das Kind wird dabei aber leicht an solchen Orten zu einem Behandlungsobjekt gestempelt, was grundsätzlich vermieden werden sollte.

Die *Behandlung der allergischen Diathese* deckt sich im wesentlichen mit der Behandlung der spezifischen Allergieform, die sich in den einschlägigen Kapiteln findet. Darüber hinaus ist die Diathese aber auch einer allgemeinen antiallergischen Therapie zugänglich, nachdem die restlose Entfernung der spezifischen Allergene aus der Nahrung (Ausschaltungskost) oder der Umgebung der Patienten in den wenigsten Fällen möglich ist. Beim Vorliegen einer Trophallergie wird man deshalb vielfach nur eine allgemeine antiallergische Diät verordnen können, soweit dies im Kindesalter möglich ist. Auch hier muß vor längerer Durchführung völlig milchfreier Kost oder gar Rohkost im Säuglingsalter gewarnt werden. Im Einzelfalle eine solche Kost zusammenzustellen ist nicht leicht. Sie kann sich zum Teil darauf stützen, daß Nahrungsmittel in kleinen Mengen häufig gut vertragen werden, während sie in größerer Menge allergische Symptome auslösen. Man hat neuerdings die Behandlung dieser Diathese von einer ganz anderen Seite versucht, indem man von der Theorie der Histaminbildung beim Ablauf der Antigen-Antikörperreaktion ausging und ein aus der Darmschleimhaut gewonnenes, nach Einheiten standartisiertes, histaminentgiftendes Prinzip (im Handel unter der Bezeichnung *Torantil*, I. G.) empfahl. Ein Versuch ist auf jeden Fall angebracht, da man manchmal den Eindruck einer entscheidenden Wirkung hat. Nicht vergessen sollte man die von HEUBNER schon verordnete Schwefelwassertrinkkur (Weilbacher oder Nenndorfer Schwefelquelle), die durch die neuerdings wieder betonte antianaphylaktische Wirkung des Schwefels auch sachlich begründet erscheint. Für eine pharmakologische Dauerbehandlung ist eine kombinierte Jod-Arsenkur, etwa in Gestalt des *Taumagens*, gelegentlich von guter Wirkung.

Die unter Umständen mehrmals zu wiederholende klimatische Behandlung der allergischen Diathese im Kindesalter, besonders auch im Sinne einer Manifestationsprophylaxe ist leider noch wenig ausgebaut. Die Meinungen darüber gehen zum Teil sehr auseinander. Die Wahl des Ortes muß jedenfalls von der Organmanifestation abhängig gemacht werden. So ist die See für alle Formen allergischer Enteropathien nicht günstig. Das Mittelgebirge (Schwarzwald und Thüringer Wald) als Schonklima birgt hier das relativ geringste Risiko eines Fehlschlages, wenn die Kur lange genug (3 Monate) durchgeführt wird. Für chronische Ekzeme ist das deutsche Hochgebirge (Allgäu, Oberbayern, Ostmark, Erzgebirge) zweifellos am besten, ebenso auch für alle Formen asthmatischer Bronchitis und für das Asthma. Sonst kommen für die letzteren Fälle auch die Nordseeinseln und Helgoland in Betracht. Ergänzend hierzu gilt das schon vorausgehend über die Klimabehandlung Gesagte.

Schrifttum.

BERGER u. K. HANSEN: Allergie. Leipzig: Georg Thieme 1940.

CURTIUS, F.: Die Erbkrankheiten des Nervensystems. Stuttgart: Ferdinand Enke 1935.

GEYER, H.: Zur Ätiologie der mongoloiden Idiotie. Leipzig: Georg Thieme 1939.

HAAG, F. E.: Konstitution und allergische Krankheiten. Jahrbuch der allergischen Krankheiten. Köln-Mülheim: Künstler-Verlag 1937. — HOFMEIER, K.: Die Bedeutung der Erbanlagen für die Kinderheilkunde. Stuttgart: Ferdinand Enke 1938.

KÄMMERER, H.: Allergische Diathese und allergische Krankheiten. München: J. F. Bergmann 1934.

LANGE, M.: Erbbiologie der angeborenen Körperfehler. Stuttgart: Ferdinand Enke 1935.

PFAUNDLER, M. v.: Im Handbuch von PFAUNDLER und SCHLOSSMANN, 4. Aufl. 1931. — Historische Bemerkungen zu Name und Begriff „Diathese". Z. menschl. Vererbgslehre **22**, 129—135 (1938).

RUDDER, B. DE: Die Einwirkung der erblichen Dispositionen bei den ansteckenden Krankheiten. 3. Ärzte-Konf. dtsch. Ver. Säuglings- u. Kleinkinderschutz 1930.

SCHRECK, E.: Die Epilepsie des Kindesalters. Stuttgart: Ferdinand Enke 1937.

THOMAS, E.: Über den Status thymico lymphaticus. Z. ärztl. Fortbildg **31**, 517 (1934).

ULLRICH, O.: Konstitution und Kinderkrankheiten. Arch. Kinderheilk. **105**, 94—111 (1935).

VERSCHUER, v.: Erbpathologie. Dresden: Theodor Steinkopff 1937.

WEITZ, W.: Die Vererbung innerer Krankheiten. Stuttgart: Ferdinand Enke 1936. — WEYGANDT, W.: Der jugendliche Schwachsinn. Stuttgart: Ferdinand Enke 1936.

Krankheiten des Neugeborenen.

Von F. GOEBEL-Düsseldorf.

Mit 9 Abbildungen.

A. Besonderheiten aus der Physiologie des Neugeborenen.

1. Haut.

Die Neugeburtsperiode umfaßt, streng genommen, den Zeitraum bis zum Abfalle des Nabelschnurrestes. Da dieses Ereignis bei dem einen Kinde früher, bei dem anderen später eintritt, beziehen sich die folgenden Ausführungen auf die ersten 2 Lebenswochen.

Bei der Geburt ist die Körperoberfläche des Kindes überzogen von der *Vernix caseosa* (Käseschmiere), einer weiß- oder gelbgrauen Schicht, die in verschiedener Stärke besonders das Gesicht, die Ohren, die Achseln, die Leistenbeugen und den unteren Teil des Rückens bedeckt. Sie besteht im wesentlichen aus von dem Stratum corneum in den letzten Fetalmonaten abgestoßenen Zellen, die eine fettige Umwandlung in Zellfette erfahren haben. Cholesterin ist reichlich nachzuweisen aber auch Glykogen in beträchtlicher Menge. Nach dem ersten Bade weist die Haut folgende Besonderheiten auf: sie reagiert nicht sauer, sondern hat die neutrale p_H von durchschnittlich 6,7. Die Farbe ist in den ersten Minuten blaßcyanotisch und geht nach den ersten Atemzügen in kräftiges Rot über; nur an Händen und Füßen bleibt der livide Ton noch einige Zeit bestehen. Dieses *Erythema neonatorum* erhält sich einige Tage — bei Unreifen länger — und dann schilfern sich infolge der Austrocknung die bis zur Geburt vom Fruchtwasser durchfeuchteten obersten Epidermischichten in kleineren Schuppen ab, zuerst an den Handflächen und Fußsohlen. Starke Ablösung der Epidermis in großen Lamellen ist nicht mehr physiologisch, sondern kann einen fließenden Übergang zu der hereditären Ichthyosis darstellen, die in der schweren Form der *Ichthyosis congenita* zur Totgeburt führen kann (s. unter den Hautkrankheiten).

Dem Neugeborenen ist stärkere *Lanugobehaarung* eigen als dem Säugling der späteren Lebensperioden; der Kopf kann fast kahl sein oder dicht behaart: Beides ist ein vorübergehender Zustand, ein dichter Haarschopf ist nicht von langem Bestande und seine Farbe braucht nicht die bleibende zu sein.

Die *Nägel* der Finger und Zehen erreichen oder überragen beim reifen Neugeborenen die Fingerkuppe, eine geringere Entwicklung aber ist keineswegs ein obligates Zeichen der Unreife; bei erheblich untergewichtigen Frühgeborenen können die Nägel vollständig entwickelt sein. Eine sehr seltene, zum Teil familiäre Anomalie ist die *Hyperkeratosis subungualis congenita (Pachyonychia congenita)*, bei der durch eine starke Verdickung der tieferen Nagelschichten krallenförmige Verunstaltungen der weiß verfärbten Nägel an allen Fingern und Zehen entstanden sind.

Während das Erythema neonatorum gleichmäßig die gesamte Haut betrifft, beobachtet man nicht ganz selten in der 1. Lebenswoche ein über mehrere Tage lang bestehendes an Masern erinnerndes Exanthem, das *Exanthema neonatorum toxicum*, nach neuesten Anschauungen auch *allergicum* benannt. Es ist durchaus harmlos und ohne Bedeutung und entsteht vielleicht dadurch, daß für den Fetus mütterliche Eiweißstoffe Allergene sind, die in utero durch die Placenta entgiftet werden. Wenn während der Geburt beim Ausfalle dieser Placentarfunktion noch solche Allergene in das Kind übergehen, können sie nach Stunden oder Tagen allergische Reaktionen auslösen. Im übrigen allerdings kommen allergische Reaktionen beim Neugeborenen nicht vor.

Über eine andere Farbveränderung der Haut, die am 2.—3. Lebenstage deutlich wird und 10—12 Tage erkennbar bleibt, den *Icterus neonatorum*, wird; da er sich aus den besonderen Verhältnisse des Blutes dieser Lebensperiode herleitet, weiter unten, im Anschlusse an die Betrachtungen über das Blut, gesprochen werden.

Als seltenes Vorkommnis finden sich beim Neugeborenen *angeborene Hautdefekte*, meist in der Scheitelgegend des Kopfes, als rundliche kleine Geschwüre mit scharfem Rande und mit Granulationen oder einem bräunlichen Belage auf dem Grunde, manchmal bis zum Periost und sogar durch den Schädelknochen hindurch in die Tiefe reichend. Diese Hautdefekte können in kleinem oder großen Ausmaße auch an anderen Körperstellen vorkommen und die Muskulatur mitbetreffen. Bisweilen sind sie schon in utero verheilt und erscheinen als Narben. Sie entstehen zum Teil wohl durch den örtlichen Druck des Amnions, weil sie sich gelegentlich mit amniotischen Schnürfurchen vergesellschaftet finden oder sie sind primäre Hemmungsmißbildungen (Aplasia cutis congenita).

2. Die Ödeme des Neugeborenen.

Dem Neugeborenen ist eine besondere Neigung zu *Ödemen* eigentümlich als Ausdruck einer gewissen Unreife — das Frühgeborene zeigt sie in besonderem Maße — in Gestalt einer erhöhten Durchlässigkeit der Grenzmembranen. Auf den *Hydrops congenitus universalis* sei hier nur hingewiesen; er steht in enger Beziehung zu den fetalen Erythroblastosen und zum Icterus familiaris gravis, die in dem Kapitel über die Blutkrankheiten abgehandelt sind. Auch Nephropathien der Mutter können sich ohne Harnbefund in Gestalt von flüchtigen leichten Ödemen des Neugeborenen auswirken. Häufig ist das sog. *Genitalödem*, das durch Stauung bei der Geburt entsteht und von manchen als Schwangerschaftsreaktion (s. dort) angesehen wird. Es kann geringfügig und schnell vergänglich sein, es kann aber auch die ganze untere Körperhälfte betreffen. Die hartnäckigeren sog. chronischen idiopathischen Genitalödeme werden wohl zu Unrecht als Ausdruck und Folge einer leichten Nabelinfektion angesehen.

Als bedeutsamer, weil es stets der Ausdruck einer schweren Schädigung des Kindes ist, muß das *Sklerödem* angesehen werden, von dem am häufigsten die unreifen, aber auch die reifen Neugeborenen betroffen sind. Immer ist das Allgemeinbefinden ernstlich beeinträchtigt, und alle Kinder mit Sklerödem sind bedroht, wenn sie auch in vielen Fällen zur Genesung und zum Gedeihen gebracht werden können. Die Ursache ist nicht klar; vielleicht haben mechanische oder thermische Schädigungen, insbesondere Kälte, die Capillaren der Haut betroffen, sie gelähmt und undicht gemacht. Eine einfache Stauung in den Capillaren genügt nicht zur Erklärung; man findet bisweilen das Unterhautzellgewebe von einer gelblich-serösen Flüssigkeit durchtränkt. Solche Sklerödeme sind zwar eindrückbar wie gewöhnliche Ödeme, fühlen sich aber hart an; in leichteren Fällen finden sie sich umschrieben an den Oberschenkeln und Waden, in schweren können sie, nur die Handteller, Fußsohlen und das Scrotum auslassend, sich über den ganzen Körper ausdehnen, so daß überall die Haut blaß und kalt ist, sich mit der Subcutis hart anfühlt und der Druck Schmerzen auslöst. In den gut ausgehenden Fällen wird langsam, nach 2—3 Wochen, die Haut weicher und das Ödem ausgeschwemmt. Man muß die Kinder besonders warm halten. Dem Thyroxin, täglich 0,5—2 mg per os oder 0,1 mg subcutan durch 8—10 Tage gegeben, wird eine günstige Einwirkung zugeschrieben.

Prognostisch, weil diese Kinder fast alle verloren sind, ist noch ernster als das Sklerödem das *Sklerem*. Bei ihm fehlt das Ödem, die betroffenen Teile sind nicht angeschwollen und die Haut ist nicht zur Delle eindrückbar. Sie sieht im Gegenteil eher geschrumpft aus und wie ein Panzer liegt sie hart, gespannt und kalt über den betroffenen Körperteilen und macht sie fast unbeweglich. Abkühlung kann nicht die Ursache und das Fettgewebe kann nicht durch Kälte erstarrt sein, wie man es früher angenommen hat, denn der Zustand kann sich nicht nur bei Untertemperatur, sondern auch bei hohem Fieber, etwa einer Sepsis oder Toxikose, entwickeln. Histologisch erweisen sich in der Haut und in der Subcutis die Fibroblasten als stark vermehrt. Offenbar sind durch in ihrem Wesen noch unbekannte Schädigungen die osmotische Wasserbewegung und die Lymphzirkulation derart schwer betroffen, daß die chemisch kolloidale Struktur des Gewebes in der Haut und Unterhaut völlig verwandelt worden ist.

Adiponecrosis subcutanea neonatorum.

Wenn also Veränderungen des Unterhautfettes beim Sklerem sicher nicht in Betracht kommen, so sind sie wesentlich bei einem anderen Krankheitsbild

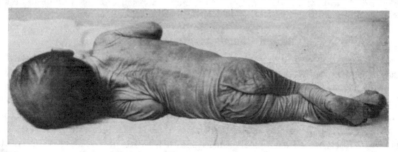

Abb. 1. Oedema lymphangiectaticum. (Kieler Univ.-Kinderklinik.) (K)

der Neugeborenenperiode, das man früher *Sklerodermie* genannt hat. Da sie aber weder etwas mit dem Sklerödem des Neugeborenen gemein hat — schon weil sie harmlos, rein lokal und circumscript ist, und nicht kranke, sondern gerade große, sog. kräftige Neugeborene betrifft — noch mit der Sklerodermie des späteren Alters, hat sich mehr und mehr die glücklichere Bezeichnung *Adiponecrosis subcutanea neonatorum* eingebürgert. Im Laufe der 1. und 2. Lebenswoche treten unter einer im Anfang violett-rötlichen, dann abblassenden Haut auf der Unterlage verschiebliche, etwas erhaben anzusehende, abgegrenzt tastbare derbe Platten bis zur Größe eines Zweimarkstückes auf. Bevorzugte Stellen sind Gesicht, Rücken und Arme. Ältere histologische Untersuchungen zeigten eine ausgedehnte Nekrose des subcutanen Fettgewebes mit Riesenzellen und reaktiver Entzündung, die in der Abheilung durch Granulationen abgelöst werden. Als Spaltungsprodukte des Neutralfettes sah man Fettsäurenadeln und Kalkseifen. Neueste Untersuchungen sprechen nicht für Resorption und Regeneration einer Gewebsnekrose, sondern für einen Umbau innerhalb von geschlossenen retikuloendothelialen Organen der Subcutis durch Funktionsänderung dieser Organe. Es handele sich also um eine essentielle Erkrankung der frühkindlichen subcutanen Fettorgane durch temporäre Störungen des Lipoidhaushaltes und der Name Lipodystrophia subcutanea neonatorum erscheint als der zutreffendere. Sicher erscheint, daß dem Trauma eine ursächliche Bedeutung zukommt: die Veränderungen finden sich zumeist nach schweren Geburten großer Kinder mit Anwendung der Zange und Wiederbelebungsversuchen. Eine Behandlung ist nicht nötig, die Verhärtungen verschwinden langsam nach Wochen und Monaten

wieder. In einigen Fällen sah ich narbige Veränderungen der Haut zurückbleiben. Ganz selten kommt es zu einer Infektion mit Eitererregern.

Sehr selten ist eine andere Ödemart, das *Oedema lymphangiectaticum neonatorum* (bisher
13 Fälle beschrieben): angeborene ödematöse Schwellungen an Armen und Beinen, nicht
an anderen Stellen, ohne Röntgenbefund, ohne Heredität, ohne Lues. Die Ursache liegt
in einer angeborenen abnormen Weite der Lymphcapillaren und Lymphspalten mit Lymphstauung. Eine Therapie gibt es nicht, der Zustand ist quoad vitam harmlos. Manchmal
sieht man im Laufe von Jahren einen Rückgang der Schwellungen bis zum völligen Verschwinden. Differentialdiagnostisch ist die wesenähnliche kongenitale Elephantiasis in
Betracht zu ziehen und das chronische hereditäre Trophödem.

Naevus flammeus und Mongolenfleck.

Zahlreiche Neugeborene haben an der Stirne oberhalb der Nasenwurzel,
in der Augenbrauengegend oder in der Mittellinie des Nackens an der Haargrenze
mehr oder weniger stark rote Flecke, etwa 1—2 cm breit und etwas länger mit
ziemlich scharfen Grenzen; durch Druck mit dem darüberstreifenden Finger
oder dem Glasspatel verblassen sie, um sich danach sogleich wieder zu röten. Es
handelt sich also um eine Erweiterung der Capillaren der intakten Haut. Die
Eltern sind darüber oft beunruhigt, man kann sie aber über die Prognose dieser
Naevi flammei (blasses Feuermal, Storchenbiß) völlig trösten: ohne Behandlung
verschwinden sie im Laufe des 1. Lebensjahres.

Gleichfalls belanglos ist der *Mongolenfleck,* ein bläulicher oder zart blaugrauer Fleck, rund oder unregelmäßig, meist am Kreuze oder in der Gesäßgegend.
Er ist eine atavistische Erscheinung, die fast stets noch im Säuglingsalter von
selbst wieder verschwindet. Besonders ausgeprägt kommt sie bei Rassen mit
mongolischem Einschlage vor, aber auch bei anderen Menschen mit stark pigmentierter Haut.

3. Wärmehaushalt des Neugeborenen.

Das Neugeborene, das plötzlich aus dem unselbständigen, behüteten intrauterinen Leben in die Außenwelt eintritt, muß sich mit den tiefgreifenden Veränderungen seines neuen Daseins auseinandersetzen und es vergeht eine gewisse
Zeit, bis sich alle Funktionen eingespielt haben. Das betrifft z. B. den Wärme-
haushalt: Das Kind wird geboren mit einer Temperatur von 37,6⁰ rektal. In
den ersten 1—2 Stunden sinkt die Körperwärme um $1^1/_2$—2⁰, um bei sorgsamer
Einpackung nach 9—10 Stunden 37⁰ wieder zu erreichen. Die Ursache ist die
Auskühlung bei den ersten Manipulationen nach der Geburt; wenn ein etwas
älterer Säugling derselben Abkühlung ausgesetzt wird, sinkt seine Körperwärme
nicht. Diese mangelhafte Fähigkeit des Neugeborenen, seine Eigenwärme festzuhalten, beruht auf einer Ungeübtheit seiner Wärmeregulation. Auch zur
Wärmestauung durch äußere Einflüsse neigt das Neugeborene. Aber bald,
schon nach wenigen Tagen, wird die dem gesunden Säuglinge eigentümliche
Monothermie deutlich, mit Tagesschwankungen von wenigen Zehntel Graden.
Besonders unfähig zur Wärmeregulierung sind die Unreifen. Auf das *transitorische Fieber* des Neugeborenen kommen wir weiter unten, im Zusammenhange
mit der Ernährung, zu sprechen.

4. Kreislauf des Neugeborenen.

Einschneidend ist die Umstellung vom fetalen zum bleibenden Kreislaufe.
Mit dem ersten Atemzuge wird das Blut aus der rechten Kammer in das erweiterte Strombett des Lungenkreislaufes angesaugt. Der Druck im rechten
Vorhofe sinkt, zumal kein Blut aus der Nabelvene mehr in die Cava inferior
einfließt, der Druck im linken Vorhofe steigt durch das aus der Lunge vermehrt
abströmende Blut an und das Foramen ovale schließt sich. Gleichzeitig erhält der

Ductus Botalli durch das Ingangkommen des Lungenkreislaufes weniger Blut. Das *Herz* des Neugeborenen ist gegenüber späteren Zeiten unverhältnismäßig groß und von gedrungener plumper Form. Die *Pulsfrequenz* ist beim Neugeborenen mit 130—140 Schlägen pro Minute doppelt so groß wie beim Erwachsenen, mit 6 Monaten ist sie auf 125 hinunter gegangen, mit 2 Jahren beträgt sie 120, mit 3 Jahren 110, mit 4 Jahren 100, mit 9 Jahren 95, mit 11 Jahren etwa 85. Der systolische *Blutdruck* beträgt beim Neugeborenen durchschnittlich 60 mm Hg, am 8. Lebenstage 80, erreicht mit 2 Jahren 90 und mit 14 Jahren 110.

5. Atmung des Neugeborenen.

Schon gegen Ende des intrauterinen Lebens kann man Atembewegungen feststellen. Sobald nach der Geburt die O_2-Versorgung aus der Placenta aufgehört und der CO_2-Gehalt des Blutes eine bestimmte Höhe erreicht hat, erfolgt durch die Erregung des Atemzentrums der erste Atemzug. Die Atmung wird alsbald regelmäßig. Daß sich allerdings die zentrale Regulation nicht sofort vollkommen einstellt, zeigt ein periodisches Ab- und Anschwellen der Atmung nach dem Typus von CHEYNE-STOKE bei jedem schlafenden Neugeborenen. Der Atemmechanismus ist erschwert; die Choanen der Nase sind eng, die Mundatmung macht Schwierigkeiten und ist noch nicht erlernt, so daß man von einer „physiologischen Atmungsinsuffizienz" gesprochen hat. Sie wird verstärkt dadurch, daß die Rippen horizontal, die oberen sogar ein wenig aufwärts verlaufen. So kann der junge Säugling nicht thorakal atmen, sondern ist fast ausschließlich auf die Zwerchfellatmung angewiesen. Dem Tiefertreten des Zwerchfells aber setzen die große Leber und die durch die relativ großen Nahrungsvolumina der Milch stark gefüllten Bauchorgane Schwierigkeiten entgegen, so daß der hohe O_2-Bedarf nur durch eine hohe Atemfrequenz befriedigt werden kann. Das Neugeborene macht 55 Atemzüge in der Minute, das 3 Monate alte Kind 45, das halbjährige 41, das einjährige 37, das 3jährige 30, das 6jährige 27, das 11jährige 24, das 14jährige 22 und der Erwachsene 15. Es ist leicht zu verstehen, daß schon wegen dieser mechanischen Verhältnisse alle Entzündungen der Atemwege das Neugeborene aufs schwerste beeinträchtigen müssen.

6. Das Blut des Neugeborenen.

Erhebliche und wichtige Besonderheiten bietet das Blut des Neugeborenen (s. S. 293 [Blutkapitel von GLANZMANN]). Schon bei der Geburt ist die Gesamtzahl der *Leukocyten* vermehrt; mit Beginn des 2. Lebenstages werden Zahlen von 16000—22000 erreicht, bis dann in allmählichem Abfallen etwa am 5. Lebenstage der Durchschnittswert 9000—10000 beträgt.

Die *Erythrocyten* sind am 1. Lebenstage vermehrt bis auf Werte von 6,2 Millionen, mit einem Hämoglobinwert von über 100% und einem Färbeindex von über 1, und sinken bis zum 14. Lebenstage auf den im Vergleich zum Erwachsenen (5 Millionen) niedrigen Wert von rund 4,2 Millionen ab. Diese Zählkammerzahlen pro Kubikmillimeter erscheinen von noch höherer Bedeutung, wenn man bedenkt, daß die Gesamtblutmenge des Neugeborenen am 1. Lebenstage groß ist, 15,5% des Körpergewichtes, gegen 13% am 14. Lebenstage. Es vollzieht sich also in den ersten Lebenstagen ein gewaltiger Blutabbau! Die hohen Erythrocytenwerte des Neugeborenen haben, wie man annimmt, ihren Grund in der äußerst mangelhaften diaplazentaren Sauerstoffsättigung des Fetalblutes; das Nabelvenenblut hat kaum mehr als $^1/_5$ des normalen O_2-Gehaltes des arteriellen Blutes und dabei ist das O_2-Bedürfnis des Fetus groß. Während nach der Geburt der O_2-Gehalt des Blutes auf dem Wege vom linken zum rechten Herzen um nur $^1/_3$ sinkt, entnimmt der Fetus auf dem Wege von der artiellen Nabelvene zu den venösen Nabelarterien fast $^4/_5$ des vorhandenen O_2. Die Erythrocyten des 1. Lebenstages sind zum erheblichen Teile größer als die bleibenden und enthalten um 20% mehr Hämoglobin. Sie weisen eine starke Anisocytose auf; kernhaltige Erythrocyten, durchschnittlich 3 auf 100 Leukocyten, 0,08$^0/_{00}$ der Erythrocyten, finden sich in jedem Neugeborenenblute, desgleichen andere unreife, polychromatische und vitalgranulierte Erythrocyten.

7. Icterus neonatorum (s. auch Abschnitt GLANZMANN).

Der erste Atemzug macht diese Überzahl von Erythrocyten entbehrlich, weil jetzt das O_2-Angebot so sehr viel größer ist. Die überflüssigen Roten werden abgebaut und aus ihrem Hämoglobin entsteht Bilirubin. Der sichtbare Ausdruck dafür ist der physiologische Icterus neonatorum, der als mehr oder weniger deutlicher Hautikterus in den ersten 3 Lebenstagen bei 75—85% aller reifen Neugeborenen und bei allen unreifen sichtbar wird und am Ende der 2. Lebenswoche wieder verschwindet, ausnahmsweise und ohne Schaden als *Icterus neonatorum prolongatus,* besonders bei Frühgeborenen, aber auch über viele Wochen bestehen bleiben kann. Der Bilirubinspiegel ist schon im Nabelschnurblute auf mindestens das Dreifache des normalen Erwachsenenwertes erhöht, nach der Geburt steigt er weiter steil an, auch bei den Kindern, die keinen sichtbaren Ikterus bekommen.

Bei der Gelbsucht des Neugeborenen handelt es sich nicht um eine Gallenstauung und nicht um eine Cholämie, sondern um einen acholurisch-hämolytischen Ikterus. Das vermehrte Bilirubin im Blute kann nicht durch die Nieren ausgeschieden werden (die Gallenfarbstoffproben im Harne fallen negativ aus, nur die im Sedimente sichtbaren Zellen sind gelb gefärbt und nur einzelne rote Bilirubinkristalle sind zu finden, der Stuhl hat seine normale gelbe Farbe), es gibt nur die indirekte Diazoreaktion und ist also anhepatisches Bilirubin. Die noch funktionsunreife Leber vermag dieses reichliche Bilirubin nicht vollständig mit der Galle in das Duodenum auszuscheiden, es staut sich mehr und mehr im Blute an und erzeugt den sichtbaren Ikterus, von leichtem bis schwerem Ausmaße, so daß auch die Schleimhäute, die Skleren, die Tränen und der Liquor cerebrospinalis verfärbt sein können. Stärkere Gelbsucht kann, besonders beim Unreifen, das Allgemeinbefinden stören durch Schlafsucht, Appetitlosigkeit und Gewichtsabnahme. In diesen Fällen ist es ratsam, die Funktion der Leber durch reichliches Angebot von Dextroselösung (5%) zu stützen.

Pathologische Ikterusformen beim Neugeborenen.

Von dem Icterus neonatorum sind wohl zu unterscheiden die pathologischen Ikterusformen des Neugeborenen. Besonders wenn die Gelbsucht nicht nach wenigen Tagen ihren Höhepunkt erreicht hat, sondern weiter zunimmt, ist an derartiges zu denken. In Betracht kommt zunächst der *Icterus familiaris gravis,* der zusammen mit dem Hydrops congenitus und der Neugeborenenanämie zu den fetalen Erythroblastosen gehört und bei den Blutkrankheiten abgehandelt wird. Sind bei immer zunehmender Gelbsucht die Stühle acholisch, ist der Harn bierbraun und gibt er eine positive Bilirubinreaktion, dann liegt ein Stauungsikterus durch angeborene *Atresie der Gallenwege* vor. Leber und Milz vergrößern sich, und wenn auch das Frauenmilchfett verhältnismäßig gut resorbiert wird, kann es nach Monaten zu Keratomalacie und zu Rachitis kommen. Ohne Operation sind alle diese Kinder verloren und sterben an biliärer Cirrhose nach 4 bis spätestens 12 Monaten. Man soll also stets operieren lassen und so früh wie möglich. Zwar vermag der Eingriff nur in einer kleinen Minderheit der Fälle die Kinder zu retten, nämlich dann, wenn die Gallenblase gefüllt ist, die Atresie also den Ductus choledochus betrifft. Dann ist es möglich, durch eine Gallenblasen-Duodenalfistel den Abfluß der Galle in den Darm herzustellen.

Sehr selten ist beim Neugeborenen ein Verschluß der Gallenwege durch ein Konkrement.

Eine andere Ikterusform ist der *septische Ikterus*. Er ist zu erkennen an den Symptomen der Sepsis: Fieber, Abmagerung, Zeichen der Nabelinfektion, Metastasen, Hautblutungen und auch an der positiven Gallenfarbstoffprobe im Harn. Sein Beginn liegt später als der des Icterus neonatorum. Dasselbe gilt für den *Ikterus bei Leberlues*, bei der sichere Symptome der konnatalen Syphilis niemals fehlen, auch er kann vorübergehend zu acholischen Stühlen führen. Bei schwerem Neugeborenenikterus jeder Ursache beobachtet man bisweilen cerebrale Reizerscheinungen wie Krämpfe, Schluck- und Atemstörungen, meningeales Aufschreien u. dgl. Man führt sie zurück auf den sog. *Kernikterus*, einer intensiven Gelbfärbung durch Bilirubin der grauen Kerne im Gehirne, besonders im verlängerten Marke.

Hämorrhagische Diathese des Neugeborenen.

Wir haben schon erwähnt, daß in den ersten Lebenstagen eine Thrombopenie besteht. Die Ursache der sog. *hämorrhagischen Diathese (Pseudohämophilie)* des Neugeborenen liegt in dem physiologischen Mangel an *Vitamin K* der ersten Lebenstage, der die Bildung des zur Gerinnung notwendigen Prothrombins verhindert. Ausnahmsweise führt dieser K-Mangel zu krankhaften Erscheinungen in Gestalt von Blutungen. Diese Blutungsbereitschaft tritt ein in den ersten 4—5 Lebenstagen und verschwindet dann für immer. Sie kann sich äußern als schwere *Blutung aus der Nabelwunde* und ist vielleicht auch für die Entstehung des *Cephalhämatoms,* von dem wir bei den Geburtsverletzungen sprechen werden, von Bedeutung. In den Tagen einer solchen Blutungsbereitschaft ist die schon normalerweise in den ersten Lebenstagen auf 7—15 Minuten verlängerte Blutgerinnungszeit noch mehr verlängert und auch die Blutungszeit kann abnorm sein. Die wirksamste Behandlung solcher Blutungen, deren letzte Ursache unbekannt ist, ist die intravenöse Bluttransfusion; wenn man sich vor ihr fürchtet, obwohl Zwischenfälle selbst bei der Verwendung von nicht gruppengleichem Spenderblut kaum zu befürchten sind, da das Neugeborene Universalempfänger ist, kann man auch mit *Coagulen* und *Clauden* Gutes erreichen. Die ätiologische Therapie besteht aber in der intramuskulären Injektion von Vitamin K, z. B. dem Präparate (Merck), von dem 1—2 Ampullen je 0,0075 g gegeben werden. Ein anderes Präparat ist das wasserlösliche Synkavit (Hoffmann, La Roche). Von den Blutungen aus dem Magen-Darmkanal, die *Melaena neonatorum* wird im Anschlusse an die Besprechung des Meconiums im Abschnitt über die Ernährung des Neugeborenen gesprochen.

Eine Blutungsbereitschaft nach dem 3. Lebenstage läßt vor allem an infektiöse toxische, septische und luetische Ursachen denken.

8. Harnapparat des Neugeborenen.

Die ersten Harnportionen sind rötlich gefärbt und erzeugen rotbraune Flecken auf den Windeln infolge der reichlichen Ausscheidung von Uraten. Bei der Sektion fast aller Neugeborener bis in die 3. Lebenswoche findet man im Markanteil der Harnkanälchen goldgelbe Konkrementausscheidungen von dreifach saurem Ammonurat. Diese „*Harnsäureinfarkte*" bestehen zum Teil aus Uratniederschlägen auf Zylindern aus eiweißartiger Substanz. Vielleicht hängt diese Erhöhung der Harnsäurebildung und -ausscheidung mit der Erhöhung des Grundumsatzes bei Beginn des extrauterinen Lebens zusammen. Oder die Konkremente bilden sich infolge der geringen Harnflut während der Durstperiode der ersten Lebenstage.

Eine leichte *Albuminurie* des Neugeborenen ist physiologisch und eine Folge der erhöhten Durchlässigkeit der Grenzmembranen. Mitunter ist eine leichte *Hämaturie* damit verbunden.

9. Hirntätigkeit und Reflexe des Neugeborenen.

Die Großhirnrinde und die Pyramidenbahnen sind beim Neugeborenen noch unfertig, die Markscheiden fehlen. Zwar lassen sich von allen Sinnesorganen Reaktionen hervorrufen und das Neugeborene vollführt mannigfache Bewegungen, aber die Großhirnrinde ist noch nicht in Funktion. Arbeitsfähig ist bereits die Umschlagstelle im Thalamus opticus, wo die sensiblen und sensorischen Reize auf die vegetativen Zentren überspringen und wo die Abwehrbewegungen auf dem Wege über das Pallidum ausgelöst werden. Die *Bewegungen des Neugeborenen* — und es bewegt sich im Wachen fast unaufhörlich — sind unkoordiniert, sie hängen von subcorticalen Zentren ab, und sie haben die Form der Athetose. Die Bewegungsimpulse gehen von Pallidum aus (man bezeichnet das Neugeborene als „Pallidumwesen") auf extrapyramidalen Bahnen in das Rückenmark. Der hemmende Einfluß des dem Pallidum übergeordneten und stammes- und entwicklungsgeschichtlich jüngeren Corpus striatum fehlt noch; nach der Geburt verschwindet allmählich die athetotische Bewegungsform dadurch, daß sich die Wirksamkeit des Striatum geltend macht. Epileptiforme Krämpfe des Neugeborenen sind also nicht cortical bedingt und erlauben keinen Schluß auf corticale Läsionen; sie können z. B. durch Drucksteigerung im 3. Ventrikel ausgelöst werden.

Im einzelnen läßt sich die Hirntätigkeit des Neugeborenen folgendermaßen umreißen: es *sieht*, schließt die Augen bei Lichteinfall, die Pupillen verengern sich. Fixieren kann es noch nicht. Es weint, wohl wegen Fehlens der dazu notwendigen zentralen Innervation, ohne Tränen. Das Neugeborene *hört*, erkennbar durch Reaktionen auf Schallreize in Gestalt von Lidschluß, Verziehen des Gesichtes, Runzeln der Stirne oder Zusammenfahren. Das *Labyrinth* ist kalorisch und rotatorisch erregbar. Von dieser Labyrintherregbarkeit macht die Mutter unbewußt Gebrauch, indem sie ihr Kind, um es zu beruhigen, auf den Armen hin und her, auf und nieder wiegt oder in der Wiege schaukelt.

Ein Labyrinthreflex, genauer gesagt ein Bogengangsreflex, ist auch der sog. Morosche *Umklammerungsreflex:* wenn man zu beiden Seiten auf das Kissen, auf dem das Kind liegt, mit den Händen schlägt, erfolgt ein bestimmter Bewegungsreflex. Die beiden Arme fahren ruckartig auseinander und werden dann wieder im Bogen aufeinander zubewegt; dabei werden die Finger zuerst gespreizt und dann wieder geschlossen. Eine ähnliche, nur etwas schwächere Bewegung führen die Beine und die Füße aus. Das Wesentliche ist, daß dabei der Kopf erschüttert wird. Man hat in diesem Reflex eine Erinnerung an den Umklammerungsreflex des Affensäuglings gesehen, der sich mit den Armen am Leibe der Mutter festhält. Da man dieselben Bewegungen durch plötzliche starke Schall-, Licht- und Schmerzreize, die das Kind erschrecken, auslösen kann, ist der Umklammerungsreflex eine Schreckreaktion, deren Rest das „Zusammenfahren" des Erwachsenen ist. Mit etwa 3 Monaten verschwindet er; bei Unreifen bleibt er länger und bei Hirngeschädigten unter Umständen dauernd bestehen.

Das Neugeborene zeigt Magnussche *tonische Halsreflexe,* wiederum ein Zeichen der noch unvollkommenen Arbeitsfähigkeit der Pyramidenbahnen. Die *Berührungsempfindlichkeit* des Neugeborenen ist gut ausgebildet; Berühren der Lippen und des Zungenrückens ruft Saugbewegungen *(Saugreflex)* hervor. Damit im Zusammenhang steht ein reflektorischer Vorgang, der das Kind die Brustwarze mit dem Munde finden läßt, der *Suchreflex.* Berührt man mit einem Gummisauger die Wange seitlich des Mundes, dreht sich der Kopf nach der Seite; berührt man die andere Wangenseite, wendet er sich wieder zurück. Oft wackelt dabei der Kopf mehrmals hin und her, bis die Lippen den Sauger gefaßt haben. Für *Temperaturunterschiede* ist die Haut sehr empfindlich, besonders die Wangen und die Fußsohlen. Auf *Geschmacks-* und *Geruchsreize* reagiert das Neugeborene. Die Empfindlichkeit für *Schmerzreize* ist mit verlängerter Reaktionszeit gut ausgebildet; allerdings kann der Reiz noch nicht lokalisiert werden. Bei Juckreizen kratzt das Neugeborene noch nicht, der *Kratzreflex* ist nicht angeboren, sondern muß erst erworben werden. *Husten* und *Niesen* kann das Neugeborene bereits. Bei Berührung der Handfläche tritt ein *Handschluß* ein, reflektorisch, da das bewußte Zufassen und Greifen erst viel später erlernt werden.

Die meisten Neugeborenen heben in Bauchlage den Kopf, während sie ihn in Rückenlage und aufgerichtet nicht halten können; beim Aufsetzen sinkt der ganze Körper in sich zusammen. In Bauchlage machen viele Neugeborene, besonders bei Stützung der Fußsohle durch die Hand des Untersuchers, subcortical reflektorische *Kriechbewegungen*; ebenso gibt es bei senkrechter Haltung, wenn die Sohlen eine Unterlage berühren, *Schreitbewegungen*. Die *Sehnen-* und *Pyramidenreflexe* verhalten sich folgendermaßen: der *Patellarreflex* ist schon am 1. Lebenstage so gut wie immer auslösbar, der *Achillessehnenreflex* nicht so regelmäßig. Fast stets ist vorhanden der *Bicepssehnenreflex* am Arm, der *Tricepsreflex* nicht ganz so häufig. Der *Babinskireflex* ist in den ersten Lebenstagen sehr variabel, dann wird er regelmäßig positiv. Die *Bauchdeckenreflexe* sind meist noch nicht auslösbar. Fast alle Neugeborenen haben ein positives Chvosteksches *Facialisphänomen* (s. Kapitel Tetanie bzw. Spasmophilie) mit Zuckungen der Stirne, Lider, Nasenflügel und Lippen. Daraus eine Neugeborenentetanie zu erschließen, wäre verfehlt. Ihr Vorkommen ist höchst umstritten und auch ein Blutkalkspiegel unter 8 mg-% erlaubt für sich alleine diese Diagnose nicht, denn zur Säuglingstetanie gehören die 3 Symptome Hypocalcämie, Hyperphosphatämie und Alkalose. Die elektrische Übererregbarkeit ist beim Neugeborenen nicht zu bewerten, der Blutkalk sinkt physiologischerweise nach der Geburt für einige Tage ab. Tetanische Symptome beim Neugeborenen, auch allgemeine Krämpfe, bedeuten also nur eine vorübergehende Steigerung des Physiologischen in das Pathologische; Krämpfe lassen viel eher an ein Geburtstrauma (s. unten) denken. Schließlich seien die *reflektorischen Erscheinungen, die beim Neugeborenen physiologischerweise fehlen,* aufgezählt: Pupillenerweiterung auf Schmerz und galvanischen Hautreiz, die koordinierten Augenbewegungen, das Hinwenden zum Licht und zur Schallquelle, der Drohreflex, der Aschnersche Reflex (Pulsverlangsamung bei Druck auf den Augapfel), synergische Bewegungen der Gliedmaßen und die Fähigkeit, bedingte Reflexe zu bilden. *Zeichen einer krankhaften Störung im zentralen oder peripheren Nervensystem* wären fehlender Patellar-, Saug-, Facialis-, Biceps-, Umklammerungs- und Handschlußreflex.

10. Schwangerschaftsreaktionen am Neugeborenen.

Während der Schwangerschaft werden viel Organe der Mutter und des Fetus durch Hormone der Placenta, des Ovars und der Hypophyse beeinflußt. Die häufigste und sinnfälligste dieser Schwangerschaftsreaktionen ist die *physiologische Brustdrüsenschwellung der Neugeborenen,* die nur bei sehr unreifen Frühgeborenen vermißt wird und Mädchen wie Knaben betrifft. Sie beginnt am 2.—3. Lebenstage, vom 4.—5. Tage an kann man aus den Brüsten eine Flüssigkeit herausdrücken, die mit dem Colostrum der Mutter identisch ist (Hexenmilch). Stärke und Dauer der Brustdrüsenschwellung sind sehr verschieden. Eine Behandlung ist überflüssig. Das Ausdrücken des Sekrets ist verboten, weil dadurch die Tätigkeit der Drüse in Gang gehalten würde. Das Wachstum der Brustdrüse wird durch ein Follikelhormon angeregt. Das Lactationshormon stammt aus dem Hypophysenvorderlappen, bis zu der Geburt wird seine Wirkung von dem Follikelhormon gehemmt. Nach der Geburt kann sich das Vorderlappenhormon auswirken, wird aber schneller ausgeschieden als das Follikelhormon, so daß die Lactation nur noch durch den Reiz der Entleerung in Gang gehalten wird. So kommt es, daß die Schwellung einige Zeit anhält, obwohl die Drüse nicht beansprucht wird.

Nicht mit dieser physiologischen Schwellung zu verwechseln ist die durch Infektion mit Eitererregern bisweilen entstehende *Mastitis neonatorum.* Die Brust zeigt eine druckempfindliche umschriebene Verhärtung und Rötung, die sich alsbald zum Absceß entwickelt. Sobald die Einschmelzung deutlich ist, muß eine kleine radiäre Incision gemacht werden, um eine fortschreitende Pflegmone, zu der die jungen Säuglinge neigen, ein Übergreifen auf die Pleura und die Entstehung einer Sepsis zu verhüten.

Auch auf die *Genitalien* wirkt sich das Follikelhormon aus; es kommt zu einer Schwellung der Vulva, einer „klaffenden" Vulva bzw. des Scrotums, mitunter auch des Mons pubis, dem sog. *Genitalödem* (s. oben).

Gleichfalls unter dem Einflusse des Follikelhormons vermehrt sich beim Fetus das Plattenepithel der Scheide, vom 7. Schwangerschaftsmonate an bis zur Geburt. Mit Beginn des extrauterinen Lebens stößt sich das gesamte Scheidenepithel ab in Form eines weißen Ausflusses *(Desquamativkatarrh der*

Scheide). Grundsätzlich ist dieser Fluor der Neugeborenen dasselbe wie der vaginale Fluor der Schwangeren. Auch die Schleimhaut der Cervix uteri wird unter der Einwirkung des Follikelhormons aufgebaut. Nach Wegfall des Hormons geht diese Schleimhaut zugrunde und wird abgestoßen, wobei es in seltenen Fällen in den ersten Lebenstagen zu mikroskopischen oder durch Eröffnung kleiner Blutgefäße auch zu sichtbaren *Vaginalblutungen* kommen kann von kurzer Dauer und ohne Bedeutung. Differentialdiagnose gegen maligne Tumoren der Scheide, die man sehen kann und gegen septische Blutungen, die einer späteren Zeit der Neugeborenenperiode angehören.

Schließlich rechnet man zu den Schwangerschaftsreaktionen die *Comedonen* des Neugeborenen und seine *Acne,* die durch Entzündung der Comedonen entsteht. Im Gesichte, auf den Wangen und der Stirne sieht man zahlreiche gelbliche oder entzündlich gerötete Knötchen, die als Parallele zu der gesteigerten Tätigkeit der Haut in der Pubertät und der Schwangerschaft anzusehen sind. Sie dürfen nicht für eine beginnende Dermatitis seborrhoides gehalten und dementsprechend behandelt werden, sondern sie verschwinden unter der Anwendung von milden Salben.

11. Ernährung des Neugeborenen.

Mit einer weiteren gewaltigen Veränderung seines Daseins außer der selbständigen Atmung und Wärmeregulierung und der Umstellung seines Kreislaufes hat sich das Kind nach der Geburt auseinanderzusetzen; es bezieht seine Aufbaustoffe und die Energieträger für seinen Stoffwechsel nicht mehr fertig von der Mutter, sondern muß sie aus seiner Nahrung entnehmen, umwandeln und verarbeiten. In den ersten 24 Stunden bedarf das gesunde reife Neugeborene noch keiner Nahrungszufuhr; es schläft zumeist und auch die Wöchnerin bedarf der Ruhe und ihre Lactation kommt erst nach und nach in Gang. Vom 2. Lebenstage an wird das Kind zu dem bewährten Turnus von 5 Mahlzeiten erzogen, über Tag mit einer Pause von je 4, über Nacht von 8 Stunden. Die erste Nahrung, die von der Mutterbrust geliefert wird, ist noch nicht die reife Frauenmilch, sondern das *Colostrum.* Es sieht nicht weiß, sondern gelblich aus; dieser gelbe Farbstoff gehört zu den Carotinoiden und ist wohl kaum ohne biologische Bedeutung. Während die Frauenmilch 1,4% Eiweiß, 6,8% Milchzucker, 4% Fett und 0,3% Asche mit zusammen rund 70 Calorien pro 100 ccm enthält, finden wir im Colostrum der ersten 48 Stunden nach der Geburt (die Angaben im Schrifttume sind nicht gleichmäßig) 5,8% Eiweiß, 4,09% Milchzucker, 4,08% Fett, 0,48% Asche = rund 78 Calorien. 5—6 Tage nach der Geburt, in der sog. Übergangsmilch, haben wir 2,04% Eiweiß, 5,75% Milchzucker, 2,89% Fett, 0,34% Asche und in den nächsten Tagen wird die Zusammensetzung der Milch die bleibende. Das Colostrum ist also etwas calorienreicher als die reife Milch, vor allem durch seinen hohen Eiweißgehalt. Der noch hungernde Organismus des Neugeborenen, der sich anfangs mit unzureichenden Nahrungsmengen begnügen muß, ist dadurch vor Eiweißverlusten geschützt. Die Verteilung der Eiweißkörper ist überdies im Colostrum anders als in der reifen Milch: es überwiegt weitaus das albuminartige Molkeneiweiß das Casein. Colostrum gerinnt daher beim Kochen und ist im Magen nicht labungsfähig. Dieses Molkeneiweiß ist den Bluteiweißkörpern nahe verwandt bzw. identisch, es kann also infolge der hohen Permeabilität der Grenzwandmembranen des Neugeborenen in nativem Zustande resorbiert werden, zusammen mit an ihm haftenden Antikörpern. Der hohe Aschengehalt des Colostrums schützt das Neugeborene in den ersten Hungertagen vor Mineralverlusten. Mikroskopisch sieht man im Colostrum neben den emulgierten Fettkügelchen mit kleinen Fetttropfen vollgepfropfte kernhaltige Leukocyten *(Colostrumkörperchen)*; da sie auch später bei Milchstauung in der

Brust auftreten, dienen sie offenbar dem Abtransport nicht ausgeschiedenen Milchfettes. Die daneben vorkommenden Donnèschen *Colostrumkörperchen* haben keine Kerne, sind also keine cellulären Phagocyten, sondern Konglomerate. Vom 2. Lebenstage an, an dem das Kind zum ersten Male angelegt wird, steigt die Trinkmenge von Tag zu Tag in individuell wechselndem und nicht regelmäßigem Maße an. Ein bequemes Schema dafür lautet folgendermaßen: Die Trinkmenge des 2. Lebenstages beträgt durchschnittlich 70 ccm und steigt jeden Tag um 70 ccm an, so daß am 8. Lebenstage rund 500 ccm erreicht sind. Untergewichtige Kinder brauchen im Verhältnis ihres Gewichtes geringere Nahrungsmengen. Das Neugeborene hungert und durstet also und nimmt daher ab. Diese *physiologische Gewichtsabnahme* beträgt zwischen 5% und 10% des Geburtsgewichtes; größere Abnahmen sind krankhaft. Schwere Neugeborene verlieren also mehr Gramme als leichte. Der Tiefpunkt der Gewichtskurve liegt normalerweise spätestens am 5. Lebenstage, nur bei sehr übergewichtigen Kindern am 6. Am 10.—14. Lebenstage, allerspätestens nach 3 Wochen, soll das Geburtsgewicht wieder erreicht sein. Die durchschnittlichen Geburtsgewichte betragen bei Mädchen 3200 g, bei Knaben 3400 g, mit Schwankungen des noch Normalen zwischen 2500 und 5000. Der initiale Gewichtsverlust braucht, abgesehen vom schweren Durstfieber, nicht verhütet zu werden, außer bei den untergewichtigen Unreifen. Er beruht zum geringsten Teile auf Verlusten an Körpersubstanz, ganz überwiegend auf *Wasserverlusten,* geringfügig im Mekonium und Harn, hauptsächlich durch Verdunstung (Perspiratio insensibilis) von der Lungeninnenfläche aus. Refraktometrisch läßt sich eine Bluteindickung feststellen. Dieser Durstzustand führt bei einer Anzahl von Neugeborenen, etwa 2%, zum *Durstfieber (transitorisches Fieber,* transitorische Hyperthermie, Exsikkationsfieber), dessen Höhe — bis zu 40⁰ — mit dem Tiefpunkte der initialen Abnahme des 2.—5. Lebenstages zusammenfällt und dem Grade der Abnahme parallel geht. Dem Organismus fehlt das zur Regulierung der Körperwärme notwendige Verdunstungswasser. Vielleicht spielt dabei auch der hohe Eiweißgehalt des Colostrums eine Rolle; beim Säuglinge kann man mit der Sicherheit des Experimentes durch eiweißreiche und relativ wasserarme Nahrung Hyperthermien erzeugen. Denkbarerweise wirkt auch der körpereigene Blut- und Serumeiweißzerfall der ersten Lebenstage fiebererzeugend. Manche Kinder leiden unter dem Durstfieber, sind teilnahmslos, die Haut verliert ihren prallen Turgor und sieht trocken und welk aus. In solchen Fällen muß man reichlich 5% Traubenzuckerlösung trinken lassen. Selbstverständlich darf man nur dann ein Durstfieber diagnostizieren, wenn andere Fieberursachen, wie Grippe, Abscesse, Sepsis usw. ausgeschlossen sind.

Der Darm des Fetus hat einen Inhalt, der in den ersten 2—3 Lebenstagen als eine geruchlose, schwarzgrüne, klebrigweiche Masse, *Meconium* (Kindspech) entleert wird, bisweilen einem Schleimpfropfen folgend. Unter normalen Ernährungsverhältnissen erscheinen die charakteristischen Säuglingsstühle vom 3.—4. Lebenstage an. Die Gesamtmenge des Meconiums beträgt 60—80 g; es besteht im wesentlichen aus intrauterin verschluckter Vernix caseosa, also aus Lanoguhaaren, Hauttalg und Epidermiszellen, zusammen mit Darmepithelien und Gallenbestandteilen. Die schwarzgrüne Farbe hat ihre Ursache darin, daß intrauterin im Darm keine bakteriellen Reduktionsprozesse vor sich gehen und der Gallenfarbstoff daher nicht als Hydrobilirubin, sondern als Bilirubin und Biliverdin erscheint. Die ersten Mekoniumentleerungen sind praktisch steril, der erste Frauenmilchstuhl enthält die dem Brustkinde eigene Bifidus — flora. Die Herkunft des Bacterium bifidum — aus der mütterlichen Vagina? — ist noch nicht endgültig geklärt. Im Milieu der Brustmilch überwuchert die Bifidusflora mit großer Schnelligkeit den Dick- und den unteren Dünndarm.

12. Melaena neonatorum.

Die schwarzgrüne Farbe des Meconiums darf nicht dazu führen, daß man *Blutungen aus dem Magendarmkanal* in den ersten Lebenstagen übersieht oder erst durch Blutbrechen und eine schnell zunehmende Blässe erkennt. Blutstühle sind teerartig, voluminös, rotschwarz und am Rand der Blutmengen sieht man in der feuchten Windel einen blutigroten Rand. In besonders schweren und bösartigen Fällen fließt unaufhörlich flüssiges Blut aus dem After. Je nach Art und Ort der Blutungen unterscheidet man 4 Formen. Bei der *Melaena falsa* rühren Bluterbrechen und Teerstühle von verschlucktem Blute her, das aus Rhagaden der Mutterbrust ausgesaugt worden ist. Das Kind ist wohlauf und wird nicht blaß. Unter *Melaena spuria* versteht man Blutungen im Nasenrachenraum; das auf dem Rücken liegende Neugeborene schluckt dieses Blut hinunter. Ursächlich und damit prognostisch und therapeutisch steht diese Form der sogleich zu beschreibenden Melaena vera nahe. Die *Melaena symptomatica* gehört zur Sepsis des Neugeborenen und tritt daher erst nach dem 5. Lebenstage auf.

Am wichtigsten ist die *Melaena vera*, von der es leichte bis allerschwerste Formen mit völliger Ausblutung gibt; sie gehört den ersten 5 Lebenstagen an, am häufigsten dem 2. und 3., betrifft 2—3% aller Neugeborenen, hört nach 1 bis 2 Tagen spontan wieder auf und bevorzugt die Monate nach dem August, am meisten den Januar, Februar und März. Hereditäre Einflüsse im Sinne einer Blutungsbereitschaft können in seltenen Fällen in Betracht kommen. Die Blutstühle sind obligat, Blutbrechen hat nur etwa jeder 3. Fall. Die Blutgerinnungszeit ist während der Blutungen in 80% der Fälle verlängert, die Zahl der Thrombocyten kann bis auf etwa 17000 absinken. Nach Aufhören der Blutungen werden diese Verhältnisse alsbald wieder normal. *Pathologisch-anatomisch* findet man in manchen Fällen nichts, in anderen diffuse Schleimhautblutungen der oberen Schichten in Magen und Duodenum, in wieder anderen makroskopisch sichtbare kleine Erosionen bei zu größeren Geschwüren. Die *Ursache* ist, wie oben in dem Abschnitt „hämorrhagische Diathese des Neugeborenen" ausgeführt wurde, der in den ersten Lebenstagen physiologische Mangel an Vitamin K, das zur Bildung des Prothrombins und damit zur Blutgerinnung unentbehrlich ist. Dieser physiologische Mangel kann sich zu pathologischen Erscheinungen auswirken.

Es gibt alle Grade von der okkulten Darmblutung bis zum tödlichen Blutverluste. Für die manchmal vorhandenen Ulcerationen der Schleimhaut müßten dann andere Ursachen, etwa infektiöse Prozesse mitherangezogen werden. Dem Gasbrandbacillus, der gelegentlich gefunden wird, kommt eine ursächliche Bedeutung nicht zu. Die *Behandlung* besteht in intramuskulärer Injektion von Vitamin K (s. oben), in Bluttransfusionen, notfalls intrasinösen, mit denen man Kinder noch retten kann, die bis auf 15—20% Hämoglobin ausgeblutet sind. Intramuskuläre Blutinjektionen leisten nicht so Zuverlässiges. Die beste Statistik hat dennoch eine Sterblichkeit von 12%.

13. Pflege und Fürsorge des Neugeborenen.

Während die Gesamtsterblichkeit im 1. Lebensjahre im großdeutschen Reiche in stetigem Absinken auf fast 6% abgefallen ist, bleibt bisher die Sterblichkeit in der 1. Lebenswoche, die sog. *Frühsterblichkeit* mit etwa 3,5% sich gleich und ist infolge der größeren Gefährdung des 1. Kindes durch die Geburtsschäden in den Jahren der zunehmenden Kinderarmut, in denen die meisten Geburten Erstgeburten waren, gegen früher sogar angestiegen. Wenn wir die Gesamtsäuglingssterblichkeit auf die als erreichbar anzusehenden 4% herabdrücken wollen, dann müssen wir auch die Frühsterblichkeit vermindern durch besondere Pflege und Fürsorge des Neugeborenen. In einer Wiener Statistik aus dem Jahre 1935 über ein Gut von 22825 Kindern mit einem Geburtsgewicht über 1500 g ergeben sich der Reihe nach folgende Todesursachen innerhalb der ersten 10 Lebenstage: 198 Hirn- und Rückenmarksblutungen, 69 Asphyxien, 68 Pneumonien, 52 Mißbildungen, 41 Lebensschwächen, 22 verschiedene Ursachen. In sehr seltenen Fällen sterben Neugeborene an *Hyperinsulinismus* durch Hyperplasie und -funktion des Pankreasinselapparates als kompensatorische Erscheinung bei Diabetes der Schwangeren. Die Hauptarbeit an der Verminderung der Frühsterblichkeit hat also der Geburtshelfer zu leisten, aber der das gesunde Kind betreuende Arzt hat für die Verminderung der Pneumonien, der Todesfälle durch Lebensschwäche, d. h. der Unreifen und der akuten Ernährungsstörungen zu sorgen.

Die *Grundforderung* ist, daß jeder Säugling solange mit *Frauenmilch* ernährt werden muß, bis er Zwiemilch oder reine künstliche Ernährung ohne Schaden verträgt. Schon das junge Mädchen und dann die werdende Mutter müssen über das Stillen und die Überwindung der Stillschwierigkeiten belehrt werden, in der Schule, von den Hausärzten, in den Mütterschulungen, den Mütterberatungsstellen, von der Hebamme und besonders in den Entbindungsanstalten muß das allergrößte Gewicht auf das Stillen gelegt werden, was leider vielerorts vernachlässigt wird. Entbindungsanstalten müssen über Frauenmilch verfügen für Kinder, die aus zwingenden Gründen von der Mutter nicht genährt werden können. Fürsorgerische und soziale Maßnahmen müssen jeder Mutter das Stillen ermöglichen. Die *Frauenmilchsammelstellen* müssen vermehrt und es muß eine noch bessere Methode der Milchkonservierung als die nicht ideale Hitzesterilisation gefunden werden. Wo Beifütterung oder künstliche Ernährung nicht umgangen werden können, ist zitronensaure Milch die Anfangsnahrung der Wahl. Die Neugeborenen sind mit peinlichster Sorgfalt sauber zu halten, Haut- und Nabelinfektionen müssen verhütet und der Ansteckung mit banaler Grippe muß mit allen Mitteln vorgebeugt werden. Eine Unterkühlung bei und nach der Geburt darf nicht geschehen, besonders nicht bei den Unreifen.

B. Intrauterin erworbene Krankheiten und Mißbildungen, die besonders für das Neugeborene von Bedeutung sind.

Die Mißbildungen der einzelnen Organe und Organsysteme werden zusammen mit ihren Krankheiten abgehandelt. Über intrauterin erworbene Erkrankungen wird ebendort gesprochen. Beim Neugeborenen finden sich bisweilen weiche Stellen, wie Craniotabes, auf der Schädelkuppe, *Kuppenweichschädel*. Sie haben mit Rachitis nichts zu tun, sondern entstehen intrauterin durch Druck der mütterlichen Beckenknochen. Der angeborene *Lückenschädel* gehört zu den Mißbildungen. An dieser Stelle sei nur auf einige wenige Mißbildungen eingegangen, die das Gedeihen schon des Neugeborenen empfindlich beeinträchtigen bzw. zu seinem Tode führen. Die *Atresie der Gallenwege* ist im Anschlusse an den Icterus neonatorum schon dargestellt worden. Die *Lippen, Oberkiefer- und Gaumenspalten* finden sich im Kapitel „Krankheiten des Mundes usw." behandelt.

Angeborene Atresien und Stenosen des Verdauungskanals.

Wenn das Neugeborene von der ersten Mahlzeit an alles, was es geschluckt hat, sofort wieder erbricht und wenn das Erbrochene ungelabt und nicht salzsauer ist, dann liegt eine angeborene *Oesophagusatresie* vor. Angeborenen Oesophago- und Cardiospasmus gibt es nicht. Entweder ist die ganze Speiseröhre ein solider Strang oder ein oraler Blindschlauch geht in einen Strang über oder

ein oraler Strang in einen distalen Blindschlauch oder ein oraler und distaler Blindschlauch sind durch einen soliden Strang miteinander verbunden. Fast immer, wenn überhaupt ein Oeso-
phaguskanalstück vorhanden ist, besteht eine Verbindung zur Luftröhre *(Oesophagotrachealfistel)*. Ist (in den meisten Fällen) eine Fistel zwischen Trachea und distalem Blindschlauche vorhanden, findet man durch Perkussion und Durchleuchtung Luft im Magen und Darm. Besteht eine Fistel zwischen oralem Blindschlauche und Trachea, sterben die Kinder bald an Aspirationspneumonie. Dasselbe kann eintreten, wenn nur ein oraler Blindschlauch besteht und das Erbrochene durch den Larynx aspiriert wird. Es sind also die wenigsten dieser Kinder zum reinen Hungertode verurteilt, sondern die meisten sterben an Pneumonie. Die Oesophagus-

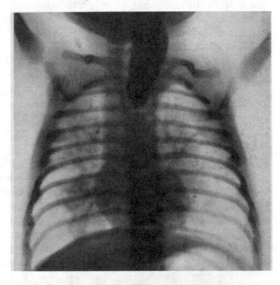

Abb. 2. Oesophagusatresie. (Kieler Univ.-Kinderklinik.) (K)

atresie ist nicht operabel; mit einer Magenfistel die Kinder einige Monate lang am Leben erhalten, wäre eine sinnlose Maßnahme. Angeborene *Oesophagusstenosen* sind sehr selten; sie wären vor dem Röntgenschirm nachzuweisen und zu bougieren.

Wird von Geburt an saurer Mageninhalt erbrochen, so liegt als große Rarität eine *Atresie des Duodenums* oberhalb der Papilla Vateri vor. Ist das Erbrochene sogleich stark gallig, der Magen luftgefüllt, der übrige Bauch leer und ist vielleicht Magenperistaltik zu sehen, so sitzt der Verschluß dicht unterhalb dieser Stelle. Ist das Erbrochene gallig mit mehr kotigem Einschlage, der ganze Bauch lufthaltig und aufgetrieben und bestehen Darmsteifungen, dann sitzt die Atresie weiter unten, im *Ileum*. In allen diesen Fällen gibt die Röntgenuntersuchung genauen Aufschluß und immer muß, so gering auch die Aussichten des Gelingens sind, sofort laparotomiert werden. Manchmal macht auch ein MECKELsches Divertikel einen frühzeitigen Ileus durch Volvulus.

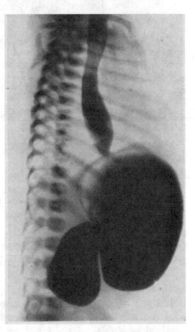

Abb. 3. Duodenalstenose.
(Kieler Univ.-Kinderklinik.) (K)

Kongenitale *Duodenalstenosen* sind ober- oder unterhalb der VATERschen Papille lokalisiert. Sie führen zu starken Erweiterungen des Magens und Duodenums, die auf dem Röntgenbilde durch die Pylorusenge voneinander getrennt sind und den Oberbauch fast völlig ausfüllen können. Klinisch fallen je nach dem Sitze der Stenose nichtgalliges oder galliges früh einsetzendes Erbrechen, plätschernde und gurrende Geräusche, gelegentlich Blut oder Darminhalt im Erbrochenen und eine schnell sich entwickelnde Abmagerung auf. Die *Prognose* ist nicht ganz schlecht; einzelne Fälle erreichen auch ohne Operation ein höheres Alter. Die Aussichten einer Operation sind immer zweifelhaft, zumal wenn eine Gastroenterostomie der einzige Ausweg ist.

Als anatomische Ursachen einer Duodenalstenose kommen in Betracht quer in das Darmlumen gestellte Schleimhautfalten, ein zu kurzes Ligamentum hepatoduodenale oder ein gefäßführender arterio-mesenterialer Strang der Gekrösewurzel, der das Duodenum an seinem unteren Schenkel abschnürt.

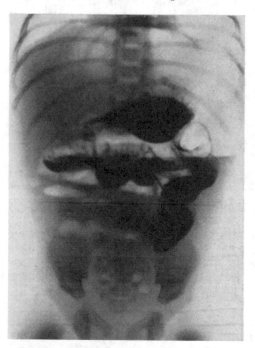

Abb. 4. Dünndarmstenose, Ileus, Kloiberspiegel, Peritonitis. (Kieler Univ.-Kinderklinik.) (K)

Wegen der Notwendigkeit der Sofortoperation darf ein *angeborener Verschluß des Rectums oder des Anums* nicht übersehen werden. Wenn dabei eine Verbindung mit der Blase oder eine Fistel im Damme bestehen, kann dennoch Meconium entleert werden. Bei völligem Verschlusse entwickeln sich schnell alle Ileussymptome mit Auftreibung des Bauches, Erbrechen, zuletzt kotiger Massen. Der Verschluß kann dicht unter der Haut liegen, so daß sogar Meconium durchschimmert, oder einige Zentimeter oberhalb des Schließmuskels.

Tortikollis.

Als Übergang zu den während der Geburt erworbenen Krankheiten sei an dieser Stelle der *angeborene Schiefhals, Tortikollis* angeführt. Man unterscheidet von Alters her den *traumatischen* (besonders bei Beckenendlagen) von dem *echten angeborenen,* durch eine Anomalie des Ms. sternocleidomastoideus bedingten Schiefhalse. Das Kennzeichen der traumatischen Tortikollis ist das sog. *Hämatom des Sternocleidomastoideus.* Da zu seiner Entstehung der vor der Geburt kranke Muskel offenbar besonders disponiert ist, besteht diese Trennung kaum zu Recht. Besser spricht man von dem *leichten, vorübergehenden* Schiefhalse mit einer Schwellung im Muskel und von dem *schweren, bleibenden* Schiefhalse. Das sog. Hämatom des Sternocleidomastoideus ist eine leicht tastbare haselnuß- bis taubeneigroße Anschwellung, die im Verlaufe von einigen Wochen zu verschwinden pflegt und deshalb·kaum einer Behandlung bedarf. Der Kopf wird nach der kranken Seite gebeugt und nach der gesunden gedreht gehalten. Eine Asymmetrie des Gesichtes und des Schädels be- und entsteht nicht. Anders der echte, angeborene, schwere, bleibende Schiefhals. Auch er erscheint besonders oft nach Beckenendlagen; durch die langdauernde intrauterine Seitenbeugung des Kopfes und durch den Druck des Uterusfundus wird der Sternocleidomastoideus geschädigt. Es entsteht eine Myositis fibrosa, der Muskel verkürzt sich und ist nach der Geburt als harter vorspringender Strang zu fühlen. Erbfaktoren scheinen eine Rolle zu spielen. Oft ist dieses Caput obstipum congenitum mit einer *Asymmetrie des Gesichtes* verbunden, der sog. seitlichen Halsgrube: Die Schulter paßt in eine vor dem Kieferwinkel liegende Eindellung hinein. Auch gleichartige Veränderungen anderer Halsmuskeln können sich gleichzeitig finden, dazu angeborene Skoliosen der Hals- und Brustwirbelsäule. Im Laufe der Monate deformiert sich auch der Schädel durch das ständige Liegen auf der einen Seite. Die Differentialdiagnose ist zu stellen gegen die KLIPPEL-FEILsche *Krankheit*, ein Syndrom von Kurzhals durch Mißbildungen der Wirbelsäule. Der schwere bleibende Schiefhals muß, obzwar Spontanbesserungen vorkommen, behandelt werden. Der in Rückenlage freischwebende Kopf wird täglich einige Minuten lang nach beiden Seiten gedreht und gebeugt, auch nach vorne und hinten. Sobald das Kind gehen und eine Gipsstütze mühelos tragen kann, wird der kranke Muskel durchtrennt, so daß er sich um die die Lücke ausfüllende Narbe verlängert. Über die *Facialislähmung* bei angeborenem Schiefhals s. unten. Der sog. *okuläre Schiefhals* infolge von Schielen kommt naturgemäß beim Neugeborenen noch nicht vor.

C. Während der Geburt erworbene Krankheiten.

Durch schwere Geburt, besonders durch Sturzgeburt, können *Schädelbrüche* entstehen, die oft symptomlos verlaufen, aber auch zum Tode führen. Diagnose durch Röntgen, Hirndruckmessung und Augenspiegeln. Wegen der forensischen Bedeutung dieser Schädelbrüche sei auf die Lehrbücher der gerichtlichen Medizin verwiesen.

Sonstige *Knochenbrüche* durch die Geburt (Schlüsselbein, Oberarm, Oberschenkel) und Epiphysenlösungen sind chirurgisch-orthopädisch zu versorgen. Wegen der Fähigkeit des Säuglings, auch starke Verschiebungen der Bruchenden mit der Resorption des Callus durch Umbau der Knochenstruktur ohne Verkürzungen vollständig

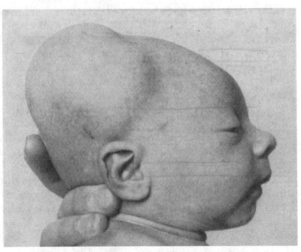

Abb. 5. Cephalhämatom. (Univ.-Kinderklinik, Halle a. S.)

wieder auszugleichen, ist die Prognose der Knochenbrüche gut, die der Epiphysenlösungen ist ungewisser. Endgültige Diagnose durch das Röntgenbild.

Das *Caput succedaneum* ist als Unterdruck- bzw. Ansaugungsbewegung der subcutanen Gewebs- und Zwischengewebsflüssigkeit physiologisch. Es erreicht in der Geburt sein Maximum und betrifft den jeweils vorliegenden Teil (Schädel, Gesicht, Gesäßgegend). Es fühlt sich teigig an, fluktuiert nicht und ist nicht an dem Verlauf der Schädelnähte gebunden, sondern überschreitet die Grenzen der platten Schädelknochen. Daher ist von ihm mühelos das *Cephalhämatom* zu unterscheiden. Es handelt sich um einen Bluterguß unter dem äußeren, ausnahmsweise auch dem inneren Perioste der platten Schädelknochen, entstanden durch die Zerreißung von Blutgefäßen, besonders durch tangentiale Verschiebungen der Knochenhaut bei Hin- und Hergehen des Kopfes während der Wehen, verstärkt durch die oben erwähnte vorübergehende hämatische und vasculäre Blutungsbereitschaft des Neugeborenen und seinen Mangel an Vitamin K. Die Blutungen überdauern die Geburt, so daß die Schwellungen bis zum Ende der 1. Lebenswoche zunehmen können. Die Geschwulst fluktuiert und überschreitet niemals die Grenzen der platten Schädelknochen, d. h. die Nähte. Das Cephalhämatom kommt vor bei etwa 0,5% der Neugeborenen; in der Hälfte der Fälle sitzt es auf dem rechten Scheitelbeine, in 16%, besonders nach Zangengeburten, doppelseitig auf beiden Scheitelbeinen und in nur 1% auf 3 Schädelknochen zugleich. Nach einiger Zeit entwickelt sich am Rande ein harter Knochenwall und danach kann das abgehobene Periost über die ganze Geschwulst hin eine dünne Knochenplatte bilden, die bei Druck elastisch nach gibt, wie wenn man einen steifen Hut eindrückt. Allmählich wird das flüssig bleibende, nicht gerinnende Blut resorbiert und auch die knöcherne Auftreibung verschwindet vollständig, so daß eine Punktion auch großer Ergüsse überflüssig und wegen der Gefahr der Infektion und Vereiterung sogar verwerflich ist. Die Differentialdiagnose gegen eine *Cephalocele* ist leicht: diese hat nicht den starken Wall am Rande und ist in der Regel auf die Mittellinie beschränkt. Es bildet sich keine Knochenplatte an der Oberfläche, die Geschwulst bleibt immer weich und fluktuierend, kann pulsieren und verschwindet nicht spontan.

1. Geburtsverletzungen des peripheren Nervensystems sog. Entbindungslähmungen.

Der Druck der knöchernen Geburtswege oder der Zange auf die Gegend vor dem Ohre kann eine periphere *Facialislähmung* meist aller 3 Äste erzeugen. Die Prognose ist gut, wenn nicht eine Blutung im Bereiche des Großhirns oder der Hirnbasis, die dann auch andere Symptome macht, die Ursache der Lähmung ist. Unsicher ist die Prognose der peripheren *Facialislähmung bei angeborenem Schiefhalse* (s. dort), weil durch den langen intrauterinen Druck irreparable Zerstörungen des Nervenstammes eingetreten sein können. Ist eine angeborene Facialislähmung vorhanden mit Lähmungen der äußeren Augenmuskeln, selten des Hypoglossus, des Trigeminus oder des Accessorius, dann handelt es sich um einen angeborenen Mangel der betreffenden Kerne (*angeborene Kernaplasie*, Kernmangel, Kernschwund). Ein Trauma ist dabei nicht beteiligt, die Lähmungen bleiben bestehen. Bei geburtshilflichen Eingriffen können infolge von Druck der Hand des Arztes, durch Quetschungen oder Blutergüsse, durch Überdehnung und Zerreißung von Nervengewebe im Bereiche des Plexus brachialis Paresen und Lähmungen entstehen, am häufigsten die sog. *obere Plexuslähmung* vom Typus Duchenne-Erb. Durch Schädigung im Bereiche der 5. und 6. Cervicalwurzel hängt der Arm schlaff herab, die Schulter ist nach vorn und unten gesunken, der Oberarm nach einwärts gerollt und adduziert, der Vorderarm leicht gebeugt und proniert, die Handfläche sieht nach rückwärts und auswärts, die Fingerbewegungen sind frei. Betrifft der Schaden auch die 4. Cervicalwurzel, so ist der gleichseitige *Phrenicus* gelähmt, das Zwerchfell steht unbeweglich hoch, Dyspnoe kann vorhanden sein. Seltener als die obere ist die *untere Plexuslähmung* vom Typus Klumpke durch Läsion der 8. Cervical- und 1. Dorsalwurzel. Gelähmt sind die Unterarmmuskeln und die Beuger und Strecker der Finger. Eine gleichzeitige Schädigung des Ramus communicans des Sympathicus bewirkt den *okulopupillären Symptomenkomplex* (Enge der Lidspalte und Pupille, Enophthalmus). Obere und untere Plexuslähmung kommen auch kombiniert vor.

Prognostisch ist die obere Plexuslähmung viel günstiger als die untere; um eine Überdehnung des Deltamuskels und Schrumpfung der Kapsel des Schultergelenkes zu verhüten, muß der Oberarm in horizontaler Stellung mit rechtwinkelig gebeugtem Unterarme fixiert werden. Dazu frühzeitige Massage, aktive Bewegungen, Galvanisation. Falls nach 3 Monaten keine Besserung eintritt, muß chirurgische Behandlung (Nervennaht) einsetzen.

Die *Differentialdiagnose* der Plexuslähmungen ist oft schwierig und nur aus dem Verlaufe zu stellen. Quetschungen, Überdehnungen, Frakturen können durch eine Schmerzschonung Lähmungen vortäuschen. Schwierig kann die Unterscheidung von einer *Epiphysen*lösung sein, zumal dann, wenn der Knochenkern des Humeruskopfes noch keinen Röntgenschatten gibt. Über die PARROTsche *Pseudoparalyse* s. bei der Lues congenita.

2. Geburtsverletzungen des Zentralnervensystems.

Jede Geburt (auch die normale Spontangeburt und sogar der Kaiserschnitt und die Beckenendlage) trägt die Möglichkeit von Schädigungen bzw. Verletzungen des Schädelinhaltes in sich. Daß Erstgeborene besonders gefährdet sind, wurde bei der Besprechung der Frühsterblichkeit erwähnt. Schwere lange Geburten bei engem Becken, Zange und Sturzgeburt erhöhen die Gefahren. Die Druck- und Unterdruckwirkung — der Teil des Kopfes, der den Muttermund passiert hat, steht nur unter Atmosphärendruck, der noch im Uterus befindliche unter dem viel höheren Wehendruck — führt zur Blutstauung, die Ernährungsstörungen bis zur *ischämischen Nekrose* im Gehirn zur Folge haben kann. Die beim Neugeborenen, besonders bei der Frühgeburt, noch brüchigen Gefäße können durch die Überfüllung zum Platzen gebracht werden. Die Deformierung des Schädels durch die knöchernen Geburtswege und durch rigide Weichteile alter Erstgebärender, die Konfiguration des Kopfes, wenn sich die platten Schädelknochen übereinander schieben, kann zu Zerreißungen von Blutgefäßen führen, besonders bei Tentoriumrissen; es kommt zur *intrakraniellen Blutung* kleinsten bis größten Ausmaßes, unterstützt durch die schon mehrfach erwähnte vorübergehende hämatische und vaskuläre Blutungsbreitschaft des Neugeborenen und seinen Mangel an K-Vitamin. Bei der Sektion der Frühtodesfälle, einschließlich der Frühgeborenen, finden sich im Durchschnitte der zahlreichen Statistiken in etwa 30% solche Blutungen innerhalb der Schädelkapsel. Dem Sitze nach unterscheidet man epi- oder extradurale, Falx- und Tentoriumblutungen (supra-, infra- und intratentoriale), piale und arachnoidale, intracerebrale und intracerebellare und Schädelbasisblutungen, die sich um die Medulla oblongata und sogar das Rückenmark ausdehnen können. Auch isolierte Rückenmarksblutungen werden beobachtet.

Es ist klar, daß solche Nekrobiosen und Blutungen im Gehirnbereiche je nach Sitz und Größe alsbald zum Tode führen, spätere cerebrale Schädigungen der verschiedensten Art und Stärke bewirken und auch ohne erkennbare Folgen bleiben können. Beispielsweise leitet sich ein Teil der sog. *Little*-Fälle von dieser Ursache her, aber doch nur ein Teil, und dasselbe gilt für andere cerebrale Störungen. Alles in allem kann man vielleicht sagen, daß Kinder aus pathologischen Geburten mit Blutungen späterhin etwa doppelt so häufig neurologische Befunde bieten, als solche ohne Blutungen. Blutungen entstehen auch bei normalem Geburtsverlauf, häufiger allerdings bei der Schwergeburt. Die intrakranielle Blutung ist also nicht notwendige Voraussetzung für spätere cerebrale Folgen der pathologischen Geburt, sie begünstigt sie aber. Man darf nicht vergessen, daß auch ererbte oder andere in utero vor der Geburt erworbene Gehirnschädigungen dieselben Folgeerscheinungen machen können wie die geburtstraumatischen.

Wie *diagnostiziert* man die intrakraniellen Blutungen? Betreffen supratentorielle Blutungen die vordere Schädelgrube, ist die große Fontanelle gespannt. Intraventrikuläre Blutungen erzeugen tetanusähnliche Krämpfe. Blutungen im Wirbelkanal können Symptome der Querschnittsmyelitis machen. Allgemeine Symptome, die einzeln und kombiniert vorkommen, sind oberflächliche oder aussetzende Atmung (s. bei der Asphyxie des Neugeborenen),

Cyanose, Bewußtseinstrübung, Störungen des Saug- und Schluckaktes, heftiges Erbrechen, Gähnen, Muskelschlaffheit, Reflexabschwächung. Neben diesen Lähmungserscheinungen können Reizsymptome laufen, wie Reflexsteigerung, Muskelrigidität, Tremor, Zuckungen und Krämpfe, Unruhe, cerebrales Aufschreien. Auch die *Lumbalpunktion* kann man zur Diagnose heranziehen. Freilich kann der Liquor völlig normal sein und Blutbeimengungen können durch das Anstechen des Plexus chorioideus mit der Lumbalnadel zustande gekommen sein. Der Befund von in Phagocyten eingeschlossenen Erythrocyten beweist, daß die Blutbeimengung vor der Punktion bestanden hat. Gelber Liquor findet sich beim Icterus neonatorum; wenn, quantitativ bestimmt, das Bilirubin des Liquors nicht viel niedriger ist als das des Serums, etwa bis 1:5, oder ihm gleich oder gar höher, dann darf eine intrakranielle Blutung angenommen werden.

Die *Behandlung* kann wesentliches nicht bewirken. Bei gespannter Fontanelle kann die Lumbalpunktion den Druck herabsetzen, Krämpfe werden durch Luminalinjektionen (2—3 Teilstriche der 20%-Lösung) bekämpft, Blutinjektionen und Vitamin K beheben die Blutungsbereitschaft. Asphyktische Zustände (s. dort) erfordern Lobelin, Icoral oder Neospiran, Schlucklähmungen veranlassen zur Sondenfütterung.

3. Störungen der Atmung beim Neugeborenen.

Ein in erster Linie den Geburtshelfer angehendes Ereignis ist das Ausbleiben der Atmung im Augenblicke der Geburt, der Scheintod, die *Asphyxie*, besser *Anoxyämie* genannt. Die schwere Form ist die *Asphyxia pallida* (blasser Scheintod), die leichte die *Asphyxia livida*. Bei dieser ist der Puls tastbar, bei jener nicht und die Herztöne können unhörbar geworden sein. Ungenügende Sauerstoffversorgung kann schon *intrauterin* beginnen; die Auskultation der Herztöne ergibt Unregelmäßigkeit, Galopprhythmus, Beschleunigung oder Verlangsamung der Schlagfolge. Nabelschnurumschlingung, langdauernde Geburt, vorzeitige Placentarlösung, Überdosierung von wehenerzeugenden Mitteln können die mechanische Ursache sein. Dabei besteht durch heftige vorzeitige Atembewegungen (schon physiologischerweise macht der Fetus intrauterine Atembewegungen) die Gefahr der *Aspiration von Fruchtwasser* oder von Vaginalschleim mit der Folge der Erstickung. Übergroße Gaben von schmerzlindernden Mitteln vor der Geburt können das Atemzentrum des Kindes lähmen, besonders Morphium, wenn es später als 2 Stunden vor der Beendigung der Geburt der Kreissenden verabfolgt worden ist. Wenn nach vorsichtiger und sorgfältiger Entfernung der aspirierten Massen aus der Trachea durch Aussaugen mit dem Trachealkatheter — vor Einblasung von Luft durch das Katheter oder von Mund zu Mund warnen manche Geburtshelfer, weil schon bei einem Druck, der zur Entfaltung der Alveolen nicht genügt, das Lungengewebe beschädigt werden kann — die Atmung nicht richtig in Gang kommt, ist an verschiedene Möglichkeiten zu denken, z. B. an *hyperplastischen Thymus* oder angeborene, besonders substernale *Struma*, die besonders in Gegenden mit endemischen Kropf vorkommt bei Kindern von kropfigen Müttern (Behandlung mit Jod).

Bleibt das Neugeborene cyanotisch, nachdem es regelmäßig zu atmen begonnen hat, ist ein *angeborener Herzfehler* (s. S. 602) wahrscheinlich. Andere Möglichkeiten für eine bleibende Cyanose sind *Atelektasen* der Lunge von großem Ausmaße durch mangelhafte Entfaltung der Alveolen, oft infolge von Verlegung großer Bronchien durch aspirierte Massen. Weiter kommen die seltenen *Mißbildungen der Lunge* in Betracht (Cystenlunge, Fehlen eines Lappens oder einer ganzen Lunge), ferner geburtstraumatische *Phrenicuslähmung* bei Plexuslähmung. Verschwindet die Cyanose in den ersten Lebenstagen von selbst, kann, falls andere Symptome fehlen, ein *verspäteter Schluß des Foramen ovale* zwischen den Vorhöfen bei normalem Herzen vermutet werden. Wenn alle diese Ursachen einer Atemstörung ausgeschlossen worden sind, bleibt die Wahrscheinlichkeit einer geburtstraumatischen *intrakraniellen bzw. perimedullären Blutung* (s. S. 81) übrig oder die einer intrauterin entstandenen *Hirnanomalie.* Auch das Cephalhämatom (s. S. 79) zwischen dem inneren Periost und dem Schädelknochen kann Asphyxie erzeugen, ebenso Blutungen in die Nebennieren.

Zustände der Dyspnoe mit Cyanose, die während der Neugeborenenperiode entstehen, können von einem einfachen *Schnupfen* durch grippalen Infekt herrühren, weil der Säugling die Mundatmung erst lernen muß. Über den Schnupfen bei Lues congenita und Nasendiphtherie s. die betreffenden Kapitel. Der Nachweis von Rasselgeräuschen über der Lunge zeigt das Tieferwandern der Infektion an mit Bronchitis bzw. Pneumonie oder er ist ein Symptom der Fruchtwasseraspiration.

Schlagartig auftretende Dyspnoe kann auf einem *Spontanpneumothorax* beruhen, durch geplatzte interstitielle Emphysemblasen oder durch in dem Pleuraraum durchgebrochene Lungenabscesse bei abszedierender Pneumonie. Der dann unausbleibliche Pyopneumothorax hat eine noch schlechtere Prognose als die unkomplizierte Pneumonie, während der sterile Spontanpneumothorax überstanden werden kann. Die asphyktischen Zustände der *Frühgeborenen* werden unten besprochen.

D. Erkrankungen in den ersten Lebenstagen.

1. Tetanus neonatorum.

Der *Tetanusbacillus* dringt durch die Nabelwunde ein; ebenso wie die anderen Nabelinfektionen wird der *Tetanus neonatorum* glücklicherweise immer seltener. Meist handelt es sich um Pfleglinge von Hebammen, die Garten- oder Landarbeit treiben und diesen ubiquitären Anaerobier, der besonders in Erde, in manchen Gegenden häufiger, in anderen seltener, gefunden wird, mit ihren Händen übertragen. Auch nach Sturzgeburten, wo die Nabelschnur mit Erde beschmutzt ist, wird der Starrkrampf beobachtet. Die Nabelwunde selbst braucht nichts Krankhaftes aufzuweisen. Wie bei der Diphtherie bleibt der Erreger am Orte seiner Ansiedlung; sein Toxin, das wirksame Agens, wandert in den Nervenscheiden zu den motorischen Zentren des Zentralnervensystems. Die Inkubationszeit bewegt sich zwischen 2 und 14 Tagen und auch beim Neugeborenen ist die Prognose desto schlechter, je kürzer die Inkubationszeit war. Das Krankheitsbild ist grundsätzlich dasselbe wie in späteren Lebensperioden. Die Mutter bringt dem Arzte das Kind, weil es nicht mehr trinkt. Es kann die Brustwarze nicht mehr fassen, weil es durch den Krampf der Kaumuskeln den Mund nicht mehr weit genug öffnen kann. Der *Trismus* ist also das erste Symptom, dann breitet sich die Starre auf die ganze mimische Muskulatur aus, der Gesichtsausdruck ist verkniffen, die Lippen sind rüsselähnlich zusammengepreßt, die Augen geschlossen, die Stirne ist gerunzelt *(Facies tetanica).* Nur selten hat es mit diesem gutartigen *Kopftetanus* sein Bewenden, der Starrkrampf ergreift die gesamte Skelet-, Schlund- und Zwerchfellmuskulatur. Mit immer kürzeren Pausen der Erschlaffung lösen die kleinsten akustischen und Berührungsreize z. B. die Fütterung mit blitzartig den ganzen Körper betreffenden Zuckungen (Stößen) die allgemeine Erstarrung aus. Das Kind liegt dann opisthotonisch da, mit an den Rumpf gezogenen Armen, geballten Fäusten und hartem Bauche, oft bei extrem hohem Fieber. Die *Prognose* dieser schweren Formen ist schlecht, die der etwa ebenso häufigen leichteren besser. Bis zur endgültigen Heilung können Wochen verstreichen. Die *Therapie* besteht zunächst und beim leisesten Verdachte in der intramuskulären und intravenösen Einspritzung von

Tagesdosen von 13000—16000 Einheiten antitoxischen Tetanusserums pro Kilogramm Körpergewicht einige Tage lang. Injektionen um den Nabel herum haben keine Vorteile. Da, ebenso wie bei der Diphtherie, das einmal an das Gewebe gebundene Toxin nicht mehr entgiftet werden kann, ist die Wirkung des Antitoxins nach Ausbruch der Krankheit zweifelhaft. Sturzgeburten mit verschmutztem Nabel hat man also prophylaktisch sofort 1000 Einheiten zu geben. Die Todesursachen des Tetanus sind die allgemeine Erschöpfung und die Erstickung durch den Krampf der Atemmuskulatur. Der Krampf muß also gelöst bzw. verhindert werden, entweder durch eine 10%ige Lösung von Magnesium sulf., 5mal täglich 5 ccm subcutan, wobei man immer wegen der drohenden Atemlähmung, das 10%-Calcium Sandoz (20% macht Nekrosen) zur intramuskulären Injektion als Antidot bereit halten muß, oder besser, da diese häufigen

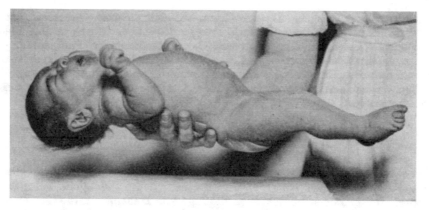

Abb. 6. Tetanus neonatorum. (Univ.-Kinderklinik, Halle a. S.)

Einspritzungen das Kind beunruhigen, durch *Dauernarkose*. Hierzu eignet sich mehr als das ebenfalls zu injizierende Luminal und das unsicherer wirkende Chloralhydrat das *Avertin*; je nach Bedarf bis zu 5—6mal in 24 Stunden, immer, sobald wieder Krämpfe zu kommen drohen, gibt man in einer 2,5%-Lösung 0,1 g pro Kilogramm Körpergewicht bis zur Heilung. Das Kind muß im Einzelzimmer völlig ruhig gehalten werden; da es schläft, ist Sondenfütterung notwendig. Die *Differentialdiagnose* kann schwierig sein, da, wie oben erwähnt, *intraventrikuläre Blutungen* ein sehr ähnliches Krankheitsbild erzeugen können.

2. Erysipel des Neugeborenen.

Das Erysipel des Neugeborenen, eine Streptokokkeninfektion, geht gleichfalls von der Nabelwunde, aber auch von jeder anderen, oft fast unmerklichen Wunde, auch der Nasenschleimhaut bei Schnupfen, aus. Es kann aussehen wie im späteren Alter, es müssen aber auch einseitige umschriebene blaßlivide Ödeme besonders auf den Hand- und Fußrücken, an Wundrose denken lassen. Die Neigung zur Bildung *großer Ödeme* ist besonders stark am Kopfe, an den Augenlidern und den Genitalien. Die noch unentwickelte Abwehrfähigkeit der Neugeborenen kann zu tiefen Nekrosen, Gangrän, Phlegmonen und septischen Prozessen mit Gelenkmetastasen führen. Die *Prognose* war also bis vor kurzem schlecht; eine Wandlung hat die *Therapie* mit *Prontosil rubrum* gebracht, 3mal täglich 1/2—1 Tablette oder intramuskulär einmal täglich 5 ccm der 5%-Lösung. Durch diese Medikation, die praktisch keine Gefahren hat und die alle anderen Maßnahmen überflüssig macht, wird die große Mehrheit auch der schweren Fälle gerettet.

3. Sepsis des Neugeborenen.

Wie der Tetanus, ist auch die Sepsis des Neugeborenen durch die verbesserte Geburtshygiene und Neugeborenenpflege gegen früher seltener geworden, aber keineswegs selten. Die zarte Haut und Schleimhaut sind leicht verletzlich und die Schleimhäute sind sogar unverletzt für Bakterien durchlässig, das Gewebe ist noch nicht reif zur örtlichen Fixierung und Abwehrreaktion, das retikuloendotheliale System zur Bildung von Abwehrkörpern. Mütterliche Schutzstoffe gegen diese Infektion werden dem Kinde nicht mitgegeben. Die Erreger sind in erster Linie Staphylo- und Streptokokken, seltener andere Eitererreger einschließlich der Coli- und Influenzabacillen. Die wichtigste Ursache ist die Infektion des mütterlichen Uterus und der Geburtswege. Die *Infektionspforte* ist in erster Linie die Nabelwunde, dazu kommen die Schleimhäute des Verdauungskanals vom Munde und die der Atemwege von der Nase an und selbstverständlich Verletzungen der Haut und der Schleimhäute, die unmerklich sein können. Oft ist die Neugeborenensepsis also kryptogenetisch und das Krankheitsbild dieser *kryptogenitischen Sepsis* ist arm an sicheren Symptomen. Sie wird eingeleitet von Appetitlosigkeit, das Gewicht nimmt ab, es kommt zum Erbrechen und Durchfall, das Kind wird matt und teilnahmslos, die Haut fahlgelb und meist von der Mitte der 2. Lebenswoche an erscheint ein deutlicher *Ikterus* mit Bilirubin im Harne. *Blutungen* der Haut, der Harnwege, der Nabelwunde, Blutbrechen und Blutstühle, Scheidenblutungen sichern dann die Diagnose, Bewußtseinsstörungen und Krämpfe können sich hinzugesellen. Die Milz ist nur manchmal vergrößert, das Fieber ist nicht hoch, nicht „septisch", es entwickelt sich eine hypochrome Anämie, eine Leukocytose kann fehlen. Im Urin werden Eiweiß, Zylinder, Leuko- und auch Erythrocyten selten vermißt. In anderen Fällen ist ein *Eiterherd als Ausgangspunkt* leicht zu finden; auch hier gibt es schleichende Verlaufsformen, aber auch stürmische in allen Zwischenstufen. Es bilden sich Metastasen in den Lungen, den Nieren (Pyurie), auf der Pleura, den Meningen, in Gelenken und Knochen. So leicht die *Diagnose* dieser Sepsisform ist, die der kryptogenetischen ist nur durch *Blutkultur* eindeutig zu stellen. Die *Behandlung* besteht in der Eröffnung der Abscesse; man versucht Bluttransfusionen und gibt Prontosil. Die *Prognose* ist nur bei der pyämischen Form mit wenigen Metastasen an günstiger Stelle nicht ganz schlecht. Gut dagegen sind die Aussichten der *Gonokokkensepsis*. Von unerkennbarer Eintrittspforte aus (Infektion der Nase mit gonokokkenhaltigem Vaginalschleim?), gelegentlich bei Bindehautund der seltenen in der Geburt erworbenen Scheidenblennorrhoe, kommt es zum Empyem eines oder mehrerer Gelenke mit Gonokokken im Eiter. Nach Punktion oder Incision erfolgt zumeist Ausheilung mit guter Funktion. Komplizierende Meningitis ist selten. Unbedingt wird man nach den Regeln der Gonorrhoebehandlung zum Eubasin greifen.

4. Ernährungsstörungen des Neugeborenen.

Das Neugeborene *muß* Frauenmilch erhalten. Über die Unterernährung an der Brust und die Dyspepsie des Brustkindes, über die Erkennung und Behandlung der Hypogalaktie der Mutter, über die Stillhindernisse usw. siehe bei den Ernährungsstörungen der Säuglings.

Jede künstliche Ernährung des Neugeborenen ist gefährlich und die leichteste Ernährungsstörung kann sich zu einer tödlichen Erkrankung entwickeln. Darum muß unter allen Umständen bei den leisesten Anzeichen einer Störung das künstlich ernährte Neugeborene auf *Frauenmilch* umgesetzt werden. Näheres s. bei den Ernährungsstörungen des Säuglings. Zumeist wird sich die schleunigste Überführung in eine Klinik, die über Ammen verfügt, nicht umgehen lassen.

Das natürlich ernährte Neugeborene ist im Zustand der *Euergie*, das künstlich ernährte gerät in eine *Hypoergie* und in eine *Dysergie*: es wird widerstandslos gegen Infekte — infektionsbereit, empfänglich für Ernährungsstörungen — durchfallsbereit und seine Wasserbindung wird schlecht, die Grenzmembranen werden abnorm durchlässig, es wird ödembereit.

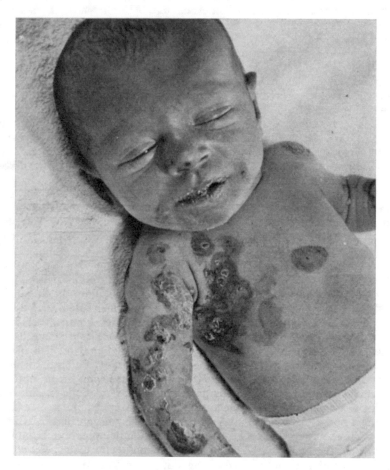

Abb. 7. Pemphigoid neonatorum. (Kieler Univ.-Kinderklinik.) (P)

Epidemische Durchfälle auf Neugeborenenstationen, wie sie aus Nordamerika in den letzten Jahren wiederholt berichtet worden sind, ohne nachweisbare Erreger, treten neuerdings auch in Deutschland auf und erhöhen die Sterblichkeit der ersten Lebenswochen.

5. Pemphigoid des Neugeborenen.

Bisweilen tritt in epidemischer Form, so daß solche Neugeborenenstationen sogar geschlossen werden mußten, eine infektiöse Hauterkrankung des Neugeborenen auf, der Pemphigus neonatorum *(Schälblasen)* oder, da er nur im Bilde, nicht aber im Wesen und der Prognose mit dem Pemphigus vulgaris etwas gemein hat, besser als Pemphigoid des Neugeborenen bezeichnet. Es handelt sich um eine Infektion der Haut mit Staphylococcus aureus (ganz selten mit Streptokokken). Infolge seiner noch unreifen Gewebsabwehr reagiert das Neugeborene durch die Bildung einer kokkengefüllten

serösen Blase, während einige Monate später Schweißdrüsenabscesse, die sog.
Säuglingsfurunkulose und noch später die Impetigo contagiosa die Reaktion
auf diesen Infekt sein würde (s. Kapitel Hautkrankheiten). Es treten an beliebigen
Körperstellen linsen- bis haselnuß- bis walnußgroße Blasen mit einem leicht ge-
trübten Inhalte auf; die Basis zeigt nur eine geringe entzündliche Reaktion.
Die kleinen Blasen haben eine straffe, die großen eine schlaffe Epidermisdecke.
Sie platzen leicht auf und hinterlassen nässende oder eben eingetrocknete,

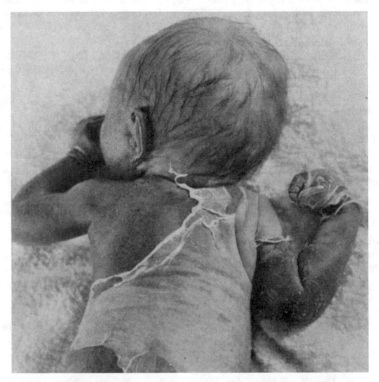

Abb. 8. Dermatitis exfoliativa. (Kieler Univ.-Kinderklinik.) (P)

mit zarten weißen Hornschichtfetzen mehr oder weniger bedeckte, runde oder
ovale rote Flächen. Die Erkrankung betrifft gesunde — selbstverständlich gelegentlich auch kranke — junge Säuglinge; nur ausnahmsweise kommt es zur
Entstehung von Phlegmonen und dadurch zu schweren Schädigungen. Das
Pemphigoid ist für die zarte Haut der Neugeborenen *hochkontagiös*; daher müssen
die in Anstalten gehaltenen Kinder mit Gummihandschuhen gepflegt werden
und Schwester und Arzt müssen sich vor der Berührung eines anderen Kindes
sorgfältig die Hände waschen und desinfizieren. *Behandlung:* Die Blasen werden,
damit sich die Staphylokokken nicht in die Umgebung verschmieren, sobald
man sie entdeckt, mit einem Alkoholtupfer abgewischt und der Grund mit
einer 4—5%-Höllensteinlösung betupft, und, um Argentumflecke auf der Haut
zu vermeiden, sofort mit einem trockenen Tupfer nachgetupft. Das ganze Haut-
gebiet, auf dem so eröffnete oder spontan geplatzte Blasen vorhanden sind,
wird bis zur völligen Abheilung mit 1%-Rivanolschüttelmixtur überdeckt.

6. Dermatitis exfoliativa.

· Die schwere, sehr oft tödliche Form des Pemphigoids ist die Dermatitis exfoliativa (RITTER) = Epidermolysis bullosa neonatorum. Auch sie tritt

gelegentlich auf Neugeborenenstationen epidemisch auf und verursacht dann ein
großes Sterben. Naturgemäß kann bei einem Teile der angesteckten Kinder
auch nur ein Pemphigoid entstehen, da in beiden Fällen der Staphylococcus
aureus der Erreger ist. Nach dem Aufschießen von vielen kleinen Pemphigoid-
bläschen rötet sich zuerst im Gesichte um den Mund herum die Haut und dann
in Schüben am ganzen Körper. Die Epidermis wird durch ein Ödem des Papillarkörpers auf weite Strecken von der Unterlage aufgehoben derart, daß sie der
darüber hingleitende Finger in Falten wegschiebt und abhebt (Nikolskysches
Phänomen), so daß eine feuchte rote Fläche freiliegt. Dasselbe geschieht durch
die Bewegungen des Kindes, die Hornschicht löst sich in großen Fetzen ab,
das Kind sieht aus, als sei es schwer verbrüht. Die Einrisse um den Mund herum
erinnern an luische Rhagaden schlimmsten Ausmaßes. Die Mundschleimhaut
und die Augenbindehaut sowie der Naseneingang können in gleichartiger Weise
betroffen sein. Die Letalität war bisher sehr hoch, die Prognose ist besser geworden durch die intravenöse Injektion von Germanin, 0,1—0,2 täglich bis zu
einer Gesamtmenge von 0,5 g. Die blutenden Hautstellen werden mit 3% Höllensteinlösung leicht geätzt, das ganze Kind wird mit steriler Bolus alba dick eingepudert und in Gaze gehüllt.

Die *Erkrankungen der Schleimhäute*, Aphthen, Soor usw. bieten beim
Neugeborenen keine Besonderheiten, s. Krankheiten der Mundhöhle und der
Atemwege.

7. Ophthalmoblennorrhoea neonatorum gonorrhoica.

Bei jeder Bindehautentzündung des Neugeborenen muß man, trotz der den
Hebammen gesetzlich vorgeschriebenen Einträufelung von 1%-Lösung von
Argentum nitricum oder aceticum unmittelbar nach der Geburt, an eine Gono-
kokkeninfektion denken, die Ophthalmoblenorrhoea neonatorum gonorrhoica.
Der Nachweis der Erreger im mit Methylenblau gefärbten Ausstriche ergänzt
durch ein Grampräparat, gelingt leicht. Die Ansteckung geschieht meist während
der Geburt durch den gonokokkeninfizierten mütterlichen Geburtsweg. Selten
und um so bösartiger ist die intrauterine Infektion durch das Fruchtwasser
mit vorzeitigem Blasensprunge. Vom 3.—5. Lebenstage an beobachtet man
zunächst eine serös-blutige Sekretion, die alsbald dickeitrig wird. Die Bindehaut
ist ödematös (Chemosis), die Lider schwellen dick an, so daß das Auge geschlossen
bleibt. Die Gefahr liegt in dem drohenden Übergange auf die Hornhaut, der zur
Perforation und zu Zerstörung des Bulbus führt. Bei einseitigem Beginne muß
versucht werden, das andere Auge durch einen Uhrglasverband zu schützen.
Bei der *Behandlung*, die unendliche Mühe und Sorgfalt erfordert, ist die Mitwirkung des Augenarztes unentbehrlich. Zunächst beseitigt man die Chemosis
durch Aufschläge mit eisgekühltem Wasser, die durch 6 Stunden alle 3 Minuten
gewechselt werden. Stündlich muß das mit Lidlöffeln geöffnete Auge aus der
Undine mit warmer 1‰ Kaliumpermanganatlösung ausgespült werden, am
besten mit einer Lösung von 42⁰ aus dem Thermophor vermittels eines Gebläses.
Einmal täglich wird die Bindehaut des umgestülpten Ober- und Unterlides mit
2% Argentumlösung mit einem an einem Schraubentamponträger befestigten
Wattebäuschchen betupft und physiologische Kochsalzlösung nachgespült. Verbände sind unzweckmäßig. Wenn der Erfolg auch nicht so sicher ist wie im
späteren Alter, soll man alle 2—3 Tage 1—5 ccm abgekochte Milch intramuskulär
injizieren in einer Menge, die hohes Fieber erzeugt. Durch perorale Gaben von
Eubasin = Sulfapyridin, täglich 0,15 g je Kilogramm Körpergewicht, wird die
Heilungsdauer auf wenige Tage verkürzt. Über Gonokokkenarthritis s. unter
Sepsis des Neugeborenen, Gonokokkensepsis.

Differentialdiagnostisch kommen andere unspezifische eitrige Konjunktividen
in Betracht von harmlosem Charakter. Die prophylaktische Argentuminstillation

Berichtigung.

Seite 88, Zeile 15—16 von oben muß es heißen:

. . . einer Gesamtmenge von 0,5 g der 10%igen Lösung.

Lehrbuch der Kinderheilkunde, 3. Aufl.

erzeugt bisweilen einen starken *Reizkatarrh*. Eine Sonderform ist die gleichfalls mildere intrauterin erworbene *virusbedingte Einschlußblennorrhoe* mit Einschlüssen (Chlamodyzoen) in den Epithelzellen.

Übersehen bzw. als Konjunktivitis gedeutet wird oft der *Verschluß des Tränennasenkanals*; am nasalen Lidwinkel sieht man weiße, schaumige, kleine Auflagerungen und es bleibt — nachdem die Tränensekretion begonnen hat, ein Tränensee im Auge stehen und tropft über das Unterlid ab. Die Behandlung besteht in Sprengung der Verklebungen mittels einer feinen Sonde durch den Augenarzt.

8. Entzündungen der Speicheldrüsen beim Neugeborenen.

Beim Neugeborenen beobachtet man bisweilen entzündliche Schwellungen der Speicheldrüsen, *Sialadadenitis neonatorum*. Betroffen ist meist nur eine Speicheldrüse; das gewöhnliche ist die Spontanheilung nach einigen Tagen, gelegentlich kommt es zur Abscedierung. Im Eiter sind dann Staphylokokken; man sieht eine trübe Flüssigkeit aus dem Ausführungsgange bei Druck auf die Drüse austreten. Meist glatte Abheilung nach Incision. Die Infektion geschieht von der Mundhöhle aus.

9. Sequestrierende Zahnkeimentzündung.

Weniger harmlos ist die sequestrierende Zahnkeimentzündung des jungen Säuglings. Die Gingiva des Alveolarfortsatzes, in der Mehrzahl des Oberkiefers, ist gerötet und geschwollen, es bildet sich eine Abscedierung mit Knochennekrose und Bildung von Sequestern. Auch die fetal angelegten Zahnkeime können ausgestoßen werden. Die entstehenden Fisteln führen mit Vorliebe zu der Nase hin, aus der man Eiter ausdrücken kann. Manchmal muß man den Absceß eröffnen. Die Prognose ist zweifelhaft, es kann eine tödliche Staphylokokkensepsis entstehen und bei gutem Ausgange bleiben Deformierungen der betreffenden Kieferseite bestehen. Dem Wesen nach handelt es sich um eine Osteomyelitis im Alveolarfortsatze, entstanden entweder von ferngelegenen Eiterherden her oder durch eine Infektion der Zahnfleischschleimhaut. Über die *Osteomyelitis* im Kindesalter s. im Kapitel Bewegungsorgane.

10. Nabelpflege und Nabelerkrankungen.

Nach der Geburt thrombosieren die Nabelgefäße und verwandeln sich durch einwucherndes Bindegewebe in massive Stränge; die Vene wird zum Ligamentum teres vom Nabel zur Leberpforte, die Arterien werden zu den Ligamenta vesicoumbilicalia lateralia vom Nabel zur Harnblase. Das Ligamentum vesicoumbilicale medium ist der obliterierte Urachusgang zur Blase hin. Der Nabelschnurrest trocknet zu einem dunkelbraunen harten Gebilde ein, das am 5.—8. Lebenstage, manchmal, besonders bei Frühgeburten, später abfällt. Die dann entstehende Wunde epithelisiert innerhalb von 2—3 Tagen und der Nabel ist trocken. Die *Nabelpflege* muß daher dafür sorgen, daß diese Austrocknung nicht gestört wird und daß der noch feuchte Nabelschnurrest, der ein guter Nährboden ist, nicht bakteriell infiziert wird. Es muß also ein luftdurchlässiger trockener, steriler Verband angelegt werden, nützlicherweise bestreut mit einem keimtötenden Pulver wie Dermatol. Sofort nach der Abnabelung wird der Schnurrest in sterilen Mull eingehüllt, steriler Mull darüber gelegt, und durch eine elastische Nabelbinde (Idealbinde) 5—6 cm breit, 1 m lang, befestigt. Bis zur völligen Überhäutung der Nabelwunde darf das Kind nicht gebadet und auch die Umgebung des Nabels nicht mit Waschwasser benetzt werden. Beim Wechsel des Verbandes, wenn er mit Urin befeuchtet ist, wird der den Nabelschnurrest umhüllende Mull nicht entfernt, sondern nur der darüberliegende Tupfer und die Binde. Sollte der Schnurrest einen üblen Geruch ausströmen, wird er mit einer sterilen Pinzette ohne zu zerren angehoben, das umhüllende Mull mit Wasserstoffsuperoxyd aufgeweicht und mit der Pinzette entfernt. Ein frischer steriler, mit Dermatol bestreuter, bis zur Mitte eingeschnittener Tupfer wird um den Schnurrest, ihn völlig umhüllend, herumgelegt, ein Tupfer auf- und die Nabelbinde angelegt.

11. Störungen der Nabelheilung.

Die Infektion des Nabelschnurrestes erzeugt seine *Gangrän, Sphacelus*. Die faulige Masse wird mit dem Thermokauter oder dem elektrischen Messer abgetrennt und ein steriler Dermatolverband angelegt. Meist geht es gut aus, es kann aber auch zu einer tiefer greifenden Infektion und zu Sepsis kommen. Wenn nach der Abstoßung des mumifizierten Nabelschnurrestes der Nabel nicht alsbald trocken wird, sondern seröses oder eitriges Sekret absondert — *nässender Nabel* — ist stets nach einem Granulom (s. unten) zu suchen. Wird es vermißt, wird einmal gelinde mit dem Höllensteinstift geätzt und Zinkpaste eingestrichen; dann heilt die Nabelwunde nach 1—2 Tagen.

Eine *Urachusfistel*, die Kommunikation des Nabels mit der Harnblase durch den offen gebliebenen Urachus, erkennt man an dem Abfluß von Urin aus dem Nabel (Nachweis von Harnsäure). Der aus der Harnröhre kommende Urin kann Leukocyten und Bakterien enthalten. Ein etwa vorhandenes Hindernis der normalen Harnentleerung (Phimose, epitheliale Verklebungen) wird beseitigt, die Fistel geätzt oder ihre Ränder werden angefrischt und vernäht. Die Exstirpation des Urachus ist nur ausnahmsweise notwendig. Nicht selten schließt sich eine Urachusfistel alsbald spontan.

Ein offenes MECKELsches Divertikel, Persistenz des Ductus omphalomesentericus zwischen unterem Dünndarme und Dotterblase, nach der Geburt eine Verbindung zwischen Nabel und Dünndarm, erscheint gleichfalls als nässender Nabel und führt bisweilen zu verhängnisvollen Verwechslungen mit Nabelgranulom. Die Diagnose kann aus der Beschaffenheit des Sekretes, das nach Geruch und Aussehen als Darminhalt zu erkennen ist, gestellt werden. Falls das Divertikel nicht bis zum Darme reicht, imponiert es als Nabelfistel mit schleimigem Sekret. In diesem Falle genügt eine Ätzung, um den Verschluß herbeizuführen, im ersten Falle ist Entfernung des Divertikels durch Laparotomie nicht zu umgehen. Über Ileusentstehung durch ein mit dem Nabel nicht in Verbindung stehendes MECKELsches Divertikel s. bei mechanischem Ileus, Krankheiten der Verdauungsorgane.

Ein nicht behandelter nässender Nabel kann zum *Nabelgeschwür, Ulcus umbiculi,* führen. Es besteht ein geschwüriger Substanzverlust am Grunde der Nabelwunde mit speckigem Belage; die Ränder sind infiltriert und entzündlich gerötet. Man macht Verbände mit Alkohol-Glycerin oder mit 1% Rivanollösung. Bei einem Nabelulcus darf man eine *Nabeldiphtherie* nicht verkennen, deutlich durch einen fibrinösen festhaftenden Belag, Nachweis von Diphtheriebacillen. Wegen der drohenden Toxinvergiftung ist sofort antitoxisches Serum zu spritzen in der verhältnismäßig hohen Dosis von 3000 I.E.

Die häufigste Ursache des nässenden Nabels ist das *Nabelgranulom*, Nabelschwamm, Sarkomphalos, Fungus umbiculi. Auf dem Grunde der Nabelwunde entwickelt sich Granulationsgewebe, mit erdbeerähnlicher Oberfläche, beetartig oder als kleines Gewächs, das man sich durch Auseinanderziehen der Nabelfalten zugänglich macht, oder als sofort sichtbarer, manchmal gestielter, pilzförmiger Tumor. Die kleineren Granulome werden mit dem Höllensteinstife geätzt, nachdem man sich überzeugt hat, daß es sich nicht um eine vorgewölbte

Urachusfistel und nicht um ein prolabiertes MECKELsches Divertikel handelt (platte, nicht höckrige Fläche, Urin- oder Darminhaltabgang). Große gestielte Granulome werden mit einem sterilen Seidenfaden umknotet und fest abgeschnürt, daß sie sogleich abfallen, besser und einfacher, als sie mit der Schere oder der Glühschlinge abzutragen.

Entzündungen des Nabels sind durch die immer bessere Neugeborenenpflege selten geworden. Unter *Omphalitis,* in der schweren Form *Nabelphlegmone,* versteht man eine sich auf die Bauchhaut über die Nabelfalte hinaus erstreckende Entzündung bis zur Phlegmonenbildung. Es kann Fieber bestehen, die Bauchdecken können gespannt und die Bauchatmung kann eingeschränkt sein. Je nach der Ausdehnung und dem Grade der Phlegmonenbildung ist der Verlauf günstig oder schlecht durch Tieferdringen zum Bauchfell. Behandlung mit Alkohol-Glycerinverbänden oder mit trockener Wärme, Spaltung der Phlegmone, in schweren Fällen außerdem Bluttransfusionen.

Entzündungen der Nabelgefäße entstehen durch Infektion der Thromben, besonders der Vene oder der Bindegewebshüllen, besonders der Arterien. Man sieht manchmal bei verheilter Nabelwunde unterhalb des Nabels eine entzündliche Schwellung. In günstigen Fällen bleiben die *Periarteriitis* und *Thrombarteriitis* auf den distalen Teil beschränkt oder ein Absceß entwickelt sich gegen die Oberfläche hin oder wandert nach dem Leistenkanale hin und bricht dort durch, in ungünstigen Fällen kommt es zum Durchbruch in die Bauchhöhle oder zur Sepsis durch Ausbreitung auf die Arteria hypogastrica.

Die *Thrombophlebitis* umbilicalis hat wegen der Gefahr der Peritonitis oder der Sepsis eine besonders ernste Prognose. Sie kann noch viele Wochen nach der Geburt auftreten. Die Behandlung dieser Infektionen der Nabelgefäße besteht gleichfalls in der Anwendung von Alkohol-Glycerinverbänden oder von trockener Wärme. Erkennbare Absceßbildungen sind zu spalten, Bluttransfusionen zu versuchen.

12. Nabelblutungen

aus dem noch haftenden Nabelstrange erfolgen aus den Nabelarterien durch mangelhafte Thrombenbildung infolge des K-Vitaminmangels des Neugeborenen oder entstehen bei ungenügender Lungenentfaltung (Atelektasenbildung) oder bei angeborenem Herzfehler durch das unzureichende Absinken des Blutdruckes nach der Geburt. Der Nabelschnurrest ist erneut fest abzubinden. Blutungen aus den Arterien nach Abfall des Nabelschnurrestes haben dieselben Ursachen; die Nabelschnurwunde wird kauterisiert, eventuell umstochen und unterbunden. Parenchymatöse Blutungen aus der Nabelwunde sind Ausdruck der unter Umständen ins krankhafte gesteigerten Blutungsbereitschaft des Neugeborenen oder einer Sepsis. Bluttransfusionen sind das Mittel der Wahl, unterstützt durch intramuskuläre Injektion von Vitamin K.

13. Angeborene Anomalien des Nabels.

Die harmloseste ist der *Hautnabel,* Cutisnabel. Ein bauchnaher Teil des Nabelschnurrestes mumifiziert nicht, sondern bleibt erhalten und überhäutet sich. Statt eines trichterförmigen Nabels entsteht ein solider Bindegewebsstumpf. Falls er sich nicht zurückbildet, bedeutet er einen Schönheitsfehler. Er ist nicht zu verwechseln mit dem bei Säuglingen so sehr häufigen *Nabelbruch,* der am tastbaren Bruchringe, an der Aufblähung der Vorwölbung, besonders beim Schreien, und seiner leichten Reponierbarkeit nicht zu verkennen ist. Durch einen durch Monate zu tragenden Heftpflasterverband ist er leicht auszuheilen: man reponiert den Bruch und fixiert ihn durch ein über eine längs oder quer erzeugte Hautfalte gespanntes breites Pflaster von etwa 10 cm Länge. Das

Kind wird gebadet wie sonst, sobald das Pflaster sich ablöst, wird es nach Reinigung der Haut mit Benzin erneuert. Auch stark entwickelte Nabelfalten können dem Unkundigen einen Nabelbruch vortäuschen.

Wenn die Amnionscheide des Nabels bis zu Talergröße sich um die Ansatzstelle am Bauche ringförmig fortsetzt, spricht man von einem *Amnionnabel.* Der Defekt der Bauchhaut schließt sich, nachdem auch der Amnionnabel mumifiziert und abgestoßen ist, zuerst durch Granulationsgewebe, dann durch Überhäutung. Es ist also nur der übliche trockene sterile Nabelverband anzulegen.

Der *Nabelschnurbruch,* der die Größe des Kinderkopfes erreichen kann, ist eine Hemmungsmißbildung, ein Persistieren der bis zum Ende des 2. Fetalmonats physiologischen Eventration der Bauchorgane. Unter dem Amnion, einer dünnen Schicht von WHARTONschen Sulze und dem Peritoneum sieht man je nachdem Darmschlingen, Magen, Leber, Milz und sogar einmal das pulsierende Herz. Größere Brüche müssen sofort vernäht werden, bei kleinen können unter einem sterilen Dermatolverband die Eingeweide spontan zurücktreten und die Überhäutung eintreten. Die Sofortoperation ist auch hier der sichere Weg.

E. Das Frühgeborene.

Das Wort Frühgeborenes ist keine ganz glückliche Bezeichnung für die damit gemeinten Kinder. Zwar war bei der Mehrzahl von ihnen die Dauer der Schwangerschaft verkürzt, aber doch nicht bei allen, z. B. nicht bei vielen Zwillingen, die unter diesen Begriff fallen, und umgekehrt gibt es genug Kinder, die nach einer verkürzten Schwangerschaftsdauer völlig ausgetragen zur Welt kommen. Darum hat man sich angewöhnt, einfach alle Neugeborenen unter 2500 g als Frühgeburten zu bezeichnen. Aber auch das ist nicht einwandfrei, weil im ganzen Kinder unter 2500 g Geburtsgewicht bessere Lebensaussichten haben, wenn sie nach einer normalen Schwangerschaftsdauer geboren sind als solche gleichen Gewichts mit verkürzter Tragzeit. Es ist das Geburtsgewicht, noch aus einem anderen Grunde kein allgemein gültiger Anhalt für die Aussichten der Lebenserhaltung, sondern es kommt auf die Schädigungen der Mutter an, die zu der Frühgeburt geführt haben, ob Schwangerschaftstoxine oder sogar Krankheitserreger (z. B. der Syphilis) auf das Kind übergegangen sind. Das Wesentliche ist also nicht die Frühgeburt, die unternormale Schwangerschaftsdauer, sondern die Unreife dieser Kinder, in anatomischer und noch mehr in organfunktioneller Beziehung, eine Unreife, die sie lebensschwach macht. So wäre es besser, statt von Frühgeborenen von *Unreifen* oder von *Lebensschwachen* zu sprechen.

In höchstens der Hälfte der Fälle ist eine *Ursache* der Frühgeburt zu finden. Es kommen ätiologisch in Betracht soziale und milieubedingte Faktoren wie körperliche Überanstrengungen, Mangel an Pflege und Ruhe, schlechte Ernährung, schwere seelische Erschütterungen, weiter die Zwillings- und Drillingsschwangerschaft, dann Schwangerschaftstoxikosen und akute Infektionskrankheiten, Erkrankungen und Anomalien der Geburtswege, auch funktioneller Art, wie bei der habituellen Frühgeburt mancher Mütter und endlich Unglücksfälle. In Kropfgegenden haben bis zu 15% der Mütter von Unreifen Strumen oder Anzeichen einer Hyperthyreose. Schließlich soll man, so selten auch ein positives Resultat sich ergibt, grundsätzlich Seroreaktionen auf Lues (s. im Abschnitt Syphilis) anstellen.

Die *anatomischen Zeichen der Unreife,* die nicht alle obligat sind, sind diese: Länge unter 49 cm und Gewicht unter 2500 g, graziler Körperbau, großer Schädel (der in späteren Monaten nicht mit einem Hydrocephalus verwechselt werden darf, der sog. *Megacephalus*), dabei zarte und doch greisenhafte Gesichtszüge, ein Exophthalmus, oft eine große Zunge, sehr mangelhaft entwickeltes subcutanes Fettpolster, starke Lanugobehaarung, mangelhafte Entwicklung des Ohrmuschelknorpels, zu kurze, die Kuppen nicht erreichende Zehen- (seltener Finger-)nägel, bei Mädchen die großen überragenden kleine Schamlippen, bei Knaben ein unvollständiger Descensus der Hoden, offene Bruchpforten, das Ausbleiben der Brustdrüsenschwellung. Zeichen der *organfunktionellen Unreife* sind die mangehafte und unregelmäßige Atmung bis zu apnoischen Anfällen,

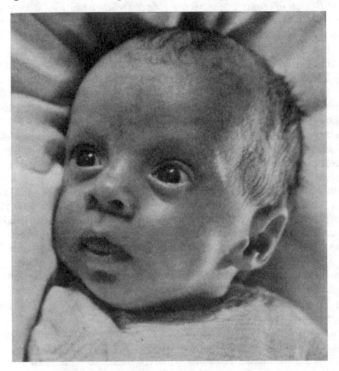

Abb. 9. Frühgeburtenfacies. (Kieler Univ.-Kinderklinik.) (P)

die mangelhafte Regulierungsfähigkeit der Körperwärme, eine Saug- und sogar Schluckschwäche, Hypotonie der Skeletmuskulatur, Bewegungen mit besonders ausgeprägter Athetose, Schlafsucht, besondere Brüchigkeit und Durchlässigkeit der Gefäße mit Blutungs- und Ödembereitschaft, besonders schwerer und langdauernder Icterus neonatorum, verspäteter Abfall des Nabelschnurrestes, Durchfallsbereitschaft bei unnatürlicher Ernährung und, ganz besonders wichtig, die mangelhafte Entwicklung der Abwehrmaßnahmen des Körpers gegen Infektionen, schließlich die Neigung zu Anämie und hohe und frühe Rachitisbereitschaft.

Die Unreife der Wärmeregulierung, bedingt durch die Unreife des Wärmezentrums, das geringe Fettpolster und die relativ große Körperoberfläche erfordert größte Sorgfalt der *Wärmehaltung*, die im Augenblick der Geburt beginnen muß. Das Frühgeborene muß sofort — nicht erst nach der Mutter — versorgt werden; sein erstes Bad muß warm sein, 39—40⁰. Danach muß es schnellstens warm eingepackt werden, besonders dann, wenn es in ein anderes Gebäude gebracht wird, in einem Korb mit Federkissen ausgelegt und bis auf

Nase und Mund zugedeckt, mit einem Wattehäubchen und mit 3 Wärmekrügen. Wo vorhanden, sind besondere Tragkästen für Frühgeburten zu benutzen. Die Unreifen sind gegen *Unterkühlung* besonders empfindlich; wenn auch erst Körpertemperaturen unter 26° unmittelbar tödlich wirken, sind geringere Abkühlungen, schon bis 33 und 34° oft verhängnisvoll. Überwunden wird die Unterkühlung zunächst durch ein heißes Bad von 40° von genügender Dauer. Ebenso leicht wie es unterkühlt wird, erleidet das Unreife *Wärmestauungen* durch äußere Wärme, die allerdings nicht so gefährlich sind; aber bis die Monothermie des Reifen erreicht ist, muß die Körperwärme ständig überwacht werden. In den Anstalten hat man besondere Wärmewannen oder elektrisch von unten geheizte Betten. Bei zuverlässig gleichmäßiger Zimmertemperatur kommt man ebensogut mit Wärmekrügen aus, auch ohne Wattehäubchen und -westen.

Auch die *Atmung* bedarf sorgsamster Überwachung. Das Atemzentrum ist unreif, die Atmung oberflächlich und es ist immer mit ihrem vollständigen Aussetzen zu rechnen, unterbrochen höchstens durch einige schnappende Züge, mit zunehmender Cyanose, die schließlich unter Verlangsamung des Pulses in eine tödliche Blässe übergehen kann.

Solche *apnoische Anfälle* (asphyktische, cyanotische Anfälle) ereignen sich besonders im Zusammenhange mit der Nahrungsaufnahme, bis zu 20mal am Tage. Zuerst versuche man es mit Beklopfen und Schütteln, eventuell mit künstlicher Atmung durch rhythmische Kompression des Thorax mit der aufgelegten Hand, 30mal pro Minute, dann greift man zur Spritze, Icoral (für Säuglinge) oder Lobelin 0,3—0,4 ccm oder Coramin 0,3—0,5 ccm = 0,12 g. Peroral wirkt Neospiran, $^1/_2$—1 Tropfen. Im äußersten Notfalle kann man sich sogar zur intrakardialen Injektion von 0,5 ccm Adrenalin entschließen. Die Sauerstoffbombe wird angeschlossen und bleibt, wenn nötig, durch viele Tage in Betrieb, unterbrochen durch Versuche, ob die eigene Atmung allein genügt. Obwohl bei *intrakraniellen Blutungen* solche Atemstillstände besonders häufig vorkommen und beim Unreifen solche Blutungen sich besonders oft finden, darf man von diesen Wiederbelebungsversuchen nicht ablassen, ehe der Tod außer Zweifel steht.

Weitere Sorgfalt erfordert die *Ernährung*. Das Frühgeborene muß frisch abgedrückte *Frauenmilch* haben; die hitzesterilisierte Milch der Frauenmilchsammelstellen ist manchen Kindern unzuträglich, so daß man sie mit frischer roher vermischen muß. Die geschwächten Unreifen können nicht saugen und sogar nicht schlucken, sie müssen mit Sonde gefüttert werden unter größter Vorsicht wegen der Aspirationsgefahr, falls die Fütterung mit der Flasche nicht möglich ist. Das Unreife läßt man nicht 24 Stunden hungern, sondern beginnt schon nach 12 Stunden mit der Nahrungszufuhr, mit einer Tagesmenge, die im Verhältnis zum Körpergewicht steht (das Reife trinkt am 1. Fütterungstage rund 70 g und täglich 70 g mehr, bis 500 g erreicht sind). Die Zahl der Mahlzeiten beträgt 5—7, ganz selten mehr. In den ersten 2—3 Lebenswochen darf man nicht auf eine Zunahme rechnen, sondern kann zufrieden sein, daß das Gewicht gehalten wird. Dann setzt eine relativ starke Zunahme ein, so daß mit 6 Monaten das Gewicht verdrei- und vervierfacht und mit 1 Jahr bei nicht Wenigen das normale Sollgewicht von 9—10 kg erreicht ist. Eine anfänglich flache Gewichtskurve kommt nicht selten dadurch zustande, daß Ödeme ausgeschwemmt werden, die die meisten Unreifen haben. Bleibt auch im 2. Lebensmonate die Kurve flach, setzt man der Frauenmilch 1% Plasmon und nötigenfalls noch 2% Nährzucker zu. Auch ein Zusatz von 1—2% Gelatine soll Gutes leisten. Das Prinzip aber der Frühgeborenenernährung ist die *Minimalernährung*; es soll nur soviel erhalten wie es braucht, um befriedigend zuzunehmen. Der Grundumsatz ist nicht höher als beim Ausgetragenen und damit auch der Energiequotient nicht. Mindestens bis 3000 g erreicht sind, muß Frauenmilch gegeben werden, notfalls mit Beifütterung von Buttermilch, Citronensäure $^2/_3$ oder Vollmilch oder CZERNYscher Buttermehleinbrenne.

Das Frühgeborene ist *wehrlos gegen Infekte* jeder Art; es muß mit peinlichster Sauberkeit gepflegt und von allen Menschen, die auch nur den leisesten Katarrh der Luftwege haben, möglichst überhaupt von jeder Person, die zur Pflege nicht notwendig ist, ferngehalten werden; die geringste grippale Ansteckung kann über eine Bronchopneumonie zum Tode führen. Die Gefahr der Pneumonie droht besonders stark noch im 3. Lebensmonate. Die Mutter oder Schwester, falls sie einen Katarrh haben, müssen den Schnupfenschleier anlegen. In Anstalten müssen die Frühgeburten in geschlossenen Boxen mit je höchstens 3 Betten gehalten werden. Jedes Unreife unter 1800 g gehört in eine solche Anstalt und soll dort bleiben, bis es 3000 besser 4000 g wiegt, falls nicht zu Hause Frauenmilch und zuverlässige Pflege gewährleistet sind.

Jedes Frühgeborene hat nach einigen Monaten eine *Anämie* vom hypochromen Typus; als Ursache hat man früher den Eisenmangel der Leber angesehen, deren Depots erst in den letzten Fetalwochen aufgefüllt werden. Neuerdings nimmt man als Ausdruck der Unreife einen Mangel des endogenen Faktors des Magensaftes an, so daß der CASTLEsche Intrinsic-Faktor nicht ausreichend gebildet werden kann. Die Frühgeburtenanämie ist nicht bedrohlich und heilt spontan; in schweren Fällen beseitigt man sie durch Transfusionen, in leichten versucht man es mit Ferroeisen, z. B. 0,1 g Ferrum reductum pro die.

Das Frühgeborene ist besonders zur *Rachitis* disponiert, teils wegen seines schnellen Wachstums, teils wegen des Fehlens von körpereigenen mitogenetischen Ultraviolettstrahlen, infolge der Unreife. Man gibt vom Ende des 2. Lebensmonats an prophylaktisch täglich 5—7 Tropfen Vigantol.

Wie sind die *Lebensaussichten und das künftige Schicksal* der Frühgeborenen und lohnt all dieser unendliche Aufwand von Kosten und Mühe? Diese Frage muß unbedingt und ohne Vorbehalt bejaht werden. Rund 10% aller Neugeborenen sind unreif; einschließlich des ersten Lebenstages sterben rund 50% im ersten Lebensjahre, in vielen Statistiken weit weniger, je nach den äußeren Umständen und Möglichkeiten der Pflege und Fürsorge. Theoretisch ist es möglich, Kinder von 750 g aufzuziehen, praktisch sind die Aussichten unter 1000 g minimal und bessern sich erst ab 1200 g. Das macht nach dem heutigen Geburtenstande im großdeutschen Reich mit 1,5 Millionen Geburten rund 150000 Frühgeburten im Jahre und davon bleiben mindestens 75000, in Wirklichkeit erheblich mehr, dem Volksganzen erhalten. Als minderwertig, vom schweren Gehirnkrüppel bis zum Schwachsinnigen entpuppen sich, hoch gerechnet, 10% der Überlebenden, und bei ihnen ist zum erheblichen Teil die Minderwertigkeit erbbedingt. Die Aufzucht der Unreifen ist also berechtigt und notwendig. Spätestens zu Beginn des Schulalters haben die gesunden Frühgeburten in allem Wesentlichen den Normalstatus erreicht, viele schon früher.

Schrifttum.

PEIPER: Unreife und Lebensschwäche. Leipzig: Georg Thieme 1937.

REUSS: Pathologie der Neugeburtsperiode. Handbuch der Kinderheilkunde, 4. Aufl., Bd. 1. Herausgegeben von v. PFAUNDLER-SCHLOSSMANN. Berlin: F. C. W. Vogel 1931.

YLLPÖ: Pathologie der Frühgeborenen. Handbuch der Kinderheilkunde, 4. Aufl., Bd. 1. Herausgegeben von v. PFAUNDLER-SCHLOSSMANN. Berlin: F. C. W. Vogel 1931.

Stoffwechsel und Ernährung des gesunden Säuglings.

Physiologie der Säuglingsernährung.

Von E. ROMINGER-Kiel.

Mit 6 Abbildungen.

A. Stoffwechsel.

Unter Stoffwechsel versteht man die Austauschvorgänge der Zelle des lebenden Organismus mit seiner Umgebung durch Aufnahme gewisser Stoffe als Nahrung und durch Ausscheidung der durch Umsetzungen im Zellinnern veränderten Stoffe. Assimilation und Dissimilation beruhen auf einer während des Lebens nie abreißenden Kette chemischer Umsetzungen, die uns heute nur erst zum Teil bekannt sind. Ihre Gesetzmäßigkeiten bilden die Grundlage der Ernährungslehre. Diese Gesetze haben allgemeine Gültigkeit für den menschlichen Organismus; sie gelten für alle Altersstufen und somit auch für das Säuglingsalter.

Stoffwechsel und Ernährung des jungen Kindes unterscheiden sich im allgemeinen aber auch von dem des Erwachsenen dadurch, daß hier noch das Wachstum bestritten werden muß und dadurch, daß der Gesamtstoffwechsel des wachsenden Organismus bedeutend lebhafter ist. Es ist aber nicht so, daß der Stoffwechsel, mithin der Grundumsatz, auf die Oberfläche bezogen gleich nach der Geburt am größten ist und mit dem Lebensalter abfällt entsprechend der abnehmenden Wachstumsgeschwindigkeit, sondern nach der Geburt ist er die ersten Tage sehr niedrig, steigt danach bis zum Ende des ersten Jahres steil an, um dann langsam bis zum 10. Jahre auf Erwachsenenwerte abzufallen. Zur Deutung dieser schwer verständlichen Tatsache gibt es eine geistvolle Hypothese.

Der niedrige Umsatz der ersten Tage erklärt sich zwanglos aus der mangelnden Anpassung an das extrauterine Leben, der rasche Anstieg soll auf die nicht nur absolute, sondern sogar relative Zunahme der Muskelmasse und das „Training" der Muskulatur, das nach sportphysiologischen Untersuchungen den Grundumsatz erhöht, zurückzuführen sein und das nachherige Zurückgehen auf die allmähliche Umwandlung des aktiven Protoplasmas großenteils in inaktives, sog. Paraplasma. Um diesen Besonderheiten zu entsprechen, muß die auf die Körpergewichtseinheit berechnete Nahrungsmenge verhältnismäßig groß sein, und sie muß vollständig oder suffizient sein. Sie muß also einen bestimmten Mindestgehalt an Eiweiß, Kohlehydraten, Mineralsalzen, Wasser und Vitaminen aufweisen und muß, um eine gesunde Widerstandsfähigkeit gegenüber bestimmten Schädigungen zu erhalten, auch eine gewisse Menge von Fett und Lipoiden enthalten.

Wie der Erwachsene verwendet auch das junge Kind die mit der Nahrung aufgenommene potentielle Energie zu folgenden drei Zwecken.

1. Zur Erhaltung der Körperwärme.

2. Zur Bestreitung der täglichen Arbeitsleistung, die beim Säugling zur Hauptsache in lebhafter Muskeltätigkeit (Geschrei, Verdauungsarbeit, Herzarbeit usw.) besteht.

3. Zum Ersatz der in Verlust geratenen Stoffe durch Verschleiß und Ausscheidungen.

Hinzu kommt nun als Besonderheit 4. die Bestreitung des Wachstums.

Seit RUBNERs grundlegenden Untersuchungen der Gesetze des Energieverbrauches wissen wir, daß das Gesetz von der Erhaltung der Energie auch für den menschlichen Körper Geltung besitzt. Den Nahrungsbedarf können wir deshalb wie bei einer Kraftmaschine nach Wärmeeinheiten berechnen, wobei als Maß die Kilogramm-Calorie gilt. Die auf verschiedene Weise angestellten Ermittlungen haben nun recht gut übereinstimmend folgende Zahlen ergeben:

	Säugling während der ersten Lebensmonate	Säugling gegen Ende der Säuglingszeit
1. Grundumsatz	55 Cal. pro kg	50 Cal. pro kg
2. Muskelarbeit	10 ,, ,, ,,	10 ,, ,, ,,
3. Verlust in den Ausscheidungen	10 ,, ,, ,,	10 ,, ,, ,,
4. Spez.-dynamische Nahrungswirkung . . .	10 ,, ,, ,,	10 ,, ,, ,,
5. Wachstum	25 ,, ,, ,,	15 ,, ,, ,,
Gesamtkalorien	110 Cal. pro kg	95 Cal. pro kg

Diese Zahlen geben natürlich nur einen Durchschnittswert an. Besonders lebhafte, aber auch untergewichtige Säuglinge in dürftigem Ernährungszustand haben einen bedeutend höheren Energiebedarf. Das erste leuchtet ohne weiteres ein; was das letztere angeht, so ist der Ernährungszustand insofern von Bedeutung, als ein gutes Fettpolster selbst zur Bestanderhaltung wenig Energie verbraucht, seinerseits aber als schlechter Wärmeleiter vor Abstrahlungsverlusten schützt. Um bei der Nahrungsbedarfberechnung also einigermaßen richtige Werte zu erhalten, müssen wir so vorgehen, daß wir einem wohlgenährten Säugling, der tatsächlich mit verhältnismäßig wenig auskommt, im allgemeinen nicht mehr Calorien zubilligen, als einem normalen Kind seines Alters zukommen. Bei einem mageren, untergewichtigen Kind dagegen dürfen wir nicht die seinem Istgewicht, sondern müssen die auf sein Alters-Sollgewicht berechnete Nahrungsmenge geben. Ausgangspunkt ist in jedem Fall das Geburtsgewicht.

Einen groben Anhaltspunkt geben folgende leicht zu merkende Zahlen:

Im 1. Lebensmonat braucht ein Säugling etwa 500 Calorien täglich
,, 2. ,, ,, ,, ,, ,, 600 ,, ,,
,, 4. ,, ,, ,, ,, ,, 700 ,, ,,
,, 6. ,, ,, ,, ,, ,, 800 ,, ,,
,, 9. ,, ,, ,, ,, ,, 900 ,, ,,
,, 12. ,, ,, ,, ,, ,, 1000 ,, ,,

Wenn man die Größe des Calorienbedarfs beim Säugling richtig einschätzen will, dann ist es zweckmäßig, sich wohl folgende Vergleichzahlen vor Augen zu halten:

Ein Säugling braucht pro kg Körpergewicht 110 Calorien
,, Kleinkind ,, ,, ,, ,, 75 ,,
,, Schulkind ,, ,, ,, ,, 65—50 ,,
,, Erwachsener ,, ,, ,, ,, 35 ,,

Die Stoffwechselleistung ist somit beim Säugling etwa dreimal größer als beim Erwachsenen. Selbstverständlich ist auch die Arbeit des Verdauungsapparates entsprechend groß, und man kann sagen, er ist dadurch belastet bis an die Grenze der Leistungsfähigkeit. Von Vorteil für die Durchführung dieses lebhaften Gesamtstoffwechsels ist die verhältnismäßig große Darmlänge, die Größe der Leber als wichtige Stoffwechseldrüse (etwa 4,4% des Körpergewichts beim Säugling, 2,4% beim Erwachsenen), der Wasserreichtum und schließlich der Umstand, daß vom Säuglingsorganismus nicht wie vom Erwachsenen Arbeitsleistung vollbracht werden muß.

Wir wissen heute, daß es keineswegs gleichgültig ist, in welcher Form der Calorienbedarf gedeckt wird. Auch beim jungen Kind können sich nur bis zu einem gewissen Grade die Hauptnährstoffe gegenseitig als Calorienspender vertreten: isodynam sind 100 g Fett = 211 g Eiweiß = 234 g Kohlehydrate. Außerhalb dieser Vertretbarkeit müssen aber in jeder Nahrung des Säuglings von den Hauptnährstoffen und Minimumsubstanzen gewisse Mengen stets angeboten werden. Der Säugling braucht:

Eiweiß pro kg Körpergewicht . . . . etwa 1,8 g
Kohlehydrate pro kg Körpergewicht . . . . „   12,0 g
Fett pro kg Körpergewicht . . . . „   7,0 g

dabei muß das angebotene Eiweiß biologisch hochwertig sein, d. h. es muß bestimmte Aminosäuren enthalten und in der Nahrung müssen bestimmte Salze und Vitamine enthalten sein.

Im allgemeinen werden beim Säugling von 100 Calorien 50% in Fett, 40% in Kohlehydraten und 10% in Eiweiß gedeckt. Wir treiben heute keineswegs mehr eine rein quantitative Ernährung, sondern außerdem eine qualitative. Der junge wachsende Organismus erweist sich als besonders abhängig von der Qualität der Nahrung.

Neuerdings hat man für den Erwachsenen Kostpläne vom qualitativen Gesichtspunkt aus aufzustellen versucht. Besonders amerikanische Autoren unterscheiden in der Nahrung die „Schutzstoffe" von den Energieträgern. Energieträger sind Fett, Kohlehydrat und zum Teil das Eiweiß. Diese „Heizstoffe" können sich gegenseitig weitgehend vertreten. Ihre Menge wird bei der Aufstellung eines Kostplanes bestimmt von der Arbeitsleistung, die der zu Ernährende vollbringt. Anders bei den „Schutzstoffen". Sie bestehen aus den Vitaminen, Salzen, Lipoiden, dem Wasser und demjenigen Eiweiß, das zur Erhaltung der Körpersubstanz notwendig ist. Die Menge der Schutzstoffe, so wird angenommen, ist für alle Normalpersonen gleich groß. Sie braucht also nicht von Fall zu Fall verschieden bemessen zu werden. Zweifellos hat diese Betrachtungsweise namentlich für die Aufstellung von Kostplänen für die Massenernährung und bei einer Nahrungsrationierung eine gewisse Berechtigung. Allerdings wird man — wenigstens vorläufig — den Einwand erheben müssen, daß leider die Größe des Schutzstoffbedarfs auch für die „Normalperson" noch nicht einmal annähernd genau bekannt ist; der Bedarf wird vermutlich auch nach Rasse des Menschen, aber auch nach Klima und Art der Arbeitsbedingungen, in denen der Mensch lebt, schwanken. Im übrigen ist schließlich auch der „Schutzstoffgehalt" von einem und demselben Nahrungsmittel an zwei verschiedenen Orten, ja, an ein- und demselben oft äußerst verschieden, ein Umstand, der die praktische Anwendung von Normalschutzstoffnahrungen sehr schwierig machen dürfte. Für den Säugling spielen alle diese Erwägungen keine Rolle, weil er auf ein Hauptnahrungsmittel, die Milch, angewiesen ist, die zugleich Energie- und Schutzstoffträger für ihn ist.

Im folgenden wird nun auf die Rolle der einzelnen Nährstoffe im Stoffwechsel des Säuglings eingegangen.

1. Eiweißstoffwechsel.

Den für die Unterhaltung aller Lebensvorgänge und für das Wachstum nötigen Amino-Stickstoff nimmt der Säugling mit dem Milcheiweiß auf. Entsprechend seinem lebhaften Gesamtstoffwechsel und seinem Wachstum ist der Eiweißbedarf des jungen, rasch wachsenden Kindes auch größer als der des älteren Kindes oder des Erwachsenen. Da der Organismus aus Eiweiß, das bestimmte Aminosäuren nicht enthält, kein Körpereiweiß aufbauen kann, wird der tägliche Eiweißbedarf in hohem Maße von der Qualität des angebotenen Eiweißes bestimmt. Ganz allgemein kann man sagen, daß Eiweiß, das in seiner Struktur dem Körpereiweiß ähnelt, für den wachsenden Organismus hochwertiger ist, als ein ihm ferner stehendes.

Da nun die Frauenmilch als sog. Albuminmilch ein dem Körpereiweiß besonders gut entsprechendes Eiweiß enthält, während die Kuhmilch als sog. Caseinmilch ein nicht voll entsprechendes Eiweiß besitzt, benötigt das Brustkind zum Gewebeanwuchs weniger Eiweiß als das Flaschenkind. Pro kg Körpergewicht nimmt das Brustkind 2—2,5 g das Flaschenkind 3,0—4,0 g pro Tag bei einer normalen Nahrung ($^1/_{10}$ des Körpergewichts an Kuhmilch!) auf. Das Brustkind gedeiht aber auch noch bei 1,8 g Eiweiß. Es ließ sich nun zeigen, daß $^2/_5$ dieser Menge zum Ansatz verwendet werden.

Erhält der Säugling ein reiches Eiweißangebot, dann wird über das Wachstum hinaus stets Stickstoff als Reserveeiweiß gespeichert. Im Gegensatz zum Erwachsenen hat der Säugling nämlich eine dauernd positive N-Bilanz, und zwar werden vom Flaschenkind 60% und vom Brustkind sogar 80% des zugeführten Stickstoffes retiniert. Da nun das Eiweiß eine beträchtliche spezifisch-dynamische Wirkung entfaltet und das bei Kuhmilchfütterung im Übermaß aufgenommene Eiweiß auch verbrannt wird, kann man den höheren Calorienbedarf des Flaschenkindes wohl mit Recht auf den höheren Eiweißumsatz zurückführen. Es ist jedenfalls erwiesen, daß jede Ernährung mit Kuhmilch die Verdauungs- und Stoffwechselarbeit im Vergleich zur Frauenmilch erhöht. Ein mäßig erhöhtes Eiweißangebot wird vom gesunden Säugling ohne Schaden vertragen; bei bestimmten dyspeptischen Zuständen kann jedoch schon ein geringes Überangebot — namentlich bei Mangel an Kohlehydraten — zu ernster Schädigung führen (Toxikose!).

Ein hohes Überangebot von Eiweiß verursacht gelegentlich Verdauungsstörungen, namentlich aber macht es Verstopfung und Gewichtsabnahme. Die Darmsaftsekretion wird vermehrt und es kommt zu alkalisch reagierenden fauligen Stühlen.

Ein Mangel an Eiweiß hat Wachstumsstillstand, Anämie und in besonderen Fällen Hungerödem zur Folge.

Eine Resorption von unvollständig abgebautem Nahrungseiweiß aus dem Darm kommt bei Neugeborenen und vielleicht bei bestimmten Ernährungsstörungen vor und kann zu anaphylaktischen Erscheinungen führen.

2. Fettstoffwechsel.

Fett ist nicht nur als hochwertiger Calorienspender für den Säugling wichtig, sondern auch als Vitamin- und Lipoidträger. Es hat auch für die Aufrechterhaltung einer hohen Infektresistenz und einer festen Wasserbindung Bedeutung.

Die Verwertung des Fettes als Heizstoff hängt von verschiedenen Umständen ab. Bei reichlichem Angebot von K. H. und Eiweiß wird nur ein kleiner Teil des zugeführten Fettes verbrannt, der andere wandert in die Fettdepots. Im Hungerzustand dagegen wird von dem wachsenden Organismus verhältnismäßig mehr Fett verbrannt als K. H. und Eiweiß. Infolgedessen hängt der Fettaufbrauch vom Ernährungszustand des Kindes ab. Bei ungenügendem K. H.-Angebot kann, da zur Verbrennung von einem Molekül Fett zwei Moleküle Traubenzucker nötig sind, die Fettverbrennung nicht vollständig zu Ende geführt werden, und es bleiben Ketonkörper übrig, die zur Azidose führen können. Ein überreichliches Fettangebot hat keine Azidosewirkung, solange K. H. oder Eiweiß, das in K. H. verwandelt werden kann, in genügender Menge zugleich angeboten wird. In solchen Fällen wird nicht alles aufgenommene Fett bei der Verdauung gespalten und resorbiert und es erscheinen oft 5—10% davon teils in Form von Fettsäuren, Fettseifen und teils als Neutralfett. Schon 2 Stunden nach der Fettaufnahme entsteht durch den Einstrom des emulgierten Fettes aus dem Brustlymphgang eine beträchtliche Verdauungslipämie, die 7—8 Stunden andauert.

Die hauptsächliche Fettquelle für den Säugling ist die Milch, deren Fettgehalt im großen und ganzen bei Frauenmilch und Kuhmilch etwa gleich groß ist, nämlich 3,5—4%. Die Fettzusammensetzung der beiden Milchen ist verschieden. Die Kuhmilch enthält bedeutend mehr Ester der niederen Fettsäuren und zwar der Buttersäure, der Capryl- und Capronsäure u. a., die im Verdauungskanal unter Umständen namentlich in Anwesenheit von reichlich gärungsfähigem Substrat Reizwirkungen auf die Darmschleimhaut ausüben können. Sie enthält weiter verhältnismäßig große Mengen von Palmitin- und Stearinsäure gegenüber der Frauenmilch, die besonders reich an Ölsäuren ist. Schließlich ist das Kuhmilchfett viel gröber emulgiert als das Frauenmilchfett.

Fett kann durch hohe K. H.- und entsprechende Eiweißmengen weitgehend ersetzt werden. Den Beweis dafür bieten viele Frühgeburten und solche Säuglinge, die mit einer nahezu fettfreien Nahrung, z. B. mit Buttermilch, störungsfrei aufgezogen werden können. Andrerseits deckt der Brustsäugling seinen Calorienbedarf zur Hälfte mit Fett. Ein solches Kind nimmt z. B. bei einem Körpergewicht von 5 kg am Tag 30 g Fett zu sich, das sind Mengen, die nahezu für einen Erwachsenen ausreichen. Das Brustkind erhält pro Tag und kg Körpergewicht etwa 5—6 g Fett, das Flaschenkind bei Ernährung mit den üblichen Milchmischungen, die mit K. H. angereichert sind, nur 2—3 g. Im allgemeinen ist die Fettverträglichkeit des gesunden Säuglings eine recht gute, allerdings erweist sie sich auch schon bei geringen Störungen als besonders rasch beeinträchtigt. Eine künstliche Säuglingsnahrung sollte, um Mangelschäden (s. S. 221) sicher zu vermeiden, einen Fettgehalt von 1,5% für alle Dauernahrungen aufweisen.

Reichliches Fettangebot in der Nahrung bei zugleich verhältnismäßig hohem Eiweißgehalt und wenig K. H. hat beim Säugling Fettseifenstuhlbildung und Verstopfung zur Folge. Hohe Fettgaben bei reichlich K. H. und wenig Eiweiß führen oft zu Durchfällen und sogar zu intestinalen Toxikosen. Besonders gefährlich sind fettreiche Nahrungen bei Rekonvaleszenten von akuten Ernährungsstörungen. Andrerseits gedeihen manche chronisch ernährungsgestörte Kinder solange nicht, bis sie — natürlich in vorsichtiger Weise — Fett zugeführt bekommen. Besonders deutlich sind die Erfolge mit Milchverdünnungen der üblichen Art, z. B. mit Halbmilch, die mit 1—2% Fett angereichert wird. Die Säuglinge bekommen dann ein pralles Fettpolster, eine rosige Hautfarbe und zeigen eine höhere Immunität. Dabei bleiben als Zeichen der festeren Wasserbindung auch meist die lebhaften Gewichtsschwankungen aus.

3. Wasserhaushalt.

Der Organismus ist umso wasserreicher, je jünger er ist. Die Gewebe junger Säugetiere zeigen nicht nur einen höheren Wassergehalt, sondern auch eine größere Wasseravidität. Beim Kind läßt sich die hohe Wasseraufnahmefähigkeit durch die sog. Quaddelzeit, d. h. die Zeit, in welcher eine mit physiologischer Kochsalzlösung gesetzte Hautquaddel verschwindet, erweisen. Bei Säuglingen beträgt sie im Mittel 29 Minuten, bei Kleinkindern 34 Minuten, bei Schulkindern schon 52 Minuten.

Der Wasserbedarf ist beim jungen Kind im Vergleich zum älteren und Erwachsenen besonders groß. Ein junges Brustkind nimmt pro Tag pro kg Körpergewicht etwa 150 g auf, der Erwachsene 35—40 g. Man kann also für den Säugling den Wasserbedarf als rund 3mal so groß wie beim Erwachsenen annehmen. Diese Zahl, die uns schon einmal beim Calorienbedarf begegnet ist, weist auch auf die wichtigste Erklärung dieses Umstandes hin. Der Wasserreichtum ist unerläßlich für den lebhaften Stoffwechsel und für die physikalische Wärmeregulation, die entsprechend der großen Körperoberfläche zu beträchtlichen Verdunstungsverlusten führt. Der Säugling hat, berechnet auf sein Gewicht, eine etwa 3mal so hohe Wärmeabstrahlung wie der Erwachsene. Die Wärmeabgabe geschieht nur in der Hauptsache durch Wasserverdampfung. Im übrigen spricht jedenfalls die Perspiratio insensibilis beim Säugling auf jegliche Steigerung der Wärmeproduktion schneller und stärker an, als das beim Erwachsenen der Fall ist.

Von der aufgenommenen großen Wassermenge werden auch beim Säugling nur etwa 1—2% zurückgehalten, der größte Teil, etwa 50—60%, wird im Harn abgegeben, etwa 30—35% durch die Perspiration und 5—10% durch den Kot. Unter pathologischen Einflüssen ändern sich diese Zahlen vollkommen. Die Perspiration wird stark gesteigert durch äußere Wärme, aber auch im Fieber: bei Brechdurchfall wird alles eingenommene Wasser, ja mehr, durch die Stühle und durch das Erbrochene abgegeben und bei der bestehenden Atmungsbeschleunigung steigt auch noch die Wasserabgabe durch die Lungen beträchtlich.

Bei dem besonders hohen Wasserbedarf des Säuglings tritt ein Unterangebot an Wasser viel häufiger auf, und es wirken sich Durstzustände viel rascher und bedrohlicher aus, als beim älteren Kind oder beim Erwachsenen. Ein Beispiel dafür ist die Exsikkose beim schweren Brechdurchfall. Es ergibt sich hieraus die Folgerung, sorgfältig auf ein genügend hohes Wasserangebot unter gesunden und kranken Verhältnissen zu achten. Einen einigermaßen brauchbaren Anhalt hier ist die Körpergewichtskurve zum mindesten insofern, als ungenügendes Wasserangebot oder Wasserverlust niemals vereinbar ist mit einem regelrecht langsam ansteigenden Körpergewicht. Ein Auf und Ab der Gewichtskurve bei gleichbleibender, dem Alter entsprechender Ernährung ist Ausdruck einer losen Wasserbindung.

Man unterscheidet eine konstitutionelle Neigung zur losen Wasserbindung (sog. hydropische Konstitution) von einer vorübergehenden Hydrolabilität. Bei der ersteren nimmt man eine besonders wasserreiche Gewebebeschaffenheit an, bei der letzteren eine mangelnde Festigkeit der intrazellulären Wasserbindung. Man unterschied früher hydropigene Nährstoffe, also solche, die eine Wasseranreicherung des Organismus herbeiführen, von anhydropigenen. Zu den ersteren rechnete man bestimmte Salze und K. H., zu den letzteren die Fette. Eiweiß sollte eine Mittelstellung einnehmen, insofern es seiner spezifisch dynamischen Wirkung wegen zu einem hohen Wasserbedarf führt, während es in Verbindung mit Fett keine Wasserretention zur Folge hat. Nach den neueren Forschungen über die Wirkung bestimmter Hormone und Vitamine und namentlich über die nervöse Regulation des Wasserhaushaltes liegen die Verhältnisse viel verwickelter, als ursprünglich angenommen wurde. Im allgemeinen darf man sich nicht vorstellen, daß die Gewebe einfach der jeweiligen Wasser- und Nährstoffzufuhr entsprechend ihren gesamten Wassergehalt ändern, sondern muß nach allen Organ- und Gewebeanalysen (auch des Blutes) annehmen, daß Wasserüberschüsse nur in bestimmten Wasserdepots vorübergehend gespeichert und von dort wieder abgegeben werden.

Ein zu hohes Wasserangebot beim Säugling, wie es hauptsächlich bei Verfütterung gehaltloser Nährmischungen vorkommt, führt nach alledem nicht unmittelbar zu einer „Verwässerung der Gewebe", als vielmehr zu Hungerzuständen. Die Kinder müßten, um nur die lebensnotwendigen Nährstoffmengen zu erhalten, so große Flüssigkeitsmengen zu sich nehmen, daß sie sie auf die Dauer nicht bewältigen könnten. Es ist deshalb empfehlenswerter, die Nahrung nicht zu hoch verdünnt zu reichen und daneben zur Deckung des Wasserbedarfs unter Berücksichtigung auch besonderer Verhältnisse, wie z. B. bei hoher Außentemperatur, bei Fieber, bei lebhafter Körperbewegung, Schreien, Strampeln usw. außerdem Tee nach Durstgefühl anzubieten. Beim gesunden Kind wird der Wasserbedarf pro Tag mit einer Flüssigkeitsmenge, die etwa dem 10. Teil des Körpergewichtes entspricht, ausreichend gedeckt.

4. Kohlehydratstoffwechsel.

Die Kohlehydrate sind namentlich beim künstlich ernährten Säugling die wichtigsten Energiespender. Ihre Bedeutung auch für das Brustkind geht aus dem verhältnismäßig hohen Zuckergehalt der Frauenmilch im Vergleich zu anderen Milchen hervor. In der Säugetierreihe liegt der Kohlehydratgehalt umgekehrt zum Eiweißgehalt am niedrigsten bei den Tieren, die am schnellsten wachsen und am höchsten beim Menschen. Der Säugling braucht ungefähr 10—12 g K. H. pro Tag und kg Körpergewicht; als Mindestwert gelten 3 g und als Höchstwert 14 g. Ein leicht zu merkender Wert für das optimale K. H.-Angebot ist der hundertste Teil des Körpergewichtes. Der junge wachsende Organismus hat nicht nur im Vergleich zum Erwachsenen einen erhöhten K. H.-Bedarf, sondern er kann auch, auf die Körpergewichtseinheit gerechnet, mehr Zucker aufnehmen, ohne ihn im Harn auszuscheiden.

Alle K. H. werden unter normalen Bedingungen bekanntlich als Monosaccharid, nämlich als Glucose, Fruktose und Galaktose durch die Pfortader vom Darm aufgenommen und in der Leber in die Energiereserve Glykogen umgeprägt. Ein Traubenzucker-Reserve-Depot hätte einen viel zu hohen osmotischen Druck. Mit Hilfe des Glykogendepots unterhält der Organismus durch seinen hormonalen Steuerungsapparat den Dextrosegehalt des strömenden Blutes recht konstant auf 0,1%. Im Hungerzustand sinkt der Blutzuckergehalt ab und zwar um so stärker, je jünger das Kind ist. Bei Säuglingen, die reichlich mit K. H. ernährt werden, erfolgt An- und Abstieg der Blutzuckerkurve schneller, als bei solchen, die eine eiweiß- und fettreiche Nahrung erhalten. Es läßt sich einwandfrei im Stoffwechselversuch zeigen, daß durch entsprechend reichliche K. H.-Zufuhr Eiweiß und Fett eingespart wird, insofern nur die Mindestmengen dieser Hauptnährstoffe zugleich angeboten werden. Ein großer Teil unserer Diätvorschriften für den gesunden und kranken Säugling gründet sich auf diese Tatsache. Eine Kost, die indessen in der Hauptsache aus reichlich K. H. besteht, aber einen Mangel an Eiweiß oder Fett oder Mineralsalzen, oder an allen Dreien aufweist, erzielt keinen regelrechten Anwuchs mehr, sondern führt zu einer krankhaften Wasserretention, die das Körpergewicht zwar ansteigen läßt, aber dadurch nur in erhöhtem Maße die wahre minderwertige Gewebebeschaffenheit verschleiert. Diese Kinder werden blaß und schlaff, erleiden Gewichtsstürze, dystrophieren und verlieren ihre normale Widerstandsfähigkeit gegenüber Infekten. Während man früher geneigt war anzunehmen, daß das allzu hohe K. H.-Angebot an dem Fehlnährschaden schuld sei, wissen wir heute, daß es der Mangel an dem einen oder anderen der genannten lebenswichtigen Nährstoffe ist, der die schwere Stoffwechselstörung verursacht.

Die beim Säugling in der Hauptsache verfütterten K. H. sind Milchzucker, Kochzucker, Traubenzucker, Dextrin-Maltose-Gemische, Schleime und Mehle, schließlich Brot und Gebäck.

Der *Milchzucker,* der natürlicherweise als einziger in allen Milchen vorkommt, konnte sich in der künstlichen Ernährung bisher nicht behaupten; denn er führte häufig zu schlechten Stühlen. Bemerkenswert ist aber, daß es neuerdings gerade mit Hilfe des Milchzuckers unter bestimmten Voraussetzungen gelungen ist, auch bei künstlicher Ernährung Stühle mit der physiologischen Bifidusflora, wie bei Frauenmilch, zu erzielen (BESSAU). Der Milchzucker wird weniger gut als andere Zucker gespalten und resorbiert, infolgedessen wandert er mit dem Chymus verhältnismäßig weit in die unteren Darmabschnitte vor, wo er ziemlich starke Gärung verursacht. Er fördert den Ansatz wenig und schmeckt auch nur wenig süß. In der Säuglingsdiätetik wird er eigentlich heute ausschließlich als gärungserregende Substanz, also als Abführmittel verwandt.

Der *Kochzucker* oder Rübenzucker schmeckt süß, fördert den Ansatz gut und gärt nur mäßig. Er ist beim gesunden Säugling auch infolge seiner Verbreitung und Billigkeit das übliche K. H. neben Schleimen und Mehlen.

Der *Traubenzucker* ist theoretisch das am besten ausnützbare K. H., das aber praktisch keine besondere Rolle spielt. Am besten haben sich als gärungswidrige, den Ansatz gut fördernde Zucker die *Nährzucker,* also Dextrin-Maltose-Mischungen bewährt. Es fehlt ihnen jede Darmreizwirkung und sie werden sehr gut resorbiert, so daß sie in der Diätetik des kranken Säuglings ausgiebig verwendet werden.

Schleime und Mehle als sog. zweites K. H. spielen als Nährmittel für den Ansatz beim Säugling eine wichtige Rolle. Auch da, wo das junge Kind nur unvollständig verdaut, übt die Mehlabkochung kaum je einen Darmreiz aus. Natürlich kann der hohe K. H.-Bedarf des Kindes nicht durch Mehlabkochung oder gar Schleim gedeckt werden. Schleime und Mehlabkochungen sind aber zur Anreicherung und Verfeinerung der Gerinnung der verdünnten Kuhmilch und zum teilweisen Ersatz des Zuckers unentbehrlich. Brot und Gebäck stellen die erste feste Kost des älteren Kindes dar, und ihre Einführung in den Speisezettel des Kindes dient zur Anregung des Kauens und schließlich als beachtliche Kalorienspender von übrigens hohem Eiweißgehalt.

Als wichtiger K. H.-Träger ist in der heutigen Säuglingsernährung die Banane anzusehen, in der nebeneinander Saccharose, Dextrose und Laevulose geboten werden, eine Mischung, die vom Säugling, auch vom ernährungsgestörten, oft ausgezeichnet vertragen wird. Der Zuckergehalt reifer Bananen erreicht etwa 22% ihres Gewichtes. Honig enthält neben Saccharose hauptsächlich Laevulose und Dextrose. Er bietet vor anderen Zuckern keine Vorteile.

Nachdem heute die Verträglichkeit der verschiedenen K. H. und ihrer Mischungen bekannt ist, kommen die früher gefürchteten Gärungsdurchfälle kaum mehr in Frage. In den üblichen Säuglingsnahrungen geht man mit dem Gehalt an Kochzucker nicht über 7—8%, an Nährzucker nicht über 12—15% hinaus, während die höhermolekularen K. H. wie Mehlabkochungen unbedenklich in 20%igen Lösungen gegeben werden können. Traubenzucker und Traubenzucker-Lävulose zu gleichen Teilen können übrigens als einzige Energiespender auch parenteral, nämlich subcutan in 5%iger und intravenös in 20—35%iger Lösung verabreicht werden, um da, wo eine schwere Insuffizienz des Magendarmkanals vorliegt, den Säugling vorübergehend zu ernähren.

5. Salzhaushalt.

Die Bedeutung der Salze für den wachsenden Organismus geht am besten aus der klinischen Beobachtung schwerer Ernährungsstörungen, z. B. des akuten Brechdurchfalls hervor, bei dem durch den Verlust von Salzen durch das Erbrechen und den Durchfall bei gänzlich ungenügender Zufuhr von Mineralien der Säugling eine vollständige „Stoffwechselkatastrophe" erleidet. Die Salze sind lebenswichtig zur Aufrechterhaltung eines bestimmten p_H's, des osmotischen Druckes, des Ionengleichgewichtes, des Wasserbestandes, der spezifischen Zellfunktion und des Wachstums. Man hat festgestellt, daß die Gesamtmenge der Salze beim Neugeborenen etwa 25% des Körpergewichtes beträgt, am Ende des Wachstumsalters nur noch 5%. Berücksichtigt man den höheren Wassergehalt beim Neugeborenen, so folgt daraus, daß während des Wachstums eine „*Transmineralisation*" stattfinden muß.

In der Hauptsache, namentlich in der ersten Lebenszeit nimmt das Kind die Salze fast ausschließlich mit der Milch auf. Der Aschegehalt des jungen wachsenden Organismus entspricht etwa dem der ihm gebotenen artgleichen Milch. Allerdings enthält die Milch im allgemeinen einen etwas höheren Kalium- und einen geringeren Natriumsalzgehalt, als der Gesamtasche des Körpers entspricht. Da beim Wachstum die Muskulatur, die reich an K ist, zunimmt und das Knorpelgewebe, das reich an Na ist, abnimmt, wird der Mineralbedarf rechnerisch gerade eben gedeckt.

Wenn nun ein Säugling statt mit der mineralarmen Frauenmilch mit der salzreichen Kuhmilch ernährt wird, so erfährt der Organismus dabei eine einwandfrei feststellbare Supermineralisation. Die Salze wandern dabei unter normalen Verhältnissen, ohne daß eine entsprechende Wasserretention erfolgt, in die Salzdepots. Das sind für die Phosphate das wachsende Skeletsystem, für die Alkalien das Muskeleiweiß, wo sie als undissozierte Alkaliproteide „trocken" retiniert werden.

Für die Entwicklung des Knochensystems sind verhältnismäßig große Mengen von Kalk, Phosphor und Magnesium nötig, während für die übrigen Gewebe die Alkaliphosphate, die Alkalichloride und Bicarbonate noch außerdem erforderlich sind. Eisen ist vornehmlich für den Blutbildungsapparat, Jod für die Schilddrüse, Schwefel für die Insulinproduktion der Pankreasdrüse notwendig. Im übrigen ist das Eisen als Oxydationskatalysator für das Zelleben wichtig und der Schwefel zum Aufbau verschiedener Eiweiße. Änderungen der Ionen-Zusammensetzung der Körperflüssigkeiten finden wir bei bestimmten lebensbedrohlichen Störungen. Bei der Tetanie ist der ionisierte Kalk im Blutserum vermindert, und bei der Acidose sinkt der Bicarbonatgehalt des Plasmas und der Gewebsflüssigkeiten. Es handelt sich dabei um den Ausdruck schwerer Störungen im intermediären Stoffwechsel, die auf gänzlich verschiedene Weise entstehen können.

Um sich ein Bild von dem Salzgehalt des wachsenden Organismus zu machen, geht man am besten von dem Gehalt der Frauenmilch an einzelnen Salzen aus, weil sie ja eine gedeihliche Entwicklung und damit eine ausreichende Versorgung auch mit Salzen gewährleistet. Der Natriumbedarf muß hiernach etwa mit 1 g pro Tag angenommen werden, der für Kalium mit dem 1—3fachen. Der Calciumbedarf des Säuglings ist sehr schwankend je nach der Intensität des Knochenwachstums; man schätzt ihn auf 50 mg pro Körperkilogramm. Die Einlagerung des Calciums hängt nun keineswegs allein oder auch nur in der Hauptsache von der Zufuhr ab. Das beste Beispiel bietet hierfür das mit Kuhmilch überfütterte Kind, bei dem die Calciumretention eine recht schlechte sein kann, obgleich die Kuhmilch 3—4mal soviel Kalk enthält wie die Frauenmilch.

Die Resorption des Calciums aus dem Darm wird beeinflußt von der Darmwand, der Beschaffenheit des Chymus, namentlich seinem Gehalt an Phosphaten und Fett, und dem Vorhandensein von D-Vitamin. Schließlich spielen im Kalkhaushalt innersekretorische Drüsen eine wichtige Rolle, in Sonderheit die Nebenschilddrüse. Größere Kalkmengen per os oder parenteral beigebracht, können zwar vorübergehend den Kalkgehalt des Blutes steigern, gelangen aber normalerweise nicht zum Ansatz, sondern werden in der Hauptsache mit den Stühlen als unlösliche Kalkseifen oder Phosphate wieder ausgeschieden.

Phosphor ist nicht nur für den Aufbau des Knochens, der im wesentlichen aus Calcium und Phosphorsäure (Hydroxylapatit) besteht, sondern auch als

Bestandteil verschiedenartiger Verbindungen (z. B. der Phosphatide, der Nuclein-säuren, des Caseinogens usf.) wichtig. Die Phosphorsäure spielt eine wichtige Rolle beim Abbau der K. H. und bei der Aufrechterhaltung des Säure-Basen-gleichgewichtes (Ausscheidung saurer Phosphate bei der Azidose) und schließ-lich beim Aufbau von Co-Fermenten (Vitamin B_1-Pyrophosphorsäure und Vitamin B_2-Phosphorsäure). Der Säugling erhält den nötigen Phosphor in Form organischer Phosphorbindungen in der Milch. Die Kuhmilch enthält 6—8mal soviel Phosphate wie die Frauenmilch. Die besondere Bedeutung des Phosphors für den Knochenaufbau geht aus dem hohen Blutphosphorgehalt in der Knochenwachstumsperiode hervor. Der Säugling hat 5 mg-% anorgani-schen Phosphor im Blut gegenüber 3 mg-% am Ende der Wachstumsperiode und beim Erwachsenen.

Bei der typischen Knochenwachstumsstörung des Kindes im floriden Stadium der Rachitis ist der anorganische Phosphorgehalt vermindert, bei verstärkter Knochenneubildung, z. B. bei Frakturheilung, ist er erhöht. Die Hypophosphat-ämie des Rachitikers wird durch D-Vitamin fast augenblicklich beseitigt. Von den Drüsen mit innerer Sekretion beeinflussen Schilddrüse, Nebenschilddrüse und Pankreas den Phosphatstoffwechsel. Der Bilanzstoffwechsel der Phosphate wird in hohem Maße bestimmt durch gleichzeitige Zufuhr von Calcium und Fett und die Reaktionslage. Bei saurer Stoffwechselrichtung erfolgt sofort eine ver-mehrte Phosphorausscheidung durch den Harn in Form von Alkaliphosphaten.

Jod benötigt der wachsende Organismus nur in Gammamengen. Bei Kindern im ersten Jahr enthält das Blut etwa 7—9 γ-%. Als Hauptjoddepots gelten Schilddrüse, Thymus und Milz. Ungefähr die Hälfte des Körperjods soll die Muskulatur, $1/7$ die Schilddrüse, $1/10$ die Haut enthalten. Sowohl Frauenmilch wie Kuhmilch deckt den normalen Jodbedarf des wachsenden Kindes vollauf.

Chlor erhält das Kind ebenfalls in der Milch in ausreichender Menge. Bei Brechzuständen allerdings kann der Verlust durch den ausgebrochenen Magen-saft so erheblich werden, daß er im Blute nachweisbar wird.

Schwefel ist als eine im Blut und allen übrigen Körperflüssigkeiten und Geweben stets vorkommende Substanz zweifellos wichtig, in Sonderheit wissen wir, daß Glutathion und Insulin SH-Gruppen enthalten, um wirksam zu sein. Der Schwefel ist auch zu etwa 1% im Eiweiß enthalten und das Kind erhält davon auch in der eiweißarmen Frauenmilch stets genügend angeboten. Eisen als unerläßlicher Baustoff für den Blutfarbstoff und wesentliche Oxydations-katalysatoren der Zelle erhält der Säugling nur in sehr geringen Mengen. Frauen-milch enthält 1,1—1,5 mg-%; Kuhmilch 0,7—1,8 mg-%. Die Werte schwanken stark, je nach der angewandten Methodik. Fest steht, daß das Frauenmilcheisen besser verwertet wird als das Kuhmilcheisen. Aber selbst die Eisenbilanz des Brustkindes schwankt zwischen leichten Verlusten und leichten Retentionen, die sich praktisch etwa aufheben und wird erst vom 5. Lebensmonat ab deutlich und regelmäßig positiv mit täglichen Retentionen von etwa 0,16 mg Fe. In-folge der knappen Eisenversorgungen durch die Milch ist der junge Säugling auf seine Eisendepots und der ältere auf die Zufuhr anderer eisenhaltiger Nahrungs-mittel als Milch angewiesen.

Obgleich der Eisenbedarf auf diese Weise gedeckt werden kann, kommt es vor, daß manche Brustkinder und zahlreiche Flaschenkinder besonders während der zweiten Hälfte des ersten Lebensjahres doch an einer leichten Hämoglobin-verarmung des Blutes, also an einer alimentären Anämie leiden, wenn sie nicht Eisen in Form von Eisensalzen oder in Form frischer Gemüse zugelegt be-kommen.

Die Eisenreserve, aus der der Säugling neben der Aufnahme aus der Milch seinen Bedarf decken kann, besteht einesteils aus dem primären Eisendepot in der Leber und dem in Leber und Milz sekundär gestapelten Eisen, das aus dem postnatalen Blutabbau frei wird.

Eine befriedigende Eisenbilanz für den wachsenden Organismus aufzustellen, ist bisher nicht gelungen einmal deshalb, weil eine Trennung von Hämoglobineisen, Gewebeeisen und Depoteisen während des Lebens nicht möglich ist, und dann, weil Eisen nicht nur als Baustoff Verwendung findet, sondern auch als Katalysator im Stoffhaushalt wirkt. Ähnliche Wirkungen kommen noch anderen Mineralien zu, so z. B. dem Kupfer, Mangan, Arsen u. a., die nur in Spuren vorhanden sind.

Eine wichtige Rolle spielen die Salze bei der Aufrechterhaltung der neutralen Reaktionslage der Körperflüssigkeiten und Körpergewebe, kurz des „Säurebasengleichgewichts". Zur Pufferung der im Stoffwechsel auftretenden sauren Produkte dient in erster Linie das Natriumbikarbonat. Unter normalen Bedingungen entsäuert sich der Organismus durch „Abrauchen der Kohlensäure" durch die Lungenatmung und Ausscheidung saurer Produkte im Harn. Unter anormalen Bedingungen, wo sonst nicht übliche Säuren gebildet werden, kann dann, wenn fixe Alkalien oder Erdalkalien nicht mehr zur Verfügung stehen, der Organismus auch Ammoniak zur Neutralisation heranziehen. Das Auftreten von größeren Mengen Ammoniak im Harn gilt als wichtiges Zeichen einer beginnenden Acidose. Kritische Grade nimmt die Störung des Säurebasengleichgewichts erst dann an, wenn fixe Säuren im intermediären Stoffwechsel auftreten, die nicht mehr voll neutralisiert werden.

Bei den Ernährungsstörungen des Kindes ist es wichtig, Störungen des Säurebasengleichgewichtes zu erkennen und die Zufuhr von Salzen den Bedürfnissen des wachsenden Organismus anzupassen. In diesem Zusammenhang muß allerdings darauf hingewiesen werden, daß es bei der großen Regulationsbreite, die schon der Säugling besitzt, nicht möglich ist, allein durch einseitige Säure- oder Alkalisalzzufuhr die aktuelle Reaktion der Körpersäfte oder Gewebe beliebig zu ändern. Die Aufgabe einer zweckmäßigen Ernährung kann immer nur darin bestehen, Salzhunger und Salzüberschuß zu vermeiden.

6. Vitamine.

Die Bedeutung der Vitamine in der Kost des wachsenden Kindes ist heute allgemein anerkannt. Im folgenden wird auf die Wirkungen dieser lebenswichtigen Nährstoffe noch im besonderen eingegangen (s. S. 192). Hier soll nur bei der allgemeinen Erörterung der Nährstoffe darauf hingewiesen werden, daß heute fünf Vitamine in der Nahrung des Säuglings als unentbehrlich gelten. Es sind die beiden fettlöslichen Vitamine A und D, das antineuritische Vitamin B_1 (Aneurin), der sog. Vitamin B_2-Komplex und das antiskorbutische Vitamin C. Diese Vitamine müssen nach unseren heutigen Kenntnissen nicht nur beim gesunden Kind in der Nahrung vorhanden sein, um eine Erkrankung zu verhüten, sondern sie müssen beim erkrankten Kind, namentlich bei Kindern, die an Infekten leiden, in erhöhter Menge angeboten werden. Ihr Bedarf ist um so größer, je schneller das Kind wächst. Wenn auch in unseren Breiten die Frauenmilch unter normalen Bedingungen den Vitaminbedarf des Säuglings in vollem Maße deckt, so ist doch eine Übertragung der Verhältnisse vom gesunden Brustkind auf das Flaschenkind nicht ohne weiteres statthaft. Im allgemeinen muß bei einer richtigen Ernährung des Säuglings jedes Kind vom 4. oder 5. Lebensmonat ab frische Frucht- und Gemüsesäfte zur Sicherstellung seines C-Vitamin- (und Eisen-) bedarfs erhalten und jedes Flaschenkind D-Vitamin in Form von Lebertran oder eines D-Vitaminpräparates. Schließlich darf eine über Wochen verabreichte Heilnahrung beim Säugling nicht unter 1,5% Milchfett enthalten, um schwere Schädigungen durch A-Mangel sicher zu verhüten.

B. Die Verdauungsvorgänge.

Um den Säugling richtig ernähren zu können, ist es wichtig, die Verdauungsvorgänge im einzelnen zu kennen. Es greifen bei der Verdauung mechanische, chemische und bakterielle Vorgänge ineinander. Sie sollen hier der Reihe nach betrachtet werden, wobei allerdings die Gesetzmäßigkeiten aus der Physiologie des Erwachsenen als bekannt vorausgesetzt werden müssen.

Die wichtigsten Besonderheiten der Verdauungsvorgänge beim Säugling sind dreierlei Art: erstens erhält er nur *ein* Hauptnahrungsmittel, nämlich die Milch, 2. ist sein gesamter Verdauungsapparat zunächst nur auf eine einzige Nahrung, nämlich die Frauenmilch eingestellt, und 3. hat er einen außerordentlich hohen Nahrungsbedarf, so daß sein Verdauungsapparat bis an die Grenze der Leistungsfähigkeit belastet werden muß. Bei oberflächlicher Betrachtung ist man vielleicht geneigt, die Verdauungsleistung als nicht sehr hoch einzuschätzen, weil es sich bei ihm ja nur darum handelt, ein verhältnismäßig leicht verdauliches, gleichartig zusammengesetztes, sehr hochwertiges Nahrungsmittel, eben die Milch, abzubauen und zu assimilieren. Die Größe der Aufgabe, die dem jungen wachsenden Organismus gestellt wird, kann man am besten daran ermessen, daß der Erwachsene, wenn er dasselbe leisten müßte wie der Säugling, pro Tag über 10 Liter Milch und $1^1/_2$—2 Pfund Zucker umsetzen müßte. Während des ersten Lebensjahres muß der Säugling lernen, auch gemischte Kost der verschiedensten Art und Zusammensetzung aufzuarbeiten, wodurch seine Verdauungsvorgänge alle paar Wochen umgestellt und aufeinander abgestimmt werden müssen. Aus alledem geht, worauf bei der Erörterung der Ernährungsstörungen des Säuglings noch besonders eingegangen werden wird, hervor, daß Störungen der Verdauung beim jungen Kind unendlich viel leichter eintreten als beim Erwachsenen und daß sie eine viel ernstere Bedeutung in gesunden und kranken Tagen für das Kind haben müssen. Hier kann schon eine geringfügige Störung im Nachschub der Nährstoffe den Gesamtorganismus empfindlich treffen.

Die Verdauung beginnt auch schon beim Neugeborenen in der Mundhöhle durch den Mundspeichel. Es wird hier, wenn Polysaccharide, also Mehle und Schleime, angeboten werden, das Speichelferment, eine Amylase wirksam. Auf die Verdauung der Milch allerdings hat der Mundspeichel keinen Einfluß.

Der Magen ist schon beim jungen Kind im wesentlichen ebenso ausgestaltet wie beim Erwachsenen. Allerdings reicht in der ersten Lebenszeit die Magenkapazität keineswegs aus, was zur Folge hat, daß schon während der Nahrungsaufnahme ein Teil der Nahrung in den Zwölffingerdarm übertreten muß. Praktisch beginnt also die Verdauung noch während der Fütterung! Es leuchtet ohne weiteres ein, daß eine falsche Fütterungstechnik, etwa eine zu schnelle Fütterung beim Säugling sofort zu Störungen auch der Verdauung führen muß. Die Magensaftsekretion unterliegt beim jungen Kind großen Schwankungen. Sie wird besonders angeregt durch eiweißreiche Kost, durch gesäuerte Nahrungen, also z. B. Säuremilchen und durch psychische Erregungen. Herabgesetzt wird sie durch Einwirkung von äußerer Hitze und durch Fieberzustände und im Hunger. Der Magensaft schon des jungen Kindes enthält genau so wie der des Erwachsenen Salzsäure, Labferment und eine Magenlipase. Die Salzsäureproduktion ist beim gesunden Kind, das mit Frauenmilch ernährt wird, immerhin so groß, daß eine aktuelle Acidität von p_H 4,5 erreicht wird. Das entspricht keineswegs dem Optimum für die Pepsinwirkung, das zwischen 1,5 und 2 p_H liegt. Das Casein der Milch wird durch das Pepsin bei der herrschenden geringen Acidität von etwa p_H 5 durch Hydrolyse in Paracasein verwandelt. Das ist der Milchverlabungsvorgang. Daß das Optimum für die Labwirkung des Pepsins etwa bei p_H 5 liegt, ist von Bedeutung, weil im allgemeinen im Säuglingsmagen eine höhere Acidität nicht zustande kommt. Das Paracasein bildet mit den Ca-Ionen der Milch ein unlösliches Salz und fällt als Gerinnsel aus. Dieses Gerinnsel enthält das Milchfett in feiner Verteilung. Im Magen wird also nur eine Verlabung und vielleicht schon eine Art peptische Vorverdauung des Milcheiweißes erreicht. Die Milch wird also aufgeteilt in die flüssige Molke und die festen Caseinfettgerinnsel. Diese durch Verlabung erzielte Gerinnung der Milch ist die Voraussetzung für die folgende Verdauung des Milcheiweißes. Das geronnene Milcheiweiß wird nur zu einem kleinen Teil in wasserlösliche Produkte, nämlich Peptone, gespalten. Für die rasche Entleerung des in seiner Kapazität nicht ausreichenden Magens des Säuglings ist die Feinheit der Milchgerinnung von größter Bedeutung.

Die Magensalzsäure hat nun zwei weitere wichtige Aufgaben, nämlich einerseits den Pylorusreflex zu steuern und andererseits das Wachstum von Bakterien im Magen zu verhindern. Bei Frauenmilchernährung kann auch eine verhältnismäßig geringe Magensalzsäuremenge diesen Aufgaben ohne weiteres gerecht werden. Bei Kuhmilchernährung sind diese beiden Funktionen manchmal gestört, weil die Kuhmilch dreimal soviel Säurepuffer enthält wie die Frauenmilch. Sie steigert nun allerdings andererseits infolge ihres hohen Eiweißgehaltes die Magensaftsekretion, aber es wird nicht in allen Fällen ein genügend hoher Säurewert im Magen erreicht. Solche Kinder gedeihen dann besser, wenn sie mit Säuremilchen ernährt werden.

Die Frauenmilch gerinnt im Magen des Säuglings feinflockig, die Kuhmilch, namentlich die rohe Kuhmilch, grobflockig. Für die weitere störungsfreie Verdauung der Milch ist es nicht gleichgültig, ob sie wie die Frauenmilch in fein geronnenen sauren Zustand in den oberen Dünndarm gelangt, oder in groben Gerinnseln und ungenügend gesäuert. Für das rasche Abfließen des flüssigen Milchanteils durch den Pylorus ist also neben der zuverlässigen Säuerung auch die Art der erzielten Gerinnung maßgebend.

Um eine feinflockige Gerinnung zu erreichen, genügt es schon, die Kuhmilch abzukochen, noch besser ist es, sie mit Schleim oder Mehl zu versetzen und zu verdünnen. Eine feine Gerinnung ergeben auch alle Kondenz- und Pulvermilchen sowie die Säuremilchen.

Eine eigentliche Fettverdauung findet im Säuglingsmagen trotz des Vorhandenseins einer Magen-Lipase praktisch kaum statt. Da Frauenmilch eine eigene Lipase enthält, kommt beim Brustkind eine geringe Fettaufspaltung auch schon im Magen vor. Die K. H. werden im allgemeinen im Magen nicht abgebaut; lediglich ist die Speichelamylase im Magen noch etwas wirksam. Was schließlich die Resorption von Nährstoffen aus dem Magen anlangt, so ist sie außerordentlich geringfügig. Nachgewiesen ist die Resorption für Dextrose, für Wasser und Salze.

Der Magen des Säuglings entleert sich noch während der Fütterung. Zuerst wird die bei der Gerinnung der Milch sich abscheidende flüssige Molke in kleinen Portionen in den Zwölffingerdarm eingespritzt. Erst in zweiter Linie folgen die Fettkäseklümpchen. Berücksichtigt man die geringe Verdauungsleistung des Magens, dann kommt man zu der Vorstellung, daß er weniger ein Verdauungsorgan ist als vielmehr, daß er hauptsächlich dazu dient, die Milch für die nachfolgende Verdauung physikalisch-chemisch vorzubereiten und außerdem, daß er verhütet, daß der Dünndarm mit Nahrung überflutet wird. Die Entleerungszeit des Säuglingsmagens ist verschieden je nach Art der aufgenommenen Nahrung und je nach der Intensität der Magen- insbesondere der Pylorusmotorik. Am schnellsten verläßt die Frauenmilch den Magen, nämlich nach etwa 2—2$^1/_2$

Stunden. Dieselbe Menge Kuhmilch bleibt 3—4 Stunden im Magen und besonders eiweiß- und fettreiche Heilnahrungen zeigen eine noch längere Magenverweildauer. Verdünnte Milch passiert schneller als konzentrierte; kleine Einzelmahlzeiten verlassen naturgemäß den Säuglingsmagen schneller als große; alle feinflockig gerinnenden Säuglingsnahrungen verweilen kürzer im Magen als grobflockige. Die Magenentleerung ist verzögert im Fieber, also z. B. bei allen fieberhaften Infekten, aber auch im Zustand beträchtlicher Unterernährung! Bei Spasmen in der Magenpförtnermuskulatur wird die Magenentleerung nicht nur verzögert, sondern völlig unregelmäßig, und manchmal läßt der Magenpförtner nur noch so geringe Chymusmengen übertreten, daß das Kind zu hungern beginnt. Die Magenentleerung wird schließlich beeinflußt durch die Geschicklichkeit der Mutter bei der Fütterung des Kindes. Der Magen entleert sich am raschesten, wenn das Kind sich in halbaufgerichteter rechter Seitenlage befindet.

Die gesamte fermentative Verdauung und Resorption erfolgt ebenso wie beim Erwachsenen. Schon der Neugeborene besitzt entgegen früheren Annahmen sämtliche Fermente. Die Eiweißverdauung ist ebenso wie beim Erwachsenen schon im Dünndarm so vollständig, daß im Stuhl kaum mehr verfütterte Eiweißkörper auftreten. Die etwa hier noch vorhandenen Eiweiße stammen in der Hauptsache aus dem Darmsaft und von den Darmsaftbakterien. Ein geringer Teil des verfütterten Eiweißes kann namentlich beim jungen Säugling auch als ungespaltenes Molekül oder als noch hochmolekuläre Substanz die Darmwand passieren und in den Kreislauf gelangen. Aus dem Auftreten einer Anaphylaxie kann ein solcher Durchtritt von ungespaltenem Eiweiß, das nicht in körpereigenes Eiweiß umgewandelt wurde, erschlossen werden. Diese fermentativen Vorgänge sind auch bei Ernährungsstörungen des Säuglings erhalten, woraus der eine Schluß gezogen werden muß, daß es sich bei diesen Störungen keineswegs um reine Ferment*mangel*störungen handeln kann, wie man das früher annahm.

Die *Darmbakterien* spielen bei den Verdauungsvorgängen beim gesunden Kind wie beim Erwachsenen nur eine untergeordnete Rolle. Ihre Tätigkeit ist auf die unteren Abschnitte des Dünndarms und auf den Dickdarm beschränkt, also auf Darmabschnitte, in die nur noch geringfügige Reste der Nahrung gelangen. Die Hauptverdauungsarbeit ist also beendet, wenn die Darmbakterien einzuwirken beginnen, und es erscheint für den normalen Ablauf der Verdauung, namentlich für die Aufnahme der Nährstoffe nicht mehr wesentlich, was an Zersetzungsarbeit hier geschieht. Anders liegen die Verhältnisse, wenn die Darmbakterien nicht nur als mehr oder weniger harmlose Schmarotzer im unteren Darm leben, sondern sich schrankenlos vermehren und in den Dünndarm aufsteigen. Wir haben es dann mit einer der gefährlichen Darminfektionskrankheiten zu tun, für deren Entstehen allerdings das Eindringen besonders aggressiver Keime die Voraussetzung ist.

Unter normalen Verhältnissen gelangen zwar mit der Nahrung verschluckte Bakterien der verschiedensten Art, also Streptokokken, Staphylokokken, Enterokokken und Bacterium Coli in den Magen, sie werden aber durch die Salzsäure des Magens unschädlich gemacht.

Neben der keimtötenden Wirkung der Salzsäure spielt auch der Mangel an Nährsubstrat für die Bakterienarmut des Duodenums und des Jejunums eine wichtige Rolle. Man findet deshalb im oberen Dünndarm nur wenige Keime der Lactisaerogenes-Gruppe und Enterokokken, während im unteren Dünndarm wohl infolge des längeren Verweilens des Chymus in diesen Darmabschnitten schon regelmäßig größere Mengen von Dickdarmkeimen angetroffen werden. Je nachdem nun der Säugling mit Frauenmilch oder Kuhmilch ernährt wird, entsteht eine gram-positive Flora, die nahezu aus einer Reinkultur von Bacillus bifidus besteht oder beim künstlich ernährten Kind eine gram-negative Mischflora aus Bacterium coli und Bacterium lactis aerogenes. Die Bifiduskeime sind Gärungserreger, die aus den Kohlehydraten des Chymus Milchsäure und niedere Fettsäuren bilden. Sie sind streng anaerob. Bei reiner Frauenmilchernährung gewinnen sie im Dickdarm völlig die Oberhand und verhindern die Ausbreitung aller übrigen Keime, was zweifellos einen Schutz vor Darminfektionskrankheiten für das Brustkind bietet.

Die bei der Kuhmilchernährung entstehende Mischflora setzt sich aus Gärungs- und Fäulniserregern zusammen, die, je nach dem die Nahrung kohlehydrat- oder eiweißreich ist, bald mehr den einen, bald mehr den anderen Vorgang begünstigen. Das Bacterium coli vermag sich beiden Nährsubstraten anzupassen und seine Anwesenheit im unteren Dünndarm bedroht gewissermaßen das künstlich genährte Kind ständig mit seinem Vordringen in die oberen Dünndarmabschnitte bei Störungen des Ablaufs der fermentativen Verdauung. Jedenfalls steht fest, daß bei den meisten akuten, aber auch bei manchen chronischen Ernährungsstörungen des Säuglings der Magen und der obere Dünndarm mit Colibakterien reichlich besiedelt wird. Ob dieses Aufwandern der Colibakterien aus den unteren Darmabschnitten, wie manche Autoren annehmen, der Anfang jeder ernsteren Störung und stets bedenklich für das Kind ist, oder ob es sich nur um sekundäre Besiedelung gelegentlich ohne bedenkliche Wirkungen dabei — wie wir selbst glauben — handelt, ist noch nicht eindeutig entschieden.

Es ergibt sich dabei die weitere wichtige Frage, ob die Besiedelung eines größeren Teiles des Verdauungstraktes mit Colikeimen dadurch nachteilig wirkt, daß die fermentative Verdauung gestört wird oder dadurch, daß giftige Amine aus dem Eiweiß des Chymus und des Darmsaftes gebildet werden. Beide Möglichkeiten sind vorhanden. Es gibt Fälle von akuten schweren Ernährungsstörungen, in denen der Abbau der Nahrung nicht mehr fermentativ, sondern fast rein bakteriell erfolgt; allerdings kommt das selten vor. Es müssen schon besondere Verhältnisse eintreten, bis es zu einer völlig schrankenlosen Vermehrung und einem aggressiven Vordringen der Kolikeime im Magendarmkanal kommt; unter den täglich sich ereignenden akuten Ernährungsstörungen des Säuglings sind die nachweislich bakteriell-toxischen Schädigungen jedenfalls die Ausnahme. Was die Vergiftung mit biogenen Aminen angeht, so ist der Nachweis erbracht worden, daß die Entgiftung dieser Substanzen schon im Darm und jenseits des Darmes in der Leber auch beim jungen Säugling solange zuverlässig erfolgt, als nicht schwere Schädigungen der Darmschleimhaut und der Leber bzw. der intermediären Oxydationsvorgänge vorliegen.

Die zahlreichen Untersuchungen der Floren in den verschiedenen Darmabschnitten des Säuglings haben für das gesunde Kind zu folgenden zwar recht bescheidenen, aber dafür sicher feststehenden Ergebnissen geführt: Das Brustkind ist bei reiner Bifidus-Flora weitgehend vor bakteriellen Magendarminfekten geschützt. Das gut gedeihende Flaschenkind zeigt in seinem unteren Darmabschnitt — ähnlich übrigens wie der Erwachsene — ein gewisses *Gleichgewicht zwischen bakteriellen Gärungs- und Fäulnisvorgängen*. Einen gewissen Anhaltspunkt für das Vorherrschen der Gärungs- oder Fäulnisvorgänge im Säuglingsdarm gibt die Prüfung der Stühle, wenn schon sie naturgemäß nur Aufschluß über die tatsächlichen Verhältnisse im Enddarm geben können. Saure Stühle zeigen ein Überwiegen der Gärung, alkalische Stühle ein Überwiegen der Fäulnis an.

Die Stühle des Säuglings.

Das gesunde *Brustkind* entleert 2—3 goldgelbe, salbenartige, gut gebundene Stühle von säuerlich-aromatischem Geruch. Der Stuhl reagiert gegen Lackmus stark sauer und ist niemals faulig. Manche völlig gesunden und gut gedeihenden Brustkinder haben mehrere (5, ja 7!) dünne, schleimige, oftmals sogar wäßrige Stühle und andere weisen ganz grüne Stühle auf, die erst allmählich an der Luft eine bräunliche Farbe annehmen. Diese Erscheinungen, die beim Flaschenkind als „dyspeptische" Zeichen ernste Bedeutung haben, sind beim Brustkind nur Zeichen eines „reizbaren" Dickdarms, manchmal auch eines niedrigen Fettgehaltes der Frauenmilch. Nur das plötzliche Auftreten vermehrter Stühle hat beim Brustkind Bedeutung.

Das gesunde *Flaschenkind* hat weniger häufig Stuhl als das Brustkind; dafür ist sein Stuhl massiger (40—70 g), auffallend blaßgelb und trocken und weist einen fauligen, kotigen Geruch auf. Er reagiert neutral oder schwach alkalisch. Entsprechend der in den unteren Darmabschnitten des Kuhmilchkindes meist

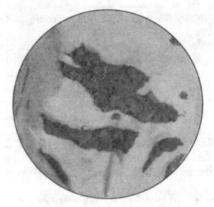 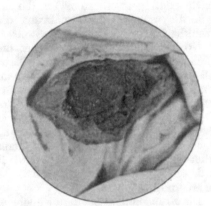

Abb. 1. Normaler Stuhl des Brustkindes.   Abb. 2. Flaschenmilchstuhl.
(Kieler Univ.-Kinderklinik.) (K)   (Kieler Univ.-Kinderklinik.) (K)

herschenden alkalischen Reaktion und dem Überwiegen der Fäulnisvorgänge enthält der Stuhl unlösliche Fettseifen statt Neutralfett, niemals flüchtige, stechend riechende Fettsäuren; dafür finden wir im Harn und Stuhl Fäulnisprodukte wie Indol, Skatol, Phenol, Urobilinogen und Urobilin in Spuren.

Naturgemäß ändert der Stuhl des Flaschenkindes bei jeder Änderung der Nahrung auch seine Beschaffenheit. Grobe Bröckel, die vorwiegend aus Fettseifen bestehen, treten auf bei reichlichen Kuhmilchgaben und auch nach Rohmilchfütterung. Vermehrte Schleimbeimengung spricht für einen Reizzustand des Dickdarms. Schmierig wird der Stuhl bei hohem Fett- oder Mehlgehalt der Nahrung. Der Wassergehalt des Stuhles hängt in hohem Grade von der Geschwindigkeit der Darmpassage ab; diese ist bei den Kindern von Fall zu Fall verschieden, ohne daß dem schon eine besondere Bedeutung zukäme. Auffallend ist vielmehr der Wechsel von häufigen Stühlen zu seltenen Entleerungen und umgekehrt. Das Stuhlbild bei den Ernährungsstörungen wird im folgenden noch erörtert (S. 142).

C. Die Ernährung des gesunden Säuglings.

I. Natürliche Ernährung.

Die von einer gesunden, richtig ernährten Mutter stammende Milch ist die bestmögliche Nahrung für den Säugling während der ersten Lebensmonate. Zum Beweis der Überlegenheit der Frauenmilchernährung über jede andere unnatürliche Ernährungsweise diente früher die Sterblichkeitsstatistik, aus der hervorging, daß 5-, ja 7mal soviel Flaschenkinder wie Brustkinder starben. Diese Zahlen haben für unsere heutigen Kulturstaaten keine Gültigkeit mehr. Auf Grund der großen Fortschritte in der allgemeinen Hygiene und in der Milchhygiene im besonderen, dann aber als Folge der Erweiterung und Festigung unserer Kenntnisse auf dem Gebiete der Säuglingsernährung konnten die Fürsorgemaßnahmen für den Säugling so gut ausgebaut werden, daß schon in manchen Bezirken die Sterblichkeit der Flaschenkinder die der Brustkinder kaum noch überragt. Das gilt namentlich da, wo man Todesfälle, die nicht mit der unnatürlichen Ernährung in Zusammenhang stehen, aussondert. Die Sterblichkeit ist bei unseren heutigen hohen Anforderungen, die wir an eine richtige Säuglingspflege stellen, ein viel zu grober Gradmesser, und es muß als feinerer die Morbiditätsstatistik herangezogen werden. Aus ihr geht nun allerdings einwandfrei hervor, daß — wenigstens für die ersten 4—5 Lebensmonate — auch heute noch die unnatürliche Ernährung die wichtigste Ursache der vermeidbaren Krankheiten des Säuglings darstellt.

Noch überzeugender wird aber die biologische Überlegenheit der Frauenmilch über jede andere künstliche Nahrung erwiesen einmal durch die Tatsache, daß das Brustkind bei einem an der unteren Grenze aller theoretischen Berechnungen liegenden Eiweißumsatz aufs Beste gedeiht. Daraus kann man den Schluß ziehen, daß das arteigene Frauenmilcheiweiß eine höhere biologische Wertigkeit besitzt als das uns schon als hochwertig bekannte Kuhmilcheiweiß. Aber auch die Mineralzusammensetzung und der Vitamingehalt der Frauenmilch ist so günstig im Vergleich zu anderen Nahrungen, daß Avitaminosen an der Brust bei uns unbekannt sind und das Brustkind nur in seltenen Fällen rachitisch wird, obgleich der D-Vitamingehalt der Frauenmilch eher geringer ist, als der der Kuhmilch.

Die Frauenmilch, insofern sie lebensfrisch und nicht etwa gekocht oder sonst denaturiert ist, enthält eine Reihe von Fermenten — nachgewiesen wurden eine Oxydase, Lipase und Amylase — dann spezifische Schutzstoffe — nachgewiesen wurden Tetanus-, Diphtherie-Antitoxine und Typhus-Agglutinine und schließlich sämtliche wichtigen Vitamine, namentlich 4—5mal soviel C-Vitamin wie z. B. die Kuhmilch. Ein besonders hoher Antikörpergehalt kommt dem Colostrum zu. Ob diese Schutzstoffe allerdings in vollem Umfang dem Kind zugute kommen, steht dahin; wahrscheinlich werden die an Eiweißmoleküle gebundenen Immunkörper in den fermentativen Abbau bei der Verdauung mit einbezogen und so teilweise zerstört. Immerhin ist die Möglichkeit nicht von der Hand zu weisen, daß namentlich während der ersten Lebenswochen Immunkörper die noch „durchlässige" Darmschleimhaut passieren, wie oben bei der Eiweißverdauung schon erwähnt wurde, oder in ihr wieder an das neu aufgebaute Eiweiß angelagert werden. Jedenfalls sprechen die Feststellungen einer besonders hohen bactericiden Fähigkeit des Serums der Brustkinder, weiter der Nachweis von Diphtherieantitoxin im Serum nach Verfütterung von antitoxinhaltigem Serum, praktisch die immer wieder nachweisbar hohe Immunität aller Brustkinder, für die Möglichkeit der laktaren Übertragbarkeit von Schutzkörpern. Man darf sich allerdings nicht vorstellen, daß man mit Frauenmilch dem Kind ohne weiteres alle notwendigen Immunkörper zuführen, ihm also sozusagen grammweise Immunität füttern könne. Dagegen spricht die Erfahrung, daß nur *reine* Brustkinder, die also von vornherein nur Frauenmilch erhielten, eine hohe Immunität besitzen und daß Zufütterung von einigen hundert Grammen Frauenmilch pro Tag keinen Einfluß auf die Infektresistenz des Säuglings zeigt.

Die Hauptwirkung der Frauenmilchernährung hinsichtlich der Widerstandsfähigkeit des Kindes allen erwerbbaren Krankheiten gegenüber erblicken wir darin, daß sie durch ihre Zusammensetzung den Aufbau der Gewebe mit den eben angemessenen Einzelnährstoffen in einer Art und Weise erreicht, wie wir das durch keine andere Ernährung fertig bringen. Die Frauenmilch stellt nicht nur eine biologisch hochwertige Körperflüssigkeit, das sog. „weiße Blut" der Mutter dar, sondern ist auch die chemisch und physikalisch-chemisch am besten für Wachstum und Entwicklung zusammengesetzte Nährlösung; kurzum, sie ist *das ideale Nahrungsmittel für den jungen Säugling.*

Wenn die Brust reichlich genug Milch spendet, dann braucht die Mutter das Kind nur in regelmäßigen Abständen anzulegen und kann das Kind sich einfach satt trinken lassen, ohne fürchten zu müssen, daß sie es überfüttert oder unterernährt. Es besteht bei Beachtung nur der allereinfachsten Sauberkeitsvorschriften keine Gefahr einer bakteriellen Darminfektion und es ist unwahrscheinlich, daß das Kind an einer Ernährungsstörung erkrankt. Ohne besondere Kenntnisse kann sie, wenn sie sich und ihr Kind, das sie stillt, soweit wie möglich vor Infekten bewahrt, ein völlig einwandfreies Gedeihen mindestens während

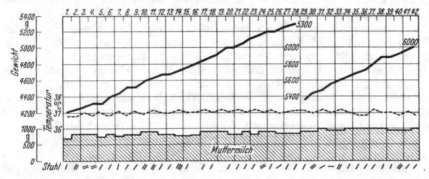

Abb. 3. Kurve eines sehr gut gedeihenden Brustkindes. Bei Beginn der Kurve ist das Kind 2 Monate alt. Es nimmt durchschnittlich täglich 40—50 g zu und trinkt etwa 900 g Muttermilch am Tag.

der ersten 4—5 Monate erzielen, nebenbei bemerkt, ohne daß ihr irgendwelche Kosten entstehen. In einem gut überwachten Säuglingsfürsorgebezirk gedeihen heute in den ersten Lebenswochen rund 85% der Brustkinder ohne besondere Hilfe. Erst vom 4. Lebensmonat ab werden die Fälle häufiger, in denen Schwierigkeiten in der Ernährung und Pflege auch beim Brustkind auftreten. Von vornherein kann die Ernährung an der Brust allein in etwa 15% der Fälle auch bei sonst gesunden Kindern nicht durchgeführt werden. Es handelt sich hier meist um Hypogalaktie, in seltenen Fällen um unzureichende Ernährung der Mutter und schließlich um *Stillhindernisse.*

Wir unterscheiden bei den Stillhindernissen solche von Seiten der Mutter und solche von Seiten des Kindes. Als erstes sei die schon erwähnte *Hypogalaktie* erörtert. Die Zahl der Frauen, die tatsächlich von vornherein so wenig Milch produzieren, daß sie zum Stillgeschäft gänzlich untauglich sind, ist gering. Sie schwankt zwischen 1—5%. Selbstverständlich wird man in allen Fällen versuchen, wenigstens das erste Vierteljahr, unter Umständen unter teilweiser Heranziehung von künstlicher Ernährung, das Stillen durchzusetzen. Es empfiehlt sich, regelmäßig weiter anzulegen, und wenn das Kind hungert, erst anzulegen und dann vorsichtig zuzufüttern. Von der Anwendung von Milchpumpen, die vielfach empfohlen werden, haben wir weniger gute Erfolge gesehen, als vom manuellen Selbstabspritzen. Ein Versuch, mit Prolaktin die Milchsekretion zu verbessern, ist gerechtfertigt (s. auch S. 115). Zur Unterstützung des Stillwillens sind dann weiter suggestive Maßnahmen wie Höhensonnenbestrahlungen, Massage, Eigenmilchinjektion und dergleichen am Platze.

Ein häufiges Stillhindernis bildet die *Überempfindlichkeit* der Brustwarzen mit und ohne *Rhagaden*. Die Rhagaden behandelt man mit einer der bekannten Wundheilsalben (z. B. 1% Pellidolsalbe); bei Überempfindlichkeit wendet man anästhesierende Salben oder Tinkturen an (z. B. 5% Percainsalbe oder 10% Anästhesinglycerinlösung), schließlich versucht man ein Warzenhütchen.

Bei *Mastitis* kann das Anlegen an der erkrankten Brust unmöglich werden, wird aber selbstverständlich an der gesunden Brust weiter fortgesetzt. Man soll durch eine Saugglocke auch die kranke Seite unbedingt abziehen und dadurch entlasten. Ein umschriebener Absceß verlangt eine Incision. Im Beginn der Mastitis sind Röntgenbestrahlungen nach Art der Phlegmonebestrahlungen in der Chirurgie heute unbedingt empfehlenswert.

Schlecht ausgebildete Warzen, sog. *Flachwarzen* und die seltenen *Hohlwarzen* versieht man mit Saughütchen und kann dann meist das Stillen damit durchsetzen.

Das häufigste Stillhindernis von seiten des Kindes ist die *Trinkschwäche* bei schwächlichen, untergewichtigen Säuglingen, in erster Linie bei Frühgeburten und in zweiter Linie bei Neuropathen. Bei der Beurteilung dieses Unvermögens ist Vorsicht am Platze! Es kann sich um angeborene Debilität handeln; andrerseits zeigen oft ganz kräftige Kinder lediglich eine Trinkungeschicklichkeit, die durch unentwegtes Anlegen allmählich zum Verschwinden gebracht werden kann. Sind die Säuglinge einfach zu schwach, die Brust auszutrinken, dann muß man ihnen abgezogene Milch 2—3mal täglich per Sonde geben, bis sie kräftiger geworden sind. Auch manche „brustscheue" Neuropathen muß man vorübergehend mit der Sonde ernähren. Nicht immer ist die Annahme, daß das Kind „trinkschwach" oder trinkfaul ist, richtig, sondern es liegt eine Hypogalaktie vor. Man entscheidet das so, daß man das Kind dreimal nach je 5 Minuten von der Brust absetzt und wägt. Liegt Trinkschwäche vor, dann trinkt das Kind jedesmal gleich wenig und die Brust ist nach $^1/_4$ Stunde noch gefüllt; handelt es sich um eine Hypogalaktie, dann trinkt das Kind während der ersten 5 Minuten am meisten und während der letzten am wenigsten; die Brust ist nach der Mahlzeit leer, obgleich das Kind insgesamt nur wenig Milch bekommen hat.

Mißbildungen des Gesichts und des Gaumens können beträchtliche Stillhindernisse darstellen; die Kinder mit *Hasenscharte* lernen unter Umständen auch an der Brust zu trinken, während man bei *Hasenscharten mit Wolfsrachen* meist zur Fütterung von abgezogener Frauenmilch mit dem Sauger oder sogar dem Nasenschiffchen übergehen muß.

Ein Säugling, der anfänglich die Brust gut genommen hat und von einem Tag auf den anderen nach wenigen Zügen die Brustwarze losläßt und unfähig ist, weiter zu trinken, leidet höchstwahrscheinlich an einer akuten *Nasopharyngitis,* durch die seine Nasenatmung verhindert wird. Erst wenn man etwa durch Adrenalin die Nasenschleimhaut zum Abschwellen gebracht hat, gelingt es, das Kind wieder anzulegen. Bei Neugeborenen denke man bei solchen Trinkschwierigkeiten auch an *Lues congenita* oder an Trismus bei *Tetanus neonati*!

Das Stillen dürfen wir nicht erlauben, wenn durch eine ernste Krankheit Mutter und Kind gefährdet werden! Die wichtigste Gegenanzeige ist eine offene Tuberkulose der Mutter! Der Übergang von Tuberkelbacillen auf das Kind ist dabei weniger durch die Milch zu befürchten als durch Anhusten, Küssen usw. beim Stillgeschäft. Eine Mutter, die an puerperaler Sepsis, schwerer Nierenentzündung oder einem dekompensierten Herzfehler leidet, darf ihr Kind ebenfalls nicht stillen. Bis vor kurzem galt auch das Erysipel als unbedingtes Stillhindernis. Durch die Einführung der Prontosiltherapie ist es meist möglich, das Stillen nach einigen Tagen noch durchzuführen. Einer schwer psychopathischen Mutter soll man ihr Kind unter keinen Umständen allein anvertrauen.

Bei Diabetes kann die Mutter meist unbedenklich stillen, ja infolge der Zuckerausscheidung durch die Milch ist ihre Kohlehydrattoleranz oft besser als zuvor.
Muß sich die Mutter einer gynäkologischen oder chirurgischen Operation unterziehen, dann ist es zweckmäßig, einige Tage bei ihr die Milch nur abspritzen
zu lassen. Im umgekehrten Fall, z. B. nach einer Hasenscharten- oder Pyloro-
stenose-Operation des Kindes, gelingt es oft noch nach 14 Tagen und länger,
durch unentwegtes Abspritzen und Anlegen die Brust der Mutter wieder in
Gang zu bringen.

Ein Säugling mit Lues congenita kann unbedenklich bei der eigenen Mutter
(— nie bei einer Amme! —) angelegt werden, weil ja die Mutter selbst luisch
infiziert ist.

Das Wiederauftreten der Menses bildet keine Anzeige zum Abstillen, selbst
bei neuer Schwangerschaft kann eine gesunde Frau noch während der ersten
Monate stillen.

Bei grippalen Infekten, die für das Kind recht bedenkliche Folgen (Otitis
media, Bronchopneumonie usw.) haben können, soll die Mutter sich, wenn sie
stillt oder das Kind zurecht macht, eine Gesichtsmaske vorbinden.

1. Theorie der Laktation.

Während früher die Ursache der Laktation auf bestimmte Reizstoffe, die
von der Placenta oder vom Embryo ausgehen sollten, zurückgeführt wurde,
kann heute als sicher gestellt gelten, daß der Aufbau der Milchdrüse durch die
weiblichen Sexualhormone erfolgt. Die nur rudimentär vorhandenen epithelialen Milchdrüsenparenchymelemente wachsen nach Eintritt der Gravidität
unter dem Einfluß des Follikel- und Corpus luteum-Hormons aus. Es kommt
aber erst zur Milchsekretion durch das vom Hypophysenvorderlappen abge-
gebene Prolaktin. Das Prolaktin ist auch der hormonale Reizstoff, der die Milchsekretion unterhält. Den Beweis hierfür liefern Tierexperimente, aus denen hervorgeht, daß die Exstirpation der Hypophyse sofort die Milchbildung aufhören
läßt, während die Exstirpation des Ovariums beim laktierenden Tier ohne Einfluß auf die Milchsekretion ist.

2. Zusammensetzung und Eigenschaften der Frauenmilch.

Die Frauenmilch stellt wie die Milch der anderen Säugetiere eine Emulsion
von wäßriger Flüssigkeit dar, in der Fett in freien Kügelchen suspendiert ist
und in der Eiweiß, Zucker und Salze gelöst enthalten sind. Die weiße Farbe
stammt von den in eine Eiweißmembran eingehüllten Fetttröpfchen, der schwach
gelbliche Farbton von fettlöslichen Farbstoffen, den Lipochromen, her. Frauenmilch schmeckt fade süßlich, zeigt eine amphotere oder schwach alkalische
Reaktion und weist ein spezifisches Gewicht von 1028—1034 auf.

Die wichtigsten Besonderheiten der Frauenmilch in ihrer chemischen Zusammensetzung sind im Vergleich zur Kuhmilch ihr geringer Eiweiß- und Salzgehalt und ihr hoher Fett- und Zuckergehalt.

Wasser	Eiweiß	Fett	Zucker	Asche
87,0—88,0	1,0—1,5	3,5—4,07	6,5—7,03	0,21

Der kalorische Wert beträgt 690—740 pro Liter, im Durchschnitt also 700 (nach
HEUBNER).

Das *Eiweiß* der Frauenmilch besteht wie das der Kuhmilch aus Casein,
Lactalbumin und Lactoglobulin; außerdem kommen noch Nucleine, Harnstoff
und verschiedene Aminosäuren in kleinen Mengen in der Frauenmilch vor. Die
für die Frauenmilch wichtigste Besonderheit ist zunächst die, daß der prozentuale
Anteil an Lactalbumin und Lactoglobulin im Verhältnis zu Casein größer ist,

als in der Kuhmilch. Man kann etwa 44% Albumine und Globuline, 41% Casein und 15% N-haltiger Restsubstanzen annehmen. In der Kuhmilch beträgt demgegenüber das Verhältnis von Casein zu Albuminen und Globulinen etwa 6:1! Man hat das auch übertreibend so ausgedrückt: die Frauenmilch ist eine Albuminmilch; die Kuhmilch ist eine Caseinmilch. Der Vorteil der Lactalbumine liegt darin, daß sie für den wachsenden Organismus eine höhere biologische Wertigkeit besitzen. Im übrigen ist das Casein der Frauenmilch auch nicht völlig identisch mit dem der Kuhmilch. Das Frauenmilcheiweiß wird nicht so rasch und in groben festen Flocken durch Säuren, Salze und Lab ausgefüllt wie das Kuhmilcheiweiß. Das kann allerdings auch darin seinen Grund haben, daß das Verhältnis von Lactoglobulin und das der Milchsalze ein anderes ist. Es ist durchaus möglich, daß, weil die Ausfällung von Casein durch Calciumsalze begünstigt wird, der geringe Gehalt der Frauenmilch an Calciumsalzen und überhaupt an Casein bei dem verhältnismäßig hohen Gehalt an Natrium und Kalium und Lactalbumin die Gerinnung feiner macht. Für die Verdauung sind diese Unterschiede zweifellos von Bedeutung. Auch biologisch lassen sich die Eiweiße nicht nur der Frauen- und Kuhmilch, sondern aller Milchen deutlich voneinander unterscheiden. Gegenüber der arteigenen Milcheiweißart läßt sich nämlich keine Überempfindlichkeitsreaktion im Blutserum erzielen, wohl aber gegenüber der Milch einer anderen Species. Wir benützen heute diese Überempfindlichkeitsreaktion gegenüber artfremden Milchen zur Unterscheidung von Frauen- und Tiermilch[1].

Das *Fett* der Frauenmilch ist dem Neutralfett des Blutserums sehr ähnlich. Es enthält mehr Ölsäure als das Kuhmilchfett. Am auffälligsten ist aber sein geringer Gehalt an flüchtigen niederen Fettsäuren. Für die Frauenmilch wurden 2,5% von solchen gegenüber dem Gesamtfett angegeben, in Kuhmilch 27%! Für die Ernährungspraxis muß besonders darauf hingewiesen werden, daß der Gesamtfettgehalt auch in der Frauenmilch stark schwankt und zwar nicht nur von Frau zu Frau, sondern von einem Tag zum andern, ja während der einzelnen Brustmahlzeit. Meist enthält die erste getrunkene Portion nur etwa 2% Fett, während die letzte Portion 5 und 7% und mehr aufweist.

An wichtigen „Begleitstoffen" des Fettes sind vor allem die Phosphatide, Lipochrome, freies ebenso wie verestertes Cholesterin und in Spuren Ergosterin zu nennen. Außerdem sind auch noch wasserlösliche Farbstoffe, sog. Lyochrome (Lactoflavin) in der Frauenmilch enthalten.

Die *Salze* der Frauenmilch schwanken stark in ihrer Menge und Zusammensetzung; insgesamt ist aber, wie schon betont, die Frauenmilch ein besonders salzarmes, die Kuhmilch ein ziemlich salzreiches Nahrungsmittel. Die Frauenmilch enthält im Vergleich zur Kuhmilch besonders wenig Calcium und Phosphor; an Eisen ist sie dagegen etwas reicher. Man hat ermittelt, daß 77% des P's in der Frauenmilch in organisch gebundener Form, besonders in Casein und Lecithin enthalten sind, gegenüber 27% in der Kuhmilch. Kupfersalze soll nach neueren Untersuchungen Frauenmilch etwa 3mal mehr enthalten als Kuhmilch.

Charakteristisch für die Frauenmilch im Vergleich zu Kuhmilch — früher zum Frauenmilchnachweis verwandt — ist ihr geringer Gehalt an Zitronensäure, der mit 0,05% angegeben wird.

Der *Zucker* der Milch ist der in allen Milchen allein in der Natur vorkommende Milchzucker. Die zu seiner Bildung nötige Galaktose entsteht aller Wahrscheinlichkeit nach aus dem Traubenzucker des Blutes durch sterische Umwandlung.

---

[1] Das Serum eines gegen Kuhmilch durch wiederholte Injektionen überempfindlich gemachten Kaninchens agglutiniert auch kleine Mengen von Kuhmilch, die zu Verfälschungszwecken Frauenmilch beigemischt wurden.

Neben dem Milchzucker kommen in der Milch noch in geringer Menge Dextrin, Pentose und noch andere seltene Zucker vor, die praktisch keine Bedeutung besitzen.

Von *Vitaminen* enthält die Frauenmilch auffallend reichlich C-Vitamin, nämlich 5—6mal soviel wie die Kuhmilch! A-Vitamin ist bei dem verhältnismäßig hohen Fettgehalt naturgemäß ebenfalls reichlich enthalten! Nur ein B-Komplex-Mangel ist bei ungenügender Ernährung der stillenden Mutter namentlich in tropischen Gegenden häufig beschrieben. Am auffälligsten ist der geringe D-Vitamin-Gehalt der Frauenmilch, der meist tatsächlich geringer ist als der der Kuhmilch (S. 199). Im Tierversuch erweist sich die Frauenmilch als außerordentlich schwach antirachitisch wirksam. Da die Rachitis an der Brust selten, dagegen bei Kuhmilchkindern besonders häufig ist, kann man daraus schließen, daß der Frauenmilchstoffwechsel ohne nennenswerte Mengen von D-Vitamin störungsfrei abläuft.

Die Menge der täglich von einer Frau produzierten Milch ist sehr verschieden. Im allgemeinen stellen $^3/_4$—1 Liter Milch die Durchschnittstagesmenge dar. In den ersten Tagen nach der Geburt des Kindes beginnt bei regelmäßigem Anlegen die Milchmenge von 40 ccm täglich auf etwa 300 am Ende der ersten Woche, auf 550 am Ende der zweiten Woche und auf 650 ccm am Ende des ersten Monats anzusteigen. Schon am Ende des zweiten Monats werden $^3/_4$ Liter erreicht, um dann vom 3. oder 4. Monat ab sich nahe um 1 Liter zu halten.

Die *Erstmilch* oder das *Colostrum* ist die während der ersten 3—4 Tage nach der Geburt produzierte Milch, die sich in folgenden wesentlichen Punkten von der späteren „reifen" Frauenmilch unterscheidet. Zuerst ist die Erstmilch eine zitronengelbe Flüssigkeit, die mehr Eiweiß und Salze, dagegen weniger Fett und Zucker als die Frauenmilch enthält. Es wurde im Stoffwechselversuch nachgewiesen, daß die Colostralernährung infolge ihres hohen Eiweiß- und Salzgehaltes die anfänglichen Verluste an Gewebsmaterial, die der Neugeborene erleidet, ausgleichen kann. Weiter enthält das Colostrum zahlreiche große besondere Zellen, die „Colostrumkörperchen", die große mit Fettröpfchen beladene Lymphocyten (?) darstellen. Man findet sie in allmählich abnehmender Zahl bis zum Ende der ersten Woche. Die „Colostrumkörperchen" verschwinden nicht völlig oder treten wieder auf, wenn die Brustdrüse nicht in regelmäßige Tätigkeit kommt. Im allgemeinen zeigt das Auftreten von „Colostrumkörperchen" und Leukocyten in der Milch an, daß Stauungserscheinungen und Vorgänge der Rückresorption der gebildeten Milch vorliegen. Die Colostralmilch gilt als besonders reich an Immunstoffen, die beim Neugeborenen die Darmwand unverändert passieren sollen. Außerdem sollen ihr abführende Eigenschaften (Salzgehalt!) für die Ausstoßung des Mekoniums zukommen.

3. Die Technik der Ernährung an der Brust.

In den ersten 24 Stunden nach der Geburt sollen Mutter und Kind Ruhe halten, um sich von den Anstrengungen der Geburt zu erholen. Man beginnt dann am 1. Tag etwa dreimal und vom 2. Tag ab 4- und 5mal anzulegen.

Über die *Einzel-Trinkmenge* unterrichten wir uns durch das Wägen des eingewindelten (abgehender Harn und Stuhl sollen mitgewogen werden!) Kindes vor und nach der Brustmahlzeit. Eine solche Einzelwägung besagt natürlich wenig, besser ist es schon, nach zwei aufeinanderfolgenden Mahlzeiten und am besten zur Beurteilung während 2 oder 3 Tagen bei jeder Mahlzeit zu wägen.

Die Frauenmilch hat durchschnittlich 70 Calorien in 100 g; der gesunde Säugling braucht 90—100 Calorien pro kg Körpergewicht (= Energiequotient). Mit diesen Grundzahlen ist es leicht, den ungefähren Nahrungsbedarf zu berechnen und seine Deckung durch die tatsächlich getrunkenen Mengen zu beurteilen.

Frühgeborene und untergewichtige Kinder brauchen mehr, nämlich 120—140 Calorien pro kg. Man berechnet den Energiequotienten bei ihnen nicht nach ihrem tatsächlichen oder „Ist-Gewicht", sondern nach dem Gewicht, das sie ihrem Alter nach haben sollten, ihrem „Soll-Gewicht". Dies ermittelt man nach der Gewichtstabelle für gesunde Kinder. *Im allgemeinen braucht das gesunde Brustkind pro Kilo Körpergewicht etwa 130 bis 150 g Frauenmilch.* Unter 100 g Frauenmilch pro kg Körpergewicht hungert es!

Das Kind trinkt in den ersten 5 Minuten — wenn es richtig zugeht — die größte Menge, nämlich meist mehr als die Hälfte der Mahlzeit, in den zweiten

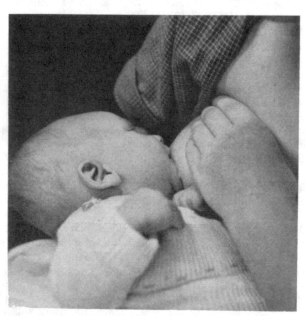

5 Minuten entsprechend weniger und in den letzten 5 Minuten den Rest. Es enthält dabei erst fettärmere und zum Schluß die fettreichste Milch, welche die Brust bietet. Es ist also wichtig, daß es die Brust bei der einzelnen Mahlzeit ganz austrinkt, zumal nur so die Brust in regster Tätigkeit bleibt und, wie es nötig ist, innerhalb der ersten Wochen mehr und mehr leistet.

Die Zahl der Brustmahlzeiten kann nicht grundsätzlich für alle Fälle gültig auf 4, 5 oder 6 festgesetzt werden, sondern muß nach den bei Mutter und Kind vorliegenden Verhältnissen bestimmt werden. Dabei geht man davon aus, daß,

Abb. 4. Richtige Lagerung des Kindes und Haltung der Brust beim Anlegen. (Kieler Univ.-Kinderklinik.) (K)

wie schon erwähnt, das Kind bei jeder Mahlzeit die dargebotene Brust ganz leeren soll; es erhält dabei die ihm zur Verfügung stehende Milchmenge zu seinem bestmöglichen Anwuchs sozusagen quantitativ. Auf der anderen Seite soll es möglichst viel Ruhe und Schlaf und die Mutter möglichst viel stillfreie Zeit zwischen den einzelnen Mahlzeiten haben. Danach ist die geringste Zahl von Mahlzeiten, falls dabei die Brust jedesmal leer getrunken wird und entsprechend viel Milch dabei hergibt, also z. B. 4, die angenehmste und beste. Meist werden aber 5 Mahlzeiten in 24 Stunden, also z. B. um 6, 10, 14, 18 und 22 Uhr eingerichtet werden müssen. Dabei erlauben wir der Mutter bei der ersten und der letzten Stillzeit (nur bei diesen beiden!), je nach den Erfordernissen des Tages, das Anlegen um $^1/_2$—1 Stunde zu verschieben, vorausgesetzt, daß die Brust dabei in ihrer Gesamtleistung nicht nachläßt. Wenig kräftige, schlecht ziehende, untergewichtige und viele kranke Säuglinge müssen 6, ja 7 oder 8mal angelegt werden.

Auch die *Stilldauer* hängt von den besonderen Verhältnissen ab. Ein kräftiger Säugling trinkt die volle Brust in wenig mehr als 5 Minuten leer. Meist brauchen die Kinder dazu 15 Minuten. Über 20 Minuten soll die Einzelmahlzeit nicht ausgedehnt werden.

Mit *Zukost* lassen wir die Mutter beginnen, wenn das gesunde Brustkind 4—5 Monate alt ist. Nach der Mittagsmahlzeit um 14 Uhr erhält das Kind einige Teelöffel frisch ausgepreßten Zitronen-, Apfelsinen- oder Tomatensaft mit Wasser verdünnt und nach Geschmack mit Zucker gesüßt. Am Ende des 4. oder im 5. Monat versucht man, dem Kind vor der Mittagsmahlzeit ein paar Teelöffel Gemüsebrei von Karotten, Spinat, Teltower Rübchen (auch von Mangold, Blumenkohl und im Winter von Tomaten oder geschälten Linsen) zu füttern. Manchmal muß man das Kind durch immer wieder im Abstand von wenigen Tagen vorzunehmende Versuche an den ihm nicht gleich zusagenden Gemüsegeschmack gewöhnen. Dabei sind kleine Zusätze von Zucker und im Notfall von Saccharin gestattet. Manchmal muß man anfänglich auch Gemüsesuppe (fein durchpassiertes Gemüse, das etwa zu gleichen Teilen in Milch und Gemüsewasser oder in Fleischbrühe aufgeschwemmt ist) mit der Flasche (entsprechend großes Saugerloch!) reichen. Die Fleischbrühe soll nur Spuren von Kochsalz enthalten und muß unter Umständen abgefettet werden. Ist das Kind an die Fütterung mit dem Löffel gewöhnt, dann dickt man das Gemüse mit etwas Mehl und später mit Kartoffeln an und fügt einen „Stich" Butter bei. Da damit die Mahlzeit nun Nährwert erhält, läßt man die Brustmahlzeit hinterher ganz fort. Mit frischem Obstsaft und später zerdrücktem, gemustem Rohobst, z. B. Bananen oder Frischapfelbrei, beschließt man die Mittagsmahlzeit. Im 8. oder 9. Monat wird das Kind dann ganz von der Brust abgesetzt und nach den Regeln der künstlichen Ernährung (s. S. 131) ernährt.

Muß man früher *abstillen*, so soll es langsam im Lauf von mindestens einer, besser zwei Wochen in der Weise geschehen, daß erst eine, dann eine zweite Brustmahlzeit usw. durch Kuhmilchnahrung ergänzt oder ersetzt wird. Man wählt dazu die beiden Stillzeiten, an denen das Kind am wenigsten trinkt, die Brust also am schlechtesten gefüllt ist. Macht sich trotzdem eine Milchstauung geltend, dann muß die Brust künstlich entleert (abgemolken) werden. Es ist zweckmäßig, in diesen Fällen die Mutter jeden Morgen ein salinisches Abführmittel (Karlsbader Salz oder Bitterwasser) einnehmen zu lassen und sie anzuhalten, ihre Flüssigkeitsaufnahme einzuschränken. Durch Injektion von östrogenen Substanzen kann die Brust rasch und recht zuverlässig zur Einstellung der Milchsekretion gebracht werden[1].

Für die möglichst langfristige Durchführung der natürlichen Ernährung haben sich uns folgende Maßnahmen bewährt.

Vor und nach dem Anlegen wird stets die Brustwarze mit reinem kalten Wasser abgetupft. Weder Einfetten mit Vaseline noch Waschungen mit Borsäurelösungen sind nötig oder zweckmäßig. Rhagaden, auch schon kleine, müssen sorgfältig durch streng lokal anzuwendende Adstringentien zum Verkleben gebracht werden (z. B. mit Argolaval oder 1%iger Pellidolsalbe). Dabei muß vermieden werden, das nicht eingerissene Gewebe mitzubehandeln (Verhärtung der Warze! Neue Einrisse!). Ganz oberflächliche Risse heilen vorzüglich unter wiederholten kurzen Höhensonnenbestrahlungen.

Ist die Brust prall gefüllt, dann soll die Mutter erst etwas Milch abdrücken, bevor sie das Kind anlegt. Seine Nasenatmung muß frei sein, damit es nicht gezwungen ist, um Luft zu bekommen, die Warze loszulassen und immer wieder das Ziehen zu unterbrechen. Während des Stillens soll das Kind nicht „abgelenkt" werden. Nach etwa 5 Minuten wird allerdings das Trinken absichtlich unterbrochen, das Kind wird aufrecht gehalten und ihm dabei etwas der Rücken beklopft, damit es durch Aufstoßen die mitverschluckte Luft hochbringen kann. Manche Kinder, die sehr gierig trinken oder von sich aus oft die Warze loslassen, schlucken besonders viel Luft, trinken infolgedessen oft die Brust nicht leer

---

[1] Wir machen hierzu an 3 oder 4 aufeinander folgenden Tagen je 1 Injektion von 5 mg Oestradiolbenzoat (Progynon B. ol. forte) = 50000 intern. Benzoat-Einheiten in Abhängigkeit von der Stärke der Milchsekretion.

oder erbrechen hinterher; sie müssen 2- bis 3mal während einer Mahlzeit zum Aufstoßen gebracht werden. Auch beim Lutschen an der Brust, einer Untugend, die nicht zugelassen werden soll, verschluckt das Kind oft sehr viel Luft. Ob das Kind richtig trinkt oder lutscht, spürt die Mutter selbst, oder es kann durch den auf den Kehlkopf aufgelegten Finger (beim Schlucken steigt der Kehlkopf nach oben!) entschieden werden. Am Schluß der Mahlzeit läßt sich aus der Brust

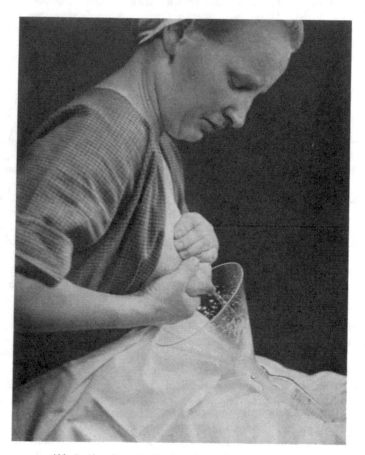

Abb. 5. Abspritzen der Brust. (Kieler Univ.-Kinderklinik.) (K)

oft noch etwas Milch abdrücken. Daraus zieht die Mutter den Schluß, daß „viel mehr Milch vorhanden sei, als das Kind trinken könne"! Das stimmt oft nicht! Die genaue Nachprüfung ergibt dabei oft, daß nicht nur das Kind zu wenig bekommen hat, sondern auch, daß ein größerer Restbestand an Milch gar nicht vorhanden ist. Hat das Kind in der Tat einen Rest in der Brust zurückgelassen, so soll die Mutter lernen, sich selbst die Brust zu entleeren, also sich abzumelken. Das ist zugleich das beste Verfahren, die Tätigkeit der Brustdrüse auf der Höhe zu halten und bei verschiedenen Störungen für die Entleerung der Brust oder die Bereitstellung von genügend Milch zu sorgen. Wir verwenden nur selten Milchpumpen, so z. B. in den allerersten Tagen bei hochempfindlicher Warze oder bei Brustentzündungen vorübergehend. Das zweckmäßigste und zugleich schonendste Verfahren ist das Selbstabdrücken. Die Frau massiert zunächst mit leicht rollenden Bewegungen die Brüste im ganzen, im besonderen den Warzenhof und die Brustwarze. Dann erfaßt sie die zu entleerende Brust knapp hinter der Warze mit Daumen und Zeigefinger mit der gleichseitigen Hand und massiert energischer, bis einige Tropfen Milch hervorquellen, wobei die Brust selbst zur Unterstützung mit der anderen Hand von oben her gehalten wird. Dabei entsteht oft das Gefühl des Einschießens der Milch in Form eines leichten stechenden und prickelnden Gefühles. Die Venen der Brust schwellen dabei oft deutlich an.

Jetzt wird durch rhythmisches Drücken auf den Warzenhof abgespritzt und dabei durch fortgesetztes Massieren und Ausstreichen der rückwärts gelegenen Teile der Brust nach vorn der Nachstrom der Milch unterhalten, so daß sie in mehrteiligem Strahl abfließt.

Das zu Beginn vorgenommene leichte Massieren des Warzenhofes und der Brustwarze empfiehlt sich deshalb, weil auf diese Weise die leichten Schmerzen vermindert werden, die besonders beim ersten Abdrücken bei wenig ergiebiger und in Gang zu bringender Brust entstehen.

Der beste Beweis für die Brauchbarkeit des Verfahrens ist die Tatsache, daß Anstaltsammen, die unglücklicherweise ihr eigenes Kind verloren hatten, allein durch manuelles Auspumpen Monate lang ihre Brust in voller Tätigkeit halten konnten. Unsere Anstaltsammen, die selbstverständlich zuerst ihr eigenes Kind stillen und denen fremde Kinder überhaupt nicht angelegt werden, drücken sämtliche Milch, die sie über diejenige Menge, die sie für ihr eigenes Kind brauchen, produzieren, mit der Hand ab und erlangen dabei bald eine so große Geschicklichkeit, daß sie unter Umständen bis auf 2, 3 und mehr Liter täglich kommen. Es gelingt auch da, wo die Mutter mit oder ohne Grund vorzeitig abgestillt hat, noch nach 2 oder 3 Wochen durch systematisches Abmelken die Brust wieder in Gang zu bringen. In manchen Fällen, in denen die Mutter das Abspritzen nicht recht erlernt, kann man eine Milchpumpe zu Hilfe nehmen. Auch hierbei empfiehlt es sich, die Brust vorher zu massieren, damit das Abziehen leichter erfolgt. Wir verwenden dann das Modell von JASCHKE-SCHERBAK (Fa. L. Roth, Gießen) und daneben die Wasserstrahlpumpe (Fa. Bartels u. Rieger, Köln).

Wenn das Kind während der richtig durchgeführten Nachtpause schreit, so soll es selbstverständlich nachgesehen, unter Umständen frisch gewindelt und gebettet werden, aber es soll nicht zur Unzeit an die Brust gelegt werden. Immer wieder muß die Mutter darauf hingewiesen werden, daß es gefährlich ist, wenn sie während der Nacht das Kind zu sich ins Bett nimmt, sei es um ihm „etwas" an der Brust zu geben oder um es zu beruhigen. Es ist dann wiederholt vorgekommen, daß die Mutter dabei einschlief, im Schlaf über das Kind zu liegen kam und es erstickte! Das gesunde Kind soll von vornherein an einen 8stündigen Schlaf mit völliger Nahrungspause während der Nacht gewöhnt werden. Im Notfall erhält es einen Teelöffel warmes, abgekochtes Wasser, aber keine Nahrung (keine Lutscher mit Zuckerwasser, Alkohol, Mohnsaft!! und dgl.).

II. Die Ernährung des Flaschenkindes.

Wenn vielfach die Durchführung der künstlichen Ernährung eines gesunden Säuglings auch heute noch als ein nicht ungefährliches Wagnis hingestellt wird, so ist das ebenso eine Übertreibung, wie wenn in manchen volkstümlichen Schriften andererseits behauptet wird, daß man unter Befolgung recht einfacher Vorschriften oder gar mit der oder jener Patentnahrung mit Sicherheit ein Kind künstlich aufziehen könnte. Richtig ist, daß wir über eine Reihe von Methoden verfügen, mit denen es in der Mehrzahl der Fälle recht gut gelingt, ein gesundes Kind zu prächtigem Gedeihen zu bringen und störungsfrei während der ganzen Säuglingszeit zu ernähren. Wenn das Kind von Hause aus gesund ist und die

Flaschenernährung unter sorgfältiger Berücksichtigung einmal des Nahrungs-
bedarfs und zum andern der Verdauungsleistung mit Sachkenntnis durchgeführt wird, dann gerät der Säugling durch die unnatürliche Ernährung an sich
heute nicht mehr wie früher in Lebensgefahr. Allerdings sind auch bei richtig
geleiteter künstlicher Ernährung alimentäre Störungen nicht mit derselben
Sicherheit wie beim Brustkind zu vermeiden, da die zur Herstellung der Nahrung
meist verwandte Kuhmilch in ihrer Zusammensetzung schwankt, unzulänglich
sein kann und es auch nicht möglich ist, die Gefahr einer bakteriellen Verunreinigung ganz auszuschalten. In jedem Fall ist es auch mit unseren heutigen
Methoden nicht gelungen, die hohe Immunität des Brustkindes auch beim
Flaschenkind zu erreichen. Bei gleicher Bedrohung durch Infekte erkranken die
künstlich ernährten Säuglinge z. B. in Anstalten früher, häufiger und länger
als die unter genau denselben Pflegeverhältnissen untergebrachten Brustkinder.

Das künstlich ernährte Kind muß von sachkundiger Stelle aus überwacht
werden. Es bedarf einer besonders sorgfältigen Pflege, namentlich ist seine Haut
peinlichst rein zu halten; es muß regelmäßig und ausgiebig an die frische Luft
gebracht, vor Lichtmangel bewahrt und zur Bewegung angeregt werden;
schließlich muß seine Nahrung mit der denkbar größten Sauberkeit hergestellt,
aufbewahrt und in regelmäßigen Abständen gefüttert werden. Die Mutter muß
also, wenn sie ihr Kind künstlich aufzieht, Zeit und Mühe in einem weit größeren
Umfange aufwenden, als wenn sie das Kind selbst nähren kann. Dabei ist die
Gesunderhaltung auch des mit Sorgfalt gepflegten Flaschenkindes bei weitem
nicht so gesichert wie beim Brustkind.

Die Gefahren der künstlichen Ernährung werden da besonders groß, wo
keine einwandfreie frische Kuhmilch zur Verfügung steht. Die Milch soll von
gesunden Kühen, am besten aus Mischmilch von einer Herde — nicht von *einem*
Tier, das, wenn es krank ist (Euterinfektion! Tuberkulose!) schweren Schaden
stiftet — stammen, die sauber gehalten und gemolken wird. Eine Überlegenheit
der Rohmilchernährung ist nicht erwiesen und rechtfertigt die hohen Kosten,
welche die Versorgung der Bevölkerung mit einer sicher einwandfreien, bakterien-
armen Rohmilch macht, in keiner Weise.

Man glaubte früher, daß es darauf ankäme, die Kuhmilch in ihrer Zusammensetzung der Frauenmilch möglichst nahe anzugleichen. Die wissenschaftliche
Erforschung lehrte indessen, daß das niemals möglich sein wird, sondern daß
wir eben doch immer zwei grundverschiedene Nahrungen vor uns haben. Die
Praxis ergab im übrigen mit solchen der Frauenmilch angeglichenen Kuhmilch-
mischungen keinerlei überlegene Erfolge. So ist man heute nur bestrebt, die
Kuhmilch in einer solchen Form und Menge zu füttern, daß das Kind möglichst
ebenso gut gedeiht und von Störungen frei bleibt wie das Brustkind. Dabei
kommt es darauf an, durch die Kuhmilch den Stoffwechsel des Säuglings so
wenig wie möglich zu belasten und doch den bestmöglichen Ernährungserfolg
mit dieser artfremden, langsamer und schwerer verdaulichen und weniger gut
ausnützbaren Milch zu erzielen. Das kann nun bemerkenswerter Weise erreicht
werden mit Kuhmilchnahrungen, die in ihrer Zusammensetzung sehr stark von
der der Frauenmilch abweichen. Es hat sich gezeigt, daß die alte Methode,
die Kuhmilch erst zu verdünnen und dann mit Kohlehydraten wieder anzu-
reichern in der Absicht, sie „ungefährlicher" zu machen, eine recht brauchbare
Methode der künstlichen Ernährung darstellt, und man könnte vermuten,
daß mit der Erfahrung allein das Problem auch ohne wissenschaftliche
Forschung gelöst worden sei. Dem ist aber nicht so. Erst die genaue Erforschung der einzelnen Stoffwechselvorgänge hat es ermöglicht, die Leistung
und Grenzen der verschiedenen Ernährungsmethoden zu erkennen und Fehler
abzustellen.

Wir haben heute unterscheiden gelernt, welche Kinder man mit den einfachen Milchverdünnungen aufziehen kann und welche mit anderen, umständlicher herzustellenden Milchnahrungen besser zum Gedeihen zu bringen sind. Wir haben erkennen gelernt, wie die früher üblichen Ernährungsmethoden durch Einführung von Beikostzugaben, Eisen, Salzen, Vitaminen usw. verbessert werden müssen, um unseren heutigen Anforderungen an die Pflege und Aufzucht des Säuglings zu entsprechen.

Kurz zusammengefaßt lauten unsere Forderungen für jede zur Ernährung des gesunden Säuglings anzuwendende künstliche Nahrung:

1. Die Nahrung muß alle zum Gewebsaufbau und zur Bestreitung des Betriebsstoffwechsels notwendigen Nahrungsstoffe enthalten (Eiweiß, Kohlehydrate, Fett, Wasser, Salze, Vitamine).

2. Die Nahrung muß in einer der Aufnahmefähigkeit des Säuglings entsprechenden Menge die notwendigen Calorien enthalten (rund 100 Cal. pro kg Körpergewicht).

3. Die Nahrung muß der Verdauungsleistung des Säuglings so angepaßt sein, daß keine Überlastung des Verdauungsapparates und des intermediären Stoffwechsels entsteht, d. h. sie muß leicht verdaulich und gut assimilierbar sein.

4. Die Nahrung muß „praktisch" steril sein, d. h., sie darf keine pathogenen Bakterien enthalten.

Überblickt man diese Forderungen und bedenkt dabei, daß sich nicht allein der Nahrungsbedarf von der Neugeborenenzeit bis zum Ende des ersten Jahres, sondern auch die Aufnahmefähigkeit, die Verdauungsleistung, der Geschmack und die Lebensweise des Säuglings fortwährend ändert, dann sieht man, daß es unwahrscheinlich ist, eine einzige passende künstliche Nahrung, eine Art „Patentnahrung" für die Aufzucht des Säuglings zu finden. Es kann sich also nur darum handeln, die Methoden anzugeben, nach denen man den Säugling so ernähren kann, daß man den aufgestellten Forderungen gerecht wird.

Bevor die Praxis der künstlichen Ernährung beschrieben wird, sollen hier zunächst die wichtigsten Nahrungsmittel, die wir zur Herstellung einer Säuglingsnahrung brauchen, im einzelnen erörtert werden.

1. Zusammensetzung und Eigenschaft der Kuhmilch.

Die Kuhmilch weist grob chemisch folgende Abweichungen von der Frauenmilch auf: sie ist eiweiß- und salzreicher, zucker- und fettärmer und bakterienreicher.

Wasser	Eiweiß	Fett	Zucker	Asche
86—88,0	3,5—3,75	3,5—4	4,5	0,7

Der Caloriengehalt beträgt 680 Cal. pro Liter im Durchschnitt. Die Kuhmilch weist im Vergleich eine gelblichweiße Farbe auf, diese rührt her von den größeren Fettkügelchen und von dem höheren Gehalt an fettlöslichen Farbstoffen, den Lipochromen (Carotine, Xanthophyll, Lykopin, Lutein). Auch wasserlösliche Milchfarbstoffe, Lyochrome, enthält die Kuhmilch wie die Frauenmilch (Lactoflavin). Die Kuhmilch schmeckt süß-sahnig und kräftig aromatisch, so lange sie frisch ist, und wenn sie sauber gewonnen wurde. Sie reagiert amphoter oder auch ganz schwach sauer. Mit Phenolphthalein ist sie stets leicht sauer[1]. Ihr spezifisches Gewicht wird auf etwa 1032 angegeben.

---

[1] Dieser Umstand erlaubt eine grobe Unterscheidung von Frauenmilch und Kuhmilch durch die sog. Morosche Probe mit Neutralrot: 2 Tropfen einer 1%igen Lösung färbt kleine Mengen (5 ccm) von Kuhmilch rot-violett, Frauenmilch hingegen gelb. Die Probe hat Bedeutung einmal, um sich gelegentlich über die Natur einer Milch rasch zu orientieren und dann, um eine durch längere Zeit aufbewahrte Frauenmilch auf ihre Verwendbarkeit als Säuglingsnahrung zu prüfen. Es ergibt sich von selbst, daß die unterschiedliche Reaktion nur bei frischer, d. h. noch nicht saurer Frauenmilch wie oben beschrieben, ausfällt.

Das *Eiweiß* besteht ebenso wie bei der Frauenmilch aus Casein, Lactalbumin und Lactoglobulin; aber wie schon erwähnt, überwiegt bei weitem das Casein. Man kann das Verhältnis von Casein zu Lactoglobulin mit 6:1 annehmen. Das Kuhmilchcasein ist nicht nur biologisch verschieden vom Frauenmilchcasein, sondern auch chemisch durch die Zusammensetzung der Aminosäuren. Das Kuhmilchcasein, das ebenso wie das Casein in der Frauenmilch vorwiegend in Form von Calciumcaseinat enthalten ist, wird durch Säuren und Lab besonders rasch und vollständig und im Gegensatz zur Frauenmilch in festen *groben* Flocken ausgeflockt.

Das *Fett* schwankt in seinem Gehalt von Tierrasse zu Tierrasse mehr, als oben für eine städtische Durchschnittsmilch angegeben ist, um 1—1,5%. Bei uns sind die Alpenmilchen besonders fettreich. Die einzelnen Fetttröpfchen sind größer als in der Frauenmilch und meist auch weniger zahlreich; die Emulsion ist grober als in der Frauenmilch. Auffallend ist der verhältnismäßig hohe Gehalt der Kuhmilch an niederen Fettsäuren (etwa 8mal mehr!).

Im allgemeinen kann die sicher nachgewiesene Verlangsamung der Magenentleerung durch das Kuhmilchfett einer gewöhnlichen Kuhvollmilch bei der künstlichen Ernährung mit in den Kauf genommen werden; es muß allerdings dafür gesorgt werden, daß nicht zugleich zuviel Kohlehydrate (Zucker!) gegeben werden, so daß starke Gärung im Darm entsteht. Ein Übermaß an Fett führt zu Brechneigung oder zu sauren Stühlen und sogar manchmal zu Fettdiarrhöen.

Zucker enthält die Kuhmilch weniger (4,5%) als die Frauenmilch (7%). Es muß also stets bei der künstlichen Ernährung Wert darauf gelegt werden, daß der Säugling Zucker in der Nahrung zugesetzt bekommt. Als praktische Regel bewährt es sich bei Nahrungen, die reichlich Kuhmilch enthalten, verhältnismäßig wenig Zucker zu füttern und bei solchen mit wenig Kuhmilch davon mehr. Als untere Grenze ist etwa eine zusätzliche Zuckermenge von 25 g in 24 Stunden (5 Teelöffel), als obere eine solche von 40 g (8 Teelöffel) anzunehmen. Entsprechend dem niederen Eiweiß- und hohen Zuckergehalt der Frauenmilch zeigt das Brustkind leicht saure, aromatisch riechende Stühle, während das eiweißreich und zuckerarm ernährte Kuhmilchkind leicht alkalisch reagierende, etwas faulig riechende Stühle entleert.

Salze enthält die Kuhmilch mindestens dreimal so viel wie die Frauenmilch; es überwiegen besonders die Phosphor-, Kalk-, Magnesium- und Eisen-Salze. Ein kleiner Teil des *Kalkes* kommt als Calciumcaseinat vor, der größte Teil als Calciumphosphat. Diese Salze sind für das besonders hohe Pufferungsvermögen verantwortlich zu machen.

Höher ist in der Kuhmilch gegenüber der Frauenmilch der Gehalt an Zitronensäure (etwa 0,2 gegen 0,05)[1].

An *Vitaminen* ist die Milch von Kühen auf dem Weidgang verhältnismäßig reich und für den gewöhnlichen Bedarf des gesunden Säuglings bis auf das Vitamin D meist eben ausreichend. Auffallend gering ist der Gehalt von C-Vitamin (s. S. 199) und unter bestimmten Fütterungsbedingungen kann der B-Vitamin-Komplex stark verringert sein. Die Kuhmilch hat einen

---

[1] *Ziegenmilch* wird oft da angewandt, wo keine Kuhmilch zur Verfügung steht. Ihre chemische Zusammensetzung entspricht im großen und ganzen der der Kuhmilch. Meist ist ihr Fett- und Eiweißgehalt besonders hoch, nämlich 4% für beide. Sie enthält besonders reichlich niedere Fettsäuren, die früher für die anämisierende Wirkung, die in beträchtlich höherem Grade der Ziegenmilch als der Kuhmilch zukommt, verantwortlich gemacht wurden. Wahrscheinlicher ist es, daß bei schlechter Fütterung der Tiere der Ziegenmilch irgendwelche uns noch unbekannte katalysatorisch auf den Blutbildungsapparat wirkende Stoffe fehlen. (S. GLANZMANN, S. 300 und ROMINGER, Vitamine, S. 195.)

im Tierversuch nachweisbaren höheren Gehalt an D-Vitamin als Frauenmilch, der aber doch nicht groß genug ist, um die Rachitisentstehung beim Kuhmilchkind zu vermeiden.

Bakterien sind in jeder frischen, rohen Kuhmilch verhältnismäßig reichlich enthalten. Da die Milch für das Wachstum der meisten Bakterien einen ausgezeichneten Nährboden darstellt, erfolgt ihre Vermehrung, namentlich in der Wärme, schrankenlos. Eine gewöhnliche, im freien Handel käufliche „lose" Milch enthält etwa 50000 bis 1 Million Keime im Kubikzentimeter, die sich nach einigen Stunden in der Wärme oft auf das 10fache vermehrt haben.

Von *pathogenen* Keimen hat man die Bakterien der Typhus- und Paratyphusgruppe, Diphtheriebacillen, Ruhrbacillen und Tuberkelbacillen nachgewiesen. Auch Scharlach und Bang werden nachweislich durch rohe Milch übertragen. Besonders reich an Bakterien ist die Sahne, auch die unter sauberen Bedingungen gewonnene Zentrifugensahne!

Von *nicht-pathogenen* Keimen enthält die Kuhmilch besonders die Milchsäureerreger; Streptococcus lacticus, Bac. lact. acidi und den Bac. lactis aerogenes. Sie säuern die Milch, ohne besonders bedenkliche Produkte zu erzeugen. Anders wirken die proteolytischen Keime, die giftige Zersetzungsprodukte hervorrufen. Zu ihnen gehört auch der Bacillus coli, der als Gärungserreger, aber auch als Fäulniserreger zu wirken vermag. Daneben kommen noch zahlreiche andere Keime, auch sporentragende, in der Milch vor, die gelegentlich pathogene Wirkungen entfalten können.

Das Abkochen der Milch macht die nicht sporentragenden Keime unschädlich und ist die praktisch wichtigste Methode, die Kuhmilch für den Säugling ungefährlich zu machen. Dabei wird das Casein so verändert, daß es feiner gerinnt. Der Nachteil des üblichen Kochens der Milch ist die teilweise Zerstörung der hitzeempfindlichen Vitamine, namentlich von Vitamin C und Vitamin A und die Verschlechterung des Geschmackes der Milch. Bei der Pasteurisierung wird die Milch etwa $1/_2$ Stunde lang vorsichtig auf 60—70° Celsius erhitzt, hierbei werden die meisten pathogenen und manche Arten der nicht pathogenen Keime unschädlich gemacht, ohne daß der Geschmack der Milch leidet; eine so behandelte Milch sollte dann nicht mehr aufgekocht werden, was bei der Herstellung der Säuglingsnahrungen praktische Schwierigkeiten verursacht, so daß die pasteurisierte Milch in der Kinderpflege keinen Anklang gefunden hat. Überall, wo die Gefahr bakterieller Verunreinigung besteht, wird man heute mit Vorteil eine Trockenmilch (nach dem KRAUSE-Verfahren) verwenden. Dabei ist der C-Vitamingehalt, der in diesen Milchpulvern verringert ist, stets zu ergänzen.

2. Zusätze zur Kuhmilch bei der künstlichen Ernährung des gesunden Säuglings.

I. Kohlehydrate:

1. Zucker:

a) Kochzucker (billig, fördert Ansatz, gärt mäßig, schmeckt süß).

b) Traubenzucker (Stöltzner Kinderzucker, Dextropur), (mäßig teuer, fördert Ansatz, gärt mäßig, schmeckt wenig süß).

c) Milchzucker (teuer, fördert Ansatz wenig, gärt stark, schmeckt wenig süß).

d) Nährzucker (mäßig teuer, fördert Ansatz sehr, gärt nicht, stopft). (SOXHLET, TÖPFER, ALETE, HÄLSANA.)

2. Schleime: Als Abkochung von Getreidekörnern verwandt, enthalten wenig Pflanzeneiweiß und geringe Mengen Stärke.

a) dünne, 3—5% (durchpassiert!), praktisch ohne Nährwert, im 1. Lebensmonat anwendbar.

b) dickliche, 7—10%, praktisch dasselbe wie eine Mehlabkochung, schon vom 2. Lebensmonat an brauchbar.

3. Mehle: als kurz aufgekochte Stärkelösung verwandt von
a) Hausstandsmehl als dünne ($1-1\frac{1}{2}\%$) oder dicke ($4-5\%$) Mehlsuppe.
b) Pudermehl (sog. ff. Auszugsmehl) oder Maismehl, wie Mondamin, Maizena und Kartoffelmehl (Flammerikchen, Gustin usw.).
c) Grieß (grobgemahlene Mehlvorstufe) von Weizen und Mais.
d) Zwieback- und Keksmehle (Gebäckmehle) = schwach dextrinisiert.
e) Kindermehle sind stark dextrinisiert und zuckerhaltig.
4. Brot und Gebäck: Als Mittel zur Förderung der Zahnentwicklung, des „Durchbeißens" der Zähne und zur Anregung des Kauens.
a) vom 7. Lebensmonat an Bortrinde
b) „ 11.   „   „ Zwieback
c) „ 11.   „   „ Keks
d) „ 11.   „   „ Feinbrot als Röstbrot
e) „ 11.   „   „ Knäckebrot (Vitaminträger! B_1!)
II. Fette: Zur Anreicherung von Milchverdünnungen in Mengen von $1-2\%$ der Gesamtmilchmischung.
a) Sahne, 1—2 Kinderlöffel auf 100 ccm,
b) Ramogen oder Säure-Sahne (Sä-Sa-Präparat) 10 g auf 100 ccm fertige Halbmilch
c) Butter als „Stich"-Butter, etwa 2 g (haselnußgroßes Stück) auf 100 ccm Milchmischung.
Lebertran als Fettspender muß in größerer Menge als zum Rachitisschutz gegeben werden (mindestens 3 Eßlöffel pro Tag!) und kommt deshalb nur bei älteren Kindern in Frage.
III. Eiweiß: Als Fleisch oder Leberpüree vom 11. Lebensmonat ab (gelegentlich 2—4 Teelöffel in Gemüse).
IV. Vitamine:
C-Vitamin:
a) Zitronensaft 1—2 Teelöffel tägl. (verdünnt, gesüßt oder in Form der Zitronensaftmilch).
b) Apfelsinensaft 3—4 Teelöffel tägl. (unverdünnt, gegebenenfalls gesüßt) oder
c) Tomatensaft 6—8 Teelöffel tägl.
d) Obst, Gemüse, Kartoffeln! (C-Gehalt von Äpfeln, Birnen, Bananen u. a. gering, ebenfalls von gekochtem Gemüse durch Kochverluste).
e) C-Präparate: Cebion (Merck); Cantan (Bayer); Redoxon (Roche). Tabletten zu 50 mg C-Ascorbinsäure.
D-Vitamin a) *konzentrierte* D-Vitamin-Präparate mit einem D_2-Gehalt von über 1000 γ-% in 100 g: Scottin flüssig (Scott u. Bowne) 7—500% D_2, Vicotrat Heyl 187000 γ-% D_2, Vigantol-Öl (Bayer-Merck) 30000 γ-% D_2, Provitina (Promonta) 30000 γ-% D_3, Vitamin D_2-Konzentrat zur Prophylaxe und Stoßtherapie (Bayer-Merck 750000 und 1500000 γ-% D_2.
b) Lebertrane standard. mit 200—500 γ-% in 100 g. Medizinallebertran D. A. B. (2mal tägl. $\frac{1}{2}$—1 Teelöffel) Tetravitol (Scott u. Bowne); Sanostol (Promonta); Livskraft-Lebertran (Bremer Tranhandel); Detavit (Merck, Bayer); Jodella (Lahusen, Bremen).
c) Eigelb, Fleisch oder Leberpüree gelegentlich; unbedingt wertvoll, aber kein sicherer Rachitisschutz!
A-Vitamin: Handelspräparate: Vogan (Merck, Bayer) enthält 100mal so viel A-Vitamin wie Lebertran. Als Vogan-Öl (5—10 gtt tägl.). Vitamin-A-Degewoop.
Bei Milchverdünnungen bis herab zu Halbmilch (von normalem Fettgehalt) nicht notwendig, wohl aber bei Verwendung von Meiereibuttermilch und stärkeren Milchverdünnungen!
B-Vitamin im allgemeinen durch regelrechte Milchzufuhr gedeckt. Bei erhöhtem Bedarf (hohe K. H.-Gaben!) Angebot in Form von Leberpüree, Eigelb, rohem Möhrensaft und Gemüse notwendig.
Handelspräparate: B_1 = Betabion (Bayer); Betaxin (Merck); Benerva (Roche). Tabletten zu 1 mg Chlorhydrat des krystall. synth. Vit. B_1 = 500 intern. Einheiten. Ampullen zu 5000 I.E. B_2 = Lactoflavin (Bayer, Roche).
Vitamin B-Komplex Be-Vitrat (Nordmark) und Hefepräparate. Faex medic. D. A. B.; Levurinose (Blaes); Avenose (Klopfer) Cenovis-Hefe (Curta).
V. Eisen und Salze:
a) Obstsaft und Gemüsebrühe vom 4. Lebensmonat ab.
b) Gemustes Obst, Gemüsebrei und Kartoffeln vom 5. Lebensmonat ab oder Eisenmedikation (prophylaktisch) c) Ferrum reductum, große Dosen erforderlich, die erst nach Umwandlung im Magen-Darmkanal wirksam sind (0,1—0,5 g tägl.).
d) Ferrochlorid 1% solve in 0,25% H CI, davon 5mal tägl. 1 Teelöffel oder
e) stabile Ferropräparate, ohne Magensalzsäure schon wirksam, daher kleine Mengen ausreichend: Ferrostabil (tägl. 2—3 Tabletten), Ferrum Nordmark (tägl. 1—3 Teelöffel), Ferronovin (tägl. 2—4 Teelöffel), Feometten (tägl. 3—4 Tabletten), Ferro 66 (tägl. 10 bis 20 Tropfen), Kalkzufuhr ist im allgemeinen nicht notwendig.

3. Die heute üblichen Methoden der künstlichen Ernährung.

Von den zahlreichen Methoden der künstlichen Ernährung sind heute die beiden wichtigsten 1. die mit verdünnter Kuhmilch und 2. die mit Säure-Vollmilch.

Die einfachen Ernährungsschemata der früheren Zeit mit hohen Milchver· dünnungen, z. B. $1/_3$ Milch, ja sogar $1/_4$ Milch, sind heute ganz verlassen worden. Wenn diese Verordnung auch den Vorteil der größten Einfachheit und Übersichtlichkeit hatte, so haftete ihr doch der große Nachteil an, daß sie oft zu Zuständen der chronischen Unterernährung, zu Dystrophie, führte. Die Ernährung mit verdünnter Kuhmilch muß, um unseren heutigen Forderungen, die wir oben (S. 123) an eine richtige Säuglingsernährung stellen, in mehrfacher Hinsicht ergänzt werden.

Es ist auch schon in den älteren Lehrbüchern der Kinderheilkunde immer wieder darauf hingewiesen worden, daß es sich bei der Ernährung des Säuglings mit einfachen Kuhmilchverdünnungen um eine Minimalernährung handelt. Jede Unterschreitung des unbedingt notwendigen Nährstoffangebots muß dabei folgerichtig zu qualitativem oder quantitativem Hunger führen. Man kann ganz allgemein sagen, daß die Ernährung des Säuglings mit den üblichen Milchverdünnungen dann versagt, wenn es sich um *konstitutionell oder konditionell abwegige* Kinder handelt. Weil es nun viele solche Säuglinge gibt, die aus diesen Gründen mit einer auch richtig durchgeführten Kuhmilchernährung nach den alten Schemata nicht gedeihen, so sehen wir, daß sich nicht nur viele Mütter, sondern auch Ärzte gänzlich von dieser alten Ernährungsform des Säuglings abgewandt haben.

Wir kommen somit zur zweiten Methode der künstlichen Ernährung des gesunden Säuglings, der mit Säurevollmilch. Der Anstoß zu dieser Ernährung der Säuglinge mit Vollmilch, und zwar mit Säurevollmilch, ging von Amerika aus. Die Sauermilchen sind bekanntlich heute die wichtigste Heilnahrung bei den Durchfallserkrankungen des Säuglings. Schon vor 25 Jahren spielte die Buttermilch in der Behandlung der Ernährungsstörungen eine wichtige Rolle. Die wissenschaftliche Pädiatrie hat sich eingehend mit der Frage beschäftigt, warum die Säuremilchen soviel Besseres leisten als die Süßmilchen. In erster Linie hat man die Verringerung des hohen Pufferungs- und Säurebindungsvermögens der Kuhmilch für die günstige Wirkung verantwortlich gemacht. Man stellte sich dabei vor, daß die gewöhnliche Kuhmilch durch ihren Reichtum an alkalischen Säurepuffern die freie Magensalzsäure bindet und daß damit ein Mangel an freier Salzsäure entsteht. Diese Theorie ist umstritten. Sicher gestellt ist dagegen, daß die Milchgerinnung durch die Säuerung der Vollmilch modifiziert wird, wodurch die Kuhmilch eine gewisse Denaturierung erfährt. Dabei wird das Milchcasein für die fermentative Verdauung leichter angreifbar. Auch hat man nachgewiesen, daß die Säuremilchen antibakteriell wirksam sind. Wie dem aber auch sei, so steht eines fest, daß bei Ernährung mit Sauermilchen Durchfallstörungen seltener auftreten. Man drückt das so aus, daß man sagt, die saure Milch enthält einen „antidyspeptischen Sicherheitsfaktor". Jedenfalls hat Theorie und Praxis übereinstimmend erwiesen, daß die Kuhmilch, entgegen der älteren Lehrmeinung, auch unverdünnt mit Vorteil gefüttert werden kann, ·vorausgesetzt allerdings, daß man sie vorher durch schwache Säuerung fein gerinnen läßt.

4. I. Methode. Künstliche Ernährung des gesunden Säuglings mit verdünnter Kuhmilch.

Um rasch in der Sprechstunde eine ungefähr gültige Nahrungsvorschrift geben zu können, hat sich folgende Überschlagrechnung bewährt:

Kuhmilch erhält das Kind pro Kilo Körpergewicht 100 g (sog. BUDINsche Zahl) und Zucker 10 g. Da der Flüssigkeitsbedarf 150—200 g pro Kilo beträgt, und 1000 g dabei nicht überschritten werden sollen, ergibt sich folgende einfache Überlegung:

Ein Säugling von 4000 g (Sollgewicht) erhält

4mal 100 g Kuhmilch (= $^1/_{10}$ seines Sollgewichts)

4mal 10 g Zucker (= 8 gestrichene Teelöffel) und, um den Wasserbedarf zu decken, außer den 400 g Kuhmilch noch 400 g Verdünnungsflüssigkeit bei diesem jüngeren Kind in Form von Schleim.

Das Kind bekommt also etwa 700—800 g Halbmilch mit Schleim und 5% Zucker. Diese Gesamtmenge wird, je nachdem das Kind trinkt, in 5 oder 6 Mahlzeiten abgeteilt und ihm angeboten. Trinkt es die Flasche nicht aus, dann geht man auf das zulässige Mindestflüssigkeitsangebot von 650 g zurück.

Als höchste Tagesmenge sollen 750 g Kuhmilch und 60 g Zucker angesehen und keinesfalls überschritten werden.

Wichtig ist es, bei der Ernährung mit verdünnter Kuhmilch das *Sollgewicht* bei der Nahrungsberechnung zu berücksichtigen.

Beispiel: Ein gesunder Knabe von 3 Monaten und 60 cm Länge wiegt etwa 5,3 kg. Er soll also 530 g Kuhmilch bekommen. Ist das Kind nun tatsächlich nur 4 kg schwer, dann empfiehlt es sich, die höchstzulässige Kuhmilchmenge mit 110—115 g pro Kilogramm zu errechnen, das sind 440—460 g. Das Kind bekommt dann nicht, wie sein tatsächliches Gewicht es ergäbe, nur 400 g Milch, sondern rund 450 g.

Diese Art der Berechnung hat nur Gültigkeit, wenn spätestens mit $^1/_2$ Jahr in regelrechter Weise Zukost ohne Milch in einer und kurz darauf in einer zweiten Mahlzeit gereicht werden kann. Ist das nicht der Fall, dann ist die Milchmenge nur auf 90 g pro Kilo festzusetzen. Dasselbe gilt, wie später ausgeführt wird, für die Vollmilchernährung. Bei dieser „groben" Nahrungsbemessung wird bewußt auf Ermittlung der Prozentzahlen der einzelnen Nahrungsstoffe, die sich in der Praxis nicht eingeführt hat, verzichtet. Auch von der bekannten BUDINschen Zahl: g Milch = $^1/_{10}$ des Körpergewichtes, sind manche abgekommen. Junge Kinder bis zum Ende des 3.—4. Lebensmonats erhalten als Verdünnungsflüssigkeit Schleim, solche von 3—4 Monaten bis zum 6. Lebensmonat Mehlabkochung, die beide in ihrem Nährwert nicht eigens mitberechnet werden. Es muß andrerseits der Mutter eingeschärft werden, daß sie die Zuckermenge nicht nur abschätzt, sondern abmißt; zum mindesten muß sie sich einmal davon überzeugen, was der von ihr zum Abmessen bestimmte Löffel (verschiedene Größen!) an g Zucker — mit einem Messer abgestrichen — wirklich enthält. Entsprechend den Vorschriften für die natürliche Ernährung ordnet man im allgemeinen 5 Mahlzeiten an, also z. B. um 6, 10, 14, 18 und 22 Uhr, wobei die erste und letzte Fütterungszeit etwas vor- oder zurückgerückt werden darf. An den 3 Mahlzeiten untertags ist streng festzuhalten. Bei 6 Mahlzeiten läßt man um 6, 9, 12, 15, 18 und 22 Uhr füttern.

Unter allen Umständen muß *eine Nachtpause von 6—8 Stunden* auch beim Flaschenkind eingehalten werden. Schreit das Kind in der Nacht, so soll es frisch gewindelt und gebettet werden, erhält aber höchstens etwas Fencheltee, keine Nahrung; schreit es auch untertags schon lange vor der Fütterungszeit, dann hungert es höchstwahrscheinlich, und die Nahrung muß meist auch über die errechnete Menge gesteigert werden. Das soll natürlich nicht heißen, daß die Mutter jedes Schreien des Kindes mit Nahrungszulage beantworten soll oder darf! Nach dem ganzen Verhalten des Kindes, nach seinem Appetit, seiner Gewichtszunahme und der Regelmäßigkeit, mit der es Stuhl entleert, nicht zuletzt auch nach seinem Aussehen und seiner Stimmung, kurz nach seinem Gedeihen oder Nichtgedeihen wird nun die „grobe" Nahrungseinstellung berichtigt. Alle auch geringfügig erscheinenden Störungen des Wohlbefindens müssen dabei berücksichtigt werden. Wird das gesunde Flaschenkind wirklich gut gepflegt und regelmäßig mit der beschriebenen Nahrung gefüttert, dann schreit es alles in allem nicht mehr als etwa eine Stunde am Tag, entleert einen bis zwei, auch einmal drei breiige oder halbfeste Stühle und nimmt recht regelmäßig an Gewicht — einmal wöchentlich verglichen — zu. Da es niemals möglich ist, eine für alle Kinder passende Ernährungsvorschrift zu geben, muß, wenn das Kind der hier empfohlenen Nahrungsberechnung nicht satt wird oder die Flasche nicht mit Appetit austrinkt, etwas zugelegt oder abgestrichen werden. Das Kind selbst zeigt also an, ob seine Nahrung richtig gewählt und bemessen ist! Es ist dabei allerdings wichtig, sich der genannten Höchst- und Mindestmengen zu erinnern, um grobe Fehler zu vermeiden.

Tauchen Zweifel daran auf, ob das Kind wirklich genug oder zuviel bekommt, dann erst wird man auch in der Sprechstunde die möglichst genau von der Mutter

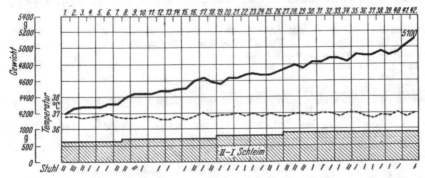

Abb. 6. Kurve eines befriedigend gedeihenden Flaschenkindes bei ²/₃-Milch-Ernährung. Alter des Kindes bei Beginn der Kurve 2 Monate, langsam ansteigende Nahrungsmengen. Tägliche Zunahme: 20—25 g.

ermittelte Nahrung auf ihren Caloriengehalt hin überprüfen. Auch hier genügt eine einfache Überschlagsrechnung etwa in folgender Weise:

Abgekochte Vollmilch hat etwa 65 Calorien in 100 g. Kochzucker, ebenso Kinderzucker hat 400 Calorien in 100 g. Der Säugling braucht bis zum Alter von 6 Monaten ungefähr 90 Calorien pro Kilo Körpergewicht. Schleim- und Mehlabkochungen brauchen, da sie nur geringen Brennwert haben, dabei nicht berücksichtigt zu werden.

Im Laufe des 4. Lebensmonats beginnen wir beim Flaschenkind mit Zukost. Zweimal am Tag, etwa bei der 10 Uhr- und bei der 14 Uhr-Mahlzeit, bekommt das Kind von der Flasche 2, 3 oder 4 Teelöffel voll Gemüsebrühe und schließlich dicklicheren Gemüsebrei. Das Gemüse wird weich gekocht, fein gemust (durchpassieren! Kochwasser nicht weggießen) und mit etwas Butter und entfetteter Fleischbrühe, dem Geschmack entsprechend auch etwas Salz oder Zucker, zurechtgemacht. Ist das Kind an die Fütterung mit dem Löffel gewöhnt, dann beginnt man, ihm bei einer Mahlzeit einige Löffel Milchbrei (halb mit Wasser und Milch verdünnten Grieß, Mondamin, Zwieback oder Mehlbrei) zu füttern. Gelingt es erst, dem Kind zur Mittagsmahlzeit etwa 100—120 g Gemüsebrei beizubringen, dann läßt man die natürlich immer kleiner werdende Flaschennahrung hinterher ganz fort. An seiner Stelle füttert man einige Teelöffel frisches Obst, z. B. Bananen, das man nur, wenn nötig, mit etwas Zucker bestreut.

Frisch ausgepreßten Obstsaft soll man bei der künstlichen Ernährung dem Kind schon früh, also vom Ende des 3. Lebensmonats, bestimmt aber im Laufe des 4.

täglich anbieten. Am besten ist, dem Kind frischen Apfelsinensaft (1—3 Tee-löffel) beizubringen; reicher an C-Vitamin ist der während des ganzen Jahres meist erhältliche frische Zitronensaft (1 Teelöffel davon mit Wasser verdünnen und süßen). Stößt man damit auf Widerwillen, dann nimmt man Tomaten-saft; davon allerdings muß man etwa die doppelte Menge reichen (nämlich etwa 3—6 Teelöffel).

Stehen auch diese Vitamin C-Träger nicht zur Verfügung, so kann man die Kartoffel in Form von Kartoffelbrei, mit Gemüse halb und halb gemischt, oder auch als Rohkartoffel heranziehen. Bis zu einem gewissen Grad kann die geschälte und auf der Glasreibe geriebene Rohkartoffel die nicht immer erhält-liche Banane ersetzen. Voraussetzung ist dabei, daß die Kartoffel richtig einge-lagert ist und daß das Kind langsam an ihren Zusatz in dem Gemüsebrei gewöhnt wird.

Schema der künstlichen Ernährung mit Milch-Schleim-Mehlsuppen-nahrung.

Anfänglich: I:I Milch mit Schleim als Verdünnungsflüssigkeit und 5% Zucker.

Im 3. Monat: Dazu $1/2$—1 Teelöffel Lebertran täglich oder ein anderes hochwertiges Antirachitikum zur Rachitisverhütung.

Vom 4.—5. Monat ab: II:I Milch mit 4—5% Mehlsuppe als Verdünnungsflüssigkeit und 5% Zucker, eventuell Zusatz von 1% Butter. Im 5. Monat Ersatz einer Flasche durch einen Halbmilchbrei. Täglicher Zusatz zur Milchnahrung: ein Antirachitikum! (Vigantol. Lebertran oder dgl., statt dessen auch 2mal wöchentlich 1 Eigelb), täglich einige Teelöffel Apfelsinensaft oder 6—8 Teelöffel Tomatensaft.

Vom 6. Monat ab: Ersatz einer zweiten Flasche durch 150—200 g Gemüsebrei einschließ-lich Kartoffelmus. ($2/3$ Gemüsebrei, $1/3$ Kartoffelmus, 1 Teelöffel Butter.) Die Zufütterung von Obstsäften kann eingeschränkt werden. Zusatz von Kalbsbrühe gestattet. Gemüse-wasser nicht weggießen!

Vom 7. Monat ab: Etwa 200—250 g Gemüse einschließlich Kartoffelmus, gelegentlich Kauversuche mit Brotrinde. Fortfall der zweiten Flasche und Ersatz durch Obst. Obst nicht mehr als Saft, sondern gemust. Allmählicher Ersatz der Milchmehlsuppe durch Vollmilch mit 5% Zucker. Insgesamt nicht mehr als 600 g Milch pro Tag.

Vom 9. Monat (bis 11. Monat): Erweiterung des Speiseplans durch Brot und Gebäck; 2—3mal wöchentlich ein Eigelb, Quarkkäse, einige Teelöffel gewiegtes Fleisch, Leberpüree und a. m. Gemüsemahlzeit von etwa 300 g, Obst nicht mehr als 150 g. Vollmilch nicht über 750 g. Gelegentlich etwas frisches Wasser, Malzkaffee oder Tee anbieten.

Da, wo keine genügenden Obstsäfte zur Verfügung stehen, kann das Kar-toffelmus, das aus geriebener Rohkartoffel hergestellt werden muß, als Vitamin C-Träger dienen.

Mit Beginn der künstlichen Ernährung muß heutzutage die Rachitisprophylaxe einsetzen! Man soll beim Flaschenkind nicht die ersten Zeichen der rachitischen Störung abwarten, wie das beim Brustkind durchaus erlaubt ist. Nur bei wenigen, künstlich ernährten Kindern kann man sich darauf verlassen, daß sie nicht nur richtig ernährt, sondern auch regelmäßig an die Luft und an das Licht gebracht werden, ja während der schlechten Jahreszeit sogar einmal wöchentlich eine, wenn auch nur ganz kurz dauernde künstliche U.-V.-Bestrahlung (3 Minuten bei 80 cm Abstand) erhalten. Deshalb verschreiben wir grundsätzlich der Mutter ein Rachitisprophylaktikum zugleich mit der künstlichen Nahrung, nämlich *Lebertran* oder *Vigantol.*

Ist das Kind noch sehr jung, wenn mit der künstlichen Ernährung begonnen werden muß, dann soll die Mutter täglich einmal nur einige Tropfen Lebertran mit dem Löffel geben, um das Kind einmal an den Löffel und zum zweiten an den Trangeschmack zu gewöhnen. Sie steigert dann täglich um einen Tropfen, bis die Menge von einem Löffel erreicht ist. Schon zu Beginn des 3. Lebens-monats muß das Flaschenkind täglich einen Teelöffel Tran zu prophylaktischen Zwecken erhalten. In Rachitikerfamilien oder in schlechten Wohn- und Pflegeverhältnissen empfiehlt es sich, bald auf 2 Teelöffel Lebertran täglich — immer nur zur Prophylaxe! — anzusteigen. Verwendet wird am besten nur ein hochwertiger, standardisierter Tran (s. S. 126), der aus Appetit- und Reinlichkeitsgründen (schlechter Geruch!) am besten kurz vor dem täglichen Bad dem Kind beigebracht wird. Es gibt entgegen den Vorstellungen mancher Mutter (!) nur sehr wenig Säuglinge, die man auf diese Weise nicht leicht an den Lebertran gewöhnen kann. Tauchen wirklich Schwierigkeiten dabei auf, dann stehen als zuverlässiges Rachitisprophylaktikum die heutigen rein dargestellten D-Vitamine zur Verfügung. *Vigantol* erhält das Kind vom Beginn des 3. Lebensmonats an (Frühgeborene schon mit 6 Wochen) täglich zweimal 2—3 Tropfen. Unter besonderen Verhältnissen kann die Rachitisprophylaxe auch mit Eigelb, Fleisch und Leber versucht werden.

Man gewöhnt das Kind dabei langsam an kleine Mengen rohen Eigelbs und füttert ihm etwas püriertes Fleisch und gekochte Leber. Eine einigermaßen zuverlässige, antirachitische Wirkung entfaltet allerdings erst ein ganzes rohes Eigelb täglich (!), das mit Milch geschlagen wird, oder statt dessen gelegentlich etwa 2 Eßlöffel gehacktes Fleisch oder Leber.

Ist das *Flaschenkind ein halbes Jahr* alt, dann soll es sein Geburtsgewicht verdoppelt haben: 7000 g und erhält $7 \times 90 = 630$—650 g Kuhmilch, die mit $7 \times 10 = 70$ g Zucker (Zuckerhöchstangebot!) und Mehlabkochung auf 4 Flaschenmahlzeiten von rund 200 g abgeteilt, angeboten werden. Die 5. Mahlzeit, meist die Mittagsmahlzeit um 14 Uhr, besteht nunmehr aus einem Tassenkopf, etwa 150 g Gemüsebrei und hinterher Obstmus und frischem Obstsaft. Die Gemüsekost wird nun immer dicklicher gereicht, Zucker wird nicht mehr dazu getan und durch Abwechslung zwischen Karotten, Spinat, Blumenkohl usw. soll das Kind an verschieden schmeckende, gemischte Nahrung gewöhnt werden. Nun ist es Zeit, die zweite Flaschenmahlzeit am Vormittag abzubauen, um auf 4 Mahlzeiten zu kommen. Man gibt dem Kind um diese Zeit nur etwas gemustes oder schließlich nur noch zerdrücktes frisches Obst (Banane, Rohapfel mit Citronensaft), und, wenn die ersten Zähne durchgebrochen sind, etwa im Laufe des 6. Monats, versucht man ihm ein kleines Stück Brotrinde, Zwieback oder Keks beizubringen. Es ist wichtig, diese Kauversuche immer wieder zu veranlassen. Hat das Kind das Kauen und Abbeißen gelernt, dann geht man dazu über, ihm auch Obst und Gemüse in groberer Form (selbstverständlich nur reifes Obst und weichgekochtes Gemüse!) bei der Mittagsmahlzeit vorzusetzen.

Ist die Ausschaltung der Vormittagsflasche erreicht und nimmt das Kind bei der Mittagsmahlzeit soviel Gemüse und Obst, daß jede Nachfütterung mit der Flasche unnötig geworden ist, dann ist der Zeitpunkt gekommen, ihm die Milch nicht mehr in verdünnter Mischung mit Mehlabkochung und Zucker, sondern als Vollmilchflasche und Milchbrei zu reichen. Bei manchen Kindern gelingt das schon im Laufe des 7. Lebensmonats, andere sind 8, ja 9 Monate alt, bis sie auf 2 oder 3 Flaschenmahlzeiten gesetzt werden können. Schläft das Kind nachts nicht ruhig durch oder bleibt im Gewicht stehen, dann muß man eben eine Zeitlang noch die letzte Flasche (20 Uhr-Flasche) beibehalten. Es hängt von der Entwicklungsgeschwindigkeit und der Gemütsart des Kindes, aber auch von der Geschicklichkeit und dem Pflegeeifer der Mutter oder Pflegerin ab, wann diese wichtige Ernährungsstufe: *mehr Tassenfütterung als Flaschenfütterung*, erreicht wird.

Vom 8. bis zum 9. Lebensmonat sieht das Ernährungsschema etwa folgendermaßen aus:

6 Uhr: 200 g Vollmilch (Flasche).
Vor dem Bad 1—2 Teelöffel Lebertran.
10 Uhr: Gemustes Obst mit $^1/_2$ Zwieback oder Keks.

Mittags: 200 g Gemüsebrei, hinterher Obstsaft.
18 Uhr: 150 g Vollmilchbrei.
22 Uhr: 200 g Vollmilch (Flasche).

Gegen Ende des ersten Lebensjahres soll man versuchen, die letzte Flasche abzusetzen, um allmählich auf die Ernährungsweise des Kleinkindes zu kommen. Das gelingt am besten in der Weise, daß man zwischen der Mittagsmahlzeit und der Breikost am Abend eine Vespermahlzeit mit etwa 150 g Milch und Keks oder Zwieback einfügt. Die Milch versucht man aus einem Becher oder der Tasse zu füttern. Die erste Flaschenmahlzeit wird durch Zugabe von Keks und schließlich von etwas Brot zum „Frühstück" ergänzt.

Bei der Durchführung der beschriebenen künstlichen Ernährung mit verdünnter Kuhmilch tauchen nun mancherlei Zweifel bei der Mutter auf, und um ihre Fragen in der Sprechstunde zu beantworten, sind für den Arzt folgende kurze Hinweise nützlich:

Die Milch wird unterschieden in *Marktmilch* oder lose Milch, die offen in Kannen in den Haushalt kommt, und *Markenmilch*, verschlossen in ·Flaschen. „*Kindermilch*" ist eine Vorzugsmarkenmilch, an die besonders hohe Anforderungen gestellt werden und die deshalb sehr kostspielig ist.

Die für den Säugling bestimmte Milch wird am zweckmäßigsten sofort nach der Anlieferung für die nächsten 24 Stunden in der verordneten Weise zurecht gemacht (praktisch dazu ist ein Soxhlet-Apparat) und *einmal* 3—4 Minuten aufgekocht. Darauf wird sie zugedeckt und kühl aufbewahrt. Kurz vor der Fütterung wird die für eine Mahlzeit bestimmte Menge (oder Soxhlet-Flasche) auf Körpertemperatur erwärmt (Flasche an das eigene geschlossene Auge halten!), nicht nochmals aufgekocht! Trinkt das Kind langsam oder kann mit dem Löffel nur langsam gefüttert werden, dann muß *während der Mahlzeit* die Nahrung noch einmal wieder angewärmt werden. Dazu stellt man die Flasche in einen Topf mit warmem Wasser oder verwendet für Brei und Gemüse „Wärmeteller".

Die peinlichste Sauberkeit bei der Herstellung der Nahrung und bei der Reinigung der Flasche, Sauger und Kochgeschirr ist Voraussetzung jeder erfolgreichen, künstlichen Aufzucht. Die Sauger sollen zweimal in der Woche ausgekocht und in einem trockenen, reinen Gefäß aufbewahrt werden. Das Saugerloch darf nicht zu groß sein (die Nahrung läuft dem Kind in den Mund!) und auch nicht so klein, daß sich das Kind abmühen muß, etwas heraus zu bekommen.

Zur Herstellung der Fleischbrühe kann Rindfleisch ebenso gut wie Kalbfleisch oder Hammelfleisch usw. genommen werden. Die Fleischbrühe soll abgefettet und durchgeseiht sein. Statt frischem Gemüse kann namentlich zu Anfang auch Gemüse in Konservenform verwendet werden. Das Kind gewöhnt sich oft leichter damit an die Gemüsekost. Auf die Dauer aber sind Konserven wegen des nicht unbedeutenden Vitaminmangels ungeeignet. Entleert das Kind nach den ersten Versuchen, ihm Gemüse beizubringen, „unverdaute" Gemüsestühle, so hat das nichts zu bedeuten. Der Darm gewöhnt sich meist erst an die Gemüsekost.

5. II. Methode. Künstliche Ernährung des gesunden Säuglings mit Säure-Vollmilch.

Von den verschiedenen Vorteilen, welche dieser Art der Ernährung zugesprochen werden, verdient einer hervorgehoben zu werden, der nämlich, daß die Anpassung an den Bedarf des schnell wachsenden Kindes in einfachster Weise durch Steigerung der Menge erreicht wird. Unterernährung kommt dabei seltener vor wie bei der Ernährung mit verdünnter Kuhmilch, und die Nahrung fördert offenbar den Appetit und zugleich die Verdauung.

Als Nachteil ist die Überfütterung, die besonders bei Hitze Gefahren in sich birgt, zu nennen und die Gewöhnung des Kindes an ein gewisses Luxusangebot, von dem die Mutter in den meisten Fällen einfach aus ökonomischen Gründen wieder abgehen muß.

Voraussetzung des Erfolges der Vollmilchernährung ist die strenge Befolgung der quantitativen Vorschriften. Die Mutter oder Pflegerin muß also nachdrücklich auf die Gefahr der Überfütterung hingewiesen werden.

Außer der sorgfältigen Einhaltung der Milchmenge ist dafür zu sorgen, daß dem Kind genügend Flüssigkeit in Form von abgekochtem Wasser bzw. Tee geboten wird.

Schema der künstlichen Ernährung der Säuglinge mit Säuremilch.

Anfänglich: II:I Säuremilch mit Schleim und 6—7% Zucker (Säuerung mit 5% frischem Zitronensaft oder 6% Milchsäure).

Richtlinien für Trinkmenge: Strenges Einhalten der verringerten BUDINschen Zahl (90 g Milch pro kg Körpergewicht), unter Berücksichtigung eines genügenden Flüssigkeitsangebotes (150 g pro kg Körpergewicht).

Im 5.—6. Monat: Säurevollmilch mit 6% Zucker und 1—1¹/₂% Mondamin. Rachitisprophylaxe. Zusatzkost und Übergang auf ungesäuerte Vollmilch wie bei dem Schema der gewöhnlichen Milch-Schleim-Mehlsuppenernährung.

Die Herstellung der Säurevollmilch kann auf verschiedene Weise erfolgen. Am einfachsten ist die Säuerung mit Milchsäure oder mit frisch ausgepreßtem Citronensaft zu bewerkstelligen.

Die Originalvorschrift MARRIOTTs lautet dahin, daß die Kuhmilch mit 2% Mondamin (Maizena) und 6% Nährzucker versetzt und aufgekocht wird. Nach völligem Erkalten dieser Mischung werden dann $6^0/_{00}$ Milchsäure tropfenweise zugefügt. Die Nahrung enthält somit auf 1000 ccm Milch 20 g Mondamin, 60 g Nährzucker und 8 ccm 75%iger Milchsäure.

Soll die Milchsäuremilch im Haushalt selbst hergestellt werden, dann ist es zweckmäßig, um Ätzwirkungen bei unvorsichtiger Hantierung mit der Säure zu verhüten, nur eine 10%ige Milchsäurelösung zu verschreiben. Davon fügt man zu je 100 g abgekochter und wieder ganz erkalteter Milch 6 g oder 1 Teelöffel unter ständigem Schlagen mit der Schneerute zu. (Im Handel in Trockenform: „Alete"-Milch [Zitronensäurevollmilch] und „Pelargon" [Zweidrittel-Milchsäuremilch].)

Eine biologische Säuerung erzielt man mit Milchsäurebakterien von bekannter und eingestellter Wirkung, z. B. den sog. Reformyoghurtkulturen aus der Kieler Milchforschungsanstalt. Die abgekochte und sorgfältig kühl gehaltene (18⁰ C) und zugedeckte Milch wird mit der Acidophiluskultur beschickt und 12 Stunden stehen gelassen. Hierauf wird sie mit der Schneerute geschlagen. Für die Ernährung des gesunden Säuglings ist weiter die einfach herzustellende Citronensäurevollmilch zu empfehlen. Sie enthält zugleich C-Vitamin in genügender Menge. Die fertige Nahrung muß langsam auf Trinkwärme gebracht und, da sie dicklich ist, durch einen Sauger mit genügend großem Loch gefüttert werden.

Der Brennwert der Säurevollmilch ist hoch; er beträgt 97 Calorien in 100 g (gegenüber 70 Calorien der Frauenmilch!). Es handelt sich dabei hauptsächlich um ein Überangebot von Kohlehydraten und Eiweiß, während der Fettgehalt ungefähr dem in der Frauenmilch entspricht. Aus diesem Grund kann man nicht ohne weiteres jedes Kind ebensoviel Säurevollmilch trinken lassen, als es an der Brust Frauenmilch trinken würde. Man hält sich an die oben schon kurz erwähnte gegebene Vorschrift. Bei jeder Vollmilchernährung ist unter der BUDINschen Zahl zu bleiben, d. h., man gibt nur 90 g Säurevollmilch pro Kilo Körpergewicht und ergänzt den Flüssigkeitsbedarf auf 150 g pro Kilogramm durch Wasser- oder Teezugabe. Wir halten bei den Kindern, die mit Säurevollmilch ernährt werden, daran fest, daß sie recht regelmäßig alle 4 Stunden und höchstens 5mal mit entsprechender Nachtpause gefüttert werden dürfen. Keinesfalls darf die Einzelmahlzeit über 20 Min. nach Belieben ausgedehnt werden. Neben der Säurevollmilch soll dem Kind Wasser oder Tee nach Bedarf angeboten werden.

Auch bei der Aufzucht mit Vollmilch soll Obstsaft gereicht und wie bei jeder künstlichen Ernährung Rachitisprophylaxe (s. S. 131) getrieben werden. Mit der Einführung von Gemüsekost wird schrittweise die Milchmenge eingeschränkt und eher früher als bei der Ernährung mit verdünnter Kuhmilch die zweite Flasche am Vormittag weggelassen. Im 9. oder 10. Lebensmonat geht man von der Säurevollmilch auf gewöhnliche Vollmilch über. Im übrigen wird die Einführung von Zukost und die allmähliche Umstellung von vorwiegend Flaschenfütterung auf Tassenfütterung ebenso durchgeführt, wie es oben für die künstliche Ernährung mit verdünnter Kuhmilch ausgeführt wurde.

Ein Übergang von der einen Methode der künstlichen Ernährung zur anderen ist bei manchen Säuglingen ratsam.

So können viele Kinder vielleicht infolge einer zu geringen Magenkapazität die verhältnismäßig großen Nahrungsmengen, die wir bei der Ernährung mit verdünnter Kuhmilch (Methode I) beibringen müssen, nicht aufnehmen. Hier ist die auf ein kleines Volumen konzentrierte Säurevollmilch (Methode II) am Platze. Umgekehrt sind sehr nahrungsgierige Säuglinge oft leichter, jedenfalls unbedenklicher, mit verdünnten Milchmischungen zu sättigen als mit Säurevollmilch und Tee. Kinder mit schwachem Appetit und namentlich Rekonvalescenten nach enteralen und parenteralen Infekten gedeihen oft prächtig bei Säurevollmilchen. Am häufigsten wenden wir sie bei an sich gesunden Säuglingen, die zum Speien neigen, an, wobei man etwa dasselbe erreicht wie mit der Breivorfütterung.

Hat der Arzt eine der beschriebenen Methoden der künstlichen Ernährung verordnet, so soll er das erstemal schon nach Ablauf von 8—10 Tagen das Kind sich wieder vorstellen lassen oder durch die *Säuglingsfürsorge* nachsehen lassen. Von da ab genügt es, das gesunde Flaschenkind einmal im Monat zu sehen. Bei dieser *Nachschau* in der Mutterberatungsstunde stellt man erst das Gewicht fest und verzeichnet die Zunahme. Bei Gewichtsstillstand oder -Abnahme muß das Nahrungsangebot auf seinen wirklichen calorischen Wert hin nachgerechnet werden. Man erkundigt sich nach Art und Zahl der Stühle, wobei man wie üblich die Mutter dazu anhält, die letzte Stuhlwindel mitzubringen. Die nächste Frage betrifft das Speien und Erbrechen, das vorkommenden Falles genau geschildert werden muß. Ob das Kind regelmäßig während der Fütterung aufstößt, und ob bei ihm Blähungen abgehen, ist jedenfalls zur Beurteilung wichtig. Besonders interessiert uns der Appetit: ob das Kind die Nahrung gerne nimmt, ob es am Schluß der Mahlzeit befriedigt ist oder nicht, und ob es etwas in der Flasche zurückläßt. Dann fragen wir nach seiner Stimmung, seinem Bewegungsdrang und seinem Schlaf. Zum Schluß überzeugen wir uns selbst von seinem Aussehen, fühlen Haut und Unterhautfettgewebe an (Turgor!), stellen fest, ob die Haut überall rein und von normalem Kolorit ist, sehen uns die Schleimhäute an und prüfen, ob irgendwelche rachitischen Zeichen am Skelet nachweisbar sind. Der Arzt wird bei einer solchen Nachschau mit Vorteil die Wartung und Pflege des Kindes der Mutter oder Pflegerin gegenüber loben, um sie zur besten Pflegeleistung anzueifern; er soll sich aber — im Interesse des Kindes und seiner eigenen Bemühungen — nicht scheuen, Fehler und Nachlässigkeiten streng zu tadeln.

Schrifttum.

Siehe Abschnitt: „Ernährungsstörungen des Säuglings", S. 135 ff.

Die Ernährungsstörungen des Säuglings.

Von E. ROMINGER-Kiel.

Mit 13 Abbildungen.

Die Pathologie des Säuglings stellt ein Sondergebiet dar, in das nur derjenige erfolgreich eindringen kann, der sich mit den Eigentümlichkeiten des Säuglingsorganismus vertraut gemacht hat. Gewiß haben die allgemeinen Lehren der Physiologie und der Pathologie auch für den Säugling Geltung, aber sie bedürfen doch sozusagen auf Schritt und Tritt Abwandlungen für die besonderen Lebensverhältnisse des jungen Kindes. Der Hauptgrund dafür liegt darin, daß der Säugling seine Gewebe und Organe unter fortschreitender Anpassung an die Umweltverhältnisse während eines knappen Jahres so schnell entwickelt, daß er sein Geburtsgewicht schon im Laufe des 5. Lebensmonats verdoppelt und am Ende des ersten Jahres verdreifacht hat. Berücksichtigt man seine auf das Gewicht bezogen besonders große Körperoberfläche, dann wird die für die Wärmeregulation notwendige hohe Energiezufuhr zur Deckung der Wärmeabstrahlungsverluste verständlich. Sie beträgt etwa das Dreifache pro Kilogramm Körpergewicht, verglichen mit einem Erwachsenen.

Während nun der Säugling diese in keiner anderen Lebensstufe mehr vorkommende, außerordentlich hohe Stoffwechselleistung bewältigt, hat er sich zugleich an die Ernährung mit artfremder Milch und gemischter Kost angepaßt. Er hat außerdem, wenigstens bis zu einem gewissen Grade, eine der wichtigsten Fähigkeiten seiner Gewebe und Organe trotz ihres außerordentlichen Wachstums entwickelt: die Fähigkeit der Infektabwehr. In derselben Zeit sehen wir aus einem ganz vegetativ gesteuerten Lebewesen einen jetzt schon dem Erwachsenen vergleichbaren und auf äußere Reize ihm ähnlich reagierenden, mit Verstand und Gemüt begabten Organismus werden, der alle unter ihm stehenden Säugetiere schon weit, weit hinter sich gelassen hat.

Das im allgemeinen auf die ersten Lebensmonate begrenzte Säuglingsalter ist nun nicht in gleicher Weise von Krankheiten und Störungen der Ernährung und Entwicklung bedroht, sondern weist zwei besondere Gefahrenzonen auf: *die Neugeborenenperiode* und *das erste Trimenon*, also die ersten 3 Lebensmonate. Die Neugeborenenpathologie wird beherrscht von den Geburtsschädigungen und den Störungen bei der Umstellung vom unselbständigen embryonalen Leben auf das selbständige extrauterine Leben. Naturgemäß kommen in dieser Lebensperiode, die sich auf die ersten 2—4 Lebenswochen erstreckt, nicht nur die verschiedenen, mit der Ablösung vom mütterlichen Organismus verknüpften Unregelmäßigkeiten zum Ausdruck, sondern es zeigen sich auch die Erscheinungen und Folgen einer abwegigen oder unvollständigen Entwicklung oder Erkrankung während des Embryonallebens. Diese Krankheiten des Neugeborenen werden, wie das allgemein üblich ist, auch in diesem Lehrbuch im besonderen dargestellt. Abgesehen von diesen Krankheitszuständen des Neugeborenen muß aber die ganze Periode der ersten 3 Lebensmonate deshalb besonders hervorgehoben werden, weil die klinische Erfahrung lehrt, daß gerade die Ernährungsstörungen in dieser Zeit ernster zu beurteilen und schwieriger zu behandeln sind. Bei frühgeborenen und lebensschwachen Kindern währt diese Gefahrenzone 5 bis

6 Monate und länger. Ganz allgemein ist also jedes Trimenonkind als sehr empfindlich gegen alle Ernährungsstörungen anzusehen; im besonderen neigt es überdies dabei zu Kümmerzuständen, zu Dystrophien, vorausgesetzt, daß ihm keine natürliche Ernährung in ausgiebiger Menge geboten werden kann. Erst jenseits der Trimenonperiode gelingt die Anpassung an eine artfremde, künstliche Ernährung besser, und jenseits des ersten Lebenshalbjahres ist sie, falls nicht schon Störungen vorlagen oder noch vorhanden sind, verhältnismäßig leicht zu erzielen. Durch die rein quantitative, energetische Betrachtungsweise des Stoffwechsels und der Ernährung früherer Jahre war diese große Nahrungsempfindlichkeit des jungen Kindes und namentlich die Entstehung gewisser chronischer Ernährungsstörungen nicht erklärbar. Erst die neue qualitative Ernährungslehre macht es uns verständlich, daß der junge, rasch wachsende Organismus für seinen Aufbau nicht nur die Zufuhr einer bestimmten Menge von Energieträgern braucht, um seinen hohen Calorienbedarf zu decken, sondern daß er nur mit Nahrung gedeihen kann, die außer Eiweißkörpern, Kohlenhydraten und Fetten, Wasser, Salzen, Lipoiden und einer Reihe anderer Verbindungen namentlich Vitamine enthält, aus denen er die Zellwirkstoffe zu bilden imstande ist. Es leuchtet ein, daß Störungen, die diesen Gewebeneubau treffen, zunächst einmal hauptsächlich Ernährungsstörungen sein werden, zum anderen aber, daß sie den gesamten Organismus des Säuglings, der ja als Ganzes im Wachstum begriffen ist, in Mitleidenschaft ziehen müssen und schließlich' daß sie bei längerer Dauer nachweisbar das Wachstum des jungen Kindes hemmen müssen. Wir können immer wieder feststellen, daß eine qualitativ nicht vollständige Nahrung den jungen wachsenden Organismus früher und nachhaltiger schädigt, als den Erwachsenen. Aber selbst da, wo dem Säugling alle notwendigen Nahrungsstoffe in genügender Menge geboten werden, können dann Ernährungsstörungen auftreten, wenn eine wichtige Besonderheit des jungen wachsenden Organismus nicht berücksichtigt wird, nämlich seine begrenzte Nahrungsverträglichkeit. Die Säuglingsnahrung muß also nicht nur alle notwendigen Nährsubstanzen in genügender Menge enthalten, sondern diese müssen auch in einem bestimmten Verhältnis zueinander und in einer der begrenzten Verträglichkeit des Kindes angepaßten Form gereicht werden. Verglichen mit anderen Lebensstufen ist also der Säugling auf eine nur in engen Grenzen veränderbare, eine Spezialnahrung angewiesen. Die natürliche ihm angepaßte Nahrung ist die Frauenmilch. Es ist deshalb verständlich, daß sie für die Zusammensetzung jeglicher künstlicher Nahrung lange Zeit hindurch als einzig brauchbares Modell angesehen wurde. In der Tat ist unter dürftigen äußeren Verhältnissen, so z. B. bei primitiven nomadisierenden Völkern, ein Säugling bei vorzeitigem Versiegen der mütterlichen Brust meist verloren. Andererseits gelingt es bei sachgemäßer künstlicher Ernährung bei allen Kulturvölkern, auch schon einen Neugeborenen mit gutem Erfolg störungsfrei aufzuziehen. Die tausendfältige Erfahrung hat dabei gezeigt, daß dazu auch Nahrungen geeignet sind, die in ihrer Zusammensetzung beträchtlich von der Frauenmilch abweichen, vorausgesetzt, daß sie bestimmten, verhältnismäßig einfachen Anforderungen an Qualität, Quantität und Korrelation der Nährsubstanzen entspricht. Daraus folgt, daß der Säugling, solange er gesund ist, eine, wenn auch begrenzte, Breite der Nahrungsverträglichkeit besitzt, die bei Störungen der Ernährung stark eingeschränkt, ja unter besonders ungünstigen Umständen so gut wie aufgehoben ist.

Es leuchtet ohne weiteres ein, daß jede Ernährungsweise, die längere Zeit den Nährstoffbedarf nach oben oder unten überschreitet, zu Störungen des Aufbaus der Gewebe oder auch nur der Körpersäfte oder schließlich des normalen Zellebens führen muß, die sich unter dem Bilde einer Widerstandslosigkeit gegen Infekte und einer Empfindlichkeit gegenüber geringfügigen äußeren

Schädigungen, wie z. B. Hitze oder ungenügende Pflege oder gegenüber weiteren Fehlern in der Ernährung geltend macht. Dauert eine solche Fehlernährung längere Zeit an, dann wird natürlicherweise auch das Wachstum des Kindes merklich gestört.

Vergegenwärtigt man sich auf der anderen Seite die Auswirkungen einer vielleicht auch nur kurze Zeit dauernden Störung der Verdauungsvorgänge beim Erwachsenen, z. B. bei einer einfachen Dyspepsie, dann wird es verständlich, in wieviel stärkerem Ausmaß sich solche pathologischen Vorgänge im Magen-Darmkanal eines Säuglings mit seinem etwa dreimal so lebhaften Stoffwechsel geltend machen müssen. Auch hier wird man sich immer vor Augen halten müssen, daß sehr schnell jede Verdauungsstörung, weil sie den allgemeinen Gewebeaufbau und die Zellfunktion des wachsenden Organismus stört, zur allgemeinen Ernährungskrankheit wird.

Aus diesen Überlegungen geht aber folgende wichtige Tatsache klar hervor: nicht jede Ernährungsstörung des Säuglings geht zwangsläufig mit Zeichen einer Störung im Magendarmkanal, also mit Durchfällen und Erbrechen, einher und nicht jede Störung der Verdauungsvorgänge beruht stets auf einer alimentären Ursache.

Damit kommen wir zur Erörterung einer weiteren, wichtigen Besonderheit dieser dem Säuglingsalter eigentümlichen Gruppe von Krankheiten: der Ähnlichkeit des Erscheinungsbildes der Ernährungsstörungen trotz der Unterschiedlichkeit ihrer Ursachen.

Es bereitet erfahrungsgemäß dem auf diesem Gebiete Unkundigen immer wieder Schwierigkeiten, sich daran zu gewöhnen, daß das Erscheinungsbild einer Ernährungsstörung, das er in dem einen Fall auf sicher alimentärer Grundlage sich entwickeln sieht, nun in einem anderen Fall fast spiegelbildlich genau wiederfindet, ohne daß hier derselbe oder auch nur ein ähnlicher Ernährungsfehler vorläge. So gleicht z. B. der akute Brechdurchfall eines zur Hochsommerzeit falsch ernährten Säuglings dem Bild, das wir bei einem enteralen Infekt, also z. B. einer akuten Ruhr, sich beim Säugling entwickeln sehen. Oder wir finden den schwersten Grad der Dystrophie, die sog. Pädatrophie nach wochen- und monatelanger Milchüberfütterung ebenso, wie als Folgezustand fortwährender Infekte.

Die Erklärung hierfür ergibt sich ohne weiteres aus der Tatsache, daß eben beim Säugling die Störung der Ernährungsvorgänge sich in einer allgemeinen Störung des Gesamtorganismus auswirkt. Hier sind es dieselben funktionellen Leistungen der Zellen und Gewebe, die durch verschiedene auslösende Ursachen in derselben Weise, nur unterschiedlich je nach Ausmaß und nach Zeitdauer, geschädigt werden. Es ist also möglich — allerdings nur schematisch — die Ernährungsstörungen des Säuglings als stufenweise einsetzende Erscheinungsbilder der Reaktion des jungen wachsenden Organismus auf alle Arten der Störung der Ernährung im weitesten Sinne des Wortes aufzufassen. Wenn diese Vorstellung richtig ist, dann muß es leichte und schwere Reaktionsformen auf geringfügige und ernstere Störungsursachen geben und diese müssen gegebenenfalls ineinander übergehen. Im großen und ganzen gesehen trifft das auch tatsächlich zu. Ein Säugling bietet bei einem leichten Ernährungsfehler z. B. lediglich das Bild einer akuten „Dyspepsie" und gerät bei anschließender ernsterer Fehlernährung in das Zustandsbild des akuten Brechdurchfalls oder der „intestinalen Toxikose". Das „akut dyspeptische" Kind wird auch, wenn die diätetische Behandlung nicht richtig durchgeführt wird, in eine chronische Ernährungsstörung erst leichten, später schwereren Grades hineingleiten — wir sagen — es „dystrophiert" und „atrophiert". Trotzdem darf man diesen Schematismus nicht zu weit treiben, weil sonst die Beurteilung der auslösenden

Ursache gewohnheitsmäßig nur noch nach der Art und Schwere der eingetretenen „Reaktion" erfolgt. Das entspricht nun tatsächlich nicht immer den vorliegenden Verhältnissen. Wir sehen nämlich immer wieder bei gleichen äußeren Störungsursachen graduell verschiedene „Reaktionen" beim Säugling eintreten. Mit anderen Worten folgt bei diesem und jenem Kind auf eine oft geringfügige Ursache oft eine unerwartet ernste Ernährungsstörung, und in manchen Fällen ist eine äußere Ursache überhaupt nicht auffindbar.

Hier stoßen wir auf einen in der Pathologie des Säuglingsalters besonders wichtigen Krankheitsfaktor: die abwegige Reaktion des Kindes mit besonderer Konstitution. Solche Kinder zeigen oft von der ersten Lebenszeit ab eine kümmerliche körperliche Entwicklung und dabei eine nervöse Übererregbarkeit oder eine Neigung zu Durchfall und Erbrechen, zu Ausschlägen und Exsudationen und meistens eine außerordentliche Nahrungsempfindlichkeit. Dieser endogene Faktor muß bei dem Zustandekommen und namentlich auch bei der Verschlimmerung der Ernährungsstörungen des Säuglings stets in Betracht gezogen werden. Das Bild der einzelnen Ernährungsstörungen erfährt durch die besonderen Reaktionsweisen des konstitutionell anomalen Kindes meist recht deutlich hervortretende Züge, aus denen dieser sonst schwer zu beurteilende endogene Krankheitsfaktor erkannt werden kann. Im übrigen bietet die Familienvorgeschichte meist Anhaltspunkte für derartige erbliche Konstitutionsanomalien.

Schließlich bedarf noch eine, für die Betrachtung der Ernährungsstörungen ebenfalls wichtige Besonderheit der Erwähnung: die unbedingte Abhängigkeit des Säuglings von seiner Mutter oder Pflegerin. In keiner Altersstufe hat die Beschaffenheit der Umgebung, ob sie in hygienischer Hinsicht günstig oder ungünstig, ob sie sachverständig oder töricht ist und im Krankheitsfalle, ob sie gegebenenfalls über geschulte Hilfen verfügt, einen solchen Einfluß wie im Säuglingsalter. Zugegeben, daß der Säugling an der Mutterbrust auch unter ungünstigen Pflegebedingungen zu gedeihen vermag, so ist doch auch für ihn eine störungsfreie Entwicklung nur bei einigermaßen zuverlässiger Pflege gewährleistet. Für das Flaschenkind hat die unbedingte Sauberkeit und sorgfältige Pflege beinahe eine ebenso große Bedeutung, wie die Asepsis in der Chirurgie.

I. Begriffsbestimmung der Ernährungsstörung des Säuglings.

Seit den grundlegenden Forschungen unseres deutschen Altmeisters der Kinderheilkunde, Adalbert von Czerny, über das Wesen der verschiedenen alimentären und extraalimentären Schädigungen des Säuglings (1906) hat sich der allgemeine Krankheitsbegriff der „Ernährungsstörung des Säuglings" eingeführt und trotz mannigfacher Einwände durchgesetzt.

Darin sind die früher üblichen Krankheitsbezeichnungen wie „Magendarmkatarrh", „chronische Verdauungsstörung" usw. aufgegangen und die noch vielfach im Ausland üblichen Bezeichnungen alimentärer Störungen nach dem vorherrschenden Krankheitssymptom wie Diarrhöe, Obstipation usw. haben bei uns keinen Anklang finden können. Czerny hat gezeigt, daß im Gegensatz zu den entsprechenden Schädigungen in den übrigen Altersstufen beim Säugling die örtliche Störung des Verdauungsapparates meist viel geringfügiger ist, als diejenige des intermediären Stoffwechsels und des allgemeinen Gewebe- und Zellaufbaus. Das Wesentliche bei diesen Krankheiten des Säuglings ist nicht diese oder jene Störung im Magendarmkanal, sondern die zu Abartungen des Körperaufbaues führende allgemeine „Ernährungsstörung".

Wir bezeichnen deshalb alle zu einem krankhaften Körperaufbau beim Säugling führenden alimentären und extraalimentären Störungen als Ernährungsstörungen auch dann, wenn eindrucksvolle Magendarmsymptome fehlen. Diese

Weite des Begriffes ermöglicht es, neben rein alimentären Schädigungen auch die mit ihnen innig verflochtenen infektiös-toxischen, konstitutionell bedingten oder schließlich durch Wärme und Kälte oder mangelnde Pflege verursachten Gefährdungen des Körperaufbaues mit aufzunehmen. Aus den einleitenden Ausführungen geht hervor, daß alle diese verschiedenartigen Einflüsse gerade beim Säugling in Betracht gezogen werden müssen, und es wird so verständlich, daß der diese besonderen Erkrankungsformen des Säuglingsalters vereinende Oberbegriff zweckmäßigerweise ein recht allgemein gehaltener sein muß.

Für die wissenschaftliche Forschung hat diese Erweiterung des Begriffes der Ernährungskrankheiten des Säuglings zur Allgemeinstörung eine große Bedeutung erlangt. Wir haben auf Grund dieser Forschungen die Auswirkungen der verschiedenen pathologischen Vorgänge auf die Ernährungsvorgänge beim Säugling kennen gelernt und stellen sie bewußt in den Mittelpunkt. Das unterscheidet unsere pädiatrische Betrachtungsweise völlig von derjenigen aller anderen Disziplinen.

Wir begnügen uns also bei einem Infekt des Säuglings oder aber auch bei einem Herzfehler oder einer Konstitutionsanomalie usw. nicht mit der Erkennung dieser Erkrankung und beschäftigen uns mit ihrer besonderen Behandlung, sondern wir legen uns in allererster Linie die Frage vor, in welchem Grad und welcher Form diese Erkrankung die Ernährungsvorgänge stört oder gestört hat. Die heutige Kinderheilkunde räumt also ganz bewußt beim Säugling und beim jungen Kleinkind der „Ernährungsstörung" gewissermaßen den Vorrang ein. Diese Betrachtungsweise hat nun keineswegs nur eine theoretische Bedeutung, sondern sie hat sich praktisch als ungemein wichtig erwiesen.

Es hat sich nämlich gezeigt, daß die etwa beim älteren Kind und Erwachsenen richtige Beurteilung von krankhaften Zuständen beim Säugling dann unzulänglich bleibt, ja gewissermaßen am Kern des Problems vorbeigeht, wenn sie nicht die genannten Auswirkungen auf Stoffwechsel und Ernährung berücksichtigt. So wird z. B. die Erkennung einer Otitis media beim Säugling und ihre übliche Behandlung vielfach solange keine glatte Heilung erzielen, als sie nicht zugleich die dabei bestehende Ernährungsstörung richtig erfaßt und diätetisch in Angriff genommen wird.

Dem Fernerstehenden mag es nun scheinen, daß wir eine unerlaubte oder doch wenigstens vielfach eine unnötige Überbewertung der Stoffwechsel- und Ernährungsvorgänge vornehmen, da doch nicht in jedem Fall eine Ernährungsstörung einzutreten braucht. Demgegenüber ist zu sagen, daß theoretisch beim Säuglingsorganismus so gut wie stets die Ernährungsvorgänge durch die verschiedenen Schädigungen in Mitleidenschaft gezogen werden. Praktisch sprechen wir naturgemäß nur da von „Ernährungsstörung", wo die Kriterien einwandfreien Gedeihens des Säuglings fehlen oder die im folgenden zu schildernden Zeichen der verschiedenen Ernährungsstörungen vorhanden sind.

Wenn wir von den mannigfachen, oft nur mit umständlichen Methoden feststellbaren feineren Abweichungen des Stoffwechsels und der Ernährungsvorgänge von der Norm absehen, so erweist sich bei allen Ernährungsstörungen des Säuglings, gleichzeitig welcher Ursache, stets *eine* Funktion als gestört, nämlich die *Ernährungsfunktion*. Das gesunde junge Kind gedeiht bei nach Menge und Art verschiedener Nahrung, insofern diese nur seinen Bedarf genügend deckt. Der kranke Säugling dagegen kann, auch wenn gröbere Störungen der Nahrungsaufnahme und der Verdauung fehlen, nicht mehr ein Mehr oder Weniger von an sich einwandfreier Nahrung assimilieren und erweist sich auch gegenüber der Nahrungszusammensetzung als empfindlich, er ist *tropholabil*.

Wir kommen damit zu folgender Begriffsbestimmung: *Unter Ernährungsstörung des Säuglings verstehen wir eine dem Säuglingsalter, ausnahmsweise auch einmal dem frühen Kleinkindesalter eigentümliche, mit mehr oder weniger beträchtlichen abnormen Verdauungsvorgängen einhergehende, stets die Ernährungsfunktion in leichtem oder schwererem Grade beeinträchtigende Krankheit.*

II. Die allgemeinen Kennzeichen der Ernährungsstörung des Säuglings.

Während es früher üblich war, eine Störung der Ernährungsfunktion beim Säugling eigentlich nur da anzunehmen, wo mehr oder weniger heftige Magendarmsymptome auftraten, bemühen wir uns heute, die Allgemeinerkrankung, als welche wir jede Ernährungsstörung auffassen, schon aus dem allgemeinen Aussehen und Verhalten des Kindes zu erkennen.

1. Haut und Fettpolster.

Schon im Beginn der meisten Ernährungsstörungen verliert die weiche, glatte, gut durchfeuchtete und prall gespannte Haut des Säuglings ihre rosige Farbe und normale Beschaffenheit. Sie wird blaß, trocken und faltig. Wir sprechen von „Turgorverlust", der namentlich bei rasch eintretendem Wasserverlust auch daran kenntlich wird, daß die aufgehobene Hautfalte stehen bleibt oder nur langsam verstreicht. Bei Schwund des Fettpolsters wird die Haut dünn und hängt wie ein zu weit gewordenes Kleid faltig um die Glieder. Eine schlaffe Mästung hat eine schwammige Hautbeschaffenheit zur Folge. Eine wichtige Begleiterscheinung mancher Ernährungsstörungen sind eitrige Hautaffektionen, die oft zuerst auf das Vorliegen einer Ernährungsstörung hinweisen.

Die Muskulatur besitzt beim gesunden Säugling einen gewissen Tonus, der besonders beim Eindrücken der Bauchdecken oder der passiven Bewegung der Glieder, so z. B. beim Aushängeversuch — Hochheben des Kindes allein an den Fußgelenken — deutlich wahrgenommen wird. Eine Steigerung des Muskeltonus ebenso wie seine Erschlaffung sind der Ausdruck von Gewebeänderungen, die namentlich den Wasser- und Salzhaushalt, aber auch den Fettstoffwechsel betreffen.

Die Feststellung des *Körpergewichtes* erlaubt zwar nicht immer bei einer einmaligen Wägung, wohl aber bei fortlaufender Prüfung zur selben Tageszeit und in gleichem Abstand von der Nahrungsaufnahme wichtige Rückschlüsse auf das Vorliegen einer gestörten Ernährung. An Stelle des recht stetigen täglichen Gewichtsanstieges des gesunden Säuglings treten Abnahmen und Sprünge nach oben und unten auf. In erster Linie sind das Wasser-, dann das Salzangebot, schließlich aber auch das der anderen Nährstoffe für die anomalen Bewegungen der Körpergewichtskurve maßgebend. Ohne zuverlässige Wägungen ist heute die Beurteilung der Ernährungsfunktion *gar nicht* mehr denkbar.

Die Messung der *Körperlänge* ergibt im Vergleich mit den dem Alter entsprechenden Werten wichtige Grundlagen für die Erkennung von Wachstumsstörungen, die sich bei länger dauernden erheblichen Ernährungsstörungen einstellen.

Die *Körpertemperatur* zeigt beim gut gedeihenden Säugling nur sehr geringe Schwankungen um 37⁰ bei der üblichen rectalen Messung. Das junge Brustkind ist „monotherm", d. h. es besteht nahezu kein Unterschied zwischen Morgen- und Abendtemperatur Schon das Flaschenkind, besonders aber konstitutionell anomale Kinder lassen diese Gleichmäßigkeit vermissen, und bei ernährungsgestörten Säuglingen treten meist erhebliche Schwankungen der Temperaturkurve auf. Im allgemeinen werden Fiebertemperaturen das Vorliegen von Infekten anzeigen; es ist aber als eine Besonderheit des Säuglingsalters hier anzumerken, daß schon auf Entzug von Wasser, auf Zufuhr von Salz, von Zucker, von Molke und manchen Eiweißderivaten unter bestimmten Umständen Fieber auftritt. Wir sprechen von Durstfieber, Molken bzw. Salz- und Eiweißfieber. Bei der Beurteilung der Körperwärme müssen beim Säugling auch äußere Kälte- und Wärmeeinflüsse noch weit mehr als beim Erwachsenen berücksichtigt werden.

Die *Nahrungsverträglichkeit* festzustellen ist naturgemäß eines der wichtigsten Erfordernisse für die Beurteilung der gestörten Ernährungsfunktion. Da bei allen ernährungsgestörten Säuglingen, wie erwähnt, die Nahrungsverträglichkeit eingeschränkt ist, ist ihr Grad und Ausmaß von besonderer Bedeutung.

Wir unterscheiden zunächst eine *normale* und eine *paradoxe* Nahrungsreaktion. Normal ist die Nahrungswirkung dann, wenn eine für das Alter nicht übertriebene Nahrungszulage ohne Störung vertragen wird und zu entsprechender Körpergewichtszunahme führt. Paradox ist die Nahrungswirkung dann, wenn eine solche, dem Alter nach zulässige Nahrungsvermehrung Erbrechen, Durchfall und sogar toxische Erscheinungen verursacht und dabei Gewichtsstillstand, Abnahme, ja eine Gewichtskatastrophe eintritt.

Bei leichten Schädigungen der Ernährungsfunktion bewirkt eine dem Alter entsprechende Nahrung keinen zuverlässigen und stetigen Gewichtsanstieg, ohne jedoch schon zu auffälligen Störungen zu führen. Bei längerer Dauer bleibt das Kind mit seinem Gewicht stehen, verliert sein rosiges Kolorit und seinen guten Turgor, kurzum, es gedeiht nicht mehr. Es leuchtet ein, daß diese leichten, beginnenden Schädigungen der Ernährungsfunktion viel schwieriger zu erkennen und zu beurteilen sind als die schweren. Sehr oft wird der Grund für das nicht stetige und befriedigende Gedeihen nicht in einer geschädigten Ernährungsfunktion gesucht, sondern in Anlehnung an die Erwachsenenpathologie in verschiedenen organisch bedingten Krankheitszuständen. Wenn auch zugegeben werden muß, daß solche sich besonders nachhaltig beim jungen Kind in seinen Ernährungsvorgängen auswirken können, so ist es doch erfahrungsgemäß praktischer, in erster Linie die Intaktheit der Ernährungsfunktion oder ihre Störung festzustellen. Sie ist da ungestört, wo der Säugling bei der seinem Alter entsprechenden Nahrung, namentlich bei genügendem Angebot von Frauenmilch, einwandfrei gedeiht, auch wenn die Nahrungszumessung verhältnismäßig grob geschieht. Mit anderen Worten macht es einem ernährungsgesunden Kind nichts aus, ob es von einer seinem Alter entsprechenden, richtig zusammengesetzten Nahrung etwas mehr oder weniger erhält, und es gedeiht andererseits auch bei kleinen Verschiedenheiten in der Zusammensetzung seiner Nahrung, während sich der ernährungsgestörte Säugling demgegenüber als mehr oder weniger empfindlich erweist.

Die Verdauungsorgane sind naturgemäß bei den meisten Ernährungsstörungen des Säuglings mitbeteiligt. Entgegen der früheren Lehre wissen wir heute, daß es sich dabei nicht immer um akute, subakute oder chronische Gastritis, Gastroenteritis oder Enterocolitis handelt, sondern in der Mehrzahl um nicht entzündliche funktionelle Verdauungsstörungen. Eine Verdauungsstörung des Säuglings geht mit Ausnahme der des Brustkindes jedesmal mit einer Ernährungsstörung einher, keineswegs aber ist eine Ernährungsstörung jedesmal mit einer Störung der Verdauungsvorgänge im Magendarmkanal verknüpft. Dabei müssen die grundsätzlichen Verschiedenheiten der Verdauung von Frauenmilch und Kuhmilch berücksichtigt werden. Sie haben eine ganz verschiedene Bedeutung und müssen deshalb auch klinisch verschieden beurteilt werden. Ein schlechter durchfälliger Stuhl beim Brustkind z. B. zeigt zwar eine gewisse Störung der normalen Frauenmilchverdauung an, braucht aber gar keine Ernährungsstörung im Gefolge zu haben. Andererseits ist das Auftreten fauliger, trockener, heller Stühle beim Brustkind ein Zeichen bestimmter Verdauungs-

und Ernährungsstörungen, während solche Stühle beim Flaschenkind noch „normal" sind.

Eine Mitbetätigung der Verdauungsorgane bei den Ernährungsstörungen zeigt sich in mangelndem Appetit, Erbrechen und Durchfall, aber auch in chronisch schleimigen, in schlecht verdauten, topfigen Stühlen und Obstipationszuständen.

Das Erbrechen ist als vieldeutiges Symptom oft schwierig zu deuten. Viele Säuglinge erbrechen bei zu hastigem Trinken, wenn sie dabei reichlich Luft mit verschlucken, andere, wenn sie zu große Einzelmahlzeiten erhalten. Im Beginn mancher akuten Infekte, so z. B. bei Meningitis, akuter Cystopyelitis kommt ebenso wie bei Kleinkindern und Erwachsenen auch beim Säugling Erbrechen vor, es tritt bei ihm aber oft schon bei einem akuten Fieberstoß ohne organische Erkrankung auf. Wir finden andererseits akutes Erbrechen — das von chronischen habituellen Brechzuständen unterschieden werden muß — bei allen akuten Ernährungsstörungen, sowohl den leichtesten Verdauungsunregelmäßigkeiten des Brustkindes, wie namentlich bei allen Dyspepsien und der akuten intestinalen Toxikose, dem eigentlichen Brechdurchfall. Im allgemeinen ist das akute Erbrechen des Säuglings Ausdruck eines gesteigerten Reizzustandes des Magens, der alimentär, also lokal dyspeptisch, aber auch nervös, also cerebral toxisch bedingt sein kann. Wir unterscheiden symptomatisches Erbrechen bei Fütterungsfehlern, Ernährungsstörungen, Infekten und toxischen Zuständen sowie habituelles Erbrechen bei Neuropathen und Kindern mit Pylorospasmus und Pylorostenose. Eine besondere Form des Erbrechens stellt das Ruminieren oder Wiederkäuen bei neuropathischen Säuglingen dar. In jedem Fall ist es zweckmäßig, den Brechvorgang genau zu beobachten oder sich doch von der Mutter oder Pflegerin beschreiben zu lassen und Art und Menge des Erbrochenen zu ermitteln.

Von jeher haben *die Stühle* für die Beurteilung einer Ernährungsstörung beim Säugling allergrößte Beachtung gefunden. Es ist zwar richtig, daß aus der Stuhlbeschaffenheit der Erfahrene manche wichtige Schlüsse auf die regelrechte oder gestörte Verdauung und besonders auf die Art der Nahrung ziehen kann, andererseits wird aber die früher übliche einseitige „Windeldiagnose" als zu einseitige Methode heute verworfen.

Die Farbe des Stuhles wird bei reiner Milchernährung fast ausschließlich vom Bilirubin bestimmt. Der Geruch des Stuhles erlaubt oft sofort die Unterscheidung von Frauenmilch- und Kuhmilchstühlen. Das Brustkind entleert einen säuerlich-aromatisch riechenden Stuhl mit reichlich Fettsäuren, das Flaschenkind dagegen weist wegen des hohen Eiweißgehaltes seiner Nahrung neutral oder schwach alkalisch reagierende und faulig-käsig riechende Stühle von ziemlich knolliger Beschaffenheit auf (s. S. 111). Bei vielen einwandfrei gedeihenden Brustkindern treten auch grüne, zerfahrene und schleimige Stühle auf, die ohne pathologische Bedeutung sind.

Helle, trockene, bröckelige Stühle treten bei reichlichem Angebot von Kuhmilch auf und sind reich an fettsaurem Kalk. Dunkle, bräunliche, substanzarme Stühle finden wir oft als Zeichen ungenügenden Nahrungsangebotes, und sie zeigen bei Nahrungsentziehung als sog. „Teewindeln" an, daß die gewünschte Leerstellung des Säuglingsdarmes erreicht ist.

Der Fettstuhl enthält neben Neutralfetten und freien höheren Fettsäuren wasserlösliche Alkaliseifen und wasserunlösliche Erdalkaliseifen. Er zeigt oft einen Fettglanz, und der hohe Fettgehalt ist mikroskopisch leicht nachweisbar.

Der Fäulnisstuhl ist matschig-breiig, schmierig; meist wird er in größerer Masse abgesetzt und verbreitet einen fauligen Gestank. Auch er enthält neben Fettseifenklümpchen Neutralfett und freie Fettsäuren.

Der dyspeptische Stuhl ist zerfahren, schlecht gebunden, wäßrig oder schleimig und riecht widerlich sauer, bei hohem Schleimgehalt fade. Er enthält Fettseifenklümpchen und Schleimbestandteile. Meist ist er gelbgrün oder grasgrün und hinterläßt in der Windel einen großen Wasserhof.

Der Brechdurchfallstuhl ist im Vergleich zum dyspeptischen Stuhl substanzarm, dünn- oder zähflüssig und der Colitisstuhl besteht fast nur noch aus Schleimklümpchen mit wäßriger Brühe, enthält oft Blutpünktchen oder Blutstreifen und weist einen spermaähnlichen Geruch auf. Bei den durchfälligen Stühlen stammt der Eiweißgehalt in der Hauptsache nicht aus dem verfütterten Nahrungseiweiß, sondern aus den stickstoffhaltigen Darmsekreten und Bakteriensubstanzen. Ein solcher durchfälliger, scharf riechender Stuhl ist Ausdruck einer profusen Darmsaftsekretion und eines recht erheblichen peristaltischen Reizzustandes des gesamten Dünndarms. Rein schleimige Stühle ohne sauren, stechenden oder fauligen Geruch sind meist die Folge von Reizzuständen des Dickdarms.

Die Beurteilung ist mit einiger Sicherheit nur bei frisch entleerten Stühlen möglich, da nach dem Liegen an der Luft Konsistenz, Farbe und Geruch sich ändern. Eingetrocknete Stuhlwindeln geben im allgemeinen ein falsches und zwar ein zu günstiges Bild.

Die Immunität, also die hohe Widerstandsfähigkeit des gesunden Säuglings, namentlich des Brustkindes, nimmt schon bei leichten Ernährungsstörungen rasch ab und erreicht bei chronisch ernährungsgestörten Kindern einen solchen Tiefstand, daß sie praktisch jeden möglichen Infekt erwerben. Die häufigsten ansteckenden Krankheiten des ernährungsgestörten Säuglings sind grippale Erkrankungen, also fieberhafter Schnupfen, Nasopharyngitis, Otitis media, schließlich Bronchitis und Bronchopneumonie. Bei den dystrophierten Säuglingen pflegt ein fieberhafter Infekt dem anderen zu folgen, und der ohnehin schon schlechte Ernährungs- und Allgemeinzustand wird durch die bei solchen Infekten auftretenden Appetitsstörungen, Erbrechen und Durchfälle weiter verschlechtert. Das Versagen in der Abwehr von Infektionen läßt beim Säugling die Vermutung aufkommen, daß seine Ernährungsverhältnisse nicht in Ordnung sind oder erlaubt es sogar, auf die Art und den Grad der vorliegenden Ernährungsstörung zu schließen.

2. Ernährungsfehler.

Wie aus der Darstellung der Ernährung des Säuglings an der Brust und mit der Flasche hervorgeht, sind wir über die Erfordernisse einer richtigen Säuglingsnahrung heute hinreichend unterrichtet. Wir sind auch in der Lage, den heranwachsenden jungen Mädchen oder der werdenden Mutter verhältnismäßig einfache Regeln und Richtlinien für die Säuglingsernährung in Schulungskursen oder Mütterberatungsstunden an die Hand zu geben.

Es erscheint deshalb zunächst verwunderlich, daß auch heute noch immer den ,,Ernährungsfehlern'' eine wichtige Bedeutung bei der Entstehung der Ernährungsstörungen zukommt. Der Grund dafür liegt darin, daß nicht alle Säuglinge nach einem Schema störungsfrei aufgezogen werden können, weil ihre Nahrungsempfindlichkeit zeitweilig Schwankungen unterworfen ist und dann schon geringe Abweichungen in Art, Menge und Form der Nahrung ungünstige Ernährungsergebnisse zur Folge haben. Es kommen also grobe, absolute Ernährungsfehler zwar heute viel seltener vor als früher, aber die wenigen groben, relativen Fehlernährungen sind auch heute noch sehr häufig.

Selten sehen wir Schäden durch verdorbene Milch und überhaupt durch unbrauchbare Nahrungsmittel, weil durch die Verbesserung der Hygiene im allgemeinen und der Milchversorgung im besonderen, namentlich auch durch Einführung der Trockenmilchen, die Mutter fast überall in die Lage versetzt ist, ihrem Kind eine einwandfreie Nahrung zu bieten. In welcher Menge sie die aber gibt, und wie sie die Nahrung zusammensetzt, das ist nach wie vor in ihr Belieben gestellt und bedingt einerseits Überfütterung, auf der anderen Seite Unterernährung in quantitativer und qualitativer Hinsicht und ermöglicht ihr auch einen raschen Wechsel zwischen dieser und jener Nahrung.

Alle diese Ernährungsfehler können an und für sich geringfügig sein und doch wirken sie sich nach verhältnismäßig kurzer Zeit, jedenfalls nach einigen Wochen, in dem Aufbau des rasch wachsenden Säuglingsorganismus ungünstig aus und zwar auch noch eine Weile nach Richtigstellung der Nahrung. Auf diese Weise entstehen die meisten Dystrophien, die also im Sinne Czernys Nährschäden darstellen. Durch unzweckmäßige Behandlung der Nahrung, so z. B. durch zu langes Kochen, kann eine Mangelkrankheit entstehen, die sonst nur durch einseitige oder qualitativ unzulängliche Nahrungen verursacht wird. Schließlich können aber auch ganz einfache Fütterungsfehler, also Verabreichung von zu kleinen oder zu großen Einzelmahlzeiten, zu Ernährungsstörungen führen, wobei naturgemäß nicht nur ein absolutes Zuwenig oder Zuviel an Nahrung in Betracht kommt, als vielmehr eine relative Unterernährung oder Überfütterung.

Um Ernährungsfehler zu erkennen, brauchen wir recht genaue Angaben über Art, Menge und Form der verabreichten Nahrung und ihrer Herstellung. Keinesfalls können wir uns mit allgemein gehaltenen und ungefähren Auskünften zufrieden geben, wie sie in der täglichen Sprechstunde üblich sind. Eine sorgfältig erhobene, oft mühevoll aufgenommene Ernährungsvorgeschichte stellt eine wichtige Arbeit für den Kinderarzt dar, auf Grund deren er allein brauchbare Ernährungsanweisungen geben kann.

3. Infektion und Säuglingsernährung.

Durch die Verbesserung der Hygiene im allgemeinen und der Milchhygiene im besonderen, namentlich die überwachte Gewinnung der Milch, ihre Tiefkühlung, ihren Schnelltransport u. a. m. sind die Gastroenteritiden der Säuglinge, wie sie früher etwa zur Sommerszeit als „Sommerdiarrhöe" sehr häufig auftraten, heute zur Seltenheit geworden. Es kommen gelegentlich noch infektiöse Enterokolitiden durch Ruhr (E-Ruhr!), Coli-, Typhus-, Paratyphusbakterien, die in die Milch gelangen, oder durch Streptokokken von mastitiskranken Milchkühen vor, aber mit ihrer Aufdeckung konnte das Problem Infektion und Ernährungsstörung nicht gelöst werden. Nur in einem verschwindend geringen Prozentsatz der durch Infekt bedingten Ernährungsstörungen eines Kinderkrankenhauses werden pathogene Keime aus dem Magendarmkanal gezüchtet. In der überwiegenden Mehrzahl handelt es sich um Begleit- oder Folgeerscheinungen von Infektionen, die nicht im Magendarmkanal lokalisiert sind, sondern „neben dem Darm", wir sagen: *parenteral*, entstanden sind.

Diese Störungen sind gekennzeichnet durch höheres Fieber, beträchtlichere Allgemeinstörungen und hartnäckigere dyspeptische Erscheinungen, als wir sie bei rein alimentären Ernährungsstörungen sehen und besonders dadurch, daß sie durch diätetische Maßnahmen, also z. B. durch Nahrungsentzug, viel weniger gut beeinflußbar sind. Bei längerer Dauer solcher Störungen geraten die Kinder in einen dystrophischen Zustand, aus dem sie auch nach Abklingen des ursächlichen parenteralen Infektes nur mit großer Schwierigkeit wieder herausgebracht werden können.

Durch die während eines Allgemeininfektes eintretende Ernährungsstörung tritt nun sehr häufig eine weitere Immunitätssenkung ein. Der anfänglich harmlos erscheinende Infekt wird so zur lebensbedrohlichen Krankheit, oder aber es zeigt sich in anderen Fällen eine hartnäckige Anfälligkeit für immer neue parenterale Infektionen. Es entsteht so ein Kreislauf der Schädlichkeiten: Infekte — Ernährungsstörung — Immunitätssenkung — Infekte usw., unter dem der Säugling fast stets dystrophiert.

Die parenterale Infektion kann auf verschiedene Weise und naturgemäß in verschiedenem Grade die Ernährungsvorgänge schädigen und somit zur Ernährungsstörung führen. In leichten Fällen geht der parenterale Infekt lediglich mit einem kurzdauernden Fieber und einem gewissen Unbehagen des Kindes einher, so daß es die Nahrung schlechter nimmt, vielleicht auch einmal erbricht oder etwas schleimige und dünnflüssige Stühle entleert. Fast regelmäßig nimmt es dabei an Gewicht ab.

In anderen Fällen tritt eine ausgesprochene Dyspepsie, ja sogar eine Toxikose auf, die alle Zeichen der ernsten akuten Ernährungsstörung bietet und das Kind unter Umständen tödlich bedroht. Nur in einem Teil der Fälle setzen sofort oder kurz nach Beginn des Infektes gastrische Störungen, also Appetitlosigkeit, Speien, Erbrechen und Durchfallsstörungen ein, bei anderen parenteralen Infekten gedeiht das Kind nicht, obwohl solche Erscheinungen von seiten des Magendarmkanals fehlen. Man kann manchmal die intestinalen Störungen unmittelbar mit dem parenteralen Infekt in Verbindung bringen. Durch Bakterien und Toxine, die in den Magendarmkanal gelangen bzw. ausgeschieden werden, wird eine direkte Infektion des Magendarmkanals mit erhöhter Peristaltik, Störung der Assimilation und schließlich des intermediären Stoffwechsels verursacht.

In anderen Fällen kann diese direkte Schädigung nicht angenommen werden. Es ist hier wahrscheinlicher, daß die Regulationen des vegetativen Nervensystems und in besonderen Fällen auch die des Zentralnervensystems durch den Infekt geschädigt werden. So ist es verständlich, daß bei schweren parenteralen Infekten, wie z. B. bei manchen Pyodermien, bei Erysipel, Phlegmone, ja bei Sepsis die Ernährungsfunktion des Säuglings geschädigt wird, ohne daß Durchfallserkrankungen dabei auftreten.

Was nun die Infekte selbst angeht, so sind es nicht oder nur selten die klassischen Infektionskrankheiten wie Masern, Diphtherie usw., sondern die *„banalen Infekte"*, namentlich die sog. *„grippalen"* der nächsten Umgebung. Einer der häufigsten und wichtigsten Infekte ist die *Rhinopharyngitis* beim Säugling. Durch die Verschwellung der Nase wird die Atmung behindert, das Sauggeschäft gestört, und das Verschlucken von infektiösem Nasenrachenschleim kann zur Dyspepsie führen. Vom Nasenrachenraum aus wird durch die kurzen Tuben häufig das Mittelohr infiziert, und es entwickelt sich eine *Otitis media*. In anderen Fällen entsteht eine *Tracheitis*, eine *Bronchitis* und schließlich eine *Bronchopneumonie*. Bei der letzteren ist allerdings der Infektionsweg keineswegs immer das Luftröhrensystem, sondern sie entsteht häufig lymphogen oder hämatogen. Dafür sprechen die Befunde von abszedierender Bronchopneumonie, die durch Bacillenembolien verursacht sind. Selbstverständlich kann die gewöhnliche Rhinopharyngitis auch der Ausgangspunkt für eine *Allgemeininfektion* sein. Die Kinderheilkunde hat somit an der Aufdeckung der Erreger, der Epidemiologie und Immunbiologie der „banalen grippalen Infektion" das allergrößte Interesse.

Erst in zweiter Linie spielen als parenterale Infekte die banalen eitrigen Infekte der Haut, die *Pyodermien,* eine Rolle. Schon kleine Exkoriationen können beim Säugling zum Ausgangspunkt von multiplen Hautabscessen und damit von bedrohlichen Allgemeininfekten und schweren Ernährungsstörungen werden.

In dritter Linie ist dann die eitrige Infektion der ableitenden Harnwege. die *Pyurie,* als auslösender Faktor einer parenteralen Ernährungsstörung zu nennen. Da es sich hier meist um Coliinfektion handelt, ist nach unserer Meinung dieser Infekt letztlich intestinalen Ursprungs.

Neben diesen mehr oder weniger feststellbaren lokalisierten Infekten spielen aber die okkulten, latenten Infekte eine wichtige Rolle. Solange ein akutes Fieber nachweisbar ist, wird auch eine solche Allgemeininfektion als Ursache einer Ernährungsstörung kenntlich, namentlich, wenn dabei Gewichtsabnahme und dyspeptische Erscheinungen vorkommen. Bei ganz jungen Säuglingen fehlt aber oft auch bei Infekten das Fieber und man findet dabei sogar Untertemperaturen. In solchen Fällen ergibt meist erst eine längere Beobachtung, ob ein Infekt vorliegt oder nicht. Immer wieder erweisen sich nämlich die alimentären Schädigungen als diätetisch gut beeinflußbar, während die parenteralen Ernährungsstörungen trotz verschiedener Ernährungsversuche weiter gehen.

Aus einer kurzen Nahrungsentziehung ist im übrigen ein bündiger Schluß deshalb nicht möglich, weil auch ein Infektfieber durch reichliche Flüssigkeitszufuhr bei sonstigem Fasten oft absinkt. Allerdings kehrt es dann auch bei Fortsetzung der Teepause wieder. Hier schon sei aber darauf hingewiesen, daß ein nicht angezeigtes Fasten den jungen Säugling besonders im Stadium der Infektion auch schwer schädigen kann: er gleitet in eine Dystrophie hinein und dabei sinkt seine Immunität erst recht weiter ab. Ein brauchbarer Anhaltspunkt für die Diagnose des Infektes ist der Beginn und bis zu einem gewissen Grad auch das Abklingen der Störung. Die infektiös bedingten Ernährungsstörungen setzen plötzlich ein, und vielfach hören sie ebenso wieder von selbst auf, während die alimentären allmählich entstehen und erst in Abhängigkeit von einer bestimmten Diätänderung abheilen.

Aus alledem geht zweierlei hervor, einmal die Bedeutung einer sorgfältigen Untersuchung des ernährungsgestörten Säuglings auf Infektherde und Allgemeininfekte, andererseits die wichtige Rolle, welche Infekte in der Umgebung eines Säuglings, sei es im Hausstand, sei es in einer Krippe oder anderen Anstalt für das Gedeihen und die Ernährung des jungen Kindes spielen.

Für die praktische Kinderheilkunde ergibt sich die Forderung, jeden fieberhaften Zustand des Säuglings mit oder ohne dyspeptische Erscheinungen, der mit Störungen des Allgemeinbefindens und Gewichtsabnahme einhergeht, auch dann als Infekt aufzufassen, wenn keine lokalisierten Krankheitserscheinungen im Nasenrachenraum, im Mittelohr usw. nachweisbar sind und wenn er nicht rasch auf diätetische Behandlung verschwindet. Andererseits muß ein nachgewiesener Infekt oder eine parenterale akute Ernährungsstörung stets der Anlaß sein, das Kind auf sein Gedeihen und seinen Ernährungszustand hin sorgfältig zu untersuchen, weil die Immunitätssenkung oft das erste, jedenfalls aber ein sehr wichtiges Zeichen einer beginnenden oder schon vorgeschrittenen Dystrophie des Säuglings darstellt.

4. Konstitution und Ernährungsstörungen des Säuglings.

Die Tatsache, die schon mehrfach erwähnt wurde, daß keineswegs alle gesunden Säuglinge nach einer feststehenden Nahrungsformel zum Gedeihen zu bringen sind, spricht dafür, daß Nahrungsbedarf, Nahrungsanpassungsfähigkeit, Nahrungsverträglichkeit und schließlich Nahrungsverwertung besondere persönliche Eigenschaften darstellen. Alle Vorschriften über die natürliche und künstliche Ernährung des Säuglings müssen, wie wir sahen, diesen Besonderheiten des einzelnen Kindes von Fall zu Fall Rechnung tragen. Konstitutionsanomalien erkennen wir — etwas willkürlich — erst da an, wo ohne äußere Schädigung und trotz Berücksichtigung der allgemein gültigen Pflege- und Ernährungsregeln eine gedeihliche störungsfreie Entwicklung nicht zu erzielen ist.

Aus dem weiteren Begriff der Konstitutionsanomalien ist es für das Säuglingsalter üblich und praktisch wichtig, drei besondere Veranlagungen als Diathesen oder Krankheitsbereitschaften herauszustellen, nämlich die exsudative Diathese, die lymphatische Diathese und die neuropathische Diathese.

Säuglinge mit exsudativer Diathese erweisen sich als deutlich nahrungsempfindlich. Die „Exsudationen" der Haut und Schleimhäute sowie mannigfältige andere Erscheinungen dieser Krankheitsbereitschaft treten auf besonders nach Überfütterung mit Kuhmilch. Man hat anfänglich dafür das Kuhmilchfett verantwortlich machen wollen, neuerdings wird mehr das Kuhmilcheiweiß als allergisierender Faktor dabei angesehen. Wir kennen einen fetten und einen mageren Typ exsudativer Säuglinge. Die ersteren sind schlaff und blaß und neigen zu Temperatursteigerungen. Die letzteren bleiben auch bei genügend reichlichem Nahrungsangebot mager. Wie bei anderen allergischen Zuständen findet man im Blut eine oft beträchtliche Eosinophilie. Im Stoffwechsel kommt es zu besonders hoher Chloridretention, und man fand eine verminderte Zuckertoleranz. Der Blutfettgehalt soll vermindert sein. In jedem Fall liegen dieser Diathese Stoffwechselanomalien zugrunde, die eine Anwartschaft auf akute und chronische Ernährungsstörungen in sich tragen.

Bei der lymphatischen Diathese liegt eine ererbte Minderwertigkeit des lymphatischen Gewebes vor, die zu den bekannten Hyperplasien der Lymphdrüsen, des Thymus und der Milz führt. Auch diese Kinder sind außerordentlich nahrungsempfindlich. Im allgemeinen sind die Lymphatiker träge, blaß, schlaff, ja schwammig und zeigen nur geringe Körperkraft. Sie sind sehr anfällig und reagieren bei Infekten mit starken Gewichtsstürzen und gelegentlich mit hohem Fieber. Am wichtigsten ist aber bei ihnen eine gewisse Bereitschaft zu plötzlichem Tod. An und für sich belanglose Anlässe, so z. B. auch eine Nahrungsänderung, führen zu einer Art von Erstickungsanfall, der überwunden werden kann, aber auch in wenigen Augenblicken tödlich enden kann.

Die neuropathische Diathese geht einher mit allgemeiner oder auch nur intestinaler Übererregbarkeit, die die Ernährung ganz besonders schwierig macht. Solche Kinder zeigen bei jeder Nahrungsänderung schleimige, ja dyspeptische Stühle, Neigung zu Erbrechen und ein ständiges Auf und Ab der Gewichtskurve. Zugegeben, daß neuropathische Säuglinge so gut wie immer aus einer nervösen Familienumgebung kommen und daß manche Ernährungsschwierigkeiten in einer Kinderklinik tatsächlich ohne weiteres ausgeschaltet werden können; trotzdem bleibt aber eine an die Person des Kindes gebundene, durch äußere Umstände nicht erklärbare Übererregbarkeit bestehen. Sie macht sich sogar bei Brustkindern und schon in der allerersten Lebenszeit in der Steuerung aller vegetativen Apparate kenntlich. Äußerlich sind die neuropathischen Kinder oft asthenisch, bieten Zeichen des SIGAUDschen Typus cerebralis, weisen eine hahnenkammähnliche Haarwelle, den nach FREUND benannten Haarschopf auf, weiter gespannte Gesichtszüge, Stirnrunzeln und manchmal Zwangshaltungen des Körpers. Da die Nahrungsaufnahme entweder nur gegen den Widerstand des Kindes oder doch ohne seine lustbetonte Mitwirkung erfolgt, entsteht meist eine Dystrophie, aus der das neuropathische Kind infolge seiner unnatürlichen negativistischen Einstellung nur sehr schwer wieder herauszubringen ist.

Neuropathen sind ebenfalls anfällig gegenüber den verschiedenen Infekten, außerdem aber erweisen sie sich auch ohne rachitische Erkrankung als krampfbereit und als besonders hydrolabil. Die Neigung neuropathischer Säuglinge zu Ernährungsstörungen ist so groß, daß bei deutlicher Ausprägung dieser Diathese nur wenige Kinder störungsfrei in das Kleinkindesalter gebracht werden können. Aus alledem geht die große praktische Bedeutung dieser Krankheitsbereitschaft für die Entstehuug von Ernährungsstörungen deutlich hervor.

5. Umwelt und Ernährungsstörungen.

Der Säugling erweist sich als außerordentlich abhängig von seiner Umwelt. Während mit zunehmendem Alter das gesunde Kind sich immer besser den gegebenen Verhältnissen seiner Umgebung anzupassen lernt, ist der junge Säugling dazu noch nicht fähig. Am empfindlichsten gegenüber allen äußeren Änderungen erweist sich das frühgeborene und das schwer ernährungsgestörte Kind. Es vermag gegenüber diesen Einflüssen, z. B. der Abkühlung oder der Überwärmung, seine Körpertemperatur nicht zu behaupten. Auch der an und für sich gesunde junge Säugling kann im Sommer Hitzeschädigungen in Form der choleraähnlichen „Sommerdiarrhöen" und im Winter als Erkältungsschäden Ernährungsstörungen erleiden, ja daran zugrunde gehen. Wärmestauung und echter „Hitzschlag" kommt nun keineswegs nur an heißen Orten und an heißen Tagen bei Säuglingen vor, sondern ereignet sich auch bei unzweckmäßiger Bekleidung und Bettung und ungenügender Durchlüftung der Wohnung.

Ein großer Teil dieser Hitzeschädigungen dürfte sekundär durch Verderben der Kuhmilch bei der Sommerwärme, also durch bakterielle Verunreinigung der Nahrung des Kindes infolge der Hitze entstehen. Hinzu kommen noch andere Hitzewirkungen beim jungen Kind, nämlich die Pyodermien, aus denen ebenfalls Ernährungsstörungen entstehen. Schließlich ist noch eine weitere Folge heißen Wetters zu beachten, nämlich eine Überfütterung des Säuglings. Sie kommt dadurch zustande, daß die Mutter den Durst des Kindes statt mit Tee oder Wasser mit Milchnahrung zu stillen versucht. Die Folge davon ist dann eine akute Ernährungsstörung.

Abkühlungsschäden zeigen sich in Form von Nichtgedeihen oder auch in chronisch dyspeptischen Zuständen. Die akuten Ernährungsstörungen nach „Erkältung" sehen wir heute in der Hauptsache als Infektionen an. Solche „Saisonkatarrhe" gehen durch Familien und namentlich durch Säuglingskrippen im Frühling und Herbst fast regelmäßig durch. Außerhalb dieser durch schlechte. naßkalte Witterung begünstigten Schäden ist man neuerdings auch auf andere meteorologische Krankheitseinflüsse aufmerksam geworden, die sich anscheinend beim Durchzug bestimmter Wetterstörungsfronten gerade beim jungen Kind schon geltend machen. Daß ein Mangel an Licht und Luft für das Wachstum, die Entwicklung, die Immunität und schließlich auch für die Verhütung von Ernährungsstörungen im weitesten Sinne des Wortes (Rachitis!) verantwortlich sein kann, soll hier nur kurz erwähnt werden.

Von größter Bedeutung ist besonders beim künstlich ernährten Säugling die Sorgfalt und Sauberkeit für die Verhütung von Ernährungsstörungen. Wenn wir einerseits an die Gewinnung einer möglichst keimarmen, hochwertigen Kuhmilch die höchsten Anforderungen stellen, so müssen wir auch andererseits dafür Sorge tragen, daß eine peinlichst saubere und sorgfältige Kinderpflege nicht nur in den Anstalten, sondern auch im Hausstand der einzelnen Familie durchgeführt wird. Dabei muß naturgemäß in den Fällen, in denen die Mutter ihr Kind aus wirtschaftlicher Not nicht richtig und zweckmäßig ernähren und pflegen kann, in einem modernen Kulturstaat die Fürsorge für Mutter und Kind eintreten.

In den Mütterberatungsstunden sollen aber zur Verhütung von schweren Ernährungsstörungen schon leichte Pflege- und Ernährungsfehler abgestellt werden. Hier ist auch der Ort und die Gelegenheit für den Arzt und die Fürsorgerin, durch Belehrung und Hinweise mit alten Ammenmärchen und überlieferten Unsinnigkeiten in Pflege und Ernährung aufzuräumen. Die Schulung der mit der Pflege der Säuglinge betrauten Mütter, Frauen und Mädchen in einer unseren heutigen Kenntnissen entsprechenden, zweckmäßigen Säuglingspflege ist für die Verhütung von Ernährungsstörungen wichtig. Es ist nach alledem wohl selbstverständlich, daß der schon ernährungsgestörte Säugling durch mannigfache Faktoren in seiner Umwelt noch weit mehr als das gesunde Kind geschädigt oder doch zum mindesten hinsichtlich seiner Ausheilung ernstlich gefährdet werden kann.

Bei schweren Ernährungsstörungen genügt infolge der geschilderten starken Abhängigkeit des kranken Säuglings von seiner Umgebung die landläufige Pflege nicht. Hier kommt es darauf an, daß die Auswirkung unserer diätetischen und andersartigen Verordnungen beim Kind scharf beobachtet wird, weil schon kleine Abweichungen für unsere weiteren Maßnahmen wichtig sind. Ist zur Unterstützung des Arztes keine erfahrene Säuglingskrankenpflegerin zur Hand, dann empfiehlt sich die Unterbringung des Kindes in einer gut geleiteten und gut eingerichteten Säuglingsabteilung.

6. Einteilung der Ernährungsstörungen des Säuglings.

Jeder unbefangene Beobachter wird die Ernährungsstörungen des Säuglings grob schematisch immer wieder in akute und chronische Formen einteilen und bei jeder dieser beiden eine leichte und eine schwere Form unterscheiden. Da es nur selten möglich ist, von vornherein die Ursache der vorliegenden Störung zu erkennen, konnte sich die von CZERNY-KELLER vorgeschlagene einfache Einteilung nach ätiologischen Gesichtspunkten, nämlich in Ernährungsstörungen 1. ex alimentatione, 2. ex infectione und 3. ex constitutione praktisch nicht durchsetzen. Es hat sich an Stelle davon eine kurze gedrängte Typenbezeichnung nach klinischen Gesichtspunkten eingeführt, die mit verschiedenen Zusätzen in den Schemata verschiedener Autoren wiederkehrt. Es werden folgende Typen, die allerdings nichts über die Ätiologie aussagen und eigentlich nur den Grad und die Art der Ernährungsstörung angeben, unterschieden: Dyspepsie, Toxikose, Dystrophie, Atrophie.

Die Typen von Ernährungsstörungen sind Symptomkomplexe und zugleich Stadien von allgemeinen Ernährungsstörungen, die ineinander übergehen und sich verbinden können. Aus verschiedenen ursächlichen Faktoren kann bei den Ernährungsstörungen des Säuglings das gleiche klinische Bild entstehen und andererseits kann ein und dasselbe ursächliche Moment verschiedene Krankheitsformen hervorrufen.

Ein grober Ernährungsfehler kann das Bild des schweren Brechdurchfalls oder der Toxikose entstehen lassen, ebenso wie ein parenteraler oder enteraler Infekt. Der letztere wieder kann einmal eine leichte Dyspepsie oder aber in einem anderen Fall eine schwere Toxikose erzeugen. Für eine exakte Diagnose und für die anzuordnende Diätetik ist zweifellos das ätiologische Moment wichtig. Es empfiehlt sich also neben der Typenbezeichnung eine ätiologische Kennzeichnung — soweit das eben im einzelnen Fall möglich ist — beizufügen. Es sollte also nicht heißen: „Toxikose", sondern je nachdem „alimentäre" oder „parenterale" Toxikose usw.

Im folgenden wird bei den chronischen Ernährungsstörungen der Dystrophie nicht — wie noch vielfach üblich — eine Atrophie gegenübergestellt, da diese „Pädatrophie" oder wie man früher sagte „Dekomposition" wesensgleich mit der Dystrophie ist. Sie stellt nämlich nur ihren schwersten Grad dar. Man kommt also mit drei Typenbezeichnungen aus: Dyspepsie, Toxikose, Dystrophie. Ich schlage dafür folgende deutsche Krankheitsbezeichnungen vor, die meines Erachtens ebensogut verständlich sind: Verdauungsstörung, Brechdurchfall, Darrsucht.

Wir teilen die Ernährungsstörungen des Flaschenkindes ein in:

Akute Ernährungsstörungen

leichter Grad, Dyspepsie (Verdauungsstörung),
schwerer Grad, intestinale Toxikose (Brechdurchfall).

Chronische Ernährungsstörungen.

Subakute und chronische Dyspepsie (chronische Verdauungsstörung), Dystrophie (Darrsucht).

III. Die akuten Ernährungsstörungen des Flaschenkindes.

Die zwei Grundtypen der akuten Ernährungsstörungen des Flaschenkindes, die Dyspepsie und die intestinale Toxikose stellen Krankheitsbilder dar, denen zweifellos eine gewisse Selbständigkeit zukommt, insofern nämlich jedes für sich allein vorkommt; manchmal dagegen geht auch die leichte Verdauungsstörung unter unseren Augen in den schweren Brechdurchfall über, so daß man den Eindruck gewinnt, es handele sich nur um zwei Grade ein und derselben Grundstörung.

Die Beschäftigung mit der Krankheitsentstehung beider Zustände im folgenden läßt es verständlich erscheinen, wieso beide Verlaufsarten vorkommen, weil nämlich das Störungsfeld zwar verschieden ist, aber doch das eine mit dem anderen in engster Verbindung steht. Aus dieser rein wissenschaftlichen, aber auch praktischen Erwägung heraus soll die Ätiologie beider Grundtypen der akuten Ernährungsstörungen hier gemeinsam erörtert werden.

Ätiologie. Wir unterscheiden zweckmäßigerweise die *Ursachen*, also die unmittelbaren, oft zeitlich genau bestimmbaren Veranlassungen der Störungen von den *Bereitschaften* dazu, die zwar ebenfalls bedeutungsvoll, aber doch weniger gewiß und handgreiflich sind.

Ursachen. a) Die enterale Infektion. Für die Entstehung akuter Ernährungsstörungen sind von den spezifischen infektiösen Magendarmerkrankungen praktisch die *Ruhr* und der *Paratyphus* von Bedeutung. Beide oft seuchenartigen Darminfekte verlaufen beim Säugling nicht in der klassischen, für das ältere Kind (siehe Infektionskrankheiten) und den Erwachsenen bekannten Form, sondern verschleiert unter dem Bild einer leichten oder auch schweren akuten Ernährungsstörung. Erst eine bakteriologische oder serologische Untersuchung bei Verdachtsmomenten (Blut im Stuhl, hohes Fieber, Milzvergrößerung, Fälle in der Umgebung!) klärt die Sachlage.

Von den verschiedenen Erregertypen spielen die wichtigste Rolle die E-Ruhr (Kruse-Sonne) und der Paratyphus-B-Bacillus. Selbst echter Typhus und echte Ruhr (Shiga-Kruse-Flexner) kommen vor und es werden in einzelnen Fällen auch seltenere Ruhr-, Typhus- und Enteritiserreger gefunden, ohne daß das Krankheitsbild nach Schwere oder Verlaufsart Besonderes bietet. Lange umstritten war die Bedeutung der Milchsaprophyten, namentlich der Colibacillen, für die Entstehung von Enteritis und akuten Ernährungsstörungen beim Säugling. Man nahm an, daß der Colibacillus unter bestimmten Bedingungen pathogen werden und eine Ileocolitis hervorrufen könne. Heute läßt man für vereinzelte Fälle eine solche perorale Coliinfektion unter zwei Bedingungen gelten, einmal bei besonders hoher Colibacillenverunreinigung der Milch und da, wo etwa bei großer Sommerhitze die Salzsäureproduktion so stark herabgesetzt ist, daß die Keime ungeschädigt den Magen durchwandern können.

Im allgemeinen aber ist heute erwiesen, daß auch eine ziemlich colibacillenreiche Milch von den meisten Säuglingen anstandslos vertragen wird. Wenn

außerhalb der genannten spezifisch-pathogenen Keime doch noch Gruppen-
infektionen von Säuglingen vorkommen, so sind diese nicht durch Verunreinigung
der Milch mit Coli verursacht, sondern durch ein uns noch heute unklares Agens,
wahrscheinlich ein Virus.

b) Parenterale Infektion. Bei den verschiedensten außerhalb des Magen-
darmkanals angreifenden Infekten kommt es zu dyspeptischen Erscheinungen
und zwar am häufigsten bei den grippalen Infekten des jungen Säuglings. Die
parenterale Infektion ist namentlich in Anstalten die praktisch wichtigste
Ursache aller leichten und mittelschweren akuten Ernährungsstörungen. Aus
diesen entwickelt sich oft noch nach Tagen eine akute intestinale Toxikose.

c) Ernährungsfehler. Der wichtigste Ernährungsfehler für die Entstehung
akuter Ernährungsstörungen ist die Überfütterung. In vielen Fällen handelt
es sich dabei um eine relative Überfütterung, d. h. die Nahrungsverträglichkeit
wird überschätzt. Besonders häufig kommt das bei jungen Flaschenkindern,
aber auch bei Rekonvaleszenten vor. Ein einseitiges Überangebot an zucker-,
mehl- oder fettreicher Nahrung ist selten. Infizierte oder zersetzte Nahrung
spielt bei der Dyspepsie und Toxikose bei uns kaum noch eine Rolle.

d) Als wichtige *Pflegefehler* sind hier alle Vernachlässigungen der Sauberkeit bei der Nahrungszubereitung, bei der Hautpflege und bei der Bettung und
Wartung zu nennen. Fütterungsfehler führen zu Erbrechen, Appetitlosigkeit
und zu akuten Verdauungs- und Ernährungsstörungen. Von großer Bedeutung
für die gute Nahrungsverwertung ist regelmäßige geduldige Fütterung, Sorge
für Behaglichkeit, Fernhaltung von Unruhe, Sicherung ungestörten Schlafes und
Zufuhr von frischer Luft und Licht. Durch eine vernünftige Abhärtung wird
die Anfälligkeit vermindert und Appetit und Laune des Kindes verbessert.

e) Von *atmosphärischen Einflüssen* ist bekanntlich die Sommerhitze oft
Ursache besonders schwer, ja tödlich verlaufender Brechdurchfälle. Entweder
handelt es sich dabei um hitzschlagartige Schädigungen im Sinne von anfänglichen Reizungen und folgenden Lähmungen des Zentralnervensystems oder
um Durstwirkungen mit relativer Überfütterung, schließlich auch um die Folgen
der durch die Wärme gesteigerten bakteriellen Milchzersetzung.

Erkältungen spielen wohl nur gelegentlich beim Zustandekommen akuter
Ernährungsstörungen eine Rolle. Bei „fieberhaften" Erkältungen liegt eine
grippale Infektion vor.

Bereitschaften. a) Unnatürliche Ernährung. Jede künstliche Ernährung des
Säuglings birgt die Gefahr in sich, daß bei der schwankenden Nahrungsverträglichkeit leichte Verdauungsstörungen auftreten, aus denen sich schwere
Brechdurchfälle entwickeln. Über die Schwierigkeiten der Durchführung der
künstlichen Ernährung wurde im Vorhergehenden (siehe S. 122) das Notwendige
ausgeführt. Die Kuhmilch ist im Vergleich zur Frauenmilch minder geeignet,
weil sie die Verdauung stärker belastet, im intermediären Stoffwechsel durch
ihren hohen Salz- und Eiweißgehalt besondere Verhältnisse schafft und sich
auf die Dauer ohne entsprechende Zukost als insuffizient erweist. Nur bei
sachgemäßer, sorgfältiger Durchführung der Kuhmilchernährung bleibt das
Kind frei von alimentären Störungen. Trotzdem ist auch ein richtig ernährtes
Flaschenkind infolge seiner geringen Immunität anfälliger. Wiederum sind es
gerade die banalen grippalen Erkrankungen, die bei ihm häufig als parenterale
akute Infekte zu akuten Ernährungsstörungen Veranlassung geben.

b) Chronische Ernährungsstörungen, besonders Hungerdystrophien sind der
Ausgangspunkt für immer neue akute Dyspepsien und Toxikosen.

c) Alle *Trimenon*kinder, besonders aber schwächliche Frühgeburten zeigen
eine ausgesprochene Bereitschaft zu akuten Durchfallsstörungen.

d) Säuglinge mit *organischen Erkrankungen* besonders solche mit angeborenen Herzfehlern, dann naturgemäß die Kinder mit Lippen- und Gaumenspalten erkranken häufig an Dyspepsien.

e) Konstitutionell anomale Säuglinge, namentlich Kinder mit neuropathischen Zeichen oder auch solche mit exsudativer Diathese zeigen eine gewisse Neigung zu dyspeptischen Störungen. Der Brechdurchfall bei solchen Kindern ist meist eine lebensbedrohliche Ernährungsstörung.

1. Die akuten Dyspepsien.

a) Die wichtigsten pathologischen Vorgänge bei der dyspeptischen Störung.

Im Mittelpunkt der dyspeptischen Störung steht nicht der Durchfall, der zwar oft ihr eindruckvollstes klinisches Zeichen ist, sondern die pathologische

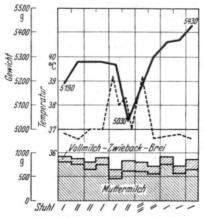

Abb. 1. Parenterale Dyspepsie.

21. 10. Bei dem gesunden, bisher ausgezeichnet gedeihenden Brustkind trat plötzlich Fieber auf, bis über 39°, als dessen Ursache am folgenden Tag eine Angina lacunaris festgestellt werden konnte. Ohne daß schlechte Stühle aufgetreten waren, nahm das Kind von einem Tag zum anderen fast 200 g an Gewicht ab.

23. 10. Die Temperaturen sind heute wieder zur Norm zurückgekehrt, dementsprechend hat sich auch der Rachenbefund gebessert, die Rötung ist zurückgegangen, die Eiterpfröpfe sind verschwunden. Die Gewichtskurve ist wieder in steilem Ansteigen begriffen, lediglich etwas wässerige Stühle, die seit gestern aufgetreten sind, sind als leichte enterale Folgen des Infekts noch vorhanden.

27. 10. Der Infekt und dessen Erscheinungen von seiten des Magendarmtrakts sind, ohne daß eine Absetzung von der Muttermilch notwendig gewesen wäre, und ohne Eingreifen therapeutischer Maßnahmen, überwunden worden. Es wurden nur Enelbinhalswickel gemacht. Das Allgemeinbefinden des Kindes ist wieder ausgezeichnet.

Umänderung des Chymus. Nur in seltenen Fällen handelt es sich um eine abnorme Zersetzung des Mageninhaltes allein, sondern meist erstreckt diese sich auch auf den Inhalt des oberen Dünndarms. Im Magen selbst betrifft die Störung in erster Linie das Kuhmilcheiweiß und die Fette, während eine abnorme Vergärung der Kohlehydrate im allgemeinen erst im Dünndarm stattfindet. Im Duodenum und im oberen Dünndarm können die eiweiß- und fettspaltenden Fermente bekanntlich nur dann ihre optimale Wirksamkeit entfalten, wenn die Reaktion schwach alkalisch ist. Zur Aufrechterhaltung einer solchen Reaktion tritt beim Flaschenkind wegen des hohen Eiweiß- und Salzgehaltes der Kuhmilch zur Bindung der reichlich entstehenden Säuren eine erhöhte Sekretion von Darmsaft auf.

Unter normalen Verhältnissen wird noch im Dünndarm die vollständige Zerschlagung des Kuhmilcheiweißes in die letzten Spaltstücke und die Verseifung des Kuhmilchfettes in weitgehendem Maße zu Ende geführt; auch der größte Teil des Milchzuckers ist schon gespalten, so daß es zur Anlockung von Gärungserregern höchstens im unteren Dünndarm kommt. Erst im Dickdarm sorgen die dort reichlich vorhandenen Bakterien durch Gärung und Fäulnisprozesse für die weitere völlige Zersetzung des Restes der Nährstoffe.

Beim Brustkind überwiegt bekanntlich im unteren Dickdarm die Gärung; sie wird durch ein Überwiegen der grampositiven Bacillus bifidus Flora unterhalten. Beim Kuhmilchkind besteht die Flora im wesentlichen aus Bacterium lactis aerogenes und Bacterium coli. Diese letzteren können sowohl Gärung als Fäulnis erregen je nach dem im Darm vorherrschenden Nährsubstrat.

Man kann sagen, daß das Flaschenkind am besten gedeiht, solange sich Fäulnis- und Gärungsvorgänge etwa die Waage halten. Bei einer geordneten

Verdauung und optimalen Resorption der Nährstoffe erfolgt in regelmäßigen Zeitabständen von der Nahrungsaufnahme ab jeweils Füllung und Leerung der einzelnen Abschnitte des gesamten Verdauungstraktes, wie der An- und Abtransport der Materialien bei der Fließarbeit in einer modernen Fabrik.

Bei einer Dyspepsie des Säuglings gerät dieser gesamte Aufarbeitungsprozeß der aufgenommenen Nahrung in Unordnung und es handelt sich dabei im wahrsten Sinne des Wortes um eine „Verdauungsstörung". Wir können gleich hinzufügen: um eine solche allein, damit von vornherein der Unterschied zur intestinalen Toxikose hervorgehoben wird.

Es leuchtet ein, daß mannigfaltige Störungen dieses Nahrungsverarbeitungsprozesses, und zwar an verschiedenen Stellen vorkommen können. Für das klinische Verständnis ist es am zweckmäßigsten, davon auszugehen, daß ein anomal zusammengesetzter Chymus den Magen und auch den Dünndarm verläßt. Er enthält an pathogenen Substanzen in erster Linie reichlich niedere Fettsäuren, dann Bakterientoxine und schließlich durch Bakterientätigkeit vermehrt gebildete Amine. Diese bewirken im Dünndarm *Hypersekretion*, *Hyperperistaltik* und eine *Hyperpermeabilität* der Darmwand. Das Darmepithel verliert nun einerseits seine bakterienhemmende Wirkung und andererseits wird mit dem infolge erhöhter Peristaltik weiteren Vordringen nicht abgebauter Kohlehydrate in die unteren Darmabschnitte die Coliflora in den oberen Dünndarm gewissermaßen angelockt. Es kommt zur endogenen Coliinvasion. Solange noch unverseifte Fette vorhanden sind, wird die Besiedelung des Darmes durch schrankenlose Vermehrung der Colibakterien gefördert und schließlich verfällt auch das Eiweiß der Nahrung und des Darmsaftes dem Angriff dieser Keime. Durch die gesteigerte Peristaltik wird der pathologisch veränderte Chymus, ohne daß es bei dem beschleunigten Transport zu einer Eindickung käme, durch die einzelnen Darmabschnitte getrieben, und es tritt Durchfall auf. Ist es durch die Darmwandschädigung zur Resorption von pyretogenen Stoffen gekommen, dann beobachten wir Temperatursteigerungen, die erst mit Aussetzen der Nahrung und Zufuhr von reichlich Wasser verschwinden: *das alimentäre Fieber*.

Wenden wir uns nun der Frage zu, wie die den ganzen dyspeptischen Komplex beherrschende Chymuszersetzung zustande kommt, so muß es immer wieder verblüffen, wie geringfügig beim Flaschenkind oft die ursächliche Veranlassung ist. Es genügt eine einmalige Magenüberlastung namentlich ein Zuviel an Fett und Zucker oder andere Fütterungs- und Pflegefehler, wie sie oben genannt sind. In vielen Fällen spielt ein Infekt, der zu Appetitlosigkeit und Chymusstauung führt, eine wichtige Rolle. Die Hitzeschädigung vermindert die Salzsäureabsonderung im Magen und ermöglicht eine perorale Infektion.

Schließlich bedarf noch das akute *Erbrechen* einer kurzen Erläuterung. Es ist weniger die Folge der in manchen Fällen eine Rolle spielenden einmaligen Magenüberlastung, vielmehr dürfte es auf nervösem Wege durch Resorption toxischer Substanzen zustande kommen. Dafür spricht jedenfalls der Umstand, daß es besonders häufig bei parenteral entstandenen akuten Verdauungsstörungen auftritt.

Bei der Entstehung der im Vergleich zum älteren Kind und Erwachsenen oft auffällig starken Allgemeinstörung dyspeptischer Säuglinge, die sich in Blässe, angegriffenem Aussehen, Gewichtsverlust und Mattigkeit ausprägt, spielen die rasch einsetzenden Verluste an Wasser, Salz und Nährstoffen wohl die wichtigste Rolle. Es erweist sich darin die hohe Empfindlichkeit des Flaschenkindes gegenüber jeglicher, auch kurzzeitiger Unterernährung. Die Resorptionsstörung bei der Dyspepsie ist weiter wichtig als Ursache mancher sich an eine akute Dyspepsie anschließende Neigung zu weiterer Abmagerung bis zur Dystrophie.

b) Das Krankheitsbild der akuten Dyspepsie.

Die akute Dyspepsie des Flaschenkindes ist gekennzeichnet durch Appetitlosigkeit, Durchfall, Erbrechen, Gewichtsabnahme, sichtliches Unbehagen oft
mit Leibschmerzen (das Kind schreit mehr als sonst, zieht die Beine an den Leib),
aber ohne besondere Hinfälligkeit oder gar Sopor. Keinesfalls brauchen all
diese Zeichen bei jeder dyspeptischen Störung vorhanden zu sein. Wenn auch
nicht jeder geringe Durchfall schon eine Dyspepsie bedeutet, so ist es doch in
der Praxis richtiger, wenigstens das erste Auftreten von durchfälligen Stühlen
beim Flaschenkind unter Dyspepsieverdacht zu stellen. In wenigen Stunden
läßt der weitere Verlauf meist klarer sehen. Alle geschilderten Symptome
dürfen nur dann als dyspeptisch gedeutet werden, wenn das Kind nur einen leicht
erkrankten Eindruck macht. So kann die Zahl der Stühle in 24 Stunden recht hoch

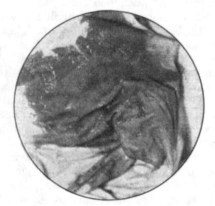
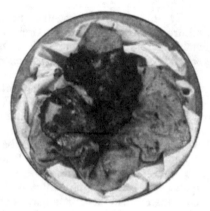

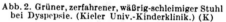

Abb. 2. Grüner, zerfahrener, wäßrig-schleimiger Stuhl   Abb. 3. Stuhl nach Teepause, sog. „Teewindel“.
bei Dyspepsie. (Kieler Univ.-Kinderklinik.) (K)   (Kieler Univ.-Kinderklinik.) (K)

sein: (8—10—12) oder auch die anfängliche Gewichtsabnahme nicht unbeträcht-
lich, wenn nur das Allgemeinbefinden nicht ernstlich gestört ist. Bedenklicher
ist schon ein sich oft wiederholendes Erbrechen oder höheres Fieber. Die
durchfälligen Stühle sind im Beginn noch gelb und massig, reagieren meist sauer,
um allmählich grünlich-gelb, grün und dazu noch wäßrig und substanzarm zu
werden und alkalisch zu reagieren. Sie enthalten halblinsen- bis erbsengroße
Fettseifenklümpchen und sind schaumig; nur in besonderen Fällen sind die
Stühle matschig-breiig und verbreiten einen faulige Geruch. Erst bei längerer
Dauer der Störung enthalten sie ziemlich viel Schleim (kenntlich am Glanz!)
und einen immer größer werdenden Wasserhof. Schon sehr bald werden die
Kinder wund.

Im allgemeinen verschwindet das Fieber in wenigen Tagen, das Erbrechen
hört bald auf und bei richtiger Behandlung stellt sich das Gewicht ein; die
Stühle werden seltener, nehmen die bräunliche Beschaffenheit des Hungerstuhles
an („sog. Teewindel“), und das Kind erholt sich von Stunde zu Stunde mehr.
Gerade der Umstand, daß das akut dyspeptische Flaschenkind bei richtigem
Verhalten rasch gebessert und geheilt wird, erhärtet die Diagnose.

Es ist also meist einfach, die Diagnose einer akuten Dyspepsie beim Flaschenkind zu stellen. Sie befriedigt aber unsere pädiatrische Betrachtungsweise
nicht. In jedem Fall müssen wir, und zwar nicht aus theoretischer, sondern
aus praktischer Erwägung heraus den Grund der Störung zu ermitteln versuchen.
Zugegeben, daß das oft nicht gelingt oder fraglich bleibt; unsere weiteren Maßnahmen werden nur dann sinnvoll und nützlich sein, wenn wir bei dieser

Gelegenheit über Füttern, Pflege, Infektionsgefährdung und Konstitution möglichst klaren Aufschluß gewinnen. Erscheint ein Fehler in der Art und Menge der angebotenen Nahrung ebenso unwahrscheinlich wie ein solcher in der Pflege und Versorgung des Kindes, dann wird eine sorgfältige Fahndung auf parenterale oder enterale Infekte oft die Ursache aufdecken (banale grippale Infekte!). Nach Ausschluß aller dieser Möglichkeiten wird eine Konstitutionsanomalie zu erwägen sein.

Wenn die Dyspepsie die Folge oder Begleiterscheinung einer parenteralen Infektion ist, so weicht doch das Krankheitsbild nur wenig von dem im allgemeinen hier geschilderten Bild ab. Nur der Beginn ist meist plötzlicher und das Fieber oft besonders heftig und vor allem länger dauernd. Im weiteren Verlauf fällt dann oft auf, 1. die Ausheilung der Dyspepsie mit Abklingen des Infektes auch ohne besondere diätetische Maßnahmen, 2. die mangelhafte Beeinflußbarkeit des Fiebers, des Erbrechens und der Stühle durch die übliche Dyspepsiediät. Man könnte daraus folgern, daß eine diätetische Behandlung unnötig und unwirksam sei. Das ist aber nicht der Fall. Im Gegenteil ist eine sehr sorgfältige Ernährungstherapie angezeigt, die einerseits jede Überlastung der geschädigten Ernährungsfunktion vermeidet, andererseits die noch vorhandene Nahrungstoleranz für die bestmögliche Ernährung zur Hebung der immunisatorischen Kräfte voll ausnützt.

Da bei dem parenteralen Infekt weder das Fieber noch die Zahl und Beschaffenheit der Stühle einen zuverlässigen Anhaltspunkt für die Leitung der Diät abgibt, ist die Beobachtung des Allgemeinbefindens, des Turgors, der Hautfarbe, der Stimmung, der Appetenz usw. ganz besonders wichtig.

Die *Prognose* ist im allgemeinen gut. Durch eine Dyspepsie ernstlich gefährdet sind nur Frühgeburten und Lebensschwache. Neugeborene und junge Säuglinge (Trimenonkinder), namentlich, wenn sie von vornherein künstlich ernährt sind, werden durch jede akute Verdauungsstörung stärker mitgenommen als ältere Kinder, und ebenso erleiden auch Säuglinge, die schon einmal eine Ernährungsstörung durchgemacht haben oder sich gar noch im Zustand mangelnden Gedeihens befinden, oft beträchtliche Gewichtsverluste und neigen zur Dystrophie.

Stets ist eine rein alimentär entstandene Dyspepsie günstiger zu beurteilen als eine bei enteralem oder parenteralem Infekt. Schließlich hängt viel davon ab, ob die notwendige sachgemäße Pflege und besondere diätetische Behandlung gewährleistet ist oder nicht.

c) Besondere Formen der akuten Dyspepsie.

α) **Dyspepsie bei enteralem Infekt.** Treten bei einer enteralen Infektion des Säuglings die Allgemeinerscheinungen stark zurück, dann kann das Krankheitsbild das einer leichten Verdauungsstörung sein. Oft besteht nur im Beginn ein oder zwei Tage Fieber. Hinweise bieten Erkrankungen an „Magendarmkatarrh" oder an Typhus, Paratyphus und Ruhr in der Umgebung des Kindes. Der Beginn ist plötzlich, das Erbrechen kann heftig und häufig sein, und der Säugling ist oft einige Stunden sehr blaß, angegriffen und zeigt einen stark aufgetriebenen Leib. Der Erfahrene vermutet etwa das Einsetzen einer intestinalen Toxikose, aber oft schon kurze Zeit später ist das Kind wieder ganz munter; nur die dyspeptischen Stühle wollen nicht verschwinden. In den folgenden Tagen wechseln die Stühle rasch ihre Beschaffenheit und lassen sich durch die eingeleitete antidyspeptische Diät nicht recht beeinflussen. Im weiteren Verlauf kann das Auftreten von putriden, reichlich Leukocyten enthaltenden Stühlen, in denen gelegentlich auch Blutklümpchen- oder Streifen auftreten, ferner das Hinzukommen von Tenesmen, die enterale Infektion anzeigen. Nur

in einem Teil der Fälle kann durch die bakteriologische und serologische Blut-
und Stuhluntersuchung der enterale Infekt aufgedeckt werden. Die Kinder
sind, namentlich solange mit ihren Entleerungen sorglos verfahren wird, eine
gefährliche Ansteckungsquelle auch für den Erwachsenen!

Die *Prognose* ist wegen der geringen diätetischen Beeinflußbarkeit und im
Hinblick auf die verschiedenen Komplikationen (Bronchopneumonie, Osteomyelitis, Perikarditis, Sepsis) immer ungünstiger — auch beim Brustkind —
als bei einer gewöhnlichen dyspeptischen Störung.

Bei der *Behandlung* muß eine längere Hungerkur vermieden und die übliche
antidyspeptische Diätetik, wie sie im folgenden geschildert wird (S. 159), sehr
vorsichtig und meist längere Zeit durchgeführt werden. Entgegen der üblichen
künstlichen „Heilnahrungen" ist hier Frauenmilch am Platze und im Beginn
die Anwendung von Ricinusöl.

β) **Dyspepsie beim Abstillen sog. Ablaktationsdyspepsie.** Der schroffe Übergang von der natürlichen Ernährung zu der künstlichen hat eine echte alimentäre
Dyspepsie zur Folge, was rasch daraus kenntlich wird, daß mit Aussetzen der
Kuhmilch und Wiederanlegen des Kindes an die Brust sämtliche Erscheinungen
verschwinden. In anderen Fällen tritt dann Durchfall auf, wenn das Abstillen
an sich zwar allmählich und vorsichtig geschieht, aber aus lauter Vorsicht zu
geringe Gesamtnahrungsmengen angeboten werden: es handelt sich dann um
eine sog. Hungerdiarrhöe. Mit Steigerung der Nahrung verschwindet sie.
Wirkliche Verdauungsstörungen treten aber nun außerdem bei allen kuhmilch-
empfindlichen Säuglingen auf. Sie erbrechen und entleeren topfige, weiterhin
zerfahrene, schleimige Stühle und die Umstellung der Darmflora geht gelegentlich
sogar mit Fieber einher. Das schwerste Bild der Kuhmilchüberempfindlichkeit,
der Kuhmilchidiosynkrasie, ist durchaus das der intestinalen Toxikose (siehe
S. 166). Schwierigkeiten beim Absetzen von der Brust treten naturgemäß um
so eher auf, je jünger der Säugling ist, während sie jenseits des ersten Lebenshalbjahres selten sind.

Die hier zweckmäßige, besondere *Behandlung* besteht nicht in der schema-
tischen Dyspepsiediät, sondern erstrebt einfach die allmähliche Gewöhnung an
die artfremde Milch. Am besten eignen sich dazu wegen ihrer Leichtverdaulich-
keit und ihrer gleichmäßigen Beschaffenheit die Trockenmilchen, die in vorsichtig steigenden Mengen mit dem Alter entsprechenden Schleim-, Mehl- und
Zuckermengen gereicht werden. Der sicherste Weg zur Erzielung einer raschen
Heilung der Abstilldyspepsie ist naturgemäß die Rückkehr zur Ernährung an
der Brust! Man kann dann innerhalb von 2—3 Wochen das Absetzen wieder
versuchen, wobei man langsam, etwa 50 g-weise, die Frauenmilch ersetzt.

Therapie. Schon bei der Darstellung der Ernährung des gesunden Brust-
und Flaschenkindes wurde darauf hingewiesen, daß wir in der Diätetik des
Säuglings nicht alle praktisch nützlichen Maßnahmen theoretisch gut begründen
können. Andererseits haben sich Ernährungsweisen immer wieder durchgesetzt
und bewährt, die abweichen von dem, was man nach der Theorie verlangen
müßte. Im folgenden wird aus den vielen möglichen Behandlungsarten, die
die diätetische Behandlung bietet, immer diejenige empfohlen und vorgeschlagen,
die sich mit verhältnismäßig einfachen Mitteln in der Praxis durchführen läßt
und die sich uns bewährt hat. Damit soll nicht gesagt sein, daß andere Wege
in der Diätetik nicht auch zum Ziele führen und es auch nicht in Abrede gestellt
werden, daß man die diätetische Behandlung des Säuglings noch einfacher
gestalten, also schematisieren kann. Wenn man das aber tut, dann werden die
Behandlungserfolge schlechter, zum mindesten weniger zuverlässig sein und der
Zweck dieses Buches, den Unkundigen zu führen und zu beraten, wird dann
meines Erachtens nicht erreicht.

Ein Wort noch über den Begriff „Heilnahrung". Wir verstehen darunter in der heutigen Kinderheilkunde eine besonders zusammengesetzte, den bisherigen Ernährungsfehler ausgleichende Nahrung, die nur zur Erzielung der Erholung der Ernährungsfunktion vorübergehend erreicht wird. Sie unterscheidet sich deshalb von einer „Dauernahrung", mit der es möglich ist, einen Säugling lange Zeit so aufzuziehen, daß bei ihm keine Nährschäden entstehen können.

Die Behandlung der akuten Dyspepsie des Säuglings besteht fast ausschließlich in diätetischen Maßnahmen, d. h. der Säugling erhält kurze Zeit eine bestimmte „Heilnahrung" unter der die Reparation erfolgen soll und wird dann auf die seinem Alter entsprechende „Dauernahrung" gesetzt, bei der er dann gut gedeiht. In der Praxis hat sich dabei etwa folgendes Schema allgemein durchgesetzt.

Die Behandlung der akuten Dyspepsie des Säuglings ist im wesentlichen eine diätetische und es hat sich dabei etwa folgendes Schema allgemein durchgesetzt:

Man beginnt mit einer „*Teepause*" oder Hungerkur von meist 24 Stunden, bei der reichlich saccharingesüßter Tee ohne jede sonstige Nahrung angeboten wird. Nach Aufhören der Durchfälle und Auftreten von substanzarmen, bräunlichen Hungerstühlen erhält das Kind eine für sein Alter und seinen Ernährungszustand passende *Heilnahrung*, die anfänglich nur etwa $1/4$, nach weiteren 24 Stunden schon beinahe die Hälfte seines Nahrungsbedarfes deckt. Sie wird nun Schritt für Schritt in der Menge heraufgesetzt und vervollständigt, während gleichzeitig mit der Zugabe von Tee in entsprechender Weise zurückgegangen wird. Länger als 48 Stunden ist die Nahrungsentziehung keinesfalls durchzuführen. In leichteren Fällen erreicht man schon mit 8—12 Stunden Teepause eine deutliche Besserung: das Erbrechen hört auf, die erhöhte Temperatur sinkt, der Durchfall läßt nach, das Kind zeigt trotz Gewichtsabnahme und, wie das nicht anders sein kann, bei etwas angegriffenem Aussehen wieder munteres Wesen, äußert Appetit und schläft zwischen den Teemahlzeiten ruhiger.

Statt der Flüssigkeitszufuhr in Form von Tee kommen in Betracht: Schleime bzw. dünne Mehlsuppen, Salz-Zuckerlösungen und Karotten- bzw. Apfelsuppe.

Am besten eignen sich Reis- oder im Notfall auch Gerstenschleime, die eine leicht stopfende Wirkung haben und das Kind besser sättigen und beruhigen als der gehaltlose Tee allein. Mit Vorteil verwendet man 8—10 %igen, dicklichen Reisschleim (1).

Als Salzlösungen sind empfohlen: die übliche Ringerlösung, die HEIM-JOHNsche Lösung (2) und die Kuhmilchmolke (3).

Man soll Salzlösungen nur bei starken Gewichtsverlusten und in vorsichtigen Gaben (etwa 120—200 g in 24 Stunden) anwenden, um Salzfieber und Ödem zu vermeiden. Am besten werden sie zugleich mit Schleim oder halb und halb verwandt. Wegen ihrer der Blutsalzmischung am meisten entsprechenden Zusammensetzung eignet sich besonders die Kuhmilchmolke.

Bei älteren Säuglingen leistet die MOROsche Karottensuppe (4) und die Apfelsuppe (5) meist sehr gute Dienste. Man muß sich aber darüber klar sein, daß die Säuglinge trotzdem ihr Hungergefühl durch Karotten- bzw. Apfelsuppe einigermaßen beseitigt wird, doch tatsächlich weiter hungern. Neben der wohl auf die hohe Quellfähigkeit zurückzuführenden stopfenden Eigenschaft reinigen diese Suppen den Darm, wie wenn durch ihn ein Stempel vorgeschoben würde.

---

1. *Trockenreisschleim nach* BESSAU. Pakete zu 250 g Inhalt (M. Töpfers Trockenmilchwerke, Böhlen bei Leipzig).

2. HEIM-JOHNsche *Salzlösung*. Zusammensetzung: Natr. chlorat 5,0, Natr. bicarbonic 5,0, Aq. dest. ad 1000,0.

3. *Kuhmilchmolke*. (1 Liter Vollmilch mit Labessenz versetzen und nach Trennung von Käsegerinnsel und Molke durch ein Haarsieb und Tuch die Molke abtropfen lassen. Einfach und billig stellt man Molke her [1 Liter Vollmilch werden mit 4—5 g Calc. lact. versetzt und aufgekocht; die Molke wird durch ein Seihtuch filtriert].)

4. *Karottensuppe nach* MORO. (500 g Karotten werden geschabt und zerkleinert und mit Wasser 1—2 Stunden gekocht. Die auf etwa 200 g eingekochte Masse wird mit zwei Teilen

Als *Heilnahrungen* wendet man bei den dyspeptischen Störungen Milchmischungen oder Milchpräparate an, die fettarm sind, das Kuhmilcheiweiß in
leicht verdaulicher Form enthalten und mit Nährzucker, also Maltose-Dextrin-
Gemischen statt mit Kochzucker angereichert sind (6).

Die *Frauenmilch* ist wegen ihres hohen Zucker- und Fettgehaltes als antidyspeptische Nahrung nicht geeignet. Ihr geringer Gehalt an Eiweiß und Salzen
ermöglicht auch keine rasche Reparation. Überall da, wo Frauenmilch zur Verfügung steht, empfiehlt es sich, die Dyspepsiebehandlung mit Büchsenbutter-
milch zu beginnen und nach 2—3 Tagen einen Teil des Nahrungsbedarfes bis
etwa zur Hälfte mit Frauenmilch zu decken.

Nur bei leichten dyspeptischen Erscheinungen des Brustkindes wird nach
kurzer Teepause die Ernährung an der Brust allein fortgesetzt. (Siehe Ernährungsstörungen des Brustkindes, S. 189.)

Für *junge* Säuglinge eignet sich als Heilnahrung am besten eine einwandfreie
Medizinalbuttermilch (7) oder auch eine Trockenmilch (8). Für *ältere* Säuglinge
kommen die Eiweißmilchen (9) und andere fettarme Säuremilchen in Betracht (10). Die Buttermilch darf unter keinen Umständen aus dem freien Handel
bezogen werden, weil sie meist viel zu stark gesäuert ist, unter Umständen
Bakterien enthält und in ihrer Zusammensetzung von Tag zu Tag schwankt.
Die Medizinalbuttermilchen dagegen sind auf einen gleichen Säuregrad eingestellt,
sind bakterienfrei und weisen stets dieselbe Zusammensetzung auf. Ihr Säure-
gehalt liegt zwischen 7,5—8, d. h. man verbraucht zur Neutralisation von 10 ccm
trinkfertiger Buttermilch 7,5—8 ccm einer Zehntel-Normalnatronlauge nach
THÖRNER bzw. DORNIO bzw. W. MORRES. Die früher übliche Angabe von
Säuregraden nach SOXHLET und HENKEL, die auf einer Titration mit Viertel-
Normalnatronlauge beruht, wird heute nur noch wenig gebraucht. Um unter
allen Umständen Avitaminosen zu verhüten, enthalten alle im deutschen Handel
befindlichen Buttermilchen heute einen etwa 1,5%igen Fettgehalt. Es wird

ungesalzener Fleischbrühe oder auch mit Tee und Ringerlösung zu gleichen Teilen aufgeschwemmt. Auf je 100 g Fleischbrühsuppe kommen 0,5 g Kochsalz.)

5. *Apfelsuppe.* (Rohe Äpfel werden auf einer Glasreibe geschabt, durchpassiert und
100 g dieser Rohapfelmasse werden mit 50 g Tee und 50 g Ringerlösung gut vermischt
und je nach Verordnung mit Nährzucker [5%] versetzt).

An Stelle dieser Apfelsuppe aus Rohäpfeln kann auch das Apfeltrockenpulver *Aplona*
(Kali-Chemie, Berlin) verwandt werden (in Packungen zu 100 g): Ein Kaffeelöffel voll
wird in 100 g Tee bzw. Tee- und Ringerlösung aufgeschwemmt und gegebenenfalls mit
3—5% Nährzucker angereichert.

6. *Nährzucker.* Nährzucker „M. Töpfer" (M. Töpfer, G. m. b. H., Trockenmilchwerke,
Böhlen bei Leipzig und Dietmannsried). *Soxhlet-Nährzucker* (Nährmittelfabrik München,
G. m. b. H., Berlin-Charlottenburg). *Alete-Nährzucker* nach MALYOTH (Alete G. m. b. H.,
München). Löflunds Nährzucker-Nährmaltose (Löflund u. Co., Grunbach). (Über Mehl-
nahrungen s. S. 126).

7. *Medizinalbuttermilchen.* *Edelweiß-Buttermilch* in Pulverform (Edelweiß-Milchwerke,
Kempten im Allgäu). *Eledon, Buttermilch* in Pulverform in Dosen zu 250 g (Deutsche Ges.
für Nestlé-Erzeugnisse, Berlin-Tempelhof). *Normal-Buttermilch* ohne Zusatz in Dosen zu
330 g (Deutsche Milchwerke, Zwingenberg/Hessen). *Vilbeler H. A. Holländische Anfangsnahrung* nach RIETSCHEL (M. Töpfer, G. m. b. H., Trockenmilchwerke, Böhlen bei Leipzig).
Als Buttermilch*suppen* in der Rekonvaleszenz eignen sich auch: *H. S. Holländische Säuglingsnahrung* nach KOEPPE mit 5% Zucker und 1¹/₂% Mehl! (M. Töpfer, G. m. b. H., Böhlen
bei Leipzig). *Buco* Buttermilchkonserve nach SELTER mit 6% Zucker und 1,5% Mehl
(Deutsche Milchwerke, A.-G., Zwingenberg/Hessen) in der trinkfertigen Nahrung.

8. *Trockenmilchen.* *Edelweißtrockenmilchpulver* nach dem KRAUSE-Verfahren hergestellt.
In Dosen zu 500 g (gleich 4 Liter Vollmilch. Fettgehalt der fertigen Nahrung 3,3—3,8%
(Edelweißmilchwerke, Kempten im Allgäu).

9. *Eiweißmilch.* *Eiweißmilch* konzentriert in Dosen zu 400 g. Die trinkfertige Zubereitung
enthält 3% Eiweiß, 2,5% Fett, 1—1,5% Milchzucker (M. Töpfer, G. m. b. H., Trockenmilchwerke, Böhlen bei Leipzig).

10. *Säuremilch. Milchsäuremagermilch* 2% Mondamin (Maizena), 5% Nährzucker, 6⁰/₀₀
Milchsäure. Herstellung aus abgerahmter Frischmilch wie Säurevollmilch (s. S. 133).

dadurch erreicht, daß die Buttermilch auf längere Zeit also auch als Dauernahrung Verwendung finden kann.

Die folgenden Grundsätze, die sich bei der praktischen Durchführung der Behandlung der Dyspepsie bewährt haben, werden der Beachtung empfohlen.

1. Die Flüssigkeitszufuhr muß unter allen Umständen bei Durchfallkindern den hohen Wasserbedarf decken. Sie soll etwa 150 g pro Kilogramm Körpergewicht betragen.

2. Reine Schleim- und Mehlsuppendiät läßt die Kinder, namentlich Säuglinge unterhalb von 5—6 Monaten, wenn sie durch mehrere Tage hindurch angewandt wird, dystrophieren.

3. Wiederaufnahme der Ernährung nach der Teepause mit größeren Kuhmilchmengen und in größeren Einzelmahlzeiten führt fast stets zu neuem Durchfall und ernsterer Störung.

4. Die Heilnahrung soll unmittelbar im Anschluß an die Teepause in zunächst kleinen häufigen Mahlzeiten gereicht werden. Man steigert anfänglich alle 12 Stunden, später alle 24—48 Stunden abwechselnd ihre Gesamtmenge und ihren Kohlehydratzusatz. Dabei soll man nicht das Erscheinen von Stühlen mit normaler Farbe und Konsistenz abwarten, sondern auch bei noch dünnen oder schleimigen Entleerungen die Nahrungsmenge stufenweise weiter steigern!

5. Die Sorgfalt in der Pflege des durchfallkranken Säuglings muß gegenüber gesunden Tagen verdoppelt werden. Hierher gehört Ruhe (!), regelmäßige langsame Fütterung, häufigeres Trockenlegen, peinliche Hautpflege, gute Warmhaltung, Sorge für frische Luft im Krankenzimmer.

Als heute wichtigste Heilnahrung ist die *Medizinalbuttermilch* zu nennen. Wir selbst bevorzugen eine Trockenbuttermilch. Für einen jungen dyspeptischen Säugling von etwa 3000—3500 g Gewicht eignet sich etwa folgendes Schema:

1. Tag: Tee mit Süßstoff 600 g.

2. Tag: 100—120 g konzentrierter (8%iger) Reisschleim mit 3% Nährzucker, 50—60 g Buttermilch mit 5% Nährzucker und etwa 400 g Tee, verteilt auf 6—8 Mahlzeiten, so daß mindestens 600 g Gesamtflüssigkeit erreicht werden.

3. Tag: 120—150 g konzentrierter (8%iger) Reisschleim mit 5% Nährzucker, 100—120 g Buttermilch mit 5% Nährzucker und etwa 300 g Tee (Gesamtflüssigkeit 600 g!), verteilt auf 6—8 Mahlzeiten.

4. Tag: 200 g konzentrierter (8%iger) Reisschleim mit 7% Nährzucker, 150 g Buttermilch, 5% Nährzucker und 250 g Tee.

5. Tag: 200 g konzentrierter (8%iger) Reisschleim mit 8% Nährzucker, 200 g Buttermilch, 5% Nährzucker und 200 g Tee.

Von da ab Übergang zu Buttermilch, die mit 3%igem Reisschleim zurechtgemacht ist und im allgemeinen 5—7% Nährzucker enthält. Die Gesamtmenge pro Tag soll 150—200 g pro Kilogramm Körpergewicht betragen.

Für einen dyspeptischen Säugling von 5—6000 g Gewicht eignet sich folgendes Schema:

1. Tag: Tee mit Süßstoff 7—800 g.

2. Tag: 100 g Buttermilch, 5% Nährzucker, dazu 300—350 g 8%iger Reisschleim mit 3% Nährzucker und 300—350 g Tee verteilt auf 6—8 Mahlzeiten. Ein Teil dieser 700 g Teeschleim kann bis zur Hälfte von Fall zu Fall durch Karotten- oder Apfelsuppe ersetzt werden.

3. Tag 150—200 g Buttermilch mit 5% Nährzucker, 300 g 8%iger Reisschleim mit 5% Nährzucker und 300 g Tee, verteilt auf 6—8 Mahlzeiten. Statt der 600 g Teeschleim kann auch nunmehr Karotten- oder Apfelsuppe gereicht werden.

4. Tag: 250—300 g Buttermilch mit 5% Nährzucker, 250 g 8%iger Reisschleim mit 7% Nährzucker und 250 g Tee, ebenfalls mit 7% Nährzucker oder 500 g Karotten- oder Apfelsuppe (Gesamtflüssigkeit 700 g!).

5. Tag: 350—400 g Buttermilch mit 5% Nährzucker, 200 g 8%iger Reisschleim mit 7% Nährzucker und 200 g Tee mit 7% Nährzucker oder 400 g Karotten- oder Apfelsuppe.

Vom 6.—8. Tag allmählicher Übergang auf 700—800 g Buttermilch mit 5% Nährzucker ohne sonstigen Zusatz. Von da ab ersetzt man 150—200 g Buttermilch durch $\frac{1}{2}$ Milch dünneren Flaschen- oder dickeren Tassenbrei mit 5% Rohrzucker.

Erst in zweiter Linie kommt besonders für ältere Säuglinge die Eiweißmilchkonserve und schließlich eine Vollmilch als Trockenpulver in Frage. Bei der Eiweißmilchbehandlung geht man am besten ziemlich schematisch vor: Für einen dyspeptischen Säugling von 5—6000 g Gewicht eignet sich folgendes Schema:

1. Tag: Tee mit Süßstoff 800—1000 g.
2. Tag: 300 g Eiweißmilch (aus auf $^1/_3$ verdünnter Konserve nach Vorschrift hergestellt! mit 5% Nährzucker, dazu 500 g 5%iger Reisschleim mit 5% Nährzucker. 250 g dieses Schleimes können durch Karotten- oder Apfelsuppe ersetzt werden.
3. Tag: 400 g Eiweißmilch mit 5% Nährzucker und 400 g 5%iger Reisschleim mit 5% Nährzucker. Ein Teil dieses Schleimes kann je nach Appetit durch Karotten- oder Apfelsuppe ersetzt werden.
4. Tag: 500 g Eiweißmilch mit 7% Nährzucker und 300 g 5%iger Reisschleim, ebenfalls mit 7% Nährzucker. Dieser Schleim kann je nach Appetit durch Karotten- oder Apfelsuppe ersetzt werden.
5. Tag: 600 g Eiweißmilch mit 7% Nährzucker und 200 g 5%iger Reisschleim mit 7% Nährzucker. Der Schleim kann durch Karotten- oder Apfelsuppe ersetzt werden.
6. Tag: 700 g Eiweißmilch, 7% Nährzucker und 100 g 5%iger Reisschleim mit 7% Nährzucker oder statt Schleim Karotten- oder Apfelsuppe.
7. und 8. Tag: 800 g Eiweißmilch, 7% Nährzucker.

Vom 9. Tag ab kann man einen Teil der Eiweißmilch durch Gemüsebrei oder durch einen $^1/_2$-Milch-Flaschen- oder Tassenbrei ersetzen.

Als Ersatz der Originaleiweißmilch kommen in Betracht: die Larosanmilch, die Calciamilch und andere Anreicherungen von Halbmilchen mit Milcheiweißpräparaten. Sie sind aber nicht so wirksam wie die Eiweißmilch selbst, wohl vor allem deshalb, weil sie keine Sauermilchen sind.

Erst in dritter Linie kommen auch zur Dyspepsiebehandlung die Säuremilchen in Betracht. Entsprechend der oben angegebenen Grundsätze muß die Milch vor der Säuerung entrahmt werden. Ob dann mit Citronensäure oder Milchsäure oder schließlich mit Citronensaft gesäuert wird, spielt bei der Herstellung (siehe S. 133) keine Rolle.

Mit den gewöhnlichen Milchmischungen kann in leichten Fällen, besonders auch beim älteren Kind, die akute Durchfallsstörung ebenfalls behandelt werden. Dabei müssen anfänglich höhere Milchverdünnungen, also statt der altersentsprechenden Zweidrittelmilch Halbmilch oder statt Halbmilch Eindrittelmilch genommen werden. Der leicht vergärbare Rohrzucker muß stets durch Nährzucker ersetzt und ein Zusatz von Mehl gemacht werden. Die Anwendung ist wegen der immer wieder vorzunehmenden Änderungen um ein quantitatives und qualitatives Hungern zu vermeiden, umständlicher als die Anwendung der oben genannten antidyspeptischen Heilnahrungen. Diese eignen sich auch für die Mutter, die keine besondere Erfahrung und Geschicklichkeit in der Säuglingspflege besitzt.

Beendet ist die diätetische Behandlung der Dyspepsie erst dann, wenn das Kind auf die seinem Alter entsprechende vollwertige und einfache Ernährung umgesetzt ist und dabei gedeiht. Man muß dabei allerdings einen gewissen erhöhten Nahrungsbedarf des rekonvaleszenten Säuglings berücksichtigen, darf aber nach erreichter Erholung keineswegs eine von der Mutter nur zu gern getriebenen Überfütterung unterstützen.

Bei der Behandlung der häufigsten Form der akuten Dyspepsie, der nach oder *bei parenteraler Infektion,* ist es besonders wichtig, das Kind in seiner Widerstandsfähigkeit gegen Infekte nicht durch unnötige Hungerkuren zu schwächen. Man macht also nur eine kurze Teepause und versucht auch mit der Heilnahrung möglichst rasch auf den normalen Erhaltungsbedarf heraufzusteigen. Wichtig ist bei den infektgeschädigten Säuglingen, den Appetit, der oft stark darniederliegt, zu fördern. Früher, als bei den rein alimentären Störungen soll man auch versuchen, die Nahrung in der Reparation mit Obstsäften und anderen Vitamin-spendern zu vervollständigen. In manchen besonderen Fällen kann eine Blut-übertragung oder Übergang zu reiner Frauenmilch zur Hebung der Infekt-resistenz angebracht sein. Neben allen diesen Maßnahmen wird, wo es angängig, der Infektionsherd (Otitis media! Pyelitis!) zu behandeln sein.

2. Die intestinale Toxikose.

a) Die wichtigsten pathologischen Vorgänge bei der intestinal-toxischen Störung.

Unter intestinaler Toxikose, der schweren Form der akuten Ernährungs-störung, verstehen wir eine meist mit Brechdurchfall, stets mit Bewußtseins-trübung einhergehende schwere Stoffwechselkrise, in welcher der Säugling rasche und hochgradige Wasserverluste erleidet und in akute Lebensgefahr gerät. Jede Zufuhr von Nahrung verschlechtert den Zustand, während Nahrungs-entzug und Wasserzufuhr noch Heilung bringen können; man spricht deshalb auch von „alimentärer" Toxikose.

Die „dyspeptischen" Erscheinungen finden sich, wie gesagt, meistens in hohem Grad ausgeprägt. Neben dem Durchfall, Erbrechen und alimentären Fieber, wie sie oben bei der akuten Dyspepsie näher geschildert wurden, haben wir es bei dieser Stoffwechselkrise noch mit drei besonderen pathologischen Vorgängen zu tun, nämlich mit einer *Exsikkose*, einer *Acidose* und einer *Toxikose*, die untereinander in engem Zusammenhang stehen.

Die *Exsikkose*, äußerlich kenntlich am Turgorverlust, dem Stehenbleiben der aufgehobenen Hautfalte, dem Einsinken der Bulbi und der Fontanelle und dem Gewichtssturz, prägt sich am deutlichsten in der Bluteindickung aus. Eine ganze Reihe von pathologischen Befunden stehen in unmittelbarem oder mittelbarem Zusammenhang mit der Exsikkose. Im strömenden Blut finden wir eine hohe Leukocytose von 20—40000 Leukocyten und eine Anhäufung von Reststick-stoff und von anorganischen Phosphaten. Infolge der Wasserverarmung besteht eine Oligurie mit Ausscheidung von Eiweiß und Zylindern. Im intermediären Stoffwechsel leidet infolge der Wasserverarmung die Verwertung der Amino-säuren, wie wir z. B. an der vermehrten Ausscheidung von Aminosäuren erkennen können. Auch die Kohlenhydratverbrennung ist gestört, denn wir können ver-fütterte Zucker im Harn nachweisen.

Es muß also sowohl der Darm wie die Leber nicht mehr in der Lage sein, die einfache Aufspaltung z. B. von Disacchariden in Monosaccharide vorzu-nehmen. Auf die besondere Oxydationshemmung in der Leber weist der Um-stand hin, daß verfüttertes Eiweiß oder auch einzelne Aminosäuren nur mangel-haft abgebaut werden. Es geht also mit der Exsikkose im intermediären Stoff-wechsel eine allgemeine Oxydationshemmung einher.

Eine wichtige Folge der hohen Alkaliverluste bei den bestehenden Durch-fällen und der Oxydationshemmung im intermediären Stoffwechsel ist die Acidose. CZERNY hat die veränderte Atmung der intoxizierten Säuglinge als Säureatmung gedeutet, und es steht heute in der Tat fest, daß nicht nur das Kohlensäurebindungsvermögen und die Alkalireserve im Blut erniedrigt sind, sondern auch, daß im Harn die Säureausscheidung und der Ammoniakkoeffizient erhöht sind. Für die Acidose ist nicht die Exsikkose und die durch sie wohl verursachte Nierenschädigung in der Hauptsache verantwortlich zu machen; auch die gestörte Fett- und Kohlenhydratverbrennung sind es nicht allein, die zu einer relativen Übersäuerung des Organismus, wie etwa bei der diabetischen Säurevergiftung, führen, zumal eine Ketonurie zu fehlen pflegt; vielmehr müssen, wie erwähnt, die hohen Alkaliverluste bei den bestehenden Durchfällen einerseits, weiter die sofort einsetzende Inanition und vermutlich auch eine enterale Säuerung als die Faktoren angesehen werden, die bei der bestehenden Wasserverarmung und Oxydationshemmung die Acidose fördern und unterhalten.

Man hat den ganzen Symptomkomplex der intestinalen Toxikose des Säuglings auf die Exsikkose zurückführen wollen. Infolge heftigen Erbrechens und starker Durchfälle, so stellte man sich vor, kommt es zu so beträchtlichen Wasserverlusten auch in den Geweben, daß hier toxische Abbauprodukte entstehen, die das Vergiftungsbild und die Acidose verursachen. So einfach liegen die Verhältnisse nun bestimmt nicht. Aus der Klinik der Säuglingstoxikosen wissen wir, daß die Schwere des Vergiftungsbildes keineswegs immer der Heftigkeit des Brechdurchfalls oder dem nachgewiesenen Wasserverlust entspricht. Ja wir sehen Fälle, in denen ein leichter parenteraler Infekt eine Toxikose verursacht, ohne daß überhaupt beträchtliche Durchfälle bestehen. Allerdings konnte man in solchen „trockenen" Fällen nachweisen, daß durch die Perspiratio insensibilis, also im besonderen durch die Lungen, eine erhebliche Wasserabgabe, die den Gewichtsverlust erklärt, erfolgt. Trotzdem kann die Wasserverarmung allein das Krankheitsbild nicht bedingen, weil wir auch starke Wasserverluste bei Säuglingen feststellen können, die nicht toxisch werden.

Wir kennen bei vielen hydrolabilen Säuglingen ein rasches Auf und Ab in der Gewichtskurve, ohne daß sich diese Kinder gerade als besonders zu toxischen Ernährungsstörungen geneigt erweisen. Die klinische Beobachtung lehrt nun weiter, daß die Zufuhr von Wasser, auch per infusionem, keineswegs den toxischen Zustand regelmäßig beseitigt, wie das bei exsikkierten Versuchstieren, wenigstens im Beginn noch gelingt. Es kann sich also nicht, wie man einfach angenommen hat, lediglich um Wasserverarmung infolge „Gewebedurstes" handeln, sondern es muß eine Störung vorliegen, bei der die Wasseraufnahme irgendwie gehemmt ist. Besonders oft kann im Beginn und auf dem Höhepunkt der Toxikose auch durch reichliche Wasserspeisung des Organismus, manchmal nicht einmal durch intravenöse Dauertropfinfusion, das Krankheitsbild wesentlich gebessert oder auch nur beeinflußt werden, bis dann nach ein oder zweimal 24 Stunden sozusagen mit einem Schlag die erwünschte Besserung eintritt. Jedesmal sehen wir dann aber das wichtigste und bedrohlichste Toxikosesymptom zugleich verschwinden, nämlich die Bewußtseinstrübung, das komatöse Wesen, kurzum die *Toxikose*.

Diese Feststellungen sprechen mit manchen anderem zusammen dafür, daß die Allgemeinvergiftung in der Hauptsache, ja vielleicht auch allein die Ursache der Exsikkose und der Acidose ist. Das toxisch geschädigte Gewebe ist nicht mehr imstande, wie unter normalen Verhältnissen Wasser aufzunehmen und festzuhalten. Aus der Fortdauer der Gewichtsabnahmen, die oft in keinem Verhältnis mehr zu dem schon abklingenden Brechdurchfall stehen, kann jedenfalls nur der Schluß gezogen werden, daß der intoxizierte Organismus sogar Wasser aus seinem Körperbestand abgibt, obgleich er sich doch schon im Zustande bedenklicher Wasserverarmung befindet. In einem Teil der Fälle gelingt es nun durch gleichzeitige Salzzugaben dieser schließlich zu Entquellung der Gewebskolloide führenden Entwässerung ein Ende zu setzen. Daraus folgt, daß nicht nur intracelluläres Wasser, sondern auch zellwichtige Salze zu Verlust geraten. Bei der zur Einsparung von Wasser einsetzenden Oligurie verlassen die Salze den Körper auf dem Darmweg.

Wenn nach alledem die Gewebevergiftung, die *Toxikose,* im Mittelpunkt der drei genannten pathologischen Vorgänge steht, so erhebt sich die Frage, was für ein Gift diese Wirkungen hervorruft. Früher, als man noch glaubte, fast ausschließlich Ernährungsfehler für die Toxikose verantwortlich machen zu sollen, nahm man an, daß es bei akuten Verdauungsstörungen zur Resorption von vermehrt gebildeten giftigen Eiweißabbauprodukten, nämlich hauptsächlich von

Aminen oder von Bakterientoxinen, nämlich von Coliendotoxinen, aus dem Darm kommt. In neuerer Zeit wurde die überragende Bedeutung der parenteralen Infektionen für die Entstehung der Toxikose erkannt.

Es ist nun wahrscheinlich, daß bei parenteralen Infekten die toxische Schädigung über den Umweg einer Schädigung der Verdauungsvorgänge wirksam wird. Jedenfalls muß man als unvoreingenommener Beobachter daran festhalten, daß, gleichgültig, ob ein Ernährungsfehler, ein Infekt oder etwa große Sommerhitze der Ausgangspunkt für die schwere akute Stoffwechselkrise war, *es stets zu einer rein alimentären Störung kommt, weil nämlich die Nahrung wie ein verabreichtes Gift wirkt!* In Frage kommt naturgemäß nur die Milch als schädliche Nahrung und zwar in den meisten Fällen die Kuhmilch, sehr selten die Frauenmilch. Von den einzelnen Milchbestandteilen wirkt nun zweifellos das *Eiweiß* beim toxikosebereiten Säugling am giftigsten. Erst in zweiter Linie lösen Milchfett, dann Zucker und Molke, die ja auch Eiweiß enthält, erfahrungsgemäß ein Rezidiv aus; offenbar aber erst dann, wenn der intermediäre Stoffwechsel schon oder noch irgendwie geschädigt ist. Vom Eiweiß wissen wir jedenfalls, daß es an die Verdauung schon im Magendarmkanal, dann aber auch im intermediären Stoffwechsel beim jungen Kind die größten Anforderungen stellt. Anders ausgedrückt ist der Eiweißabbau am längsten auf seinem Weg vom Magen bis zum Zellprotoplasma störbar und die bei anomalen Verdauungs- und Resorptionsverhältnissen auftretenden Spaltprodukte stellen hier unter Umständen schwere Gifte dar. Weiter ist bekannt, daß Wassermangel im intermediären Stoffwechsel den regelrechten Eiweißabbau verhindert.

Es ist nicht einfach so, daß aus dem Darmlumen beim Eiweißabbau entstehende Gifte, also z. B. Amine, in großer Menge resorbiert werden und den Organismus gewissermaßen überschwemmen, sondern es ist wahrscheinlicher, daß in und jenseits der Darmwand toxische Stoffe nicht mehr unschädlich gemacht werden, wenn Darmepithel — Leber — und andere an der Entgiftung beteiligte Zellen funktionell geschädigt sind. Da es nun bei der Infektschädigung auch regelmäßig zu Eiweißzerfall im Fieber und zur Toxinresorption kommen kann, spielen wahrscheinlich Stoffwechsel- und Bakteriengifte von Fall zu Fall eine ähnliche Rolle. Wichtig ist deshalb das Versagen der gesamten Giftabwehr. Unter normalen Verhältnissen wird, wie wir in eigenen Versuchen zeigen konnten, der gesunde Säuglingsorganismus mit den bei der Kuhmilchverdauung stets im Darm entstehenden Aminen fertig, d. h. er macht sie unschädlich. Versagt indessen die Giftabwehr, dann tritt offenbar als erstes Zeichen der Vergiftung die Unfähigkeit hervor, das Wasser festzuhalten, und es kommt im Rahmen der gesamten „toxischen Reaktion" zur Exsikkose und Acidose.

Wie die meisten Ernährungsstörungen des Säuglings ist also auch die akute alimentäre Toxikose nicht auf eine einzige, sondern auf mehrere mögliche Ursachen zurückzuführen. Von den exogenen Noxen überwiegt heute die parenterale Infektion, von den endogenen die Kuhmilchempfindlichkeit. Manchmal stellt die intestinale Toxikose eine heilbare Stoffwechselkrise von nur wenigen Stunden dar, oft aber erstreckt sie sich über Tage und manche enden auch dann noch tödlich. Sie geht stets mit einer erhöhten Durchlässigkeit der Capillaren und im besonderen der Darmwand einher. Damit wird einerseits die Aufnahme von noch nicht resorptionsfertigen Verdauungsprodukten, Bakterien- und Stoffwechselgiften ermöglicht, andererseits erleidet der Organismus Verluste an wasserwichtigen Salzen, Glykogen, Fermenten, Vitaminen und Hormonen. Es kommt somit bei der toxischen Gewebsschädigung in allen Fällen zu einer mehr oder weniger hochgradigen *Inanition*.

Neben dem Gewichtssturz sind Hemmung des Eiweißansatzes, kenntlich an der negativen Stickstoffbilanz und fast völlige Resistenzlosigkeit gegenüber

Infekten sowie Störungen der normalen Funktion des Nervensystems die unmittelbaren Folgen. Es wird so verständlich, daß namentlich Trimenonkinder und schon leicht ernährungsgestörte ältere Säuglinge, auch wenn sie die intestinale Toxikose als solche überwinden, schwer dystrophieren, oder daß sie noch im Anschluß an die Toxikose infolge ihrer Widerstandslosigkeit an einem Infekt erkranken und ihm erliegen. Eine der häufigsten Todesursachen ist hier die Bronchopneumonie.

Überblickt man die pathologischen Vorgänge bei der intestinalen Toxikose des Säuglings, so sieht man, daß sie nur aus den Besonderheiten des noch labilen, an die artfremde Nahrung noch ungenügend angepaßten Stoffwechsels des jungen wachsenden Organismus erklärbar sind.

b) Das Krankheitsbild der intestinalen Toxikose.

Von den klinischen Zeichen ist das Bild einer Vergiftung (toxisches Wesen des Säuglings) die wichtigste und zugleich bedeutungsvollste Erscheinung. Am frühesten erkennt man die Änderung im Gesichtsausdruck; das Kind hat ängstlich gespannte und rasch verfallende Gesichtszüge. Die Augen sinken in die Höhlen zurück, die Gesichtsfarbe wird blaß und fahl. Es tritt heftiges Erbrechen und starker Durchfall auf, und das Körpergewicht stürzt geradezu ab. Es ist nicht selten, daß die intoxizierten Kinder in wenigen Tagen mehrere hundert Gramm abnehmen. Der Wasserverlust tritt zutage am Einsinken der Fontanelle und am Stehenbleiben der aufgehobenen Hautfalte, namentlich am Bauch.

Inzwischen kann sich die Erregung steigern bis zu allgemeinen Krämpfen, an die sich oft ein bedrohlicher Kollaps mit schlechtem Puls, Leisewerden der Herztöne, Tachykardie und Cyanose anschließt. In anderen Fällen wird das Kind, nachdem es kurze Zeit viel geschrien hat, mit einem Mal auffallend schläfrig und teilnahmslos. Es erkennt Personen nicht, zeigt einen starren, in die Weite gerichteten Blick, das Gesicht wird maskenartig bewegungslos und schließlich stellt sich ein ausgesprochener Sopor ein. Die Bewegungen werden langsam, pathetisch nach Art des Flockenlesens, automatisch oder katalepsieähnlich. Das Kind nimmt die sog. Fechterstellung ein. Früh tritt auch schon eine auffällige Änderung des Atemtypus auf. Entweder atmet das Kind auffallend langsam und vertieft, wie wir es bei der Säureatmung im diabetischen Koma zu sehen gewohnt sind, oder noch häufiger „hechelt" es wie ein gehetztes Wild, atmet also sehr rasch, oberflächlich und unregelmäßig.

Die Stimme, anfangs noch laut und gellend, wird gebrochen und schwach. Jeden Tropfen Flüssigkeit nimmt das Kind gierig auf, um allerdings oft größere Mengen bald wieder zu erbrechen. Der Verfall schreitet fort. Die anfänglich noch substanzreichen, meist stark sauer reagierenden Stühle werden schleimigflüssig, schließlich übel fade riechend und beinahe rein wäßrig. Trotz Kühlerwerdens der Extremitäten steigt das Fieber. Im Harn, der hochgestellt ist, kann man Eiweiß, hyaline und granulierte Zylinder und manchmal, solange das Kind noch Nahrung bekommt, auch Zucker nachweisen. Das Blut zeigt oft schon im Beginn eine beträchtliche polynucleäre Leukocytose von 20—40000! Das Verschwinden der großen Mononucleären und die Linksverschiebung sind im allgemeinen nach unseren eigenen Untersuchungen verdächtig auf Infektschädigung. Jedenfalls ist Linksverschiebung ohne Infekt ein schlechtes prognostisches Zeichen. Über der Lunge bekommt man wegen der toxischen Lungenblähung hellen Klopfschall, unter dem eine beginnende, meist paravertebral sitzende Bronchopneumonie der Wahrnehmung entgehen kann.

Prognose. Trotz des lebensbedrohlichen Bildes ist der Zustand des intoxizierten Säuglings nicht hoffnungslos, vorausgesetzt, daß das Kind nicht schon vor der Toxikose lebensschwach und ernährungsgestört war und vorausgesetzt, daß es nicht schon zu schweren pathologischen Organveränderungen, in Sonderheit zu starker Fettleber, gekommen ist.

Es gibt wenig Zustände beim jungen Kind, die durch unsachgemäße Behandlung so unheilvoll beeinflußt werden, wie die alimentäre Toxikose! Die Prognose hängt deshalb in hohem Grade von der richtigen Behandlung und der bestmöglichen Pflege des Kindes ab.

Verlauf. Hochtoxische Fälle, auch solche, die nicht mit heftigen Durchfällen und Erbrechen einhergehen, können im Verlauf von 1—2 Tagen trotz

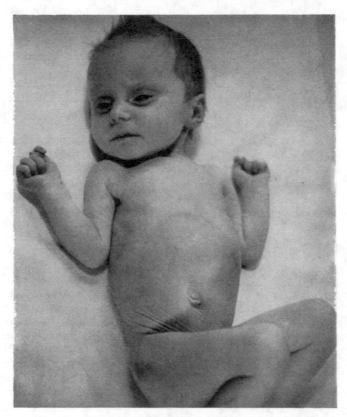

Abb. 4. Intestinale Toxikose. Verfallenes Aussehen, abwesender Blick, „Fechterstellung" der Arme, stehende Hautfalte am Bauch. (Kieler Univ.-Kinderklinik.) (K)

aller Maßnahmen zugrunde gehen. Am häufigsten verschlimmert sich das geschilderte Krankheitsbild nur in den ersten 2—3 Tagen bis zum Koma, um dann bei sachgemäßer Behandlung, je nach Alter, Kräfte- und Ernährungszustand in 24—48 Stunden eine Wendung zum Guten oder — zum tödlichen Ausgang zu nehmen. Im allgemeinen können Fälle, die sich innerhalb von 3 bis 4 Tagen entgiften, noch geheilt werden. Der weitere Verlauf der Reparation ist mindestens noch eine Woche durch Rezidive und Komplikationen gefährdet und erst nach etwa 2—3 Wochen sieht man, ob die schwere Stoffwechselkrise nicht doch zur Dystrophie geführt hat.

c) **Einige besondere Formen der intestinalen Toxikose.**

α) **Toxikose bei enteralem Infekt.** Wie schon mehrfach erwähnt, kann sich besonders häufig unter einer Toxikose beim jungen Kind ein enteraler Infekt

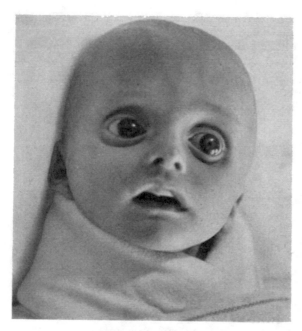

Abb. 5. Maskengesicht und verfallene Gesichtszüge auf der Höhe der Erkrankung.

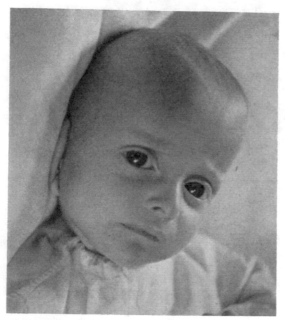

Abb. 6. Gesichtsausdruck nach der erreichten Reparation bei demselben Kind. (Frankfurter Univ.-Kinderklinik.) (P)
Abb. 5 und 6. Intestinale Toxikose des Säuglings. (Frankfurter Univ.-Kinderklinik.) (P)

mit Erregern der Typhus-, Paratyphus- oder Ruhrgruppe verbergen. Die Erkennung ist nicht immer leicht, da die Herauszüchtung des Erregers aus dem Stuhl mißlingt und die Agglutinationsproben beim jungen Säugling wenig zuverlässig sind. Verdächtig ist ein besonders plötzlicher Beginn, hohes Fieber, ungenügender Einfluß der Teediät und naturgemäß das Auftreten von Enteritisfällen in der Umgebung. Die Gefahr einer unter Toxikose verlaufenden enteralen Infektion ist besonders groß, namentlich auch wegen der bedenklichen Komplikationen: Bronchopneumonie, Osteomyelitis, Sepsis, Meningitis. Bei der Behandlung wird man versuchen müssen, mit kürzerer Teepause und rascher ansteigenden Nahrungsmengen voranzukommen. Wegen der hohen Bedeutung der Vitaminzufuhr bei diesen Infektionen muß man dafür sorgen, daß frühzeitig B_1- und C-Vitamin zugeführt wird.

β) **Besondere intestinale Toxikosen alimentärer Art.** 1. Die sog. *Kuhmilchidiosynkrasie* ist glücklicherweise ein seltenes Vorkommnis. Brustkinder, die zum erstenmal mit Kuhmilch ernährt werden, erkranken unter einem der geschilderten intestinalen Toxikose ähnelnden Bilde mit: Erblassen, Verfall, hohem Fieber, Gewichtssturz, Durchfall und Erbrechen, um sich nach 1—2 Tagen zu erholen, wenn sie wieder voll auf Frauenmilch umgesetzt werden. Es kann kein Zweifel daran bestehen, daß es sich um eine Überempfindlichkeit gegenüber dem Kuhmilcheiweiß, also um eine Allergie handelt. Es wurden im übrigen als schöner Beweis dieser Auffassung auch Fälle mit hoher Eosinophilie und Schleimabgängen aus dem Darm (Enteritis anaphylactica) beschrieben. Allerdings gibt es auch Neuropathen, die bei dem Umsetzen auf jede andere Nahrung erbrechen und Durchfälle produzieren. Derartige unechte Fälle dürfen uns aber nicht abhalten, die echten Kuhmilchidiosynkrasien, die tatsächlich vorkommen, zu erkennen und richtig zu behandeln. Man wird bei der allmählichen Gewöhnung an die Kuhmilch mit Vorteil erst kleine Mengen von Pulvermilch anwenden.

2. *Die Kachexietoxikose.* Manche dystrophierten Kinder verfallen unerwartet bei einer Nahrung, die sie bisher störungsfrei vertragen haben besonders dann, wenn die Nahrungsmenge — oft unerheblich — gesteigert wurde, in eine echte intestinale Toxikose. Auf sachgemäße Toxikosebehandlung hin erholen sich manche Kinder zwar oft noch, ein Teil geht trotz aller eingeleiteter Maßnahmen zugrunde. Die Obduktion ergibt außer der mehr oder weniger hochgradigen

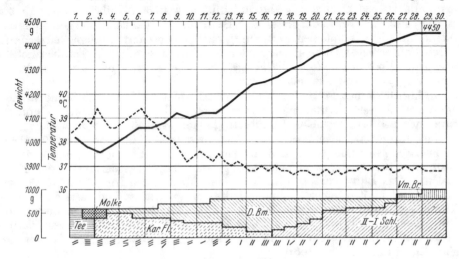

Abb. 7. Alimentäre Toxikose.

allgemeinen Macies keine Anhaltspunkte für einen Infekt oder eine besonders stark entwickelte Fettleber u. dgl. Es muß sich also auch in diesen Fällen um ein Versagen des intermediären Stoffwechsels im Sinne der echten intestinalen Toxikose handeln. Jede Unvorsichtigkeit in der Diätetik der Dystrophiker kann sich im Auftreten einer solchen toxischen Schädigung rächen. Hierher gehören im übrigen auch Fälle schwerer Dystrophie bei Pylorospastikern.

Die *Prognose* dieser Kachexietoxikose ist schlecht. Die *Behandlung* bietet keine Besonderheiten.

Therapie. Die Behandlung der intestinalen Toxikose muß von vornherein auf drei Ziele gerichtet sein. 1. Das Kind so schnell wie möglich zu entgiften, 2. die Dehydratation aufzuhalten und 3. den Kollaps zu bekämpfen.

Zur *Entgiftung* ist, da ja die Nahrung wie ein Gift wirkt, die strengste, sofortige Hungerkur, also ein Aussetzen der Nahrung auf mindestens einmal, oft auf 2- und 3mal 24 Stunden dringendes Erfordernis. Zur Beseitigung der die Vergiftung unterhaltenden Ingesta ist namentlich in den Fällen, in welchen offenbar unzweckmäßige Nahrung verabreicht wurde eine Magen-, ja sogar auch eine Darmspülung angezeigt. Abführmittel zu geben, empfiehlt sich nicht, da sie das toxische Bild verschlechtern können und meist nichts nützen. Nur Kinder, die ganz im Beginn der Toxikose in Behandlung kommen, erhalten dann, wenn sie älter als ein halbes Jahr sind und übelriechende Stühle entleeren, eine einmalige Dosis Ricinusöl (5 g pro dosi).

Bei der Bemessung der Nahrungsenthaltung muß man sich darüber klar sein, daß der Hunger zwar möglichst kurz und streng sein soll, daß er aber auch so lange durchgeführt werden muß, bis das Ziel der Entgiftung, so weit das möglich ist, erreicht wurde, weil eine öftere Wiederholung der Hungerkur nicht möglich ist. Jeder Hunger greift den jungen wachsenden Organismus sehr stark an und setzt die Nahrungsverträglichkeit herab.

Um die Dehydratation aufzuhalten, muß man auch schon vor erfolgter Entgiftung für *reichliche Flüssigkeitszufuhr* sorgen. Man soll den Wasserbedarf noch höher, als bei der Dyspepsie, nämlich auf etwa 200 g Wasser pro Kilogramm Körpergewicht bemessen. Nach Möglichkeit wird man die Flüssigkeit in Form von Tee, von Salzlösungen oder süßer Molke auf dem natürlichen Weg, also oral beibringen, weil dann ihre Wirkung am besten ist. Bei starkem Brechreiz gibt man alle 20—30 Minuten, ja alle 10 Minuten wenige Kubikzentimeter (5 bis 10 ccm) eiskalt während der ersten 4—6 Stunden. Wegen der schon geschilderten Ödemgefahr ist es empfehlenswert, nur $^1/_4$ bis $^1/_2$ des gesamten Flüssigkeitsbedarfs durch Salzlösungen (Ringerlösung oder Ringerlösung mit 5% Traubenzucker) oder süße Molke zu decken; die übrige Flüssigkeitsmenge reicht man in Form von Tee, später von Tee mit Schleim.

In hochtoxischen Fällen kann man mit Aussicht auf Erfolg 24 Stunden nach voraufgeschickter subcutaner oder intravenöser Ringer-Traubenzucker-Infusion eine oder wiederholte kleine Blutübertragungen von 40—60 ccm machen.

Zur Entgiftung eignet sich auch die intravenöse Injektion von Traubenzuckerlösung mit Campolon (z. B. 18 ccm 5%ige Traubenzuckerlösung + 2 ccm Campolon, an 2 oder 3 aufeinanderfolgenden Tagen wiederholt!) oder Blutplasma. Das Blutplasma soll infolge seines Albumingehaltes vermehrt Wasser binden und infolge seines Globulingehaltes entgiftend wirken. Die Campolon-Traubenzuckerinfusion ist draußen in der Praxis durchführbar, während die Blutplasmainfusion vorläufig noch eine Methode der Kliniken ist. Wenn Plasma nicht zur Verfügung steht, kann der Versuch gemacht werden, mit Homoseran eine Entgiftung herbeizuführen.

An die Teepause schließt man in den Fällen, in denen nicht von vornherein Salzlösungen verabreicht wurden, während 2—3mal 24 Stunden eine *milchlose Übergangsdiät* an. Sie besteht aus Salzlösung, Tee und Schleim, dann aus Karotten- oder Apfelsuppe ebenfalls mit Schleim, der nun dicklich gemacht wird und der nun ganz vorsichtig stufenweise durch die eigentliche Heilnahrung ersetzt wird.

Zur *Bekämpfung des Kollapses* sind ein heißes Bad (steigend auf 40° C) und Analeptika angezeigt. *Coffein* (von einer 20%igen Lösung 4—6mal 5 gtt in 24 Stunden), *Sympatol* (von der 10%igen Lösung 3—4mal 5—10 gtt in 24 Stunden), *Ephetonin liquid. comp.* (3mal 3—5 gtt in 24 Stunden) wirken vorbeugend.

Im akuten Kollaps *Hypophysin* (subcutan 0,4—0,6 ccm 3mal in 24 Stunden), unter Umständen zusammen mit *Strychnin. nitric.* ($^2/_{10}$ mg pro dosi, zweimal täglich). Von längerer und zuverlässigerer Wirkung: *Hexeton* (0,2—0,3 ccm etwa 3mal in 24 Stunden).

In verzweifelten Fällen: *Adrenalin* (1:1000) 1 ccm! und bei Atemstörungen *Lobelin* oder *Icoral*.

Bei Krämpfen und starken Aufregungszuständen ist oft die Anwendung eines Narkoticums unerläßlich. Man versuche erst mit einigen Tropfen *Novalgin* auszukommen. Gelingt es nicht, das Kind damit ruhig zu stellen, dann spritzt man am besten *Luminalnatrium* (von der 20%igen Lösung 0,4—0,6 ccm einmal in 24 Stunden). Ältere Säuglinge bekommen statt dessen $^1/_2$ Allionalzäpfchen. Cave Chloralhydrat! Cave Opiate!

Als *Heilnahrungen* eignen sich bei der Toxikose am besten die entfettete Frauenmilch, die Medizinalbuttermilch und die Milchsäure-Magermilch.

Wenn das Kind entgiftet ist und aus einem etwa vorgekommenen Kollaps sicher herausgebracht ist, dann beginnt man, ähnlich wie bei der Dyspepsiebehandlung (siehe diese S. 159), mit der den Verhältnissen von Fall zu Fall angepaßten Heilnahrung mit kleinsten Mengen. Den Tee bzw. Schleim oder die Molke ersetzt man und steigt damit stufenweise an, um dann schließlich wieder zu der dem Alter entsprechenden Milchmenge und Milchmischung überzugehen. Im Vergleich zur Dyspepsiebehandlung muß man aber hier bei den schwer geschädigten Säuglingen viel langsamer unter größter Vorsicht, oft erst einen über den anderen Tag, die Nahrungsmenge steigern. Am besten wird die Diätetik aus den folgenden Schemata klar. Sie sollen natürlich nur ungefähre Richtlinien darstellen.

Für einen jungen, intoxizierten Säugling von 3000—3500 g Gewicht eignet sich etwa folgendes Schema:

1. Tag: 10mal mindestens 30, besser 60 ccm Tee (bei Erbrechen 7—8mal 15 bis 20 ccm Tee eiskalt und per Sonde 2—3mal 100—150 ccm Tee; gegebenenfalls Infusion von 100—150 ccm Ringerlösung mit 5% Traubenzucker, Gesamtflüssigkeitsmenge von 500—600 g!)

2. Tag: 10mal { 10—20 ccm Molke / 20—30 ccm Tee mit 2% Nährzucker

3. Tag: 10mal { 10—20 ccm Molke / 10—20 ccm Tee mit 3% Nährzucker / 20—30 ccm Karotten- oder Apfelsuppe

4. Tag: 10mal { 10—15 ccm Molke / 20—30 ccm Karotten- oder Apfelsuppe / 10 ccm Dosenbuttermilch mit 5% Nährzucker

5. Tag: 10mal { 20—30 ccm Karotten- oder Apfelsuppe / 20 ccm 5%iger Reisschleim / 15 ccm Dosenbuttermilch mit 5% Nährzucker

6. Tag: 10mal { 15—20 ccm Karotten- oder Apfelsuppe / 20 ccm 5%iger Reisschleim / 20 ccm Dosenbuttermilch mit 5% Nährzucker

7. Tag: 10mal { 25—30 ccm 10%(!)iger Reisschleim / 30 ccm Dosenbuttermilch mit 5% Nährzucker

8. Tag: 8mal { 20—25 ccm 10%iger Reisschleim / 45 ccm Dosenbuttermilch mit 5—7% Nährzucker

9. Tag: 8mal { 10—15 ccm 10%iger Reisschleim / 55 ccm Dosenbuttermilch mit 5—7% Nährzucker

10. Tag: 5mal 100 ccm Dosenbuttermilch mit 7% Nährzucker

Die angegebenen Nahrungs- und Verdünnungsflüssigkeiten werden, je nachdem das Kind gut oder schlecht trinkt, gemischt oder einzeln verfüttert. Die Zahl der Mahlzeiten muß ebenfalls danach eingerichtet werden, wie das Kind die Nahrung nimmt. Erstrebenswert ist es natürlich, das Kind möglichst frühzeitig auf die üblichen 5 Mahlzeiten herunterzusetzen.

Für einen jungen, intoxizierten Säugling von 3000—3500 g Gewicht, bei dem Frauenmilch zur Verfügung steht, eignet sich etwa folgendes Schema:

H 1. Tag: 10mal mindestens 30, besser 60 ccm Tee (bei Erbrechen 7—8mal 15 bis 20 ccm Tee, eiskalt und per Sonde 2—3mal 100—150 ccm Tee; gegebenenfalls Infusion von 100—150 ccm Ringerlösung mit 5% Traubenzucker, Gesamtflüssigkeitsmenge von 500—600 g!)

2. Tag: 10mal { 30 ccm Tee / 10—15 ccm entfettete Frauenmilch / 20—30 ccm 5%iger Reisschleim mit 5% Nährzucker

3. Tag: 10mal { 10—20 ccm Tee / 15—20 ccm entfettete Frauenmilch / 20—30 ccm 5%iger Reisschleim mit 5% Nährzucker

4. Tag: 10mal { 10—20 ccm Tee / 20—25 ccm entfettete Frauenmilch / 20—30 ccm 5%iger Reisschleim mit 5% Nährzucker

5. Tag: 10mal { 25—30 ccm entfettete Frauenmilch / 30—40 ccm 5%iger Reisschleim mit 5% Nährzucker

6. Tag: 10mal { 25—30 ccm entfettete Frauenmilch / 15 ccm 5%iger Reisschleim mit 5% Nährzucker / 10 ccm Dosenbuttermilch mit 5% Nährzucker

7. Tag:	10mal	25 ccm entfettete Frauenmilch 15 ccm 5%iger Reisschleim mit 5% Nährzucker 20 ccm Dosenbuttermilch mit 5% Nährzucker
8. Tag:	10mal	15 ccm 5%iger Reisschleim mit 5% Nährzucker 30 ccm Dosenbuttermilch mit 5% Nährzucker 15 ccm Voll-Frauenmilch
9. und 10. Tag:	10mal	50 ccm Dosenbuttermilch mit 5% Nährzucker 25 ccm Voll-Frauenmilch
11. und 12. Tag:	8mal	40 ccm Dosenbuttermilch mit 5% Nährzucker 40 ccm Voll-Frauenmilch

Von da ab langsamer Übergang auf 5 Mahlzeiten von etwa 100—120 ccm Frauenmilch, oder, wenn das nicht angängig ist, auf Dosenbuttermilch mit 5% Nährzucker und 1½% Mondamin (sog. Buttermilchsuppe) in derselben Tagesmenge etwa 500—600 ccm.

Für einen intoxizierten, etwas älteren Säugling von 4000—5000 g Gewicht eignet sich etwa folgendes Schema:

1. Tag:	10mal	60—80 ccm Tee (bei Erbrechen 7—8mal 50—60 ccm Tee, eiskalt und per Sonde 2—3mal 100—150 ccm Tee; gegebenenfalls Infusion von 100—150 ccm Ringerlösung mit 5% Traubenzucker)
2. Tag:	10mal	20—25 ccm Molke 40—60 ccm Tee mit 2% Nährzucker
3. Tag:	10mal	20—25 ccm Molke 40—60 ccm Karotten- oder Apfelsuppe
4. Tag:	10mal	45—60 ccm Karotten- oder Apfelsuppe 10—20 ccm Dosenbuttermilch mit 5% Nährzucker
5. Tag:	10mal	40—50 ccm Karotten- oder Apfelsuppe 20—25 ccm Dosenbuttermilch mit 5% Nährzucker
6. Tag:	10mal	40—50 ccm Karotten- oder Apfelsuppe 25—30 ccm Dosenbuttermilch mit 5% Nährzucker
7.—9. Tag:	8mal	40 ccm Karotten- oder Apfelsuppe 50 ccm Dosenbuttermilch mit 5% Nährzucker
10.—12. Tag:	5mal	30 ccm Schleim mit 5% Nährzucker 120 ccm Dosenbuttermilch mit 5% Nährzucker

Von da ab langsam auf 800 ccm Dosenbuttermilch mit 5% Nährzucker mit 1½% Mondamin (sog. Buttermilchsuppe) übergehen, unter allmählichem Fortlassen des Schleimzusatzes.

Auf einige Besonderheiten bei der Behandlung der intestinalen Toxikose sei hier noch kurz eingegangen.

Wenn das Kind nach einer „Teepause" von dreimal 24 Stunden noch nicht aus dem toxischen Zustand herausgebracht werden konnte, dann ist von einer weiteren Fortsetzung der Hungerkur nichts mehr zu erwarten, und man muß nun mit kleinen Nahrungsmengen beginnen. Man soll in solchen Fällen auch unter allen Umständen die Wasserverarmung in der üblichen Weise bekämpfen, da sich dann doch manchmal noch alles zum Guten wendet.

Rückfälle in den toxischen Zustand können sich noch innerhalb der ersten 2—3 Wochen auf anscheinend ganz geringfügige Diätfehler hin ereignen. Man ist dann gezwungen, zwar wiederum eine kurze Teepause einzulegen, darf aber keine allzulange Hungerschädigung mehr wagen. Man muß bei der Wiederaufnahme der Ernährung sogar rascher als das erstemal zu einigermaßen den Erhaltungsbedarf deckenden Tagesmengen (etwa 70 Calorien pro Kilogramm) ansteigen. Ein solches Kind muß dann unter Umständen Tag und Nacht mit einer nur etwa 4stündigen Nachtpause durchgefüttert werden.

Nicht alle Fälle von Toxikose bedürfen einer gleichzeitigen Wasser- und *Salzzufuhr*. Man kann neben Salzfieber auch eine deutliche allgemeine Verschlechterung des Zustandes, besonders auch erneute Durchfälle bei unnötigem Salzangebot beobachten. Leider ist es nur durch schwierige Untersuchungen möglich, sich von Fall zu Fall Einblick in die Verhältnisse des Mineralhaushaltes zu verschaffen. Aus diesem Grund empfiehlt sich anfänglich eine gewisse Zurückhaltung mit der Verabfolgung von Salzlösungen.

Ähnliches gilt für die „sauren" Nahrungen, mit denen in manchen Fällen kein rascher diätetischer Erfolg erzielt wird. Wenn man sich daran erinnert, dann kann man durch Umsetzen des Kindes von Buttermilch oder Säuremagermilch auf entfettete, nicht gesäuerte Trockenmilch, natürlich in entsprechender Verdünnung, oder am besten auf entfettete Frauenmilch oft die Reparation sofort in Gang bringen.

Um das oft hartnäckige Erbrechen zu beseitigen, wendet man gelegentliche, keinesfalls tägliche (!) Magenspülungen an.

Die folgenden Grundsätze, die sich bei der praktischen Durchführung der Behandlung der intestinalen Toxikose bewährt haben, werden der Beachtung empfohlen:

1. Die Aussicht, einen Säugling aus einer intestinalen Toxikose herauszubringen, ist desto besser, je früher eine strenge Hungerkur begonnen und durchgeführt wird.

2. Die Wasserzufuhr soll immer erst auf dem natürlichen Weg (also per os) versucht werden, bevor sie durch parenterale Infusionen bewerkstelligt wird. Das Wasserangebot soll reichlicher sein als bei der Dyspepsie, nämlich es soll etwa 200 ccm pro Kilogramm Körpergewicht betragen.

3. Die Anwendung von Salzlösungen zur Wiedererreichung einer genügenden Wasserbindung muß anfänglich mit wenig Salz und am besten unter gleichzeitigem Angebot von Traubenzucker geschehen.

4. Als Heilnahrungen eignen sich die antidyspeptischen Nahrungen, aber nur in vielen kleinen Einzelgaben, die äußerst vorsichtig gesteigert werden dürfen. Eine zu schnelle Reparation zu erzwingen, birgt die Gefahr des Rückfalls in die Toxikose in sich, eine zu langsame die der Dystrophie.

5. Das Kind im toxischen Zustand bedarf nicht nur peinlichster, aufopfernder Pflege und 1—2stündlicher Fütterung, es muß auch bei Fieber mit Wärmflaschen versorgt und mit größter Sorgfalt vor Hitze, Abkühlung und Infekten behütet werden. Bei Erbrechen stets nachfüttern. Bei Kollapsneigung Kreislaufmittel geben.

Bei dem bestehenden seltenen Lidschlag ist auch die Befeuchtung der Conjunktiven mit physiologischer Kochsalzlösung und gelegentlich 1 Tropfen Paraffinöl dringend angezeigt.

IV. Die chronischen Ernährungsstörungen des Flaschenkindes.

Wir unterscheiden zwei Gruppen von chronischen Ernährungsstörungen des Flaschenkindes, die nicht unter allen Umständen miteinander zu tun haben. Das eine ist die Gruppe der *subakuten und chronischen Dyspepsien*, bei der Verdauungsstörungen im Vordergrund stehen, ohne daß eine tiefgreifende Veränderung der Ernährungslage und des Gesamtstoffwechsels vorliegt. Die zweite Gruppe umfaßt alle Fälle chronischen Nichtgedeihens, teils mit, teils ohne erhebliche Verdauungsstörungen, bei denen der Gesamtstoffwechsel in Mitleidenschaft gezogen wird, ja bei welchen manchmal die Frage der Ernährbarkeit aufgeworfen werden muß. Wir bezeichnen diese besondere Form der chronischen Ernährungsstörung als *Dystrophie*.

Wenn trotz der Verschiedenheit der beiden Gruppen die erstere als leichte Form bezeichnet wird, so ist das ungenau. Es gibt auch ernste chronische Dyspepsien und andererseits leichte Dystrophien. Die schematische Abstufung in eine leichte und eine schwere Form auch der chronischen Ernährungsstörungen kommt einfach daher, daß dyspeptische Störungen anfänglich leichter Art in schwere Dystrophien übergehen können.

Wir suchen in der Praxis bei den akuten Ernährungsstörungen zu erkennen, ob toxische Züge vorhanden sind, weil dann sofort die Prognose ernster zu stellen

ist; bei den chronischen Ernährungsstörungen fragen wir uns ebenfalls im Hinblick auf die Prognose im allgemeinen, ob schon Zeichen des Dystrophierens
vorliegen oder nicht. Ihrem Wesen nach gehören die subakuten und chronischen
Dyspepsien zu den „dyspeptischen", nicht zehrenden Störungen, die Dystrophien
stellen dagegen dem jungen wachsenden Organismus eigentümliche „Zehrkrank-
heiten" dar ohne entsprechende primäre organische Veränderungen.

1. Die subakuten und chronischen Dyspepsien des Flaschenkindes.

Wir verstehen unter subakuter und chronischer Dyspepsie nicht nur sich
länger hinziehende dyspeptische Störungen, die aus einer rasch einsetzenden
Indigestion hervorgegangen sind, sondern auch Zustände von Appetitlosigkeit,
gelegentlichem oder habituellem Erbrechen und fortgesetzter Neigung zu
schlechten Stühlen. Wesentlich ist, daß die Säuglinge dabei leidlich gut, manchmal sogar recht gut gedeihen. Manchen solcher chronischen Dyspepsien liegen
enterale Infekte zugrunde, bei anderen spielen Ernährungsfehler, namentlich
die Unterernährung, eine Rolle. In der Mehrzahl handelt es sich aber um an sich
harmlose Funktionsanomalien des Darmes, die konstitutionell begründet sind.
Man sagt wohl auch von solchen Kindern, daß sie einen besonders „empfindlichen" Darm haben, weil nicht nur jede Nahrungsänderung zu dyspeptischen
Erscheinungen führt, sondern auch, weil es oft schwierig ist, eine Ernährungsweise ausfindig zu machen, bei der das Kind keine schleimigen oder zerhackten
Stühle zeigt, nicht gelegentlich erbricht usw.

Ätiologie. Im allgemeinen kommen dieselben Schädigungen, die zu akuten
Ernährungsstörungen führen (siehe diese S. 150), auch hier ursächlich in Frage.
Besonders wichtig ist es nach dem Vorausgeschickten, auf enterale, schleichende
Infekte zu achten. Im Gegensatz zu den akuten Ernährungsstörungen spielen
hier Konstitutionsanomalien eine wichtige Rolle.

Krankheitsbild. *Subakute und chronische Dyspepsien* sind gegenüber den bisher geschilderten Ernährungsstörungen dadurch gekennzeichnet, daß dabei,
wie betont, das Allgemeinbefinden der Kinder nur wenig beeinträchtigt ist.
Vielfach steht das gelegentliche Speien oder auch richtiges Erbrechen und das
Auftreten von häufigen schlechten, zerfahrenen „dyspeptischen" Stühlen geradezu im Widerspruch zu dem sonst guten Aussehen und Gedeihen. In anderen
Fällen sind die Säuglinge dabei blaß, haben einen säuerlichen, oft auch käsig
ranzigen Mundgeruch, zeigen wechselnden Appetit und werden infolge der
häufigen Entleerungen wund. Ein Stehenbleiben im Gewicht und die Zeichen
des allmählichen Fettschwundes zeigt die beginnende Dystrophie (siehe diese)
an und erlaubt die Diagnose subakute oder chronische Dyspepsie nicht.

Manche infektiös bedingten chronischen Verdauungsstörungen gehen mit
dyspeptischen Stühlen einher, bei denen der hohe Schleimgehalt und die gelegentlich darin auftretenden Blutpünktchen auf eine Enterokolitis hinweisen.
Bei häufig rezidivierenden parenteralen Infekten entwickelt sich das Bild einer
chronischen Dyspepsie, die dadurch gekennzeichnet ist, daß sie auf diätetische
Maßnahmen wenig anspricht und überhaupt einen sehr wechselnden Verlauf
zeigt. Hierher gehören auch die Fälle, in welchen die Mutter immer wieder
versucht, durch Schleim-Mehlsuppendiät und Nahrungseinschränkung die Stühle
zu bessern, wobei sie tatsächlich das Kind zu knapp ernährt (sog. „Hungerdiarrhöe", „Milchfehlerdiarrhöe" u. a. m.).

In manchen Fällen lassen sich Konstitutionsanomalien, so z. B. Neuropathie, nachweisen, während bei anderen Kindern ohne typische konstitutionelle
Anomalien die Neigung zu Erbrechen und schlechten Stühlen unabhängig von
der Nahrung und Pflege als einziges Symptom eines „nervösen" Darms hin-

genommen werden muß. Ist das Auftreten und Verschwinden der immer wieder-kehrenden leichten dyspeptischen Erscheinungen von einer bestimmten Art der Ernährung abhängig, so hat man es wahrscheinlich mit allergischen Reaktionen zu tun, wie sie bekanntlich nach Kuhmilch, aber auch allein auf Zugabe von Fett, Eiweiß, Mehl, Gemüse u. dgl. schon beim Säugling vorkommen.

Die *Differentialdiagnose* kann sehr schwierig sein. Eine recht sorgfältige Fahndung auf Infekte auch scheinbar geringfügiger Natur (chronische Otitis media, Pyurie, die Pyodermie usw.) schützt ebenso vor Irrtümern, wie die Feststellung, ob das Kind richtig und ausreichend ernährt wird. Wichtig ist die Abgrenzung der Dystrophie im weiteren Sinne des Wortes (Avitaminosen! Dystrophie des älteren Kindes, sog. Verdauungsinsuffizienz nach SCHÜTZ-HEUBNER-HERTER!).

Die *Behandlung* soll weder mit einer „Teepause" noch mit vorsichtig ansteigenden kleinen Milchmengen versucht werden (Dystrophiegefahr!). Im Gegenteil besteht von vornherein die Anzeige, von jeglicher Unterernährung abzusehen und den Magen-Darm in normaler Weise zu belasten. Stopfmittel leisten nichts. Große Eiweißgaben führen zu fauligen Stühlen und verhindern Rückfälle nicht. Am besten gibt man eine dem Alter entsprechende Brei-, Mehl- und Gemüsekost (geriebene Rohäpfel, Banane usw.) unter anfänglicher Heranziehung von Säuremilchen (Trockenbuttermilch, Säurevollmilch). Besteht keine Fettempfindlichkeit, so erzielt man oft mit der CZERNY-KLEINSCHMIDTschen Buttermehlnahrung Verschwinden der schlechten Stühle und des Erbrechens und bestes Gedeihen.

2. Die Dystrophien des Säuglings.

Als *Dystrophien* des Säuglings bezeichnen wir diejenigen chronischen Ernährungsstörungen, bei denen das Kind bei leichteren Graden mangelhaft gedeiht und verkümmert, bei schwereren Graden einer fortschreitenden Abzehrung anheimfällt und atrophiert, ohne daß eine Organerkrankung als Ursache nachgewiesen werden könnte. Diese chronischen Ernährungsstörungen, die manchmal an die allerschwersten Siechtumszustände der Erwachsenen erinnern, brauchen keineswegs mit Verdauungsstörungen verknüpft zu sein, wenn schon im Verlauf solche Erscheinungen häufig von Zeit zu Zeit auftreten. Der dystrophierte Säugling gedeiht nicht, auch da nicht, wo er noch eine für ein gesundes Kind voll ausreichende Nahrung umsetzt, ja er nimmt dabei oft in wahren Gewichtsstürzen ab und erweist sich in schweren Fällen von „Pädatrophie" als unernährbar. Die Ernährungsfunktion ist somit bei allen Dystrophien meist in erheblichem Grade beeinträchtigt oder schlechthin aufgehoben.

Ätiologie. Ursachen. a) Ernährungsfehler. Die wichtigste Ursache sind *Ernährungsfehler* im Trimenonalter und zwar quantitative oder qualitative Unterernährung. Entweder erhalten die Kinder aus Angst vor den schädlichen Wirkungen der Kuhmilch eine zu gehaltlose Milchmischung, oder aber die Milch wird in ihrem Nährwert durch zu lange Koch- und Sterilisierverfahren beeinträchtigt. In anderen Fällen setzt die Mutter mit oder ohne ärztliche Verordnung den Säugling bei Auftreten schlechter, „durchfälliger" Stühle immer wieder mehrere Tage auf Schleim- und Mehldiät. Andere Mütter haben große Angst vor der Durchfall erzeugenden Wirkung des Zuckers und setzen der Flaschennahrung zu wenig Zucker zu.

Auch eine Überfütterung kann, wenn sie länger geübt wird, bei einseitig zusammengesetzter Nahrung schließlich zu schweren Dystrophien nach dem Beispiel des Milch- oder Mehlnährschadens führen.

b) Akute Ernährungsstörungen, namentlich die intestinalen Toxikosen, sind häufg die Ursache einer Dystrophie.

c) *Infekte*, sowohl enteraler wie parenteraler Art, sind oft deutlich die Veranlassung zu langedauernden Ansatzstörungen.

d) Von *Pflegefehlern* sind es hauptsächlich die Fütterungsfehler, wie unregelmäßige Mahlzeiten, zu hastiges Füttern u. a. m., die eine Dystrophie zur Folge haben. In manchen Anstalten mit zu wenig Pflegepersonal sind nicht gedeihende Säuglinge besonders oft zu finden. (Siehe unten auch „Hospitalismus".)

Bereitschaften. a) Die wichtigste Bereitschaft für alle Grade der Dystrophie zeigt das junge Flaschenkind. Hier kommt die oben schon geschilderte schlechte Anpassung des jungen Kindes an die Kuhmilch zum Ausdruck.

b) *Lebensschwäche und Frühgeburt*, beide oft gemeinsam vorkommend, machen das Kind empfänglich für Ernährungsstörungen im allgemeinen, dystrophische Zustände im besonderen.

c) Eine gewisse Bereitschaft zu dystrophieren zeigen Kinder mit bestimmten *Konstitutionsanomalien*, besonders solche mit exsudativer Diathese und mit Neuropathie. Bei den letzteren ist es oft schwierig, ihnen eine dem Alter entsprechende Nahrung in regelmäßigen Mahlzeiten beizubringen. Alle Säuglinge mit „nervösem" Erbrechen sind naturgemäß dystrophiegefährdet, wenn sie nicht besonders sorgsam, ausreichend und vollständig ernährt werden können.

d) Der *Hospitalismus* führt zu allen Graden der Dystrophie. Wir verstehen darunter eine Schädigung der Säuglinge durch Massenpflege. Je jünger das Kind ist, desto schlechter verträgt es eine schematische Pflege und Fütterungsweise, wie sie in stark belegten Krippen oft aus Geld- und Personalmangel nicht vermeidbar ist. Hinzu kommen Schädigungen durch umlaufende grippale und andere Infekte.

e) Mancherlei *organische Erkrankungen*, besonders solche, die mit allgemeiner Körperschwäche oder Kreislaufstörungen, mit Mißbildungen der Mund- und Verdauungsorgane oder mit Schwachsinn einhergehen, sind so gut wie stets von schwerer chronischer Ernährungsstörung begleitet.

a) Die wichtigsten pathologischen Vorgänge bei der dystrophischen Störung.

Vergleicht man einen dystrophischen Säugling äußerlich mit einem gleichalten gesunden Kind, so fällt in leichten Fällen lediglich sein mangelndes Fettpolster und seine Blässe und welke Beschaffenheit der Haut auf, in schweren dagegen ist nicht nur die Abzehrung erschreckend, sondern auch der Wachstumsstillstand kann erheblich sein. Jeder unvoreingenommene Beobachter wird ohne weiteres den verkümmerten Säugling als „verhungert" bezeichnen. Die Wachstumshemmung ist offenbar die Folge eines längeren Hungerzustandes. Der erste pathologische Vorgang, der somit nähere Betrachtung verdient, ist die *Inanition*.

Sämtliche Untersuchungen des Stoffwechsels ergeben die klassischen Anzeichen des Hungerstoffwechsels. Aus Körperanalysen geht hervor, daß der Fettbestand von etwa 12% des gesunden Säuglings auf 3% und weniger herabgesetzt, also aufgezehrt ist. Wir wissen, daß es Fälle gibt, in denen das Körpergewicht unter die QUESTsche Zahl, d. h. unter ein Drittel des ursprünglichen Gewichtes herabgesunken sein kann, ohne daß die Kinder sofort an Ermattung sterben. Im N-Haushalt finden wir auch schon im Beginn Unterbilanzen. Eine Vermehrung des Harnstoffgehaltes im Blut und Liquor sind Ausdruck einer verschlechterten Nahrungsausnutzung und eines Gewebeverzehrs.

Im Kohlehydrathaushalt kann man zwei wichtige Zeichen der Inanition feststellen, nämlich einerseits eine Hypoglykämie, andererseits eine besonders hohe Zuckertoleranz. Der Fettstoffwechsel ergibt eine um etwa 5—10% verminderte Fettresorption und als typisches Hungerzeichen eine gewisse Alkalipenie. Im Mineralhaushalt findet man schon oft im Beginn verschlechterte Asche —, namentlich Alkalibilanzen. Die Wasserverluste des hungernden Kindes, das seine Gewebe einreißt, kommen in den Gewichtsstürzen zur Erscheinung.

Den Hungerstoffwechsel bestätigen die pathologisch anatomischen Befunde. Sämtliche Organe zeigen eine, allerdings verschieden starke Gewichtsverminderung und erweisen sich als atrophiert. Wir finden Glykogen- und Lipoidschwund und als Zeichen der Blutzerstörung beträchtliche Hämosiderose in Leber und Milz. Irgendeine typische organische Gewebeveränderung, die nicht durch Inanition zu erklären wäre, fehlt gewöhnlich.

Wir haben also einen rein funktionellen Inanitionszustand vor uns. Nichts liegt näher, als die Annahme, daß äußerer Hunger, also Mangel an Nährstoffen, die Dystrophie verursacht. In der Tat lassen sich die in der Ätiologie genannten Ursachen in der Hauptsache auf den Generalnenner *Hunger* bringen; denn ob die Mutter aus Angst vor Schädigung dem Kind zu wenig anbietet oder ob es bei einem Infekt appetitlos wird, oder ob ihm in der Rekonvaleszenz nach akuten Ernährungsstörungen nicht eine seinem gesteigerten Nahrungsbedarf entsprechende Nahrungsmenge gereicht wird, stets ist die Folge: eine allgemeine Unterernährung. Allerdings muß man noch zweierlei berücksichtigen. Zunächst die Tatsache, daß es auch eine qualitative Unterernährung gibt, also einen Zustand, bei dem ein bestimmter Nährstoff garnicht oder in zu geringer Menge angeboten wird. Hierher gehört zum größten Teil der Mehlnährschaden und der Milchnährschaden. Hierher gehören auch die Avitaminosen, bei denen sich eine ganz spezifische Dystrophieform bei Mangel eines bestimmten Vitamins entwickelt. Zum Verständnis der im Verlauf von Dystrophien auftretenden Verschlimmerungen in Form von Gewichtskatastrophen mit und ohne Verdauungsstörungen muß dann als weitere Tatsache in Betracht gezogen werden, daß unter jeder fortschreitenden Inanition beim jungen wachsenden Organismus die Nahrungsverträglichkeit immer weiter verschlechtert wird. So kommt es, daß, obgleich der Fehler in der bisherigen Ernährung richtig gestellt und der entsprechende Nährstoff in ausgiebiger Menge gereicht wird, doch das Kind nicht mehr ohne weiteres aufgefüttert werden kann. Seine Nahrungsverträglichkeit ist so gering geworden, daß es die ihm notwendige optimale Nahrung nach Menge und Qualität nicht mehr verträgt.

Auf diese Weise werden eine Reihe dystrophischer Zustände befriedigend erklärt, und man hat entsprechend dem Stande unserer Kenntnisse über Nahrungsbedarf und Ernährungskrankheiten die Dystrophien einfach als „Fehlnährschäden" bezeichnet. Neuerdings wurde in Anlehnung an die Lehre von den Avitaminosen die Pädatrophie geradezu als die Folge einer völligen Vitaminverarmung des Körpers bezeichnet.

Diese Auffassungen werden nun den Tatsachen doch nicht in allen Punkten gerecht. Um bei der letztgenannten Theorie zu beginnen, so ist sie doch schon deshalb kaum stichhaltig, weil einmal die Zufuhr von Vitaminen, auch von den verschiedenartigsten, den schwer dystrophierten Säuglingen nichts nützt und zweitens, weil echte Avitaminosen eigentlich recht spezifische Krankheitsbilder zu machen pflegen und nicht nur allgemeine Verhungerungszustände erzeugen.

Aber selbst zugegeben, daß eine derartige, allerdings reichlich unklare, allgemeine Vitaminverarmung vorläge; wie sollte sie in Fällen zustande gekommen sein, in denen eine für das gesunde Kind völlig ausreichende Nahrung gereicht wurde? Es bleibt eben noch eine Frage zu klären, die nämlich nach der *Progression des dystrophischen Zustandes.*

Gelingt es nämlich nicht, die Dystrophie im Beginn und noch im leichten Grade zu heilen, dann beobachten wir — stets bei der schweren Dystrophie, der „Pädatrophie" — auch noch nach Zeiten scheinbarer Reparation, daß das Kind weiter abnimmt und verkümmert trotz ausreichender Ernährung! Hier kommen wir mit den oben gegebenen Erklärungen der Dystrophie durch äußeren Hunger und Herabsetzung der Nahrungsverträglichkeit allein nicht mehr aus: hier hungert das Kind, wie Czerny sich ausgedrückt hat: aus inneren Gründen. Es kommt zu einem Leerlauf des Ernährungsvorganges, d. h. die Nahrung nährt nicht mehr. Wir finden dann nicht etwa eine mangelnde Aufarbeitung, ein Liegenbleiben der Nahrung im Magendarmkanal, sondern ein Verpuffen der in den Nährstoffen zugeführten potentiellen Energie. Die Nahrung bewirkt nicht mehr, wie beim gesunden Säugling, Ansatz, sondern Körperverzehr. Auch Vitamine, Salze und Wasser, wenn reichlich angeboten, werden zwar aufgenommen, sie vermögen aber den krankhaften Gewebeabbau ebenfalls nicht mehr aufzuhalten. Das schwer dystrophierte Kind zehrt seine Gewebe auf, aber nicht weil ihm bestimmte Baustoffe fehlen, wie die Hunger- bzw. Vitamintheorie annimmt, sondern weil sein intermediärer Stoffwechsel eine völlige Umkehr erfahren hat. Praktisch ist seine Ernährungsfunktion erloschen: das Kind ist unernährbar geworden.

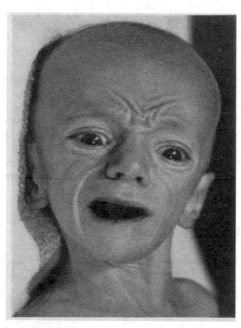

Abb. 8. Gesichtsausdruck bei schwerer Dystrophie. (Kieler Univ.-Kinderklinik.) (K)

Über das Wesen des dystrophischen Zustandes läßt sich auch heute nur soviel aussagen, daß es sich, da die einzelnen Organsysteme, abgesehen von einer gewissen Atrophie, sich als intakt erweisen, um eine allgemeine Gewebeschädigung handeln muß. Die Gewebe decken ihren Nährstoffbedarf nicht mehr aus den mit der Nahrung aufgenommenen Nährstoffen, sondern brennen diese ab, wie wenn es sich dabei um ein überflüssiges Angebot handelte. Dementsprechend finden wir entgegen den Hungerzuständen beim Gesunden die Oxydationsvorgänge nicht vermindert, sondern eher noch gesteigert. Das dystrophierte Kind paßt sich in seinem Hungerzustand, um mit Voit zu reden, „nicht der Not an" und schränkt seine Verbrennungen ein, sondern es steigert sie sogar noch.

Man gewinnt den Eindruck, daß die — in der Hauptsache wohl durch lange fortgesetzten Hunger — geschädigten Gewebe des wachsenden Organismus eine gewisse Autonomie, wie wir sie etwa bei embryonalen Geweben kennen, wiedergewinnen. Nur so ist jedenfalls das mangelhafte Ineinandergreifen von Verdauungsvorgängen und sämtlichen Oxydationsvorgängen im intermediären Stoffwechsel einigermaßen verständlich. Eine solche Assimilationsstörung infolge Hungers mit einer ausgesprochenen Dissimilationsneigung auch bei ausreichendem Nahrungsangebot ist, das muß hier hervorgehoben werden, eine Besonderheit des wachsenden Organismus. Wir finden sie unter denselben Bedingungen wie beim menschlichen Säugling als sog. „Darrsucht" auch beim jungen Tier.

b) Das allgemeine Krankheitsbild der Dystrophie.

Der dystrophische Zustand beginnt, wie erwähnt, oft noch während einer akuten Durchfallsstörung oder im Anschluß an einen Infekt da, wo ein Säugling sich von dieser an und für sich leichten Störung einfach nicht mehr recht erholen will. Statt eines raschen Gewichtsanstieges nach Abklingen eines solchen akuten Durchfalls oder eines Infektfiebers bleibt das Gewicht stehen, pendelt — oft wochenlang! — um einen bestimmten Wert herum und fällt in ernsteren Fällen bei jedem Versuch der Nahrungssteigerung steil ab. Das wichtigste Merkmal des Krankheitsbildes ist die immer deutlicher hervortretende Verschlechterung des allgemeinen Ernährungszustandes.

Das Kind ist schlecht gelaunt, schläft wenig, schreit viel. Die Haut wird blaß, die prallen Glieder werden schlaff und fühlen sich weich an, das Fettpolster beginnt in gesetzmäßiger Reihenfolge zu schwinden erst am Bauch, dann am Rücken und den Lenden und schließlich an den Gliedmaßen und

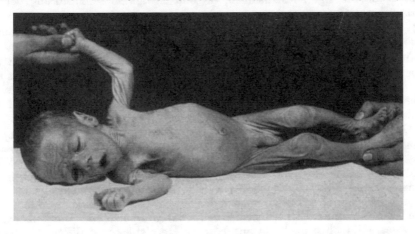

Abb. 9. Schwere Säuglingsdystrophie, sog. Pädatrophie. Abmagerung bis zur Macies bei Dystrophie 9 Mon. alt. Gewicht 3500! Sollgewicht 5300. (Kieler Univ.-Kinderklinik.) (K)

zuletzt im Gesicht. Am längsten erhalten bleibt das BICHATsche Wangenfettpolster. So kommt es, daß manche Säuglinge, solange sie bekleidet sind, noch einen leidlich guten Eindruck machen, der schwindet, sobald man sie sich nackend zeigen läßt. Perioden von Verstopfung wechseln oft mit solchen von schlechten, gehäuften Stühlen ab. Speien und Erbrechen kommt häufig vor. Die Temperatur zeigt oft große Schwankungen, jedenfalls weit größere als beim gesunden Kind. Bei fortschreitender Verkümmerung treten Untertemperaturen auf. Der Puls sinkt ab und wird klein. Infolge des Fettschwundes werden die Gefäße oft als Stränge sichtbar. Die Atmung wird im Verlauf der Dystrophie flach und flacher und die Lungenlüftung wird schlecht (Gefahr der Entwicklung einer paravertebralen Bronchopneumonie!). Die Immunität verschlechtert sich bis zur Widerstandslosigkeit gegen banale Infekte verschiedenster Art. Mit der fortschreitenden Abmagerung bis zum Marasmus („Voltairegesicht") macht sich meist eine meteoristische Auftreibung des Bauches als Folge der Darmaufblähung geltend.

Als wichtigste Kennzeichen der dystrophischen Störung sind folgende drei Erscheinungen anzusehen: 1. *Die immer schlechter werdende Nahrungsverträglichkeit,* die sich darin ausdrückt, daß jeder Versuch, mehr oder anders zusammengesetzte Nahrung zu reichen, zu schlechten Stühlen führt oder doch mindestens keine bleibende Gewichtszunahme mehr erzielt.

In vorgeschrittenen Fällen finden wir 2. *die paradoxe Nahrungsreaktion,* die darin besteht, daß auf jede Nahrungsänderung, besonders eine Nahrungszulage — im Gegensatz zum gesunden Säugling — ein beträchtlicher Gewichtssturz eintritt.

Als 3. Zeichen ist die *abnorme Hungerreaktion* anzusehen, bei der an Stelle eines Stehenbleibens oder leichten Absinkens des Körpergewichts nach kurzer „Teepause" ein starker Gewichtssturz, oft mit Kollaps und Verfall, einsetzt.

Diese in ihrem Wesen miteinander eng verwandten Reaktionen bieten in der geschilderten Reihenfolge zugleich Anhaltspunkte für die Beurteilung der Schwere der vorliegenden dystrophischen Störung. Ein dystrophierter Säugling ist im allgemeinen nicht mehr zu retten, wenn sein Körpergewicht unter die Questsche Zahl, d. h. unter ein Drittel (34%) seines ursprünglichen Gewichtes heruntergesunken ist. Oberhalb dieser Grenze ist der Grad der Abzehrung nicht immer maßgebend für die Beurteilung der Schwere der Erkrankung, und es ist dafür wichtiger, festzustellen, ob und inwieweit eine Störung der Ernährungsfunktion vorliegt.

Der Verlauf der Dystrophie ist ein rascher und ungünstiger bei lebensschwachen, frühgeborenen, aber auch den meisten übrigen jungen Kindern. Gefahrbringend sind auch bei lange sich hinziehenden Fällen, die schon eine Besserung zeigen, alle Infektionen, auch die banalen, an sich leichten. Hat man beim Säugling eine Dystrophie festgestellt, so ist es für die Behandlung wichtig, soweit als irgend möglich die in Betracht kommenden ursächlichen Faktoren bei dem vorliegenden Fall klarzustellen.

Da von Ernährungsfehlern in erster Linie die Unterernährung als Dystrophieursache in Betracht kommt, und zwar die quantitative wie auch die qualitative, ist es wichtig, auf Grund möglichst eingehender Ermittelung der bisherigen Ernährung festzustellen, ob dem Kind eine genügende und eine richtig zusammengesetzte Nahrung angeboten wurde. Bei der Berechnung legt man das Geburtsgewicht und davon ausgehend das Sollgewicht zugrunde. Erst in zweiter Linie kommen andere Ursachen der sekundären Dystrophie, wie Tuberkulose oder Lues, schließlich auch ein angeborener Herzfehler usw. differentialdiagnostisch in Betracht.

Therapie. In Anbetracht der Tatsache, daß bei allen dystrophischen Zuständen eine allgemeine Inanition vorliegt, muß die wichtigste Aufgabe der Behandlung darin bestehen, den Säugling sozusagen um jeden Preis *aus dem Hungerzustand herauszubringen.* Das erscheint da einfach, wo eine Fehlernährung klar zutage liegt, wie etwa bei ungenügendem Kohlehydratangebot durch einseitige Kuhmilchfütterung oder bei der Möller-Barlowschen Krankheit. Hier besteht die Behandlung im wesentlichen darin, die in der Nahrung zu wenig angebotene Substanz, also im ersten Fall Kohlehydrate, im zweiten Fall Vitamin C in genügender Menge anzubieten. Von der Diätetik bei diesen besonderen Dystrophieformen wird im folgenden noch die Rede sein. Hier soll zunächst nun die Behandlung unklarer Dystrophieformen in großen Zügen geschildert werden. Es kann darüber kein Zweifel bestehen, daß bei diesen nicht klar übersichtlichen Verkümmerungszuständen die Wiederauffütterung des Kindes außerordentlich schwierig ist. Das ganze Rüstzeug der Säuglingsdiätetik wurde und wird auch heute noch von manchen Ärzten herangeholt und versucht, zu unrecht.

Bei kritischer Sichtung erweisen sich eigentlich nur wenige Wege gangbar, auf denen man das verhungerte Kind aus seinem bedenklichen Zustand herausführen kann. Im folgenden sollen einige wichtige Grundsätze für die Diätetik kurz angegeben werden.

1. Eine einfache Auffütterung durch Vervollständigung der bisher gereichten Nahrung und Steigerung der Nahrungsmenge führt nur da zum Ziel, wo die Dystrophie erst kurze Zeit besteht, das Kind nicht an dyspeptischen Störungen leidet, frei von Infekten ist und gut trinkt.

2. Dyspeptische Störungen erfordern eine kurze Teepause von etwa 8 bis 12 Stunden, nach welcher rasch auf das Erhaltungsmaß 70 Calorien pro Kilogramm und ein über der Norm liegendes Kostmaß von 150—200 Calorien ohne ängstliche Rücksicht auf schlechte Stühle angestiegen werden muß.

3. Für jede Dystrophiediätetik gilt das Losungswort: Wiederauffütterung! Das heißt keine unnötigen Hungerkuren, keine calorienarme „Schonungskost", keine Nahrungszumessung auf das Istgewicht, sondern auf das Sollgewicht, keine Flüssigkeitsüberschwemmung, keinen Scheinansatz durch salzreiche Gemische!

4. Die calorische Anreicherung der Nahrung erfolgt am besten immer zuerst mit Kohlehydraten, dann mit Eiweiß und zuletzt mit Fett!

5. Um die notwendige calorienreiche Ernährung durchzuführen, sind konzentrierte Nahrungen notwendig. Am besten eignen sich hierzu die Trockenmilchpulver. Ob eine sog. saure Nahrung (Buttermilch, Säuremilchen) oder eine süße Nahrung zweckmäßig ist, ergibt der vorsichtige Ernährungsversuch. In jedem Fall ist die Umsetzung auf fettreiche Nahrung erst in der zweiten Hälfte der Behandlung empfehlenswert.

6. Junge dystrophierte Säuglinge sind mit einiger Sicherheit anfänglich nur durch Frauenmilch, die gegebenenfalls entfettet und schon bald durch Beigabe von Buttermilch ergänzt werden muß, zu ernähren.

7. Neben der diätetischen Behandlung ist die sorgsamste Pflege (sachverständige Fütterung, Wärmehaltung, Hautpflege, Schutz vor Infekten) für den Erfolg der Auffütterung maßgebend.

8. Als Hilfsmittel haben intramuskuläre Blutübertragungen (3mal wöchentlich 10—20 ccm), Bluttransfusionen (10—20 ccm pro Kilogramm Körpergewicht) und Traubenzuckerinfusionen (35% Calorose 20—40 ccm) eine gewisse Bedeutung.

Für einen jungen dystrophierten Säugling von ungefähr 2500 g Istgewicht (Sollgewicht 3000 g) eignet sich etwa folgendes Schema:

	Gesamt-calorien der Tages-menge	Calorien pro Kilo-gramm Istgewicht	Calorien pro Kilo-gramm Soll-gewicht
1. Tag 6mal 20—25 ccm entfettete Frauenmilch, 40 ccm 5% Schleim mit 3% Nährzucker	107	(42)	35
2. Tag 6mal 30—35 ccm entfettete Frauenmilch, 30 bis 35 ccm 5% Schleim mit 5% Nährzucker	137	(54)	45
3. Tag 6mal 30—35 ccm entfettete Frauenmilch, 10 bis 15 ccm Buttermilch, 5% Nährzucker, 15 ccm Schleim, 5% Nährzucker	163	(65)	54
4. Tag 6mal 10—15 ccm Vollfrauenmilch, 15—20 ccm Buttermilch, 5% Nährzucker, 30—35 ccm 5% Schleim mit 5% Nährzucker	202	(77)	67
5. Tag 6mal 15—20 ccm Vollfrauenmilch, 20—25 ccm Buttermilch, 5% Nährzucker, 20 ccm 5% Schleim mit 5% Nährzucker	218	(84)	71
6. Tag 6mal 20—25 ccm Vollfrauenmilch, 25—30 ccm Buttermilch, 5% Nährzucker, 20 ccm 5% Schleim mit 5% Nährzucker	257	(98)	85
7. Tag 6mal 25—30 ccm Vollfrauenmilch, 40 ccm Buttermilch, 5% Nährzucker, 15 ccm 5% Schleim mit 5% Nährzucker	298	(110)	98
8. Tag 6mal 40 ccm Vollfrauenmilch, 40 ccm Buttermilch, 5% Nährzucker, $1\frac{1}{2}$% Mehl.	324	(120)	104
9. Tag 6mal 90 ccm Buttermilch, 5% Nährzucker, $1\frac{1}{2}$% Mehl	351	(130)	109
10. Tag 6mal 90 ccm Buttermilch, 5% Nährzucker, $1\frac{1}{2}$% Mehl	351	(130)	109

	Gesamt-calorien der Tages-menge	Calorien pro Kilo-gramm Istgewicht	Calorien pro Kilo-gramm Soll-gewicht
11. Tag 6mal 100 ccm Buttermilch, 5% Nährzucker, 1½% Mehl	390	(139)	118
12. Tag 4mal 100 ccm Buttermilch, 5% Nährzucker, 1½% Mehl, 2mal 100 ccm Buttermilch mit Einbrenne . . .	440	(157)	133
13. Tag 2mal 100 ccm Buttermilch, 5% Nährzucker, 1½% Mehl, 4mal 100 ccm Buttermilch mit Einbrenne. . .	490	(168)	144
14. Tag 6mal 100 ccm Buttermilch-Einbrenne mit 3% Butter, 3% Mehl, 4% Zucker	540	(180)	154

Für einen dystrophierten Säugling am Ende des ersten Trimenons von rund 3000 bis 3500 g Istgewicht (Sollgewicht etwa 4000 g) eignet sich etwa folgendes Schema:

	Gesamt-calorien der Tages-menge	Calorien pro Kilo-gramm Istgewicht	Calorien pro Kilo-gramm Soll-gewicht
1. Tag 6mal 20—25 ccm Buttermilch, 5% Nährzucker, 1½% Mehl, 50 ccm Schleim 5%ig	148	(47)	37
2. Tag 6mal 30—35 ccm Buttermilch, 5% Nährzucker, 1½% Mehl, 40 ccm 5% Schleim	177	(59)	44
3. Tag 6mal 40 ccm Buttermilch, 5% Nährzucker, 1½% Mehl, 35 ccm 5% Schleim, 3% Nährzucker.	213	(71)	53
4. Tag 5mal 60 ccm Buttermilch, 5% Nährzucker, 1½% Mehl, 30 ccm 5% Schleim, 5% Nährzucker.	250	(83)	62
5. Tag 5mal 80 ccm Buttermilch, 5% Nährzucker, 1½% Mehl, 20 ccm 5% Schleim, 5% Nährzucker.	280	(93)	70
6. Tag 4mal 90 ccm Buttermilch, 5% Nährzucker, 1½% Mehl, 1mal 90 ccm Säsanahrung[1]	323	(104)	78
7. Tag 3mal 90 ccm Buttermilch, 5% Nährzucker, 2mal 100 ccm Säsanahrung, 1½% Mehl	355	(110)	84
8. Tag 2mal 100 ccm Buttermilch, 5% Nährzucker, 1½% Mehl, 3mal 100 ccm Säsanahrung	400	(122)	95
9. Tag 4mal 100 ccm Säsanahrung, 1mal 100 ccm I:I Zwie-backbrei	450	(136)	105
10. Tag 4mal 100 ccm Säsanahrung, 1mal 100 ccm I:I Zwie-backbrei	450	(136)	105
11. Tag 4mal 110 ccm Säsanahrung, 1mal 120 ccm I:I Zwie-backbrei, 20 ccm Obstsaft	504	(152)	120
12. Tag 4mal 120 ccm Säsanahrung, 1mal 120 ccm I:I Zwie-backbrei, 20 ccm Obstsaft	540	(163)	125
13. Tag 4mal 130 ccm Säsanahrung, 1mal 130 g I:I Zwie-backbrei, 20 ccm Obstsaft	585	(173)	136
14. Tag 4mal 140 ccm Säsanahrung, 1mal 130 g I:I Zwie-backbrei, 20 ccm Obstsaft	621	(182)	142

Für einen dystrophierten Säugling von 3500—4000 g Istgewicht (Sollgewicht etwa 5000 g) eignet sich etwa folgendes Schema:

	Gesamt-calorien der Tages-menge	Calorien pro Kilo-gramm Istgewicht	Calorien pro Kilo-gramm Soll-gewicht
1. Tag 5mal 40 ccm I:I Trockenmilch[2] mit 5%igem Schleim[3] und 5% Nährzucker, 80 ccm 5% Schleim .	200	(57)	40
2. Tag 5mal 60 ccm I:I Trockenmilch + 5% Schleim und 5% Nährzucker, 60 ccm 5% Schleim	249	(71)	50

[1] „Sä-Sa" ist ein Säure-Sahne-Präparat der Deutschen Milchwerke Zwingenberg i. H. Die Nahrung wird zubereitet durch Zugabe von 10 Teilen konzentrierter Sä-Sa zu 100 Teilen frisch hergestellter Halbmilch. 100 g fertige Sä-Sa-Nahrung enthalten 80—85 Calorien.
[2] Wir verwenden Edelweißmilch der Edelweiß-Milchwerke Kempten im Allgäu.
[3] Wir verwenden Trockenreisschleim nach Bessau der Töpferwerke.

	Gesamt-calorien der Tages-menge	Calorien pro Kilogramm Istgewicht	Calorien pro Kilogramm Sollgewicht
3. Tag 5mal 80 ccm I:I Trockenmilch + 5% Schleim und 5% Nährzucker, 40 ccm 5% Schleim	298	(85)	59
4. Tag 5mal 100 ccm I:I Trockenmilch + 5%iger Schleim und 5% Nährzucker, 20 ccm 5% Schleim	347	(96)	69
5. Tag 5mal 120 ccm I:I Trockenmilch + 5%iger Schleim und 5% Nährzucker	396	(110)	79
6. Tag 5mal 120 ccm II:I Trockenmilch + 5%iger Schleim und 5% Nährzucker	420	(117)	84
7. Tag 1mal 120 ccm Citronen-Vollmilch aus Trockenmilch, 4mal 120 ccm II:I Trockenmilch + 5%iger Schleim mit 5% Nährzucker	475	(125)	90
8. Tag 1mal 120 ccm Citronen-Vollmilch aus Trockenmilch, 4mal 120 ccm II:I Trockenmilch + 5%iger Schleim mit mit 5% Nährzucker	475	(125)	90
9. Tag 2mal 130 ccm Citronen-Vollmilch, 3mal 120 ccm II:I Trockenmilch + 5%iger Schleim mit 5% Nährzucker	504	(136)	100
10. Tag 3mal 130 ccm Citronen-Vollmilch, 2mal 120 ccm II:I Trockenmilch + 5%iger Schleim mit 5% Nährzucker	546	(147)	109
11. und 12. Tag, 4mal 130 ccm Citronen-Vollmilch, 1mal 150 g Gemüsebrei	601	(157)	120
13. Tag 3mal 130 ccm Citronen-Vollmilch, 1mal 150 g Vollmilch-Zwiebackbrei, 1mal 150 g Gemüsebrei	658	(173)	131
14. Tag 3mal 140 ccm Citronen-Vollmilch, 1mal 150 g Vollmilch-Zwiebackbrei, 1mal 150 g Gemüsebrei	687	(180)	145

c) **Besondere Formen der Dystrophie primär-alimentärer Art (Fehlnährschäden).**

a) Dystrophie durch Unterernährung *(sog. Hungerdystrophie).* Eine tatsächliche Unterernährung des Säuglings kommt sehr viel häufiger vor, als allgemein angenommen wird. Wir finden sie bei Brust- und Flaschenkindern etwa gleich häufig (siehe auch S. 190). Bei der künstlichen Ernährung erhält namentlich das junge Kind, wenn die Mutter Angst vor einer Schädigung durch Kuhmilch hat, ungenügende Milchmengen oder gehaltlose Verdünnungen auch mit zu wenig Zucker und Mehl; ältere Kinder bekommen oft nicht die ihrem Alter entsprechende dickliche Breikost; in Anstalten wird manchmal dem Umstand, daß bei Massenpflege das Calorienangebot höher angesetzt werden muß, als beim Säugling in Einzelpflege, nicht Rechnung getragen; auch der höhere Nahrungsbedarf besonders lebhafter, besonders großer und schwerer Säuglinge und der, die sich in Heilung

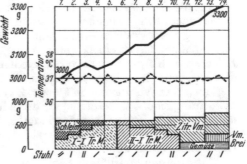

Abb. 10. Dystrophie nach parenteraler Infektion.
Durch eine Mastitis der Mutter wird das Kind infiziert.
I. Unterlippenfurunkel, der das Trinken sehr erschwert.
II. Generalis. Furunkulose, die Dyspepsie bewirkt. Folge: hochgradige Dystrophie.
Aufnahmegewicht 3000 g gegenüber Sollgewicht 5000 g.
Zunächst ärztliche Behandlung der Furunkulose sowie der Dyspepsie durch Nahrungsumstellung: Teepause. Karottenflasche Dosen-Buttermilch. Danach wirksam einsetzende Dystrophiebehandlung.
Vorsichtige Steigerung von I—I Trockenmilch innerhalb von 5 Tagen, beginnend Energiequotient von 40 allmählich auf 80 steigend. Dabei bereits stetige Zunahme. Am 6. Tag II:I Trockenmilch mit Energiequotient 85. Am 7. bis 10. Tag wie oben langsame Steigerung. Zufuhr hochcalorischer Nahrung. Wieder gute Gewichtszunahme bei guten Stühlen. Vom 11. Tag Vervollständigung auf altersgemäße Ernährung durch Brei und Gemüse, so daß ein Energiequotient von schließlich 150 erreicht wird.

von Infekten befinden, wird oft nicht berücksichtigt. Die an Speien und Erbrechen leidenden Kinder geraten, wie wir es bei Pylorospastikern ja jederzeit sehen, in schwerste Hungerschäden, nämlich dann, wenn es nicht gelingt, sie sorgfältig nachzufüttern oder von ihrem Erbrechen zu heilen. Schließlich wird nach dyspeptischen Störungen, bei Neigung zu zerhackten, schleimigen oder dünnen Stühlen oder bei Ekzemkindern aus therapeutischen Gründen zu unrecht manchmal wochenlang eine planvolle, aber äußerst bedenkliche Unterernährung getrieben.

Die Folgen dieser wie auch immer begründeten Unterernährung sind die verschiedenen Formen leichter bis schwerster Dystrophie, wie sie oben in allgemeinen Zügen geschildert wurde. Als wichtige Hinweiszeichen für die Erkennung des Hungerzustandes möge noch folgendes dienen:

Im allgemeinen hat ein hungernder Säugling aus Mangel an Nahrungsschlacken nur selten Stuhl (sog. „*Scheinobstipation*"), oder er entleert einen dunkel gefärbten, zähen trockenen Hungerkot. Bei manchen bisher gut genährten Säuglingen tritt bei rasch einsetzendem Hunger oder Einführung von Rohkost u. dgl. auch Durchfall auf (sog. „*Hungerdiarrhöe*"), der, falsch gedeutet, zu weiterem „Heilfasten" Veranlassung geben kann! Während bei den Dystrophien anderer Ätiologie die meteoristische Auftreibung des Bauches schon früh in Erscheinung tritt, sieht man bei der Dystrophie durch Hunger den Bauch klein werden und einfallen, also einen sog. *Hungerbauch*. Weitere wichtige Anzeichen des Hungerns sind Erregung und heiseres Schreien, das allmählich infolge zunehmender Schwächung in Schläfrigkeit und Apathie übergeht, dann eine gewisse Steifigkeit der Glieder bis zum Opisthotonus infolge Hungerschädigung der Muskulatur und in besonderen Fällen Neigung zu Wassereinlagerung, also ein *Hungerödem*.

Die *Behandlung* besteht naturgemäß in der Auffütterung des Kindes nach den für die Dystrophiediätetik im allgemeinen aufgestellten Richtlinien. Handelt es sich noch, wie gewöhnlich, um leicht dystrophierte Kinder, dann empfiehlt es sich, Tag für Tag die Nahrung um 50—100 g zu steigern und verhältnismäßig rasch planmäßig zu einem gewissen Luxusangebot von 150—200 Calorien pro Kilogramm Körpergewicht voranzugehen. Bei jüngeren Säuglingen sind hierzu die Trockenmilchpulver, besonders die Vollmilchpulver, sehr geeignet. Wir beginnen von vornherein mit einer Zweidrittelmilch mit Schleim- oder Mehlabkochung und 5% Nährzucker, die wir schon nach wenigen Tagen zu Vollmilch mit 5% Zucker konzentrieren[1]. Nach einigen weiteren Tagen ersetzen wir erst eine, dann eine zweite Flasche durch Vollmilchbrei und warten die völlige Reparation dabei ab.

Für ältere unterernährte Säuglinge, die noch nicht schwer dystrophiert sind, eignet sich eine Säurevollmilch[2] unter Zufütterung von Vollmilchbrei. In besonderen Fällen kommt die Buttermehlnahrung[3], die Säsanahrung[4], namentlich auch die Buttermehlvollmilch[5] und der Buttermehlbrei[6] in Frage. Diese fett-

---

[1] Edelweiß-Vollmilchpulver (Milchwerke Kempten im Allgäu). 1 Teil Pulver ergibt mit 7 Teilen abgekochtem Wasser eine Vollmilch.

[2] Säuremilchen: auf 100 g Vollmilch 2% Mondamin, Gustin o. dgl. und 6% Nährzucker, dazu 1 Teelöffel 0,6% Milchsäure oder 4—5 g frischen Citronensaft oder 1 Citronensäuretablette (Fa. Benckiser, Ludwigshafen). Als Säurevollmilchkonserve: *Aletemilch* (der Alete Pharmac. Fabrik München). Für 100 ccm Citronensäure-Vollmilch sind 17,5 g Pulver mit 100 ccm abgekochtem Wasser aufzulösen. *Pelargonmilch. Pelargon* (Deutsche Nestle-Ges. Berlin) stellt ein Milchsäure-Vollmilch-Pulver ohne Kohlehydratzusatz dar. Zur Herstellung von 100 g Milchsäurevollmilch werden 14 g Pulver in 90 g einer Schleim-Zucker- oder Mehlsuppe gelöst.

[3] Buttermehlnahrung: Halbmilch, deren Verdünnungsflüssigkeit aus einer Einbrenne von 5 g Butter, 5 g Mehl und 5 g Kochzucker besteht.

[4] Säsanahrung (der Deutschen Milchwerke Zwingenberg), Säuresahnepräparat, von dem einer Halbmilch auf 100 g 2 Teelöffel (10 g) in der Kälte zugesetzt wird.

[5] Einbrenne aus 5 g Butter, 3 g Mehl und 7 g Kochzucker auf 100 g Vollmilch.

[6] Brei aus: 5 g Butter, 7 g Mehl und 5 g Kochzucker auf 100 g Vollmilch.

reicheren Nahrungen dürfen selbstverständlich nicht bei Neigung zu dünnen Stühlen und bei schwerer kranken Kindern verordnet werden. Zweckmäßigerweise ersetzt man stets vorsichtig erst eine, dann eine zweite Flasche, um erst bei guter Fettverträglichkeit das Kind dann ganz umzustellen. Im allgemeinen soll nach 3—4 Wochen allmählich zu der dem Alter entsprechenden Kost übergegangen werden.

b) Dystrophie durch einseitige Mehlernährung *(sog. Mehlnährschaden).* **Das** früher übliche Aufpäppeln der Säuglinge mit Schleim- und Mehlabkochungen ist heute kaum mehr üblich; es kommt aber vor, daß die Mutter eine vom Arzt verordnete Schleim- bzw. Mehldiät unerlaubt über längere Zeit aus Angst vor schlechten Stühlen oder anderen Schädigungen durch Kuhmilch durchführt. Je jünger der Säugling dabei ist, desto rascher dystrophiert er bei einer einseitigen Mehlkost. Bei manchen Kindern genügt es auch schon, sie recht milcharm und kohlehydratreich zu füttern, um sie schwer zu schädigen.

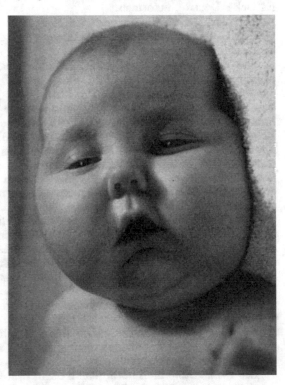

Dieser Fehlnährschaden besteht keineswegs allein in der qualitativen Unterernährung, also dem Mangel an Eiweiß, Salzen, Fett und Lipoiden sowie an bestimmten Vitaminen, sondern zugleich in einer quantitativen calorischen Unterernährung, da der Nahrungsbedarf mit dem im Übermaß gereichten Mehl nicht voll gedeckt wird. Es kommt bei dieser falschen Ernährung zu einer ausgesprochenen Stoff-

Abb. 11. Mehlnährschaden. Ödem des Gesichts bei der hydrämischen Form. (Kieler Univ.-Kinderklinik.) (K)

wechselstörung im Sinne einer Gewebeinanition. Je nach dem Grad der Einseitigkeit der Nahrung, dem Alter des Kindes und schließlich seiner Konstitution entwickelt sich eine hydropisch-pastöse oder eine atrophisch-hypertonische Form des Mehlnährschadens. Die Neigung, Wasser einzulagern, ist nach unseren Untersuchungen wohl mehr an die Konstitution des Kindes gebunden, als eine Folge des Kohlehydratübermaßes, wie man früher wohl annahm. Hinzu kommt die Inanitionsschädigung der Gewebe, wie sie für den Erwachsenen als „Hungerödem" beschrieben ist. In schweren Fällen kommt es zu erheblichen Mineral- und Eiweißverlusten. Ausdruck der Salzverluste ist die mangelnde Salzsäureausscheidung im Magen und der Chlorverlust im Harn. Stets wird die Infektresistenz geschädigt. Daran dürften die bestehenden Hypo- bzw. Avitaminosen (siehe diese S. 194) ursächlich beteiligt sein.

Das *Krankheitsbild* des Mehlnährschadens ist vielgestaltig. Im Beginn machen manche Kinder einen ganz frischen und munteren Eindruck; sie nehmen gut zu, namentlich, wenn ihnen noch einigermaßen genügend Milch neben dem

Mehl angeboten wird. Bei näherer Untersuchung erweist sich aber dieser Ansatz als wenig erfreulich und stetig; es treten Gewichtsschwankungen auf, die Kinder werden schwammig, pastös und blaß und zeigen eine Neigung zu Pyodermien, grippalen Erkrankungen verschiedener Art und bekommen wohl auch stark saure, schaumige und kleistrige Stühle. Auf dieses erste, noch verschleierte Bild der Dystrophie folgt dann, oft im Anschluß an einen Infekt, eine Gewichts-katastrophe und die Kinder verfallen in eine Toxikose, aus der sie oft nicht mehr herausgeholt werden können. In anderen Fällen zeigen sich recht charakte-ristische Dystrophieformen.

Bei der *hydropischen* Form des Mehlnährschadens zeigen die Kinder eine gewisse Gedunsenheit bis zur Ausbildung eines echten Ödems, das in der Haupt-sache ein Hungerödem ist.

Bei der *atrophischen* Form tritt eine unaufhaltsam fortschreitende Ver-kümmerung auf, die dem Bild einer besonders schweren Hungerdystrophie gleicht; vielleicht ist die große Trockenheit der Haut und ihr fahlgraues Kolorit besonders ausgeprägt. Schon innerhalb weniger Tage kann sich — für den Laien unbegreiflich schnell — der schwerste Marasmus entwickeln. In besonderen Fällen finden sich als Zeichen des Vitamin A-Mangels (siehe diesen S. 221) eine Xerosis corneae et coniunctivae. Während des Dystrophierens macht sich als Ausdruck der Hungerschädigung des Muskelgewebes eine gewisse Rigidität der Muskeln bemerkbar. Man spricht hierbei auch von einer *hypertonischen* Form des Mehlnährschadens. Die Säuglinge setzen nicht nur passiven Bewegungen einen gewissen Widerstand entgegen, sondern sie liegen auch mit angezogenen und „verkrampften" Gliedern oft mit nach hinten geneigtem Kopf wie Menin-gitiskranke im Bettchen. Diese Hypertonie der Muskulatur kommt offenbar bei verschiedenen schweren akuten Hungerzuständen (Oesophagusatresie!) vor, ist aber bis zu einem gewissen Grade kennzeichnend für den Mehlnährschaden. Angeblich sollen sich gelegentlich bei Mehldystrophikern auch Tetaniezeichen finden.

Die *Prognose* des Mehlnährschadens ist, abgesehen von den Fällen, die noch nicht lange bestehen und frühzeitig richtig behandelt werden können, stets ernst, auch bei älteren Säuglingen. Auch wenn es gelingt, die Reparation des schwer gestörten Stoffwechsels anzubahnen, so verliert man doch einen Teil der Kinder an dazutretenden Infekten.

Die *Behandlung* muß naturgemäß darin bestehen, die bisher fehlenden Nähr-substanzen in genügender Menge in der Nahrung anzubieten. Es wäre deshalb eine Art „Kontrastnahrung", nämlich eine solche, die statt reichlich und ein-seitig, wie bisher Kohlehydrate, nunmehr ausreichende Mengen von Eiweiß, Fett, Vitaminen und Mineralstoffen enthält, am folgerichtigsten. Bei der vor-geschrittenen Dystrophie ist aber garnicht daran zu denken, das Kind ohne weiteres auf eine solche vervollständigte Kost zu setzen. Die stark eingeschränkte Nahrungsverträglichkeit auf der einen Seite und die beim Mehldystrophiker meist besonders ausgeprägte Neigung zur Gärungsdyspepsie verbietet ein solches Vorgehen. Es gelingt deshalb nur schrittweise, die „Kontrasternährung" durch-zuführen und von Tag zu Tag die Nahrung zu vervollkommnen. Bei allen jungen und schwerkranken Mehldystrophikern beginnt man am besten mit halb- oder ganz entfetteter Frauenmilch, der man am besten Buttermilch zusetzt (siehe Schema auf S. 179). Man wird in manchen Fällen etwa nach Art einer Ent-ziehungskur mit der Zugabe von Schleim- und Mehlabkochungen nur ganz allmählich aufhören.

Bei älteren Säuglingen kann man wiederum mit Vorteil eine allmähliche Anreicherung der Nahrung mit Vollmilchpulver vornehmen oder bei Neigung zur Gärungsdyspepsie auch die Eiweißmilchkonserve mit verhältnismäßig hohem

Zucker- und Mehlgehalt heranziehen. Ist eine Gärungsdyspepsie oder eine Toxikose eingetreten, dann muß die oben geschilderte strenge Diätetik dieser akuten Ernährungsstörungen durchgeführt werden, natürlich mit sehr viel geringerer Aussicht auf Erfolg, als bei einem bis dahin gesunden Kind.

Schließlich muß noch erwähnt werden, daß bei jeder diätetischen Behandlung von Mehldystrophikern im Anfang Gewichtsabnahmen vorkommen, die zur Einleitung der Reparation gehören. Diese sog. *initiale Verschlimmerung*, die der Wasserabgabe des geschädigten Gewebes entspricht, kann mehrere Tage fortdauern, bis dann das Kind sich „einstellt" und nach einigen weiteren Tagen nun regelmäßig zuzunehmen beginnt. Alles in allem dauert die Reparation viele Wochen, ja 2—3 Monate, nämlich so lange, bis der Umbau der schwer geschädigten Gewebe in gesunde mit normaler Zellzusammensetzung erfolgt ist. Meist sind die Kinder noch lange Zeit Infekten gegenüber fast völlig widerstandslos, so daß sie nicht nur durch alle möglichen Infekte immer wieder zurückkommen, sondern durch sie auch ernstlich gefährdet sind.

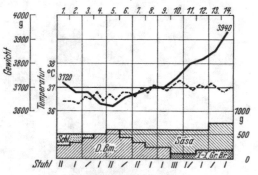

Abb. 12. Mehlnährschaden.

Hochgradig dystrophiert durch einen typischen Mehlnährschaden kommt das Kind zur Aufnahme.
Geburtsgewicht: 3825 g, Gewicht mit 5 Monaten 3720 g.
Da die Mutter seit 7 Wochen nur noch 2mal stillen konnte und das Kind schätzungsweise nur noch 20 g Muttermilch erhielt, fütterte sie 6mal täglich 150 g Wasser mit Gries angedickt zu. Die Mutter gab dem Kind keine Kuhmilch, da es anfänglich die zugefütterten Mahlzeiten erbrach und die Mutter das Erbrechen auf Unverträglichkeit der Kuhmilch schob.
Teepause. Sehr vorsichtiges Einschleichen mit eiweißreicher Nahrung nach wochenlanger Karenz unter Beibehaltung der Kohlehydrate.
Nachdem das Kind am 5. Tage nur mit D-Buttermilch ernährt wurde und diese gut verträgt, wird es langsam auf hochcalorische Nahrung (Säsa) umgesetzt, um eine schnellere Gewichtszunahme herbeizuführen.
Durch die Ernährung mit Säsa machte das Kind sehr gute Fortschritte, es nimmt täglich zu, die Stühle bleiben gut.

c) Dystrophie durch einseitige Milchernährung *(sog. Milchnährschaden)*. Unter Milchnährschaden verstehen wir eine chronische Ernährungsstörung, bei der durch eine längere Zeit durchgeführte einseitige Ernährung mit reichlich Kuhmilch diese dystrophierende Wirkungen entfaltet. Es ist schon lange bekannt, daß eine gewisse Überfütterung der Kinder mit Kuhmilch dann verhältnismäßig gut vertragen wird, wenn der junge Säugling gleichzeitig Zucker und Mehl oder wenn der ältere Säugling Beifutterung erhält. Daraus ist schon der Schluß erlaubt, daß Kuhmilch allein zu einer Art Mangelkrankheit führt und somit eine für viele Säuglinge ungeeignete „Dauernahrung" darstellt.

Das junge Kind ist besonders empfindlich gegenüber einem zu geringen Kohlehydratangebot, das ältere Kind außerdem gegenüber einem Unterangebot an Extraktstoffen und Vitaminen. So kommt es, daß bei einer allzu reichlichen, vor allen Dingen aber einseitigen Milchernährung die Säuglinge nur im Beginn zunehmen und unter Umständen eine schlaffe Mästung erleiden. Auf die Dauer verschlechtert sich aber ihr Allgemeinbefinden, sie werden appetitlos, blaß und schlaff und fangen an, im Gewicht stehen zu bleiben. Es treten Kalkseifenstühle auf und gleichzeitig sind im Stoffwechsel Zeichen einer Alkalipenie festzustellen. Schließlich kommt es zu beträchtlichen Gewichtsstürzen, die Immunität sinkt, und es kann sich der schwerste Grad der Dystrophie, eine „Pädatrophie", entwickeln. Der im Anfang der Störung noch verhältnismäßig leicht zu erzielende Erfolg einer qualitativen Änderung der Nahrung im Sinne einer Kohlehydratanreicherung spricht — jedenfalls beim jungen Säugling — dafür, daß die

Milchdystrophie ganz allgemein der Ausdruck einer partiellen Inanition an Kohlehydraten ist.

Das Fehlen genügend großer Kohlehydratmengen hat eine Verlangsamung der Peristaltik, das Überangebot von Eiweiß ein Vorherrschen der Fäulnis zur Folge. Es kommt nun zur *Kalk-Seifenstuhlbildung*, weil die kuhmilchreiche Nahrung einmal reichlich Eiweiß, Fett und Kalk enthält und zum zweiten, weil bei dem verlangsamten Chymustransport eine Umwandlung des Gallenfarbstoffes in Bilirubincalcium und Urobilinogen erfolgt. Gleichzeitig ist die Gallensekretion herabgesetzt. An und für sich sind die Kalkseifenstühle kein Zeichen einer besonderen Ernährungsstörung, sondern zeigen nur an, daß eine bestimmte kohlehydratarme, dafür eiweiß- und fettreiche Nahrung gereicht wurde. Dabei ist gutes Gedeihen möglich.

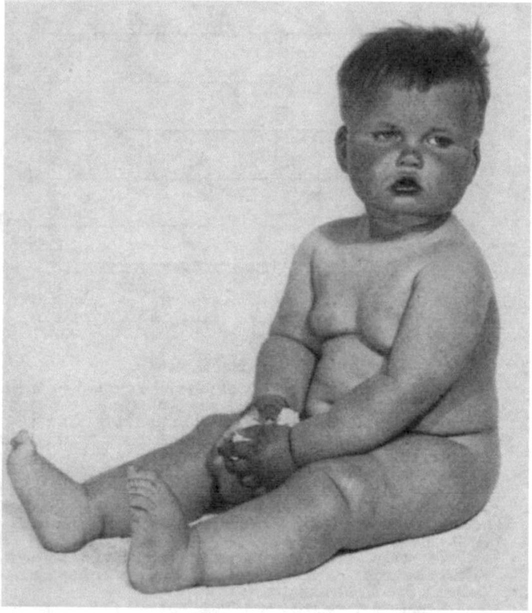

Abb. 13. Milchnährschaden. Kind am Ende des ersten Jahres mit allen Zeichen der Überfütterung. Gewicht 16,0 (Sollgewicht 12,1). (Kieler Univ.-Kinderklinik.) (K)

Das Dystrophieren bei Milchüberfütterung ist in erster Linie darauf zurückzuführen, daß trotz ausreichendem, ja besonders hohem Calorienangebot das große Kohlehydratbedürfnis des jungen wachsenden Organismus nicht gedeckt wird. Daneben kommt es zu einer Umänderung des Eiweiß- und Fettstoffwechsels mit den Zeichen einer relativen Acidose' wohl als Folge der Überlastung des intermediären Stoffwechsels mit Eiweißabbauprodukten. Ausdruck dieser Störung ist die erhöhte Ammoniakausscheidung im Harn. Auch der Mineralhaushalt wird in Mitleidenschaft gezogen. Die allgemeine Stoffwechselverlangsamung dürfte auch für die geradezu regelmäßige Entstehung einer Rachitis bei Milchdystrophikern verantwortlich zu machen sein (S. 203, Rachitisentstehung).

Schließlich kommt es bei längerer einseitiger Milchüberfütterung zu einer Gewebeinanition und damit zur Dystrophie mit allen Zeichen der Assimilationsstörung.

Die Prognose ist im allgemeinen nicht ungünstig, namentlich da, wo der Ernährungsfehler erkannt wird, noch bevor es zum Eintritt schwerer Gewichtskatastrophen gekommen ist. Getrübt wird die Prognose durch das Dazwischentreten von sekundären Infekten.

Die *Behandlung* des Milchnährschadens gestaltet sich einfach, wo offensichtlich eine Überfütterung mit Milch allein getrieben wurde und der Säugling noch nicht schwer dystrophiert ist. Man schränkt dann die Milchzufuhr auf 600 oder 500 ccm am Tag ein und sorgt für ein langsam ansteigendes reichliches Kohlehydratangebot in Form von etwa 4%iger Mehlsuppe mit 5—7% Kochzucker. Bei jungen Säuglingen verwendet man am besten die Buttermilchsuppe mit 1—2% Mehl und 5—7% Kochzucker (auch als H.S.-Konserve[1]). Diese fettarme Nahrung wird man am besten nach Einleitung bei Reparation durch Buttermehl-Einbrenne[2] oder Säsanahrung[3] ersetzen.

Für Kinder, die älter als 3 Monate sind, eignet sich die KELLERsche Malzsuppe[4] oder unser Säuglingsmalz[5] in Form einer $^2/_3$ Milch. Der Grundsatz, der bei diesen Nahrungen verfolgt wird, ist der, den Milchkonsum einzuschränken und die erforderliche, verhältnismäßig hohe Kohlehydratmenge in Form von Zucker, Mehl und Malz zu geben. Milchzucker allein fördert den Ansatz schlecht und gärt leicht. Er ist für die Erzeugung einer Gärungsflora im Dickdarm wichtig, kann aber nur in ganz bestimmten Nahrungen, so z. B. in der BESSAUschen „Bifidusmilch", mit Erfolg Verwendung finden[6]. Die Verabreichung von Nährzuckern zusammen mit Mehl hat sich praktisch bewährt. Die Erfolge sind meist sehr gut. Nicht mehr geeignet für diese Therapie sind naturgemäß alle schwer dystrophierten Fälle, für die nur eine ganz vorsichtige Auffütterung, gegebenenfalls mit Frauenmilch in Betracht kommt.

d) Dystrophien sekundär-alimentärer Art (Ernährungsschwierigkeiten).

Außer den „Fehlnährschäden" kommen nur Verkümmerungszustände beim Säugling vor, die sich bei verschiedenen nicht primär alimentären Schädigungen allmählich entwickeln. Hier handelt es sich nicht um die Auswirkungen einer unzweckmäßigen Nahrung, sondern um Begleiterscheinung oder Folge von verschiedenen Krankheitszuständen auf die Ernährungsvorgänge. In erster Linie dystrophieren Kinder mit *Mißbildungen*, sei es, daß sie wie bei Hasenscharten, Wolfsrachen usw. die Nahrung nicht recht zu sich nehmen können, sei es, daß sie sie wieder ausbrechen (Pylorospasmus, Pylorostenose) oder nicht richtig verarbeiten können (Darmstenose, Gallengangsatresien). In zweiter Linie sind Säuglinge mit bestimmten *organischen Erkrankungen* Dystrophieanwärter. In dritter Linie sieht man Säuglinge mit subakuten und chronischen *Infekten* besonders leicht kümmern. Schließlich bieten *Konstitutionsanomalien*, worauf schon wiederholt hingewiesen wurde, Ausgangspunkt für alle Grade der Dystrophie.

Man kann diese Dystrophieformen als Folge von „Ernährungsschwierigkeiten" zusammenfassen. Es ist selbstverständlich, daß überall, wo es nicht ohne weiteres gelingt, die dem Alter und der körperlichen Entwicklung entsprechende Nahrungsmenge einem jungen Kinde beizubringen, die Inanition Ursache der Dystrophie werden muß. Im einzelnen Fall handelt es sich also stets um eine besondere Form der sekundär-alimentären Hungerdystrophie, auch da, wo zeitweilig noch eben genügend Nahrung beigebracht werden kann. Es ist dabei immer wieder erstaunlich, daß Säuglinge, solange die Unterernährung geringfügig und nicht einseitig auf bestimmte lebenswichtige Nahrungsstoffe beschränkt vorkommt, viele Wochen ohne beträchtliche Gewichtsabnahmen durchhalten. Solche Kinder sind auch — das zeigen die dystrophierten Pyloro-

---

[1] VILBELER, H. S., Konserve von M. Töpfers Milchwerken, Böhlen bei Rötha, mit 5% Rohrzucker und 1,5% Mehl. Konzentriert in Dosen zu 200 g.

[2] Buttermehlschwitze von 3 g Butter, 3 g Mehl und 4 g Zucker auf 100 Konservenbuttermilch.

[3] Säsa-Nahrung (Säure-Sahne-Konserve der Deutschen Milchwerke, Zwingenberg), 1 Teelöffel auf 100 ccm Halbmilch mit 5% Zucker in der Kälte zusetzen.

[4] $^1/_3$ Milch mit 5% Weizenmehl und 10% Löflunds Malzsuppenextrakt.

[5] Säuglingsmalz der M. Töpferwerke. $^2/_3$ Milch mit 4—5% Mehl und 5% Kochzucker werden in der Kälte mit 1 Meßglas Säuglingsmalz versetzt.

[6] Bifidusmilch nach BESSAU. Dtsch. med. Wschr. **1938**, Nr. 12. — Mschr. Kinderheilk. 68, 297 (1937).

stenotiker — nach Behebung der Ursache der Ernährungsschwierigkeit verhältnismäßig rasch wieder zur Zunahme und völligen Reparation zu bringen. Ähnliches gilt für die sekundär-alimentären Dystrophien bei Neuropathen.

Die *Prognose* hinsichtlich der sekundären Ernährungsstörung ist also verhältnismäßig günstig. Sie hängt naturgemäß in hohem Grade davon ab, wie die primäre Krankheit sich entwickelt.

Die *Behandlung* ist eine so besondere, daß allgemeingültige Richtlinien hier nicht gegeben werden können. Die Diätetik der einzelnen Ernährungsschwierigkeiten wird in den einschlägigen Abschnitten, so z. B. bei der Pylorostenose, bei der Hasenscharte, bei Neuropathie usw. kurz besprochen.

V. Die Ernährungsstörungen des Brustkindes.

Trotzdem die Ernährung an der Brust als die beste und zuverlässigste Säuglingsernährung gilt, muß doch festgestellt werden, daß es auch Ernährungsstörungen des Brustkindes gibt und daß sie sogar recht häufig vorkommen. Allerdings unterscheiden sie sich in dreifacher Hinsicht wesentlich von denen des Flaschenkindes: 1. sind sie, abgesehen von ganz besonderen Fällen, prognostisch günstig zu beurteilen. 2. gibt es nur einige wenige Formen der Ernährungsstörungen des Brustkindes und 3. sind sie ursächlich meist übersichtlich. Das wird durch folgende Überlegungen verständlich.

Während das Kuhmilchkind eine Nahrung erhält, die in ihrer Zusammensetzung schwankt und bei deren Auswahl und Herstellung, wie wir sahen, so zahlreiche Fehler gemacht werden können, erhält das Brustkind eine ganz gleichmäßig beschaffene artgemäße, lebensfrische und unverdorbene „Musternahrung", *die nach ihrer Beschaffenheit niemals* — in unseren Breiten! — *zur Ursache einer Ernährungsstörung werden kann.* Die immer wieder behauptete Minderwertigkeit der Milch normal ernährter Frauen ist ebensowenig erwiesen, wie die Qualitätsänderung durch Menses, Aufregung, Diätfehler und Erkrankungen der stillenden Mutter. Jedenfalls haben sorgfältige, kritische Nachprüfungen zwar von Fall zu Fall gewisse Abweichungen von der Norm in der Zusammensetzung der Milchen verschiedener Frauen ergeben, so z. B. eine Herabsetzung des Eiweiß- und Salzgehaltes der Milch lange laktierender Frauen oder einen erhöhten Cholingehalt während der Menses, aber keine dieser Änderungen können, wie Verfütterung dieser Milchen an gesunde Säuglinge lehren, Ernährungsstörungen verursachen.

Nur eine Ausnahme ist bisher unbestritten, nämlich die bei Beri-Beri-kranken Müttern, sog. Brustmilchintoxikation. Wahrscheinlich werden auch noch andere in den Tropen vorkommende echte Avitaminosen der stillenden Mutter an einer Erkrankung des Brustkindes ursächlich beteiligt sein. Bei uns kommen Avitaminosen so hohen Grades, in denen auch die Muttermilch eine „insuffiziente" Nahrung wird (s. S. 199), nicht vor. Wenn wir schließlich berücksichtigen, daß selbst die abgezogene Milch von fieberhaft erkrankten Ammen, an den gesunden Säugling verfüttert, keine Ernährungsstörung hervorruft, dann kommen wir zu dem Schluß, daß bei uns „Milchfehler" der Frauenmilch praktisch keine Rolle spielen.

Damit fällt die große Zahl von möglichen qualitativ-alimentären Schädigungen beim Brustkind fort. Es gibt dann also nur quantitativ-alimentäre Ernährungsstörungen beim Säugling an der Brust. Hier spielt ein Zuviel und ein Zuwenig an Tagesmilchmenge eine wichtige Rolle. Selbstverständlich können sich auch bei einem Brustkind enterale und parenterale Infekte ereignen, und wir kennen deshalb dyspeptische und dystrophische infektiös bedingte Ernährungsstörungen. Sie verlaufen aber infolge der hohen Immunität des Brustkindes meist leicht und harmlos. Zuletzt bleibt noch eine Gruppe von Ernährungsstörungen übrig, nämlich die bei konstitutionell anomalen Kindern. Es gibt eigentlich keinen besseren Nachweis für den endogenen Charakter einer Ernährungsstörung als den Umstand, daß ein Säugling auf die seinem Alter und Gewicht entsprechende Frauenmilchfütterung „abwegig", d. h. mit einer Ernährungsstörung reagiert!

Bei den Ernährungsstörungen des Brustkindes läßt sich nun das ursprüngliche, von CZERNY für alle Ernährungsstörungen vorgeschlagene Einteilungsschema nach ätiologischen Gesichtspunkten infolge der Übersichtlichkeit der möglichen Schädigungen anwenden.

Die Ernährungsstörungen des Brustkindes sind solche:

1. *ex alimentatione*, nämlich E.St. nach Überernährung und Unterernährung an der Brust,

2. *ex infectione*, nämlich enterale und parenterale E.St.,

3. *ex constitutione*, nämlich dyspeptische und dystrophische E.St.

Damit läßt sich eine gute Übersicht über die bei einem Brustkind üblicherweise vorkommenden E.St. gewinnen. Es wird in diesem Schema zugleich bündig die gesamte Ätiologie dargestellt und wir werden darin auf die für die Behandlung wichtige Unterscheidung von exogener und endogener Krankheitsursache hingewiesen. In der praktischen Kinderheilkunde ist es indessen üblich, die E.St. des Brustkindes einfach in drei klinisch wichtige Symptomenkomplexe einzuteilen, nämlich:

1. Die Dyspepsie des Brustkindes.

2. Das Nichtgedeihen des Brustkindes.

3. Die Obstipation des Brustkindes.

1. Die Dyspepsie des Brustkindes.

Das plötzliche Auftreten von Durchfall mit Speien und Erbrechen ist auch ohne gleichzeitiges Fieber beim Brustkind ein Hinweissymptom auf einen Infekt. Besonders gilt das da, wo ein höherer Fieberstoß auftritt und das Kind schreit, schlecht schläft und blaß wird. In solchen Fällen wird die sorgfältige Untersuchung oft einen Infektherd im Nasopharynx, Mittelohr usw. aufdecken. Von den enteralen Infekten ist die Ruhr auch beim Brustkind, das an infizierten Gegenständen lutscht, keine Seltenheit.

Eine Überfütterung mit Frauenmilch kommt eigentlich nur da vor, wo ein Kind, das bisher knapp ernährt wurde, an eine reichlich fließende Ammenbrust angelegt wird.

Eine Unterernährung kann umgekehrt da zu dyspeptischen Symptomen führen, wo ein bisher ausreichend gestilltes Kind plötzlich auf Hungerration gesetzt wird.

Mehr subakut verlaufende Dyspepsien weisen Neuropathen und Kinder mit der LEINERschen Erythrodermia desquamativa (s. Hautkrankheiten!) auf.

Ganz selten ereignen sich Dyspepsien mit toxischen Zuständen, die eigentlich stets der Ausdruck schwerer enteraler Infektion sind.

Das Auftreten von einigen grünen, zerhackten, dünnbreiigen Stühlen allein berechtigt da nicht zur Diagnose „Dyspepsie", wo das Kind gedeiht und keine weitere Störung seines Allgemeinbefindens zeigt.

Die *Behandlung* der Dyspepsie des Brustkindes gestaltet sich meist einfach. In ganz leichten Fällen geht man auf 4 oder 5 zeitlich streng geregelte Mahlzeiten und setzt die Trinkzeit auf 3—5 Minuten herab. Vor dem Anlegen bietet man dem Kind etwa 40—50 ccm Tee mit Süßstoff an und läßt die Brust nach dem Absetzen durch Abspritzen entleeren. Bei schwereren Fällen ist eine kurze

Teepause, wie beim dyspeptischen Flaschenkind zweckmäßig, und man ist gelegentlich auch gezwungen, den Hauptteil der Nahrung abspritzen zu lassen, um sie zu entfetten und in kleinen Mahlzeiten (6—7) mit dünnem Schleim (3%igem Reisschleim mit 5% Nährzucker) zu reichen. Stets wird man schon am 2. oder 3. Tag wieder zu 2, dann zu 3 kurzen Brustmahlzeiten zurückzukehren versuchen. Entgegen dem Verhalten bei künstlich genährten Kindern soll man auch bei Weiterbestehen dünner Stühle das Kind wieder mit steigenden Mengen Frauenmilch ernähren. Nur in den seltenen Fällen schwerster Dyspepsie mit toxischen Zügen ist man genötigt, die bei der intestinalen Toxikose beschriebene strenge Diät mit entfetteter Frauenmilch durchzuführen.

Ein teilweises oder völliges Absetzen von der Brust ist eigentlich nur bei der „sauren Begleitdyspepsie", der Leinerschen Erythrodermie erforderlich.

Das Auftreten von „grünen" und „dyspeptischen" Stühlen bei Neuropathen und anderen, anscheinend völlig gesunden Säuglingen kann diätetisch nur wenig beeinflußt werden. In erster Linie soll man die Ernährung der stillenden Mutter überprüfen. Zu reichlicher Obstgenuß (Apfelsinen! Birnen!), Abführmittel (um das Dickwerden zu vermeiden!) und Nicotinabusus kann Ursache dünner Stühle beim Kind sein. In manchen Fällen findet sich kein solcher Diätfehler bei der Mutter. Hier hilft die Zugabe von Natr. bicarb. oder Natr. citric., von Kalkwasser und von Milcheiweißpräparaten (Nutrose, Plasmon, Lactana u. ä.). Am wichtigsten ist es, die Mutter von der sorgenvollen Vorstellung, „ihre Milch tauge nichts", abzubringen und die Ernährung an der Brust weiter durchzuführen.

2. Das Nichtgedeihen des Brustkindes.

Wenn das Kind trotz regelmäßigen Anlegens nur ungenügend zunimmt, unruhig wird und an Turgor verliert, dann besteht stets der Verdacht, daß es an der Brust hungert. Man kann nur durch Wägung nach zwei hintereinanderliegenden Mahlzeiten genau feststellen, ob eine Hypogalaktie vorliegt oder nicht. Keinesfalls darf man sich durch noch verhältnismäßig gutes Aussehen der Kinder oder durch regelmäßige Stuhlentleerung und das Auftreten von grünen, zerfahrenen, schleimigen Stühlen („Hungerdiarrhöe") von der Annahme einer Inanition ablenken lassen. Ein Brustkind, das während mehrerer Tage nicht zunimmt, ist immer dystrophieverdächtig. Findet man eine sicher ausreichende Tagesnahrungsmenge, dann fahnde man auch nach verschleierten enteralen oder parenteralen Infekten. Wenn dann auch hierfür keine Anhaltspunkte zu finden sind, dann achte man auf konstitutionelle Abwegigkeiten. Oft können Neuropathen wegen ihrer Unruhe und Übererregbarkeit nicht zu einem befriedigenden Gedeihen an der Brust gebracht werden. Allerdings stammen neuropathische Säuglinge auch von neuropathischen Eltern ab oder kommen doch aus einer neuropathischen Umgebung. Es ist deshalb wichtig, auf Pflegefehler zu achten. Auch viele magere exsudative Kinder kümmern an der Brust und schließlich kommen debile Säuglinge oft trotz der natürlichen Ernährung nicht voran.

Die *Behandlung* der meisten Fälle von Nichtgedeihen an der Brust deckt sich mit der der Hypogalaktie. In manchen Fällen hat man einfach damit Erfolg, daß man das Kind häufiger, also 6 oder 7mal (statt wie üblich 5mal) anlegen läßt. Ist es nicht möglich, eine Steigerung des Muttermilchangebotes durchzusetzen, dann bleibt nur der Übergang zu Zwiemilchernährung (1 oder 2 Mahlzeiten Zufütterung von Buttermilchsuppe, Buttermehlnahrung oder Säsanahrung) übrig. Auch bei den Konstitutionsanomalien bleibt oft nichts anderes übrig, als beizufüttern. Die Ernährung und Aufzucht der Neuropathen ist ein Kapitel für sich, auf das hier hingewiesen sei (s. Neurose, Erziehung).

3. Die Obstipation des Brustkindes.

Viele Brustkinder leiden angeblich an Verstopfung, d. h. sie entleeren nur selten, nämlich jeden 2., 3. ja 5. Tag und noch seltener Stuhl. Dieser Stuhl erweist sich als vollkommen normal. Er ist nicht besonders eingedickt, sondern salbenweich und von normaler, oft goldgelber Farbe. Hier handelt es sich garnicht um eine Obstipation, sondern um *seltene Stuhlentleerung* von den die Frauenmilch besonders gut ausnutzenden Brustkindern. Die Kinder sind garnicht krank, leiden auch nicht an einer funktionellen Darmstörung, sondern sie gedeihen gut, sind bester Stimmung und nehmen regelmäßig an Gewicht zu.

Eine *Scheinobstipation* liegt da vor, wo hungernde Kinder wenig, meist stark eingedickten, oft dunkelbraun wie Mekonium gefärbten Stuhl entleeren. Meist findet man den kleinen Bauch auch schon eingesunken, sog. *Hungerbauch* und kann andere Zeichen der beginnenden Hungerdystrophie nachweisen.

Eine *echte Obstipation*, also Stuhlverhaltung, kann beim Säugling harmlose und ernste Ursachen haben. Harmlos ist die Einhaltung des Stuhles aus Schmerzhemmung bei Fissuren und Rhagaden am After. Harmlos ist auch die Obstipation, die die Mutter durch ängstliches tägliches Klystieren mit dem Gummibällchen oder gar durch digitales Ausräumen des Rectums (!) unterhält. Der Brustsäugling ist infolge der Schlackenarmut der Frauenmilch und ihrer die Dickdarmperistaltik oft wenig anregenden Faeces besonders zu Verstopfung geneigt. Bei jeder nicht durch diese Ursachen erklärbaren Verstopfung ist an ernste Ursachen zu denken, also an etwa angeborene Darmstenose oder an das Gegenteil: ein Megacolon congenitum, an Tumoren, Hernien und die im Säuglingsalter ernste Blutungen verursachenden Hämorrhoiden. Schließlich wird bei auffälliger Verstopfung auch einmal eine Athyreose in Betracht zu ziehen sein.

Die *Behandlung* besteht — mit Ausnahme der organischen Erkrankungen — in Steigerung der Nahrungsmenge bei den Inanitionsverstopfungen. Jegliches Klystieren und Darmausräumen ist zu widerraten. Zur Erzielung eines weichen und genügend schlackenreichen Stuhles eignet sich die Zufütterung von Karottenmasse oder Rohäpfeln oder Bananen. Die oft empfohlenen Zucker- und Malzzugaben bessern gewöhnlich nicht, sondern sie mästen nur. Im allgemeinen kann man sich bei allen harmlosen Obstipationen abwartend verhalten und wird versuchen, mit der Zugabe von Obst- oder Gemüsesuppe oder Brei zur Brust auszukommen. Abführmittel sind unzweckmäßig.

Schrifttum.

Bessau: Säuglingsphysiologie und Pathologie. Lehrbuch der Kinderheilkunde von Feer, 12. Aufl. 1938.

Czerny-Keller: Des Kindes Ernährung usw., Bd. 1. 1925.

Finkelstein: Säuglingskrankheiten, 4. Aufl. Amsterdam 1938. — Freudenberg: Physiologie und Pathologie der Verdauung im Säuglingsalter. Berlin 1929.

Glanzmann: Einführung in die Kinderheilkunde. Berlin 1939.

Kleinschmidt: Ernährungsstörungen des Säuglings. Lehrbuch der Kinderheilkunde von Feer, 12. Aufl. 1938.

Marriott, W. Mc. K.: Infant Nutrition. St. Louis 1930. — Müller, Ernst: Die Bedeutung des Kuhmilchfettes für die Säuglingsernährung. Öffentl. Ges.-Dienst 1937.

Rominger: Physiologie und Pathologie der Ernährung usw. Handbuch der normalen pathologischen Physiologie. Berlin 1927. — Ernährungsstörungen des Säuglings. Handbuch Pfaundler-Schlossmann, 4. Aufl., Bd. 3. 1931. — Rominger-Lorenz: Richtlinien für die Kost des gesunden und kranken Kindes, 2. Aufl. Berlin: Julius Springer 1935. — Rubner: Die Gesetze des Energieverbrauchs bei der Ernährung. Leipzig: Franz Deuticke 1902.

Tobler-Bessau: Allgemeine pathologische Physiologie der Ernährung und des Stoffwechsels im Kindesalter. Wiesbaden 1914.

Verschuer: Erbpathologie, 2. Aufl. 1937.

Die Avitaminosen und Hypovitaminosen im Kindesalter.

Von E. Rominger-Kiel.

Mit 16 Abbildungen.

I. Allgemeines über die Bedeutung der Vitamine für den wachsenden Organismus.

Die Entdeckung der *Vitamine* geht zurück auf die grundlegende Beobachtung einer Wachstumshemmung bei jungen Tieren durch Entfernung bestimmter Ergänzungsstoffe aus der Nahrung. Allmählich wurden dann außer der Störung des Wachstums auch noch andere Krankheitserscheinungen als typisch für einen bestimmten Vitaminmangel in der Nahrung erkannt. Während nun auch heute noch über viele Einzelheiten in der Vitaminlehre Widersprüche bestehen und oft völlig entgegengesetzte Anschauungen und Lehrmeinungen vertreten werden, herrscht Einigkeit darüber, daß das junge wachsende Tier der am feinsten und zuverlässigsten auf Mangelschäden ansprechende Organismus ist.

Für das junge wachsende Kind müssen demzufolge die Vitamine in der Nahrung eine besonders große Bedeutung besitzen. In der Tat kommen Schädigungen durch Vitaminmangel auch heute in unseren Breiten noch am häufigsten beim Säugling und dem jungen Kleinkind zur Beobachtung. Das hat seinen Grund in den schon in den vorhergehenden Abschnitten beschriebenen Besonderheiten des Stoffwechsels und der Ernährung des Kindes. In Kürze handelt es sich dabei um folgende Eigentümlichkeiten. Der noch im Wachsen begriffene Zellstaat des jungen Kindes weist schon da Ausfallserscheinungen im Gewebeaufbau und der Gewebefunktion auf, wo der ausgewachsene Organismus, namentlich, wenn es sich nur um einer vorübergehenden Mangel an Ernährungsstoffen handelt, noch wenig oder gar nicht leidet, deshalb nämlich, weil er nur auf seine Körperbestandserhaltung angewiesen ist und über verhältnismäßig große Vitamindepots verfügt. Das junge Kind hat nun entsprechend seinem etwa 2—3mal so lebhaften Stoffwechsel außerdem natürlicherweise schon einen besonders hohen Vitaminbedarf. Dieser wird unter normalen Bedingungen durch die natürliche Ernährung an der Mutterbrust beim Säugling gedeckt; er bleibt aber unbefriedigt bei jeder länger dauernden fehlerhaften künstlichen Ernährung.

Im Gegensatz zum Erwachsenen hat das junge Kind keine freie Kostwahl, sondern wird so ernährt, wie seine Mutter oder Pflegerin es für richtig hält. Infolge seiner Instinktschwäche nimmt der Säugling auch lange Zeit eine jede einseitig zusammengesetzte, ja eine recht eintönige Nahrung, durch die schwere chronische Ernährungsstörungen, Dystrophien (s. S. 173) entstehen können. Bei einem Teil dieser Nährschäden treten Zeichen der typischen Avitaminosen auf, bei einem anderen größeren Teil lassen sich wenigstens Hypovitaminosen an gewissen Folgeerscheinungen erkennen, so z. B. am Sinken der natürlichen Widerstandsfähigkeit gegenüber Infekten. In beiden Fällen gedeiht das Kind nicht mehr recht und bleibt schließlich nicht nur im Gewichtswachstum, sondern auch im Längenwachstum zurück. Damit tritt dann die wichtigste und für fast sämtliche Avitaminosen beweiskräftige Schädigung ein: *die Wachstumshemmung.* Aber nicht nur eine längere Zeit durchgeführte einseitige insuffiziente Ernährung kann beim jungen Kind zur Mangelkrankheit führen, sondern es können auch akute Ernährungsstörungen und Fieberzustände einen Vitaminmangel zur Folge haben; dies ist z. B. dann der Fall, wenn in der Rekonvaleszenz einer akuten Verdauungsstörung oder bei Infekten dem nachweislich auf das Mehrfache gesteigerten Vitaminbedarf nicht Rechnung getragen wird. Es entsteht so oftmals ein Kreislauf der Schädlichkeiten, indem bei einer akuten Ernährungs- oder Verdauungsstörung ein Vitaminmangel eintritt, der seinerseits die Resistenz gegenüber Infekten herabsetzt. Die Folge davon ist eine erhöhte Anfälligkeit mit vermehrtem Vitaminmangel und nachfolgender Ernährungsstörung usf., bis sich schließlich eine hypo- oder avitaminotische Dystrophie entwickelt. Den Beweis liefert die Therapie dadurch, daß durch ein wesentlich erhöhtes Vitaminangebot oft die Ernährungsverhältnisse rasch gebessert und die normale Infektresistenz wieder hergestellt werden. Infolgedessen gilt es, unser Augenmerk bei der Ernährung des Kindes auf ganz bestimmte Zusammenhänge zwischen Vitaminmangel und Körperaufbau zu richten; mit anderen Worten müssen wir neben der quantitativen auch eine qualitative Ernährung durchführen. Von der Bedeutung gewisser Minimumstoffe, zu denen bestimmte Eiweißkörper, Lipoide und Salze gehören, war in den vorausgehenden Abschnitten schon die Rede; im folgenden soll nun insonderheit von den Vitaminen und ihrer besonderen Bedeutung für die Kinderernährung das Wichtigste und heute Gesicherte dargestellt werden.

Die Lehre von den Vitaminen ist heute schon ein wichtiger Abschnitt der Ernährungsphysiologie und ihre Grundlagen, besonders auch die physiologische Chemie der wichtigsten Vitamine können hier vorausgesetzt werden. Im folgenden soll daher in der Hauptsache nur das Wichtigste aus der pathologischen Physiologie und die Klinik der Vitaminmangelzustände des Kindesalters dargestellt werden. Die drei wichtigsten hier zu schildernden Avitaminosen des Kindes sind die *Rachitis* und Spasmophilie (Tetanie), die *Dystrophia alipogenetica* (Xerophthalmie) und der *infantile Skorbut* (Möller-Barlow).

Die Wissenschaft vom wachsenden Organismus muß sich naturgemäß mit der Bedeutung der neu gefundenen lebenswichtigen Wirkstoffe für den Körperaufbau besonders beschäftigen. Überblickt man nun die Folgen, die beim wachsenden Organismus bei Fehlen der Vitamine in der Nahrung oder bei einer Minderversorgung damit eintreten, dann lassen sich einige *Hauptschädigungen* herausstellen, die für das Verständnis der Krankheitsbilder dieser Mangelzustände im Kindesalter wichtig sind.

Allgemein hemmt Vitaminmangel das Wachstum und setzt die normale Widerstandsfähigkeit gegenüber Infekten herab. Im besonderen geschädigt werden die Blutbildung, dann der Aufbau und die Entwicklung des Skelets, der Haut und Schleimhäute und der Drüsen mit innerer Sekretion. Enge Beziehungen bestehen zwischen den Vitaminen und der Darmflora.

1. Vitamine und Wachstum.

Ohne Vitamine ist Wachstum nicht möglich. Nach den grundlegenden, eingangs schon erwähnten Versuchen von Hopkins in Amerika und Stepp in Deutschland galt das fettlösliche A-Vitamin als *das* Wachstumsvitamin. Bei A-Mangeltieren ist das Zurückbleiben im Wachstum eine völlig gesetzmäßige Erscheinung. Diese Tiere beginnen sofort zu wachsen, wenn man ihnen A-Vitamin oder seine Provitamine, z. B. das α-, β- und γ-Carotin zulegt. Damit in gutem Einklang stehen die dem Kinderarzt bekannten zwei klinischen Bilder von Wachstumsstörung, die *Coeliakie* (siehe Heubner-Hertersche Krankheit) und der *Mehlnährschaden* (siehe S. 183). Bei der ersten Störung kommt, wie wir wissen, ein A-Mangel durch Fettresorptionsstörung, bei der letzteren Ernährungsstörung durch ungenügende Milchzufuhr zustande. Auch bei Großstadtkindern konnte ein Zurückbleiben in Körpergewichts- und Längenwachstum recht überzeugend auf A-Mangel zurückgeführt werden. Eine einwandfreie Beeinflussung des Wachstums im Tierversuch ist nun weiter nachgewiesen für die Vitamine B_1, B_2, C und D. Ein B_1-Mangel kommt praktisch nur in den Tropen vor, kann aber vielleicht bei Säuglingen, die mit wenig Milch, reichlich „Kindermehlen" und ohne Zukost ernährt werden, also wiederum bei Mehlnährschäden und Hungerdystrophien, eine Rolle spielen. Das Lactoflavin, Vitamin B_2, erweist sich beim Tier als wichtiger Wachstumsfaktor. Beim Kind kennen wir mit einiger Sicherheit nur die *Coeliakie* (Heubner-Hertersche Krankheit) als B_2-Mangelzustand. Die Wachstumswirkung des C-Vitamins ist seit den ersten Tierversuchen von Holst und Fröhlich (1907) beim Meerschweinchenskorbut bekannt und dient im sog. „kurativen Wachstumstest" zum biologischen C-Nachweis. Bei dem Skorbut der Säuglinge, der Möller-Barlowschen Krankheit, bleibt das Wachstum stehen und zwar, weil die Tätigkeit der Osteoblasten und damit jede Knochenneubildung aufhört. Beim „Präskorbut" der Säuglinge. also noch bevor eine deutliche Störung des Skeletaufbaues eintritt, ist ein Wachtumsstillstand beschrieben worden, und andererseits zeigen manche dystrophierten Säuglinge allein durch C-Vitaminzulage (frische Obstsäfte!) oder parenterale C-Zufuhr bei sonst derselben Nahrungszusammensetzung eine gewisse Beschleunigung des Wachstums. Auch im Schulkindesalter soll die reichliche Versorgung mit C-Vitamin deutlich das Längenwachstum fördern.

Aus alledem geht hervor, daß alle klinisch wichtigen Vitamine für ein normales Wachstum wichtig sind. Ein eigentliches „Wachstumsvitamin' für den Menschen gibt es nicht. Immerhin steht fest, daß das Wachstum beim jungen Kind am frühesten durch Vitamin-A-Mangel gehemmt wird. Die Wachstumsbeschleunigung c er Vitamine bedeutet immer nur eine Wachstumssteigerung innerhalb der Variationsbreite; es ist also nur möglich, eine durch Vitaminmangel entstandene Wachstumsverzögerung zu beheben und gewissermaßen das normale Wachstumstempo wieder zu erreichen.

2. Vitamine und Infektresistenz.

Schon seit einem Menschenalter ist in der Kinderheilkunde die Tatsache bekannt, daß viel mehr Schäden beim jungen Kind dadurch besonders lebensbedrohlich sind, weil sie den Boden für Infekte vorbereiten. Diese Tatsache wird am treffendsten charakterisiert durch den berühmten Ausspruch Pfaundlers: „ex alimentatione erkranken sie, ex infectione sterben sie". Zu den Nährschäden gehören auch die Avitaminosen und die Hypovitaminosen im Kindesalter. Aus der Klinik der Mangelkrankheiten lassen sich folgende Beweise für die sinkende Infektresistenz anführen: Der Rachitiker zeigt eine besondere Neigung zu Infektionen des Respirationstraktes; der skorbutkranke Säugling erkrankt erfahrungsgemäß besonders leicht an Bronchopneumonie und an Diphtherie; xerophthalmiekranke Kinder fallen sehr leicht einer Bronchopneumonie zum Opfer und von den Tropenärzten wird berichtet, daß Kinder mit Pellagra oder Beri-Beri häufig an Infektion sterben.

Vom A-Vitamin wissen wir heute, daß es nur da die Infektabwehr stärkt, wo in A-Mangel in der vorausgehenden Ernährung eine Rolle gespielt hat. Beim gesunden Kind konnte jedenfalls eine Steigerung der spezifischen und unspezifischen Abwehr durch A-Zufuhr nicht erwiesen werden. Dagegen läßt sich einwandfrei bei ausgesprochenem A-Mangel eine beinahe sofort einsetzende Hebung der lokalen Gewebeimmunität nachweisen. Die antiinfektiöse Wirkung des A-Vitamins geht Hand in Hand mit der Beeinflussung des Epithels. Die Grundstörung bei der A-Avitaminose ist in einer Metaplasie des Epithels zu suchen. Die Hornhauterweichung und Xerophthalmie beruht auf dieser Änderung der Gewebsstruktur mit nachfolgender banaler Infektion. Als Beweis kann die Beschleunigung der Epithelialisierung bei lokaler Anwendung von A-haltigen Salben, Lebertran usf. dienen. Manche Autoren bezeichnen deshalb das A-Vitamin auch als Epithel-Schutz-Vitamin. Eine über diesen Epithelschutz hinausgehende, allgemein die Immunität stärkende Wirkung kommt dem A-Vitamin beim Kind nicht zu. Auch den Vitaminen der B-Gruppe hat man antiinfektiöse Wirkungen zugesprochen. In unseren Breiten sollen diese Vitamine namentlich eine Resistenzerhöhung gegenüber Infektionen mit Staphylokokken erzielen. Bekannt ist die Hefeanwendung bei Furunkulose, Acne usf. Neuerdings wird ihr auch ein günstiger Einfluß auf den unspezifischen Fluor der kleinen Mädchen zugesprochen. Es fragt sich, ob die beobachtete gute Wirkung tatsächlich auf den hohen B-Gehalt der Nahrung oder nicht vielmehr auf eine Änderung der Darmflora durch die Hefe zurückzuführen ist. Bedeutend sicherer beeinflußt das D-Vitamin die Infektresistenz bei der D-Avitaminose, der Rachitis. Zwar verschwindet bei der richtigen Vitamin-D-Anwendung die bekannte Anfälligkeit des Rachitikers nicht immer sofort, aber sie wird doch stets geringer. Besonders günstig scheinen die Wirkungen des D-Stoßes in dieser Hinsicht zu sein. Ob das D-Vitamin auch bei Nichtrachitikern die Immunität zu beeinflussen vermag, ist zum mindesten recht fraglich. Im Tierversuch wurde zwar eine Steigerung der Antikörperbildung und eine Vermehrung der Bactericidie des Blutes durch D-Vitamingaben festgestellt; bei Menschen ist dafür ein stichhaltiger Beweis nicht erbracht. Bestrahlungen mit ultraviolettem Licht haben zweifellos eine recht günstige Wirkung auf die Infektresistenz der Kinder. Diese beruht aber nicht, wie man ursprünglich annahm, auf einer Umwandlung des Ergosterins in der Haut allein, sondern auf komplexen anderen Wirkungen. Häufig ist es wohl auch so, daß das angewandte D-Vitamin, das Vigantol, der Lebertran oder die Höhensonnenbestrahlung eine leichte, bisher vielleicht nicht erkannte Rachitis heilt und damit die allgemeine Körperverfassung bessert und die Resistenz erhöht. Allgemeine antiinfektiöse Wirkungen besitzt das D-Vitamin nicht.

Vom C-Vitamin wurde am frühesten bekannt, daß es die Immunität beeinflußt. Die Widerstandslosigkeit aller Menschen und Tiere, die an C-Mangel leiden, gegenüber den verschiedensten Infekten ist sicher erwiesen. In erster Linie besteht bei C-avitaminotischen Zuständen eine gewisse Neigung zu Bronchopneumonien. Man fand nicht nur ein erhebliches C-Defizit, sondern auch eine beträchtliche Senkung der Antikörperbildung. Auf der anderen Seite vermag die Zufuhr von C-Vitamin in genügend hohen Dosen auch parenteral den Verlauf der Bronchopneumonie abzukürzen. Ob die Askorbinsäure auch bei den banalen grippalen Infektionen die Immunität zu steigern vermag, wie man das von verschiedenen Seiten aus angenommen hat, steht noch dahin. Ebenfalls umstritten ist die Frage, ob das C-Vitamin die Widerstandsfähigkeit gegenüber der Tuberkulose erhöht oder nicht. Die klinischen Erfahrungen aus den Kinderheilstätten über die Besserung von Tuberkulosen und Steigerung der Abwehr bei Tuberkulosegefährdeten sind nicht eindeutig. Bei der Diphtherie hat man ein besonders starkes Absinken des Vitamin-C-Gehaltes im Blut und in der Nebennierenrinde nachgewiesen, die die Folge einer Nebennierenrindenschädigung durch das Diphtherietoxin sein soll.

Nach alledem ist heute unbestritten, daß C-Vitamin für die Infektabwehr von großer Bedeutung ist. Die Askorbinsäure stellt nicht nur bei C-Avitaminosen die normale Gewebefunktion wieder her, sondern wahrscheinlich kommt ihr durch Aktivierung von Enzymreaktionen ganz allgemein eine gewisse antiinfektiöse Wirkung zu. Ob diese Wirkung darin besteht, daß die Antikörperbildung gesteigert wird oder die Blutbactericidie erhöht wird oder schließlich der Toxinabbau erleichtert wird, steht noch dahin. Man hat deshalb das C-Vitamin geradezu als antiinfektiösen Kampfstoff bezeichnet.

Nach dem heutigen Stand unserer Kenntnisse ist die antiinfektiöse Wirkung der Vitamine in erster Linie darin zu suchen, daß sie die physiologische Zell- und Gewebsfunktion erhalten. Damit Hand in Hand fördern sie vielleicht den Aufbau von Antikörpern und anderen wichtigen Immunstoffen. Daraus ergibt sich die Forderung, bei allen infektgeschädigten oder infektbedrohten Kindern festzustellen, ob eine einseitige Ernährung vorausgegangen ist und die Möglichkeit einer Hypovitaminose besteht. In keinem Fall dürfen unsere Kostverordnungen die Aufgabe der genügenden Vitaminversorgung aus dem Auge lassen, damit nicht die Infektabwehr eine Schwächung durch Vitaminmangel erfährt. Infektkranke Kinder, namentlich auch fieberkranke, wird man zweckmäßigerweise mit frischen Obst- und Gemüsepreßsäften versorgen, um ihnen das für die Infektabwehr wichtige C-Vitamin zu verschaffen.

3. Vitamine und Blutbildung.

Beim jungen wachsenden Organismus treten viel häufiger als etwa beim Erwachsenen als Begleiterscheinung einer längere Zeit fortgesetzten unnatürlichen oder ungenügenden Ernährung *alimentäre Anämien* auf. Es handelt sich dabei in der Hauptsache um Schädigungen der Erythropoese, um Dyshämatopoesen durch Nahrungsfaktoren. Einige beruhen davon höchstwahrscheinlich auf Vitaminmangel. Bei anderen Blutveränderungen, z. B. hämorrhagischen Zuständen, üben vitaminartige Stoffe deutliche Wirkungen aus.

Der am besten gesicherte Befund ist die Wirkung der Askorbinsäure bei der skorbutischen Anämie des jungen Kindes. Es handelt sich dabei um eine mehr oder weniger schwere hypochrome Anämie mit normoblastischer Reaktion. Diese schwindet zugleich mit allen übrigen Erscheinungen der MÖLLER-BARLOWschen Krankheit beinahe schlagartig auf Vitamin-C-Zufuhr ohne Zugabe von Fe, Ca oder Leber oder anderer antianämischer Mittel. Auch die Anämie bei Präskorbut, besonders nach Infekten, ist sicher durch C-Vitamin heilbar. Es handelt sich um eine spezifische antiskorbutische Wirkung der Askorbinsäure.

Neben der Askorbinsäure wurden neuerdings zwei vitaminartige Substanzen entdeckt, nämlich das Citrin oder P-Vitamin und das Koagulationsvitamin, kurz K-Vitamin genannt.

Das Citrin ist ein Flavongemisch aus den Citrusfrüchten. Es beseitigt Störungen der Capillardurchlässigkeit, daher der Name Permeabilitätsvitamin = P-Vitamin, und Störungen in einer zahlenmäßigen oder funktionellen Insuffizienz der Blutplättchen. Es vermag also diejenigen Blutungen zu stillen, die durch Capillarwandveränderungen verursacht sind. Bemerkenswerterweise wirkt es auch noch da, wo durch Askorbinsäure bei solchen Zuständen die hämorrhagische Diathese nicht oder nicht mehr beeinflußt wird.

Das Koagulationsvitamin, K-Vitamin, ist ein fettlösliches Naphthochinonderivat, das der Organismus zur Bildung des Prothrombins benötigt. Es wird unter physiologischen Umständen mit der Nahrung reichlich aus grünen Blättern aller Art aufgenommen und entsteht auch im Darm durch die normale Darmflora. K-Mangelerscheinungen treten nur da auf, wo entweder Resorptionsstörungen im Darm vorliegen oder ein Abschluß der Galle vom Darm eingetreten ist, weil das fettlösliche Vitamin K nur in Gegenwart von Galle oder Gallensalzen resorbiert werden kann. Im Kindesalter kommen nun eine ganze Reihe von Zuständen vor, in denen möglicherweise die K-Bildung oder K-Resorption verhindert wird und hierdurch eine Hypothrombinämie mit Blutungsneigung auftritt. Folgen einer solchen avitaminotisch bedingten Hypothrombinämie sind aller Wahrscheinlichkeit nach die schweren hämorrhagischen Diathesen des Neugeborenen, besonders beim Icterus gravis, aber auch die Melaena neonatorum, schwer stillbare Nabelblutungen und vielleicht die Pachymeningosis (siehe diese). Jeder Neugeborene weist zwischen dem 2. und 6. Lebenstag ein starkes Absinken seines Prothrombinspiegels auf und gerät deshalb, wie man annimmt, in Blutungsgefahr. Durch Verabreichung von K-Vitamin mit und ohne Blutübertragung können diese Zustände geheilt werden. Die günstige Wirkung einer Übertragung von mütterlichem Blut wird neuerdings damit erklärt, daß es den Prothrombingehalt erhöht bzw. zur Norm zurückbringt. Man empfiehlt, durch eine Verabreichung von Vitamin K an die werdende Mutter, besonders in den Familien, in denen schon schwerer Ikterus oder hämorrhagische Diathesen beim Neugeborenen vorgekommen sind, das Auftreten dieser lebensbedrohlichen Zustände zu verhindern.

Bei nicht skorbutischen Anämien des Kindesalters kann oftmals eine Wirkung auf die Blutbildung im Sinne einer Retikulocytenkrise, also der Ausschwemmung von jungen Erythrocyten, beobachtet werden, die aber keine Heilung der Anämie herbeiführt und offenbar unspezifisch ist. Dagegen kann bei der Ziegenmilchanämie und der Anämie bei Coeliakie (Heubner-Hertersche Krankheit) in manchen Fällen ein deutlicher Heilungseffekt erzielt werden, der dafür spricht, daß bei den Erkrankungen eine C-Avitaminose oder Hypovitaminose mit im Spiele ist.

Die Askorbinsäure hat neuerdings gerade bei Kindern als Heilstoff insofern noch eine gewisse Bedeutung auch bei nicht avitaminotischen Anämien erlangt, als sie das Ferroeisen zu stabilisieren vermag. Im askorbinsauren Eisen (also Ferro 66 im Handel) schützt die Askorbinsäure durch ihre hohe Reduktionskraft das Ferroeisen vor oxydativen Veränderungen.

Das A-Vitamin hat eine ausgesprochene Wirkung auf die Thrombocytopoese. Bei Thrombopenie erhöht Vogan die Thrombocytenzahl und setzt sie bei starker Vermehrung deutlich herab, reguliert oder normalisiert also die Thrombocytopoese. Bei A-Avitaminosen findet man in manchen Fällen hypochrome Anämien, Leukocytosen, aber auch Fibrinogenmangel und Verzögerung der Gerinnung, die dafür sprechen, daß auch hier neben dem A-Vitamin das K-Vitamin infolge mangelhafter Fettresorption oder -zufuhr fehlt.

Zwischen den Vitaminen der B-Gruppe und der Blutregeneration und bestimmten Anämien bestehen enge Beziehungen, die allerdings noch nicht restlos aufgeklärt werden konnten.

Die klassische B_1-Avitaminose, die Beri-Beri, kennen wir aus den Beschreibungen der japanischen Kinderärzte, die angeben, daß die auch bei Kindern auftretende Anämie auf B_1-Zufuhr heilt.

Von den übrigen Teilfaktoren des B_2-Komplexes müssen wir annehmen, daß sie für eine normale Erythropoese unerläßlich sind. Wir kennen neben gewissen tropischen Anämien bei Kindern besonders zwei Anämieformen, die durch diese Wirkstoffe der B-Gruppe günstig beeinflußt bzw. geheilt werden können: es sind dies das die Ziegenmilchanämie und die Anämie bei Coeliakie (Heubner-Hertersche Krankheit).

Bei der *Ziegenmilchanämie* entwickelt sich aus einer anfänglich oft nur uncharakteristischen sekundären Blutarmut eine schwere Anämie von megalocytärem hyperchromem Typ mit starker Erythroblastose bis zu aplastischen Formen mit Knochenmarksperre, wie bei der echten Biermerschen perniziösen Anämie. Sie wird ebenso wie die Perniciosa in beinahe spezifischer Weise durch Leberextrakte beeinflußt. Manche Ziegenmilchanämien zeigen außerdem geringe skorbutische und purpuraartige Erscheinungen. Durch experimentelle Untersuchungen und klinische Beobachtungen ist die Ansicht gut gestützt, daß die Ziegenmilchanämie auf Vitaminmangel beruht. Es fehlt möglicherweise der sog. „extrinsic"-Faktor von Castle, das Hämogen, das mit dem „intrinsic"-Faktor der Hämogenase, das Antiperniciosaprinzip, das Hämon, aufbaut. Die Milch von schlecht ernährten Ziegen ist nachweislich auch arm an C-Vitamin und vielleicht an dem anti-hämorrhagischen Vitamin: Vitamin K.

Bei der *Sprue* ebenso wie bei der *Coeliakie* liegen Resorptionsstörungen verschiedener Wirkstoffe vor, die ebenfalls zur schweren Anämie führen. Jedenfalls kann man bei jungen wachsenden Tieren sowohl durch Fortlassen des „extrinsic"-Faktors in der Nahrung als auch durch Ziegenmilchfütterung ein der menschlichen Sprue bzw. der perniziösen Anämie ähnliches Krankheitsbild erzeugen, das durch Leber, Hefe usf. geheilt werden kann.

Nach alledem liegen die Verhältnisse etwa folgendermaßen: Megalocytäre Anämien entstehen bei Fehlen des Hämogens (extrinsic Faktors) oder bei ungenügender Sekretion der Hämogenase (intrinsic Faktors); das ist die Ursache der echten Perniciosa. Ähnliche Anämieformen entstehen auch bei Resorptionsbehinderung der obengenannten Teilfaktoren der B-Gruppe und der eigentlichen antihämorrhagischen Vitamine; das ist oft der Fall bei der Sprue und der Coeliakie. Bei der Ziegenmilchanämie fehlt ein noch unbekannter Anämieschutzstoff, der vielleicht identisch ist mit dem Hämogen oder mit einem der anderen B-Teilfaktoren. Daß es sich dabei um Xanthopterin, den bekannten Farbstoff des Citronenfalters handelt, konnte — entgegen der Behauptung einiger Autoren — bisher nicht bewiesen werden.

Da sowohl das Antiperniciosaprinzip wie die Teilfaktoren des B_2-Komplexes gemeinsam in der Leber gespeichert werden, heilen Leberextrakte alle diese genannten megalocytären Anämien.

Die Mehrzahl der Anämien im frühen Kindesalter sind sog. „Eisenmangel-Anämien" (siehe S. 300) und heilen zuverlässig auf Eisenmedikation hin; die schwereren seltenen Formen, namentlich diejenigen, die auf Eisen nicht heilen, sind stets verdächtig, zur Gruppe der avitaminotischen Anämien zu gehören.

4. Vitamine und Knochenbau.

Das für eine normale Entwicklung des Skelets wichtigste Vitamin ist das D-Vitamin, der Rachitisschutzstoff. Verschiedene Beobachtungen sprechen dafür, daß ein D-Mangel da, wo er noch nicht oder auch nicht mehr zu einer typischen Rachitis führt, doch eine mangelhafte Festigkeit des Knochens mit Neigung zu Knochenbrüchen zur Folge hat. Für die Zahnbildung ist neben D-Vitamin ein ausreichendes Angebot von Vitamin A, C und B_1 von Bedeutung. Es wird neuerdings die Ansicht vertreten, daß das Vitamin A für die Entwicklung und Erhaltung der Zähne unentbehrlich ist, während das D-Vitamin nur die Kalkeinlagerung auch der Zahnsubstanzen begünstigen soll. Bei der Cariesentstehung liegen die Verhältnisse vermutlich so, daß A-Mangel im frühen Kindesalter die Zahnanlage schädigt, ein Fehlen von D die weitere Entwicklung des Zahnkeimes stört und schließlich ein Mangel an B_1 und C die Caries dann herbeiführt. Die Überwachung und Regelung der Kinderkost ist heute unbestritten eine der wichtigsten Maßnahmen zur Cariesverhütung.

5. Vitamine und Haut.

Von einigen Vitaminen wissen wir, daß sie zum Aufbau und zur Erhaltung einer normalen Hautfunktion wichtig sind. In erster Linie gilt das vom A-Vitamin. Bei A-Mangel beginnt die Haut Austrocknungserscheinungen zu zeigen, es entwickelt sich ein sog. Xeroderma (bis zur „Krötenhaut"). Die Trockenheit ist die Folge einer Hyperkeratose und einer Unterfunktion der Talg- und Schweißdrüsen. Die durch Vitamin-A-Mangel geschädigte Haut bietet ein gutes Angriffsfeld für die verschiedenen Pyodermiekeime. Auch die rosige Hautfarbe, besonders an den Schläfen und der Stirn, geht bei Kindern mit A-Hypovitaminose verloren, vermutlich durch die zunehmende Undurchsichtigkeit des Epithels als Folge der Austrocknung und Verhornung; außerdem tritt aus denselben Gründen eine stärkere Pigmentierung auf. Eine pathologische Pigmentierung wird auch bei C-Vitaminmangel beschrieben. Auffallend ist jedenfalls der Umstand, daß das C-Vitamin in den innersekretorischen Drüsen, in enger Verbindung mit dem Pigmentstoffwechsel stehen, in der Nebenniere und Hypophyse normalerweise stark gespeichert wird. Man nimmt an, daß die Melanogenbildung durch C-Vitamin gehemmt wird. Chloasmaartige Melanosen, z. B. der Addisonismus, sollen durch parenterale C-Vitamingaben beseitigt oder doch gebessert werden. Das H-Vitamin ist ein angeblich für das junge Kind unentbehrlicher Faktor für den Aufbau der Haut. Fehlt er, dann kommt es beim Säugling zu einer fettigen Degeneration der oberen Epithelschichten unter dem Bilde einer Seborrhoe. Da ein ganz ähnliches Bild durch reichliche Zufuhr von Fett und Eiklar (rohem Eiweiß) hervorgerufen werden kann, nimmt man an, daß das H-Vitamin etwas mit dem Fettstoffwechsel und der Entgiftung des Eiereiweißes zu tun hat. Dyspeptische Erscheinungen bei Säuglingen sollen die proteolytische Freilegung und Verwertung des H-Vitamins verhindern und dadurch zu einem Status seborrhoicus führen. Alle diese hypothetischen Vorgänge sind noch recht unsicher und bedürfen weiterer Stützen durch die klinische Beobachtung.

Sie werden hier nur erwähnt, um auf die den Kinderarzt zur Zeit beschäftigenden Probleme in der Vitaminforschung hinzuweisen.

6. Vitamine und Drüsen mit innerer Sekretion.

Zwischen *Schilddrüse* und A-Vitamin bestehen enge Beziehungen, und zwar wirkt das A-Vitamin antagonistisch auf das Thyroxin. Man kann eine A-Hypervitaminose durch Thyroxin verhüten und heilen und andererseits z. B. die Pubertätsstruma durch Vogan zum Verschwinden bringen. Ähnliche antagonistische Wirkungen bei erhöhter Schilddrüsentätigkeit kommen auch dem Vitamin B_1 zu. Man nimmt neuerdings an, daß bei der Entstehung des im Kindesalter zuerst in Erscheinung tretenden endemischen Kropfes nicht nur ein gewisser Jodmangel, sondern auch B_1-Mangel eine Rolle spielen könnte.

Vom C-Vitamin ist bekannt, daß es einen infolge Hyperthyreoidismus gesteigerten Jodspiegel manchmal zu senken vermag. Über die Beziehungen des D-Vitamins zur Schilddrüse widersprechen sich die Befunde noch vollkommen.

Die *Nebenschilddrüse* hypertrophiert bei D-Mangel und verkleinert sich bei D-Zufuhr. D-Vitamin und Nebenschilddrüsenhormon üben deutliche Wirkungen im Kalkhaushalt aus. Das Parathormon und das toxische Ergosterinbestrahlungsprodukt AT 10 führen zu einer Hypercalcämie durch Mobilisierung der Knochenkalkdepots. Das D-Vitamin dagegen entkalkt in nichttoxischen Dosen den Knochen nicht, sondern verbessert beim Rachitiker die Kalkresorption aus dem Darm. D-Vitamin wirkt nachweislich nicht über die Nebenschilddrüse, und die Rachitis selbst wird durch Parathormon nicht beeinflußt.

Die *Nebenniere* ist bekanntlich ein Hauptspeicher für das C-Vitamin. Da sich bei C-Mangel die Nebenniere vergrößert und schwere Veränderungen erleidet und andererseits toxische Schädigungen, z. B. Diphtherie, zugleich zu einer Verringerung der Adrenalinausschüttung und des C-Gehaltes führt, legt man im Kindesalter auf eine reichliche C-Versorgung des Organismus zur Erhaltung der Nebennierentätigkeit großen Wert. Aller Wahrscheinlichkeit nach ist das Nebennierenrindenhormon zur Phosphorylierung des Lactoflavins erforderlich.

Die entstehende Lactoflavinphosphorsäure ist notwendig für den gesamten Stoffwechsel, namentlich aber für das Wachstum.

Von einem Einfluß bestimmter Vitamine auf die Tätigkeit der *Hypophyse* ist bisher erst nur wenig bekannt geworden. Das Vitamin B_1 und B_2, und zwar beide zusammen, verstärken angeblich die blutzuckersenkende Wirkung des Insulins. Sicher gestellt ist ein erhöhter Verbrauch von Vitamin B_1 bei reichlicher Kohlenhydraternährung, eine für die Ernährung im frühen Kindesalter zweifellos wichtige Feststellung. Beide Wirkungen sollen nun nicht über den Inselapparat, sondern über die Hypophyse erfolgen. Bemerkenswert ist schließlich der Nachweis von reichlich Vitamin A und seinen Vorstufen in der Hypophyse.

Für den Aufbau und die Unterhaltung der Tätigkeit der *Keimdrüsen* sind die meisten bekannten Vitamine erforderlich, wie neben den Tierexperimenten aus der Tatsache hervorgeht, daß bei fast sämtlichen Avitaminosen Sterilität oder Atrophie der Keimdrüse eintritt. Mangelhaft ernährte Schulkinder sollen eine späte Geschlechtsreife aufweisen. Von besonderer Bedeutung für die Keimdrüsen ist das Vitamin A und das Vitamin E. Die bei Mangelzuständen beider Vitamine auftretenden Veränderungen im Tierexperiment ähneln sich sehr. Die Tatsache, daß die Sexualhormone ebenso wie das E- und D-Vitamin Sterinabkömmlinge sind, läßt vermuten, daß noch wichtige Beziehungen zwischen diesen Hormonen und den Vitaminen aufgedeckt werden. Eine genügende Versorgung des heranwachsenden Organismus mit den genannten Vitaminen ist sicher von großer Bedeutung.

7. Vitamine und Darmflora.

Für die Vitaminversorgung, besonders des wachsenden Organismus, hat sich das Bestehen einer „physiologischen" Darmflora als wichtig erwiesen. Es ließ sich zeigen, daß das Brustkind Vitamin B_1 durch die Tätigkeit seiner Bifidusflora bildet. Die Resorption dieses bakteriell entstandenen Vitamins B_1 soll allerdings verschwindend sein und den Bedarf nicht decken können. Auch das in oxydiertem Zustand aufgenommene C-Vitamin kann in die biologisch aktive Askorbinsäure durch das Bacterium coli und den Bacillus acidophilus umgewandelt werden. Sichergestellt ist schließlich auch die Synthese von A- und K-Vitamin durch die normale Darmflora. Andererseits können durch pathogene Keime, vielleicht aber auch durch ein Übermaß von bakteriell erzeugten Fäulnisvorgängen durch die obligaten Dickdarmbakterien eingeführte Vitamine sicher zerstört werden. Für den Kinderarzt sind diese allerdings noch lückenhaften Feststellungen naturgemäß besonders wichtig. Sie liefern zunächst einmal eine Erklärungsmöglichkeit für die vielfachen Widersprüche über den normalen Vitaminbedarf. Weiterhin lassen sie es aber als wahrscheinlich erscheinen, daß eine richtige Vitaminversorgung des Kindes durch Vitaminzufütterung nur da mit Aussicht auf Erfolg möglich ist, wo durch entsprechende diätetische Maßnahmen die Verdauungsvorgänge geregelt und die Darmfloren normalisiert werden können.

II. Vitaminbedarf des wachsenden Organismus.

Auf Grund der vorausgehenden Erörterungen ist ohne weiteres klar, daß der wachsende Organismus einen bedeutend höheren Vitaminbedarf hat, als der ausgewachsene. Entsprechend dem verschiedenen Wachstumstempo ist er am größten im frühen Säuglingsalter oder gar bei Frühgeborenen, wo er für einzelne Vitamine das 10—100fache, verglichen mit dem des Erwachsenen, beträgt; im Kleinkindesalter geht der Bedarf dann stark zurück, macht aber immer noch bei einzelnen Vitaminen etwa das 3—5fache desjenigen des Erwachsenen aus, um im Schulalter und der Pubertät sich allmählich dem letzteren anzugleichen. Infolgedessen ist die Berücksichtigung auch eines vorübergehend gesteigerten Vitaminbedarfes, z. B. während eines Infektes oder in der Erholungszeit nach verschiedenen Krankheiten und in Zeiten vitaminarmer Ernährung, so z. B. am Ende des Winters, von noch größerer Bedeutung als beim Erwachsenen.

Wenn heute über die Größe des Vitaminbedarfs unter normalen äußeren Bedingungen, d. h. also bei der in unseren Breiten üblichen Ernährung, die Angaben noch weit auseinandergehen, so liegt das hauptsächlich daran, daß der „normale Bedarf" ein in weiten Grenzen schwankender Begriff ist. Die Berechnung, die versucht festzulegen, welche Mindestmenge eines Vitamins in der Nahrung eben vorhanden sein muß, um das Auftreten der typischen Mangelkrankheit beim Menschen zu verhüten, scheint mehr Vertrauen zu verdienen als die, welche anzugeben versucht, bei welcher Vitaminmenge der Organismus „gesund und voll leistungsfähig" ist. Bei der ersten Methode ist das Auftreten einer Avitaminose, bei der letzteren das einer Hypovitaminose maßgebend. Es ist nun ohne Zweifel genauer möglich, den Eintritt echter als den vermutlicher Mangelzeichen anzugeben. Alle diese Überlegungen gelten aber nur für den Tierversuch und lassen sich nicht ohne weiteres auf die menschliche Pathologie übertragen. Auch da, wo sich einzelne dazu hergegeben haben, wochenlang von einer vitaminarmen Nahrung zu leben, um den „Vitaminbedarf" bei ihnen ermitteln zu können, wurden keine genaueren Erkenntnisse gewonnen. So zeigte sich nämlich, daß bei der Entstehung einer Avitaminose nicht nur die von Mensch zu Mensch wechselnde Vitaminverwendungs- und -speicherungsfähigkeit eine wichtige Rolle spielt, sondern daß offenbar verschiedene, noch unübersichtliche Schädigungen zusammenwirken müssen, bis echte Mangelerscheinungen auftreten. Wir Kinderärzte sind nun insofern in einer besonders günstigen Lage, als wir in dem von gesunden Eltern stammenden, gut gedeihenden Brustkind, worauf an anderer Stelle (siehe S. 111) schon hingewiesen wurde, ein uns von der Natur gegebenes „Musterbeispiel" einer richtigen Ernährung vor uns haben. Ich glaube, daß wir, wenigstens für das Säuglingsalter, gute Gründe haben, von dem in der Muttermilchernährung dem Kind gebotenen Vitamingehalt in unseren Berechnungen auszugehen. Dabei muß dann allerdings berücksichtigt werden, daß der Säugling sich noch während des ersten Lebensjahres allmählich an die unnatürliche Ernährung anpassen muß, und daß ihm infolge der dabei eintretenden Änderung seiner Verdauungs- und Stoffwechselverhältnisse (Darmflora!) die verschiedenen Vitamine, die sich für seine störungsfreie Entwicklung als bedeutungsvoll erwiesen haben, unter allen Umständen eher in reichem, als knappem Maße geboten werden sollten. Im Kleinkindes- und Schulalter, ebenso wie in der Zeit der sexuellen Reifung, in der Pubertät, wird am zweckmäßigsten die auch von den meisten Ärzten des Erwachsenen anerkannte „Gesundheit und volle Leistungsfähigkeit" als Maßstab für eine richtige Ernährung, auch im Hinblick auf den Vitaminbedarf, angesehen.

In der folgenden Tabelle werden die Vitaminangebote für ein Brustkind und für ein Flaschenkind nebeneinander gestellt. Die dabei angegebenen Vitaminwerte sind lediglich Mittelwerte aus den heute noch vielfach recht weit auseinanderliegenden Angaben der verschiedenen Autoren, die über die größten Erfahrungen auf dem Vitaminforschungsgebiet verfügen; die Werte stellen also nur grobe Annäherungen an die vermutlichen Mittelwerte dar.

Vitamingehalt der Nahrung eines Brustkindes.

150 g *Frauenmilch* pro kg:
    90 Carotin   150 γ A   53 γ B$_1$ 240 γ B$_2$ 8 mg C   D in Spuren

Vitamingehalt der Nahrung eines Flaschenkindes.

100 g *Kuhmilch* pro kg:
    30 Carotin   36 γ A   45 γ B$_1$ 200 γ B$_2$ 2 mg C   0,2—0,4 γ D

Das an der Mutterbrust ernährte Kind erhält in allererster Linie wesentlich mehr C-Vitamin, als ein gleichaltes künstlich ernährtes Kind, nämlich rund 4mal mehr. Aber auch das A-Vitamin und seine Vorstufe werden dem Säugling an der Brust bedeutend reichlicher, nämlich etwa in 3facher Menge angeboten, als einem Flaschenkind. Das D-Vitamin ist in der Frauenmilch nur in Spuren enthalten, während das Kuhmilchkind davon einen deutlich meßbaren, wenn auch nur geringen Betrag erhält. Bei der Berechnung wird davon ausgegangen, daß die Tageszufuhr von Frauenmilch 150 ccm pro Kilogramm Körpergewicht, von Kuhmilch 100 ccm pro Kilogramm, die sog. Budinsche Zahl, beträgt.

Wird die Kuhmilch, wie das heute noch üblich ist, etwa aus Angst vor ihrer ekzemauslösenden Wirkung in sehr knappen Mengen gegeben, dann besteht zweifellos (immer im Vergleich zum Brustkind) ein beträchtliches Unterangebot von C- und die Möglichkeit einer zu schlechten Versorgung mit A-Vitamin. Trotz des tatsächlich höheren D-Gehaltes ist — das lehrt die tägliche Erfahrung — besonders bei mangelnder Belichtung der Rachitisschutz beim Flaschenkind ungenügend, wahrscheinlich, wie erwähnt, wegen des Phosphatreichtums der Kuhmilch. Für die Praxis der künstlichen Ernährung des Säuglings ergibt sich somit die wohlbegründete Forderung, schon am Ende des ersten Trimenons C-Vitamin in Form von Obstsäften, dann von Gemüsebreien oder in krystallinischer Form und von der Mitte des 3. Lebensmonats ab D-Vitamin als Vigantol oder Lebertran zu den üblichen Milchmischungen zuzufüttern.

Am meisten gefährdet durch Vitaminunterangebot sind zweifellos Säuglinge, die milchfrei ernährt werden. Besonders droht hier eine Schädigung durch A-Mangel. Aber auch die übrigen wichtigen Vitamine müssen bei milchfreier Ernährung fast alle zugegeben werden. Da nun eine milchfreie Ernährung mit

Vitamingehalt der Nahrung für ein 4 Jahre altes Kind.

γ-Dosen:	Carotin	A	B₁	B₂	C	D
1. Frühstück:						
150 g Kakao (Milch)	45	54	68	300	3	0,6
30 g Roggen-Schwarzbrot (82 bis 94%)	—	0	54	84	0	0
10 g Butter	50	85	+	1	0	1
10 g Honig	0	0	0	0	0	0
2. Frühstück:						
100 g Obst (schwarze Johannisbeere,	—	0	10	—	120	0
Apfelsine)	360	0	60	40	60	0
Mittagessen:						
150 g Gemüse (Spinat)	9500	0	52	—	4	—
150 g Kartoffelbrei	54	43	70	120	12	0,3
30 g gebratenes Schweinefleisch .	—	—	100	—	—	—
10 g Schmalz	—	—	—	—	—	—
100 g Apfelmus	—	0	—	—	5	0
Nachmittags:						
150 g Kakao	45	54	68	300	3	0,6
50 g (2) Zwiebäcke Weizenbrot (60%)	—	0	25	45	0	0
Abendbrot:						
150 g Gemüse (Karotten)	7500	0	90	90	8	—
200 g Nudeln (Spaghetti)	—	0	100	0	0	0
50 g (1) belegtes Roggenbrot (82 bis 94%)	0	—	90	140	0	0
mit Schinken (30 g)	—	—	110	100	—	—
und Butter 5 g	25	43	+	0,5	0	0,5
	17579	279	897	1220,5	215	3

Vitamingehalt der Nahrung für ein 8—10 Jahre altes Kind.

γ-Dosen:	Carotin	A	B₁	B₂	C	D
1. Frühstück:						
200 g Milch	60	72	45	200	2	0,4
50 g Semmel	0	0	100	90	0	0
15 g Butter	75	128	+	1,5	0	1,5
15 g Honig	0	0	0	0	0	0
2. Frühstück:						
100 g Apfelsine	360	0	60	40	60	0
100 g (2 Scheiben) Roggenbrot (82—94%) mit Butter 15 g	75	128	180	281,5	0	1,5
Mittagessen:						
150 g Spinat	9500	0	52	—	4	—
150 g Fleischbrühe	0	0	0	0	0	0
150 g Kartoffeln	45	0	105	90	25	0
60 g gebratenes Schweinefleisch .	—	—	180	—	—	0
10 g Butter	50	85	+	1	0	1
150 g Erdbeeren	90	0	0	+	100	0
oder Himbeeren	—	0	130	—	40	0
Nachmittags:						
150 g Milch	45	54	68	300	3	0,6
25 g Brötchen	0	0	50	45	0	0
5 g Butter	25	43	+	0,5	0	0,5
5 g Marmelade (Stachelbeerkonserve)	+	—	—	—	1,5	0
Abendbrot:						
150 g Gemüse (Karotten)	7500	0	90	90	8	—
150 g Bratkartoffeln (Schweinefett)	45	0	105	90	25	0
50 g Roggenbrot (82—94%) . .	0	—	90	140	0	0
10 g Butter	50	85	+	1	0	1
20 g Magerkäse	+	+	6	90	0	—
	17920	595	1261	1460,5	268,5	6,5

Ausnahme der Einleitung der Diätetik bei den akuten Ernährungsstörungen eigentlich entbehrlich ist, sollte man sie aufgeben; zum mindesten sollte man es nie dem Laien (also der Mutter) überlassen, sie anzuwenden. In der Mütterberatung und Fürsorge sollte man nachdrücklich davor warnen, milcharme und milchlose Kost längere Zeit ohne ärztliche Verordnung anzuwenden.

Eine Anreicherung der Milch mit Vitaminen durch besonders reichliche Zufuhr von A, C und D an die stillende Mutter ist möglich, aber beim Brustkind in unseren Breiten offenbar nicht nötig. Nur da, wo die häuslichen Verhältnisse dürftig sind, muß eine Ergänzung der Ernährung der stillenden Mutter durch Vitaminzugaben erfolgen. Die Anreicherung der Kuhmilch mit D durch Fütterung der Kühe mit bestrahlter Hefe steigert unter Umständen den D-Gehalt der Frischmilch bis auf das 30fache. Leider sind die Ergebnisse dieser Fütterung nach den Erfahrungen in Amerika recht schwankend, und die Kontrolle erweist sich als kostspielig und schwierig.

Der ältere Säugling kann seinen Vitaminbedarf keineswegs mehr durch Milch allein, auch nicht durch Vollmilch, decken. Bei ihm soll die C-Versorgung nicht mehr nur mit Obstsäften, sondern vielmehr durch Obst- und Gemüsebrei und durch Kartoffelkost (einschließlich Kochwasser!) erfolgen.

Bei Kleinkindern und Schulkindern sind wir bezüglich des erforderlichen Vitamingehaltes ganz auf unsere praktische Erfahrung mit einer gemischt zusammengesetzten Kinderkost angewiesen. Die beiden oben gebrachten Tabellen geben den ungefähren Vitamingehalt an.

Die Gefahr, daß ein Kleinkind eine A-Hypovitaminose erleidet, liegt im allgemeinen nur da vor, wo wegen Magendarmkrankheiten wochenlang eine gehaltlose Diät (Apfeldiät! Schleimsuppendiät!) durchgeführt wird, oder in dem besonderen Fall der Coeliakie (Heubner-Herterschen Krankheit) in der Resorptionsstörung. Im Schulalter und kurz vor und während der Reifeentwicklung verdient die Kost bei der hier häufig bestehenden Hyperthyreose besondere Berücksichtigung ihres Vitamin-A-Gehaltes; dies um so mehr, als Vogan den Grundumsatz im Sinne einer Herabsetzung zur Norm beeinflußt. Schulkinder, die Nachtblindheit zeigen, bedürfen ebenfalls oft einer erhöhten Vitamin A-Zufuhr.

B_1-Vitamin muß schon deshalb in jeder Kinderkost reichlich angeboten werden, weil diese ja besonders kohlenhydratreich ist. Es genügt, dafür zu sorgen, daß schon das Kleinkind nicht nur Feinbrot und Gebäck, sondern stets auch in genügender Menge, d. h. bis zur Aufrechterhaltung einer regelmäßigen 1—2mal täglichen Stuhlentleerung, Vollkornbrot erhält.

Wichtig in der Kost des ganzen Kindesalters ist das reichliche Angebot von C-Vitamin. Besonders während und nach den vorwiegend im Kleinkindes- und Schulalter auftretenden Infektionskrankheiten, aber auch bei „anfälligen" Kindern ist eine reichliche C-Vitaminzufuhr angezeigt. Auch bei zahlreichen Anämien, z. B. der häufigen sog. „Schulanämie" und allergischen Krankheiten, leistet das C-Vitamin Gutes. Auf die besonderen „spezifischen" Wirkungen wird im folgenden (s. S. 224) noch eingegangen.

Der D-Vitamingehalt der Kinderkost ist ein so geringer, daß eine zuverlässige Rachitisprophylaxe oder gar -behandlung auf rein diätetischem Weg niemals — es sei denn mit bestrahlter Milch! — durchgeführt werden kann. Außerhalb der dem Kreis der Rachitis zugehörigen Erkrankungen, zu dem selbstverständlich auch die „Spätrachitis" des Kleinkindes und des Jugendlichen gehört, hat die Zugabe von D-Vitamin, besonders in Form von Lebertran, auch heute noch Anhänger bei der Behandlung der Skrofulose und bei der „Anfälligkeit" der Kinder, also einer verminderten Infektresistenz.

Für den Kinderarzt ist es noch wichtig, zu wissen, daß die Kuhmilch im Sommer einen etwa dreimal so hohen Vitamin C-Gehalt hat wie im Winter, daß die Kartoffel bei zu starker Zerkleinerung und zu langem Kochen einen großen Teil ihres Vitamin C-Gehaltes ebenso einbüßt wie die Milch, die im Licht und an der freien Luft gestanden hat oder zu lange gekocht wurde. Auch Obst und Gemüse haben ihren höchsten Vitamingehalt nur in frischem Zustand oder bei recht vorsichtigem Dämpfen. Immer wieder muß die Mutter (oder die Anstaltsköchin!) darauf hingewiesen werden, daß Milch, Obst und Gemüse, die Hauptvitaminspender, für das Kind möglichst frisch zur Verabreichung kommen sollten, und daß die Vitamine beim Kochprozeß nicht „totgekocht" werden dürfen. An dieser Stelle ist es vielleicht wichtig, zu wiederholen, daß die Milch wegen ihrer bedenklichen Infektionsmöglichkeit trotzdem nicht roh gegeben werden darf, und daß sie durch kurzes Aufkochen oder richtige Pasteurisierung keine C-Vitaminverluste, die über 10% hinausgehen, erleidet. Unsere heute im Handel befindlichen deutschen Milchpräparate für das Kind enthalten alle einen ungefähr ausreichenden A- und C-Vitamingehalt, sind also auch bei wochenlanger Anwendung im Hinblick auf die Entstehung von Xerophthalmie oder Skorbut unbedenklich. Andererseits wird man selbstverständlich einem Kind, das mit Milchpräparaten ernährt wird, eher in noch höherem Maße als bei Frischmilchernährung Vitamine, besonders A-, C- und D-Vitamin verordnen.

III. Die wichtigsten Vitaminmangelkrankheiten des Kindes.

1. Rachitis und Spasmophilie (Tetanie).

Die Rachitis ist eine Allgemeinerkrankung des jungen, wachsenden Organismus, die gekennzeichnet ist durch eine Störung des Phosphor-Kalkstoffwechsels, und die verhütet und geheilt werden kann durch Vitamin D. Da das tertiäre Calciumphosphat den für die Konsolidierung des wachsenden Knochens wichtigsten Baustoff darstellt, finden wir einige Zeit nach Beginn der Erkrankung eine bestimmte Form der Knochenerweichung des Skelets, bei der statt normalen Knochens ein unregelmäßig wuchernder, kalkarmer Knochenersatz, das sog. *osteoide Gewebe*, gebildet wird. Aus dem schon fertigen Knochen wird in schweren Fällen ebenso wie aus der Muskulatur Phosphor und Kalk abgegeben, so daß das Skelet seine Festigkeit einbüßt und eine Neigung zu Knochenbrüchen und eine allgemeine Muskelschwäche entsteht. Auch das Nervengewebe nimmt an der allgemeinen Stoffwechselstörung teil und schließlich kann man auch an bestimmten endokrinen Drüsen (Nebenschilddrüsen, Schilddrüse) Veränderungen feststellen, die zu Hormonmangel führen können, der seinerseits wieder den Gesamtstoffwechsel ungünstig beeinflußt.

In diesen Kreislauf der Schädlichkeiten greift das D-Vitamin ausschlaggebend ein, insofern es auch da, wo die äußeren Veranlassungen zur Rachitis weiter fortbestehen, den Kalk-Phosphorhaushalt so regelt, daß die Phosphor- und Kalkverluste fast sofort aufhören und der Um- und Aufbau der geschädigten Gewebe, vornehmlich des Skelets, beginnt. Die Rachitis ist somit — abgesehen von besonderen Fällen — eine mit recht großer Sicherheit heilbare und im allgemeinen verhütbare Krankheit.

Lange, bevor die experimentelle Medizin das Vorhandensein und die Wirkung der D-Vitamine erkannt und erwiesen hatte, wandte man den Lebertran als Rachitisheilmittel an. Als ebenso wirksam zeigte sich die Bestrahlung rachitischer Kinder mit ultraviolettem Licht. Wir wissen heute, daß das Vitamin D in beiden Heilverfahren das wirksame Agens ist. Im Lebertran, dem Leberöl von Dorsch, Thunfisch und Heilbutt ist es in recht beträchtlicher Menge, in Milch, Butter, Eidotter und Bückling in geringer Menge als Naturprodukt enthalten. Bei der Sonnenbestrahlung der menschlichen Haut entsteht es durch den ultravioletten Strahlenanteil aus gewissen Sterinen des Unterhautfettes, z. B. aus dem Ergosterin. Das Ergosterin geht auch außerhalb des Körpers durch UV-Bestrahlung durch eine Reihe von Ionisierungsvorgänge über verschiedene Zwischenprodukte, wie z. B. Lumisterin und Tachysterin, in das Vitamin D_2 über. Bei der Gewinnung des krystallisierten Vitamins D_2 geht man heute vom Ergosterin der Hefe aus. Auch Nahrungsfette, so z. B. das Kuhmilchfett, werden durch UV-Bestrahlung antirachitisch wirksam, so daß man zur Rachitisverhütung und -heilung außer dem Lebertran oder dem Krystallis D_2 auch eine in besonderen Apparaten zuverlässig und gleichmäßig aktivierte Kuhmilch verwenden kann.

Welches sind nun die schon genannten äußeren Veranlassungen zur Rachitis? In erster Linie *ist die unnatürliche Ernährung schuld an der Rachitisentstehung*, und zwar nicht etwa in dem Sinn, daß die Kuhmilch-Mehl-Breinahrung weniger Knochenmineralien und D-Vitamin als die Frauenmilch enthielte, sondern offenbar deshalb, weil diese Ernährung den Kalk-Phosphorhaushalt auf das Stärkste belastet. Bei der Ernährung mit Kuhmilch erhält der Säugling viel reichlicher Kalk und Phosphor, als wenn er mit Frauenmilch ernährt wird. Trotzdem können wir bei den Flaschenkindern, die rachitisch werden, feststellen, daß, noch bevor Skeletveränderungen auftreten, der Gehalt des Blutes an organischem Phosphor sinkt. Der Ca-Gehalt des Serums ist bei unkomplizierter Rachitis annähernd normal, manchmal sogar leicht erhöht. Der normale Kalkwert beim Säugling beträgt 9—11 mg-%, der Phosphorwert 5 mg-%. Der letztere sinkt bei florider Rachitis auf etwa 3 mg-%. Diese Befunde können so gedeutet werden, daß trotz reichlichen Angebotes in erster Linie der Phosphor aus dem Darm des Kuhmilchkindes nicht mehr in einer für den normalen Knochenaufbau notwendigen Menge resorbiert und fixiert wird. Dies geschieht allein durch das D-Vitamin, das die Fähigkeit hat, einen oder mehrere für die Knochenbildung unerläßliche Kalk-Phosphatkomplexe zu bilden. Wenn das D-Vitamin fehlt, dann geraten auch die aus dem intermediären Stoffwechsel stammenden Phosphorsalze zu Verlust, so daß eine Phosphorverarmung der Gewebe entsteht. Ausdruck davon ist die genannte *Hypophosphatämie*. Sobald diese für die normale Ossifikation unerläßlichen P-Ca-Komplexe fehlen, hört der regelrechte Umbau des Knorpels in Knochen auf, und der Kalk wird ebenfalls — oft überstürzt (vorübergehende Hypercalcämie) — abgegeben.

Nach alledem ist die Knochen-Knorpelveränderung des Rachitikers entgegen der älteren Auffassung vom Wesen der Rachitis lediglich ein sekundärer Vorgang! Zwei Tatsachen sind besonders wichtig für die Rachitisentstehung, einmal der Umstand, daß rachitischer Knochen (osteoides Gewebe) in normalem Serum sich regelrecht mineralisieren läßt, was nicht gelänge, wenn es abgeartetes, primär erkranktes Gewebe wäre, und zweitens die Tatsache, daß jedes hochwirksame Antirachiticum (Vitamin D, Lebertran, Besonnung) immer zuerst den Blutphosphor heraufsetzt, bevor es die Skeletveränderungen beeinflußt. Es verbessert somit die Phosphorresorption und verhindert die krankhafte Phosphorausfuhr. D-Vitamin ist somit als eine Substanz von Fermentcharakter für die Bildung von bestimmten Kalk-Phosphorkomplexen anzusehen. Damit scheint das Problem der Rachitisentstehung endgültig geklärt: sie ist allem Anschein nach eine D-Avitaminose, die durch entsprechende Versorgung des wachsenden Organismus mit dem Rachitisschutzstoff verhütet und geheilt werden kann. Wenn diese Vorstellung zutrifft, dann ist die englische Krankheit die häufigste und wichtigste Vitaminmangelkrankheit unserer Breiten überhaupt, und zwar um so mehr, weil das D-Vitamin so gut wie gänzlich in unserer üblichen Nahrung fehlt. Die wichtigste D-Vitaminquelle, der Fischtran, kommt in der Nahrung nicht vor und der D-Gehalt der Nahrungsmittel Eigelb, Butter, Kuhmilch, der Speisepilze und der Fische ist äußerst gering; er genügt nicht mit einiger Sicherheit, eine Rachitis zu verhüten oder zu heilen. Gegen die Auffassung der Rachitis als einer D-Avitaminose spricht lediglich die Tatsache, daß der menschliche Organismus unter bestimmten Bedingungen, nämlich bei Sonnen- oder UV-Bestrahlung, imstande ist, die notwendige D-Vitaminmenge selbst zu bilden. Unsere heute gültige Begriffsbestimmung eines Vitamins anerkennt nur solche Stoffe als Vitamine, die der Organismus nicht selbst synthetisieren kann, sondern sie in der Nahrung zugeführt bekommen muß. Das ist nun bei der Rachitis nur da nötig, wo entweder die bei der gewöhnlichen Belichtung entstehenden D-Vitaminmengen zu gering sind oder aber da, wo eine unnatürliche, vor allem kuhmilchreiche Ernährung durchgeführt wird.

Zweifellos ist das Verhältnis, in welchem Phosphor zu Kalk in der Nahrung angeboten wird, von Bedeutung. Ein Überangebot von einem dieser Elemente führt zur Verschlechterung der Resorption von beiden, weil sich unlösliches Calciumphosphat bildet, das im Kot ausgeschieden wird. Die klinische Beobachtung lehrt folgendes: die besten Resorptionsverhältnisse bietet die Frauenmilch. Bei nicht zu großen Mengen Kuhmilch ist die Phosphor- und Kalkretention noch ganz gut, obwohl mehr Kalk als Phosphor angeboten wird, bei reichlichem Milchangebot dagegen ist sie schlecht. Ferner ist ein angemessener Fettgehalt der Nahrung wichtig. Solange der Chymus mehr zur sauren als zur alkalischen Reaktion neigt, ist die Phosphorresorption günstig. Reichliche Kohlenhydrate in Form von Mehlen verschlechtern die Phosphor- und Kalkretention. Auch da, wo die den Kalk-Phosphorhaushalt ungünstig beeinflussenden Faktoren vorliegen und nicht geändert werden, wirkt nun bemerkenswerterweise das D-Vitamin: die Phosphor- und Kalkretention bessert es, und zwar so, daß immer erst die des Phosphors vorausgeht, während die des Kalks nachfolgt. Wir kennen heute schon mehrere Provitamine und Vitamine D, die sich bezüglich ihrer Aktivierung zu wirksamem D-Vitamin und ihrer rachitisheilenden Eigenschaften beim menschlichen Organismus nur wenig unterscheiden. Für das Vitamin D_2 ist Ergosterin, für das Vitamin D_3 das 7-Dehydrocholesterin das Provitamin. Im Lebertran kommt in der Hauptsache das Vitamin D_3 vor. Es wirkt bei der Kükenrachitis bedeutend besser als das Vitamin D_2; beim rachitischen Kind sind beide Vitamine etwa gleich wirksam. Die übrigen bisher bekannt gewordenen D-Vitamine (D_4 und D_5) sind ohne praktische Bedeutung. Der D-Nachweis muß auch heute noch mangels einfacherer Methoden im Tierversuch im Vergleich zu einer international gültigen Standardlösung geführt werden.

Der in den D-Vitaminen entdeckte merkwürdige und einzigartige Rachitisschutz- und -heilstoff beseitigt sowohl die Ursachen, wie die Folgen der rachitischen Stoffwechselstörung. Er wirkt „ätiologisch" und „spezifisch". Bei nichtrachitischen Störungen wirkt er nicht oder doch nicht sonderlich. Er vermittelt gewissermaßen beim Rachitiker die Ultraviolettstrahlenenergie und ermöglicht eine mittelbare Lichtbehandlung. Man hat die Rachitis deshalb nicht ohne eine gewisse Berechtigung als eine „Lichtmangelkrankheit" und nicht als eine „Vitaminmangelkrankheit" bezeichnet. Wenn diese Vorstellung richtig ist, dann muß sich eine Erklärung dafür geben lassen, warum das Brustkind offenbar weniger leicht an Folgen eines Lichtmangels erkrankt, als der künstlich ernährte Säugling. Dies kann in folgenden Überlegungen geschehen: Unter den völlig natürlichen, gesunden Verhältnissen des Brustkindes erfolgt die Umwandlung des Knorpelgewebes in Knochen, wie sie für das Wachstum und zugleich die Stabilisierung des Skelets erforderlich ist, offenbar in Anwesenheit von äußerst geringen Mengen von D-Vitamin, das aus dem mütterlichen Organismus stammt und wie ein Katalysator wirkt. Eine zusätzliche Zufuhr von D-Vitamin in der Nahrung ist weder bei der Mutter noch beim Kind nötig. Die übliche gemischte Kost und die in unseren Breiten geringe UV-Belichtung, die eine gesunde stillende Mutter durch das Tageslicht erfährt, genügen zur Bereitstellung der erforderlichen geringen D-Vitaminmenge gerade, um die Entstehung von Rachitis zu verhüten.

Beim Flaschenkind mit seinem vom Brustkind namentlich bezüglich des Eiweiß- und Mineralhaushaltes abweichenden Stoffwechsel ist der Bedarf an D-Vitamin nun ein bedeutend größerer. Vielleicht bedingt das hohe Eiweiß- und Salzangebot der künstlichen Nahrung einen höheren D-Vitamin-Verschleiß, vielleicht ist auch die D-Vitaminresorption eine ungenügende; jedenfalls steht fest, daß beim Flaschenkind die ihm unter normalen Belichtungs- und Fütterungsbedingungen gebotenen D-Vitamin-Mengen häufig nicht ausreichen, und daß das Kind dabei auch bei bester Pflege rachitisch wird. Es liegt bei ihm eine uns im einzelnen noch nicht bekannte Stoffwechselschwäche vor und zwar eine Art von Stoffwechselträgheit, die beinahe augenblicklich durch genügend große Gaben von D-Vitamin, das wie ein Aktivator wirkt, behoben und verhütet werden kann. Es ist wichtig, darauf hinzuweisen, daß keineswegs andere, allgemein den Stoffwechsel beschleunigende Stoffe, wie z. B. das Thyreoidin, dabei auch nur ähnlich wirksam sind, wie das antirachitische Spezifikum D-Vitamin. Gesteigerte Zufuhr von Kuhmilch erhöht die Rachitisgefährdung, kann aber durch vermehrte Besonnung oder UV-Bestrahlung des Kindes ausgeglichen werden. Die Rachitisgefährdung des künstlich ernährten Kindes läßt sich somit auf seinen besonders großen Vitamin-D-Bedarf zurückführen. Dieser ist als Grund für die Entstehung einer „Lichtmangelkrankheit" beim Flaschenkind besonders in den dunklen Wintermonaten und unter unhygienischen Fütterungs- und Pflegebedingungen anzusehen. Die natürliche UV-Belichtung ist in unseren Breiten, namentlich in den Großstädten (Rauch! Dunst!) im Winter so gering, daß sich die Rachitis, jahreszeitlich bedingt, gegen Ende des Winters bei uns stark häuft. Im Sommer pflegen die Rachitisfälle dann durch die nun wirksame Sonnenbestrahlung „von selbst" auszuheilen, allerdings dann meist unter Hinterlassung der bekannten scheußlichen rachitischen Deformitäten des Skelets.

Die Rachitis ist eine typische Wachstumskrankheit. Ein Kind, das nicht wächst — sich z. B. im Stadium der Dystrophie befindet — wird nicht rachitisch. Die am stärksten wachsenden Skeletteile werden von der Krankheit zuerst befallen (Schädel, Brustkorb, Extremitäten). Das schnell wachsende Frühgeborene wird besonders leicht rachitisch; allerdings spielen bei ihm auch die oft ungenügende Fettresorption, die auch die Aufnahme von D-Vitamin beeinträchtigt, und die mangelhaften Depots an D-Vitamin und an Knochenmineralien eine Rolle. Schließlich ist noch erwähnenswert, daß fast jede Infektschädigung des Flaschenkindes der rachitischen Erkrankung Vorschub leistet, offenbar wiederum deshalb, weil nach solchen Krankheiten Wachstumsschübe auftreten und den D-Vitaminbedarf noch steigern. Neuerdings häufen sich Mitteilungen, z. B. aus tropischen Ländern, darüber, daß auch Kinder, die 1—2 Jahre lang ausschließlich an der Brust ernährt wurden, schwere Rachitisformen aufweisen. Hier handelt es sich offenbar um Folgen einer ungenügenden Ernährung der stillenden Mutter (Fettarmut!). Auch in unseren Breiten sorgen wir am besten in den letzten 3 Monaten vor der Entbindung (Schwangerenfürsorge!) überall da, wo die Frau mangelhaft ernährt ist, durch Lebertran- oder Vigantolzugaben dafür, daß sie vor Vitaminmangel selbst (Osteomalacie!) wie auch ihr Kind geschützt wird.

Krankheitsbild. Der Beginn der rachitischen Erkrankung liegt vor dem Auftreten nachweisbarer Skeletveränderungen. Es handelt sich ja nicht um eine Knochenkrankheit, sondern um eine Allgemeinerkrankung. Es kommt vor, daß die voll entwickelten rachitischen Skeletveränderungen, die so eindrucksvoll sind, zu einem Zeitpunkt festgestellt werden, an dem die Erkrankung schon in Heilung begriffen ist. Gerade dann pflegen ja durch die nun einsetzende Mineralisation des bisher nicht genügend verkalkten Gewebes die Verunstaltungen des Skelets besonders hervorzutreten. Wir finden deshalb immer noch die Angabe, daß die Rachitis eine Erkrankung der zweiten Hälfte des 1. Lebensjahres sei. In Wirklichkeit beginnt sie aber viel früher, nämlich etwa im 3. Lebensmonat. Das zu wissen, ist aber keineswegs etwa nur für das Verständnis der Pathogenese der Rachitis wichtig, sondern es ist von großer praktischer Bedeutung, weil der Praktiker nur da die Gefährdung des Kindes und seine Verunstaltung verhüten kann, wo er die ersten Anzeichen der rachitischen Erkrankung erkennt. Es ist richtig, daß im allgemeinen die Rachitis im 2. Lebensjahr nur noch selten einsetzt, wenn das Kind während des 1. Lebensjahres verschont

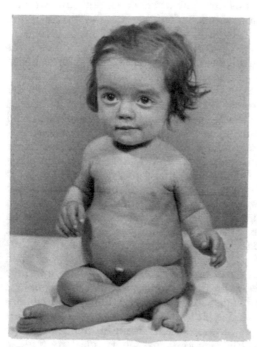

Abb. 1. Floride Rachitis bei 1 Jahr altem Kind mit den typischen Merkmalen: Quadratschädel, Birnform des Brustkorbes, Froschbauch und „doppelten Gliedern" im Schneidersitz. (Kieler Univ.-Kinderklinik.) (K)

geblieben ist; es muß aber nachdrücklichst darauf hingewiesen werden, daß es auch Rezidive der Rachitis im 2. Lebensjahr gibt, also „Rückfälle im zweiten Winter", die der Behandlung bedürfen. Angeborene, fetale Rachitis, ist zwar beschrieben, kommt aber so selten vor, daß mit dieser Rarität praktisch nicht gerechnet zu werden braucht. Es handelt sich dabei um angeborene Formen der Osteomalacie.

Man macht immer wieder die Erfahrung, daß die ersten vieldeutigen Zeichen der beginnenden Rachitis nicht erkannt werden. Der genau beobachtenden Mutter fällt es auf, daß ihr Kind, obgleich keine äußere Veranlassung dazu vorliegt, viel schreit, nachts unruhig ist und Zeichen von Schreckhaftigkeit zeigt. Die schlechte Stimmung wird durch all die üblichen kleinen Beruhigungsmittel, wie Herumtragen, Darreichen von gesüßtem Tee, frischem „Windeln", Ablenkung mit Spielsachen und dergleichen in keiner Weise mehr gebessert. Im Gegenteil, das Kind gibt deutlich zu erkennen, daß es völlig in Ruhe gelassen sein will. Bald macht sich auch eine Flatulenz und eine Neigung zu durchfälligen oder schmierigen, überriechenden Stühlen bemerkbar. Schon zu dieser Zeit treten die bekannten Schweiße auf dem Kopf und im Nacken auf, durch die das Kissen durchnäßt wird. Weiter zeigt sich nun eine gewisse Schwäche der Muskulatur und ein Mangel an Eigenbewegungen, z. B. strampelt das Kind nicht so lebhaft, wie zuvor im Bad oder wenn es ausgepackt wird. Die Kinder liegen am liebsten still auf dem Rücken und beginnen höchstens, den Kopf auf der Unterlage zu wenden und zwar oft so stark, daß die Haare am Hinterkopf sich zu lichten beginnen, ja, daß eine richtige Glatze entsteht. Das veranlaßt manche Mutter, den Arzt zu Rate zu ziehen. Sie gibt dann weiter an, daß das Kind, das schon stehen oder sitzen konnte, nicht mehr auf die Beine zu bringen ist und bei dem Versuch, es aufzusetzen, jämmerlich schreit. Zu diesem Zeitpunkt kann man meist schon die ersten Skeletsymptome feststellen: Craniotabes, Rosenkranz, Epiphysenauftreibung! Manchmal bringt die Mutter das Kind auch in die Sprechstunde, weil ihr aufgefallen ist, daß der Bauch des Kindes immer dicker wird. Diese Auftreibung des Leibes beruht auf Muskelatonie, der sich daran anschließenden Rektusdiastase und der bestehenden Flatulenz. Die meist dann schon bestehende Thoraxdeformität begünstigt die Entstehung dieses sog. „Froschbauches". Manche Mutter hat auch die Feststellung gemacht, daß der Harn einen üblen ammoniakalischen Geruch verbreitet. Es ist das die Folge der rachitischen Azidose. Ein Teil der Kinder zeigt als Folge der Muskelschwäche und der Bänderweichheit eine ganz auffällige Überdehnbarkeit der Gelenke und Schlaffheit der Glieder. In zahlreichen Fällen stellen wir eine Milzschwellung fest und wir fühlen auch deutlich den unteren Rand der Leber, ohne daß dieses Organ vergrößert wäre. Infolge der Thoraxdeformität und mangelnder Straffheit der Bauchdecken ist die Leber nach vorn unten

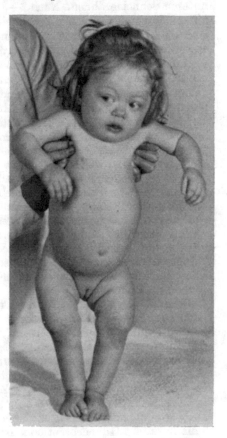

Abb. 2. Unfähigkeit zu stehen bei einem 2jährigen schwer rachitischen Kind. (Kieler Univ.-Kinderklinik.) (K)

gedrängt. Ein anderes, wichtiges Frühzeichen der Rachitis ist das Offenbleiben der Fontanelle. Die Fontanelle soll sich von der Geburt an mehr und mehr verkleinern und soll mit 12 Monaten, spätestens mit 15 Monaten, völlig geschlossen sein. Eine nach der Geburt auftretende Vergrößerung der Fontanelle beruht fast ausschließlich auf Rachitis. An der Schädelkapsel, namentlich am Hinterhaupt, kann man schon früh weiche Stellen feststellen, die typische Craniotabes. In schweren Fällen ist die ganze Schädelkapsel erweicht bei dem sogenannten Pergamentschädel. Bei der Heilung der Rachitis kommt es im Bereiche der Tubera parietalia und frontalia zu verstärkter Osteophytbildung, also zu einer Verdickung der Schädelkapsel, durch die die ganze Kopfform verunstaltet wird. Liegt der Säugling, wie üblich, während der Zeit der stärksten Erweichung des Schädels vorwiegend auf dem Rücken, dann entsteht eine Abplattung des Hinterkopfes bei gleichzeitiger Vortreibung der Stirngegend.

Es ergibt sich daraus die Form des Caput quadratum und der Olympier-
stirn. Auch die Gesichtsknochen erfahren Veränderungen, so z. B. nimmt
der Oberkiefer oft eine Lyraform an, der Unterkiefer eine Trapezform. Auf
diese Weise entstehen eine Reihe von bekannten Deformitäten, die später
orthodontische Maßnahmen erfordern. Bekannt ist die Verzögerung des Zahndurchbruchs. Er beginnt normalerweise im 6. bis 8. Monat mit den mittleren,
unteren Schneidezähnen. Nach 2—3 Monaten folgen die oberen 4 Schneidezähne.
Mit 12 Monaten sollen alle 8 Schneidezähne vorhanden sein. Erst in der ersten
Hälfte des 2. Jahres folgen die ersten Prämolaren. Wenn nun bei einem Säugling
die ersten Zähne schon durchgebrochen sind und die folgenden immer nicht
erscheinen wollen, so ist gewöhnlich die Rachitis schuld. Die während oder kurz
nach der Rachitis durchbrechenden Zähne sind oft abnorm klein und zeigen
Schmelzdefekte. Eine Verwechslung dieser rachitischen Anomalien mit den
Hutchinsonschen Zähnen bei Erblues kommt oft vor. Die Lues verunstaltet
die bleibenden Zähne und zwar hauptsächlich die mittleren oberen Schneidezähne.
Luische Zähne zeigen halbmondförmige Erosionen an der Schneidefläche und
bieten die charakteristische Tönnchenform. Es unterliegt keinem Zweifel, daß
auch die Kinder, die eine schwere Rachitis durchgemacht haben, manchmal
schlecht gebildete Zähne mit Schmelzhypoplasien und zirkulärer Caries aufweisen.
Man hat auch neuerdings die Ansicht vertreten, daß überhaupt die Zahncaries
eine Folge der Rachitis sei und somit durch die Rachitisbekämpfung verhütet
werden könne. Dagegen ist einzuwenden, daß auch andere ernstere Allgemeinerkrankungen des Kindes, z. B. verschiedene Infektionskrankheiten, Avitaminosen, Stoffwechselstörungen anderer Art die noch nicht durchgebrochenen
Zähne schädigen können. Keineswegs aber hat jedes Kind, das an Zahncaries
leidet, Rachitis durchgemacht und nicht einmal jeder schwere Rachitiker leidet
später an Zahncaries!

Beinahe gleichzeitig mit der Craniotabes stellt sich als nächstwichtiges
Rachitiszeichen eine Schwellung sämtlicher Rippenknorpelknochenenden am
Brustkorb ein. Auch da, wo dieser „Rosenkranz" nicht deutlich in Erscheinung
tritt, kann, wie das Röntgenbild zeigt, die Rippenrachitis bestehen, wobei die
Anschwellungen mehr nach der pleuralen Seite hin hervortreten. Wichtiger als
der rachitische Rosenkranz ist die schwere Deformierung des Brustkorbes durch
den Luftdruck von außen und den Zug des Zwerchfells von innen. Wir finden
die Rückfläche des Brustkorbes abnorm abgeplattet, das Brustbein springt stark
nach vorne vor und die seitlichen Thoraxteile verlieren ihre Wölbung. Es entsteht
so die bekannte Hühnerbrust oder Kielbrust (Pectus carinatum) und da, wo das
Brustbein eingeknickt wird, die Schusterbrust. Am auffälligsten ist bei diesen
Kindern die Flankenatmung, die durch inspiratorische Einziehung bei der Atmung
entsteht und sogar zu Einknickungen der unteren Rippen führen kann. Man
kann in solchen Fällen rund um den Brustkorb herum eine Einziehungsfurche
verfolgen, die der Insertion des Zwerchfells entspricht, die sogenannte Harrison-
sche Furche. Durch diese Einziehung bekommt der Brustkorb geradezu die
Form einer Birne. Es leuchtet ein, daß diese schweren Deformitäten des Thorax
zu einer völlig anomalen Atmung führen und die Lüftung der Lungen stark
erschweren. Die Folge davon ist die schwer ausheilende Bronchopneumonie
mancher Rachitiker.

An der Wirbelsäule stellt man Verbiegungen fest, die ihren Ausdruck in dem
„Katzenbuckel" des rachitischen Kindes finden. Es handelt sich im Gegensatz zu
der spondylitischen spitzwinkeligen Kyphose um eine beinahe kreisbogenförmig
verlaufende Sitzkyphose. Sie wird ohne weiteres im Liegen oder beim Durch-
strecken der Wirbelsäule ausgeglichen. Sie ist weniger die Folge von rachitischen
Veränderungen der Wirbelkörper selbst, als vielmehr die der Bänderweichheit.

Das dritte bekannte klinische Zeichen der Rachitis ist die Epiphysenverdickung an den distalen Enden beider Unterarme. Sie werden bei der Heilung durch die dabei einsetzende Verkalkung oft noch verstärkt, ein Vorgang, der oft fälschlich mit dem neuen Beginn einer rachitischen Erkrankung verwechselt wird. In schweren Fällen der Rachitis wird auch das Skelet der Finger mit ergriffen und es entstehen die bekannten Perlschnur-

finger. Die Veränderungen des Beckens treten beim jungen Kind nicht besonders in Erscheinung. Die schwersten Formen des platten Beckens entstehen bei der osteomalacischen Form der Rachitis und infolge mehrfacher Rachitisschübe im frühen Kindesalter.

Bekannte üble Folgen der Erkrankung sind die rachitischen Deformierungen der unteren Extremitäten, also Genua valga und Genua vara aller Grade. Die leichte Verkrümmung der Tibien nach außen und vorn beim jungen Säugling dürfen nicht mit Rachitis verwechselt werden. Für die rachitische Verkrümmung kennzeichnend ist der plumpe Knochen und die Epiphysenauftreibung der Unterschenkelknochen.

Von großer praktischer Bedeutung ist das Röntgenbild der rachitischen Veränderungen. Wir erkennen damit nicht nur den Grad der rachitischen Stoffwechselstörung, sondern auch den Beginn und Fortschritt der Heilung. Es genügt dazu eine heute nicht mehr kostspielige Aufnahme einer Vorderarmepiphyse. Das Röntgenbild läßt die typischen rachitischen Veränderungen beinahe ebenso wie ein histologischer Knochenschnitt erkennen. Normalerweise sieht man am Ende der Epiphyse eine haarscharf abschließende, homogene Linie, die der provisorischen Verkalkungszone entspricht. Dahinter sieht man diaphysenwärts eine hellere, schmale Zone, den primordialen Markraum. Schon im Beginn der rachi-

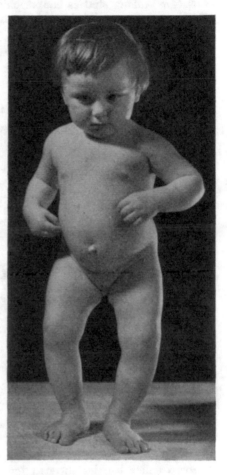

Abb. 3. Rachitisches Kleinkind mit „Quadratschädel", „Froschbauch",Epiphysenauftreibungen und O-Beinen. (Kieler Univ.-Kinderklinik.) (P)

tischen Erkrankung sehen wir in der Epiphysenabschlußlinie größere und kleinere Aufhellungen. Das Schattenband der präparatorischen Verkalkungszone wird immer breiter und unregelmäßiger und verschwindet schließlich ganz. An die Stelle der provisorischen Verkalkungszone tritt, wie wir wissen, das osteoide Gewebe, das man bei besonders weichen Aufnahmen wenigstens im Umriß zur Darstellung bringen kann. Bei fortschreitender Erkrankung sieht man die becherförmige Verbreiterung des Diaphysenendes, die geradezu typisch für das Stadium floritionis der Rachitis ist. Diese Becherform kommt so zustande, daß an den medianen Teilen der Diaphyse die Störung der Verknöcherung am frühesten und am stärksten auftritt, während in den peripheren Teilen noch kalkhaltige Knochensubstanz abgelagert wird. Schließlich kann man am Röntgenbild erkennen, daß eine allgemeine Kalkverarmung des Knochens auftritt und daß die Knochenstruktur unscharf und verwaschen wird. Selbstverständlich kann man auch die rachitischen Verkrümmungen, Infraktionen und Frakturen leicht im Röntgenbild zur Darstellung bringen.

Bei jedem schwereren Grad der Rachitis bleiben gewisse *Komplikationen* nicht aus. Im Anfang sind es hauptsächlich Durchfallsstörungen, die das rachitische Kind stark herunter bringen können. Dann treten grippale Infekte auf, die sich vorwiegend im Respirationstrakt lokalisieren. Solange es bei einer Bronchitis bleibt, ist der Zustand noch nicht gefährlich; anders verhält es sich bei der Bronchopneumonie. Diese Komplikation ist mit Recht sehr gefürchtet. Wir verlieren daran einen nicht geringen Teil der rachitischen Kinder, auch wenn sie eine erste und zweite oder gar eine dritte Bronchopneumonie schon überstanden haben. Es entwickelt sich dann schließlich die ominöse, nicht mehr zur Ausheilung zu bringende, schlaffe Bronchopneumonie! Selbstverständlich ist das schwer rachitische Kind durch jede Infektionskrankheit auf das Ernsteste gefährdet, am meisten durch Keuchhusten und Masern. Daß eine tuberkulöse Erkrankung des florid rachitischen Kindes eine der schlimmsten Krankheitskombinationen darstellt, ist einleuchtend. Die Anämie ist eigentlich keine typische Komplikation der Rachitis. Nach Ansicht mancher

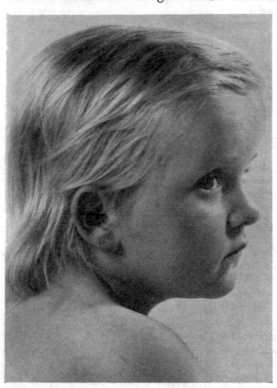

Abb. 4. Quadratschädel, Einziehung der Nasenwurzel, Verkürzung des Unterkiefers als Rachitisfolgen bei 5jährigem Kind. (Kieler Univ.-Kinderklinik.) (K)

Autoren spielt bei der sogenannten JAKSCH-HAYEMschen Pseudoleukämie die Rachitis eine ursächliche Rolle. Es handelt sich indessen wohl hierbei um die Folge von alimentären und infektiösen Schädigungen, die naturgemäß auch ein rachitisches Kind treffen können; da andererseits gerade das rachitische Kind oft falsch ernährt wird und häufig Infekte erleidet, ist es nicht verwunderlich, daß bei ihnen diese dem frühen Kindesalter eigentümliche Knochenmarkschwäche auf verschiedene Reize hin in Erscheinung tritt. Die Milz wird als Hilfsorgan dabei in erhöhte Tätigkeit versetzt, daher dann die myeloische Reaktion und vielleicht die Hämolyse. Die anderen leichten Formen der hypochromen Anämie kommen auch beim Rachitiker vor, sprechen aber nicht an auf die typischen Antirachitika, sind also unspezifischer Art. Komplikationen von seiten des Zentralnervensystems sind bei der Rachitis nicht selten. Die charakteristischste „Nervenerkrankung" des Rachitikers ist die Tetanie. Ihre Entstehung ist meines Erachtens an eine bestimmte Heilphase der rachitischen Allgemeinerkrankung geknüpft und findet deshalb im folgenden ihre gesonderte

Besprechung. Verhältnismäßig selten finden wir bei Rachitikern psychische Abnormitäten, eine sogenannte „cerebrale Rachitis". Diese Kinder zeigen auf dem Höhepunkt der Erkrankung eine merkwürdige Apathie, die sich bis zur Katalepsie steigern kann. Lange, nachdem die Rachitis an sich schon abgeheilt ist, bleiben die Kinder geistig wenig regsam, werden „Sonderlinge" und brauchen Monate, ja Jahre, bis sie ihre Altersgenossen eingeholt haben. Es unterliegt keinem Zweifel, daß wir es hier mit einer cerebralen Entwicklungshemmung durch die rachitische Allgemeinerkrankung zu tun haben.

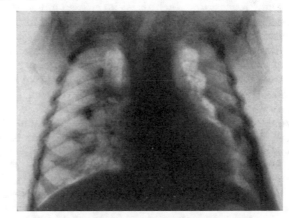

Abb. 5. Kolbige Auftreibung der Knochenknorpelgrenzen der Rippen, Kalkarmut der Thoraxknochen, Asymmetrie des Brustkorbes. (K)

Die *Diagnose der Rachitis* kann bei ausgeprägten Fällen sozusagen auf den ersten Blick hin gestellt werden; in leichteren Fällen, namentlich da, wo das floride Stadium schon vorüber ist, bringt die Mutter das Kind in die Sprechstunde, weil es an Blässe, Appetitlosigkeit, Unfähigkeit zu Stehen und Gehen und an „Körperschwäche" leide. Ein Teil dieser Kinder ist fett und unbeweglich, sichtlich überfüttert und in seiner gesamten Entwicklung zurück. Gar nicht selten werden debile, ja idiotische Kinder unter der beschönigenden Diagnose: Rachitis jahrelang mit antirachitischen Mitteln und Maß-

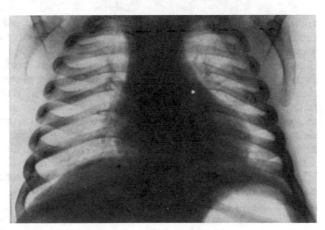

Abb. 6. Dasselbe Kind ¹/₂ Jahr später mit ausgeheilter Rachitis: nur noch geringe Auftreibung der Knochenknorpelgrenzen, normaler Kalkgehalt der Knochen, nur noch geringe Asymmetrie des Brustkorbes. (Kieler Univ-Kinderklinik.) (K)
Abb. 5 und 6. Thoraxrachitis im Röntgenbild bei 1jährigem Kind.

nahmen behandelt (natürlich ohne Erfolg!) und mit Rachitikern verwechselt.

Typisch für das rachitische Kind ist die Hemmung der statischen Entwicklung ohne eine erhebliche Verzögerung der geistigen Fortschritte in den gewöhnlichen Fällen. Beim Versuch, das Kind aufzusetzen oder es auf die Beine zu stellen, zieht es die Beine hoch und hat auch dann, wenn es früher stehen oder gehen konnte, offenbar völlig den Gebrauch der Beine verlernt. Die Untersuchung des Schädels, des Brustkorbes und der Epiphysen läßt unter Umständen unter Zuhilfenahme einer Röntgenaufnahme rasch erkennen, daß es sich um nichts anderes, als um eine Rachitis handelt. Etwas schwierig kann es sein, die Rachitis dann zu erkennen, wenn sie sich auf einen ganz bestimmten Skeletabschnitt

beschränkt. So z. B. kann die lokalisierte Schädelrachitis längere Zeit verkannt
werden oder andererseits den Verdacht erregen, als ob das Kind eine Hydrocephalie bekomme. Bei der letzteren weisen die Augensymptome und die Rigidität
der Beine meist in die richtige Richtung. Im Verdachtsfall ist es jedenfalls
gerechtfertigt, eine antirachitische Behandlung einzuleiten.

Die *Prognose* der Rachitis ist im ganzen gut zu nennen. Sie ist desto günstiger
zu stellen, je früher das Kind in Behandlung kommt. Man kann mit den heutigen
hochwirksamen antirachitischen Mitteln in 6—8, ja manchmal schon in 4 Wochen
die Rachitis zur Heilung bringen. Erwähnenswert ist dabei, daß es allerdings
resistente Fälle gibt, die monatelang, ja jahrelang jeglicher Behandlung trotzen.
Man erinnere sich auch daran, daß es Rezidive der Rachitis, also sogenannte
zweite Winterrachitis gibt und daß, wovon bei Besprechung der Tetanie noch
die Rede sein wird, die Rachitis überhaupt oft in Schüben verläuft. Verdüstert
wird die an und für sich gute Prognose der Rachitis durch die Komplikationen,
deren Boden sie gewissermaßen vorbereitet. Das Kind stirbt also nicht an seiner
Rachitis, häufig aber an der Bronchopneumonie des Rachitikers! Schließlich
sei hier nochmals darauf hingewiesen, daß die Rachitis eine der wichtigsten
Ursachen der Verkrüppelung ist.

Die *Behandlung* zerfällt in eine der Rachitis-Gefährdeten und eine der an
Rachitis Erkrankten. Die Bedeutung der Verhütung kann gar nicht überschätzt
werden. Nachdem wir heute die wesentlichen Ursachen der Rachitis kennen und
andererseits eine Reihe hochwirksamer Antirachitika besitzen, muß unser Streben
darauf gerichtet werden, die Rachitis als Volkskrankheit wirklich zum Verschwinden zu bringen. Die wichtigste Verhütungsmaßnahme ist die nachdrück-
lichste Stillpropaganda! Wir kennen keine Maßnahme, die auch unter ungünstigen äußeren Bedingungen mit derselben Sicherheit die Rachitis verhüten oder
eine eben beginnende Rachitis zum Verschwinden bringen könnte, wie die natürliche Ernährung. Wir setzen heutzutage dabei voraus, daß die Mutter selbst
eine vollwertige, gemischte Kost zu sich nimmt. Wir beginnen deshalb schon
in der Schwangerenfürsorge mit der Ergänzung der Kost der werdenden Mutter
da, wo es erforderlich ist. Besonders wichtig ist es, sein Augenmerk darauf zu
richten, daß die Frau sich selbst nicht einseitig ernährt, sei es infolge Mittellosig-
keit durch Kartoffel-Kaffee-Kost, sei es infolge Zugehörigkeit zu den Nahrungs-
reformern durch übertriebenen Vegetarismus oder dergleichen. Die werdende
Mutter muß täglich die ihr zukommende genügend große Menge Milch und Butter
neben Schmalz und Margarine zu sich nehmen. Richtig ist auch für sie eine recht
gemischte und im übrigen einfache Kost. Neben der Ernährung an der Mutterbrust verlangen wir zur Rachitisverhütung eine saubere und hygienisch auch
sonst einwandfreie Unterbringung und Versorgung des Kindes. Die Haupt-
forderungen lauten: Sonnenlicht! Bewegung! Frische Luft! Schließlich schärfen
wir der Mutter noch ein, ihr Kind soweit wie irgend möglich vor Infekten und
Ernährungsstörungen zu bewahren. Besondere Beachtung verdient die Abstill-
periode. Es ist das ja die kritische Zeit, in der das bisher völlig gesunde Kind
nun rachitogenen Noxen ausgesetzt wird! Der Arzt soll das Abstillen keineswegs
der Mutter selbst überlassen, sondern er soll ihr vorschreiben, was sie dem Kind
neben der Brust oder ohne die Brust an Nahrung geben soll. Der nach allgemeiner
kinderärztlicher Erfahrung am häufigsten gemachte Fehler besteht auch heute
noch in zu frühem Absetzen von der Brust oder einem Überangebot von Kuhmilch. Der „Milchnährschaden" (s. S. 185) führt fast stets zu Rachitis. Je
reicher das Milchangebot, desto länger muß das Kind an Licht und Luft gebracht
werden, um den rachitogenen Wirkungen der Kuhmilch entgegenzuwirken.
Beim Abstillen innerhalb des 1. Lebensjahres soll die Mutter, wie bei jeglicher
Einführung künstlicher Ernährung, Rachitisprophylaxe treiben! Je früher sie

abstillt, desto eindringlicher muß der Arzt ihr die drohende Gefahr der Rachitis darstellen. Kein Flaschenkind ohne Rachitisprophylaxe! (s. S. 130).

Die *Behandlung* der Rachitis verlangt soviel Aufenthalt an frischer Luft wie möglich! In diesem Zusammenhang sei daran erinnert, daß in Säuglingsanstalten, in denen viele künstlich ernährte Kinder aufgezogen werden, die Freiluftbehandlung in weitestem Ausmaße durchgeführt werden sollte. Da, wo das rachitische Kind nicht mindestens 1½ Stunden über Mittag herausgebracht

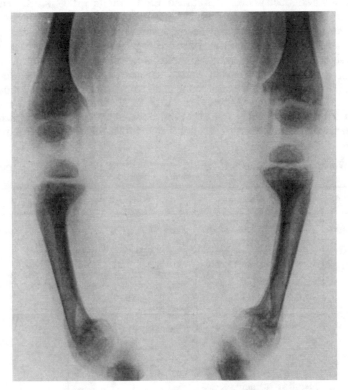

Abb. 7. Schwere „osteomalacische" Form der Rachitis mit unregelmäßiger, stark verbreiterter Knochenknorpelgrenze. Verbiegung beider Unterschenkelknochen und geringem Kalkgehalt in den Unterschenkelepiphysen. (Kieler Univ.-Kinderklinik.) (K)

werden kann, müssen wir, namentlich in den dunklen Wintermonaten, eine systematische Ultraviolettstrahlenbehandlung mit der künstlichen Höhensonne durchführen. Notwendig dazu sind in der Woche etwa 2 Bestrahlungen von 3—5 Minuten Dauer (s. S. 130). Bekanntlich müssen dabei die Augen des Kindes vor dem UV-Licht geschützt werden. Alte Höhensonnenbrenner sind wirkungslos! Die gleichzeitige Bestrahlung mehrerer Kinder ist unzweckmäßig, weil durch eine schwer vermeidbare Infektübertragung mehr Schaden als Nutzen gestiftet wird. Da, wo die natürliche oder künstliche Lichtbehandlung nicht möglich ist, wendet man als das älteste Antirachitikum den *Lebertran* an. Heute soll nur standardisierter, d. h. auf seinen D-Gehalt geeichter Lebertran Anwendung finden. Man muß ihn natürlich bei der Heilbehandlung in größeren Dosen anwenden als bei der Prophylaxe. Es sind täglich 4, besser 6 Teelöffel täglich durch 6 Wochen hindurch erforderlich. Es stehen heute eine Reihe von hochwertigen Lebertranen zur Verfügung, z. B. Vigantol-Lebertran, Livskraft-

Lebertran und andere mehr. Wenn das Kind den Lebertran seines besonderen Geschmackes wegen nicht nehmen will, dann verschreibt man einen aromatisierten Tran.

Unter besonderen Umständen, so z. B. bei Tetaniegefahr, ist die gleichzeitige Verabreichung eines der vielen Kalkpräparate zweckmäßig. Wird der Lebertran schlecht genommen oder schlecht vertragen (Neigung zu Durchfällen), dann verwendet man das künstlich hergestellte D-Vitamin in Form von Vigantol. Bedenken gegen die Anwendung von Vigantol bestehen heute nicht mehr zu Recht, da die neuzeitlichen Präparate nicht mehr giftig sind. Im Gegenteil muß man heute darauf hinweisen, daß eine Behandlung mit ungenügenden Vigantolmengen nicht nur unwirksam, sondern sogar gar nicht ganz unbedenklich ist, weil bei einer „Anbehandlung" der Rachitis unter Umständen die wichtige Rachitiskomplikation einer ungenügenden Heilung, die Tetanie (s. S 218), herbeigeführt werden kann. Die notwendige D-Vitamin-Gabe muß natürlich für jeden Fall genau vom Arzt vorgeschrieben werden, da sie in ziemlich weiten Grenzen schwankt. Wir sind heute in der Lage, die notwendigen Tagesdosen gültig für alle modernen Antirachitika in internationalen D-Einheiten und für unser deutsches Vigantol in Milligramm anzugeben. Für

Dosierung der Antirachitika.

(Die Werte beziehen sich bei Vigantol auf das seit dem 1. 10. 1941 im Handel befindliche Präparat mit 5 mg Vitamin D_2 in 10 ccm.)

Art der Fälle	Höhensonne	Vigantol	Lebertran standard. mit 200—500 γ-% D_3
Leichte und mittelschwere Fälle	Allgemeine Bestrahlungen, die etwas unter der Hauterythemdosis bleiben, in jeder Sitzung um $^3/_4$ einer Hauterythemdosis ansteigend	2mal täglich 8 Tropf. (etwa 260—270 γ) 6 Wochen lang[1]; bei Infekt vorübergehend 2mal täglich 10 Tropf. (etwa 330—340 γ) oder D-Stoß zu 0,010 g (= 10000 γ)	täglich mindestens 4, besser 6 Teelöffel (= 40—60 γ). Bei Lebertran-Emulsionen etwa die 3fache Menge! Ihr D-Gehalt liegt unter 100 γ-%
Schwere Fälle	Erythem-Dosis wird mit Keller-Dosimeter od. Ultraviolettschnellmesser Original Hanau ermittelt (Messung monatlich) Lichtimmunität vermeiden, daher nach 4—6 Sitzungen 3 Wochen Pause. Dann Wiederholung der Kur, wöchentlich 3 Sitzungen oder nach Huldschinsky 2 Monate lang wöchentlich 2 Sitzungen ohne Pause	3mal täglich 8 Tropf. (etwa 400 γ) 4 Wochen lang; dann Übergang zu niedrigeren Dosen oder D-Stoß zu 0,010 g (= 10000 γ)	*Nur* konzentrierte Präparate (Vicotrat Heyl, Vigantol)
Prophylaxe	2mal wöchentlich $^3/_4$ Erythemdosis, nach je 6 Sitzungen 14 Tage Pause. Dann Wiederholung während der ganzen dunklen Jahreszeit	2mal täglich 2—3 Tropf. (etwa 70—100 γ) 4—6 Wochen lang[1]; Wiederholung je nach Rachitisgefährdung 2—3mal während der Wintermonate; bei besonderer Rachitisgefährdung die doppelte Dosis	Täglich 4—5 Teelöffel standardisierten Lebertran (= 40—50 γ). Von Lebertran-Emulsionen müßte das 3fache gegeben werden! Bei besonderer Rachitisgefährdung reicht diese Dosis nicht aus

[1] In der genannten Zeit heilt die Rachitis mit den angegebenen Dosen Vigantol aus. Aus Sparsamkeitsgründen, nicht etwa wegen Vergiftungsgefahr, kann dann auf prophylaktische D-Gaben bei richtiger Ernährung und Pflege zurückgegangen werden.

die Heilung einer mittel-
schweren Rachitis sind täglich 16—20 Tropfen Vigan-
tol (etwa 10000—13000 I.E.
oder 260—340 γ) erforder-
lich. Zur Verhütung ge-
nügen 4—6 Tropfen Vigan-
tol als Tagesgabe (etwa
2800—4000 I.E. oder 70 bis
100 γ Vitamin D).

Das Einsetzen der Hei-
lungsvorgänge kann zuver-
lässig zuerst an dem Ver-
halten des Blutphosphor-
und Blutkalkspiegels und
nach einiger Zeit bequem am
Röntgenbild des Vorderarm-
oder Schenkelknochens er-
kannt und beurteilt wer-
den. Durch diese Kontrollen
hat die Rachitisbehandlung
gegenüber früher ganz außerordentlich an Sicherheit und
Genauigkeit gewonnen. An
Hand dieser Feststellungen
hat man nun ermittelt, daß
10—15 mg Vitamin D_2 oder
D_3 für die völlige Ausheilung der Rachitis verbraucht
werden. Es ist nun — in
besonderen Fällen — an-
gezeigt, diese Vitaminmenge
in 1 ccm Öl gelöst in einer
einmaligen Dosis dem Kind
ohne jeden Schaden per os
beizubringen. Schon 48 Stunden nach einem solchen
„D-Vitaminstoß" sind die
Heilungsvorgänge blutche-
misch nachweisbar. Nach
wenigen Tagen bessert sich
in auffälliger Weise als Zeichen der Heilung Stimmung
und Allgemeinbefinden des
rachitischen Kindes; im
Röntgenbild treten Kalk-
schattenbänder auf.

Über die Anwendung des
D-Stoßes liegt heute schon
eine Reihe übereinstimmen-
der Berichte dahingehend
vor, daß bei einer solchen
Behandlung besonders da,

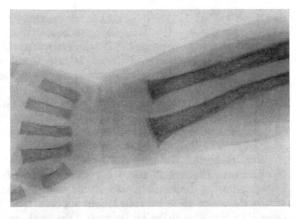

Abb. 8. Röntgenaufnahme vom 17. April. Typische hochgradige
floride Rachitis mit ausgefransten, leicht becherförmigen
Vorderarmepiphysen und Infraktionen beider Vorderarmknochen.

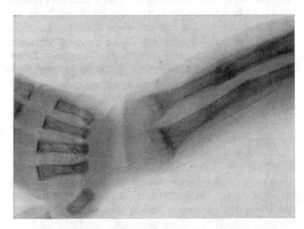

Abb. 9. Röntgenaufnahme vom 7. Mai. Kalkeinlagerung in Bändern
und Streifen sichtbar. Kräftige Callusbildung.

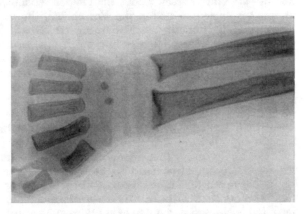

Abb. 10. Röntgenaufnahme vom 11. Juni. Kalkdichte Schattenbänder in den Epiphysen; Epiphysenlinien glatter; Infraktions-
stellen zeigen dichte Verknöcherung.
Abb. 8—10. Abheilende Rachitis mit Infraktionen unter Vigantolbe-
handlung bei 8 Monate altem Kind. (Kieler Univ.-Kinderklinik.) (K)

wo eine rasche Rachitisbeeinflussung angezeigt ist, wie z. B. bei der Tetanie des Rachitikers, der Bronchopneumonie und ähnlichen lebensbedrohlichen Komplikationen, vorzügliche Erfolge zu erreichen sind.

Die *Anlegung eines D-Vitamin-Depots* durch eine einmalige Verfütterung ist naturgemäß *auch zur Rachitisverhütung* ausgezeichnet geeignet. Einstweilen werden besonders rachitisgefährdete Kinder wie Frühgeborene und Zwillinge in dieser Weise geschützt. Wenn erst noch größere klinische Erfahrungen vorliegen, wird es vielleicht möglich sein, kurz vor der Geburt über den mütterlichen Organismus oder nach der Geburt durch Verabfolgung an das Kind ihm einen ausreichenden Rachitisschutz grundsätzlich mitzugeben.

Ein bis in die Anfänge der D-Vitamin-Forschung zurückreichendes anderes Verhütungsverfahren ist das der *Aktivierung der für das Kind bestimmten Nahrungsmittel*, also der Kuhmilch, der Mehle usf. Es ist möglich, durch Verfütterung von bestrahlter Hefe an das Milchvieh den D-Vitamingehalt der Kuhmilch auf eine beträchtliche Höhe zu bringen. Die praktische Durchführung einer solchen „stummen" Prophylaxe ist an der notwendigen kostspieligen Kontrolle gescheitert. Ein regelmäßiger Zusatz von D-Vitamin zu jeglicher Kindermilch, wie er in Deutschland in dem „Vipro"-Verfahren von den I. G.-Farben entwickelt wurde, hat naturgemäß mit denselben praktischen Schwierigkeiten zu kämpfen; das Verfahren verdient aber weiter geprüft zu werden. Zur Rachitisprophylaxe und Behandlung steht heute das Präparat Monavit der Troponwerke als Antirachitikum zur Verfügung. Es besteht aus bestrahlter Hefe mit Kalkzusatz.

Schließlich wäre noch zu erwähnen, daß eine durch UV-Bestrahlung aktivierte Milch, sog. „*Höhensonnen*"-Milch, wiederholt mit Erfolg angewandt wurde. In bestrahlter Milch soll das D-Vitamin 15mal wirksamer sein, als ihrem biologisch geprüften D_2-Gehalt entspricht. Auch hier eröffnet sich ein wichtiger Weg für die Rachitisverhütung.

Bestrahlte Milch wird zur Zeit in Deutschland in Form von aktiviertem Milchpulver (Ultractina) in den Handel gebracht.

Von größter Bedeutung für die Behandlung des Rachitikers ist *die Regelung der Ernährung*, besonders die Abstellung von Ernährungsfehlern. Hierher gehört die Überfütterung mit Milch, dann die reichliche Verabreichung von Mehlpapps, Reis, Kartoffeln, Weißbrot usf. Dafür soll das Kind eine seinem Alter entsprechende, möglichst gemischte Kost erhalten, die genügend Butter enthält und der man mit Vorteil 2 oder 3mal in der Woche $^1/_2$ oder ganzes Gelbei zusetzen kann. Im einzelnen gelten die Vorschläge, die in diesem Lehrbuch schon bei Erörterung der künstlichen Ernährung des Säuglings und Kleinkindes (s. S. 127) gemacht wurden. Es ist hier nur noch hinzuzufügen, daß bei manchen rachitischen Kindern der Appetit stark darniederliegt und durch eine abwechslungsreiche Kost am besten gefördert wird. Das soll aber die Mutter nicht veranlassen, dem Kind alle möglichen teueren Nährpräparate und kostspieligen Obstsorten anzubieten.

Haben sich Komplikationen bei der Rachitis eingestellt, dann muß das rachitische Kind als schwerkrank und lebensgefährdet betrachtet werden und braucht die allersorgfältigste Pflege!

Solbäder haben früher in der Behandlung eine große Rolle gespielt. Wir wenden sie 2—3mal wöchentlich da an, wo die hygienischen Verhältnisse, namentlich in bezug auf die Hautpflege, zu wünschen übrig lassen. Man kann außerdem die Bäder zu dem Zwecke machen lassen, daß die Mutter darin ohne Schaden das Kind leicht massieren und es zur Bewegung anregen kann. Vor der Anwendung der „Säuglingsgymnastik" bei rachitischen Kindern möchten wir warnen! Es sind damit von Laien bei rachitischen Kindern Frakturen gesetzt worden. Andererseits soll die Mutter dann, wenn das Skelet sich zu konsolidieren beginnt, das Kind strampeln lassen und es mehr und mehr zu eigenen Bewegungen anregen. Ist die Rachitis abgeheilt und sind nur gewisse Verunstaltungen zurückgeblieben, dann tritt eine sachgemäße *Massage und Gymnastik* in ihr Recht. Altbewährt ist die Anwendung des EPSTEINschen Schaukelstühlchens, in dem die Kinder sich selbst mit großem Vergnügen betätigen; in zweiter Linie ist das *Kriechen* zu fördern. Orthopädische und chirurgische Maßnahmen zur Verbesserung der rachitischen Deformität kommen im allgemeinen erst im 4. Lebensjahr in Betracht. Warnen möchten wir vor zu früher Anwendung der Osteotomie, zu der die Eltern den Arzt manchmal geradezu drängen. Eine oft an den Arzt gestellte Frage geht dahin, ob man dem Kind die Eigenbewegung, also Sitzen, Stehen, Gehen gestatten dürfe. Wir sind der Meinung, daß man das Kind unbedingt einmal auf die Beine bringen muß, wobei man allerdings jegliche Überanstrengung oder Übermüdung vermeiden sollte.

Spätrachitis (Rachitis tarda). Nicht nur in der Zeit des schnellsten Wachstums, sondern auch bei neuen Wachstumsschüben, so z. B. zwischen dem 5. und 7. Jahr und zur Zeit der Pubertät kann Rachitis auftreten. Solche Kinder und Jugendliche klagen über Beschwerden beim Treppensteigen, längerem Gehen und Stehen und bei allen körperlichen Anstrengungen. Im Beginn kommen auch häufig hartnäckige Kreuzschmerzen vor und schließlich gewöhnen sich die Kinder einen watschelnden Gang an. Allmählich entwickeln sich noch rachitische Skeletveränderungen, vorwiegend an den unteren Extremitäten, äußerst selten am Brustkorb und so gut wie nie am Schädel. Es sind im wesentlichen dieselben Veränderungen wie bei der frühkindlichen Rachitisform. Auch Infraktionen und Frakturen kommen vor. Die Beschwerden werden im Anfang oft falsch gedeutet. Klarheit schafft da das Röntgenbild. Wir finden eine hochgradige Kalkverarmung des Skelets und an Stelle der gröberen Veränderungen der Epiphysen nur feinere Aufhellungen, sog. LOOSERsche Umbauzonen. Es kommen auch pathologische Callusbildungen an mechanisch stark beanspruchten Stellen der Meta- und der Diaphyse vor. Spätrachitis ereignet sich besonders da, wo die Kinder ungenügend ernährt sind. Es handelt sich höchstwahrscheinlich um eine Art von Hunger-Osteomalacie.

Rachitis bei Coeliakie (HEUBNER-HERTERsche Krankheit, chronische Verdauungsinsuffizienz, Sprue). Kinder, die an einer chronischen Verdauungsinsuffizienz leiden, zeigen etwa mit dem 6. oder 7. Jahr, wenn sie nun stärker zu wachsen beginnen, spätrachitische Veränderungen. Da chronische Fettdiarrhoe, Dystrophie und alimentäre Anämie vorausgegangen sind, betrachtet man diese Rachitisform als Folge einer D-Avitaminose. Jedenfalls verschwinden die rachitischen Erscheinungen recht zuverlässig nach den antirachitischen Maßnahmen: Lebertran oder Vigantol, reichliche Bewegung und Lichtbehandlung.

Renale Rachitis. Bei Kindern und Jugendlichen zwischen 5 und 15 Jahren, die an chronischer Nierenentzündung leiden, entwickeln sich ebenfalls manchmal rachitische Erscheinungen. Neben der Deformierung der unteren Extremitäten und einer Osteoporose finden wir im Röntgenbild eigentümliche Wabenstruktur der verschiedensten Skeletteile. Bei diesen Kindern ist der Blutphosphor meist stark erhöht und der Blutkalkgehalt vermindert. Man glaubt, daß es sich um eine Unfähigkeit der Niere, Phosphate auszuscheiden, handelt. Die Folge davon ist eine Ausschwemmung des Kalkes aus dem fertig gebildeten Knochen. Antirachitika helfen nicht; im Gegenteil, sie verschlechtern den Zustand, und es sind Todesfälle nach Ultraviolettbestrahlung beschrieben. Durch die Niereninsuffizienz kommt es oft im Beginn zu Wachstumsstörungen, sog. „renaler Zwergwuchs"; im Anschluß daran entwickelt sich dann diese besondere Rachitisform. Es empfiehlt sich deshalb, bei Spätrachitis die Nierenfunktion zu prüfen. Wir haben schon in einigen Fällen bei Kindern mit Spätrachitis solche Niereninsuffizienzen feststellen können. Die Prognose ist schlecht. Die Niereninsuffizienz führt zu einer Störung des Mineralhaushaltes, die ihrerseits wieder ein normales Knochenwachstum verhindert.

Perennierende Rachitis. Schon unter den Fällen frühkindlicher Rachitis stößt man auf solche, die sich völlig refraktär gegenüber unseren antirachitischen Maßnahmen verhalten. Diese unheilbare Rachitis geht nach neueren Anschauungen mit einer Leberschädigung einher.

Spasmophilie (Tetanie). Unter Spasmophilie verstehen wir einen Übererregbarkeitszustand des Nervensystems mit Krampfbereitschaft, der eintritt in der Heilphase der rachitischen Stoffwechselstörung, wenn dabei plötzlich nach Art einer Krisis eine Umstimmung des Mineralstoffwechsels einsetzt. Wir finden ihn da nicht, wo die Rachitis — wie gewöhnlich — langsam ausheilt und vor allen Dingen solange nicht, als die Rachitis *nicht* heilt. Man kann deshalb die Spasmophilie als eine „Heilkrisis" der Rachitis bezeichnen. Mit den anderen Arten der Tetanie, namentlich denen des Erwachsenen, hat die kindliche Tetanie eigentlich nur eines gemeinsam, nämlich die Verminderung des ionisierten Kalkes im Blut bei alkalotischer Stoffwechselrichtung. Die Entstehung der Magentetanie, der Atmungstetanie und besonders der parathyreopriven Tetanie ist eine völlig andere, als die der Kindertetanie. Hier kommt es an Stelle der im Stadium floritionis der Rachitis vorherrschenden Hypophosphatämie durch eine kritische Umstimmung des Gesamtstoffwechsels zu Hypocalcämie und Phosphatstauung im Blut. Die Übererregbarkeit des Nervensystems hängt mit der Kalkverarmung und der jäh einsetzenden Alkalose zusammen. Der Beweis dafür, daß die Spasmophilie eine Manifestation des rachitischen Krankheitsprozesses ist, muß darin erblickt werden, daß die weiter fortschreitende Heilung der Rachitis auch gewöhnlich ein Abklingen der tetanischen Übererregbarkeit zur Folge hat.

Ist diese Begriffsbestimmung der Spasmophilie richtig, dann müssen die den Zustand auslösenden Ursachen in Zusammenhang mit plötzlichen Rachitisheilungsbestrebungen im Organismus stehen. Das ist nun tatsächlich der Fall.

Am bekanntesten ist der Einfluß der ersten Sonnenwettertage im Frühling, die besonders bei leicht rachitischen, also zur Heilung neigenden Kindern tetanische Symptome hervorrufen. Aber auch antirachitische Kuren und manche die Heilung einleitende Infekte wirken oft tetanigen. Am überzeugendsten ist das Auftreten eines spasmophilen Krampfanfalls im Anschluß an eine intensive Besonnung (auch mit der künstlichen Höhensonne!).

Nicht in jedem Fall sind die durch die Umstimmung eintretenden Erregbarkeitssteigerungen des Zentralnervensystems leicht reversibel, und es gibt hartnäckig auch der antirachitischen Behandlung widerstehende Fälle, bei denen offenbar tiefergreifende Veränderungen, die uns noch nicht näher bekannt sind, Platz greifen.

Krankheitsbild. Das Hauptmerkmal aller Formen der kindlichen Tetanie besteht in der mit dem konstanten galvanischen Strom nachweisbaren Übererregbarkeit sowohl bei Auslösung einer Anoden- wie auch einer Kathodenöffnungszuckung der Muskeln. Die Bestimmung erfolgt in der Weise, daß man feststellt, bei welcher geringsten Stromstärke eben eine Zuckung auftritt (Feststellung der Minimalzuckung). Man setzt dabei die differente Elektrode auf den Reizpunkt des Medianus in der Ellenbeuge und die indifferente auf den Brustkorb und beobachtet nun das Zucken der Finger. Für die Praxis genügt es vollständig, die Kathodenöffnungszuckung (K.Ö.Z.) zu untersuchen. Sie liegt normalerweise über 5 Milliampère. Bei niedrigeren Werten liegt Übererregbarkeit vor. Eine mechanische Übererregbarkeit prüft man an verschiedenen peripheren Nerven. Das Facialisphänomen (Chvostek) prüft man durch Beklopfen des Facialis an seiner Austrittsstelle unterhalb des Jochbogens. Ist Übererregbarkeit vorhanden, dann zuckt die ganze Gesichtshälfte bis zum inneren Augenwinkel. Das *Peroneusphänomen (Lust)* tritt auf beim Beklopfen des Nervus peroneus unterhalb des Fibulaköpfchens. Ist es positiv, dann hebt das Kind die Außenkante des Fußes und abduziert ihn zugleich. Das TROUSSEAUsche *Phänomen* wird ausgelöst durch eine Kompression der Nerven und Gefäße im Sulcus bicipitalis. Es tritt nach einiger Zeit eine krampfhafte Haltung der Hand, namentlich der Finger auf, die man als Geburtshelferstellung bezeichnet. Außer diesen Zeichen der nervösen Übererregbarkeit findet man fast regelmäßig solche florider Rachitis. Die bisher beschriebenen Symptome haben alle Formen der Spasmophilie gemeinsam. Die Zeichen der galvanischen Übererregbarkeit sind zuverlässiger als die der mechanischen. Im 2. bis 3. Lebensjahr zeigen übrigens viele Kinder ein positives Facialisphänomen, ohne daß sie an Spasmophilie leiden.

Wir unterscheiden nun eine *manifeste* Spasmophilie von einer *latenten*. Die latente Form findet man nur dann, wenn man sie aufsucht. Sie erklärt aber

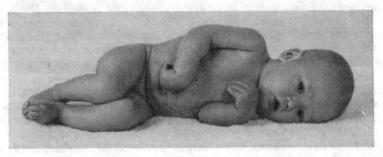

Abb. 11. Rachitische Tetanie (Spasmophilie). 5 Monate altes leicht rachitisches Kind in Zwangslage mit persistierenden Krämpfen in den Händen und Füßen bei zugleich sichtbaren Ödemen des Hand- und Fußrückens. (Kieler Univ.-Kinderklinik.) (K)

ganz allgemein die Neigung zu Krämpfen, zu Unruhe und verschiedenen unklaren Zwangshaltungen.

Von der Manifestation der Spasmophilie sind drei Krankheitsbilder besonders wichtig: 1. der Laryngospasmus, 2. die Eklampsie und 3. die Tetanie im engeren Sinne.

Der *Laryngospasmus* oder Stimmritzenkrampf ist meist der bedrohlichste Zustand. Er besteht in einem Spasmus glottidis, bei dem wir ein krähendes Inspirium finden, das oft nur eben angedeutet ist, manchmal aber ein so schweres Atemhindernis darstellt, daß die Kinder in schwerste Atemnot mit Cyanose geraten können. Derartige Fälle von „ziehender" Einatmung können bei Tag und Nacht 20mal und mehr auftreten. Nicht immer ist dabei eine äußere Veranlassung, etwa eine Erregung durch Schreck oder dergleichen nachweisbar. Es kommt auch vor, daß die Kinder mitten aus dem Schlaf aufschrecken und zu „ziehen" beginnen und dabei sofort in schwerste Atemnot geraten. Im Anschluß an einen solchen Stimmritzenkrampf sieht man auch allgemeine Krämpfe auftreten und in ganz seltenen Fällen kommt es sogar zum Herzstillstand.

Die *Eklampsie* hat im Volksmund verschiedene Namen, so „Gichter" oder „Fraisen" und ähnliches mehr. Es treten dabei tonisch-klonische Krämpfe großer Muskelgebiete mit Bewußtseinsverlust ein. In schweren Fällen kommt es zu einem Status eklampticus. Dieser allgemeine tetanische Krampfanfall kann oft nicht von einem echten epileptischen Anfall unterschieden werden. Im allgemeinen kann man sagen, daß die Prognose der tetanischen Eklampsie günstiger ist als die bei Stimmritzenkrämpfen. Jedenfalls tritt Herztod im Anfall so gut wie nie ein.

Die *Tetanie* im engeren Sinne besteht in tonischen, über Stunden bestehenden Krämpfen der Hände und Füße, den sog. Carpopedalspasmen. Die Mutter wird meistens dadurch auf die Tetaniestellung aufmerksam, daß das Kind beim Aufsetzen oder Baden eine eigentümliche Steifigkeit in den Beinen zeigt. Manchmal greifen die Kinder auch nicht mehr nach vorgehaltenen Gegenständen, einfach, weil sie die verkrampften Händchen nicht mehr dazu gebrauchen können. Solche tonischen Dauerkrämpfe können viele Tage, ja Wochen fortbestehen und der Behandlung hartnäckig trotzen.

Als seltenere Vorkommnisse seien erwähnt die Bronchotetanie, Anfälle von Dyspnoe und Cyanose, die aussehen wie eine Bronchopneumonie oder ein Asthmaanfall. Weiter kommen vor Atemstillstände in Expirationsstellung mit begleitenden Körperkrämpfen, sog. expiratorische Apnoe und schließlich Krämpfe in den Sphinkteren der Blase und des Mastdarms. Diese Zustände sind kenntlich an einer offenbar mit Schmerzen verbundenen Verhaltung von Stuhl oder Harn.

Die *Diagnose* der Spasmophilie ist im allgemeinen leicht zu stellen. Die Krampfzustände sind recht charakteristisch und der Beginn der Erscheinungen in einem ganz bestimmten Alter, nämlich gegen Ende des ersten Lebensjahres oder im Anfang des zweiten in Zusammenhang mit den rachitischen Veränderungen läßt eine Verwechslung mit anderen Krampferscheinungen meist nicht aufkommen. In besonderen Fällen kann einmal die Unterscheidung von Krämpfen bei entzündlichen, cerebralen Erkrankungen, also z. B. der Meningitis, der Encephalitis oder der Lues cerebri diagnostische Schwierigkeiten bereiten. Es fragt sich dann, ob der fieberhafte Infekt einen spasmophilen Zustand hervorgerufen hat oder ob er selbst mit Krämpfen einhergeht. Der Nachweis vorhandener oder fehlender Zeichen der mechanischen Übererregbarkeit klärt die Lage. Bei etwas älteren Kleinkindern denke man an Affektkrämpfe, Schreikrämpfe und schließlich an Urämie und hypoglykämischen Shock bei Diabetes.

Die *Prognose* ist gut bei der Tetanie im engeren Sinne mit Carpopedalspasmen. Sie ist ernst zu stellen bei Eklampsie und besonders bei Stimmritzenkrampf. Beide Zustände verlangen eine sofortige sachgemäße Behandlung.

Die Behandlung beginnt in diesen beiden letztgenannten, lebensbedrohlichen Zuständen am besten mit einem heißen Bad, in dem die Krämpfe sich oft rasch lösen. Bei drohendem Atemstillstand drückt man den Zungengrund nieder, zieht die Zunge heraus und beginnt mit künstlicher Atmung. Bei drohendem Herzstillstand wendet man Excitantien an, z. B. Coramin, Cardiazol, Coffein, aber *kein* Adrenalin! Bekommt man das Kind erst außerhalb des Anfalls zu Gesicht, dann gibt man ihm am besten ein Sedativum, z. B. Luminal. Zugleich spritzen wir intramuskulär hohe Kalkdosen. Man kann dann in den folgenden Tagen per os Kalk weiter geben, aber nicht in zu kleinen Dosen; so z. B. 4 g pro dosi und 8—10 g pro die. In manchen Fällen von tonischen Dauerkrämpfen wirkt das Magnesium sulfuricum zuverlässiger als Kalk. Wir injizieren von einer 25%igen Lösung jeweils 6 bis 8 ccm i. m. jeden Tag.

Gut bewährt hat sich bei allen lebensbedrohlichen, spasmophilen Zuständen eine Hungerkur, jedenfalls eine streng milchfreie Diät während einiger Tage. Nach kurzer Teepause von 6—10 Stunden, bei der im Anfang oft mit Vorteil eine Darmentleerung durch Ricinusöl angeschlossen werden kann, leitet man eine Ernährung mit Gemüsebrei und schwach gesalzener Karottensuppe ein. Nach 2—3 Tagen geht man dann zunächst auf II : I Säuremilch über, gibt Quark, Kalkkeks und auch wieder Milchbreikost, beschränkt aber die Gesamtmilchmenge auf 400—500 g am Tag. In jedem Fall ist eine antirachitische Behandlung — neuerdings wird die D-Stoßbehandlung empfohlen —, die nach den oben geschilderten Gesichtspunkten durchgeführt wird, angezeigt. Daneben reicht man noch wochenlang Kalk in verhältnismäßig hohen Dosen.

Das in der Erwachsenenmedizin als antitetanisches Medikament wirksame A.T. 10 von HOLTZ ist ein bei längerer Bestrahlung des Ergosterins entstehendes toxisches Umwandlungsprodukt. Es setzt durch Mobilisierung des Kalkes, vorwiegend aus dem Skelet, den Blutkalkgehalt herauf und beseitigt so die tetanische Übererregbarkeit. Bei der frühkindlichen Tetanie, die sich ja auf dem Boden der Rachitis entwickelt, ist als ätiologische und spezifische Behandlung die antirachitische mit Vitamin D der nur symptomatisch wirksamen mit A.T. 10 vorzuziehen, um so mehr, als diese letztere nicht ungefährlich und sehr kostspielig ist. Das Präparat ist lediglich für die Behandlung der postoperativen Tetanie empfehlenswert.

In der Nachbehandlung der Spasmophilie werden oft zwei Fehler gemacht. Einmal wird die Kontrasternährung mit milchfreier und mehlreicher Kost übermäßig lang durchgeführt. Das hat die Entstehung eines Mehlnährschadens zur Folge! Auf der anderen Seite wird aus einer Überängstlichkeit, wieder angemessene Milchmengen in die Kost einzuführen, das Kind einfach unterernährt. Die Folge ist eine Hungerdystrophie.

Bei den gefährlichen Stimmritzenkrämpfen ist es am zweckmäßigsten, das Kind mit Frauenmilch zu ernähren. Sie ist eine zuverlässige antirachitische Nahrung, muß allerdings, um ihren Zweck zu erreichen, Wochen und Monate durchgeführt werden.

Die *Prophylaxe* der Spasmophilie deckt sich mit derjenigen der Rachitis, besteht also ebenfalls in möglichst vollständiger und genügend langer Ernährung des Kindes an der Brust. Da, wo diese durchzuführen nicht möglich ist, soll Rachitisprophylaxe mit D-Vitamin, Höhensonnenbestrahlung oder Lebertran getrieben werden. Jede ,,Anbehandlung'' der Rachitis mit ungenügenden Mengen eines Antirachitikums oder mit unzulänglichen UV-Bestrahlungen kann eine Spasmophilie herbeiführen und ist deshalb richtig zu stellen.

2. A-Mangelkrankheit im Kindesalter.
Die Dystrophia alipogenetica (Keratomalacie, Xerophthalmie).

Eine schwere Säuglingsdystrophie mit spezifischen Augenveränderungen entwickelt sich gelegentlich als Folge fettarmer und gemüsefreier Ernährung, in der das Wachstums- und Epithelschutz-Vitamin, das fettlösliche A-Vitamin, in ungenügender Menge angeboten wird.

Wir wissen heute, daß gewisse Pflanzenfarbstoffe, die Carotine, die Vorstufen des A-Vitamins darstellen. Aus ihnen bildet der Organismus, namentlich in der Leber und in den Nebennieren, unter Zuhilfenahme eines Fermentes, der Carotinase, durch einfache Aufspaltung unter Wasseraufnahme das für ihn lebensnotwendige Vitamin A. Es besteht aus zwei in ihrer biologischen Wirkung gleichartigen, chemisch sehr ähnlichen Substanzen, die man als Vitamin A_1 und Vitamin A_2 bezeichnet. In manchen Fetten, namentlich im Milchfett, dann aber auch im Lebertran, im Eigelb und gespeichert in der Leber ist fertig gebildetes Vitamin A vorhanden, das mit diesen Nahrungsstoffen dem menschlichen Organismus zugeführt werden kann. Die Carotine finden sich in allen grünen Blatteilen neben Chlorophyll, also besonders in den zur Säuglingsnahrung verwandten Gemüsen: Karotten, Spinat, Tomaten. Auch Obst enthält Carotine, so z. B. Johannisbeeren, Himbeeren, Stachelbeeren, Pfirsiche, Aprikosen u. a.

Der junge Säugling stapelt das A-Vitamin nicht oder doch nur schlecht. Er hat andererseits einen hohen Vitamin A-Bedarf, ist also im Vergleich zum Erwachsenen besonders rasch und schwerer gefährdet durch A-Mangel. Wir besitzen heute synthetisch hergestellte A-Vitamin-Konzentrate, z. B. das Vogan, das etwa hundertfach stärker wirksam ist als Lebertran, mit dem wir leicht jeden A-Mangel beseitigen können. Das A-Vitamin ist in erster Linie ein *Wachstumsvitamin*. Außerdem ist es unerläßlich für den Lipoidstoffwechsel der Epithelien; es heißt deshalb auch *Epithelschutzvitamin*. Fehlt es, dann hören junge Tiere

nicht nur auf, zu wachsen, sondern sie zeigen bald Austrocknungs- und Degenerationserscheinungen bestimmter Epithelien, besonders deutlich am Auge, in
Form der *Keratomalacie*. Junge, wachsende Ratten zeigen weiter eine Verhornung
der Vaginalschleimhaut, die sog. Kolpokeratose, die zur biologischen Auswertung
des A-Vitamins dient. Ein beim Menschen beobachtetes frühes Ausfallszeichen
ist *Nachtblindheit*. Der Sehpurpur besteht nämlich aus einer Eiweißverbindung
des Vitamin A und kann bei A-Mangel nicht in genügender Menge gebildet werden.
Schließlich tritt bei A-Mangel eine auffällige *Widerstandslosigkeit gegenüber
Infekten* auf, die diese Avitaminose für das junge Kind besonders gefährlich
macht. In der Hauptsache wird das Haften von Infektionserregern auf der Haut
und den Schleimhäuten begünstigt durch die gen. Epithelveränderungen.

Das *Krankheitsbild* der A-Avitaminose wird bestimmt durch die fortschreitende,
schwere Atrophie, zu der sich dann die Augenveränderungen in Gestalt von
Infiltration, Erweichung und Durchbruch der Hornhaut zugesellen. Im Bereich der Lidspalte sieht man matte, trok-kene Flecke, das charakteristische Hornhaut-infiltrat. Manchmal schon im Verlauf von wenigen Tagen brechen diese Infiltrate ein und es entstehen Geschwüre. Wenn in solchen Fällen nicht rasch und reich-lich A-Vitamin zugeführt

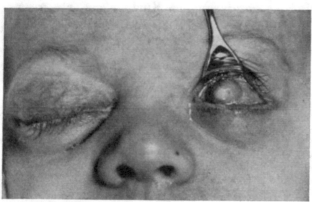

Abb. 12. Geschwüriger Hornhautzerfall bei Xerophthalmie. 3 Monate
alter Säugling. (Kieler Univ.-Kinderklinik. (K)

wird, dann ist der Scha-den nicht mehr rück-gängig zu machen und
das Auge geht verloren. Eine Nachtblindheit läßt sich bei jungen Kindern
natürlich nicht feststellen; dagegen macht sich bei ihnen schon früh ein Zurückbleiben des Wachstums bemerkbar, und die Dystrophie schreitet rasch fort.
Ausdruck der Widerstandslosigkeit gegenüber Infekten sind parenteral und
enteral entstehende Durchfallsstörungen, lang dauernde Pyurien und eine ganze
Reihe anderer, scheinbar völlig banaler Infekte. Die Erkrankung verschlimmert
sich besonders da rasch, wo in Verkennung des Grundleidens Milcheinschrän-
kungen oder gar Hungerkuren angeordnet werden.

Die *Diagnose* der Xerophthalmie ist für jeden, der diese Veränderungen kennt,
außerordentlich leicht. Manchmal ist aber leider dann die Schädigung schon so
erheblich, daß selbst die sofortige Zufuhr von A-Vitamin das Auge nicht mehr
retten kann. Es kommt deshalb darauf an, daß der Kinderarzt schon den Beginn
der Xerophthalmie feststellt und mit der Erkennung der sog. Bitotschen Flecke
vertraut ist. Die Sklera zeigt schon frühzeitig im Beginn der A-Avitaminose
eine auffallende Trockenheit, und die Cornea trübt sich in kleinen Flecken. Es
ist wichtig, darauf hinzuweisen, daß irgendwelche entzündlichen Erscheinungen
völlig dabei fehlen! Verwechselt wird dieser Zustand manchmal mit der Trockenheit bei einem Lagophthalmus. Entwickelt sich eine Cerato-Conjunctivitis bei
einem einige Monate alten Säugling, dann muß man stets an die Möglichkeit
einer beginnenden Xerophthalmie denken. Noch besser ist es natürlich, wenn
schon die hohe Anfälligkeit gegenüber Infekten und die beginnende Dystrophie
als erste Zeichen einer A-Hypovitaminose richtig gedeutet werden. In diesem

Zusammenhang muß auf Grund eigener Beobachtungen darauf hingewiesen werden, daß längere Zeit fortgesetzte Diätkuren mit recht fettarmen, gehaltlosen Nahrungen schon zu einem A-Mangel führen können. Fehlt wirklich das A-Vitamin in der Säuglingsnahrung vollkommen (milchfreie Nahrungen!), dann dauert es nur etwa 4 Wochen, bis die schweren Augenerscheinungen auftreten. Über die Rolle, die das A-Vitamin beim Körperaufbau spielt und über den A-Bedarf finden sich die wichtigsten Angaben im vorhergehenden Abschnitt.

Die *Prognose* hängt nach alledem lediglich davon ab, wie frühzeitig die richtige Diagnose gestellt wird.

Die *Behandlung* besteht in erster Linie in sofortiger Zufuhr von Vitamin A-haltigen Nahrungsstoffen, also von Lebertran, Butter, Eigelb, Milch, Leber, grünem Salat, Spinat, Karotten, Tomaten und andere mehr. Am schnellsten wirksam ist das A-Vitamin-Konzentrat Vogan, das auch schon jungen dystrophierten Säuglingen unbedenklich beigebracht werden kann. Es erübrigt sich, darauf hinzuweisen, daß natürlich wegen der meist schweren Dystrophie der Kinder mit stark eingeschränkter Nahrungstoleranz die Auffütterung recht vorsichtig nach den Gesetzen der Dystrophiebehandlung (s. S. 178) erfolgen muß.

3. B-Mangelkrankheit im Kindesalter.

Durch den vollständigen Mangel an den wasserlöslichen B-Faktoren entstehen schwere Krankheitsbilder, die bei uns nicht vorkommen: die Beri-Beri und die Pellagra. Trotzdem hat man neuerdings die Aufmerksamkeit auf verschiedene Krankheitszustände des Kindes gerichtet, die aller Wahrscheinlichkeit nach durch einen relativen Mangel an B-Faktoren verursacht werden. Bekanntlich sind heute schon eine ganze Reihe von Faktoren der B-Gruppe im Tierexperiment unterscheidbar. In der praktischen Kinderheilkunde hat bisher nur das Vitamin B_1, das Aneurin, eine größere Bedeutung erlangt.

Aus den Ländern, in denen der Reiskonsum vorherrscht, sind Zustände von Dystrophie bei Säuglingen bekannt, deren Mütter fast ausschließlich von poliertem Reis leben. Diese Dystrophie der Säuglings-Beri-Beri Ostasiens zeigt gewisse Züge unseres „Mehlnährschadens" der Säuglinge. Dieser entsteht ja besonders da, wo die Kinder mit feinstem Auszugsmehl und wenig Milch ernährt werden. Ein solches Mehl ist aber völlig frei von B_1. Erhalten die Säuglinge außerdem ein hohes Zuckerangebot und so gut wie gar keine Milch, dann sind die Voraussetzungen für die Entstehungen einer B_1-Avitaminose tatsächlich gegeben. Eine Umstellung auf milchreichere und auch andere tierische Nahrungsmittel enthaltende Kost wirkt bei der Mehldystrophie günstig. Nach alledem kann angenommen werden, daß manche Fälle von Säuglingsdystrophie eine gemilderte Beri-Beri-Krankheit darstellen.

Vom B_1-Faktor wissen wir, daß er aus einer stickstoffhaltigen Substanz besteht, die ähnlich wie das Glutathion auch Schwefel enthält und für den Kohlehydrat-, Fett- und Wasserhaushalt unentbehrlich ist. Bei B_1-Mangel häufen sich Stoffwechselzwischenprodukte wie Milchsäure und Brenztraubensäure in Geweben und im Blut, die bei Zugabe von B_1 zugleich mit den Störungen verschwinden. Das Vitamin B_1 ist in Verbindung mit Phosphorsäure das Coferment der Carboxylase, des Fermentes also, das die Carboxylgruppe aus Ketosäuren, z. B. eben aus der Brenztraubensäure abspaltet. Kommt dieser Prozeß nicht zustande, dann entstehen schwere nervöse Reizerscheinungen bis zum Ausbruch von Krämpfen und Lähmungen. B_1 kommt in den Hüllen der Zerealien vor, dann in der Hefe und in den meisten vom Tier stammenden Nahrungsmitteln, wie Leber, Fleisch, Eigelb usf.

Möglicherweise hängen beim älteren Kind und beim Erwachsenen eine ganze Reihe von unklaren Neuritiden, Neuralgien und einiger spastischer Störungen mit einem gewissen B_1-Mangel zusammen. Als Zeichen einer B_1-Hypovitaminose bei Säuglingen gelten Appetitlosigkeit, chronische Verstopfung und chronische pulmonale Stauung, kenntlich an der Betonung des zweiten Pulmonaltons.

Verdächtig sind weiter Gewichtsabnahmen, Steifigkeit und Spasmen im Bereich der Extremitätenmuskulaur, die bei manchen Dystrophikern vorkommen. Auch da, wo ein absuluter B_1-Mangel sich nicht sicher erweisen läßt, sollte man bei Vorliegen der geschilderten Anzeichen einen relativen Mangel infolge hohen Kohlehydratangebotes in Betracht ziehen. Da man nachweisen konnte, daß die Bifidusflora B_1 zu bilden vermag, nahm man an, daß das Brustkind schon allein durch seine Darmflora vor einer B_1-Hypovitaminose geschützt sei. Neuere Untersuchungen ergeben nun, daß das gebildete B_1 nicht ausreichend resobiert wird. Infolgedessen erkranken auch in Ostasien die Brustkinder einer leicht Beri-Beri-kranken Mutter. Das alimentäre Ödem beim Mehlnährschaden, wie auch die Exsikkose bei der intestinalen Toxikose sollen ebenfalls mit einem relativen B_1-Mangel in Zusammenhang stehen, weil man bei solchen Säuglingen mit B_1-Zufuhr günstige Wirkungen erzielt hat. Berücksichtigt man die geringe Speicherungsfähigkeit von B_1, dann muß man auch alle Ursachen eines gesteigerten Stoffwechsels als mögliche Grundlagen eine B_1-Hypovitaminose in Betracht ziehen. Das sind in erster Linie fieberhafte Infekte, dann erhöhte Muskeltätigkeit und die Hyperthyreosen. Für die praktische Ernährung des Kindes folgt aus alledem, daß, je höher das Kohlehydratangebot ist, auch desto höher die B_1-Zufuhr sein muß. Schließlich ist bei Resorptionsstörungen im Darm, so z. B. bei der Heubner-Herterschen Verdauungsinsuffizienz (Coeliakie) ebenso wie für andere Vitamine auch für das B_1-Vitamin mit einer ungenügenden Versorgung zu rechnen.

Das B_1-Vitamin scheint auch im Kindesalter bei toxisch-degenerativen Lähmungen, so bei Polyneuritis diphtherica und bei Poliomyelitis wirksam zu sein. Es muß dann allerdings in hohen Gaben, z. B. 2—4 mg Betaxin oder Betabion täglich parenteral beigebracht werden. Diese Beobachtung ist nicht unwidersprochen.

Von den bisher beschriebenen 11 Teilfaktoren des sog. B_2-Komplexes sind einige schon theoretisch gut bekannt, wie z. B. das Lactoflavin, der Pellagraschutzstoff (Nicotinsäure), das Adermin (B_6) und das Hämogen; trotzdem ist ihre praktische Bedeutung noch nicht klar erkennbar. Vorläufig sind nur Wirkungen auf das Wachstum, auf die Haut und auf die Blutbildung auch im Kindesalter nachweisbar. Die wichtigsten hierher gehörenden Mangelkrankheiten des Kindes unserer Breiten sind bestimmte Anämien (s. S. 316), die einheimische Sprue und die Coeliakie. Da sowohl das Perniciosaprinzip wie die übrigen Änämieschutzstoffe des Vitamin B_2-Komplexes in der Leber gespeichert werden, heilen Leberextrakte auch die Ziegenmilchanämie. In der Kinderheilkunde wird heute eine B_2-reiche Kost hauptsächlich bei der Heubner-Herterschen Verdauungsinsuffizienz (Coeliakie) empfohlen. Eine solche Kost soll enthalten: Rindsleber, Rindernieren, Rinderherz, Rindfleisch, Eidotter, dann Zugaben von Hefe- und Leberextrakten.

4. C-Mangelkrankheit im Kindesalter.
Infantiler Skorbut (Möller-Barlowsche Krankheit).

Ein Mangel an C-Vitamin führt bei Kindern im Alter von $1/2$ Jahr bis zu $1\frac{1}{2}$ Jahren zu einem dystrophischen Zustand, der besonders gekennzeichnet ist durch eine hämorrhagische Diathese, zugleich mit Veränderungen am Skelet, und durch eine Widerstandslosigkeit gegenüber banalen Infekten. Mit dem Skorbut der Erwachsenen hat der infantile Skorbut zweifellos große Ähnlichkeit. Beim Erwachsenen ist reiner Skorbut heute eine große Seltenheit. Die heute noch in tropischen Ländern beobachtete Krankheit beruht zweifellos nicht allein auf C-Mangel, sondern meist auch auf einem Mangel an Vitamin B_1 und der

B$_2$-Gruppe. Sie stellt also eine Kombination von C-Avitaminose, von Beri-Beri und von Sprue dar. Beim infantilen Skorbut dagegen können wir auch heute noch annehmen, daß er in der Hauptsache durch C-Vitaminmangel verursacht wird, weil nämlich die Krankheit mit allen ihren Folgeerscheinungen fast schlagartig auf Zufuhr von reichlich C-Vitamin verschwindet.

Das C-Vitamin ist l-Askorbinsäure, eine Hexuronsäure, die für alle Oxydations- und Reduktionsprozesse der Zelle als eine Art Katalysator außerordentlich wichtig ist. Bekanntlich ist das C-Vitamin in verschiedenen Obstarten, hauptsächlich in den Citrusfrüchten, den Apfelsinen und Zitronen, aber auch in Johannisbeeren und Hagebutten und in Gemüsen, so in Tomaten, im Kohl und in den Kartoffeln enthalten und kann entweder aus dem grünen Paprika und Gladiolen in größeren Mengen gewonnen oder auch synthetisch in kristallinischer Form dargestellt werden. Fehlt das C-Vitamin im Körper, dann bilden die Gefäßendothelzellen nicht mehr in normaler Weise intracelluläre Kittsubstanzen und die Folge davon sind Blutungen und an den Knochenbaustätten Störungen des Umwandlungsprozesses von Reihenknorpel in Knochen. Da der menschliche Organismus das C-Vitamin nicht selbst bilden kann, ist er auf die Zufuhr in der Nahrung angewiesen. In den Nebennieren, in der Leber, in der Linse und wahrscheinlich in den meisten Körperzellen sind geringe Mengen C-Vitamin enthalten; sie genügen aber nicht, das schnell wachsende junge Kind vor dem Ausbruch des Skorbut zu schützen. So kommt es, daß etwa jenseits des 5. Lebensmonats, am häufigsten im 7. oder 8. Monat, bei ungenügender äußerer Zufuhr von C der infantile Skorbut in Erscheinung tritt. Brustkinder erkranken nur äußerst selten an Skorbut, weil die Frauenmilch im allgemeinen 4—5mal mehr C-Vitamin enthält als die Kuhmilch. Nur in besonderen Fällen, da nämlich, wo die Mutter selbst infolge einseitiger oder ungenügender Ernährung an C-Vitamin-Mangel leidet, können auch Brustkinder erkranken. In unseren Breiten sind hauptsächlich Flaschenkinder gefährdet, dann nämlich, wenn die Kuhmilch selbst z. B. gegen Ende des Winters nur wenig C-Vitamin enthält. Merkwürdig selten tritt die Erkrankung bei Flaschenkindern von den in großen Städten lebenden Familien in schlechter Wirtschaftslage auf. Der Grund liegt wohl darin, daß diese Kinder oft frühzeitig schon verhältnismäßig reichlich Kartoffeln zugefüttert bekommen, die, solange sie noch frisch sind oder richtig eingelagert wurden, gute C-Vitaminspender darstellen. Außerdem bekommen diese Kinder selten die teuren umständlich zubereiteten und kostspieligen Säuglingsnahrungen, die oft schon stark denaturiert sind. Skorbut tritt also viel häufiger gerade bei den Flaschenkindern auf, die von der Mutter überängstlich mit lange gekochter Milchnahrung, Kindermehlen, Kinderzuckern, Nährpräparaten usf. ernährt werden. Bei all diesen Nahrungen ist der C-Vitamingehalt von vornherein gering oder er geht bei den übertrieben umständlichen Zubereitungsmaßnahmen verloren.

Krankheitsbild. Die ersten Erscheinungen des Skorbutes der Kinder zu erkennen, ist besonders wichtig. Einmal deswegen, weil sie viel häufiger sind, als allgemein angenommen wird und dann auch, weil sie noch sehr rasch und leicht zu beheben sind. Das symptomarme Vorstadium bezeichnet man als „Präskorbut". Die Kinder werden in dem genannten Alter von etwa 7—8 Monaten blaß und unlustig, zeigen Appetitlosigkeit und eine merkwürdige Bewegungsarmut. Sie liegen auffallend still im Bettchen auf dem Rücken und wollen nicht mehr strampeln, sich aufrichten oder gar stehen und gehen. Manchmal findet man leichte Zeichen einer beginnenden Rachitis. Aber wie der weitere Verlauf zeigt, hat der sich immer stärker entwickelnde dystrophische Zustand nur wenig mit Rachitis zu tun. Die Sachlage wird oft geklärt durch eine plötzlich auftretende Blutung. Im Harn tritt Blut auf oder auch die Umgebung der Augen zeigt striemenartige Kontusionsblutungen, als ob das Kind eine Verletzung erlitten hätte. In anderen Fällen macht sich die skorbutische Störung ganz allmählich erst geltend. Das Kind schreit beim Anfassen, beim Trockenlegen und Zurechtmachen und wird immer blasser, schlaffer und unbeweglicher. Die Beinchen werden ruhig gehalten und zwar in den Kniegelenken leicht gebeugt, nach außen gedreht und scheinen leicht gelähmt zu sein. Manchmal schwillt die Umgebung der Epiphysen oder der Gelenke an. Man findet aber keinen Rubor, keinen Calor und keine Fluktuation. Am Brustkorb entsteht an der Knochenknorpelgrenze der Rippen eine stufenförmige Abknickung, die als skorbutischer Rosenkranz bezeichnet wird. Es handelt sich bei allen diesen Skeletveränderungen nur zum Teil um Blutungen in das Periost, zum anderen Teil finden tiefgreifende Veränderungen an der Wachstumszone der Knochen statt. Durch eine Umbildung des normalen Markgewebes in sog. Fasermark wird die Neubildung von Knochensubstanz infolge mangelhafter Tätigkeit der Osteoblasten gehemmt. Die Resorption der provisorisch verkalkten Teile der

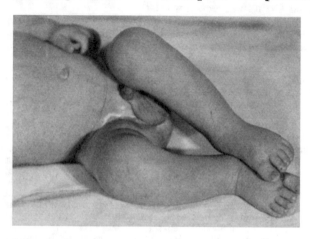

Wachstumszone geht in der gewöhnlichen Weise fort, während die Bildung neuen Knochengewebes ausbleibt. Die Folge davon ist eine Rückbildung der Spongiosa und der Corticalis der Knochen: sie werden dünn und brüchig und hinter der Epiphysenlinie bricht das Knochengefüge vielfach ein, es entsteht die sog. Trümmerfeldzone. Auf der Höhe der Erkrankung kann man im Röntgenbild diese typischen Veränderungen gut erkennen. Die Trümmerfeldzone erscheint als dunkler Schattenstreifen mit zackigen

Abb. 13. Möller-Barlowsche Krankheit (Säuglingsskorbut) bei 11 Monate altem Säugling mit fortschreitende ödematöser Schwellung der Kniee und Unterschenkel. (K)

Rändern an der Knorpelknochengrenze. An den Röhrenknochen findet man infolge der Abhebung des Periosts dunkle Säume, die wie Schalen den Knochen umgeben.

Jede Berührung der erkrankten Skeletteile ist außerordentlich schmerzhaft. Umfaßt man den Femur oberhalb des Kniegelenkes und übt einen leichten Druck

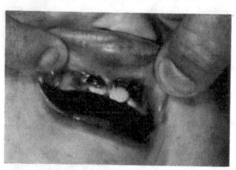

von beiden Seiten aus, dann zuckt das Kind schmerzhaft zusammen und schlägt die Arme über den Kopf, sog. Hampelmannphänomen.

Das Zahnfleisch ist manchmal geschwollen und oft livide verfärbt. Wenn schon Zähne durchgebrochen sind, treten auch die beim Erwachsenenskorbut so gut bekannten Zahnfleischblutungen und Zahnlockerungen auf. Blutungen in die Haut und das Unterhautzellgewebe nach Art der „blauen Flecke" sind häufig festzustellen. Selten treten Petecchien auf. Manchmal sind die Augen nicht nur

Abb. 14. (Dasselbe Kind.) Hämorrhagische Schwellung des Zahnfleisches bei dem durchgebrochenen Milchgebiß. (Kieler Univ.-Kinderklinik.) (K)

blutunterlaufen, sondern es kommt zu Retrobulbärblutungen mit Exophthalmus. Von Blutungen in die inneren Organe sind die in die Nieren am häufigsten. Seltener findet man blutige Stühle und Blutbrechen.

Von *Komplikationen* sind Fieberzustände und eine mehr oder weniger hochgradige Anämie häufige Vorkommnisse. Die Entstehung des Fiebers ist nicht immer klar. Manchmal handelt es sich um Resorptionsfieber aus den beträchtlichen Hämatomen. In anderen Fällen stellt man einen banalen, begleitenden Infekt fest. Auffallend ist immer wieder, daß der Eintritt von Fieber mit dem Auftreten neuer Blutungen zusammen fällt. Die Anämie ist nicht einfach die

Folge der Blutungen, sondern sie ist der Ausdruck der Knochenmarksmetaplasie. Eine C-Hypovitaminose kommt nun im Kindesalter nicht allein durch eine ungenügende Zufuhr in der Nahrung zustande, sondern auch durch einen gesteigerten Verbrauch zu Zeiten starken Wachstums, wie namentlich bei fieberhaften Infekten. Schließlich kommt es auch bei akuten und chronischen Verdauungsstörungen zu Zerstörung durch anomale Bakterientätigkeit im Magen. darmkanal und zu Resorptionsstörungen infolge einer beschleunigten Peristaltik.

Die C-Vitaminverarmung des Organismus macht sich beim jungen Kind in Widerstandslosigkeit gegenüber Infekten und beim älteren Kind ähnlich wie beim Erwachsenen in einer verminderten Leistungsfähigkeit geltend. Bei einer ganzen Reihe von Infektionskrankheiten des Kindes wurden günstige Wirkungen von reichlicher C-Vitaminzufuhr beschrieben, so bei Diphtherie, Keuchhusten, Masern, Scharlach und Grippe. Auch bei Tuberkulose und akuter Lungenentzündung hat man C-Defizits festgestellt und hat mit C-Zufuhr Besserungen erreicht. Besondere „spezifische" Wirkungen soll das C-Vitamin bei der Diphtherie-Toxikose entfalten, bei der ein starkes Absinken des Vitamin C-Gehaltes der Nebennierenrinde, dem C-reichsten Organ, nachgewiesen wurde. Spezifische Wirkungen, ebenfalls über

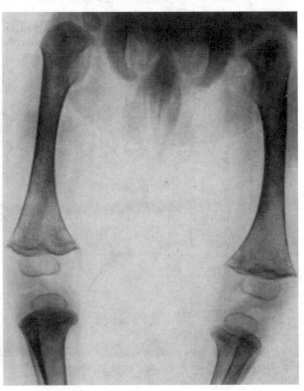

Abb. 15. MÖLLER-BARLOWsche Krankheit „Säuglingsskorbut" Das in Bild 13 abgebildete Kind zeigt an den distalen Enden des Femurs Trümmerfeldzonen. Die Knochenkerne sind aufgehellt und weisen einen dunklen Rand auf. (Kieler Univ.-Kinderklinik.) (K)

die Nebennierenrinde, erzielt man auch bei den pathologischen Pigmentierungen des Morbus Addison, die sich deutlich aufhellen, ja zum Verschwinden bringen lassen. Manche sekundäre hypochrome Anämien des Kindes lassen sich ohne Fe-Gaben durch reichliche C-Zufuhr heilen. Alle diese Beobachtungen sprechen dafür, daß eine gewisse C-Hypovitaminose im Kindesalter recht häufig ist.

Die *Diagnose* des infantilen Skorbuts ist leicht in ausgesprochenen Fällen. Im Beginn kann sie sehr schwierig sein. Meist wird zunächst eine Rachitis angenommen, die ja oft gleichzeitig auch vorliegt. Ist die Schmerzhaftigkeit besonders groß und besteht unregelmäßiges Fieber, dann wird man eine beginnende Osteomyelitis in Betracht ziehen. Besonders häufig wird aber eine Lähmung angenommen und zwar eine poliomyelitische. Bedenklich kann die Verkennung des kindlichen Skorbuts werden, wenn die Schwellung mit einem Abszeß verwechselt wird. Es folgt daraus die Mahnung, in allen Fällen unklarer Dystrophie des Säuglings auch an Skorbut zu denken. Man untersuche sorgfältig

15*

die Mundhöhle, mache eine Sedimentuntersuchung des Harns auf rote Blutkörperchen und lasse sich die Ernährung des Kindes in allen Einzelheiten berichten. Manchmal sichert eine Röntgenaufnahme die Diagnose.

Das Rumpel-Leedesche Phänomen ist zur Diagnose nicht brauchbar, weil es bei bestimmten Konstitutionen des Kindes und auch bei mannigfaltigen Infektschädigungen
vorkommt. Die Bestimmung der C-Sättigung durch Belastungsproben ist als klinische
Methode beim Kind zu umständlich. Eher wird man den C-Gehalt des Blutes (Nüchtern-
gehalt) einmal zu diagnostischen Zwecken bestimmen. Er soll bei C-Mangelzuständen
unter 0,50 mg-% liegen.

Die *Prognose* ist dann gut, wenn der Zustand richtig und früh erkannt wird.
Es gibt ja kaum eine Krankheit des Kindes mit beträchtlichen Krankheits-

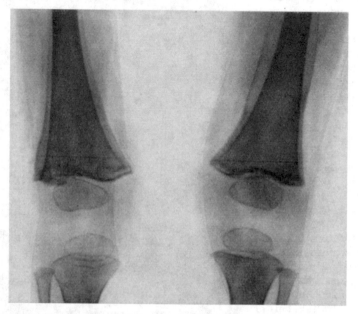

Abb. 16. Möller-Barlowsche Krankheit „Säuglingsskorbut". Periostabhebung durch Blutung
im Röntgenbild sichtbar. (Kieler Univ.-Kinderklinik.) (K)

erscheinungen, die so rasch und sicher in wenigen Tagen zum Guten gewandt
werden kann.

Die *Behandlung* besteht einfach in der reichlichen Zufuhr von C-Vitamin!
Die normale, dem Alter entsprechende Kost enthält nur soviel C-Vitamin, als
notwendig ist, um einen Skorbut zu verhüten, sie reicht aber nicht dazu hin,
ihn zu heilen! Am besten gibt man dem Kind alle 3 Stunden einige Löffelchen
frisch ausgepreßter Obstsäfte, besonders Apfelsinen-, Zitronen- und Tomatensaft.
Es sind davon Mengen von mindestens 60—80 g täglich nötig. Außerdem soll
das Kind, wenn es keine schwerere Verdauungsstörung hat, noch täglich frisches
Gemüse (Spinat, Kohl usf.) und reichlich Kartoffeln, am besten in der Schale
gekocht und gerieben, erhalten. Da, wo die Verabreichung großer Mengen von
frischem Obstsaft auf Schwierigkeiten stößt (Durchfälle) oder die Störungen
rasche Abhilfe verlangen, wendet man heute ein synthetisches C-Vitamin-Prä-
parat (Cebion, Cantan, Redoxon) an, das in besonderem Fall auch intravenös
injiziert werden kann[1]. Irgend eine andere Therapie ist unnötig. Nur versäume

---

[1] Als therapeutische Dosis kommen täglich 100—150—200 mg l-Ascorbinsäure in
Betracht.

man nicht, die schmerzenden Glieder in Watte einzupacken (Gefahr der Epiphysenlösung!) und dem Kind durch ein harmloses Sedativum (Brom, Luminal oder dergleichen) die wünschenswerte Schmerzerleichterung zu verschaffen.

Die *Prophylaxe* des infantilen Skorbuts muß naturgemäß schon bei der Kost der schwangeren Frau und der stillenden Mutter einsetzen. Im übrigen muß das künstlich genährte gesunde Kind frühzeitig Obstsäfte und frische Gemüse bekommen, wie es im vorigen Abschnitt (S. 129) näher ausgeführt wurde. Gegen Ende des Winters und während der Frühlingsmonate, in denen Obst und Gemüse noch teuer und oft schwer zu bekommen sind, ist die Zufuhr von C-Vitamin in Form der Handelspräparate in Mengen von etwa 50 mg täglich empfehlenswert. Ganz besonders wichtig ist es, bei fieberkranken und auf Krankendiät gesetzten Kindern jeden Alters darauf zu achten, daß sie reichlich mit C-Vitamin, etwa mit 50—100 mg Askorbinsäure täglich, versorgt werden.

Schrifttum.

AMMON-DIRSCHERL: Fermente, Hormone, Vitamine. Leipzig: Georg Thieme 1938. — BOMSKOV: Methodik der Vitaminforschung. Leipzig: Georg Thieme 1935. — EDDY, W. H. u. DALLDORF G.: The Avitaminoses. Baltimore 1937. — FREUDENBERG, E.: Rachitis und Tetanie. Handbuch PFAUNDLER-SCHLOSSMANN, 4. Aufl. 1931. — Die rachitische Stoffwechselstörung. Schweiz. med. Wschr. 1939 I. — GLANZMANN: Die wichtigsten Vitaminprobleme beim Kind. Ergebn. der Vitamin- u. Hormonforsch., Bd. I. Leipzig 1938. — GRAB, W.: Vitamine und Hormone. München: J. F. Lehmann 1937. — ROMINGER: Die Avitaminosen und Hypovitaminosen im Kindesalter. Kinderärztl. Prax. 9, H. 11/12 (1938). — Physiologie und Pathologie des D-Vitamins. Ergebnisse der Vitamin- und Hormonforschung, Bd. II. 1939. — SEYDERHELM: Die Hypovitaminosen. Leipzig: Johann Ambrosius Barth 1938. — SHERMAN, H. C. u. S. SMITH: The Vitamins. New York 1931. — SCHEUNERT: Die Vitamine. Handbuch der Lebensmittelchemie, Bd. I u. II. — STEPP, W. u. J. KÜHNAU: Die Vitamine. Handbuch der normalen und pathologischen Physiologie, Nachtrag 18, 1932. — STEPP-KÜHNAU-SCHROEDER: Die Vitamine und ihre klinische Anwendung. Stuttgart 1939. — VENZMER: Die Vitamine usf. Stuttgart: Frankh 1935. — v. WENDT: Kost und Kultur. Über Ernährung, Gesundheit und Widerstandskraft. Leipzig: Georg Thieme 1936.

Stoffwechsel und Ernährung älterer Kinder.

Von E. ROMINGER-Kiel.

Stoffwechsel und Ernährung des Kindes jenseits des Säuglingsalters bis zur Pubertät weisen einerseits gegenüber den Verhältnissen beim Säugling, andererseits aber auch gegenüber denen beim Erwachsenen Besonderheiten auf, die es rechtfertigen, daß die Grundsätze einer zweckmäßigen Ernährung des Kleinkindes und Schulkindes hier zusammenhängend dargestellt werden. Dabei kann auf die Physiologie der Säuglingsernährung in diesem Lehrbuch (s. S. 107) als Grundlage der folgenden Erörterungen hingewiesen werden, während Stoffwechsel und Ernährung des Erwachsenen als bekannt vorausgesetzt werden.

Der grundlegende Unterschied gegenüber dem Säuglingsalter liegt in erster Linie im Übergang von der Hauptnahrung Milch zu einer gemischten und zugleich festen Kost, in zweiter Linie in der Änderung der Ernährungsweise vom „Füttern" zum „Selbstessen". Gegenüber dem Erwachsenen macht sich in der Kleinkinderzeit und im Schulalter der sich noch rasch ändernde Stoffbedarf und der besonders lebhafte Stoffumsatz besonders geltend. Der absolute Nahrungsbedarf steigt ständig, während der relative, bezogen auf die Körpergewichtseinheit, ständig abfällt. Die immer größer werdende Nahrungsmenge muß nun angepaßt werden einmal der oft noch in weiten Grenzen schwankenden Verdauungsleistung, zweitens der hohen Muskelaktivität und drittens dem in Schüben vor sich gehenden Wachstum. Zieht man in Betracht, daß das Kind vom 2. Lebensjahr an dadurch, daß es nunmehr und mehr mit anderen Menschen in Berührung kommt, Ansteckungen ausgesetzt wird, dann ergibt sich als weitere wichtige Ernährungsaufgabe die, dafür zu sorgen, daß es genügend „Schutzstoffe" zu sich nimmt. Beim natürlich ernährten Säugling treten alle diese Schwierigkeiten solange nicht ein, als er sein Hauptnahrungsmittel, die Muttermilch, nach Bedarf zu sich nehmen kann, die zugleich genügend Brennstoffe und Schutzstoffe enthält. Selbst der Übergang von Frauenmilch zu Kuhmilch ist noch bedeutend einfacher als der von der Milch als Hauptnahrungsmittel zu einer biologisch vollwertigen und zugleich bekömmlichen Kleinkinderkost. Man hat deshalb namentlich in früheren Zeiten auch noch junge Kleinkinder qualitativ wie ältere Säuglinge, also vorwiegend mit Milch und Milchbreien in steigender Menge ernährt, um die Schwierigkeiten des Umsetzens auf gemischte Kost zu vermeiden. Solche Kinder gedeihen nun keineswegs besser, sondern schlechter, werden appetitlos und anämisch und, was am bedenklichsten ist, sie zeigen eine große Widerstandslosigkeit gegenüber Infekten und bleiben schlaff, mißlaunig und leistungsunfähig. Die Milch erweist sich auch im Kleinkindes- und Schulalter zwar als wichtiges, biologisch hochwertiges Nahrungsmittel, das in keiner Kinderkost ganz fehlen darf; es muß aber nach Eintritt des Zahndurchbruchs dem Kind daneben eine derbere, mehr und mehr dem Erwachsenenalter angeglichene Kost angeboten werden, um die Magendarmfunktion zur vollen Entwicklung zu bringen, das Kauen zu üben und eine Überernährung mit hochwertigem Eiweiß und Fett zu vermeiden. Es ist ohne Zweifel schwieriger, ein Kind richtig und zweckmäßig zu ernähren, als einen Erwachsenen. Dieser müßte eigentlich durch seine Erziehung und seinen Verstand bei der Nahrungsaufnahme einigermaßen richtig gelenkt werden, während das junge Kind, instinktschwächer als manche Tiere, sich in unvernünftiger Weise überißt, oft unappetitliches Zeug zu sich nimmt oder auch hungert, wenn es nicht überwacht und richtig erzogen wird.

Im allgemeinen verdiente somit die Ernährung des Kindes schon in gesunden Tagen eine größere Überwachung und Sorgfalt, als die des Erwachsenen. Zu beklagen ist der Mißstand, daß Erwachsene in Unkenntnis und übertreibender Sorge sich Entbehrungen auferlegen, um ihr Kind mit unnötigen und teuren Nahrungsmitteln zu ernähren, ja zu überfüttern. Der Arzt muß deshalb heute über die besonderen Ernährungsverhältnisse des Kindes Bescheid wissen. Es genügt nicht oder nicht mehr, allgemeine Ratschläge zu geben, wie „leichte Kinderkost", „ordentliche Milch", nicht „zuviel Fleisch" u. dgl. Vielmehr muß der Arzt in der Lage sein, für jede Altersstufe einen richtigen und den wirtschaftlichen Verhältnissen der Familie Rechnung tragenden Kostplan für das gesunde und kranke Kind aufzustellen.

I. Nahrungsbedarf und Stoffumsatz.

Beim Übergang von rein flüssiger Milchnahrung auf Breikost und nach genügender Entwicklung der Zähne auf feste Kost muß auf das Aufnahmevermögen und den Grad der Verdaulichkeit Rücksicht genommen werden. Durch eine zunehmende Vergröberung der Speisen muß das Kleinkind zum Kauen erzogen und sein Magendarmkanal an die Verarbeitung eines schwerer angreifbaren Chymus gewöhnt werden. Einerseits führt eine Überschätzung der Verdauungsleistung zu Ernährungsstörungen, andererseits hat ein zu langes Verharren bei flüssiger und breiiger Kost eine Reihe von Ernährungsschwierigkeiten zur Folge (Kaufaulheit, Anorexie!). Wesentlich ist auch schon im Kleinkindes- und Schulalter die Verabreichung von genügenden Mengen von Ballaststoffen. Schließlich ist der Geschmackswert der Kinderkost von Bedeutung, weil jede eintönige oder auch dem kindlichen Bedürfnis nach Wohlgeschmack nicht entsprechende Nahrung zu der bekannten hartnäckigen Eßunlust der sonst gesunden Kinder führt. Von allen diesen Faktoren wird die Sekretion der Verdauungssäfte, die Tätigkeit der Magendarmmuskulatur und damit die Resorption und Bekömmlichkeit der Nahrung mitbestimmt.

Über den Gesamtumsatz in den verschiedenen Altersstufen sind wir verhältnismäßig gut unterrichtet. Durch zahlreiche, mühevolle Stoffumsatzuntersuchungen, namentlich beim älteren Kind durch Messungen des respiratorischen Gaswechsels, besitzen wir brauchbare Mittelwerte für die Energieberechnung. Zur Berechnung des Gesamtumsatzes ermittelt man zunächst den sog. Ruhe-Nüchtern-Umsatz oder *Grundumsatz*. Er gibt den Wert derjenigen Calorienmenge an, die der Organismus bei vollständiger Muskelruhe in nüchternem Zustande innerhalb der physikalischen Wärmeregulationsbreite umsetzt. Hierbei muß berücksichtigt werden, daß die mit der gewöhnlichen Nahrung aufgenommenen Calorien nicht voll ausgenutzt werden. Der Verlust der Energie im Kot ist auf 6—8% des Brennwertes der Nahrung zu schätzen und muß jeweils vom zugeführten Nahrungsbrennwert in Abzug gebracht werden. Einen guten Überblick gibt die FALKsche Tabelle.

Im Kindesalter ist der Grundumsatz und damit auch der Nahrungsbedarf zwar naturgemäß niedriger als beim Erwachsenen, aber im Verhältnis zur Körperoberfläche und auch zum Körpergewicht ist er höher. Schon im 6. Lebensmonat tritt diese Umsatzsteigerung, die rund 40—60% betragen kann, meßbar in Erscheinung und geht während des weiteren Kindesalters nur ganz allmählich zurück, bleibt aber auch noch während der Pubertät im Vergleich zum Erwachsenen erhöht. Erst etwa vom 20. Lebensjahr ab bleibt der Grundumsatz im wesentlichen bis ins hohe Alter konstant.

Grundumsatz bei Knaben und Mädchen.

Alter Jahre	Gewicht kg	Länge cm	Körper- oberfläche qm	Grundumsatz		
				Gesamt für 24 Stunden Calorien	pro kg für 24 Stunden Calorien	pro qm für 1 Stunde Calorien
Knaben:						
$2^1/_2$	11,5	—	—	782	68,0	—
6	14,5	110	—	926	63,9	—
6	18,4	110	—	970	52,7	—
7	19,2	112	—	1067	55,6	—
7	20,8	110	0,79	1153	55,4	60,8
9	21,8	115	0,83	1036	47,5	52,0
10	30,6	131	1,05	1338	43,7	53,1
11	26,5	129	0,98	1151	43,4	48,9
14	36,1	142	1,20	1310	36,3	45,5
14	36,8	142	1,21	1285	34,9	44,3
14	43,0	149	1,34	1525	35,5	47,4
Mädchen:						
$6^1/_2$	18,2	—	—	936	51,4	—
7	15,3	107	—	866	56,6	—
11	35,0	141	1,17	1313	37,5	46,8
11	42,0	149	1,32	1459	34,7	46,0
12	24,0	129	0,94	962	40,1	45,6
12	25,2	128	0,95	938	37,2	41,1
12	40,2	145	1,27	1362	33,9	44,7
13	31,0	138	1,10	1217	39,3	46,1
14	35,5	143	1,19	1299	36,6	45,5

Zu dem Grundumsatz kommt beim Kind ein Energieverbrauch für den Anwuchs hinzu. Dieser sog. Wachstumsquotient ist verhältnismäßig klein. Man rechnet mit 1,5—1,87 Calorien pro 1 g Anwuchs. Somit sind 10—15% des Grundumsatzwertes für ihn in Anrechnung zu bringen.

Zur Ermittelung des Gesamtenergiebedarfs muß beim Kleinkind und Schulkind noch ein Betrag für die Muskeltätigkeit eingesetzt werden. Die Stoffwechseluntersuchungen haben gezeigt, daß gesunde lebhafte Kinder einen etwa die Hälfte ihres Grundumsatzes ausmachenden Calorienwert zur Bestreitung ihrer Wärmeproduktion durch Muskelarbeit benötigen. Je nach Alter und Temperament wird dieser Zuschlag größer oder kleiner sein müssen. Für lebhaft sich in Spiel und Sport betätigende Kinder muß ein „Arbeitszuschlag" von 100% vorgenommen werden.

Ein wesentlicher Unterschied im Gesamtumsatz zwischen Knaben und Mädchen besteht nicht. Im allgemeinen ist der Calorienbedarf der Kinder während der warmen Jahreszeit geringer als während der kalten (Einfluß der Temperatur).

Außer der Muskeltätigkeit führt die Nahrung selbst zu einer vermehrten Wärmebildung, es ist das die sog. spezifisch-dynamische Wirkung der Nahrung. Die Umsatzsteigerung beträgt 10—12% in 24 Stunden.

Diese Wirkung ist besonders dem Eiweiß eigentümlich und zwar sowohl dem ganzen Eiweißmolekül wie seinen Spaltstücken. Das Mehr an Wärmebildung wird auf den Umbau (Auf- und Abbau) der verschiedenen Nahrungsstoffe, in Sonderheit der Eiweiße, zurückgeführt.

Von größter Bedeutung für die Steigerung des Grundumsatzes ist neben den schon genannten Faktoren das Inkretsystem. Beweise dafür liefert die Pathologie des Stoffwechsels (s. S. 240ff.). Höchstwahrscheinlich ist die im Kindesalter bestehende Grundumsatzsteigerung auf inkretorische Einflüsse zurückzuführen.

Zur Berechnung des Grundumsatzes benützt man die auf Grund der eingangs genannten (s. S. 232) Grundumsatzbestimmungen aufgestellten Voraussagetafeln nach HARRIS und BENEDICT, die für das Kindesalter von KESTNER und KNIPPING ergänzt wurden. In diesen findet man zwei Grundzahlen, eine für das Körpergewicht und eine zweite für Alter und Körperlänge. Die Summe dieser beiden Zahlen gibt unmittelbar den Grundumsatz in Calorien an. Für den praktischen Gebrauch mögen folgende Zahlen als Anhaltspunkte dienen.

Täglicher Calorienbedarf des gesunden Kleinkindes und Schulkindes bei mäßiger Körperbewegung.

2 Jahre	925	Calorien, also etwa	75	pro Kilogramm Körpergewicht
3 Jahre	1050	,,	,,	,,	75	,,	,,	,,
4 und 5 Jahre . . .	1300	,,	,,	,,	75	,,	,,	,,
6 Jahre	1350	,,	,,	,,	70	,,	,,	,,
7 und 8 Jahre . . .	1450	,,	,,	,,	65	,,	,,	,,
9 und 10 Jahre . .	1650	,,	,,	,,	60	,,	,,	,,
11 und 12 Jahre . .	1750	,,	,,	,,	55	,,	,,	,,
13 und 14 Jahre . .	1900	,,	,,	,,	50	,,	,,	,,
15 Jahre	2000	,,	,,	,,	45	,,	,,	,,

Diese Tabellen versagen naturgemäß da, wo entweder eine abnorme Kleinheit der Kinder oder ein anomales Körpergewicht vorliegt. Überhaupt muß man sich vor Augen halten, daß alle diese Angaben nur Annäherungswerte enthalten. Untergewichtige und lebhafte Kinder haben einen weit höheren, übergewichtige und ruhige Kinder haben oft einen geringeren Gesamtumsatz. In jedem Fall darf die Aufstellung der Kostordnung für ein Kleinkind oder Schulkind nicht allein nach dem calorischen Wert erfolgen, sondern sie muß die Zusammensetzung der Nahrung berücksichtigen.

II. Einige Besonderheiten über den Umsatz der einzelnen Nährstoffe beim Kleinkind und Schulkind.

Die Ermittelung des Grundumsatzes ergibt nur eine der notwendigen Grundlagen für die Aufstellung eines allen Anforderungen der Ernährungspraxis gerecht werdenden Kostplanes für das gesunde Kind. Vom energetischen Gesichtspunkt aus erscheint es gleichgültig, mit welchen Nahrungsstoffen die zur Aufrechterhaltung des Betriebsstoffwechsels notwendige Energie zugeführt wird. Die Praxis der Kinderernährung hat indessen schon immer gezeigt, daß die einzelnen Nährstoffe gerade beim wachsenden Organismus in bestimmten Mindestmengen zugeführt und in einem bestimmten prozentualen Verhältnis zueinander stehen müssen, um ein bestmögliches Gedeihen zu erzielen. Als RUBNER seine grundlegende Lehre von dem Energiewert der drei Hauptnährstoffe und dem Sonderwert des Eiweißes als unersetzbarem Baumaterial entwickelte, wurde von der Kinderheilkunde aus eine rein energetische Betrachtung des Stoffwechsels als zu einseitig abgelehnt. Die führenden deutschen Kinderärzte wiesen darauf hin, daß die verschiedenen Nährstoffe für das Kind verschieden wertvoll, ja unentbehrlich sind. Schon seit dem Anfang dieses Jahrhunderts hat man in der Kinderernährung den hohen Wert natürlicher, roher und frischer Nahrungsmittel erkannt und unter der Führung unseres Altmeisters CZERNY hat sich an Stelle der früher üblichen eiweißreichen Milchbreikost junger Kinder eine lakto-vegetabile, wir sagen heute: Obst- und gemüsereiche Kost neben einer mäßigen Milchzufuhr durchgesetzt. Die neuen Forschungen auf dem Ernährungsgebiet über die verschiedene Wertigkeit der Eiweiße, über Transmineralisation, über Vitamine und schließlich über die Synthese der Hormone haben erwiesen, daß die bei der Kinderernährung gewonnenen Erfahrungen richtig waren. Wenn es auch heute noch nicht möglich ist, unsere aus der Ernährungspraxis hervorgehenden Ernährungsvorschriften bis in Einzelheiten hinein theoretisch zu begründen, so ist doch durch die neuen Kenntnisse über den Bau- und Regelungsstoffwechsel vieles so klargestellt worden, daß wir heute mit besseren Gründen und Beweisen als früher unsere Forderung nach einer möglichst abwechslungsreichen, gemischten, namentlich auch Rohstoffe enthaltenden Kost für das Kleinkind und Schulkind vertreten können. Da die Rolle, welche die einzelnen Nährstoffe im Körperhaushalt spielen, vom Erwachsenen her bekannt ist und für den Säugling schon beschrieben wurde, können wir uns im folgenden auf eine ganz kurze Erörterung der besonderen Bedeutung der einzelnen Ernährungsstoffe für das Kleinkind und Schulkind beschränken.

Die *Eiweißkörper* dienen auch noch jenseits des Säuglingsalters zunächst, wie beim Erwachsenen, zum Ersatz der ständig durch „Abnutzung" der lebenden Gewebe zu Verlust geratenden Eiweißmengen, zur Bildung von Wirkstoffen (Hormone!) und zur vollen Deckung der energetischen Bedürfnisse, soweit sie nicht durch Kohlehydrate und Fette befriedigt werden. Kohlenhydrate erweisen sich bekanntlich dabei als bessere Eiweißsparer als Fette. Das Kind braucht nun darüber hinaus zum Wachstum eine gewisse erhöhte Eiweißquote, die allerdings meist überschätzt wird. Man hat in zahlreichen Untersuchungen ermittelt, mit welchen Eiweißgaben pro Tag und Kilogramm Körpergewicht ein Kind gut auskommen kann und bezeichnet diesen Wert als *praktisches* oder *hygienisches Eiweißminimum*. Bei der Berechnung geht man vom sog. physiologischen Eiweißminimum aus, das ist die Eiweißmenge, die zugeführt werden muß, um nicht nur Eiweißverluste zu vermeiden, sondern auch beim Kind eine eben positive N-Bilanz zu erzielen. Das rund Dreifache dieses Wertes stimmt mit dem Wert überein, bei dem Kleinkinder und Schulkinder gesund und leistungsfähig erhalten werden. Nach unseren Untersuchungen schwankt auch noch das Eiweißminimum während des 3. bis zum 14. Lebensjahr zwischen 1,1—1,5 g als Minimum und 2,5—3 g als Optimum. Für das Kleinkind von 2—6 Jahren liegt der praktische Eiweißbedarf bei 2—2,5 g pro Kilogramm Körpergewicht, also etwas höher als beim Schulkind von 7—14 Jahren, wo er mit 1,8—2,0 g angenommen werden kann. Das ist ein Eiweißangebot von etwa 40—60 g täglich beim Kleinkind und von etwa 60—70 g beim Schulkind. Für die Ernährungspraxis bei Kindern gilt die Regel: Der Brennwert an Eiweiß soll mindestens 10%, höchstens 20%, also im Mittel 15% des Brennwertes der Gesamtnahrung ausmachen.

Bei allen diesen Berechnungen wird vorausgesetzt, daß dabei dem Kind ein „hochwertiges" Eiweiß in der Nahrung angeboten wird. An Stelle des biologisch höchstwertigen Eiweißes, der Muttermilch, kommt für das Kleinkind und Schulkind in erster Linie das Kuhmilcheiweiß in Betracht. In zweiter Linie folgen das Eiweiß von Ei, Fleisch, Fisch und in dritter Linie von den verschiedenen pflanzlichen Nahrungsmitteln und in vierter von Brot und Gemüse. Wenn man davon ausgeht, daß das Milcheiweiß zu 100% die Eiweißverluste des Körpers zu ersetzen vermag, dann kommt man zu folgender Wertigkeitsordnung:

Biologische Wertigkeit der Eiweißarten:

Milch	100	tierisches Eiweiß
Ei — Fleisch — Fisch	95	
Kartoffeln — Sojabohnen	75	
Getreidegrützen	50	pflanzliches Eiweiß
Hülsenfrüchte	25	
Brot und Gemüse	15	

Beim jungen Kleinkind kann noch der Haupteiweißbedarf mit etwa $^1/_2$ Liter Kuhmilch pro Tag gedeckt werden. Wird das Kind älter, dann ist es zweckmäßig, im 3. und 4. Lebensjahr die Milchmenge auf 400 und 300 g und beim älteren Schulkind auf 300 und 250 g herabzusetzen und nun die übrigen Eiweiß-spender in größeren Mengen in die Kost einzuführen. Im Schulkindesalter wird neuerdings auch das Eiweiß der inneren Organe, wie z. B. Leber, Niere, Thymus und Blutwurst in kleinen Mengen ein- oder zweimal wöchentlich empfohlen. Streng vegetarische Kost ist im Hinblick auf die geringe biologische Wertigkeit der Pflanzeneiweiße im Kindesalter nicht unbedenklich und bedarf der Ergänzung durch Milchzulagen (auch Magermilch). Im allgemeinen werden die Kinder eher zu eiweißreich, als zu eiweißarm ernährt. Man kann durch eine reichliche Eiweißzufuhr eine recht beträchtige N-Retention beim wachsenden Organismus erzielen, wobei irgendwelche Vorteile nicht, wohl aber gelegentlich Nachteile (s. S. 99!) zu beobachten sind. Für die Ernährungspraxis bei Kindern gilt die Regel: $1/_3$ bis $1/_2$ des täglich zugeführten Eiweißes soll in Form von biologisch hochwertigem, animalischem Eiweiß geboten werden.

Die große Bedeutung der *Kohlehydrate* als die wichtigsten Betriebsstoffe in der Ernährung des Kleinkindes und Schulkindes läßt sich durch zwei Tat-sachen überzeugend beweisen: Erstens werden 60—75% des Gesamtcalorien-bedarfes beim Kind durch KH gedeckt und zweitens sind die KH die in unseren Nahrungsmitteln am meisten verbreiteten und daher billigsten Nahrungsstoffe.

Es wäre zwar theoretisch vorstellbar, daß sich die beiden Hauptenergiespender in der Nahrung KH und Fette in beliebigem Verhältnis, also auch vollkommen vertreten könnten. Das ist aber nicht möglich, weil einerseits die Nahrungsfette gewisse Bestandteile (Lipoide, Vitamine) enthalten, die für den wachsenden Organismus unentbehrlich sind, andererseits, weil der völlige Kohlenhydrathunger eine unvollständige Verbrennung der Fette und die Entstehung von Ketonkörpern zur Folge hat, die zur Acidose führen.

Die neuen Forschungsergebnisse über die wichtigsten chemischen Vorgänge bei der Muskeltätigkeit, so z. B. der Verwertung der Kohlenhydratphosphorsäureverbindungen, der Resynthese der Milchsäure zu Glykogen und der Kohlenhydratbildung aus gewissen Eiweiß-körpern lassen uns den hohen Betriebsstoffwechsel des jungen, lebhaft beweglichen Kindes heute besser verstehen. Wir wissen, daß ein verhältnismäßig hoher Glykogengehalt des Organismus für ein normales Wachstum und Gedeihen unerläßlich ist.

Als sog. WARBURGsches Gesetz gilt der Satz: Kein Wachstum ohne gesteigerte Glykolyse. Es läßt sich zeigen, daß die glykolytische Fähigkeit desto größer ist, je jünger das Kind ist. Wir verstehen deshalb auch, weshalb der KH-Bedarf des Kindes besonders groß ist. Das junge Kind nimmt bei richtiger Ernährung etwa 12 g KH pro kg Körpergewicht auf, der Erwachsene nur etwa 5—7 g. Im Einklang damit steht die Empfindlichkeit seines Blutzuckerspiegels und andererseits seine hohe Zuckertoleranz. Der Blutzuckerspiegel liegt im Durch-schnitt etwas tiefer als im Erwachsenenalter; er wird angegeben für den Säugling mit 76 mg-%, für das Kleinkind mit 85 mg-%, für das Schulkind mit 91 mg-% im Durchschnitt gegenüber dem des Erwachsenen von 90—120 mg-%. Eine Blut-zuckererniedrigung, z. B. nach Hunger, tritt rascher und stärker auf als beim Erwachsenen. Auf der anderen Seite liegt die „Nierenschwelle" beim Kleinkind höher (etwa zwischen 200 und 230 mg-%) als beim Erwachsenen (160 bis 185 mg-%).

Das Kleinkind, aber auch noch das Schulkind ist sehr empfindlich gegenüber KH-Hunger. Durch Hunger, Infekte und andere pathologische Einwirkungen geraten jedenfalls Kinder leichter und tiefer in eine Azidose als Erwachsene. Hier schon sei kurz darauf hingewiesen, daß überreichliche Gaben von Zucker nur bei Hungeracidose angezeigt sind, während es sich in vielen anderen Fällen von Acidose um verwickelte, intermediäre Vorgänge handelt, in deren Mittel-punkt ein Versagen der Leber steht, das keineswegs durch Zuckergaben, sondern besser durch Hunger bekämpft wird.

Im allgemeinen kann man sagen, daß in der Kinderernährung die Form, in der KH gegeben werden, falsch ist. Die Kinder erhalten im Kleinkindesalter zuviel Mehl- und Milchbrei, Grützen und Puddings, die sie nicht genügend zum Kauen anregen. Sie werden kaufaul und appetitlos. Ebenso verkehrt ist es, Kinder mit Süßigkeiten zu überfüttern. Sie werden naschhaft, verlieren ihren gesunden Appetit und verderben sich ihre Zähne. Mit Recht wird gerade für die Kinderernährung bei uns neuerdings ein hochwertiges Vollkorn- oder Roggenbrot gefordert, bei dem die Kleie (Vitaminspender!) im Mehl belassen wird und nach Möglichkeit das Getreideschrot frisch am Tage der Vermahlung verbacken wird. Bei sorgfältiger Herstellung ist Roggenbrot ebenso gut verdaulich und verträglich wie Weizenbrot.

Die *Fette* werden von jeher als für die Kinderernährung besonders wichtige Nahrungsbestandteile angesehen. Man kann annehmen, daß eine bestimmte Fettmenge in jeder vollwertigen Kindernahrung enthalten sein muß, daß es also auch eine Art „Fettminimum" für die Ernährung des wachsenden Organismus gibt.

Der Körper des jungen Kindes enthält bis zu 12% Fett; die Muttermilch ist verhältnismäßig fettreich, so daß der Säugling durchschnittlich 4 g Fett pro Kilogramm und Tag zu sich nimmt. Auch das Kleinkind und Schulkind zeigt bei gemischter Kost und normalen Verdauungsverhältnissen eine sehr hohe Fettoleranz, ausgezeichnete Fettresorptionsfähigkeit und im allgemeinen ein beträchtliches Verlangen nach fettreicher Kost. Der Fettbedarf des Kleinkindes sinkt bis auf etwa 2 g, der des Schulkindes auf etwa 1,0 g pro Kilogramm Körpergewicht.

Die wichtigsten *Fettträger* der Kindernahrung sind Fettgemische, denen lebenswichtige Begleitstoffe, nämlich Lipoide und Vitamine, beigemengt sind. In Betracht kommen von Vitaminen das A-, D- und E-Vitamin, die für den Gesamtstoffwechsel, den Körperaufbau und wahrscheinlich die Funktion des Inkretsystems von größter Bedeutung sind.

Die Phosphatide und das Cholesterin können im Organismus auch schon vom jungen Säugling synthetisch aufgebaut werden. Von den bisher bekannten fettlöslichen Vitaminen müssen das A- und E-Vitamin mit der Nahrung, also exogen, zugeführt werden. Manches spricht dafür, daß noch andere vitaminähnliche Stoffe, die nicht von den Lipoiden getrennt werden können, existieren, die wir noch nicht kennen. Sie spielen wahrscheinlich auch bei der Erzielung und Erhaltung einer normalen Resistenz gegen Infekte eine gewisse Rolle. Hier sind unsere Kenntnisse noch völlig unzureichend.

In einer guten, hochwertigen Kinderkost soll der Fettgehalt 20—25%, höchstens 30% des Gesamtkaloriengehaltes betragen.

Für die Fette können wir nicht, wie das oben für das Eiweiß geschehen ist, eine Wertigkeitsrangordnung aufstellen und zwar aus folgenden Gründen: Erstens fehlt uns eine Methode zur Ermittelung der genauen Fettbilanz, da die Endprodukte im Stoffwechsel nicht erfaßt und von denen des KH-Haushaltes unterschieden werden können. Bei ungenügender Fettzufuhr bildet der Organismus Fett aus KH. Zweitens sind uns außer den schon genannten fettlöslichen Vitaminen und Lipoiden, die wir übrigens auch neben den fetthaltigen Nahrungsmitteln zuführen können, manche Träger von „spezifischen" Fettwirkungen noch gar nicht bekannt. Wir sind also heute noch in der Hauptsache auf die klinische Erfahrung angewiesen. An Fettbegleitstoffen besonders reich sind Fette, die in der gewöhnlichen Kinderkost garnicht oder nur wenig vorkommen: Die Lebertrane und das Eigelb. In zweiter Linie folgt dann etwa das Milchfett, also die Butter. Tierische Depotfette, wie Speck, Schmalz und Gänsefett sind zwar sehr hochwertige Kraftspender, enthalten aber weder Vitamine noch Lipoide. Brot, Fleisch und Gemüse enthalten nur so geringe Fettmengen, daß sie gar nicht ins Gewicht fallen. Olivenöl, Nußöl und andere pflanzliche Öle spielen in Form der Margarine heute auch in der Kinderernährung eine große Rolle. Sie sind ausgezeichnet verträglich und als Energiespender genau so wertvoll wie die tierischen Fette; da, wo die Kinder im wesentlichen auf Margarine angewiesen sind, ist eine Zugabe von Fettbegleitstoffen, etwa in Form von Lebertran, unbedingt angezeigt.

Irgendein in die Augen springender Vorteil einer besonders fettreichen Ernährung des Kindes kann aus der Ernährungspraxis nicht angeführt werden. Lediglich ist erwähnenswert, daß Schulkinder, namentlich solche, die einen weiten Schulweg haben, bei einer verhältnismäßig fettreichen Kost längere Pausen zwischen den Mahlzeiten besser durchhalten und leistungsfähiger sind, als wenn sie knapp mit Fett ernährt werden. Bekannt ist weiter, daß Klimate, die den Stoffwechsel beschleunigen, z. B. das Seeklima, eine gute Fettversorgung „verlangen". Optimal wird auch bei solchen Kindern der Fettbedarf mit 30 bis 40 g Fett pro Tag (beim Erwachsenen 50—70 g) gedeckt. Schließlich sei noch erwähnt, daß ein zu reichliches Fettangebot naturgemäß zu Überfütterung und Appetitlosigkeit und besonders bei familiärer Veranlagung zu Fettsucht führt.

Über die Bedeutung der *Salze* für den Aufbau- und Regelungsstoffwechsel ist bei der Säuglingsernährung (S. 103) das Wichtigste an Besonderheiten für den wachsenden Organismus schon erwähnt. Für die Ernährung des Kleinkindes und Schulkindes beginnt wiederum, aber in höherem Grade als bei den schon erörterten lebenswichtigen anderen Nahrungsstoffen, die Schwierigkeit einer richtigen Versorgung mit Mineralstoffen zu dem Zeitpunkt, an dem von der Milch als Hauptnahrungsmittel abgegangen werden muß. Das Kleinkind kann seinen Bedarf an Salzen weder mit Brot und Fett noch allein mit Fleisch decken, weil es dann ungeheure Mengen dieser Nahrungsmittel zu sich nehmen müßte. Daraus ist die Forderung herzuleiten, das Kleinkind nicht in der Hauptsache mit Mehlspeisen, Brot und Gebäck, Zucker und Süßigkeiten und Fett, also z. B. Butter, zu ernähren, sondern darauf Bedacht zu nehmen, daß es daneben die ihm angemessene Menge Milch, Käse, Gemüse und Obst erhält. Milch und Käse liefern besonders das für Gewebeaufbau und Gewebefunktion, so z. B. für die Knochenbildung, die Blutgerinnung, die Abdichtung der Gefäße, die Aufrechterhaltung des Ionengleichgewichts u. v. a. nötige Calcium; Kartoffeln, Brot und Fleisch sind wichtige Kaliumspender; Phosphor ist im Eidotter, in der Milch, im Fleisch und in Spinat enthalten, Eisen in Gemüsen, namentlich im Spinat und grünen Salat, Jod besonders im Fisch, Schwefel in fast allen Nahrungsmitteln. Kochsalz ist der einzige Mineralstoff, der für die Versorgung des Organismus mit Natrium und Chlor in reiner Form den Speisen des Kindes zugesetzt werden muß. Der Kochsalzbedarf muß namentlich zur Aufrechterhaltung eines normalen osmotischen Druckes und zur Gewährleistung einer normalen Salzsäureproduktion (Appetit!) unbedingt gedeckt werden. Eine Verarmung des Körpers an Kochsalz, die sich in einer Hypochlorämie kenntlich macht, kann zu lebensbedrohlichen Zuständen führen. Der Kochsalzbedarf des Kindes ist gering und beträgt etwa 0,05 g pro kg täglich.

Der *Wasserbedarf* des Kleinkindes ist nicht mehr so groß wie im Säuglingsalter. Er wird zu $^2/_3$ bis $^1/_2$ durch Aufnahme eigentlicher Flüssigkeit und zu $^1/_3$ bis $^1/_2$ durch den Wassergehalt der Gesamtnahrung gedeckt. Außerdem steht dem Organismus aus dem intermediären Stoffwechsel noch etwa $^1/_4$ seines gesamten Wasserbedarfs in Form des Oxydationswassers zur Verfügung. Die Wasseraufnahme wird bei älteren Kindern wie beim Erwachsenen durch das Durstgefühl reguliert. Bei jüngeren Kindern ist diese Gefühlsäußerung recht unzuverlässig. Daraus folgt, daß bei starker körperlicher Tätigkeit, z. B. bei lebhaftem Spiel im Freien, wo durch die Perspiration und Schweiß reichlich Wasser abgegeben wird oder bei hoher Außentemperatur und in heißem feuchtwarmen Klima besonders für genügende Flüssigkeitsaufnahme beim Kind gesorgt werden muß. Auf der anderen Seite ist das Verlangen des jungen Kindes nach Wasser und Limonaden oft nur eine schlechte Gewohnheit, die nicht unterhalten werden sollte. Im allgemeinen braucht ein Kleinkind an eigentlichen Getränken neben der Nahrung an kühlen Tagen nicht mehr als etwa 400 ccm.

Über die Bedeutung der *Vitamine* in der Kinderkost wurde im vorhergehenden Abschnitt das Notwendige mitgeteilt.

Einen Überblick über die zweckmäßige Zusammensetzung der Hauptnährstoffe gibt folgende Tabelle:

Täglicher Nahrungsbedarf für gesunde Kinder im Alter von 4—5 Jahren und 6—10 Jahren. Die Nahrung soll sich bei optimalen Verhältnissen aus 10—15% Eiweiß, 35% Fett und 50% Kohlenhydrate zusammensetzen. Die eingeklammerten Zahlen geben Minimalwerte an (10% Eiweiß, 25% Fett, 65% Kohlenhydrate). 50% des Eiweißes soll tierischer Herkunft sein. Das Fett soll möglichst in Form von Butter verabfolgt werden; außerdem etwa 2—3 Eier pro Woche.

a) Nahrungsbedarf für ein gesundes Kind im Alter von 4—5 Jahren (1300—1400 Calorien).

Nahrungsmittel	Tagesmenge in g	Eiweiß g	Fett g	Kohlehydrate g	Calorien
Brot	150 (150)	8 (8)	—	70 (70)	314 (314)
Butter	50 (25)	—	42 (21)	—	378 (189)
Fleisch oder Wurst	50 (30)	10 (6)	4 (2)	—	76 (44)
Milch	300 (300)	10 (10)	11 (11)	14 (14)	228 (228)
Zucker	20 (15)	—	—	20 (15)	80 (80)
Nährmittel . . .	20 (20)	2 (2)	—	15 (15)	68 (68)
Käse	20 (10)	2 (1)	2 (1)	—	32 (16)
Gemüse	300 (300)	4 (4)	—	13 (13)	68 (68)
Kartoffeln	100 (200)[1]	2 (4)[1]	—	20 (40)[1]	88 (176)[1]
Obst	200 (400)[1]	—	—	24 (48)[1]	96 (192)[1]
		38 (35) 11% (11%)	59 (35) 38% (24%)	176 (215) 51% (65%)	1428 (1375) des täglichen Calorienbedarfs

b) Nahrungsbedarf für ein gesundes Kind im Alter von 6—10 Jahren (1600 Calorien).

Nahrungsmittel	Tagesmenge in g	Eiweiß g	Fett g	Kohlehydrate g	Calorien
Brot	200 (200)	11 (11)	—	94 (94)	420 (420)
Butter	50 (30)	—	42 (25)	—	378 (226)
Fleisch oder Wurst	80 (50)	16 (10)	6 (4)	—	119 (76)
Milch	200 (200)	7 (7)	7 (7)	9 (9)	130 (130)
Zucker	20 (20)	—	—	20 (20)	80 (80)
Nährmittel . . .	20 (20)	2 (2)	—	15 (15)	68 (68)
Käse	20 (20)	2 (2)	2 (2)	—	32 (32)
Gemüse	400 (400)	6 (6)	—	17 (17)	91 (91)
Kartoffeln	150 (300)[1]	3 (6)[1]	—	30 (60)[1]	132 (264)[1]
Obst	200 (400)[1]	—	—	24 (48)[1]	96 (192)[1]
		47 (44) 12% (11%)	57 (38) 34% (22%)	209 (263) 54% (67%)	1546 (1579) des täglichen Calorienbedarfs

Speisezettel für Kleinkinder und Schulkinder.

Kostplan für ein Kleinkind, 2—4 Jahre alt. Gesamtcalorien: 1050 (Eiweiß: 34; Fett: 44; KH: 145).

1. Frühstück: 200 g Milch mit Zusatz von 20—30 g Malzkaffee oder Tee; oder Kakaotrunk (Magermilch mit 4—5 g Kakao, 10 g Zucker); oder Milchsuppe (10 g Grieß, Mondamin oder Haferflocken, 10 g Zucker); 25 g Weißbrot (½ Semmel) oder Schwarzbrot; 5 g Butter; 5 g Marmelade, Honig oder Gelee.

2. Frühstück: 100 g Obst (1 Apfel), je nach Jahreszeit oder Rohkost (geriebene Wurzeln, geriebene Äpfel, ½ Teelöffel Honig oder Sellerie und Äpfel, fein gerieben, mit Citronensaft, Zucker und geschlagener Sahne verrühren).

---

[1] Die Minimalwerte sind hier höher als die Optimalwerte, weil bei minimalem Eiweiß- und Fettangebot der Calorienbedarf mit erhöhten Kohlenhydratmengen gedeckt werden muß.

Mittagessen: 150 g Gemüse (weichgekocht, nur zerdrückt, nicht mehr püriert); 150 g Kartoffeln (am besten in der Schale gekocht und dann zerdrückt) oder gelegentlich Brühkartoffeln oder Kartoffelbrei; 20 g gewiegtes Fleisch (Kalbfleisch, Rindfleisch, gebratenes oder gekochtes Hühnchen, Hammelfleisch, auch innere Organe (Leber, Bries oder Schweser); 100 g Süßspeise oder Kompott oder frisches Obst.

Nachmittags: 1 kleine Tasse Milchkaffee; 1 Stück Zwieback oder Kuchen.

Abendbrot: 200 g Vollmilchbrei mit Fruchtsaft; oder Fruchtgrütze mit Milch; oder Gemüse vom Mittag mit Kartoffeln; oder eine Eierspeise von einem Eigelb (zweimal wöchentlich); oder ein Rohkostgericht, aber nur 1—2mal in der Woche (Blumenkohl und Äpfel fein gerieben mit Citronensaft, Zucker und Sahne vermengt); oder Rote Rüben gehobelt, mit Citronensaft. Öl und Zucker; 25 g Weißbrot oder Schwarzbrot mit 5 g Butter, belegt mit Teewurst oder Weichkäse und Tomate oder Radies.

Kostplan für ein 6 Jahre altes Kind. Gesamtcalorien: 1400 (Eiweiß: 41, Fett: 56, KH: 175).

1. Frühstück: 200 g Milchkaffee; 50 g Schwarzbrot, Weißbrot oder Brötchen; 10 g Butter, 5 g Marmelade oder Honig; oder 25 g Röstflocken mit 50 g Milch und 10 g Zucker; oder 2—3mal in der Woche 1/2 Weinglas frisch ausgepreßten Fruchtsaft mit Zucker (Apfelsinen, Weintrauben oder Tomaten).

2. Frühstück: 150 g Obst (je nach Jahreszeit); oder 25 g Brot, 5 g Butter. 5 g Belag.

Mittagessen: Nur 3mal wöchentlich Suppe (Gemüsesuppe, Fruchtsuppe oder Fleischsuppe); 200 g Gemüse, 30 g Kalbfleisch, 15 g Butter, 150 g Kartoffeln; oder 50 g Leber mit Kartoffelbrei; oder 80—100 g Fisch mit Kartoffeln; oder 300 g Eintopfgericht (Wurzeln, Kartoffeln-Steckrüben mit Schweinefleisch, Spitzkohl oder Wirsingkohl mit Hammelfleisch); oder 250 g Mehlspeise (Makkaroni, Spätzle, Reis oder Grießauflauf). Als Getränk: 3/4 Glas (Weinglas) frisches Wasser. Als Nachspeise: 100 g frisches Obst, Obstsalat oder Süßspeise; oder 2mal wöchentlich Rohkost: Spinat fein wiegen, mit Citronensaft und Öl anmachen; oder Wurzeln, Äpfel und Sellerie reiben, mit Honig vermengen; oder Kohlrabi, Blumenkohl mit Öl und Citronensaft.

Keine Vespermahlzeit, kein Getränk, höchstens 50 g Obst.

Abendbrot: 200 g Grießmilchsuppe oder Grießbrei mit Fruchtsaft; oder 200 g Fruchtgrütze mit Milch; oder 200 g aufgewärmtes Gemüse mit Kartoffeln vom Mittag; 2mal wöchentlich eine Eierspeise oder 1 weichgekochtes Ei; 50 g Schwarzbrot oder Knäckebrot mit 10 g Butter, belegt mit Leberwurst, Tomate, Radies, Weichkäse oder Quark.

Kostplan für ein 12 Jahre altes Kind. Gesamtcalorien: 1900 (Eiweiß: 63, Fett: 73, KH: 240).

1. Frühstück: 200 g Milchkaffee oder Kakao (100 g Milch, 10 g Kakao, 15 g Zucker); 75 g Schwarzbrot oder Weißbrot und 1 Brötchen; 20 g Butter, 10 g Marmelade, Honig oder Gelee; oder 200 g Müsli (10 g Haferflocken, 100 g Wasser, 100 g geriebene Äpfel, etwas Citronensaft).

2. Frühstück: 50 g Schwarzbrot, 15 g Butter, 100 g Obst.

Mittagessen: Zweimal wöchentlich Suppe (Bouillon, Gemüse- oder Fruchtsuppe; 300 g Gemüse; 75 g gebratenes Fleisch (Kalbfleisch, Rindfleisch, Leber, Bries und Schweser); Bries und Schweser nur leicht überbraten; 20 g Butter, 200 g Salzkartoffeln oder Kartoffelmus; oder 400 g Eintopfgericht (Weißkohl mit Schweinefleisch und Kartoffeln; gekochtes Huhn mit Reis und Kartoffeln); oder Mehlspeise (Eierkuchen, Nudelauflauf, Brotpudding mit Fruchttunke); oder 2mal wöchentlich 100 g Fisch mit Kartoffeln. Als Getränk: 1 Weinglas frisches Wasser. Als Nachspeise: 100 g Süßspeise oder Kompott, Blattsalat, Gurkensalat, Tomatensalat, Obstsalat; oder Rohkost (Wurzeln mit geriebenen Äpfeln, Sellerie mit geriebenen Äpfeln); oder Rotkraut, fein hobeln, mit Zitronensaft, Öl und 1/2 Teelöffel Honig vermengen; oder Sellerie, Gurke, rote Beete, Äpfel, Wurzeln, ganz fein geschnitten mit Mayonnaise angemacht oder frisches Obst.

Nachmittags: Kein Getränk. 1 Brötchen oder 25 g Schwarzbrot, 5 g Butter oder 1 Stück Teekuchen.

Abendbrot: 200 g Fruchtgrütze mit Milch; oder 200 g Flammerie mit Fruchttunke; oder 150 g Bratkartoffeln mit 1 Spiegelei; oder 200 g Gemüse mit Kartoffeln vom Mittag; oder Gemüsesalat; oder eine Eierspeise; oder Rohkost: Sauerkraut, erst waschen, ganz fein wiegen, Äpfel und Zwiebel reiben, mit Citronensaft und Öl anmachen; oder Kohlrabi und Äpfel gerieben, mit Citronensaft, Zucker und Sahne; 40 g Brot mit 10 g Butter, belegt mit Schinken oder Teewurst, Tomaten, Gurken, Radies, Käse oder Quark; oder 40 g Brot, 10 g Butter, dazu Bückling oder Sprotten.

Schrifttum.

Siehe am Ende des Abschnitts: „Die Stoffwechselkrankheiten des älteren Kindes."

Die Stoffwechselkrankheiten des älteren Kindes.
(Pathologie der Ernährung des Kleinkindes und Schulkindes.)

Von E. ROMINGER-Kiel.

Mit 8 Abbildungen.

I. Unterernährungszustand, Magerkeit, Magersucht.

Von Unterernährung, Magerkeit und Magersucht spricht man bei Kindern ganz allgemein dann, wenn bei ihnen eine krankhafte Abnahme des Fettbestandes des Körpers gleichzeitig mit einer die Norm beträchtlich unterschreitenden Verminderung des Körpergewichtes besteht. Dieser Krankheitszustand ist gekennzeichnet durch die Herabsetzung der körperlichen und bis zu einem gewissen Grade auch der geistigen Leistungsfähigkeit und führt zu einer Reihe von subjektiven und objektiven Störungen.

Die ausgesprochenen Fälle sind auch schon von dem Laien leicht zu erkennen; dagegen ist es gerade im Kindesalter oft sogar für den Arzt nicht leicht zu entscheiden, ob ein Kind mit nur geringem Fettpolster und einem der Länge nicht entsprechenden Gewicht schon als unterernährt oder magersüchtig bezeichnet werden soll oder nicht. Bekanntlich macht das Kind im Laufe seiner Entwicklung Perioden der Fülle (Vermehrung des Fettpolsters und Verlangsamung des Längenwachstums) und Perioden der Streckung (Beschleunigung des Längenwachstums ohne gleichzeitige entsprechende Vermehrung der Fetteinlagerung), also einen Wachstumsrhythmus durch, den man berücksichtigen muß, um nicht eine krankhafte Erscheinung dahinter zu vermuten. Die Beziehungen zwischen Länge und Gewicht werden aber außerdem noch durch die individuelle, familiäre und rassenmäßige Variation dieser Werte kompliziert. Es geht also nicht an, durch einen einfachen Vergleich mit den Altersdurchschnittszahlen ein Kind mit Untergewicht als unterernährt oder magersüchtig zu betrachten. Das wesentliche ist vielmehr die Feststellung eines krankhaften Fettschwundes mit seinen Folgeerscheinungen.

Ätiologie. Wir unterscheiden eine *exogene* und eine *endogene* Magersucht, wobei allerdings zugegeben werden muß, daß in einem Teil der Fälle äußere und innere Ursachen zugleich eine Rolle spielen, so daß es nicht immer möglich ist, eine scharfe Trennung durchzuführen. Eine der wichtigsten Formen der Unterernährung des Kindes ist die nach heftigen fieberhaften Krankheiten, in deren Verlauf das Kind aus Appetitmangel zu wenig Nahrung zu sich genommen hat. Bei Kleinkindern kann ein recht bedenklicher Unterernährungszustand auch da entstehen, wo in der Rekonvaleszenz nach länger dauernden Krankheiten, so z. B. nach Keuchhusten oder einer Pyurie, dem gesteigerten Nahrungsbedarf hauptsächlich auch in der Zufuhr von gemischter Kost (Vitamine!) nicht Rechnung getragen wird. Das Kind bleibt dann oft appetitlos und verliert völlig das normale Hunger- und Sättigungsgefühl und gerät in den Zustand einer „nervösen Anorexie". Ältere Kinder, die nicht zu regelmäßigen Mahlzeiten angehalten werden, ihre Mahlzeiten rasch hinunterschlingen oder sich zwischen den Mahlzeiten Süßigkeiten verschaffen, magern ab und kommen in den Verdacht, an ernsten „zehrenden" Krankheiten, namentlich an Tuberkulose, zu leiden. In besonderen Fällen kommt auch eine psychopathische Nahrungsverweigerung vorwiegend bei Mädchen, die sich der Pubertät nähern, in Betracht. Der Kinderarzt sieht immer wieder Fälle, in denen Kinder durch ihr „Nichtessen" und ihre selbst verursachte Magersucht ihre Eltern nicht nur in schwerste Sorgen versetzen, sondern geradezu tyrannisieren.

Unter den *endogenen* Ursachen der Magerkeit sind neuro-endokrine Abweichungen von der Norm wohl die wichtigsten.

Am eindeutigsten ist der Einfluß der *Schilddrüse* mit einer Steigerung der Verbrennungen. Aber auch bei Erkrankungen der *Hypophyse*, des gesamten *Mesencephalons*, der *Epiphyse*, der *Nebennieren* und der *Sexualdrüsen* treten Abmagerungen auf, die ohne eine Steigerung des Grundumsatzes, ja gelegentlich auch mit einer Umsatzminderung einhergehen, deren Ursache unklar ist (Oxydationshemmung? Assimilationshemmung?).

Am wenigsten geklärt sind von den endogenen Faktoren *die konstitutionellen Einflüsse*. Höchstwahrscheinlich handelt es sich hierbei ebenfalls um neuroendokrine Besonderheiten, die angeboren sind. Es gibt nicht nur in Familien immer wieder magersüchtige Individuen, sondern auch Rassen, bei denen die meisten Menschen von Kind auf mager sind und es bleiben.

In der *Theorie der kindlichen Magersucht* ist somit noch vieles heute unklar. Vom energetischen Gesichtspunkt ist eigentlich nur die thyreogene Magersucht mit ihrem nachweißlich gesteigerten Stoffwechsel leicht verständlich, während sämtliche übrigen inkretorisch bedingten Magersuchten nur unter der Annahme einer Hemmung der Fettbildung und des Fettansatzes zu erklären sind. Wir müssen annehmen, daß die Mastfähigkeit ebenso abhängig ist von chemisch hormonalen wie von rein nervösen Einflüssen. Der Fettbestand des Körpers wird von den vegetativen Zentren des Diencephalons (Stoffwechselzentrum unter dem Tuber cinereum) reguliert. Es ist wahrscheinlich, daß auch manche heute noch als rein hormonale Störungen aufgefaßten Abmagerungen durch Erkrankung oder Mitwirkung dieser mesencephalen vegetativen Zentren zustande kommen (z. B. die postencephalitische Magersucht).

Die *klinischen Erscheinungen der Unterernährung und Magersucht* bestehen außer dem schon genannten mehr oder weniger hochgradigen Fettschwund bis zur Macies, der das Skelet überall hervortreten läßt, in einer allgemeinen Muskelerschlaffung, die allerdings wegen der oft anfänglich noch bestehenden guten Muskelleistung, z. B. beim Spiel und Turnen und der großen Agilität nicht gleich in Erscheinung tritt. Die fettarme Haut ist meist trocken und schlaff und von blaßgelbem Kolorit. Bei längerem Bestehen oder Fortschreiten werden die Kinder leistungsunfähig und lassen zum Teil im Unterricht nach. Schließlich stellen sich eine Reihe von Beschwerden ein, von denen die Appetitlosigkeit, undefinierbare Kopf- und Gliederschmerzen und nervöse Übererregbarkeit oder andererseits Müdigkeit und Abstumpfung, Nachtblindheit, hartnäckige pyodermische Infektionen u. a. den krankhaften Zustand mehr und mehr erkennen lassen. Von ernsteren *Komplikationen* ist die *Hunger*tetanie, die Hungerosteopathie und das Hungerödem zu nennen. Die beiden ersteren sahen wir gelegentlich bei sehr schwer erkrankten Kindern von Rohköstlern, die „Ödemkrankheit" nur in Form des Mehlnährschadens bei Säuglingen (s. S. 183).

Über die „Hemeralopie" ist das Wichtigste bei den Avitaminosen (S. 222) ausgeführt.

Die folgenden Formen endokriner Ursache sind bei der Differentialdiagnose in Betracht zu ziehen:

1. *Thyreogene Magersucht.* Es handelt sich hier um Kinder, die trotz reichlicher Nahrungszufuhr nicht zunehmen und eine deutliche Steigerung ihres Grundumsatzes zeigen. Man findet bei ihnen auch die anderen Zeichen einer erhöhten Schilddrüsentätigkeit: mäßige Struma, Möbiussches und Stellwagsches Zeichen, Zittern der vorgestreckten Hände, Schweiße, Heißhunger. Im Beginn auffallend sind hier oft die rote Zunge und die roten Lippen, die wie geschminkt aussehen; weiter eine Spannung der Adduktoren der Oberschenkel, große Lebhaftigkeit, Unruhe und gelegentlich Sklerodermie.

2. *Hypophysäre Magersucht. a)* Simmonds *hypophysäre Kachexie* ist ein schwerer Unterernährungszustand mit Herabsetzung der Oxydationen, der auf organische, z. B. auch postencephalitische Veränderungen der Hypophyse (Vorderlappen) und der mesencephalen

Stoffwechselregulationszentren und schließlich aller übrigen Drüsen mit innerer Sekretion zurückzuführen ist.

b) Magersucht mit hypophysärem Hochwuchs entspricht in wenig ausgeprägten Formen etwa dem Stillerschen Habitus und wird erkannt an den die Magerkeit begleitenden Wachstumsdiskorrelationen: Die Spannweite überragt die Körperlänge, die Unterlänge die Oberlänge. Der Grundumsatz ist nicht verändert. Die Genitalentwicklung ist normal.

c) Magersucht mit hypophysärem Hochwuchs und Genitalhypoplasie. Diese Kinder verhalten sich im großen und ganzen wie die vorigen, lassen aber eine regelrechte Entwicklung ihrer Geschlechtsorgane und der sekundären Geschlechtsmerkmale, wie z. B. die Sexualbehaarung vermissen, ohne wie bei der Fröhlichschen Krankheit (siehe diese) fettsüchtig zu werden.

3. *Die Lipodystrophia progressiva* Simons ist dadurch von den anderen Formen der Magersucht gekennzeichnet, daß der Fettschwund fast ausschließlich das Gesicht, die Arme und den Oberkörper befällt, während z. B.

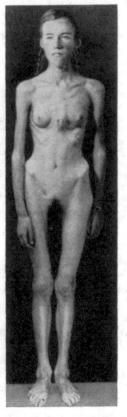

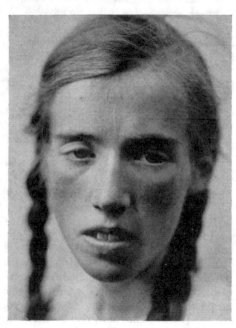

Abb. 1.   Abb. 2.

Abb. 1. Magersucht. Äußerste Abmagerung bei einem 13jährigen Mädchen ohne Organbefund.
(Kieler Univ. Kinderklinik.) (K)
Abb. 2. Dasselbe Kind; Gesichtsausdruck.

die Beckengürtelpartie sogar einen erhöhten Fettansatz aufweisen kann. Es handelt sich um eine umschriebene Trophoneurose unklarer Art. Die von uns selbst beobachteten Fälle wiesen ebenso, wie die anderer Autoren keine Grundumsatzerhöhung auf und waren durch Insulintherapie nicht beeinflußbar.

4. Die *neurale Magersucht* als Folge spinaler und neuritischer Erkrankungsprozesse kommt auch im Kindesalter vor, desgleichen die Lipatrophia circumscripta im Bereich peripherer Neurinome.

5. Die *adrenale hypergenitelle Magersucht* ist gekennzeichnet durch eine sehr auffällige, schon vor der Zeit einsetzende Entwicklung abnorm großer Genitalorgane mit reichlicher Behaarung als Folge einer Überfunktion der Nebennierenrinde. Man spricht heute auch von dem „genitoadrenalen Syndrom" oder dem „Interrenalismus". Das Wachstum solcher Kinder ist stark beschleunigt, daher zeigen sie oft eine ausgesprochene Magersucht. Es handelt sich dabei um keine echte, eigentliche Pubertas praecox wie bei Zirbeltumoren, weil es nicht zur Bildung von reifen Spermatozoen kommt. Man fand Hypertrophien und Adenome der Nebennierenrinde, die allerdings manchmal auch vorkommen, ohne den genito-adrenalen Symptomenkomplex während des Lebens auszulösen.

Aus alledem geht hervor, daß die *Diagnose* und *Prognose* der kindlichen Magersucht große Schwierigkeiten bereiten kann.

Die *Behandlung* hat, insofern Operation von Tumoren nicht in Frage kommt, eine Überernährung durch Appetitsteigerung und erhöhte Calorienzufuhr zum Ziel, erst in zweiter Linie wird eine Arzneimittel- bzw. Hormontherapie zu versuchen sein.

Bei jeglicher Mastdiät sind Kohlehydrate und Fette die Hauptmastmittel, während das Angebot an Eiweiß wegen seiner spezifisch-dynamischen Wirkung zweckmäßigerweise nicht über die Norm gesteigert wird. Besonders geeignet sind bei jüngeren Kindern gezuckerte Sahnebreie aus Hafermehl, Zwiebackmehl, Kindermehlen, Grieß und Reis, ferner verschiedene Mehlspeisen und reichlich Kartoffelgerichte in schmackhafter Form. Als Fett eignet sich in erster Linie Butter, dann Fett in Form von Fleisch, Fisch, Fettkäse und Rahm. Auch Öl in Salaten und mit Gemüsen und Fischen ist ein wichtiger Calorienträger. Wichtig ist eine reichliche Vitaminversorgung durch Vollkornbrot, frische Obstsäfte, gezuckerte Früchte und Salate. Zweckmäßig sind Pepsin in saurer Lösung, z. B. das wohlschmeckende Citropepsin und Bittermittel zur Förderung des Appetits.

Als wirksamste Unterstützung der Mastdiät kommt das Insulin in Betracht. Das Kind erhält zweimal täglich 5—10 Einheiten Insulin etwa $^1/_2$ Stunde vor den beiden Hauptmahlzeiten, die, wie beschrieben, reichlich Kohlehydrate enthalten, gespritzt. Die danach eintretende geringfügige Hypoglykämie verursacht ein deutliches Hungergefühl. In manchen Fällen genügt auch schon ein „Traubenzuckerfrühstück" (DEPPISCH und HASENÖHRL). Das Kind erhält 50—80 g Traubenzucker in Wasser oder Tee gelöst $2^1/_2$—3 Stunden vor dem Aufstehen. Die dem Blutzuckeranstieg nach etwa 3 Stunden folgende Hypoglykämie ruft ein ausgesprochenes Hungergefühl hervor, das dann mit einem entsprechend reichlichen Frühstück befriedigt wird. Zweckmäßig ist es, besonders stark abgemagerte Kinder noch spät abends einen Becher mit Zucker und etwas Sahne angereicherter Vollmilch trinken zu lassen. In diesem besonderen Fall ist auch die Verwendung einer einwandfreien rohen Milch, die besonders gern getrunken wird, angezeigt. Am besten steigert man die Nahrungszufuhr schrittweise und gibt viele kleine Mahlzeiten, anfänglich in flüssiger oder breiiger Form.

Eine *ätiologische Hormontherapie* ist in besonderen Fällen angezeigt. Zur Hemmung einer gesteigerten Schilddrüsentätigkeit wurden Jod, Dijodthyrosin, Thyronorman, Tierblut (Solvitren) und Vitamin A-Präparate empfohlen. Vitamin C senkt den Blutjodspiegel und wirkt günstig auf den Kohlehydratstoffwechsel. Auch das thyreotrope Hormon der Hypophyse kommt in Betracht. In manchen Fällen, so namentlich bei Hypophysenvorderlappeninsuffizienz, hat sich neuerdings die Verwendung von Hypophysenvorderlappen oder totalen Hypophysenpräparaten bewährt.

Von *Arzneimitteln* ist im Kindesalter das Arsen immer wieder empfohlen worden. Auch die Kombination von Eisen mit Arsen hat immer noch Anhänger. Eines der zahlreichen modernen Vitamin-Kombinationspräparate ist da angezeigt, wo es schwierig ist, dem Kind genügend reichlich frische und rohe Nahrungsmittel beizubringen. Auch die schon erwähnten Bittermittel sind zur Anregung des Appetits oft recht nützlich.

Ruhe- und Liegekuren, namentlich in Verbindung mit klimatischen Kuren, steigern in schweren Fällen die Wirkung der Mastkur; Reizklimata sind zu vermeiden. Leichte Muskelübungen, also sog. Gesundheitsturnen, ist, sobald das Kind einigermaßen wieder zu Kräften gekommen ist, für den Erfolg der Behandlung mindestens ebenso wichtig wie die Liegekur.

II. Überernährung — Fettsucht.

1. *Vorkommen-Ätiologie.* Unter Überernährung und Fettsucht versteht man einen Zustand von krankhafter Zunahme des Fettbestandes des Körpers bei erheblicher Überschreitung des der Altersstufe, insonderheit der Körperlänge entsprechenden Körpergewichtes, der mit einer Beeinträchtigung der Bewegungsfähigkeit, manchmal auch der geistigen Regsamkeit und mancherlei Beschwerden einhergeht.

Ebenso wie bei der Magersucht, deren Gegenstück in vielfacher Beziehung die Fettsucht darstellt, ist es oft nicht leicht, zu beurteilen, ob ein sehr reichliches Fettpolster noch den normalen Zuständen von Fülle entspricht oder nicht (s. Magersucht). Man kann bei manchen fettleibigen Kindern den abnormen Fettansatz leicht auf eine einfache Überernährung zurückführen, während bei anderen Fällen die geschlechtsspezifische Fettverteilung, z. B. der feminine Typ der Fetteinlagerung (Mammae, Mons veneris, Hüften, Gesäß) bei Knaben von vornherein auf eine krankhafte Fettsuchtsform hinweist.

Man kann also ätiologisch wieder wie bei der Magersucht eine *exogene* Mastfettsucht von einer sog. *endogenen* Fettsucht unterscheiden, wobei allerdings gegen diesen Schematismus dieselben Einwendungen gemacht werden können. Auch hier treffen wir familiäre, rassenmäßige und individuelle Verschiedenheiten in der Mastfähigkeit. Man muß also neben echten endokrinen Störungen noch eine besondere *konstitutionelle Mastfähigkeit* annehmen, bei der wir bisher pathologische Besonderheiten der innersekretorischen Drüsen nicht angeben können. Diese letztere, häufige Form der kindlichen Fettleibigkeit hat man auch als *Adipositas-Gigantismus* bezeichnet. Es spielt bei dieser Form der exogene Faktor der überreichlichen Ernährung fast stets eine wichtige Rolle. Von der einfachen exogenen Mast- oder -Faulheitsfettsucht unterscheidet die konstitutionelle Fettsucht sich dadurch, daß sie nicht ohne weiteres bei knapper Ernährung, wie jene, verschwindet.

Theorie der Fettsucht. Stoffwechseluntersuchungen bei fettleibigen Kindern ergeben bei der exogenen *Mastfettsucht*, ebenso bei der *konstitutionellen Fettsucht* einen größeren Sauerstoffverbrauch, als der eines gleichalten und gleichlangen normalen Kindes. Die frühere Lehre, daß das Fettgewebe keine Wärme produziere, also sich an den Lebensprozessen nicht beteilige, ist neuerdings ebenfalls widerlegt worden. Allerdings sind wir mit unseren heutigen Methoden nicht in der Lage, Unterschiede im Verhalten von „normalem" und „pathologischem" Fettgewebe aufzudecken.

Bei der *endogenen* Fettsucht wird gelegentlich eine Herabsetzung der *spezifisch-dynamischen* Wirkung der Nahrung gefunden. Bei den Hypothyreosen finden wir vielfach eine deutliche Herabsetzung des Grundumsatzes. Es ist aber nicht ohne weiteres zulässig, aus einer solchen etwa gar einmaligen Grundumsatzverminderung auf eine Hypothyreose zu schließen. In der Mehrzahl der Fälle ist bei den fettsüchtigen Kindern der Grundumsatz höher als der von Kindern von vergleichbarem Alter und Gewicht.

Beziehungen zur Adipositas haben außer der Schilddrüse noch die Geschlechtsdrüsen (Fettansatz bei verspäteter Pubertas, bei Eunuchen, im Klimakterium) mit typischer geschlechtsspezifischer Fettverteilung, die Hypophyse (Fettsucht bei Hypophysentumoren) und die Glandula pinealis. In den wenigsten Fällen von den letzteren abzugrenzen sind die Einflüsse der subthalamischen Stoffwechselzentren. Nach *Encephalitis* verschiedener Genese kann man im Kindesalter solche Fettsucht entstehen sehen.

Nach Ansicht mancher Autoren gehen unter normalen Verhältnissen temporäre Impulse von den Keimdrüsen und der Hypophyse auf die Schilddrüse aus, die allein durch ihr Inkret die Brennvorgänge steigern und so den Organismus vor Überfettung schützt. Fehlen diese Impulse, so wird zu reichlich Fett abgelagert. Neuerdings wird die Existenz von zwei bestimmten, im Vorderlappen der Hypophyse gebildeten Hormonen angenommen: ein dem

Insulin entgegengerichtetes Kohlehydratstoffwechselhormon und ein Fettstoffwechselhormon. Nach anderer Ansicht muß peripher im Fettgewebe selbst eine krankhafte Funktion, eine gesteigerte *lipomatöse Tendenz (Lipophilie)* für die Entstehung der Fettsucht verantwortlich gemacht werden. Darüber sind sich alle Autoren einig, daß in einer großen Reihe von Fällen endogene und exogene Faktoren zusammenwirken.

Klinik der kindlichen Fettsucht. Das Übergewicht beträgt meist mehrere Kilogramm und kann in einzelnen Fällen zu einem der Elephantiasis ähnlichen Aspekt führen. Außer dem Fettkragen am Hals, der Fettschürze am Bauch und den Fettwülsten auf der Innenseite der Oberschenkel, treten besonders bei jüngeren Kindern starke Fettpolster an den Oberarmen, auf Hand- und Fußrücken hinzu, die dann um so grotesker wirken, wenn die Hand- und Fußgelenke schlank bleiben. Bei der femininen Fettverteilung bleibt das Gesicht kindlich, die Genitalien klein und die sekundären Geschlechtsmerkmale gelangen nicht zur Ausprägung. Entsprechend der Fettbelastung sind die *Kinder* kurzatmig, leicht *ermüdbar* und *phlegmatisch*; sie schwitzen leicht, neigen infolgedessen zu Wundwerden der *Haut*, die oft *blaß und schwammig* ist. Eine erhebliche Anämie ist meist nicht nachweisbar; beim jungen Kind hat eine einseitige Mast allerdings gelegentlich eine sekundäre Anämie (JAKSCH-HAYEMscher Typ) zur Folge. Bei fast allen reinen und einem großen Teil der gemischten, vorwiegend auf Überfütterung beruhenden Fettsuchtsformen wird ohne sichtbares Ödem reichlich Wasser und Salz retiniert, das bei entsprechender Therapie in Form einer wahren Harnflut abgegeben wird (sog. Salz-Wasserfettsucht). *Herzbeschwerden,* überhaupt Kreislaufstörungen, kommen im Vergleich zum Erwachsenen selten vor. Dagegen macht sich eine gewisse *Widerstandslosigkeit gegen Infekte* geltend. *Hämorrhoiden* und Varicen findet man gelegentlich wie beim Erwachsenen, dagegen nur ausnahmsweise *Obstipation.*

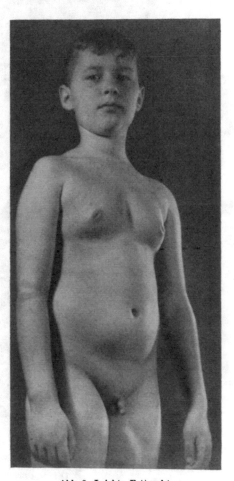

Abb. 3. Leichte Fettsucht.
(Kieler Univ.-Kinderklinik.) (P)

Einige besondere Formen. Von besonderen Formen ist zu nennen die *Pubertätsfettsucht,* namentlich bei Mädchen, die sich in der Präpubertas unverkennbar entwickelt, manchmal unter Verzögerung der einzelnen Pubertätszeichen, z. B. Auftreten der Menses, die dann wieder lange Zeit ausbleiben u. a. m. und der keine ernstere Bedeutung zukommt. Sie kann als eine Forme fruste der genital-hypophysären Fettsucht aufgefaßt werden, zumal sie oft bei Knaben mit Andeutung femininer Fettlokalisation einhergeht.

Die *Dystrophia adiposogenitalis* (Typus FRÖHLICH, siehe diese Abschnitte: Innere Sekretion) stellt einen besonders charakteristischen endokrinen Fettsuchtstypus dar. Wir sehen ihm ähnliche Bilder sich auch im Gefolge einer Encephalitis, einer Cerebrospinallues und nach Scharlach, Keuchhusten, Meningitis epidemica und Typhus entwickeln. Da nach unserer heutigen Auffassung Hypophyse und Zwischenhirn funktionell zusammengehören, ist eine Trennung in rein hypophysäre und rein zentral bedingte Formen nicht durchführbar.

Der *Morbus Cushing* kommt, wenn auch selten, schon im Kindesalter vor. Die Fettanhäufung betrifft ausschließlich den Stamm, das Gesicht und den Hals, läßt aber die Extremitäten und namentlich die Hüften frei. Mit der eigentümlich lokalisierten Fettanhäufung entwickelt sich eine Osteoporose, besonders der Wirbelsäule und der Rippen. Als Zeichen einer Hyperfunktion der Nebennierenrinde findet sich Hochdruck,

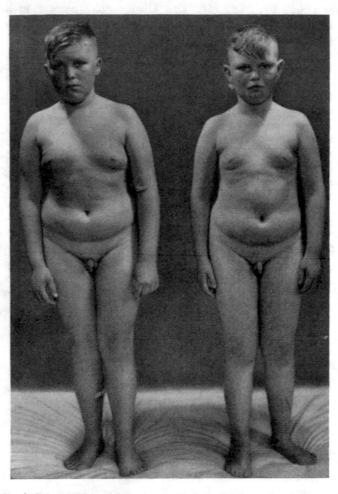

Abb. 4. Mastfettsucht bei zwei Brüdern. Links der ältere wiegt mit 12 Jahren bei 154 cm Länge 61,2 kg (Sollgewicht 40,0 kg); rechts der jüngere wiegt mit 10 Jahren bei 152 cm Länge 47,8 kg (Sollgewicht 39,7 kg). (Kieler Univ.-Kinderklinik.) (K)

Hypertrichose und ein Hypogenitalismus. Ursache der Krankheit ist ein basophiles Hypophysenadenom.

Die DERCUMsche *Krankheit* (Lipomatosis dolorosa) mit Auftreten unsymmetrisch liegender Fettknoten und verschiedenen hypophysären Symptomen (Hirndruck, Muskelschwäche, Verblödung) kommt schon bei jungen Kindern, allerdings selten, vor. Man hat diese schmerzhaften Fettgeschwülste auch allmählich wieder völlig verschwinden sehen.

Behandlung. Die diätetische Behandlung hat eine Herabsetzung der Gesamtcalorien zum Ziel, namentlich aber *der Fett- und Kohlehydrate-Calorien* unter Schonung des Eiweißbestandes und gegebenenfalls eine Verhütung von Wasser- und Salzretention. Die Diät ist in allen Fällen von *exogener* Mastfettsucht die wichtigste und oft einzig notwendige Behandlungsmaßnahme, sie ist aber auch bei den konstitutionellen und endokrinen, also schlechthin allen *endogenen*

Fettsuchtsfällen im Kindesalter unerläßlich und wird von denselben Grundsätzen beherrscht.

In leichteren Fällen genügt es, die Kinder zu einer geringeren Nahrungsaufnahme, die etwa $1/3$ und später $1/2$ der bisherigen ausmacht, zu erziehen und ihnen den Genuß von Kuchen, Süßigkeiten, dick bestrichenen Butterbroten und das unsinnige Trinken von Milch, Wasser und Limonaden abzugewöhnen. Die Fettration pro Tag auch für das zur Zubereitung der Speisen zu verwendende Fett wird je nach Alter und errechnetem Caloriengehalt ein für allemal festgesetzt, z. B. auf 20—30 g. Die Gesamtcalorienzahl wird dabei anfänglich um etwa $2/3$, später um $1/3$ geringer angesetzt als dem tatsächlichen Körpergewicht entsprechen würde. Hierbei werden wöchentliche Gewichtsabnahmen von 500g bis 1 kg erreicht, die für eine allmähliche milde Entfettung ausreichen.

In allen extremen Fällen von Fettsucht müssen die Kinder, schon um zu erlernen, wie sie leben und wieviel und was sie essen dürfen, in ein Kinderkrankenhaus aufgenommen werden. Hier können auch strenge Entfettungskuren mit Gewichtsabnahmen von 1 bis $1^1/_2$ kg in der Woche durchgeführt werden.

Die für den Erwachsenen angegebenen berühmten Entfettungskuren, z. B. die BANTING-Kur, die EBSTEIN-Diät oder die SCHROTHsche Kur haben sich zum Teil wegen ihrer Einseitigkeit und der Schwierigkeit ihrer Durchführung in der Kinderheilkunde nicht eingebürgert. An ihrer Stelle wendet man im modernen Kinderkrankenhaus kombinierte Diäten an, die vor allem einen verhältnismäßig hohen, d. h. den Bedarf voll deckenden Eiweißgehalt bieten und auch dem kindlichen Kohlehydrat- und Fettbedarf Rechnung tragen.

Eiweiß wird in der Dauerkost wegen seiner hohen spezifisch-dynamischen Wirkung als tierisches Eiweiß in Form von magerem Fleisch und Fisch verhältnismäßig reichlich angeboten. Als weitere Eiweißspender kommen dann mäßige Mengen von Quark und Buttermilchspeisen sowie Vollkornbrot in Betracht. Daneben ist eine gemüse- und obstreiche Kost mit beschränkten Kartoffelmengen empfehlenswert. Im Beginn der Entfettungskur werden Obsttage eingeschaltet, an denen außer Obst und Kaffee und Tee als Getränk nur noch Reis, am besten in Form von Milchreis, angeboten wird. Mindestens 3mal in der Woche soll ein Hauptgericht allein aus fettarmer Rohkost bestehen. Statt der früher üblichen Milchtage (Karellkur) haben sich Buttermilchtage (pro Tag $3/_4$ Liter bis 1 Liter Buttermilch) im Kindesalter gut bewährt. An allen diesen eingeschalteten Fastentagen muß das Kind in den ersten Wochen wenigstens Bettruhe einhalten. Bei der Herstellung der Dauerkost empfiehlt es sich, zum Süßen der Speisen und Getränke Süßstoff (Sukrinetten) und zum Salzen ein kochsalzarmes Diätsalz (z. B. Diätosal) zu verwenden. Die Trinkmenge muß überwacht werden und darf einschließlich Obst (100 g Obst = 100 g Flüssigkeit) $1^1/_2$ Liter nicht überschreiten. Zweckmäßigerweise wird in allen Fettsuchtsfällen mit *endogener* Komponente die Diätbehandlung durch Medikamente unterstützt. In erster Linie eignen sich dazu Schilddrüsen- und Hypophysenpräparate. Voraussetzung für ihre Anwendung ist ein völlig intaktes Herz. Beginn langsam, vorsichtig, bei nur mäßiger Kostbeschränkung, Weiterbehandlung am besten intermittierend, also z. B. 4—5 Tage Thyreoidin, 2 bis 3 Tage Pause usw. Wir bevorzugen das einfache MERCKsche Pulver, Thyreoidin sicc. in Dosen von 0,1 bis zu 0,3 pro die. Von anderen Hormonpräparaten, *Zirbeldrüsen-*, *Hypophysen und Ovarialpräparaten* kommt Epiglandol, Präphyson, Inkretan u. a. in Betracht.

Fettsucht bei insulinbehandelten Diabetikern, namentlich Mädchen in der Präpubertät, spricht auf die übliche Diät nicht an und bedarf meist schwieriger Insulinhypophysen- und Sexualhormonbehandlung im Krankenhaus.

In zweiter Linie sind *Laxantia* besonders zur Bekämpfung der gleichzeitig bestehenden Obstipation anzuwenden. Wir bevorzugen die magnesiumsulfathaltigen Bitterwässer, wie Hunyadi-Janos, Apenta, Mergentheimer Wasser und lassen davon früh nüchtern und nachmittags $1/_2$—$3/_4$ Weinglas trinken, so daß täglich 1—2 dünnbreiige Entleerungen eintreten.

In dritter Linie können auch *Diuretica* Verwendung finden. Sie eignen sich besonders für Fälle von sog. *Salz-Wasser-Fettsucht*. Am einfachsten verschreibt man einen diuretisch wirkenden Tee, also z. B. die Species diureticae. Stark wirksam, aber teuer und schlecht einzunehmen ist der Harnstoff, der zudem in großen Dosen, etwa 30—40 g pro die et dosi verabreicht werden muß. Besser genommen wird Ituran. Auch Schilddrüsenpräparate wirken meist deutlich diuretisch. Von Quecksilberpräparaten, die im allgemeinen bei intakten Nieren gut vertragen werden, kommt etwa Salyrgan (als Zäpfchen) 2—3mal wöchentlich in Betracht. Man beginnt vorsichtig mit $\frac{1}{2}$ Zäpfchen und mit 2—3 Tagen Pause, steigert aber nicht über 3mal wöchentlich ein ganzes Zäpfchen.

III. Diabetes mellitus.

Vorkommen — Ätiologie. Der Diabetes ist eine im Kindesalter zwar nicht sehr häufige, aber nach Ansicht der meisten Kinderärzte leider sich immer mehr verbreitende ernste Erkrankung, die sich grundsätzlich zwar nicht von der des Erwachsenen unterscheidet, aber in Entstehung, Verlauf und Behandlung doch eine Reihe von wichtigen Besonderheiten bietet, die im folgenden kurz dargestellt werden sollen.

Schon beim Säugling kommt Zuckerkrankheit vor, ist aber noch außerordentlich selten, um im weiteren Verlauf der Kindheit anzusteigen mit zwei deutlichen Prädilektionsaltern, nämlich einer Häufung im 3. Lebensjahr (Diabetes infantilis) und einer im 13. Lebensjahr (Diabetes puerilis), wobei beide Geschlechter etwa in gleicher Weise beteiligt sind. In der Präpubertät erkranken scheinbar mehr Mädchen als Knaben.

Die *Erblichkeit* ist beim Kinderdiabetes häufig nachgewiesen (z. B. auch bei eineiigen Zwillingen). Der Erbgang kann dominant sein, ist aber offenbar häufiger rezessiv und zeigt eine deutliche Anteposition (Auftreten in immer früherem Alter) und damit meist eine Verschlimmerung der Prognose. Der Diabetes tritt gelegentlich abwechselnd mit Fettsucht in einzelnen, namentlich in jüdischen Familien auf, ohne daß aber andere endokrine Störungen nachgewiesen werden können.

Von besonderer Bedeutung für die Entstehung des Diabetes bei (erblich belasteten?) Kindern sind die *fieberhaften Infektionskrankheiten* und zwar auch leichte, z. B. grippale Infekte. Der Häufigkeit nach sind sie etwa folgendermaßen zu ordnen: Masern, Grippe, Scharlach, Mumps, Typhus, Diphtherie. Die Syphilis spielt dabei keine Rolle.

Auch nach *Trauma* (Kopftrauma, Bauch- bzw. Lebertrauma) wird Diabetes beobachtet und im Gefolge von Schädigungen des *Zentralnervensystems* (Encephalitis, Meningitis, Tumoren), besonders auch nach großen Anstrengungen und Erschöpfungen. Angeblich soll eine *fehlerhafte Ernährung*, nämlich ein Übermaß von Süßigkeiten, für den Ausbruch eines Diabetes verantwortlich zu machen sein (?). Zahlreiche Fälle von kindlichem Diabetes bleiben ätiologisch unklar.

Aus der *Theorie der Zuckerkrankheit* sollen hier nur in großen Zügen die wichtigsten Ergebnisse der neueren Forschung kurz geschildert werden, die für das Verständnis der klinischen Erscheinungen und der Behandlung des kindlichen Diabetikers notwendig sind.

Während man kurze Zeit nach der Entdeckung des Insulins annahm, daß die Zuckerkrankheit die Folge einer isolierten Erkrankung des Inselapparates der Bauchspeicheldrüse und die Folge des Ausfalls des Inselhormons, des Insulins, sei, hat man diese Auffassung nach Bekanntwerden von manchen dagegen sprechenden Tatsachen allmählich aufgeben müssen. Es kommen zwar Fälle von Diabetes mit pathologischen Befunden am Inselapparat vor, sie sind aber besonders im Kindesalter außerordentlich selten. Bei der Entstehung, Besserung und Verschlimmerung der Zuckerkrankheit spielt, wie man weiterhin erkannte, nicht allein das Insulin eine Rolle, sondern es treten noch andere Hormone, nämlich die der Hypophyse, der Nebennieren und der Schilddrüse in Wirksamkeit. Man muß deshalb heute anerkennen, daß beim Diabetes eine Gleichgewichtsstörung im endokrinen System, nicht allein eine mangelhafte Insulinproduktion des Inselapparates, vorliegt. Es ist sogar wahrscheinlich, daß es Fälle von Diabetes gibt, bei denen die Tätigkeit des Inselapparates normal oder sogar gesteigert ist. Die Verhältnisse liegen also, wie wir heute wissen, sehr viel verwickelter als man noch vor wenigen Jahren annahm.

Das im Mittelpunkt stehende pathologische Geschehen beim Zuckerkranken ist höchstwahrscheinlich eine gesteigerte Zuckerbildung aus Eiweiß und Fett in der Leber bei gleichzeitiger Ausschüttung des Glykogens aus Leber und Muskulatur. Diese gesteigerte Glykogenese und mangelhafte Fixation des Glykogens in der Leber und der Muskulatur ist eine Folge der Störung im Hormongleichgewicht. Diese wiederum ist zurückzuführen auf eine heredofamiliäre, konstitutionelle oder auch durch eine akute Krankheit erworbene Minderwertigkeit des endokrinen Systems. Die gesteigerte Zuckerbildung tritt ein bei Insulinmangel oder bei Unwirksamwerden des Insulins durch ein Übergewicht anderer Hormone. Hieraus erklärt sich die Wirkung des eingespritzten Insulins beim Diabetiker: Es hemmt — allerdings nur vorübergehend — die gesteigerte Zuckerbildung und fördert die Glykogenfixation. Dadurch wird die Überschwemmung des Organismus mit Zucker aufgehalten, die Zuckerbildung aus Fett und Eiweiß hört auf und es treten nach Beseitigung der schweren Störung des Muskel-Leber-Zuckerkreislaufs auch keine Ketonkörper im Blut mehr auf. Der Blutzucker sinkt, die Zuckerausscheidung im Harn wird geringer und die Ketonurie verschwindet. Bei Herstellung des richtigen Hormongleichgewichtes kommt wieder eine normale Glykogenspeicherung und ein den Bedürfnissen des Organismus entsprechender Glykogenabbau, also eine regelrechte Verwertung der Kohlehydratvorräte zustande, deren Ausdruck die Einstellung des Blutzuckers auf etwa 80—90 mg-% ist. Die Wirkung einer richtig gewählten Insulindosis ist also symptomatisch ausgezeichnet, ätiologisch gleich Null. Das Insulin beseitigt alle, auch die schwersten lebensbedrohlichen Folgezustände der diabetischen Störung, wenn es rechtzeitig und in genügender Dosis angewandt wird, es vermag aber die schwere hormonal bedingte Kohlehydratstoffwechselstörung nicht zu heilen. Bezüglich Einzelheiten zur Theorie des Diabetes muß hier auf die Lehrbücher der Physiologie und der inneren Medizin verwiesen werden.

Klinik des kindlichen Diabetes. *Der Diabetes* bei Kindern tritt im Gegensatz zum Erwachsenen *meist plötzlich* in Erscheinung, z. B. im Anschluß an einen Infekt mit einem Koma oder mit den charakteristischen Symptomen, die sich offenbar rascher ausprägen als beim Erwachsenen und deshalb bei genauer Beaufsichtigung der Kinder kaum entgehen können. Es sind das die *Polyurie*, die *Polydipsie*, die *Polyphagie* und die *Glykosurie*. Auch den Laien fällt auf, daß das Kind bei bestem Appetit abmagert, müde, verstimmt und gereizt ist und daß es manchmal in seinen Leistungen in der Schule beträchtlich nachläßt. Schon aus dem Aspekt der Kinder läßt sich ein Diabetes vermuten. Der Ernährungszustand ist oft bis zur Macies reduziert, die *Haut* und die Schleimhäute sind trocken; gelegentlich fällt eine Pfirsichröte des Gesichts *(Rubeosis diabetica)* und bei länger behandelter Krankheit eine *Xanthosis* (Carotinämie!) der Haut des Körpers auf. Prurigo, *Furunkulose* und Paradentose sind beim Kind selten. Häufiger wird über *Bauchschmerzen, neuralgische Schmerzen* und

Kopfschmerzen geklagt, und von den verständigen Kindern wird selbst angegeben, daß sie körperlich und geistig nicht mehr leistungsfähig seien. Bei näherer Untersuchung fällt dann der obstartige Geruch der Atemluft *(Acetongeruch)* auf und gelegentlich als Vorbote eines Komas ein maculöses Exanthem. Die Untersuchung des Harnes ergibt ein erhöhtes spezifisches Gewicht (1030 bis 1040) und Zucker, manchmal auch schon Ketonkörper, spärlich Eiweiß und

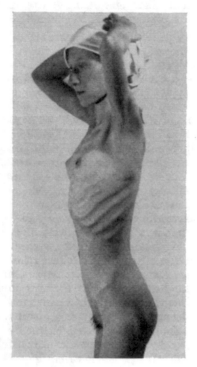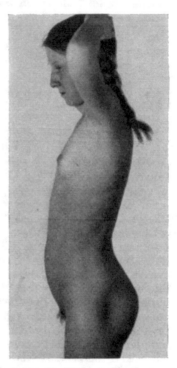

Abb. 5. Abgemagert. Gewicht 33,3 kg (Sollgewicht 44,2).

Abb. 6. Dasselbe Kind mit Insulin eingestellt. Gewicht 40,0 kg (Sollgewicht 44,2). (Kieler Univ.-Kinderklinik.)

Abb. 5 und 6. Diabetes mellitus. (K)

Zylinder. Ein wenig gefärbter, heller Harn mit hohem spezifischem Gewicht ist diabetesverdächtig!

Die Menge des in 24 Stunden zu Verlust geratenden Zuckers ist beträchtlich und beträgt 200, 400, 1000 g und darüber. Zum Nachweis eines echten Diabetes dient vor allem eine Erhöhung des Nüchternblutzuckerwertes, nämlich auf über 120 mg-% und ein Anstieg der alimentären Blutzuckerkurve über etwa 220 mg-%. In allen vorgeschrittenen Fällen, namentlich im Koma und Präkoma, steigt der Blutzucker rasch auf das Doppelte und noch höher an. Blutzucker und Harnzucker stehen auch beim diabetischen Kind in keinem konstanten Verhältnis, und auch aus diesem Grunde ist eine genaue Blutzuckerbestimmung im Nüchternzustand für die Diagnose ausschlaggebend.

Den wichtigsten Symptomenkomplex, gewissermaßen die Perturbatio critica der diabetischen Erkrankung stellt das *Coma diabeticum* dar. Schon in dem ihm vorausgehenden Präkoma kündigt sich eine Acidosis an, die dann im voll entwickelten Koma ausgeprägt vorhanden ist. Als weitere Vorboten des Komas treten beim Kind manchmal ein maculöses Exanthem, häufig Erbrechen, *Magenschmerzen, Stuhlverstopfung, trockener Zungenbelag* und zunehmende Erschöpfung auf. Manchmal wird eine beginnende Bewußtseinstrübung mit starker Müdigkeit verwechselt. In diesem Präkoma kann der Grad der Säuerung der Gewebe und des Gesamtorganismus durch die Bestimmung der Ketonkörperausscheidung und durch den Nachweis einer Verminderung der Alkalireserve des Blutes erkannt werden. Beide Methoden werden bei besonderen Fällen in der Klinik angewandt.

Das voll entwickelte Koma ist gekennzeichnet durch den Schwund des Bewußtseins, die KUSSMAULsche pausenlose Atmung, den raschen Verfall und die Kreislaufschwäche (äußerste Pulsbeschleunigung 160—200; kühle Extremitäten). Die Austrocknungserscheinungen gehen mit einem beträchtlichen Gewichtssturz einher. Der Blutzuckerspiegel erreicht im Koma die höchsten Werte (400—700 mg-%). Das Koma kann in jedem Stadium des kindlichen Diabetes auftreten! Unbehandelt, d. h. heutzutage ohne Insulin, geht das Kind im Koma zugrunde.

Verschiedene Formen und Verlauf. Im Gegensatz zum Erwachsenen kennen wir im Kindesalter eigentlich nur *mittelschwere* und *schwere Diabetesfälle.* Mittelschwer nennt man diejenigen, die sich durch Diät und Insulin verhältnismäßig rasch aus einem Koma und einer Acidose herausbringen lassen, und die, so eingestellt, zwar gelegentlich Zucker ausscheiden, aber voll leistungsfähig sind und blühend aussehen. Die schweren Formen haben keine Eiweißtoleranz mehr, sind ohne Insulin überhaupt nicht zuckerfrei zu bekommen und gehen unbehandelt in einigen Monaten zugrunde.

Diagnose und Differentialdiagnose. Das *Coma diabeticum* der Kinder kann da, wo Harn nicht zu gewinnen ist, oder eine Blutuntersuchung nicht sofort durchführbar ist, verwechselt werden mit dem *Coma uraemicum*, einer beginnenden *Meningitis* oder *Encephalitis*, einer *Synkope*, einer *Vergiftung mit acetonämischem Erbrechen*, wegen der Leibschmerzen mit *Appendicitis* und *Peritonitis* und schließlich mit einem *hypoglykämischen Zustand.* Die Entscheidung bringt in jedem Fall schließlich der Nachweis eines erhöhten Blutzuckergehaltes. Praktisch wichtiger ist die Differentialdiagnose beim *Diabetes ohne Koma* im Kindesalter. Es kommen beim jungen Kind häufig nichtdiabetische Glykosurien vor. Hierher gehören die *alimentäre Glykosurie*, z. B. die Laktosurie beim Säugling und die transitorische Glykosurie nach alimentärer Überlastung (Kindergesellschaften!) und besonders bei fieberhaften Infektionskrankheiten, bei *Asphyxie*, *Krämpfen* und anderen toxischen Einwirkungen. Eine *renale Glykosurie* kommt, da es sich um eine angeborene Besonderheit handelt, auch schon im Kindesalter vor. Die Zuckerausscheidung erweist sich hier als weitgehend unabhängig von der Kohlehydratzufuhr, und der Blutzuckergehalt ist normal oder erniedrigt. Besonders wichtig ist in allen unklaren Fällen von Diabetes der Nachweis, ob sich auch bei Zuckerbelastung diese Kinder wie normale verhalten oder nicht. Hierzu verfolgt man die Blutzuckerkurve nach probeweiser Belastung mit zweimaliger Gabe von 30—50 g Glucose je nach dem Alter im Abstand von $1\frac{1}{2}$ Stunden. Das gesunde Kind zeigt nach der ersten Belastung einen nur geringfügigen, kurze Zeit dauernden Anstieg des Blutzuckers auf höchstens 150 mg-%, um auf die zweite Gabe gar nicht mehr oder nur kaum merklich zu reagieren. Anders das zuckerkranke Kind! Der Anstieg des Blutzuckers ist nicht nur sehr viel stärker, nämlich erfolgt auf etwa 180 mg-%, 200 oder mehr, sondern die hervorgerufene Hyperglykämie dauert auch länger, etwa $\frac{3}{4}$ Stunden und darüber an, und der Blutzucker sinkt nur allmählich zur Norm oder einem darüber liegenden Wert ab. Besonders bemerkenswert ist aber dann ferner das Ergebnis der nach $1\frac{1}{2}$ Stunden (gerechnet von der ersten Zuckergabe!) wiederholten Glucosedosis: es erfolgt ein neuer und meist sogar noch höherer Anstieg als nach der ersten Belastung. Man bezeichnet dieses für den Zuckerkranken kennzeichnende Verhalten als TRAUGOTT-*Staubeffekt*. Man deutet das so, daß durch die erste Zuckergabe beim Gesunden schon soviel Insulin produziert wird, daß die zweite Gabe sich gar nicht mehr in einer Blutzuckererhöhung ausdrücken kann, während der Zuckerkranke sozusagen mit der ersten Zuckergabe infolge seiner geringen Insulinproduktion noch nicht fertig geworden ist. Der TRAUGOTT-*Staubeffekt* zeigt jedenfalls die Insuffizienz des diabetischen Organismus, größere, wiederholte Zuckergaben zu verwerten, mit großer Zuverlässigkeit an. Bei der Erkennung einer renalen Glykosurie im Kindesalter ist die Beobachtung des TRAUGOTT-*Staubeffektes* von großer Bedeutung. Kinder mit renaler Glykosurie zeigen im übrigen weder eine Polyurie, noch eine Polydipsie und sind auch nicht, wie echte Diabetiker leistungsunfähig. Man nahm früher an, daß dabei die Niere abnorm „zuckerdurchlässig" sei; nach den neuesten Kenntnissen über die Nierentätigkeit muß es sich um eine Störung des Rückresorptionsmechanismus der Dextrose in den Tubuli handeln. Es sind Fälle bekannt geworden, in denen eine renale Glykosurie in einen echten Diabetes überging, so daß die Diagnose „renale Glykosurie" nur nach sorgfältiger Untersuchung und Beobachtung gestellt werden sollte. Überhaupt muß an dieser Stelle darauf hingewiesen werden, daß manche reduzierenden Substanzen im Kinderharn vorkommen, die eine positive TROMMERsche Probe geben und Fehldiagnosen veranlassen. Bei der großen Verantwortung, die der Erkennung der Zuckerkrankheit im Kindesalter zukommt, ist es unerläßlich, einen verdächtigen Harn stets auch mit der Gärprobe oder der Phenylhydrazinprobe oder am besten polarimetrisch zu untersuchen und nicht allein die Nüchternblutzuckerbestimmung, sondern auch die beschriebene Zuckerbelastungsprobe bei einem solchen Kind durchzuführen.

Die Behandlung des kindlichen Diabetes ist aus folgenden Gründen schwieriger und noch verantwortungsvoller als beim Erwachsenen. Der Kinderdiabetes ist, wie betont, eine meist schwere, fortschreitende Stoffwechselerkrankung, die einen wachsenden Organismus betrifft, mit einem etwa 2—3mal so lebhaften Stoffwechsel wie ihn der Erwachsene besitzt. Das Kind hat nicht, wie der Erwachsene, Einsicht in seine schwere Krankheit und setzt den notwendigen Eingriffen und unangenehmen therapeutischen Maßnahmen oft große Schwierigkeiten entgegen, zumal es nicht um seine Selbsterhaltung besorgt ist. Hinzu kommt, daß es häufiger als der ältere Mensch Infektionskrankheiten erleidet, durch die sein diabetisches Leiden besonders verschlechtert wird. Schließlich erweist sich der junge wachsende Organismus insulinempfindlicher, mehr zur Acidose geneigt und leichter disponiert zur diabetischen Nephropathie als der Erwachsene.

Die wichtigsten Behandlungsmaßnahmen auch beim kindlichen Diabetes bestehen in der Anwendung einer der Schwere des Falles und dem Alter angepaßten *Diät* und der Injektion von *Insulin*. Nur in wenigen Fällen, wir schätzen sie auf 10—12%, können wir mit einer antidiabetischen Diät allein auskommen. Insulin allein bei sog. frei gewählter Kost halten wir bei zuckerkranken Kindern auf Grund der oben kurz dargelegten theoretischen Erwägungen und aus der praktischen Erfahrung heraus, nicht zuletzt auch schon aus Gründen einer sparsamen Verordnung für unrichtig. Die Befürworter der freigewählten Kost gehen von der heute nicht mehr stichhaltigen Auffassung aus, daß die Zuckerkrankheit lediglich auf dem Mangel eines einzigen Hormons, des Insulins, beruhe. Sie müßten dann allerdings nach Ausgleich des Hormonmangels durch Insulin das Kind nun wie ein gesundes Kind ernähren. Das hat sich ihnen aber nicht bewährt, und sie müssen das Kind ganz nach Appetit essen lassen, was es will, wobei eine gewisse Luxusernährung, die bedeutende Gefahren in sich birgt, nicht vermieden werden kann. Eine allgemeine Calorienbeschränkung ist nun nicht nur für den gestörten Kohlehydrathaushalt, sondern auch für den Hormonhaushalt nützlich und neben einer lebhaften Muskeltätigkeit vielleicht das einzige uns zu Gebote stehende Verfahren, die Zuckerkrankheit zu heilen oder doch zu bessern. Insulin allein wirkt, davon war schon oben die Rede, nur symptomatisch. Richtig dagegen ist es, unter dem Schutze des Insulins nicht nur den für das Wachstum unerläßlichen Eiweißgehalt, sondern auch den antiketogen wirksam werdenden, genügend hohen Kohlehydratgehalt in der Nahrung der zuckerkranken Kinder zu gewährleisten. Zweifellos hat man eine Zeitlang in dem Bestreben, die Kohlehydrattoleranz zu bessern, eine viel zu weitgehende Beschränkung der Kohlehydratcalorien getrieben. Nachdem sich gezeigt hat, daß die Schonung der Kohlehydrattoleranz durch möglichst geringe KH-Mengen in der Nahrung nicht allgemein heilend oder bessernd wirkt und nachdem sich andererseits eine Anreicherung der Nahrung an KH als eine gewisse Unterstützung der Insulinwirkung erwiesen hat, ist man in der Kinderheilkunde mit dem KH-Angebot in der Diabetikerkost gegenüber früher freigebiger geworden. Das Hauptziel der Behandlung besteht heute darin, den Stoffwechsel des zuckerkranken Kindes nicht durch ein zu hohes Gesamtcalorienangebot zu belasten, die für den Körperaufbau notwendige Eiweißmenge anzubieten und durch eine an Kohlehydrat und Fett ausgeglichene Nahrung unter Insulingaben die Ketosis zu vermeiden. Wünschenswert ist dabei, die Zuckerausscheidung auf ein Minimum herabzudrücken.

Der Energiequotient soll bei Kindern unter 4 Jahren 60—70 Calorien, zwischen 4 und 8 Jahren 50—60 Calorien, über 8 Jahren 30—40 Calorien betragen.

An Eiweiß braucht das Kind 1—2 g pro kg Körpergewicht. Bei der Ermittelung der nötigen Mengen von Fett und Kohlehydraten bewährt sich als grober Anhaltspunkt: Fett doppelt soviel wie Eiweiß, also 2—4 g pro kg und KH wiederum doppelt soviel wie Fett, also 4—8 g pro kg anzubieten. Der bei dieser Kostzusammensetzung auftretende Zuckerverlust durch den Harn wird dann mit Insulin ausgeglichen. Bei der Ermittelung der notwendigen Insulindosis geht man von der bekannten Tatsache aus, daß eine Insulineinheit die Verwertung von etwa 2 g KH gewährleistet.

Am meisten zu empfehlen ist eine möglichst der normalen Kost angenäherte, im allgemeinen knappe, aber möglichst sättigende und abwechslungsreiche Ernährung. Auf einen genügenden Vitamingehalt, namentlich einen gewissen Reichtum an B_1 und C-Vitamin, von denen behauptet wird, daß sie die Insulinwirkung steigern, ist zu achten. Bei dem großen Bedürfnis des Kindes nach Zucker und zuckerhaltigen Speisen kommt man häufig nicht ohne Zuhilfenahme von Süßstoff (Sukrinetten) und sog. Ersatzkohlehydraten aus. In Betracht kommen bei der Herstellung von „Süßspeisen" Salabrose und Sionon. Auch von den übrigen, allerdings recht teueren Diabetikernahrungsmitteln: Luftbrot, Diabetikerschokolade, Kompott usw. wird man in einzelnen Fällen Gebrauch machen müssen. Richtig eingestellt ist das diabetische Kind dann, wenn es bei völligem Wohlbefinden an Gewicht und Länge zunimmt, keinen oder nur einige wenige Gramm Zucker ausscheidet und sein Harn frei von Aceton und Acetessigsäure ist. In den Fällen, in denen die Ketonkörper aus dem Harn nicht verschwinden, muß man entweder die Fettmenge herabsetzen oder gleichzeitig die Kohlehydrate und die Insulindosen steigern. Das Insulin wird morgens und abends etwa $^1/_2$ Stunde vor den Hauptmahlzeiten gespritzt. Nur in schweren Fällen muß man zu häufigeren Injektionen übergehen. Die Einstellung geschieht am zweckmäßigsten in einem Kinderkrankenhaus und dauert meist 1—2 Monate. Die Eltern erlernen dann, die Injektionen vorzunehmen; älteren Kindern kann man das auch selbst überlassen.

Bei Infekten schränkt man sofort die Nahrung ein, um den Stoffwechsel zu entlasten. Hier bewährt sich auch die Einschaltung eines Hungertages (Obsttag). Manchmal genügt die Herabsetzung der zugestandenen Fettration, während die Erhöhung der Insulindosis nur unter Kontrolle erfolgen kann.

Diät für ein 3—4 Jahre altes diabetisches Kind.

Gesamtcalorien: 1170. Energiequotient: 66. Eiweiß: 36 (10%). Fett: 70 (60%). KH: 100 (30%).

Morgens: 200 g Tee oder Kaffee ohne Zucker, 50 g Schwarzbrot, 10 g Butter *keine* Marmelade, 200 g Milchsuppe (100 g Milch, 100 g Wasser, 10 g Haferflocken oder 10 g Grieß).

2. Frühstück: 100 g Obst (je nach Jahreszeit).

Mittags: 150 g Fleischbrühe von Kalbs- oder Rinderknochen, 300 g Gemüse, z. B. Weißkohl, Rotkohl, Blumenkohl, Rosenkohl, Grünkohl, Rüben, Spargel, Bohnen; *keine* Erbsen, *keine* Wurzeln. Das Gemüse wird in Salzwasser gekocht, mit Butter abgeschmeckt. *Keine* Mehlschwitze anwenden! 100 g Kartoffeln, 50 g Fleisch, 20 g Butter. Als Nachspeise 100 g Obst, Blattsalat oder Gurkensalat oder Tomatensalat. Oder Fruchtspeise von ungesüßtem Saft mit Gelatine angedickt und mit Citrone und Süßstoff abgeschmeckt.

Nachmittags: 1 Tasse Milchkaffee, 25 g Schwarzbrot, 5 g Butter.

Abends: 200—300 g Gemüse mit 10 g Butter oder Rohkost von Weißkohl, Rotkohl, Blumenkohl usw. mit Zitrone angemacht. 50 g Schwarzbrot, 10 g Butter, 5 g Mettwurst oder Schinken, 5 g Tomaten oder 10 g Quark. Zweimal wöchentlich 1 Ei, gekocht oder gebraten, dann aber mittags nur 25 g Fleisch.

Komabehandlung. Im Koma sind angezeigt: *sofortige Insulingaben* unter Blutzucker-kontrolle, *reichliche Flüssigkeitszufuhr* und *Exzitantien* und Hunger! In der Praxis spritzt man einem Kind mit diabetischem Koma 40—50 Einheiten Insulin, unter Umständen auch gleichzeitig ein Exzitans und liefert es so schnell wie möglich zur stationären Behandlung in das Kinderkrankenhaus ein. Dabei muß natürlich angegeben werden, was für Maßnahmen zur Komabehandlung schon eingeleitet wurden, insbesondere, wieviel Insulin gespritzt wurde. Nur in einem Krankenhaus, in dem eine fortlaufende Blutzuckerkontrolle, die Möglichkeit ausgiebiger Infusionen und eine Tag und Nacht durchgeführte sorgfältige Pflege gewährleistet ist, besteht die Aussicht, das Kind aus dem Koma sicher herauszubringen.

Als Infusionsflüssigkeit kann man eine physiologische Kochsalzlösung mit 5% Trauben-zucker verwenden oder z. B. eine der gebrauchsfertigen sterilen isotonischen Lösungen, wie sie in jeder Apotheke erhältlich sind. Uns hat sich zu diesem Zweck bewährt das Tuto-fusin mit 5% Traubenzuckerzusatz. Außerdem empfiehlt es sich, dem Kind einen warmen Einlauf mit einer etwa 3%igen Lösung von Natrium bicarbonicum zu machen (1 Teelöffel Natr. bicarb. auf 100 Flüssigkeit). Die Frage, ob eine Alkalizufuhr und wie hoch eine Dextrosezugabe erforderlich ist, ist noch umstritten. Immerhin steht es fest, daß die Aus-schwemmung der Ketonkörper durch Alkalizufuhr in manchen Fällen schneller erfolgt als ohne Alkalizusatz und auch die Dextrosezugabe beschleunigt die Entsäuerung. Die beiden genannten Infusionsflüssigkeiten können da, wo eine intravenöse Infusion auf Schwierig-keiten stößt, auch intramuskulär, ja intraperitoneal gespritzt werden. Man braucht davon bei einem Kleinkind etwa 300 ccm, bei einem älteren Kind etwa 500 ccm, die man in dazu geeigneten Fällen am besten durch intravenöse Dauertropfinfusionen beibringen kann. Von Exzitantien kommen Coramin, Strychnin und Strophantin in Betracht. Die Insulindosis wird in der Klinik nach der Höhe des Blutzuckerspiegels, der anfänglich alle 2, dann alle 4 und schließlich alle 8—12 Stunden bestimmt wird, bemessen. Im Verlauf jeder Insulin-behandlung kann sich besonders bei jungen Kindern schlagartig ein *hypoglykämischer Shockzustand*, der auf einem raschen Sinken des Blutzuckergehaltes beruht, entwickeln, wobei die Zuckerausscheidung im Harn hoch sein kann! Dieser Zustand beginnt mit Schwitzen bei Untertemperatur (!), starrem Blick, Zittern, Schwächegefühl und Schläfrig-keit, um dann in einen Zustand der Bewußtlosigkeit überzugehen, den der Nichterfahrene für ein neues diabetisches Koma hält. Vor diesem Irrtum schützt manchmal die Beobachtung von tonisch-klonischen Krämpfen, einer gewissen Muskelrigidität, die normale oder wenig veränderte Atmung, das Fehlen von Erbrechen und der beim Koma typischen Pulsverklei-nerung. Sicher erkannt wird aber die hypoglykämische Reaktion nur an der Senkung des Blutzuckergehaltes.

Die Gefahr eines akuten Herztodes im Koma ist beim Kind geringer als beim Erwach-senen, dagegen ist die Austrocknung gewöhnlich stärker und macht wie gesagt, rectale, subcutane oder intravenöse Flüssigkeitszufuhr notwendig. Während des Komas erhält das Kind keine Nahrung und auch nach Überwindung des Komas fügt man zweckmäßiger-weise einen Obsttag ein, um dann erst die Diät mit verhältnismäßig viel Kohlehydraten und wenig Eiweiß und Fett aufzubauen. Dabei soll die Calorienzufuhr allmählich so gesteigert werden, daß schon nach wenigen Tagen mindestens der Grundumsatz erreicht wird.

Der hypoglykämische Zustand läßt sich durch Verabreichung geringer Mengen Zucker (10—20 g) meist in sehr kurzer Zeit beheben. Nur in schweren Fällen mit völliger Bewußt-losigkeit ist eine Traubenzuckerinfusion intravenös (etwa 15 ccm einer 20—30%igen Lösung) oder subcutan (einer 5%igen Traubenzuckerlösung) notwendig. Ist eine solche Trauben-zuckerlösung nicht zur Hand, dann spritzt man Adrenalin (1:1000) oder Hypophysin in der üblichen Ampullendosierung.

Die Hypoglykämie muß man bei Kindern um so sorgfältiger vermeiden, als sie meist nicht, wie der Erwachsene, schon die ersten Anzeichen des Shockzustandes angeben können. Sie wird vermieden durch eine gute Einstellung und dadurch, daß man sie, da wo die Diät nicht ganz zuverlässig eingehalten wird, lieber im Harn eine kleine „Zuckerspitze", also eine geringe Zuckerausscheidung bestehen läßt. Es ist zweckmäßig, die Eltern oder die Umgebung des zuckerkranken Kindes darauf hinzuweisen, daß, wenn das Kind aus irgend-welchen Gründen das übliche Quantum seiner Nahrung nicht zu sich nimmt oder erbricht oder an Durchfall leidet, sofort seine Insulinmenge herabgesetzt werden muß.

Von den modernen Insulinpräparaten haben nur die Zink-Insulin-Protaminate auch in der Kinderheilkunde eine gewisse Bedeutung erlangt. Das Ziel bei der Anwendung solcher langsam zur Resorption gelangenden Insuline ist es, eine über möglichst lange Zeit hin-durch währende, an sich geringe, aber gleichmäßige Versorgung des Blutes mit Insulin zu erreichen. Die Zahl der Insulininjektionen kann in manchen Fällen von ungünstig liegenden Diabetes bei der Anwendung von Depotinsulin auf 2 und in seltenen Fällen auf 1 Injektion am Tag herabgesetzt werden. Allerdings ist bei der Umstellung von Altinsulin auf Depotinsulin die Aufnahme des Kindes in ein Kinderkrankenhaus und die sorgfältige Einstellung erforder-lich. Hierbei stößt man immer wieder auf Fälle, die die Umstellung auf Depotinsulin nicht ohne eine Verschlechterung der Stoffwechsellage vertragen. Nicht bewährt hat sich im

Kindesalter eine kombinierte Behandlung mit Altinsulin und Depotinsulin. Bemerkenswert ist noch der Umstand, daß beim Depotinsulin die hypoglykämische Reaktion erst 3 bis 4 Stunden nach Injektion auftritt und deshalb manchmal anfänglich der Beobachtung entgeht. Ohne gleichzeitige diätetische Behandlung ist auch mit dem Depotinsulin beim kindlichen Diabetes nicht auszukommen.

Sämtliche Insulinersatzmittel, neuerdings namentlich Metalle, also z. B. Uran, Eisen, Kupfer enthaltenden Mittel verringern zwar vorübergehend die Glykoneogenese, aber offenbar unter gleichzeitiger Schädigung der Leber.

Jedes zuckerkranke Kind gehört unter ärztliche Überwachung und seine Umgebung muß auf die Gefahren der Krankheit (Acidose, Hypoglykämie, Infektion) nachdrücklich hingewiesen werden. Der hohe Wert einer geregelten Lebensweise und der Muskeltätigkeit (Übungen im Freien) muß besonders betont werden. Der Kinderarzt soll darauf achten, daß die zuckerkranken Kinder keinesfalls zu reichlich ernährt oder gar gemästet werden und daß während Infekten durch eine Steigerung der Insulinmenge bei gutem Appetit oder durch eine straffere Diät der drohenden Verschlimmerung durch Acidose und Koma vorgebeugt wird. Infektionsherde, wie z. B. Zahngranulome, Tonsilleneiterungen u. a. m. können unter dem Schutz genügend hoher Insulingaben unbedenklich und mit Vorteil entfernt werden.

Die Prognose des kindlichen Diabetes ist seit der Entdeckung des Insulins eine wesentlich günstigere. Trotzdem ist auch heute noch der kindliche Diabetes eine sehr ernste, bei jungen Kindern meist tödlich endende Erkrankung, besonders auch wegen der nach Infekten so gut wie stets eintretenden Progression. Bei älteren Kindern wird unter ständiger Insulin- und Diätbehandlung die volle Schulfähigkeit erhalten, und es sind jedem Erfahrenen seit der Insulinära Fälle bekannt, die ohne Verschlimmerung das Erwachsenenalter erreicht haben und bei blühendem Gesundheitszustand einen Beruf ergreifen und ihn voll ausüben konnten.

Der Tod tritt am häufigsten, nämlich in etwa 60—70% der Fälle, während eines Komas ein, in anderen Fällen erfolgt er unter den Erscheinungen der Niereninsuffizienz (diabetische Nephropathie) oder im Kollaps. Im allgemeinen kann man sagen, daß die Prognose um so günstiger ist, je älter das Kind bei Beginn der diabetischen Erkrankung ist.

IV. Rekurrierendes Erbrechen mit Acetonämie (Acetonämisches Erbrechen).

Man versteht hierunter ein zwischen dem 2. und 8. Lebensjahr am häufigsten auftretendes, nur dem Kindesalter eigentümliches Krankheitsbild von sich in unregelmäßigen Abständen wiederholendem, daher *„rekurrierendem"*, typisch *anfallsweise* in Erscheinung tretendem, protrahiertem und *schwer stillbarem Erbrechen* mit rasch fortschreitender *Hinfälligkeit*, bei dem *Aceton* im Blut, Harn und der Ausatmungsluft erscheint und gleichzeitig eine *Hypoglykämie* besteht. Es entwickelt sich oft sehr rasch ein schwerer Intoxikations-, Exsikkations- und Prostrationszustand, der in 2—4 Tagen ebenso plötzlich, wie er aufgetreten ist, wieder verschwindet, worauf sich das Kind rasch erholt, der aber auch — wenn auch selten — tödlich enden kann.

Klinik. Der Brechanfall wird ausgelöst durch einen *Diätfehler* (fette Kost), einen akuten fieberhaften Infekt, ein drastisch wirkendes Arzneimittel (Abführmittel, Wurmmittel u. a.) oder aber, und das scheint besonders wichtig, durch rein nervöse Einflüsse (Verstimmung, Erregung, Schreck u. ä.). Nur selten gehen dem Erbrechen Kopfschmerzen, allgemeine Müdigkeit, Abspannung, Erregung oder Leibschmerzen und ein oder zwei acholische Stühle voraus.

Das *Erbrechen* erfolgt gußweise und zwar nach Art des nervösen Erbrechens ohne Mühe, ohne weitere Veranlassung und offensichtlich ohne Nausea. Meist wird jedes neue Erbrechen von den Kindern angesagt und oft selbst registriert! Zwischen den einzelnen Ergüssen, die in 24 Stunden 20, 30, ja 50mal erfolgen

können, liegen oft nur einige Minuten, aber auch mehrere Stunden; alles bei
dem Erbrechen ist völlig unregelmäßig und unabsehbar. Nahrung, ja auch
schon ein paar Schlucke Tee oder Wasser werden sofort wieder ausgebrochen.
Das Erbrochene selbst besteht aus anfänglich saurem Mageninhalt, dann aus
gallig gefärbtem Wasser und Schleim. Kennzeichnend für das Krankheitsbild ist der rasche Verfall, die Zeichen schwersten Flüssigkeitsverlustes (Gewichtsabnahme, Turgorverlust, Zurücksinken der Bulbi, Trockenwerden der
Schleimhäute), das Einsetzen der KUSSMAULschen Atmung und die allgemeine
Prostration mit Somnolenz und schließlich Sopor. Der Puls wird sehr schlecht,
verschwindet schließlich, und die Kinder können im Kollaps zugrunde gehen.
Meist ist das glücklicherweise nicht der Fall. Fast ebenso schnell, wie sich der
schwere Zustand entwickelt hat, bessert er sich, in anderen Fällen dauert er
mehrere Tage.

Begleitet wird dieses an- und abschwellende Erbrechen von der schon genannten Acetonbildung und Ausscheidung, die meist in der Atmungsluft so
stark ist, daß das ganze Zimmer den obstartigen, etwas säuerlichen Geruch
annimmt. In besonderen Fällen werden alle 3 Ketonkörper (Aceton, Acetessigsäure und β-Oxybuttersäure) im Harn nachgewiesen.

Der pathogenetisch bedeutsamste Befund ist die Hypoglykämie, die auf
ein Versagen der Leber hinweist. *Pathologisch-anatomische* Untersuchungen
ergaben in vereinzelten Fällen degenerative Veränderungen in den Nieren und
der Leber, vor allem fettige Degeneration.

Theorie. Nach Ansicht der einen Autoren handelt es sich bei dem schweren
anfallsweisen Erbrechen um eine reine „Neurose“, die geradezu als monosymptomatische Hysterie aufzufassen sei. Die Acetonämie, wie die Hypoglykämie und die Exsikkation sind danach sekundäre Begleiterscheinungen des
heftigen Erbrechens, das zu Salzsäureverlust aus dem Magen, zu Wasserverlust und zu einem ernstlichen Hungerzustand führt. Die Brechattacke selbst
wird bei diesen Kindern, die vielfach vegetativ stigmatisiert sind, durch Erregung, Fiebershock usw. rein nervös über einen erhöhten Adrenalintonus ausgelöst. Andere Autoren sehen das rekurrierende Erbrechen als Ausdruck einer
Kohlehydrat-Fettstoffwechselstörung an, in deren Mittelpunkt das Versagen
der Leber stehe. Durch das Auftreten toxischer Stoffwechselprodukte werde
erst das Erbrechen ausgelöst. In der Tat spricht manches dafür, daß die ungenügende Fett- oder Kohlehydratverwertung in der Leber dem acetonämischen
Erbrechen vorausgeht. Fest steht jedenfalls, daß ein einfacher Hungerzustand,
in dessen Verlauf Acetonkörper auftreten, auch bei Kindern, die schon wiederholt
an rekurrierendem Erbrechen litten, das Krankheitsbild nicht auszulösen vermag und daß oftmals der eigentlichen Brechkrankheit eine Reihe von Pro-
dromen wie Appetitlosigkeit, Verstopfung, belegte Zunge, Bauchschmerzen und
allgemein schlechtes Befinden vorausgeht.

Die Mannigfaltigkeit der auslösenden Faktoren braucht nicht ausschließlich
auf ein „nervöses“ Leiden hinzuweisen, sondern kann auch so gedeutet werden,
daß diese Kinder einen leicht störbaren intermediären Kohlehydrat-Fettstoff-
wechsel besitzen, der unter normalen Umständen suffizient ist, bei verschiedenen
Belastungen aber sofort zusammenbricht. In diesem Sinne sprechen die Beobachtungen, daß unter Diätfehlern besonders Überfütterung mit Fett und Süßigkeiten eine Rolle spielen und daß manche „Acetonämiker“ außerhalb der Attacke
keine Neurosezeichen aufweisen. Das schließt dann nicht aus, daß nervöse
oder „sensible“ Kinder besonders zu Stoffwechselstörungen geneigt sind, weil
ihre vegetative Steuerung labil ist.

Verlauf und Prognose. Der einzelne Anfall dauert in leichten Fällen nur
wenige Stunden, gewöhnlich 2—4 Tage, in besonderen Fällen auch eine Woche

und sogar länger. Meist erholt sich das Kind erstaunlich rasch, sowie das Erbrechen aufhört, andererseits sind auch Todesfälle im Kollaps nicht ausgeschlossen. Die Anfälle wiederholen sich in unregelmäßigen Abständen gewöhnlich alle paar Monate und ziehen sich Jahre lang bis in das Pubertätsalter hin.
Wiederholt ist dann der Übergang in Migräne beschrieben worden. Im allgemeinen ist somit die Prognose günstig.

Die Diagnose und Differentialdiagnose des allgemeinen Erbrechens ist von
größter Bedeutung! Dabei ist die starke Acetonausscheidung schon im Beginn
(Atmungsluft!) und die Vorgeschichte wegleitend. Verwechselt werden kann
der meist sehr bedrohlich aussehende Zustand mit Appendicitis, Peritonitis und
Meningitis, in besonders liegenden Fällen auch einmal mit einem Coma diabeticum oder einer Hypoglykämie bei einem Diabetiker.

Behandlung. Im Anfall ist *unbedingte* körperliche und psychische *Ruhigstellung,* unter Umständen unter Zuhilfenahme eines Narkoticums (per. inj.
oder rectal) angezeigt. Empfohlen wurden Luminal (0,1—0,15 subcutan pro
dosi) und als besonders das Brechzentrum beruhigende Mittel *Nautisan* (¹/₂ bis
I Suppos.), *Atropin* (3× täglich 0,05—1,0 mg!) oder *Papaverin* (0,02—0,03 mg)
bis 3mal in 24 Stunden bei älteren Kindern. Jede perorale Nahrungszufuhr ist
zwecklos. Am wichtigsten ist, nach den obigen theoretischen Erörterungen eine
reiche Zufuhr von Zucker zu erzwingen. Also z. B. Dauertropfeinlauf oder intravenöse Infusion von 5%igen Traubenzuckerlösungen, und zwar bei ersterem
von 1—1¹/₂ l, bei letzterem von 200—500 ccm, um die Exsiccose zu bekämpfen.
Nach Abklingen des Erbrechens beginnt man mit eisgekühlten Zucker- oder
Zucker-Obstsaftlösungen (z. B. 10—20% Dextropurlösung) in kleinen Schlucken
und geht dann zu Milch, Breinahrung und fester Kost über.

In sich länger hinziehenden schweren Fällen gehören die Kinder ins Kinderkrankenhaus, um bedenkliche Pflegefehler zu vermeiden und intravenöse Salzwasser-Zuckerinfusionen zu erhalten. Hier sind dann auch Kollapsmittel angebracht.

Im Intervall muß die Ernährung der Acetonämiker überwacht und geregelt
werden. Jede Überfütterung mit Fett und Süßigkeiten muß vermieden und eine
unter Umständen bestehende Obstipation durch entsprechende einfache,
schlackenreiche (Rohkost!) bekämpft werden. Die Kinder sollen ein ruhiges,
wohl geregeltes Leben führen und durch Gesundheitsturnen und Sport gekräftigt
werden. Auf eine gegen ihre „Nervosität" gerichtete Erziehung ist besonders
zu achten.

V. Speicherkrankheiten (Thesaurismosen).

1. Die Glykogenspeicherkrankheit.

(Hepatonephromegalie, v. GIERKEsche Krankheit.)

Es handelt sich bei dieser seltenen Krankheit um eine eigenartige Störung
des Kohlehydratstoffwechsels, bei der Glykogen vorwiegend in der Leber
gespeichert und so dem normalen Verbrauch im Stoffwechsel entzogen wird
und bei der ein Zurückbleiben im Wachstum beobachtet wird. Die Krankheit
setzt bald nach der Geburt, jedenfalls noch im Säuglingsalter ein, besteht viele
Jahre, um dann mit Stillständen und allmählichen Besserungen schließlich auszuheilen. Die meisten Kinder erliegen bis zum Alter von 3 bis 4 Jahren interkurrenten Infekten, in einzelnen Fällen wurde auch der Übergang in einen
Diabetes mellitus beobachtet. Die Krankheit ist rezessiv erblich, kommt häufiger bei Knaben als bei Mädchen vor und wurde auch schon bei mehreren Geschwistern einer Familie beobachtet.

Die Krankheit beginnt mit einer Auftreibung des Bauches, die sehr bald
auf eine *Vergrößerung der Leber*, besonders auch des linken Leberlappens zurück-

geführt werden kann, wodurch manchmal ein Milztumor vorgetäuscht wird. Die Oberfläche der Leber ist durchaus glatt, Ascites und Milztumor fehlen. Es besteht kein Ikterus und Urobilinausscheidung im Harn fehlt. Es entwickelt sich eine gewisse *Fettsucht*, zum mindesten eine Pastosität mit schwammiger Hautbeschaffenheit, besonders im Gesicht, so daß auch Kleinkinder ein „Baby"- oder „Vollmond"-Gesicht behalten. Meist zeigen die Kinder Verlangen nach häufigen Mahlzeiten, ja *Heißhunger*. Sie sind blaß, müde und schlapp und neigen zu Kollapsen. Die frühinfantilen Proportionen bleiben erhalten und desgleichen die dem frühen Kindesalter bis zu einem gewissen Grade zukommenden Fettanhäufungen am Nacken, an den Hüften und am Schamberg. Eine vergleichende Messung mit Alterskameraden erweist die als Symptom wichtige *Wachstumshemmung*. Die geistige Entwicklung ist völlig normal. Die Röntgenaufnahmen des Skelets zeigen eine hochgradige Osteoporose sämtlicher Knochen und eine Verzögerung der Knochenkernentwicklung. Das wichtigste auf die Störung des Kohlehydrathaushaltes hinweisende Zeichen ist ein stark erniedrigter Blutzuckergehalt, der etwa bei 40—50 mg-%, manchmal aber noch viel tiefer liegt. Dabei fehlen auch bei äußerst niedrigem Blutzuckergehalt meist alle hypoglykämischen Erscheinungen. Sowohl im Nüchtern- als auch im Tagesharn tritt Aceton auf. Nach Adrenalininjektion kommt es nicht zu einem Blutzuckeranstieg, und die Kinder sind außerordentlich empfindlich gegenüber Insulin. Als Zeichen einer mangelhaften Zuckerverwer-

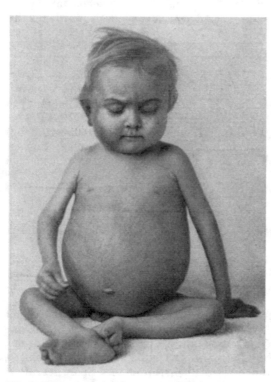

Abb. 7. Glykogenspeicherkrankheit 2jähriges Kind mit starker Vergrößerung des Leibes, Bauchvenenzeichnung ohne Ascites; pastöses Gesicht, abgemagerte Glieder. Die Glykogenspeicherkrankheit wurde wenige Tage nach Aufnahme des Bildes durch Obduktion bestätigt. (Kieler Univ.-Kinderklinik.) (K)

tung findet sich oft eine verstärkte und verlängerte Verdauungslipämie. Auffällig ist eine erhebliche Immunitätssenkung, die zur Folge hat, daß die Kinder leicht an interkurrenten Infekten erkranken und ihnen infolge ihres gestörten und leistungsunfähigen Stoffwechsels auch oft erliegen.

Pathologisch-anatomisch ist vor allem die hochgradige Glykogenspeicherung in der Leber und der Niere, die v. Gierke (1929) zuerst beschrieben hat und die er mit der Bezeichnung Hepato-Nephromegalia glycogenetica zum Ausdruck bringt, gekennzeichnet. Inzwischen wurden Glykogenspeicherungen auch in anderen Organen, so in Herz, Gehirn und quergestreifter Muskulatur nachgewiesen. Auch im Fettgewebe und in den Kernen fand man reichlich Glykogen. Nach längerem Bestand der Krankheit entwickelt sich eine Fettleber oder eine besondere destruktive Leberveränderung, die Siegmund als Speicherungscirrhose bezeichnet. Die postmortale Glykogenolyse, die normalerweise schon nach wenigen Stunden einen weitgehenden Glykogenschwund normaler Organe bewirkt, bleibt aus, so daß noch nach Tagen keine nennenswerte Verminderung des Glykogengehaltes eingetreten ist.

Theorie. Die verschiedenen geschilderten Krankheitszeichen dieser eigenartigen Stoffwechselkrankheit können in befriedigender Weise durch einen ganz bestimmten pathologischen Stoffwechselvorgang erklärt werden, dessen Ursache aber noch völlig dunkel ist. Der pathologische Vorgang ist die Speicherung des Glykogens in den Organzellen, ohne daß die normale Rückverwandlung des Kohlehydratspeicherstoffs in Zucker erfolgt. Infolge dieser „sinnlosen" Speicherung vergrößern sich die glykogenhaltigen Organe und Gewebe, namentlich die Leber, während der Organismus trotz der außerordentlich großen Kohlehydratreserven in den Zustand eines endogenen Zuckermangels gerät. Er findet seinen Ausdruck in der Erniedrigung des Nüchternblutzuckers, der allgemeinen Hinfälligkeit und der Kollapsneigung und dem Heißhunger. Zu hypoglykämischem Shock kommt es meist deshalb nicht, weil sich der Organismus auf den niedrigen Blutzuckergehalt ganz allmählich eingestellt hat.

Die Glykogenspeicherung wird von den einen Autoren auf eine besondere Art von Glykogen zurückgeführt, das durch die Diastase, die in völlig normaler Menge und Wirksamkeit vorhanden ist, nicht angegriffen werden kann. Andere Autoren erörtern die Möglichkeit eines Hyperinsulinismus, so daß die Krankheit eine Art Gegenstück zum Diabetes mellitus bieten würde. Durch eine zentrale Hormongleichgewichtsstörung würden sowohl der Kohlehydratstoffwechsel als auch das Wachstum beeinflußt. Für diese Annahme sprechen die Fälle, die später in Diabetes mellitus übergegangen sind. Wenn dagegen angeführt wurde, daß bei Hyperinsulinismus niemals Ketonkörperausscheidung auftreten könne, so ist dieser Einwand heute nicht mehr überzeugend, weil wir auch bei anderen endokrinen Störungen einen Umschlag in der vegetativen Steuerung kennen und Schwankungen und verschiedene Phasen der Besserung und Verschlechterung gerade im Verlauf der Glykogenspeicherkrankheit üblich sind. Die Ansicht v. GIERKEs geht dahin, daß es sich bei der sicher angeborenen Krankheit um ein Fortbestehen einer fetalen Insuffizienz handelt, um eine Störung einer „werdenden Funktion" der Leber und der übrigen Gewebe. Was die Beziehung der Wachstumsstörung zur Kohlehydratstoffwechselstörung angeht, so ist der Kohlehydrathunger keinesfalls allein an dem Minderwuchs schuld; vielleicht — so hat man vermutet — übt die Leber als wichtigstes Stoffwechselorgan gesetzmäßig einen Einfluß auf die gesamte Entwicklung aus, vielleicht kommt ihr auch eine Art inkretorischer, humoraler Wirkung zu.

Differentialdiagnose. Das Krankheitsbild ist gut gekennzeichnet, und seine wesentlichen Merkmale sind in ausgesprochenen Fällen kaum zu übersehen. Es gibt nun Fälle, in denen das eine oder andere wichtige Merkmal fehlen kann, und dann wird die Abgrenzung, namentlich gegenüber der Fettleber und gelegentlich auch den Cirrhosen, die sehr ähnliche klinische Erscheinungen machen, schwierig. Das Fehlen eines Milztumors und eines Ikterus läßt die Lipoidosen (siehe unten), die Cirrhosen und den hämolytischen Ikterus ausschließen. Eine gewisse Ähnlichkeit besteht mit der partiellen Fettsucht bei *Morbus Cushing*, der aber nicht zu der enormen Lebervergrößerung führt und bei dem ein Adrenalismus besteht. Vergrößerungen der Leber sind bei jungen Kindern nicht allzu selten. Der Verdacht auf Glykogenspeicherkrankheit wird erst da auftreten, wo sich neben der Lebervergrößerung eine Wachstumshemmung und Zeichen einer Kohlehydratstoffwechselstörung nachweisen lassen.

Eine ätiologische oder sicher wirksame *Behandlung* der Glykogenspeicherkrankheit kennen wir nicht. Dem Kohlehydrathunger der Kinder muß durch häufige, kleine Kohlehydratmahlzeiten Rechnung getragen werden. Wichtig ist eine sorgfältige Pflege und Schutz vor den für diese Kinder besonders gefährlichen Infekten. Eine Röntgenbestrahlung des Lebertumors wird — mit angeblich gutem Erfolg — empfohlen.

2. Die Lipoidosen.

Von den zahlreichen bekannt gewordenen Ablagerungskrankheiten betreffen drei den Lipoidfettstoffwechsel und sind von einer gewissen klinischen Bedeutung.

Bei der Gaucherschen Krankheit kommt es zur Speicherung von Kerasin, einem Cerebrosid, in Milz, Leber, Lymphknoten und Knochenmark, wobei in diesen Organen große Speicherzellen von opakem Aussehen nachgewiesen werden können: die sog. Gaucherzellen. Das Hauptkrankheitszeichen ist die langsame, aber stetig fortschreitende Vergrößerung der Milz, zunächst ohne sonstige Erscheinungen. Allmählich vergrößert sich auch die Leber, und es entwickelt sich eine geringgradige sekundäre Anämie zugleich mit Leukopenie und Thrombopenie. Die Haut nimmt im Gesicht und an den Extremitäten an den dem Licht ausgesetzten Stellen eine schmutzig bräunliche Färbung an (Hämochromatose). Im Lidwinkel entstehen gelbliche Verdickungen der Conjunctiva. Schließlich treten Knochenfrakturen und Blutungen auf und in vereinzelten Fällen nervöse Symptome wie allgemeine Muskelhypertonie, Strabismus und sogar Verblödung. Die Krankheit beginnt schon im frühen Kindesalter, schreitet ganz langsam über 10 und 20 Jahre fort und macht ihre schwereren Erscheinungen meist erst im Erwachsenenalter. Während des Kindesalters braucht nichts weiter nachweisbar zu sein, als der langsam zunehmende Milztumor und eine gewisse Hinfälligkeit, vor allem eine Widerstandslosigkeit gegenüber Infekten. Die Krankheit ist familiär, ihre Vererbung ist dominant.

Die *Differentialdiagnose* ist meist schwierig und kann oft nur durch eine Punktion der Milz oder des Knochenmarks oder erst autoptisch gestellt werden. Zur Besserung des an sich unheilbaren Leidens wurde wiederholt eine Milzexstirpation — im Erwachsenenalter — durchgeführt.

Die Niemann-Picksche Krankheit ist die Folge einer im Organismus weit verbreiteten Speicherung von Lecithin und anderen Phosphatiden vorwiegend in der Milz, im lymphatischen Gewebe, im Knochenmark, in den Nebennieren und im Thymus; auch in der Niere, der Herzmuskulatur und im Nervengewebe finden sich die Phosphatide. Pathologisch-anatomisch sind die Speicherzellen als schaumige, vakuolisierte, sog. ,,Schaumzellen" charakteristisch. Es tritt im Vergleich zur Gaucherschen Krankheit eine viel raschere und hochgradigere allgemeine lipoide Zellzerstörung auf, die einen ausgedehnten Parenchymschwund zur Folge hat. Die Krankheitserscheinungen bestehen in einer starken Vergrößerung von Milz und Leber und Schwellung der tastbaren Lymphknoten. Manchmal kommt es zu Ascites und Stauungserscheinungen. In besonderen Fällen findet man Idiotie und einen kirschroten Fleck in der Mitte der Fovea centralis, die Kinder erblinden. Es ist das das Bild der sog. *amaurotischen Idiotie von* Tay-Sachs. Die Krankheit beginnt schon im Säuglingsalter, bevorzugt Mädchen und Kinder jüdischer Abstammung und schreitet so rasch fort, daß die Kinder nur einige Monate oder bestenfalls 1—2 Jahre alt werden. Der Tod erfolgt im Zustand schwerer Kachexie. Wie bei der Gaucherschen Krankheit kann die Diagnose manchmal durch Punktion der Milz oder des Knochenmarks oder schließlich postmortal durch den Nachweis der ,,Schaumzellen" bestätigt werden. Differentialdiagnostisch kommt etwa ein hämolytischer Ikterus, kenntlich an der verminderten Erythrocytenresistenz, oder eine Pseudoleucaemia infantum, kenntlich an dem besonderen Blutbild, in Frage. Von der Gaucherschen Krankheit, die naturgemäß in Erwägung gezogen werden muß, wurde schon beschrieben, daß bei ihr die Milzvergrößerung lange Zeit vorherrscht, ferner

Leukopenie und Thrombopenie nachgewiesen werden können. Der gutartige Verlauf der GAUCHERschen Krankheit gegenüber dem raschen Fortschreiten der NIEMANN-PICKschen Lipoidose ist diagnostisch wertvoll.

Auch bei der NIEMANNschen Krankheit kommt als einzige, allerdings nur vorübergehend wirksame therapeutische Maßnahme eine Milzexstirpation in Frage.

Bei der HAND-SCHÜLLER-CHRISTIANschen Krankheit wird in den Körperzellen Cholesterin gespeichert, und es entwickelt sich ein vielgestaltiges, aber

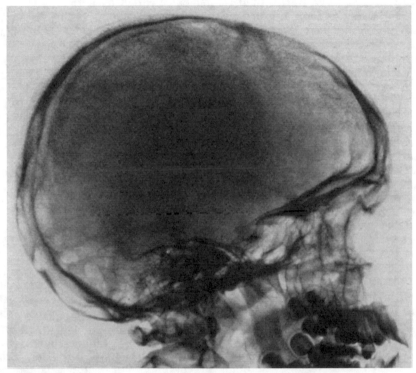

Abb. 8. HAND-SCHÜLLER-CHRISTIANsche Krankheit: Unregelmäßige Aufhellungen der Schädelkapsel, die durch Knochengewebsdefekte verursacht sind. (Kieler Univ.-Kinderklinik.) (K)

gut abgrenzbares Krankheitsbild. In erster Linie ist das Skelet betroffen. Im Röntgenbild kann man vor allem an den Schädelknochen, dann am Becken, den Oberschenkeln und der Wirbelsäule unregelmäßige Aufhellungen, die durch Knochengewebsdefekte verursacht sind, nachweisen. Manchmal treten ein Exophthalmus und hypophysäre Symptome, wie Diabetes insipidus und Fettsucht auf; in manchen Fällen beobachtet man Gelbsucht, Stomatitis, Lockerwerden der Zähne, Zwergwuchs und Infantilismus. Die Milz ist meist ebenso wie die Leber nur leicht vergrößert, es kann aber auch zur Ausbildung mächtiger Milz- und Lebertumoren kommen, je nach der Lokalisation der Ablagerungen. Im Blut läßt sich eine beträchtliche Cholesterinvermehrung nachweisen. Im Gegensatz zu den geschilderten Lipoidosen läßt sich bei der HAND-SCHÜLLER-CHRISTIANschen Krankheit weder eine rassische noch familiäre Erkrankungsbereitschaft feststellen. Befallen werden vorwiegend Kinder im Kleinkindes- und frühen Schulalter. Der Verlauf ist ein chronischer mit Verschlimmerungen und Remissionen.

Die *Diagnose* gilt als gesichert, wenn die Trias „Schädeldefekte, Augenstörungen, Diabetes insipidus" vorliegt.

Bei der *Behandlung* hat sich eine fettarme Kost bewährt. Empfohlen wurden Schilddrüsenpräparate und bei Polyurie und Polydipsie Hinterlappenpräparate (Pituitrin 1—3mal täglich 0,5—1,0 pro die). Die Röntgenbestrahlung der befallenen Skeletpartien soll lang dauernde Remissionen bewirken.

Zu den Lipoidspeicherkrankheiten gehört offenbar auch die *Lipoidnephrose*, die eine zwar seltene, aber vorwiegend im Kindesalter auftretende Erkrankung darstellt. Die Lipoidspeicherung betrifft vorwiegend die Nieren (sog. große, weiße Niere) und der Harnbefund ist der einer chronischen tubulären degenerativen Nierenaffektion. Infolgedessen wird die Krankheit bis heute meistens unter die eigentlichen Nierenkrankheiten eingereiht. Pathologisch-anatomisch weist die vergrößerte, weiche und weißliche Niere eine fettige Degeneration der Zellen, namentlich der proximalen, gewundenen Tubuli auf. Das Vorhandensein von doppelt lichtbrechenden, also lipoiden Substanzen ist pathognomonisch. Das *Krankheitsbild* besteht in stark verbreiteten Ödemen, Blässe und gastrointestinalen Störungen verschiedener Art. Meist sind die Kinder völlig appetitlos und sehr leistungsunfähig. Im Harn findet sich sehr reichlich Eiweiß (über 20 pro Mille!), Zylinder und Fetttröpfchen, die im polarisierten Licht doppelt brechend sind; es fehlen die Erythrocyten. Der Blutdruck ist nicht gesteigert; es besteht keine Azotämie. Der Gesamteiweißgehalt des Blutes ist vermindert, besonders der Albuminanteil, während der Globulinanteil relativ vermehrt ist. Ödeme treten auf, wenn der Bluteiweißgehalt unter einen bestimmten Wert sinkt, weil dann das Plasmawasser nicht mehr im Blute festgehalten wird. Vermehrt sind der Cholesterin-, Fett- und Kochsalzgehalt des Blutes. Der Grundumsatz ist meist stark herabgesetzt. Der Verlauf ist chronisch mit Besserungen, Ausschwemmung des Ödems und Verschwinden der Eiweißausscheidung, dann wieder mit Verschlimmerung und die Krankheit kann sich über Jahre hinziehen und tödlich enden. Meist erliegen die Kinder dann einem interkurrenten Infekt. Eine besonders hohe Empfindlichkeit besteht gegenüber Pneumokokkeninfektionen, und die meisten dieser Kinder erleiden eine Pneumokokkenperitonitis, so daß die Pneumokokken lange Zeit als die Erreger der Lipoidnephrose galten. Die Prognose des Leidens ist aber auch bei Hinzukommen einer Sekundärinfektion (Pneumokokkenperitonitis!) nicht ganz trostlos. Einige Kinder erholen sich oft im Anschluß an einen Infekt, so z. B. nach Varicellen oder Masern und verlieren ihre Neigung zu Lipoidspeicherung. Wir selbst erlebten zwei solche völlige Ausheilungen. Die Behandlung ist eine diätetische und muß dahin gerichtet sein, die oft hohen Eiweißverluste auszugleichen und die Ödeme auszuschwemmen. Im übrigen soll durch Vitaminzufuhr und optimale Ernährung die Anfälligkeit bekämpft werden.

Von den seltenen *Eiweißstoffwechselerkrankungen* haben nur drei im Kindesalter eine gewisse Bedeutung, nämlich die Alkaptonurie, die Porphyrinurie und die Cystinurie.

Das Wesen der *Alkaptonurie* besteht darin, daß der Abbau von den beiden chemisch verwandten Aminosäuren, dem Phenylalanin und dem Tyrosin auf einer Zwischenstufe, nämlich der Homogentisinsäure, stehen bleibt. Diese gibt bei Alkalizusatz einen schwarzbraunen Farbstoff. Die Ursache der Stoffwechselstörung ist unbekannt, sie tritt familiär auf. Schon im Säuglingsalter macht sich die Dunkelfärbung der mit zersetztem Urin benetzten Windeln bemerkbar. Beschwerden bestehen zunächst nicht. Es kann aber zu Ablagerungen der Homogentisinsäure in Knorpel, Sehnen, Bändern und der Gefäßintima (sog. Ochronose) kommen. Auch an Ohr, Nasenknorpel und Skleren treten oft bläuliche Verfärbungen auf. Ablagerung in den Gelenken kann zu schweren deformierenden

Arthritiden führen. Die Behandlung ist eine diätetische und besteht in Vermeidung von Eiweiß mit hohem Gehalt an aromatischen Aminosäuren.

Die *Porphyrinurie* tritt im frühen Kindesalter fast ausschließlich als angeborene und unbeeinflußbare Eiweißstoffwechselanomalie auf. Die Kinder sind außerordentlich lichtempfindlich und reagieren mit einer Hydroa vacciniforme, einem Bläschenausschlag, der unter stark pigmentierter Narbenbildung abheilt. Auch Verfärbung der Zähne kommt vor. Es können sich z. B. im Anschluß an Infekte bei diesen Kindern Intoxikationen unter ileusartigen Koliken mit tödlichem Ausgang ereignen. Durch die Ausscheidung großer Mengen von Porphyrin nimmt der Harn eine portweinähnliche Farbe an. Der Nachweis des Hämatoporphyrins (bekanntlich ein eisenfreies Derivat des Hämoglobins) geschieht spektroskopisch.

Bei der *Cystinurie* tritt diese schwefelhaltige Aminosäure dann im Harn auf, wenn das Kind größere Mengen Eiweiß in der Nahrung aufnimmt. Vermutlich steht die Leber im Mittelpunkt dieser Eiweißstoffwechselstörung, die die Umwandlung des Cystins in Cystein normalerweise besorgt und nun aus unklaren Gründen beim Cystinuriker versagt. Cystin ist in saurer Lösung schwer löslich und kann in den Nieren und den ableitenden Harnwegen auskristallisieren und dadurch Steinbildung (siehe unten) veranlassen. Im Harn weist man Cystin am besten durch die Kochprobe mit Kalilauge und Bleiacetat (Schwarzfärbung!) nach.

VI. Steinbildung, Lithiasis.

Durch Niederschlagsbildung der im Harn normalerweise in Lösung befindlichen Salze kommt es auch schon im *Kleinkinder- und Schulalter* zur Konkrementbildung und entsprechenden Steinleiden. Steinbildend sind die Harnsäure, der phosphorsaure Kalk, der oxalsaure Kalk und in seltensten Fällen das Cystin. Daneben gibt es auch eine vermehrte Salzausscheidung ohne Konkrementbildung. Es handelt sich bei diesen Zuständen weniger um eine lokale Erkrankung als um eine Diathese, die dem Zeichenkreis des „Arthritismus" zugeteilt wird und erblich ist. In manchen Fällen kann man aus der Vorgeschichte eine Überernährung, namentlich mit Fleisch, Räucherwaren, Gewürzen u. dgl. erheben und erzielt Heilung oder Besserung durch diätetische Behandlung. Aus diesem Grunde werden die folgenden Zustände bei den Stoffwechselstörungen des älteren Kindes erörtert.

Phosphaturie (besser Kalkariurie). Man versteht hierunter die Ausscheidung eines milchig trüben Harns (Milchpisser), dessen Trübung durch Beimengung von reichlich phosphorsaurem Kalk und kohlensauren Kalksalzen und Magnesia verursacht ist, ohne daß eine entsprechende vegetarische Kost oder Alkalien gereicht werden. Die Kinder selbst klagen offenbar nur dann, wenn die Umgebung sie durch den auffälligen Befund erschrocken nach ihren Beschwerden fragt über Harndrang, Leibschmerzen, Müdigkeit und Kopfschmerzen. Es handelt sich wohl durchweg um Neuropathen. Der Zustand, der als Folge einer Sekretionsneurose der Niere gilt, ist ohne ernstere Bedeutung; eine Bereitschaft zur Steinbildung und vielleicht zu Infektionen der Harnwege wird angenommen.

Die *Behandlung* besteht in erster Linie in Maßnahmen zur Behebung der bestehenden nervösen Übererregbarkeit, die man durch Bromgaben unterstützen kann. Im übrigen gibt man eine verhältnismäßig fleischreiche Kost, nach welcher die neuropathischen Kinder besonders verlangen und sorgt für reichlich Bewegung in frischer Luft (Gesundheitsturnen)·

Oxalurie. Für eine Steinbildung ist die vermehrte Ausscheidung von Oxalsäure, die an sich keine Krankheitszeichen zu machen pflegt, wichtiger als die Phosphaturie, mit der zusammen sie einhergehen kann. Die Bildung von Oxalsäuresteinen hängt nun keineswegs allein von einer bestehenden Oxalurie ab, wird aber durch sie gefördert. Bei unklaren Leibschmerzen, Colonspasmen, Colica mucosa und Verdacht einer Nieren- oder Ureterendruckempfindlichkeit verdient die Ausscheidung von Oxalsäurekristallen bei Kindern Beachtung. Nur in solchen Fällen ist eine vorbeugende Behandlung durch Beschränkung der Oxalsäurezufuhr in der Nahrung angezeigt, um wenigstens auf die exogene Quelle der Oxalurie einzuwirken.

Cystinurie. Der Harn enthält Cystin (bis zu 1,8 g täglich) und einige andere Diamine wie Cadaverin, Tyrosin, Leucin und Tryptophan als Zeichen einer besonderen konstitutionellen Insuffizienz des intermediären Aminosäurestoffwechsels.

Die Cystinsteine sind bei Kindern sehr selten. Man gibt bei Cystinurie eine eiweißarme Kost und sucht die Löslichkeit des Cystins durch eine Alkalisierung des Harns (z. B. durch Natrum bicarbonicum-Gaben) zu erreichen.

Die *Steinbildung* bleibt auch bei Kindern oft lange Zeit unbemerkt, bis entweder eine der genannten Salzausschwemmungen mit Hämaturie oder schon „Sand“ oder „Gries“ oder schließlich die mehr oder weniger charakteristischen Steinbeschwerden nachgewiesen werden. Als solche sind anzusehen: häufiges Wasserlassen, oft von Schmerzen begleitet, dumpfes Leibweh, Unfähigkeit, länger zu gehen, zu fahren oder mit den anderen Kindern zu spielen und turnen.

Die Diagnose wird gestellt aus den geschilderten Harnbestandteilen und erhärtet durch die bimanuelle, rectale Untersuchung, den Uretherenkatheterismus und die Röntgenuntersuchung. Die Behandlung ist Sache des Chirurgen.

Schrifttum.

AMMON-DIRSCHERL: Fermente, Hormone usf. Leipzig: Georg Thieme 1938.

BENEDICT, F. G. u. F. G. TALBOT: Arbeiten aus dem Carnegie-Institut, Washington. —
BERTRAM, F.: Grundlagen der neuzeitlichen Ernährung. Leipzig: Georg Thieme 1939. —
BÜRGER, M.: Die Klinik der Lipoidosen. Neue Deutsche Klinik Bd. 12. 1934.

FREISE u. JAHR: Diabetes im Kindesalter. Berlin: S. Karger 1932.

GRAFE, E.: Die Krankheiten des Stoffwechsels und der Ernährung. Lehrbuch der inneren Medizin von ASSMANN, v. BERGMANN usw., 3. Aufl. Berlin: Julius Springer 1936.

HAHN, A.: Grundzüge der Lehre vom Stoffwechsel und der Ernährung. Stuttgart: Ferdinand Enke 1938.

JOSLIN, E. P.: The treatment od diabetes mellitus. Philadelphia 1935.

KESTNER u. KNIPPING: Die Ernährung des Menschen, 3. Aufl. Berlin: Julius Springer 1928.

LEHNARTZ, E.: Einführung in die chemische Physiologie. Berlin: Julius Springer 1937.

MEYER, E.: Alkaptonurie. Neue Deutsche Klinik Bd. 1. 1929. — MÜLLER, ERICH: Stoffwechsel und Ernährung älterer Kinder. Handbuch der Kinderheilkunde, 4. Aufl., Bd. 1, von PFAUNDLER u. SCHLOSSMANN. Berlin: F. C. W. Vogel 1931.

NOBEL-V. PIRQUET-WAGNER: Ernährung gesunder und kranker Kinder. Wien: Julius Springer 1928.

PRIESEL u. WAGNER: Zuckerkrankheit im Kindesalter. Leipzig 1932.

RICHTER, P. F.: Cystinurie. Neue Deutsche Klinik Bd. 2. 1928. — ROMINGER-LORENZ: Richtlinien für die Kinderkost, 2. Aufl. Berlin: Julius Springer 1935.

STEPP-KÜHNAU-SCHROEDER: Die Vitamine und ihre klinische Anwendung, 4. Aufl. Stuttgart: Ferdinand Enke 1939. — STOLLEIS: Beitrag zur Klinik der Glykogenspeicherkrankheit. Med. Welt **1939**, Nr. 50.

UMBER, F.: Die Stoffwechselkrankheiten in der Praxis, 3. Aufl. München: J. F. Lehmann 1939.

Krankheiten der Drüsen mit innerer Sekretion.

Von E. GLANZMANN-Bern.

Mit 22 Abbildungen.

I. Endokrine Drüsen, Wachstum und Entwicklung.

Das Wachstum des kindlichen Organismus, Differenzierung und Reifung der Organe werden gesteuert von den Drüsen mit innerer Sekretion. Ihnen liegt es auch ob, den Zell- und Gewebsstoffwechsel so lebhaft zu gestalten, wie er für die Bedürfnisse des Wachstums und der Entwicklung notwendig ist. Nicht alle endokrinen Drüsen lassen eine Mitbeteiligung an den Wachstumsvorgängen erkennen, und auch bei den eigentlichen „Wachstumsdrüsen" macht sich der Einfluß in den verschiedenen Perioden der Kindheit in unterschiedlicher Weise geltend. Einzelne endokrine Drüsen, wie z. B. der Thymus zeigen eine frühzeitige Blüte und ein verhältnismäßig rasches Verwelken. Manches spricht dafür, daß in der ersten Lebenszeit der mächtig entwickelte Thymus einen großen Einfluß auf das Wachstum ausübt. Nach BIEDL tritt schon Ende des ersten Lebensjahres eine eklatante Umsatzsteigerung ein als Ausdruck einer Prävalenz der Schilddrüse, welche vor allem die weitere Differenzierung des Organismus fördert. In der Periode der ersten Streckung übernimmt der Hypophysen-vorderlappen mit seinem Wachstumshormon die Führung. Bei der zweiten Fülle vom 8. bis 10. Lebensjahr finden wir relative Stabilität im Inkretsystem. Vom 11.—15. Lebensjahr setzt nun in der Präpubertät in einer zweiten Streckungsperiode plötzlich ein rapides Längenwachstum ein. Auch dieses steht unter der Herrschaft des Wachstumshormons des Hypophysenvorderlappens. Dieser gibt aber auch thyreotropes Hormon an die Schilddrüse ab, welche für die mächtige Umsatzsteigerung sorgt, die das Wachstum ermöglichen soll, parathyreotropes Hormon an die Nebenschilddrüsen zur Bereitschaftsstellung des Kalkes für das rasch wachsende Skelet. Die Blütezeit des Thymus neigt dem Ende zu, wobei seine Involution die Entwicklung der Keimdrüsen stark fördert. Die eosinophilen Zellen des Hypophysenvorderlappens produzieren das Wachstumshormon, das das Längenwachstum in der Präpubertät steigert, ähnlich wie eine Pflanze in die Höhe getrieben wird, ehe sie Blüten und Früchte tragen soll. Nun treten aber in der Hypophyse an Stelle der eosinophilen Zellen mit ihrer somatotropen Wirkung durch einen Reifungsvorgang mehr und mehr basophile Zellen auf, die gonadotrope Hormone produzieren und die Keimdrüsen zur Bildung von Sexualhormonen anregen. Diese Sexualhormone führen dann zur Umgestaltung des ganzen Organismus in der Pubertät.

1. Krankheiten des Thymus.

Physiologisches. Der Thymus ist immer noch nicht allseitig als Drüse mit innerer Sekretion anerkannt, er steht aber mit dem System der endokrinen Drüsen in engster Wechselbeziehung. So bewirkt Kastration Persistenz und Hyperplasie des Thymus. Entfernung der Nebennieren führt zu Vergrößerung des Thymus, Thymushyperplasie zu Verkleinerung der Nebennieren. Bekannt ist das Vorkommen von Struma- und Thymushyperplasie beim Neugeborenen und beim Basedow. Thymektomie führt zu Hemmung des Wachstums und der Entwicklung. Injektionen von Thymusextrakten fördern Wachstum, Entwicklung und frühe Reifung der Keimdrüse. Der Thymus ist außerordentlich empfindlich auf Ernährungseinflüsse. Bei Unterernährung, Inanition, ja selbst bei bloßem Vitaminmangel ist der Thymus das erste Organ, das sich bis auf geringe Reste zurückbildet, wobei namentlich die Thymusrindenzellen (lymphocytenähnlich) schwinden.

BOMSKOV gelang es neuestens, aus der Walhypophyse ein thymotropes Hormon zu gewinnen, welches mit dem diabetogenen Hormon identisch ist und auf dem Umweg über den Thymus zu einer Senkung des Leberglykogens führt. Weiter wurde in der Lipoidfraktion des Thymus ein Hormon extrahiert, welches im Tierversuch außerordentlich starkes Wachstum auslöst, Lymphocytose bedingt und die Keimdrüsen zur Rückbildung bringt. Es gelang ferner einen sog. Status thymico-lymphaticus experimentell hervorzurufen mit seiner großen Labilität gegenüber geringsten äußeren Einflüssen. Diese ist darauf zurückzuführen, daß bei übermäßiger Wirkung des Thymushormons nicht nur die Leber völlig glykogenarm wird, sondern auch das Herzmuskelglykogen stark abnimmt.

a) Thymushyperplasie.

Größe und Gewicht des Thymus ist schon normalerweise großen Schwankungen unterworfen. Es gibt Thymushyperplasien, welche keine klinischen

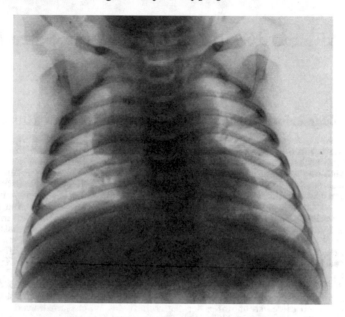

Abb. 1. Thymushyperplasie.

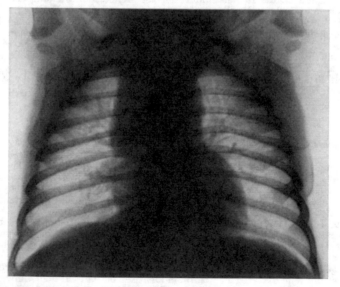

Abb. 2. Dasselbe Kind. In Heilung 6 Wochen später nach 2× je 50 r bei 150 kV und 3 Al
Röntgenbestrahlung. (Kieler Univ.-Kinderklinik.) (K)

Symptome machen. In andern Fällen erzeugt die Thymushyperplasie in- und exspiratorischen Stridor durch Druck auf die Trachea in der Gegend des Jugulums oder der Bifurkation. Hintenüberbeugen des Kopfes verstärkt die Stenose, welche sich auch durch Einziehungen des Epigastriums und der Thoraxflanken verrät. Die Stenose führt zu Dyspnoe, dem sog. Asthma thymicum, das oft noch eine kardiale Komponente enthält und sich zeitweise zu heftigen Erstickungsanfällen mit Cyanose steigern kann.

Das REHNsche Zeichen zum Nachweis der Thymushyperplasie besteht darin, daß man bei stärkster Exspiration bei hintenübergebeugtem Kopf den vorgewölbten Thymus als eine Schwellung im Jugulum tasten kann. Doch ist das Zeichen unsicher. Gelegentlich kann man eine Dämpfung perkutieren, welche das Sternum zu beiden Seiten überragt. Wertvoll ist das Röntgenbild, es muß aber mit großer Kritik betrachtet werden, weil der verbreiterte Gefäßschatten bei der Exspiration und bei Zwerchfellhochstand einen großen Thymus vortäuschen kann. Der Thymusschatten bildet ein vertikales Band, das das Sternum rechts und links überragt und wie eine Pellerine auf den Herzschatten herabsinken kann.

Behandlung. Nur wenn die Thymushyperplasie Symptome macht, ist eine Behandlung notwendig. Methode der Wahl ist die Röntgentherapie. Wir geben eine Oberflächenwirkungsdosis von 60—120 r = 10—20% der Hauterythemdosis bei 40 cm. Fokushautabstand mit 3 mm. Aluminium- oder Kupferfilter mit möglichst kleinem Feld (4 × 5 cm). Die gleiche Dosis wird 2 Tage später wiederholt. Es folgt dann nach 4—6 Wochen, wenn nötig, eine Nachbestrahlung. Da zunächst eine Verschlimmerung eintreten kann, sollen die Kinder in klinischer Beobachtung bleiben. Der Erfolg zeigt sich im Schwinden des Stridors, des Asthma thymicum und der Erstickungsanfälle. In leichteren Fällen führen nach meiner Erfahrung Einreibungen mit 5%iger Jodkalisalbe über der oberen Sternumpartie zu röntgenologisch nachweisbarem Rückgang der Thymushyperplasie.

b) Status thymico-lymphaticus und plötzliche Todesfälle bei Kindern.

Die Beziehungen zwischen großem Thymus und Hypertrophie der lymphatischen Organe zu plötzlichen Todesfällen sind zweifelhaft geworden, seitdem man solche Befunde fast immer hat erheben können, wenn die Kinder ohne vorausgehendes Kranksein, das sonst zu einem raschen Schwund dieser Organe führt, verscheiden. Den überraschenden Todesfällen anscheinend gesunder Kinder können andere Ursachen zugrunde liegen, z. B. Myokarditis oder sehr rasch verlaufende unerkannte Infekte, Capillärbronchitis, Lungenödem usw. Für einen großen ungeklärten Rest trifft vielleicht BOMSKOVs neueste Erklärung zu (s. oben).

2. Krankheiten der Schilddrüse.

Physiologisches. Der wichtigste Bestandteil des inneren Sekretes der Schilddrüse ist das Thyroxin. Es ist ein Paraoxydijodphenyläther des Dijodthyrosins. Dieses Thyroxin ist in der Schilddrüse als prosthetische Gruppe gebunden an einen eiweißartigen Komplex, das Thyreoglobulin. Erst durch diese Schienung bekommt das Thyroxin seine volle Wirksamkeit. Die biologisch wichtigste Komponente des Thyroxins ist das Jod und die Schilddrüse stellt das Zentralorgan für den Jodstoffwechsel dar. Das Jod entstammt der Nahrung. Der Blutjodspiegel beträgt normalerweise 10—15 γ-%. Der Blutjodspiegel ist erniedrigt bei Hypothyreose, erhöht bei Hyperthyreose. Er spiegelt somit den Funktionszustand der Schilddrüse wider. Die Schilddrüse braucht organisches Jod für die Bildung von Dijodthyrosin und Thyroxin.

Das Schilddrüsenhormon aktiviert den Gesamtstoffwechsel. Charakteristisch ist, daß das Schilddrüsenhormon erst nach einer gewissen Latenzzeit zur vollen Wirkung gelangt. Man hat deshalb angenommen, daß es auf dem Umweg über nervöse Bahnen wirkt. Der Angriffspunkt liegt letzten Endes in den Zellen selber. Das Schilddrüsenhormon steigert die oxydativen Verbrennungsprozesse, wirkt also ähnlich wie gewisse Vitamine, z. B. wie Vitamin B_1*. Bei Schilddrüsenmangel ist der Sauerstoffverbrauch herabgesetzt, bei Überschuß an Schilddrüsensekret ist er erhöht. Der Eiweißumsatz, der Kohlenhydrat- und Fettstoffwechsel werden durch die Schilddrüsenzufuhr gesteigert. Zucker wird in der Leber

---

* ROMINGER: Avitaminosen usw. s. S. 198 u. 223.

aus Glykogen mobilisiert, der Blutzuckerspiegel kann steigen, der Zucker wird zur Bestreitung erhöhter Verbrennungen benötigt, es kann auch zu Glykosurie kommen. Die Schilddrüse hat Einfluß auf den Wasserstoffwechsel, Thyroxin wirkt in den Geweben entquellend und dadurch diuretisch. Thyroxin erhöht den Phosphatspiegel im Blut und fördert dadurch indirekt auch die Kalkretention im Skelet.

Das Schilddrüsenhormon übt eine fördernde Wirkung auf verschiedene Organsysteme aus, auf Herz und Kreislauf, auf die Darmbewegungen, auf die Diurese, auf den Zustand der Haut und die Schweißsekretion, auf die Blutbildung usw. Diese belebende Wirkung äußert sich auch in der Wachstumsförderung. Schilddrüsenmangel führt zu einer deutlichen Wachstumshemmung. Von besonderem Interesse ist die Wirkung der Schilddrüse auf die Differenzierung des Organismus. Es kann dies sehr hübsch demonstriert werden an Kaulquappen, Salamander, Axolotl. Es kommt zu einer Beschleunigung der Metamorphose unter gleichzeitiger Hemmung des Längenwachstums und Bildung z. B.

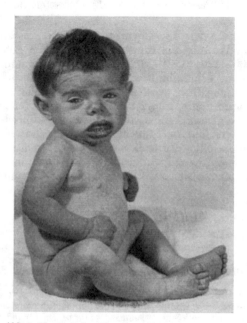

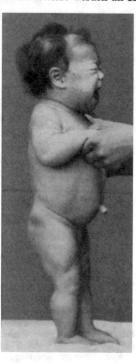

Abb. 3. Kongenitale Athyreose. (Kieler Univ.-Kinderklinik.) (K)

Abb. 4. Myxödem. Gießener Univ.-Kinderklinik.)

von Zwergfröschen. Die Schilddrüse erhält Nachricht vom Hormonhunger des wachsenden Organismus durch das Nervensystem (Sympathicus) und durch das thyreotrope Hypophysenhormon.

a) Kongenitale Athyreose.

Infolge Mißbildung oder entzündlich degenerativer, fetaler Prozesse kann es zu einem vollständigen Schilddrüsenmangel kommen. Gleichwohl zeigen sich unmittelbar nach der Geburt noch keine Ausfallserscheinungen, weil das mütterliche Schilddrüsenhormon in der ersten Tagen und Wochen noch eine protektive Wirkung entfalten kann. Bei Ernährung an der Brust kann diese Schutzwirkung des mütterlichen Schilddrüsenhormons noch weiter verlängert werden. Dann aber kommen die klinischen Symptome des Schilddrüsenmangels zum Vorschein. Die Säuglinge zeigen ein auffallend ruhiges und interesseloses Verhalten, sind schläfrig und selbst gegenüber der Nahrungsaufnahme bekunden sie eine stumpfe Gleichgültigkeit und machen oft große Schwierigkeiten bei der Ernährung. Die Haut ist dick, kühl, trocken, rauh und zeigt eine eigentümliche grau-gelbliche oder bräunliche Pigmentierung. Das Gesicht sieht aufgequollen aus, die

Lidspalten sind eng. Am Hals, besonders in den hinteren seitlichen Halspartien und oberhalb der Schlüsselbeine findet sich eine auffallende Weichteilpolsterung durch ein weiches, schwammiges Gewebe, welches besonders in den Supraclaviculargruben die Form eines epaulettenartigen, symmetrischen Myxolipoms annehmen kann. Dieses sog. Myxödem, dem die Krankheit die gebräuchlichste Bezeichnung kongenitales Myxödem verdankt, beruht auf einer Infiltration des Unterhautzellgewebes mit einer schleimähnlichen, eiweißreichen Gewebsflüssigkeit. Am übrigen Körper ist die Haut derb, schlaff, vielfach in weiten Falten abhebbar. Der Bauch ist groß, der Nabel steht tief und wir beobachten eine ziemlich konstante Nabelhernie. Der Haarwuchs ist schütter, die Haare sind trocken und brüchig, oft finden sich kleine Stellen unregelmäßiger Alopecie. Die Augenbrauen sind sehr schwach behaart, die Nägel können deformiert, dünn und brüchig sein. Der Mund wird meist offen gehalten und aus ihm quillt eine große Zunge vor. Auch diese Makroglossie beruht auf einer ähnlichen myxödematösen Infiltration der Schleimhäute, welche auch den Pharynx betrifft. Die Schleimhäute der Nase und des Rachens sind verdickt und blaß. Adenoide Vegetationen unterstützen noch die Erschwerung der Nasenatmung und erzeugen das eigentümliche Röcheln und Grunzen. Die Infiltration betrifft nicht selten auch die Kehlkopfschleimhaut und bedingt eine rauhe und heisere Stimme.

Die Kinder bleiben im Längenwachstum zurück, weil die Knorpelzellbildung und damit die normale enchondrale Ossifikation stark verzögert ist. Es kommt so zu einem thyreogenen Zwergwuchs. Die Epiphysenfugen, die Synchondrosen schließen sich nicht oder nur stark verspätet, die große Fontanelle bleibt abnorm lange offen. Die ausbleibende Synostose am Os tribasilare trägt zu der Ausbildung des für die Athyreose charakteristischen breiten Nasenrückens und der leichten Einziehung der Nasenwurzel bei.

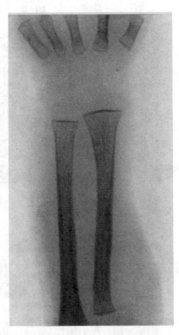

Abb. 5. Rückstand der Ossifikation der Knochenkerne bei einem 9 Monate alten Mädchen. Es fehlen Os capitatum und Os hamatum. (Kieler Univ.-Kinderklinik.) (K)

Bei der angeborenen Athyreose entwickeln sich die Knochenkerne nicht.

Unter normalen Verhältnissen treten das Os hamatum und capitatum im 1.—2., der Epiphysenkern des Radius im 2.—4. Halbjahr, das Os triquetrum im 2.—3. Jahr auf. Mit 5 Jahren sollen alle 7 Handwurzelkerne vorhanden sein. Das Röntgenbild orientiert uns also über den Rückstand der Ossifikation. Wir sehen auch im Röntgenbild, daß die Verkalkung an den Rändern der Vorderarmknochen eine dichte ist. Nicht selten sieht man eine Reihe von queren Schattenbändern, sog. Jahresringen, ein Zeichen dafür, daß das Knochenwachstum periodisch erfolgt und mit ausgesprochenen Wachstumsstillständen abwechselt. Myxödem und Rachitis schließen einander wohl nur deshalb aus, weil bei der Athyreose kein oder äußerst langsames Wachstum erfolgt, während Rachitis sich nur am wachsenden Skelet äußern kann. Wird durch eine spezifische Behandlung das Skeletwachstum angeregt, so kann gleichzeitig gar nicht selten eine rachitische Ossifikationsstörung zum Vorschein kommen.

Auch in der Zahnentwicklung bleiben die Kinder stark zurück. Hypoplasien der Zähne, die dann besonders leicht sekundärer Caries anheimfallen, gehören zum Bilde der kongenitalen Athyreose.

Der Grundumsatz ist bei der Athyreose stark, um 30—60%, herabgesetzt. Die Assimilationsgrenze für Traubenzucker ist erhöht, d. h. eine alimentäre

Glykosurie tritt selbst auf sehr hohe Zuckergaben nicht ein. Die Kinder neigen zu Frösteln und Untertemperaturen infolge der verminderten Wärmebildung. Namentlich fühlen sich die Extremitäten kühl an und sind oft mehr weniger livide verfärbt. Die Rectaltemperaturen schwanken zwischen 35 und 36 Grad. Schweißsekretion fehlt bei der geringen Wärmebildung vollkommen. Auch die Herztätigkeit ist deutlich verlangsamt. Im Elektrokardiogramm sehen wir außer dieser Bradykardie sehr geringe Exkursionen der Kammerkomplexe. Vorhof- und Terminalschwankung kommen kaum oder überhaupt nicht zum Vorschein. Es ist dies auf den hohen Leitungswiderstand der Haut zurückzuführen. Benutzt man statt der Plattenelektroden, Nadelelektroden, so

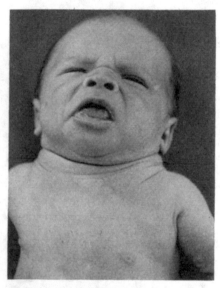 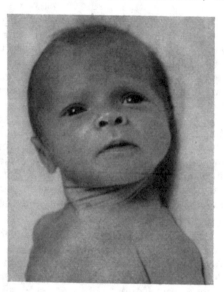

Abb. 6.   Abb. 7.

Abb. 6 und 7. Athyreose vor (Abb. 6) und nach (Abb. 7) der Behandlung mit Thyroxin. Wilhelm S., 2¹/₂ Monate alt. Vom 24. 10.—31. 11. Thyroxin 0,5—1,0 ccm täglich. Vom 31. 10.—10. 11. Thyreoidin pulv. Merck 0,1 täglich. (Kieler Univ.-Kinderklinik.) (K)

erscheint das Elektrokardiogramm normal. Die Respiration erscheint ebenfalls verlangsamt. Die Darmtätigkeit ist sehr träge, es besteht eine hartnäckige Obstipation, es kann mehrere Tage dauern bis das Kind eine Stuhlentleerung hat. Gelegentlich werden Megarectum und Megacolon angetroffen. Von demselben Torpor ist offenbar auch das Knochenmark ergriffen. Es besteht eine verzögerte Blutneubildung, die sich meist in einer hypochromen Anämie äußert. Das Volumen der roten Blutkörperchen ist vergrößert (Makro- oder Hyperglobulie). Die Zahl der neutrophilen Polynukleären ist herabgesetzt und es wird eine relative Lymphocytose gefunden. Der Cholesteringehalt des Blutes ist erhöht. Blutgerinnung und Senkung sind beschleunigt.

Die Muskulatur ist meist hypotonisch, was sich namentlich in der Auftreibung des Leibes verrät. In den Beinen beobachten wir dagegen nicht selten eine hypertonische Spannung mit Steigerung der Sehnenreflexe.

Die geistige Entwicklung ist außerordentlich verzögert, der Intellekt, das Gedächtnis bis zur völligen Idiotie vermindert. Die Kinder lernen nicht sprechen, oder ihr Sprechvermögen beschränkt sich auf einige unartikulierte Laute. Die Bewegungen sind verlangsamt. Der Gang wird spät erlernt und ist oft ausgesprochen spastisch.

Am Hals ist nichts von Schilddrüse zu fühlen, man kann Larynx und Trachea wie bei einem anatomischen Präparat durch die Haut hindurch abtasten. Dieser Befund beweist jedoch mit Sicherheit bloß, daß Kropfbildung fehlt, aber nur wenig bezüglich des Verhaltens der eigentlichen Schilddrüse. Letztere kann gleichwohl bei der Autopsie an normaler Stelle und in normaler Größe gefunden werden. Bei einer wirklichen Athyreose ist dagegen von einer Schilddrüse auch anatomisch nichts mehr nachzuweisen.

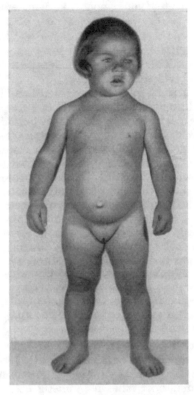 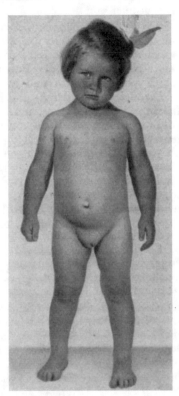

Abb. 8. Abb. 9.

Abb. 8 und 9. Leichtes „erworbenes" Myxödem. Vor und nach der Behandlung mit Thyreoidin. (Jeden 2. Tag 1 Tablette 0,1.) (Kieler Univ.-Kinderklinik.) (K)

Erreicht das Kind mit Athyreose ein Alter von 12—14 Jahren, so bleibt in der Regel die Pubertätsentwicklung aus. Die Genitalorgane bleiben klein, infantil. Scham- und Achselhaare erscheinen nicht oder nur spärlich. Es besteht eine primäre Amenorrhöe. Die Brüste entwickeln sich nicht. Doch sind vereinzelt Metrorrhagien und starke Entwicklung der Brüste beobachtet worden.

b) Erworbenes Myxödem.

Es kann in jedem Alter auftreten im Anschluß an schwere Infektionskrankheiten, wie Masern, Keuchhusten, Diphtherie, Erysipel, Angina, FEERsche Krankheit usw. Es kommt zu einer manifesten oder latenten, akuten Thyreoiditis mit Ausgang in Sklerose der Schilddrüse. Die Ausfallserscheinungen sind ähnlich wie bei der angeborenen Form des Myxödems, nur sind sie gemildert und man kann z. B. aus dem Grad der Ossifikation im Handgelenk, aus der Körpergröße und dem geistigen Entwicklungszustand ungefähr den Zeitpunkt bestimmen, zu welchem das erworbene Myxödem aufgetreten ist.

c) Hypothyreosen.

Hier ist die Schilddrüse in ihrer Funktion nur partiell geschädigt und es kommen mehr oder weniger abgeschwächte und vereinzelte Ausfallserscheinungen zutage. Die Kinder zeigen ein rundliches, bräunlich-blasses, leicht gequollenes Gesicht, namentlich in der Gegend der Augenlider. Die Haare sind trocken, etwas spärlich. Auch am übrigen Körper zeigt die Haut eine leichte Andeutung von Myxödem, sie ist trocken, rauh und rissig. Oft deutet nur eine leichte Wachstumshemmung oder das verspätete Auftreten von Knochenkernen, eine Neigung zu Obstipation und eine verzögerte geistige Entwicklung, ein phlegmatisches Temperament und eine gewisse Fettsucht auf eine Hypothyreose hin. Seltener besteht motorische Hemmungslosigkeit. Auch diese Hypothyreosen zeigen einen zur Zeit der Pubertät immer deutlicher werdenden Infaʀ...ismus mit Hypogenitalismus und ausbleibender Pubertätsentwicklung.

Die Behandlung der A- und Hypothyreose besteht in der Zufuhr von Schilddrüsenpräparaten per os, um das fehlende Hormon zu ersetzen. Dies gelingt wohl am besten mit Hilfe von getrockneten Schilddrüsen in Form von Schilddrüsentabletten z. B. Thyreoidintabletten Merck oder Burroughs Welcome oder Elityran. Man gibt Säuglingen täglich $1/2$ Tablette zu 0,1, zerdrückt in etwas Wasser oder Milch und steigt bis zu täglich 1 Tablette von 0,1. Bei größeren Kindern beginnen mit 0,1 täglich und steigen bis 3mal 0,1. Von Thyreoiddispert gibt man 2×5 oder 10 Einheiten pro die. Während diese getrockneten Schilddrüsenpräparate per os sehr gut wirken, so ist dies bei dem reinen Hormon Thyroxin (1 mg 2mal täglich) nicht der Fall. Das reine Thyroxin muß injiziert werden, subcutan 0,0001—5 in $1^0/_{00}$iger Lösung. Unbedingt notwendig ist es, die Schilddrüsenmedikation kontinuierlich lebenslang durchzuführen. Jegliche länger dauernde Unterbrechung rächt sich schon nach 8—14 Tagen durch eine deutliche Verschlimmerung des gebesserten Funktionszustandes. Charakteristisch für die Schilddrüsenwirkung ist eine gewisse Latenzzeit von einigen wenigen Tagen, dann aber zeigt sich eine deutliche Besserung. Die Gesichtszüge werden prägnanter, der Gesichtsausdruck lebhafter und intelligenter. Die Zunge wird kleiner, die Verstopfung, die auf kein anderes Mittel reagiert, verschwindet. Untertemperaturen werden normal. Knochenkerne treten auf. Die Zahnentwicklung wird beschleunigt, die Kinder werden geistig regsamer, die verwaschene Sprache wird deutlicher usw. Leider lassen aber gerade die geistigen Defekte bei der Athyreose sich kaum überwinden, oder erheblich günstig beeinflussen. Es handelt sich hier eben um frühembryonale schwerste Schädigungen des Nervensystems. Im großen ganzen aber sind die Erfolge der Schilddrüsenbehandlung, namentlich bei den Hypothyreosen, ganz ausgezeichnete. Am Überdosierungen zu vermeiden schaltet man zweckmäßigerweise von Anfang an wöchentlich einen Tag Ruhepause, z. B. am Sonntag ein. Toxische Erscheinungen bei der Schilddrüsenmedikation infolge Überdosierung äußern sich in hyperthyreotischen Symptomen, wie erhöhtem Stoffwechsel, Abmagerung, Unruhe, Herzklopfen und Pulsbeschleunigung, Erbrechen und Durchfälle, Hyperthermie usw. Bei stärkerer und anhaltender Gewichtsabnahme ist es am besten, die Schilddrüsentherapie vorübergehend zu unterbrechen und nachher wieder mit kleineren Dosen zu beginnen.

d) Hyperthyreose.

Die mit hyperthyreotischen Symptomen einhergehende Schilddrüsenvergrößerung (Struma) als Grundlage eines Morbus Basedow ist bei Kindern sehr selten. Als auslösende Ursache kommen Schreck, plötzliche Gemütsbewegung, Traumen usw. in Betracht. Das Primum movens dürfte in den vegetativen Zwischenhirncentren zu suchen sein, welche die Hypophyse zur abnorm reichlichen Ausschüttung von thyreotropem Hormon veranlassen.

Die Hyperthyreose zeigt 3 Kardinalsymptome: 1. Kropf (Struma), 2. Tachykardie, 3. Exophthalmus. Als weiteres häufiges Symptom ist Muskelzittern anzuführen.

Struma findet sich bei der Hyperthyreose des Kindes konstant. Die Schilddrüse ist mäßig vergrößert, von regelmäßiger und elastischer Konsistenz. Es handelt sich um eine vasculäre Struma. Man nimmt klopfende Gefäße und bei der Auskultation schabende Gefäßgeräusche wahr.

Bei Kindern steht die Tachykardie im Vordergrund. Pulsfrequenz schwankt zwischen 120 und 140, das Herz zeigt häufig eine leichte Erweiterung. Anorganische Geräusche sind nicht selten. Das Herzklopfen erschüttert meist die Thoraxwand und bringt sie zum Vibrieren. Zeichen von Herzschwäche kommen bei kindlichem Basedow kaum vor. Die Karotiden zeigen lebhaftes, sichtbares Klopfen, besonders wenn das Kind den Kopf nach hinten hält. Der Exophthalmus ist bei Kindern viel weniger ausgesprochen als beim Erwachsenen. Deshalb sind auch die zahlreichen Augensymptome beim Basedowexophthalmus des Erwachsenen wie seltener Lidschlag, Zurückbleiben des oberen Lides bei Blicksenkung, Konvergenzschwäche usw. bei Kindern weniger und ungleich ausgebildet. Das feine Zittern der Extremitäten bei Erwachsenen findet sich im Kindesalter seltener, dafür mehr choreaähnliche motorische Unruhe. Psychische Veränderungen sind: Reizbarkeit, Zorn- und Weinanfälle, mangelnde Konzentrationsfähigkeit usw. Weitere Störungen sind Wallungen, Schweiße, ferner Diarrhöen, Neigung zu Polyurie und Glykosurie, zu Hyperthermie, Kopfschmerzen. Es kommt leicht zu Abmagerung. Das Wachstum kann beschleunigt sein (mit vorzeitigem Auftreten der Knochenkerne). Der Stoffwechsel ist gesteigert bis 30 bis 50% über dem Grundumsatz. Im Blut findet man oft Leukopenie mit relativer Lymphocytose. Die Blutgerinnung ist etwas verzögert.

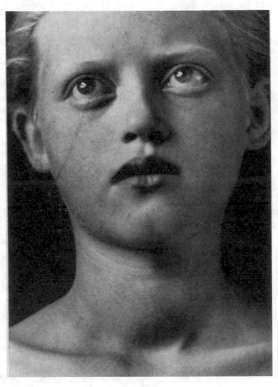

Abb. 10. Basedow. (Kieler Univ.-Kinderklinik.) (K)

Der Verlauf des kindlichen Basedows ist meist ein gutartiger. Immerhin muß mit einer Letalität von etwa 9% gerechnet werden. Einzelne Symptome, wie besonders die Tachykardie, können auch nach Abklingen der übrigen Erscheinungen noch lange bestehen bleiben.

Häufiger als klassische Fälle von Morbus Basedow finden sich mehr bei Mädchen als bei Knaben nicht voll ausgeprägte Krankheitsbilder, sog. Formes frustes. Ganz bekannt ist das Pubertätsbasedowoid mit leichter Pubertätsstruma, Tachykardie, gelegentlich mit Herzdilatation, reizbarer Stimmung, Glanzauge, Schweißausbrüchen, Diarrhöen usw. Es handelt sich um vorübergehende Erscheinungen, die mit dem Eintreten der Reife wieder verschwinden.

Pathogenese. Der Morbus Basedow und auch die frustanen Formen oder Basedowoide gehen pathogenetisch auf die verstärkte Produktion und Ausschwemmung des Schilddrüsenhormons zurück. Histologisch zeigt die Basedowstruma das Bild einer sehr aktiven Schilddrüsentätigkeit mit hohem Epithel, das stark wuchert und mit außerordentlicher Kolloidarmut der Bläschen. Das Sekret wird offenbar sehr rasch aus der Schilddrüse abgeführt. Das histologische Bild ist also geradezu das Negativ zu dem bei ruhender Schilddrüsentätigkeit oder gar bei der Hypothyreose angetroffenen, mit den mit Kolloid prall angefüllten Follikeln und niedrigem Epithel. Hyperthyreotische Zustände lassen sich reproduzieren durch erhöhte Jodzufuhr. Jodbasedow, doch ist die Jodtoleranz beim Kinde eine so gute, daß ein Jodbasedow im Kindesalter kaum vorkommt. Erscheinungen der Hyperthyreose lassen sich dagegen hervorrufen durch Überdosierung von Schilddrüsenpräparaten.

Ebenso ist das thyreotrope Hypophysenvorderlappenhormon imstande, eine übermäßige Schilddrüsentätigkeit auszulösen. Es wird deshalb in neuerer Zeit die Frage erhoben, und gewinnt mehr und mehr an Wahrscheinlichkeit, daß der Morbus Basedow letzten Endes eine Erkrankung der Zwischenhirnzentren mit von da aus ausgelöster Hypersekretion von Hypophysenvorderlappenhormon sei.

Behandlung. Körperliche und geistige Ruhe. In schweren Fällen auch Bettruhe. Calorienreiche Ernährung mit besonderer Berücksichtigung der Vitamine A und D (Lebertran), eventuell auch Vitamin C. Diese Vitamine haben eine beruhigende Wirkung auf die Schilddrüsentätigkeit. Auch zur Beruhigung des Nervensystemes, besonders des vegetativen, empfiehlt sich ähnlich wie bei der FEERschen Krankheit eine Behandlung mit Bellergal (Bellafolin $1/_{10}$ mg zur Vagusdämpfung, $3/_{10}$ mg Gynergen zur Sympathicushemmung, 20 mg Phenobarbital = Luminal zur Hirnstammberuhigung). Interessant ist, daß man auch durch Jodzufuhr eine

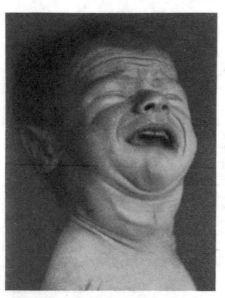

Beruhigung der Schilddrüsentätigkeit erreichen kann. Man gibt 2 × 5 Tropfen LUGOLscher Lösung (Jod 1,0, Jodkali 2,0, Aq. dest. 100,0). Man beginnt mit 2 × 5 Tropfen und steigt allmählich im Verlauf von etwa 10 Tagen bis auf 2 × 15 Tropfen (Gegenanzeige: bei Jodbasedow). Man kann so ausgezeichnete Behandlungsresultate erhalten, wenn man die Jodtherapie längere Zeit fortsetzt unter steter Anpassung an den Grad der Hyperthyreose. Unter dem Einfluß des Jodes wird das Schilddrüsensekret wieder vollwertiger und es zeigt sich wieder Kolloidansammlung in den Schilddrüsenbläschen. Die Behandlung mit Lugol hat eine besondere Indikation auch, um die Patienten für eine eventuelle Operation vorzubereiten, und die Prognose des operativen Eingriffes zu verbessern. Ein solcher kommt bei Kindern jedoch fast gar nicht in Frage, weil im Gegensatz zum Basedow des Erwachsenen die Prognose bei konservativer Behandlung gut und andererseits das Operationsrisiko nicht unbedenklich ist. Eine Röntgenbehandlung der Basedowschilddrüse wird wegen der Gefahr von Verwachsungen, die einen später notwendigen chirurgischen Eingriff sehr erschweren, von den Chirurgen mit Recht abgelehnt, zumal auch die erzielten Erfolge nicht sehr befriedigend sind.

Abb. 11. Struma congenita. (Berner Univ.-Kinderklinik.)

e) Kropf (Struma).

DE QUERVAIN spricht von einer endemischen Thyreopathie. Diese ist ausgesprochen ortsgebunden. Es gibt Kropfdörfer und in unmittelbarer Nähe gelegene kropffreie Ortschaften. Ja, es gibt sogar Kropfhäuser, in denen die Bewohner, selbst wenn sie wechseln, immer wieder kropfig werden, namentlich in den Erdgeschoßwohnungen (Eugster). Aus einer kropffreien Gegend zugewanderte können im Endemiegebiet und in solchen Häusern an Kropf erkranken. Kropfkranke Mütter übertragen die Kropfnoxe auch auf das Kind im Mutterleibe. Zieht eine solche kropfbehaftete Mutter in eine kropffreie Gegend, so kann das erste Kind noch mit Kropf behaftet sein, die folgenden sind es nicht mehr. Die endemische Thyreopathie hat mit dem Ortswechsel ihre Macht verloren. Die Kropfnoxe kann somit nicht an den Genotypus gebunden sein, wenn auch die Resistenz gegen Kropf erblich verschieden sein kann, sondern die Kropfnoxe führt zu einer nicht idiotypischen, sondern paraphorischen oder paratypischen protoplasmatischen Schädigung des Keimes. Die aus dem endemiefreien Gebiet in das Endemiegebiet Zugewanderten und deren Kinder werden in gleicher Abstufung kropfig wie Ortsansässige der betreffenden Orte.

α) Der Kropf beim Neugeborenen. Unter Kropf versteht man eine langdauernde Vergrößerung der Schilddrüse, die teils als Hyperplasie, teils als echte Geschwulst aufzufassen ist. Es hat sich nun gezeigt, daß die Durchschnittsgewichte der Schilddrüse bei Neugeborenen je nach den verschiedenen, von endemischer Thyreopathie befallenen oder freien Gegenden ein sehr verschiedenes ist. In Bern 8,2 g, in München 6 g, in Königsberg 3,5 g, in Kiel 1,9 g. WEGELIN gibt an, daß das Höchstgewicht in einer kropffreien Gegend 3 g beträgt. Ein Gewicht von 6 g sei als sicher kropfig zu betrachten. Er fand in Bern 80—90% Kropferkrankungen beim Neugeborenen. Nicht so selten findet sich ein gewaltiger Tumor von 30 und mehr Gramm. Das ganze Organ ist meist vergrößert, sowohl Isthmus wie Seitenlappen. Die Seitenlappen legen sich oft stark nach rückwärts zwischen Trachea und Oesophagus, mitunter sogar hinter den Oesophagus. Die beiden Seitenlappen können rückwärts zusammenstoßen und Trachea und Oesophagus zirkulär umschließen. Dieser tiefliegende Kropf kann bei oberflächlicher Beurteilung übersehen werden. Die Trachea wird beim Neugeborenen meist von vorn nach hinten komprimiert, im Gegensatz zur seitlichen Kompression beim Erwachsenen.

Auffallend ist die Cyanose des Kopfes, die von ganz ausgesprochener Form bis zu leichter bläulicher Verfärbung der Lippen und Wangen alle Grade erreichen kann. Schon in der Ruhe besteht diese livide Verfärbung im Gesicht und an den Extremitäten. Sie steigert sich zu schwerer Cyanose, sobald das Kind preßt und schreit. Die Venen schwellen beträchtlich an. Man hört schon in der Ruhe einen inspiratorischen Stridor, der mit Dyspnoe und inspiratorischen Einziehungen im Jugulum, Epigastrium und an den Rippenbögen verbunden ist. Vornüberbeugen des Kopfes vermehrt den Stridor, ja es kann zu schweren Erstickungsanfällen kommen und nicht so selten tritt in einem solchen sogar der Tod ein. Die Stimme ist heiser und weinerlich. Die Ernährung ist mehr weniger stark gestört, das Saugen macht Schwierigkeiten wegen der Dyspnoe und auch das Schlucken ist behindert, wenn der Oesophagus von der Struma komprimiert wird.

FEER hat zuerst darauf hingewiesen, daß man bei der Struma neonati häufig ein deutlich vergrößertes Herz mit einem Quotienten von 1,63, statt normal 1,82—2,2 findet. Mitunter ist das Herz so groß, daß es an ein Cor bovinum erinnert. Es handelt sich dabei sowohl um eine Hypertrophie als auch um eine Dilatation des Herzens. FEER beschuldigt als Ursache die Kropfnoxe. Oft findet sich neben der Struma congenita auch eine echte Thymushyperplasie, welche den Mittelschatten im Röntgenbild verbreitert. Interessant ist, daß das große Herz auf Jodbehandlung sich sehr rasch verkleinert.

Die Struma congenita wird häufig verwechselt mit Asphyxie, mit Blähhals infolge vorübergehender Kongestion der Schilddrüse, mit kongenitalem Herzfehler wegen der starken Cyanose, mit Thymushyperplasie, Aspirationspneumonie wegen des dauernden Lufthungers.

Dankbar ist die Therapie der Struma neonati. Die einfache mechanische Maßnahme der Lagerung des Kopfes in starker Retroflexion durch Unterschieben einer Nackenrolle führt zu einer ganz auffallenden Erleichterung der Respiration. An die richtige Lagerung schließt man dann täglich Einreibung mit folgender Salbe an: Ung. kalii jodati 5%, 5,0, Tinct. jodi guttas II, Lanolin 5,0. Oft genügt schon 1—2malige Salbeneinreibung, um die Struma neonati zur völligen Rückbildung zu bringen. FEER empfiehlt neuerdings beim Kropf der Neugeborenen täglich 1 mg NaJ oder KJ. HAMBURGER und RUPILIUS, GLANZMANN haben schon nach kleinen Dosen Jod Gewichtsstürze, schleimige Stühle, schließlich raschen Verfall und Exitus nach wenigen Tagen beobachtet. Es wird deshalb eine einmalige Dosis von $^1/_{10}$ mg Jodkali empfohlen. Das Jod erscheint in seiner Wirkung wie ein Katalysator, homöopathische Dosen genügen.

β) **Der Kropf beim Kleinkind; Schul- und Pubertätskropf.** Die Struma neonati verschwindet gegen Ende des ersten Lebensmonats, sie kann aber dann nach Monaten, besonders gegen Ende des ersten Lebensjahres wiederum zum Vorschein kommen. Mehr und mehr Kinder zeigen im späteren Kleinkindesalter eine Struma, so daß in den Kropfgebieten oft $^3/_4$ der Schulkinder bereits in der ersten Klasse mehr weniger von Kropf befallen erscheinen. Diese Strumen zeigen dann wieder in der Präpubertät und Pubertät hauptsächlich bei Mädchen ihre stärkste Entwicklung. Man spricht von einem sog. Pubertätskropf, bedingt durch den Hormonhunger des rasch wachsenden Organismus. Im ganzen Kindesalter herrscht bei der Struma die diffuse Schwellung der Schilddrüse vor. Struma nodosa ist selten und ihre eigentlichen Knoten beginnen meist erst zur Pubertätszeit zu wachsen.

Die Struma verrät sich durch eine Vergrößerung des Halsumfanges und durch die Lage der Anschwellung vor und seitlich der Trachea. Normalerweise ist die Schilddrüse weder sicht- noch fühlbar. Bei retrosternalem Sitz kommt die Struma erst bei starkem Hintenüberbeugen des Kopfes zum Vorschein. Eine Geschwulst am Hals gehört dann der Schilddrüse an, wenn sie sich beim Schlingakt mitbewegt. Eine erhebliche Struma macht durch den Druck auf die Trachea Atembeschwerden, Keuchen, heisere Stimme, Cyanose usw. Bei älteren Kindern kann durch eine große Struma infolge behinderter Atmung auch jede Körperbewegung, sogar das Sprechen stark beeinträchtigt sein.

Die Mehrzahl der Strumen machen nur mechanische Folgeerscheinungen. Die Funktion der Schilddrüse erscheint nicht beeinträchtigt. Diese Kröpfe bezeichnet man als euthyreotisch. Nicht so selten sind aber die Strumen im Kindesalter mit hypothyreotischen Symptomen vergesell-

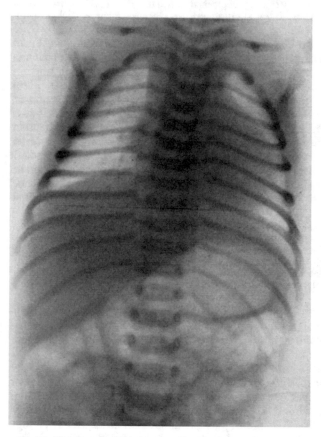

Abb. 12. Kropfherz bei Struma neonati. (Berner Univ.-Kinderklinik.)

schaftet. Namentlich bei den Pubertätsstrumen sieht man auch hyperthyreotische Symptome im Sinne eines Pubertätsbasedowoids.

Kretinismus. Die bedenklichste Folge der endemischen Thyreopathie ist der *Kretinismus*. Der Grund dazu wird schon intrauterin gelegt, indem die Kropfnoxe sowohl die Mutter als auch den Fetus betrifft. Meist ist die Mutter mit einer starken Struma behaftet. Schon frühzeitig in der Embryonalentwicklung kann die Schädigung der Schilddrüse des Fetus so schwer sein, daß diese atrophisch wird. Es entwickelt sich später ein Kretin ohne Kropf. Oder das Kind wird mit einer Struma neonati geboren und kann schon bei der Geburt kretinoide Gesichtszüge zeigen. Diese können vorübergehend zurückgehen und erst allmählich entwickeln sich dann mehr und mehr die Erscheinungen des Kretinismus. Die Kinder lernen nur mühsam Gehen, vielleicht einige Worte sprechen. Jede Schulbildung erscheint jedoch ausgeschlossen. Bei weniger

schwerer Beeinträchtigung der Schilddrüsenfunktion, namentlich bei kropf-
tragenden Kretinen besteht noch ein gewisser Grad von Bildungsfähigkeit,

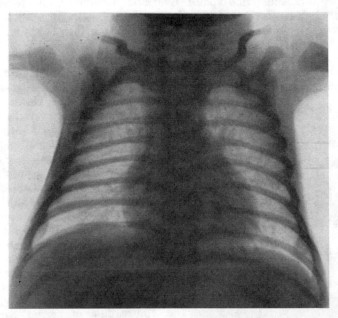

Abb. 13. Dasselbe Kind 10 Tage später nach nur 2maliger Anwendung von 2,5% Jodkalisalbe.
(Berner Univ.-Kinderklinik.)

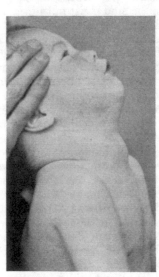

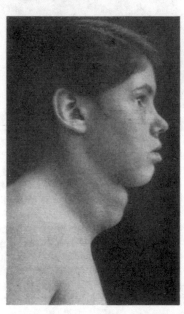

Abb. 14. Struma mit Hypothyreose und Rachitis.	Abb. 15. Struma nodosa (Rezidiv). (Berner Univ.-
(Berner Univ.-Kinderklinik.)	Kinderklinik.)

so daß die Primarschule mit 2—3maligem Sitzenbleiben absolviert werden
kann. Namentlich bei Kretinismus ohne Kropf kommt es zu mehr oder weniger

ausgesprochenem Zwergwuchs, mit gedrungenem Körperbau, kurzen Beinen, dicken plumpen Gesichtszügen, verdickten Lippen, breitem Mund, stumpfer Nase, Hypogenitalismus mit später fehlenden sekundären Geschlechtsmerkmalen, trottelhaftem Gang und tölpelhaftem Benehmen. Mitunter ist der Gang ausgesprochen spastisch. Die Haut zeigt einen grau-gelben Farbton, mit einem mehr oder weniger bräunlichen Anflug. Die Haut ist trocken und neigt zu Schuppung. Der Haarwuchs ist spärlich, die Haupthaare sind borstig und struppig. Der Schädel ist brachycephal, die Nasenwurzel eingezogen wegen Wachstumshemmung am Os tribasliare. Der Gesichtsschädel zeigt eine affen

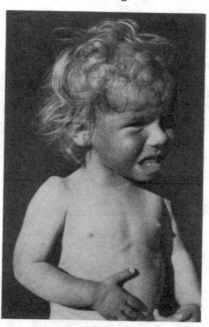

ähnliche Prognathie des Unterkiefers. Die Knochenkerne treten verzögert auf, es finden sich Jahresringe ähnlich wie bei den Hypothyreosen. Der Knochenbau ist im allgemeinen plump, seltener grazil. An der Hüfte finden sich schon frühzeitig, gelegentlich schon im 4. Lebensjahr, ein- oder doppelseitig perthesähnliche Osteochondritis des Hüftgelenkkopfes, welche später zu Coxa vara, zur charakteristischen Kretinenhüfte führt, welche den watschelnden Gang der Kretinen noch verstärkt. Die Hände sind auffallend kurze und breite Patschhände mit kurzen dicken Fingern, die in zu weiter runzeliger Haut stecken. Die Hautcapillaren zeigen wie bei den Hypothyreosen das Fehlen der typischen Haarnadelform. Sie haben einen ganz primitiven Architypus. Psychisch zeigen die Kretinen verschiedene Grade geistiger Debilität. Sie sind meist gutmütig, humorvoll, dankbar, sexuell indifferent, neigen zu ruhigem und unbekümmertem Lebensgenuß. Die Mehrzahl der Veränderungen beim Kretinismus lassen sich auf eine Hypothyreose zurückführen und durch die

Abb. 16. Kretinismus. (Berner Univ.-Kinderklinik.)

spezifische Therapie bis zu einem gewissen Grade günstig beeinflussen. Doch gehen andere Symptome über den Rahmen der ausschließlichen Thyreopathie hinaus, so in erster Linie die bei Kretinen recht häufigen Innenohrschäden mit nicht seltener angeborener Taubstummheit. Abnorme Krümmungen von Ulna und Radius und der Mittelphalangen mit Unfähigkeit zur Streckung im Ellenbogengelenk und in den Fingergelenken, ferner der Tiefstand des Humeruskopfes (Humerus varus), die häufigeren, schon im Kleinkindesalter anzutreffenden deformierenden Veränderungen und mangelhaften Anlagen des Femurkopfes stehen wahrscheinlich auch nicht direkt in Abhängigkeit vom Schilddrüsenmangel. Jedenfalls lassen sich diese Osteochondriten nicht durch Schilddrüsentherapie beeinflussen. Das Myxödem der Athyreose kann bei Kretinismus fehlen, es gibt aber auch Fälle, die besonders im Gesicht einen sehr deutlichen myxödematösen Habitus zeigen. Die Taubstummheit, so wie andere durch die aktive Schilddrüsensubstanz unbeeinflußbare Begleiterscheinungen des Kretinismus, namentlich auch die intellektuellen, psychischen und nervösen Störungen faßt man neuerdings als parallele Schädigungen der immer noch unbekannten Noxe auf frühembryonale nervöse Apparate auf.

Ätiologie des Kropfes. Die genaue Natur der Kropfnoxe ist trotz vieler Arbeit immer noch unbekannt. PFAUNDLER hat zuerst die Radiumemanationslehre begründet und LANG hat für diese sog. Bodenaufschlußtheorie weitere Stützen erbringen können. Die ortsgebundene Natur der Kropfnoxe in bestimmten Alpengegenden usw. (Urgestein), ihre Übertragung mit dem Trinkwasser würde so verständlich. In Kropfgegenden hat man ein Jodunterangebot mit der Nahrung feststellen können. Im Tierexperiment gelingt es durch jodarme Fütterung sowohl Kropf zu erzeugen, als auch durch Zufuhr von Jod den Kropf zu verhüten oder zu heilen. Gleiches gilt auch vom Menschen. Eine kalkreiche, einseitige Milchernährung, kalkreiches Trinkwasser schädigen die Jodresorption aus dem Darm und begünstigen durch Kalküberladung die Strumenbildung. In umgekehrten Sinne wirken das Sonnenlicht, das ultraviolette Licht der Quarzlampe und bestrahlte Ergosterinpräparate. Sie machen den Kalküberschuß unschädlich, bessern den Jodstoffwechsel und das Jodbindungsvermögen des Organismus und wirken so ausgesprochen beruhigend auf die Schilddrüse. Ähnlich aber nicht so stark ist der Einfluß von Vitamin C und auch von Vitamin A. Ungünstige hygienische Verhältnisse, wie ungesunde, nicht unterkellerte feuchte Erdgeschoßwohnungen, Schmutz, schlechtes Trinkwasser, vitaminarme Ernährung, Kalküberschuß usw. begünstigen die Kropfbildung.

Prophylaxe der endemischen Thyreopathie. In der Schweiz wurde in Gegenden mit endemischem Kropf die Schuljugend prophylaktisch mit Jod behandelt. Verabreicht wurde meistens wöchentlich eine Schokoladentablette mit 0,06 g Jodostarin oder Majowa (Dr. WANDER) mit 3 mg NaJ. Die Schweizer Kropfkommission schlug eine einmalige Dose von 1 mg KJ pro Woche vor. Die Erfolge waren überall gut, so daß der Kropf der Schuljugend stark zurückging oder verschwand. In Deutschland werden zur Kropfprophylaxe Dijodylkügelchen (RIEDEL) zu 0,5 oder 1 mg Jod pro Woche verwendet.

Das Bedürfnis bei der ganzen Bevölkerung, auch bei den Erwachsenen, die Kropfbildung zu verhüten und zu beschränken hat dazu geführt, dem Speisesalz Jod zuzusetzen. Einem Kilogramm Kochsalz werden in der Schweiz 5 mg KJ beigemischt, oder 1 g auf 200 kg. Bei einer durchschnittlichen täglichen Aufnahme von 10 g jodiertem Kochsalz würden täglich 50 γ Jodkali oder 38 γ Jod aufgenommen. Die Deckung des Jodbedarfs aus dem jodierten Kochsalz allein ist für das Kind noch nicht genügend, weil es etwa 100 γ braucht. Es ist deshalb noch auf die Jodzufuhr durch die anderen Nahrungsmittel angewiesen. Nach allgemeinen Erfahrungen hat dieses jodierte Kochsalz bei Kindern einen ausgezeichneten und sichtbaren Erfolg. So sind namentlich bei Gebrauch von jodiertem Kochsalz durch die schwangeren Mütter die Strumen der Neugeborenen außerordentlich selten geworden. Jodschäden sind bei Kindern von ganz verschwindenden Ausnahmen vor der Pubertät nicht beobachtet worden. Dagegen wurden vereinzelt Hyperthyreosen bei erwachsenen Frauen gemeldet. Die Toleranz für Jod ist beim Kind bis zur Pubertät viel größer als beim Erwachsenen.

Therapie der endemischen und sporadischen Thyreopathie. Zur Behandlung des gewöhnlichen Kropfes im Kindesalter hat sich das Jod bewährt. Sehr beliebt ist die Einreibung mit der 10%igen Jod-Jodkalisalbe, täglich ein erbsengroßes Stück durch 3 Wochen am Halse oder an einer beliebigen Hautstelle, z. B. am Oberschenkel. Statt dieser Salbe kann man auch 10%iges Jodvasogen oder Jodex verwenden. Innerlich gibt man am besten Jodnatrium in einer wäßrigen Mixtur, und zwar so viele Dezigramm im Tag, als das Kind Jahre zählt. Aber auch mit viel kleineren Dosen, je nach dem Alter 1—5 mg pro Tag kann man gute Resultate erzielen, z. B. Kalii jodati 0,02—0,1, Aquae dest. ad 200 2mal täglich 1 Teelöffel in Milch. Höhere Joddosen sind zu vermeiden, da sie bei einer parenchymatösen, in ihrer jodverarbeitenden Funktion nicht gehemmten Struma nicht selten zu einer Überproduktion des spezifischen Schilddrüsenhormons und somit auch zu allgemeinen hyperthyreotischen Erscheinungen wie Gewichtsstürzen, Abmagerung, Durchfällen führen können. Auch Schilddrüsenpräparate können zur Behandlung der Struma verwendet werden. Bei euthyreotischen Strumen wirken sie nur nach Maßgabe ihres Jodgehaltes, sind eigentlich nicht angezeigt, wohl aber ist ihr Einfluß sehr günstig, wenn die Struma mit mehr weniger ausgeprägten hypothyreotischen Erscheinungen einhergeht. Auf die Sonderstellung der Struma neonati und ihre gelegentliche besondere Jodempfindlichkeit haben wir bereits früher hingewiesen.

3. Die Nebenschilddrüsen (Parathyreoideae, Epithelkörperchen).

Physiologisches. Diese kleinen am oberen und unteren Pol und in der Mitte der Rückenfläche der Thyreoidea zu beiden Seiten gelegenen Organe haben zur Hauptaufgabe die Regulierung des Kalkhaushaltes. Exstirpation der Parathyroideae führt zu Hypocalcämie und Erscheinungen der Tetanie. Injektion des aus den Nebenschilddrüsen gewonnenen sog. Colliphormons führt zu Hypercalcämie und zur Heilung der Ausfallserscheinungen. Über 20—22 mg-%, also das Doppelte des Normalen kann jedoch die Hypercalcämie, die nach 4—6 Stunden ihr Maximum erreicht, nicht gesteigert werden.

a) Hyperfunktion der Epithelkörperchen.

Die Adenombildung bewirkt eine Erhöhung des Serumkalkspiegels. Der Kalk stammt aus Entkalkung der Knochen. Osteoklasten sind im Übermaße tätig. Es kommt im allgemeinen zu einer Osteoporose mit Ausbildung eines Fasermarkes an Stelle des blutbildenden Markes, man spricht deshalb von einer Ostitis fibrosa generalisata. Charakteristisch ist die Ausbildung von umschriebenen, cystisch aussehenden Aufhellungsherden (Ostitis cystica von RECKLINGHAUSEN). Die schwere Skeleterkrankung führt bei Kindern zu Gelenk- und Muskelschmerzen, Gehstörungen, pseudorachitischen Verkrümmungen usw. Der Kalk wird hauptsächlich mit dem Urin ausgeschieden. Operative Entfernung des Epithelkörperchenadenoms führt prompt zur Besserung, oft sogar zur Heilung.

b) Hypofunktion der Epithelkörperchen,

bzw. Entfernung derselben bei Strumektomien erzeugt das klassische Syndrom der Tetanie mit Hypocalcämie und mit erhöhtem Serumphosphatspiegel. Zufuhr des spezifischen Epithelkörperchenhormons, des sog. Colliphormons, im Handel als Parathormon Lilly erhältlich, behebt in entsprechenden Dosen bei Kindern (10—20 Einheiten) vorübergehend sowohl die Störung des Kalkphosphorstoffwechsels als auch die klinischen Erscheinungen der Tetanie. Eine symptomatische Heilung kann aber auch durch die gleichen unspezifischen Mittel (Kalksalze, Salmiak, HCl, Magnesiumsalze, Narkotica, wie Chloralhydrat oder Luminal) erzielt werden, die sich bei der Bekämpfung der rachitogenen infantilen Tetanie bewähren. Interessant ist, daß die parathyreoprive Tetanie geradezu spezifisch beeinflußt wird durch das Präparat A. T. 10. Es handelt sich um eine 0,5%ige Lösung von Dehydrotachysterin in Öl, ein Bestrahlungsprodukt des Ergosterins, welches nur noch Spuren von Vitamin D, dafür aber einen starken Calcinosefaktor besitzt. Man hat nun gefunden, daß dieses reine Präparat A. T. 10 in Dosen von 30—50 Tropfen die gewöhnliche Spasmophilie, die auf dem Boden einer Rachitis erwächst, nicht beeinflußt. Es geht daraus hervor, daß trotz der symptomatischen Gleichheit die parathyreoprive und die rachitogene infantile Tetanie pathogenetisch verschieden sein müssen. ESCHERICH hatte noch angenommen, daß Epithelkörperchenblutungen im Anschluß an das Geburtstrauma die infantile Tetanie auslösen. Doch ließen sich solche nicht regelmäßig nachweisen. Überdies würden sie die lange Latenzzeit von der Geburt bis zum Erscheinen selbst der ersten latent tetanischen Zeichen nur schwer erklären. Bei den neuerdings öfters beschriebenen Fällen von angeborener Tetanie oder von tetanischen Manifestationen in den ersten Lebenstagen wurde die für die Epithelkörperchentetanie obligate Hypocalcämie vielfach vermißt. Die Wirksamkeit des reinen Vitamins D_2 auch auf die Erscheinungen der Tetanie, selbst wenn die Rachitis klinisch latent ist, spricht dafür, daß die Tetanie der Säuglinge in erster Linie mit einem Mangel an antirachitischem Vitamin etwas zu tun hat, welches bekanntlich den Kalkphosphorstoffwechsel reguliert, und zwar bei der Tetanie in umgekehrtem Sinne wie bei der Rachitis: Senkung des Phosphatspiegels und Hebung des Calciumspiegels im Blut[1].

Eine Sonderstellung dürfte die sog. puerile Tetanie einnehmen, zu der man Fälle von chronisch rezidivierender Tetanie bei älteren rachitisfreien Kindern rechnet. Die tetanischen Erscheinungen, die Hypocalcämie sind gleich wie bei der infantilen Tetanie, aber es gesellen sich noch bestimmte Ausfallserscheinungen hinzu, wie sie von der chronisch parathyreopriven Tetanie der Tiere und der Erwachsenen bekannt sind, nämlich Haarausfall, trophische Störungen an den Nägeln und an den Zähnen und Schichtstar. Die Tetanieanfälle treten intermittierend auf. Die Grundlage der Erkrankung dürften meist Bildungsfehler oder

---

[1] S. auch Kapitel über Rachitis und Tetanie von ROMINGER, S. 218.

atrophische Veränderungen der Epithelkörperchen sein. Für die Behandlung derartiger Fälle wäre das Präparat A. T. 10 ähnlich wie bei der parathyreopriven Tetanie der Erwachsenen zu empfehlen.

4. Krankheiten der Hypophyse.

Physiologisches. Die Hypophyse ist eine kleine Drüse, welche in einer besonderen Loge, der Sella turcica in der Schädelbasis sitzt, ein Anhang des Gehirns, insbesondere des Zwischenhirns, mit dem sie durch einen Stiel verbunden ist. Dieser Stiel enthält zahlreiche Nervenfasern, welche zum Teil sekretorische Funktionen haben, zum Teil sensible Bahnen darstellen. Durch diese Nervenbahnen entstehen innigste Beziehungen mit den vegetativen Zentren des Zwischenhirns. Hypophyse und Zwischenhirn beeinflussen sich auf humorale Art durch die innere Sekretion und auf neuralem Wege, wenn unter außerordentlichen Umständen im Notfall eine rasche Regulation erforderlich ist. Eine Läsion der Hypophyse kann sekundär die vegetativen Zentren im Hypothalamus in Mitleidenschaft ziehen und umgekehrt kann eine Schädigung des Hypothalamus z. B. durch Hydrocephalus die innere Sekretion der Hypophyse stören. Die Hypophyse und die benachbarten Zentren des vegetativen Nervensystems bilden eine funktionelle Einheit.

CUSHING hat die Hypophyse als das endokrine Gehirn bezeichnet, von dem aus mehr oder weniger die gesamte innere Sekretion auch der anderen endokrinen Drüsen geleitet wird. Der Vorderlappen produziert vor allem in seinen acidophilen Zellen das Evans Wachstumshormon. Dann ferner das thyreotrope Hormon, das die Tätigkeit der Schilddrüse anfacht und die gonadotropen Hormone, das Prolan A oder Follikelreifungs- und das Prolan B das Luteinisierungshormon. Quelle der gonadotropen Hormone sollen die basophilen Zellen sein. Weitere Hormone wirken auf die Nebenschilddrüsen und auf die Nebennierenrinde fördernd ein.

Mächtig greift der Hypophysenvorderlappen durch besondere Stoffwechselregulatoren in den intermediären Stoffwechsel ein. Wichtig ist ein Hormon, welches dem Insulin entgegenwirkt, Hyperglykämie und Glykosurie erzeugt. In manchen Fällen von Diabetes beim Erwachsenen scheint dieses Hormon eine noch wichtigere Rolle zu spielen, als die mangelhafte Insulinbildung. Diese Fälle zeichnen sich dadurch aus, daß sie insulinrefraktär sind. Im Gegensatz dazu ist der kindliche Diabetes meist außerordentlich insulinempfindlich, es scheint also dieses Hypophysenhormon beim kindlichen Diabetes keine erhebliche Rolle zu spielen[1]. Bekannt ist, daß man den experimentellen Pankreasdiabetes des Hundes durch Hypophysenexstirpation heilen kann. Ein anderes Hormon wirkt auf den Fettstoffwechsel und fördert vor allem die Ketonkörperbildung aus Fetten. Ob die Überproduktion dieses Fettstoffwechselhormons die eigentümlichen Krisen von acetonämischem Erbrechen bei Kindern auszulösen vermag, ist noch ungewiß.

Der Hinterlappen der Hypophyse, die sog. Neurohypophyse produziert vor allem 2 verschiedene Hormone, die unter verschiedenen Namen Hypophysin, Pituitrin, Pituglandol in den Handel kommen: 1. ein uteruswirksames, kontraktionssteigerndes, sog. oxytocisches, wehenförderndes Prinzip und 2. ein vasopressorisches, d. h. blutdrucksteigerndes und gleichzeitig Diurese hemmendes Prinzip. Letzteres spielt eine besonders große Rolle beim Diabetes insipidus.

Diagnostisches. Vergrößerungen der Hypophyse, verursacht durch Hyperplasie oder Geschwulstbildung (Adenome, Hypophysengangstumoren usw.) machen einesteils spezifische Ausfalls- oder Reizerscheinungen, andererseits üben sie unspezifische Druckwirkungen auf das Hirn aus, insbesondere auf das Chiasma. Sie erzeugen eine charakteristische bitemporale Hemianopsie, symmetrische oder mehr unilaterale Opticusatrophie. Wichtig ist beim Verdacht hypophysärer Störungen die Untersuchung des Verhaltens der Sella turcica. Sie kann außerordentlich verkleinert sein, die Gestalt einer flachen Bohne annehmen, oder aber mehr oder weniger stark erweitert sein, wobei das Dorsum sellae steil aufgerichtet und zu einer weit ausgezogenen Lamelle verdünnt erscheinen kann. Man kann die Sellarfläche mit Millimeterpapier ausmessen und mit entsprechenden Normalzahlen vergleichen. Brückenbildung zwischen den Processus clinoides anteriores und posteriores haben nicht ohne weiteres pathologische Bedeutung. Wichtiger ist der Sellarwinkel, d. h. der Winkel zwischen einer durch die Schädelbasis und durch das Dorsum sellae gezogenen Linie. Normalerweise nähert sich dieser Winkel 90 Grad. Bei vielen hypophysären Störungen findet man eine mehr oder weniger steil ansteigende Schädelbasis und einen mehr weniger weit offenen Sellarwinkel. (Erheblich größer als 90 Grad.)

a) Erkrankungen des Hypophysenvorderlappens.

α) **Hypophysärer Zwergwuchs.** Die Ursache des hypophysären Zwergwuchses liegt in verschiedenartigen Erkrankungen des Vorderlappens der Hypophyse.

---

[1] S. Diabeteskapitel von ROMINGER: Krankheiten des Stoffwechsels älterer Kinder, S. 249.

Entwicklungsstörungen, teratologische Bildungsfehler, wie etwa ein Hypophysen-gangstumor, weiterhin embolische Prozesse, Hydrocephalus, Lues, maligne Neu-bildung usw.

Infolge des vikariierenden Eingreifen des mütterlichen Vorderlappenhormons ist auch eine angeborene Unterfunktion der Adenohypophyse bei Neugeborenen noch nicht wahr-nehmbar. Im Gegensatz zum primordialen Zwergwuchs kommen die Kinder mit normalen Längen- und Gewichtsmassen auf die Welt. Die Funktionsstörung macht sich dann aber doch bald schon nach den ersten Lebenswochen durch Abflachen der Wachstumskurve bemerkbar. Erfolgt die partielle oder totale Zerstörung des Vorderlappens, z. B. durch Tumorbildung erst im extrauterinen Leben, so werden auch die Ausfallserscheinungen erst in diesem späteren Stadium der Entwicklung manifest, d. h. die Kinder bleiben in dem Stadium stehen, welches sie in der bisherigen Entwicklung erreicht haben.

Die Kinder bleiben im Längenwachstum zurück. Es beruht dies auf einer Verzögerung der epiphysären Knorpelwucherung und der präparatorischen Verkalkung. Die Epiphysenfugen bleiben offen. Das Skelet ist aber nicht plump und dick wie häufig beim Myxödem, sondern grazil mit verdünnter Corticalis und sogar mit Osteoporose, gelegentlich auch Osteosklerose, Akro-mikrie und Splanchnomikrie. Die kindlichen Proportionen bleiben durchaus erhalten. Differentialdiagnostisch gegenüber dem a- oder hypothyreotischen Zwergwuchs ist besonders wichtig die intakte Intelligenz. Leichte Erscheinungen der Hypothyreose, die gelegentlich das klinische Bild des hypophysären Zwerg-wuchses begleiten, sind auf den Ausfall von thyreotropen Hormonen zurück-zuführen. Eine Hemmung der Entwicklung der Keimdrüsen und der äußeren Genitalien mit oder ohne Kryptorchismus ist nicht immer vorhanden. Nicht selten Greisenhaut (Geroderma[1]). Infolge des Ausfalles der gonadotropen Hor-mone aus den basophilen Vorderlappenzellen kommt es zu einem völligen Ausbleiben nicht nur der Wachstumssteigerung in der Präpubertät, sondern auch der sexuellen Reifung und der sekundären Geschlechtsmerkmale. Es treten keine Pubes, keine Achselhaare auf, die Menstruation stellt sich nicht ein. Die führenden Merkmale der hypophysären Wachstumshemmung infolge Er-krankung des Vorderlappens sind somit: 1. proportionierter Zwergwuchs, 2. sexueller Infantilismus, 3. ungestörte Intelligenz.

Greift der lokale Prozeß auch auf den Hinterlappen und den Hypothalamus über, so können sich weitere Symptome hinzugesellen, z. B. Diabetes insipidus, oder Adipositas.

Die Behandlung des hypophysären Zwergwuchses besteht in der Zufuhr von Hypophysenpräparaten, z. B. Gesamtextrakte aus der Hypophyse, oder besonders Vorderlappenpräparate wie Präphyson, oder Preloban. Man ver-wendet intramuskuläre Injektionen, Prähormon (Promonta), Suppositorien oder Tabletten per os. Leider sind diese Hypophysärenpräparate in ihrer wachstumsfördernden Wirkung nicht so wirksam, wie wir es wünschen möch-ten. Sie können um so eher ermutigende Erfolge haben, je früher sie an-gewendet werden. Amerikanischen Autoren ist es immerhin gelungen, mit Hilfe von Spezialpräparaten des Wachstumshormons [Antuitrin G (Growth) Parke-Davis) hypophysäre Wachstumsstörungen bei Kindern nahezu vollständig zu überwinden. Dieses Wachstumshormon mußte mit größter Konsequenz und Gewissenhaftigkeit ein halbes bis 1 Jahr lang injiziert werden, auch dann, wenn zunächst ein eklatanter Erfolg auszubleiben schien. Gelegentlich kann man die Wirkung der Hypophysenvorderlappenpräparate wie Präphyson täglich eine Ampulle oder 2- bis 3mal täglich eine Tablette noch unterstützen durch gleich-

---

[1] Eine ähnliche Mischung von Infantilismus mit Zwergwuchs und frühzeitiger seniler Kachexie mit vollständiger Kahlheit und Sklerodermie findet sich bei der Progerie (Gilford). Die Ursache dieses Leidens ist bisher unbekannt (Hypophyse, Nebennieren, Thymus?).

zeitige oder alternierende Darreichung von Thyreoidin 0,1—0,2 pro die, oder auch durch Hoden- und Eierstockpräparate. Zur Überwindung des sexuellen Infantilismus wird auch eine Behandlung mit gonadotropen Hormonen vom Typus des Prolans empfohlen, dem neuerdings in den eigentlichen Sexualhormonen ein ernsthafter Konkurrent erstanden ist.

β) **Hypophysäre Kachexie oder SIMMONDSsche Krankheit** ist im Kindesalter außerordentlich selten. Man sieht sie am ehesten noch bei Hypophysentumoren. Beim wachsenden Organismus führt eine totale Zerstörung des Hypophysenvorderlappens in erster Linie zu Wachstumshemmung. Nur allmählich entwickelt sich das klinische Bild der hypophysären Kachexie. Zum Zwergwuchs gesellen sich hinzu hochgradige Anorexie, starke Abmagerung mit völligem Fettschwund, überalterte Gesichtszüge mit spitzer Nase und eingefallenen Wangen, Ausfall der Haare und Zähne, Anämie. Infolge des Ausfalls der verschiedenen Vorderlappenhormone kommt es zu einer pluriglandulären Insuffizienz: Mangel des thyreotropen Hormons führt zu Herabsetzung des Grundumsatzes, zu Frösteln und Hypothermie. Ausfall des corticotropen Hormons bedingt eine Senkung des Blutdrucks (Hypotonie). Hypoglykämie wird erzeugt durch die Insuffizienz des contra-insulären Hypophysenhormons. Genitalhypoplasie oder Dystrophie durch Wegfall der gonadotropen Hormone. Im Kindesalter erfolgt die Zerstörung des Hypophysenvorderlappens jedoch oft so langsam und unvollständig, daß das Evans Wachstumshormon noch ungestört normales Wachstum unterhalten kann. Gelegentlich kommen auch Reizwirkungen vor neben den Ausfallserscheinungen, Hypercalcämie durch parathyreotropes Hormon und Genitalhyperplasie durch gonadotrope Hormone. Auch der Hypophysenhinterlappen kann sich mitbeteiligen und zu Diabetes insipidus führen.

Die Prognose der echten SIMMONDSschen Krankheit ist durchaus infaust. Es kommt zu schwerer Adynamie und Apathie und Exitus unter komatösen Erscheinungen.

Im Gegensatz dazu gibt es eine hypophysäre Magersucht (v. BERGMANNS Krankheit), welche klinisch durchaus an die SIMMONDSsche Krankheit erinnert, aber prognostisch günstig ist. Sie tritt bei Mädchen in den Entwicklungsjahren auf (sog. Pubertätsmagersucht). Im Vordergrund steht eine starke nervöse Appetitlosigkeit, Apathie und Indolenz und eine ganz erhebliche Abmagerung verbunden mit unterdrückter oder verzögerter Sexualfunktion. Die Menses bleiben aus, der Urin enthält weniger gonadotropes Hormon wie normal. Es handelt sich wahrscheinlich um eine vorübergehende hormonale Funktionsschwäche des Hypophysenvorderappens. Man hat glänzende Erfolge, Wiederherstellung des normalen Gewichts und Verschwinden der Amenorrhöe durch Präphyson und Preloban, selbst per os dargereicht, beobachtet. Manche betrachten

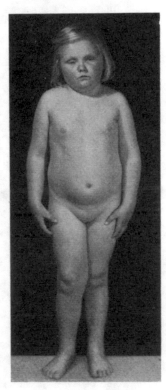

Abb. 17. Fettsucht und Wachstumshemmung bei Hypophysentumor. Länge: 125 cm (Soll: 135,5 cm). Gewicht: 35,5 kg (Soll: 24,3 kg). Dazu Röntgenbild des Schädels. (Kieler Univ.-Kinderklinik.) (K)

als beste Therapie Hypophysenimplantation: Kalbs- oder Rinderhypophyse wird steril in physiologischer Kochsalzlösung zerkleinert und diese Emulsion der magersüchtigen Patientin injiziert. Einzelne sahen gute Erfolge nach kombinierter Behandlung mit gonadotropem Vorderlappenhormon und östrogenen Substanzen. Die Substitutionstherapie des Hypophysenvorderlappens führt zu einem Funktionsreiz der nur vorübergehend darniederliegenden Tätigkeit derselben.

γ) **Dystrophia adiposo-genitalis.** Bei der echten Dystrophia adiposo-genitalis, oder der FRÖHLICHschen Krankheit ist das Wachstum normal, oder es besteht ein hypophysärer Zwergwuchs. Charakteristisch ist die Kombination einer Fettsucht mit eigenartiger Fettverteilung und einer Unterentwicklung der Genitalien. Die Fettsucht zeigt den sog. Gürteltypus, d. h. die Fettanhäufung findet sich besonders am Schultergürtel, Oberarmen und Brüsten und am Beckengürtel, an den Hüften, am Gesäß, am Unterbauch und Schamberg. Die Fuß-

und Handgelenke sind dagegen eher schmal, so daß sich sowohl die oberen wie die unteren Extremitäten nach der Peripherie zu stark verjüngen. Die Haut wird als alabasterartig, zart und weiß bezeichnet. Charakteristisch ist ein unmodelliertes Puppen- oder Vollmondgesicht, bei Kindlichkeit der übrigen Körperformen. Die Genitalien sind unterentwickelt, der kleine Penis mit oder ohne Hypospadie, die kleinen Hoden verschwinden fast wie in einer Fettbadehose. Häufig besteht ein- oder doppelseitiger Kryptorchismus. Bei Mädchen sind die äußeren und inneren Genitalien infantil und hypoplastisch. Die Menarche tritt nicht oder ganz verspätet ein. Die Pubertätsumwandlung, wie der Stimmwechsel und die Sekundärbehaarung bleiben aus. Die Intelligenz ist meist völlig

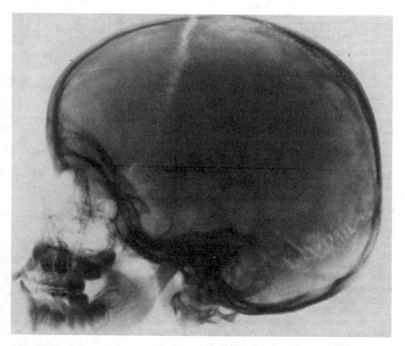

Abb. 18. Hypophysentumor (s. Abb. 13). Flächeninhalt der Sella 203 mm², normal 69 cmm. (Kieler Univ.-Kinderklinik.) (K)

ungestört. Der Charakter passiv, phlegmatisch, unterwürfig, der Grundumsatz ist in der Regel nicht vermindert.

Die Prognose der echten Dystrophia adiposo-genitalis ist meist ernst, denn es liegen organische Veränderungen der Hypophyse vor, z. B. Adenome aus den chromophoben Zellen des Hypophysenvorderlappens oder andere Tumoren mit hypophysären Drucksymptomen, Kopfschmerz, Erbrechen, bitemporale Hemianopsie usw. In anderen Fällen steht mehr eine Erkrankung der vegetativen Zentren im Hypothalamus im Vordergrund, z. B. im Anschluß an Encephalitis (nicht selten nach Encephalitis lethargica), auch an Hydrocephalus, Meningitis, Lues, Kopftrauma usw. In Tierexperimenten genügt allein schon die Durchtrennung des Hypophysenstieles, um eine Dystrophia adiposogenitalis zu erzeugen.

In einen Topf mit der echten FRÖHLICHschen Krankheit wird oft ein anderer Typus geworfen und dabei übersehen, daß es sich um ein durchaus eigenartiges Syndrom handelt, das nach LAURENCE-BIEDL benannt wird. Es handelt sich um eine rein cerebral bedingte Fettsucht, aber kombiniert mit Hexadaktylie,

Retinitis pigmentosa mit Hemeralopie, gelegentlich Gehörstörungen, mehr weniger deutlichen Intelligenzdefekten (siehe multiple Abartungen).

δ) Die Pseudodystrophia adiposo-genitalis mit Gigantismus. Die Pseudoform hat im Gegensatz zur echten Dystrophia adiposo-genitalis eine gute Prognose, indem es sich meist nur um vorübergehende Funktionsstörungen der Hypophyse bzw. der dazugehörigen Zwischenhirnzentren handelt. Wir können diese Pseudoform oft schon von Geburt an feststellen. Diese Kinder haben meist Geburtsgewichte von 4000—5000 g und Körperlängen von 52 bis 54 cm. Es handelt sich um Riesenkinder, die ihre überstürzte fetale Entwicklung auch bis in die Pubertätszeit fortsetzen können und ihre Altersgenossen wegen ihrer Adipositas nicht nur an Gewicht, sondern auch infolge stark gesteigerten Längenwachstums an Körperlänge weit überragen. Zur Dystrophia adiposogenitalis, die den gleichen Charakter hat wie bei der FRÖHLICHschen Form gesellt sich also noch ein Gigantismus im Sinne eines eunuchoiden Hochwuchses. Er ist die Folge übermäßiger Wirkung des hypophysären Wachstumshormons bei gleichzeitiger Insuffizienz der gonadotropen Hormone mit Ausfall der Bremsung des Wachstums durch die normalerweise einsetzende Wirkung der Sexualhormone. Die Sella turcica verhält sich in den einzelnen Fällen verschieden, in den einen Fällen normal, meistens ist sie aber doch verkleinert und die Gestalt einer flachen Bohne annehmend. Die Kinder zeigen eine Neigung zu

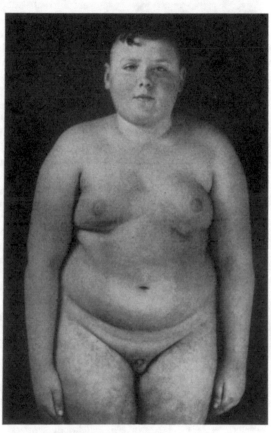

Abb. 19. Echte FRÖHLICHsche Krankheit. Länge: 162 cm (Soll: 159 cm). Gewicht: 77,6 kg (Soll: 40,5 kg) (Kieler Univ.-Kinderklinik.) (K)

Hypoglykämie, indem das Fettgewebe den Zucker wegfrißt. Dies bedingt eine abnorme Eßgier, welche ihrerseits die Mastfettsucht begünstigt.

Im Charakter zeigen diese Fälle häufig phlegmatische Temperamentabstumpfung, sie verhalten sich passiv und unterwürfig. Schizoide Züge kommen vor, andere wieder zeigen seltener große Hemmungslosigkeit, Hyperagilität und Instabilität mit hypomanischen Verhaltensweisen.

Im Blutbild ist oft eine Lymphocytose auffällig, welche bis ins Erwachsenenalter bestehen bleiben kann.

Irgendwelche cerebrale Herdsymptome fehlen. Ist einmal nach einer gewissen Verzögerung die Reife eingetreten, so können sich die Erscheinungen der Fettsucht, der Genitalhypoplasie, welche sehr häufig mit Kryptorchismus verbunden ist, nahezu völlig zurückbilden.

Die Behandlung der Dystrophia adiposo-genitalis und ihrer Pseudoform ist zunächst eine vorwiegend diätetische, gegen die Mastfettsucht gerichtete[1]. Sie erfordert eine mehr weniger starke Beschränkung der Calorienzufuhr. Sehr günstig wirkt die Rohkostbehandlung z. B. mit Salaten und Früchten, welche gestattet, in einem großen Volumen wenig Calorien zuzuführen und doch ein Sättigungsgefühl zu erzeugen. Durch vorsichtige Leitung der Ernährung kann

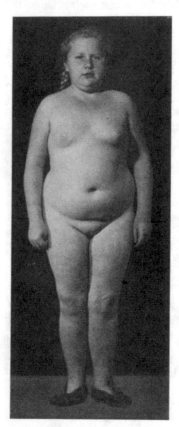

Abb. 20. Dystr. adip. Pseudoform. Gigantismus. Länge: 148,5 cm (Soll: 146cm). Gewicht: 62,6kg(Soll: 36,6kg.) (Kieler Univ.-Kinderklinik.) (K)

man der konstitutionellen Neigung zur Adipositas erfolgreich entgegentreten. Es ist dies um so notwendiger, als die Entwicklung der Adipositas, auch der sog. Mastfettsucht immer mehr oder weniger den Hypogenitalismus fördert, das Wachstum der Genitalorgane hemmt und die Sexualreifung hintanhält. Es ist, wie wenn das Fettgewebe die gonadotropen und auch die Sexualhormone in abnormer Weise selber binden würde. Die Diätbehandlung wird unterstützt durch Hypophysenpräparate wie totale Hypophysenextrakte, Präphyson, Preloban und entquellende und stoffwechselsteigernde Schilddrüsenpräparate. Zur Behandlung der Genitalhypoplasie, insbesondere auch des Kryptorchismus bilden Präparate aus Schwangerenharn vom Typus der Prolanide (Prähormon, Prolan, Pregnyl usw.) die Methode der Wahl. Sie führen, falls keine Verwachsungen bestehen, zu einem Descensus testiculorum. Ein empfehlenswertes Injektionspräparat ist das Antuitrin S (d. h. sexuell Parke-Davis). Den Prolaniden aus Schwangerenharn ist in neuester Zeit ein ernsthafter Konkurrent in dem synthetisch hergestellten, reinen und gewichtsmäßig dosierbaren männlichen Sexualhormonen erstanden. Namentlich bei Jünglingen in der Präpubertät oder Pubertät ist die Behandlung des Hypogenitalismus mit männlichem Sexualhormon z. B. Testosteronpropionat (Perandren) schon mit Erfolg versucht worden. Perandren in öliger Form zur Injektion, in Salbenform zu Einreibungen (2 ccm werden an einem haarlosen Hautbezirk, z. B. auf der Bauchhaut vor dem Schlafengehen jeden Tag kräftig während 20Minuten eingerieben) und in Tablettenform (2mal täglich 1 Tablette). Auch bei Mädchen mit Dystrophia adiposo-genitalis sollen nach Apert Hodenextrakte wirksam sein.

ε) **Riesenwuchs und Akromegalie.** Auch abgesehen von den Fällen von Pseudodystrophia adiposo-genitalis mit Gigantismus ist in der Pubertät die Funktion der acidophilen Vorderlappenzellen schon unter physiologischen Verhältnissen gesteigert. Nicht so selten können vorübergehende akromegaloide Merkmale, z. B. große plumpe Hände und Füße, starke Entwicklung des Kinns auftreten. Zugleich erfahren häufig auch die Eingeweide und damit der Leib eine mehr weniger starke Massenzunahme (Splanchnomegalie). Es finden sich alle Übergänge von einem noch proportionierten Riesenwuchs bei Jugendlichen mit ihren offenen Epiphysenfugen zu der Akromegalie der Erwachsenen, wobei infolge des Epiphysenfugenschlusses nur mehr ein Wachstum in die Breite möglich ist, welches vorwiegend die Akren (Hände, Füße, Nase, Unterkiefer, Jochbögen) und die Eingeweide betrifft.

Die eigentliche Akromegalie beruht meist auf einem Adenom der acidophilen Vorderlappenzellen. Es kommt zu Verbreiterung der Sella turcica, zu erhöhtem Hirndruck, Kopf-

---

[1] S. auch Rominger: Stoffwechselkrankheiten des älteren Kindes, S. 246.

schmerzen, Sehstörungen, Apathie, Rückgang der geistigen Konzentrationsfähigkeit usw. Akromegalie bei Kindern und Jugendlichen ist außerordentlich selten. Therapeutisch kommt nur Röntgentherapie in Betracht.

b) Erkrankungen des Hypophysenhinterlappens.

α) **Diabetes insipidus.** Im Hinterlappen oder im Hypophysenstiel, oder den dazugehörigen vegetativen Zentren lokalisierte Läsionen ähnlicher Art wie bei der Dystrophia adiposo-genitalis, z. B. Encephalitis, Trauma, Tumor, Lues, Hydrocephalus u. dgl. vermögen das charakteristische Syndrom des Diabetes insipidus auszulösen. Die 3 wesentlichen Anteile dieses Syndroms sind: 1. Die enthemmte Diurese. Es kommt zu einer primären Vermehrung der Harnmenge und zu einer sekundären Polydipsie. Die Kinder leiden an einem quälenden Durst, verlangen immer zu trinken, sogar den eigenen Urin, wenn sie sich nicht Wasser verschaffen können. Der Urin ist wasserhell. Es werden pro Tag mehrere Liter entleert. Das spezifische Gewicht ist sehr niedrig 1005—1002. Der Urin enthält kein Eiweiß und in der Regel keinen Zucker, kein Aceton. Die Polyurie ist eine zwangsmäßige, auch bei Einschränkung der Flüssigkeitszufuhr bleibt sie weiter bestehen. 2. Mangelnde Konzentrationsfähigkeit für Chloride im Urin. Zulagen von 3—5 g Natriumchlorid erhöhen die Natriumchloridkonzentration nicht über diejenige des Blutes (540 mg-%). 3. Der Organismus hat die Fähigkeit verloren den Chloridspiegel im Blute scharf auf einen Wert von 540 bis 580 mg-% einzustellen bzw. 360 mg-% im Serum. Der Chloridspiegel ist auffallend labil, es kann Minusschwankungen geben, Hypochlorämie, häufiger aber Plusschwankungen im Sinne der Hyperchlorämie. Gelegentlich kommt es auch zu Hyperglykämie, welche ähnlich wie die Hyperchlorämie auf Störungen im Bereich der Hypophyse bzw. der diencephalen Zentren zurückzuführen ist. Es kommt dann auch zu vorübergehenden Glykosurien, oder zu Kombination des Diabetes insipidus mit echter Zuckerkrankheit.

Es gibt einen Diabetes insipidus occultus, bei dem wohl die Hyperchlorämie besteht, aber keine vollständig enthemmte Diurese nachzuweisen ist. Der Organismus vermag auch hier die Chloridkonzentration im Urin nicht über diejenige des Blutes zu erhöhen, aber bei einer Urinmenge von bloß 1500 vermag er immerhin pro Tag 8—9 g Kochsalz auszuscheiden.

Kinder sowohl mit manifestem wie mit okkultem Diabetes insipidus sind sehr kochsalzempfindlich. Kochsalz kann hier direkt als Gift wirken, es kann Erbrechen, ja gelegentlich sogar Koma auslösen (FANCONI).

Differentialdiagnostisch kommen in Betracht hauptsächlich Neuropathie mit nervöser Polydipsie, z. B. auch bei Adenoiden, Schrumpfniere, Diabetes mellitus usw.

Behandlung: Die Flüssigkeitszufuhr darf nur vorsichtig eingeschränkt werden. Brüske Flüssigkeitsbeschränkung kann zu schweren Allgemeinstörungen und selbst zu Kollaps führen. Die Diät muß kochsalzarm sein aus 2 Gründen. 1. wegen der Hyperchlorämie und 2. weil Kochsalz einen starken Reiz auf die Diurese bei gesunden Nieren ausübt. Die enthemmte Diurese wird durch Kochsalz noch verschlimmert. Man bevorzuge wasserreiche Nahrungsmittel, Gemüse, Obst usw.

Der Diabetes insipidus ist auf einen Ausfall des Hypophysenhinterlappenhormons zurückzuführen, die Behandlung besteht deshalb in subcutanen Injektionen von Pituitrin, oder Hypophysin 1—2mal 0,5—1 ccm. Eine Ampulle Hypophysin enthält 3 Vögtlineinheiten im Kubikzentimeter. Man gibt im Säuglingsalter eine Vögtlineinheit oder 2—3 Teilstriche, bei Kleinkindern etwa zwei Vögtlineinheiten, 5—6 Teilstriche, bei älteren Kindern etwa 3 Vögtlineinheiten, 7—10 Teilstriche. Die Methode der Wahl, weil weit einfacher, ist die permuköse Behandlung in Form von Schnupfpulver, z. B. Tonephin (BAYER), welches prisenweise in die Nase aufgenommen wird (0,05—0,1 = 10 Einheiten pro die in Verreibung mit Sacch. lactis. 1:5 in die Nase, auf 3—4mal eine Prise verteilt).

5. Krankheiten der Nebennieren.

Physiologisches. Man unterscheidet im wesentlichen zwei Nebennierenhormone, das Rindenhormon oder Corticosteron, das sich vom Cholesterol ableitet und mit den Sexualhormonen nahe verwandt ist und das Hormon des Nebennierenmarkes, das Adrenalin. Die Nebennierenrinde ist ein lebenswichtiges Organ. Das Kardinalsymptom der Nebennieren-insuffizienz ist die allgemeine Hinfälligkeit und Muskelschwäche. Nach VERZAR kommt es beim Ausfall des Rindenhormons zu einer Unterbrechung der Phosphorylierungsprozesse in erster Linie bei der Flavinphosphorsäure (Vitamin B_2). Das gelbe Atmungsferment leidet und damit auch die so wichtigen Phosphorylierungen im arbeitenden Muskel. Glucose und Fette werden nur als Phosphorsäureester, wie übrigens auch das Vitamin B_2 resorbiert. Beim Ausfall des Rindenhormons kommt es deshalb auch zu schwersten Resorptionsstörungen von Traubenzucker und Fett im Darm. Weniger verständlich durch diese Theorie sind die Veränderungen im Mineralstoffwechsel. Der Gehalt des Blutes an Chloriden, an Natrium, an Glucose sinkt bei der Nebenniereninsuffizienz stark ab (Hypochlorämie und Hypo-glykämie). Das Kalium, der Reststickstoff und auch das Cholesterin steigen dagegen bei Nebenniereninsuffizienz zur Kompensation der Natrium- und Chlorverluste stark an. Die Abgabe des Nebennierenrindenhormons wird gesteuert durch das kortikotrope Hormon der Hypophyse. Das Nebennierenmark produziert das Adrenalin. Die Adrenalinausschüt-tung steht vor allem unter dem Einfluß der Nervi splanchnici bzw. der Reizung der ent-sprechenden vegetativen Zentren im Zwischenhirn und im Hirnstamm. ·Das Adrenalin tonisiert das sympathische Nervensystem und die von diesem innervierten Organe und regu-liert nach REIN den Blutzufluß der arbeitenden Organe. Es hat daher einen großen Einfluß auf die Sicherungs- oder Notfallsreaktion, wenn in gefährlichen Situationen ganz besondere Anforderungen an die tätigen Organe gestellt werden müssen. Wahrscheinlich wirken Rinden-hormon und Adrenalin mehr oder weniger synergistisch. Doch ist der nähere Mechanismus noch nicht aufgeklärt. Interessant ist der Reichtum der Nebennierenrinde an Ascorbinsäure, Vitamin C und anderen reduzierenden Substanzen, wie z. B. Glutathion. Diese haben die Aufgabe, das Adrenalin gegen Oxydation zu schützen.

a) Akute Nebenniereninsuffizienz.

Schon beim Neugeborenen kommen in Gemeinschaft mit anderweitigen Geburts-blutungen Hämorrhagien in die Nebennieren vor. Diese Blutergüsse können so starke Grade annehmen, daß die vergrößerten Nebennieren mit den gespannten Kapseln als Tumoren gleichsam als Blutcysten zu palpieren sind. Selbst Perforationen in die Bauchhöhle und Verblutung in dieselbe können zur Beobachtung kommen. Fortschreitende Anämie, fäku-lentes Erbrechen, Durchfälle ergänzen das klinische Bild. Es kann auch ein pneumonie-ähnliches Bild, sog. Pseudopneumonia infantum vorherrschen. Führt die Nebennieren-blutung bei Neugeborenen nicht zum Tode, so können die Hämatome mit Verkalkung aus-heilen und eventuell noch später im Röntgenbild nachweisbar sein und auch den Grund für spätere Nebenniereninsuffizienzen abgeben.

b) Das Syndrom von WATERHOUSE-FRIDERICHSEN.

Meist Säuglinge und Kleinkinder, seltener Erwachsene erkranken plötzlich mit einem Schrei, Erbrechen, gelegentlich Krämpfen, Durchfällen, Blässe abwechselnd mit Cyanose ängstlichem Gesichtsausdruck, Purpuraeruptionen, Petechien und ausgedehnten Suffusionen (intravitalen „Totenflecken"). Das Blutbild zeigt mehr weniger ausgesprochene Neigung zu Thrombopenie, sehr starke Alteration des weißen Blutbildes mit schweren degenerativen Veränderungen an Protoplasma und Kern der Polynucleären und der rundkernigen Zellen mit reichlicher Vakuolisierung. Zahlreiche Reizformen. Die Eosinophilen sind trotz des schweren Krankheitsbildes in fast normaler Zahl in der Blutbahn enthalten (GLANZMANN und BAMAT-TER). Hypoglykämie wurde von MAGNUSSEN, BAUMANN, BAMATTER u. a. festgestellt. Der Reststickstoffgehalt wurde teils erhöht (BAUMANN), teils normal befunden. Ätiologisch han-delt es sich um eine Sepsis. Meningokokken konnten wiederholt, sogar in Blutausstrichen, nachgewiesen werden (BAMATTER, KAMBER). Charakteristisch ist der autoptische Befund einer doppelseitigen Apoplexie in beide Nebennieren. Der Verlauf ist in 2—24 Stunden letal, ausnahmsweise erst nach 36—48 Stunden.

Außer bei Sepsis findet sich auch bei verschiedenen Infektionskrankheiten akute Neben-niereninsuffizienz, z. B. nach Diphtherie, Scharlach usw. Klinisch zeigen sich schwerste Kreislaufsinsuffizienz, Absinken des Blutdruckes, kleiner fliegender Puls, Cyanose, kühle Extremitäten, bei Säuglingen oft epileptiforme Krämpfe. Auch nach Operationen und Ver-brennungen können sich klinisch ähnliche Zeichen der Nebenniereninsuffizienz einstellen.

Für die Behandlung kommt die Injektion von Nebennierenrindenpräparaten, Kortiko-steron, am besten mit Kombination von Ascorbinsäure in Frage, ferner bei Meningokokken-sepsis Cibazol (Sulfathiazol s. S. 782) evtl. in Kombination mit Meningokokkenserum intramuskulär.

c) Addisonsche Krankheit.

Die chronische Insuffizienz der Nebennierenrinde und das entsprechende klinische Bild, die Addisonsche Krankheit wird im Kindesalter nur ganz ausnahmsweise beobachtet. Ihr liegt fast durchweg die Tuberkulose der Nebennieren mit Zerstörung der Rindensubstanz zugrunde. Aber auch Sklerose und Verkalkungen im Anschluß an frühere Blutungen können vorliegen. Die klinischen Symptome sind: Allgemeine übermäßige Pigmentierung von bräunlicher Farbe besonders im Gesicht, am Hals, an den Händen, an den Schleimhäuten der Lippen und des Mundes, Blässe, Anämie. Mattigkeit und Adynamie der Muskulatur, Magendarmstörungen und Abmagerung, Blutdrucksenkung, Senkung des Grundumsatzes und schließlich tödliche Kachexie. Das Blut zeigt eine Senkung der Chloride, insbesondere auch des Natriums und eine Hypoglykämie. Dagegen einen Anstieg des Cholesterins, des Kaliums und besonders des Reststickstoffs. Der Exitus erfolgt unter den Erscheinungen eines Komas.

Häufiger als ausgesprochene Fälle von Morbus Addison trifft man im Kindesalter solche Formes frustes von sog. Addisonismus als primäre nicht selten familiäre Konstitutionsanomalie. Es handelt sich um auffallend magere, stark bräunlich pigmentierte, im Wachstum zurückbleibende Kinder

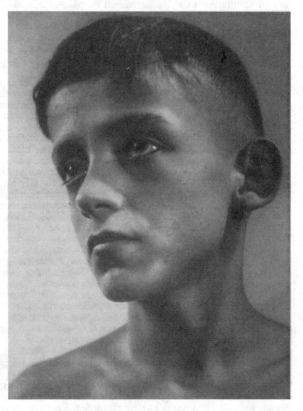

Abb. 21. Addisonismus. (Kieler Univ.-Kinderklinik.) (P)

mit verzögerter Pubertätsentwicklung (Infantilismus). Charakteristisch sind rasche Erschöpfbarkeit, Muskelschwäche, Tachykardie, niedriger Blutdruck.

Behandlung. In letzter Zeit gelang es mit Nebennierenrindenhormonpräparaten z. B. Corticosteron oder Cortin besonders auch akute Krisen außerordentlich günstig zu beeinflussen und auf diese Weise die früher infauste Prognose der Erkrankung erheblich zu bessern. Zuerst werden große Dosen Corticosteron gegeben, später werden sie auf 1—2mal wöchentlich 1—5 ccm Corticosteron reduziert. Interessant ist, daß reichliche Zufuhr von Kochsalz z. B. Zulage von 10 g Kochsalz und 5 g Natriumcitrat bei kaliumarmer Kost auch ohne Hormonbehandlung imstande ist, die Erscheinungen des Addison und auch des Addisonismus durch die Änderung des Blutchemismus weitgehend zu bessern.

d) Beteiligung der Nebennieren an anderen Krankheitszuständen

In der Kinderheilkunde spielt eine gewisse Nebennierenrindeninsuffizienz besonders bei der Coeliakie mit und verschuldet dort die schwere Resorptionsstörung der Kohlenhydrate und Fette. Interessant ist, daß man in der Tat bei Coeliakie nicht selten bräunliche Pigmentierungen findet, die an Addison erinnern. (Siehe Kap. GOEBEL, Verdauungskrankheiten.)

Nach RIETSCHEL und KÜHL und GLANZMANN spielen die Nebennieren auch eine wichtige Rolle bei der FEERschen vegetativen Neurose oder Akrodynie. Es kommt einerseits zu Insuffizienzerscheinungen der Rinde (Adynamie usw.), andererseits zu übermäßiger Adrenalinausschüttung mit dem Kernsyndrom der Akrodynie, der Blutdrucksteigerung, Tachykardie und Hyperglykämie.

II. Die Beziehungen der endokrinen Drüsen zur Physiologie und Pathologie der Pubertät.

Der Mechanismus der Auslösung der Pubertät ist immer noch rätselhaft. Die gonadotropen Hormone der Hypophyse werden schon im Kindesalter produziert und selbst mit dem Urin ausgeschieden. Aber erst zur Pubertätszeit beginnen die Keimdrüsen auf die gonadotropen Hormone zu reagieren und unter ihrem Einfluß selber Sexualhormone zu bilden. Es scheint, daß während der Kindheit die Zirbeldrüse oder Epiphyse die Wirksamkeit der gonadotropen Hormone hemmt. Die Pubertätsentwicklung setzt ein, wenn diese Hemmung wegfällt. Die gonadotropen Hormone können nur wirken, wenn die Keimdrüsen da sind, im Gegensatz zu den eigentlichen Sexualhormonen, welche gerade beim kastrierten Organismus die Ausfallserscheinungen aufheben. Man unterscheidet zwei verschiedene gonadotrope Hormone: 1. Prolan A wirkt auf die Reifung der Follikel und die Abgabe von Follikelhormon, 2. Prolan B löst die Corpus-luteumbildung und Abgabe von Corpus-luteum-Hormon oder Progesteron aus. Die Ovarien ihrerseits beeinflussen auf das stärkste die Produktion der gonadotropen Hormone. Je höher der Spiegel des Follikelhormons im Blute steigt, um so mehr wird die Abgabe von Prolan A gebremst und dabei die Ausschüttung von Prolan B ausgelöst, welches zur Progesteronabgabe aus dem Corpus luteum führt. Steigt der Progesteronspiegel genügend an, so wird umgekehrt die Prolan B-Produktion vermindert und die Hypophyse zur Ausscheidung von Prolan A gereizt. Diese Reize werden durch das Nervensystem vermittelt. Das Follikelhormon bewirkt beim Mädchen progressives Wachstum des Uterus, Umwandlung der äußeren Genitalien, Wachstum und Schwellung der Brüste, Erscheinen der sekundären Geschlechtsmerkmale, Pubes usw. Unter dem Einfluß des Follikulins kommt es zur Eireifung. Das Platzen des GRAAFschen Follikels wird wahrscheinlich durch nervöse Regulation ausgelöst. Die Umwandlung desselben in eine temporäre endokrine Drüse, das Corpus luteum, bewirkt den Übergang der Uterusschleimhaut unter dem Einfluß des Progesterons in die sog. Sekretionsphase, welche für die Eieinbettung einen günstigen Boden schafft. Nach 14 Tagen erfolgt der Follikelsprung. Gegen den 26. Tag des Zyklus findet sich im Blut des reifenden Mädchens ein Maximum von Ovarialhormonen, Follikulin und Progesteron. Dadurch wird die Sekretion der gonadotropen Hormone der Hypophyse ganz zurückgedrängt. Infolgedessen degeneriert das Corpus luteum. Die neu gebildeten Schichten der prägraviden Phase der Uterusschleimhaut stoßen sich ab, es kommt zur menstruellen Blutung. Der menstruelle Zyklus ist beendet, aber sogleich setzt ein neuer ein, weil mit dem Absinken der weiblichen Sexualhormone eine erneute Sekretion zunächst von Prolan A mit Förderung des Follikelwachstum eingeleitet wird.

In ähnlicher Weise lösen gonadotrope Hormone der Hypophyse vom Typus der Prolane Wucherungen des Keimepithels, Spermienbildung und Abgabe von männlichen Sexualhormonen aus, welche das Wachstum der äußeren Genitalien vermehren und die Zeichen der Reife, die sekundären Geschlechtsmerkmale Pubes, Achselhaare, Bart zum Vorschein bringen.

Interessant ist, daß männliche und weibliche Sexualhormone chemisch sehr ähnlich gebaut sind. Sie leiten sich wie die Nebennierenrindenhormone von Sterinskeleten ab. Die männlichen Sexualhormone sind im wesentlichen gesättigte Verbindungen (Androsteron oder Testosteron), die weiblichen Sexualhormone sind ungesättigt (Östron, Progesteron usw.).

Pubertas praecox.

Man kann im wesentlichen drei verschiedene Formen der Frühreife unterscheiden:
α) **Die pineale Frühreife.** Sie ist meist auf Zirbeldrüsentumoren zurückzuführen, bei denen außer den allgemeinen Symptomen auch lokale Kompressionserscheinungen zu bestehen pflegen, die sich namentlich in der Vierhügelgegend auswirken. Die Genese dieser

pineal bedingten Pubertas praecox ist noch unklar. Man könnte annehmen, daß normalerweise die Zirbeldrüse im Kindesalter eine hemmende Wirkung hat auf die Pubertätsentwicklung. Fällt diese Hemmung weg, so kommt es zu frühzeitiger Pubertätsentwicklung mit fast voller Reife nur bei Knaben. Die Kinder werden dabei altklug, die Prognose ist schlecht.

β) **Hypergenitale Frühreife** im Gefolge von Geschwülsten meist maligner Art, z. B. Sarkome bzw. Teratome der Hoden oder sog. Granulosazelltumoren der Ovarien, welche große Mengen Follikulin produzieren. Die Pubertas praecox kann sehr frühzeitig, gelegentlich sogar vor der Geburt oder in den ersten Lebensjahren in Abhängigkeit von solchen Geschwülsten auftreten. Auch hier kommt es zu einer rapiden Körperentwicklung ohne entsprechende psychische Reife, zum Auftreten der sekundären Geschlechtsmerkmale und zu Menstruation bei Mädchen. Ovarialtumoren können mit Ascites einhergehen. Die Probepunktion fördert eine blutig tingierte Flüssigkeit zutage. Tuberkulinreaktion negativ. Operativer Eingriff kann raschen Rückgang der Symptome und wenigstens vorübergehende Heilung bewirken.

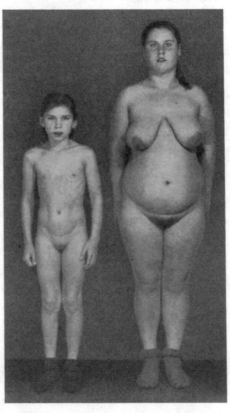

γ) **Pubertas praecox bei Nebennierenrindentumoren.** Es handelt sich meistens um maligne Hypernephrome des Rindengewebes. Dieses Rindengewebe produziert bei beiden Geschlechtern männliches Geschlechtshormon (Adrosteron). Bei Knaben zeigt sich gesteigertes Wachstum, besonders kräftige Ausbildung der Muskulatur (kindlicher Herkules), sehr intensiver Haarwuchs, kräftige Entwicklung der Pubes. Das Krankheitsbild zeigt weitgehende Ähnlichkeit mit der pinealen Frühreife, nur fehlen die Hirndruckerscheinungen. An den äußeren Genitalien zeigt sich eine Makrogenitosomia ohne eigentliche Genitalfunktion. Die Psyche bleibt mehr oder weniger infantil, auch Fettsucht kommt vor. Da die Nebennierenrindentumoren auch beim weiblichen Geschlecht männliches Genitalhormon produzieren, so findet eine Geschlechtsumwandlung statt, im Sinne eines Virilismus, der sich durch das Fehlen der Mammae, durch tiefe Stimme durch die männliche Muskulatur, Hypertrichose, männliche Haarverteilung und Begrenzung der Pubes sowie oft durch einen Pseudohermaphroditismus (penisartig verlängerte Klitoris) offenbart. Man spricht auch von einem Interrenalismus oder interrenaler Frühreife. Die Behandlung besteht in operativer Entfernung des Nebennierenrindentumors, eventuell in Röntgenbestrahlung. Nach erfolgreicher Operation bilden sich alle Erscheinungen des Interrenalismus oder genito-adrenalen Syndroms wieder zurück

Abb. 22. Pubertas praecox (hypergenitale Frühreife) mit gleichaltrigem Vergleichskind. (Kieler Univ.-Kinderklinik.) (K)

III. Einwirkung mütterlicher Sexualhormone auf den Neugeborenen.

Die Belieferung mit mütterlichem Hormon ist für den Fetus bis kurz vor der Geburt offenbar eine Lebensnotwendigkeit. Je unreifer die Frucht zur Welt kommt, desto stärker macht sich die vorzeitige Entziehung des mütterlichen Hormons bemerkbar. Bei den schwächlichen Frühgeburten unter 2000 g Geburtsgewicht läßt sich der therapeutische Effekt im Sinne einer Substitutionstherapie mit Follikelkormon klinisch einwandfrei beobachten. H. BISCHOFF gibt vom 2. Lebenstag an jedem zweiten Tag 2000 E. Progynon intramuskulär. Auch bei untergewichtigen Säuglingen der ersten Lebenswochen empfiehlt er Progynon, wenn sie von der dritten Lebenswoche an nach dem Aufbrauch der mütterlichen oder placentaren Hormone nicht mehr recht gedeihen wollen.

Der Ausfall des mütterlichen Vorderlappenhormons nach der Geburt führt zu einer uneingeschränkten Wirkung des Follikelhormons. Dieses bewirkt Brustdrüsenschwellung der Neugeborenen beiderlei Geschlechts, Schwellung der äußeren Genitalien bei Mädchen, ja sogar gelegentlich Blutungen aus der Vagina. Nach PHILIPP können auch der Uterus, vor allem die Cervix mit ihrer Schleimhaut an diesem hormonalem Geschehen nach der Geburt bedeutenden Anteil nehmen. So lange noch Prolan im kindlichen Organismus wirksam und nachweisbar ist, kommt es nicht zu Brustdrüsenschwellung, erst wenn dieses Prolan aufgebraucht ist, kommt die Wirkung des Follikelhormons, welche länger andauert, zum Vorschein.

Schrifttum.

GYÖRGY, P.: Dieses Lehrbuch, 1. Aufl.

JORES, A.: Klinische Endokrinologie. Berlin: Julius Springer 1939.

NOBEL, KORNFELD u. WAGNER: Innere Sekretion und Konstitution im Kindesalter. Wien: Wilhelm Maudrich 1937.

QUERVAIN, F. DE u. C. WEGELIN: Der endemische Kretinismus. Berlin u. Wien: Julius Springer 1936.

WIELAND, E.: Die Athyreose und Hypothyreose im Kindesalter. Leipzig: Johann Ambrosius Barth 1940. — WIELAND, THOMAS, BEUMER: Handbuch der Kinderheilkunde, 4. Aufl., Bd. 1, herausgegeben von M. V. PFAUNDLER und A. SCHLOSSMANN. Berlin: F. C. W. Vogel 1931.

Krankheiten des Blutes.

Von **E. Glanzmann**-Bern.

Mit 21 Abbildungen.

I. Die embryonale Blutbildung.

Die ersten roten Blutkörperchen entstehen aus undifferenzierten Bindegewebszellen in der Umgebung von Gefäßen im Dottersack. Diese frühembryonalen roten Blutkörperchen sind charakterisiert durch die kernhaltigen Megaloblasten und kernlosen Megalocyten, die durch eine mehr ovale oder elliptische Form ausgezeichnet sind. Die Blutbildung erfolgt dann überall im Mesenchym, sie ist somit im Körper des Embryo weit verbreitet. In der 6. Woche der Entwicklung wird die Leber zu einem Zentrum der Blutbildung. Der Einfluß der Leber führt nun zu einer zweiten Generation von roten Blutkörperchen, welche durch rundliche Formen charakterisiert sind (Normoblasten und Normocyten). Gegen Ende des zweiten Monats nimmt die Milz ihre hämatopoetische Tätigkeit auf. Erst im dritten Monat wird auch das Knochenmark zu einem wichtigen Sitz lebhafter Blutbildung. Zu Beginn des vierten Monats erscheinen dann auch Granulocyten und Lymphocyten. Am Ende der Fetalzeit übernimmt das Knochenmark bereits fast die gesamte Blutbildung an Stelle von Leber und Milz. Im Säuglings- und frühen Kindesalter bis etwa zum 7. Lebensjahr finden wir in den Knochen überall physiologischerweise rotes Mark, weil das Wachstum an und für sich große Ansprüche stellt. Werden unter krankhaften Bedingungen diese Anforderungen noch mehr gesteigert, so kommt es zu Erweiterung der Markräume mit sekundären Veränderungen am Skelet (z. B. an den Röhrenknochen. Osteophyten am Schädel usw.). Ein anderer Ausweg ist der Rückschlag in die embryonale Blutbildung mit dem Auftreten von Blutbildungsherden in der Leber, in der Milz usw.

II. Das Blut beim Neugeborenen.

Der Hämoglobingehalt des Blutes beim Neugeborenen ist sehr hoch, 100—140% Hämoglobin. Dieses noch fetale Hämoglobin zeichnet sich durch größere Resistenz und stärkeres Sauerstoffbindungsvermögen aus. Die Zahl der roten Blutkörperchen beträgt meist $5^1/_2$ bis 8 Millionen, dementsprechend erinnert die krebsrote Hautfarbe des Neugeborenen an den Teint einer echten Polycythämie. Es besteht ferner eine Leukocytose von 20000—30000. Die Blutplättchen schwanken zwischen 100000—400000. Vereinzelte kernhaltige rote Blutkörperchen (Normoblasten) sind beim Neugeborenen keine pathologische Erscheinung. Auch die Jugendformen der roten Blutkörperchen, die sog. Reticulocyten sind bis auf 35 bis $70^0/_{00}$ erhöht. Sie enthalten die durch Vitalfärbung (Brillantkresylblau) darstellbare sog. Substantia reticulo-filamentosa (Netzwerk blaugefärbter Körnchen und Fäden). Auch unter den Weißen finden sich vereinzelt Myelocyten und Jugendformen.

Verfolgen wir das Blut vom Neugeborenen von Tag zu Tag, so sehen wir, daß sowohl Hämoglobin als rote Blutkörperchen in den ersten Tagen abnehmen, z. B. sinkt das Hämoglobin in 2 Wochen von 105 auf 90%, die Zahl der Roten von 6 Millionen auf etwa 5 Millionen. Die Normoblasten verschwinden etwa mit dem 5. Tag aus dem Blut, die Reticulocyten erreichen um den 11. Tag ihr Minimum.

Der hohe Hämoglobingehalt und die Polyglobulie des Neugeborenen weisen darauf hin, daß der Fetus mit Bezug auf die Sauerstoffversorgung ungünstiger gestellt ist, da er in seinen Arterien nirgends rein arterielles Blut besitzt. Dieser chronische Sauerstoffmangel im fetalen Leben hat die gleiche Wirkung wie ein solcher unter anderen Umständen, z. B. beim Leben in großen Höhen, wo ebenfalls als Anpassungserscheinung eine Polyglobulie auftritt. Mit der Geburt tritt nun die weit günstigere Sauerstoffversorgung durch die Lungen ein. Die Polyglobulie wird überflüssig. Der Überschuß der roten Zellen wird zerstört durch Phagocytose in Zellen des sog. reticuloendothelialen Systems, in der Milz, in den Kupferschen Sternzellen der Leber und auch im Knochenmark. Aus dem Hämoglobin entsteht anhepatisches Bilirubin. Der Bilirubinspiegel, der schon vor der Geburt hoch ist, steigt noch mehr, so daß in sehr vielen Fällen die Ikterusgrenze überschritten wird (Physiologischer Icterus neonatorum). Beim Blutzerfall wird ferner Hämosiderin in die reticuloendothelialen System abgelagert und vermehrt das Eisendepot. Ändern sich die fetalen Zirkulationsverhältnisse z. B. bei Kindern mit kongenitalen Herzfehlern und Mischungscyanose nicht wesentlich, so bleibt die fetale Polyglobulie unverändert weiter bestehen (s. Goebel, Krankheiten des Neugeborenen).

III. Physiologische Eigentümlichkeiten im Säuglingsalter.

Von großem Einfluß auf die besondere Labilität des blutbildenden Apparates beim Säugling ist das rasche Wachstum. Das wachsende Kind muß nicht nur wie der Erwachsene seinen normalen Blutgehalt durch dauernden Ersatz physiologischer Verluste wieder aufrecht erhalten. Die roten Blutkörperchen haben eine beschränkte Lebensdauer von ungefähr 30 Tagen, und müssen immer wieder ersetzt werden. Es muß also das Gleichgewicht zwischen Blutzellbildung und Zerstörung aufrecht erhalten werden. Beim rasch wachsenden Kind muß darüber hinaus noch die Blutmenge vermehrt werden. Der Säugling muß z. B. entsprechend der Zunahme des Körpergewichts im ersten Halbjahr seine Blutmenge verdoppeln, bis zum Ende des ersten Lebensjahres sie verdreifachen. Diese erhöhte Leistung kommt auch in der physiologisch vermehrten Zahl von Retikulocyten beim Säugling ($5—15^0/_{00}$ gegen $2—5^0/_{00}$ beim Erwachsenen) zum Ausdruck. Durch diese Wachstumsleistung ist der blutbildende Apparat einmal Schädigungen leichter ausgesetzt, andererseits kann er weitergehenden Anforderungen gegenüber rascher versagen, weil er schon normalerweise maximal beansprucht ist. Es besteht deshalb bei Säuglingen eine entschiedene Anämiebereitschaft, welche um so größer ist, je rascher das Wachstum erfolgt. Je stärker das Kind wächst, um so schneller werden die Eisenreserven aufgebraucht auch bei ausgetragenen Kindern.

IV. Das Blut bei Frühgeburten und Frühgeburtenanämie.

Schwieriger als beim ausgetragenen Kinde sind die Verhältnisse bei den Frühgeburten. Hier stellt das Wachstum noch vergleichsweise viel stärkere Anforderungen. Das Frühgeborene muß schon im ersten Halbjahr sein Gewicht verdreifachen, es sucht so rasch wie möglich aus der gefährlichen Untergewichtigkeit herauszukommen, und für die Blutbildung bestimmtes Nährmaterial wird zunächst eingespart und für das rasche Wachstum des übrigen Körpers verwendet.

Beim ausgetragenen Kind fällt das Hämoglobin von den hohen Werten des Neugeborenen zuerst langsam, dann schnell ab bis etwa Ende des 2.—3. Monats eine gewisse Stabilisierung zwischen 80—90% erreicht wird. Die Erythrocytenzahlen fallen etwas weniger steil wie das Hämoglobin und erreichen ihren Stabilisierungspunkt bei 4,5 Millionen gegen Ende des 3. Lebensmonats. Anders bei den Frühgeburten. Hier sinkt das Hämoglobin rascher ab, nämlich bis 65% am Ende des zweiten Monats, und die Erythrocyten fallen auf 3—3,5 Millionen. Dann beginnt mit einem langen und starken Anstieg der Reticulocyten die Erythrocytenkurve sich zu heben und sie erreicht mit Beginn des zweiten Halbjahres das normale Niveau. Das Hämoglobin dagegen fällt noch weiter ab, bis 60—50% am Ende des vierten Monats und kann selbst noch im zweiten Halbjahr auf diesen niedrigen Werten stehen bleiben. Der Färbeindex wird erniedrigt, und es kommt zu der hypochromen physiologischen Frühgeburtenanämie. Diese physiologische Anämie kann durch Eisen und Leber nicht verhütet werden, und sie wird auch nach Erreichung des tiefsten Punktes, Ende des 4. Monats oder noch später durch Eisen in der Regel nicht gebessert. Die Frühgeburtenanämie ist um so ausgesprochener, je rascher das Kind wächst. Frühgeburten, welche in gutem Zustand, aber relativ langsam gewachsen sind, zeichnen sich von anderen durch einen besseren Hämoglobingehalt aus. Noch im zweiten Halbjahr und später zeigen Frühgeborene lange Zeit eine erhöhte Anämiebereitschaft, besonders auf alimentäre und infektiöse Schäden, weil bei ihnen auch die mangelhafte Eisenmitgift in den letzten Fetalmonaten eine Rolle spielt.

V. Die fetalen Erythroblastosen.

Es handelt sich um drei eigentümliche Erkrankungen der Feten und Neugeborenen, den *Hydrops foetus universalis*, den *Icterus gravis* und die *Anämie* der Neugeborenen. Diese

Affektionen haben ein gemeinsames Band: eine ungewöhnliche Ausschwemmung von Erythroblasten ins strömende Blut und den pathologisch-anatomischen Befund einer für diese Lebenszeit ganz ungewöhnlichen Wucherung von Erythroblasten in der Leber, in der Milz usw., also eine eigentümliche Erythroblastose. Hydrops und Gelbsucht können in Bleichsucht übergehen. Diese Anämie ist charakterisiert durch die zahlreichen Erythroblasten und hyperchrome Makrocyten. Diese Anämie kann auch selbständig auftreten und bildet die prognostisch günstigste Form der fetalen Erythroblastosen. Die nahe Verwandtschaft der drei verschiedenen Formen geht daraus hervor, daß sie alle familiär auftreten, wobei sowohl Hydrops congenitus, ganz besonders aber Icterus gravis und Neugeborenenanämie in den betreffenden Familien alternierend ein Kind nach dem andern befallen können. Merkwürdigerweise werden die ersten Kinder meist verschont. Es handelt sich wohl im

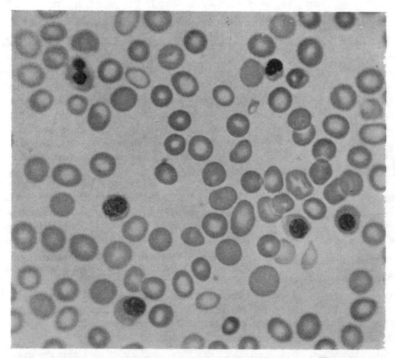

Abb. 1. Familiärer Icterus gravis cum Erythroblastose, Makrocytose, Hyperchromie.
(Berner Univ.-Kinderklinik.)

wesentlichen um eine Reifungsstörung in der fetalen Blutbildung. Es gelang durch Leberbehandlung der Mutter in der Schwangerschaft in solchen Familien ein Ausbleiben z. B. des Icterus gravis der Neugeborenen zu erzielen. Für die Behandlung sowohl des Icterus gravis als auch der Neugeborenenanämie mit Erythroblastose ist die Bluttransfusion die Methode der Wahl. In leichteren Fällen genügen schon intramuskuläre wiederholte Blutinjektionen. Auch Campoloninjektionen haben uns gute Erfolge gebracht.

VI. Erkrankungen des roten Systems.

1. Anämien.

Anämien entstehen im allgemeinen dann, wenn es dem Organismus nicht gelingt das Gleichgewicht zwischen Bildung und Zerstörung der roten Blutzellen aufrechtzuerhalten. Es gibt vorwiegend endogen bedingte Anämien, bei denen aus konstitutionellen Gründen die Roten eine abnorm kurze Lebensdauer haben. Es kommt deshalb zu abnorm raschem Blutzerfall, welcher sich verrät durch Anstieg des Bilirubinspiegels im Serum, durch vermehrte Ausscheidung von Urobilinogen und Urobilin in den Stühlen und im Urin. Man kann deshalb aus diesen Gallepigmenten einen Rückschluß ziehen auf das Maß der Blutzerstörung. Die Blutneubildung können wir ermessen aus dem Prozentsatz von Reticulocyten im peripheren Blut. Liegt hauptsächlich ein Fehler in der Blutbildung vor, so kommt es nach Zufuhr eines antianämisch wirkenden Stoffes zu einer sog. Reticulocytenkrise, einem raschen Anstieg der Reticulocyten und dann zu einem Abfall. Bei den sog. hämolytischen Anämien besteht eine dauernde Vermehrung der Reticulocyten. Reticulocytose ist um so häufiger mit einer größeren oder kleineren Zahl von Normoblasten vergesellschaftet, je jünger das Kind ist.

a) Vorwiegend endogen bedingte Anämien.

1. Die erblichen hämolytischen Erythropathien (Schulten).

α) **Die familiäre, konstitutionelle, hämolytische Anämie und der hämolytische Ikterus, sog. Kugelzellenanämie.** Es handelt sich um eine nach Naegeli durch Mutation entstandene, und sich nach den Mendelschen Regeln dominant fortvererbende neue Art roter Blutkörperchen.

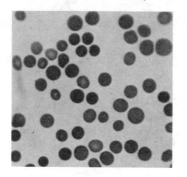

Abb. 2. Hämolytische Anämie. Kugelzellen. (Berner Univ.-Kinderklinik.)

Diese zeigen einen kleineren Durchmesser in der Breite, dagegen einen erhöhten Dickendurchmesser, so daß sie sich der Kugelgestalt nähern (Kugelzellen oder Globulocyten). Die Kugelform selbst bedingt ihrerseits eine verminderte osmotische Resistenz, da die Kugelform bei kleinster Oberfläche das größte Volumen umschließt. Während normale Rote bei osmotischer Quellung sich zuerst bis zur Kugelform ausdehnen können, kommt es dagegen bei den Kugelzellen sehr viel schneller zu einem Zerreißen der Zellmembran. Die Hämolyse gegenüber hypotonischer Kochsalzlösung erfolgt demnach bei den Kugelzellen schon bei 0,5—0,6, ja gelegentlich sogar bei 0,7%. Schon bei 0,44% ist die Hämolyse vollständig, wo bei normalen Blutkörperchen sie erst beginnt. Die Kugelzellen zeigen auch gegenüber physiologischen und pathologischen Einflüssen eine geringere Widerstandskraft, sie haben eine kürzere Lebensdauer.

Im mikroskopischen Blutbefund zeigen sich die Globulocyten als kleine kreisrunde Zellen mit starkem Farbstoffgehalt und geringer oder fehlender Dellenbildung. Der Färbeindex liegt meistens um 1. Es fällt ferner eine starke Anisocytose auf, wobei die Makrocyten in der Minderzahl und oft auffallend polychromatophil sind. Diese, sowie auch andere rote Blutzellen zeigen in ungewöhnlicher Zahl bei der Vitalfärbung Substantia granulo-filamentosa (Reticulocyten). Im Gegensatz zu Erwachsenen findet man bei Kindern mit hämolytischer Anämie nicht selten vereinzelte Normoblasten.

Die Sternalpunktion ergibt ein sehr zellreiches, stark erythropoetisches Mark mit zahlreichen Normoblasten, Makroblasten sowie Erythroblastenmitosen.

Es liegt ein konstitutionelles, angeborenes, meist familiär auftretendes Leiden vor, das schon in den ersten Lebenswochen und Monaten klinische Symptome machen kann. Die 4 Hauptsymptome sind: 1. Hämolytische Anämie, 2. hämolytischer Ikterus, 3. Milztumor, 4. Urobilinurie bei pigmentreichen Stühlen. Wir können verschiedene Typen dieses Leidens bei Kindern unterscheiden. Am wenigsten entwickelt ist die Krankheit, wenn nur ein Milztumor nachgewiesen werden kann. Am häufigsten sind im Kindesalter, neben diesen splenomegalen Typen, die leicht anämischen Formen, bei denen sich nur gelegentlich ein etwas gelbliches Kolorit zeigt. Weniger häufig als bei Erwachsenen ist bei Kindern der vollständig ausgebildete Typus mit hämolytischem Ikterus, Anämie und Splenomegalie.

Wie bei anderen konstitutionellen Krankheiten können nicht selten leichte banale Infekte (Schnupfen, Anginen usw.) hämolytische Krisen auslösen. Oft gewinnt man aber den Eindruck, als ob der Organismus von Zeit zu Zeit aus endogenen Gründen genötigt sei, sein fehlerhaft aufgebautes Blut wiederum zu zerstören. Es kommt deshalb zu wiederholten hämolytischen Krisen. Diese Krisen können verschiedene Formen annehmen.

Febrile Anämie. Es tritt plötzlich sehr hohes Fieber auf, schwere Tachykardie, Erbrechen, extreme Prostration. Die klinische Untersuchung zeigt einen großen Milztumor, Leberschwellung, systolisches Geräusch am Herzen. Die Anämie kann rasch schwere Grade annehmen. Die Schleimhäute werden blutleer. Das Hämoglobin kann in kurzer Zeit auf 20—10%, die Zahl der Roten auf oder sogar unter eine Million fallen. Zu Zeiten schwerer Blutkrisen kann es zu einem sog. Knochenmarkskollaps kommen mit enormer Leukocytose, Myeloblasten und vielen Myelocyten. Die akute Anämie kann so schwer sein, daß sie zum Tode führt. Die Gefahr der hämolytischen Konstitution ist auch bei Kindern nicht zu verkennen. Meist dauert aber trotz des alarmierenden Charakters die akute Hämolyse nur kurze Zeit, das Kind wird fieberfrei und erstaunlich rasch setzt die Regeneration der roten Blutzellen ein.

Febriler Ikterus. Unter ganz ähnlichen fieberhaften Erscheinungen kommt es nicht nur zu akuter hämolytischer Anämie, sondern auch zu manifestem hämolytischem Ikterus.

Periodisches Fieber von 2—3 Tagen Dauer, ungefähr alle 2 oder 3 Monate. Nach jeder solchen Attacke erscheint das Kind leicht gelblich.

Abdominale Syndrome. Die Kinder werden von heftigen Leibschmerzen im Oberbauch befallen und erbrechen häufig. Der Schmerz wird bei diesen Attacken durch die plötzliche Spannung der Leber- und Milzkapsel infolge Anschoppung dieser Organe durch den akuten Blutzerfall ausgelöst.

Skeletveränderungen, ähnlich wie bei der COOLEYschen Anämie bedingt durch die Hyperaktivität des Knochenmarks mit Erweiterung der Markräume zur Kompensation der gesteigerten Hämolyse, kommen auch bei der Kugelzellenanämie vor (besonders Turmschädel, sogar sog. Bürstenschädel, asiatische Gesichtsbildung mit stark vorstehenden Backenknochen usw.).

Die Prognose quoad vitam ist im allgemeinen gut. Die Kinder sind oft mehr blaß oder leicht ikterisch als krank. Sie können sich körperlich und geistig gut entwickeln, nur in einzelnen Fällen kommt es zu Wachstumshemmung. Gefahren und gelegentlicher Exitus drohen durch die akute Anämie und durch Myokardschäden infolge Anoxämie bei protrahierten und wiederholten Krisen.

Behandlung. Im allgemeinen erfolgt nach einer Blutkrise innerhalb eines Monats spontan wieder die Regeneration der zerstörten Roten. Bei diesen hämolytischen Attacken erleidet der Organismus einen abnormen Eisenverlust und der Bedarf ist erhöht für die Resynthese des zerstörten Hämoglobins. Eisenzufuhr von außen ist deshalb angezeigt z. B. Ferro 66 oder Ferrochlorid usw. Ferner hat sich uns in einzelnen Fällen die Lebertherapie bewährt, etwa 50 bis 100 g frischen Leberpüree täglich. Splenektomie behebt bei der hämolytischen Konstitution die Anämie sowie die hämolytischen Anfälle. Trotzdem bleibt bei Kindern die Globulocytose weiterhin bestehen (OPITZ). Die Indikation zur Milzexstirpation soll mit Rücksicht auf die meist gute Prognose des Leidens nicht leichtfertig gestellt werden, da sie selbst nicht ungefährlich ist. Leitende Gesichtspunkte für die Indikation zur Operation sind: hochgradige chronische Daueranämie mit immer wiederholten neuen Blutkrisen, häufigen abdominalen Schmerzattacken und schwerer Beeinträchtigung des Allgemeinbefindens.

β) **Sichelzellenanämie.** Charakteristisch ist die sog. Sichelzelle, welche schon im gefärbten Blutpräparat zum Vorschein kommt, noch deutlicher im hängenden Tropfen. Sauerstoffmangel begünstigt die Sichelung, welche reversibel ist. Die klinischen Erscheinungen können latent sein, bei der manifesten Form finden sich auch bei Kindern Zeichen gesteigerten Blutzerfalls, Ulcera cruris, Polyarthritis und Skeletveränderungen wie bei der COOLEY-Anämie. Die Sichelzellenanämie kommt nur bei Neger- und Mulattenkindern vor und wird dominant vererbt.

γ) **Elliptocytose oder Ovalocytose.** Ein auffallend großer Prozentsatz der Erythrocyten zeigt ovale oder richtiger elliptische Form, ähnlich den normalen Roten des Kamels. Nur in schweren Fällen hämolytische Krisen wie bei der COOLEYschen Anämie. Leichteste Form der konstitutionellen hämolytischen Erythropathien, bei Weißen und Negern.

δ) **Die COOLEYsche Krankheit (Erythroblastenanämie).** Sie wurde von COOLEY (1925) zuerst bei den Kindern italienischer und griechischer Einwanderer in Amerika entdeckt. Ferner wurden Fälle an der Nordküste des Mittelmeeres beobachtet, man spricht deshalb auch von Mediterran- oder Thalassämie. Es erkranken nacheinander mehrere Kinder in einer Familie. Der Beginn ist schleichend, die Kinder bleiben in der Entwicklung zurück, zeigen einen eigenartig blaß-gelblichen Teint, eine asiatische Gesichtsbildung, ein durch Milz- und Leberschwellung ausgedehntes Abdomen, das an Zöliakie erinnert, zunehmende Anämie und Schwäche, Widerstandslosigkeit gegen Infekte, denen die Kinder schließlich nach jahrelangem Kranksein im Stadium der Kachexie erliegen. Der Harn ist dunkel gefärbt und enthält sehr reichlich Urobilin und Urobilinogen als Zeichen des Blutzerfalls.

Charakteristisch ist der Blutbefund mit der enormen, ausgesprochen pathologischen Erythroblastose. Man kann sozusagen alle Stadien der Erythropoese im strömenden Blut sehen, wobei aber die Erythroblasten vielfach von den normalen Formen abweichen. In den einen Fällen herrscht eine Fragmentocytose vor: Kaum ein einziges rotes Blutkörperchen ist normal groß, die Poikilocytose ist enorm. In anderen Fällen besteht eine Anisochromämie mit sehr ungleicher Verteilung des Hämoglobins in den Roten. Die Rotenzahlen betragen 2—3 Millionen, können terminal auf eine Million und darunter sinken. Das Hämoglobin schwankt zwischen 25 und 45%, terminal 10% und darunter.

Am ausgesprochensten unter allen hämolytischen Erythropathien sind bei der COOLEY-Anämie die Skeletveränderungen im Sinne einer universellen Osteoporose. Die Röhrenknochen sehen wie von Motten zerfressen aus. Das mächtig wuchernde Knochenmark bringt die Knochenbälkchen innerhalb der Markhöhle zum Schwinden. In der Diploe des Schädels wird die Tabula externa immer mehr usuriert, so daß schließlich die Tabula externa fehlt. Man sieht dann im Röntgenbild zahllose dicht stehende Stacheln (radiale Knochenbälkchen) wie einen Bürstenbesatz senkrecht zur Tabula interna, die erhalten geblieben ist, angeordnet.

Die Ätiologie der COOLEYschen Anämie ist noch dunkel. Griechische Autoren denken an Zusammenhänge mit Malaria.

Die Behandlung mit Eisen, Arsen, Leber, Röntgenbestrahlungen der Knochen haben bisher keine überzeugenden Erfolge ergeben. Am ehesten zu empfehlen sind Bluttransfusionen. Die Progredienz des Leidens wird durch Milzexstirpation verlangsamt, doch ist die Operationsmortalität groß.

Zusammenfassung. Die konstitutionellen hämolytischen Erythropathien sind charakterisiert: 1. Durch das rassengebundene, familiäre und oft schon kongenitale Auftreten. 2. Durch schwere Veränderungen im Aufbau der Erythrocyten, welche als vererbliche Mutationsformen aufzufassen sind (Kugelzellen, Sichelzellen oder Drepanocyten bei Negern, Elliptocyten bei Weißen, pathologische Erythroblasten bei Mittelmeervölkern). 3. Der fehlerhafte Bau und die konstitutionelle Minderwertigkeit der Roten führt zu dauernder oder krisenhaft verstärkter Hämolyse und Anämie (hämolytischer Ikterus, Urobilinurie, Hepatosplenomegalie). 4. Es kommt zu lebhaftester regenerativer Knochenmarkstätigkeit, welche schließlich zu **Markwucherung** führt. Letztere bedingt bei den schweren Formen eigentümliche Veränderungen im Skeletsystem, besonders im Schädelskelet (asiatische Gesichtsbildung, Bürstenschädel), am ausgesprochensten bei der COOLEY-Anämie, gelegentlich aber auch bei der Kugel- und Sichelzellenanämie.

2. *Aregeneratorische und hyporegeneratorische Kinderanämien.*

Es handelt sich um eine Trias von Symptomen, Frühgeburt, Debilität, oft verbunden mit multiplen Mißbildungen (Herzfehler, Hypoplasien des Genitalapparates usw.) und kongenital aplastische Anämie (BENJAMIN). Neuere Untersuchungen von WILLI und ESSER haben eine lymphoide Knochenmarksmetaplasie ergeben, wobei die lymphoiden Zellen wahrscheinlich aus dem Reticuloendothel hervorgehen. Die Erythropoese erscheint dadurch gehemmt. Ich habe jedoch ganz ähnliche Fälle beobachtet, die nichts anderes waren als alimentäre Anämien, die dadurch zustande kamen, daß die geistig debilen Kinder nur mit Milch ernährt werden konnten. Einschränkung der Milch, Übergang auf gemischte Kost und Eisenbehandlung mit Ferro 66 führte zu rascher Heilung.

3. *Endogen bedingte Anämien bei Störungen der inneren Sekretion.*

Die endokrinen Drüsen üben auch auf die Blutbildung einen regulierenden Einfluß aus. Am bekanntesten ist im Kindesalter der Einfluß des teilweisen oder vollständigen

Ausfalls der Schilddrüse. Schon KOCHER hat betont, daß es beim Myxödem zu mäßiger Oligochromämie (meist etwa 50% Hgb.), Oligocytämie und Leukopenie mit relativer Lymphocytose kommt. Die Schilddrüse übt auch im Tierversuch eine anregende Wirkung auf die Hämatopoese aus. Sie wirkt als Antagonist zur Milz, welche im allgemeinen die Knochenmarkstätigkeit hemmt (ASHER und DUBOIS). Die Myxödemanämie bessert sich allein nach Thyreoidinzufuhr, die Heilung wird aber nach meiner Erfahrung durch Eisenzugabe beschleunigt.

Hypophysäre Störungen zeigen meist ziemlich normale Blutverhältnisse, gelegentlich kommt es aber auch zu einer gewissen Abnahme des Hämoglobins und Lymphocytose.

Ähnlich wie beim Myxödem kommt es auch bei der ADDISONschen Krankheit zu mehr minder starken Anämien von meist hypochromem Charakter. Zufuhr von Nebennierenrinde per os oder subcutan in Form von Extrakten fördert die Blutbildung.

4. Die perniziöse Anämie.

Die echte essentielle perniziöse Anämie kommt bei Kindern nur außerordentlich selten oder fast gar nicht vor. Im Mittelpunkt der Genese steht die Achylie; besonders die mangelhafte Sekretion einer fermentähnlichen Substanz, des sog. endogenen Faktors, dessen Zusammenwirken mit einem aus bestimmten Nahrungsbestandteilen stammenden exogenen Faktor zur Synthese des für die Hämatopoese, insbesondere für die normale Reifung der Erythroblasten unentbehrlichen „Perniciosaschutzstoffes" führt. Die chronische Achylie, die der perniziösen Anämie meist lange Jahre vorausgeht, ist eine Alterserscheinung und kommt im Kindesalter als Dauerbefund nur ganz ausnahmsweise vor. Strangdegenerationen im Nervensystem, die bei der perniziösen Anämie der Erwachsenen häufig ist, ist bei Kindern bisher überhaupt nicht beobachtet worden. Wir müssen streng unterscheiden zwischen der echten essentiellen perniziösen Anämie und Krankheiten, die mit perniziös-anämischen Blutbildern einhergehen, wie z. B. Ziegenmilchanämie, Zöliakie.

Eine familiäre perniciosaartige Anämie hat FANCONI beschrieben. Sie betraf 3 Brüder mit Mikrocephalie und Hypoplasie der Hoden. Es bestand eine mäßig starke hämorrhagische Diathese, die aber nicht die schwere progrediente, fast unbeeinflußbare hyperchrome und megalocytäre Anämie erklären konnte.

5. Essentielle, hypochrome Anämie.

Sie kommt in erster Linie bei Frauen im mittleren Lebensalter nach dem 40. Lebensjahr vor. Pathogenetisch liegt eine mangelhafte Eisenausnützung in der Nahrung infolge Anacidität und Achylie vor. Es kommt deshalb zu Eisenmangelerscheinungen, besonders zu hypochromer Anämie. Charakteristisch sind atrophische Veränderungen an der Zungenschleimhaut, am Rachen und im Oesophagus. Trophische Störungen an den Haaren (sie werden spröde und glanzlos), an den Zehen- und Fingernägeln (Hohl- oder Löffelnagelbildung mit lamellärer Absplitterung). Im Gegensatz zur perniziösen Anämie ist das endogene Ferment im achylischen Magensaft nachweisbar. Die Anämie nimmt einen chronischen Verlauf, ist aber durch hohe Eisendosen bei dauernder Zufuhr besserungsfähig. Im Kindesalter habe ich bisher nur einen Fall beobachtet, charakterisiert durch Erscheinungen der Dysphagie und Oesophagusstenose. In einem Fall von GARSCHE zeigte die Oesophagoskopie als Ursache der Dysphagie plaquesartige Schleimhautatrophie mit darin eingebetteten hyperkeratotischen Gewebsinseln.

6. Unklare Anämien älterer Kinder.

Besonders OPITZ weist darauf hin, daß es bei älteren Kindern Anämien gibt, die in keines der bekannten Krankheitsbilder eingereiht werden können. Es handelt sich meist um gutartige hypochrome Anämien, mit ausgesprochener Lymphocytose, die an eine lymphatische Leukämie denken läßt. Diese Anämien können trotz aller Behandlungsversuche jahrelang andauern, scheinen dann aber schließlich doch zur Ausheilung zu kommen. Das gleichzeitige Vorkommen bei anderen Familienmitgliedern läßt an konstitutionelle Einflüsse denken.

7. Anämie bei Marmorknochenkrankheit (ALBERS-SCHÖNBERG).

HARNAPP führt die Anämien nicht allein auf die raumbeschränkende Verdickung der Knochenbälkchen, sondern auf eine neben der Osteosklerose bestehende Minderwertigkeit des Knochenmarks zurück. Es kommt zu extramedullärer Blutbildung infolge Einengung des Knochenmarks, ohne Zeichen gesteigerten Blutzerfalls. Das Leiden ist ausgesprochen familiär. Die Osteosklerose kann mit oder ohne Anämie verlaufen.

b) Vorwiegend exogen bedingte Anämien.

1. Die posthämorrhagische Anämie.

Ätiologie. Sie ist die genetisch klarste Anämieform, erfolgt sie doch durch einen direkten Blutverlust nach außen. Kinder sind durch Blutungen mehr gefährdet als Erwachsene. Ein rascher Verlust von $^1/_4$—$^1/_3$ des Gesamtblutes, also von etwa 30 g pro Kilogramm Körpergewicht ist lebensbedrohlich. Akuten Verblutungstod habe ich beobachtet bei Melaena neonatorum, bei Thrombasthenie, bei einem 2jährigen tuberkulösen Kind mit latentem Ulcus duodeni und bei einem 4jährigen Mädchen mit Milzvenenthrombose. Aber auch geringe Blutverluste, wenn sie Tag für Tag erfolgen, wie z. B. bei chronischen hämorrhagischen Nephritiden, bei chronischen Hämorrhoidalblutungen können nach eigenen Beobachtungen im Verlauf der Jahre zu schweren Anämien führen.

Klinik. Größere und rasche Blutverluste erzeugen auffallende Blässe, Körperschwäche, Übelkeit, Ohnmacht, gelegentlich allgemeine Krämpfe.

Blutbild. Die Blutung vermindert zunächst die Blutmenge und führt zu echter Oligämie mit normaler Blutzusammensetzung. Durch diese Oligämie wird ein Einstrom von Gewebsflüssigkeit angelockt, und erst jetzt kommt es zur eigentlichen posthämorrhagischen Anämie. Diese wirkt als ein mächtiger Reiz auf die blutbildenden Organe, es kommt zu einer Reticulocytenkrise und durch Einschwemmung hämoglobinarmer Erythrocyten zu einer Senkung des Färbeindexes unter 1. Der Knochenmarksreiz löst auch posthämorrhagische Leukocytose und Thrombocytose aus. Letztere im Verein mit einer Gerinnungsbeschleunigung dient als Schutzmaßnahme gegen drohende Verblutung. Die Heilungstendenz der posthämorrhagischen Anämie ist meist eine sehr gute, wenn ihr nicht andere Krankheitszustände entgegenwirken.

Behandlung. Erste Indikation ist die Blutstillung, zweite der Ersatz des Flüssigkeitsverlustes, also die Auffüllung des Kreislaufes. Beiden Indikationen wird bei erheblichen Blutverlusten am besten gerecht die Bluttransfusion. Später muß man dem Organismus ein möglichst reichliches Blutaufbaumaterial zuführen. Whipple und Mitarbeiter haben an Aderlaßhunden in schönen experimentellen Untersuchungen den Wert der einzelnen Nahrungsmittel für die Blutregeneration bei der posthämorrhagischen Anämie studiert. Am ungünstigsten erwiesen sich Körnerfrüchte, Brot und Milch. Es wurden in 14tägigen Perioden nur etwa 3 g Hämoglobin neugebildet. Rahm, Butter und Käse waren auch ungenügend. Grüne Blattgemüse hatten einen mäßigen Einfluß auf die Blutregeneration. Von den Früchten waren Aprikosen und Pfirsiche relativ gute Hämoglobinbildner. Weitaus am günstigsten erwies sich die Vollleber. Bekanntlich führten diese Studien zur Entdeckung des Leberstoffes, der gegen Perniciosa schützt, den es später in besonderen Extrakten zu isolieren gelang. Die Regenerationswirkung der Volleber ist jedoch nicht vorwiegend und ausschließlich auf den Antiperniciosastoff zurückzuführen, sondern auch auf andere Bausteine für die Blutbildung wie Histidin, Tryptophan usw. und besonders auf ihren Gehalt an Schwermetallen wie Eisen, Kupfer, Mangan usw. und Vitaminen. Bei Verabreichung von Volleber wurden in den 14tägigen Perioden z. B. 100 g Hämoglobin von den anämisierten Hunden neu gebildet, bei gleichzeitiger Zulage von Eisen, z. B. 140 g, d. h. Leber- und Eisenwirkung addierten sich.

2. Alimentäre Anämien.

Der Begriff der alimentären Anämie wurde von Czerny auf dem internationalen Pädiaterkongreß 1912 in Paris geprägt. Man versteht darunter Anämien, welche überwiegend durch fehlerhafte Ernährung entstehen, und andererseits durch Diätänderung einer mehr weniger raschen Heilung zugeführt werden können.

α) **Die Kuhmilchanämie.** Sie entsteht dann, wenn Säuglinge über die Halbjahreswende hinaus ohne Zugabe von Beikost in Gestalt von Gemüse, Kartoffeln,

Fleisch, Obst ausschließlich oder ganz vorwiegend mit Kuhmilch ernährt werden. Besonders disponiert zur alimentären Anämie sind Frühgeburten, Zwillinge, debile oder sonst konstitutionell minderwertige Kinder, nervöse Säuglinge, bei denen der Übergang auf gemischte Kost wegen Nahrungsverweigerung große Schwierigkeiten bereitet. So wird die einseitige Milchernährung oft bis ins 2.—4. Lebensjahr fortgesetzt.

Klinisches Bild. Gegen Ende des 1. oder anfangs des 2. Lebensjahres bieten dann die Kinder das Bild des Milchnährschadens (s. auch S. 185). Der Stuhl ist hart, knollig, von heller Farbe und wird nicht selten nur alle 2—3 Tage entleert. Der Bauch ist groß, die Leber oft deutlich angeschwollen. Die Milz ist nur gelegentlich am Rippenbogen tastbar, nur selten kommt es zu größeren Tumoren. Entsprechend der Überfütterung mit Kuhmilch findet sich meist ein mehr oder weniger starker Grad von pastöser Adipositas. Fette Säuglinge, welche rasch Gewicht angesetzt haben, zeigen größere Neigung zu alimentärer Anämie als langsam wachsende. Die blassen fetten Kinder, deren geringe Resistenz gegen Infektionen vom Kliniker gefürchtet ist, sind meist solche, welche durch all zu rasches Wachstum ihren Eisenvorrat frühzeitig erschöpft haben. Die Kinder zeigen eine zunehmende Blässe, die sehr hohe Grade erreichen kann. Es liegt aber nicht nur eine Blässe, sondern eine wahre Anämie vor. Dies kann man daran erkennen, daß auch die Schleimhäute (Lippen, Konjunktiven) und die Ohrmuscheln im durchfallenden Licht entfärbt sind. Wird die eisenarme Milchernährung jahrelang durchgeführt, so kann es nach unseren Beobachtungen zu schwerer Wachstumshemmung (Dystrophie), stärkster Blutarmut (10—20% Hämoglobin) und hochgradigster Eisenverarmung des Organismus kommen.

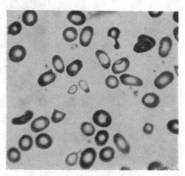

Abb. 3. Kuhmilchanämie, Pessarformen, Mikrocytose. (Berner Univ.-Kinderklinik.)

Blutbild. Es ist von hypochromem, chlorotischem Typus, d. h. der Hämoglobingehalt ist stärker gesenkt auf 60—30% Sahli, als die Erythrocytenzahl (4—3 Millionen). Der Färbeindex ist erniedrigt auf 0,8—0,4. Die roten Blutkörperchen sind abnorm blaß, oft nur an den Rändern gefärbt, sog. Pessarformen. Anisocytose und Poikilocytose mit oft auffallend kleinen Erythrocyten, sog. Mikrocyten. Reticulocyten finden sich meist nur bei Anämien unter 50% Hämoglobin in mäßigen Mengen. Erythroblasten fehlen oder beschränken sich auf spärliche Normoblasten. Das weiße Blutbild zeigt Neigung zu Leukopenie und Lymphocytose. Das Blutserum hat eine abnorm helle Farbe, das Serumeisen ist vermindert und selbst bei der Heilung der Anämie steigt der Serum-Eisenspiegel erst sehr spät, wenn der Eisenhunger des Knochenmarks und des Gesamtorganismus gesättigt ist.

Pathogenese. Die älteste Lehre über die Entstehung der Säuglings- und Kleinkinderanämien ist wohl die BUNGEsche Depottheorie. BUNGE fand den Körper des Neugeborenen sehr eisenreich, die Milch dagegen äußerst eisenarm. So enthält z. B. Frauenmilch nur 1 bis 3 mg, Kuhmilch im Mittel nur 0,5 mg Fe_2O_3 pro Liter. Es ist offenbar der Brustdrüse nicht möglich, mehr Eisen in die Milch zu sezernieren. Die Natur hat sich deshalb in der Weise geholfen, daß sie dem Neugeborenen in den letzten Fetalmonaten ein Eisendepot, besonders in der Leber als Mitgift gegeben hat, welches während der Zeit der eisenarmen Milchernährung allmählich aufgebraucht wird. Erscheinungen des Eisenmangels können sich geltend machen, wenn die eisenarme Milchernährung über die eigentliche Laktationszeit hinaus fortgesetzt wird. Je rascher das Wachstum ist, um so schneller wird die Eisenmitgift verbraucht.

Tierexperimentelle Untersuchungen zeigten, daß man durch einseitige Milchernährung bei jungen Tieren starke Wachstumshemmung und Anämie von chlorotischem Typus erzeugen kann. Diese experimentelle Kuhmilchanämie konnte durch Beigabe von Eisen verhütet und geheilt werden, jedoch nur wenn gleichzeitig noch Kupfer als Katalysator vorhanden war. Die hierzu erforderlichen, außerordentlich kleinen Kupfermengen sind in Kuhmilchproben, die nicht unter besonders strengen Kautelen gewonnen wurden, meist genügend enthalten, so daß ein Kupfermangel bei Kindern kaum zu befürchten ist. Nach diesen tierexperimentellen Untersuchungen wäre demnach die Kuhmilchanämie im wesentlichen eine auf Eisenmangel beruhende Erkrankung.

In der Klinik sind aber die Verhältnisse beim Kind nicht so einfach wie im Tierexperiment. Man bekommt den Eindruck, daß nicht nur der Eisenmangel eine Rolle spielt, sondern daß mit der künstlichen Ernährung mit Kuhmilch gewisse Schädlichkeiten verknüpft sind. Im Gegensatz zur Ernährung an der Brust muß der Säugling zur Bewältigung der unnatürlichen Nahrung eine größere Sekretionsleistung und vermehrte Verdauungsarbeit aufbringen, was zu einem erhöhten Blutverbrauch führt. Deshalb finden wir oft auch erhöhte Urobilinogenausscheidung im Stuhl. Die Kuhmilch bindet im Magen viel Säure. Ohnehin kommt es dei dystrophischen und fiebernden Kindern oft zu einer starken vorübergehenden Hemmung ber Salzsäuresekretion im Magen. Bei einer ungenügend sauren Reaktion des Mageninhalts

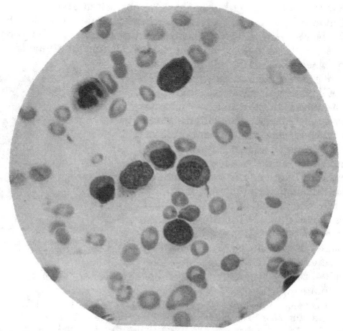

Abb. 4. Jaksch-Hayemsche Anämie bei Kuhmilchernährung. (Berner Univ.-Kinderklinik.)

ist die Abspaltung und die Löslichkeit des Eisens weitgehend erschwert. Es entgeht deshalb das Eisen in erheblichem Maße der Resorption. Unresorbiertes Nahrungseisen addiert sich mit dem Anteil des Eisens, der aus der vermehrten Blutmauserung stammt und in den Dickdarm ausgeschieden wird. Die Bildung von unlöslichen Kalkseifen im Dickdarm mit stark alkalischer Reaktion bei einseitiger Milchernährung wirkt nicht nur schädlich auf die Kalkbilanz, sondern hemmt auch die Rückresorption des Eisens. Kalk und Eisen gehen im Stoffwechsel sehr häufig miteinander parallel. Diese Verhältnisse beim Milchnährschaden der Säuglinge sind eine Eigentümlichkeit des menschlichen Organismus und lassen sich durch Tierversuche nicht ohne weiteres reproduzieren. So ist es mir nicht gelungen durch einseitige Milchernährung bei Ratten z. B. Rachitis zu erzeugen.

Anders dagegen beim Säugling. Hier weist bei der Kuhmilchanämie das Skelet meist Zeichen einer floriden Rachitis auf, welche augenscheinlich auch mit der einseitigen Kuhmilchernährung und Überfütterung zusammenhängt. Anämie und Rachitis sind einander koordiniert. Die anämischen und rachitischen Veränderungen brauchen jedoch keineswegs miteinander parallel zu gehen. Wir sehen schwerste Rachitis ohne Anämie und umgekehrt schwere Grade von Kuhmilchanämie ohne ausgesprochene Rachitis.

Bei schwer anämischen Kindern findet man oft ein sog. Caput natiforme. Der Schädel erinnert von oben betrachtet an die Nates, weil die Parietalhöcker oder auch die Frontalhöcker symmetrisch stark vorspringen und zwischen sich in der Mitte eine ausgeprägte längs verlaufende Furche zeigen. Es handelt sich dabei um symmetrische osteophytäre Auflagerungen, welche von Rachitis unabhängig sein können. Sie sind zurückzuführen auf eine Knochenmarkshyperplasie in den platten Schädelknochen zur kompensatorischen Verstärkung der Erythropoese.

Mit der ferripriven Natur der Kuhmilchanämie steht auch die Tatsache in gutem Einklang, daß Frühgeburten, Zwillinge und sonst untergewichtige Kinder eine besondere Neigung zu Kuhmilchanämie zeigen. Hier sind eben die Eisendepots, die hauptsächlich erst in den zwei letzten Schwangerschaftsmonaten angelegt werden, ungenügend gewesen und werden vorzeitig aufgebraucht, um so schneller, je stärker das Wachstum und der Fettansatz bei diesen Kindern sind. Bekanntlich zeigen die gleichen Kinder wegen ungenügender Kalkdepots in den Knochen und beschleunigten Wachstums eine verstärkte Neigung zu Rachitis.

Behandlung. 1. Diät. Es ist notwendig die Milch stark zu beschränken, etwa auf 100 ccm pro Tag nach dem Vorschlag von KLEINSCHMIDT, denn es muß Raum geschaffen werden für die anderen wertvolleren Nahrungsstoffe. Milchreich ernährte Kinder verlieren den Appetit auf die Beikost. Wir können einem anämischen Säugling in den späteren Monaten des ersten Lebensjahres folgende Diät vorschreiben: Morgens: 100 ccm Milch mit einem Teelöffel Orangensaft + 100 ccm 5%ige Mehlabkochung + 5% Nährzucker. Beim älteren Kind statt dessen 100 ccm Malzkaffee + Zucker, dazu eingeweichter Zwieback oder Brotbrocken. Mittags: Kalbsknochenbrühe mit 10% Grieß oder Reis, Kartoffelbrei, püriertes Gemüse, Spinat, Blumenkohl, Karotten, etwa 200 g. Dazu 1—2 Eßlöffel gehacktes Fleisch vom Kalb, Rind, von Taube oder Huhn, Kalbsmilken in Püreeform, Kalbs- oder Geflügelleber roh durch die Fleischmaschine passiert und der Brühsuppe beigesetzt (20—50—100 g). Statt Fleisch ab und zu 1 Eigelb, am besten roh mit etwas Orangensaft versetzt. Nachmittags: Rohes Obst, Banane, geschabte Äpfel oder Birnen, Aprikosen, Pfirsiche, Heidelbeeren, dazu aufgeweichten Zwieback, Keks oder Löffelbisquits. Abends: Griesbrei mit Fleischbrühe oder Gemüsebrühe oder Linsenmus (eisenreich), ferner Fruchtkompotte oder auch Gemüse wie mittags.

Nützlich namentlich zur Hebung der gesunkenen Resistenz ist erhöhte Vitaminzufuhr in Form von Gemüsesäften, ausgepreßtem Tomaten- oder Mohrrübensaft, von rohen Fruchtsäften wie Orangen- oder Citronensaft, je nach dem Alter 30—50 ccm. An ihrer Stelle können auch Vitamin-C-Präparate wie Redoxon, Cebion, Cantan 1—2 Tabletten täglich verwendet werden. Kommt es auf rasche Wirkung an, so machen wir Injektionen von Redoxon forte als Vitamin-C-Stoß.

An Stelle von Rohleber, welche wir bevorzugen, können wir auch Leberpräparate verwenden wie Heparglandol (Roche) 1—2mal täglich $^{1}/_{2}$ Würfel in Suppe oder Brei, Hepatopson, Hepatrat, Leberpulver usw. Campolondepots intramuskulär 5—10 ccm in der Woche in schweren Fällen.

2. Medikamentöse Behandlung. Das wirksamste Mittel ist das *Eisen.* Dabei ist zu beachten, daß nur das zweiwertige oder Ferroeisen wirksam ist. Viel verwendet wird das Ferrum reductum 0,05—0,1, Sacch. albi 0,3 2—3mal täglich ein Pulver. Es ist auch der wirksame Bestandteil der Feometten. Besonders bewährt haben sich die stabilisierten Ferropräparate wie das Ferrostabil (2- bis 3mal $^{1}/_{2}$—1 Dragée) und in neuester Zeit das askorbinsaure Eisen (Ferro 66, Promonta) 1 Tropfen enthält 2,5 mg Eisen. Auch nach unseren Erfahrungen sind 2—3mal 5 Tropfen Ferro 66 imstande, bei guter Verträglichkeit selbst die hartnäckigsten Kuhmilchanämien bei Säuglingen in 3—4 Wochen zu heilen (ROMINGER). Es gibt jedoch Fälle, bei denen Ferro 66 versagt. Hier haben wir nach dem Rezept von STARKENSTEIN Erfolge erreichen können: Das Ferrochlorid wird durch Verwendung von Zucker in Verbindung mit Citronensäure gegen Oxydation geschützt. Ferri chlorati: $(FeCl_2 + 4 H_2O)$ 2,5, Acidi citrici 0,1,

Saccharose 60,0, Aquae dest. ad 100,0. MDS. 2mal täglich 1 Kaffeelöffel in reichlich Wasser.

β) **Die Ziegenmilchanämie.** *Klinisches Bild:* Im Vordergrund steht eine deutliche Dystrophie, welche auch ohne wesentliche Anämie bleiben kann. Die Säuglinge sind stark untergewichtig, mager, der Turgor ist herabgesetzt. Die Ziegenmilchanämie wird im allgemeinen bei jüngeren Kindern beobachtet als die Kuhmilchanämie, also bereits im Alter von 5—9 Monaten. Leichtere und vorübergehende gastrointestinale Störungen, Erbrechen, Durchfall, Verstopfung sind nicht selten. Nach monatelanger Ziegenmilchernährung stellt sich schwere

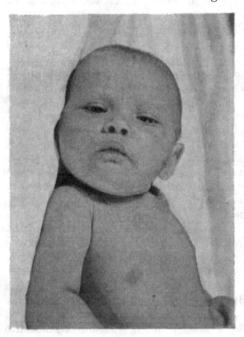

Appetitlosigkeit und deutlicher Widerwille gegen Ziegenmilch ein. Die Gesichtsfarbe ist sehr blaß mit einem Stich ins Gelbliche. Nicht selten sind Hautblutungen und polsterartige Ödeme an Händen und Füßen. Konjunktiven und Mundschleimhaut sind auffallend blaß. Es kann zu hochroten Zungenentzündungen und oberflächlichen Geschwürsbildungen kommen, die an die HUNTERsche Glossitis bei der perniziösen Anämie erinnern. Rachitis kann fehlen oder nur leicht angedeutet sein. Hochgradige Empfindlichkeit der Knochen an den Beinen, wohl bedingt durch kleine subperiostale Blutungen, kann an Skorbut denken lassen. Am Herzen finden sich häufig anämische Geräusche. Die Leber überragt meist den Rippenbogen um 1—2 Querfinger, gewöhnlich besteht ein mäßiger, eben tastbarer Milztumor, der aber auch bei schwerster Ziegenmilchanämie fehlen kann. Der Urin enthält gelegentlich Urobilinogen und Urobilin, der Stuhl meist reichlich Urobilin.

Abb. 5. Ziegenmilchanämie.
(Kieler Univ.-Kinderklinik.) (K)

Blutbild. Charakteristisch ist der hyperchrome Typ des roten Blutbildes. Hypochrome Formen sind zwar auch bei der Ziegenmilchanämie bekannt, aber weit seltener als bei der Kuhmilchanämie. Die Hyperchromie kommt dadurch zustande, daß die roten Blutkörperchen bei der Ziegenmilchanämie verhältnismäßig viel stärker abnehmen als der Hämoglobingehalt. Der Färbeindex ist gleich 1 oder meist über 1. Die Ziegenmilchanämie ist in der Regel bedeutend schwerer als die üblichen Formen der Kuhmilchanämie. Die Hämoglobinwerte bewegen sich meist um 30% Sahli herum, können sich aber auch bis 20—10% in selteneren Fällen vermindern. Die Roten zeigen Zahlen von drei bis zu einer Million und terminal sogar darunter.

Die Ziegenmilchanämie zeigt sich besonders gern in der JAKSCH-HAYEMschen *Form.* Diese ist charakterisiert durch Hepatosplenomegalie und ein besonderes Blutbild, das auf den ersten Blick an eine Leukämie erinnern könnte (Anaemia pseudoleucaemica infantum). Es besteht nämlich: *1. eine sehr starke Erythroblastose* mit sicheren Megaloblasten, Makroblasten, Normoblasten und zahlreichen oft rosettenförmigen Kernzertrümmerungsfiguren. Im roten Blutbild herrschen große hämoglobinreiche, oft polychromatische Megalocyten (Ovalocyten) vor. Nicht selten basophile Punktierung, oder rote Tüpfelung, gelegentlich sog. CABOT-SCHLEIPsche rote Ringe, mitunter auch in Achterform. *2. Ausgesprochene Leukocytose,* 20000—30000 und darüber, wenn keine Infekte bestehen vorwiegend Lymphocyten. Die Segmentkerne zeigen oft eine Rechtsverschiebung, d. h. eine Vermehrung der Kernsegmente. Die Zahl der großen Mononukleären sinkt häufig auf 1—2%. Beide Erscheinungen erinnern an ein ähnliches Verhalten des weißen Blutbildes bei der echten perniziösen Anämie. Die Blutplättchen sind manchmal vermindert bis unter 50000. Bei besonders schweren Formen von Ziegenmilchanämie kommt ein fast vollkommen aplastisches Blutbild vor, wobei Erythroblastose und Leukocytose fehlen und nur etwa 2—3⁰/₀₀ Reticulocyten nachzuweisen sind (wie bei der Perniciosa).

Verlauf und Prognose. Dystrophie und Anämie können so schwer werden, daß sie zum Tode führen. Meist kommt es zu terminalen Pneumonien.

Knochenmarkspunktion und Autopsiebefunde. WILLI fand auch im Knochenmarkspunktat bei Ziegenmilchanämie massenhaft Megaloblasten, wie bei der Perniciosa. Meist eintöniges Bild daneben mit Myeloblasten mit blasigen hellen Kernen. Gelegentlich auffällige Vermehrung eosinophiler Myelocyten. Extramedulläre Blutbildungsherde in der Milz und in der Leber. Manchmal zentrale Nekrosen und fettiger Zerfall der Leberläppchen. Verfettung des Myokards (Tigerung).

Pathogenese. Sie ist trotz vieler Arbeit immer noch nicht vollkommen aufgeklärt. Interessant ist, daß ROMINGER und BOMSKOV bei jungen Ratten nur dann durch Ziegenmilchfütterung eine schwere Anämie experimentell auslösen konnten, wenn es zu sprueartigen Fettdiarrhöen und entsprechenden Resorptionsstörungen kam. Es ist ganz klar, daß bei der Ziegenmilchanämie der Eisenmangel nicht dieselbe Rolle spielt wie bei der ferripriven Kuhmilchanämie. Es ist deshalb unmöglich die Ziegenmilchanämie nur als eine schwerere Form eines sonst gleichartigen Krankheitsprozesses der alimentären Anämie zu betrachten. Die Ziegenmilchanämie reagiert in der Regel nicht auf Eisen, dagegen wirken Leber und Leberpräparate, Hefe (GYÖRGY) in ähnlich spezifischer Weise wie bei der perniziösen Anämie. Die Reticulocytenkrise ist nach unseren Beobachtungen sogar noch ausgesprochener (HEUBERGER) und nach WILLI ändert sich auch im Knochenmark schlagartig das Bild der Reifungsstörung und der Sperre. Die Proerythroblasten und Megaloblasten schwinden rasch und machen Normoblasten und Reticulocyten Platz. Die skorbutähnlichen Erscheinungen weisen auf einen Vitamin-C-Mangel hin. Ein Mangel an Lactoflavin konnte in der Ziegenmilch nicht nachgewiesen werden (SOTHMANN).

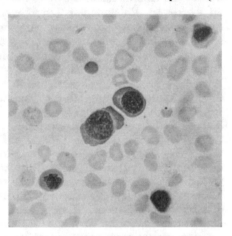

Abb. 6. JAKSCH-HAYEMsche Anämie bei Ziegenmilchernährung. (Berner Univ.-Kinderklinik.)

Wahrscheinlich fehlt es an dem sog. extrinsic factor (CASTLE), Hämogen REIMANN aus dem Vitamin-B₂-Komplex, welcher notwendig ist zur Synthese des Antiperniciosaprinzips.

Behandlung. Ersatz der Ziegenmilch durch Kuhmilch im Rahmen einer gemischten Kost. Tägliche Zulage von Püree aus roher Leber, 25—50—100 g oder Leberpräparate wie Heparglandol ¹/₂—1 Würfel in Suppe, Hepatopson oder Hepatrat liquid. teelöffelweise. Wöchentlich Campolondepots 5—10 ccm intramuskulär. Hat die ursprünglich hyperchrome Anämie durch rasche Zunahme der Roten hypochromen Charakter angenommen, erst dann erweist sich die Zugabe von Eisenpräparaten, besonders Ferro 66 nützlich (GYÖRGY). Frische Fruchtsäfte, Orangen, Citronen-Tomatensaft unterstützen die Heilung und heben die Resistenz. GYÖRGY sah gute Erfolge von Hefe (Vitamin-B-Komplex).

3. Anämie bei Mehlnährschaden (KLEINSCHMIDT).

Neben Eisenmangel hindert das Fehlen wichtiger Hauptnährstoffe (Eiweiß, Fett) und Ergänzungsstoffe (Vitamine der B-Gruppe, Vitamin C und Vitamin A) die Erythropoese.

4. Anämie bei Avitaminosen.

Bei Vitamin-A-Mangel kommt es zu Anämie und Thrombopenie. Auch beim Vitamin-B-Komplex, besonders Vitamin B₂ bestehen Beziehungen zu Mangelanämien z. B. bei Ziegenmilchernährung, Zöliakie usw. Vitamin-C-Mangel kann nicht nur Skorbut verschulden, sondern auch bei Kindern hypochrome Anämien erzeugen, die in spezifischer Weise durch Vitamin-C-Zufuhr zur Heilung zu bringen sind (ROMINGER). SEYDERHELM und GREBE sahen nach Vitamin-C-Injektionen eindeutige Steigerungen der Reticulocytenzahlen. Anämie bei Rachitis dagegen wird nicht beeinflußt, auch wenn Vitamin D die Rachitis heilt.

Eine *Polyavitaminose* durch schwere Resorptionsstörungen besteht bei der Zöliakie, der infantilen Sprue. Aber auch die Resorption der Mineralstoffe und damit auch des Eisens leidet. Fast regelmäßig kommt es daher zu hypochromen Anämien. Aber auch perniziös-anämische Blutbilder wurden beschrieben, auch Umschlag des chloranämischen Blutbildes in das perniziöse und umgekehrt. Eosinophilie kommt auch unabhängig von der Lebertherapie vor. Ein deutlich tastbarer Milztumor findet sich nicht selten. Die Anämie bei Zöliakie kann auffallend rasch heilen bei kombinierter Behandlung mit Leber (per os) und gleichzeitiger Zufuhr von Ferro 66, das selbst von diesen Fällen noch auffallend gut resorbiert wird (s. auch ROMINGER, Avitaminosen).

c) Parainfektiöse und postinfektiöse Anämien.

Pathogenese. Es besteht ein Circulus vitiosus. Alimentäre Anämien, z. B. infolge Eisenmangels setzen die Widerstandskraft gegenüber Infektionen deutlich herab. Es kommt leicht zu pyogenen Infektionen, z. B. Otitis media purulenta, zu Abscessen, Phlegmonen, Osteomyeliten, zu wiederholten grippalen Infekten mit langwierigem, komplikationsreichem Verlauf. Bronchopneumonien, nicht selten kompliziert mit Lungenabsceß und Empyem bilden die häufigste Todesursache bei alimentärer Anämie. Die Neigung zu septischen Prozessen bei anämischen Säuglingen ist groß.

Solche pyogene Infekte wirken ihrerseits wiederum anämisierend, teils durch direkte Blutschädigung, durch Toxine, Hämolysine usw., teils durch Beeinträchtigung der Ernährung, Anorexie, Herabsetzung der Salzsäuresekretion im Magen, verminderte Eisenresorption. Ferner wissen wir neuerdings von dem tiefgreifenden Einfluß der Infekte auf den Eisenstoffwechsel. Das Eisen wird von seiner Bestimmung der Hämoglobinbildung im Knochenmark abgelenkt und für andere Zwecke, z. B. Entgiftung von Toxinen zum Teil im reticuloendothelialen System verwendet. Es erklärt dies zwei merkwürdige Tatsachen: 1. Sowohl ferriprive Ernährung wie Infekte können zum klinisch gleichen Bild der Eisenmangelanämie führen. 2. Die Eisentherapie selbst in großen Dosen bleibt meist nutzlos, so lange der fieberhafte Infektionszustand besteht.

Man spricht wegen der eigentümlichen Verkettung von Anämie und Infekt mit Recht auch von *alimentär-infektiösen Anämien.* Die verhältnismäßig leichten alimentären Anämien werden durch die gehäuften Infekte klinisch immer schwerer, und es kann sich schließlich auf diesem Boden das Syndrom von JAKSCH-HAYEM mit Leber- und Milztumor und dem bekannten pseudoleukämischen Blutbild entwickeln.

Klinisches Bild. Es fällt die fahle Blässe mit einem deutlichen Stich ins gelbliche oder grünliche auf, als Folge hämolytischer Vorgänge, mit Erhöhung des Bilirubinspiegels im Blute, Leberschwellung und Milztumor in verschiedenem Maße gesellen sich hinzu. Im Urin häufig Urobilinogen vermehrt und Urobilin.

Blutbild. Meist einfache hypochrome Anämie von 50—40—30—20% Hämoglobin und Roten-Zahlen bis 3—2—1 Million, selten tiefer. Namentlich bei Säuglingen Anisocytose, Poikilocytose, Polychromasie, einige Normoblasten. Reticulocytose verhältnismäßig spärlich infolge toxischer Knochenmarkssperre. Im weißen Blutbild polynukleäre Leukocytose mit Linksverschiebung, nicht selten frühzeitig Jugendformen, Myelocyten und selbst vereinzelte Myeloblasten.

Ätiologie. Bei jeder auffallenden Anämie mit fahlgelber Blässe und unklarer fieberhafter Erkrankung soll man besonders bei Säuglingen an eine ursächliche Pyurie denken. Von spezifischen Infektionskrankheiten führen der Typhus abdominalis, die Diphtherie, nach eigenen Beobachtungen auch der Keuchhusten nicht selten zu mehr weniger schweren Anämien. Dies gilt auch von der WEILschen Krankheit. Streptokokken, Staphylokokkensepsis usw. gehen oft mit schwerer Anämie mit kernhaltigen Roten einher.

Wir haben auf die Mitwirkung hämolytischer Vorgänge bei der Entstehung der infektiösen Anämien bereits hingewiesen. Solche treten besonders stark hervor bei der folgenden Form:

Akute hämolytische Anämie. Typ LEDERER-BRILL. Ziemlich akuter Beginn mit Fieber, dann hämolytischer Ikterus, Milz- und Leberschwellung, Leibschmerzen, Erbrechen, Durchfälle. Im Urin Bilirubin, Urobilin oder Blutfarbstoff. Blutbild: Schwere hyperchrome

Anämie mit guter Markregeneration, Leukocytose und Erythroblasten im peripheren Blut. Ätiologisch unbekannter Infekt, eventuell mit allergischer Komponente (BRENNER). Gegen eine Krise bei familiärer hämolytischer Anämie spricht differentialdiagnostisch der nicht familiäre Charakter, das Fehlen der Kugelzellen und der Resistenzverminderung. Prognose gut. In leichten Fällen Spontanheilung. Bei schweren Formen Bluttransfusion und Lebertherapie.

Chronische Infektionen. *Die rheumatische Infektion* geht nicht nur mit auffallender Blässe, besonders bei Endokarditis einher, sondern auch mit leichteren, seltener schwereren Anämien. Nach eigener Beobachtung kann die im Kindesalter seltene *Endokarditis lenta* in einer anämischen Form verlaufen, meist progressiv schwere Grade erreichen, mit einer Leukocytose von 20000—40000, gelegentlich auch aplastisch mit Leukopenie.

Tuberkulose. Leichte chloranämische Formen bei beginnenden Fällen sind häufig. Selten sind schwere Anämien mit Erythroblastose und sehr großem Milztumor bei supramiliarer Säuglingstuberkulose (eigene Beobachtung).

Syphilis. Die kongenitale Lues kann beim Säugling schwere Anämie mit leicht ikterischer Verfärbung der Haut, Hepato- und Splenomegalie erzeugen. Es finden sich alle Übergänge von einfacher Anämie bis zur JAKSCH-HAYEMschen Form mit reicher Erythroblastose und Leukocytose.

Protozöenkrankheiten des Blutes und der hämatopoetischen Organe. *Malaria.* Konstante Anämie verschlimmert sich zur Zeit der periodischen Fieberanfälle. Malariaplasmodien in den Roten; Erythrocyten werden deformiert, erbleichen, zeigen rote SCHÜFFNER-Tüpfelung, basophile Punktierung, Reticulocyten und Erythroblasten, Splenomegalie, rasche Erholung nach den Anfällen, definitiv nur unter dem Einfluß des Chinins. Bei chronischer Malaria Daueranämie.

Leishmaniose (Kala-Azar) in Mittelmeerländern. Starke progressive Splenomegalie. Parasiten lassen sich durch Milz- und Knochenmarkspunktion nachweisen. Hypochrome, meist mäßige Anämie von aregeneratorischem Charakter mit Leukopenie und Thrombopenie. Vorzugsweise erkranken Kinder im Alter von 6 Monaten bis zu 3 Jahren. Früher schwere Prognose mit geringer Reparationstendenz und hoher Letalität hat sich durch Behandlung mit Tartarus stibiatus wesentlich gebessert.

Anämien durch Darmparasiten: Wurmanämien.

Pathogenese. Teils chronischer Blutentzug durch blutsaugende Parasiten, blutige Durchfälle, teils toxische Einwirkung auf das Blut und die Hämatopoese. Diagnostisch wichtig Eosinophilie (4—15%, selten hohe Werte 58—80%). In schweren Fällen z. B. von Askaridenintoxikation kann jedoch die Eosinophilie fehlen.

Askariden, Oxyuren, Tänien führen inkonstant und fast immer nur zu leichten hypochromen Anämien. Bothriocephalus latus bei Bewohnern der Meeresküsten erzeugt inkonstant nur bei konstitutionell disponierten sehr schwere hyperchrome Anämien vom Charakter der Perniciosa mit Eosinophilie von 5—10%. Die Anämie heilt gewöhnlich nach Entfernung des Darmparasiten.

Trichocephalus dispar bewirkt eher durch Blutsaugen und hämorrhagische Durchfälle gelegentlich auch nach eigenen Beobachtungen schwerere, selbst tödlich verlaufende progressive Anämien.

Behandlung der alimentär-infektiösen Anämien durch Bluttransfusion. Man verwendet die indirekte Methode mit Citratblut (10 ccm 3.8% Natr. citric.-Lösung auf 90 ccm Blut intravenös in irgendeine zugängliche Vene). 15—20 ccm Citratblut pro Kilogramm Körpergewicht genügen, um die Empfängererythrocyten um eine Million pro Kubikmillimeter zu steigern (OPITZ). Blutgruppenbestimmung notwendig. Kontraindikationen: Kreislaufschwäche bei Infekten, hohes Fieber usw. Die großen Transfusionen müssen, wenn nötig, nach 2—3 Tagen wiederholt werden. Der Blutstatus bessert sich schlagartig, die Resistenz gegen die Infektion wird gesteigert, das Knochenmark wird stimuliert. Bei der sog. Immunotransfusion wird der Spender vorher mit Vaccineinjektionen vorbereitet. Zum Ersatz der großen Transfusionen dienen kleine intramuskuläre Blutinjektionen von 5—10—20 ccm. 1—2mal in der Woche.

d) Anämien infolge Umweltschäden.

Stuben- bzw. Proletarieranämie. Sie kann 4 Ursachen haben: 1. Quantitativ und vor allem qualitativ unzureichende Nahrung, wobei wieder Eisenmangel von größter Bedeutung ist. 2. Häufung von Infekten infolge des dichten Zusammenlebens der gesamten Familie. 3. Mangel an aktinischen Reizen durch das Wohnen in ungenügend belichteten Räumen (Keller, Höfe usw.). 4. Mangel an frischer und bewegter Luft durch zu lange dauernden Stuben- und Schulzimmeraufenthalt.

Manchmal besteht mehr eine vasomotorische Blässe als eine eigentliche Anämie. Aber Kinder, die in einer solchen Umwelt leben, haben nur etwa in der Hälfte der Fälle einen völlig normalen Blutstatus. Die andere Hälfte zeigt Hämoglobinwerte von bloß 60—70%, und Erythrocytenzahlen von 4—3,5 Millionen und darunter.

Die große soziale Bedeutung des unternormalen Blutstatus liegt in der erniedrigten Resistenz gegen Infekte. Solche Kinder erkranken doppelt so häufig an Infekten, wie Kinder mit normalem Blutstatus.

Therapie. Bessere Ernährung, Gemüse, Obst, Fleisch. Sonnige Wohnungen, viel Aufenthalt an der Sonne und in der freien Luft, Ferien im Gebirge oder an der See.

Chlorose. Die Tatsache, daß die Chlorose der jungen Mädchen heute kaum mehr angetroffen wird, spricht gegen die frühere Auffassung, sie sei konstitutionell und endokrin bedingt und für die Anschauung, daß sie im wesentlichen durch Umweltschäden ausgelöst war, wie klösterliche und sitzende Lebensart, einengende Kleidung, Korsett der jungen Mädchen usw. Änderungen der Lebensweise, bessere Ernährung (Gemüse und Früchte), mehr Aufenthalt in der freien Luft und an der Sonne, Sport im Sommer und Winter haben das Leiden zum Verschwinden gebracht.

Allgemeinsymptome sind: Alabasterweiße Hautfarbe, Müdigkeit, Kopfschmerzen, Appetitlosigkeit, Obstipation, Dysmenorrhöe.

Das Blutbild ist charakterisiert durch mäßige Hämoglobinabnahme bei unveränderter Erythrocytenzahl (hypochrome Anämie bei erniedrigtem Färbeindex). Prompte Heilung auf große Eisengaben.

2. Polycythämie.

Die abnorme Vermehrung der Zahl der Roten, die Polycythämie bzw. Polyglobulie ist sehr viel seltener als ihre Verminderung. Wir sprechen von Polyglobulie, wenn die Zahl der Roten 5,5 Millionen im Kubikmillimeter übersteigt.

Scheinbare Polyglobulien kommen zustande durch Bluteindickung bei Wasserverlusten, durch Brechdurchfälle beim Säugling, abundante Schweiße bei FEERscher Krankheit usw.

Vorübergehende Polyglobulie sehen wir beim Aufstieg in große Höhen (6—7—8 Millionen Rote) infolge Sauerstoffmangels.

Dauernde Polyglobulie bei kongenitalen Herzfehlern, besonders Pulmonalstenose mit hochgradiger Cyanose (Morbus coeruleus) 6—8—10 Millionen Rote oft verbunden mit Hyperglobulie (Zunahme des Durchmessers von 7—9 μ).

Idiopathische Polycythaemia vera.

VAQUEZ-*Form* mit Cyanose und Milztumor.

GAISBÖCK-*Form* mit Hypertonie ohne Milztumor.

Beide Formen kommen ganz überwiegend bei Erwachsenen vor. Bei Kindern haben WIELAND und HOTTINGER eine hereditär-familiäre Form bei 5 von 8 Kindern einer selbst polycythämischen Mutter beschrieben. Hochrotes cyanotisches Aussehen der Haut, in einigen Fällen fehlend, Milztumor im Gegensatz zu VAQUEZ nicht nachweisbar. Blutdruck im Unterschied zu GAISBÖCK normal, subjektive Beschwerden, Kopfschmerzen, Schwindelanfälle, leichte Ermüdbarkeit und Kurzatmigkeit. Hämoglobin 100—150%. Rote 8 bis 12 Millionen. Therapie: Röntgenbestrahlung der langen Röhrenknochen, rein symptomatisch Aderlaß.

VII. Erkrankungen des weißen Systems.

Physiologisches Verhalten des weißen Blutbildes im Verlauf der kindlichen Entwicklung. Das Neugeborene hat nach OPITZ mit Leukocytenzahlen von 12000—20000 und 60—70% neutrophilen Leukocyten 20—30% Lymphocyten, ein weißes Blutbild, das dem der Mutter entspricht. Bald aber stellt sich das weiße Blutbild des Säuglings ein mit 8—12000 Leukocyten, 15—40% Neutrophilen und einer vorherrschenden Lymphocytose von 54—75%. Diese Lymphocytose nimmt allmählich ab. Im 5. Lebensjahr halten sich Neutrophile und Lymphocyten bei Leukocytenzahlen von 6000—10000 das Gleichgewicht. Von da an fangen allmählich die neutrophilen Leukocyten (Polynukleäre, Granulocyten) zu überwiegen, bis das Blutbild des Erwachsenen erreicht wird mit 6—8000 Leukocyten, 51—67% Neutrophilen, 21—35% Lymphocyten (s. S. 68).

Der Einfluß endokriner Drüsen auf das weiße Blutbild. Das Vorherrschen der Lymphocyten im Säuglings- und frühen Kindesalter steht vermutlich unter dem Einfluß der Prävalenz des Thymus. Hyperthyreose macht Lymphocytose, vielleicht durch Überaktivierung des Thymus. Entwicklungshemmungen bei Erkrankungen der endokrinen Drüsen wie A- und Hypothyreose, Insuffizienz der Hypophyse (Dystrophia adiposo-genitalis) führen häufig zu einer Persistenz der Lymphocytose auch beim älteren Kind. Dagegen kann bei frühzeitiger Vergreisung (Geroderma) vorzeitig das Blutbild des Erwachsenen auftreten, z. B. gelegentlich auch bei Athyreose.

Physiologisches Verhalten des weißen Blutbildes bei Kindern auf Reize. Bei Kindern pflegt das weiße Blutbild auch auf physiologische vegetative Reize heftiger zu reagieren wie beim Erwachsenen, z. B. mit Bezug auf die Verdauungsleukocytose, Schreilymphocytose bei Säuglingen, Lymphocytose im Hungerzustand, Leukocytose bei banalen Infekten usw. Zu den Konstitutionsanomalien zählt die familiäre Eosinophilie und die PELGERsche Kernanomalie (familiäres Überwiegen der neutrophilen und eosinophilen Stabkernigen über die Segmentkernigen).

Das weiße Blutbild bei Infektionskrankheiten. Wichtig ist die genauere morphologische Analyse der Neutrophilen, vor allem ihre Differenzierung in Stabkernige (degenerative und regenerative) und Segmentkernige. Vermehrung der Stabkernigen auf Kosten der Segmentkernigen bezeichnet man als Linksverschiebung, starke Kernsegmentierung (Kerne mit mehr als 3 Segmenten) unter Abnahme der Stabkernigen als Rechtsverschiebung. Bei der Linksverschiebung bei Infektionen beobachtet man im Plasma häufig basophile Schlieren und gröbere sog. toxische Granula.

Die Abwehrreaktionen gegen Infekte im weißen Blutbild verlaufen meist nach folgenden 3 Phasen:

1. Neutrophile Kampfphase mit neutrophiler Leukocytose und Linksverschiebung, Aneosinophilie.

2. Monocytäre Abwehr- oder Überwindungsphase mit Vermehrung der Monocyten, sie zeigt an, daß Aufräumungsarbeiten an den Kampfstätten eingeleitet werden.

3. Lymphocytär-eosinophile Heilphase, d. h. Lymphocytose und Eosinophilie in der Rekonvaleszenz.

Die meisten, vor allem Kokkeninfekte verlaufen nach diesem Schema: Akute Eiterung und akute Sepsis, Appendicitis acuta, Angina, Scharlach (Ausbleiben der Aneosinophilie, vom 2.—3. Exanthemtag an zunehmende Eosinophilie, Döhlekörperchen in den Neutrophilen), Diphtherie, Pneumonia crouposa und Bronchopneumonie, Empyem, Peritonitis, Meningitis epidemica und andere eitrige Meningiten, Polyarthritis acuta rheumatica, später gelegentlich mit Eosinophilie.

Differentialdiagnostisch wichtig ist das Vorkommen von Infektionen mit relativer und absoluter Lymphocytose wie Pertussis (schon im Frühstadium), lymphämoides Drüsenfieber (sog. buntes Blutbild).

Infektionen mit Leukopenie und relativer Lymphocytose sind Typhus, Paratyphus, der Morbus Bang, Morbilli, Rubeolen, Parotitis epidemica, Grippe und besonders hochgradig beim Dreitagefieberexanthem (Neutropenie fast bis zur Agranulocytose, 80 bis über 90% Lymphocyten).

Von diesen gewöhnlich mit Leukopenie verlaufenden Infekten zu unterscheiden ist die Leukopenie infolge frühzeitiger Erschöpfung der Abwehr bei malignem Verlauf normalerweise mit absoluter Leukocytose einhergehender Krankheit, z. B. Appendicitis perforativa, Peritonitis usw.

Auffallend wenig Veränderungen an den Neutrophilen, geringe Linksverschiebung zeigen Encephalitis und Poliomyelitis.

Agranulocytosesyndrome bei Kindern (Aleukia haemorrhagica, Panmyelophthise). Während die an Agranulocytose grenzenden Befunde beim Dreitagefieberexanthem gutartig sind, ist dagegen die eigentliche Agranulocytose prognostisch infaust. Die von SCHULTZ zuerst bei Frauen im Alter von 30—50 Jahren beschriebene Agranulocytose mit Fieber, nekrotischer diphtheroider Angina, Schleimhautulcerationen, leichtem Ikterus unter progressiver Leukopenie mit Agranulocytose bis 5—0% bei unverändertem rotem und Plättchenbild, somit ohne hämorrhagische Diathese meist rasch zum Tode führende Affektion habe ich selbst in 2 Fällen in reiner Form bei 2—3jährigen Kindern beobachtet. Häufiger sehen wir dagegen bei Kindern sog. Agranulocytosesyndrome, indem die Knochenmarksinsuffizienz nicht nur das weiße System betrifft, sondern auch auf die Erythropoese übergreift und zu progressiver aplastischer Anämie führt, oder es wird der Plättchenapparat mitergriffen, und es kommt zu Thrombopenie und hämorrhagischer Diathese. Das vollständige Agranulocytosesyndrom umfaßt Agranulocytose, Thrombopenie und progressive aplastische Anämie. Die Kinder können nekrotische Angina oder einen nicht näher zu präzisierenden, septischen Infektionszustand mit kleineren und größeren Ulcerationen der Mundschleimhaut, am weichen Gaumen, an den Lippen usw. zeigen. Die erste, ja die zweite Attacke können mit Hilfe von Bluttransfusionen, Pentosenukleotidinjektionen usw. (täglich 2—10 ccm je nach Alter) überwunden werden und schließlich erliegt das Kind doch einer weiteren Attacke. Das Knochenmark zeigt Schwund der Granulocyten, Megakaryocyten, Erythroblasten und besteht fast nur noch aus Myeloblasten. Übergangsfälle zur akuten Myeloblastenleukämie auch im peripheren Blut kommen anscheinend vor. In einer eigenen Beobachtung war das Knochenmark äußerst zellarm.

Leukämoide Reaktionen. Besonders im frühen Kindesalter kommt es im Anschluß an Infekte zu Blutbildern, die an Leukämie erinnern können, wobei es sich aber nicht um echte Leukämie mit ihrer stets infausten Prognose, sondern nur um vorübergehende sog. leukämoide Reaktionen handelt. Man unterscheidet:

1. Myeloische Reaktionen mit hoher Leukocytose, mit Myelocyten, ja sogar Myeloblasten neben mehr oder weniger schwerer Anämie bei septischen Prozessen verschiedenster Art, bei

Pneumonie, bei Lues congenita, hämolytischem Ikterus, bei der Anämia pseudoleucaemica infantum (JAKSCH-HAYEM). Die Leukocytose kann Werte von 30000—50000, ja gelegentlich sogar über 100000 Zellen erreichen. Es finden sich alle Übergangsformen von Myeloblasten, Myelocyten zu Jugendformen, Stabkernigen bis zu den reifen Segmentkernigen. Ein sog. Hiatus leucaemicus fehlt im Gegensatz zur echten Leukämie.

   2. Lymphatische Reaktionen. Besonders beim Säugling erlahmt die neutrophile Kampfphase oft sehr rasch und macht einer mehr lymphatischen Reaktion Platz, und zwar auch bei Infektionen, die beim älteren Kind mit länger dauernder neutrophiler Leukocytose einhergehen. Die lymphatische Reaktion kann einerseits einer mehr konstitutionellen Eigentümlichkeit entsprechen, die sich bei verschiedensten Infekten in ähnlicher Weise zeigt,

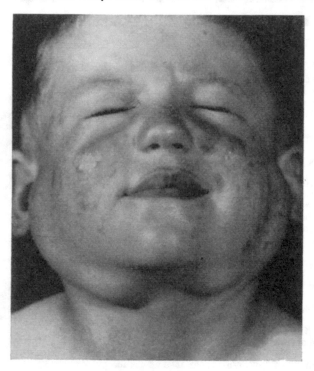

oder sie kann Ausdruck einer besonderen Infektion sein wie Pertussis, Drüsenfieber, Rubeolen, Exanthema subitum. Charakteristisch für Rubeolen und noch mehr für das lymphämoide Drüsenfieber ist das sog. bunte Blutbild mit Lymphoblasten, plasmazelligen Lymphocyten (sog. Drüsenfieberzellen) mit allen Übergängen zu vollentwickelten Plasmazellen, zahlreiche Monocytoide. Die stärkere Alteration des lymphocytären Blutbildes ist hier die prognostisch gutartige.

1. Die akute Leukämie.

   Die meisten leukämischen Erkrankungen nehmen im Kindesalter einen akuten bis subakuten Verlauf von wenigen Tagen bis Wochen oder Monaten. Bei manchen auffallend rasch zum Exitus führenden, anscheinend banalen Infekten wie Angina, Bronchopneumonie usw. kann nur die exakte hämatologische Untersuchung den

Abb. 7. Multiple Lymphdrüsenschwellung bei akuter lymphatischer Leukämie. Kieler Univ.-Kinderklinik.) (K)

wahren Charakter einer dem unheilvollen Geschehen zugrunde liegenden, leukämischen Affektion aufdecken.

   Der Beginn der akuten Leukämie erfolgt nur in seltenen Fällen stürmisch und ist selbst dann meist nur das Zeichen einer akuten Verschlimmerung eines unbemerkt gebliebenen Vorzustandes. In den meisten Fällen ergibt die Anamnese, daß bereits seit einigen Wochen zunehmende Blässe, Müdigkeit, Appetitlosigkeit, Abmagerung, Asthenie, wiederholtes, schwer stillbares Nasenbluten, kleinere und größere Blutflecken auf der Haut, anscheinend rheumatische Knochen- und Gelenkschmerzen, zeitweise verbunden mit Fieberregungen vorausgegangen sind. Oft tritt in diesem Stadium eine ulcero-nekrotische Angina auf, die leicht mit Diphtherie verwechselt wird. Im Anschluß daran schwellen die Halsdrüsen kaum merklich etwas an. Meist macht sich auch eine leichte Schwellung der Leber und Milz geltend.

   Je nach den führenden Symptomen können wir verschiedene klinische Formen unterscheiden:

   a) Anämische Form. Die Anämie, anscheinend zunächst banaler Natur steht im Vordergrund, sie trotzt jedoch jeder Behandlung und wird deutlich progredient.

b) Hämorrhagische Diathese ist das führende Symptom. Sie verläuft unter dem Bilde eines Morbus Werlhof mit wiederholtem, schwer stillbarem Nasenbluten das rasch zu bedrohlicher Anämie führt, Blutungen am Zahnfleisch und sonst in der Mundschleimhaut, Petechien und großen durch Traumen ausgelösten Ekchymosen. Akuten Verblutungstod haben wir beobachtet. Es kann auch zu Retina- und selbst Hirnblutungen mit Konvulsionen und Hemiplegien kommen.

c) Hepato-lienale Form. Der Bauch nimmt auffällig an Umfang zu, bedingt durch Leber- und Milztumor, der in diesen Fällen bis ins Becken herunter reichen kann.

d) Mediastinaltumor steht im Vordergrund mit stridoröser Atmung, Reizhusten, Venenstauung am Thorax und röntgenologisch nachweisbaren Lymphdrüsenschwellungen im Hilusgebiet. Nicht selten meist hämorrhagische Ergüsse in den Pleurahöhlen.

e) Anginöse und bucco-pharyngeale Form. Der Befund erinnert an eine Diphtherie oder PLAUT-VINCENTSCHE Angina, die Stomatitis mit den Blutungen und Ulcerationen und fuliginösen Belägen an Skorbut.

f) MICKULICZsches Syndrom. Leukämische Infiltration der Tränen- und Speicheldrüsen, oft verbunden mit einer leichten Dunsung des ganzen Gesichtes.

g) Chlorom. Multiple meist parostale Wucherungen am Schädel und an der Orbita (Protrusio bulbi) von grünlicher Farbe. Es gibt aber auch ein farbloses, sog. Leukochlorom.

Alle diese verschiedenen klinischen Formen der akuten Leukämie können sowohl bei Myelosen wie bei Lymphadenosen vorkommen.

Das rote Blutbild zeigt eine progressive, meist hyperchrome Anämie (Färbeindex 1) mit vereinzelten Normoblasten. Die Roten sinken schließlich unter eine Million.

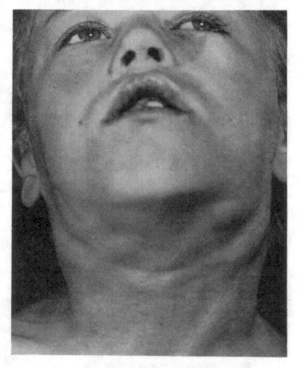

Abb. 8. Lymphatische Leukämie bei 8jährigem Mädchen. (Kieler Univ.-Kinderklinik.) (K)

Für das Kindesalter ist charakteristisch, daß die akute Leukämie sogar mit Leukopenie verlaufen kann. Man spricht dann von Aleukämie. Bei akuten Schüben kommt es zu mäßigen Leukocytosen 20000—30000 (Subleukämie), gelegentlich zu Leukocytenzahlen über 100000—500000 bis zu 1 Million.

Für die Diagnose ist das qualitative Blutbild besonders bei A- und Subleukämie von größter Bedeutung. Nach unseren Erfahrungen bin ich zur Überzeugung gekommen, daß auch im Kindesalter ähnlich wie bei den Erwachsenen die meisten akuten Leukämien zu den Myelosen gehören. Es herrschen im Blutbild die Myeloblasten vor mit feinfädiger Chromatinstruktur, häufig in Form der sog. Paramyeloblasten mit abnormen Kernlappungen, seltenen oder fehlenden Nukleolen. Man kann diese letzteren unmöglich als Stammzellen bezeichnen, denn sie sind ausgesprochen pathologische Elemente, die sich nicht mehr weiter zu Myelocyten, Jugendformen, Stab- und Segmentkernigen entwickeln. Deshalb fallen diese Zwischenstufen aus, und es stehen die pathologischen Myeloblasten unvermittelt neben reifen Leukocyten (Hiatus leucaemicus nach NAEGELI). Dieser fehlt bei den gutartigen leukämoiden Reaktionen. Die Paramyeloblasten geben häufig auch keine Oxydasereaktion mehr, welche sonst für myeloische Elemente charakteristisch ist. Die Mikromyeloblasten sehen zum Verwechseln

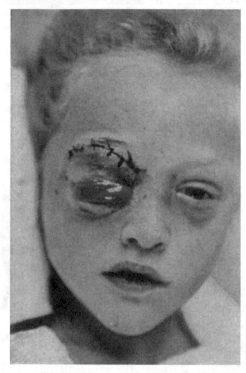

lymphocytenähnlich aus, daher wohl die Angabe des Überwiegens der lymphatischen Natur der akuten Leukämie im Kindesalter. Aber der Protoplasmasaum ist bei den Mikromyeloblasten äußerst gering oder fehlt ganz. Es soll jedoch nicht bestritten werden, daß es bei Kindern seltenere akute Lymphadenosen gibt mit weit überwiegenden typischen kleinen Lymphocyten (über 90%) mit ganz monotonem Blutbild.

Die Blutplättchen sinken oft schon frühzeitig unter 30000. Ein strikter Parallelismus zwischen Plättchenzahl und Grad der hämorrhagischen Diathese besteht offenbar nicht. Die Blutungszeit ist verlängert, die Gerinnungszeit bleibt normal, die Retraktilität fehlt, die Senkungsgeschwindigkeit ist erhöht.

Sämtliche Formen der akuten Leukämie führen nach kürzerer oder monatelanger Dauer, nur gelegentlich durch Remissionen unterbrochen, unaufhaltsam zum Tode. Die Therapie ist machtlos. Neben Arsen können höchstens Bluttransfusionen meist rasch wieder vorübergehende Re-

Abb. 9. Chloroleukämie. (Kieler Univ.-Kinderklinik.) (K)

missionen erzwingen. Röntgenbestrahlungen, sogar bloße Röntgenaufnahmen können besonders bei aleukämischen Fällen zu tödlichen Verschlimmerungen führen.

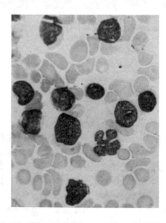

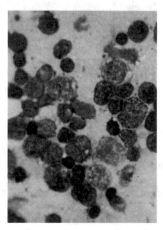

Abb. 10. Paramyeloblastenleukämie (Blut).
(Berner Univ.-Kinderklinik.)

Abb. 11. Paramyeloblastenleukämie (Knochenmark.)
(Berner Univ.-Kinderklinik.)

2. Die chronische Leukämie.

Myelosen herrschen auch hier durchaus vor, und entwickeln sich schleichend, meist bei älteren Kindern in der Präpubertät oder Pubertätszeit. Beherrscht wird das klinische Bild von dem enormen, harten Milztumor, der bis ins Becken und in die rechte Bauchseite herunterreichen kann und jederzeit an den deutlich abtastbaren Einkerbungen am medialen Rand zu erkennen ist. Lymphknoten fehlen, können aber besonders bei malignen Fällen mit ausgedehnter myeloischer Metaplasie auch in generalisierter Form auftreten, so daß eine lymphatische Systemerkrankung vorgetäuscht werden kann. Das Sternum und andere Knochen sind häufig druckempfindlich.

Das Blutbild zeigt mäßige bis hochgradige Anämie mit vereinzelt kernhaltigen Roten. Die Leukocytenzahlen sind bis zur Weißblütigkeit gesteigert, mehrere Hunderttausend bis zu einer Million. Myeloblasten sind spärlich, abgesehen von akuten Schüben, es herrschen jugendliche, neutrophile, eosinophile und basophile Myelocyten vor mit allen Übergängen zu Jugendformen, Stab- und Segmentkernen, während die reifen Lymphocyten auf wenige Prozente reduziert sind. Die Plättchen sind meist normal oder sogar vermehrt, nur terminal vermindert.

Die Prognose ist bei langsam etwa 2—5 Jahre dauerndem Verlauf schließlich ebenso infaust, wie bei den akuten Formen.

Therapeutisch erweist sich Arsen nützlich. Ferner sind zu empfehlen vorsichtig geleitete, felderweise Milzbestrahlungen in langen Intervallen unter dauernder Kontrolle des Blutbildes. Thorium X in Form von Doramad 20—100—300 elektrostatische Einheiten, etwa 3 Injektionen in Abständen von einer Woche.

Die Weißblütigkeit war in einem selbstbeobachteten Fall, bei einem 12jährigen Mädchen, so stark, daß im anatomischen Präparat multiple Infarkte in der Milz und in der Lunge nicht wie gewöhnlich rot, sondern weiß aussahen.

Chronische Lymphadenosen. Im Kindesalter sind nur ganz wenige Fälle bekannt geworden. Sie charakterisieren sich wie beim Erwachsenen durch generalisierte Lymphdrüsenschwellungen mit mäßigem Milztumor und durch ein sehr monotones Blutbild mit 90% und darüber meist reifen Lymphocyten.

Das Wesen der leukämischen Erkrankungen ist immer noch in tiefes Dunkel gehüllt. Die Theorien schwanken zwischen der Infektions- und Tumorätiologie (Krebs der blutbereitenden Organe). Für letztere Auffassung spricht das gelegentliche Vorkommen von echten Tumoren bei Leukämien, der vollkommen atypische Charakter z. B. der Paramyeloblasten.

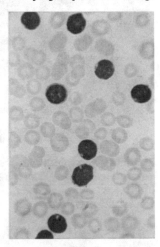

Abb. 12.
Mikromyeloblastenleukämie.
(Berner Univ.-Kinderklinik.)

3. Besondere Erkrankungen des lymphatischen Apparates.

Entsprechend der im Kindesalter vorhandenen Neigung zur Hyperplasie der lymphatischen Organe treffen wir Drüsenschwellungen im Kindesalter ungemein häufig an. Bekannt ist die Mikropolyadenie bei dystrophischen und atrophischen Säuglingen, bekannt die Drüsenketten am hinteren Rande des Sternocleidomastoideus bei exsudativen Kindern als Ausdruck rezidivierender Katarrhe des Nasen-Rachenraums oder ekzematöser Reizung in der Kopfhaut. Weiche Kieferwinkeldrüsen mit periadenitischem Ödem sind charakteristisch für Diphtherie, große und harte Kieferwinkeldrüsenschwellungen treffen wir bei der Scharlachangina. Banale Lymphadeniten sind bei Säuglingen nicht selten nach unscheinbarer Pharyngitis oder Stomatitis mit großer Neigung zu eitriger Einschmelzung. Diese kann gefördert werden durch Antiphlogistine, Kataplasmen, Rotlichtbestrahlungen oder Röntgen oder intramuskuläre Injektionen von Yatren-Casein forte, 1—2 ccm. Akute Lymphadeniten gehen oft auch nach Prontosil per os 1—3mal täglich $1/_2$—1 Tablette rasch zurück.

Tuberkulöse Drüsen sind charakterisiert durch Kugelform und Härte (Verkäsung), Neigung zu Verbackung mit der Haut, Einschmelzung und Fistelbildung. Tuberkulinreaktionen in der Regel stark positiv.

Luische Lymphome sind derb, unempfindlich, verwachsen und erweichen nicht. Es finden sich die HUTCHINSONsche Trias, Rhagaden, eventuell Narben, Knochen- und Gelenkveränderungen, Wassermann positiv, die Drüsen enthalten Spirochäten.

PFEIFFERsches Drüsenfieber, lymphämoides Drüsenfieber (GLANZMANN), infektiöse Mononukleose. Im Rahmen einer generalisierten Erkrankung des lymphatischen Systems mit Leberschwellung und Milztumor, mit Neigung zu diphtheroiden Anginen und zu Rezidiven zeigt sich ein sog. buntes, weißes Blutbild mit Leukocytose, seltener Leukopenie im Beginn und hochgradiger Lymphomonocytose bis 60—90% und darüber. Die Lymphocyten sind meist größer wie normal, mit oft eingebuchteten Kernen und basophiler bläulicher Verfärbung der Plasmaränder. Diese plasmazelligen Veränderungen herrschen vor, eigentliche Plasmazellen sind spärlicher als bei Rubeolen. Lymphoblasten mit hellen Kernen, ferner monocytoide Monoblasten ohne feine Azurgranulation können zeitweise vorherrschen. Doch kann das monocytoide Blutbild jederzeit in das lymphoidzellige übergehen. Trotz des leukämieähnlichen Bildes gutes Allgemeinbefinden. Rotes Blutbild und Plättchenapparat intakt, Prognose nach oft wochenlangem Verlauf immer gut (s. DEGKWITZ, Infektionskrankheiten).

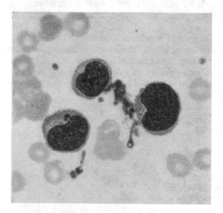

Abb. 13. Drüsenfieberzellen.
(Berner Univ. Kinderklinik.)

Lymphogranulomatose, malignes Granulom oder HODGKINsche Krankheit. Es sind schon Fälle im Säuglingsalter beschrieben; meist sieht man aber das Lymphogranulom im Schulalter und bei Jugendlichen. Der Beginn ist schleichend mit Schwellung einer Lymphdrüsengruppe am Halse. Die einzelnen Lymphknoten verbacken miteinander zu einem stark vorspringenden Paket ohne Verwachsung mit der Haut, indem sie sich wie Nüsse in einem Sack als nicht sehr derbe, rundliche, ovale Gebilde tasten lassen. Bald zeigt sich ein ähnliches Lymphknotenpaket in einer oder beiden Axillen, oder in den Leistengegenden. In der Haut über den Drüsen kommt es leicht zu Lymphstauung. MICKULICZsches Syndrom mit symmetrischer Schwellung der Tränen- und Speicheldrüsen habe ich auch beim Kind im Rahmen einer generalisierten Lymphogranulomatose gesehen. Die Lymphknoten vereitern in der Regel nicht, doch habe ich einmal Vereiterung der Axillardrüsen nach Röntgenbestrahlung beobachtet. Statt in den peripheren Drüsen kann die erste Lokalisation auch in den thorakalen (Mediastinaltumor) oder in den abdominalen Knoten sitzen. Fast immer findet man einen tastbaren, harten Milztumor, anatomisch charakterisiert durch Einlagerung grauweißer Flecken und Knoten, deshalb erinnernd an Bauernwurst oder Porphyr (Porphyrmilz). Auch stärkere metastatische Lokalisation im Knochenmark kommt vor. Mit fortschreitender Generalisierung stellt sich allgemeine Lymphdrüsenschwellung ein, ferner intermittieren-

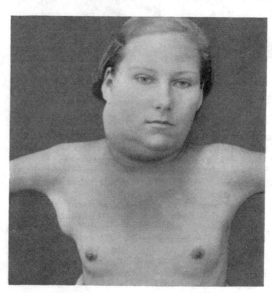

Abb. 14. Lymphogranulom. (Berner Univ. Kinderklinik.)

des Fieber, wobei etwa 10tägige Fieberperioden mit ebenso langen, freien Intervallen abwechseln (PEL-EPSTEINscher Typus) und progrediente, mehr weniger schwere Anämie. Hämorrhagische Diathese ist sehr selten im Gegensatz zur Leukämie, zu welcher Diagnose der klinische Befund verführen könnte.

Das weiße Blutbild zeigt keinerlei leukämische Züge, gelegentlich hohe neutrophile Leukocytose. In anderen Fällen normale Leukocytenzahlen oder sogar Leukopenie, besonders nach Strahlentherapie. Charakteristisch ist die progressive Lymphopenie in vorgeschrittenen Fällen. In etwa einem Viertel der Fälle deutliche Eosinophilie (bis 33% und darüber). Die Thrombocyten sind nicht selten vermehrt.

Juckende Dermatosen (Prurigo, Erythrodermien) habe ich auch bei Kindern mit Lymphogranulomatose beobachtet. Im Urin oft Urobilinogen und in den Fieberperioden positive Diazoreaktion.

Die Diagnose kann gesichert werden durch histologische Untersuchung exstirpierter Drüsen, oder durch bloße Drüsenpunktion, besonders durch den Nachweis der sog. STERNBERGschen Riesenzellen mit ihren abenteuerlichen Kernformen in dem aus Fibroblasten, Epitheloïd- und Plasmazellen und oft sehr zahlreichen eosinophilen Zellen bestehenden Granulationsgewebe.

Es handelt sich ätiologisch wohl um eine eigentümliche Infektionskrankheit mit noch völlig unbekanntem Erreger. Gegen Tuberkulose sprechen die bei Lymphogranulom meist völlig negativen Tuberkulinreaktionen. Doch kommen Kombinationen mit Tuberkulose vor.

Der Verlauf kann ziemlich akut sein, und in wenigen Monaten zum Exitus führen. Andere Fälle ziehen sich 2—3 Jahre hin. Terminal kommt es zu Anämie und Kachexie.

Behandlung. Die Drüsenschwellungen bei Lymphogranulom sind ein zuerst dankbares Objekt der Röntgenbehandlung. Sie schmelzen wie Schnee an der Sonne dahin. Das Leben kann dadurch deutlich verlängert werden. Ob endgültige Heilungen vorkommen, ist noch ungewiß. Im Intervall zwischen den Bestrahlungsserien soll Arsen gegeben werden.

Lymphosarkomatose (KUNDRAT). Wie beim Lymphogranulom lokaler Beginn einer infiltrativen, malignen Wucherung in einer Lymphdrüsengruppe, vorwiegend intrathorakal oder abdominal. Etappenweise Metastasierung in anderen Lymphknoten! Milz und Leber bleiben unbeteiligt; die Drüsenpakete sind groß, hart, unempfindlich und können je nach ihrer Lokalisation zu besonderen Verdrängungs- und Kompressionserscheinungen führen. Das Blutbild zeigt außer mitunter extremer Lymphopenie keinen charakteristischen pathologischen Befund. Doch sind Übergänge in echte Leukämie besonders terminal gesehen worden. Der Verlauf ist auch ohne dies in 1—2 Jahren unter zunehmender Kachexie stets letal. Therapie: Röntgenbestrahlung zeitigt oft auffallend rasche Rückbildung der Lymphknoten. Unterstützt wird die Behandlung durch Arsen, FOWLERsche Lösung je nach dem Alter 3mal 1—3—9 Tropfen Arsenfortonal, 2—3mal ¹/₂—1 Tablette. Leider ist ein Dauererfolg nicht zu erreichen.

4. Blutungskrankheiten.

Mechanismus der Blutstillung und Blutungsbereitschaften bei seiner Störung. Zum Zustandekommen einer Blutung gehört eine Gefäßverletzung. Das Trauma braucht um so geringer zu sein, je mehr die Gefäßresistenz herabgesetzt ist. In der Gefäßwunde kommt es normalerweise zuerst zu einer Plättchenagglutination und einem Plättchenthrombus. Rote und weiße Blutkörperchen bilden weiteres Verstärkungsmaterial zum Aufbau des Abwehrdammes. Nun setzt die Blutgerinnung ein und nach derselben sorgt die Retraktilität der Plättchen gewissermaßen für die Wundnaht. Es spielen somit eine Rolle:

a) **Gefäßresistenz.** Sie ist meßbar durch den Staubindenversuch nach RUMPEL-LEEDE, durch die Saugglockenmethode, durch das Kneifphänomen in der Infraclaviculargrube (JÜRGENS). Abnorm leichter Blutaustritt auf Mikrotraumen findet sich bei der hämorrhagischen Diathese der Neugeborenen, bei Thrombopenie, Hämophilie, Thrombasthenie usw.

b) **Plättchenmangel-Thrombopenie.** Ausfallserscheinungen infolge des Fehlens des Plättchenthrombus sind verlängerte Blutungszeit, Ausbleiben der Retraktilität, Neigung zu Nachblutungen trotz normaler Gerinnung.

c) **Funktionsstörungen der Plättchen bei normaler Zahl.** α) *Fehlende Agglutinationsfähigkeit* bei morphologisch normalen Plättchen und normaler Retraktilität. Verlängerte Blutungszeit, schwere hämophilieähnliche hämorrhagische Diathese; *Thrombopathie Typus von WILLEBRANDT-JÜRGENS.*

β) Normale Agglutination, normale Blutungszeit, *morphologisch stark veränderte Plättchen* (Innenkörper nur vereinzelt stehende oder fehlende Granula, Mikroplättchen, Riesenplättchen usw.). *Fehlende oder stark verlangsamte Retraktilität (Thrombasthenie GLANZMANN, erste Entdeckung der erblichen Thrombopathien).*

γ) *Verminderte Agglutination, verlängerte Blutungszeit, morphologisch stark alterierte Plättchen, fehlende oder verlangsame Retraktilität (Typus GLANZMANN-NAEGELI).*

d) **Störungen des Blutgerinnungsmechanismus.** Der Mechanismus der Blutgerinnung verläuft nach folgenden zwei Phasen:

I. Thrombinbildung aus: Prothrombin + Thrombokinase + Calciumionen = Thrombin.
II. Thrombin + Fibrinogen = Fibrin. Die Störungen des Gerinnungsmechanismus können beruhen auf:

α) *Prothrombinmangel.* Gibt man einem Plasma Thrombokinase und Calciumsalze in genügender Menge bei, so kann eine dann noch bestehende Gerinnungsverzögerung nur auf Prothrombinmangel beruhen. Hypoprothrombinämie findet sich beim *Morbus haemorrhagicus neonatorum, Zöliakie* im Zusammenhang mit Vitamin-K-Mangel.

β) Thrombokinasemangel. Infolge Störung der Abgabe thromboplastischer Substanzen bei abnorm resistenten Blutplättchen. *Echte Hämophilie.*

γ) Fibrinogenmangel. Afibrinogenämie, kongenitale und erworbene Fibrinopenie (RABE und SALOMON, OPITZ und FREY, GLANZMANN u. a.).

5. Blutungskrankheiten infolge ausschließlicher oder vorwiegender Herabsetzung der Gefäßresistenz.

a) Avitaminosen.

Beziehungen der Vitamine zur Capillarresistenz, zu den Blutplättchen und zur Blutgerinnung. Am wichtigsten ist der Vitamin-C-Mangel. Er erzeugt die

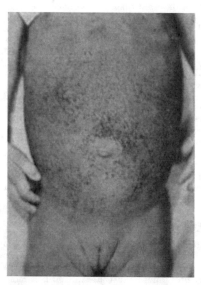

Abb. 15. Hämorrhagische Diathese nach Streptokokkensepsis. (Kieler Univ.-Kinderklinik.) (K)

bekannte Angiodystrophie bei der MÖLLER-BARLOWschen Krankheit der Säuglinge und dem Skorbut der kleinen Kinder, mit Lockerung der Kittsubstanzen. Die Folgen sind die Skorbutblutungen in Haut, Unterhautzellgewebe, Muskulatur, unter das Periost, ins Zahnfleisch, Hämaturie usw. Diese Blutungen stehen und heilen spezifisch auf die Zufuhr von Vitamin C in frischen Fruchtsäften, oder auf Ascorbinsäure. Darüber hinaus hat man offenbar mehr medikamentöse Heilwirkungen des Vitamins C bei verschiedenen Blutungsübeln klinisch feststellen können, z. B. auf die Purpura SCHÖNLEIN-HENOCH bei gleichzeitiger C-Hypovitaminose, wie sie auch bei rheumatischer Infektion häufig angetroffen wird. Ferner wurde bei Thrombopenien Vermehrung der Blutplättchen nach Zufuhr von Ascorbinsäure beschrieben. Bei Hämophilie günstige Wirkung auf die Blutkoagulation durch Aktivierung des Thrombins. Doch sind leider, z. B. bei Thrombopenie und Hämophilie die Resultate noch wenig verläßlich und sehr ungleichmäßig. Am wichtigsten scheint die Hebung der Capillarresistenz bei verschiedenen Blutungskrankheiten zu sein.

Vitamin P (Citrin, Permeabilitätsvitamin, SZENT-GYÖRGY) ein Flavon, verschieden von Ascorbinsäure, isoliert aus Citronen und Paprika, hat eine erhöhende Wirkung auf die Capillarresistenz und setzt die Permeabilität herab. Citrin wirkt günstig bei verschiedenen Fällen von Purpura, auch bei Thrombopenie, bei hämorrhagischen Diathesen bei Infektionskrankheiten, nach unserer Erfahrung auch bei chronischer hämorrhagischer Nephritis und Pachymeningosis haemorrhagica (CATEL).

Vitamin-A-Mangel führt experimentell und klinisch zu Thrombopenie mit und ohne hämorrhagischer Diathese. Vitamin-A-Verabreichung, z. B. Vogan, Provitamin Carotin steigern die Thrombocytenzahl.

Vitamin-K-Mangel führt bei Hühnchen nach DAM zu hämorrhagischer Diathese, welche auf Vitamin-K-Zufuhr heilt. Vitamin K ist ein fettlösliches Naphthochinonderivat. Vitamin-K-Mangel bewirkt Hypoprothrombinämie. Diese wird durch K-Zufuhr prompt behoben. Vitamin K bedarf zur Resorption der Galle. Ikterus bei angeborenem Verschluß der Gallenwege führt zu hämorrhagischer Diathese durch Vitamin-K-Mangel. Der Morbus haemorrhagicus neonatorum wird neuerdings mit einer K-Avitaminose in Zusammenhang gebracht. Fäulnisvorgänge im Dickdarm, die beim Neugeborenen noch fehlen, gestatten erst die Synthese von Vitamin K durch Darmbakterien. Bestehen Gärungsdurchfälle wie z. B. bei Zöliakie, so kann es zu Hypoprothrombinämie mit Purpura fulminans kommen infolge Vitamin-K-Mangels.

b) Blutungsübel bei Infektionen.

Infekte verschiedenster Art können auf verschiedenen Wegen zu Blutungsübeln führen, am häufigsten wohl durch infektiös-toxisch-mechanische Gefäßschädigungen z. B. Blutungen beim Keuchhusten im Gebiet der oberen Hohlvene, Blutungen infolge Embolien und Thrombosen z. B. bei Meningokokkensepsis, bei subakuter Endokarditis usw. (plurifokale Blutungs-

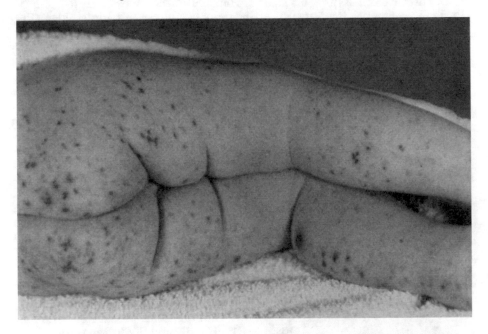

Abb. 16. 8 Monate alter Säugling. Blutungsübel bei Infekt. (Kieler Univ.-Kinderklinik.) (K)

übel nach PFAUNDLER). Tödliche septische Blutungen habe ich beobachtet aus Empyemhöhlen. Der Infekt kann aber auch das Knochenmark und das Blut direkt schädigen und zu schwerer thrombopenischer Purpura führen, z. B. Typhus, toxische Diphtherie. Endlich

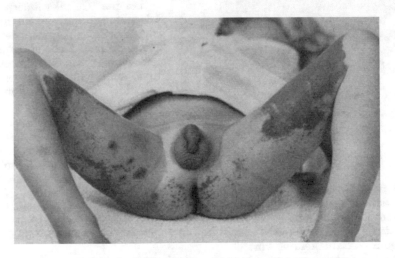

Abb. 17. Purpura SCHÖNLEIN-HENOCH. (Kieler Univ.-Kinderklinik.) (K)

gibt es para- und besonders postinfektiöse Blutungsübel, bei welchen allergische Reaktionen die Hauptrolle spielen, z. B. hämorrhagische Form akuter Exantheme, postinfektiöse Kokardenpurpura (SEIDLMAYER), eigentümliche Fälle von Purpura fulminans nach Bronchopneumonie (GLANZMANN), nach Varicellen (KNAUER usw.).

c) Die anaphylaktoide Purpura, Purpura Schönlein-Henoch.

Die drei Kardinalsymptome sind: 1. Hautblutungen, 2. Gelenkerscheinungen (Purpura rheumatica Schönlein), 3. abdominale Koliken mit Blutstühlen (Purpura abdominalis Henoch), 4. (fakultativ) hämorrhagische Nephritis.

Der Krankheitszustand entwickelt sich meist schleichend mit mäßigem Fieber und Allgemeinerscheinungen. Die Purpuraflecken treten schubweise in Gestalt von stecknadelkopf- bis erbsengroßen, meist symmetrisch angeordneten Petechien auf. Die Lieblingslokalisationen sind: Die Umgebung der Fußgelenke, Fußrücken, Unterschenkel, Umgebung der Kniegelenke, Gesäßgegend, Streckseite der Oberarme und Vorderarme mit Bevorzugung der Ellenbogengelenke. Selten finden sich Blutpunkte auf der Mundschleimhaut, ab und zu Nasenbluten. Nicht selten treten die Blutpunkte im Zentrum einer mehr weniger urtikariellen Papel auf (Purpura urticans). Oder es finden sich multiforme Erytheme; flüchtige Ödeme wurden besonders auf der Stirn beobachtet, ferner an Hand- und Fußrücken, am Skrotum. Nach dem ersten Aufstehen schießen die Petechien gern als sog. orthostatische Purpura an den Beinen wieder auf.

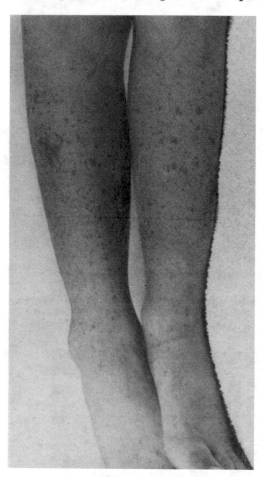

Abb. 18. Anaphylaktoide Purpura: (Kieler Univ.-Kinderklinik.) (K)

Leichte Gelenkschmerzen und Schwellungen mit einem geringen Ödem der Gelenkkapsel in den Ellenbogen-, Hand-, Knie- und Fußgelenken erinnern an Gelenkrheumatismus, sind jedoch weniger heftig und flüchtiger, und es kommt nie zu Endokarditis.

Zu diesem klinischen Bild gesellen sich in einzelnen Fällen heftige abdominale Koliken, wobei das Abdomen weich, das Colon häufig druckempfindlich ist. Dabei werden mehr oder weniger zahlreiche Stühle entleert, die meist bräunlich gefärbten Kot, daneben aber noch reichlich Schleim- und Blutflatschen enthalten. In anderen Fällen kommt es zu teerfarbenen, oder rein blutigen Stühlen. Auch Hämaturie als Zeichen einer echten hämorrhagischen Nephritis mit meist langwierigem Verlauf kommt vor.

Blutbefund. Blutungszeit normal, Gerinnungszeit und Retraktilität normal, Blutplättchen selten und nur rasch vorübergehend vermindert, meist normal oder vermehrt. Leichte Leukocytose, ab und zu Eosinophilie. Rumpel-Leede meist negativ.

Pathogenese. Das Krankheitsbild erinnert an die Serumkrankheit, daher der Name anaphylaktoide Purpura. Es handelt sich wohl um eine besonders heftige allergische Antigen-Antikörperreaktion an den Endothelien der Capillaren. Die Familienanamnesen nach SEIDLMAYER haben Anhaltspunkte für eine allergische Diathese ergeben. Auslösende Faktoren können sein: 1. Alimentäre Allergie, infolge Überempfindlichkeit gegen Milch, Eier, Kartoffeln, Weizenmehl, rote Pflaumen, Schweinefleisch, Wurst, Zwiebeln, Himbeeren, Schokolade. 2. Leichte Infekte, Pharyngitiden, Anginen, Stomatiten, Otiten usw., ähnlich wie bei Gelenkrheumatismus.

Therapie. Gegen die rheumatoiden Schmerzen Pyramidon, Novatophan, Melubrin. Pyramidon und Melubrin dichten und festigen zudem noch die Gefäßwand (Pyramidon in großen Dosen z. B. 3—4mal 0,3). Zur Herabsetzung der erhöhten Permeabilität verwende ich Injektionen von Calciumgluconat intramuskulär 2 bis 5 ccm der 10%igen Lösung, kombiniert mit Redoxon (Ascorbinsäure) oder Citrininjektionen. Zur Desensibilisierung intramuskuläre Injektionen von 2—4 ccm Diphtherie- oder Normalpferdeserum. Bei der abdominalen Form Weglassen des eventuell bekannten Nahrungsallergens, blande flüssig-breiige Diät ohne Milch und feucht-warme Umschläge auf den Leib; gegen die Koliken Spasmo-Cibalginsuppositorien ($^1/_2$) oder Bellafolin 1:2000 3mal 5—10 Tropfen.

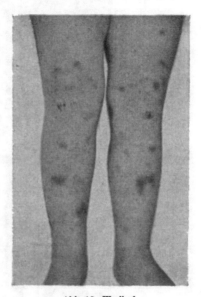

Abb. 19. Werlhof.
(Kieler Univ.-Kinderklinik.) (K)

Die Prognose der SCHÖNLEIN-HENOCHschen Form ist meist gut, die wiederholten Schübe können sich oft allerdings wochen- und monatelang hinziehen. Ungünstig war die Prognose bis jetzt meist bei der sog. *Purpura fulminans* (HENOCH). Erstaunlich rasch treten flächenhafte Ekchymosen auf, welche ganze Extremitäten und selbst das Gesicht mit einem Male bläulichschwarzrot verfärben. Nicht selten wird die Haut blasig abgehoben. Schleimhautblutungen fehlen, ebenso Thrombopenie. Ich habe die Purpura fulminans stets als die Gipfelform innerhalb der allergischen Purpuragruppe betrachtet. Dafür spricht auch das nicht seltene Auftreten postinfektiös z. B. bei Scharlach in der dritten Woche, nach Varicellen, nach langwieriger Grippe, nach Pneumonie usw. Der Organismus hat im Verlauf der vorangehenden Infektion einen höchsten Grad von Überempfindlichkeit erreicht. Verlauf meist stürmisch, tödlich, in neuester Zeit wurden aber auch Heilungen beobachtet.

6. Blutungskrankheiten auch mit Veränderungen in der Blutzusammensetzung.

a) Der Morbus maculosus WERLHOFII oder die essentielle Thrombopenie.

Meist ohne Fieber und bei gutem Allgemeinbefinden zeigen sich zuerst Petechien, besonders an den Beinen. Daneben findet man jedoch stets da und dort größere Flecken und ausgedehnte Ekchymosen regellos über den Körper verteilt und meist von zufälligen traumatischen Einwirkungen, wie z. B. Druck der Strumpfbänder, Druck der Bettschüssel usw. abhängig. Durch Kneifen lassen sich mit Leichtigkeit Ekchymosen erzeugen. An Stellen von subcutaner Injektion entstehen regelmäßig blaue Verfärbungen. Die blauen bis schwärzlichen Ekchymosen nehmen durch Umwandlung des Blutfarbstoffes allmählich grünliche und schließlich bräunlich-gelbliche Färbung an (Leopardenfell Henochs). In der Regel fehlen andere Hauterscheinungen wie Urticaria, flüchtige Ödeme, Gelenkerscheinungen, abdominale Koliken usw.

Dagegen bestehen meist Schleimhautblutungen, Nasenbluten, Blutungen aus den Mundwinkeln, Lippenrhagaden, aus dem Zahnfleisch, am weichen Gaumen, Blutbrechen und Teerstühle, Hämaturie. Diese wiederholten Blutverluste nach außen führen ziemlich rasch zu mehr oder weniger schweren anämischen Zuständen.

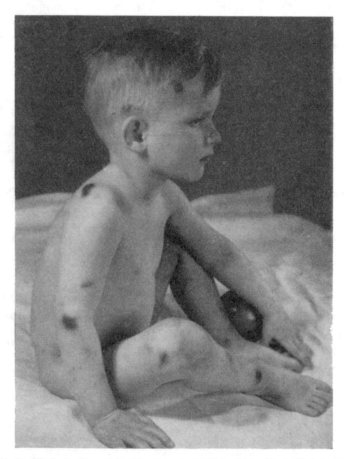

Abb. 20. Werlhof. (Essentielle Thrombopenie.) (Kieler Univ.-Kinderklinik.) (K)

Blutbefund. Es besteht eine hochgradige Thrombopenie (Plättchen meist unter 30000) Im übrigen ist das Blutbild kaum verändert. Die Blutungszeit ist verlängert (weit über 3 Minuten) bei meist normaler Gerinnungszeit. Recht charakteristisch ist das Fehlen der Retraktilität des Gerinnsels. Es wird kein Tropfen Serum ausgepreßt. Stauungsversuch am Oberarm nach Rumpel-Leede ergibt das Aufschießen zahlreicher Petechien in der Ellenbeuge.

Ätiologie. Sie ist beim echten Werlhof noch unbekannt und wahrscheinlich in der Konstitution verankert. Angeborene Thrombopenie beim Neugeborenen werlhofkranker Mütter wurde wiederholt beobachtet. Die Megakaryocyten im Knochenmark, die Stammzellen der Blutplättchen verhalten sich verschieden, in den einen Fällen sind sie stark vermehrt, zeigen aber Reifungsstörungen und sind nicht imstande normale Blutplättchen abzuschnüren. In diesen Fällen spielt vielleicht eine splenopathische Markhemmung eine wichtige Rolle. In anderen Fällen sind die Megakaryocyten auffällig vermindert.

Verlauf. Bei der akuten Form führen die Blutungen in die Haut und besonders aus den Schleimhäuten zu einer erheblichen Anämie, diese wirkt als Reiz auf das Knochenmark, führt eine Plättchenkrise herbei, welche das hämorrhagische Syndrom zu raschem Abklingen bringt. Es kann bei einer einmaligen Attacke bleiben, aber nach Monaten oder Jahren kann sich eine gleiche Blutungsattacke wiederholen. Bei den chronischen Formen dauert der Plättchenmangel an und die Patienten leiden an einer chronischen, nur zeitweilig besonders stark exacerbierenden Neigung zu Blutungen.

Therapie. In schweren Fällen Bluttransfusionen. Besonders zuverlässig wirken einmalige intravenöse Injektionen 10—20 ccm einer 1%igen sterilen, wäßrigen Kongorot - (GRÜBLER-) Lösung. Zu versuchen sind ferner intramuskuläre Injektionen von Koagulen, Sangostop, Manetol usw. Stryphnon 0,12—0,2 mg pro Kilogramm Körpergewicht. Bei Blutungen in der Nase Tamponade mit Stryphnongaze oder Koagulengaze, bei Blutungen in der Mundhöhle Aufstreuen von Stryphnonpulver. Zur Auslösung der Plättchenkrise intramuskuläre Injektionen von 10—20 ccm frischem Blut, Milchinjektionen 1—5 ccm, subcutan Redoxon, Cantan, Cebion, doch ist die Wirkung unsicher. Ähnliches gilt vom Vogan und Carotin 2mal 5 Tropfen, ebenso vom Citrin. Darreichung von Leber- und Leberextrakten (Hepartrat, Hepatopson) scheint die Ausbildung der Plättchen zu fördern.

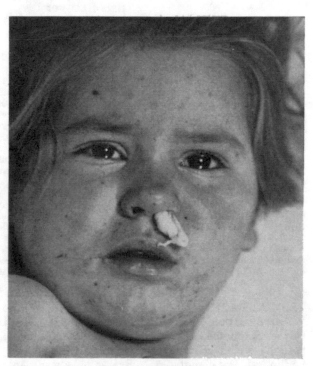

Abb. 21. 3³/₄ Jahre altes Mädchen. Symptomatischer Werlhof usw. (Kieler Univ.-Kinderklinik.) (K)

Arsenkuren im Intervall erweisen sich nützlich. Auf die Milzexstirpation kann im Kindesalter meist verzichtet werden.

b) WERLHOF-Syndrome.

Von der essentiellen Thrombopenie sind abzutrennen symptomatisch gleiche Erkrankungen mit nachweisbarer Ätiologie.

In erster Linie kommen hier in Betracht leukämische Erkrankungen, wobei die leukämischen Wucherungen die Knochenmarksriesenzellen erdrücken und zu schwerer Thrombopenie führen. Das Agranulocytosesyndrom geht bei Kindern sehr häufig mit Thrombopenie und hämorrhagischer Diathese einher. Leichtere symptomatische Thrombopenien treffen wir bei schweren Anämien mit perniciosaähnlichem Blutbild, z. B. Ziegenmilchanämie.

Schwere infektiös-toxische Schädigungen des Knochenmarks, z. B. bei Typhus, Diphtherie, Sepsis können zu Thrombopenie und WERLHOF-Syndrom führen.

Gewisse Vergiftungen von Benzol, Benzin und Arsenverbindungen können Thrombopenie und Werlhof auslösen. Eine gewisse Überempfindlichkeit gegen Medikamente, besonders Sedormid spielt eine wichtige Rolle.

c) Heredo-familiäre hämorrhagische Diathesen infolge Funktionsstörungen der Plättchen bei meist normaler Zahl.

Schon bei der essentiellen Thrombopenie und den WERLHOF-Syndromen hat sich gezeigt, daß ein strikter Parallelismus zwischen dem Grade der Thrombopenie und der Schwere der hämorrhagischen Diathese nicht besteht. Es müssen deshalb neben Gefäßveränderungen auch die funktionellen Fähigkeiten der Blutplättchen in Betracht gezogen werden. Hämorrhagische Diathesen infolge Funktionsstörungen der Plättchen bei normaler Zahl sind, wie oben erwähnt, die Thrombasthenie GLANZMANN, die Thrombopathien vom Typus WILLE-BRANDT-JÜRGENS.

7. Hämorrhagische Diathesen infolge Störungen der Blutgerinnung.

Die wichtigsten sind:

a) Morbus haemorrhagicus neonatorum (Hypoprothrombinämie) (LEIF-SALOMONSEN).

Bei gewissen Neugeborenen, häufiger nach erster und schwerer Geburt treten meist am 2.—3. Lebenstag Blutungen infolge einer eigenartigen, nach der ersten Lebenswoche wieder verschwindenden hämorrhagischen Diathese auf. Die Blutungen werden durch Traumen ausgelöst. Sie lokalisieren sich in der Haut, im Nabel, in den Schleimhäuten der Nase und des Mundes, in der Magendarmschleimhaut (Melaena), seltener sind Blutungen im Gehirn, in den Nebennieren und transitorische Hämaturien. Die Blutung führt zu sekundärer Anämie und verhältnismäßig häufig zum Verblutungstod. Das weiße Blutbild ist im Gegensatz zur Sepsis nicht verändert. Die Thrombocytenzahl entspricht der Norm bei Neugeborenen (100000 gelten noch normal). Die Blutungszeit ist normal, dagegen ist die Gerinnungszeit noch mehr verlängert als schon bei normalen Neugeborenen infolge Prothrombinmangels. Retraktilität und Fibrinogengehalt sind normal. Vitamin-K-Mangel führt zu Hypoprothrombinämie. Zufuhr von Vitamin K verkürzt in diesen Fällen die Gerinnungszeit. Wahrscheinlich kann Vitamin K in dem zunächst sterilen Magendarmkanal des Neugeborenen nicht synthetisiert oder noch nicht genügend resorbiert werden.

Die echte *Melaena neonatorum* mit Blutbrechen oder teerfarbigen Stühlen bis zur Entleerung flüssigen Blutes nimmt eine gewisse Sonderstellung ein. Zeitlich entspricht ihr Auftreten dem Morbus haemorrhagicus neonatorum, aber die hämorrhagische Diathese ist nicht allgemein (Blutungen nur im Magen-Darmkanal ohne oder mit Erosionen oder Ulzerationen) und die Verzögerung der Gerinnungszeit kann häufig fehlen.

Therapie. Bluttransfusion (20 ccm Mutterblut) in den Sinus longitudinalis führt das fehlende Prothrombin zu und bringt die Blutungen sofort zum stehen. Intramuskuläre Blutinjektionen wirken unsicherer, genügen aber oft bei reiner Melaena neonatorum. Vitamin K-Zufuhr per os oder intramuskulär (Synkavit Roche 10 mg).

b) Die echte Hämophilie.

Die echte Hämophilie ist eine familiäre, stets rezessiv geschlechtsgebunden, vererbte Blutungsbereitschaft. Das hämophile Gen ist mit dem männlichen Geschlechtschromosom gekoppelt und wird beim weiblichen Geschlecht durch das gesunde weibliche Geschlechtschromosom verdeckt und an der Manifestation verhindert. Der hämophile Großvater vererbt die Anlage auf seine Töchter, welche als Konduktoren gelten. Diese Töchter übertragen mit dem belasteten Geschlechtschromosom die Anlagen auf die Enkel des Großvaters nach dem MENDELschen Vererbungsgesetz. Die überaus seltenen sporadischen Fälle von Hämophilie beruhen vermutlich auf einer entsprechenden Mutation des Keimplasmas.

Klinisches Bild. Blutungen auf hämophiler Grundlage können schon bei oder kurz nach der Geburt in Erscheinung treten. Häufiger begegnet man ihnen aber oft sogar nach einer symptomfreien Säuglingsperiode im Kleinkindesalter, weiterhin in zunehmendem Maße bis nach der Pubertät, meist anläßlich leichter Schleimhautwunden, z. B. Zungenbiß, Zahnextraktion, Exkoriationen in der Nasenschleimhaut, oder nach sehr leichten Traumen in Form von Hautblutungen oder größeren intramuskulären Hämatomen. Auch Hautwunden zeigen schwer stillbare, ja tödliche Blutungen. Die Blutungsneigung zeigt allerdings deutliche Schwankungen, indem blutungsreiche und blutungsfreie Perioden oft miteinander abwechseln. Bei großer Blutungsneigung treten auch Spontanblutungen auf. Von besonderer pathognomonischer Bedeutung sind die Gelenkblutungen (Hämarthros). Solche treten gewöhnlich in den Ellenbogen- und Kniegelenken auf, und führen oft rezidivierend nicht selten zu destruktiven, an Arthritis deformans erinnernden Gelenkveränderungen meist mit starker Motilitätsbeschränkung. Die hämophilen Blutungen in der Haut äußern sich in flächenhaften Sugillationen (nie Petechien!), oft findet sich ein blutungsfreies Zentrum mit tastbarem Fibrin mit mehr oder weniger ringförmigen Sugillationen in der Umgebung. Es kann ferner kommen zu Magendarmblutungen, zu sehr heftiger Hämaturie, zu subduralen Hämatomen am Schädel mit nervösen Druck- und Ausfallserscheinungen, Blutungen in der Umgebung des Rückenmarkes mit Paraplegie usw. Erhebliche Blutverluste nach außen führen rasch zu schwerer Anämie.

Blutveränderungen. Die Blutungszeit (bestimmt in der üblichen Weise nach Stich in die Fingerbeere oder ins Ohrläppchen) ist normal. Offenbar erfolgt die Plättchenagglutination in normaler Weise und deshalb dürfen auch Venenpunktionen gefahrlos ausgeführt werden. Gestört ist der Gerinnungsvorgang, und zwar dadurch, daß die Blutplättchen abnorm resistent sind und nicht in nützlicher Zeit die zur Aktivierung des Prothrombins erforderliche Thrombokinasemenge liefern können. Infolge dieses Verhaltens kann das Hämophilieblut in vitro stundenlang flüssig bleiben. Kommt es dann schließlich doch zum Plättchenzerfall, so wird Thrombin gebildet, und es kommt nachträglich zur Gerinnung. Der hämophile Blutkuchen läßt einen oberen weißen von einem unteren roten Teil unterscheiden, weil die roten Blutkörperchen Zeit hatten, zu sedimentieren. Die Retraktilität ist normal. Das hämophile Plasma läßt sich durch Zusatz von Thrombokinase, besonders gut durch Schilddrüsenpreßsaft, rasch zur Gerinnung bringen, ebenso durch Zusatz von normalen Blutplättchen. Hämophile Blutplättchen bewirken dagegen bei plättchenfreiem Normalplasma viel langsamer eine Gerinnung (FONIO). Die morphologisch normalen Blutplättchen sind oft sogar in erhöhter Zahl vorhanden.

Behandlung. Die wichtigste Maßnahme ist die Vorbeugung der Blutungen durch gute Überwachung der Kinder. Bei der lokalen Behandlung der bestehenden Blutung hat sich die örtliche Anwendung von ganz frischem Serum, frischem Muskel oder Schilddrüsenpreßsaft wegen seines Thrombokinasegehaltes bewährt. Eigenartig ist die blutstillende Wirkung frischer Frauenmilch bei der Hämophilie. Die blutende Stelle wird mit Kompression, Tamponade, Kauterisation, Umstechen, Unterbindung und Auflegen der obengenannten gerinnungsfördernden Mittel behandelt. Außerdem kommen noch in Frage Koagulen, Klauden, Adrenalin, Stryphnon. Fernblutstillung: Die Bluttransfusion spielt die erste Rolle, besonders nach starken Blutverlusten. Nützlich haben sich uns auch intravenöse Injektionen von Vitamin C (Ascorbinsäure) in Form von Redoxon erwiesen. Außerdem können auch Injektionen von 10%iger Kochsalzlösung intravenös 5 ccm oder intramuskuläre Injektionen 5—10 ccm der 10%igen Calciumgluconat-Lösung Sandoz versucht werden. Das vitaminhaltige Geheimmittel Nateina hat sich uns nicht bewährt, auch die auf falschen theoretischen Vorstellungen aufgebaute Therapie und Prophylaxe mit Ovarialpräparaten ist heute fast allgemein verlassen.

8. Anhang: Hepato-lienale Erkrankungen.

Ihr hervorstechendes klinisches Merkmal ist die monosymptomatische Spleno- oder die kombinierte Splenohepatomegalie. Hepatolienale Krankheitsbilder kommen vor bei akuten Infektionen, z. B. Typhus, Bang, Drüsenfieber usw. Ferner bei chronischen Infekten wie Lues und Tuberkulose. Sehr große Milztumoren bei Malaria und Kala-Azar. Hepatolienale Syndrome treffen wir außerdem bei Blutkrankheiten, z. B. JAKSCH-HAYEM, bei hämolytischer Anämie, bei Leukämie, Lymphogranulomatose usw., ferner bei Kreislaufstörungen, z. B. bei kardiotuberkulöser Cirrhose (Zuckergußleber und Milztumor). Bei der sog. BANTIschen Krankheit finden wir zunächst Splenomegalie mit Anämie, schleichend entwickelt sich eine Lebercirrhose mit Ascites. Interessante hepatolienale Krankheitsbilder stehen oft bei Stoffwechselkrankheiten im Vordergrund, besonders bei den sog. Speicherungskrankheiten.

a) Blutbefunde bei Speicherungskrankheiten (Thesaurismosen).

α) **GAUCHERsche Krankheit.** Der Blutbefund ist trotz des enormen bis ins Becken reichenden Milztumors, der an eine lienale Leukämie erinnert, uncharakteristisch: Leichte bis mittelschwere Anämie, Leukopenie mit relativer Lymphocytose, manchmal Thrombopenie mit leichter hämorrhagischer Diathese. Nachweis der GAUCHER-Zellen im strömenden Blut nur sehr selten möglich, dagegen im Knochenmarks- und Milzpunktat. Es zeigen sich sog. Schaumzellen, wobei das Protoplasma mit seinen eigenartigen Fibrillen an zerknittertes Seidenpapier erinnert. Zwischen den Fibrillen ist oder war Kerasin, ein Cerebrosid, gespeichert.

β) NIEMANN-PICKsche Krankheit. Im Blute findet sich gewöhnlich nur eine gewisse Anämie und Leukopenie. Im Gegensatz zum Gaucher lassen sich vakuolisch degenerierte, maulbeerförmige Reticulumzellen mit Phosphatidspeicherung im strömenden Blut nicht so selten nachweisen, ebenso durch Milz- und Knochenmarkspunktion.

γ) HAND-SCHÜLLER-CHRISTIANsche Krankheit. In den meisten Fällen sind Leber und Milz, wenn überhaupt, nur unbedeutend beteiligt. Das Blutbild ist vielfach kaum verändert.

δ) Infektiöse Reticuloendotheliose, ABT-LETTERER-SIWEsche Krankheit. Es handelt sich nach meiner Auffassung nicht um eine neue Krankheitseinheit, sondern um ein Syndrom mit fieberhaftem Infektionszustand, Schüben von Purpura, sicht- und fühlbaren Schwellungen am Schädel mit Aufhellungsherden (Landkartenschädel) wie bei SCHÜLLER-CHRISTIAN), aber auch in anderen Knochen, Hepatosplenomegalie, progressive hypochrome Anämie und schließlich nach Thrombocytose vielfach Thrombopenie ohne charakteristisches weißes Blutbild. Bisher sind nur wenige Fälle bekannt. Verlauf nach einigen Wochen, seltener Monaten und Jahren bis jetzt in allen Fällen tödlich. Es liegt wohl eine besonders schwere septische Verlaufsform der HAND-SCHÜLLER-CHRISTIANschen Krankheit im Säuglings- und frühen Kindesalter vor. Eine eigene Beobachtung zeigte histologisch alle Übergänge von der reinen Reticuloendotheliose (ohne Lipoid-Cholesterinspeicherung) bis zur voll entwickelten Lipoidgranulomatose mit Xanthombildung in den ältesten Krankheitsherden.

ε) Die Glykogenspeicherkrankheit mit Leberschwellung ohne Milztumor geht manchmal mit mäßig schweren hypochromen und hyperchromen Anämien, relativer und absoluter Lymphocytose und leichter Blutungsbereitschaft einher (s. ROMINGER, Stoffwechselkrankheiten des älteren Kindes).

b) Thrombophlebitische Splenomegalie.
(Milzvenenstenose.)

Die drei Kardinalsymptome sind:

α) Profuse Blutungen aus dem Magen-Darmkanal. Plötzlich aus bestem Wohlbefinden auftretendes, heftiges Blutbrechen, oder blutige Stühle. Diese Massenblutungen aus dem Magen-Darmkanal rezidivieren von Zeit zu Zeit in kürzeren oder oft auch jahrelangen Intervallen. Akuten Verblutungstod im Rezidiv habe ich beobachtet.

β) Posthämorrhagische Anämie mit Leukopenie und Thrombopenie infolge splenopathischer Markhemmung.

γ) Splenomegalie. Die Milz überragt den Rippenbogen um 2—4 Querfinger, kann gelegentlich aber auch bis zum Becken reichen. Charakteristisch ist, daß der Milztumor sich vor der Blutungsattacke vergrößert und vermehrte Spannung zeigt. Kommt es zu profusen Blutungen aus den varicösen Erweiterungen des mit den Venen des Oesophagus und des Magens gebildeten Kollateralkreislaufes, so erhält das in der Milz gestaute Blut plötzlich Abfluß und der Milztumor verkleinert sich zusehends. Nach Sistieren der Blutung nimmt der Milztumor allmählich wieder an Größe zu.

Der thrombophlebitische Prozeß kann schließlich auch auf andere Äste oder auf den Stamm der Pfortader übergreifen. Es kommt dann zu Ascites und nicht selten zu Durchfällen, zu starken Erweiterungen der Venen der Bauchdecken.

Die Ätiologie ist unklar. Nabeleiterung oder Furunkulose soll schon in der ersten Lebenszeit zu Pylephlebitis geführt haben. In 2 eigenen Beobachtungen entwickelte sich das Leiden nach Diphtherie und anscheinend nach einer Hernienoperation. Es ist auch an eine übermäßig große Flutkammerbildung in der Milz zu denken, so daß es zu einem Mißverhätnis zwischen dem Milzblut und den Abflußmöglichkeiten kommt.

Therapie: Im akuten Anfall Bekämpfung der Hämatemese mit Eisblase, Nahrungskarenz, Nährklysmen und Hämostypticis (Koagulen per os 5,0 auf 200 teelöffelweise, oder intramuskulär, Sangostop, Manetol usw.) Milzexstirpation selten im Notfall bei der akuten Attacke, meist im Intervall. Der Erfolg hängt davon ab, ob es sich um eine isolierte Milzvenenstenose handelt oder ob auch die anderen Pfortaderäste bzw. der Stamm mitgriffen sind.

Schrifttum.

BAAR-STRANSKY: Die klinische Hämatologie des Kindesalters. Leipzig-Wien 1928.
CATEL, W.: Blutungsübel im Kindesalter. Fol. haemat. (Lpz.) 63, 328—353 (1940).
FONIO: Haemophilie. Erg. inn. Med. 51, 443—530 (1936).
GYÖRGY, P.: Dieses Lehrbuch, 1. Aufl. 1933.
HEILMEYER: Erkennung und Behandlung der Anämien. Erg. inn. Med. 55, 320—437 (1938).
JÜRGENS: Die erblichen Thrombopathien. Erg. inn. Med. 53, 795—826 (1937).
MACKAY, M.: Nutritional anaemia in infancy. London 1931.
OPITZ, H.: Handbuch der Kinderheilkunde, 4. Aufl., Bd. 1, herausgeg. von M. v. PFAUNDLER und A. SCHLOSSMANN. Berlin: F. C. W. Vogel 1931. — Die Anämien des Kindesalters. Klin. Fortbild. 6, H. 4, 595 (1939).

Akute Infektionskrankheiten des Kindesalters.

Von **R. Degkwitz**-Hamburg.

Mit 10 Abbildungen.

Infektionskrankheiten, die wegen besonderer Eigenschaften ihrer Erreger oder einer spezifischen Altersdisposition des Menschen nur im Kindesalter auftreten, gibt es nicht. Ob der mittlere Erkrankungstermin für eine Infektionskrankheit in einem bestimmten Beobachtungsgebiet in das Kindes- oder Erwachsenenalter fällt, hängt im wesentlichen von dem Charakter der Umwelt ab.

Ist eine bestimmte Art von Krankheitserregern dauernd in einem Beobachtungsgebiet vorhanden, so muß sich ein Einzelindividuum um so sicherer mit ihnen infizieren, je länger es lebt. Für den Durchschnitt der Bevölkerung ergibt sich ein mittleres Erkrankungsalter, das der in dem betreffenden Gebiet durchschnittlich vorhandenen Keimmenge, ihrem Infektionsvermögen und der Beschaffenheit der Umwelt entspricht. Ist die Keimmenge groß und ihre Kontagiosität hoch und fördert der Charakter der Umwelt den Kontakt zwischen Mensch und Keim, so wird die Krankheit endemisch und der mittlere Ersterkrankungstermin fällt in das Kindesalter. Hinterläßt die erste Infektion eine Immunität, so muß der Anteil der Immunen innerhalb der verschiedenen Altersklassen mit steigendem Alter wachsen und die endemische Krankheit ausschließlich oder vorwiegend zur Kinderkrankheit werden.

Charakterisiert man die Umwelt nach der Höhe ihres „Zivilisationsgrades", d. h. der Wohnungsdichte, der allgemeinen Beschaffenheit der Wohnräume, der Zahl und Vollkommenheit der Verkehrsmittel — also der Größe des individuellen Lebensraumes —, der körperlichen Sauberkeit der Bevölkerung, ihrer Gebrauchsgegenstände und Wohnräume, den hygienischen Anforderungen für die Beschaffenheit von Trinkwasser und Lebensmitteln und der Sorgfalt, mit der Abfälle (menschliche Dejekte, Nahrungsmittelreste) aus dem allgemeinen Lebensraum entfernt werden, so erkennt man, daß *die Häufigkeit der verschiedenen Infektionskrankheiten* und *der mittlere Erkrankungstermin je* nach der *Zivilisationshöhe* in altersgemäß gleichartig zusammengesetzten Bevölkerungsgruppen *ganz verschieden* sind.

Welche Krankheiten in einem bestimmten Beobachtungsgebiet *endemisch* werden, *hängt* neben gewissen klimatischen Faktoren im wesentlichen *von* seiner *Zivilisationshöhe ab.* Geht man von der Tatsache aus, daß eine gewisse Wohnungsdichte nur von einem bestimmten Zivilisationsgrade ab möglich ist und ein unerläßliches Minimum von Verkehrsmitteln verlangt und diese wiederum trotz des engen Zusammenlebens den Lebensraum des einzelnen erweitern und eine starke Durchmischung der Bevölkerung herbeiführen, daß dagegen die Wohnungsdichte im unzivilisierten Milieu gering, der Lebensraum des einzelnen klein und sein Zusammentreffen mit anderen Menschen auf wenige Individuen beschränkt ist, so kann a priori gesagt werden, daß. sich in einer unzivilisierten Umwelt keine Krankheitserreger halten können, die obligatorisch Parasiten des Menschen sind.

Kann sich ein Krankheitserreger außerhalb des menschlichen Organismus nicht längere Zeit auf unbelebten Substraten oder lebenden Zwischenwirten lebens- und infektionstüchtig erhalten und ist infolgedessen für die Übertragung der Krankheit ein Kontakt zwischen Mensch und Mensch notwendig, so muß er bald aussterben, wenn er in eine unzivilisierte Umwelt gerät und seine Erstreaktion mit Empfänglichen eine Immunität hinterläßt. Die Wahrscheinlichkeit, daß in einem solchen Milieu immer wieder rechtzeitig empfängliche und infektiöse Menschen zusammentreffen oder nach einer eventuellen Durchseuchung aller Empfänglichen die von dem Geburtennachschub gelieferten Kinder immer wieder infiziert werden, bevor der Krankheitserreger auf den immun gewordenen Rekonvaleszenten abstirbt, ist so gering, daß solche Keime im unzivilisierten Milieu nicht endemisch werden und nicht ausschließlich oder vorwiegend als Erreger von Kinderkrankheiten auftreten können. Das gilt für *Masern, Röteln, Pocken, Windpocken, Keuchhusten, Scharlach, Diphtherie, Poliomyelitis acuta* u. a. Werden Krankheiten dieser Art zufällig *in ein unzivilisiertes Milieu verschleppt,* unter dessen Bevölkerung sich keine oder nur wenige Immune befinden, so treten sie *epidemisch* auf, befallen Menschen jeden Lebensalters und erlöschen nach kurzer Zeit wieder.

Kann sich dagegen ein Krankheitserreger außerhalb des menschlichen Organismus auf toten Substraten oder lebenden Zwischenwirten vermehren oder zum mindesten längere Zeit infektionstüchtig erhalten, so daß die *Krankheitsübertragung* nicht von Mensch zu Mensch geschehen muß, sondern schon *durch den Kontakt mit der Umwelt* eintreten kann, so sind die Voraussetzungen ohne weiteres gegeben, daß er in einem unzivilisierten Milieu endemisch wird (Malaria, Gelbfieber, Flecktyphus, Pest, Cholera, Typhus, Ruhr). An sich ist es durchaus denkbar, daß ein Einzelner in einem solchen Milieu lebt und trotz seiner Empfänglichkeit nicht erkrankt. Ihm ist ja bekannt, aus welcher Richtung Gefahr droht, welche Zwischenwirte (bei Malaria, Gelbfieber, Flecktyphus, Pest) und welche toten Substrate (Wasser, Lebensmittel bei Cholera, Typhus, Ruhr) infektiös sind oder sein können. Gegen diese bekannten Gefahren kann sich der Einzelne schützen, wenn auch die individuelle Prophylaxe häufig und eine kollektive unter den in solchen Verhältnissen lebenden primitiven Menschen in der Regel so gründlich versagt, daß die genannten Krankheiten zu Kinderkrankheiten werden. Neben den genannten drohen dem Einzelnen aber auch Gefahren durch menschliche Infektionsquellen. Nicht so sehr von Erkrankten als von *unerkennbaren Keimstreuern,* die als Dauerausscheider nach einer überstandenen Krankheit, aber auch ohne klinisch krank gewesen zu sein, virulente Keime streuen. Zwischen zivilisierten Menschen selbst, die in einem solchen Milieu leben, ist diese Gefahr gering. Wenn es bei Krankheiten dieser Art zum Keimträgertum kommt, so sind die *Krankheitserreger* in der Regel *im Urin oder Stuhl* enthalten und eine Infektion ist nur möglich, wenn diese Dejekte auf andere Menschen übertragen werden. Ein Krankheitsempfänglicher kann daher ohne Gefahr mit einem Cholera-, Typhus- oder Ruhrkranken sprechen, ja ihn sogar pflegen und Dauerausscheider in seiner Umgebung haben, wenn in der richtigen Weise mit Stuhl und Urin umgegangen und eine entsprechende körperliche Hygiene gebraucht wird. Ist dies der Fall, so kann eine Krankheitsübertragung nur durch engen körperlichen Kontakt erfolgen.

In zivilisierten Ländern und ihren Zivilisationszentren, den Städten, ist die Umwelt vom Menschen so gestaltet worden, daß sich Keime der oben genannten Art (Malaria-, Gelbfieber, Flecktyphus-, Pest-, Cholera-, Typhus-, Ruhrerreger) in ihr nicht mehr dauernd halten können. Durch die Vernichtung der Zwischenwirt-Brutstätten, die Gestaltung der Wohnräume und die kollektive Standardisierung der Trinkwasser-, Lebensmittel- und Abfälleversorgung sind die Existenzbedingungen dieser Krankheitserreger so verschlechtert und der Kontakt zwischen ihnen und den Menschen so erschwert worden, daß sie nicht mehr endemisch werden können. Werden sie in ein zivilisiertes Milieu verschleppt, so hemmten der Charakter der Umwelt, die persönliche Sauberkeit, die Hygiene der Wohnungen und Gebrauchsgegenstände, die Ableitung keimhaltiger Dejekte aus dem allgemeinen Lebensraum, die Lebensmittelkontrolle, die staatliche Trinkwasserversorgung, die vom Staate verlangten Absperrungsmaßnahmen um den Erkrankten herum und die Kompliziertheit des Infektionsmodus ihre Verbreitung. Sie können *nur noch kleine Epidemien,* aber *nie mehr Endemien hervorrufen.*

Während nun der Einzelne und die Gesamtheit *mit steigender Zivilisation vor den Krankheiten immer sicherer* werden, *die im unzivilisierten Milieu endemisch* sind, wächst im gleichen Maße die Wahrscheinlichkeit, andere Infektionskrankheiten zu erwerben. *Masern, Röteln, Pocken, Windpocken,* der *Keuchhusten,* die *Diphtherie,* der *Scharlach,* die *Poliomyelitis* u. a., die in wenig zivilisiertem Milieu nur gelegentlich epidemisch auftreten, sind in zivilisierten Ländern *endemisch* und zu *unvermeidbaren Attributen* der Zivilisation, zu Zivilisationsseuchen geworden. Die vor allem in den Städten besonders starke Durchmischung der Menschen bietet diesen, nur auf Menschen vermehrungsfähigen Keimen die Möglichkeit, immer wieder rechtzeitig einen Empfänglichen zu infizieren, bevor sie auf rekonvaleszenten und immunen Menschen absterben. Dieser Umstand würde aber an sich nicht genügen, die genannten Krankheiten zu unvermeidlichen Zivilisationsseuchen zu machen, wie das am Beispiel der Lues gezeigt werden kann, die keine beträchtliche Durchseuchung einer zivilisierten Bevölkerung herbeizuführen vermag. *Zu der Eignung der Umwelt* kommt hinzu, daß der *Infektionsmodus* bei den Zivilisationsseuchen ein außerordentlich einfacher ist. Zur Übertragung von Mensch zu Mensch ist kein enger körperlicher Kontakt notwendig. Die Erreger sind im Naso-Pharynx enthalten und werden beim Husten, Sprechen und Niesen meterweit vom Infektiösen verstreut. Während ein Krankheitsempfänglicher bei entsprechender Vorsicht ohne Gefahr mit einem Ruhr-, Typhus- oder Cholerakranken sprechen, ja ihn pflegen kann, ist das bei den Zivilisationsseuchen unmöglich. Eine Begegnung kann zur Infektion genügen. Zu der Eignung der Umwelt und dem einfachen Infektionsmodus kommt noch ein drittes wesentliches Moment hinzu. Während bei der in unzivilisierten Ländern endemischen Krankheitsgruppe die Infektionsquellen (Zwischenwirt, Wasser, Lebensmittel, Abfälle) bekannt sind, die Gefahr der Infektion von Mensch zu Mensch wegen des komplizierten Infektionsmodus gering und die Zahl der Keimträger niedrig ist, wird *bei den Zivilisationsseuchen jeder Kranke eine Zeitlang,* entweder vor der Erkrankung, wenn er noch nicht als krank erkennbar ist (Masern, Keuchhusten, Pocken, Windpocken) oder nach ihr (Diphtherie, Scharlach u. a.), zum Keimträger. Bei manchen Zivilisationsseuchen kommt es in einem relativ hohen Prozentsatz zum Keimträgertum ohne vorhergegangene, klinisch erkennbare Erkrankung. Daß die Infektionserfolge solcher Keimstreuer um so größer sein müssen, je höher die Wohnungsdichte und je besser die Durchmischung der Bevölkerung sind, und daß der mittlere Erkrankungstermin der Empfänglichen der Wohnungsdichte parallel gehen muß, liegt auf der Hand. Infolgedessen ist das durchschnittliche Erkrankungsalter in der Stadt niedriger als auf dem flachen Lande und in den Städten innerhalb der Proletarierviertel am niedrigsten. Verständlich ist auch, warum jeder Versuch, die Verbreitung der Zivilisationsseuchen durch Isolierung der Erkrankten und durch Desinfektionsmaßnahmen in ihrer nächsten Umgebung zu verhindern, nutzlos bleiben muß. Während die Infektionsquellen bei den aus den zivilisierten Ländern verschwundenen Krankheiten im allgemeinen bekannt und Keimträger relativ selten sind und die von ihnen bedingte Gefahr infolge des komplizierten Infektionsmodus zwischen zivilisierten

Menschen nicht allzu groß ist, sind die Hauptinfektionsquellen der Zivilisationsseuchen die gesunden Keimträger, die vor oder nach ihrer Krankheit innerhalb der
Bevölkerung mit dem denkbar einfachsten Infektionsmodus Keime verstreuen,
für den Laien, häufig aber auch für den Arzt unerkennbar und damit unangreif-
bar. *Wer sich in zivilisierten Ländern unter Menschen begibt, wird zwangsläufig mit
den Keimen der Zivilisationsseuchen infiziert und das um so früher, je höher die
Wohnungsdichte und je besser die Verkehrsmittel in seiner unmittelbaren Umgebung
sind und je häufiger er infolgedessen mit anderen Menschen zusammentrifft.*

Dem scheint zu widersprechen, daß wohl alle Stadtbewohner an bestimmten,
als unvermeidbar bezeichneten Infektionskrankheiten erkranken (Masern,
Keuchhusten, Windpocken), von anderen aber nur ein Bruchteil der Bevölkerung (Tuberkulose, Diphtherie, Scharlach, Poliomyelitis anterior). *Zwischen*
den *beiden Krankheitsgruppen* besteht in der Tat insofern ein *Unterschied*, als
die Erreger der ersten praktisch absolut pathogene Keime sind, bei denen auf
die Erstinfektion in der Regel eine Erkrankung folgt, während das aus noch
unbekannten Gründen bei der zweiten nur ausnahmsweise der Fall ist. *Gemeinsam* ist aber den *beiden Krankheitsgruppen*, daß eine Infektion, gleichgültig,
ob ihr eine Erkrankung folgt oder nicht, zur Immunität führt. Die Erreger
der Scharlach-, Diphtherie- usw. Gruppe können entsprechend ihrer Natur
als fakultativ pathogene Keime schwere Erkrankungen oder leichteste, klinisch
gerade noch faßbare und unter diesen Umständen meist völlig unspezifisch
aussehende, aber auch absolut unterschwellig verlaufende Reaktionen hervorrufen. Den klinischen Krankheitsbildern, den Abortivfällen und den unterschwelligen Reaktionen ist aber gemeinsam, daß sie den Organismus immuni-
sieren. Ob für eine praktisch ausreichende Immunität allerdings ein einziger
„stummer Infekt" ausreicht oder ob dazu mehrere notwendig sind, ist unbekannt. Daß aber die Durchseuchung und Immunisierung gleichartig zusammengesetzter Populationen unter gleichen Umweltsbedingungen durch die
beiden Gruppen von Zivilisationsseuchen die gleichen sind, *daß praktisch jeder
zivilisierte Mensch nicht nur von den Erregern der Masern-, Keuchhusten-, Wind-
pockengruppe, sondern auch von Scharlach-, Diphtherie- und ähnlichen Erregern
infiziert und immunisiert wird*, und daß nur der äußere Ablauf dieser Reaktionen
innerhalb der beiden Krankheitsgruppen differiert und bei der einen obligat
und bei der anderen fakultativ oberschwellig verläuft, *zeigt sich daran, daß nicht
nur in beiden Gruppen die Altersverteilung der* klinisch greifbaren und als spezifisch erkennbaren *Erkrankungen die gleiche ist* und von den gleichen Faktoren abhängt, sondern daß *dies auch für* die *Altersverteilung der Immunen der Fall ist.*

Das Blut von Menschen, die gegen die genannten Zivilisationsseuchen
immun sind, enthält meist Immunstoffe, deren Existenz, Konzentration
und Altersverteilung durch die Übertragung und den Schutzversuch an empfänglichen Menschen (Masern-, Scharlach-, Keuchhusten-, Poliomyelitis-
prophylaxe mit Rekonvaleszenten- oder Erwachsenenserum) oder durch andere
immunbiologische Reaktionen (Pirquet-, Dick-, Schicktest) nachweisbar sind.
Zu den klassischen Zivilisationsseuchen gehört auch die Tuberkulose, deren
fakultativ pathogene Erreger durch Tröpfcheninfektion von Keimstreuern
verbreitet werden, die für den Laien meist unerkennbar sind. Infektion, Umstimmung und die in diesem Falle nur relative Immunität sind an der Tuberkulinüberempfindlichkeit des betreffenden Menschen nachweisbar. Am be-
quemsten geschieht das bei Kindern mit der Pirquetschen Reaktion, die eine
Abwandlung der ursprünglichen, Kochschen Methode darstellt. Gleichgültig
ob es sich nun um eine akut oder chronisch verlaufende Zivilisationsseuche
handelt, ob Durchseuchung und Immunisierung einer Bevölkerungsgruppe
klinisch, durch die Erfassung der als spezifisch erkennbaren Krankheiten oder

immunbiologisch, durch den Nachweis von Blutantikörpern oder mit Immuntesten festgestellt werden, unter gleichen Umweltsbedingungen, z. B. in der gleichen Großstadt, verläuft die Alterskurve der Masern-, Keuchhusten-, Windpocken-, Scharlach-, Diphtherie- und der initialen Tuberkuloseerkrankungen und die Kurve der Altersverteilung der gegen diese Krankheiten immunen Menschen im Prinzip völlig gleich. Mit dem Beginn der Nestflucht, gegen Ende des ersten Lebensjahres, macht sich die Durchseuchung bemerkbar, um je nach der Wohnungsdichte schon im Kleinkindes- oder im frühen oder späteren Schulalter vollendet zu werden. Mit dem Abschluß des Kindesalters sind städtische Bevölkerungen, von wenigen Ausnahmen abgesehen, mit den genannten Zivilisationsseuchen durchseucht. Der Anteil der Blutantikörper Führenden oder positive Immunitätsreste Darbietenden und die Zahl der Erkrankenden verhalten sich in den verschiedenen Altersgruppen vom Ende des ersten Lebensjahres ab umgekehrt proportional. Die Tatsache, daß an diesem Zeitpunkt weder gegen die Erreger der Masern-, Keuchhusten-, Windpocken-, noch gegen die der Diphtherie- und Scharlachgruppe Antikörper aufzufinden sind, daß dies aber in der Stadt am Ende der Kindheit bei beiden Gruppen der Fall ist und die Scharlach- und Diphtherieantikörper bei geringerer Wohnungsdichte ebenso seltener werden wie die gegen Masern, Keuchhusten und Windpocken, gilt als Hauptbeweis dafür, daß die Durchseuchung und Immunisierung gegen Diphtherie und Scharlach ebenso wie gegen Masern, Keuchhusten, Windpocken eine allgemeine ist, obwohl an den ersteren nur ein Bruchteil der Menschen erkrankt. Da beim Menschen ebenso wie bei anderen Säugetieren die Blutantikörper der Mutter diaplazentar und mit der Milch auf ihr Kind übertragen werden können, ist der menschliche Säugling in den ersten 3—4 Lebensmonaten vor den Zivilisationsseuchen geschützt, deren Immunität auf Blutantikörpern beruht und gegen die seine Mutter immun ist.

Da kein Stadtbewohner der Infektion mit den Keimen der Zivilisationsseuchen entgeht, bleibt nichts anderes übrig, als dem unvermeidbaren Ereignis seine Gefahren zu nehmen. In idealster Weise kann diese Frage so gelöst werden, daß man zu einem wählbaren Zeitpunkt durch eine Schutzimpfung eine aktive Immunität in Gang bringt, die vor der genuinen Erkrankung schützt, wie das mit der Pockenschutzimpfung geschehen ist und durch die aktive Diphtherieschutzimpfung geschehen soll. Für die anderen Erkrankungen bestehen zur Zeit solche Möglichkeiten nicht. Für sie geben uns aber die gleichen Faktoren, von denen sie zu unvermeidlichen Zivilisationsseuchen gemacht werden, ein Mittel in die Hand, ihre Gefahren zu verringern oder ganz auszuschalten. An den akuten Infektionskrankheiten sterben vorwiegend Kinder der ersten 3 Lebensjahre, die Letalität ist beim Ausgang des Kleinkindesalters und im Schulalter sehr gering. Es würde daher zunächst genügen, für die Mehrzahl oder zum mindesten für besonders bedrohte Kinder den *Krankheitstermin ins Schulalter zu verschieben.* Da die Immunität gegen die klassischen Infektionskrankheiten des Kindesalters zum Teil durch humorale Antikörper bedingt ist, *können infektionsbedrohte Kinder mit dem Blutserum von Rekonvaleszenten vor der Infektion und Infizierte vor den Folgen der Infektion geschützt* und es kann auf diesem Wege versucht werden, das genannte Ziel zu erreichen. Eine weitere Möglichkeit dafür ergibt sich aus dem Umstand, daß die Erreger der Zivilisationsseuchen praktisch ubiquitär sind und von ihnen nicht nur Empfängliche, sondern auch Immune immer wieder infiziert werden. Infolgedessen enthält *das Blut der städtischen Erwachsenen*bevölkerung, vor allem das von Frauen und von solchen Personen, die viel mit Kindern zusammenkommen, *wegen der immer wieder erfolgenden Superinfektionen* so große Mengen von *Immunkörpern,* daß sie für den Schutz infektionsbedrohter Säuglinge innerhalb der Familie oder zum mindesten zu einer Abschwächung des Krankheitsverlaufes gebraucht werden können. Der beträchtliche und für eine Prophylaxe oder Abschwächung der drohenden Erkrankung meist ausreichende Antikörpergehalt des Erwachsenenblutes ist nicht allein auf die evtl. vor Jahrzehnten überstandene spezifische Erkrankung, sondern auf die „Ubiquität" der Erreger und die daraus folgenden immer wiederkehrenden Superinfektionen zurückzuführen. Ohne diese würde der Blutantikörpertiter des erwachsenen Menschen aller Voraussicht nach so lange Zeit nach der Erkrankung ebenso niedrig sein, wie das bei anderen Säugetieren der Fall ist, die vor ähnlich langer Zeit immunisiert wurden.

Außer durch spezifische Maßnahmen kann die Gefährlichkeit der akuten kindlichen Infektionskrankheiten, zum mindesten der zu Pneumonieerkrankungen disponierenden Masern, Keuchhusten und Grippe auch durch „unspezifische" verringert werden. Da diese Krankheiten die Kinder der Armenbevölkerung meist schon im Säuglings- und Kleinkindesalter, also während der Rachitiszeit befallen, die Rachitis unter solchen Kindern besonders häufig ist und schwer verläuft und eine *Kombination* der genannten Krankheiten mit der *Rachitis* in hohem Maße zu *Pneumonie* und *Pneumonietod disponiert,* können durch eine planmäßige Rachitisprophylaxe viele Kinder am Leben erhalten werden.

I. Masern (Morbilli).

Unter Masern wird eine akute Infektionskrankheit verstanden, an der in zivilisierten Ländern jeder Mensch erkrankt, die durch ein spezifisches Virus hervorgerufen wird und bei der in außerordentlich regelmäßigen Zeitabständen nach der Ansteckung Fieber, katarrhalische Erscheinungen und ein nach Gestalt und Verteilung charakteristischer, großfleckiger Ausschlag auf Haut und Schleimhäuten auftreten.

Die Masern sind erst im 17. Jahrhundert durch Sydenham von den anderen exanthematischen Erkrankungen als Krankheit sui generis abgesondert worden. Zweifelsohne waren sie aber im vorderasiatischen und europäischen Kulturkreis schon lange vor dieser Zeit verbreitet.

Vom Beginn bis zum Ende seiner Infektiosität beherbergt der Masernkranke **Masernerreger** in den Sekreten seiner oberen Schleimhäute. Im Blut sind sie 24 Stunden vor bis 48 Stunden nach Exanthembeginn enthalten und haften vor allem an den Leukocyten. Ob sie mit Urin und Kot ausgeschieden werden, ist ungewiß. Da Blut, Nasen-, Rachen- und Bronchialsekrete ihr Ansteckungsvermögen bewahren, wenn sie bakteriendichte Filter passiert haben und die Filtrate mit den üblichen bakteriologischen Methoden geprüft steril bleiben, muß der *Masernerreger* zu der *Klasse der* sog. *Vira* gerechnet werden. Vira sind dadurch gekennzeichnet, daß sie wegen ihrer Kleinheit Filter passieren, von denen Bakterien und Bacillen zurückgehalten werden, auf gewöhnlichen toten Nährböden nicht zur Vermehrung gebracht werden können und im Hell- und Dunkelfeld unsichtbar bleiben (Pocken-, Varicellen-, Wut-, Gelbfieber-, Maul- und Klauenseuche-Erreger). Die Züchtung des Erregers ist in Mischkulturen mit langsam wachsenden Bakterien und auf der Allantois des befruchteten Hühnereies geglückt.

Außerhalb des menschlichen Körpers ist das *Masernvirus sehr wenig widerstandsfähig.* Infolgedessen kommen Krankheitsübertragungen durch Gebrauchsgegenstände nicht vor und die *Ansteckung* geschieht praktisch stets von *Mensch zu Mensch.* Masernzimmer brauchen am Ende der Erkrankung nicht desinfiziert zu werden. Die Krankheit kann durch den besuchenden Arzt auch nicht von einer Krankenstation auf die andere und noch viel weniger von einem Haus ins andere gebracht werden, während diese Möglichkeiten bei den Pocken und dem Scharlach durchaus gegeben sind. Gesunde Keimträger, die, wie bei der Diphtherie, dem Typhus, Paratyphus oder der Ruhr nach der Krankheit oder ohne subjektiv krank gewesen zu sein, virulente Erreger beherbergen und verstreuen, gibt es bei Masern nicht. Wenn infolgedessen ein Mensch an Masern erkrankt, so muß er an einem Zeitpunkt, der sich bei der großen Regelmäßigkeit, mit der die klinischen Symptome nach der Infektion auftreten, mit sehr hoher Wahrscheinlichkeit errechnen läßt, mit einem ansteckenden Masernkranken zusammengetroffen sein. Die *Ansteckung* geschieht wegen des Gehaltes der oberen Schleimhautsekrete an Masernerregern fast ausschließlich auf dem Wege der *Tröpfcheninfektion*.

Da praktisch jeder ungemaserte Mensch vom 6. bis 8. Lebensmonat ab bei der ersten Infektionsgelegenheit an Masern erkrankt und vom Masernerreger Entfernungen überbrückt werden, die sicheren Schutz vor Bacillen und Bakterien gewähren, deren Verbreitung ebenfalls durch Tröpfcheninfektion geschieht ($1\frac{1}{2}$ m), wird für das Masernvirus ebenso wie für andere Vira eine höhere Schwebefähigkeit in der Luft postuliert und diese Eigenschaft auf ihre Kleinheit zurückgeführt. Es sind Fälle von Krankheitsübertragungen durch Ventilschächte und durch offene Türen zwischen Krankheitszimmern, ohne daß Verkehr stattfand, beschrieben worden. Die hohe Kontagiosität des Masernvirus und anderer Vira kann darauf, aber auch auf eine höhere Empfänglichkeit (Disposition) des Menschen für pathogene Vira als für bakterielle und bacilläre Krankheitserreger oder auf beide Momente zurückgeführt werden, so daß schon wenige, zufällig über die äußerste Reichweite von größeren Hustentropfen hinausgelangende Keime eine spezifische Erkrankung verursachen können. Die **Empfänglichkeit** *des ungemaserten Menschen* für das Masernvirus ist vom 6. bis 8. Lebensmonat ab *eine absolute* und *vom Alter unabhängige*.

Von den gebräuchlichen Laboratoriumstieren erkranken nach massiven Infekten mit Sicherheit nur Affen. Ihre Empfänglichkeit für das Virus ist aber nicht annähernd so allgemein wie beim Menschen und die Zahl der Resistenten groß. Die Krankheitsbilder sind meist uncharakteristisch.

Inkubation. Der Maserninfektion folgt eine 9—10—11 Tage lange symptomlose Inkubation, während der jedes Krankheitsgefühl fehlt und an deren Ende als einziges objektiv faßbares, pathologisches Symptom eine leichte Leukopenie mit einer relativen und absoluten Lymphopenie eintritt. Der Masernkandidat ist während dieser Zeit nicht infektiös.

Symptome. Am 10.—11. Tage nach der Ansteckung tritt eine Nasopharyngitis und daneben gelegentlich eine Angina auf, die von subfebrilen oder leicht fieberhaften Temperaturen begleitet ist. Nach 12—24 Stunden folgen Conjunctivitiden und Bronchitiden wechselnder Schwere mit Temperaturen zwischen 38 und 39°, die mit leichten Remissionen 3—4 Tage lang in dieser Höhe bestehen bleiben. Diese fieberhafte katarrhalische Periode wird als Prodromi oder *Prodromalstadium* bezeichnet. Beim klassischen Fall entsteht durch die laufende Nase, den verschwollenen Naseneingang, die allgemeine Gedunsenheit, die Rötung und Schwellung der Conjunctiven, das Tränen der Augen, die eingetrockneten Conjunctivalsekrete an den Wimpern und die ausgesprochene Lichtscheu das typische *Maserngesicht*, an dem der Charakter der Krankheit schon vor dem Erscheinen des Ausschlags deutlich erkennbar ist. Zu diesem typischen Bild kommen dann noch andere charakteristische Erscheinungen: das häufige Husten und Niesen der Masernkranken und ihre weinerliche Verstimmung. Während dieser Zeit findet man in den Tonsillen, den Schleimhäuten des Mundes, des Nasopharynx und der tieferen Atmungswege, den Schleimhäuten des Darmes und in den Lymphfollikeln Riesenzellen mit 50—100 zentral angehäuften Kernen, die eine spezifische histologische Reaktion des Maserninfektes darstellen.

Der *Husten* ist zu Beginn trocken, kurz und rauh. Auskultatorisch sind nur trockene Rasselgeräusche hörbar. Die *Bronchialsekrete* sind spärlich und zäh. Reichlicher ist das *Sekret der Nasenschleimhäute*, das anfangs serös ist und in der Exanthemzeit eitrig wird. Die *Entzündung der Conjunctiven* betrifft vor allem die Conjunctiva palpebrarum, während die des Bulbus weniger befallen ist. Die Mundschleimhaut ist häufig diffus gerötet und die Zunge belegt. Die beim *Säugling* im Prodromalstadium nicht seltenen *Durchfälle* und *Cystitiden* lassen an eine entzündliche primäre und spezifische Beteiligung der unteren Schleimhäute denken, obwohl es sich natürlich auch um sekundäre, unspezifische Erscheinungen handeln kann, wie sie auch bei anderen parenteralen Infekten beobachtet werden. Das *subjektive Krankheitsgefühl* geht in der Regel der Schwere der Schleimhautentzündungen parallel.

Die katarrhalischen Erscheinungen des Prodromalstadiums sind oft nicht so ausgesprochen, daß sie bei der Häufigkeit von Nasopharyngitiden und Bronchitiden im Kindesalter ohne weiteres den Verdacht auf eine spezifische Infektion aufkommen lassen. Ihre Spezifität ist vor dem Erscheinen' des Exanthems nur bei den Fällen mit aller Sicherheit zu erkennen, die KOPLIKsche *Flecken* aufweisen. Etwa bei 60—80% aller Masernkranken erscheinen vom 1. oder 2. Tage der Prodromi ab auf der Wangenschleimhaut, vor allem gegenüber den Backenzähnen, bald spärlich, bald in größerer Zahl bläulich-weiße, wie Kalkspritzer aussehende, meist nicht ganz Stecknadelkopfgröße erreichende Flecke, die *für Masern pathognomonisch* sind und bei keiner anderen Krankheit beobachtet werden. Solche KOPLIKschen Flecke, die aus verfetteten Epithelien und Zelldetritus bestehen, sind nicht nur auf der Wangen-, sondern gelegentlich auch auf der Conjunctiva-, Vulva-, Vaginal- und Rectalschleimhaut beobachtet worden. Gegen Verwechslung mit Speiseresten, Soor oder anderen Dingen schützt ihre Unabwischbarkeit. Von stomatitischen Veränderungen (Aphthen) unterscheiden sie sich durch ihre geringere Größe und ihren ausschließlichen Sitz an der Wangenschleimhaut.

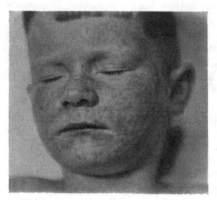

Abb. 1. Frischer Masernausschlag.
(Kieler Univ.-Kinderklinik.) (K)

Mit dem Beginn der prodromalen Nasopharyngitis, auch wenn die Temperaturen noch nicht deutlich fieberhaft sind, *wird der Kranke ansteckend*. Der Gipfelpunkt des Ansteckungsvermögens liegt an dem Übergang zwischen Inkubation und Prodromalstadium. Nicht nur, weil da in der Regel noch jedes Krankheitsgefühl fehlt, die katarrhalischen Erscheinungen nicht als spezifisch und gefährlich erkennbar sind und die Infektionserfolge eines solchen sich frei bewegenden Keimstreuers wesentlich größer sein müssen als zu dem Zeitpunkt, wo ihn sein Krankheitsgefühl bettlägerig macht und das sichtbare Exanthem sein Ansteckungsvermögen plakatiert — ceteris paribus ist ein Kind an diesem Zeitpunkt im Krankensaal auf größere Entfernung hin infektiös und die Verbreitung der Krankheit viel schwerer zu verhindern als nach dem Erscheinen des Exanthems.

Mit großer Regelmäßigkeit erscheint am 14. oder 15. Tage nach der Infektion, also am 4.—5. Fiebertag, meist nach einer besonders deutlichen Remission, unter einem erneuten, die früheren Temperaturen übertreffenden Fieberanstieg (bis zu 40° und mehr) der *Masernausschlag* auf Haut und Schleimhäuten. Masernflecke auf den Schleimhäuten werden *Enantheme* genannt. Sie gehen dem Exanthem um 12—20 Stunden voraus.

Bei einem Teil der Fälle werden ebenso wie bei anderen exanthematischen Erkrankungen Tage oder Stunden vor dem spezifischen Ausschlag flüchtige, in ihrer Gestalt wechselnde *Vorexantheme* beobachtet.

Unter einer deutlichen Steigerung des Krankheitsgefühls schießen mit dem erneuten Temperaturanstieg zunächst hinter dem Ohr, am Hals und an den Wangen stecknadelkopfgroße, blaßrote, um Follikelmündungen gelegene runde Efflorescenzen auf, die sich zunächst nicht über die Haut erheben, aber in den folgenden Stunden wachsen und zusammenfließen und dadurch die für den Masernausschlag charakteristischen, großen, zackigen und unregelmäßig gebildeten, dunkelroten, im Gegensatz zum Scharlachausschlag ins Violette spielenden Flecken bilden. Solche voll ausgebildete Masernflecke erheben sich dann über das Niveau der gesunden Haut und lassen bei tangentialer Betrachtung in ihrer Mitte 1—2 Knötchen (Follikel- oder Talgdrüsen) erkennen. Zwischen den einzelnen Masernflecken liegen stets größere oder kleinere Bezirke normaler blasser Haut, so daß ein *ausgesprochen geflecktes Aussehen des Kranken* zustande kommt.

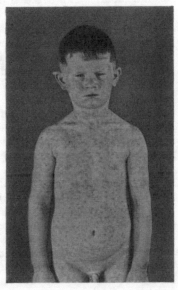

Abb. 2. Masernausschlag in seiner Verteilung über den Körper. (Gesicht abgeblaßt.) (Kieler Univ.-Kinderklinik.) (K)

In den ersten 24 Stunden verdichtet sich der Ausschlag vor allem im Gesicht, am Hals, an den Wangen und den Schultern, wobei sowohl die ersten Flecke größer werden und zusammenfließen als neue aufschießen. *An den Stellen, an denen der Ausschlag zuerst erscheint, erreicht er auch seine höchste Intensität.* Am 2. Exanthemtage breiten sich die Flecken auf Brust, Bauch und Extremitäten aus, wobei sie am Rumpf dichter als an den Extremitäten und an den Unterschenkeln und Unterarmen am dünnsten stehen. Diese *Verteilung des Exanthems* ist für Masern *ebenso charakteristisch wie Farbe, Gestalt und Größe der Einzelflecken.* Zwischen dem 2. und 3. Tage ist das Exanthem in voller Blüte. Dann beginnt es in der gleichen Reihenfolge wie es kam, abzublassen, indem die frischroten Flecken, die anfänglich auf Druck völlig verschwinden, einen Stich ins Bräunliche bekommen, in der gedrückten Haut erkennbar bleiben und nach dem Verschwinden der natürlichen Röte bräunliche Pigmentierungen hinterlassen, die gelegentlich wochenlang bestehen bleiben. *Erscheinen, Blüte und Verschwinden des Masernexanthems dauern im Durchschnitt 4—5 Tage.* Danach setzt eine kleieförmige *Abschuppung* der Haut vor allem an Kopf und Rumpf ein, die nach Tagen oder Wochen vollendet ist. Handteller und Fußsohlen zeigen dabei im Gegensatz zum Scharlach keine Schuppung.

12—20 Stunden vor Exanthembeginn treten auf der Schleimhaut der Wangen, des weichen Gaumens, der Uvula und der Tonsillen zackige, unregelmäßig gestaltete, das normale Schleimhautniveau überragende Flecke der gleichen Art auf wie an der Haut. Dieses *Masernenanthem* ist eine *ebenso* regelmäßige und *obligatorische Erscheinung wie das Exanthem.* Die KOPLIKschen Flecke können bei normalen Masern fehlen, das Enanthem niemals.

Von dem geschilderten klassischen *Masernexanthem* gibt es eine Reihe von *Abweichungen.* Am Kopf und Rumpf häufiger als an den Extremitäten kommt es gelegentlich zum Zusammenfließen einer größeren Anzahl von Masernflecken und zu flächenhaften Rötungen, die als Inseln auf der gefleckten Haut liegen *(konfluierende Masern)*. Durch den Masernerreger und seine Gifte wird die Durchlässigkeit der Hautgefäße erhöht, wie das schon aus der Pigmentation der Masernflecke und der Neigung Masernkranker zu Hautblutungen bei leichter venöser Stauung hervorgeht. In manchen Fällen wird diese Durchlässigkeit so groß, daß es schon in der Blütezeit des Exanthems zu starken Blutaustritten und zur Bildung „*hämorrhagischer Masern*" kommt. Diese Blutungsneigung ist nicht wie bei anderen Infektionskrankheiten (den Pocken z. B.) als „signum mali ominis" zu betrachten. Dichte und Intensität des Exanthems sind lokal beeinflußbar. Beide werden durch alle Faktoren erhöht, von denen die Durchblutung der Haut gesteigert wird (heiße Bäder, spezifische und unspezifische Entzündungen, Traumen). Liegt die Zirkulation aus irgend einem Grunde darnieder, so entstehen blasse und spärliche Exantheme. Da die Kombination von Masern und Kreislaufstörung eine höhere Letalität hat als Masern bei ungeschädigten Kindern, wird vom Laienpublikum wie in vielen anderen Fällen *Ursache und Wirkung verwechselt* und der unter diesen Umständen häufig ungünstige Ausgang auf „*nach innen geschlagene Masern*" zurückgeführt.

Dem Abblassen des Exanthems geht die *Entfieberung* parallel, die meist lytisch verläuft. Zu den 3—4 Tagen Prodromalfieber kommen bei unkomplizierten Masern ebenso viele Fiebertage der Exanthemzeit, so daß *normale Masernkinder 7—8 Tage lang fiebern.*

Das *Krankheitsgefühl,* das sich mit dem Erscheinen des Exanthems stark steigert und bei jüngeren Kindern garnicht so selten zu apathischen, an der Grenze des Bewußtseins liegenden Zuständen führt, verschwindet, sobald sich das Exanthem zurückzubilden beginnt und die Entfieberung einsetzt. Bei unkomplizierten Erkrankungen tritt dieser Umschwung „über Nacht" ein. Sein Ausbleiben ist häufig ein zuverlässigeres Anzeichen für eine kommende Komplikation als die Temperaturkurve.

Die *katarrhalischen Erscheinungen* der Prodromi steigern sich mit dem Erscheinen und der Ausbreitung des Exanthems. Der trockene Husten wird heftiger, die Nachtruhe empfindlich gestört, der bronchitische Befund ausgesprochener. Bei Säuglingen und jungen Kleinkindern führt die Bronchitis häufig zu einer ganz beträchtlichen Dyspnoe.

Im *Urin* besteht häufig eine Albuminurie, in der Blütezeit des Exanthems regelmäßig eine positive Diazoreaktion und bei rückläufigem Exanthem eine Urobilinurie, die in ihrer Stärke der Pigmentierung parallel geht. Am *Kreislaufsystem* sind Sondererscheinungen nicht feststellbar. Die *Stühle* sind bei Säuglingen und jungen Kleinkindern ebenso wie bei anderen spezifischen und unspezifischen Allgemeininfektionen häufig durchfällig. Die *Drüsen* um die obere Körperapertur herum, in deren Quellgebieten sich die katarrhalischen Erscheinungen abspielen, schwellen erwartungsgemäß häufig an, aber nicht in annähernd dem gleichen Maße, wie das von Scharlach-, Rubeolen- oder tuberkulösen Drüsen zu beobachten ist. Die *Milz* ist in der Regel nicht vergrößert. Die schon Ende der Inkubation beginnende, in den Prodromis verstärkte und auf dem Höhepunkt des Exanthems ihren Gipfel erreichende *Leukopenie* mit der relativen und absoluten Lymphopenie, geht mit der Entfieberung zurück und ist von einer Hyperleukocytose gefolgt. Regelmäßig wird auch bei unkomplizierten Masernfällen das *Nervensystem* in Mitleidenschaft gezogen. Die während der Prodromi zu beobachtende weinerliche Verstimmung und die bei jungen Kindern während des Erscheinens des Exanthems auftretenden, an der Grenze des Bewußtseins gelegenen apathischen Zustände, sind charakteristische Begleiterscheinungen klassischer Masern.

Das *Ansteckungsvermögen* des Masernkranken ist auf der Höhe des Exanthems, wenn man es mit bacillären und bakteriellen Erkrankungen vergleicht, die ebenfalls mit Tröpfcheninfektion verbreitet werden, noch groß, aber schon deutlich geringer als zu Beginn der Erkrankung. Am 3. und 4. Exanthemtage fällt die Infektiosität stark ab und ist am 5. und 6. Tage nach Exanthembeginn erloschen. *Der Masernkranke ist also im Durchschnitt 8—10 Tage lang ansteckend.*

Unkomplizierte Masern bei normal konstitutionierten Kindern verlaufen außerordentlich gleichartig. Nicht nur, daß der Beginn der Prodromi und das Erscheinen des Exanthems mit sehr geringen Streuungen auf die gleichen Termine nach der Infektion fallen, auch die Schwere der Erkrankung, das Maß des subjektiven Krankheitsgefühls, der objektive Befund an den Schleimhäuten, Fieberverlauf und -höhe sind einander außerordentlich ähnlich und der gesamte Symptomenkomplex viel eintöniger als bei irgend einer anderen Kinderkrankheit. *Abnorm leichte* und auch im Symptombild von dem klassischen Krankheitsbild abweichende Masern sieht man dagegen relativ häufig bei Säuglingen zwischen dem 3.—6. Lebensmonat. Dieser Einfluß des Alters kann zunächst, nichts vorausnehmend, folgendermaßen erklärt werden: Erfahrungsgemäß erkranken Säuglinge in den ersten 3 Monaten überhaupt nicht an Masern, wenn ihre Mütter die Krankheit überstanden haben und immun sind. Die mütterliche Immunität geht diaplazentar und mit der Milch auf den Säugling über, wird aber nach dem 3. Lebensmonat unsicher und es treten dann während der Zeit ihres allmählichen Verschwindens abgeschwächte und abgewandelte Masern auf: Masern ohne Prodromi, mit Exanthem und Enanthem am 1. Fiebertage, Masern ohne katarrhalische Erkrankungen der Schleimhäute und Masern mit abortiven Exanthemen. Wahrscheinlich ist das Gros der angeblich nicht Durchmaserten in Städten während dieser Lebensmonate an atypischen Masern erkrankt. *Veränderungen des klassischen unkomplizierten Krankheitsverlaufes nach der malignen Seite* kommen bei normal Konstituierten zweifelsohne zur Beobachtung, obwohl es im Einzelfall sehr schwer zu entscheiden ist, ob tatsächlich lediglich die Reaktion Masernvirus-Mensch das maligne Krankheitsbild produziert oder ob nicht doch eine Komplikation, ein dritter Faktor, den Sonderverlauf bestimmt. Masern können schon im Prodromalstadium toxisch sein, am häufigsten wird das aber in der Exanthemzeit beobachtet. Charakteristische Symptome sind abnorm hohe Temperaturen (41⁰ und mehr), Schädigungen des Kreislaufs, Lähmung der Vasomotoren, Vergiftung des Zentralnervensystems (Delirien, Bewußtlosigkeit) und abnorm blasse und livide Exantheme. Gelegentlich tritt eine Neigung zu Haut- und Schleimhautblutungen in Erscheinung und in anderen Fällen diffuse Durchfälle. Ob die gelegentlich schon in der Prodromalperiode auftretende Toxität, die in der Regel von einer Capillarbronchitis begleitet ist, eine reine Masernwirkung oder von vornherein komplizierte Masern darstellt, ist solange nicht mit Sicherheit zu entscheiden, als der Erreger nicht einwandfrei kultiviert werden kann und ein brauchbares Versuchstier aufgefunden ist.

Immunität. Die Masern hinterlassen ebenso wie die Pocken und andere Reaktionskrankheiten (s. Erklärung dieses Begriffes S. 336) mit ganz selten Ausnahmen eine lebenslange Immunität. Diese Beziehung zwischen Mensch und Masernerreger ist ebenso regelmäßig wie die generelle Empfänglichkeit für das Virus und die zwangsläufige Erkrankung in zivilisierten Ländern. Anamnestische Angaben über mehrfache Masernerkrankungen sind zunächst als äußerst seltene Ausnahmen mit dem gleichen Mißtrauen aufzunehmen wie die Ableugnung einer Durchmaserung von Erwachsenen oder Halberwachsenen, die in Städten aufgewachsen sind.

Bei den Versuchen, die Reaktionen zwischen Mensch und Masernerreger zu analysieren, die zu dem oben beschriebenen Symptomenkomplex führen, d. h.

beim Studium der *Masernpathogenese* und *-immunbiologie* ist verständlicherweise vor allem nach der Bedeutung der langen Inkubation und den Entstehungs-mechanismen des Exanthems gefragt worden.

Einer natürlichen Maserninfektion folgt eine 10—11tägige symptomlose Inkubation, während der das infizierte Individuum nicht ansteckend ist. Nach einer künstlichen Infektion mit unnatürlich großen Erregermengen (infektiöse Bronchial-, Nasen- und Rachensekrete oder Blut) ändert sich daran nichts, wenn die *oberen Schleimhäute* als Eintrittspforten verwandt werden, die offen-sichtlich als die *viae naturales bei Spontaninfekten* anzusehen sind. Solchen massivsten Infekten folgen in der Regel normale Masern und nicht etwa besonders schwere. Werden aber die oberen Schleimhäute umgangen und große Mengen infektiösen Materials in oder unter die Haut oder intramuskulär injiziert, so treten selbst bei massivsten Dosen kurz nach der Injektion weder lokale noch allgemeine Reaktionen auf und auch beim Erscheinen des Exanthems sind an der Injektionsstelle Lokalreaktionen nicht erkennbar. In diesen letzten Eigen-schaften unterscheiden sich die Masern von den Pocken- und Windpocken-erregern, die an den Impfstellen spezifische Lokalreaktionen (Pusteln) hervor-rufen.

Zur Erklärung für die primäre Ungiftigkeit von Masernerregern, selbst wenn man sie parenteral in großen Mengen injiziert, und das Auftreten des Exanthems nach der langen symptomfreien Inkubation, ist von PIRQUET auf die Mechanismen hingewiesen worden, die durch parenterale Injektionen *primär ungiftigen, artfremden Serums* in Gang gebracht werden. Bestimmte artfremde Eiweißarten — und als artfremdes Eiweiß können auch ganz allgemein Krank-heitserreger betrachtet werden — sind aus chemischen oder physikalischen Gründen außerstande, mit dem Organismus zu reagieren und daher ungiftig. Da aber jedes unter Umgehung der Darmwand in den Organismus gelangende Eiweiß, das nicht individual-, blut- oder zelleigen ist, zum mindesten als Fremd-körper wirken muß, weil der Organismus durch vielfache Sicherung gegen das Eindringen art- oder individualfremden Eiweißes in seinem inneren Verband geschützt ist, setzt er spezifische Abwehrmaßnahmen zur Entfernung des injizierten toten Eiweißes oder der eingedrungenen Krankheitserreger in Gang. Er beginnt Stoffe (Antikörper) zu bilden, die in spezifischer Weise mit dem artfremden Eiweiß reagieren, es chemisch oder physikalisch verändern und, wie man es auch nennen könnte, abbauen oder verdauen. Zu dieser Antikörper-bildung braucht er eine gewisse Zeit (Inkubationszeit). Die Produkte der nun einsetzenden Antigen-Antikörperreaktion sind giftig. Wenn genügend Anti-körper gebildet sind und eine krankmachende Konzentration der Antigen-Antikörperreaktionsprodukte erreicht ist, beginnt nach einer Ansteckung mit primär ungiftigen Krankheitserregern wie dem Masern- oder Pockenvirus das Prodromalstadium und nach einer Seruminjektion die Serumkrankheit. Die Dauer der Inkubation hängt also bei Krankheiten dieser Art (Masern, Pocken, Windpocken) nicht von dem Wachstumstempo der Erreger, sondern von der Geschwindigkeit ab, mit der vom Organismus spezifische Antikörper gebildet werden. Krankheiten dieser Art sind als „*Reaktionskrankheiten*" bezeichnet worden.

Die etwa gleich lange Inkubation nach der parenteralen Injektion nicht vermehrungs-fähiger Antigene (Seruminjektion) und die Tatsache, daß sofort oder nach kurzer Zeit nach der Injektion Krankheitserscheinungen auftreten, wenn ein Organismus schon einen spezifischen Antikörper gegen ein bestimmtes Antigen enthält und ihm dieses Antigen paren-teral injiziert wird, beweisen die Richtigkeit dieser Auffassung. Das sinnfälligste Beispiel für diese Beziehungen zwischen Inkubationszeit und Antikörpergehalt des Organismus ist die Erscheinung des anaphylaktischen Shocks, der Sekunden oder Minuten nach einer Injektion primär ungiftiger Eiweiße auftritt, wenn das betreffende Individuum vor einer gewissen Zeit schon einmal mit dem gleichen Antigen injiziert wurde und Antikörper gebildet hat (aktive Anaphylaxie) oder wenn ihm vor der Antigenapplikation von einem antikörperhaltigen Tier fertige, gegen das Eiweiß gerichtete Antikörper einverleibt wurden (passive Anaphylaxie).

Hat ein Mensch eine Reaktionskrankheit überstanden (Masern, Pocken, Windpocken) und enthalten seine Körpersäfte spezifische Antikörper (Immunstoffe), so verlaufen die Dinge bei einer Superinfektion so, wie das beim anaphylaktischen Shock geschildert wurde. Der fertige Antikörper reagiert sofort mit dem Antigen (den Krankheitserregern) und baut ihr Eiweiß in Minutenfrist ab. Da die bei Spontaninfektionen in Frage kommenden Eiweißerregermengen minimale sind, reichen die in solcher Antigen-Antikörperreaktion entstehenden giftigen Produkte nicht aus, um subjektiv oder objektiv feststellbare krankhafte Erscheinungen auszulösen. *Die Reaktion verläuft unterschwellig, der betreffende Mensch ist „immun".* Was also in der Versuchsanordnung des anaphylaktischen Shocks zu Krankheit und Tod führte, funktioniert unter natürlichen Bedingungen als ein zweckmäßiger Immunitätsmechanismus. Man kann übrigens auch im klassischen anaphylaktischen Experiment die Antikörper-Antigenreaktion unterschwellig verlaufen lassen, wenn man entsprechend niedrige Antigenmengen verwendet. Der Arzt muß davon in besonderen Fällen vor der Serumanwendung Gebrauch machen (s. die BESREDKAsche Reaktion S. 394).

PIRQUET hat am Beispiel der Pockenschutzimpfung gezeigt, welche Reaktionen auftreten, wenn ein Immuner mit einem vermehrungsfähigen Antigen reinfiziert wird. Beim hochimmunen Vaccinierten tritt nach einer Revaccination überhaupt keine Reaktion auf. Der kinetische Teil des Immunitätsmechanismus (die fertigen Antikörper) funktioniert so gut, daß sofort alle Erreger abgebaut werden und eine so geringe Giftmenge bei der Reaktion entsteht, daß keine oberschwelligen Reaktionen auftreten. Ist die Immunität nicht mehr hochwertig und keine fertigen Antikörper vorhanden, so treten trotzdem nach verkürzten Inkubationszeiten leichtere Impferscheinungen auf als beim Erstvaccinierten. Diese Erscheinungen sind auf die Funktion des potentiellen Teils des Immunitätsmechanismus zurückzuführen, die Eigenschaft des Immunen, rascher Antikörper zu bilden als der Erstvaccinierte. Es tritt infolgedessen eine Antigen-Antikörperreaktion zu einer Zeit auf, während der sich die Erreger noch nicht im gleichen Umfang vermehrt haben wie bei Erstvaccinierten und infolgedessen entstehen mildere Impfreaktionen. PIRQUET hat die *Reaktionen* des Immunen, die von denen des Erstinfizierten abweichen, *allergische* genannt.

Komplikationen. Der oben geschilderte klassische Masernverlauf wird oft durch Komplikationen gestört, für deren Entstehung im Masernerreger, im erkrankten Individuum und in seiner Umwelt gelegene disponierende Momente aufgezeigt werden können. Die häufigsten und gefährlichsten sind Erkrankungen des Respirationstractus und seiner Adnexe (Mittelohr). Es handelt sich dabei um echte Komplikationen in dem Sinne, daß neue Faktoren in das Wechselspiel Masernerreger-Mensch eintreten und nicht etwa vom Masernerreger selbst oder dem erkrankten Menschen Sonderreaktionen produziert werden, wie das bei der Beschreibung besonders leichter und schwerer Masern weiter vorn geschildert wurde. Das geht am augenscheinlichsten aus der Tatsache hervor, daß Komplikationen im Verlauf der Masern am häufigsten jenseits der Exanthemblüte, also zu einem Zeitpunkt auftreten, wo der Kranke nicht mehr ansteckend ist. Nur in besonderen Fällen, vor allem bei schweren Rachitikern, kann man Komplikationen von seiten des Respirationstractus schon in der Prodromalzeit beobachten.

Bronchitiden, Bronchopneumonien und Mittelohrentzündungen sind die häufigsten Masernkomplikationen. Ihre Erreger sind Pneumokokken, Influenzabacillen, Streptokokken, Staphylokokken usw., kurz das ganze Heer der die oberen Schleimhäute bevölkernden Keime. *In der Regel* handelt es sich um *Mischinfektionen,* die besonders schwer verlaufen, wenn an ihnen hämolytische Streptokokken beteiligt sind. *In der Mehrzahl* der Fälle ist *der Maserntod ein Tod an Bronchiolitis oder Pneumonie.*

Bleibt der Temperaturabfall und die rasche Besserung des subjektiven Befindens nach dem Überschreiten des Exanthemhöhepunktes aus, so kann mit hoher Sicherheit eine Komplikation vorausgesagt werden. Das klinische Bild der im Verlauf der Masern auftretenden Bronchitiden, Bronchopneumonien. Mittelohrentzündungen, Pleuritiden und gelegentlichen lobären Pneumonien weicht von den (s. Abschnitt WISKOTT) geschilderten Bildern nicht ab. Eigentümlich ist ihnen aber eine *auffallend schlechte Heilungstendenz* und die Neigung zu bösartigen Verlaufsformen, über die weiter unten eingehender gesprochen werden wird.

Zunächst ist noch auf einige für die Masern charakteristische oder zum mindesten bei ihnen besonders häufige Komplikationen hinzuweisen. Schon in der Prodromalperiode ist eine Miterkrankung der Kehlkopfschleimhäute an der heiseren Stimme und der Rauheit des Hustens zu erkennen. Manchmal steigern sich diese Erscheinungen, so daß es zur völligen Stimmlosigkeit, zu regelrechtem *Crouphusten, zur inspiratorischen Dyspnoe* und zur echten *Larynxstenose* kommt. Häufiger als dieser schon in der Prodromalperiode auftretende *primäre* ist der *sekundäre Maserncroup,* der auf der Höhe des Exanthems, aber auch noch 3—4 Tage später auftreten kann. Die zu Croup und Stenose führende Laryngitis kann eine morbillöse, eine unspezifische, aber auch eine diphtherische sein. Der ungünstigste Fall ist der letztere, weil die *Kombination von Masern mit Diphtherie* eine hohe Letalität aufweist. In der Praxis ist daher jeder primäre oder sekundäre Maserncroup als ein diphtherischer zu behandeln und ohne Verzug Antitoxin, und zwar in wesentlich höheren Mengen zu applizieren als bei gewöhnlichen Diphtheriestenosen. Operative Eingriffe (Tracheotomie, Intubation) sind wegen der schon oben erwähnten schlechten Heilungstendenz möglichst hinauszuschieben und zu versuchen, mit der Wirkung der Serum- und Dampfbettbehandlung des Croups auszukommen (s. dazu S. 391).

Öfter als bei anderen Infektionskrankheiten kommt es während und nach den Masern zu aphthösen und ulcerösen *Stomatitiden,* zu *Furunkulosen* und *ulcerösen Prozessen der Haut* mit einer auffallenden *Neigung zu Nekrosen,* die sich gelegentlich zu dem als *Noma* bekannten Symptomenkomplex steigern. Von der Wangenoder Vulvaschleimhaut ausgehend kommt es zur Entwicklung einer feuchten, mit mächtiger Ödembildung einhergehenden, rasch fortschreitenden und zu einem mißfarbigen, putriden Gewebszerfall führenden Gangrän (Noma), die in der Regel tödlich endet.

Weniger gefährlich als die Kombination von Masern und Diphtherie ist das Hinzutreten anderer akuter Infektionskrankheiten. Am bedenklichsten sind die *Kombinationen Masern-Keuchhusten* und *Masern-Grippe,* weil sich in diesen Fällen die Neigung zu bronchiolitischen oder bronchopneumonischen Komplikationen verdoppelt. Durch die Kombination *Masern-Scharlach* wird die Diagnose erschwert, wenn beide Exantheme gleichzeitig auftreten, die Prognose aber nicht wesentlich verschlechtert. Harmlos sind Kombinationen wie Masern-Varicellen und Masern-Röteln.

Ganz anders verlaufen aber die Dinge, wenn sich *Masern mit* einer *floriden Thoraxrachitis oder* einer *Tuberkulose kombinieren.* Im 1. Fall kommt zu dem schon weiter vorn erwähnten Moment der schlechten Heilungstedenz entzündlicher Prozesse noch ein mechanisches dazu, das die Disposition für Pneumonien vermehrt: Der weiche, kräftigen in- und exspiratorischen Muskelkontraktionen nachgebende und damit eine genügende Lüftung der Lunge und eine ausreichende Expektoration verhindernde rachitische Thorax. Die zweite Kombination ist deswegen besonders gefährlich, weil die während und nach der Masernerkrankung allgemein verringerte Abwehrkraft gegen belebte Krankheitserreger (schlechte Heilungstendenz) bis zu einem völligen Zusammenbruch *(Anergie)* der Abwehrmechanismen gegenüber Tuberkelbacillen absinkt. Die *Masern* wurden mit Recht immer wieder als *Schrittmacher der Tuberkulose* bezeichnet. Sie verschlimmern tuberkulöse Erkrankungen und lassen ruhende tuberkulöse Infekte wieder aufflammen. Auf Masernjahre folgen Zeiten gehäufter tuberkulöser Erkrankungen.

Diese Beziehungen zwischen Masern und Tuberkulose erscheinen verständlich, seitdem bekannt ist, daß die *Überempfindlichkeit* des *Tuberkulösen gegen Tuberkulin* (Tuberkelbacillen-Leibessubstanz), mit der PIRQUETschen Hautreaktion oder einem anderen Verfahren geprüft, während der Masernerkrankung und gelegentlich Wochen bis Monate nach ihr *verschwindet*, wie das sonst nur bei Keuchhusten, schwer kachektischen Zuständen, bei Miliartuberkulose oder phthisischen Endzuständen beobachtet wird. Erblickt man in der Allergie gegen Tuberkulin eine zweckmäßige Reaktion, wie das weiter oben S. 328 u. 339 dargelegt wurde, so ist die ihrem Verschwinden folgende Ausbreitung tuberkulöser Prozesse verständlich. Da nicht bei jedem Masernfall vollkommene Anergie auftritt und das Verschwinden der Allergie also keinem „Alles-oder-nichts-Gesetz" gehorcht, tritt nicht in jedem Falle eine Aktivierung der Tuberkulose ein. Sie ist aber doch so häufig, daß *in der Praxis* eine *erschwerte Rekonvaleszenz oder* irgendwelche *unklaren Krankheitserscheinungen nach Masern* zunächst trotz des Fehlens einer Tuberkulinüberempfindlichkeit als *Symptom eines aktivierten tuberkulösen Prozesses* aufgefaßt werden müssen. Ebenso wie gegen das primär ungiftige Tuberkulin tritt eine Verringerung der Allergie gegenüber anderen primär ungiftigen Eiweißarten während und nach der Erkrankung auf (gegen Serumeiweiß, Vaccine- und Varicellenerreger).

Die Widerstandslosigkeit von Masernkranken gegen Diphtherieinfektionen, die zusammen mit der schlechten Heilungstendenz der Masernpneumonie, der Neigung zu Stomatitiden, Furunkulosen, Nekrosen und der Aktivierung tuberkulöser Prozesse als Ausdruck einer allgemeinen Anergie aufgefaßt werden muß und als „*Status morbillosus*" und, wenn sie, wie das meist der Fall ist, die Krankheit überdauert, als „*Status postmorbillosus*" bezeichnet wird, kann nicht in der gleichen Weise erklärt werden wie die Anergie gegenüber Tuberkelbacillen. Das Allergen (Antitoxin) gegen das primär toxische Diphtherietoxin verschwindet nicht, wie das von der Tuberkulinallergie beschrieben wurde, und die Haut noch nicht mit Diphtherie infizierter Menschen bleibt gegen das Toxin empfindlich und zu einer entzündlichen Gegenreaktion fähig. Aller Wahrscheinlichkeit nach sind es daher spezifische Zelleistungen, die durch die Reaktion zwischen Masernvirus und dem Organismus geschädigt werden und zu einem Versagen der Immunität gegen primär und sekundär giftige Antigene führen. In sinnfälliger Weise geht dem Status morbillosus schon in der Prodromalzeit eine Verringerung produktiv entzündlicher Prozesse voraus: Nässende Ekzeme trocknen ein, der Eiterfluß infizierter Wunden versiegt, bei Nephritiden verschwinden die Formelemente aus dem Urin, der Liquor eitriger Meningitiden wird klar usw.

Durch den Status morbillosus und den Status postmorbillosus gewinnen die Masern erst ihre nationalökonomische Bedeutung und ihren Einfluß auf die Gesamtmortalität des Kindesalters. Die Opfer des Masernvirus allein, die Zahl der an toxischen Masern Sterbenden spielt demgegenüber gar keine Rolle. Erkrankt aber der Mensch im Säuglings- oder frühen Kleinkindesalter an Masern, zu einem Zeitpunkt, wo er infolge bestimmter anatomischer Eigentümlichkeiten seines Respirationstraktes an sich leichter eine Pneumonie bekommt als in späteren Jahren, so führt diese Altersdisposition für Pneumonien zusammen mit der Masernanergie schon zu einer wesentlichen Vermehrung pneumonischer Komplikationen gegenüber späteren Lebensaltern und gegenüber anderen, den Respirationstrakt befallenden Erkrankungen (z. B. grippale Infekte). Kommt aber zu der Altersdisposition und dem Status morbillosus noch ein dritter Faktor hinzu, beeinträchtigt eine Thoraxrachitis das altersgemäß geringere Vermögen zu einer Vergrößerung des durchschnittlichen Inspirationsvolumens und damit zu der Möglichkeit einer raschen Expektoration entzündlicher Sekrete, so häufen sich die Pneumonien und die Letalität steigt außerordentlich an. Pfaundler hat berechnet, daß rachitische Masernkranke viermal häufiger Pneumonien bekommen als gleichaltrige nichtrachitische Masernkinder und, einmal pneumoniekrank, wieder viermal häufiger an ihrer Pneumonie sterben als gleichaltrige nicht rachitische Masernpneumoniker. Die Faustregel, daß der Gefahr, an Masern zu sterben entronnen ist, wer erst im Schulalter erkrankt, muß im wesentlichen auf den Umstand zurückgeführt werden, daß dann die Rachitiszeit vorbei ist. Die *Letalitätshöhen* im Schul- und Vorschulalter verhalten sich ceteris paribus (gleiche Zeiten und gleiches Milieu) etwa wie 1:10. Das Verschwinden schwerer und mittelschwerer Rachitisformen würde von einem ganz wesentlichen Einfluß auf die Zahl der Maserntodesopfer sein.

Mit der für den Arzt sehr naheliegenden Frage, ob es möglich ist, die Masernerkrankung für den einzelnen oder das Gros der Kinder zu verhüten oder auf spätere, ungefährlichere Termine zu verschieben, stehen wir vor dem Problem der *Masernendemiologie,* deren Gesetze in der Einleitung und der Schilderung typischer Zivilisationsseuchen aufgezeigt wurden.

Epidemiologie. Kämen frische Masernfälle in eine dicht wohnende und in ihrer Gesamtheit empfängliche Bevölkerungsgruppe und würde als prophylaktische Maßnahme jeder über die Wohnräume oder -häuser hinausgehende Verkehr unterbunden, so könnte das Entstehen einer Epidemie mit Sicherheit vermieden werden. Es müßte sogar gelingen, durch eine solche 30tägige Weltquarantäne das Masernvirus auszurotten. Die zu Beginn Infizierten würden spätestens am 9—11 Tagen infektiös werden und die Empfänglichen innerhalb ihrer Familien infizieren. Diese würden dann wiederum zwischen dem 18. und 20. Quarantänetag ansteckend, aber die Erreger müßten auf ihnen spätestens am 27. bis 28. Tage zugrunde gehen und das Virus generell absterben, weil dann keine Empfänglichen mehr da wären, auf die es überspringen und sein Leben fristen könnte.

In großen Städten gibt es das ganze Jahr über Masern. Es kommt aber auch in ihnen ebenso wie in kleinen Städten und auf dem flachen Lande, in die das Virus meist aus den Großstädten eingeschleppt wird, nach gewissen Abständen zu einem *explosionsartigen Aufflammen der Endemie,* und zwar dann, wenn der Prozentsatz der Ungemaserten eine gewisse Höhe überschritten hat. Da sich infolge der durchschnittlich hohen Wohnungsdichte in Großstädten dieses Aufflammen der Endemie öfters wiederholt als in kleinen Städten und auf dem flachen Lande, ist das *mittlere Erkrankungsalter als Funktion der Wohnungsdichte* auch in ihnen niedriger als in kleinen Städten und liegt in diesen wiederum unter dem des flachen Landes. Innerhalb der großen Städte selbst ist wieder das mittlere Erkrankungsalter der Kinder am niedrigsten, die am dichtesten wohnen, d. h. der Proletarierkinder.

Diagnose. Im Prodromalstadium ist die Diagnose der *Masern* nur dann mit absoluter Sicherheit zu stellen, wenn Koplikesche Flecken vorhanden sind. Bei 10—20% der Kinder, vor allem im Säuglingsalter, ist das aber nicht der Fall. Dann lassen sich aus dem Symptomenkomplex Fieber, Rhinitis, Conjunctivitis, rauher Husten und der auffallenden weinerlichen Verstimmung nur Wahrscheinlichkeitsdiagnosen stellen, die aber an Zuverlässigkeit den ersteren kaum nachstehen, wenn sich Beziehungen zu Masernfällen nachweisen lassen. Die Regelmäßigkeit, mit der das Prodromalfieber nach der Infektion beginnt, gestattet dann mit einer an Sicherheit grenzenden Wahrscheinlichkeit die Diagnose. Die zeitlichen Beziehungen zwischen dem Kontakt mit Masernkranken oder -verdächtigen verlieren aber an Gewicht, wenn dem geschilderten Symptomenkomplex eine andere Krankheit (Varicellen, Scharlach, Serumkrankheit, Pneumonie usw.) kurz vorausgegangen ist. Je nach der Leistungsfähigkeit des Organismus, neben den genannten Reaktionen gleichzeitig Antikörper gegen das Masernantigen in so großem Umfang produzieren zu können, daß die Antigen-Antikörperreaktion zu einer toxischen Dosis von Abbauprodukten führt, kommt es dann zu längeren Zeitintervallen zwischen Infekt und Krankheitsbeginn als in der Norm. Unter solchen Umständen kann der Beginn des Prodromalfiebers vom 9. bis auf den 17.—20. Tag nach der Infektion verschoben werden.

Zeitfaktoren (Dauer des vorhergegangenen Fiebers, Kontakttag mit Masernkranken oder -verdächtigen) sind auch beim Exanthembeginn, auf seiner Höhe und nach seinem Abblassen ganz wesentliche Hilfsmittel für die Erkennung der Krankheit. *Als Regel hat aber zu gelten, daß mit der Charakterisierung eines Exanthems als morbilliform, scarlatiniform oder urticariell und der Feststellung seiner Verteilung auf dem Körper keine Krankheitsdiagnosen gestellt werden können* und sollen, weil bei ganz verschiedenen Zuständen völlig gleiche Exantheme auftreten können. Eine Serumkrankheit kann mit morbilliformen, scarlatiniformen und urticariellen Exanthemen einhergehen, der Scharlach Blasenausschläge produzieren und eitrige Meningitiden, septische Erkrankungen oder Arzneimittel zum Erscheinen morbilliformer Exantheme führen. Krankheitsdiagnosen können nur zusammen mit dem Exanthem und anderen klinischen und anamnestischen Daten gestellt werden. Die Bedeutung des Zeitfaktors wurde für die Diagnose der Masern schon genannt. Gleich wichtig sind die diffusen Schleimhautkatarrhe, das großfleckige Enanthem am ersten Exanthemtag, das bei Serum- und Arzneiexanthemen stets fehlt und nur noch bei Rubeolen vorkommt und absolut beweisend wiederum die KOPLIKschen Flecken, die allerdings am 1. Exanthemtag häufig und am 2. meist wieder verschwunden sind.

Wird die oben angeführte Regel eingehalten, so sind die immer wiederkehrenden *Verwechslungen zwischen Scharlach und Masern* mit Sicherheit zu vermeiden, selbst wenn das Masernexanthem weitgehend konfluiert und scarlatiniform wird. Die obligate Angina und das typische Enanthem bei Scharlach, die diffusen Schleimhautkatarrhe und das großfleckige Enanthem bei Masern, Dauer und Charakter des vorexanthematischen Fiebers und das Allgemeinbild während dieser Zeit sind so verschieden, daß gelegentliche Ähnlichkeiten der Exantheme nicht über die völlige Verschiedenheit der beiden Zustände täuschen sollten. Übrigens sind auch bei ungewöhnlich stark konfluierenden Masern stets einige Stellen mit großen typischen Masernflecken zu finden. *Schwieriger* sind schon *Masern und Rubeolen zu unterscheiden*, eine Aufgabe, die auch in neuester Zeit einer Reihe von bekannten Kinderärzten nicht jedesmal mit Sicherheit gelungen ist. Bei Röteln sind die katarrhalischen Erscheinungen und das Fieber in der Regel geringer als bei Masern, die Prodromi fehlen häufig, es treten meist deutliche *Schwellungen* der Cervical- und der über dem Processus mastoideus gelegenen *Lymphdrüsen* auf und im Blut erscheinen während einer Leukopenie wie bei Masern reichlich *Plasmazellen.* KOPLIKsche Flecke fehlen stets. Auch ein *Erythema exsudativum multiforme kann Masern sehr ähnlich sein.* Die fehlenden Prodromi, die subfebrilen Temperaturen und die minimalen Schleimhauterkrankungen klären aber die Situation. Bei Serum- und Arzneiexanthemen, von denen vor allem die letzteren gelegentlich mit starker Conjunctivitis einhergehen können, fehlen stets die Enantheme. Morbilliforme Ausschläge bei Sepsis, Meningitis purulenta und Flecktyphus sind in der Regel wegen der vom Masernbild völlig abweichenden Allgemein- und Lokalsymptome mit Sicherheit als unspezifische erkennbar.

Therapie. Eine spezifische Therapie der Masern gibt es nicht. Vom Beginn der Erkrankung an hat der Arzt als wichtigste Maßnahme durchzusetzen, daß eine zielbewußte *Pneumonieprophylaxe* getrieben wird. Zu diesem Zweck ist vor

allem bei Säuglingen und Kleinkindern gegen das übliche Verdunkeln der Kranken-
zimmer einzuschreiten, das zu einem für Pneumoniedisponierte gefährlichen
Hindämmern verführt. Die Fenster sind weit zu öffnen und für einen häufigen
Lagewechsel im Bett und die Möglichkeit zu sorgen, daß die Kinder zeitweise
auf dem Arm umhergetragen werden. Kommt es trotzdem zur Pneumonie
oder ist sie, wie üblich, schon aufgetreten und dieses Ereignis die Ursache, das
Kind in ärztliche Hände zu geben, so sind die erwähnten antipneumonischen
Maßnahmen zu verschärfen und möglichst Freiluftbehandlung durchzuführen
(s. Abschnitt Wiskott). Die Augen sind durch mehrmalige tägliche Spülungen
mit 2—4%igem Borwasser, besser mit Kamillentee, von Sekret zu befreien. Bei
Croup- und Stenoseerscheinungen muß man die Kinder nach einer Injektion
von mindestens 10 000 Di-Antitoxineinheiten umgehend ins Dampfbett bringen,
das sich in jedem Privathaushalt mit einigen Bettlaken und einer Spiritusflamme
oder einem elektrischen Kocher improvisieren läßt. 2—3mal täglich eine Stunde
Dampfbett ist auch das wirksamste und harmloseste Mittel in Fällen von
besonders quälendem Husten. Daneben hat sich die Injektion von Kalk-
präparaten als sehr wirksam erwiesen. Im Notfall müssen Kodeinpräparate
(Dicodid) verabreicht werden. Ein kurzes heißes Bad behebt bei starkem subjektivem Krankheitsgefühl und spärlichem, langsam kommendem Exanthem
die subjektive und objektive Situation. Der Neigung zur Stomatitis kann
durch eine schonende Mundpflege, durch Spülen und Gurgeln mit indifferenten
Flüssigkeiten zu begegnen versucht werden (Wasserstoffsuperoxyd). Die ge-
fährlichste und mörderischste Masernerscheinung aber, die Anergie gegenüber
Tuberkelbacillen und dem Heer der Eitererreger, kann man nach Beginn der
Erkrankung weder verhüten noch rückgängig machen. Nach der Entfieberung
soll das Kind auch bei komplikationslosem Verlauf 6—8 Tage im Bett und
weitere 4 Tage auf dem Liegestuhl und am besten im Freien gehalten werden.

Mortalität und Prophylaxe. Der Einfluß der Masern auf die Gesamtmortalität
des Kindesalters kommt in den amtlichen Listen über die Todesursache nicht
voll zum Ausdruck, weil das Gros der an Masernpneumonie Verstorbenen einfach in der Pneumonierubrik erscheint und die Zahl der Tuberkulosetodesfälle
die Beteiligung der Kombination Masern-Tuberkulose nicht erkennen läßt. Es
sind daher nur Schätzungen über die wirkliche Beteiligung der Masern an der
Gesamtsterblichkeit möglich. Ein anschauliches Bild und einen Vergleich mit
anderen Infektionskrankheiten gibt ein Bericht Bernards an das Hygiene-
komitee des Völkerbundes, nach dem in Europa mit Ausschluß Rußlands und
des Balkans von 1900—1910:

an Masern 700 167
„ Keuchhusten 661 743
„ Scharlach 470 235
„ Diphtherie 589 250

Menschen gestorben sind. Von diesen Krankheiten zeigen Scharlach und Diphtherie zu verschiedenen Zeiten starke Unterschiede in ihrer Häufigkeit und
Schwere, während das bei Masern und Keuchhusten nicht in ähnlicher Weise
der Fall ist; ihre Sterblichkeit ist aber in den letzten Jahrzehnten infolge des
Verschwindens schwerer Rachitisfälle geringer geworden.

Bei der weiten Verbreitung der Tuberkulose und ihrer Neigung zur Progression
im Säuglings- und Kleinkindesalter spielt die *Kombination Masern-Tuberkulose
für die Masernmortalität und -letalität* und damit für die Gesamtmortalität dieser
Lebensjahre eine fühlbare Rolle. Da das mittlere Erkrankungsalter von der
Wohnungsdichte abhängt, der gleiche Faktor für den mittleren Infektionstermin mit Tuberkelbacillen von überragender Bedeutung ist und sich unter
den am dichtesten Wohnenden und infolgedessen besonders früh Infizierten,

ebenfalls wegen des Charakters der Umwelt (Wohnräume, wirtschaftliche Lage), die Rachitis häuft und agraviert, werden die *Bedeutung des sozialen Momentes für die Masernletalität und -mortalität* und die bekannten Zahlen verständlich, daß in 10jähriger Beobachtung in Wien die Masernletalität im ärmsten Stadtteil 15 und in Hamburg 20mal höher war als im reichsten. Daß im Einzelfall eine schon vorher bestehende Erkrankung des tieferen Respirationstraktes oder eine Kombination von Masern mit einer anderen zur Pneumonie disponierenden Krankheit *die Prognose* verschlechtern muß, leuchtet ein. Auf die besondere Bösartigkeit diphtherischer Komplikation wurde schon hingewiesen. Als *allgemeine Regel* gilt aber, daß die Prognose der Masern *neben* dem *Lebensalter* vor allem davon anhängt, *ob* sie mit einer *Thoraxrachitis* oder einer *Tuberkulose* kombiniert auftreten. An dem poliklinischen Material der Großstädte beträgt die Masernletalität 3—5% und mehr.

Eine wirksame Bekämpfung der Masernletalität und -mortalität ist nur durch prophylaktische Maßnahmen zu erreichen. Daß eine *Expositionsprophylaxe weder kollektiv noch individuell* vor Masern schützen kann, ergibt sich aus dem völlig unspezifisch aussehenden Krankheitsbeginn, der Flüchtigkeit des Virus, dem einfachen Infektionsmodus und der absoluten Empfänglichkeit des Menschen für Masern. Wenn der Laie die Krankheit mit Exanthemausbruch erkennt oder der Arzt sie während des Prodromalstadiums an den KOPLIKschen Flecken diagnostiziert, sind die Ungemaserten in der Umgebung solcher Menschen schon fast ausnahmslos infiziert. Erscheint ein Kind durch eine drohende Masernerkrankung gefährdet, so kann dann noch eine Isolierung versucht werden, sie wird aber in der Regel zu spät kommen. Auch Kollektivmaßnahmen nach dem Erscheinen der ersten Fälle, wie die Schließung von Schulen und Kindergärten, von denen aus zweifelsohne die Masern in die Familien eingeschleppt und unter den jüngsten, am meisten gefährdeten Kindern in der Familie verbreitet werden, müssen gerade für Proletariersäuglinge und -kinder, die das Gros der Masernopfer stellen, wirkungslos bleiben, denn von einer gewissen Dichte des Wohnens ab verbreitet sich die Krankheit auch bei Schulschluß unaufhaltsam in den übervölkerten Quartieren.

Eine *wirkungsvolle prophylaktische Maßnahme* zur Verringerung der Masernmortalität und -letalität würde die Verhütung schwerer und mittelschwerer Rachitisfälle bedeuten. Daß dieses Ziel nicht nur individuell, sondern auch kollektiv erreichbar ist, wird im Rachitiskapitel S. 131 dargelegt. Damit würde die Kombination Masern-Rachitis mit ihrer besonders hohen Pneumonieletalität verschwinden, gegen die Masernanergie aber natürlich nichts geschehen sein. Das ist nur mit einer spezifischen Prophylaxe möglich, und zwar so, daß die Krankheit individuell oder kollektiv entweder auf spätere, weniger gefährdete Lebensjahre verschoben oder dauernd verhütet wird.

Daß die Kinder masernimmuner Mütter während der ersten 3—4 Lebensmonate vor der Krankheit geschützt sind und zwischen dem 4. und 6. Lebensmonat häufig mit atypischen Masern zu erkranken beginnen, wurde weiter oben hervorgehoben. Diese Beobachtung ließ schon daran denken, daß im Blut von Masernimmunen Antikörper enthalten sein müssen (humorale Immunität), die ebenso wie andere, von denen das direkt nachgewiesen werden konnte, diaplacentar oder mit der Milch von der Mutter auf das Kind übertragen werden. Nach der allgemeinen Auffassung sollte das aber nicht der Fall sein. Weil es bei pockenimmunen Menschen und Tieren nicht regelmäßig gelungen war, mit den üblichen immunbiologischen Methoden humorale Antikörper nachzuweisen, wurde die Pockenimmunität und per analogiam die der anderen typischen Reaktionskrankheiten und der Masern, auf sessile, celluläre, im Zellverband verbleibende Antikörper zurückgeführt, obwohl der in beiden Fällen stattfindende

Übergang der Immunität von der Mutter auf das Kind bei dieser Auffassung völlig unverständlich blieb.

Diese Frage, ob die Masernimmunität auf humorale Antikörper zurückzuführen ist, wurde von Degkwitz entschieden, der *im Blut von Masernrekonvaleszenten Stoffe* nachwies, die *Masernempfängliche vor dem Haften massivster Infektionen und Infizierte vor dem Ausbruch der Erkrankung zu schützen vermögen.* Auf diesem Befunde wurde dann von ihm eine spezifische Masernprophylaxe aufgebaut, mit der individuell und in kleinen Kollektiven die Erkrankung in spätere Lebensalter verschoben, zu einer ungefährlichen Abortiverkrankung abgeschwächt oder lebenslang verhütet werden kann.

Die Konzentration der Schutzstoffe ist am 7.—9. Tage nach der Entfieberung unkomplizierter Masern am größten und sinkt dann langsam ab. Im Gegensatz zu den Erfahrungen mit anderen humoralen Antikörpern wird sie aber nicht Null, denn *das Blut Erwachsener, die in ihrer Jugend Masern durchgemacht haben, besitzt die gleichen Eigenschaften wie das Rekonvaleszentenblut,* wenn sein Gehalt an Schutzstoffen auch niedriger ist und infolgedessen größere Blutmengen verwandt werden müssen als dort, um die gleichen Wirkungen zu erzielen. Die Immunkörper-Konzentration ist im Rekonvaleszentenblut aber meist nur 5—7mal höher als in dem Erwachsener.

Die Konzentration der Antikörper im Blut von erwachsenen Menschen, die vor Jahrzehnten durchmasert wurden, ist viel höher als sie bei Tieren beobachtet wurde, die vor ähnlich langen Zeiten gegen irgend ein Antigen immunisiert wurden und einen hohen Bluttiter bekommen hatten. Diese Erscheinung ist zweifelsohne *auf die im Milieu der Zivilisation häufig wiederkehrenden Superinfektionen zurückzuführen,* da das Blut auf Masernstationen tätiger Ärzte und Schwestern gehaltreicher ist als das von Erwachsenen, die in weniger engem Kontakt mit Masernkranken leben. Die immunitätserhaltende Rolle der Superinfektionen geht auch aus einer anderen Beobachtung hervor: In Ländern, deren Gesamtbevölkerung gegen Pocken geimpft ist und in denen infolgedessen keine Pockenerkrankungen vorkommen, verschafft eine Pockenschutzimpfung nur einen befristeten, 5—10jährigen Schutz, so daß Revaccinationen vorgenommen werden müssen. Vaccinierte, in deren Umgebung Pockenerkrankungen vorkommen, bleiben lebenslang immun. Die „Revaccinationen" werden automatisch durch die Kranken und vor allem durch die Keimstreuer besorgt, die ebenso wie bei den Masern zu Krankheitsbeginn unerkennbare Erreger streuen und die Pocken zur gleichen unvermeidlichen Zivilisationsseuche machen wie die Masern. *Der gleiche Faktor also, der die Krankheitserreger zu einem unvermeidlichen Übel macht, verschafft uns eine Waffe gegen sie, die, zielbewußt angewandt, der Masernmortalität und -letalität fühlbar Abbruch tun kann.*

Für die Masernprophylaxe wird sowohl Rekonvaleszenten- als Erwachsenenblut verwandt. Rekonvaleszentenblut, das verständlicherweise vor allem in Krankenhäusern erhältlich ist, wird in der Regel zu Rekonvaleszentenserum verarbeitet. Dabei werden die Sera mehrerer Rekonvaleszenten gemischt, um einen durchschnittlichen Titer zu bekommen und 2,5—3 ccm als eine Schutzdosis bezeichnet. In Kinderkrankenhäusern, Säuglingsheimen und Krippen, in denen ein reger Verkehr und Wechsel junger Kinder stattfindet, ist es unvermeidbar, daß Kinder in der symptomlosen Inkubation aufgenommen werden und, wenn ihre Prodromi beginnen, eine Anzahl Kinder anstecken, bevor die Situation erkannt werden kann. Um in solchen Fällen die Infizierten vor dem Ausbruch der Krankheit zu bewahren und eine Hausepidemie zu verhindern, wird in Kinderanstalten Rekonvaleszentenserum bereitgestellt und, wenn sie als Serumsammelstellen eingerichtet sind, wie das vielerorts im In- und Auslande der Fall ist, auch Serum nach außen an Ärzte abgegeben. *Der praktische Arzt, der Individualprophylaxe treibt, muß in der Regel Erwachsenenblut verwenden.* Dazu wird älteren Geschwistern des bedrohten oder infizierten Kindes oder den Eltern (am besten der Mutter) 20—30 ccm Blut aus der Armvene entnommen und rasch, ehe es gerinnt, in die Glutaealmuskulatur injiziert. Auf Blutgruppen braucht dabei keine Rücksicht genommen zu werden.

Der *Erfolg der Rekonvaleszenten- und Erwachsenenblutanwendung hängt* erwartungsgemäß *von Zeit- und Mengenfaktoren ab.* Es muß in jedem Falle ermittelt werden, ob überhaupt schon mit einer Infektion zu rechnen ist und wie weit diese zurückliegt. Praktisch werden die Dinge so verlaufen, daß der Arzt zu einem Masernkranken gerufen wird, in dessen Umgebung gefährdete Kinder leben. Bei der hohen Kontagiosität der Masern und der Regelmäßigkeit der Zeitintervalle, mit der die Prodromi nach der Infektion beginnen, 4—5 Tage dauern und das Exanthem am 14. Tage nach der Infektion erscheint, ist je nach dem Stande der Krankheit bei der Infektionsquelle der *Zeitpunkt der Infektion der Empfänglichen* leicht zu *ermitteln.* Wird die Diagnose schon in der Prodromalzeit gestellt, so gilt der Empfängliche seit ebenso vielen Tagen als infiziert, wie der Kranke fiebert. Beginnt das Exanthem gerade, so ist anzunehmen, daß sich der Empfängliche am 4. Inkubationstage befindet. 48 Stunden nach Exanthembeginn ist der Masernkandidat am 6. Inkubationstage. Dieser *6. Inkubationstag stellt den letzten Termin dar, an dem ein Maserninfizierter noch vor dem Ausbruch der Krankheit geschützt werden kann.* Wird *Rekonvaleszentenmischserum* verwandt, so sind Masernbedrohten *vor der Infektion und bis zum 4. Inkubationstage eine, am 5. und 6. Tage der Inkubation zwei Schutzeinheiten* intramuskulär zu injizieren. Für das *Erwachsenenblut,* dessen Antikörpertiter schwankt, können solche Dosierungsangaben nicht gemacht werden. Am besten wird so verfahren, daß man bis zum 6. Inkubationstage *möglichst viel, mindestens 20 ccm und, wo es möglich ist, 30 ccm* intraglutaeal injiziert, im letzten Fall allerdings an 2 Injektionsstellen. Mütterliches Blut ist väterlichem vorzuziehen, weil sein Gehalt an Masernschutzstoffen wegen des häufigeren Kontaktes mit Kindern im Durchschnitt höher ist und Frauen den kleinen Eingriff mit wesentlich geringerer Beeinträchtigung ihres nervösen Gleichgewichtes vertragen als das angeblich „stärkere" Geschlecht. Blutentnahme aus der Armvene des Spenders und Injektion müssen rasch geschehen, damit das Blut in der Spritze nicht gerinnt. Ein Risiko irgendwelcher Art trägt dabei weder der Arzt noch der Patient unter der Voraussetzung, daß Blutentnahme und Injektion rite und steril vorgenommen werden und das Blut von einem gesunden Menschen stammt. Blutgruppen spielen, wie schon erwähnt, keine Rolle. Neuerdings wird aus Retroplacentarblut gesunder, gebärender Frauen Mischserum hergestellt, das im Handel zu haben ist. Es wirkt wie Erwachsenenserum; eine Dosis von 20 ccm entspricht etwa einer Rekonvaleszentenserum-Schutzdosis. Extrakte aus dem Placentaeiweiß selbst haben sich nicht bewährt. Am 7. Inkubationstage gelingt der Schutz auch bei der Verwendung von Rekonvaleszentenserum nur in einem Drittel der Fälle. Später schützen selbst 10—20 Schutzdosen Rekonvaleszentenserum nicht mehr.

Wenn die errechnete Inkubationszeit den Tatsachen entspricht, ist der *Erfolg* bei der Verwendung ausreichender Mengen Rekonvaleszentenserums *sicher.* Bei der Schilderung einer individuellen Masernprophylaxe in der Familie wurde weiter oben die Annahme gemacht, daß die jüngeren, schutzbedürftigen Kinder sich an den älteren erkrankten Geschwistern infiziert hätten. Mißerfolge müssen natürlich eintreten, wenn diese Voraussetzung nicht zutrifft und wenn sich beide, die älteren lediglich früher als die jüngeren Kinder, an der gleichen Infektionsquelle infiziert haben. Dann werden die jüngeren Kinder kurz vor dem Fieberbeginn zwischen dem 7. und 9. Inkubationstage erfolglos injiziert.

Diese Zusammenhänge sind den Eltern bei der Vornahme der Prophylaxe bekannt zu geben.

Bei der Verwendung arteigenen Serums ist von vornherein zu erwarten, daß der verliehene Schutz länger dauern wird, als bei einer Serumprophylaxe mit artfremdem Serum, der nach 12—14 Tagen erlischt, weil das artfremde Serum als stärkerer Reiz auf den Organismus wirkt und rascher wieder aus ihm entfernt wird. Darüber hinaus aber hängt die *Dauer des* mit Rekonvaleszentenserum oder Erwachsenenblut verliehenen *Masernschutzes* von dem Stande der Inkubation bei dem Geschützten ab. Wird vor der Infektion injiziert, so ist mit einem 3—4wöchentlichen Schutz zu rechnen. Je später aber in der Inkubation gespritzt wird, um so länger hält der Schutz an. Es hat sich nachweisen lassen, daß in dem Blut von Ungemaserten, die 6 Tage nach ihrer Infektion erfolgreich mit Rekonvaleszentenserum geschützt wurden, Masernschutzstoffe in solchen Mengen auftreten, daß nun mit diesem Blut andere Infizierte vor dem Ausbruch der Krankheit geschützt werden konnten. Während es sich bei einer Seruminjektion vor der Infektion um eine rein passive Immunisierung handelt, sind schon Reaktionen zwischen dem Virus und dem Organismus aufgetreten, die ihn zu einer selbständigen Produktion von Antikörpern veranlassen, also zum Entstehen einer *aktiven Immunität* führen, *wenn das Schutzserum erst nach der Infektion verabreicht wird.* Daß diese aktive Immunität um so deutlicher in Erscheinung treten muß, je später in der Inkubation gespritzt wird, je länger also der Kontakt Erreger-Organismus dauert und je mehr infolgedessen Erreger in die Reaktion eintreten, leuchtet ein. Verständlich ist auch nach dem, was weiter oben über die Rolle der Superinfektionen gesagt wurde, daß eine solche *Masernprophylaxe am 5. oder 6. Inkubationstage,* bei der eine selbständige Antikörperproduktion in Gang gekommen ist, *einen lebenslänglichen Schutz gibt, wenn Wochen oder Monate nach ihr und am besten mehrmalige Superinfektionen erfolgen.* Ohne sie sind am 5. oder 6. Inkubationstage geschützte Kinder nach 4—6 Monaten zum Teil wieder masernfähig.

Diese Art der aktiven Immunisierung nach Schutzseruminjektionen am 5. oder 6. Tage verläuft stets ohne irgendwelche Lokal- und meistens ohne Allgemeinsymptome. In manchen Fällen allerdings sind zwischen dem 14. und 21. Tage nach der Infektion leichte Temperaturerhöhungen auf 37,6—37,8° als Zeichen dafür erkennbar, daß in dem betreffenden Organismus ein besonderer Prozeß abläuft. Infektiös werden solche Kinder nicht.

Von diesen unterschwellig verlaufenden aktiven Masern-Immunisierungen bis zu klassischen Masern können alle Übergänge produziert werden, je nachdem man Antikörpermengen injiziert, die knapp oder weit unter der absolut schützenden Dosis gelegen sind. Nach solchen unzureichenden Schutzdosen, gleichgültig ob sie in den ersten 4 oder am 5. und 6. Inkubationstage injiziert werden, beobachtet man von einem fieberlosen 24stündigen Durchfall bei Säuglingen, einer Nachmittagstemperatur bis 38°, einigen Masernflecken hinter den Ohren und im Gesicht mit einem leichten 24—36stündigen Fieber und voll ausgebildeten Exanthemen, die ohne Prodromi und mit einer 24stündigen Temperaturerhöhung auftreten, bis zu klassischen Masern alle Übergänge. Die Spezifität solcher Reaktionen ist häufig an ihrer Infektiosität erkennbar, die meist dann auftritt, wenn es zu leicht fieberhaften Allgemeinreaktionen oder zu „Fernsymptomen" wie einem Säuglingsdurchfall kommt, obwohl Exantheme, Enantheme und KOPLIKsche Flecken völlig fehlen können. *Für* diese *oberschwelligen Impfmasern (Morbilloide) ist charakteristisch,* daß sie fast *ohne subjektives Krankheitsgefühl* verlaufen, daß die *Miterkrankungen der Schleimhäute fehlen* oder minimal sind, selbst wenn die Exantheme deutlich auftreten, daß die *Inkubationszeiten verlängert sind,* gelegentlich auf 18—21 statt 9 Tagen und daß die

Anergie gegenüber Tuberkelbacillen und anderen Krankheitserregern ausbleibt. Es ist leicht einzusehen, daß solche oberschwelligen Reaktionen zu einer dauerhafteren aktiven Masernimmunität führen müssen als die nach Seruminjektionen am 5. und 6. Inkubationstage unterschwellig entstehenden Immunitätszustände. *Der Masernschutz nach solchen Morbilloiden ist in zivilisierten Ländern ein lebenslänglicher.* Ob eine derartige Immunität in einem Milieu, wo die natürlichen Superinfektionen durch Keimträger oder Kranke fehlen, ebenso wie nach der Pockenschutzimpfung, nur eine befristete Zeit dauert, ist unbekannt, aber sehr wahrscheinlich

In Anstalten, wo man mit eingeschleppten Masern auf einmal und endgültig fertig werden will, sind solche Morbilloide mit ihren langen und unbestimmten Inkubationszeiten und ihren verkappten, schwer erkennbaren, aber infektiösen Reaktionsabläufen unerwünscht. Mit ausreichenden Mengen Rekonvaleszentenmischserum können sie aber mit hoher Sicherheit vermieden werden, da man ja in Anstalten den Stand der Inkubation bei den zu Schützenden viel zuverlässiger ermitteln kann als in der Familie. *Für die Geschützten selbst sind selbstverständlich Morbilloide, die einen lebenslangen Schutz verschaffen, ohne die Gefahren der Masernkomplikationen und -anergie mit sich zu bringen, die erwünschtesten Impfreaktionen.* Bei der Familienprophylaxe, wo der Arzt in der Regel Erwachsenenblut oder das im Handel befindliche Retroplacentarblut verwendet, ist daher eine Abschwächung der Erkrankung und die Produktion von Morbilloiden als das Ziel der Prophylaxe zu bezeichnen und anzustreben. Im Durchschnitt gelingt eine völlige Verhütung der Erkrankung mit Erwachsenenblut bei etwa 40% der Fälle. Von dem Rest sind die Mehrzahl ungefährliche Morbilloide und eine relativ kleine Anzahl Masern, bei denen eine Abschwächung nicht erkennbar ist.

Bei der Einfachheit und Billigkeit des Verfahrens sollte bis zum 2. Lebensjahre viel mehr Gebrauch von der spezifischen Prophylaxe gemacht werden als das bisher geschieht. *Bei Rachitikern, Tuberkuloseinfizierten, an anderen Krankheiten Leidenden oder gerade von ihnen Genesenen ist aber eine Verschiebung, Verhütung oder starke Abschwächung der Erkrankung* mit ausreichenden Mengen Rekonvaleszentenserum oder Erwachsenenblut *unbedingt geboten.* Je mehr die freie Ärzteschaft Individualprophylaxe gegen die Masern in der Familie treibt und sich an der Kollektivprophylaxe der Rachitis beteiligt, um so rascher werden die Masern ihre nationalökonomische Bedeutung und ihren Einfluß auf die Gesamtmortalität des Kindesalters verlieren.

II. Röteln (Rubeola).

Als Röteln bezeichnet man eine akute, harmlose Infektionskrankheit, die mit einem masernähnlichen Ausschlag, einem typischen Blutbild, charakteristischen Schwellungen der Lymphdrüsen, leichten Katarrhen und kurzdauernden, mäßigen Temperatursteigerungen einhergeht.

Die Röteln sind erst etwa seit einem halben Jahrhundert als Krankheit „sui generis" anerkannt. Da gar nicht so selten dem lokalen Aufflammen der Masernendemie Röteln vorausgehen oder folgen, Gestalt und Verteilung der Exanthemflecken einander ähnlich sind und bei den anderen Hauptvertretern der akuten exanthematischen Erkrankungen, dem Scharlach und den Pocken, außerordentliche Schwankungen in der Schwere der Krankheitsbilder beobachtet werden, sind die Röteln so lange Zeit für leichte Masern gehalten worden.

Der **Erreger** ist unbekannt; er scheint mit dem Masernerreger die Hinfälligkeit außerhalb des erkrankten menschlichen Organismus gemeinsam zu haben. Es ist nicht bekannt, ob er ebenfalls zur Klasse der Vira gehört. Die Infektion scheint ebenso wie bei den Morbillen praktisch nur von Mensch zu Mensch zu erfolgen. Ob der Erreger so kontagiös ist wie das Masernvirus, ist nicht bekannt, weil die **Disposition** der Erkrankung nicht groß ist. Bei Anstaltsepidemien pflegt etwa die Hälfte der Kinder zu erkranken. Bei einer so leichten Erkrankung wie den Röteln, die meist nur dem Namen nach als Krankheit verlaufen, kann aber nicht von der Hand gewiesen werden, daß der Erreger eine ebenso hohe Kontagiosität besitzt wie das Masernvirus und alle infiziert werden, die Reaktion Erreger-Organismus aber bei der Hälfte der Infizierten unterschwellig verläuft. Die Tatsache, daß vorwiegend Kinder zwischen dem 2. und dem 10. Lebensjahre erkranken und Erwachsene resistent sind, läßt durchaus an diese Möglichkeit denken.

Die Inkubation ist in der Regel länger als bei den Masern und ihre Dauer nicht annähernd so regelmäßig wie dort. Sie schwankt zwischen 14 und 21 Tagen. Meist erscheint das Exanthem ohne *Prodromi*. Wo sie auftreten, bestehen sie in einer leichtesten Nasopharyngitis und Conjunctivitis, mäßigem Fieber, geringem Krankheitsgefühl und einer Schwellung der cervicalen und occipitalen, aber auch anderer peripherer Lymphdrüsen, die in dieser Verbreitung und Intensität bei Masern nicht vorkommt. In Rubeolenzeiten kann daran meist schon vor dem Erscheinen des Exanthems die Spezifität der Reaktion erkannt werden. Kopliksche Flecken kommen nie vor. Rubeolen- sind ebenso wie Masernkranke schon während der Prodromi infektiös.

Das Exanthem beginnt wie bei den Masern hinter dem Ohr und im Gesicht, entwickelt sich hier am dichtesten und wird distalwärts schütterer. Es verbreitet sich vom Gesicht rasch, in einem Tage, über den ganzen Körper und blaßt in der gleichen Reihenfolge wieder ab. Die Flecke bleiben kaum länger als 24 Stunden bestehen und der Ausschlag ist meist am dritten Tage abgeblaßt. Häufig kommt er in deutlichen Schüben, so daß die Flecken am Kopf schon im Verschwinden begriffen sind, wenn die Extremitäten gerade befallen werden.

Die Flecken selbst sind in der Regel nicht so zackig und unregelmäßig wie bei Masern, kleiner, blasser, nicht so dicht und weniger über der Haut erhaben. Es gibt aber auch Rötelausschläge, die einem blühenden Masernexanthem an Intensität, Größe, Gestalt und Farbe der Flecken nichts nachgeben. In anderen Fällen ist das Exanthem so unansehnlich, daß es nicht bemerkt wird. Konfluieren *die Rötelnflecke*, so entstehen keine scharlachähnlichen, roten Flächen wie bei Masern, sondern am häufigsten im Gesicht eine *Marmorierung* der Haut. Ebenso wie bei den Masern erscheinen vor dem Hautexanthem Rötelnflecke auf den Schleimhäuten des harten und weichen Gaumens und der Wangen **(Enanthem)**.

Am Exanthemtage steigt die *Temperatur*, die manchmal schon während der Prodromi leicht febrile Werte erreichte, gelegentlich von 38,5 auf 39⁰, um spätestens nach 24—36 Stunden wieder abzusinken. Es werden aber auch Röteln beobachtet, bei denen nicht einmal subfebrile Temperaturen erreicht werden. Ein subjektives *Krankheitsgefühl* fehlt, abgesehen von den Fällen, wo die katarrhalischen Erscheinungen stärker sind. Solche Ausnahmen sind aber bei Erwachsenen häufiger als bei Kindern.

Regelmäßiger und charakteristischer als die Exanthembilder sind die Veränderungen im *Blut* und an den *Lymphdrüsen*. Während und kurze Zeit nach dem Exanthem besteht eine *Leukopenie*, die im Gegensatz zu der bei Masern auftretenden durch eine Verminderung der Granulocyten zustande kommt. Die eosinophilen Zellen verschwinden, die Lymphocyten sind absolut und relativ durch das Erscheinen der für Röteln charakteristischen, großen jungen Lymphocyten mit tiefblauem, stark vakuolisiertem Protoplasma und randständigem, radspeichenförmigem Kern *(Plasmazellen)* vermehrt. Ihr Anteil an den Gesamtlymphocyten kann bis zu 25% und mehr ansteigen. Meist schon vor dem Exanthem, gleichgültig ob Prodromi auftreten oder nicht, schwellen die auf dem Warzenfortsatz und vor und hinter dem Musculus sternocleido-mastoideus gelegenen *Lymphdrüsen* und werden auf Druck schmerzhaft. Vor der Verwechslung mit Drüsenschwellungen anderer Ätiologie schützt neben anderen Momenten die Bevorzugung der Nackendrüsen, die bei Scarlatina I und II und der Tuberkulose fast stets frei bleiben.

Komplikationen kommen bei Röteln nicht vor. **Therapie** und **Prophylaxe** sind unnötig. Die Krankheit hinterläßt eine Immunität. Auf die **Differentialdiagnose** gegenüber Masern wurde schon oben eingegangen. Das Fehlen der katarrhalischen Erscheinungen, des subjektiven Krankheitsgefühls und der Koplikschen Flecken zusammen mit den Nackendrüsenschwellungen klären in der Regel schon rein klinisch die Situation, so daß die verschieden langen Inkubationszeiten und die Differenzen im Blutbild meist gar nicht herangezogen zu werden brauchen. Gelegentlich sind allerdings Rubeolenexantheme so intensiv und so deutlich morbilliform, daß differentialdiagnostische Erwägungen gar nicht angestellt und ohne weiteres Masern diagnostiziert werden. Von solchen Fällen hört man dann die Anamnese einer zweimaligen Masernerkrankung. Die verschiedene Verteilung und Gestalt der Exanthemflecken, die charakteristische Angina und das typische Enanthem bei Scharlach sollten ernstliche Differentialschwierigkeiten mit dieser Krankheit gar nicht aufkommen lassen.

III. Ringelröteln (Erythema infectiosum).

Unter Erythema infectiosum wird eine akute Infektionskrankheit verstanden, bei der ein polymorpher, ring-, kranz- oder guirlandenförmiger, manchmal von kurzdauerndem Fieber begleiteter Ausschlag auftritt, der Gesicht, Schultern und die Streckseiten der Extremitäten bevorzugt und der Krankheit den deutschen Namen Ringelröteln verschafft hat.

Der **Erreger** und die Art seiner Verbreitung sind unbekannt. Es werden vorwiegend Spiel- und Schulkinder befallen. Die **Disposition** für die Krankheit ist aber auch unter diesen Altersklassen gering, denn es erkranken in kleinen, gut übersehbaren Gruppen trotz ausreichender Infektionsgelegenheit höchstens ein Drittel der Kinder. Es besteht aber hier die gleiche Möglichkeit wie bei den Rubeolen, daß die Erreger hochkontagiös sind, alle infiziert werden, aber nur ein Bruchteil oberschwellig reagiert und krank wird. Die **Inkubationszeit** wird auf 7—14 Tage geschätzt.

Prodromi fehlen. Die Krankheit beginnt in der Regel mit einem *Ausschlag* im Gesicht. Es tritt auf den Wangen, nach unten von der Nasolabialfalte, nach oben vom unteren Orbitalrand begrenzt, besonders deutlich auf der oberen Nase und unter den Augen, aber die Lippen und die Nasenflügel freilassend, eine erysipelartige, über die Haut erhabene, durch einen scharfen Rand abgegrenzte, eine *schmetterlingsähnliche Figur* bildende Rötung und Schwellung auf, deren helles Rot nach 24—36 Stunden in düstere, ins Violette und schließlich ins Bräunliche spielende Farbtöne umschlägt. Bei manchen Fällen besteht kurz vor oder beim Auftreten des Exanthems Fieber. Nach dem Gesicht werden die Schultern, die Streckseiten der Extremitäten und die Glutaealgegend befallen. Brust, Bauch und Rücken bleiben meist, Handteller und Fußsohlen stets frei. Es entstehen zuerst kleine hellrote Flecke, die wachsen und mit anderen zu markstückgroßen, über die Haut erhabenen Exanthemflecken zusammenfließen. Das Abblassen setzt bei einem Teil der Efflorescenzen vom Zentrum aus unter der Bildung violetter oder bräunlicher Farbtöne ein, während die Fleckenränder noch hochrot sind; ein anderer Teil verschwindet in toto und es entstehen auf diese Weise *ringelförmige, guirlanden- oder landkartenähnliche Zeichnungen* auf der Haut. Wenn die letzten Fleckenränder verblaßt sind, bleibt eine typische *cutis marmorata* zurück. Entstehen und Verschwinden des Ausschlags dauern 6—10 Tage.

Prophylaxe und Therapie der Krankheit sind unnötig, Komplikationen werden nicht beobachtet.

Das Erythema infectiosum kann gelegentlich **differentialdiagnostische Schwierigkeiten** mit atypischen Masern, mit Röteln, abortiven Scharlachausschlägen und anderen exanthematischen Reaktionssyndromen machen. Das Fehlen der Prodromi, des Fiebers, der katarrhalischen Erscheinungen, des subjektiven Krankheitsgefühls und das Freibleiben des Rumpfes sprechen auch bei stark masernähnlichem Exanthem gegen *Spiel- und Schulkindermasern.* Im 3.—6. Lebensmonat ist die geringe Ansteckungsfähigkeit und das Ausbleiben der Hautzeichnungen gegen *Abortivmasern* zu verwenden. Dieses Moment und das Ausbleiben der Drüsenschwellungen gestattet die Abtrennung von *Röteln* und das Fehlen von Scharlachangina und -enanthem die Differentialdiagnose gegenüber *Scharlach*, an den das blasse Munddreieck und das intensive Rot des Gesichtsausschlages auf den ersten Blick gar nicht so selten denken lassen. Die *multiformen, exsudativen Eytheme,* die im Verlauf akuter oder chronischer Infektionskrankheiten, aber auch bei Überempfindlichkeitsreaktionen gegen unbelebte Antigene auftreten und ebenfalls die Extremitätenstreckseiten bevorzugen, befallen vor allem Hand- und Fußrücken, die beim Erythema infectiosum meist frei bleiben.

Nach den Masern, den Röteln und dem Erythema infectiosum, die mit Sicherheit als spezifische Erkrankungen voneinander abgegrenzt werden können, sind noch andere, mit groß- oder kleinfleckigen Exanthemen einhergehende Symptomenkomplexe als Krankheiten sui generis beschrieben worden (*4. Krankheit, Exanthema subitum* und andere). Aller Wahrscheinlichkeit nach handelt es sich um atypische Masern-, Röteln-, Erythema infectiosum-, Scharlach-, Grippe- oder allergische Exantheme.

IV. Pocken (Variola).

Unter Pocken wird eine akute Infektionskrankheit verstanden, die durch ein spezifisches Virus hervorgerufen wird und bei der nach einer 11—13tägigen Inkubation und einem unspezifisch aussehenden 3tägigen fieberhaften Prodromalstadium, während eines typischen Temperaturabfalls, ein nach Beschaffenheit und Verteilung charakteristischer, papulo-vesiculöser Ausschlag auf Haut und Schleimhäuten auftritt.

Die Pocken sind neben der Tuberkulose eine der ältesten Seuchen des Menschengeschlechtes. Als erste einwandfrei beschriebene Pockenepidemie gilt die im Jahre 570 nach Chr. unter dem abessinischen Belagerungsheer vor Mekka beobachtete. Im 6. Jahrhundert sind die Pocken anscheinend auch an der europäischen Mittelmeerküste aufgetreten, aber erst im 16. Jahrhundert nach Deutschland gelangt. Nach Amerika wurden sie 1517 eingeschleppt. Im fernen Osten scheinen sie von jeher heimisch gewesen zu sein.

Ebenso wie das von den Masern beschrieben wurde, beherbergt der Kranke das **Pockenvirus** zu Beginn seiner Ansteckungsfähigkeit in den Sekreten seiner oberen Schleimhäute. Aller Wahrscheinlichkeit nach ist das schon vor Beginn des Prodromalfiebers, am Ende der Inkubation der Fall. Die Verbreitung geschieht wie bei den Masern durch *Tröpfcheninfektion.* Ebenso wie dort tritt der Krankheitserreger nur kurze Zeit vor und nach Exanthembeginn im Blute auf. Darüber hinaus ist er aber in den flüssigen und festen Bestandteilen der Haut- und Schleimhautpusteln enthalten und kann in solchen eingetrockneten Substraten jahrelang außerhalb des menschlichen Organismus seine Lebens- und Infektionstüchtigkeit bewahren. Neben der direkten Tröpfcheninfektion werden also indirekte Übertragungen durch *Kontakt* mit Gebrauchsgegenständen eine gewisse Rolle spielen. *Der Pockenkranke* ist bis zur Abstoßung der eingetrockneten Pusteln, also etwa *5—6 Wochen lang, als infektiös* zu betrachten, während das bei Masernkranken nur 8—10 Tage lang der Fall ist.

Im Gegensatz zum Masernvirus ist die Gegenwart von *Pocken- und Vaccineerregern leicht nachweisbar*, weil sie für eine Reihe von Tieren (Rind, Schaf, Meerschwein, Kaninchen) pathogen sind und an der Inokulationsstelle spezifische Reaktionen hervorrufen. Werden lebende Pocken- oder Vaccineerreger *in die Haut* empfänglicher Menschen inokuliert, so ehtstehen an den Impfstellen charakteristische, *septendurchzogene, mehrkammerige, gedellte Bläschen*, die *von entzündeten Höfen* umgeben sind und eine *klare, seröse, später durch Leukocyteneinwanderung getrübte Flüssigkeit enthalten.* Sicherer als durch das makro- und mikroskopische Bild der Hautpusteln ist das *Virus durch* eine spezifische *Reaktion* in der *Kaninchencornea nachweisbar*, die darüber hinaus eine Differentialdiagnose zwischen Pocken und Windpocken gestattet. Wird pocken- und vaccinehaltiges Material in flache, gröbere Hornhautverletzungen vermeidende Schnitte eingetragen, so treten schon nach 48—72 Stunden *makroskopisch* oder bei Lupenvergrößerung sichtbare *weiße Pünktchen* oder *Knötchen* auf, in denen an frischen, unfixierten Präparaten *mikroskopisch* hellglänzende runde, ovale oder sichelförmige Gebilde in der Nähe der Epithelkerne nachweisbar sind (GUARNIERISche *Körperchen*). In fixierten Präparaten färben sich diese Gebilde lebhaft mit Kernfarben und sind von einem hellen Protoplasmahof umgeben. Ihre Größe schwankt zwischen gerade sichtbaren Teilchen und einem halben Kernvolumen. Wenn die Art eines Exanthems, seine Verbreitung und das allgemeine klinische Bild keine einwandfreie Diagnose gestatten, so kann das durch die Verimpfung von Blaseninhalt oder Nasen-Rachensekreten mit Sicherheit durch den Ausfall der beschriebenen Reaktion geschehen. GUARNIERISche Körperchen werden nur von Pockenerregern produziert. Sie stellen nicht das Virus selbst dar, das durch bakteriendichte Filter passiert und unsichtbar ist, sondern Reaktionsprodukte zwischen ihm und der Zelle. Werden in der beschriebenen Weise mit Pockenvirus *beimpfte Kaninchenhornhäute* nach 36—48 Stunden *in Sublimatalkohol* gebracht, so heben sich schon makroskopisch erkennbar die *Infektionsherde durch* ihre weiße opake *Verfärbung* deutlich von der ungeschädigten Cornea *ab.* Mit dieser einfachen Methode von *Paul* gelingt auch die *Differentialdiagnose zwischen Pocken und Windpocken* innerhalb der angegebenen Zeit mit Sicherheit, da mit Windpockenmaterial beimpfte Hornhautschnitte an diesem Zeitpunkt schon wieder abgeheilt sind. In Kaninchenhoden vermehrt sich das Virus so gut, daß sonst nicht nachweisbare Virusmengen durch Injektion in dieses Organ und mehrere Hodenpassagen nachgewiesen werden können. Das Virus ist in vitro in Gewebskulturen und auf der Allantois des befruchteten Hühnereis gezüchtet worden. Morphologisch hat es PASCHEN im Jahre 1906 durch eine Anfärbung sichtbar gemacht.

Pocken- und Masernvirus gleichen sich darin, daß sie größere Entfernungen überbrücken können als Bacillen und Bakterien, daß sie durch Tröpfcheninfektion verbreitet werden und für nichtimmune Menschen jedes Lebensalters *absolut pathogen* sind. Ebenso wie bei allen anderen Zivilisationsseuchen, den Masern, dem Scharlach, den Windpocken, der Diphtherie, der Tuberkulose und dem Keuchhusten dienen die oberen Respirationsschleimhäute als Eintrittspforte der Krankheitserreger.

Symptome. Der Infektion folgt eine 11—13tägige symptomlose **Inkubation**, an deren Ende der Infizierte ansteckend wird. Plötzlich und so deutlich, daß dieser Zeitpunkt meist genau im Gedächtnis bleibt, beginnen dann die Prodromi mit einem steilen und hohen Temperaturanstieg (40° und höher), mehr oder weniger ausgeprägten Schüttelfrösten und einem starken Krankheits- und Schwächegefühl. Es entwickelt sich eine leichte Pharyngitis, in manchen Fällen eine Rhinitis, gelegentlich daneben eine Conjunctivitis. Das *charakteristische Symptom* dieser Krankheitsperiode ist aber ein auffallend *starker*, in der Lendengegend bis zum Kreuzbein lokalisierter *Kreuzschmerz*, der in dieser Stärke und Regelmäßigkeit bei keiner anderen Infektionskrankheit beobachtet wird. Dieses Krankheitsstadium, dessen Spezifität ebenso wie die der Masernprodromi nicht ohne weiteres erkennbar ist, dauert mit großer Regelmäßigkeit 3, selten 2 oder 4 Tage. Es wird ebenso wie dort *Prodromal- oder Initialstadium* genannt. Häufiger als bei den Masernprodromi treten *Vorexantheme* auf, die morbilliform, roseolenähnlich oder *petechial* sein können. Die ersteren verschwinden rasch wieder, während der letzte Typ, der meist im Oberschenkel- oder Armdreieck *lokalisiert* ist, bis weit in die nächste Krankheitsperiode hinein sichtbar bleibt und *für Pockenprodromi pathognomonisch* ist.

Als der einzigen bei uns vorkommenden exanthematischen Infektionskrankheit tritt bei den Pocken das *Exanthem während* eines 2—3tägigen *Temperatur-*

abfalls auf, der bis zur Entfieberung gehen kann. Bei sehr schweren oder schon während der Prodromalzeit komplizierten Fällen kann diese Erscheinung allerdings nur angedeutet sein.

Am Ende des dritten Prodromaltages schießen auf den Schleimhäuten des Mundes und Nasenrachenraumes und auf der Haut des Gesichtes *stecknadelkopfgroße, blaßrote, leicht erhabene Flecken* auf, denen nach Stundenfrist ein gleichartiger Ausschlag auf Brust und Rücken und während der folgenden 24 Stunden an den Extremitäten folgt. Das **Enanthem** ist am dichtesten am weichen Gaumen. Später erscheint es auf den Schleimhäuten des Larynx, der Trachea, der Zunge, des Oesophagus, der Vulva, der Vagina, der Urethra und des Rectums. Die *Flecken* auf *der Haut wachsen* und verwandeln sich in etwa 5 Tagen zunächst unter Zunahme ihrer entzündlichen Rötung *zu Knötchen mit konischen Spitzen,* aus denen sich *perlmutterähnliche Bläschen* und schließlich *die charakteristischen gedellten, mehrkammerigen, erbsengroßen Pockenblasen* entwickeln. Das Exanthem ist ebenso wie bei den Masern im Gesicht am dichtesten und wird distalwärts spärlicher. Die Schleimhautflecke entwickeln sich wie die der Haut bis zu weißlichgrauen Bläschen. In diesem Stadium wird jedoch ihre Entwicklung unterbrochen, weil sie ihre dünnen Epitheldecken verlieren, infolgedessen Erosionen entstehen und die volle Ausbildung von Pockenblasen ausbleibt. An Handtellern und Fußsohlen überragen die Bläschen wegen der Dicke und Unnachgiebigkeit der Epidermis das Hautniveau nicht oder nur sehr wenig und sind als opake graue Flecke sichtbar.

Die Bläschenbildung auf der Haut, vor allem aber ihr Zerfall und die Geschwürsbildung auf den Schleimhäuten gehen mit mehr oder weniger starken subjektiven lokalen Beschwerden einher: Brennen, vermehrter Speichelfluß, Schluckbeschwerden, Schmerzen bei der Nahrungsaufnahme, Heiserkeit. *Je weiter sich* aber *Exanthem und Enanthem ausbreiten, um so mehr verschwinden die Allgemeinerscheinungen* wie das Fieber, das Kopfweh, der Kreuzschmerz und das starke initiale Schwächegfühl. Am 5.—6. Tage nach Exanthembeginn ist die Eruptionsperiode beendet.

Am 8.—9. Krankheitstage beginnt sich der Bläscheninhalt in der gleichen Reihenfolge, in der die Pocken erschienen, durch Leukocyteneinwanderung zu trüben *(Suppurationsperiode).* Damit setzt die *zweite Fieberperiode* ein. Die Pocken verlieren vielfach wegen ihrer pralleren Füllung die Dellung und umgeben sich mit einer entzündlichen Röte und Schwellung, die an den Stellen des Körpers, wo die Bläschen sehr dicht stehen, zu starken ödematösen Durchtränkungen führen. Diese *Vereiterung der Pocken* und *ihre Folgen* geben Anlaß zu einer Reihe von *Lokal- und Allgemeinreaktionen, von denen das weitere Krankheitsbild im wesentlichen bestimmt wird.* Besonders charakteristisch für echte Pocken ist, daß sowohl in der Eruptions- als in der Suppurationsperiode die verschiedenen Efflorescenzen stets das gleiche Entwicklungsstadium zeigen und nicht, wie bei den Windpocken und der Variolois, gedellte Pockenbläschen mit klarem Inhalt neben vereiterten oder gar frische Eruptionen neben eintrocknenden Bläschen stehen.

Besonders starke Schmerzen verursacht das *entzündliche Ödem,* wo Pocken in dichter Aussaat in Geweben liegen, die straff an ihren Unterlagen befestigt sind (Finger, Zehen, Handteller, Fußsohlen, Kopfschwarte). Aber auch das Gesichtsödem, das zu starken Verunstaltungen führt, verursacht durch Verlegung der Nasenatmung, durch Lippenschwellungen, die das Sprechen und einen physiologischen Mundschluß behindern und durch starke Lidödeme ganz beträchtliche Beschwerden, die sich noch steigern, wenn die Bläschen infolge zu starker Füllung oder mechanischer Insulte platzen. Subjektiv beschwerlicher und objektiv gefährlicher ist die *Suppuration der Schleimhautpocken.* Das entzündliche Ödem kann nicht nur im Rachen zu starken Schluckbeschwerden und im Larynx zu Aphonie und Stenose führen, an beiden Stellen entstehen durch Superinfektion der zerfallenden Pocken gar nicht so selten tiefgreifende Geschwüre und Abscesse, die im Kehlkopf zu Zerstörungen des knorpeligen Gerüstes und zu akuten Glottisödemen führen. Die Zunge schwillt manchmal so stark an, daß Sprechen und Nahrungsaufnahme unmöglich werden. Die Vereiterung von *Rectum- und Urethrapocken* führt zu schmerzhaften Entleerungen und häufig zu Verhaltungen, bei *Vaginalpocken* zu beträchtlichem Ausfluß.

Die Intensität der Allgemeinerscheinungen während der Suppurationsperiode geht bei unkomplizierten Pocken der Dichte des Exanthems parallel. Mit dem Beginn der Bläschentrübung steigt die Temperatur allmählich auf 39—40⁰ und mehr an, während die durch die entzündlichen Ödeme hervorgerufenen Schmerzen, wahrscheinlich aber auch spezifische *Vergiftungszustände des Zentralnervensystems* Schlaflosigkeit, beträchtliche Unruhe und relativ häufig Delirien hervorrufen.

Nach dem 3—4tägigen Suppurationsstadium, also am 11.—12. Krankheitstag, beginnen die Pocken in der gleichen Reihenfolge einzutrocknen, in der sie erschienen und vereiterten *(stadium exsiccationis)*. Die Sekrete der eröffneten Bläschen werden dick und klebrig, die uneröffneten trocknen ein. Mit den entzündlichen Ödemen schwinden die oben geschilderten Lokalbeschwerden und die Allgemeinerscheinungen, das Fieber und die Erregungszustände gehen zurück. *Am 14.—15. Krankheitstage* erfolgt bei *unkomplizierten Pocken* die *endgültige Entfieberung.* Bis aber die eingetrockneten Sekrete und Borken abgestoßen und die Narben überhäutet sind, vergehen noch 10—12 Tage. Zuletzt geschieht das an den Handtellern und Fußsohlen, wo sie innerhalb der verhornten Epidermis liegen. Je nachdem die Pocken bis in den Papillarkörper hineingereicht und dort Einschmelzungsvorgänge hervorgerufen haben oder nicht, entsteht nach der Abstoßung der Pockenborke ein pigmentierter Fleck, der nach einiger Zeit restlos verschwindet, während *lebenslang eine weiße Narbe* dort zurückbleibt, *wo es zu eitrigen Einschmelzungsvorgängen* des *Papillarkörpers* gekommen ist.

Bis zur vollen Genesung von unkomplizierten, echten Pocken vergehen 4—6 Wochen.

Während bei den Masern die unkomplizierte Erkrankung bei normal Konstituierten an verschiedenen Orten und Zeiten außerordentlich gleichartig ist, toxische Masern relativ selten sind und besonders leichte, meistens während des allmählichen Schwindens der von der Mutter überkommenen passiven Immunität auftreten, kommen *bei den Pocken öfters* von dem geschilderten klassischen Krankheitsbild *abweichende Reaktionen* zur Beobachtung. Die Virulenz des Pockenvirus ist, wie das die hohe Letalität der Krankheit in der jüngeren und älteren Vergangenheit und die neuerdings in England, Holland und der Schweiz auftretenden, *Alastrim* genannten, milden Pocken zeigen, viel größeren Schwankungen unterworfen als die des Masernerregers. Als besonders schwere Pockenform sind die *Variola confluens* und *Variola haemorrhagica* bekannt.

Unter *Variola confluens* werden Pocken mit einer so dichten Aussaat von Bläschen verstanden, daß sie sich gegenseitig in ihrer Entwicklung hemmen, zusammenfließen und bei der Suppuration zur Bildung eines besonders mächtigen entzündlichen Ödems und großer zusammenhängender Eiterblasen führen. Den ungewöhnlich schweren Lokalerscheinungen gehen entsprechend größere subjektive Beschwerden, stärkere Allgemeinreaktionen und eine wesentlich höhere Disposition zu gefährlichen Komplikationen parallel, von denen die hohe Letalität der Variola confluens bestimmt wird.

Noch maligner sind *hämorrhagische Pocken*, die in der Regel tödlich enden und, je nachdem die Blutungen in der Eruptionsperiode oder Suppurationsperiode auftreten, *Purpura variolosa* oder *Variola pustulosa haemorrhagica* genannt werden. Die erstere Form führt in wenigen Tagen zum Tode, während der Verlauf bei der zweiten protrahierter ist. Bei der Purpura variolosa tritt das Exanthem nach verkürzten Inkubationszeiten nicht als mehr oder weniger dicht stehender fleckiger Ausschlag, sondern als kontinuierliche scharlachartige Rötung auf, in die hinein bald Hautblutungen aller Art erfolgen. Gleichzeitig pflegen starke Blutungen auf den Schleimhäuten des Mundes, der Nase und des Respirations- und Intestinaltraktes aufzutreten. Urin und Stuhl werden bluthaltig, in Nasopharynx und Rachen kommt es zu fetidem Zerfall der Blutgerinnsel und die Kranken sterben an Herzschwäche, bevor überhaupt eine Ausbildung von Pockenbläschen möglich ist. Bei der häufigeren Variola pustulosa haemorrhagica treten die Blutungen erst im Suppurationsstadium auf und erfolgen zum Teil in die Bläschen hinein *(schwarze Blattern)*, zum Teil in die Schleimhäute unter den gleichen klinischen Erscheinungen wie bei der Purpura variolosa.

Besonders leichte Pocken können aus endogenen (allergische Reaktion) und exogenen Gründen (Variation des Virus) auftreten. Für die erste, **Variolois** genannte Pockenform der Geimpften ist charakteristisch, daß *die Leukocyteneinwanderung in die Pockenbläschen durchweg in geringerem Maße statthat als bei Variola vera, die Suppuration nicht zu tiefgreifenden, den Papillarkörper in Mitleidenschaft ziehenden Eiterungen führt* und *infolgedessen die starken Lokal- und Allgemeinerscheinungen ausbleiben*. In der Regel *fällt* deshalb auch das *zweite Fieberstadium aus* und die Krankheit erschöpft sich nach einer normalen Inkubation in einem normalen Eruptionsfieber, das einen in seiner Verteilung, Dichte und seinem Entwicklungstempo atypischen Ausschlag auf Haut und Schleimhäuten begleitet. Der während der Eruption ebenso wie bei der Variola vera eintretende Temperaturabfall bedeutet die endgültige Entfieberung. Bei der Variolois beobachtet man, was bei echten Pocken nie vorkommt, daß Pocken der verschiedenen Entwicklungsstadien, rote Flecken, Papeln und eintrocknende Bläschen nebeneinander liegen.

Von der oberschwelligen und als spezifisch erkennbaren Variolois bis zu Pocken ohne Exanthem und leichtesten Fieberreaktionen ohne sonstige Erscheinungen, deren Spezifität durch ihr spezifisches Ansteckungsvermögen erkennbar ist, gibt es ebenso wie bei den Morbilloiden sämtliche Übergänge. Übrigens treten varioloisähnliche Krankheitsbilder gelegentlich auch während normaler Epidemien bei nicht Geimpften auf, wobei allerdings unklar bleibt, ob es sich um besonders Konstitutionierte oder um Menschen handelt, die echte Abortivpocken durchgemacht haben.

Häufig sind aber auch Pockenepidemien beobachtet worden, bei denen das Gros der Fälle einen abnorm leichten Verlauf zeigte, so daß eine Virulenzänderung des Virus angenommen werden muß. In den letzten Jahren ist in Holland, England und der Schweiz eine Pockenform aufgetreten (Alastrim), die schon vorher in Afrika und Mittelamerika bekannt war und bei der, ebenso wie bei der Variolois, das Suppurationsfieber ausbleibt und die Letalität außerordentlich gering ist.

Epi- und Endemiologie, Pathogenese und Immunitätsmechanismen sind bei Pocken und Masern im Prinzip gleich.

Da das Pockenvirus außerhalb des menschlichen Organismus lebensfähig bleibt, kompliziert sich der bei den Masern wegen der Hinfälligkeit des Erregers allein in Betracht kommende und besonders durchsichtige Verbreitungsmodus der Tröpfcheninfektion von Mensch zu Mensch insofern, als auch Infektionen durch Gebrauchsgegenstände und gesunde Zwischenträger möglich sind, an deren Kleidern oder Händen das Virus haftet. Zimmer und Gebrauchsgegenstände von Pockenkranken müssen infolgedessen desinfiziert werden. Die Tatsache aber, daß der Pocken- ebenso wie der Masernkranke ansteckungsfähig ist, bevor er bettlägerig und als spezifisch krank erkennbar wird, und der Umstand, daß die Übertragung des Erregers ebenfalls durch Tröpfcheninfektion geschieht, würden genügen, die Pocken zu einer unvermeidlichen Zivilisationsseuche zu machen, wie das alle anderen Krankheiten sind, deren Erreger von unbekannten Keimstreuern durch Tröpfcheninfektion verbreitet werden.

Die Pocken hinterlassen ebenso wie die Masern eine lebenslängliche **Immunität**.

Komplikationen. Zu den weiter vorn beschriebenen, durch die Bildung der Pocken und ihre Vereiterung entstehenden Lokalreaktionen auf Haut und Schleimhäuten, den subjektiven Beschwerden durch die entzündlichen Ödeme und den Folgen der Einschmelzungsvorgänge treten häufig Komplikationen hinzu, von denen die Mehrzahl auf eine sekundäre Infektion der durch das Platzen der Pockenblasen eröffneten Haut- und Schleimhautdecken mit Eiterkokken zurückzuführen ist. So kommt es von den Hautpocken aus zu *phlegmonösen* oder *gangränösen Prozessen, Muskelabscessen* und zur *Sepsis* mit ihren bekannten Wirkungen auf Endo-, Peri- und Myocard, den Gefäßapparat und die Nieren. Von den Schleimhautpocken im Rachen und Larynx können tiefgreifende nekrotische Prozesse ausgehen, die, wie schon weiter vorn gesagt, im Kehlkopf gar nicht selten zur *Knorpelnekrose* führen. Das entzündliche Nasen-Rachenödem führt während der Suppurationsperiode häufig zu einer unspezifischen, eitrigen *Otitis media*. Die *Milz* ist manchmal vergrößert, die Funktionen des Magen-Darmtraktes meist nicht gestört. Die *Läsionen* des zentralen und peripheren *Nervensystems* sind in der Regel *spezifische,* obwohl natürlich im Rahmen einer Sepsis eitrige Meningitiden oder Gehirnabscesse entstehen können. Die während der Eruptions- und Suppurationsperiode gar nicht seltenen Delirien sind wohl auf toxische Schädigungen, die bei der Variola vera viel häufiger als bei anderen exanthematischen Erkrankungen auftretenden Lähmungen aber auf lokale Einflüsse des Virus selbst zurückzuführen (encephalitische Halbseitenlähmungen und myelitische Lähmung der unteren Extremitäten, aber auch der Sphincteren).

Die schon im Prodromalstadium auftretende und aller Wahrscheinlichkeit nach spezifische Bronchitis kann ebenso wie bei den Morbillen zur unspezifischen *Bronchopneumonie,* zu *Pleuritiden* und *Lungenabscessen* führen. Im *Blute* sinken die Leukocyten während der Prodromalzeit ab, steigen im Eruptionsstadium wieder an und errreichen während der Suppurationsperiode hohe Werte, wobei eine Linksverschiebung der neutrophilen Granulocyten eintritt.

Diagnose. Je nach der Krankheitsperiode und der Frage, ob es sich um einen Geimpften oder Ungeimpften handelt, bietet die Diagnose der Pocken verschiedene Schwierigkeiten. Am wichtigsten ist es natürlich, die Krankheit schon im Prodromalstadium und vor dem Erscheinen des Exanthems zu erkennen. Der abrupte Fieberanstieg, das starke Krankheitsgefühl und die Kreuzschmerzen machen Masernprodromi unwahrscheinlich, an die wegen der Bronchitis, Nasopharyngitis und der gelegentlichen Conjunctivitis gedacht werden könnte. *Pathognomonisch* für echte Pocken sind während dieser Zeit die *hämorrhagischen Vorexantheme im Schenkel- oder Oberarmdreieck,* die aber nur bei einem geringen Prozentsatz der Fälle erscheinen. Am Ende der Prodromalperiode und bei dem Beginn der Eruption ist der *Temperaturabfall mit kommendem Exanthem und Enanthem,* der bei keiner anderen exanthematischen Erkrankung beobachtet wird, ein zuverlässiger Hinweis auf den Charakter der vorliegenden Erkrankung. Dem Hautausschlag gehen sehr häufig Pocken auf dem weichen Gaumen voraus, die zusammen mit den geschilderten Symptomen bei Exanthembeginn die Diagnose sichern. Der scharlachähnliche Ausschlag bei der Purpura variolosa kann neben dem abweichenden Rachenbefund durch den negativen Löschversuch (s. dazu S. 408) vom echten Scharlach abgetrennt werden.

Ist das Exanthem erschienen und sind die Pockenbläschen gebildet, so sind bei der Variola vera die diagnostischen Schwierigkeiten vorbei und *bei der Variolois* der Geimpften ist die Frage zu *entscheiden, ob es sich um Pocken oder Windpocken* handelt. Durch die S. 351 geschilderte Paulsche Methode kann die Differentialdiagnose mit Sicherheit gestellt werden. Von vornherein macht aber der Temperaturabfall mit kommendem Exanthem Windpocken unwahrscheinlich, weil bei ihnen das Gegenteil der Fall ist. Windpocken und Variolois können sich aber so sehr gleichen, daß ohne den biologischen Versuch nicht auszukommen ist, der neben dem Paulschen auch durch Überempfindlichkeitsreaktionen angestellt werden kann (Knöpfelmacher und Ticcle).

Therapie. Eine spezifische Behandlung der Pocken gibt es nicht. Die Vaccination nach dem Ausbruch der Krankheit hat ebenso versagt wie die Rekonvaleszentenserum-Behandlung. Die rein symptomatischen Maßnahmen müssen zunächst vor allem darauf gerichtet sein, durch Reinhaltung der Haut und Schleimhäute *Superinfektionen* der eröffneten Pocken und durch entsprechende Lagerung (Wasserkissen) und Pflege, *Beschädigungen der ödematös geschwollenen* und *durchtränkten Körperpartien* zu *vermeiden.* Neben einer sorgsamen *Mundpflege* soll von älteren Kindern mit milden Adstringentien (essigsaure Tonerde) oder mit Wasserstoffsuperoxyd gegurgelt werden. Gegen den *Juckreiz* der Haut sind Glycerin- oder Kaliumpermanganatpinselungen (10%) zu empfehlen. Im Eintrocknungsstadium muß die *Lösung der Borken* durch häufige Bäder beschleunigt werden. Bei jungen Kindern ist das Abkratzen der Borken durch das Anlegen von Papp- oder Celluloidmanschetten zu verhindern.

Prognose. Die Prognose der beiden Formen hämorrhagischer Pocken ist infaust, die der Variola vera starken Schwankungen unterworfen. Sie hängt vom Alter, dem genius epidemicus und der Konstitution der Erkrankten ab. *Für Säuglinge und junge Kleinkinder* ist die *Variola vera fast immer tödlich* und für Schulkinder immer noch außerordentlich gefährlich. Bei den deutschen Pockenfällen der Jahre 1871—74 betrug die *Letalität* bei Kindern bis zu 10 Jahren 58%, bei den Fällen der Jahre 1906—08 unter ungeimpften Erwachsenen 38,4% und bei dem Aufflammen der japanischen Endemie im Jahre 1909 im Durchschnitt 45,8%. Diesen Zahlen stehen die der jetzigen europäischen Pocken (Alastrim) in der Schweiz, Holland und England gegenüber, wo die Letalität der Jahre 1921—26 beispielsweise in den deutsch-schweizerischen Kantonen 0,27% betrug. Eklatant ist der *Einfluß einer vorhergegangenen Impfung auf den Krankheitsverlauf.* Während wie oben gesagt bei den deutschen Pockenfällen 1906—08 die Letalität der Ungeimpften 38,4% betrug, war sie bei einmal Geimpften 10,7% und bei Revaccinierten 6,48%. Der japanischen Durchschnittsletalität Ungeimpfter von 45,8% entsprach eine Sterblichkeit von 7,2% bei Geimpften.

Auch die heutige Medizin steht der Pockenerkrankung machtlos gegenüber, und die bekannten Berechnungen Kirchners, daß Deutschland mit seinen damals 64 Millionen Menschen jährlich etwa 160 000 an Pocken verlieren müßte, wenn man die Beteiligung der Pocken an der Gesamtsterblichkeit (10—12%) aus der Vergangenheit zugrunde legt, bestehen durchaus zu Recht. Daß aber de facto nur jährlich 30—40 Menschen an Blattern zugrunde gehen, illustriert den Nutzen der Jennerschen *Pockenschutzimpfung* und der staatlichen Impforganisation, gegen die bisher keine irgendwie stichhaltigen Argumente vorgebracht wurden.

V. Pocken-Schutzimpfung (Vaccination).

Unter Pockenschutzimpfung wird eine willkürliche, in der Regel dermale Infektion mit Pockenvirus verstanden, das durch Tierpassage verändert und in einen für den Menschen ungefährlichen Keim umgewandelt worden ist, aber seine immunisierenden Eigenschaften gegen echte Pocken bewahrt hat.

Die hohe Zahl der Pockenopfer, die Fruchtlosigkeit aller Versuche, die Ausbreitung der Krankheit mit solchen Mitteln zu verhüten, die sich anderen Seuchen gegenüber als wirksam erwiesen hatten und die Aussichtslosigkeit, als einzelner einer Krankheit zu entgehen, deren Letalität unter gewissen Umständen 40—50% betrug, mußte zwangsläufig die allgemeine Aufmerksamkeit auf dieses Problem lenken und den menschlichen Erfindungsgeist anspornen. Wegen des Allgemeininteresses an dieser Frage sind wohl auch *die entscheidenden, zu den beiden Pockenschutzmethoden führenden Beobachtungen an mehreren Orten unabhängig voneinander gemacht worden.* Als Entdecker und Erfinder der Methoden sind dann die in die Geschichte eingegangen, die sie dem breiteren ärztlichen und Laienpublikum bekannt gemacht haben. Das gilt für das erste Verfahren, die *Variolation,* die von dem griechischen Arzte Timoni und der Frau des englischen Gesandten in Konstantinopel Lady Worthley Montagu 1721, und für die *Vaccination,* die 1796 durch Jenner der Öffentlichkeit bekannt gemacht wurde.

Die an den verschiedenen Stellen der Erde und wahrscheinlich schon seit uralten Zeiten gebrauchte *Variolation* (China, Afrika, Kaukasien), wurde von Timoni in einer wissenschaftlichen Veröffentlichung beschrieben und auf Empfehlung der Lady Worthley Montagu in England und dann in West- und Mitteleuropa eingeführt. *Unter* **Variolation** *wird eine Einimpfung von echtem Pockenvirus aus frischen oder eingetrockneten Menschenpocken in die Haut verstanden, die, von seltenen Ausnahmen abgesehen, nur zur Bildung von Blattern an der Impfstelle, zu einem aus wenigen Bläschen bestehenden Pockenausschlag in der Umgebung der Impfstellen und zu entsprechend leichten Allgemeinerscheinungen führt, die vor echten Pocken schützen.* Warum die Umgehung der natürlichen Eintrittspforte des Virus, der oberen Schleimhäute, ein völlig abgewandeltes und abgemildertes Krankheitsbild hervorruft, ist unbekannt.

Die *Variolation* wurde in Europa *mit* einem *Enthusiasmus aufgenommen,* wie kein anderes ärztliches Verfahren vor oder nach ihr. Weil die Methode bald in die Hände von Nichtärzten geriet und dadurch eine Reihe von Unzuträglichkeiten entstand, aber auch wegen der in ihr selbst liegenden Mängel, war dieser Enthusiasmus nicht von Bestand. Man lief Gefahr, bei der Variolation mit Lues oder Erysipel infiziert zu werden und außerdem bestand *die Möglichkeit, daß* die *Variolation mißglückte* und anstatt einer harmlosen Impferkrankung tödliche Pocken übertragen wurden, wie das ab und zu beobachtet wurde. Schwerwiegender war aber der *Nachteil,* daß leicht- oder subjektiv überhaupt *nicht kranke Variolierte hochinfektiös* waren, andere Menschen mit echten tödlichen Pocken infizierten und so zur Verbreitung der Krankheit wesentlich beitrugen. Aus diesem Grunde wurde die Variolation an manchen Orten von Staats wegen verboten, aber unter dem Druck maligne verlaufender Krankheitshäufungen immer wieder zu ihr zurückgekehrt. In Deutschland ist sie trotz der Empfehlung durch *Goethe* und *Friedrich den Großen* nie populär geworden.

Ihre Zeit war aber endgültig vorbei, als Jenner im Jahre 1796 die in England, Deutschland und sicher auch an anderen Stellen von Viehzüchtern gemachte Beobachtung wissenschaftlich bestätigte und der ärztlichen Welt mitteilte, daß eine willkürliche oder spontane Infektion des Menschen mit Kuhpocken vor der echten Pockenerkrankung schützt. Es war beobachtet worden, daß

Pockenrekonvaleszenten beim Melken Kühe infizieren können, daß in diesem Falle am Euter ein Bläschenausschlag entsteht, der den menschlichen Pocken-blasen außerordentlich ähnlich sieht, daß dieser Bläschenausschlag von Tier zu Tier übertragbar ist und gelegentlich ganze Herden durchseucht werden, daß solche Kuhpocken wieder auf Menschen übergehen können, daß dann ebenso wie beim Rind nur lokale Pusteln auftreten und daß solche mit Kuh-pocken infiziert gewesene Menschen scheinbar gegen Menschenpocken gefeit sind. Bevor *Jenner* daran ging, diesen Volksglauben experimentell auf seine Stichhaltigkeit zu prüfen, waren schon von Laien Versuche mit positiven Ergebnissen angestellt worden (Pächter Jesty in Westminster, Lehrer Plett bei Kiel). Jenner war der erste Arzt, der mit wissenschaftlichen Methoden nachwies, daß der alte Volksglaube auf richtigen Beobachtungen beruhte. Er entdeckte bei seinen Untersuchungen über die *Vaccination* außerdem, daß *Menschenpocken,* wenn sie *aufs Tier übertragen und* dann auf den *Menschen zurückgeimpft* werden, eine *Wesensveränderung in dem Sinne erlitten* haben, *daß* sie nun auch bei prak-tisch unendlich vielen Verimpfungen von Mensch zu Mensch *nicht wieder in ihre Bösartigkeit zurückfallen,* sondern ihren harmlosen Charakter bewahren. Dieser Umstand vor allem verlieh der Vaccination ihre große Bedeutung und gestattete ihre generelle Anwendung. *Bei der Variolation* war dagegen *das Virus* zwar *wegen der Art seines Eindringens* in den Organismus *für den Impf-ling selbst harmlos, für empfängliche Menschen* in seiner Umgebung aber *hoch virulent.* Die *durch eine Tierpassage* hervorgerufene, *bleibende Wesensänderung des Pockenvirus* ist es, von der die Ausrottung der Krankheit ermöglicht wurde, wie sie heute in den Ländern mit Impfzwang gelungen ist.

Für die Gewinnung größerer Mengen von Impfstoff, wie sie für die Durchimpfung breiter Bevölkerungsschichten benötigt werden, reicht die von Jenner inaugurierte und bis in das 6. und 7. Jahrzehnt des 19. Jahrhunderts gebrauchte Methode der Weiterverimpfung von Mensch zu Mensch nicht aus. Außerdem brachte sie die Gefahr der unfreiwilligen Übertragung von Lues, Tuberkulose usw. mit sich. Da es noch nicht gelungen ist, das Kuh-pockenvirus in ausreichenden Mengen und in gleichbleibender Virulenz auf künstlichen Nährböden zu züchten, während sein Verhalten im tierischen Organismus eingehend er-forscht ist, wird es allgemein in der Haut empfänglicher Tiere zur Vermehrung gebracht (Rind, Kaninchen). Dabei muß ein Virusstamm nach einer bestimmten Anzahl von Tier-passagen wieder durch den menschlichen Organismus geschickt werden, damit seine Virulenz erhalten bleibt. Tierpassage allein führt ebenso wie die dauernde Abimpfung von Mensch zu Mensch schließlich zu einer Degeneration des Virus. Da bei dieser Art der Viruszüchtung und -gewinnung verständlicherweise das Vaccinevirus und die auf der Haut des Impftieres lebenden und unter Umständen menschenpathogenen Keime zunächst nicht voneinander getrennt werden können, muß das nach der Gewinnung des Pustelmaterials geschehen. Die *Lymphe* wird dazu mit *Glycerin* versetzt, das pathogene Bacillen und Bakterien eher schädigt als das Virus und sie nach 4—6wöchentlicher Lagerung abtötet, ohne den Wert des Impfstoffes zu verringern. Die Lymphe wird trotzdem als Impfstoff für Menschen erst dann freigegeben, wenn durch bakteriologische Untersuchungen sichergestellt ist, daß sie weder Tetanuskeime noch Streptokokken enthält und daß ihr Gehalt an apathogenen Keimen ein bestimmtes Minimum nicht überschreitet. Außerdem muß die Sektion des Impftieres seine Freiheit von Tuberkulose und anderen Krankheiten bestätigt haben, bevor der von ihm gewonnene Impfstoff für Menschen gebraucht werden darf. Durch die Züchtung von Vaccinevirus im Hoden oder Gehirn von Kaninchen kann eine von vornherein bacillen- und bakterienfreie Lymphe gewonnen werden. Diese Verfahren haben sich aber praktisch nicht durchsetzen können, weil dabei unvorteilhafte Veränderungen im Charakter der Dermo-vaccine auftreten.

Nach Jenners Veröffentlichungen wurde die Vaccination rasch in Europa eingeführt. Man hegte die Hoffnung, mit ihr nicht nur die Zahl der Pocken-opfer ganz wesentlich zu verringern, sondern die Krankheit überhaupt aus-zurotten. *In Bayern, als dem ersten deutschen Staat,* wurde schon 1807 ein *Impf-gesetz* erlassen, das den Impfzwang für jedes Kind aussprach. Auf den En-thusiasmus zu Beginn des 19. Jahrhunderts folgten aber in seinem 2. und 3. Decennium so bedenkliche *Rückschläge,* daß der praktische Wert der Vaccina-

tion in Frage gestellt schien. Die erste *Enttäuschung* war die, *daß* entgegen
JENNERS Meinung eine *Kuhpockenimpfung nicht lebenslang vor Pocken schützt.*
Als zu Beginn des Jahrhunderts Geimpfte im 2. und 3. Jahrzehnt an Variolois
zu erkranken begannen, wurde diese Krankheitsform zunächst als eine Krankheit
sui generis aufgefaßt, bis man sich von ihrer Wesensgleichheit mit echten Pocken
überzeugen mußte. Für die Wiederimpfung, die nach dem Erkennen der Situation
verlangt wurde, boten sich aber zunächst auch in den Ländern mit Impfzwang
keine gesetzlichen Handhaben, obwohl *die Revaccination in den Armeen der
deutschen Staaten die Möglichkeit, den Erstimpfschutz wieder aufzufrischen und
eine langdauernde Immunität hervorzurufen, einwandfrei erwiesen* hatte.

Eine weitere, praktisch und prinzipiell noch schwerere Enttäuschung trat
nach dem 2. und 3. Decennium des 19. Jahrhunderts insofern ein, als *auch
Erstimpflinge relativ kurze Zeit nach der Vaccination zu erkranken* begannen.
Daß die dauernde Überimpfung der Vaccine von Mensch zu Mensch zur Degeneration und Einbuße ihrer immunisierenden Fähigkeit führte, war damals
noch nicht bekannt. *Wegen der Unterlassung der Wiederimpfung* und *der Minderwertigkeit des Impfstoffes wuchs der Anteil der Pockenempfänglichen* in der Bevölkerung wieder so stark an, daß es in den Jahren 1870—72 zu einem *Aufflammen der europäischen Pandemie kam,* die durch den deutsch-französischen
Krieg wesentlich gefördert wurde. Trotzdem aber damals keine, nach den heutigen
Begriffen, vollwertige Impfstoffe verwandt wurden, illustriert doch der Verlauf
der Pandemie in Ländern mit und ohne Impfzwang, im gut durchgeimpften
und revaccinierten deutschen Heer, der schlecht geschützten deutschen Zivil-
bevölkerung und der ebenfalls mangelhaft vaccinierten und revaccinierten
französischen Armee die Vorteile eines Impfschutzes. In Ländern mit einem
Impfzwang für Kinder, wie Bayern, England und Schweden, starben von
100 000 Einwohnern 104,5, 102,4, 93,6. In Preußen, Österreich und Belgien, wo
entweder kein Impfzwang bestand oder die Impfvorschriften lax durchgeführt
wurden: 262,37, 314,72 und 416,8. In Städten mit Impfzwang wie München
und London war die Sterblichkeit auf 100 000 Einwohner: 88,98 und 242,2;
in schlecht durchgeimpften Städten wie Berlin, Wien und Paris 632,56, 526,89
und 521. In Berlin, wo seit 1865 nur 65% der Lebendgeborenen geimpft worden
waren, fielen 23% der Todesfälle auf das 2.—5. Lebensjahr; im Großherzogtum
Hessen mit seinem Impfzwang nur 3%. In der deutschen Feldarmee erkrankten
4835 = 61,34 auf 10 000 Mann, von denen 287 = 3,53% starben. Zur gleichen
Zeit war die Sterblichkeit unter 10 000 Einwohnern in München 8,9, in Dresden
32,66, in Berlin 63,26, in Hamburg 107,2. Daß in der deutschen Armee überhaupt
Pockenerkrankungen vorkamen, ist darauf zurückzuführen, daß in der sächsischen
und hessischen Armee Militärimpfungen erst seit 1868/69 eingeführt waren und
daß vielfach die jungen Ersatzmannschaften nicht überall durchgeimpft werden
konnten. Die Verluste des schlecht durchgeimpften französischen Heeres wurden
von zwei amtlichen französischen Stellen mit 6000—23 400 Mann angegeben.
Unter der 170 000 Mann betragenden französischen Besatzung von Paris traten
11 500 Krankheits- und 1600 Todesfälle = 94,1 auf 10 000 Mann auf. Ein wie
großer Fortschritt seit dem deutsch-französischen Krieg durch die Herstellung
wirksamer Impfstoffe und eine planmäßige Impfung und Wiederimpfung der
Bevölkerung erreicht ist, zeigt die Tatsache, daß die Pockenverluste der deutschen
Millionenarmee im Weltkrieg, von der große Teile jahrelang in pockendurch-
seuchten Gegenden lagen, bei weitem nicht an die des kleinen deutschen Heeres
während der Jahre 1870/71 heranreichten.

Die Erfahrung der Jahre 1870—72 veranlaßte das *Deutsche Reich als ersten
Staat,* eine *planmäßige Impfung* und *Wiederimpfung* aller Kinder *auf dem Wege
der Gesetzgebung anzuordnen (Reichsimpfgesetz vom* 8. 4. 1874). Das Impfgesetz

verlangt, daß alle Kinder bis zum Schluß des Kalenderjahres, welches auf ihr Geburtsjahr folgt, zum ersten und im 12. Lebensjahr zum zweiten Mal geimpft werden müssen, wenn nicht der Gesundheitszustand im Einzelfall den Eingriff verbietet.

Erstimpfung. Das *beste Alter für die Erstimpfung* ist der 6.—12. Lebensmonat, die *beste Jahreszeit der Frühling.* Als frühester Termin gilt der 3. Lebensmonat. Brustkinder können ohne Gefahr am frühesten Termin geimpft werden. Je jünger der Erstimpfling ist, um so geringer sind in der Regel die Impfreaktionen.

Die Impfung wird so vorgenommen, daß nach einer Reinigung der Impfstelle mit Alkohol und Äther am rechten Oberarm (bei Wiederimpfung am linken) *2 seichte,* nicht blutende, *nur die Epidermis durchtrennende,* etwa $^1/_2$ cm lange und mindestens 2 cm voneinander entfernte *Impfschnitte* angelegt und mit einer kleinen Menge Lymphe beschickt werden.

Während der ersten 3 Tage sind an den Impforten nur traumatische Rötungen zu beobachten. Erst *am 4. Tage* treten spezifische vaccinale Symptome in Erscheinung. Es entstehen *an den Impfstellen Knötchen und Papeln,* die sich am 5. Tage vergrößern, sich mit einem schmalen hyperämischen Saum, *der Aula,* umgeben und Spitzen mit einer abgeflachten Kuppe bekommen. *Am 6. und 7. Tage* reift die Pocke und stellt dann ein linsengroßes, *zentral gedelltes, perlfarbiges, gekammertes* und *mit einer klaren Flüssigkeit gefülltes Bläschen* dar, das makroskopisch und mikroskopisch einer echten Pocke gleicht. Die Entzündungsreaktion um das Bläschen herum verbreitert sich vom 7. Tage ab. Es bildet sich um die Aula ein mächtiges, in die Unterhaut hineinragendes Infiltrat *(Areola, Area).* Dieses Infiltrat nimmt an Umfang und Intensität noch bis zum 11. und 12. Tage zu. Stehen die Impfschnitte sehr nahe beieinander oder ist die Reaktion eine besonders starke, so fließen die Areae zusammen und es entsteht am Oberarm ein hochrotes, schmerzhaftes Infiltrat, dessen relativ scharfe Begrenzung häufig den Gedanken an ein Erysipel aufkommen läßt. Die *regionären Lymphdrüsen* in der Axilla zeigen mehr oder weniger deutliche entzündliche Schwellungen, die gelegentlich sehr schmerzhaft sein können. Nach ihrer Reifung, die am 7. Tage eintritt, beginnt die *Suppuration* der *Pocken* und erreicht *am 10.—11. Tage* ihr Maximum. Zu diesem Zeitpunkt ist der *vaccinale Lokalprozeß auf seinem Höhepunkt.*

Den lokalen gehen *Allgemeinerscheinungen* in Gestalt von Fieber, Unruhe und Appetitlosigkeit parallel. Das Fieber beginnt 7—8 Tage nach der Impfung, wenn die Areabildung einsetzt und erreicht in den folgenden 2—3 Tagen 38—39°, manchmal aber auch 40° und mehr. Je ausgesprochener die Areabildung ist, um so stärker pflegen die Allgemeinerscheinungen zu sein. Nach dem 11. bis 12. Tage beginnt das Stadium der Exsikkation und die Allgemeinerscheinungen werden ebenso rückläufig wie bei den echten Pocken. Das Sekret der eröffneten Bläschen wird klebrig, die uneröffneten trocknen von der Mitte her ein und es entstehen gelbliche Borken, die nach 2—3 Wochen spontan abfallen und eine lebenslängliche Narbe hinterlassen.

Der *Symptomenkomplex der Erstvaccination* ist *außerordentlich eintönig* und die angegebenen Zeitintervalle zwischen den einzelnen Abschnitten sind nur geringen Schwankungen (24—36stündige) unterworfen. Bei schwer *anämischen* oder aus irgend einem anderen Grunde *kachektischen Kindern* bleiben häufig die Areabildung und infolgedessen die Allgemeinerscheinungen aus, während die Bläschen zu einer ungewöhnlichen Größe anwachsen. Andere Anomalien sind eine Verschiebung der Pockenbildung um 8—10 Tage bei einem sonst normalen Verlauf *(schlafende Keime)* oder die Entstehung von *Nebenpocken* in der Umgebung der Impfstelle (durch den Lymphstrom verschleppte Keime), die bei großer Dichte und Nähe mit den Hauptpocken zu einer zusammenhängenden Pustel-

platte zusammenfließen und sich durch das Aufschießen immer neuer Nebenpocken beträchtlich vergrößern *(Vaccina serpens)*. Bei Erstimpfungen und als
ganz seltene Ausnahmen bei Revaccinierten werden 9—14 Tage nach der
Impfung gelegentlich *Exantheme* beobachtet, die *morbilli-* oder *scarlatiniform*
oder *urticarieller Natur* sein können. Die geschilderten Abweichungen von dem
Normalverlauf der Erstvaccination sind nicht als Komplikationen, sondern als
zu ihr gehörige Reaktionen zu betrachten, wenn sie auch selten das außerordentlich eintönige Symptomenbild nach der Erstimpfung durchbrechen.

Wesentlich bunter sind die Erscheinungen bei *Revaccinierten,* weil da nicht
wie bei den Erstimpflingen eine gleichartige Empfänglichkeit für das Virus,
sondern eine mit der Individualität des betreffenden Menschen wechselnde
Immunität vorliegt, von deren Höhe das Ausmaß der allergischen Reaktion
abhängt. Je höher diese Immunität ist, um so rascher wird das Virus in der
Antigen-Antikörperreaktion abgebaut und um so kürzer und leichter sind die
Impfreaktionen.

Revaccination. Kurz nach der Erstimpfung kann eine Revaccination ohne
irgendwelche klinischen Zeichen verlaufen. Die inoculierten Erreger werden abgebaut, bevor sie sich vermehren können und die dabei entstehende Giftmenge ist
dann so klein, daß es gar nicht zu Entzündungserscheinungen kommt. Aber auch
die sog. *Frühreaktionen,* bei denen an der Impfstelle nach 1—2 Tagen eine Schwellung und gelegentlich kleine Knötchen auftreten, die nach 5—6 Tagen schon wieder
völlig verschwunden sind und keine Narben hinterlassen, sind noch der Ausdruck
einer hohen Immunität. Solche Früherscheinungen treten nach Revaccinationen
im 12. Lebensjahr bei etwa 20% der Impflinge auf. Ist die Immunität weniger
ausgeprägt, so erscheint nach 3—5 Tagen ein kleines Bläschen, das nach einer
überstürzten Weiterentwicklung am 8.—9. Tage schon eingetrocknet und mit
einer trockenen Borke bedeckt zu sein pflegt. Um solche *rudimentäre Bläschen*
herum sieht man häufig starke Areae, deren Schwere in keinem Verhältnis zu
der mäßigen Bläschenreaktion steht. Solche verfrühte und überstürzte Reaktionen zeigen bei der Revaccination mehr als die Hälfte der Kinder. Der geschilderte Impfverlauf ist wohl so zu verstehen, daß im Moment der Revaccination
keine ausreichenden Antikörpermengen vorhanden sind, um das inoculierte
Virus sofort abzutöten, daß aber als Immunitätsrest die Fähigkeit zurückgeblieben war, rascher Antikörper bilden zu können als Nichtgeimpfte und daß
diese rasche Antikörperbildung den abgekürzten Vaccinationsverlauf herbeiführt. Kinder mit einem solchen Reaktionstyp sind praktisch noch absolut
sicher vor Pockenerkrankungen. Nur *etwa 20% der Revaccinierten* erweisen
sich bei der Impfung mit den heutigen Impfstoffen als *nicht mehr allergisch*
und wieder voll krankheitsempfänglich, wenn man eine Beschleunigung des
Vaccinationsverlaufes um 24—36 Stunden nicht auf Immunitätsreste zurückführen will.

Als *erfolgreich* ist nach dem deutschen Impfgesetz eine *Impfung* anzusehen,
*wenn sich nach einer Erstimpfung wenigstens an einer der zwei Impfstellen eine
normale Pustel entwickelt hat. Bei der Revaccination zeigt,* die Verwendung einer
wirksamen Lymphe vorausgesetzt, *schon der Nachweis einer Borke* als Rest einer
Frühreaktion, *daß der Impfling mit dem Virus erneut abreagiert hat und erfolgreich geimpft worden ist.* Bei einer erfolglosen Erstimpfung muß spätestens nach
Jahresfrist erneut geimpft werden. Gegen das Vaccinevirus primär unempfind-
liche Individuen sind außerordentlich selten.

Eine *Behandlung der Impfreaktionen* ist nicht notwendig. *Fehlerhaft* sind
luftdichte oder *Salbenverbände,* die eine rasche Eintrocknung der Sekrete verhindern. Am einfachsten wird die Impfstelle durch einen genügend langen,
sauberen Hemdärmel vor Verunreinigungen und dem Kratzen mit unsauberen

Fingernägeln geschützt. *Beim Säugling* ist vom Tage der Impfung ab bis zum Eintrocknen der Borken das *Baden* am besten zu *unterlassen.* Das *Impffieber* bedarf keiner Behandlung, bei ungewöhnlicher Höhe und neuropathischen Kindern genügen kühle Packungen.

Die Pockenschutzimpfung bringt gewisse Gefahren mit sich. Eine davon liegt darin, daß durch die Vaccination eine Hautwunde gesetzt wird. Sekundäre Infektionen mit Eiterkokken, lokale eitrige Prozesse, daran anschließend eitrige Einschmelzungen der Axillardrüsen, Früherysipele gleich nach der Impfung oder später durch Kratzinfekte bei eingetrockneten Pusteln, ja selbst eine Sepsis sind von dieser Wunde ausgehend jederzeit möglich. Sicher ist aber, daß solche *Wundinfektionen nicht durch das Vaccinevirus* an sich *gefördert* oder verschlimmert werden und daß *die Eröffnung der Hautdecken durch die Impfschnitte* und ihre Beimpfung mit Vaccinevirus bei einer verständnisvollen Behandlung der Impfstelle *nicht mehr Gefahr mit sich bringt* als andere, vor allem bei Kindern außerordentlich häufige, *oberflächliche Hautverletzungen.* In beiden Fällen sind es nicht die kleinen Wunden an sich, sondern der Grad von Sauberkeit und Verständnis, von denen die Größe des Impfrisikos abhängt. In neuester Zeit wird versucht, die Vaccination durch *intracutane Injektionen* des Impfstoffes vorzunehmen, um eine Eröffnung der Hautdecken, wie sie durch die Impfschnitte geschieht, und ihre Gefahren zu vermeiden. Ein Urteil über die praktische Brauchbarkeit dieser Methode kann noch nicht abgegeben werden.

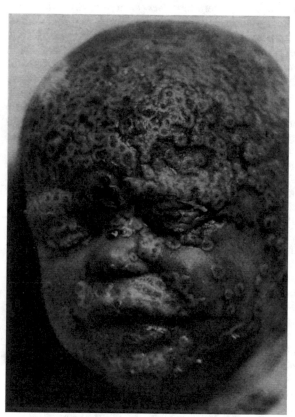

Abb. 3. Generalisierte Vaccine bei Gesichtsekzem. (Kieler Univ.-Kinderklinik.) (K)

Zweifelsohne bedeutet die *Vaccination eine große Gefahr für einen Impfling, dessen Hautdecken* infolge *intertriginöser, ekzematöser, impetiginöser* und *anderer Hauterkrankungen eröffnet* und dessen *leicht zugängliche Schleimhäute* (Mund, Auge, Genitalien) *entzündlich erkrankt* sind. Bei der Vaccinepustel handelt es sich um die gleichen tiefgreifenden, zur Einschmelzung des Papillarkörpers führenden und lebenslange Narben hinterlassenden Prozesse wie bei den echten Pockenpusteln. Der Unterschied zwischen Kuhpocken- und echtem Pockenvirus liegt nicht darin, daß die Vaccine leichtere oder oberflächlichere Pocken produziert, bei denen die Suppuration und ihre Folgen ausbleiben. *Bei* der durch die Tierpassage hervorgerufenen *Mutation des Pockenerregers* ist *lediglich* seine *Fähigkeit zugrunde* gegangen, *vom Blut aus in die Haut einzuwandern und dort multiple Reaktions-*

herde zu setzen. Wenn aber das Vaccinevirus zeitig nach der Impfung, zu einer Zeit, wo noch keine Immunität besteht, durch kratzende Finger oder beim Baden in multiple kleine Hautwunden oder in große offene Hautdefekte eingetragen wird, so können sehr viele Pusteln oder ein *Ekzema vaccinale* und in beiden Fällen schwere, unter Umständen sogar tödliche Krankheitsbilder entstehen. *Die gleiche Gefahr* wie dem Impfling selbst *droht nichtgeimpften Hautkranken,* Geschwistern im Säuglingsalter oder unzureichend immunen Personen in seiner Umgebung. Deren Ansteckung kann kurz nach der Impfung oder auch erst auf der Höhe der vaccinalen Reaktion nach Eröffnen der Impfbläschen erfolgen. *Das Impfgesetz verbietet infolgedessen die Impfung von hautkranken Kindern und von Kindern mit hautkranken Angehörigen.*

Während des letzten Jahrzehnts sind *im Anschluß an die Impfung* und meist *auf der Höhe der vaccinalen Reaktionen Entzündungen des Zentralnervensystems, Encephalitiden* und *Myeloencephalitiden,* in einem früher nicht beobachteten Umfang aufgetreten. Es handelt sich aber bei diesen Zwischenfällen auch jetzt noch um *äußerst seltene Ereignisse.* In England kamen während der Jahre 1924—27 auf 1 200 000 Pockenimpfungen 73 Encephalitiden, *in Deutschland* in der letzten Zeit auf mehr *als 100 000 Vaccinationen im Durchschnitt 1 Fall.* Gleichzeitig mit den Encephalitiden post vaccinationem hat sich aber auch die Zahl der nach Masern, Windpocken und Mumps schon früher beobachteten Gehirnentzündungen vermehrt, so daß die Frage erhoben werden mußte, ob das Vaccinevirus selbst die Encephalitis verursacht, oder ob durch die Vaccination ein im Organismus des Impflings vorhandenes Agens aktiviert wird. Andere Möglichkeiten, daß etwa ein Encephalitiserreger in die Lymphe hineingelangt ist oder daß es sich um ein zufälliges Zusammentreffen zwischen Impfung und Hirnentzündung handelt, scheiden aus, weil Impfungen mit Lymphe verschiedenster Herkunft von Encephalitiden gefolgt sein können und Encephalitisfälle sporadisch, ohne andere Erkrankungen in der näheren und weiteren Umgebung auftreten. Für die *Aktivierung eines Encephalitiserregers durch die Vaccination* konnten bisher keine Beweise beigebracht werden. Daß der Vaccineerreger selbst die Encephalitis hervorruft, wäre nach den älteren Anschauungen als völlig ausgeschlossen erschienen, da bis vor einiger Zeit die Vaccinereaktion als ein rein lokaler Prozeß und das Wesen der Mutation des Pockenerregers durch die Tierpassage als Verlust seines Invasionsvermögens aufgefaßt wurde. *Es steht jetzt aber fest, daß der Vaccineerreger auch bei normal verlaufenden Impfungen* zwischen dem 3. und 10. Tage nach der Vaccination im Blute kreist. Im Liquor konnte er bei normalen Fällen nicht aufgefunden werden. Da das aber in einigen Fällen von Vaccinations-Encephalitiden der Fall war, wird eine konstitutionelle Minderwertigkeit der Blut-Liquorschranke oder des Zentralnervensystems als Ursache für die encephalitischen Erkrankungen angenommen. *Vaccinations-Encephalitiden* werden ganz *vorwiegend bei älteren Erstimpflingen* und als seltene Ausnahmen nach Revaccinationen beobachtet. Da aber die Letalität der Krankheit 30—58% beträgt, ist *der Impfzwang für solche Kinder gelockert* worden, *die eine entzündliche Erkrankung des Zentralnervensystems überstanden haben* und *noch an Resten leiden oder bei deren Angehörigen dies der Fall ist.* Wenn sich Erkrankungen des Zentralnervensystems in einem Bezirke häufen, sollen die Impftermine verschoben werden. Das Risiko der Pockenschutzimpfung ist bei einem sinngemäßen Verhalten des Impfarztes, der temporär oder dauernd ungeeignete Kinder von der Impfung ausschließt, und bei einem vernünftigen Schutze der Impfwunden vor Superinfektionen ein so minimales, und ihre Vorteile, die Sicherung des Einzelnen und der Gesamtheit vor Pocken sind so gewaltige, daß sich derjenige unsozial verhält, der das Risiko der Impfung nicht auf sich nehmen will.

VI. Windpocken (Varicellae).

Unter Varicellen wird eine akute Infektionskrankheit verstanden, die durch ein spezifisches Virus hervorgerufen wird und bei der nach einer 14—18tägigen Inkubation ein papulo-vesiculöser, pockenähnlicher Ausschlag auf Haut und Schleimhäuten auftritt.

Nachdem die Windpocken als Krankheit sui generis schon im 16. Jahrhundert von den Pocken abgetrennt worden waren, ist in neuerer und neuester Zeit versucht worden, eine Wesensgleichheit zwischen Variola, Variolois und Varicellae zu konstruieren. Die drei Krankheitsbilder sollen lediglich auf Differenzen in der Virulenz des gleichen Erregers beruhen. Es ist aber nicht gelungen, stichhaltige Argumente gegen die unbestrittene Tatsache vorzubringen, daß nämlich Pocken- und Varicellenerkrankungen beim gleichen Individuum aufeinander folgen können, eine Tatsache, die dieser Hypothese glatt widerspricht. Dagegen erscheint es zur Zeit als sehr wahrscheinlich, daß es sich beim Herpes zoster und den Varicellen um Symptomenkomplexe handelt, die durch den gleichen Erreger hervorgerufen werden.

Der **Varicellenerreger** ist unbekannt. Er geht außerhalb des menschlichen Organismus in kurzer Zeit zugrunde, so daß für seine Verbreitung praktisch nur die Übertragung von Mensch zu Mensch, und zwar auf dem Wege der Tröpfcheninfektion in Frage kommt. Die **Disposition** für die Erkrankung ist eine allgemeine und die Kontagiosität des Erregers außerordentlich groß. Von ihm werden noch größere Entfernungen überbrückt als vom Masern- und Pockenerreger. Die Ausbreitung von Windpocken in Krankenanstalten zu unterbinden, bedarf ganz besonderer Maßnahmen. Wegen dieser hohen Kontagiosität, den pockenähnlichen Reaktionen auf Haut und Schleimhäuten und der wie bei Masern und Pocken (Variolation) auftretenden Abkürzung der Inkubationszeit, wenn die Infektion nicht per vias naturales, sondern durch die Haut erfolgt, ist neben anderen Befunden anzunehmen, daß der Varicellenerreger zur Klasse der Vira gehört und daß die oberen Schleimhäute seine natürliche Eintrittspforte bilden. Mit dem Inhalt frischer Pusteln gelingt eine Überimpfung von Mensch zu Mensch, die Übertragung auf Tiere ist noch nicht geglückt.

Symptome. Nach einer **Inkubation** von 14—18, im Ausnahmefall 20 bis 21 Tagen, erscheinen Exanthem und Enanthem ohne Prodromi. Tage oder Stunden vor dem Exanthemausbruch werden aber die Kinder, wie das aus einwandfreien Beobachtungen hervorgeht, schon ansteckend. Da dem Exanthem wie bei allen exanthematischen Infektionskrankheiten ein Enanthem vorausgeht und die Erreger durch die Eröffnung der Schleimhautbläschen in die Sekrete des Naso-Pharynx gelangen, ist die Infektiosität vor dem Erscheinen des Exanthems erklärlich.

Ohne die für den Masern- und Pockenausschlag charakteristische Verteilung, wahllos, aber mit einer gewissen Vorliebe für den Rumpf und für hyperämisierte Hautstellen, erscheinen als Beginn des *Exanthems* einige roseolenähnliche Flecke, die sich in Stundenfrist zu Knötchen und Papeln und aus diesen wiederum zu kleinen, mit einer klaren Flüssigkeit gefüllten und häufig von einem geröteten Rand umgebenen Bläschen umwandeln. Ein Teil von ihnen ist ursprünglich gedellt, ihr Inhalt trübt sich in den nächsten 24 Stunden, trocknet nach weiteren 1—2 Tagen ein und die Bläschen bedecken sich nach diesem, den echten Pocken gleichenden Entwicklungsgang mit einer gelblich braunen Borke, die nach 2—3 Wochen abfällt und selten eine dauernde Narbe hinterläßt. Histologisch ist gegenüber echten Pocken, außer dem oberflächlichen Sitz der Windpocke, kein wesentlicher Unterschied feststellbar. Narben entstehen nur dann, wenn die Bläschen superinfiziert werden und die Eiterung bis in den Papillarkörper hinabreicht. Für den Varicellenausschlag ist es nun charakteristisch, daß die Entwicklung von roseolaähnlichen Flecken über Papeln zu Bläschen, die suppurieren und sich mit Borke bedecken, bei einer ganzen Reihe von Efflorescenzen in ganz verschiedenen Entwicklungsstadien unterbrochen wird. Bei den einen endet sie im makulösen, bei anderen im papulösen und bei einer dritten Gruppe im vesiculösen Stadium vor oder nach der Leukocyteneinwanderung. Die Zahl der Bläschen überhaupt beträgt im Durchschnitt zwischen 20—100, im Ausnahmefall können aber wie bei den echten Pocken 500—800 und mehr auftreten. *Zu den*

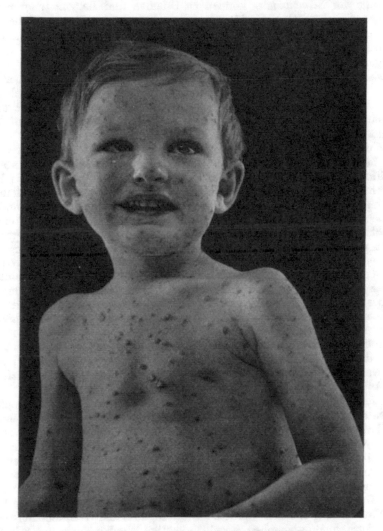

Abb. 4. Varicellen. (Kieler Univ.-Kinderklinik.) (P)

Eigentümlichkeiten des Varicellenausschlages, daß einzelne Efflorescenzen in verschiedenen Entwicklungsstadien stecken bleiben, kommt noch ein anderes Charakteristicum hinzu, daß nämlich der *Ausschlag 4—5 Tage lang in Schüben erscheint,* deren Efflorescenzen wiederum in verschiedenen Entwicklungsstadien stehen bleiben, so daß auf der Höhe des Exanthems ein außerordentlich buntes Bild entsteht.

Außer einem mäßigen Jucken, das von neuropathischen Kindern natürlich besonders stark empfunden wird, machen die Hauterscheinungen keine Beschwerden.

Dem Exanthem geht ein **Enanthem** voraus oder parallel, das auch in Schüben auftritt. Ebenso wie bei den Pocken werden die Bläschendecken sehr rasch maceriert, so daß auf dem am häufigsten befallenen weichen Gaumen, aber auch auf den Schleimhäuten der Wangen, Lippen, Zunge und Tonsillen meist nur der gerötete Grund oberflächlicher Erosionen zu sehen ist. Varicellenbläschen am Rande der *Stimmbänder* können zu Ödemen und Larynxstenosen führen, auf der weiblichen Genitalschleimhaut werden sie häufig superinfiziert und können zu schweren Komplikationen Anlaß geben. Urethrale und rectale Windpocken führen gelegentlich ebenso wie echte Pocken zu Spasmen und Verhaltungen.

Etwa ein Viertel der Varicellenerkrankungen verläuft ohne Fieber. Meist treten aber Temperaturanstiege auf, die den Exanthemschüben zeitlich parallel gehen. Das Temperaturmaximum (es werden gelegentlich 39—40° erreicht) kann beim ersten, aber auch erst beim letzten Schub auftreten. Kreislauf, Intestinal- und Respirationstrakt zeigen in der Regel keine Störungen.

Vor und während des Varicellenausschlages erscheint in einzelnen Fällen ein flüchtiges *Vorexanthem*, das meist kleinfleckig, scarlatiniform ist, aber auch morbilliform oder urticariell sein kann und *Rash* genannt wird. Es handelt sich wahrscheinlich um eine toxische Reaktion, die vor dem Erscheinen des Varicellenexanthems häufig zu Verwechslungen mit Scharlach führt und, wenn sie neben den Varicellenbläschen auftritt, zunächst als das Symptom eines Wundscharlachs durch die Superinfektion eröffneter Bläschen betrachtet werden muß, bis der negative Auslöschversuch (s. S. 408) diese Möglichkeit ausschaltet. Als seltene Ausnahme werden *konfluierende* oder *hämorrhagische* Windpocken beobachtet, ohne daß diese Reaktionsarten die Prognose irgendwie beeinflussen.

Die *Epi-* und *Endemiologie* sind, da der absolut pathogene Varicellenerreger von unerkennbaren Keimstreuern durch Tröpfcheninfektion verbreitet wird, die gleichen wie bei Masern und Pocken. Das gilt auch für die *Pathogenese* und die Art und Dauer der *Immunität*.

Komplikationen entstehen durch Superinfektion der Bläschen mit Eiterkokken, die zu Furunkeln, Phlegmonen und zur Sepsis führen können. Relativ häufig werden an weiblichen Genitalien sitzende Varicellen superinfiziert und geben Anlaß zu beträchtlichen Lokalreaktionen.

Mehrfach wurde die Häufung *gangränöser Varicellen* beobachtet, ohne daß sicherzustellen war, ob es sich um ein besonders virulentes Virus oder um echte Komplikationen handelte. Nach Windpocken beobachtet man nicht allzu selten *hämorrhagische Nephritiden* oder *Encephalitiden* mit mehr oder weniger starken meningealen Reizerscheinungen. Diese Encephalitiden nach Varicellen haben eine wesentlich bessere Prognose als die Vaccine-Encephalitiden. Abgesehen von diesen Komplikationen, die nach Varicellen nicht häufiger auftreten als nach anderen Infektionskrankheiten, sind es in der Regel besonders hinfällige Kinder, denen Varicellen gefährlich werden. Die **Prognose** der Windpocken ist, von seltenen Ausnahmen abgesehen, absolut günstig. Werden Varicellen mit Masern oder Lues kombiniert, so verlaufen sie schwerer und verraten mehr Neigung zu eitrigen Komplikationen. In manchen Fällen verschlimmern sich tuberkulöse Erkrankungen, wenn Varicellen hinzutreten.

Einer **Behandlung** bedarf der Windpockenkranke nicht. Hemmungsloses Kratzen neuropathischer Kinder muß durch Anlegen von Armmanschetten verhindert und der Juckreiz durch Glycerin oder Thymolpinselungen (1%) gemildert werden. Da Varicellen in Kinderkrankenhäusern kachektischen und atrophischen Säuglingen gefährlich werden können, ist versucht worden, durch eine aktive oder passive Schutzimpfung Varicellen - Prophylaxe zu treiben. Durch eine Überimpfung des Inhaltes frischer Varicellenbläschen nach dem

Muster der Variolation wird versucht, eine aktive Immunität in Gang zu bringen. Die Erfolge sind ungleichmäßig und die praktische Brauchbarkeit der Methode gering. Aber auch mit Rekonvaleszentenserum ist eine sichere Prophylaxe nicht durchführbar.

Die **Diagnose** der Windpocken kann bei leichten und sehr schweren Fällen große Schwierigkeiten machen, während das Bild eines typischen Varicellenausschlags mit seinen in den verschiedensten Entwicklungsstadien befindlichen Efflorescenzen kaum zu verkennen ist. Luische Ausschläge, Roseolen, septische Exantheme und eine kommende Impetigo können abortiven oder eben erscheinenden Varicellen ähnlich sehen. Die Existenz anderer luischer Zeichen — die Lues manifestiert sich äußerst selten nur mit einem Symptom — wird aber im ersten, die Schwere der Allgemeinerscheinungen im zweiten, die lebhaftere Sekretion und Borkenbildung im letzten Fall die Situation ohne weiteres klären. Schwieriger kann die Abgrenzung gegen den *Lichen urticatus,* die Juckblattern, sein, wobei das gruppenweise Auftreten der Efflorescenzen, der bevorzugte Sitz an den *Streckseiten der Extremitäten,* das *Freibleiben der Schleimhäute* und des behaarten Kopfes neben dem starken Juckreiz gegen Varicellen sprechen. Eine Verwechslung mit Variola vera und ihrem Exanthem, das sich durch seine gesetzmäßige Verteilung und die gleichartige Entwicklung der Einzelefflorescenzen grundlegend von Varicellen unterscheidet, ist kaum möglich. Von rein klinischen Gesichtspunkten aus kann aber eine Differentialdiagnose zwischen Varicellen und Variolois oder Alastrim unmöglich sein, obwohl die Art der Lokalisation (pockenähnlich bei Variola und Alastrim) und das Auftreten von Prodromis gegen Varicellen sprechen. Sicherheit verschaffen aber in solchen Fällen lediglich die biologischen Reaktionen (s. S. 351).

VII. Keuchhusten (Pertussis).

Unter Keuchhusten wird ein infektiöser, von einem spezifischen Erreger hervorgerufener Krampfhusten verstanden, in dessen Verlauf durch den bewußten Willen anfänglich nicht beeinflußbare Anfälle auftreten, die zu Glottiskrämpfen mit einem typischen, hörbaren Inspirium führen und mit dem Herauswürgen zähen, fadenziehenden Schleims, häufig unter gleichzeitigem Erbrechen enden.

Sicher als Keuchhusten erkennbare Epidemien sind erst im 16. Jahrhundert beschrieben worden. Damit ist aber nicht gesagt, daß die Krankheit erst um diese Zeit aufgetreten ist, denn mit dem Adjektiv „convulsiva" versehene Hustenerkrankungen sind schon in viel älteren medizinischen Schriften erwähnt.

Fast allgemein wird ein von BORDET und GENGOU beschriebener Bacillus, ein ovoides, unbewegliches, schlecht, fast nur an den Polen färbbares, gramnegatives Stäbchen als **Erreger** angesehen, das mit großer Regelmäßigkeit beim Keuchhusten, aber bei keiner anderen Erkrankung aufgefunden wird. Am reichlichsten ist der Bacillus in den Larynxsekreten enthalten. Neben seinem regelmäßigen Vorkommen vom Beginn des Keuchhustens bis zum Ende der Ansteckungsfähigkeit und seinem Fehlen bei anderen Erkrankungen, wird das Erscheinen spezifischer Antikörper (Agglutinine, komplementbindende Stoffe) im Blut von Keuchhustenrekonvaleszenten für seine Identität als Krankheitserreger angeführt. Gegen diese Auffassung scheint zu sprechen, daß es bis jetzt weder durch Vaccination mit BORDET-GENGOU-Bacillen noch durch Sera, die nach der Immunisierung mit diesem Keim von Tieren gewonnen wurden, gelungen ist, Menschen vor Keuchhusten zu schützen, obwohl die Krankheit eine hohe und zuverlässige Immunität hinterläßt. Durch eine parenterale Applikation von abgetöteten BORDET-GENGOU-Bacillen (Inhalation, subcutane Injektion) kann man bei Keuchhustenempfänglichen das Erscheinen der oben genannten spezifischen Immunkörper im Blut hervorrufen, ohne daß eine Keuchhustenimmunität auftritt.

Mit Tierversuchen konnte die Spezifität des Bordet-Gengou-Bacillus nicht erwiesen werden. Der Keuchhustenerreger dringt im Gegensatz zum Masern-, Pocken- und Vaccinevirus nicht in die Blutbahn ein, sondern befällt nur die Schleimhäute der Bronchien, der Trachea und des Kehlkopfes. Er wächst auf Nährböden, die frisches defibriniertes Blut enthalten. Außerhalb des menschlichen Organismus ist der Keim wenig lebensfähig, so daß seine Verbreitung praktisch nur von Mensch zu Mensch und, da er nur in den Sekreten der oberen Schleimhäute enthalten ist, *durch Tröpfcheninfektion* erfolgt. Die **Disposition** des Menschen für die Erkrankung ist eine generelle und vom Alter unabhängige.

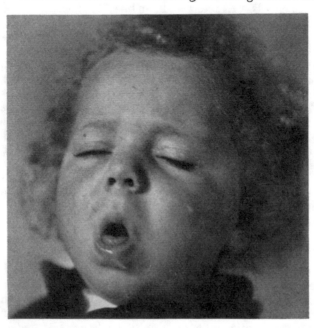

Abb. 5. Im Keuchhustenanfall. (Frankfurter Univ.-Kinderklinik.) (P)

Der *Pertussiserreger* ist praktisch zu den für den Menschen absolut *pathogenen* Keimen zu rechnen.

Symptome. Nach einer symptomlosen **Inkubation** von 7—14 Tagen beginnt ebenso wie bei den Masern und Pocken ein unspezifisch aussehendes **Prodromalstadium** mit fieberlosen oder leicht febrilen katarrhalischen Erscheinungen der oberen Schleimhäute. Mäßige *Nasopharyngitiden, Laryngitiden* und *Bronchitiden* mit mehr oder weniger starkem Hustenreiz, gelegentlich auch Conjunctivitiden ziehen sich 10—12 Tage hin. Dem Husten fehlen in der ersten Woche die Charakteristica des Keuchhustens. Erst gegen Ende der Prodromalzeit beginnt er anfallsweise und mit deutlicher werdendem Krampfcharakter aufzutreten. *Nichts,* außer vielleicht der Häufung der Hustenanfälle während der Nacht, *verrät zu Beginn der Prodromalzeit die Spezifität der katarrhalischen Erscheinungen.* Die Kinder sind aber gerade während dieser Zeit hochinfektiös. Die Sekrete der entzündeten Schleimhäute und die von den Kranken versprühten Hustentröpfchen enthalten in diesem Vorstadium mehr Bordet-Gengou-Bacillen als während des zweiten Abschnittes der Krankheit, dem **Stadium convulsivum,** das der Prodromalzeit folgt und mit dem ersten typischen Keuchhustenanfall beginnt, der auch von Laien an den *Hustenparoxysmen* und dem darauf *folgenden hörbaren Inspirium* leicht erkannt wird.

Ohne äußeren Anlaß und aus tiefem Schlaf beginnt der Kranke plötzlich nach einer oder mehreren tiefen Inspirationen mit krampfartigen Hustenstößen, deren Zahl sich rasch steigert, während die Inspirationspausen immer kürzer werden oder überhaupt ausbleiben. *Auf der Höhe des Paroxysmus* tritt infolge eines Spasmus der Glottis, der Bronchial- oder quergestreiften Atmungsmuskulatur *Apnoe* ein, das *Kind wird cyanotisch* und bietet bei schweren Anfällen *mit seiner bläulichen, hervorgestreckten Zunge, dem starren Blick, den blutunterlaufenen Skleren, dick angestauten Halsvenen* und *dem nach vorn geneigten*

Kopf einen *beängstigenden Anblick.* Im letzten — häufig hat man das Gefühl im allerletzten — Moment, löst sich der Spasmus und es folgt ein langgezogenes, lautes, gewaltsames Inspirium *(Reprise).* Dann können nochmals ein milder oder in schwereren Fällen ein oder mehrere gleich starke Paroxysmen einsetzen, bis das ermattete Kind den Anfall durch das Herauswürgen zähen fadenziehenden Schleims, häufig unter gleichzeitigem Erbrechen, beendet. Es folgen nun tiefe Inspirationen und je nach der Schwere des Anfalles Schweißausbrüche und Zustände von Erschöpfung, Stupor und Bewußtlosigkeit.

Das **Stadium convulsivum** *dauert etwa 3—6 Wochen.* Zahl und Schwere der Anfälle steigen etwa bis zur 2. Woche an, so daß bei schweren Verlaufsformen 30—40 und mehr Anfälle während 24 Stunden auftreten. 10—20 Anfälle innerhalb eines Tages können als Durchschnittszahlen betrachtet werden, ihre Zahl kann aber von Tag zu Tag stark wechseln. Es ist hervorzuheben, daß *nicht allein die Zahl,* sondern *vor allem die Schwere der Anfälle einen Keuchhusten leicht oder schwer* macht, wenn er im allgemeinen auch subjektiv um so schwerer empfunden wird, je häufiger der Krampfhusten auftritt. In manchen Fällen liegt die Zahl der Anfälle unter der durchschnittlichen, ihre Schwere ist aber derartig, daß sie die Kinder völlig erschöpfen und zu gefährlichen Zwischenfällen Anlaß geben. Obwohl Häufigkeit und Schwere der Anfälle im Wachzustand ganz offensichtlich von äußeren Faktoren abhängen, Aufregungszustände sie verschlimmern und vermehren, Ablenkung sie seltener werden läßt, und der Anfall eines Kindes in der Familie häufig alle seine Geschwister und im Krankenhaus die meisten Saalinsassen zum Keuchen bringt, *obwohl* also im *Stadium convulsivum die nervöse Komponente des Keuchhustens schon deutlich sichtbar wird, sind die Anfälle während der Nacht aus dem Schlafe heraus meist häufiger* und *schwerer als bei Tage.* Auf der Höhe des Keuchhustens, also in der 2. bis 4. Woche des Stadium convulsivum, bekommen die Kinder einen *charakteristischen Habitus,* der auf den Katarrh der oberen Schleimhäute und die starke venöse Stauung während der Hustenparoxysmen zurückzuführen ist. Das *Gesicht ist gedunsen,* die *Augenlider geschwollen,* die *Lippen leicht cyanotisch,* die *Skleren* zeigen häufig *subconjunctivale Blutungen,* die *Augen* sind *abnorm feucht* und *glänzend* und der *Gesichtsausdruck* ist der von *Übermüdung* und *Reizbarkeit.*

Allmählich verringert sich die Schwere der Anfälle, während zunächst ihre Zahl gleichbleibt und an manchen Tagen sogar ansteigen kann. Atemstillstand, Cyanose, die lauten Reprisen und das Erbrechen schwinden, der Schleim wird weniger glasig und fadenziehend, der Husten hat zunächst noch krampfartigen Charakter, bis schließlich auch dieser verschwindet und eine gewöhnlich viel ausgesprochenere Bronchitis als beim Pertussisbeginn und im Stadium convulsivum zurückbleibt. Die Zeit, während der die typischen Anfälle allmählich verschwinden, wird **Stadium decrementi** genannt. Es dauert bei typischem Keuchhusten 2—4 Wochen.

Bei einem Stadium catarrhale (Prodromalstadium) von 12—14 Tagen, einem Stadium convulsivum von 3—6 und einem Stadium decrementi von 2—4 Wochen würde die mittlere Dauer eines gewöhnlichen unkomplizierten Keuchhustens also etwa 9 Wochen betragen. Mit entsprechenden Streuungen nach oben und unten wird sie meist mit 8—12 Wochen angegeben. *Das Ansteckungsvermögen beginnt mit dem Prodromalstadium, also etwa 2 Wochen vor dem ersten typischen Anfall und erlischt 5—7 Wochen danach.* Beim Keuchhustenausgang, im Stadium decrementi, wenn manche Kinder noch ganz typisch husten, sind sie also nicht mehr ansteckend. Vorsichtshalber wird man Keuchhustenkinder 8—9 Wochen lang nicht mit Keuchhustenempfänglichen zusammenbringen.

Durch die Katarrhe der oberen Schleimhäute, die Heftigkeit der Hustenparoxysmen und die starke venöse Stauung im Gebiete der Vena cava superior

während der Anfälle, kommt es auch beim landläufigen, unkomplizierten Keuchhusten zu einer ganzen Reihe lokaler und allgemeiner Symptome. Am *Zungenbändchen* entsteht manchmal, vor allem wenn die unteren Schneidezähne schon
durchgebrochen sind, aber auch beim zahnlosen Säugling ein Geschwür mit
einem weißlich speckigen Belag und zackigen Rand. Es entsteht durch Verletzungen und Superinfektionen infolge der Reibung an den Zähnen oder
dem harten Unterkiefer der zahnlosen Säuglinge während der krampfartigen
Hustenstöße. Auf der Höhe der Krankheit entwickelt sich häufig, vor allem bei
Säuglingen, eine *Lungenblähung* mit Tiefstand des Zwerchfells, Überlagerung
der Herzdämpfung durch die geblähte Lunge, überlautem Klopfschall, stark
gewölbtem Thorax und bei ausgesprochenen Fällen eine *Dilatation des rechten
Ventrikels.* Auskultatorisch ist außer verschärftem Atmen und einzelnen, gelegentlich feuchtblasigen Rasselgeräuschen nichts zu hören. Das Röntgenbild zeigt
eine Aufhellung der Lungenfelder und bei einem Teil der Fälle vom Hilus nach
unten verlaufende Stränge, die als verdickte, entzündlich infiltrierte Bronchien
angesprochen werden. An dem dilatierten Herzen sind die Töne rein, der zweite

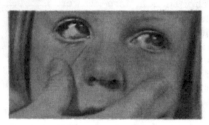

Abb. 6. Conjunctivalblutungen.
(Kieler Univ.-Kinderklinik.) (K)

Pulmonalton manchmal verstärkt, der Puls
während des Anfalls stark beschleunigt und
oft klein, in der anfallslosen Zeit in der Regel
voll und kräftig. Intestinal- und Urogenitaltrakt zeigen keine Veränderungen, das Erbrechen am Ende der Anfälle ist aller Wahrscheinlichkeit. nach mechanisch bedingt.

Im *Gebiet der oberen Hohlvene* kommt
es häufig *infolge der venösen Rückstauungen*
während des Anfalles zu *Gefäßrissen* und
Blutungen in die Schleimhäute, die Haut,
aber *auch in das Gehirn.* Am häufigsten
sind *Conjunctivalblutungen* und Nasenbluten, gelegentlich ist der Auswurf infolge der Schleimhautblutungen in den tieferen Luftwegen stark bluthaltig.
Hautblutungen im Gesicht sind seltener. Im Anschluß an Anfälle mit lang
andauernder Apnoe und schwerer Kohlensäurevergiftung kommt es zu *lang
andauernder Bewußtlosigkeit* und *allgemeinen Krämpfen,* wie sie auch bei anderen
CO_2-Vergiftungen und Großhirnreizungen auftreten. Solche Krämpfe können
ohne irgendwelche Folgen mit dem Verschwinden der schweren Anfälle aufhören. In anderen Fällen *folgen den Krämpfen cerebrale Lähmungen,* häufig
vom Typ der *Halbseitenlähmungen.* Daneben werden *Lähmungen von Gehirnnerven, bulbäre Symptome, Monoplegien, alternierende Lähmungen, Kleinhirn-
erscheinungen* und *Sensibilitätsstörungen* beobachtet. Ein Teil dieser Symptome
ist auf venöse Blutungen als Folge der Stauung, der größere Anteil auf Veränderungen der Meningen und der Gehirnsubstanz zurückzuführen. Es kann
sich dabei um echte Komplikationen, um eitrige Meningitiden, Encephalitiden
usw. handeln oder um spezifische toxische Schädigungen, die durch primäre
oder sekundäre Gifte des Keuchhustenerregers selbst hervorgerufen werden.
Es finden sich dann ebenso wie bei anderen Infektionskrankheiten kleine
Blutungen, kleinzellige Infiltrate und Ödeme am Gehirn und den Meningen.
In der Gehirnsubstanz findet man neben entzündlichen vielfach nekrobiotische
Veränderungen. Schädigungen des Rückenmarks und der peripheren Nerven
sind selten. Das *Blutbild* zeigt eine *charakteristische* und *diagnostisch wichtige
Veränderung.* Es tritt eine *Hyperleukocytose* ein, *die im wesentlichen von
Lymphocyten bestritten wird* (30 000—40 000 weiße Blutkörperchen und mehr).
Bei älteren Kindern ist diese Lymphocytose schon zu Beginn des Stadium
convulsivum vorhanden. Bei Säuglingen soll ab und zu nicht nur die Hyper-

leukocytose, sondern sogar eine relative Lymphocytose fehlen. *Fieber* gehört nicht zum Stadium convulsivum einer unkomplizierten Pertussis. Der *gestörte Schlaf* und die *Nahrungsverluste durch* das *Erbrechen*, zusammen mit der Angst der Kinder vor den Anfällen, führen bei einem schwer verlaufenden Keuchhusten neben dem starken subjektiven Krankheitsgefühl zu Erschöpfungszuständen und auch bei leichten Fällen zur Einbuße an Körpergewicht.

Der Keuchhusten des Säuglings trägt Sonderzüge. Die Reprise fehlt im ersten Lebenshalbjahr meist, oft auch das Erbrechen. Wo es häufig ist, kommt zu den geschilderten Gefahren und Beschwerden des Keuchhustens noch eine, für den Säugling spezifische, hinzu: er gerät in einen Durstzustand, der bei dem hohen Flüssigkeitsbedürfnis dieses Lebensalters leichter entsteht als bei älteren Kindern, und viel schlechter vertragen wird. Das Abgleiten in eine Ernährungsstörung, deren erste Folge eine verringerte Immunität gegen jede Art von Keimen zu sein pflegt, können dem Krankheitsverlauf eine ungünstige Wendung geben. Schwere Anfälle führen bei Säuglingen häufiger als bei älteren Kindern zu Zuständen von langer Apnoe und zu Krämpfen.

Die *Schwere des Krankheitsverlaufes* ist aber *auch bei gleichaltrigen* und im gleichen Milieu lebenden Kindern während der gleichen Zeit *außerordentlich verschieden. Bei keiner anderen Infektionskrankheit spielt die Persönlichkeit des Erkrankten,* der Grad seiner nervösen Erregbarkeit und seines psychischen Gleichgewichtes, *eine so ausschlaggebende Rolle wie bei der Pertussis.* Während das eine Kind Hustenanfälle bekommt, von denen nur die Minderzahl mit Reprisen einhergeht, andere von typischen Hustenattacken belästigt, aber nicht sonderlich gequält werden, hinterlassen die Anfälle bei anderen Kindern, bei denen sie sich zu Paroxysmen im wahren Sinne des Wortes steigern, das Gefühl von völliger Vernichtung und in der Hustenpause das der dumpfen Angst vor dem nächsten Anfall. Ganz besonders schwere Verlaufsformen werden zweifelsohne durch die Persönlichkeit der Kranken bedingt, bei denen in der Regel eine nervöse Labilität schon vor Beginn der Krankheit bestand, nach ihr weiterbesteht und während ihrer Dauer an den deutlichen Erfolgen rein suggestiver Maßnahmen erkennbar ist. Bei den abortiven Formen des Keuchhustens, die bei älteren Kindern und Erwachsenen beobachtet werden, und denen sogar der anfallsweise auftretende Husten und sein krampfartiger Charakter fehlen kann, von Reprisen, Dyspnoe usw. ganz zu schweigen, scheint ein allergischer Zustand des Kranken (vorher überstandene Abortivformen mit unzureichender Immunität) eine größere Rolle zu spielen als nervöse Einflüsse. *Bei neuropathischen und psychopathischen Kindern,* aber auch bei normal konstituierten, die in einer erzieherisch ungünstigen Umgebung leben, verläuft der Keuchhusten nicht nur während des Stadium convulsivum besonders schwer, *auch in und nach dem Stadium decrementi* sind *Sonderreaktionen* bei ihnen zu beobachten. Entweder können solche Kinder mit dem Keuchhusten nicht fertig werden oder sie werden Wochen und Monate nach der Beendigung der Krankheit rückfällig und bekommen einen 2. und 3. Keuchhusten, wenn ihre oberen Schleimhäute erneut aus irgendeinem Grunde entzündlich erkranken. Ob es sich nun um einen eingefahrenen Reflex handelt, der automatisch abläuft, auch wenn die Schleimhäute unspezifisch gereizt werden, oder um eine im Unterbewußtsein fixierte Zweckhandlung, ist im Einzelfall nicht immer zu entscheiden. Manchmal sind freilich die *Motive für die Persistenz der Anfälle* so durchsichtig und ihr Verschwinden durch einfaches Übersehen ein so eklatantes, daß an der Ätiologie dieser Anfälle kein Zweifel bestehen kann. Selbstverständlich ist diese Form des Keuchhustens nicht ansteckend. *Die Art, wie ein Kind seine Pertussis übersteht, gibt einen guten Anhaltspunkt für die Beurteilung seiner Persönlichkeit.* Bei kindlichen Anamnesen sollte das nicht vergessen werden.

Immunität. Der Keuchhusten hinterläßt eine Immunität, die, von wenigen Ausnahmen abgesehen, lebenslang anhält. An dieser Immunität sind humorale Antikörper beteiligt, denn nichtimmune Kinder können vor dem Haften einer Keuchhusteninfektion und dem Ausbruch der Erkrankung mit *Keuchhusten-rekonvaleszentenserum* kurz vor oder nach der Infektion ebenso vor Keuchhusten bewahrt werden wie Masernempfängliche mit Masernrekonvaleszentenserum vor Masern. Während der ersten 3—4 Lebensmonate genießt der Säugling durch eine von der immunen Mutter diaplacentar überkommene Immunität einen *gewissen* Schutz, *auf den man sich aber praktisch nicht verlassen kann!*

Über die **Pathogenese** des Keuchhustens und über den Mechanismus des Einzelanfalles ist nichts bekannt. Das leichte Fieber während der Prodromalzeit und die im Zentralnervensystem gefundenen Läsionen weisen auf eine *Allgemeinerkrankung* und, da Bordet-Gengou-Bacillen jenseits des Respirationstraktes nicht gefunden wurden, auf von ihnen ausgehende *toxische Schäden* hin, wenn man diesen Bacillus als Keuchhustenerreger akzeptiert. Bordet-Gengou-*Toxine*, d. h. von den lebenden Bacillen sezernierte und primär toxische Produkte, die vom Zentralnervensystem aus den Anfall auslösen können, sind bisher *nicht nachgewiesen worden.* Bordet-Gengou-Bacillen-Eiweißprodukte sind toxisch wie jedes bakterielle Eiweiß, der Grad ihrer Toxität ist aber sehr gering. Ob diese Endotoxine zentral oder lokal nervöse Elemente spezifisch schädigen und die unmittelbare Ursache für die Anfälle sind, ist unbekannt. Es ist auch möglich, daß die peripheren Nerven durch die Entzündung unspezifisch geschädigt oder erregt werden und die Spezifität der Anfälle durch eine besondere Beschaffenheit des Keuchhustensputums hervorgerufen wird. Der Hustenanfall beginnt mit dem Gefühl einer im Kehlkopf sitzenden Inspirationsbehinderung, also wahrscheinlich als spastischer Glottiskrampf, der sekundär auf die Atmungsmuskulatur überspringt, dort aber klonisch verläuft und unter Steigerung seiner Rhythmen den Höhepunkt erreicht, wie das auch bei anderen klonischen Krämpfen der Fall ist. Gleichzeitig steigert sich der Glottisspasmus zum Verschluß. Es ist aber auch möglich, daß der Reiz von der glatten Bronchialmuskulatur ausgeht und von da erst auf die Kehlkopf- und Atmungsmuskulatur übergeht oder von der quergestreiften Atmungsmuskulatur (Zwerchfell) auf die glatte überspringt.

Das Stadium convulsivum ist die Zeit der **Keuchhustenkomplikationen.** Am häufigsten wird der Respirationstrakt befallen. Es handelt sich am meisten um *Bronchitiden* schwerer Art oder um *Bronchopneumonien,* seltener um *Capillarbronchitiden.* Sie werden nicht vom Keuchhustenerreger hervorgerufen, sondern ebenso wie die Masernkomplikationen durch das Heer der im oberen Respirationstrakt heimischen Keime (Pneumo-, Strepto-, Staphylokokken, Influenza-, Friedländerbacillen). Ebenso wie dort handelt es sich meist um *Mischinfekte.* Die bronchopneumonischen Herde liegen als kleine und kleinste Infiltrate zwischen lufthaltigem Gewebe, so daß der *Eintritt einer* solchen *Komplikation* zunächst *weniger* am *physikalischen Lokalbefund* als an dem Ansteigen des Fiebers, der Dyspnoe und der *Verschlechterung des Allgemeinbefindens* erkannt werden kann. Bei schweren und schwersten Bronchopneumonien verschwinden häufig die Reprisen und der krampfartige Charakter des Hustens, das Sputum verliert schon bei stärkeren Bronchitiden sein glasiges Aussehen und wird infolge seines stärkeren Leukocytengehaltes trüb und weniger zäh. Bronchitis und Pneumonien zeigen sowohl während der schweren Anfälle als auch nach ihnen eine auffallend *schlechte Heilungstendenz.* In manchen Fällen mag das *durch den Krampfhusten gesetzte mechanische Trauma* die Heilung erschweren und bei Disponierten zur dauernden *Schädigung der Bronchialwände* und zur *Bronchiektasenbildung* führen, die wiederum die Heilungsaussichten verschlechtern.

Außerdem ist aber für die schlechte Heilungstendenz zweifelsohne eine gewisse *Anergie* verantwortlich zu machen, die bei Masern eine große Rolle spielt und auch beim Keuchhusten, wenn auch in weniger ausgesprochenem Maße, vorhanden ist. Während und nach der Pertussis erlischt bei einer gewissen Anzahl von Kindern die *Tuberkulinüberempfindlichkeit*. Den Masern steht der *Keuchhusten* als *Schrittmacher* für die *kindliche Tuberkulose* zur Seite. Nach Keuchhustenzeiten häufen sich tuberkulöse Erkrankungen, ruhende Infekte werden aktiviert und aktive verschlimmert. Dem *mechanischen Trauma* durch den Krampfhusten ist *neben der Anergie* ein wesentlicher Anteil bei dieser Rolle der Pertussis zuzusprechen, wenn man die Ruhigstellung erkrankter Lungen durch die Kollapstherapie als zweckmäßig anerkennt. Lang hinziehende Bronchopneumonien, vor allem bei älteren Kindern, sind als tuberkulöse zu verdächtigen. Ebenso wie bei den Masern sind eine erschwerte Rekonvaleszenz, unklare Fiebererscheinungen, Gewichtsabnahme usw. kurz nach dem Krankheitsende, auch bei negativer Tuberkulinreaktion und fehlen dem Lungenbefund (Drüsentuberkulose) bis zum Beweis des Gegenteils als Manifestationen einer aktivierten Tuberkulose aufzufassen. Aber nicht nur die Kombination Pertussis-Tuberkulose führt zu den gleichen Folgen wie Tuberkulose-Masern, auch das Zusammentreffen von *Keuchhusten und Rachitis* hat den gleichen Effekt wie dort. Ebenso wie das bei der Schilderung der Masernkomplikationen hervorgehoben wurde, disponiert eine Thoraxrachitis schwereren Grades zur Bronchopneumonie und zum Pneumonietod. Daß die *Kombination* von *Keuchhusten und Tetanie* zu einem hochgefährlichen Zustand für den Patienten führen muß, bedarf kaum eines Hinweises. Mit den sekundären Infektionen der oberen Schleimhäute, die am häufigsten zu Bronchitis und Bronchopneumonien, bei jüngeren Kindern von einer Nasopharyngitis aus aber auch zur *Otitis media* führen, der Dispositionssteigerung für Bronchopneumonie durch die Thoraxrachitis und der Aktivierung tuberkulöser Prozesse infolge des mechanischen Traumas und der Pertussisanergie, sind die hauptsächlichsten, die Letalität und Mortalität der Pertussis bestimmenden Komplikationen genannt. Daß die Kombination des Keuchhustens mit anderen zur Pneumonie disponierenden Erkrankungen wie Masern und Grippe besonders häufig zu Pneumonien und zu schweren Verlaufsformen führt, liegt auf der Hand. Ebenso gefährlich, wenn auch nicht so verhängnisvoll wie bei den Masern, ist eine *Kombination mit einer Larynxdiphtherie*, während ebenso wie dort das *Zusammentreffen mit Scharlach* den normalen Krankheitsverlauf weniger gefährdet. Neben dem Respirationstrakt wird am häufigsten das *Nervensystem* in Mitleidenschaft gezogen. Diese Symptomenkomplexe wurden weiter vorn (S. 370) besprochen, weil es sich bei einem Teil der Fälle sicher lediglich um Folgen der Keuchhustenerkrankung selbst handelt und bei den anderen nicht entschieden werden kann, ob echte Komplikationen vorliegen.

Da der Keuchhustenerreger von unerkennbaren Keimstreuern durch Tröpfcheninfektion verbreitet wird und praktisch zu den absolut pathogenen Keimen zählt, gelten für die Masern- und Keuchhusten-**Epi- und Endemiologie** im Prinzip die gleichen Gesetze. Die Pertussis gehört ebenso wie die Masern, Pocken und Windpocken zu den unvermeidlichen Zivilisationsseuchen, an denen jeder Nichtimmune erkrankt. Ebenso wie dort bekommt man die Krankheit um so sicherer, je höher zivilisiert das Milieu und um so früher, je größer die Wohnungsdichte ist. Daß ein Aufflammen der Keuchhustenendemie, wenn die Zahl der Empfänglichen über einen gewissen Prozentsatz gestiegen ist, weniger explosionsartig verläuft und längere Zeit in Anspruch nimmt als bei Masern, liegt an der längeren Dauer der Inkubation, des katarrhalischen Vorstadiums und der Krankheit selbst.

Diagnose. Hört man von Hustenanfällen mit Reprisen, die man durch Herunterdrücken des Zungengrundes mit einem Spatel, durch Berühren der hinteren Rachenwand oder durch äußeren Druck auf den Kehlkopf auslösen kann, wenn sie während der Untersuchung nicht spontan auftreten, so macht die Diagnose der Pertussis keine Schwierigkeiten. Das gedunsene *Keuchhustengesicht* zusammen mit den *conjunctivalen Blutungen* gestattet zuweilen die Diagnose „auf den ersten Blick". Am Ende des Stadium catarrhale weisen das Anfallartige des Hustens, sein leicht *krampfartiger Charakter* und vor allem seine Häufung in der Nacht auf eine Pertussis und das kommende Stadium convulsivum hin. Bei leichten Formen ohne ausgesprochene Reprisen ist daneben der Nachweis einer *Lymphocytose* bei älteren Kindern ein wertvolles diagnostisches Hilfsmittel, das bei dem atypischen Keuchhusten junger Säuglinge weniger zuverlässig ist. Die Antwort auf die Frage, ob überhaupt und wann ein verdächtiges Kind mit Keuchhustenkranken zusammen gewesen ist, kann bei der praktisch absoluten Pathogenität des Erregers, seiner Hinfälligkeit außerhalb des menschlichen Organismus und·dem allein in Betracht kommenden direkten Übertragungsmodus von Infektiösen auf die Empfänglichen von der größten diagnostischen Bedeutung sein. Ein *Zungenbandgeschwür* ist weder obligatorisch noch pathognomonisch für Keuchhusten. Beim Säugling sind krampfartige, anfallsweise auftretende Hustenerkrankungen nicht selten. Bei besonders Konstitutionierten kann eine gewöhnliche Bronchitis krampfartigen Husten hervorrufen. Tuberkulöse *Schwellungen* und *Entzündungen* der *Hilusdrüsen* führen häufig zu einer länger dauernden, anfallsartig auftretenden Hustenerkrankung mit Cyanose und repriseähnlichen, tiefen Inspirationen am Ende der Anfälle. Wenn ein Kontakt mit Keuchhustenkranken ausgeschlossen oder auch nur unwahrscheinlich ist, müssen *Tuberkulinreaktionen* und *Röntgenbild* die Diagnose sichern. Manchmal ist die Möglichkeit eines Pertussisinfektes nicht von der Hand zu weisen und es wird die Diagnose Pertussis gestellt, bis die lange Dauer der Krankheit differentialdiagnostische Bedenken aufsteigen läßt. Aspirierte *Fremdkörper* und echte oder *Pseudocroups* sind wegen der Dyspnoe zwischen den Anfällen ohne weiteres von der Pertussis zu unterscheiden und die *Laryngospasmen* der *Tetaniker* an ihrem Auftreten ohne vorhergehenden Husten zu erkennen.

Die **Prognose** des Keuchhustens hängt allgemein gesehen im wesentlichen vom *Alter* ab. Für eine seiner häufigsten und gefährlichsten Komplikationen, die Bronchopneumonie, besteht an sich eine Altersdisposition im *Säuglings-* und *Kleinkindes*alter, die durch das von dem Krampfhusten gesetzte mechanische Trauma und die Keuchhustenanergie gefördert und darüber hinaus außerordentlich gesteigert wird, wenn zu diesen Faktoren noch eine Thoraxrachitis hinzukommt. Für den Keuchhusten gilt auch, was für die Masern gesagt wurde, daß der Gefahr an ihm zu sterben, praktisch entronnen ist, wer erst nach der Rachitiszeit und im Schulalter erkrankt. Ein weiterer, die Pertussisprognose allgemein beeinflussender Faktor ist die *Jahreszeit*. Krankheitshäufungen während der schlechten Jahreszeit führen häufiger zu Komplikationen im Respirationstrakt als im Sommer. Schließlich ist noch das *Geschlecht* auf die allgemeine Prognose von Einfluß, denn seltsamerweise sterben an Keuchhusten mehr Mädchen als Knaben. Im Einzelfall ist die Frage, ob sich die *Pertussis* mit *einer tuberkulösen Erkrankung* oder Infektion *kombiniert* von großer Bedeutung. Auch dabei spielt das Alter eine Rolle, weil tuberkulöse Infekte bei jungen Kindern eine größere Neigung haben, aktiv zu werden und tuberkulöse Erkrankungen sich leichter ausbreiten, als im Schulalter. Beim *Säuglingskeuchhusten* ist neben der Rachitis und Tuberkulose das bisherige *Ernährungsregime* und der davon abhängende Immunitätszustand von wesentlicher Bedeutung für die Prognose. Für Säuglinge, die lange Zeit falsch ernährt und dystrophisch geworden sind, ist eine Pertussis meist tödlich. Die nervösen Läsionen spielen für die Prognose, Letalität und Mortalität der Pertussis eine wesentlich geringere Rolle als die Komplikationen des Respirationstraktes. Auf diese ist es zurückzuführen, daß der *Keuchhusten zur Zeit unter den akuten Infektionskrankheiten des Kindesalters die meisten Opfer fordert* und einen deutlichen Einfluß auf die allgemeine Mortalität im Kindesalter ausübt. Seine **Letalität** schwankt je nach dem Alter zwischen 1—25%. Als mittlerer Wert wäre eine Letalität von 6—8% einzusetzen.

Eine spezifische **Therapie** des Keuchhustens gibt es nicht, wie oft auch über günstige Erfolge durch die Verwendung von BORDET-GENGOU-Vaccinen oder -Seren berichtet worden ist. Da die nervöse und psychische Konstitution des Kranken auf die Dauer des Keuchhustens und die Zahl und Schwere der Anfälle von großem Einfluß ist, müssen Angaben über die Heilwirkungen spezifischer und unspezifischer Mittel mit der größten Zurückhaltung aufgenommen werden. Nicht, weil der Keuchhusten unbeeinflußbar wäre, sondern deswegen, weil in vielen Fällen ganz „eklatante Erfolge" eines Mittels nicht auf seine Beschaffenheit, sondern auf die Art seiner Verabreichung, auf Suggestivmaßnahmen oder Umwelteinflüsse zurückzuführen sind, die der betreffende Untersucher nicht für wichtig hält oder übersieht, deren Fehlen das Medikament aber in den Händen eines Nachprüfers unwirksam macht. Das *Ziel der Keuchhustentherapie* ist *ein zweifaches:* die *Schwere der Anfälle zu mildern* und das *Entstehen einer Bronchopneumonie zu verhüten.* Das erste versucht man durch Verabreichung von Narkoticis und Antispasmodicis zu erreichen. Am besten beginnt man mit milden Mitteln und versucht erst bei einem Mißerfolg stärker wirkende [Bromoform (ad vtr. nigr.) 3—4mal täglich so viel Tropfen wie das Kind Jahre zählt plus 2—4 Tropfen; Calcium bromatum 1—1,5 g pro die für Säuglinge, 3—4—5 g für ältere Kinder; Dicodid 2—20 mg pro Tag je nach Alter; Luminal beim Säugling 0,02—0,05 g, Kleinkind 0,05—0,1 g, Schulkind 0,1—0,3 g. Das Luminal wird abends verabreicht und am 3. Abend pausiert. Bei schweren Anfällen wird noch morgens die Hälfte der Abenddosis gegeben]. Bei Spasmophilie ist unter dem Schutz starker Narkotica eine energische antirachitische Behandlung einzuleiten. Wesentlich wirksamer als Medikamente sind aber die Freilufttherapie des Keuchhustens und erzieherische Maßnahmen. *Keuchhustenkinder* dürfen nicht im Zimmer, noch weniger im Bett gehalten werden. Sie *sind* von vornherein *unter entsprechender Überwachung ins Freie zu bringen.* Säuglinge und Kleinkinder spazieren zu fahren, tagsüber im Freien oder wenigstens am offenen Fenster schlafen zu lassen, ist als prophylaktische Maßnahme gegen die drohenden Komplikationen im Respirationstrakt notwendig. Während des Keuchhustens auftretende Bronchopneumonien werden auf die gleiche Art, wie beschrieben ist, behandelt. Die *Freiluftbehandlung* ist neben ihrer Bedeutung für die *Pneumonieprophylaxe* eine *zweckmäßige psychotherapeutische* Maßnahme, da sie *ablenkt* und verhütet, daß sich die Aufmerksamkeit der Kinder auf ihre Anfälle fixiert. Von solchen *psychotherapeutischen Hilfsmitteln*, Ablenkung, Belohnung, *wenn der Husten unterdrückt*, und Strafe, wenn dem Hustenreiz ohne *Gegenwehr nachgegeben wird*, ist schon im Stadium convulsivum, vor allem aber im Stadium decrementi Gebrauch zu machen. Das muß vor allem dann geschehen, wenn faßbare Motive für Anfälle sichtbar werden, der Husten nicht aufhört oder die Kinder rückfällig werden. Für diese Zeit ist der *Ortswechsel* das probate Mittel, als das es vielfach angepriesen wird, vorausgesetzt, daß man es so handhabt, daß es die Entfernung eines neuropathischen Kindes aus einem neuropathischen Milieu bedeutet. Daß unter diesen Umständen für den Ortswechsel keine Reise, sondern lediglich eine Trennung von seinen bisherigen Erziehern genügt, liegt auf der

Hand, ebenso, daß seine Wirksamkeit im Stadium convulsivum geringer sein wird. Unter anderen Umständen muß der *Ortswechsel* freilich eine *Verpflanzung in ein anderes Klima* bedeuten, und zwar dann, *wenn* es sich um die Ausheilung *hartnäckiger Bronchitiden,* aktivierter Tuberkulosen oder *bronchiektatischer* Erkrankungen handelt.

Eine individuelle und kollektive **Expositionsprophylaxe** gegen die Pertussis ist ebensowenig möglich wie gegen Masern, prophylaktische Injektionen mit BORDET-GENGOU-Vaccinen schützen nicht vor der Erkrankung und schwächen sie auch nicht regelmäßig ab. Ebenso wie dort würde das Verschwinden der Thoraxrachitis die Häufigkeit der gefährlichsten Keuchhustenkomplikation stark drücken. Die Erkenntnis von der Unvermeidbarkeit der Pertussisinfektion und -erkrankung an sich dispensiert aber nicht von der Pflicht, durch entsprechende Maßnahmen zu versuchen, Empfängliche in der Umgebung eines gerade als keuchhustenkrank Erkannten vor der Erkrankung zu bewahren. Der Arzt ist verpflichtet, alle Mittel anzuwenden, um die Erkrankung bei 1—3jährigen Kindern zu verhüten. Hustet ein Kind in einer Familie zum ersten Male typisch, so ist anzunehmen, daß es vor 8—14 Tagen schon seine Geschwister infiziert hat, weil es ja schon im Stadium catarrhale hochinfektiös war. Mit einer Trennung der Infektionsquelle von den Empfänglichen können diese meist nicht mehr vor der Erkrankung bewahrt werden. Bei der durchschnittlichen Inkubation der Pertussis von 8—12 Tagen ist vielmehr zu erwarten, daß die Geschwister kurz vor Beginn ihres Stadium catarrhale und 12—14 Tage vor Beginn ihrer typischen Anfälle stehen. Es ist bisher ohne Erfolg versucht worden, während dieser Zeit durch Vaccinationen mit abgetöteten BORDET-GENGOU-Bacillen den Ausbruch der Erkrankung zu verhüten. Es *lohnt* sich aber, einen *Versuch mit Rekonvalescentenserum* oder *Erwachsenenblut* nach dem Muster der Masernprophylaxe zu machen, die bei Keuchhusten-Infektionen in der Familie, wo sie der Natur der Sache nach erst sehr spät, meist kurz vor Beginn der Prodromalperiode angewandt werden, nicht so sicher wirken, wie bei der Masernprophylaxe, aber doch häufig Erfolg in dem Sinne haben, daß die Erkrankung abgeschwächt wird. Wenige Tage nach einer Keuchhusteninfektion schützt aber Pertussis-Rekonvaleszentenserum oder Erwachsenenblut mit Sicherheit vor der Erkrankung oder schwächt sie stark ab, wenn keine Volldosis verabreicht wird.

VIII. Diphtherie.

Unter Diphtherie wird eine durch den LÖFFLERschen Bacillus hervorgerufene Infektionskrankheit verstanden, bei der sich die am häufigsten befallenen Schleimhäute der Nase, des Rachens oder des Larynx' mit festhaftenden, fibrinreichen, weißlichen Belägen bedecken und das von den Diphtheriebacillen produzierte Toxin charakteristische Schädigungen des peripheren Nervensystems, der Vasomotoren, der Nebennieren und des Herzmuskels hervorruft.

Schon im Altertum sind Erkrankungen beschrieben worden, die diphtherischer Natur gewesen sein müssen. Ihr Name wechselte, je nachdem es sich um Rachen- oder Kehlkopfdiphtherien handelte. Erst im 19. Jahrhundert (1826) wurde von BRETONNEAU die Wesensgleichheit der Rachen- und Kehlkopferkrankungen erkannt. Von ihm stammt der Name der Krankheit $\delta\iota\varphi\vartheta\acute{\epsilon}\rho\alpha$ = Haut. Für die Diphtherie ist es charakteristisch, daß in der Vergangenheit nach langen, manchmal 8—10 Jahrzehnte währenden Pausen Diphtherieepidemien auftraten und zwischen ihnen die Krankheit so selten war, daß sie fast in Vergessenheit geriet. Wenige Jahre vor der großen europäischen Pandemie, in der zweiten Hälfte des 19. Jahrhunderts, war die Krankheit erfahrenen Klinikern wie KUSSMAUL völlig unbekannt.

Der von KLEBS zuerst beschriebene und von LÖFFLER (1884) als **Diphtherieerreger** identifizierte Bacillus ist ein leicht gebogenes, an den Enden verdicktes, unbewegliches, gram-positives Stäbchen. In *Abstrichen* von diphtherischen

Membranen (am besten mit Methylenblau gefärbt) liegen die Stäbchen in Nestern *pallisadenförmig nebeneinander. In Kulturen* zeigen sie an den Enden dunkle Punkte, *Polkörperchen*, die keine Dauerformen sind und durch besondere Färbungen (NEISSER) gut dargestellt werden können. Der LÖFFLER-Bacillus wächst auf festen und flüssigen Nährböden und produziert dabei ein **Toxin**, das, von den Bacillen getrennt, *beim klassischen Versuchstier*, dem Meerschweinchen, *alle Symptome an dem peripheren Nervensystem, dem Herzmuskel, dem Gefäßapparat und den Nebennieren hervorzurufen* imstande ist, *die während und nach der menschlichen Spontanerkrankung und nach künstlichen Infektionen des Meerschweinchens mit lebenden Diphtheriebacillen auftreten.* Außerhalb des menschlichen Organismus ist der Diphtherie-Bacillus wenig widerstandsfähig. Es ist beobachtet worden, daß er in Milch und, vor Licht und Austrockung geschützt, auch auf anderen Substraten eine Zeitlang lebens- und ansteckungsfähig bleibt. An Kleidern, Haaren, Wäsche und Gebrauchsgegenständen stirbt er aber so rasch ab, daß die Diphtherie auf diesem Wege *nicht* von dem besuchenden Arzt von einem Haus ins andere oder in Krankenanstalten von einer Station in die andere *getragen werden kann.* Praktisch kommt fast ausschließlich eine *Tröpfcheninfektion* von Mensch zu Mensch für die Ausbreitung der Krankheit in Frage.

Die **Disposition** für die Erkrankung ist in normalen Zeiten gering. Trotz ausgiebiger Infektionsgelegenheit erkrankt um eine Infektionsquelle herum immer nur ein verschwindend kleiner Teil der empfänglichen Menschen. Zur Zeit ist es selten, daß in einer Familie Geschwisterkinder einander anstecken. Während der letzten großen europäischen Pandemie dagegen sind nicht nur häufig alle Kinder einer Familie erkrankt, sondern auch gestorben. Unter der älteren Generation ist der Ruf der Diphtherie als Kindermörderin auf Grund dieser Erfahrungen heute noch nicht verklungen. Warum die Disposition für die Erkrankung zu gewissen Zeiten wächst und gewaltige Krankheitshäufungen auftreten, ist nicht bekannt.

Zwischen einer Infektion mit Diphtheriebacillen und dem Krankheitsbeginn liegt eine symptomlose **Inkubation** von 3—5 Tagen.

Bei der häufigsten Diphtherieform, der **Rachendiphtherie**, verlaufen die Lokalerscheinungen so, daß zunächst eine Rötung und Schwellung der Tonsillen auftritt. Dann erscheinen kleine weiße Stippchen, wie bei einer Angina lacunaris, die aber im Verlauf von Stunden oder über Nacht zu zusammenhängenden Belägen zusammenfließen. Ihre Ausdehnung variiert. Sie können lediglich die Tonsillen überziehen, aber auch *in einer für die Diphtherie pathognomonischen Weise* darüber hinaus auf die *hinteren und vorderen Gaumenbögen, die Uvula und die hintere Rachenwand* übergehen. Die Beläge können aber auch nur einen Teil der Tonsillen bedecken oder auch nur als Stippchen auftreten und schließlich sogar unsichtbar bleiben, so daß die Diphtherieerkrankung unter dem Bilde einer diffusen Rötung des Rachens verläuft. Diphtherische Anginen verbreiten einen *spezifischen*, etwas *süßlichen Geruch*, der bei schweren Diphtherien gar nicht unbemerkt bleiben kann, aber auch in leichten und mittleren Fällen vorhanden ist und dem Geruchsempfindlichen als wertvolles Diagnosticum dient.

Für *diphtherische Anginen*, selbst wenn die Beläge über die Tonsillen hinausgehen, ist *charakteristisch*, daß zu Beginn *die subjektiven Beschwerden beim Schlucken und Sprechen sehr gering* sind und sogar so gering sein können, daß sie von den Patienten nicht spontan angegeben und die subjektiven Allgemeinbeschwerden ganz in den Vordergrund gestellt werden. Das *subjektive Krankheitsgefühl* in der Form von Kopfweh, Abgeschlagenheit und Mattigkeitsgefühl, Appetitlosigkeit ist dagegen schon zu Beginn *deutlich ausgesprochen.* Jüngere

Kinder veranlaßt es häufig wegen der mangelnden Halsbeschwerden, die Krankheit in ganz andere Körpergegenden zu projizieren, mit Vorliebe in den Bauch, aber auch in ein Knie- oder Hüftgelenk, das irgendein leichtes Trauma erlitten hat und noch schmerzt oder vor kurzer Zeit noch geschmerzt hat. *Kranken Kindern muß man daher auf jeden Fall den Rachen inspizieren, selbst wenn sie Schmerzen an ganz anderen Körperstellen angeben,* damit schwere und eventuell unreparierbare Fehldiagnosen vermieden werden.

Fieber ist beim Diphtheriebeginn häufig vorhanden, aber *nicht obligatorisch.* Im Gegenteil, das *Mißverhältnis zwischen Lokalbefund und Fieberhöhe* ist oft ein diagnostischer Anhaltspunkt dafür, daß es sich um eine diphtherische Erkrankung handelt. Die Lymphdrüsen am Hals, in deren Quellgebiet der Krankheitsherd liegt, bei einer Rachendiphtherie also die Submaxillar- und Jugulardrüsen, schwellen an und werden leicht druckempfindlich. An der Schnelligkeit und dem Umfang, in dem das geschieht, kann schon bei Krankheitsbeginn die Bösartigkeit einer Diphtherie erkannt werden.

Bleibt eine beginnende Rachendiphtherie unbehandelt, so geht der Lokalprozeß über die Tonsillen hinaus und die Allgemeinerscheinungen verschlimmern sich. Die Beläge werden dicker und an ihren Rändern werden Ausläufer sichtbar, die von den Tonsillen auf die Gaumenbögen oder von diesen auf die Uvula und die hintere Rachenwand übergreifen. Die entzündliche Schwellung der Tonsillen wird größer, der Pharynxeingang schwillt zu, es treten Schluckbeschwerden auf, die Sprache wird gaumig, die Drüsenschwellungen am Hals verstärken sich, das Fieber kann ansteigen, aber auch abfallen. Im Urin treten Eiweiß und Formelemente auf. In dieser Art, mit mäßig umfangreichen Belägen und ohne die Tendenz zur Ausbreitung, kann sich der Krankheitsprozeß 8—10 Tage hinziehen, ehe Rückbildungserscheinungen auftreten. In der Vorserumzeit ist häufig beobachtet worden, daß Heilungsvorgänge durch Rückfälle, erneute Ausbreitung der Beläge und Erschwerung der Allgemeinsymptome unterbrochen wurden und daß sich die Krankheit 2—3 Wochen hinzog. Der *Beginn der Heilung* kündigt sich *durch das Auftreten einer Demarkationslinie* zwischen Belag und gesunder Schleimhaut an, dem eine Besserung des Allgemeinbefindens, eine Abschwellung der Tonsillen und der Lymphdrüsen am Hals und schließlich die Abstoßung der Beläge folgen. Unter der Wirkung des Behringschen Serums vollzieht sich die geschilderte Entwicklung bei der landläufigen, benignen Rachendiphtherie in der gleichen Weise, nur daß die Zeiten der Ausbreitung und der Heilung kürzer sind.

Der geschilderte Symptomenkomplex der *mittelschweren Rachendiphtherie* ist die *häufigste Form* der Diphtherieerkrankung. Sie tritt *vorwiegend im Kleinkindes- und Schulalter* auf, während die *Diphtherie des Säuglings* am häufigsten eine **Nasendiphtherie** ist. Klinisch verläuft sie unter dem Bild eines *blutigserösen Schnupfens* mit reichlicher Sekretion. Die Blutbeimengung in dem Sekret ist eine mäßige, so daß es nur zu einer rosafarbenen Verfärbung kommt. In der Regel sind die Naseneingänge entzündlich gerötet, exkoriiert und mit Borken bedeckt. Nasendiphtherien können sich wochenlang hinziehen. Ob in solchen Fällen der Entzündungsprozeß ein rein diphtherischer ist, steht dahin. Die diphtherischen Membranen können die gesamte umfangreiche Oberfläche der inneren Nase überziehen und einen wesentlich größeren Krankheitsherd bilden, als das bei der gewöhnlichen Rachendiphtherie der Fall ist. Auf solche ungewöhnlich umfangreiche Bacilleneinbruchsstellen ist die manchmal auffallende Stärke der Sekretion und die Schwere der Allgemeinerscheinungen und der Fernsymptome bei Nasendiphtherien zurückzuführen.

Eine dritte, besonders beim Kleinkind, aber auch schon im Säuglingsalter auftretende Diphtherieform ist die **Kehlkopfdiphtherie.** Sie bestimmte vor allem die Letalitätshöhe der letzten großen europäischen Pandemie und trat damals auch häufig bei älteren Kindern und Erwachsenen auf. Seitdem ist sie in diesen Lebensaltern selten. Nur bei einem sehr kleinen Teil der Fälle verlaufen die Dinge so, daß eine Rachendiphtherie in den Larynx hinabsteigt — *schwere progrediente Rachendiphtherien haben viel eher die Tendenz, in den Nasenrachenraum zu ascendieren als in den Kehlkopf hinabzusteigen. — Meist beginnt die Larynxdiphtherie klinisch primär als solche*, mit Allgemeinerscheinungen und Heiserkeit, die sich in Stundenfrist zur völligen *Aphonie* steigern kann. Ob freilich die Schleimhaut des Larynx wirklich die primäre Einbruchsstelle der Bacillen darstellt oder ob der Primärherd an unsichtbaren Stellen der Nase oder des Rachens sitzt, steht dahin. Gelegentlich geht der Larynxdiphtherie ein spezifisch aussehender Schnupfen um einige Tage voraus. Bei größeren Kindern, deren Kehlkopf gespiegelt werden kann, sieht man zu Beginn entzündliche Rötungen und Schwellungen an den Schleimhäuten und den Taschen der Stimmbänder, der Epiglottis und dem Aryknorpel. Die Schwellung der Schleimhäute produziert einen Reizhusten, der als rauher, bellender *Crouphusten* beginnt und schließlich völlig tonlos werden kann. Mit dem Fortschreiten der Heiserkeit treten *Atembeschwerden* ein, die nachts stärker sind als unter Tag und sich in wachem Zustand und bei Aufregungen steigern. Bleibt die Krankheit nicht in diesem Stadium stehen, bedecken sich die entzündeten Schleimhäute auch noch mit Membranen, die das Lumen des Inspirationsrohres weiter verengen, so werden Zeichen von Atemnot sichtbar. Die *Inspiration wird hörbar und stridorös* und der Kranke beginnt, die Atemluft mit verstärktem Kraftaufwand durch seine verengten Atmungswege einzuziehen. Er nimmt seine auxiliäre Atmungsmuskulatur zu Hilfe und atmet in verlangsamtem Tempo mit zurückgelegtem Kopf und ängstlichem Gesichtsausdruck. Dabei zeigen sich sehr bald *inspiratorische Einziehungen* an den Rippenbögen, den Schlüsselbeingruben und dem Jugulum, die darauf zurückzuführen sind, daß der Kranke seinen Thorax in maximale Inspirationsstellung bringt, während durch den verengten Larynx nicht genügend Luft einströmen kann, so daß zwischen den Pleurae costalis und pulmonalis ein so hoher Unterdruck entsteht, daß die Rippen und nachgiebigere Stellen dem von außen wirkenden atmosphärischen Druck nachgeben. Bei stark erschwerter Inspiration wird das untere Sternumende manchmal bis in die Nähe der Wirbelsäule eingezogen. Im wachen und ruhigen Zustande können den Kindern in diesem Stadium noch alle Zeichen der *Cyanose* fehlen. Ihre Ängstlichkeit und ihre Weigerung, Nahrung aufzunehmen, zeigen aber, daß sie nur mit Aufwand aller ihrer Energie und Aufmerksamkeit Zustände des *Lufthungers* und der *Erstickungsangst* vermeiden können, die prompt auftreten, wenn sich das Kind erregt oder stark husten muß. Wenn die Kinder schlafen wollen und sich mit dem tiefer werdenden Schlaf der gewöhnliche Atmungsmechanismus einstellt, treten *Erstickungsanfälle* auf, von denen die Kinder immer wieder aus dem Schlafe gerissen werden. In diesem stärker dyspnoischen Stadium, das sich über Nacht oder auch in Stundenfrist entwickeln kann, sind auf den Aryknorpel und den Taschenbändern typische weiße Membranen zu sehen. In schwereren Fällen ist die gesamte hintere Epiglottiswand mit einer Membran überzogen, die über Taschen und Stimmbänder hinweg in die Trachea hineinreicht. Werden die Schwellungen der Schleimhäute stärker und die Membranen dicker, so können die Kinder auch mit den größten Anstrengungen ihren Sauerstoffbedarf nicht mehr decken. Sie werden cyanotisch und geraten in einen *Dauerzustand von Lufthunger,* der sie außerordentlich matt, aber trotzdem unruhig und ängstlich macht, der sie aus dem Bett hinaus auf den Arm und von da wieder ins Bett drängen läßt und der sich im Anschluß an eine Hustenattacke, eine Aufregung infolge einer Untersuchung oder beim Verschlucken zu

schweren Erstickungsanfällen steigert. Die Atmung wird, wenn die Dinge soweit gediehen sind, wieder rascher, aber oberflächlicher und die Kinder werden
durch die immer wiederkehrenden Erstickungsanfälle matter und schließlich
apathisch, um in einem letzten Anfall den *Erstickungstod* zu erleiden. Aber
auch wenn der Prozeß rückläufig wird, bevor derartig hohe Grade der Stenosierung des Kehlkopflumens eintreten, wenn sich die Membranen zu lösen beginnen und ausgehustet werden, können *im Anschluß an eine Hustenattacke
schwerste und,* wenn ein gelöstes größeres Membranstück das Lumen verlegt
und nicht rasch entfernt werden kann, *tödliche Erstickungsanfälle auftreten.*

Bei Säuglingen und schwer geschädigten kachektischen Individuen jeden
Lebensalters, häufig auch während des Status morbillosus, hat die Kehlkopfdiphtherie die Neigung, als **Bronchialdiphtherie** in den Bronchialbaum hinabzusteigen. Die Membranbildung kann sich bis in seine feinsten Verästelungen
erstrecken. Die Atmung wird dabei außerordentlich frequent und oberflächlich,
die Kinder bleich und cyanotisch und der Erstickungstod von einer gewissen
Ausbreitung der Membranen ab unvermeidlich. Bei dem heftigen Kampf der
Kranken um Luft und dem beträchtlichen, durch die Entzündung der Trachea
und der Bronchien ausgelösten Reizhusten, werden häufig membranöse Aus-
gießungen größerer und kleinerer Bronchien, manchmal sogar der Trachea und
des ganzen Bronchialbaumes ausgehustet, ohne daß es nun zu einer sichtbaren
Erleichterung der Atmung käme. Schreitet die Ausbreitung der Diphtherie-
membranen nicht so weit vor, daß die Kinder aus mechanischen Gründen den
Erstickungstod erleiden, so *erreicht* sie ihr *Schicksal* meist *durch* die regelmäßig
eintretende *komplizierende Pneumonie.*

Neben dem Kehlkopfcroup war in der Vergangenheit und ist in der Gegenwart die früher als Angina maligna, heute als **Diphtheria gravissima,** maligna
septica oder besser toxica bezeichnete Krankheitsform am meisten gefürchtet.
Die Übergänge von Rachendiphtherien leichteren und schwereren Grades zur
Diphtheria gravissima sind fließende. Daß bei dieser schwersten und meist
tödlichen Verlaufsform ein dritter Faktor neben den Diphtheriebacillen eine
Rolle spielt, daß es sich um eine von vornherein *durch „septische Keime"*
komplizierte Diphtherie handelt, ist mehrfach behauptet aber *nie erwiesen* worden.
Abgesehen von dem typischen Lokalbefund an den Schleimhäuten, der beim
Tier überhaupt nicht zu produzieren ist, lassen sich beim Meerschweinchen,
aber *auch bei Menschen,* die infolge von Verwechslungen mit reinem Diphtherietoxin vergiftet worden waren, *mit hohen Toxindosen die gleichen schweren lokalen
Erscheinungen an den Injektionsstellen und Fernreaktionen in einem so kurzen
zeitlichen Abstand voneinander produzieren, wie es für die Diphtheria gravissima
charakteristisch ist. Nach untertödlichen* oder *knapp tödlichen Toxindosen verlängern* sich beim Menschen ebenso wie beim Meerschweinchen *die Zeitabstände
zwischen Lokal- und Fernreaktionen* in der gleichen Weise, *wie das bei schwereren,
aber nicht foudroyant verlaufenden menschlichen Spontandiphtherien der Fall ist.*
Die Annahme einer septischen Komplikation ist also für die Erklärung der
Malignität einer Diphtherieerkrankung nicht notwendig.

Für die *Diphtheria gravissima* ist charakteristisch, daß sie häufiger sozusagen *von vornherein maligne Züge* trägt, als daß eine leicht beginnende
Rachendiphtherie erst nach einigen Tagen „toxisch" wird. Schon aus der Beschreibung der alten Epidemien geht hervor, daß es neben verschleppten, nicht
abheilenden, rekurrierenden und schließlich nach Wochen tödlichen Rachendiphtherien eine Verlaufsform gibt, die schon in den ersten 24 Stunden schwerste
Lokal- und Allgemeinreaktionen hervorruft. Über Nacht kann sich aus einer
harmlos aussehenden, diffusen Rötung des Rachens oder einem Angina lacu-
naris-ähnlichen Halsbefund der Symptomenkomplex der Diphtheria gravissima

mit seiner infausten Prognose entwickeln. Die Geschwindigkeit, mit der sich die Bacillen an der Einbruchsstelle ausbreiten, und den lokalen Erscheinungen Fern- und Allgemeinsymptome folgen, ist eines der obligatorischen Zeichen der Diphtheria gravissima. Der Lokalbefund trägt meist Sonderzüge, kann aber im Ausnahmefall dem einer mittelschweren Rachendiphtherie gleichen. Meist zeichnen sich die *Beläge* durch ihre *ungewöhnliche Ausdehnung*, ihre *Verfärbung* ins *Bräunliche* und einen *fetiden Geruch* aus. Die Beläge können sich auf die gesamte Schleimhaut des Rachens, des weichen und harten Gaumens und bis auf die Höhe der Backenzähne erstrecken. Die bräunliche Verfärbung, die auf *Schleimhautblutungen und* die *fetide Zersetzung der Coagula* zurückzuführen ist, kann bei rapid verlaufenden Fällen fehlen, wenn nämlich die Patienten zugrunde

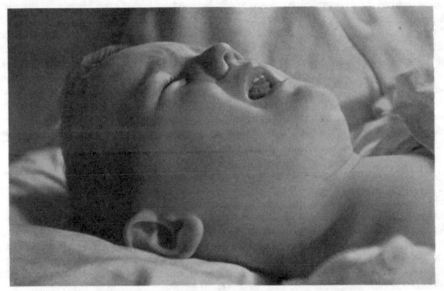

Abb. 7. Diphtheria gravissima. (Frankfurter Univ.-Kinderklinik.) (P)

gehen, bevor die für die Diphtheria gravissima charakteristische Blutungs- neigung aufgetreten ist. In solchen Fällen ist dann der rein diphtherische Geruch der Membranen in intensivster Weise wahrzunehmen. Schleimhaut-, vor allem aber Hautblutungen machen in der Regel die Prognose einer aus- gedehnten Rachendiphtherie infaust. Neben dem Umfang der Beläge und der Blutungsneigung ist am Lokalherd weiterhin charakteristisch, daß der diphthe- rische Prozeß eine Tendenz zum Aufsteigen in die Nasenhöhle, fast nie aber zum Absteigen in den Larynx hat. Der Stärke der Lokalreaktionen entspricht die *Mitbeteiligung der zugehörigen Lymphdrüsen* und der umgebenden Gewebe. Nicht nur in unmittelbarer Nähe der entzündlichen Nasen- und Rachenschleim- häute selbst, sondern auch am Hals und manchmal bis auf den Thorax und das Gesicht reichend, bildet sich ein *mächtiges, teigiges Ödem*. Die Drüsen am Kieferwinkel sind stark angeschwollen und diese Drüsentumoren zusammen mit dem Ödem rufen eine Verdickung des Halses hervor, die an die fetten Hälse alter Männer erinnert und von den Franzosen mit dem Hinweis auf altrömische Büsten ,,juge consulaire" bezeichnet worden ist. Mit ihrer durch die *Schwellung der Tonsillen* und *der Nasen- und Rachenschleimhäute*, die *mächtige Membran- bildung* und das *kollaterale Ödem* erschwerten *Atmung*, ihrem *zurückgebeugten*

Kopf, dem *matten Blick,* der *totenähnlichen* Blässe und ihren *aus Nase und Mund fließenden,* einen *fürchterlichen Geruch verbreitenden Sekreten* bieten *die Kranken* einen *hoffnungslosen Anblick.* Das beschriebene Krankheitsbild kann innerhalb 12—36 Stunden entstehen. Meist braucht es allerdings 2—3 Tage zu seiner vollen Entwicklung. Dem Charakter des Lokalbefundes entspricht die Schwere der Fernreaktionen. Das Krankheitsgefühl ist ein außerordentlich schweres. Fieber besteht bei älteren Kindern in der Regel nicht. In manchen Fällen treten nach 24 Stunden sogar *Untertemperaturen* auf. Im Harn findet man reichlich Eiweiß, Leukocyten, Zylinder und spärlich rote Blutkörperchen. Je nach der Schwere des Falles treten in den folgenden 24—48 Stunden Zeichen von Blutungsneigung und Kreislaufschwäche auf. Die Extremitäten fühlen sich auffallend kühl an, der Puls wird weich, beschleunigt oder verlangsamt, unregelmäßig (Extrasystolen), das *Herz beginnt zu dilatieren,* seine Töne sind gespalten und leise, die *Leber vergrößert* sich. Die Kinder bekommen die *für schwer Kreislaufgestörte charakteristische Angst und Unruhe.* Sie erbrechen und bekommen *Bauchschmerzen,* die auf eine akute Leberschwellung oder auf Embolien der Bauchgefäße zurückgeführt werden. Die Extremitäten fühlen sich kalt an, der Puls wird unfühlbar klein, der Blutdruck sinkt auf niedrigste Werte, das Herz dilatiert weiterhin stark nach allen Seiten und die Schlagfolge zeigt deutlichen Galopprhythmus. In der Regel gehen elektrokardiographisch faßbare Schäden des Myokards oder des Reizleitungssystems den klinischen Befunden voraus. Noch in der ersten, manchmal auch erst am Ende der zweiten Woche tritt dann der Tod, meist ganz plötzlich, im Anschluß an eine kleine Aufregung oder Anstrengung ein.

Seltener als die Schleimhäute der Nase, des Rachens, und des Larynx werden die anderer Organsysteme befallen. Bei jüngeren Kindern folgt auf diphtherische Erkrankungen des Nasen- oder Rachenraumes manchmal eine *Otitis media,* von der schwer zu entscheiden ist, ob sie primär durch die Wirkung des Diphtheriebacillus oder durch das Virulentwerden unspezifischer Eitererreger infolge der Verlegung der Tuben und der darauf folgenden Sekretstauung zustande kommt. Ab und zu werden die Schleimhäute der Lippen und der Zunge befallen, die des Zahnfleisches anscheinend nie. Häufiger sind *Diphtherien der Conjunctiven,* die primär, aber auch sekundär im Verlauf von Nasen- oder Rachendiphtherien auftreten können. Sie sind meist einseitig, führen zu einer starken Entzündung und Schwellung der Conjunctivae palpebrarum und bulbi, zur Bildung zarter Membranen, zur Produktion eines blutigserösen Sekretes und eines mächtigen Ödems der Augenlider. Schwere Verlaufsformen können zur Mitbeteiligung der Cornea und zur Erblindung führen. Etwas seltener als die Conjunctiven wird die *Vulva* befallen. Es entstehen dabei mit Membranen bedeckte, pfennig- bis markstückgroße mißfarbene Geschwüre, in anderen Fällen umfangreiche Membranbildungen mit mächtiger Schwellung und Ödembildung der Labien und Leistendrüsen und schwere Allgemeinerscheinungen. Gelegentlich beobachtet man auch Präputialdiphtherien. Manchmal befällt der Diphtheriebacillus auch *Hautwunden.* In die unverletzte Haut kann er nicht eindringen. Meist handelt es sich um vernachlässigte Wunden, in denen neben Diphtheriebacillen eine ganze Reihe von Eitererregern gefunden werden. Ob nun der Diphtheriebacillus in solchen Wunden pathogen wirkt oder lediglich als Saprophyt anwesend ist und ob bei der vielbesprochenen *Nabeldiphtherie des Neugeborenen* seine Gegenwart die Gefahr der Wundinfektion erhöht oder ob er sich lediglich in den Wundsekreten leicht vermehrt, ohne an der Infektion als solcher aktiv beteiligt zu sein, steht dahin. In anderen Fällen dagegen, auf intertriginösen Hautstellen oder auf der macerierten Haut der Lippen und Wangen im Verlauf von Nasen- und Conjunctivaldiphtherien, finden sich

Membranen, die vorwiegend Diphtheriebacillen enthalten und auf spezifische Behandlung sofort zurückgehen.

Bei der landläufigen, benignen Rachendiphtherie sind häufig, bei schweren Verlaufsformen regelmäßig, bis zur Abheilung des Lokalherdes Fernsymptome an den Nieren nachweisbar. Man findet *im Urin reichlich Eiweiß, hyaline* und *epitheliale Zylinder* und vereinzelte *Erythrocyten.* Diesem *nephrotischen Befund* entsprechen degenerative Veränderungen der Nierenepithelien und das Intaktbleiben des Gefäßapparates. Der Grad der Nierenschädigung geht über die gewöhnliche febrile Nephrose hinaus und ist auf eine spezifische Toxinwirkung zurückzuführen. Schwerere Nierenbefunde sind bei leichten Diphtherien selten, bei schweren die Regel. Prognostische Schlüsse lassen sich aber aus ihnen nicht ziehen. Kreislaufstörungen, wie sie bei der Diphtheria gravissima auftreten und zum **Diphtheriefrühtod** führen, sind bei mittelschweren Rachendiphtherien und bei Larynxstenosen vor der Abheilung des Lokalprozesses nicht zu beobachten, obwohl im letzten Fall der Herzmuskel einer enormen Beanspruchung unterliegt. Gelegentlich verursacht auch eine mittelschwere, rasch abheilende Rachendiphtherie schwere und manchmal sogar tödliche Kreislaufstörungen. Was sie aber von den Kreislaufstörungen der Diphtheria gravissima unterscheidet, ist das langsamere Tempo, mit dem sie sich entwickeln, der wesentlich spätere Termin ihres Auftretens und die geringe Beteiligung der Vasomotoren. Sie führen zum **Diphtheriespättod** an einer Myodegeneratio cordis, der erst nach 4—6 Wochen und noch später nach dem Abheilen des diphtherischen Krankheitsherdes eintritt und gar nicht selten als Mors subita ohne warnende Vorzeichen in Erscheinung tritt. Von Schädigungen des Kreislaufsystems ist auffallenderweise selbst bei schweren Larynxstenosen wenig zu sehen. Der beste Beweis dafür ist die Fähigkeit solcher Kinder, sich auch aus den schwersten Erstickungszuständen wieder zu erholen. Diese unverwüstliche Kraft ungeschädigter kindlicher Herzen muß der Arzt kennen, damit er die Versuche, an einer Larynxstenose „erstickte" Kinder wieder zum Leben zurückzubringen, nicht vorzeitig aufgibt und auch bei völlig schlaffen, pulslosen, totenbleichen Kindern noch unermüdlich versucht, operativ und mit künstlicher Atmung Hilfe zu bringen.

Neben den postdiphtherischen Schädigungen des Kreislaufes kommen nach schwereren Initialerkrankungen häufig Störungen von seiten des peripheren Nervensystems, ausgedehnte **Lähmungen,** zur Beobachtung. Sie treten in unmittelbarer Nähe des Krankheitsherdes, aber auch in weiteren Entfernungen von ihm und in der Regel erst nach seiner Abheilung auf. Die motorischen Funktionen sind stets am schwersten getroffen. Es handelt sich um *schlaffe Paresen oder Lähmungen,* die auf eine spezifische Neuritis zurückzuführen sind. Parästhesien und Sensibilitätsstörungen treten bei jungen Kindern völlig in den Hintergrund und sind nur bei älteren gelegentlich feststellbar. *Der früheste Termin der Neuritis* ist das Ende der 2. Woche, meist beginnt sie aber erst in der dritten. Sie kann aber auch erst 4—6 Wochen nach Krankheitsbeginn einsetzen und in anderen Fällen in der 3. Woche beginnen und sich bis zur 10. und 12. hinziehen. Als häufigste und für die Diphtherie *pathognomonische Lähmung tritt* eine *Gaumensegellähmung* auf. Die Sprache wird näselnd und in schweren Fällen fließen flüssige Speisen beim Schlucken aus der Nase, weil der Nasenabschluß infolge einer Parese oder Lähmung des Gaumensegels nicht gelingt. Bei der Racheninspektion sieht man das Gaumensegel schlaff herunterhängen, beim Stimmgeben oder nach Berührung mit dem Spatel hebt es sich nicht oder nur unvollständig. Neben dem Gaumensegel sind die vom Nervus abducens und oculomotorius versorgten Augen- und Irismuskeln am häufigsten betroffen. Es kommt vor allem bei Schulkindern zu einer *typischen,* rasch auftretenden *Akkommodationslähmung* mit der Unfähigkeit, die Schulaufgaben, vor allem das Lesen, zu erledigen. Sehr häufig verschwinden die Patellarsehnenreflexe mit oder ohne gleichzeitige Gaumensegel- oder Augenmuskelstörungen. Ihrem Verschwinden können Paresen, aber auch völlige Lähmungen der unteren Extremitäten folgen, die auf die gesamte quergestreifte Muskulatur übergehen können. Der Tod tritt ein, wenn das Zwerchfell völlig gelähmt ist. Der *Diphtheriespättod* kann also sowohl ein Herz- als ein Lähmungstod sein. Als isolierte *Lähmung* ist die *der Nackenmuskulatur für die postdiphtherische Neuritis pathognomonisch.* Man sieht häufig, daß die Lähmungen in dem einen Muskelgebiet zurückgehen, während sie in anderen neu auftreten. Erfolgt der Tod nicht durch Zwerchfellähmung, so tritt stets völlige Heilung ein. Blasen- und Mastdarmfunktionen bleiben stets intakt. Man findet bei ihr, ebenso wie bei Neuritiden anderer Ätiologie, manchmal Eiweiß und Zellen im Liquor vermehrt. Im Blute treten keine für Diphtherie typischen Veränderungen auf und der Verdauungstrakt bleibt intakt.

Pathogenese. Was die Pathogenese der Diphtherie anbelangt, so steht ohne irgendeinen Zweifel fest, daß im Toxin das wirkliche krankmachende Agens zu erblicken ist. Von den gebräuchlichen Versuchstieren erkrankt keines spontan an Diphtherie. Künstliche Infektionen der Schleimhäute rufen unter bestimmten Bedingungen Membranbildung (Conjunctiva und Scheide des jungen Meerschweinchens) hervor. Zu einer Vermehrung der Bacillen und einer Erkrankung kommt es bei den Versuchstieren nur nach subcutanen Infektionen. Werden die Tiere *mit bacillenfreiem Toxin vergiftet,* so entstehen *bei kleinen Toxinmengen nur lokale Entzündungsreaktionen an den Injektionsstellen, bei höheren danebennoch Fernreaktionen an den oben genannten Organsystemen. Je höher die verwandten Dosen sind, um so früher treten diese Fernreaktionen ein. Nach der Verabreichung einer hohen Anzahl tödlicher Dosen* sterben die Tiere unter den Zeichen einer Vasomotorenlähmung bei rasch sinkendem Blutdruck und einem Versagen der Herzkraft *nach 24—48 Stunden.* Unter einer tödlichen Dosis wird die Toxinmenge verstanden, die Meerschweinchen von 250 g Gewicht nach 4 Tagen tötet. Bei den mit hohen, aber auch bei den mit gerade tödlichen Dosen vergifteten Tieren beobachtet man charakteristische Blutungen in der Nebennierenrinde, die auch bei etwa der Hälfte der menschlichen Diphtherieleichen beobachtet werden. *Knapp untertödliche Dosen* führen *nach 4—6 Wochen zu schlaffen peripheren Lähmungen oder zur Myodegeneratio cordis oder zu beiden* und ebenfalls zu Veränderungen in der Nebennierenrinde. *Weit unter der tödlichen Dosis gelegene Toxinmengen* rufen *lediglich lokale Infiltrationen* hervor, die eine Neigung zu Nekrosen verraten. An welcher Stelle das Toxin angreift und die oben beschriebene, zum Diphtheriefrühtod führende Kreislaufschwäche herbeiführt, kann nicht mit Sicherheit gesagt werden. Bei ganz foudroyant verlaufenden Fällen ist außer Blutungen und einer auffallenden Zerreißlichkeit des Herzmuskels kein greifbarer Befund an dem dilatierten Herzen zu erheben. Bei Todesfällen in der 2. Woche findet man *fettige Degenerationen der Muskelfasern* und interstitielle Entzündungserscheinungen. Handelt es sich um einen Diphtheriespättod, so findet man das klassische Bild der *Myodegeneratio cordis.* Es ist die Frage erhoben worden, ob diese Veränderungen am Herzmuskel auf eine direkte Toxinwirkung zurückgeführt oder als Folgen einer primären Vergiftung seiner nervösen Elemente angesehen werden müssen. Im letzteren Fall wird angenommen, daß eine Vasomotorenlähmung zu einer unzureichenden Durchblutung des Herzmuskels und auf diesem Wege zu seiner Degeneration führt. Nach einer anderen Version sollen infolge einer Läsion des Vagus trophische Störungen eintreten. Ob es sich bei der Vasomotorenlähmung um eine periphere oder zentrale handelt, ist strittig. Die Tatsache, daß auch bei der menschlichen Spontandiphtherie und bei der Vergiftung des Menschen mit reinem Toxin in 30—50% der Fälle schwere Veränderungen an den Nebennierenrinden auftreten, wird als Argument für den peripheren Charakter der Lähmung angeführt. Für den Ausfall der Nebennierenrindenfunktion sprechen klinische und physiologisch-chemische Symptome, die an das Bild einer akuten ADDISONschen Erkrankung erinnern: die Adynamie, die Blässe, der niedrige Blutdruck, die Neigung zu Untertemperaturen, die Hypochlorämie, die Erhöhung des Blut-Rest-N und -harnstoffes und eine gelegentliche Hyperglykämie.

Mit einer gewissen Wahrscheinlichkeit kann angenommen werden, daß sowohl der Herzmuskel als auch die Vasomotoren und die Nebennieren direkt und primär vom Toxin geschädigt werden können und daß die klinischen Bilder im Einzelfall davon abhängen, welches Funktionsgebiet am schwersten betroffen oder freigeblieben ist. In manchen Fällen handelt es sich neben der Myocard- oder Vasomotorenschädigung um *Läsionen des Reizleitungssystems*. Der Symptomenkomplex des *Herzblockes* wird relativ häufig durch diphtherische Schädigungen hervorgerufen. Histologisch bieten die postdiphtherischen Lähmungen das Bild toxischer Neuritiden. Ob es sich um rein periphere oder neuromyelitische Schäden handelt, ist nicht sicher bekannt.

Komplikationen. Bei den bisher geschilderten Symptomenkomplexen, gleichgültig ob sie Früh- oder Spätsymptome sind, handelt es sich um echte diphtherische Reaktionen. Als echte Komplikationen treten Bronchopneumonien vor allem bei Larynx-, Trachea- und Bronchialdiphtherien, aber beim Säugling auch nach spezifischen Erkrankungen des Nasenrachenraumes auf. Bronchopneumonien häufen sich vor allem nach Tracheotomien bei Säuglingen, wenn durch die Ausschaltung der die Atemluft entkeimenden Nasen- und Rachenschleimhäute der Abstand zwischen dem unteren Respirationstrakt und der keimhaltigen Außenwelt stark verringert wird.

Immunität. Diphtherische Erkrankungen hinterlassen eine *Immunität*, die aber bei weitem nicht so zuverlässig ist, wie Immunitätszustände nach Viruskrankheiten. Es kommt bis zur Höhe von 7% zu Wiedererkrankungen, von denen die meisten nach einem längeren Zeitabschnitt nach der Ersterkrankung auftreten. Im Blute von Diphtherierekonvaleszenten tritt ein Antikörper gegen das Toxin, ein spezifisches *Antitoxin* auf, das empfängliche Individuen sowohl vor Infektionen mit lebenden Diphtheriebacillen als auch vor Toxinvergiftungen schützt. Eine bestimmte Menge Antitoxin entgiftet im Organismus eines empfänglichen Tieres nur einen bestimmten Maximalbetrag Toxin. Wird dieses Maximum überschritten, so treten Vergiftungserscheinungen wie bei unvorbehandelten Tieren auf. Das Antitoxin verbraucht sich also in der Reaktion mit dem Toxin und wirkt nicht wie ein Ferment. Die entgiftende Reaktion zwischen Toxin und Antitoxin tritt auch im Reagensglas ein. Gibt man zu einer bekannten Toxinmenge soviel Antitoxin, daß es gerade entgiftet wird, so braucht man die 2- oder x-fache Menge von Antitoxin, wenn die 2- oder x-fache Menge des gleichen Toxins entgiftet werden soll *(Gesetz der Multipla)*. Eine Antitoxinmenge, die das Meerschweinchen gerade vor 100 tödlichen Toxindosen schützt, wird eine *Antitoxineinheit* genannt. Toxin und Antitoxin reagieren miteinander nach dem Muster von Säuren und Basen, die sich quantitativ in der Reaktion verbrauchen und ein Salz bilden, das weder Säure- noch Basen-, sondern andere Eigenschaften, die eines Neutralsalzes, besitzt. Bei einer aktiven, spontan erworbenen Immunität kann eigentlich der Antitoxintiter des Blutes nicht ohne weiteres, wie bei einer passiven Immunisierung, als Ausdruck für die Höhe der vorliegenden Immunität betrachtet werden. *Eine aktive Immunität setzt sich aus einem kinetischen und einem potentiellen Faktor zusammen.* Neben dem *Blutantitoxin*, das den *kinetischen Anteil* der Immunität darstellt, besitzt der Immune noch die Fähigkeit, rascher als der Empfängliche Immunkörper zu bilden und ins Blut zu werfen *(potentielle Immunität)*. Wenn es nun aber auch denkbar ist, daß der kinetische Anteil gering und der potentielle sehr stark ausgebildet sein kann, so daß Infektionen wegen des geringen Antitoxintiters wohl haften können, wegen der abnorm raschen und reichlichen Antitoxinbildung aber so rasch abgedrosselt werden, daß sie unterschwellig verlaufen und die Bestimmung der Antitoxinkonzentration allein ein falsches Bild von der Höhe der Immunität geben könnte, wird ein gewisser Blutantitoxintiter in der Praxis als Indicator für das Bestehen einer ausreichenden Immunität verwandt (s. w. u.).

Im Organismus können *Toxin und Antitoxin nur in den Körpersäften* und nicht in den Zellen miteinander *reagieren.* Dieser Schluß ergibt sich aus den im folgenden beschriebenen Experimenten, mit denen die Grenzen der Antitoxintherapie bei der menschlichen Spontandiphtherie aufgezeigt werden. Injiziert man Meerschweinchen *Toxin* in die *Blutbahn, so verschwindet* es schon *nach Minutenfrist* aus ihr. Seine Verwandtschaft zu den Geweben ist offensichtlich eine so große, daß es umgehend aus dem Blut gerissen und an sie gebunden wird. Antitoxin dagegen verschwindet nur allmählich aus der Blutbahn, sei es, daß seine Affinität zu den Körperzellen geringer ist oder, was wahrscheinlicher ist, daß es schwerer aus der Blutbahn hinausdiffundieren kann als das Toxin. Injiziert man einem Tier zuerst Antitoxin, so ist es praktisch vor jeder entsprechenden nachfolgenden Toxinmenge zu schützen, da das Gesetz der Multipla unter diesen Umständen annähernd gilt (Versuchsanordnung I). Wird aber der Versuch so angestellt, daß man erst Toxin und nach Minuten- oder Stundenfrist, wenn das Toxin aus dem Blut verschwunden ist, Antitoxin injiziert, so benötigt man, um einige tödliche Dosen zu entgiften, nach $\frac{1}{2}$ Stunde schon das 10fache der neutralisierenden Antitoxinmenge. Nach 1 Stunde ist auch bei der Verwendung einer vieltausendfach neutralisierenden Antitoxinmenge keine Entgiftung mehr zu erreichen und der Tod nicht mehr aufzuhalten (Versuchsanordnung II). Wenn also (erste Versuchsanordnung) das Antitoxin im Blute anwesend ist, bevor das Toxin in die Blutbahn eintritt, findet eine Reaktion zwischen beiden und eine Entgiftung statt. Sie bleibt aber aus, wenn das Toxin aus der Blutbahn verschwunden ist und dann erst Antitoxin gegeben wird. Werden Toxin und Antitoxin in Mengen, die sich in vitro gerade neutralisieren, gleichzeitig, aber an getrennten Stellen ins Blut injiziert, so gilt wieder annähernd das Gesetz der Multipla und das Tier ist praktisch vor jeder Toxindosis zu schützen. Ist aber die Bindung Toxin → Zelle einmal eingetreten und eine tödliche Dosis fixiert worden, so ist das Tier mit Antitoxin nicht mehr zu retten (Versuchsanordnung II). *Antitoxin heilt also nicht. Es kann lediglich, als Block in der Blutbahn liegend, die Bindung Toxin → Zelle verhindern.* Die *Schlüsse* aus diesen Experimenten *für die Antitoxinanwendung* bei der *menschlichen Spontandiphtherie* liegen auf der Hand: *wird Antitoxin erst dann verabreicht, wenn eine tödliche Dosis schon vor Stundenfrist* oder länger an lebenswichtige Gewebe *gebunden* wurde, wie das für die als Diphtheria gravissima imponierenden Fälle angenommen werden muß, so ist eine „heilende" *Antitoxinwirkung* nicht mehr zu erwarten und die Menschen sterben unrettbar. *Das Serum hat in solchen Fällen nicht versagt,* denn es wird ja von ihm etwas verlangt, was es seinem Wesen nach gar nicht leisten kann. Versagt haben in solchen Fällen 1. entweder die Erzieher, die das Kind nicht schon beim allerersten Krankheitsbeginn zum Arzt brachten oder 2. der Arzt, der auch nur um 1 Stunde zu spät den schützenden Antitoxinblock im Blut anlegte oder 3. der Organismus des Kindes, von dem der Wachstumstendenz der Diphtheriebacillen zu wenig Widerstand entgegengesetzt wurde oder bei dem als Individualvariante eine abnorm hohe Verwandtschaft seiner lebenswichtigen Gewebe zum Diphtherietoxin bestand. Daß es

*bei einem Diphtherieverdacht falsch ist, das Ergebnis der bakteriologischen Unter-
suchung abzuwarten* und verfehlt, eine als solche erkannte leichte Diphtherie
erst spritzen zu wollen, wenn sich Verschlechterungen einstellen und *daß unsere
Antitoxintherapie sensu strictori keine Therapie, sondern eine Prophylaxe ist,
die lediglich verhindert, daß weiterer Schaden geschieht, die aber keinen schon an-
gerichteten Schaden heilen kann* — muß Allgemeingut der Ärzteschaft sein.

Mit dem Abheilen des Lokalherdes verliert der Diphtherierekonvaleszent
in der Regel noch nicht sein *Ansteckungsvermögen.* Ein hoher Prozentsatz
beherbergt noch wochen-, ja monatelang virulente Diphtheriebacillen im Nasopharynx. Neben solchen, die nach der Erkrankung zu *Dauerausscheidern*
geworden sind, gibt es aber noch andere Typen, *Keimträger,* die ohne oberschwellige, subjektiv empfundene Erkrankung Diphtheriebacillen auf ihren
oberen Schleimhäuten beherbergen. In der Umgebung von Diphtheriekranken
kann der Prozentsatz solcher *Keimträger* bis zu 12% anwachsen. Ihr Anteil
an der Gesamtbevölkerung wird in diphtheriearmen Zeiten auf Grund von
Massenuntersuchungen an gesunden Schulkindern und Erwachsenen in Großstädten auf 0,5—5% geschätzt. Macht man aber keinen Quer-, sondern einen
Längsschnitt, beobachtet man mit anderen Worten das Verhalten einer bestimmten Population während eines längeren Zeitraumes, so zeigt sich, daß,
von wenigen Ausnahmen abgesehen, alle Menschen zeitenweise zu Diphtherie-
bacillenträgern werden. Da also der *Diphtheriebacillus* wie der Masern-,
Pocken-, Varicellen- und Keuchhustenerreger *durch Tröpfcheninfektion* verbreitet
wird und die *Keimstreuer* in beiden Fällen *unerkennbar* sind, muß seine Verbreitung und die *En- und Epidemiologie der Diphtherie* den gleichen Gesetzen
unterliegen, wie die der genannten Zivilisationsseuchen. (Siehe S. 327, 1. Abs.
und folgende.) Bei der Diphtherie folgt zwar *nicht auf jeden ersten Infekt
zwangsläufig eine Erkrankung, wohl aber eine Umstimmung des Organismus.
Die unterschwellig verlaufenden Infekte führen* ebenso wie die klassischen Erkrankungen *zu einer Immunität.* Ob schon der erste stumme Infekt zur Ausbildung einer haltbaren Immunität genügt, oder ob das erst nach mehreren
Infekten der Fall ist, steht dahin. Ebenso wie sich nun bei der Tuberkulose
der stattgehabte Infekt, die Resistenzerhöhung und die Altersverteilung der
Infizierten und Resistenten durch einen immunbiologischen Test feststellen
lassen (Tuberkulinüberempfindlichkeit), kann bei der Diphtherie das Bestehen
einer Immunität, die Altersverteilung der Immunen und damit die Häufigkeit
und Altersverteilung der Infekte und ihre Beziehungen zu Umwelteinflüssen
ermittelt werden. Mit solchen Tests (SCHICK-Test bei der Diphtherie, DICK-Test
beim Scharlach) hat sich nachweisen lassen, daß der Durchseuchungsmodus, das
mittlere Infektionsalter und die Altersverteilung der Immunen bei Masern,
Pocken, Varicellen, Keuchhusten, Tuberkulose, Scharlach und Diphtherie die
gleichen sind und von den gleichen Umweltsfaktoren abhängen.

Soll festgestellt werden, ob ein Mensch diphtherieimmun ist oder nicht, so ist zu prüfen,
ob sein Blut Antitoxin enthält (kinetische Immunität) oder ob er schneller als empfängliche
Menschen Antitoxin zu bilden vermag (potentielle Immunität). Der Antitoxingehalt des
Blutes kann direkt bestimmt werden, indem man bekannte Serum- und Giftmengen mischt
und im Tierversuch prüft, bei welchem Mischungsverhältnis eine Entgiftung auftritt. SCHICK
prüft den Immunitätszustand in der Weise, daß er eine bekannte Menge Diphtherietoxin
intracutan injiziert und feststellt, ob eine Entzündungsreaktion eintritt oder nicht. Er
fand, daß nach der intracutanen Injektion von $^1/_{50}$ tödlicher Meerschweinchendosis Entzündungen an der Injektionsstelle ausbleiben, wenn das Serum des betreffenden Menschen
mindestens 0,03 normal ist, d. h. wenn 1 ccm seines Serums 30 tödliche Meerschweinchendosen entgiftete. Ein Mensch von 13 kg Gewicht, 1 kg Blut und 500 ccm Serum hat dann
soviel Antitoxin in seiner Blutbahn, daß er 15 000 tödliche Meerschweinchendosen entgiften
kann. Ist kein Antitoxin im Serum enthalten oder der Titer niedriger als 0,03 normal,
so entsteht an der Injektionsstelle eine scharf begrenzte Rötung und Infiltration von
15—25 mm Durchmesser, deren Intensität während weiterer 24—48 Stunden zunimmt

und in der Regel unter Pigmentierung abblaßt. Die Ablesung findet frühestens nach 48 Stunden, spätestens nach 5 Tagen statt. Da der Mensch mit ansteigendem Alter gegen die in der Bakterienbouillon enthaltenen unspezifischen Stoffe überempfindlich wird, muß jenseits des 5. Lebensjahres neben der intracutanen Injektion von Toxin eine Parallel-injektion mit einer gleichen Probe gekochten Giftes gemacht werden. Erst durch den Vergleich der beiden Lokalreaktionen ist dann erkennbar, ob und in welchem Umfang eine Pseudoreaktion vorliegt. Die Erfahrung hat gezeigt, daß Menschen mit einem negativen SCHICK-Test immun sind gegen Spontanerkrankungen. Daß dies aber auch bei einem niedrigeren Antitoxintiter der Fall sein kann, wenn der potentielle Teil der Immu-nität, das Vermögen, rasch Antitoxin neu bilden zu können, gut entwickelt ist, wurde weiter oben hervorgehoben. Da zur Überwindung eines diphtherischen Spontaninfektes nicht nur eine Neutralisation des Toxins, sondern auch antibakterielle, gegen die Aggressivität der Bacillen selbst gerichtete Kräfte notwendig sind, ist verständlich, daß ein Mensch mit einem unter gewöhnlichen Umständen ausreichenden Blutantitoxintiter erkrankt, wenn seine antibakterielle Abwehr schlecht ausgebildet ist. Versagt dieser Teil der Immunität, so wird ihm aber in der Regel sein Blutantitoxin und sein Vermögen, rasch Antitoxin bilden zu können, vor lebensbedrohenden „Fernreaktionen" bewahren.

Mit dem SCHICK-Test wurde in Massenuntersuchungen gezeigt, daß Neu-geborene und Säuglinge bis zum 6. Monat fast regelmäßig SCHICK-negativ und immun sind. Ihr Antitoxin stammt ebenso wie die Immunkörper gegen Masern in diesem Alter von der immunen Mutter und wird diaplacentar und mit der Milch übertragen. *Am Ende des ersten Lebensjahres ist der Prozentsatz der Immunen am niedrigsten* und steigt während des Kleinkind- und Schulalters um so rascher an, je höher die Wohnungsdichte ist. *Mit Schulausgang ist die überwiegende Mehr-zahl der städtischen Bevölkerung immun.* Die mit den Immuntesten (Tuberkulin, Diphtherietoxin) erfaßbaren und die an der Altersverteilung der oberschwelligen Reaktionen sichtbaren Durchseuchungskurven verlaufen in Großstädten bei Tuberkulose, Masern, Diphtherie, Keuchhusten und Windpocken parallel.

Diagnose. Bei der fundamentalen Wichtigkeit der möglichst frühzeitigen Antitoxinanwendung ist die Diagnose der Diphtherie mit den einfachsten, keinen Zeitverlust bedingenden Methoden zu stellen. Der kulturelle Nachweis von Diphtheriebacillen darf wegen der vom Staat verlangten Isolierungs- und Desinfektionsmaßnahmen um den Erkrankten herum und zur Kontrolle der klinischen Diagnose nicht unterlassen werden. Für den Entschluß zur Vor-nahme der Serumtherapie kommt er aber bei diphtherieähnlichen, mit Mem-branbildung einhergehenden Lokalbefunden gar nicht in Betracht. Ein wesent-liches Hilfsmittel für die sofortige Diagnose ist dagegen der *mikroskopische Nachweis von Diphtheriebacillen* in Abstrichpräparaten von verdächtigen Mem-branen (Methylenblaufärbung). Am besten wird dazu am Rande der Beläge abgestrichen. Von dem Mißlingen des Bacillennachweises darf aber das thera-peutische Handeln nicht abhängig gemacht werden, wenn andere Momente für Diphtherie sprechen. Von einfachem *Schnupfen* unterscheidet sich der *diphthe-rische* des Säuglings durch sein reichliches blutig-seröses Sekret. Bei jungen Säuglingen ist er gelegentlich vom *luischen Schnupfen* abzugrenzen. Da sich eine Lues nur selten mit einem einzigen Symptom manifestiert, ist der Nach-weis anderer luischer Zeichen und die in der Regel geringe Sekretion der luischen Rhinitis differentialdiagnostisch zu verwenden. Bei älteren Kindern kann die *Rhinitis Skrofulöser* diagnostische Schwierigkeiten machen. Ist die Sekretion nicht allzu stark, fehlen ihr Blutbeimengungen und weisen Drüsenschwellungen und Phlyktänen auf den Symptomenkomplex der Skrofulose hin, so wird auch hier die Diagnose Diphtherie bei einem mißglückten Bacillennachweis im Aus-strichpräparat unwahrscheinlich. Einseitig blutig-seröse oder blutig-eitrige Sekretion aus der Nase muß den Verdacht auf einen Fremdkörper wecken. Eine *diphtherische Angina* mit ihren zusammenhängenden weißen, spezifisch riechenden, über die Tonsillen hinaus auf die Uvula und die Gaumenbögen übergreifenden Membranen ist gar nicht zu verkennen. Ganz zu Beginn kann eine Rachendiphtherie allerdings klinisch von einer *Angina follicularis* oder *Angina lacunaris* nicht zu unterscheiden sein. Bei beiden Anginaformen treten weiße Stippchen auf, die sich von den diphtherischen dadurch unterscheiden, daß ihnen die Neigung zur Ausbreitung fehlt. Neben dem bei unspezifischen Anginen in der Regel hohen Fieber und den deutlichen Halsbeschwerden muß der Zeitfaktor, die folgenden 5—6 Stunden, die Entscheidung bringen, wenn der Abstrichbefund negativ ist. Solche Anginen sind nach 5—6 Stunden nochmals in Augenschein zu nehmen und bei deutlicher Vergrößerung der „Stippchen" Antitoxin zu verabreichen. Die Beläge einer Angina lacunaris sind leicht abwischbar und haften an Wattebäuschen. Sie haben außerdem eine gelblichere Farbe und einen ganz anderen Geruch als diphtherische und lassen sich wegen ihrer Fibrinarmut zwischen Objektträgern leicht verschmieren. Bei ungewöhnlich ausgebreiteten, unspezifisch aussehenden Belägen sind diese Momente neben dem Fehlen der Diphtheriebacillen gegen das Vorliegen einer Diphtherie zu verwenden. *Aphthöse Anginen* können wegen ihrer rundlichen Geschwüre und eine *Scharlachangina* wegen des dazugehörigen, über die Tonsillen auf die Schleimhäute des harten und weichen Gaumens hinausgehenden Enanthems kaum mit diphtherischen verwechselt werden. Im letzten Fall spricht vor allem das Mißverhältnis zwischen Rachenbefund und Temperaturhöhe für Diphtherie, denn eine ausgesprochene Scharlachangina mit deutlichen Belägen macht in der Regel hohes Fieber. Das gilt auch für *nekrotische Scharlachanginen mit mißfarbigen Belägen,* während eine Diphtheria gravissima mit einem ähnlichen Lokalbefund normale oder Untertemperaturen zeigt. Die Differentialdiagnose zwischen Diphtherie und *Angina* PLAUT-VINCENT kann manchmal nur mikroskopisch mit dem Nachweis von Spirochäten und dem Bacillus fusiformis für den einen und Diphtheriebacillen für den anderen Fall gestellt werden. Geruchsempfindliche Personen leitet allerdings der ganz verschiedene Geruch der beiden Anginen auf die richtige Spur. *Luische Plaques der Tonsillen* und des Gaumens mit ihrer weißlichen Verfärbung und ihrem wallartigen Rand können nur bei oberflächlicher Betrachtung mit den dicken, fibrinreichen Diphtheriebelägen verwechselt werden. Von größter Wichtigkeit ist es, *Larynxdiphtherien* möglichst frühzeitig zu erkennen, um durch rechtzeitige Antitoxingaben ein Fortschreiten der entzündlichen Schwellungen, eine weitere Verdickung und Ausbreitung der Membranen und damit auch chirurgische Eingriffe zu vermeiden. Am häufigsten entstehen differentialdiagnostische Schwierigkeiten zwischen dem diphtherischen und dem sog. *Pseudocroup.* Der Pseudocroup tritt meist nachts auf und kann in Stundenfrist zu lautem bellenden Husten und schweren Stenoseerscheinungen führen. Heiserkeit beträchtlichen Grades beobachtet man dabei nicht. Die Atemnot bessert sich gegen Morgen und verschwindet den Tag über fast völlig, um in manchen Fällen in der zweiten Nacht wiederzukehren. Beim echten Diphtheriecroup ist in der Regel die Stimme deutlich heiser und die Atemnot bessert sich mit dem Fortschreiten der Nacht und am anderen Tag nicht, sondern wird schlimmer. Mit diesen beiden Differenzen und einer dritten, daß die Atemnot beim diphtherischen Croup extrem selten so rasch entsteht wie beim Pseudocroup, ist die Diagnose zu sichern. Daß ein fehlender Rachenbefund nicht gegen Kehlkopfdiphtherie spricht, wurde weiter oben hervorgehoben. Bei *Crouperscheinungen im Verlauf von Masern* ist eine Differentialdiagnose gar nicht zu versuchen und sofort Antitoxin zu verabreichen. Bei *Grippecroup* sprechen die katarrhalischen Zeichen ober- und unterhalb des Larynx gegen Diphtherie. *Senkungsabscesse* bei Wirbelcaries, *retropharyngeale Eiteransammlungen* und *Fremdkörper* können rasch auftretende Stenosen verursachen. Es fehlt aber in der Regel eine entsprechend starke Heiserkeit, die für diphtherische Stenosen obligatorisch ist. *Tuberkulöse Drüsentumoren* können im Säuglingsalter beträchtliche Atemnot hervorrufen. Abgesehen davon, daß auch in diesem Falle die Heiserkeit fehlt und die Atemnot sich ganz langsam ausbildet, ist die Dyspnoe entsprechend dem tieferen Sitz des Hindernisses eine exspiratorische, bei der hochsitzenden Larynxstenose aber eine inspiratorische. Für *Conjunctivaldiphtherie* und gegen Gonorrhoe spricht das dünne sanguinolente Sekret. Den endgültigen Entscheid gibt das Ausstrichpräparat. Dasselbe gilt auch für die Diagnose der *Wunddiphtherie.*

Über die **Letalitäts-** und **Mortalitätshöhe** der Diphtherie lassen sich allgemeingültige Zahlen nicht angeben. Während der letzten großen europäischen Pandemie betrug die Letalität 20% und mehr und nach ihr, in der Serumzeit, etwa 10%. Lokal ist sie gelegentlich niedriger, in der letzten Zeit aber auch wesentlich höher gewesen. Das soziale Moment ist für den Verlauf von Diphtherien von geringerer Bedeutung als etwa bei Masern und Keuchhusten. Von allgemeinen Gesichtspunkten aus ist *dem Alter* der *größte Einfluß auf die* **Prognose** von diphtherischen Erkrankungen zuzusprechen. Das Gros der Diphtherietodesfälle stellen Kinder der ersten 3 Lebensjahre. Allerdings häufen sich während dieser Zeit Larynxdiphtherien, deren Prognose an sich in jedem Lebensalter ernster ist als die von Rachendiphtherien und die dazu beim Säugling die Neigung zum Hinabsteigen in die Trachea und in den Bronchialbaum verraten. Wegen der Gefahr des Deszendierens ist auch die *Prognose der Nasendiphtherie* beim Säugling, zumal wenn es sich um ein ernährungsgeschädigtes Kind handelt, mit Vorsicht zu stellen. Die Prognose der *Diphtheria gravissima ist infaust*, die der *Kombination* von *Diphtherie mit Masern* ernst. Diphtherie und Scharlach verschlimmern sich gegenseitig nicht wesentlich.

Therapie. Das Hauptstück der Therapie ist das Antitoxin. Diphtherie-Verdächtigen sind ohne Zeitverlust ausreichend *Antitoxin*mengen so zu injizieren, daß sie baldmöglichst an den Ort gelangen, wo sie allein wirken können, nämlich in die Blutbahn. Das ideale Injektionsverfahren ist also das intravenöse und ein völlig unzweckmäßiges das subcutane. In der Mehrzahl der Fälle genügt es aber, intramuskulär zu injizieren. Bei Larynxdiphtherien und der Diphtheria gravissima soll stets versucht werden, intravenös zu spritzen, um auch die halbe oder ganze Stunde auszunutzen, die zur restlosen Resorption einer großen Serummenge benötigt wird. Wenn auch bei der Diphtheria gravissima das schwere Krankheitsbild vermuten läßt, daß schon eine oder mehrere tödliche Giftdosen gebunden sind und auf Grund der Tierversuche eine Antitoxinanwendung aussichtslos erscheint, muß es doch in großen Mengen gegeben werden, um auch die letzte Chance auszunutzen. Das Antitoxin muß, wenn es in solchen Fällen überhaupt angewandt wird, deswegen hoch dosiert werden, weil man wieder auf Grund von Tierversuchen annehmen kann, daß die Bindung des Toxins an die Zellen eine zeitlang reversibel ist und bei dem Wettstreit der chemischen oder physikalischen Affinitäten Antitoxin $\rightleftarrows$ Toxin $\rightleftarrows$ Zellen das Massenwirkungsgesetz gilt. Um auch diese Chance auszunutzen und das noch locker gebundene Toxin möglichst restlos von den Zellen loszureißen, sind bei der Diphtheria gravissima und bei verschleppten Diphtherien höhere Antitoxindosen zu verabreichen als zu Krankheitsbeginn. Wo große Antitoxinmengen notwendig sind, müssen sie in konzentriertester Form in einem möglichst kleinen Serumvolumen verabreicht werden. Prinzipiell sind die sog. konzentrierten Sera zu gebrauchen, aus denen alle Eiweißkörper, die keine Antitoxinträger sind, ausgefällt werden und die in 1 ccm 1000—2000 A.E. enthalten. Eine A.E. = 1 Antitoxin-Einheit neutralisiert gerade 100 tödliche Meerschweinchen Dosen.

Dem ganzen Wesen der Antitoxintherapie nach ist immer zu versuchen, den Sicherheits-Antitoxinblock im Blut möglichst widerstandsfähig zu machen und eher 1000 A.E. zu viel als zu wenig zu geben. Als Anhaltspunkt für eine mittlere Dosierung mögen die folgenden Antitoxinmengen dienen, die erhöht werden müssen, wenn nicht am 1. oder 2., sondern am 3. oder 4. Krankheitstage oder noch später behandelt wird, wenn bei Rachendiphtherien die Membranbildung über das Übliche hinausgeht und deutliche Drüsenschwellungen auftreten. Die Dosierung in den ersten Lebensjahren ist relativ höher als später, weil die Prognose zu dieser Zeit an sich schlechter ist und infolgedessen ein höherer Sicherheitsfaktor benötigt wird:

Säuglings-Nasen-Diphtherie	3 000—4 000 A.E. intramuskulär
Säuglings-Larynx-Diphtherie	Minimum 10 000 A.E. intravenös
Kleinkinder-Larynx-Diphtherie . . .	„ 10 000 A.E. „
Kleinkinder-Rachen-Diphtherie . . .	5 000—6 000 A.E. intramuskulär
Schulkinder-Rachen-Diphtherie . . .	5 000—6 000 A.E. „
Diphtheria gravissima	20 000—30 000 A.E. intravenös.

Daß es eine das Wesen der Antitoxintherapie völlig verkennende Denkweise wäre, zuerst eine kleine Antitoxindosis mit der Absicht zu geben, sie zu wiederholen, sofern der Prozeß progressiv wird, sei noch einmal erwähnt. Weiterhin ist hervorzuheben, daß es dem Wesen und den Grenzen der Antitoxintherapie entspricht, wenn der diphtherische Prozeß trotz Seruminjektion noch eine Zeitlang fortschreitet. Das vor der Antitoxinanwendung an die Zellen gebundene Gift ruft entzündliche Reaktionen hervor, die durch das Antitoxin nicht mehr verhindert werden können. Wenn sich also die Beläge noch 10—12 Stunden lang vergrößern und die Atemnot bei einer Larynxdiphtherie noch wächst, kann von keinem Versagen der Serumtherapie gesprochen werden. Nach 12—24 Stunden zeigt sich aber bei richtiger Dosierung die Demarkationslinie am Rand der Beläge. In weiteren 12—24 Stunden erweichen die Membranen, sie werden dünner, ziehen sich von ihren Rändern zurück, werden ausgehustet und die entzündliche Schwellung der Schleimhäute verschwindet. Der Umschwung im Allgemeinbefinden tritt meist schon 12—20 Stunden nach der Seruminjektion ein. Bei der Nasendiphtherie des Säuglings und der Rachendiphtherie des Klein- und Schulkindes sind neben der selbstverständlichen Bettruhe und der Antitoxininjektion weitere therapeutische Maßnahmen nicht notwendig.

Einer besonderen Behandlung neben der spezifischen Serum-Therapie bedürfen die Diphtheria gravissima und die Larynxdiphtherie. Bei der *Diphtheria gravissima* ist jede körperliche Bewegung, ja das Aufsitzen im Bett bei der Entleerung von Stuhl und Urin und jede Aufregung des Kranken zu vermeiden. Gleichzeitig mit der Antitoxininjektion ist eine große intravenöse Transfusion arteigenen Blutes anzuraten. Von Kreislaufmitteln kann Sympatol versucht werden, obwohl es fast ebensowenig wirksam ist wie alle anderen Kreislauf- und Herzmittel.

Larynxdiphtherien sind sofort nach der Seruminjektion in einen Raum zu bringen, der mit Wasserdampf gesättigt ist. Dieser „Raum" kann ein Dampfbett sein, das sich im Privathaus leicht improvisieren läßt, wenn man Leinentücher zeltartig über das Bett hängt und in seiner Nähe Wasser verkocht, dessen Dampf unter dem Zelt aufgefangen wird. In Krankenanstalten gebraucht man Dampfräume oder auch Dampfbetten, in die mit einem Bronchitiskessel Wasserdampf hineingeleitet wird. Wenn die Verbringung ins Dampfbett nicht ausreicht, um eine bedrohliche Atemnot zu lindern, müssen organische Kalkpräparate intramuskulär oder intravenös injiziert, im Notfall daneben Narkotica gegeben (Calcium bromatum, Codeinpräparate [Dicodid], Narkophin, je nach dem Alter 0,01—0,005 g) und Sauerstoffzufuhr versucht werden. Suggestivbehandlung, Beruhigung und Ablenkung der Kinder durch gelegentliches Herumtragen hilft wesentlich mit, sie über die kritischen Stunden hinwegzubringen. Erreichen Atemnot und Unruhe beträchtliche Grade, bestehen starke

Einziehungen und führen Hustenanfälle zu Zuständen von Erstickungsangst, Lufthunger und Cyanose, muß chirurgisch vorgegangen werden. In Kinderkrankenhäusern ist die Methode der Wahl die *Intubation,* von der die ältere Tracheotomie weitgehend verdrängt worden ist. Die Tracheotomie wird in den Anstalten meist nur noch sekundär in den seltenen Fällen verwandt, wo die Tube nicht zum Ziele führt. Das Prinzip der Intubation besteht darin, daß nach dem Verfahren von O'Dwyer ein starres, der Form des Kehlkopfes angepaßtes Rohr (Tube) eingeführt wird, das die Membranen und die geschwollenen Schleimhäute komprimiert und einen für die Atmung ausreichenden Durchgang durch den entzündeten Larynx und die obere Trachea sicherstellt. Bei tiefer hinabreichenden Membranen muß die Intubation versagen. Das ist aber auch bei der Tracheotomie der Fall. Unter *Tracheotomie* versteht man die Eröffnung der Trachea ober- oder unterhalb des Isthmus der Schilddrüse und die Einführung eines starren Rohres in die Trachea, das die Schnittwunde offen hält und für die Zufuhr von Luft unterhalb des stenosierten Larynx sorgt. (Über die Technik der beiden Methoden und ihre Nachbehandlung siehe die chirurgischen und pädiatrischen Handbücher.) Die *Vorteile der Intubation* sind, daß sie unblutig ist, ohne Narkose und ohne geübte Assistenz vorgenommen werden kann, sofort schwerste Stenosen zu überwinden imstande ist und daß auf die Intubation ceteris paribus weniger Pneumonien folgen als auf die Tracheotomie. *Die Nachteile der Intubation* sind, daß die Tube ausgehustet werden kann und das Kind dann sofort wieder in die ursprüngliche Atemnot zurückfällt. Sie kann also im Privathaus nur dann vorgenommen werden, wenn das Kind unter ärztlicher Begleitung in eine Anstalt verbracht wird, wo geübtes Ärzte- und Pflegepersonal vorhanden ist. Ein weiterer Nachteil der Intubation ist, daß während der Einführung der Tube Membranen so zusammengeschoben werden können, daß der Larynx völlig unwegsam wird und eine akuteste Erstickungsgefahr auftritt. In Anstalten muß daher neben dem Intubations- stets das Tracheotomiebesteck bereit liegen. In Privathäusern kann aber dieses Risiko bei schweren Stenosen wegen der Seltenheit solcher Zwischenfälle getragen werden, vor allem dann, wenn keine Assistenz für eine Tracheotomie vorhanden ist und die Schwere des Zustandes sofortiges Handeln erfordert. *Die Nachteile der Tracheotomie* sind, daß blutig vorgegangen wird, Narkose angewendet werden muß, geschulte Assistenz notwendig ist und die Disposition für Pneumonien außerordentlich erhöht wird. Ihr *Vorteil* ist, daß die Stenose, sofern sie nur im Larynx sitzt, mit aller Sicherheit endgültig behoben ist und Rückfälle, wie bei der Intubation, durch ein Aushusten der Tube nicht möglich sind.

Beim Menschen und beim Meerschweinchen treten auch nach der Injektion knapp untertödlicher Dosen *reinen Toxins* typische postdiphtherische Lähmungen auf. Es ist also .nicht notwendig, für das Auftreten solcher Lähmungen nach menschlichen Spontanerkrankungen die Existenz latenter, diphtherischer Krankheitsherde zu postulieren, von denen aus nach dem Abheilen des Hauptherdes noch Toxin in den Organismus und das Nervensystem gelangt. Da die Voraussetzungen nicht zutreffen, gilt auch die Schlußfolgerung nicht, daß man das Fortschreiten postdiphtherischer Lähmung durch Antitoxingaben verhüten oder sie heilen kann. Die lange Inkubation der Lähmungen muß vielleicht wie beim Tetanus darauf zurückgeführt werden, daß das Toxin die Nervenscheiden entlang wandert, vom Antitoxin nicht erreicht werden kann und erst nach einiger Zeit peripheres oder zentrales Nervengewebe schädigt. Es ist aber auch denkbar, daß die zu Beginn der Erkrankung gesetzten Toxinschäden, ebenso wie das bei der spät auftretenden Myodegeneratio cordis der Fall sein muß, zunächst unterschwellig bleiben und erst dann sichtbar werden, wenn die

Gewebsveränderungen eine bestimmte Höhe erreicht haben. Die Lähmungen werden vielfach symptomatisch mit Strychnin (Strychn. nitricum 0,0002 bis 0,001 g pro die) oder Arsen (Sol. Fowleri) behandelt, obwohl sie auch ohne Arzneimittel stets zurückgehen. Die nach jeder über das Mittelmaß hinausgehenden diphtherischen Erkrankung drohenden, aber auch nach harmlos aussehenden Rachendiphtherien gelegentlich auftretenden *postdiphtherischen Herzschädigungen* verlangen eine sorgfältige Beobachtung der Rekonvaleszenten, auch wenn Herz und Kreislauf zu Krankheitsbeginn nicht geschädigt erscheinen. Auch leichte Diphtherien sind 12—14 Tage im Bett zu halten und 4—6 Wochen lang ihr Allgemeinbefinden, das Verhalten des Pulses und des Herzens zu kontrollieren. Körperliche Abgeschlagenheit, das Ansteigen der Pulsschläge nach geringen körperlichen Anstrengungen und leichte Irregularitäten müssen zur äußersten Vorsicht mahnen. Wo schon zu Beginn schwerere Herzschädigungen sichtbar waren, muß monatelang Bettruhe eingehalten werden, in der schönen Jahreszeit im Freien. Durch Diphtherietoxin geschädigte Herzmuskeln brauchen gelegentlich Jahre bis zur völligen Erholung.

Da das Diphtherieantitoxin entweder an Eiweißkörper gebunden oder selbst ein Eiweißkörper ist und für die Serumbehandlung artfremdes Serum (vom Pferd) verwandt wird, versucht sich der Organismus des artfremden Eiweißes zu entledigen, wie das im Masernkapitel beschrieben wurde. Er bildet spezifische Antikörper gegen Pferdeeiweiß und es entstehen bei der Antigen-Antikörperreaktion giftige Produkte, die zu einer **Serumkrankheit** führen, wenn ihre Konzentration groß genug ist. Solche oberschwellige Antigen-Antikörperreaktionen sind aber nicht obligatorisch. *Serumkrankheiten treten ceteris paribus um so seltener und leichter auf, je jünger die Kinder sind und je kleinere Serummengen verwandt* wurden. Mit der Verwendung hochwertiger Seren (1000 bis 2000 A.E. im Kubikzentimeter) läßt sich ihre Zahl und Schwere ganz deutlich vermindern. Den Eltern ist aber zu eröffnen, daß die Serumanwendung und ihre Vorteile eventuell mit einer Serumkrankheit erkauft werden müssen. Daß aber die geringen Nebenwirkungen der Serumbehandlung gegenüber den hohen Gefahren einer diphtherischen Erkrankung völlig in den Hintergrund treten, ist ausdrücklich hervorzuheben. Die Argumente der sog. Serumgegner, ihre Behauptungen von der Unwirksamkeit des Serums und seiner Gefährlichkeit zu diskutieren, kann naturwissenschaftlich gebildeten Ärzten nicht zugemutet werden, da die Diphtherietherapie innerhalb ihrer oben beschriebenen Grenzen zu unseren am besten begründeten Heilverfahren gehört.

Die Forderung, Diphtherierekonvaleszenten 14 Tage im Bett zu halten, ist auch wegen der drohenden Serumkrankheit notwendig. Von einem leichten Nachmittagsfieber bis zu 2—3tägigen schweren Fieberzuständen ohne Exanthem, mit einigen Exanthemspuren oder mit ausgebreiteten polymorphen, urticariellen, morbilliformen oder scarlatiniformen Exanthemen gibt es alle Übergänge. Serumkrankheiten treten am häufigsten zwischen dem 9.—12. Tag nach der Seruminjektion auf. Für die *Serumexantheme* ist charakteristisch, daß sie *keine Enantheme* machen, sehr flüchtig sind und keine Spuren auf der Haut hinterlassen. Urticarielle Exantheme können mit einem außerordentlichen *Juckreiz* einhergehen. Seltener sind generelle Ödeme oder lokale im Gesicht, am Scrotum, in den paraarticulären Geweben und an der Glottis. Glottisödeme, die bei Erwachsenen zu schwersten Erstickungszuständen führen können, sind bei Kindern sehr selten. Wie die Dinge verlaufen, wenn ein mit artfremdem Serum injizierter Mensch schon Antikörper gegen das betreffende Serumeiweiß enthält, ist im Masernabschnitt geschildert worden. Es besteht dann die Gefahr, daß *anaphylaktische Reaktionen* während oder kurz nach der Injektion auftreten. Diese Gefahr erhöht sich bei intravenösen Injektionen. Der Mensch ist nicht so empfindlich gegen anaphylaktische Gifte wie manche Tierarten. Immerhin muß, *wenn die Anamnese eine Vorbehandlung mit der gleichen Serumart aufdeckt oder keine sicheren Angaben über diesen Punkt zu erhalten* sind, eine **Desensibilisierung** vorgenommen werden. Man gibt am besten intramuskulär 1—2 Tropfen des Serums, wartet 10—15 Min. und kann dann unbesorgt den Rest des Serums injizieren. Durch diese Vorinjektion nach Besredka tritt eine *unterschwellig bleibende Antigen-Antikörperreaktion auf, die* sozusagen eine negative Phase hervorruft und *das betreffende Individuum ananaphylaktisch macht.* Man verhütet auf diese Weise nur sofortige Reaktionen, aber nicht Serumkrankheiten, die bei Reinjizierten früher und häufiger auftreten als bei Erstgespritzten. Bei der Einhaltung der beschriebenen Vorsichtsmaßregeln ist *der Gebrauch von Rinder- und Schafserum bei Reinjektionen überflüssig.* Die letzteren Sera sind für einen gar nicht zu vernachlässigenden Prozentsatz von Menschen in Deutschland primär giftig (angeborene oder enteral erworbene Überempfindlichkeit), während das für Pferdeserum extrem selten der Fall ist. In anderen Ländern liegen aber scheinbar die Dinge umgekehrt.

Aktive und passive Diphtherie-Schutzimpfung. Eine bestimmte Konzentration von Antitoxin im Blut schützt den Menschen vor den Folgen spontaner und künstlicher Infektionen mit Diphtheriebacillen. Behring hatte gehofft, durch eine einmalige Injektion von antitoxinhaltigem Pferdeserum Menschen lebenslang vor der Krankheit zu bewahren und auf diesem Wege die Diphtherie auszurotten. Damals war noch nicht bekannt, daß der Schutz durch artfremde Sera nur 12—16 Tage dauert, weil sich der Organismus nach dieser Zeit des artfremden Serums und damit des Antitoxins entledigt. Massenversuche mit dem Schick-Test haben gezeigt, daß solche Menschen vor diphtherischen Erkrankungen sicher sind, deren Serum 0,03 normal ist, d. h. soviel Antitoxin enthält, daß 1 ccm *Serum* 30 tödliche Dosen für 250 g Meerschweinchen neutralisiert. Eine passive Immunisierung mit 500 bis 1000 A.E. schützt demnach mit Sicherheit vor Diphtherie. Mit solchen Dosen, die in $^1/_2$—1 ccm konzentriertem Pferdeserum enthalten sind, können infizierte Kinder und Empfängliche vor dem Ausbruch der Erkrankung in der Umgebung frischer Diphtheriefälle 1—2 Wochen vor Infektionen geschützt werden. Da aber, wie das oben dargelegt wurde, die Zahl der Bacillenträger in städtischen Bevölkerungen hoch und die Infektion mit Diphtheriebacillen auf die Dauer unvermeidbar ist, kann bei der kurzen Dauer des mit artfremdem Serum verliehenden Schutzes an eine Ausrottung der Krankheit nach dem Muster der Pocken, wie das Behring vorschwebte, nicht gedacht werden. Das wäre nur möglich, wenn der Organismus wie bei der Pockenschutzimpfung aktiv zur Bildung von Antikörpern angeregt und durch eine Impferkrankung eine Immunität erwerben würde, die ebenso wie dort vor der genuinen Erkrankung schützt. Der Weg dazu wurde von Behring geebnet. Er beobachtete, daß Toxin-Antitoxingemische, in denen das Toxin nicht ganz oder gerade entgiftet ist und die von Mensch und Tier reaktionslos vertragen werden, hohe immunisierende Eigenschaften entfalten und als Impfstoffe verwendet werden können. Im Organismus tritt offensichtlich wieder eine langsame Lösung der Toxin-Antitoxinverbindung und eine Fixierung des Toxins an Gewebszellen ein, die zur spontanen Antitoxinbildung und einer aktiven Immunität führt. An Stelle der von Behring und seinen Nachfolgern gebrauchten Toxin-Antitoxingemische können auch durch Formol entgiftete, reine Toxine (Anatoxin) verwandt werden. Beide Arten *Impfstoffe* sind *völlig ungefährlich* und die *Impfreaktionen* bei jüngeren und nicht mit Tuberkulose infizierten Kindern *minimal. Nach 3 Injektionen* im Abstand *von 8—14 Tagen* tritt in *einigen 90% der Fälle* Antitoxin *bis* zu einer Konzentration von 0,03 normal und mehr *im Blute* auf. In neuester Zeit werden Impfstoffe verwandt, bei denen mit Formol entgiftete Toxine an Aluminium-Hydroxyd adsorbiert sind. Mit diesem Impfstoff soll eine einmalige Injektion zur Immunisierung ausreichen. Es erscheint aber angezeigt, zweimal, und zwar im Abstand von 6 Wochen, zu impfen. Dem Wesen einer aktiven Immunität entsprechend verfügt dann der Geimpfte über eine kinetische (sein Blut-Anti-Toxintiter) und eine potentielle Immunität (das Vermögen, rascher Antikörper bilden zu können als der nicht Vorbehandelte). Eine solche aktive Schutzimpfung kann nicht bei akuter Gefährdung verwandt werden, weil es Wochen bis zur vollen Ausbildung der Immunität dauert und die Spanne zwischen Infektion und Erkrankung nur wenige Tage beträgt. Bei akuter Gefahr muß, wie das oben beschrieben wurde, antitoxinhaltiges Pferdeserum verwandt werden. Eine aktive Diphtherieschutzimpfung muß ebenso wie die Vaccination gegen die Pocken in diphtheriefreien Zeiten vorgenommen werden. *Umfangreiche Erfahrungen, vor allem in den angelsächsischen Ländern, haben gezeigt, daß auf diese Art gegen Diphtherie Schutzgeimpfte nur in Ausnahmefällen und dann ebenso wie nach der Pocken-Schutzimpfung nur leicht erkranken.* Bei der Häufigkeit der Bacillenträger und der von ihnen immer wieder gesetzten Superinfektionen ist zu erwarten, daß die durch die Diphtherie-Schutzimpfung gesetzte Grundimmunität, ebenso wie die durch Morbilloide erworbene, im Laufe der Zeit immer stärker wird und lebenslang bestehen bleibt.

IX. Scharlach (Scarlatina).

Unter Scharlach wird eine akute Infektionskrankheit verstanden, die mit Fieber, Angina und einem Enanthem beginnt, das meist von einem kleinfleckigen, häufig flüchtigen oder wenig ausgedehnten Exanthem begleitet ist und in deren Verlauf neben einer großlamellösen Schuppung an Handtellern und Fußsohlen nach einem längeren oder kürzeren symptomfreien Intervall ein zweites, vielgestaltiges Kranksein auftritt.

Aller Wahrscheinlichkeit nach ist der Scharlach schon im Altertum vorgekommen, wenn er in den Schriften dieser Zeit auch noch nicht als Krankheit sui generis erkannt und von anderen exanthematischen Erkrankungen abgetrennt wurde. Bei gewissen, von HIPPO-KRATES, GALEN und anderen Schriftstellern beschriebenen Krankheitsbildern kann es sich kaum um etwas anderes als Scharlach gehandelt haben. Als selbständige Krankheit wurde die Scarlatina zuerst von SYDENHAM beschrieben. Aus diesen Schriften geht schon in deutlicher Weise hervor, was heute noch für den Scharlach gilt und was ihm seinen Namen „Proteus" unter den Infektionskrankheiten eingetragen hat: seine außerordentliche Verschiedenheit in der Schwere und der Art des Krankheitsverlaufes. In seiner ersten Beschreibung vom Jahre 1661 hielt SYDENHAM den Scharlach für eine sog. Krankheit, in deren Verlauf man höchstens an der „ärztlichen Kunst" sterben könne, während er ihn einige Jahre später mehr als die Pest fürchtete.

Ätiologie. Die Ursache für die Scharlacherkrankung erscheint den meisten Untersuchern als geklärt. Es werden zur Zeit, von völligen Außenseitern abgesehen, *drei Theorien über die Ursache der Scharlacherkrankung* vertreten: 1. Daß er von einem Virus hervorgerufen wird, 2. daß er eine Streptokokkenerkrankung ist und 3. daß er eine anaphylaktische Reaktion gegen Streptokokken- oder bakterielles Eiweiß irgendwelcher Art darstellt.

Die Überempfindlichkeitshypothese ist am schlechtesten begründet. Ihr widerspricht die Erfahrung, daß nach wenigen Tagen frische Fälle auftreten und eine Epidemie entsteht, wenn Scharlachkranke in Gebiete kommen, die jahrzehntelang frei von der Krankheit waren. Demgegenüber sind die zu Scharlachbeginn auftretenden Veränderungen im Blut, die den anaphylaktischen Charakter des Krankheitsbeginnes beweisen sollten, ohne Beweiskraft. Auch die Virustheorie ist unbewiesen.

Zur Zeit wird vor allem auf Grund der Arbeiten des amerikanischen Ehepaares G. und D. DICK von den meisten Autoren eine *Streptokokkenätiologie*

des Scharlachs angenommen. Seit Löffler zum erstenmal in Rachen und Blut
von Scharlachkranken Streptokokken nachwies, hat man immer wieder versucht,
die Scarlatina als Folge einer Streptokokkeninfektion hinzustellen. Es werden
in der Tat, wenn mit ausreichender Technik und häufig genug untersucht wird,
während der ersten Krankheitswoche fast *in 100% der Fälle hämolytische Streptokokken im Nasopharynx* aufgefunden. Allerdings sollen ganz foudroyant verlaufende Fälle streptokokkenfrei sein. Ob aber diese immer wieder zitierten
älteren Befunde auf einer einwandfreien Methodik beruhen, steht dahin. Wenn
nun auch aus ihrem regelmäßigen Vorkommen auf die Erregernatur der hämolytischen Streptokokken geschlossen wurde, so mußten die betreffenden Au-

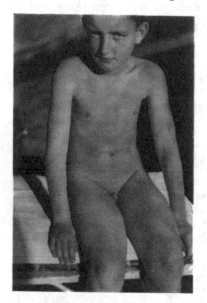

Abb. 8. Scharlach.
(Hamburger Univ.-Kinderklinik.)

toren doch außerdem irgendwelche *biologische
Sondereigenschaften für die angeblichen Scharlachstreptokokken* postulieren und nachzuweisen versuchen, die anderen Streptokokken
fehlen, weil bei der Scarlatina von allen anderen
bekannten Streptokokkenerkrankungen abweichende Erscheinungen auftreten. *Der
Scharlach hinterläßt eine Immunität,* Streptokokkenerkrankungen aber nicht, sie disponieren sogar in manchen Fällen zu Wiedererkrankungen. Es ist keine andere Streptokokkenerkrankung bekannt, bei der so charakteristische großlamellöse Schuppungen an
Handtellern und Fußsohlen, mit so großer
Regelmäßigkeit nach einem symptomlosen
Intervall ein zweites Kranksein und so lange
nach Krankheitsbeginn die für Scharlach
pathognomonischen Drüsenschwellungen und
Nephritiden auftreten. Auf verschiedenen
Wegen ist versucht worden, durch Agglutina-
tionen, Komplementbindungen, Bestimmun-
gen des opsonischen Index, Feststellungen
von besonderem kulturellem Verhalten usw.,
eine biologische Sonderstellung der Scharlachstreptokokken zu erweisen, ohne daß es auf diesem Wege gelungen wäre,
zwingende Befunde für die Sondernatur der beim Scharlach vorkommenden
Streptokokken zu erheben. Das schien den *Eheleuten* Dick geglückt zu sein,
die dem *scharlacherzeugenden, hämolytischen Streptococcus als biologische Sondereigenschaft die Fähigkeit* zuschrieben, ein *spezifisches Toxin* zu sezernieren, das
den *Scharlachausschlag* und die *toxischen Erscheinungen* während der Erkrankung
hervorrufen soll. Als Beweis für diese Anschauungen wird angeführt, daß die
Erzeugung von Scharlacherkrankungen beim Menschen mit Scharlach-Strepto-
kokken-Reinkulturen gelungen sei, daß bakterienfreie Filtrate der gleichen
Scharlachstreptokokkenart keine Infektion zu setzen vermögen, daß sie aber
ein wirksames Toxin enthalten, das, parenteral injiziert, die spezifischen Hauterscheinungen hervorruft. Der Immune soll gegen dieses Gift unempfindlich
sein, das in der Haut Empfänglicher, ebenso wie Diphtherietoxin, spezifische
Entzündungen hervorrufen soll. Die Scharlachimmunität soll sich nur gegen
dieses Gift, aber nicht gegen die rein bakteriellen Wirkungen der Streptokokken
richten. Die allgemein anerkannte therapeutische Wirkung des Rekonvaleszentenserums wird auf seinen Gehalt an „Antitoxin“ zurückgeführt, das auch
in vitro das „Toxin“ zu entgiften imstande ist. Die Scharlachnachkrankheiten
und Komplikationen wurden dagegen als Folge der bacillären Aggressivität

des hämolytischen Streptococcus aufgefaßt. Schließlich wurde noch beim Pferd durch Injektionen mit keimfreien Filtraten von Scharlachstreptokokkenkulturen ein antitoxisches Serum erzeugt, mit dem das Streptokokkentoxin in vitro neutralisiert werden kann und das in den ersten Tagen toxischer Scharlacherkrankungen unbestritten therapeutische Eigenschaften entfaltet. Daneben hat es noch eine andere Eigenschaft mit dem Rekonvaleszentenserum gemeinsam: es löscht ebenso wie dieses das Exanthem im Umkreis von 5—10 cm aus, wenn man es in die von einem Scharlachausschlag befallene Haut injiziert. So lückenlos die Beweisführung für die *Streptokokkenätiologie des Scharlach* auch erscheint, *ihr Fundament*, die *biologische Sondereigenschaft des Scharlachstreptococcus*, die ihn zum Erreger macht und vor allen anderen Streptokokken auszeichnet, bestände darin, daß er ein spezifisches *Toxin zu bilden* imstande sei, ist gefallen.

Die *Streptokokken der verschiedensten Herkunft*, bei *Erysipelen, Phlegmonen puerperalen und septischen Allgemeinerkrankungen aufgefundene hämolytische Streptokokken bilden das gleiche ,,Toxin'' wie Scharlachstreptokokken*. Mit den bisherigen Methoden hat sich eine Sonderstellung des Scharlachtoxins gegenüber den anderen Streptokokkentoxinen nicht erweisen lassen. Streptokokkentoxine der verschiedensten Herkunft werden durch Scharlachrekonvaleszentenserum in der gleichen Weise neutralisiert. *Eine Infektion mit Toxin produzierenden Streptokokken* und eine darauf folgende Erkrankung — das kann mit aller Sicherheit gesagt werden — *führt nicht zwangsläufig zu einer Scharlacherkrankung*, so wie eine zur Erkrankung führende Infektion mit toxinbildenden Diphtheriebacillen stets das Bild der diphtherischen Vergiftung produziert, gleichgültig, ob der Diphtheriebacillus die Schleimhäute des oberen Respirationstraktes oder eine Wunde befällt. Junge Kinder bekommen durch toxinbildende Streptokokken verschiedene Erkrankungen (Erysipel, Phlegmonen, Anginen, Otitiden), ohne ,,scharlachkrank'' zu werden, um nach nicht allzulanger Zeit einen klassischen Scharlach zu bekommen. Da sich außerdem die Hautempfindlichkeit gegen das DICKsche Toxin bei einem und demselben Menschen im Laufe der Zeit so oft ändert, wie das von keiner anderen Immunität bekannt ist, kann die These, daß eine krankmachende Infektion mit hämolytischen, toxinbildenden Streptokokken zu einer Scharlacherkrankung führt, nicht angenommen werden. Nach einem Infekt mit Streptokokken, die samt und sonders Toxinbildner sind, entsteht von den verschiedenen möglichen Krankheitsbildern das Syndrom Scharlach nur unter bestimmten Umständen, die endogener oder exogener Natur sein können. Worin diese Hilfsumstände bestehen, ist zur Zeit noch unbekannt.

Der **Scharlacherreger** ist außerhalb des menschlichen Organismus außerordentlich widerstandsfähig. Wenn man auch die Angabe, daß er sich jahrelang an Gebrauchsgegenständen virulent erhalten kann, mit Skepsis aufnehmen muß, so erscheint doch der alte ärztliche Gebrauch voll gerechtfertigt, daß man seine Scharlachpatienten erst nach allen anderen besucht. Da der Erreger im Nasopharynx enthalten ist, wird die Übertragung der Krankheit auf dem Wege der *Tröpfcheninfektion* vor sich gehen. Daneben werden aber, ebenso wie bei den Pocken, Übertragungen durch Gegenstände und gesunde Zwischenträger eine gewisse Rolle spielen. In einigen Fällen sind Krankheitshäufungen durch infizierte Milch und andere Lebensmittel beobachtet worden. Die **Disposition** für die ,,klassische Scharlacherkrankung'' liegt etwa in der Größenordnung der diphtherischen Krankheitsbereitschaft. Beide Erreger sind nicht absolut, sondern nur unter bestimmten, noch nicht überblickbaren Bedingungen pathogen. Bei gleicher Infektionsgelegenheit erkranken Schul- und Spielkinder häufiger als Säuglinge und Erwachsene. Säuglinge zeigen auch noch in der zweiten Hälfte des ersten Lebensjahres *eine hohe Resistenz gegenüber dem Scharlacherreger*. Die soziale Lage spielt für die Disposition zum Scharlach ebenso wie bei anderen, durch Tröpfcheninfektion hervorrgerufenen Krankheiten insofern eine Rolle, als das *mittlere Krankheitsalter um so niedriger liegt, je höher die Wohnungsdichte ist*. Die individuelle Bereitschaft für eine Scharlacherkrankung ist verblüffenden Schwankungen unterworfen. Es ist schon mehrfach beobachtet worden, daß Ärzte erst nach langjähriger, tagtäglicher Tätigkeit auf Scharlachstationen erkrankten.

Für die **Inkubation** des Scharlachs werden Zeiten zwischen 1—24 Tagen angegeben. Bei einem Keim, der nicht absolut pathogen und Umweltseinflüssen gegenüber sehr resistent ist, erscheinen lange Inkubationszeiten insofern verständlich, als er sich auf den Schleimhäuten längere Zeit halten und so den Zeitpunkt abwarten kann, an dem die Bedingungen zur Entstehung einer Erkrankung gegeben sind. 24 Stunden und kürzer kann die Inkubation sein, wenn der Scharlacherreger anstatt durch die Schleimhäute des Nasopharynx durch eine Wunde in den Organismus eindringt. Einer Scharlachinfektion per vias naturales folgt *im Durchschnitt eine 3—5tägige Inkubation*.

Der Verlauf einer Erkrankung, die als „Proteus" unter den Infektionskrankheiten bezeichnet worden ist, kann nicht mit der Schilderung eines Typkrankheitsbildes dargestellt und auf seine Abweichungen im Sinne eines leichteren oder schwereren Verlaufes hingewiesen werden. Aus didaktischen, aber auch aus ärztlich therapeutischen und prophylaktischen Gründen sollen im folgenden *3 Verlaufsformen des Scharlachbeginnes* beschrieben werden; *der schwere Scharlach in seiner toxischen* und *septischen Form, der mittelschwere, klassische* und *der Scharlach ohne Exanthem*. Als Scharlach ohne Exanthem werden die Fälle bezeichnet, bei denen kein Hautausschlag auftritt oder das Exanthem so flüchtig, unansehnlich oder uncharakteristisch ist, daß es übersehen wird. Die Zahl dieser Art Scharlachfälle ist wesentlich größer als die der klassischen.

Ist aber auch der *Scharlachverlauf* hinsichtlich seiner Schwere und der Art seiner Symptomenbilder außerordentlich verschieden, *eine Gesetzmäßigkeit* läßt er insofern erkennen, als er *in der Regel in zwei Phasen* verläuft. Nach den Einzelschilderungen des Scharlachbeginnes folgt daher eine gemeinsame Besprechung der Symptomenbilder, die *im 2. Akt der Scharlacherkrankung* nach einem symptomlosen Intervall auftreten, außerordentlich vielgestaltig sind und sowohl dem klassischen, als auch dem schweren und dem exanthemlosen Beginn folgen können.

Ein **klassischer Scharlach** beginnt plötzlich mit Fieber, Kopfweh und Erbrechen. Diese Trias ist im Schulalter und bei Kindern, die sonst nicht zum Erbrechen neigen, ein deutlicher diagnostischer Fingerzeig für die Art der kommenden Erkrankung. Der Temperaturanstieg ist ein steiler, manchmal mit Schüttelfrost verbunden und erreicht 40° und mehr. Die Zahl der Pulsschläge ist in charakteristischer Weise größer als der Fieberhöhe entspricht. Pulszahlen über 200 in der Minute sind keine Seltenheit, zu gleicher Zeit fällt der Blutdruck. Das subjektive Krankheitsgefühl ist ein schweres und steigert sich bei neuropathischen Kindern gelegentlich schon bei mittelschweren Scharlachfällen zu Erregungszuständen oder zur Apathie.

Am 1. Fiebertage besteht eine Angina. Der Rachen ist stark gerötet und die Tonsillen sind geschwollen. Die Röte, die zu dieser Zeit schon von den Tonsillen auf die Gaumenbögen übergegangen ist und sich etwa in der Uvulahöhe noch scharf gegen die gesunde Schleimhaut des weichen Gaumens absetzt, wird am besten als eine düstere, flammende Röte bezeichnet. Auf der Schleimhaut des weichen Gaumens sieht man stecknadelkopfgroße rote Flecken und Streifen,

Enanthemflecken, die in den nächsten 24 Stunden zu einem **flammenden Enanthem** konfluieren, das die Gaumenbögen, die Uvula, die hintere Rachenwand und den gesamten weichen Gaumen überzieht und sich gegen den harten Gaumen scharf absetzt. Die Zunge ist dick belegt und die Drüsen am Kieferwinkel sind geschwollen und empfindlich.

In vereinzelten Fällen gleichzeitig, meist aber 12—24 Stunden nach dem Fieber- und Enanthembeginn, erscheint das **Exanthem**. Es besteht aus feinsten, höchstens stecknadelkopfgroßen, erst blaß-, bei voller Entwicklung leuchtend „scharlachroten" Einzelflecken. Sie schießen in der Mehrzahl der Fälle zuerst am Hals, an der Brust und auf dem Rücken und erst im Laufe des 2. Exanthemtages an den Extremitäten auf. Das Gesicht bleibt frei und ist lediglich fieberhaft gerötet. Auffallend ist dabei die *Blässe des Munddreiecks* (Nase-Oberlippe-Kinn), die mit der purpurnen Hautröte des Körpers seltsam kontrastiert. Zu Beginn erheben sich die Scharlachflecken nicht über das Niveau der gesunden Haut, die zwischen ihnen zunächst sichtbar bleibt. Wenn aber durch das Aufschießen immer neuer Efflorescenzen ein dichtes Exanthem entsteht und die Flecken konfluieren, die gesunde Haut nicht mehr zwischen ihnen erkennbar ist und das Bild einer gleichmäßigen Rötung entsteht, erscheint das Exanthem über dem ursprünglichen Hautniveau erhaben. Im dichtesten Scharlachausschlag sind aber die Einzelflecken innerhalb der Rötung stets erkennbar und besonders gut zu demonstrieren, wenn man die Haut durch Druck anämisiert und das Wiedereinschießen des Blutes beobachtet, das zuerst in die Flecken erfolgt. Die Haut ist auf der Höhe des Exanthems in toto entzündlich infiltriert und zeigt, wenn man sie durch Druck etwas anämisiert, einen gelblichen Ton, der auf eine Erhöhung des Bilirubinspiegels im Blut zurückzuführen ist. An den Streckseiten der Extremitäten kommt es im Verlauf des Scharlachausschlages zu einer deutlichen *Follikelschwellung,* die der Haut eine samtartige Beschaffenheit verleiht. Das Exanthem erreicht in 2—3 Tagen seinen Höhepunkt und ist im *Oberschenkeldreieck* und an solchen Stellen besonders dicht und leuchtend, die aus irgendeinem Grunde hyperämisiert werden. Bei besonders intensiven Exanthemen, die zu einer ungewöhnlichen entzündlichen Durchtränkung der Haut führen, wandeln sich manchmal die ursprünglichen Scharlachflecken am Rumpf und den Unterschenkeln in kleine Bläschen mit hellem, alkalisch reagierendem Inhalt um *(Miliaria scarlatinosa).* Das Scharlachgift schädigt die Gefäßwände, so daß es manchmal spontan, bei venöser Stauung aber in der Regel, *zu Blutaustritten aus den Capillaren* kommt (nach Anlegen einer Stauungsbinde, RUMPEL-LEEDEsches Phänomen). Der Scharlachausschlag geht häufig mit einem mehr oder weniger starken *Juckreiz* einher. 3—4 Tage nach Exanthembeginn setzt die rückläufige Entwicklung ein und der Ausschlag blaßt in einigen Tagen in der gleichen Reihenfolge ab, in der er erschien.

Während der Entwicklung des Exanthems schreiten auch die spezifischen Prozesse im Rachen weiter fort. *Enanthem und Angina* erreichen ihren Höhepunkt, während sich der ursprüngliche dicke, gelbliche Belag der Zunge ganz oder teilweise abgestoßen hat. Nach seinem Verschwinden sieht man vor allem am Vorderteil der Zunge ihre geschwollenen und entzündlich geröteten Papillen das Niveau der Epitheldecken deutlich überragen. Gestalt und Verfärbung der infolge der Papillitis auch im ganzen leicht geschwollenen Zunge hat ihr den Namen *Himbeerzunge* (s. Abb. 9) eingetragen. Larynx- und Bronchialschleimhäute bleiben während der Erkrankung meist frei. Bei Mädchen beobachtet man auf den äußeren Genitalschleimhäuten ein Enanthem und daran anschließend einen desquamativen Katarrh.

Fieber und die Störung des Allgemeinbefindens gehen nicht so sehr der Intensität des Exanthems wie *der Schwere der Angina parallel.* Ausgedehnte Beläge und tiefergreifende Entzündungsprozesse können zu Krankheitsbildern führen, die Übergänge zum schweren, septischen Scharlach darstellen. Meist verläuft das Fieber als Kontinua und beginnt mit dem Anfang der 2. Woche parallel dem Rückgang der Halserscheinungen abzufallen. $1^1/_2$, spätestens 2 Wochen nach Fieberbeginn hat die Temperatur wieder ihre Norm erreicht, Enanthem und Exanthem sind abgeblaßt und die Zunge ist wieder überhäutet.

Nach dem Abklingen der Initialerscheinungen tritt die für Scharlach **pathognomonische Abschuppung der Haut** auf. Sie erfolgt am ganzen Körper, und zwar sowohl an den Stellen, die exanthematisch erkrankt waren als auch an solchen, die davon frei geblieben sind. Am Körper und an den Extremitäten

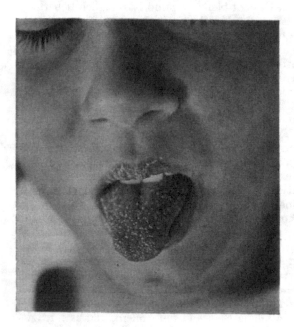

lösen sich, soweit die Haut weich und zart ist, kleine, kleienförmige Schuppen ab, wie das auch bei anderen exanthematischen Erkrankungen (Masern, Rubeolen) beobachtet wird. *Pathognomonisch* für Scharlach ist aber die *groß-lamellöse Schuppung derber Hautpartien, die an Handtellern und Fußsohlen* am deutlichsten zu sehen ist und bei keiner anderen Krankheit in ähnlicher Weise vorkommt. Auch wenn sie in diskreter Weise auftritt und nur an Fingern und Zehen sichtbar wird, gestattet sie mit an Sicherheit grenzender Wahrscheinlichkeit die Feststellung, daß ein Scharlach vorausgegangen und der betreffende Mensch noch als infektiös zu betrachten ist. Im allgemeinen geht die Intensität der Schuppung der des Exanthems parallel. In manchen Fällen sieht

Abb. 9. Himbeerzunge bei Scharlach. (Kieler Univ.-Kinderklinik.) (K)

man aber auch nach flüchtigen, schwachen Exanthemen deutliche, ja starke Schuppungen an Handtellern und Fußsohlen.

Eine *großlamellöse Schuppung nach einer vorausgegangenen Angina sichert post festum deren spezifischen Charakter*, selbst wenn seinerzeit vergebens nach einem Exanthem gesucht wurde. Am Ende der zweiten Krankheitswoche ist die Schuppung meist schon deutlich zu sehen. Sie ist in der Mehrzahl der Fälle in der 4., manchmal aber auch erst in der 6. Woche nach Krankheitsbeginn beendet. Bei Mädchen tritt häufig während der Schuppung ein *Fluor* auf, der als Folge des Enanthems und als Äquivalent der Schuppung zu betrachten ist.

Ganz anders als der geschilderte klassische Scharlach beginnt und verläuft der schwere. Auf Grund seiner klinischen Bilder, aber auch aus didaktischen Gründen wird er in einen toxischen und einen septischen Scharlach geschieden. Am stürmischsten beginnt von beiden der **toxische Scharlach**, der auch Scarlatina *fulminans* genannt worden ist. Er führt manchmal in Stundenfrist zu einem schweren Krankheitsbild, das durch sehr hohe Temperaturen, eine mit Bewußtseinsverlusten und Krämpfen einhergehende Vergiftung des Zentralnervensystems und eine Lähmung der Vasomotoren gekennzeichnet ist. *Von der*

Schwere der Vasomotorenvergiftung hängt das Schicksal der Kranken ab. Manchmal sterben sie schon an Kreislaufschwäche, bevor sich typische Scharlachsymptome ausbilden können. Angina und Enanthem und ebenso das Exanthem treten jedoch in Erscheinung, falls der Kranke die ersten 36 Stunden überlebt. Die Ausschläge sind aber wegen der Kreislaufschwäche meist spärlich und unansehnlich. In manchen Fällen treten zu den Vergiftungserscheinungen noch *Haut- und Schleimhautblutungen* als signum mali ominis hinzu und bei der Mehrzahl der toxischen Scharlachfälle *heftige Durchfälle.* Bei den schwersten, foudroyant verlaufenden, in 24—36 Stunden zum Tode führenden Fällen stehen die Kreislaufschwäche, der kaum fühlbare Puls, der niedere Blutdruck, die kühlen Extremitäten, Cyanose und Dyspnoe und die diese Symptome begleitende tiefe Bewußtlosigkeit so im Vordergrund, daß fast zwangsläufig *an eine akute Vergiftung anstatt an eine Infektionskrankheit gedacht wird.* Solche ungewöhnlich rasch zum Ende führenden Fälle sind aber selten. Beim toxischen Scharlach tritt der Tod meist am 3.—4. Krankheitstage ein, wenn der Vergiftungszustand nicht rechtzeitig mit der spezifischen Serumtherapie behoben wird. Bei den toxischen Fällen, die den 3. und 4. Krankheitstag überleben, entwickeln sich typische Haut- und Schleimhautausschläge und eine Angina, die nicht besonders schwer ist. Manchmal trägt das Exanthem insofern Sonderzüge, als *die Scharlachflecken größer* (linsen- bis pfenniggroß) *und mehr über der Haut erhaben sind* als beim klassischen Exanthem.

Der **septische Scharlach** beginnt mit einer Angina necrotica, von der aus per continuitatem oder durch einen Einbruch von Streptokokken ins Blut lokalisierte oder allgemeine pyämisch-septische Symptomenkomplexe entstehen. *Der Streptococcus hämolyticus beherrscht das Bild des septischen Scharlach.* Manchmal zeigt die Angina schon in den ersten Krankheitstagen ihren Sondercharakter, meist wird sie erst am 3. oder 4. Krankheitstage maligne. Tonsillen, Gaumenbögen, Uvula und hintere Rachenwand bedecken sich dann mit *mißfarbigen Belägen,* von denen die in die Tiefe gehenden nekrotischen Prozesse zunächst verborgen werden. Die starke Reaktion um den Herd herum, die *Schwellung des gesamten lymphatischen Rachenringes,* die häufig zur Störung des Schluckaktes und nicht selten zur Behinderung der Atmung führt, und die *frühzeitigen, stark schmerzhaften Drüsenschwellungen am Kieferwinkel* deuten aber schon auf die Bösartigkeit der Angina hin. Die maligne Streptokokkenangina verrät ebenso wie die schwerste Form der diphtherischen Angina eine deutliche Neigung, in den Nasenrachenraum zu ascendieren. Ebenso wie dort kommt es zur Verlegung der Nasenatmung, zu *Blutungen* in und unter die Beläge und zur Bildung von *Coagulis, die putrid zersetzt* werden. Von dem infizierten Nasenrachenraum aus setzt sich die Entzündung häufig ins Mittelohr, in die Nebenhöhlen und seltener in die Tränennasengänge und die Tränendrüsen fort. Die Neigung zur Descension in den Larynx ist gering. Häufig sind aber Peritonsillarabscesse, Vereiterungen der Drüsen am Kieferwinkel und Einschmelzungen der Drüsen an der hinteren Rachenwand, die zu Retropharyngeal-Abscessen führen. Manchmal steigt die Entzündung in den retropharyngealen und peritrachealen Geweben ins Mediastinum oder gar in die Peritonealhöhle hinab. Noch bunter werden die Bilder, wenn die Streptokokken von einer septischen Thrombose einer Rachenvene aus ins Blut einbrechen und *Bakterieämien* oder *Metastasen* in den verschiedensten Gewebsgebieten hervorrufen. Besonders häufig werden dann seröse Häute: die Synovialmembranen der Gelenke und das Peri- und Endocard befallen. Daneben kommen aber auch multiple Abscesse in der Lunge und dem Myocard zur Beobachtung. Die Angina necrotica kommt häufig als Lokalerkrankung zum Stehen und hinterläßt dann lediglich Folgezustände der Gewebseinschmelzungen, Defekte am weichen Gaumen, an der

Uvula und den Gaumenbögen. Das *Allgemeinbefinden* ist aber auch bei einer Lokalisierung des nekrotischen Prozesses *aufs schwerste gestört* und das Fieber sehr hoch. Wo es zu nekrotischen Einschmelzungen größerer Gewebsmengen und zu wiederholten Streptokokkeneinbrüchen ins Blut mit oder ohne Metastasierungen kommt, entsteht das *Krankheitsbild einer schweren Sepsis.*

Leichte Scharlachfälle, die **ohne Exanthem,** lediglich unter dem Bilde einer Angina verlaufen, sind viel *häufiger als die klassischen Krankheitsbilder.* Es wurde schon weiter vorn gesagt, daß hier unter Scharlach ohne Exanthem die Krankheitsbilder verstanden werden, bei denen kein Ausschlag bemerkt wird, weil er entweder sehr spärlich, flüchtig oder uncharakteristisch ist. Es gibt aber zweifelsohne auch Scharlacherkrankungen, die de facto ohne Ausschlag verlaufen. *Das Exanthem,* das der Krankheit ihren Namen gegeben hat, ist *kein obligatorisches Symptom des Scharlachbeginnes, obligatorisch sind aber Angina und Enanthem,* wenn man von dem relativ seltenen Wundscharlach absieht, bei dem häufig die Angina, nie aber das Enanthem fehlt. Die ohne oder mit einem sehr flüchtigen Hautausschlag auftretende Scharlachangina ist an dem typischen Begleitenanthem erkennbar, an der düsteren, flammenden Röte, die am ersten Tag von den Tonsillen auf die Gaumenbögen übergreift, in Uvulahöhe gegen die normale Schleimhaut mit einem scharfen Rand abgesetzt ist und in deren Nähe am weichen Gaumen Scharlachflecken erkennbar sind, die in der Folge zu einem typischen Enanthem zusammenfließen. Die Angina kann mit sehr hohem Fieber, einem deutlich gestörten Allgemeinbefinden, aber auch mit leichten Allgemeinerscheinungen einhergehen. In der Regel erscheint 3—4 Tage nach Krankheitsbeginn auch die Scharlachzunge. 12—14 Tage nach Krankheitsbeginn wird der spezifische Charakter der Angina durch die beginnende *großlamellöse Schuppung* an Handtellern, Fußsohlen, Fingern und Zehen über jeden Zweifel hinaus offenbar, wenn in der Tat kein Exanthem bestanden hatte oder wenn es wegen seiner Flüchtigkeit übersehen worden war.

Die in der 2. Woche nach Krankheitsbeginn einsetzende großlamellöse *Schuppung* ist *allen Scharlachformen,* den septischen, toxischen, klassischen und exanthemlosen *gemeinsam.* Sie stellt außerdem eine Zäsur im Verlauf der Scharlacherkrankung selbst dar, denn wenn sie deutlich in Erscheinung tritt, ist in der Regel das erste Kranksein vorbei und der Patient befindet sich entweder im symptomlosen Intervall oder im 2. Akt der Erkrankung. Bevor dessen Symptombilder beschrieben werden, muß noch auf die im ersten Akt auftretenden Ausstrahlungen des Krankheitsprozesses in andere Organgebiete außer der Haut, den Schleimhäuten und dem lymphatischen Rachenring eingegangen und müssen die Komplikationen des Scharlach I dargestellt werden.

Scharlachurin enthält vom 2.—3. Krankheitstage ab fast regelmäßig Urobilinogen. Sein Gehalt an Eiweiß und vereinzelten Zylindern entspricht dem gewöhnlicher febriler Nephrosen und hat mit der Scharlachnephritis nichts zu tun. Die *Miterkrankung der Leber,* die aus dem Urobilinogengehalt des Urins und aus dem erhöhten Bilirubinspiegel im Blut hervorgeht, äußert sich auch in einer Schwellung und Druckempfindlichkeit des Organs. Der Übertritt von Urobilinogen ins Blut und der erhöhte Gehalt des Harns an Urobilinogen deuten auf eine Parenchymschädigung der Leber. Ein anderer Grund für die Urobilinogenurie ist der zu Scharlachbeginn sehr *starke Zerfall von Erythrocyten,* der an der Hyperbilirubinämie und dem Ikterus beteiligt ist. *Während die Zahl der roten Blutkörperchen sinkt, steigt die der weißen an.* Ihre Vermehrung wird im wesentlichen von den neutrophilen Leukocyten bestritten. Die eosinophilen Zellen sind prozentual um das 4—5fache vermehrt. Diese *gleichzeitige Vermehrung von neutrophilen und eosinophilen Zellen* wird bei keiner anderen Infektionskrankheit beobachtet. Daneben gibt es noch ein anderes, für den

Scharlach charakteristisches Symptom im Blut: die neutrophilen Leukocyten — und nur diese — enthalten spiralige Einschlüsse, die durch Boraxmethylenblaufärbung nachweisbar sind (DOEHLE-Körperchen). Bei einem geringen Bruchteil der Scharlachkranken tritt während der ersten Krankheitstage oder im weiteren Verlauf eine positive Wa.R. im Blut auf. Von Seiten des Respirations- und Darmtraktes treten keine Störungen in Erscheinung.

Die beim septischen Scharlach mit seiner Angina necrotica auftretenden und durch hämolytische Streptokokken hervorgerufenen Krankheitsbilder: die peritonsillären und retropharyngealen Abscesse und die Drüsenabscesse am Hals, die Senkungsabscesse, die Bakteriämien, die septischen Metastasen und die Peri-, Myo- und Endocarditiden wurden schon weiter oben aufgezählt und es wurde hervorgehoben, daß es von der in den Nasenrachenraum aufsteigenden Angina aus häufig zu einer *Erkrankung des Mittelohres* kommt. Während nun beim klassischen Scharlach tiefergreifende und zur Einschmelzung von Geweben führende Prozesse am Halse selten sind und die septische Komponente völlig fehlt, ist bei ihm und auch bei dem ohne Exanthem auftretenden Scharlach *eine Otitis media* eine *häufige Komplikation des ersten Krankseins*. *Die Scharlachotitis trägt Sonderzüge* gegenüber Mittelohrentzündungen bei anderen Infektionskrankheiten. Sie führt rascher und häufiger zu eitrigen Erkrankungen der Schleimhaut, zur Perforation des Trommelfells und zur Erkrankung des Warzenfortsatzes. Bei ihr treten auch die gefährlichsten Komplikationen häufiger auf als bei anderen Otitiden: Ein Übergreifen der Entzündung auf den Sinus transversus, eine eitrige Meningitis und die eitrige Einschmelzung der Gehörknöchelchen mit nachfolgender Ertaubung. Aber auch ohne diese schwersten Folgen ist eine Scharlachotitis ein bedenklicher Zwischenfall, weil die Eiterung häufig besonders lange dauert und gar nicht selten zu einer dauernden Beeinträchtigung der Hörfähigkeit führt. Eine harmlose, beim klassischen Scharlach und den toxischen Fällen, die den stürmischen Beginn überdauern, relativ häufige, beim exanthemlosen Verlauf seltenere Erscheinung ist die Synovitis scarlatinosa *(Scharlachrheumatoid)*. Unter Bevorzugung der Hand-, Sprung- und Fußgelenke, seltener an den großen Gelenken der Extremitäten und der Wirbelsäule, treten vereinzelt oder symmetrisch Rötungen, Schwellungen und Schmerzhaftigkeit auf, die im Einzelgelenk in wenigen Tagen spontan zurückgehen. In manchen Fällen zieht sich das Rheumatoid 8—14 Tage hin, wobei ein Gelenk nach dem anderen befallen wird. Der Gelenkerguß ist steril und hat mit den beim septischen Scharlach auftretenden Metastasen nichts zu tun. Dem Scharlachrheumatoid fehlt die für die Polyarthritis acuta charakteristische Neigung zu Rückfällen und Herzkomplikationen. Die für den Scharlachbeginn typische *Diskrepanz zwischen Fieberhöhe und Pulszahl deutet auf* eine *besondere Verwandtschaft der Scharlachnoxe zum Kreislaufsystem*, deren Folgen aber meistens erst im 2. Akt der Scharlacherkrankung deutlicher in Erscheinung treten.

Bleibt der Krankheitsbeginn unkompliziert, so treten mit großer Regelmäßigkeit **nach einem fieberlosen Intervall**, in der 3. oder 4. Woche nach Krankheitsbeginn, am häufigsten gegen Ende der 3., **Symptome des zweiten Krankseins** auf. Für sie sind die Plötzlichkeit ihres Erscheinens und ihre Neigung zur Wiederkehr charakteristisch. Manchmal beträgt das symptomfreie Intervall auch 4—5 Wochen, so daß Arzt und Patient die Krankheit schon für beendet halten, bis sie eine Nephritis oder ein plötzlicher Temperaturanstieg über das Fortbestehen des Kampfes zwischen Erreger und Organismus aufklärt. Das *häufigste Symptom des Scharlach II* ist die *Entzündung der Lymphdrüsen am Kieferwinkel*, die meist von Fieber begleitet ist und gar nicht selten zur eitrigen Einschmelzung führt. Diese *Lymphadenitis* ist in der Regel eine *primäre* und nicht auf entzündliche Erscheinungen in dem Quellgebiet der Drüsen zurückzuführen. In manchen Fällen beschränkt sie sich nicht auf die am Kieferwinkel gelegenen Drüsen, sondern ergreift auch die am vorderen Rand des Sternocleidomastoideus gelegenen, seltener die tiefen Halsdrüsen, die nuchalen und die retropharyngealen. Die geschwollenen Organe sind schmerzhaft, die Fieberhöhe meist dem Umfang der Schwellung entsprechend, das Allgemeinbefinden in der Regel nicht allzu sehr gestört. Kommt es nicht zur Einschmelzung, so gehen Schwellung und Fieber in 4—5 Tagen, in Ausnahmefällen erst am Ende der zweiten Woche zurück. Abweichungen von dem häufigsten Bilde werden insofern beobachtet, als die Lymphadenitis ohne Fieber verläuft oder mit hohem, septischem Fieber als nekrotisierende Entzündung oder als trockener Brand in Erscheinung tritt, der große Teile des Halsbindegewebes ergreift *(Angina Ludovici)*. Manchmal besteht während des zweiten Krankseins hohes Fieber, ohne daß irgendein Organbefund zu erheben wäre. Für solche Fälle hat die Annahme eine hohe Wahrscheinlichkeit für sich, daß an Körperstellen, die dem tastenden Finger nicht zugänglich sind, Drüsenentzündungen bestehen. Nach der Lymphadenitis ist eine *Angina ein häufiges Symptom des Scharlach II.* Von ihr aus kommt es dann wiederum gar nicht selten zu einer Erkrankung des Mittelohres mit den oben geschilderten Eigentümlichkeiten der *Scharlachotitis* und ihren Folgen. Die Angina selbst kann unspezifisch aussehen, aber auch mit einem typischen Scharlachenanthem einhergehen. Sie kann sehr leicht, aber auch sehr schwer verlaufen und ähnlich wie das vom septischen Scharlach geschildert wurde, zu Einschmelzungsprozessen, peritonsillären Abscessen und sekundären Vereiterungen der Drüsen am Kieferwinkel führen. Manchmal *wiederholt sich im zweiten Scharlachakt der Krankheitsbeginn* insofern, als nicht nur eine Angina mit einem spezifischen Enanthem, sondern, wie beim klassischen Scharlachbeginn, Angina, Enanthem und Exanthem auftreten.

Nach der Angina necrotica ist die *Nephritis* die gefürchtetste Manifestation des Scharlach. Nach einem toxischen, klassischen oder exanthemlosen Beginn ist die Nephritis in der Regel eine *diffuse Glomerulonephritis,* während beim septischen Scharlach mehr interstitielle Nephritiden oder herdförmige Glomerulonephritiden zur Beobachtung kommen. Die Häufigkeit der Scharlachnephritis schwankt zu verschiedenen Zeiten und an verschiedenen Orten zwischen 2—20 und mehr Prozent. Sie tritt *am häufigsten in der dritten Krankheitswoche,* manchmal aber auch erst in der 5. oder 6. auf. Die Eiweiß- und Zylinderausscheidungen in den ersten Krankheitstagen haben keine Beziehungen zur Scharlachnephritis. Die Entstehung dieser, jedem Scharlachkranken drohenden „Komplikation", kann weder durch diätetische Mittel im Sinne einer Nierenschonkost, noch durch Bettruhe und ebensowenig durch die Verwendung spezifischer Mittel (Serum) im ersten oder zweiten Akt des Scharlach verhütet werden. Offensichtlich besteht eine *familiäre Disposition* in dem Sinne, daß Kinder aus Familien mit gehäuften Nierenerkrankungen in einem höheren Prozentsatz eine Scharlachnephritis bekommen als andere Kinder. Dem Erscheinen der Nephritis gehen häufig ein abnorm rascher Anstieg des Körpergewichtes, eine Verstimmung der bis dahin gesund und frisch erscheinenden Kinder und eine Erhöhung des Blutdruckes voraus. Mit dem Erscheinen der Nephritis steigert sich das körperliche Unbehagen zu Kopfweh, Fieber und völliger Appetitlosigkeit. Der in verminderter Menge abgesetzte Urin enthält reichlich rote Blutkörperchen, Zylinder und Eiweiß. *Von den Nierenfunktionen* kann sowohl die *Wasser- und Kochsalzausscheidung als auch die der Stickstoffschlacken* oder beide *gestört* sein. Je nach der Schwere der Funktionsstörung entstehen *azotämische Vergiftungen* verschiedenen Grades, beginnend mit Kopfweh und Schlaflosigkeit bis zu Somnolenz, Bewußtseinsverlust mit großer

Atmung und schweren Krampfzuständen. Die Zurückhaltung von Wasser und Kochsalz führt nicht nur zu mächtigen *Unterhautödemen* und zur *Höhlenwassersucht,* sondern beim Kind besonders leicht ohne andere Ödemzeichen zum *Hirnödem* und zu Hirndrucksymptomen, zur Pulsverlangsamung, Reflexsteigerung und, von einer bestimmten Druckhöhe ab, zur Lähmung und zum Bewußtseinsverlust. Der in der Regel prompte Erfolg einer ausgiebigen Lumbalpunktion enthüllt dann die Ursachen des urämischen Zustandes. Sinkt die Ausscheidung auf abnorm niedrige Werte oder besteht gar eine Nierensperre, so kommt es zur azotämischen Vergiftung und über kurz oder lang zu Erbrechen, Durchfällen, Bradykardien, zur Dyspnoe, Somnolenz und schließlich zu schweren Krämpfen, in denen die Kinder sterben. Zu diesen Gefahren der Nephritis kommen noch andere. Bestehen längere Zeit eine Oligurie und erhöhter Blutdruck, so kommt es manchmal, offensichtlich im Verein mit einer toxischen Schädigung des Herzmuskels, zu einer raschen Dilatation des Herzens und zu schweren Insuffizienzerscheinungen. Solche schweren Krankheitsbilder sind aber selten. *In der überwiegenden Mehrzahl der Fälle* verläuft die *Nephritis* ohne urämische Zeichen und *heilt, ohne Dauerschäden zu hinterlassen, in wenigen Wochen* ab. Seltener zieht sich die Entzündung nach leichtem, etwas häufiger bei schwerem Beginn, remittierend Monate und Jahre hin. Aber auch dann tritt in der Regel noch vor der Pubertät Heilung ein. Der Ausgang einer klassischen Scharlachnephritis in eine Schrumpfniere stellt eine Seltenheit dar. Neben der klassischen Nephritis gibt es erwartungsgemäß alle Übergänge zu flüchtigen, mit 12stündigen Eiweißausscheidungen einhergehenden Nierenreizungen. Die besonderen Beziehungen zwischen dem *Kreislauf und* der *scarlatinösen Noxe,* die schon zu Krankheitsbeginn in der auffallenden Diskrepanz zwischen Fieberhöhe und Pulszahl zum Ausdruck kamen, führen im zweiten Akt der Scharlacherkrankung zu einer Reihe von Symptomen, die meist an eine organische Erkrankung des Myo-, Endo- oder Perikards denken lassen, in der Mehrzahl aber harmloser und vorübergehender Natur sind und nach einigen Wochen wieder verchwinden. Die Arrhythmien, Bradykardien, systolischen und perikarditisähnlichen Geräusche stehen häufig insofern in einem Zusammenhang mit der Körpergewichtskurve, als sie in deren Minimum am deutlichsten sind und mit dem wieder ansteigenden Körpergewicht abnehmen. Da auf dem Sektionstisch vielfach bei klinisch festgestellten „perikarditischen und endokarditischen Geräuschen" positive Befunde nicht zu erheben waren, werden die Störungen von manchen Autoren als muskuläre angesehen, von anderen auf eine Vasomotorenschädigung und eine dadurch hervorgerufene Diskrepanz zwischen Füllung und Weite des Gefäßsystems zurückgeführt. Nach septischen, mit Bakterieämien einhergehenden Scharlacherkrankungen sind erwartungsgemäß echte myo-, peri- und endokarditische Prozesse häufig.

Komplikationen. Wird ein *Scharlach durch eine Diphtherie* oder eine Diphtherie durch einen Scharlach *kompliziert,* so verschlechtert sich die Prognose nicht wesentlich. Da beide Erreger die Bildung einer Angina hervorrufen, die mit Belagbildung einhergeht, entstehen verständlicherweise auch *diagnostische Schwierigkeiten.* Auch hier darf der Entschluß zur antidiphtherischen Therapie nicht von dem Ausfall der bakteriologischen Untersuchung, sondern er muß von den klinischen Symptomen und dem Ausstrichpräparat abhängig gemacht werden. Zusammenhängende, weiße, auf die Uvula und die Gaumenbögen übergehende Beläge sprechen neben dem spezifischen Geruch für Diphtherie, während die über die Tonsillen hinausgehenden schweren Scharlachbeläge breiig, häufig mißfarben und übelriechend sind. Allerdings kann die diphtherische Angina, wenn gleichzeitig Streptokokkenbeläge bestehen, viel von ihrem typischen Aussehen verlieren. In solchen Fällen spricht eine rasche Ausbreitungstendenz der Beläge, wenn keine Nekrosen auftreten, für Diphtherie. Wenn auch theoretisch ein Diphtheriebacillenträger eine Scharlachangina bekommen kann und seine Diphtheriebacillen die Rolle eines harmlosen Saprophyten spielen können, so ist bei ausgedehnten Belägen der Nachweis von Diphtheriebacillen im Ausstrichpräparat praktisch eine Indikation für die spezifische Serumtherapie. Als *sicheres Zeichen für* das Vorliegen einer *Scharlach-Diphtheriekombination* gilt das Auftreten einer *Laryngitis,* weil der Scharlacherreger selbst nur in extrem seltenen Fällen die Larynxschleimhaut befällt. *Die Kombination von Masern und Scharlach* hat keine so ungünstige Prognose, wie man das auf Grund des Status morbillosus eigentlich erwarten sollte und wie das für die Kombination Masern-Diphtherie gilt. Entstehen die beiden Exantheme zu gleicher Zeit, so sind die Flecken wegen der größeren entzündlichen Durchtränkung der Haut stärker über das Hautniveau erhaben und manchmal urticariaähnlich. Der dem Bläschenausschlag manchmal vorausgehende *Varicellenrash* bietet häufig *Anlaß zu Verwechslungen* mit einer *Scharlacherkrankung,* wenn man den Fehler macht, allein auf Grund des Exanthembildes eine Diagnose zu stellen, ohne Mund und Rachen zu inspizieren und ohne die Frage nach dem Vorhandensein und der Art des Enanthems zu entscheiden. Vereinzelte Varicellenflecken auf der Schleimhaut, eventuell mit Epitheldefekten anstatt einer Angina mit flammendem Enanthem, klären die Situation. Varicellen und Scharlach stehen aber noch in anderer Beziehung. Durch die von den Varicellenbläschen auf der Haut oder Schleimhaut gesetzten Epitheldefekte dringt der Scharlacherreger häufig in den Organismus ein. Ist bei einem solchen **Wundscharlach** der Eintrittsort die Haut, so fehlt häufig die Angina. Das Enanthem ist schwächer als bei dem gewöhnlichen Infektionsmodus und das Exanthem um die Eintrittspforte herum am dichtesten. Es kommt dabei in der Regel zur Vereiterung des Varicellenbläschens, das als Eintrittspforte diente, und häufig auch zur Suppuration der anderen Bläschen. Zum Wundscharlach kann es aber auch von jeder anderen Haut- oder Schleimhautwunde (Puerperalscharlach, Scharlach nach Verbrennungen) aus kommen.

Der schwere, der klassische und der exanthemlose Scharlach hinterlassen eine **Immunität** gegen Wiedererkrankungen in der schweren und klassischen Verlaufsform, die nicht so zuverlässig ist, wie die Immunitätszustände nach Viruskrankheiten, bei der es aber weniger häufig als nach der Diphtherie zu Wiedererkrankungen kommt. Die Tatsachen, daß der Scharlach in den Städten ebenso wie andere, durch fakultativ pathogene Keime (Diphtheriebacillen u. a.) hervorgerufene Zivilisationsseuchen ganz überwiegend eine Erkrankung der Kinder ist, daß der mittlere Erkrankungstermin der Wohnungsdichte parallel geht und Erkrankungen in jedem Lebensalter auftreten, wenn der Scharlach in abgelegene Gebiete und lange scharlachfrei gewesene Bevölkerungsgruppen eingeschleppt wird, sprechen eindrucksvoll dafür, daß im Milieu der Zivilisation *die Empfänglichkeit der Kinder auf das Fehlen* und *die Resistenz des Erwachsenen auf das Vorhandensein einer Immunität zurückzuführen* ist. Ob freilich das Überstehen eines Scharlachs eine allgemeine Immunität hinterläßt, oder ob die erste Erkrankung nur vor wiederholten Allgemeinreaktionen bewahrt, erscheint zweifelhaft, wenn man an die Häufigkeit von Anginen denkt, die auf Scharlachstationen unter neueintretenden Ärzten und Schwestern mit positiven Scharlachanamnesen auftreten. Nach der Dickschen Auffassung vom Wesen des Scharlachs handelt es sich dabei um die bakterielle Wirkung der Streptokokken, gegen die keine Immunität eintritt, während eine „Scharlacherkrankung" deswegen ausbleibt, weil ein klassischer Scharlach eine Immunität gegen das Toxin hinterläßt.

Die Infektiosität eines Scharlachkranken ist nicht beendet, wenn die Schuppung vorbei ist. Diese beiden Erscheinungen stehen in keinem Zusammenhang.

Da der Scharlachkranke 3—4—6 Wochen nach Krankheitsbeginn, manchmal aber auch noch länger, ansteckend sein kann, die Zahl der Scharlachfälle mit flüchtigem, uncharakteristischem, unbemerktem oder fehlendem Exanthem größer ist als die der klassischen und der Scharlacherreger in den Sekreten des Nasopharynx enthalten ist, erscheint die gleiche Altersverteilung der klinisch erfaßbaren der Diphtherie-, Masern- und Scharlachfälle verständlich. Der von dem Ehepaar DICK zur Erkennung Scharlachempfänglicher und -immuner empfohlene Test — eine intrakutane Injektion sterilen Streptokokkengiftes, die beim Empfänglichen eine Entzündung hervorrufen soll, beim Immunen aber nicht — ist für endemiologische Forschungen infolge der Unsicherheit über die Frage der Scharlachätiologie nicht annähernd so brauchbar, wie der Schicktest zur Erkennung der Diphtherieempfänglichkeit. Die Pseudoreaktionen und die Ausnahmen von der Regel, daß der Test zu Scharlachbeginn positiv und in der Rekonvaleszenz negativ sein soll, sind zahlreich und die Schwierigkeiten für eine Standardisierung der Giftmenge groß. Die bisherigen Untersuchungen mit dem DICK-*Test* zeigen im großen und ganzen eine ähnliche Altersverteilung der angeblich Empfänglichen und Immunen, wie das bei den anderen genannten Krankheiten der Fall ist. Dem entspricht, daß im *Blutserum Erwachsener, gleichgültig, ob sie einen klinisch erfaßten Scharlach überstanden haben oder nicht, Immunstoffe* enthalten sind, von denen in den ersten Tagen die Vergiftungserscheinungen toxischer Scharlachfälle aufgehoben werden. In die Scharlachhaut injiziert, löschen sie das Exanthem im Umkreis von einigen Zentimetern aus. Das Serum von Säuglingen und jungen Kleinkindern besitzt dagegen diese Eigenschaften in der Regel nicht. Auch dabei tritt das *gleiche Verhalten der Antikörperverteilung* auf die verschiedenen Lebensalter *wie bei Masern, der Diphtherie und anderen Zivilisationsseuchen zutage.*

Ein plötzlicher Krankheitsbeginn mit Kopfweh, Fieber, Erbrechen und einer Angina mit einer düsterroten, gerade auf den weichen Gaumen übergehenden Röte legt die **Diagnose** *Scharlach* sehr nahe. 24 Stunden nach Krankheitsbeginn, wenn ein mehr oder weniger ausgebreitetes kleinfleckiges, Gesicht und Munddreieck freilassendes Exanthem und eine Angina vorhanden sind und ein düsterrotes Enanthem den ganzen weichen Gaumen überzieht, kommt kaum eine andere Krankheit in Frage als Scharlach. Besteht neben der Angina ein typisches Enanthem, ist aber beim ersten Anblick scheinbar kein Exanthem vorhanden, so muß vor allem in den Schenkelbeugen und im Oberschenkeldreieck gesucht werden, ob nicht Spuren eines kleinfleckigen Exanthems aufzufinden sind. Angaben, daß in der näheren Umgebung Scharlachfälle vorgekommen sind, geben natürlich einem Scharlachverdacht einen entsprechenden Hintergrund. In zweifelhaften Fällen, mit oder ohne spärliche oder schwer definierbare Exantheme, ist neben der Umweltsanamnese vor allem zu versuchen, Klarheit darüber zu gewinnen, ob das Enanthem scarlatiniformer Natur ist. Auf dieses Symptom ist mehr Rücksicht zu nehmen als auf uncharakteristische Exantheme, weil die kindliche Haut häufig bei allen möglichen spezifischen und unspezifischen Infekten mitreagiert, das typische, düsterrote, flammende Enanthem aber äußerst selten nicht-scarlatinöse Anginen begleitet. Bei *Wundscharlach* fehlt die Angina meist, ein Enanthem ist aber stets vorhanden, wenn auch nicht in so intensiver Form wie nach dem gewöhnlichen Infektionsmodus. Besteht ein Varicellenexanthem und gleichzeitig ein scarlatiniformer Ausschlag, so kommt ein Varicellenrash nicht mehr in Frage, sondern bei der häufigen Kombination von Varicellen und Scharlach mit hoher Wahrscheinlichkeit ein Wundscharlach. Die *Himbeerzunge* und die *Urobilinogenreaktion des Urins* treten erst am 3.—4. Krankheitstage auf und sind *für die Frühdiagnose nicht zu verwenden.* Isoliert man jede verdächtige Angina, wie das bei einer Krankheit mit dem unberechenbaren Verlauf des Scharlach notwendig ist, damit man je nach dem Erscheinen oder Ausbleiben der genannten *Zweitsymptome* seinen Verdacht stützen oder fallen lassen kann, so sind Himbeerzunge und Harnurobilinogen diagnostisch von hohem Wert. Das gilt auch von einem anderen Zweitsymptom, der für Scharlach sprechenden Eosinophilie bei gleichzeitiger Hyperleukocytose und dem Befund der Doehleschen Einschlußkörperchen im Protoplasma der neutrophilen Leukocyten. Das Fehlen der Doehle-Körperchen spricht gegen Scharlach, während ihr Nachweis nicht unter allen Umständen ein Scharlachsymptom ist, weil sie auch bei anderen Infektionskrankheiten gelegentlich vorkommen. Ein positives Rumpel-Leedesches Phänomen (Hautblutungen nach Anlegen einer Stauungsbinde am Arm) ist aus den gleichen Gründen nicht beweisend für Scharlach. Das *Auslöschphänomen* (Abblassen des Scharlachexanthems im Umkreis von einigen Zentimetern nach der intrakutanen Injektion von Scharlachrekonvaleszentenserum, Erwachsenenserum oder Antistreptokokkenserum vom Tier) ist theoretisch außerordentlich interessant, aber *als Diagnostikum praktisch selten verwendbar*, weil bei spärlichen und flüchtigen Exanthemen geeignete Injektionsorte schwer zu finden sind oder die Exantheme zu rasch abblassen. Bei ausgebreiteten Exanthemen besteht kein Bedürfnis für diese Methode. *Vor Verwechslungen* mit Überempfindlichkeitsexanthemen, bei denen in der Regel Enantheme fehlen, *schützt sich, wer nie lediglich auf Grund des Exanthembildes und ohne Inspektion des Rachens Diagnosen stellt.* Die foudroyant verlaufenden, toxischen Fälle können ad exitum kommen, bevor Enanthem und Exanthem auftreten, so daß die Vergiftung völlig im Vordergrund steht und an eine Infektionskrankheit gar nicht gedacht wird. Solche Fälle können daher gar nicht zu diagnostizieren sein, wenn sie sporadisch auftreten. In Scharlachzeiten muß aber bei solchen Zuständen an toxischen Scharlach gedacht und sofort die spezifische Therapie eingeleitet werden. Besteht die Vergiftung allerdings 36—48 Stunden, so muß eine Angina mit einem typischen Enanthem und Exanthem nachweisbar sein, wenn es sich um einen toxischen Scharlachfall handelt. Was nun die *Diagnose der Symptome beim Scharlach II* und ihre Identifizierung als Scharlachzeichen anbelangt, so ist der *Nachweis einer gleichzeitigen großlamellösen, deutlichen* oder diskreten *Schuppung an Fingern, Zehen, Handtellern und Fußsohlen das wichtigste diagnostische Hilfsmittel.* Wenn aber natürlich ein Kind im Verlaufe des Scharlach II zufällig auch eine andere Krankheit erwerben kann — die während des zweiten Scharlachaktes am häufigsten auftretenden Symptome wie Angina, Otitis media, Lymphadenitis und Nephritis werden mit an Sicherheit grenzender Wahrscheinlichkeit durch den Nachweis einer großlamellösen Schuppung als Scharlachzeichen identifiziert. Diese Regel ist aber nicht umkehrbar, denn die Schuppung kann beendet sein, bevor die genannten Zeichen auftreten. Das gilt vor allem für die Spätnephritis. Eine rasch auftretende, schmerzhafte, beiderseitige Schwellung der Drüsen am Kieferwinkel, ohne daß in ihrem Quellgebiet Entzündungserscheinungen nachweisbar sind, spricht auch ohne Schuppung mit so hoher Wahrscheinlichkeit für Scharlach, daß ebenso wie bei jeder hämorrhagischen Nephritis im Schulalter anamnestisch nach einer vorausgegangenen Schuppung oder nach Scharlacherkrankungen in der Umgebung zu forschen ist. Das muß nicht nur im Interesse der Klassifizierung dieser Symptome, sondern vor allem deswegen geschehen, weil solche Kinder als ansteckend zu betrachten sind.

Prognose. Es gilt als alte ärztliche Regel, beim Scharlachbeginn, gleichgültig ob er leicht oder schwer ist, mit der Prognose zurückzuhalten. Auf einen leichtesten, klinisch kaum erkennbaren und sogar unterschwelligen ersten Akt kann ein zweiter mit schwersten Erscheinungen folgen und auf einen stürmischen Beginn eine symptomarme oder -freie Nachperiode. Allerdings beobachtet man nach einem typischen septischen Beginn häufig entsprechend schwere lokale oder metastatische Streptokokkenreaktionen. *Kleinkinder sind im allgemeinen, ebenso wie bei anderen Infektionskrankheiten, mehr gefährdet als Kinder des Schulalters.* Pastöse Individuen sind widerstandsloser gegen die Streptokokken als normal konstitutionierte. Die **Letalität des Scharlachs** schwankt in Mitteleuropa zwischen 2—20%. Im nahen Osten ist die Krankheit wesentlich bösartiger und die mittlere Sterblichkeit beträchtlich höher.

Therapie. Während des ersten Aktes eines klassischen und leichten, exanthemlosen Scharlachs sind neben Bettruhe, mehrmaligem täglichem Mundspülen und Gurgeln mit 2—3% Wasserstoffsuperoxyd oder 0,3—0,5% Essigsauretonerdelösung und außer Halswickeln, wenn die Drüsen empfindlich sind, keine weiteren *therapeutischen Maßnahmen* notwendig. Aspirin oder salicylsaures Natrium sind in mäßigen Mengen bei schmerzhaften *Scharlachrheumatoiden* angezeigt, bei unkompliziertem Verlauf als Antipyretica überflüssig. Treten *Ohrenschmerzen* auf, so läßt man schwitzen und wendet lokale Wärme an (Wärmelampe). Bei anhaltendem Schmerz und Fieber muß die Paracentese vorgenommen und bei Empfindlichkeit oder Schwellung am Warzenfortsatz ein Spezialarzt zu Rate gezogen werden.

Im Falle rasch wachsender und empfindlicher *Drüsen* werden Eiskrawatten oder häufig gewechselte Prießnitzumschläge verwandt. Wenn sich die Drüsen nicht bald zurückbilden oder erweichen, appliziert man Hitze, am Tag mit Heizlampen, nachts mit Breiumschlägen, von denen die Wärme gut gehalten wird. Beim *trockenen Brand des Halsbindegewebes* im Verlauf einer malignen Lymphadenitis kann mit Röntgenstrahlen versucht werden, eine Einschmelzung herbeizuführen. Halsdrüsen-, peritonsilläre und retropharyngeale *Abscesse* werden in der üblichen Weise geöffnet. Bei der *Angina necrotica* sollen Salvarsaninjektionen (0,1—0,3 g) die Aggressivität der Eitererreger hemmen. Bei einer Erkrankung, in deren Verlaufe stets eine *Nephritis* droht, ist von jeher der *Diät* besondere Aufmerksamkeit gewidmet worden. Man wollte durch eiweiß- und kochsalzarme Kost die Nieren von vornherein schonen und damit die Nephritis verhüten. Mit einer solchen wochenlangen, eintönigen Kost sind aber die Nephritiden nicht seltener geworden, sondern man hat lediglich eine unnötige Körpergewichtsabnahme der Kinder herbeigeführt. Viel wichtiger ist, daß der *Scharlachkranke vor dem Ende der 4. Woche das Bett nicht verläßt* und auch erst dann langsam über den Lehnstuhl auf die Beine gebracht wird. Aus sachlichen und auch aus psychologischen Gründen ist vor allem im Privathaus an diesem Vorgehen strikt festzuhalten, damit dem Arzt nicht eine eventuelle Nephritis wegen einer angeblich allzu liberalen Auffassung der Situation zur Last gelegt wird. *Auf die Möglichkeit einer Nierenerkrankung bis in die 5. oder 6. Krankheitswoche sind die Eltern von vornherein vorzubereiten.* Treten Eiweiß, rote Blutkörperchen und Zylinder im Urin auf, so müssen die Flüssigkeits- und Eiweißmengen und das Kochsalz eingeschränkt werden. Mit einer vorwiegend vegetabilischen Nahrung, am einfachsten mit Reis in den verschiedensten Formen als Grundkost, gibt man 1—2 g Eiweiß pro Kilogramm Körpergewicht pro Tag in $^3/_4$ l Gesamtflüssigkeit *ohne Kochsalz,* wobei man frische Vegetabilien mit ihrem Vollgewicht als Flüssigkeit einsetzt. Fleischgerichte sind zunächst ganz zu streichen und Milch nur zur Verschönung von Tee oder Malzkaffee zu verabreichen. Sinkt die Urinausscheidung, die täglich zu kontrollieren ist, bedrohlich unter die Flüssigkeitseinfuhr, so werden *Zuckertage* eingelegt und 300—400 g Zucker, teils als Sirup, teils in der Form des wenig süßenden Traubenzuckers in 500—700 ccm dünnem Kaffee oder Tee mit etwas Schlagsahne aus möglichst dickem (molken- und eiweißarmen) Rahm verabreicht. Diese Zuckerkost kann

2 Tage lang gegeben werden, am 3. schiebt man wieder einen Reistag ein und arrangiert wieder 1—2 Zuckertage, wenn die Ausscheidung nicht steigt. Zieht sich die Nephritis längere Zeit hin, so muß von *Schwitzprodezuren* und der Ableitung auf den Darm (Milchzucker, Paraffin) Gebrauch gemacht werden. Als *letztes Mittel* erst sollen bei drohender Nierensperre *Pharmaca* wie Harnstoff oder Diuretin versucht werden, und auch nur dann, wenn der morphologische Urinbefund nicht auf eine heftige Entzündung der Nieren deutet.

Präurämischen und *urämischen Zeichen* begegnet man mit dreisten *Aderlässen* (200—300 ccm im Schulalter), die am raschesten und schonendsten durch eine Sectio arteriae radialis mit nachfolgendem einfachem Druckverband vorgenommen werden. Bei schweren Krämpfen ist neben dem Aderlaß eine ausgiebige *Lumbalpunktion* vorzunehmen und nach beiden Eingriffen reichlich dünner Tee zu verabreichen. Als letzter Rettungsversuch bei hartnäckigen Anurien kommt ein „*Wasserstoß*" mit einer hohen Belastung des Organs durch Wasser oder eine *Dekapsulierung* in Frage. Solange rote Blutkörperchen und Zylinder im Urin bei Bettruhe nachweisbar sind, ist an Aufstehen nicht zu denken. Die Umstellung aus der Bettruhe erfolgt auch nach dem Verschwinden von Eiweiß und Formelementen langsam (in einigen Wochen) und über eine Periode des Lehnstuhlaufenthaltes. Manchmal treten auch bei vorsichtigster Überleitung noch wochenlang, nachdem die Formelemente bei Bettruhe verschwunden waren, nach geringen körperlichen Anstrengungen mäßige Eiweißausscheidungen auf. Sie sind bedeutungslos und verschwinden im Laufe der Zeit, wenn sie nicht von nennenswerten Erythrocyten- und Zylinderbefunden begleitet sind.

Neben der symptomatischen Therapie gab es seit den Untersuchungen von Huber und Blumenthal, Reiss und Jungmann eine *spezifische Scharlachtherapie.* In den ersten Tagen des toxischen Scharlach wurden intravenös 40—80—100 ccm *Scharlachrekonvaleszentenserum* oder auch das Blut gesunder Erwachsener injiziert, gleichgültig, ob sie anamnestisch eine Scharlacherkrankung durchgemacht hatten oder nicht. Die Sera wurden durch Erwärmung oder durch Lagerung inaktiviert. Die Erfolge der Rekonvaleszentenserumtherapie sind verblüffend und absolut überzeugend. Zur rechten Zeit, in den ersten zwei Krankheitstagen bei toxischen Fällen angewandt, hebt das Serum die Vergiftung des Zentralnervensystems und der Vasomotoren auf, die Kranken entfiebern lytisch oder kritisch und sind zunächst gerettet. Mit den *Antistreptokokkenseren vom Pferd* ist bei dieser Indikation und bei Verabreichung ausreichender Mengen (20—40 ccm konzentriertes Serum) das gleiche zu erreichen. Ein auf diese Weise vom sicheren Tod erretteter Scharlachkranker kann aber in der Folge an einer Streptokokkeninfektion oder einer Nephritis zugrunde gehen. *Rekonvaleszenten-, Erwachsenen- und Pferdeserum sind nur gegen die toxische Komponente des Scharlach gerichtet* und beeinflussen die bakteriellen Infektionen während des ersten Aktes nicht. Sie sind ebenso außerstande, die Symptome des Scharlach II zu verhüten, ihre Zahl zu beschränken oder ihre Schwere zu vermindern. Aus diesen Gründen erscheint die Anwendung der genannten Sera beim septischen, klassischen oder leichten Scharlachbeginn als nutzlos.

Prophylaxe. Bei der hohen Zahl der unerkannten und unerkennbaren Scharlachkeimträger ist es im Prinzip ebenso unmöglich, eine kollektive oder individuelle *Expositionsprophylaxe* zu betreiben, wie bei den Masern, der Pertussis oder der Diphtherie. Da aber der Scharlacherreger nicht zu den absolut pathogenen Keimen gehört, bei weitem nicht jeder Infektion eine Erkrankung folgt, der Scharlach eine besonders unberechenbare Erkrankung ist und eine Reinfektion noch Tage oder Wochen nach einem erfolglosen Erstinfekt zur Krankheit führen kann, wenn sich inzwischen die Disposition des empfänglichen Menschen geändert hat, besteht sowohl eine gute Aussicht als eine absolute Notwendigkeit für den Versuch, durch sofortige Isolierung eines Erkrankten empfängliche Personen in seiner Umgebung vor der Krankheit zu schützen. Wenn Kinder wegen ihres Alters (Spielkinder) oder ihrer Konstitution (pastöse Kinder, gehäufte Nierenkrankheiten in der Familie) besonders gefährdet erscheinen oder wenn der Kontakt zwischen Infektiösen und Empfänglichen besonders eng war, kann und soll eine *spezifische Scharlachprophylaxe* vorgenommen werden, die *nach* dem *Muster der Masernprophylaxe* von DEGKWITZ vorgeschlagen wurde. 5—6 ccm Rekonvaleszentenserum bei Kindern bis zu 8 Jahren und 10 ccm bei 9—14jährigen werden möglichst frühzeitig injiziert und schützen mit hoher Wahrscheinlichkeit vor der Erkrankung. Ebenso wie bei den Morbillen kann im Privathaus an Stelle des Rekonvalescentenserums 20—25 ccm Elternblut verwandt werden. Eine so sichere Berechnung der Inkubationszeit wie bei den Masern ist hier nicht möglich, so daß nur die Anweisung für eine sofortige Seruminjektion nach der Klärung der Situation gegeben werden kann. Andererseits ist aber eine spezifische Prophylaxe auch dort indiziert, wo der erste Akt der Krankheit nicht erkannt wurde, der Arzt wegen Krankheitserscheinungen während des zweiten gerufen wird und schon ein 1—2wöchentlicher Kontakt zwischen Infektionsquelle und Scharlachempfänglichen bestanden hat. Der Schluß, daß eine Empfänglichkeit der bis dahin in der Umgebung des Kranken lebenden Kinder nicht vorliegen kann, weil sie trotz 1—2wöchentlichen Kontaktes nicht erkrankt sind, wäre bei dem auch in dieser Beziehung unberechenbaren Scharlach verfehlt. Wird die Infektionsquelle verstopft, das erkrankte Kind ins Krankenhaus gebracht und die Umgebung gründlich desinfiziert, so kann anstatt des Rekonvaleszentenserums oder Erwachsenenblutes für die zuhausbleibenden Kinder *Antistreptokokkenserum vom Pferd* verwandt werden. Ist das infektiöse Kind nicht von den Empfänglichen zu trennen, so ist das Pferdeserum nutzlos und die Injektion von Menschenserum oder -blut notwendig, weil der Serumschutz mit Pferdeserum nur 12—14 Tage anhält, ein Scharlachkranker aber 4—6 Wochen ansteckend bleibt. Ausreichende Mengen Menschenserum schützen auch bei engem Kontakt 4—6 Wochen lang.

An der Scharlachprophylaxe können und müssen sich aber auch die Krankenanstalten beteiligen. Immer wieder verursachen aus Krankenanstalten entlassene und klinisch gesunde Scharlachrekonvaleszenten unter ihren Geschwistern oder Gespielen *Heimkehrfälle*. Ob es sich dabei um ein echtes Keimträgertum oder an Körper, Haar oder Kleidern aus den Scharlachabteilungen verschleppte Erreger handelt, ist ungewiß. *Mit* der Frage, ob die heimkehrenden Kinder *im Nasopharynx hämolytische Streptokokken* beherbergen oder nicht, *steht die Häufigkeit der Heimkehrfälle nicht im Zusammenhang.* Erfahrungsgemäß sind Scharlachrekonvaleszenten mit laufenden *Ohren*, noch viel stärker aber solche mit entzündlichen Prozessen im Nasopharynx, wesentlich länger infektiös als normale Heimkehrer. Da solche Katarrhe während der schlechten Jahreszeit besonders häufig sind, erscheint es verständlich, daß sich Heimkehrfälle während dieser Monate häufen. Neben einer besonders sorgfältigen Desinfizierung der Körperoberfläche in den Anstalten sollten Krankenhaus und Privatärzte dafür sorgen, daß aus Scharlachstationen entlassene Rekonvaleszenten vor ihrer Rückkehr in die Familie 4 bis 6 Tage an einen dritten Ort und möglichst viel ins Freie verbracht und ausgelüftet werden.

Eine aktive Scharlachprophylaxe mit dem DICKschen Streptokokkentoxin oder mit abgetöteten hämolytischen Streptokokken kann für die Allgemeinheit nicht empfohlen werden.

X. Epidemische Kinderlähmung (Poliomyelitis acuta anterior).

Unter epidemischer Kinderlähmung wird eine akute Infektionskrankheit verstanden, die von einem neurotropen Virus hervorgerufen wird, das in weite Gebiete des Zentralnervensystems eindringt, aber in der Regel nur motorische Zentren und unter ihnen am häufigsten die in den cervicalen und lumbalen Rückenmarksanschwellungen gelegenen Vorderhörner schädigt und vorübergehende oder bleibende schlaffe Lähmungen hervorruft.

Die spinale Kinderlähmung ist erst in der Neuzeit als Krankheit sui generis von Heine (1840) beschrieben und von Strümpell als Infektionskrankheit erkannt worden. Da die darauffolgende und das Krankheitsbild vervollständigende Beschreibung von dem schwedischen Arzte Medin (1887) stammt, wird die Krankheit in Deutschland vielfach als Heine-Medinsche Krankheit bezeichnet.

Ätiologie. Der Erreger der spinalen Kinderlähmung ist ein Virus. Es ist unter Sauerstoffabschluß in Nährböden züchtbar, die mit frischen Organstücken beschickt sind. Außerhalb des menschlichen Organismus zeigt der Erreger eine hohe Widerstandskraft gegen Umwelteinflüsse. Er hält sich im Staub, an Gebrauchsgegenständen und Lebensmitteln mehrere Wochen lang lebensfähig und besitzt eine hohe Widerstandskraft gegen mildere Desinfizientien (Glycerin, 1—2% Wasserstoffsuperoxydlösungen). Im Wasser und in der Milch bleibt er wochenlang infektionstüchtig. Das klassische Versuchstier ist der Affe, der zwar nicht spontan, aber bei intracerebraler und neuraler Infektion mit hoher Regelmäßigkeit und unter den gleichen Symptomen wie der Mensch erkrankt. Bei der menschlichen Spontanerkrankung ist das Virus in den Sekreten des Nasopharynx, der Trachea und in den Darmentleerungen enthalten. Das gleiche gilt für intracerebral infizierte Affen. Die Infektion des Menschen geschieht aller Wahrscheinlichkeit nach durch *Tröpfcheninfektion*. In welchem Umfang infizierte Lebensmittel oder Gebrauchsgegenstände an der Krankheitsverbreitung teilnehmen, ist unbekannt. Daß sie aber daran beteiligt sind und die Infektion nicht nur direkt von Mensch zu Mensch stattfindet, steht außer Zweifel. Die **Disposition** für die Erkrankung ist gering. Auch bei den sog. Epidemien erkranken in zivilisierten Ländern kaum mehr als 10—20 unter 10 000 Lebenden. Vorausgegangene spezifische oder unspezifische Erkrankungen (Masern, Varicellen, Ruhr, Otitis media, Bronchitis), große körperliche Anstrengungen oder Durchnässungen erhöhen die Disposition zur Erkrankung.

Die Angaben über die **Inkubation** der spinalen Kinderlähmung schwanken entsprechend dem Charakter des Erregers als eines fakultativ pathogenen Keimes und seiner Widerstandsfähigkeit gegen Umwelteinflüsse beträchtlich. Es werden Zeiten zwischen 3 und 10 Tagen angegeben.

Der **Krankheitsverlauf** gliedert sich ebenso wie bei den Masern, den Pocken und dem Keuchhusten deutlich in zwei Perioden: in ein *Prodromalstadium* und ein Hauptstadium, die hier am besten als *präparalytisches* und *paralytisches Stadium* bezeichnet werden. Ebenso wie bei den genannten Krankheiten macht das *Prodromalstadium* bei der Kinderlähmung einen *unspezifischen Eindruck*.

Die **Prodromi** beginnen häufig mit Fieber, das meist keine hohen Grade erreicht. In der überwiegenden Mehrzahl der Fälle treten mit dem *Fieber* zusammen *Entzündungserscheinungen im Respirationstrakt* auf: eine Angina catarrhalis oder eine Nasopharyngitis, seltener eine Bronchitis. Nur in Ausnahmefällen bestehen fieberhafte Durchfälle, die wiederum selten von Erbrechen begleitet sind. Das Bewußtsein ist stets ungestört. Starke Schweiße sind kein obligatorisches Symptom während einer fieberhaften Prodromalperiode und auch im Blut ist weder qualitativ noch quantitativ ein typischer Befund zu erheben. Hyperleukocytosen und Leukopenien kommen etwa gleich häufig vor. Anders liegen die Dinge bei den *Schmerzen*, die *häufig im präparalytischen Stadium* auftreten. Auch bei schweren Prodromis handelt es sich dabei *nicht um Spontan-schmerzen*, sondern um eine *Berührungsempfindlichkeit*, die ein Teil der *allgemeinen sensiblen* und *sensorischen Übererregbarkeit* der Erkrankten ist und mit ihrem gesteigerten Hirndruck zusammenhängt, der bei fieberhaften Prodromis regelmäßig besteht. Daneben wird oft während schwerer, aber auch leichter Prodromalerscheinungen *bei passiven Bewegungen Schmerz* empfunden, der wahrscheinlich ein Wurzelschmerz ist und auf eine Miterkrankung oder eine kollaterale Schwellung der betreffenden hinteren Wurzeln zurückgeführt werden muß. Dieses Symptom findet man am häufigsten an den unteren Extremitäten, die ja auch am häufigsten gelähmt werden. Deutliche oder diskrete Zeichen einer allgemeinen sensiblen oder sensorischen Überempfindlichkeit sind häufiger als solche lokale Schmerzen. Bei leichten und leichtesten Prodromis, wo eine deutliche allgemeine Überempfindlichkeit in der Regel und der Schmerz bei passiven Bewegungen häufig fehlen, sind manchmal die *Nervenstränge,* in deren Gebiet später Lähmungen auftreten, *druckempfindlich.* Während das Fieber, die Entzündungen im Respirationstrakt und der Blutbefund keinerlei charakteristische Zeichen tragen, ist eine *allgemeine* oder *lokale Schmerzempfindlichkeit* der oben geschilderten Art, trotzdem sie in ihrer Intensität ganz beträchtlich schwanken kann, schon *ein verläßlicheres,* auf eine spezifische Erkrankung deutendes *Symptom.* In „Epidemiezeiten" ist es praktisch zusammen mit dem noch zu beschreibenden positiven Lumbalbefund, den wir in keinem Falle eines klinisch überhaupt faßbaren präparalytischen Stadiums vermißt haben, pathognomonisch für die spinale Kinderlähmung. *In jedem Falle febriler und subfebriler Prodromi ist der Lumbaldruck erhöht und als Zeichen, daß es sich um einen entzünlichen Hydrocephalus handelt, sind Liquoreiweiß und -zellen vermehrt.* Druck-, Eiweiß- und Zellenvermehrung halten sich jedoch meistens in mäßigen Grenzen. In der Regel ist der Liquor klar und nur in Ausnahmefällen durch starke Zellvermehrung getrübt. Der Liquorzucker ist normal oder vermehrt, die Kolloidreaktionen uncharakteristisch. Die Zellenvermehrung wird ganz zu Beginn von granulierten Leukocyten, später vorwiegend von Lymphocyten und mononucleären Zellen bestritten.

Die aus den Liquorbefunden hervorgehende *Beteiligung der Meningen* an dem Krankheitsprozeß ist *auch dann nachweisbar, wenn klinisch* greifbare meningitische *Symptome fehlen.* Die weiter oben beschriebene sensible und sensorische Übererregbarkeit steigert sich allerdings in manchen Fällen schwerer Prodromi zu einem typischen meningitischen Bild mit Nackensteifigkeit, positivem Kernig, gesteigerten Tiefenreflexen usw. Ein fieberhaftes Prodromalstadium mit den geschilderten, ihrer Intensität nach außerordentlich wechselnden Symptomen kann 3—4 Tage, aber auch nur 24 Stunden dauern. Gar nicht so selten ist ein *präparalytisches Stadium klinisch überhaupt nicht nachweisbar* und die Krankheit beginnt sofort mit Lähmungen.

Stadium paralyticum. Mit oder ohne Prodromalstadium erscheinen Paresen, die sich rasch zu Lähmungen steigern. *Für die bei der Poliomyelitis acuta anterior auftretenden Lähmungen ist charakteristisch:* 1. daß sie rasch innerhalb 24—36 Stunden ihr Maximum erreichen; 2. daß sie schlaffe Lähmungen sind; 3. am häufigsten Bein- und Rumpfmuskeln, seltener die Arme befallen und 4. nur in Ausnahmefällen symmetrisch sind; 5. sehr selten eine ganze Extremität, sondern nur einzelne Muskelgruppen ergreifen (bevorzugt Peroneus und Quadriceps); 6. nie dem Versorgungsgebiet eines peripheren Nerven entsprechen; 7. nicht von bleibenden Sensibilitäts- und Blasen-Mastdarmstörungen begleitet sind und 8. bald nach ihrem Ausbreitungsmaximum eine deutliche Tendenz zur Rückbildung zeigen. Wenn aber in der Mehrzahl der Fälle auch die M. peronei, tibiales, quadriceps und glutaei befallen werden — der Sartorius bleibt fast stets frei — und der Häufigkeit nach die Rumpf- und Armmuskeln folgen (vor allem der M. deltoideus), so kommen daneben gar nicht so selten auch *Erkrankungen des Cervicalmarkes* mit bulbären Symptomen, Zwerchfellähmungen, Lähmungen der gesamten Atmungsmuskulatur, aber auch *Paresen und Lähmungen von motorischen Hirnnerven* zur Beobachtung (am häufigsten des Facialis). Die *Krankheit* kann auch nach einem Prodromalstadium oder ohne dieses *unter dem Bilde einer Encephalitis* mit oder ohne motorische Symptome, aber auch unter dem Bilde einer *Myelitis transversa* verlaufen. Bei den rasch aufsteigenden Landryschen *Paralysen* dürfte es sich

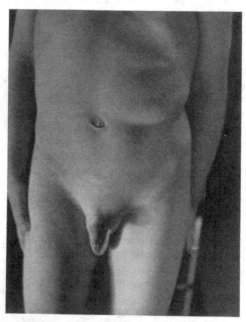

Abb. 10. Zwerchfellähmung bei Poliomyelitis.
(Kieler Univ.-Kinderklinik.) (K)

in der Mehrzahl der Fälle um foudroyante Poliomyelitiden handeln. Neben den schwersten, zum Tode führenden Lähmungserscheinungen gibt es als Parallele zu den Intensitätsunterschieden des Prodromalstadiums und entsprechend dem Charakter des Virus als eines fakultativ pathogenen Keimes, leichte Paresen, die fieberfrei kommen und gehen und neben schwer oder eine Zeitlang nicht auslösbaren zugehörigen Tiefenreflexen, lediglich an einer leichten Bewegungs- und Funktionsbeeinträchtigung des betreffenden Gliedes zu erkennen sind.

Die Poliomyelitis acuta anterior hinterläßt eine **Immunität**. Mehrfache Erkrankungen, von Rückfällen abgesehen, sind beim Menschen äußerst selten beobachtet worden. Auch der künstlich infizierte Affe ist gegen Zweitinfektion resistent. Für die **Pathogenese** der Krankheit darf angenommen werden, daß der Erreger beim Menschen natürlicherweise durch Tröpfcheninfektion in den Nasopharynx gelangt und von diesem Primärherd aus durch die Lymphgefäße von Nerven ins Zentralnervensystem. Beim Affen allerdings, der nie spontan erkrankt, versagt eine Infektion auf diesem Wege meist und der sicherste Infektionsmodus ist der intracerebrale oder -neurale. Bei dem letzteren Vorgehen müssen die Erreger intraneural oder in den die peripheren Nerven begleitenden Lymphbahnen *zentralwärts wandern*, weil beim Affen sowohl als beim Menschen das Virus im Prodromalstadium und auf der Höhe der Krankheit fast nie in der Blutbahn nachweisbar ist. Es muß daher bei den Spontaninfektionen des Menschen angenommen werden, daß die Erreger vom Primärherd im Nasopharynx aus entlang den Nerven ins Zentralnervensystem gelangen. Über die Verbreitungswege des Virus innerhalb des Zentralnervensystems herrscht noch keine volle Klarheit. Neben der Verbreitung durch den Liquor scheint der Erreger entlang den Nervenbahnen zu wandern. Er *befällt*, wie das aus dem Lumbalbefund hervorgeht, *neben dem Nervengewebe* selbst stets *auch die weichen Hirnhäute*. Obwohl das Virus nach der Spontaninfektion des Menschen mit hoher Wahrscheinlichkeit zuerst ins Gehirn gelangt, werden doch ebenso wie bei der intracerebralen Affeninfektion am häufigsten die Rückenmarksvorderhörner befallen und von wenigen Ausnahmen abgesehen, schlaffe Lähmungen der Bein-, Rumpf- und Armmuskulatur produziert. Die Erreger dringen dabei aber nicht nur in die graue Substanz, sondern in die graue und weiße Substanz des gesamten Zentralnervensystems ein. Aus irgendwelchen, bisher noch nicht überblickbaren Gründen werden die Rückenmarksvorderhörner lediglich schwerer geschädigt als andere nervöse Gewebe. Histologisch handelt es sich um eine Entzündung des mesodermalen Gewebes, die sekundär zu Degenerationserscheinungen und dem Schwund von Ganglienzellen durch Neuronophagie führt.

Die der akuten Erkrankung folgende *Immunität führt* zur *Ausschwemmung virulizider Stoffe* in die Blutbahn. *Die Rekonvaleszentensera* von Mensch und Affe töten Virussuspensionen ab, *während das Blutserum empfänglicher* Individuen diese *Eigenschaften nicht besitzt.* Injiziert man Affen mit ausreichenden Mengen Rekonvaleszentenserum, so führen nachfolgende Infektionen nicht zur Erkrankung. *Spritzt man erkrankten Menschen während des fieberhaften, präparalytischen Stadiums ausreichende Mengen menschlichen Rekonvalescentenserums, so soll das Auftreten von Lähmungen verhütet werden.* Virulizide *Immunkörper* sind aber nicht nur im Blute von Poliomyelitisrekonvaleszenten, sondern *in Stadtbevölkerungen* auch im Blute *der Mehrzahl der erwachsenen Individuen* enthalten, ebenso wie das von den Antikörpern gegen Masern, Diphtherie und Keuchhusten berichtet wurde. Was nun die **Epi- und Endemiologie** der Poliomyelitis anbelangt, so ist die *Altersverteilung* der Krankheitsfälle die gleiche bei den genannten Infektionskrankheiten und von den gleichen Faktoren abhängig: in den Städten ist die Krankheit eine ausgeprägte Kinder- und vorwiegend Kleinkinderkrankheit, während das mittlere Erkrankungsalter in ländlichen Gegenden ebenso wie bei Masern, Diphtherie, Keuchhusten usw. höher liegt und häufiger Erwachsene erkranken. Die Altersverteilung der Poliomyelitisfälle auf Stadt und Land in Schweden, wo es mehrfach zu besorgniserregenden Krankheitshäufungen kam, zeigt mit aller Sicherheit die *Abhängigkeit des mittleren Erkrankungsalters von der Wohndichte. Die Poliomyelitis acuta anterior verhält sich also,* was die Altersverteilung der Krankheitsfälle und die der Immunstoffe im Blut anbelangt, *wie eine durch Tröpfcheninfektion von unerkennbaren Keimstreuern verbreitete Krankheit, die eine Immunität hinterläßt.* Über jeden Zweifel hinaus wurde auch bei der Poliomyelitis acuta die *Existenz gesunder,* klinisch nicht erkrankter *Keimträger* und bei Rekonvaleszenten eine monatelang anhaltende Infektiosität ihrer Nasenrachensekrete erwiesen. Bei dieser *Einreihung* der spinalen Kinderlähmung in *die Klasse der endemischen unvermeidlichen Zivilisationsseuchen* bleibt allerdings ungeklärt, warum die Krankheitshäufungen vorwiegend in den Sommermonaten auftreten. Für den ursprünglich naheliegenden Gedanken, daß Insekten bei diesen sommerlichen Häufungen eine Rolle spielen, haben sich aber keinerlei Anhaltspunkte auffinden lassen.

Diagnose. Bei sporadischen Fällen wird in der Regel im Prodromalstadium die Diagnose nicht zu stellen sein, weil eine Lumbalpunktion nicht bei jedem Kind mit unspezifisch aussehendem Fieber und diskretesten Zeichen einer allgemeinen sensiblen und sensorischen Übererregbarkeit oder bei lokalisierten Schmerzen vorgenommen werden kann. *Zu Zeiten von Krankheitshäufungen* ist aber *nach Schmerzen der oben geschilderten Art* (allgemeine Berührungsempfindlichkeit, Schmerzen bei passiver Bewegung der Extremitäten, Druckschmerz im Verlauf von Nervensträngen) zu suchen und bei *jedem verdächtigen Fall die diagnostisch entscheidende Lumbalpunktion anzustellen.*

Therapie. Ist der Befund positiv (klarer Liquor unter erhöhtem Druck, Vermehrung von Eiweiß und Zellen), so ist umgehend zur *Rekonvaleszentenserumtherapie* zu schreiten. Bei diesem Vorgehen ist es möglich, daß eine beginnende Meningitis tuberculosa oder eine leichte akute Meningitis anderer Art nutzlos mit Rekonvaleszentenserum behandelt wird. Damit wird sicher kein Schaden angerichtet. Ob der gewünschte Erfolg eintritt und die Lähmungen ausbleiben, kann nicht mit aller Sicherheit vorausgesagt werden. Es mehren sich die Stimmen, die der Rekonvaleszentenserum-Behandlung im präparalytischen Stadium jede Wirkung absprechen. Da es aber kein anderes Mittel gibt, und mit dem Erscheinen der Lähmungen eine lebenslange Verkrüppelung droht, muß von dem Rekonvaleszentenserum unter allen Umständen Gebrauch gemacht werden. Angaben, an welchen Zeitpunkten der Rekonvaleszenz der Antikörpergehalt des Serums am größten ist, liegen noch nicht vor. Unter allen Umständen muß man *Mischsera* verwenden, die in der 3.—6. Woche nach der Entfieberung gewonnen werden. Das Serum ist intramuskulär, intravenös und intralumbal injiziert worden. Die letztere Art erscheint als die wirksamste und praktischste, weil Poliomyelitis-Rekonvaleszentenserum ein seltener und kostbarer Saft ist, mit dem äußerst sparsam umgegangen werden muß. Da in der Stadt vorwiegend Kleinkinder erkranken, sind große Rekonvaleszentenserummengen (20—40 ccm), wie sie bei der intravenösen und intramuskulären Injektion verlangt werden, kaum zu beschaffen. Spritzt man intralumbal, so genügen 4—5 ccm und man kann mit 40—50 ccm Serum anstatt 2 Kinder deren 10 behandeln. Ist Rekonvaleszentenserum nicht vorhanden, so kann durch eine große Injektion von *Erwachsenen- oder Elternmischserum* (100—200 ccm Erwachsenenblut) versucht werden, dem Kind Immunkörper zuzuführen. Bei dem sog. Poliomyelitis-Rekonvaleszentenserum, das alljährlich von ehemals an Lähmungen Erkrankten gesammelt und in den *Behring*-Werken in Marburg gebrauchsfertig verpackt wird, handelt es sich de facto um nichts anderes als um Erwachsenenserum. Dem muß bei der Dosierung Rechnung getragen und mindestens 50—100 ccm intravenös oder intramuskulär gespritzt werden. Im übrigen kann das von der Industrie für die Masern-Prophylaxe in den Handel gebrachte Retroplacentarserum mit dem gleichen Recht für die Scharlach-Prophylaxe und die Behandlung und Verhütung der Poliomyelitis acuta anterior gebraucht werden, da ja die städtische Erwachsenenbevölkerung Immunstoffe gegen alle diese Erkrankungen im Blute hat. Neben der Rekonvaleszentenserum-Behandlung müssen Patienten, deren Liquordruck erhöht ist, täglich oder alle zwei Tage lumbalpunktiert werden, bis der Druck zur Norm abfällt. Medikamente haben sich als wirkungslos erwiesen, und von physikalischen Behandlungsmethoden wie Kurzwellen oder Röntgenbestrahlung sind keine überzeugenden Erfolge berichtet worden. Mit tierischen Immunseren sind ebenfalls keine einwandfreien Erfolge erzielt worden.

Prophylaxe. Wenn nun auch bei den sog. „Epidemien", die de facto das Aufflackern einer Endemie darstellen, nicht mehr als 20—40 unter 10000 Kindern erkranken und Erkrankungen mehrerer Kinder in einer Familie relativ selten sind, so wird man im Angesicht der unabsehbaren, evtl. zu lebenslangen Verkrüppelungen führenden Folgen einer Poliomyelitis acuta auf eine *Prophylaxe* nicht verzichten wollen. Unter der städtischen Bevölkerung sind im Falle bedrohlicher Krankheitshäufungen intramuskuläre Injektionen von 20—25 ccm Elternblut oder als rigorosum 20—25 ccm elterliches Mischblut die Methode der Wahl. Das verfügbare Rekonvaleszentenserum selbst sollte man für die Behandlung im präparalytischen Stadium reservieren und auf die Erfassung solcher Kinder sein Hauptaugenmerk richten. Neben der spezifischen Prophylaxe sind Gurgeln mit Desinfizientien und der Gebrauch von Munddesinfizientien empfohlen worden. Ebenso wichtig erscheint allerdings, bedrohte Kinder vor allzugroßen körperlichen Anstrengungen, Erkältungskrankheiten oder den spezifischen Infektionskrankheiten des Kindesalters zu bewahren.

(Über Differentialdiagnose und manche neurologischen Einzelheiten siehe auch S. 676 und 678.)

XI. Mumps (Parotitis epidemica).

Unter Mumps wird eine akute Infektionskrankheit verstanden, die durch ein spezifisches Virus hervorgerufen wird und bei Kindern, von seltenen Lokalisationen im Zentralnervensystem und dem Pankreas abgesehen, zu einer Parotitis führt, von der das Allgemeinbefinden wenig gestört wird.

Der Mumps war schon im Altertum bekannt und ist vielfach in älterer und neuerer Zeit in lokalen Epidemien aufgetreten.

Das **Virus** der Parotitis epidemica ist während der Krankheit im Mundspeichel enthalten. Es kann mit Erfolg auf Katzen übertragen und durch seine Injektion in die Ohrspeicheldrüsen oder die Hoden dieser Tiere können der menschlichen Spontanerkrankung klinisch und histologisch gleichende Symptomenbilder produziert werden. Beim erkrankten Menschen ist das Virus nicht nur im Speichel und in den erkrankten Ohrspeicheldrüsen, sondern auch im Blute enthalten, wie das durch den Übertragungsversuch auf das Tier nachgewiesen wurde und auf Grund der gelegentlichen Miterkrankung nicht zum Intestinaltrakt gehöriger Organe zu erwarten war. Die Ansteckung erfolgt vorwiegend durch *Tröpfcheninfektion* von Mensch zu Mensch. Das Virus scheint außerhalb des menschlichen Organismus nicht sehr widerstandsfähig zu sein, da Mumpserkrankungen in Krankenhäusern leicht zu lokalisieren sind und eine Verschleppung durch Gebrauchsgegenstände von einer Abteilung auf die andere nicht beobachtet wird. In den letzten Tagen der Inkubation scheinen die *Mumpsinfizierten ansteckend* zu werden. Am 9. Tage nach Krankheitsbeginn ist das Virus im Speichel meist nicht mehr nachweisbar. Ob es echte Keimträger gibt und in wie hohem Maße sie an der Krankheitsverbreitung beteiligt sind, ist unbekannt. Die **Disposition** für die Krankheit ist nicht so hoch wie bei den klassischen Viruskrankheiten des Menschen (Pocken, Windpocken, Masern), aber wesentlich höher als für die Poliomyelitis acuta anterior. Unter der städtischen Bevölkerung befällt der Mumps fast ausschließlich Kinder und ebenso wie andere, durch Tröpfcheninfektion verbreitete und eine Immunität hinterlassende Krankheiten, vorwiegend Spiel- und junge Schulkinder. Unter Stadtmenschen sind Erkrankungen nach der Pubertät selten, auf dem Lande häufiger. Die Resistenz der Erwachsenen ist zweifelsohne auf eine **echte Immunität** zurückzuführen, da Wiedererkrankungen an Mumps nicht beobachtet werden.

Die **Inkubation** der Erkrankung schwankt zwischen 18—21 Tagen. Der Drüsenschwellung selbst geht ein 1—2tägiges *Prodromalstadium* voraus, während dessen die Kinder verstimmt und appetitlos sind, manchmal mäßig fiebern und über unangenehme Sensationen im Ohr klagen. Mit dem *Auftreten der Parotitis* kommt es häufig zu febrilen oder subfebrilen Temperaturen, die 2—3 Tage anhalten. Die Drüsenschwellung beginnt meist einseitig. Zu Beginn ist die entzündliche Schwellung besser mit dem Auge als mit dem tastenden Finger festzustellen. Die geschwollene Drüse ist auf Druck nicht schmerzhaft und die Haut über ihr nicht gerötet. Die lokalen und Allgemeinerscheinungen können so gering sein, daß die Umgebung der Kinder eher auf die Krankheit aufmerksam wird als der Patient selbst. *Die an dem aufsteigenden Kieferast vor und unter dem Ohr sitzende, teigige, umfangreiche und trotzdem gar nicht oder wenig schmerzhafte Schwellung, die in charakteristischer Weise das Ohrläppchen nach außen drängt,* ist so typisch, daß sie kaum mit etwas anderem verwechselt werden kann und eine Diagnose auf den ersten Blick gestattet. Vor und nach der

Schwellung tritt *um die Mündung des Parotisganges* der erkrankten Seite (Ductus stenonianus) *eine entzündliche Rötung* auf. Manchmal besteht daneben eine leichte Stomatitis oder Angina. Die Drüsenschwellung erreicht nach 2 bis 3 Tagen ihr Maximum und geht dann nach weiteren 3—4 Tagen restlos zurück. Meist schließt sich der Erkrankung der einen Drüse die der anderen an, wobei der Krankheitsprozeß an dem zweiterkrankten Organ in der Regel rascher abläuft. Manchmal beginnt die Parotitis auch mit einer beiderseitigen Drüsenschwellung und gelegentlich kommt es gleichzeitig oder anschließend an die Entzündung der Ohrspeicheldrüse zur *Erkrankung* der *Submaxillar-* und *Sublingualdrüsen.* Nur in Ausnahmefällen machen die Drüsenschwellungen wesentliche Lokalbeschwerden und *Ohrenschmerzen,* die *durch Druck auf den Gehörgang* zustande kommen, oder Beschwerden bei der Nahrungsaufnahme, indem der Entzündungsprozeß das Öffnen des Mundes und den Kauakt erschwert. Bei starken Lokalreaktionen ist gelegentlich ein Milztumor zu fühlen, das Fieber relativ hoch (bis 39°) und die Störung des Allgemeinbefindens schwerer Art.

Prognose. Solange aber das Virus nur in der Speicheldrüse Entzündungserscheinungen hervorruft, ist die Prognose der Parotitis eine absolut gute, die *Letalität* sehr niedrig und der Krankheitsverlauf ein leichter und harmloser.

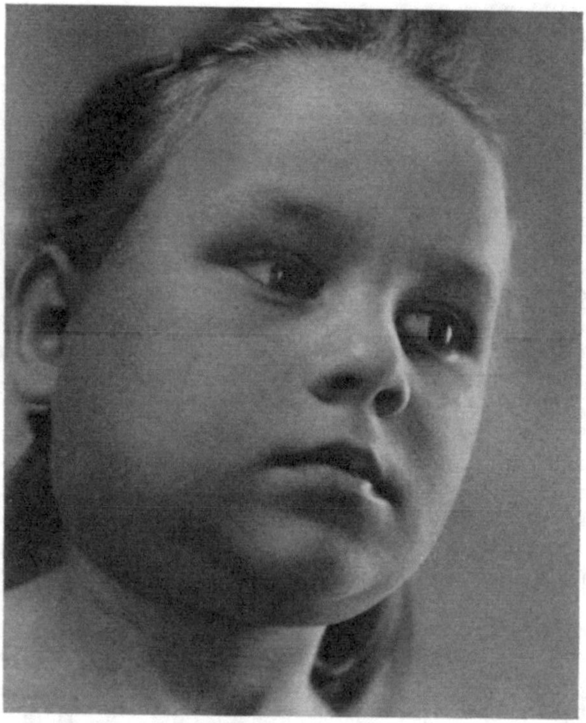

Abb. 11. Parotitis epidemica. (Kieler Univ.-Kinderklinik.) (P)

Zu schwereren Krankheitsbildern, zu Dauerschäden und im Ausnahmefall gar zu Todesfällen kommt es, wenn sich das *Mumpsvirus in anderen Organen* als den Mundspeicheldrüsen *lokalisiert.* Solche Erkrankungen anderer Organe sind keine „Komplikationen", sondern lediglich die Folgen einer besonderen Lokalisation des Virus. Am bekanntesten ist die 8—10 Tage nach Krankheitsbeginn mit Schmerzen, Fieber und schweren Allgemeinstörungen auftretende *Orchitis,* die jenseits der Pubertät bei 20—25% der Mumpskranken beobachtet wird und etwa in der Hälfte der Fälle zur Atrophie des befallenen Organes führt. Bei geschlechtsreifen Frauen tritt, allerdings seltener als die Orchitis bei Männern, eine *Oophoritis* auf. Daneben sind auch Schwellungen der großen Labien und der Mammae beobachtet worden. Bei Kindern sind solche Lokalisationsformen extrem selten. Häufiger kommen aber *Erkrankungen des Zentralnervensystems,* der nervösen Substanz selbst und seiner weichen Häute (Encephalitis, Meningo-Encephalitis, Meningitis) vor. 5—8 Tage nach Krankheitsbeginn, manchmal auch vor der Parotitis, treten unter Fieberanstieg *meningeale Symptome* von einer diskreten, sensiblen und sensorischen Überempfindlichkeit ab bis zu deutlichen meningitischen Krankheitsbildern auf. Die *Lumbalpunktion* ergibt *erhöhten Druck* und eine *mäßige Eiweiß- und Zellvermehrung* als Zeichen der Entzündung. Die Zellen sind meist Lymphocyten, der Zucker ist normal oder vermehrt. Während die Prognose der Mumps-Meningo-Encephalitiden an sich in der Regel günstig ist (näheres s. S. 693) treten sehr selten zur Ertaubung führende *Acusticus- und Labyrinth-erkrankungen* in ihrer Folge auf. Eine *Lokalisation des Virus im Pankreas*, die ebenfalls 5—8 Tage nach Krankheitsbeginn mit Fieber, Leibweh und Erbrechen und manchmal mit Fettdiarrhöen in Erscheinung tritt, ist bei Kindern nicht selten. In der Regel heilt sie ohne Folgen ab, in Ausnahmefällen sind aber diabetische Erkrankungen, ja Todesfälle als Folgezustände solcher spezifischer Pankreatitiden beschrieben worden.

„*Mumpsepidemien*" ziehen sich wegen der langen Inkubationszeit der Erkrankung und der geringen Infektiosität des Virus lange hin. Es ist nicht sicher bekannt, ob das Virus die nicht klinisch Erkrankten unterschwellig durchseucht und immunisiert und ob das Serum der resistenten Erwachsenen ebenso wie bei der Diphtherie, den Masern, dem Scharlach und dem Keuchhusten Immunstoffe enthält. Aller Wahrscheinlichkeit nach liegen die Dinge aber bei Mumps so wie bei den genannten klassischen Kinderkrankheiten. *Mumps-Rekonvaleszentenserum* schützt ebenso wie bei den genannten Krankheiten vor der Infektion.

Therapie. Im allgemeinen werden bei der Parotitis epidemica außer einer lokalen Behandlung der entzündeten Ohrspeicheldrüsen mit Wärme (Kataplasmen, Wärmekissen) und Bettruhe im Falle von Fieber keine anderen *therapeutischen Maßnahmen* benötigt. Häufen sich aber in einem Beobachtungsgebiet Komplikationen, so ist eine *Rekonvaleszentenserum-Therapie* oder noch besser *-Prophylaxe* zu versuchen.

XII. Meningokokkenerkrankungen.

Unter Meningokokkenerkrankungen werden Folgezustände von Infektionen mit dem *Diplococcus* WEICHSELBAUM verstanden, die als leichte Schleimhautkatarrhe, aber auch als schwere Lokal- (Meningitis epidemica) oder Allgemeinreaktionen (Meningokokkensepsis) auftreten können.

Krankheitsbilder, die ihrer Schilderung nach Meningitiden und ihrer Häufung wegen Meningokokken-Meningitiden gewesen sein müssen, da nur diese Form der Hirnhautentzündung epidemisch auftritt, sind schon im Altertum beschrieben worden. Zu Beginn des vorigen Jahrhunderts (1805) wurde die Meningokokken-Meningitis anläßlich einer Epidemie in Genf zum ersten Male eingehender beschrieben und ihre klinischen Sonderzüge gegenüber anderen Hirnhautentzündungen hervorgehoben. Seitdem sind bis zum Weltkrieg verschiedene Epidemien beschrieben worden, so Ende der achtziger Jahre im Rheinland, 1904—05 in Schlesien und im Weltkrieg unter farbigen Engländern und Franzosen.

Seit WEICHSELBAUM (1887) bei 6 sporadischen Meningitisfällen einen gramnegativen, intracellulär gelagerten Diplococcus entdeckte, der morphologisch und kulturell gut charakterisiert werden kann, wurde sichergestellt, daß gehäuft auftretende Meningitiden in der Regel durch diesen WEICHSELBAUMschen *Diplococcus* hervorgerufen werden, der auch den Namen *Meningococcus intracellularis* trägt. Der WEICHSELBAUMsche Coccus ist Umwelteinflüssen· gegenüber sehr wenig widerstandsfähig. Bei Zimmertemperatur stirbt er sehr bald ab und erliegt leicht den Einflüssen der Austrocknung, der Belichtung und der Wirkung milder Desinfizientien. Kann infektiöses Material erst *nach länger dauerndem Transport* (Einschickung in Untersuchungsämter) auf Nährböden verimpft werden, so *sterben die Meningokokken* häufig schon *unterwegs* ab. Von den gebräuchlichen Laboratoriumstieren erkrankt keins spontan und es können auch durch massivste parenterale Infektionen keine für Meningokokken typischen Krankheitsbilder bei ihnen produziert werden. Beim *erkrankten Menschen* ist der Diplococcus Weichselbaum in der Regel *im Nasopharynx enthalten*. Bei seiner Hinfälligkeit außerhalb des menschlichen Organismus erfolgen Infektionen ausschließlich von Mensch zu Mensch und auf dem Wege der *Tröpfcheninfektion*. Die **Disposition** für schwere Meningokokkenerkrankungen ist gering und liegt deutlich unter der für Scharlach und Diphtherie. Einflüsse des Alters, des sozialen Milieus und der Jahreszeit sind deutlich zu erkennen. Es erkranken vorwiegend Säuglinge und Kleinkinder in übervölkerten Wohnungen und während der schlechten Jahreszeit. Die meisten der bisher beobachteten Epidemien spielten sich in einem Milieu mit einer besonders hohen Wohndichte ab.

Die **Inkubationszeit** schwerer Meningokokkenerkrankungen (Meningitis, Sepsis) wird mit 2—3 Tagen angegeben. Wie lange sie de facto dauert und ob sie bei leichten und schweren Erkrankungen gleich lang ist, kann nicht mit Sicherheit angegeben werden.

Zum Verständis der Meningokokkenerkrankungen und der Rolle des sozialen Milieus muß auf die **endemiologischen Verhältnisse** eingegangen werden. *Meningokokken* sind *unter gesunden Menschen*, die in keinerlei Kontakt mit klinisch erkennbaren Erkrankungsfällen stehen, *weit verbreitet*. Je nach der Zuverlässigkeit der Untersuchungsmethoden und dem Charakter des betreffenden Milieus, wurde die Zahl der gesunden Keimträger mit 1—2—5% angegeben. Wenn man sich klarmacht, daß solche Untersuchungsergebnisse lediglich einen Querschnitt durch die Bevölkerung darstellen, daß bei der Hinfälligkeit des Weichselbaum-schen Diplococcus und der Schwierigkeit seiner Isolierung aus Keimgemischen die höheren Zahlen die wahrscheinlicheren sind und daß im Laufe eines Jahres der durchschnittliche Prozentsatz an Meningokokkenträgern von immer neuen Individuen gestellt wird, weil das Keimträgertum des Einzelnen nur eine gewisse Zeit dauert und dann neue Menschen zu Keimträgern werden, muß man den *Meningococcus intracellularis*, ebenso wie den Diphtherie- und den Tuberkelbacillus, zu den in zivilisiertem Milieu *praktisch ubiquitären* Keimen rechnen. *In der näheren Umgebung von Meningokokkenkranken* sind von zuverlässigen Untersuchern *Keimträgerzahlen zwischen 55—65%* angegeben worden. Unter gut überblickbaren Bevölkerungsgruppen (Soldaten) ließen sich deutliche Beziehungen zwischen der Wohnungsdichte, der Zahl der Keimträger und der Krankheitshäufigkeit erkennen. Bei abnorm dichter Belegung steigen die normalen Trägerzahlen (3—5%) auf 20—25% an. Von einem gewissen kritischen Werte ab, jenseits von 30—35% Keimträgern, treten schwere Meningokokkenerkrankungen auf.

Neben den schweren Krankheitsbildern kommt es aber unter solchen Umständen zur Häufung **katarrhalischer Erkrankungen** auf den oberen und unteren Schleimhäuten des Respirationstraktes: Rhinitiden, Nasopharyngitiden mit oder ohne Beteiligung des Mittelohres und bronchopneumonischen Affektionen. Der Meningococcus ist dabei der Urheber der Entzündung und nicht etwa erst sekundär anderen Infekten aufgepfropft, denn er ist gelegentlich bei chronischen Rhinitiden und Otitiden in Reinkulturen nachweisbar und kann seine Aggressivität dadurch erweisen, daß aus solchen harmlosen Lokalerkrankungen plötzlich eine Meningokokken-Meningitis oder -Sepsis entsteht. Bei der Schwierigkeit des kulturellen Nachweises von Meningokokken aus den Keimgemischen des Nasopharynx und seiner Hinfälligkeit, wenn infektiöses Material nicht an Ort und Stelle auf geeignete Nährböden verimpft werden kann, sondern in Untersuchungsämter verschickt werden muß, ist die *Häufigkeit* solcher *spezifischen sporadischen, vor allem aber in der Umgebung schwer Erkrankter häufigen Meningo-*

kokkenkatarrhe wenig bekannt. Da es aber diese Fälle sind, von denen die Krankheit verbreitet wird, sobald der klinisch schwer Erkrankte durch seine Bettlägerigkeit als Keimträger ausgeschaltet wird, ist in der Umgebung Schwerkranker vor allem nach solchen katarrhalisch erkrankten Geschwistern zu forschen, die Krippen, Kindergärten und Schulen besuchen, wenn man die Weiterverbreitung der Krankheit eindämmen und der Meldepflicht für Genickstarre einen Sinn geben will.

Durch Meningokokken hervorgerufene akute und chronische Rhinitiden, Pharyngitiden, Otitiden und Bronchitiden sind vielfach beschrieben worden. Irgendein klinisches Charakteristicum für die Erkennung der Spezifität dieser Erkrankungen kann nicht angegeben werden. Die Bakteriologie hat für den Nachweis der Spezifität das letzte Wort zu sprechen. Die Bedeutung der leichten Erkrankungen liegt darin, daß man katarrhalische Erkrankungen in der engeren und weiteren Umgebung einer Meningokokken-Meningitis als spezifisch verdächtigt und die Betreffenden isoliert, bis die Unspezifität des Prozesses durch ein Kulturverfahren sichergestellt wird, das den physiologischen Eigentümlichkeiten des WEICHSELBAUMschen Meningococcus Rechnung trägt. Ob das Überstehen eines Meningokokkenkatarrhs eine Immunität hinterläßt, ist unbekannt, aber unwahrscheinlich.

Meningokokken-Meningitis und -Sepsis. Seltener, aber klinisch besser bekannt als die uncharakteristisch aussehenden Meningokokkenkatarrhe sind die schweren Krankheitsbilder der Meningokokken-Meningitis und -Sepsis. Mit an Sicherheit grenzender Wahrscheinlichkeit kommt es auch dabei zunächst zu einem *Primärherd auf den Schleimhäuten* des Respirationstraktes und von da zur Weiterverbreitung der Keime auf dem Blut- oder Lymphwege. Die Nasopharyngitiden spielen auch hier eine größere Rolle als bronchitische und bronchopneumonische Erkrankungen, in deren Folge mehrfach Meningokokken-Bakterieämien und Hirnhautentzündungen beobachtet wurden. Fraglich ist, ob die Meningokokken-Meningitis stets die Folge einer Bakteriämie ist und eine Metastase darstellt oder ob die Infektion vom Nasopharynx aus auf den Lymphwegen unter Umgehung der Blutbahn stattfindet. Wahrscheinlich kommen beide Entstehungsarten in Frage, wobei aber die Infektion der weichen Hirnhaut auf dem Blutwege die häufigere zu sein scheint, wie das aus den fast regelmäßigen Befunden an den Plexus chorioidei hervorgeht. Eine echte Meningokokkensepsis kann ohne Beteiligung der Hirnhäute auftreten und zum Tode führen. Der WATERHOUSE-FRIDRICHSENsche Symptomenkomplex, der durch den akuten Ausfall der Nebennierenrindenfunktionen hervorgerufen wird und durch plötzlichen Krankheitsbeginn mit Cyanose, Dyspnoe, Adynamie, Blutdrucksenkung, sehr hohes Fieber, manchmal mit Durchfällen und Erbrechen, meist mit petechialen und flächenhaften Blutungen, charakterisiert ist, tritt gelegentlich als Folge einer Meningokokkensepis auf.

Die *Meningokokken-Meningitis* bietet sehr variable Bilder. Sie kann akut beginnen und unter stürmischen Erscheinungen zum Tode führen, nach akutem Beginn einen chronischen Verlauf zeigen, subakut beginnen und leicht, manchmal intermittierend verlaufen und schließlich von Anfang bis zur Heilung so milde sein, daß sie als zufälliger Nebenbefund erhoben wird.

Den ganz akut beginnenden Fällen fehlt ein *katarrhalisches Vorstadium,* das bei weniger akuten Formen und bei subakutem Beginn in der Regel nachweisbar ist. Die akutesten Formen beginnen mit Schüttelfrost, Erbrechen und hohem Fieber. *Die Genickstarre,* die der Krankheit ihren Namen gegeben hat, *kann bei Säuglingen und jungen Kleinkindern häufig* sowohl bei akutem als bei subakutem Beginn *fehlen.* Führt die Infektion der Meningen nicht, wie das bei der akutesten Form der Fall ist, frühzeitig zu Krämpfen und zum Bewußtseinsverlust, so deuten lediglich Fieber und eine sensible und sensorische Überempfindlichkeit auf eine meningeale Infektion. Der Puls steht hoch und ist weich, im Blute findet man eine starke Hyperleukocytose und jenseits des 3. bis 4. Lebensjahres häufig einen *Herpes labialis*. Der *Liquor* ist schon zu Beginn meist eitrig und steht unter erhöhtem Druck. Die Meningokokken sind in der Regel nicht so zahlreich wie die Keime bei anderen eitrigen Meningitiden, meist aber als intracellulär gelagerte gramnegative Diplokokken nachweisbar.

Die subakut beginnenden und verlaufenden und die nach mehrwöchentlichen freien Intervallen remittierenden Meningitiden können bei Säuglingen und Kleinkindern, aber auch im Schulalter, Krankheitsbilder produzieren, bei denen der wenig Erfahrene an alles andere als an eine Meningokokken-Meningitis denkt (s. auch S. 671 ff.).

Bei den schweren Meningitisformen zeigen häufig *Haut-*, *Gelenk-* und manchmal auch *Herzerscheinungen*, daß die Entzündung der weichen Hirnhäute lediglich das Symptom einer *Meningokokkensepsis* ist und eine Metastase neben anderen darstellt. Bei älteren Kindern tritt gelegentlich ein mächtiger *Herpes* auf, der das ganze Gesicht überzieht, manchmal bis auf den Rumpf reicht und in seinen Bläschen Meningokokken enthält. Morbilliforme, roseolaähnliche und petechiale *Ausschläge*, deren Flecken gelegentlich so dicht wie bei klassischen Exanthemkrankheiten sein können, sind bei der Meningokokkensepsis häufig. Die *Lokalisation der Exanthemflecken an Handtellern und Fußsohlen* führt im östlichen Europa manchmal zu differentialdiagnostischen Schwierigkeiten mit Flecktyphus. Dem Exanthem folgt häufig nach 2—3 Wochen eine kleienförmige Abschuppung. Außer den Exanthemen sind multiple, mit dicken eitrigen Exsudaten einhergehende *Gelenkschwellungen* nicht selten, während in vivo *Erkrankungen des Endo- und Pericards* nur in Ausnahmefällen festgestellt werden. In den Fällen, wo eine Meningitis fehlt und die Diagnose nicht auf einem positiven Meningokokkenbefund im Liquor aufgebaut werden kann, ist sie durch den kulturellen Nachweis von Meningokokken im Nasopharynx, in den Gelenkexsudaten, im strömenden Blut oder in den Herpesbläschen sicherzustellen. Bei der Therapie der Meningitis hat sich die Kombination von Meningokokkenserum und Albucid (0,3 g pro Kilogramm Körpergewicht), die sowohl intralumbal als intravenös verabreicht werden, außerordentlich bewährt. (Siehe auch S. 676/680.)

XIII. Grippe-Erkrankungen.

Mit der Bezeichnung Grippe werden nur symptomatisch, aber nicht ätiologisch gleiche Krankheitsbilder zusammengefaßt. Als Grippe bezeichnet man allgemein ansteckende Schleimhautkatarrhe, die mit Vorliebe den Respirationstrakt befallen. Sie häufen sich in der schlechten Jahreszeit und rufen bei Säuglingen und Kleinkindern oft über die Schleimhautprozesse hinausgehende Allgemeinerkrankungen, im späteren Alter dagegen vorwiegend Lokalreaktionen hervor. Von Zeit zu Zeit treten grippale Erkrankungen unabhängig von der Jahreszeit epidemisch auf, ergreifen Menschen jedes Lebensalters, rufen dann auch bei älteren Menschen häufig Allgemeinerkrankungen hervor und sind im Durchschnitt für Erwachsene gefährlicher als für Kinder. Die banale, endemische, im Winter mehr oder weniger stark aufflammende Grippe und die epidemisch auftretende stellen trotz mancher klinischen Ähnlichkeiten ihrem Wesen nach ganz verschiedene Krankheiten dar.

Die Hekatomben von Säuglingen und jungen Kleinkindern, die jahrausjahrein von der banalen Grippe dahingerafft werden, gehen nicht unter so dramatischen Umständen verloren, wie das von den Opfern der ersten sicheren paneuropäischen Seuchenzüge im 15. und 16. Jahrhundert geschildert wurde und wie man es bei der letzten Epidemie 1918 erleben konnte. Trotzdem muß aber objektiv, der Zahl der Opfer nach, die endemische banale Grippe als die verhängnisvollere angesehen werden. Die *endemische Grippe flammt jedes Jahr während der schlechten Jahreszeit* mehr oder weniger intensiv *auf*, ohne daß Zusammenhänge zwischen den einzelnen Herden sichtbar werden, während die *epidemische*, wie das aus ihrem Auftreten im Sommer 1918 hervorgeht, *von der Jahreszeit unabhängig* ist und entlang den Verkehrswegen als Seuchenzug auftritt.

Aller Wahrscheinlichkeit nach führt *nicht ein spezifischer Erreger*, sondern eine *spezifische Disposition zu der banalen endemischen Grippe*. Dagegen handelt es sich bei der epidemischen Grippe um eine Virusinfektion, die durch bakterielle Krankheitserreger in ähnlicher Weise kompliziert wird, wie z. B. die Masern. Der PFEIFFERsche Influenzabacillus ist lediglich einer von den Begleitkeimen des Virus. Er war zu Beginn der großen Epidemie 1918 nicht nachweisbar und trat erst nach ihrem Höhepunkt auf. Damit fällt auch die Annahme, daß er als Wegbereiter für andere Keime dient und die epidemisch auftretende Grippe als ein Mischinfekt von Influenzabacillen und an sich weniger virulenten Keimen aufgefaßt werden muß. Aus diesem Grunde wird hier auch der Name Influenza vermieden. Die Infektion erfolgt aller Wahrscheinlichkeit nach bei beiden Grippeformen auf dem Wege der *Tröpfcheninfektion*. In dicht belegten Quartieren, Krippen, Säuglingsheimen und Krankenhäusern spielen aber Kontaktinfektionen eine nicht zu vernachlässigende Rolle.

Eine besondere **Disposition** ist sowohl für den Erwerb der endemischen als der epidemischen Grippe von Bedeutung. Im ersten Falle sind auch die Ursachen für die Disponierung zum Teil sichtbar, während darüber im zweiten nichts bekannt ist. Die *Disposition für banale grippale Infekte* wird ganz wesentlich *vom Alter* und von der *Ernährungsart bestimmt*. Artfremde Ernährung des Säuglings und eine unzweckmäßige Diät und Pflege beim jungen Kleinkind sind als Hauptursache für ihre „Anfälligkeit" und ihre Eigentümlichkeit zu betrachten, katarrhalische Infekte mit ausgedehnten Lokal- und Allgemeinreaktionen zu beantworten. Das Brustkind dagegen und das richtig gehaltene und genährte Kleinkind reagieren mit Infekten unterschwellig ab oder lokalisieren sie viel leichter. Im Schulalter disponieren hypertrophische Tonsillen und Adenoide für grippale Infekte. Der winterliche Schnupfen oder die Pharyngitis steigen aber nur selten und nur bei besonders Disponierten in die Trachea und in den Bronchialbaum hinab und verursachen nur im Ausnahmefall Allgemeinreaktionen. Daß die banale Grippe aber ansteckend ist, lehrt die alltägliche Erfahrung in Säuglings- und Kleinkinderanstalten. Trotzdem ist es sehr unwahrscheinlich, daß im Prinzip zum Erwerb einer Säuglingsgrippe stets eine Superinfektion mit virulenten Fremdkeimen gehört. Es ist eine alte Erfahrung, daß ein Ernährungsschaden oder irgendeine andere Noxe im Säuglingsalter zu einer Senkung der normalen antibakteriellen Resistenz seiner Schleimhäute, zu einem irregulären Wachstum seiner normalen Schleimhautbewohner und zum Entstehen autochthoner Katarrhe führen. Es ist weiterhin bekannt, daß an sich wenig virulente Keime durch rasche Passagen von Wirt zu Wirt eine Steigerung ihrer Virulenz und ihres Infektionsvermögens erfahren. Von diesen beiden Gesichtspunkten aus (Ansammlung geschädigter Individuen, enger Kontakt zwischen ihnen) erscheint die „*Unspezifität*" *der banalen Grippe*, die Buntheit der aufgefundenen Krankheitserreger und ihr Charakter als hoch kontagiöse Infektionskrankheit in Kinderanstalten z. B., verständlich. Bei der banalen Grippe werden Influenza-, Friedländerbacillen, Mikrococcus catarrhalis, Pneumokokken, Streptokokken, Staphylokokken und andere als „Erreger" gefunden.

Die **Inkubation der banalen Grippe** beträgt 2—3 Tage. In der Regel beginnt die **Krankheit** mit einer Nasopharyngitis, leichterem oder hohem Fieber und einer deutlichen Verstimmung der Kinder. Außer einer diffusen Schwellung und Rötung der Nasen- und Rachenschleimhäute, Niesen, einem trockenen Reizhusten und einer Rötung und Schwellung der Tonsillen bei älteren Kindern ist zunächst kein weiterer Befund zu erheben. Im Säuglingsalter breitet sich die Entzündung, abgesehen von den leichtesten Fällen, wie man sie vor allem unter Brustkindern beobachtet, häufig in den nächsten Tagen auf die Schleimhäute der Trachea, des Bronchialbaumes oder des Mittelohres aus, um leichtere oder schwerere Symptombilder hervorzurufen. *Typisch* ist für solche grippalen Infekte *die Unscheinbarkeit des Lokalbefundes bei* gelegentlich sehr *schweren Allgemeinerscheinungen.* Zu schwereren Allgemeinerscheinungen führen die Katarrhe der Respirationsschleimhäute vor allem dann, wenn *Durchfälle* und *Gewichtsstürze* hinzukommen und die daraus entstehenden Schädigungen nun wieder sekundär den Ablauf des originären Infektes ungünstig beeinflussen. *Die Initialerkrankung kann dann völlig in den Hintergrund treten und die Grippe unter dem Bilde einer akuten Durchfallserkrankung verlaufen.* Ebenso wie weiter oben hervorgehoben wurde, daß prinzipiell zum Erwerb einer Säuglingsgrippe keine Infektion mit Fremdkeimen gehört, sondern daß eine alimentäre oder irgendeine andere Schädigung zu einer Veränderung der normalen Schleimhautresistenz, diese zu einer abnormen Wucherung an sich normaler Schleimhautbewohner und diese wiederum zum Angriff auf die Schleimhaut und zu ihrer Entzündung führen können, so braucht auch hier die Ursache für die sekundär auftretenden Durchfälle nicht in einer Infektion der Darmschleimhäute mit den ursprünglich im Respirationstrakt sitzenden Keimen gesucht zu werden. Der durch den Schleimhautinfekt des Respirationstraktes gesetzte Schaden oder die gleiche Noxe, die diesen Schleimhautprozeß hervorrief, kann die Normalresistenz der Darmschleimhaut senken und als Folge davon ein abnormes Verhalten der Darmflora, eine ungewöhnlich starke oder ungewöhnlich lokalisierte Gärung oder Fäulnis im Darm und damit Durchfälle herbeiführen. Ebenso wie im Darm kann der ursprüngliche Katarrh des Respirationstraktes ein abnormes Bakterienwachstum und eine *Entzündung im Urogenitaltrakt* hervorrufen, ohne daß auch hier Keime von dem einen Schleimhautgebiet auf das andere verschleppt werden müßten. Aus den gleichen Ursachen wie im Respirations- und Intestinaltrakt kann dann ein autochthoner Katarrh entstehen, der von den Urethralkeimen seinen Ausgang nimmt und ebenso, wie das von den Durchfallserkrankungen beschrieben wurde, kann die so entstandene Cystopyelitis völlig in den Vordergrund treten und das Krankheitsbild der „Grippe" beherrschen. Da es nicht die gleichen Keime sind, die nacheinander die verschiedenen Schleimhautgebiete befallen, so muß man sich die Fernwirkung von einem Schleimhautgebiet auf das andere als eine bakteriotoxische vorstellen oder an eine allgemeine Schwächung des Organismus infolge der verringerten Nahrungs- und Flüssigkeitsaufnahme denken, zu der beim Säugling meist eine Nasopharyngitis Veranlassung gibt. Außerordentlich häufig geht die Entzündung im Nasopharynx auf die Schleimhäute des Mittelohrs über und kann dort als Schleimhautkatarrh wieder abklingen oder zu eitrigen Einschmelzungen, zum Übergreifen auf den Warzenfortsatz und zu allen Folgen einer *Otitis media* führen.

Bleiben schwere Erscheinungen der beschriebenen Art aus und verläuft die Krankheit als lokaler Katarrh, so wird das ursprünglich dünne Nasensekret dicker und eitriger, die hintere Rachenwand bleibt gerötet und geschwollen und ist mit Schleimfetzen bedeckt, die aus der Nasenhöhle herabhängen. Dabei besteht häufig ein ausgesprochener Foetor ex ore. Der anfänglich trockene

Bronchialkatarrh wird feuchter, der Husten lockerer und weniger beschwerlich. Nach 3—5 Tagen sind die katarrhalischen Erscheinungen meist verschwunden. Manchmal können sie sich aber auch $1\frac{1}{2}$—2 Wochen hinziehen. Gar nicht so selten kommt der Prozeß nicht zur Ruhe. Es bleiben zwar Allgemeinerkrankungen und Gewichtsabnahme aus, die Kinder nehmen aber nicht recht zu, sind verstimmt und haben ab und zu oder auch andauernd febrile oder subfebrile Temperaturen. Die meist vorhandene Mundatmung, eine etwas nasale Stimme, Nackendrüsenschwellungen und gelegentlich aus dem Nasenraum in den Rachen herabhängende Schleimfetzen zeigen, daß in dem nicht sichtbaren Teil der Nase ein Entzündungsprozeß zurückgeblieben ist. Von einer solchen *Angina retronasalis* aus kann es bei Schädigungen irgendwelcher Art immer wieder zu „grippalen", auf den Respirationsschleimhäuten lokalisierten oder auch auf andere Schleimhautgebiete überspringenden Erkrankungen kommen.

Bei einem Teil der Fälle kann der grippale Infekt nicht auf den Schleimhäuten lokalisiert werden. Es kommt entweder gleich zu Beginn oder, nachdem Darm, Blase oder Nierenbecken ergriffen wurden und die daraus entstehenden Schäden die Resistenz des Organismus weiter gesenkt haben, sekundär zur *Bronchopneumonie* (S. 581 ff.) oder gar zum Einbruch von Keimen in die Blutbahn und zur *Sepsis*.

Die von der **epidemisch auftretenden Grippe** mit ihrem spezifischen Erreger *bei Säuglingen und Kleinkindern* hervorgerufenen Krankheitsbilder unterscheiden sich nicht wesentlich von den geschilderten Symptomenkomplexen der banalen Grippe. Auch bei der epidemischen Grippe kann der primäre Katarrh der Respirationsschleimhäute Reaktionen im Darm und im Urogenitaltrakt auslösen und diesen sekundär ausgelösten Allgemeinerscheinungen gegenüber völlig in den Hintergrund treten. Allerdings muß jetzt an eine Verschleppung des spezifischen Erregers von einem Schleimhautgebiet auf das andere gedacht werden.

Als *Sonderzüge der epidemischen Grippe* wären die häufigere *Beteiligung der Conjunctiven*, die schwerere, manchmal scharlachähnliche *Angina* mit Enanthem, mit oder ohne Beläge und die Beteiligung des *Larynx* und der *Trachea* hervorzuheben. Die banale Grippe macht sehr selten, die epidemische relativ häufig croupähnliche Erscheinungen. Eine andere Eigenschaft der epidemischen Grippe, die der banalen fehlt, ist die Häufigkeit von *Exanthemen*. Sie können scarlatiniformer, aber auch morbilliformer Natur sein. Im ersten Fall entstehen beträchtliche differentialdiagnostische Schwierigkeiten, weil zu Krankheitsbeginn die katarrhalische Komponente fehlen kann. Ob die epidemische Grippe unter gleich konstitutionierten Säuglingen und Kleinkindern mehr Bronchopneumonien hervorruft als die banale, ist schwer zu entscheiden. Daß sie aber für diese Altersklasse weniger gefährlich ist als für Erwachsene, erscheint gewiß. Die Pneumonien zeigen insofern eine Sondereigenschaft, als sie auffallend häufig *Bronchiektasen* hinterlassen.

Während die banale winterliche Grippe *bei älteren Kindern* nur selten über die Schleimhaut des Respirationstraktes hinaus greift und selten schwerere Störungen des Allgemeinbefindens mit Fieberreaktionen hervorruft, verläuft *die epidemische Grippe* bei ihnen häufig als Allgemeinerkrankung, *wie die banale beim Säugling*. Bei Säuglingen und jungen Kleinkindern ist es die besondere, durch das Alter gegebene Disposition, die irgendeinen banalen Keim zu schweren Allgemeinreaktionen und zur Auslösung sekundärer Störungen in anderen Gewebsgebieten befähigt. Im späteren Alter ist dagegen die besondere Beschaffenheit des spezifischen Grippeerregers dafür verantwortlich zu machen.

Die **Inkubation** der **epidemischen Grippe** beträgt 1—3 Tage. Die **Krankheit** beginnt plötzlich. In den meisten Fällen ist der Lokalbefund sehr gering, das Fieber hoch und die Allgemeinreaktionen, die Störung des subjektiven Befindens sind groß. Es besteht häufig heftiges Kopfweh, meist ein quälender Reizhusten, in manchen Fällen kommt es zu Erbrechen. Außer einer *diffusen Rötung und Schwellung der Tonsillen,* einem mittel- bis kleinfleckigen Enanthem, mit oder ohne *Conjunctivitis* und *Rhinitis* ist *zu Beginn* meist *kein Befund* zu erheben. Schwere Grippen beginnen häufig mit Angina, Enanthem und einem kleinfleckigen Exanthem. Nach einem 24—48stündigen Fieber, das manchmal auffallend lange noch im ungünstigen Sinne auf das Wohlbefinden und die Stimmung der Kinder nachwirkt, kann der akute Teil der Erkrankung vorbei sein. Meist besteht aber noch eine Zeitlang eine Angina und Nasopharyngitis, die ebenso wie beim Säugling häufig in eine subakute Entzündung der Rachenmandeln mit länger bestehenden febrilen und subfebrilen Temperaturen ausgeht. In manchen Fällen *descendiert* die Entzündung und führt zu *Laryngitiden, Bronchitiden* oder *Pneumonien.* Beim *Grippe-Croup* weisen die katarrhalische Komponente ober- und unterhalb des Larynx, die bei der Larynxdiphtherie fehlt, die Rhinitis, die häufige Conjunctivitis und die feuchten Geräusche der stets gleichzeitig vorhandenen Tracheitis auf seine nichtdiphtherische Natur hin. In Zweifelsfällen ist Diphtherieheilserum zu injizieren. Ein Grippe-Croup kann zu ebenso schweren Stenosen führen wie ein diphtherischer und eine Intubation oder Tracheotomie notwendig machen. Auch wo die Laryngitis keine Heiserkeit oder Crouperscheinungen hervorruft, besteht in der Regel ein quälender *Reizhusten.* Beim Schulkind, das sein Sputum nicht mehr ohne weiteres verschluckt, findet man ebenso wie beim Erwachsenen *eitrige* und *eitrighämorrhagische Tracheal-* und *Bronchialsputa.* Die *Lobärpneumonien* zeigen die für die epidemische Grippe des Erwachsenen charakteristischen hämorrhagischen Infiltrate, das schubweise Fortkriechen der Pneumonie, das atypische remittierende Fieber, die allmähliche, langsame und selten kritische Lösung und die Häufigkeit pleuraler Komplikationen. Aber auch für das *Schulkind* gilt noch, was vom Säugling und Kleinkind gesagt wurde, daß es *die epidemische Grippe besser übersteht als der Erwachsene* und daß daher dessen schwere pulmonale Formen seltener beobachtet werden. Auch in diesem Alter hinterlassen die Pneumonien häufig *Bronchiektasien.*

In manchen Fällen treten nach der primären Nasopharyngitis *Intestinalerscheinungen:* Erbrechen, Durchfälle und eine deutliche Druckempfindlichkeit des Bauches in den Vordergrund. Der bei tödlichen Fällen erhobene *Lokalbefund im Darm* (hämorrhagische Entzündungen der Schleimhäute, Entzündungs- und Nekroseherde in den Sollitärfollikeln und den Peyerschen Plaques) zeigt, daß es sich dabei nicht wie bei der banalen Säuglingsgrippe um ein abnormes Verhalten darmeigener Bakterien, sondern um eine *Infektion mit einem pathogenen,* virulenten *Fremdkeim* handelt. Die *Urogenitalschleimhäute* zeigen ebenfalls hämorrhagische Katarrhe. Ebenso wie bei der banalen Säuglingsgrippe wird dann meist eine Coli-Cystitis festgestellt. Während nun dort ein autochthon entstehender Katarrh angenommen werden mußte, weil zweifelsohne auch nichtinfektiöse Schäden beim Säugling zur Cystitis führen, wird man die hämorrhagischen Schleimhautentzündungen der epidemischen Grippe, die im Respirations-, Intestinal- und Urogenitaltrakt beobachtet werden, als eine Invasion dieser Schleimhäute mit dem spezifischen Grippeerreger auffassen müssen. *Die Keime, die* man *auf* diesen *entzündeten Schleimhäuten,* in den *broncho- pneumonischen Herden* und im *Empyemeiter findet,* sind *sekundäre* und *unspezifische:* Streptokokken, Pneumokokken, Influenzabacillen, Mikrococcus catarrhalis und im Urogenitaltrakt der Colibacillus. (Über die *Grippeencephalitis* siehe S. 692.)

Bei den schweren, vor allem aber bei den pulmonalen Formen der epidemischen Grippe beobachtet man häufig Zustände einer außerordentlichen *Kreislaufschwäche,* akute Dilatationen des Herzens, schlechten Puls und Bradycardien, die durchaus den Eindruck einer akuten toxischen Schädigung des Myocards oder der Vasomotoren oder beider hervorrufen. Auf eine ausgesprochene toxische Wirkung des Erregers deuten auch die häufigen *Leukopenien* und das *vakuolisierte,* geschädigte *Protoplasma* der *Leukocyten.*

Die überwiegende Mehrzahl der epidemischen Grippefälle läuft in wenigen Tagen ab. Wo es ohne Beteiligung der Lungen zu länger dauernden febrilen oder subfebrilen Zuständen kommt, ist vor allem an eine *Angina retronasalis* und nach Pneumonien an *Bronchiektasenbildung* zu denken. Da aber die epidemische Grippe garnicht selten eine vorher positive Tuberkulinreaktion zum Verschwinden bringt, muß bei *Grippenachkrankheiten* auch die *Aktivierung* einer *Tuberkulose* in Betracht gezogen werden.

Die **Diagnose** der epidemischen Grippe mit ihrem plötzlichen Beginn und ihrer katarrhalischen Komponente ist zu Epidemiezeiten leicht. Der Schleimhautkatarrh hilft auch die scharlachähnlichen Anginen mit oder ohne scarlatiniforme Exantheme zu klassifizieren. Im Zweifelsfall sprechen eine Leukopenie und das Fehlen von eosinophilen Zellen für Grippe. Manchmal muß die Natur des Ausschlages durch den Auslöschversuch festgestellt werden. Auf die Unterschiede zwischen grippalen- und diphtherischen Croups wurde weiter oben hingewiesen.

Die **Therapie** der banalen und epidemischen Grippe ist beim Säugling neben den im Kapitel über die Erkrankungen des Respirationstraktes beschriebenen Maßnahmen vor allem eine diätetische (s. dazu das Kapitel über Ernährung und Ernährungsstörungen). Die im oberen Respirationstrakt lokalisierte epidemische Grippe älterer Kinder bedarf nur in Ausnahmefällen einer medikamentösen Behandlung, z.B. wenn der Reizhusten die Nachtruhe ungebührlich stört. Wo eine starke Angina vorhanden ist, läßt man mit einem milden Desinfizienz gurgeln. Während der Fieberattacke, und je nach ihrer Schwere 3—5 Tage nach ihr, muß Bettruhe eingehalten werden. Medikamente, von denen auch nur mit einer bescheidenen Wahrscheinlichkeit behauptet werden könnte, daß sie nach Fieberbeginn den Krankheitsverlauf beeinflussen und Komplikationen verhüten, sind nicht bekannt. Das gilt von den enteral und parenteral verabreichten Chininpräparaten, der unspezifischen Reiztherapie und angepriesenen Mitteln.

Prophylaxe. In Epidemiezeiten ist der Kontakt von Säuglingen und Kleinkindern mit fremden Erwachsenen und Kindern zu verhindern. Kurz vor und mit dem Temperaturanstieg scheinen Schwitzpackungen bei gleichzeitiger Verabreichung von 0,5—1 g Aspirin den Verlauf der Erkrankung günstig zu beeinflussen. Spezifische Therapeutica und Prophylactica gibt es nicht.

XIV. Ruhr (Dysenterie).

Unter Ruhr wird eine infektiöse Dickdarmerkrankung verstanden, die in Mitteleuropa durch Erreger aus der von Shiga-Kruse-Flexner-Sonne entdeckten Bacillengruppe hervorgerufen wird und zu blutig-schleimigen oder schleimigen Durchfällen führt.

Das klinische Bild der Ruhr und ihr Charakter als Infektionskrankheit waren schon im Altertum bekannt. Sie war von da zu finden, wo Menschen abnorm dicht wohnten. Neben der Cholera und dem Typhus war sie eine der bekanntesten Kriegsseuchen und hat auch im Weltkrieg noch eine gewisse Rolle gespielt. In der Gegenwart ist sie in Gefangenen-, Kinder- und Irrenanstalten ein häufiger Gast.

Ätiologie. Die Ruhrerreger gehören einer Gruppe gramnegativer, plumper Stäbchen an, die von ähnlichen Keimen und unter einander kulturell und durch Immunitätsreaktionen differenziert werden können. Unter den Ruhrerregern ist der Shiga-Kruse-*Bacillus* dadurch ausgezeichnet, daß er in vitro, ähnlich den Diphtheriebacillen, ein echtes *Toxin sezerniert,* während die Flexner-Gruppe, die von Kruse als A—H bezeichneten Keime und der Kruse-Sonnesche E-Stamm diese Eigenschaft nicht besitzen. Aus dem Verhalten der verschiedenen Keime in vitro können keine Schlüsse auf die Schwere der von ihnen hervorgerufenen Krankheitsbilder gezogen werden. Atoxische Ruhr-bacillen können, ebenso gut wie toxische, tödliche Ruhrerkrankungen hervorrufen. Außerhalb des menschlichen Organismus sind die Ruhrerreger wenig widerstandsfähig und erliegen bald den Einflüssen der Austrocknung und des Lichtes. Wenn auch Ruhrepidemien durch Wasser und Milch beschrieben worden sind, so stellen sie doch wegen der Hinfälligkeit des Erregers Ausnahmen dar. In der Regel erfolgt die *Übertragung von Mensch zu Mensch.* Die Ruhrerreger sind bei Erkrankten in den Faeces und da vor allem in den Schleimflocken enthalten. Eine *Ansteckung ist* also *nur durch engen Kontakt zwischen Menschen möglich,* die sich aus äußeren (Krieg) oder aus inneren Gründen (Kinder, Verwahrloste, Irre) nicht sauber halten und ihre Hände mit Kot beschmutzen und damit andere Menschen infizieren. Der *kulturelle Nachweis* der Ruhrerreger im Stuhl ist *schwierig.* Auch bei sicheren Ruhrfällen sind bakteriologische Befunde nur dann regelmäßig zu erheben, wenn zu Beginn der Erkrankung von frisch abgesetzten Stühlen auf Endo- oder Blutagarplatten überimpft wird. Zu diesem Zwecke wird ein Schleimflöckchen mehrmals gewaschen und auf die Nährböden ausgestrichen. Müssen die Stühle zur bakteriologischen Untersuchung verschickt werden, so überwuchern die Stuhlkeime, vor allem die Colibacillen, die Ruhrerreger. Kann von einem frischen Stuhl nicht sofort abgeimpft werden, so ist er bis zu diesem Moment besser auf Eis zu halten, um eine Vermehrung der Stuhlbakterien und die Produktion von Säure zu verhüten, gegen die Ruhrerreger besonders empfindlich sind.

Die **Disposition** für die Ruhrerkrankung ist eine relativ hohe. Von jungen Kindern erkrankt bei gleicher Infektionsgelegenheit beinahe die Hälfte.

Die **Inkubationszeit** beträgt etwa 3—5 Tage.

Krankheitsbilder. Die Krankheit kann plötzlich unter dem Bilde einer Allgemeinerkrankung mit Fieber, Kopfweh, Erbrechen und Durchfällen, bei schweren Fällen daneben mit Krämpfen oder Bewußtlosigkeit oder fieberlos und mit einem zunächst uncharakteristisch aussehenden Durchfall und geringen Störungen des Allgemeinbefindens beginnen. Eine Durchfallserkrankung ist klinisch als Ruhr an dem Stuhlbild erkennbar. *Charakteristisch für Ruhrstühle* ist die *Beimischung von Blut* (die rote Ruhr der Vergangenheit) oder *von Schleim* (weiße Ruhr) oder *von beiden.* Bei den schweren, plötzlich beginnenden Formen sind in der Regel Blut und Schleimflocken im Stuhl enthalten. Bei Säuglingen und jungen Kleinkindern, bei denen die Allgemeinerscheinungen in der Regel schwerere sind als im späteren Lebensalter, spielen bei länger dauernden Durchfällen neben der spezifisch-dysenterischen auch unspezifische Noxen eine Rolle. Im wesentlichen handelt es sich dabei um den von den Durchfällen hervorgerufenen Wasserverlust und seine ungünstige Beeinflussung des Gesamtorganismus und des Infektablaufes. Profuse Diarrhöen führen zu heftigen Kolikschmerzen, quälenden Tenesmen und gelegentlich zum Mastdarmprolaps führenden Paresen der Schließmuskulatur, bei längerer Dauer zur Austrocknung und Intoxikation mit Störungen des Bewußtseins, Krämpfen und darniederliegendem Kreislauf. Die *Kombination von spezifischer* Ruhr *und sekundären Austrocknungsschäden* kann in wenigen Tagen zum Tode führen. Ihr Verlauf kann sich aber auch so gestalten, daß die schweren Initialerscheinungen nach einigen Tagen milder werden, die Zahl der Stühle sinkt, die Koliken und Tenesmen verschwinden, die Temperatur zur Norm zurückgeht, das Stuhlbild außer einer gewissen Schleimbeimengung uncharakteristisch wird, aber immerhin noch beträchtliche Durchfälle bestehen, die erst nach 2—3 Wochen, manchmal auch nach längerer Zeit zum Stillstand kommen. Solche *länger dauernde Ruhrerkrankungen* führen oft zu schwersten Formen der *Dystrophie, ja zur Atrophie.* In solche länger dauernden Durchfallserkrankungen können auch die langsam und schleichend beginnenden Fälle einmünden, bei denen erst allmählich im Laufe von 4—5 Tagen die Stühle ruhrartigen Charakter annehmen.

Im späteren Lebensalter steht bei schweren Fällen neben den quälenden Koliken, Tenesmen und Durchfällen, die den Kranken Tag und Nacht nicht zur Ruhe kommen lassen, *die spezifische Wirkung des Ruhrgiftes auf die Vasomotoren im Vordergrund.* Profuse Durchfälle bestehen bei älteren Kindern nur zu Beginn der Erkrankung, in ihrem weiteren Verlauf werden die Entleerungen fast rein schleimig und blutig und es wird bei dem andauernden Stuhldrang (bis 100mal täglich und mehr!) jedesmal höchstens ein Löffel voll Schleim und Blut entleert. Die Kranken verfallen, werden blaß, bekommen kühle Extremitäten, einen kleinen, hochbeschleunigten Puls und sterben im Kreislaufcollaps bei erhaltenem Bewußtsein. Solche *schweren Formen* sind aber *selten.* Viel öfter erreichen die Durchfälle und Tenesmen nicht die Häufigkeit und Schwere der erstgeschilderten Form. Das Fieber ist mäßig, die Allgemeinerscheinungen sind gering und das Krankheitsbild ist im wesentlichen das eines lokalisierten Darmkatarrhs. Blut und Schleim sind zu Beginn auch bei dieser Form im Stuhl zu finden. Die Krankheit läuft in 4—5 Tagen ab, wobei sich meist zuerst das Stuhlbild bessert und dann die Temperaturen absinken.

Am häufigsten sind bei Säuglingen und älteren Kindern solche *Ruhrfälle, die ohne Fieber* und ohne wesentliche Beeinträchtigung des Allgemeinbefindens *verlaufen* und bei denen nur einige blut- oder schleimhaltige Stühle abgesetzt werden, auf die ein mäßiger, unspezifisch aussehender Durchfall folgt. Im Verlauf von Anstaltsepidemien kann schließlich auch beobachtet werden, daß zur gleichen Zeit bei einer Reihe von Kindern klassische Ruhrstühle und schwere bis mittelschwere Krankheitsbilder auftreten und bei anderen ein mäßiger, unspezifisch aussehender 24stündiger Durchfall ohne Veränderungen des Allgemeinbefindens. Die bakteriologische Untersuchung zeigt dann, daß es sich in beiden Fällen um Ruhrerkrankungen handelt. Als *Verbreiter der Krankheit* kommen natürlich vor allem *die leichtesten, uncharakteristisch aussehenden Fälle* in Frage.

Alle, auch die leichtesten *Formen der Ruhr* können nach wochenlangen Pausen mit normalen Stühlen bei einem Diätfehler oder als Folge eines grippalen Infektes *rückfällig werden.* Es treten dann wieder Blut und Schleim im Stuhl auf. Solche Zweit- oder Dritterkrankungen verlaufen manchmal schwerer als die erste. *Hinter chronischen Durchfallserkrankungen,* vor allem unter Säuglingsheim- und Krippeninsassen, *verbirgt sich gar nicht selten eine* chronisch gewordene *Ruhr.* Andererseits können nach typischen Ruhrerkrankungen wochen-, ja monatelang immer wieder in sonst normalen Stühlen geringe Blut- und Schleimbeimengungen auftreten, ohne daß die Entwicklung solcher Kinder gestört wird.

Während der fieberhaften Anfangsperiode enthält der *Urin* in mäßigen Mengen Eiweiß und Zylinder. Die beim Erwachsenen beobachteten Störungen von seiten des *Nervensystems,* die Para-, Mono- und Hemiplegien und der *Ruhrrheumatismus* kommen bei Kindern sehr selten zur Beobachtung.

Vor der sicheren Differenzierung der verschiedenen Ruhrerreger und der Erforschung ihrer physiologischen Eigentümlichkeiten wurde die *Ruhr* in Mitteleuropa für eine seltene Erkrankung gehalten. Mit den Fortschritten der bakteriologischen Diagnostik wurde aber klar, daß sie *in einem bestimmten Milieu weit verbreitet ist.* Obwohl bei der Ruhr ebenso wie bei den klassischen Kinderkrankheiten die Existenz von Dauerausscheidern und in der Umgebung von frischen

Fällen eine ganz beträchtliche Menge unerkennbarer Keimträger festgestellt
wurden, kann von einer allgemeinen Durchseuchung, wie das bei den durch
Tröpfcheninfektion von unerkennbaren Keimstreuern verbreiteten Keimen der
klassischen Zivilisationsseuchen der Fall ist, keine Rede sein. Der kompliziertere
Infektionsmodus, der zur Infektion notwendige enge Kontakt, kann nur bei
hoher Wohnungsdichte und entsprechender Indifferenz, Unsauberkeit und Ver-
elendung zur Durchseuchung bestimmter Bevölkerungsgruppen führen, wie das
in der Tat nachgewiesen worden ist. Dafür ist aber das soziale Milieu ausschlaggebend, während das bei den klassischen Zivilisationsseuchen nur den Zeitpunkt der Infektion beeinflußt, für den Erwerb der Infektion an sich aber ohne
Belang ist. Die Ruhr ist eine *ausgesprochene Sommerkrankheit*, zum mindesten
außerhalb von Anstalten. Unter kasernierten Bevölkerungsgruppen (Gefäng-
nisse, Säuglingsheime, Krippen) ist das meist durch Keimträger verursachte
Auftreten von Hausepidemien von der Jahreszeit völlig unabhängig.

Am Erkrankungsort, dem Dickdarm und dem untersten Dünndarmabschnitt,
rufen die Ruhrerreger Schleimhautentzündungen hervor, die alle Übergänge
von einem oberflächlichen Katarrh bis zur Nekrotisierung der Epithelien, der
Einschmelzung von Follikeln und zu Schleimhautgeschwüren bieten, von denen
manche bis in die Submucosa und in die Ringmuskulatur hinein reichen. In
seltenen Fällen kann sogar das Peritoneum von dem Entzündungsprozeß mitergriffen werden. Beim Tier ruft das von der Shiga-Kruse-Gruppe in vitro
produzierte Toxin nach intravenösen Injektionen die Ausscheidung von Blut
und Schleim im Darm hervor. Bei der menschlichen Spontanruhr ist die
Schleimhauterkrankung wohl auf eine direkte Schädigung durch die auf der
Schleimhautoberfläche wuchernden Keime zurückzuführen. Eine Ruhrerkrankung
hinerläßt *keine Immunität.*

Diagnose. Wo nicht von frisch abgesetzten Stühlen auf Endo- oder Blutagarplatten abgeimpft werden kann, muß *die Diagnose der Ruhr auf Grund
der Allgemeinerscheinungen* und *des Stuhlbildes* gestellt werden. *Durchfälle mit
blutigen, schleimigen oder schleimig-blutigen Stühlen sind zunächst als dysenterische,
infektiöse aufzufassen, wenn gewisse andere Möglichkeiten ausgeschlossen werden
können.* Das wichtigste ist, beim allerersten Krankheitsbeginn die **Differentialdiagnose** gegenüber *der Invagination* zu sichern und eine blutig-schleimige Entleerung nicht ohne weiteres als Ruhrstuhl aufzufassen und damit eventuell in
verhängnisvoller Weise die Zeit für eine rechtzeitige Operation zu versäumen.
Ruhrstühle riechen zu Beginn fäkal, sie sind wasserreich und ihre Zahl steigt
nach dem Absetzen der ersten blut- und schleimhaltigen Entleerung rasch an.
Dabei besteht Fieber, aber die Kinder zeigen ganz zu Beginn keine Kollapserscheinungen. Zur Invagination dagegen gehört kein Fieber, die Entleerungen
werden nach der ersten schleimig-blutigen nicht häufiger, sondern hören auf,
sie sind nicht wasserreich und riechen auch nicht fäkal, sie bestehen meist
nur aus Schleim und Blut und die Kinder kollabieren und erbrechen gleich bei
Krankheitsbeginn. Faßt man auf Grund dieser Symptome den Verdacht auf
eine Invagination und entleert sich bei der Rectaluntersuchung Schleim und
Blut ohne Fäkalbeimengungen, so wird die Diagnose Invagination so wahrscheinlich, daß in Narkose nach dem Invaginationstumor gesucht werden muß,
wenn er ohne sie nicht tastbar ist. Fühlt man auch dann den Tumor nicht, so
hilft die mikroskopische Untersuchung der Entleerung, die bei der Invagination
umfangreiche Verbände von Darmepithelien enthält und leukocyten- und bak-
terienarm, bei der Ruhr aber reich an Leukocyten und Bakterien ist. *Blutbeimengungen* aus *Rhagaden* oder den seltenen *Mastdarmpolypen,* die meist an
der Außenwand der Kotsäule sitzen, sind von den mit Blut und Schleim durch-
mengten Ruhrstühlen leicht zu unterscheiden. Ein blutig-schleimiger Stuhl

kann im Ausnahmefall ein paratyphöser oder ein unspezifischer sein. Für die Behandlung zu Krankheitsbeginn macht das zunächst keinen Unterschied. Wenn es nun auch als Regel gilt, daß blutig-schleimige Entleerungen, sobald eine Invagination ausgeschaltet werden kann, praktisch als Ruhr aufgefaßt werden sollen, so darf die Regel doch nicht umgekehrt und eine Ruhrerkrankung ausgeschlossen werden, wo Blut- und grobe Schleimbeimengungen fehlen. Diätetisch schwer beeinflußbare, völlig unspezifisch aussehende, akute Durchfallerkrankungen können dysenterische sein. Besteht eine ruhrverdächtige Durchfallserkrankung seit einer Woche und länger, so kann man vom 7. bis 10. Lebensmonat ab für die Diagnose von der *Agglutinationsprobe* Gebrauch machen. Bei jüngeren Säuglingen versagt diese Methode, weil sie schlechte Antikörperbildner sind. Von der angegebenen Zeit ab gilt ein *Agglutinationstiter von mindestens* 1 : 50 als beweisend für Ruhr, bei der Sonne-Kruse-(E-) Ruhr schon von 1 : 20.

Prognose. Bei jungen Säuglingen ist die Prognose zunächst als ernst zu betrachten, bis sich nach 2—3 Tagen zeigt, ob der Organismus unter dem Einfluß der Therapie die Krankheit lokalisieren kann und schwere Allgemeinerscheinungen ausbleiben. Wo schon in den ersten 24—36 Stunden Intoxikationserscheinungen auftreten, ist die Prognose ernst.

Therapie. Die früher vielfach versuchte spezifische Ruhrtherapie mit antitoxischem Serum ist als wirkungslos aufgegeben worden. Bei primär toxischen Fällen, bei ohne schwere Austrocknung bewußtlosen oder krampfenden Kindern, wirkt eine Transfusion oft lebensrettend. Die Behandlung ist bei Krankheitsbeginn zunächst eine *rein diätetische*. Ein Anlaß, Abführmittel oder Darmdesinfizienzien zu verabreichen, besteht nicht. Die Diät muß so gestaltet sein, daß die Kinder nicht hungern, daß die Durchfallsneigung nicht vermehrt wird und daß neben der Nahrung *Adsorbentien mit einem guten Adsorptionsvermögen* (Kohle, Apfel) verabreicht werden. Bei Säuglingen jenseits des 8. Lebensmonats und bei *älteren Kindern* werden 2—3 Tage lang je nach Alter 200—400—600 g gut geschälter und geriebener *Rohäpfel* und vom 3. Tage ab vorsichtig zuckerarme, eiweißreiche Milch (Buttermilch, Eiweißmilch) verabreicht. Werden die Durchfälle seltener, so kann bei jüngeren Kindern der Milch Mehl und Zucker zugesetzt und innerhalb der nächsten 8—10 Tage zu einer Milchbreikost übergegangen werden. Bei älteren Kindern kann man mit dem Nachlassen der Durchfälle Quark, Buttermilch, geröstetes Brot, Heidelbeerkompott und ähnliches vom 3.—4. Tage ab verabreichen. *Jungen Säuglingen* wird, wo es möglich ist, *Zwiemilch,* ein Teil Muttermilch und daneben Butter- oder Eiweißmilch verabreicht. Außerdem bekommen die Kinder pro Tag *15—20 g tierischer oder pflanzlicher Kohle,* die der Milch zugesetzt und, wo sie verweigert wird, mit der Magensonde eingegossen wird. Daneben läßt man dünnen Tee trinken und beginnt nach einigen Tagen mit einem vorsichtigen Zusatz von Kohlehydraten zu den eiweißreichen Milchen. Wo der Durchfall zu *Intoxikationserscheinungen* geführt hat, gelten die in dem Kapitel über die Säuglingsintoxikation gegebenen Richtlinien. Daß der Charakter der Stühle bei einer bakteriellen Dickdarmerkrankung nicht in der gleichen Weise durch die verabreichten Heilmilchen beeinflußt werden kann wie bei einer echten Ernährungsstörung, liegt auf der Hand. Eine Indikation, die Nahrungszufuhr zu beschränken oder die Heilmilch zu wechseln, besteht aber nicht, wenn die Stühle zunächst schlecht bleiben. Das diätetische Ziel ist zunächst erreicht, wenn die profusen Durchfälle gestillt sind und die Schleim- und Blutbeimischungen seltener werden. Die *Gefahr von Hunger- und Durstzuständen* ist bei der Ruhr größer als bei unspezifischen Darmkatarrhen.

Bei *starken Tenesmen* wird Extr. Belladonnae 0,002 g pro dosi oder Sol. Atropini 0,0002—0,0005 pro dosi als Suppositorium verabreicht. Cave Opium beim Säugling! Bei chronischem Verlauf können *Darmspülungen* mit Arg. nitr. (0,05—0,1%) oder Acid. tannic.-Lösungen (0,2—0,5%) und bei älteren Kindern Adstringentien wie Tannalbin per os versucht werden.

Eine spezifische *Ruhrprophylaxe* gibt es ebensowenig wie eine spezifische Therapie. Da aber Ruhrinfektionen durch Hände oder Gebrauchsgegenstände übertragen werden, die mit Kot verunreinigt sind, kann eine Weiterverbreitung der Krankheit durch entsprechende Maßnahmen mit Sicherheit verhütet werden. Windeln, Bettzeug, Kleider sind dementsprechend sofort nach Gebrauch zu desinfizieren. Bei wiederkehrenden Anstaltsepidemien ist das Pflege- und Küchenpersonal nach Keimträgern zu untersuchen.

XV. Typhus abdominalis.

Unter Typhus wird eine durch den Eberthschen Bacillus hervorgerufene infektiöse Allgemeinerkrankung verstanden, die sich im wesentlichen in den lymphatischen Systemen des Organismus und am stärksten in dem des Dünndarmes abspielt und zu einer Reihe von charakteristischen klinischen Lokal- und Allgemeinerscheinungen führt.

Aus Krankheitsbildern, die von Hippokrates geschildert wurden, kann gefolgert werden, daß der Typhus schon im Altertum vorkam. Seine Abtrennung von anderen typhusähnlichen Erkrankungen, dem Flecktyphus, dem Febris recurrens, dem Paratyphus und anderen geschah erst in der Neuzeit.

Der von Eberth entdeckte und von Gaffky zuerst in Reinkultur gezüchtete **Typhusbacillus** ist ein plumpes, gut bewegliches, gramnegatives Stäbchen, das kulturell und immunbiologisch von anderen Keimen der Typhus-Coligruppe differenziert werden kann. Vor Licht und Austrocknung geschützt, kann er sich außerhalb des menschlichen Organismus (Wasser, Lebensmittel) wochenlang lebens- und infektionstüchtig erhalten und unter Umständen sogar vermehren. Beim Erkrankten ist der Eberthsche Bacillus im Blut, Urin und in den Faeces enthalten. Die *Infektion* geschieht zum Teil *direkt* von Mensch zu Mensch *mit kot-* oder *urininfizierten Händen,* oder *indirekt,* wenn *Trinkwasser* durch den Einbruch bacillenhaltiger menschlicher Dejekte in Wasserleitung oder Brunnen verunreinigt oder *Lebensmittel* (Butter, Milch, Gemüse) infiziert werden.

Der Typhus der Kinder unterscheidet sich um so mehr von dem klassischen Bild des Erwachsenentyphus, je jünger die Kinder sind. Ein deutlicher Einfluß des Alters ist diesseits der Pubertät auf die **Disposition** für Typhuserkrankungen nicht erkennbar. Die *angebliche Seltenheit des Säuglings- und Kleinkindertyphus* ist darauf zurückzuführen, daß die Erkrankung um so milder und atypischer verläuft, je jünger die Kinder sind, und infolgedessen meist nicht als Typhus erkannt wird. Im folgenden wird vor allem das Krankheitsbild des Säuglings- und Kleinkindertyphus beschrieben und das des Erwachsenentyphus als bekannt vorausgesetzt. Ältere Schulkinder reagieren auf Typhusinfekte weitgehend wie Erwachsene.

Die **Inkubation** des Typhus beträgt 10—14 Tage. Der *Krankheitsbeginn* unterscheidet sich beim *Säuglings- und Kleinkindertyphus* von dem bekannten treppenförmigen Temperaturanstieg der Erwachsenen und älterer Kinder insofern, als der *Fieberbeginn* bei der Mehrzahl der Fälle ein *plötzlicher* ist. Die für den Erwachsenentyphus typische *Bradykardie* beobachtet man beim Säugling selten, ebenso den *Milztumor.* Die belegte *Zunge* und die *Initialbronchitis* des klassischen Typhusbeginns sind oft vorhanden, da aber die beiden anderen typischen Zeichen fehlen, deuten sie nicht auf einen spezifischen Infekt. In der Mehrzahl der Fälle bestehen mäßige *Durchfälle,* wie man das im ersten Lebensjahr auch bei anderen fieberhaften Infekten zu sehen gewohnt ist, ohne daß die Stühle einen Sondercharakter tragen. Das Stuhlbild kann aber auch normal

sein und manchmal sogar Verstopfung bestehen. Die blaßroten, stecknadelkopfgroßen *Roseolen*, die auf Druck verschwinden, mit Vorliebe auf dem Bauch sitzen
und bei Erwachsenen und älteren Kindern in der zweiten Woche auftreten, beobachtet man nur in einem Bruchteil der Fälle. Der *Bacillennachweis im
Blut,* der beim Erwachsenen regelmäßig gelingt, wird beim Säugling auch
zu Krankheitsbeginn häufig vermißt. Das gleiche gilt von dem *Bacillengehalt
des Urins* und des *Stuhles* während der ganzen Erkrankungszeit. Eine positive
Diazoreaktion ist auch nur bei einem Teil der Kinder zu beobachten. Der
Typhus des Säuglings und jungen Kleinkindes verläuft also sehr häufig unter
dem Bilde *einer unspezifisch aussehenden,* höchstens 6—7 Tage, meist aber
kürzer dauernden *fieberhaften Erkrankung* mit einer leichten Bronchitis und
mäßigen Durchfällen, bei der die klassischen klinischen Typhuszeichen, die
Bradykardie, der Milztumor, die Roseolen, die typische Fieberkurve und vor
allem auch der Status typhosus (Bewußtseinstrübungen), fehlen und deren
Spezifität häufig nicht durch den Nachweis von Typhusbacillen erwiesen
werden kann.

Regelmäßiger als die klinischen Zeichen und die bakteriologischen Befunde
sind ein *positiver Agglutinationstiter* und eine *Leukopenie* mit fehlenden eosinophilen Zellen. Bei einer positiven Umweltsanamnese (Typhuserkrankungen in
der Umgebung) ist bei dem Vorliegen eines der klinischen Zeichen und einer
gleichzeitigen Leukopenie mit dem Fehlen von eosinophilen Zellen der Verdacht einer Typhuserkrankung auszusprechen. Dieser Verdacht wird trotz
negativ bleibender bakteriologischer Befunde zur Gewißheit, wenn ein *positiver
Agglutinationstiter auftritt oder* ein am Untersuchungstag vorhandener in der
Folge *ansteigt.*

Das leichte Krankheitsbild des Säuglingstyphus und seine kurze Dauer,
die Seltenheit des Milztumors und der Roseolen und die Häufigkeit negativer
Blutbefunde weisen darauf hin, daß es in diesem Alter nicht zu so schweren
und lange dauernden Bakteriämien kommt wie später. Auch im Darm sind die
Prozesse gutartiger, denn die beim Erwachsenen so gefürchteten *Darmblutungen
und -perforationen* sind beim Säugling und jungen Kleinkind außerordentlich
selten. Wo bei jungen Säuglingen dem Typhus nicht infolge der Durchfälle
ein durch den Wasserverlust bedingter toxischer Zustand aufgepfropft wird,
ist die **Prognose,** ebenso wie für das ganze Kleinkindesalter und für junge
Schulkinder, günstig zu stellen.

Je älter die Kinder sind, um so mehr ähneln Krankheitsbeginn und -verlauf
mit ihrer Temperaturkurve, der Typhuszunge, der Initialbronchitis, der Bradykardie, dem Milztumor, den Roseolen und der Regelmäßigkeit der bakteriologischen Blutbefunde dem Erwachsenentyphus, außer daß Darmblutungen und
-perforationen sehr selten sind. Auch andere Komplikationen des Erwachsenen,
die Pneumonie, die Polyneuritis, die Myokarditis, die Vasomotoren-Schädigungen
sind selten. Bei Schulkindern kann man aber schon häufiger einen echten
Status typhosus beobachten.

Die **Differentialdiagnose** gegenüber zentraler Pneumonie, Miliartuberkulose,
kryptogenetischer Sepsis, an die zu Krankheitsbeginn wegen des fehlenden Lokalbefundes häufig gedacht werden muß, sichert neben dem klinischen Allgemeinbild der bakteriologische und morphologische Blutbefund mit seiner Leukopenie
und dem Fehlen der eosinophilen Zellen.

Die **Therapie** des Kindertyphus ist sowohl beim Säugling als auch im späteren
Alter vorwiegend eine diätetische. Beim Säugling muß versucht werden, die
Durchfälle zu stillen und älteren Kindern mit ihren länger dauernden Fieberzuständen durch eine reizlose, aber abwechslungsreiche Kost genügende Calorien
zuzuführen, um schwerere Gewichtsverluste zu verhindern. Beim Status typhosus

und bei jedem länger dauernden Fieberzustand muß durch eine Bettung am offenen Fenster oder einer offenen Veranda, durch milde Hydrotherapie und wechselnde Lagerung im Bett *Pneumonieprophylaxe* getrieben werden.

Die Methoden der bakteriologischen Diagnostik, die Isolierungsmaßnahmen, die laufende Desinfektion und die Meldepflicht sind die gleichen wie bei Erwachsenen.

XVI. Paratyphus, Febris undulans (Bang).

Keime, die zwischen der echten Typhus- (Eberth) und Coligruppe rangiert werden, der Bacillus Paratyphus A (Achard) und der Bacillus Paratyphus B (Schottmüller) sind imstande, *typhusähnliche Bilder* (Milztumor, Roseolen, Status typhosus) zu produzieren. Die B-Erkrankungen sind die häufigeren. Auch bei Kindern beginnt der vom Paratyphusbacillus B hervorgerufene Typhus meist mit einem plötzlichen Temperaturanstieg. Die Fieberdauer ist in der Mehrzahl der Fälle kürzer als bei echtem Typhus, die Roseolenbildung aber gelegentlich so stark, daß regelrechte morbilliforme Exantheme entstehen. Paratyphusbacillen können aber in jedem Lebensalter auch ganz *akut verlaufende Gastroenteritiden* hervorrufen, deren explosionsartiges Auftreten zum Teil mit der Sondereigenschaft des Erregers zusammenhängt, ein hitzebeständiges Toxin in seine Nährsubstrate abzugeben *(Fleischvergiftung, Infektionen anderer Lebensmittel)*. Gelegentlich verläuft ein *Paratyphusinfekt* mit Allgemeinerscheinungen und mit Stühlen, die der Ruhr außerordentlich gleichen. Beim Säugling beobachtet man gar nicht selten eine *Paratyphussepsis,* die als Gastroenteritis beginnt und vom Darm aus zur Bakteriämie und zu eitrigen Metastasen führt. Die *Diagnose* der verschiedenen Formen des Paratyphus kann zu Beginn der Erkrankung nur selten (abnorm starke Roseolenbildung) auf klinischem Wege gestellt werden. Sie ist meist nur durch das Kulturverfahren und bei längerem Bestehen durch die Agglutination zu sichern. Als **Therapie** kommen bei schweren Verlaufsformen wiederholte Transfusionen in Frage.

Bei lange dauernden, das Allgemeinbefinden auffallend wenig beeinflussenden Fieberzuständen mit Milz- und Leberschwellungen und Neigungen zu Darm- und Nasenblutungen ist an die Febris undulans (Bangsche Krankheit) zu denken. Die *Diagnose* wird durch die spezifische Agglutination gesichert. Die Therapie ist eine symptomatische (Bluttransfusionen).

XVII. Rotlauf (Erysipelas).

Unter Rotlauf (Rose) wird eine infektiöse, fast ausschließlich von Streptokokken hervorgerufene und durch eine charakteristische Rötung und Schwellung deutlich abgegrenzte Haut- und Unterhautentzündung verstanden, die zu einer flächenhaften Ausbreitung und zur Wanderung über weite Hautgebiete neigt.

Die Krankheit war schon im Altertum wohlbekannt, in der vorbakteriellen Zeit ein ständiger Gast in Hospitälern, Gebär- und Kinderanstalten und eine häufige Folge operativer Eingriffe jeder Art (Abnabelung, Beschneidung, Pockenschutzimpfung).

Von Ausnahmen abgesehen, bei denen Staphylokokken als Erreger angetroffen werden, handelt es sich um eine *Streptokokkenerkrankung.* Ein spezifischer Streptococcus erysipelatis existiert aber nicht. Trotz gleicher Infektionsgelegenheit erkrankt nur ein kleiner Teil der Exponierten an Erysipel. Die Ursachen für die verschiedene **Disposition** sind unbekannt. Da der Erreger unverletzte Körperdecken nicht durchdringen kann, müssen Zustände, die zu kleineren oder größeren Hautdefekten führen, die Disposition für die Erkrankung erhöhen.

Die **Inkubation** ist kurz und beträgt häufig nur 24—48 Stunden. Der **Krankheitsbeginn** ist bei älteren Kindern ebenso wie bei Erwachsenen ein plötzlicher, häufig mit Schüttelfrost und in der Regel mit hohem Fieber. Dabei ist das Erysipel oft noch nicht sichtbar und entwickelt sich erst in den nächsten 12 bis 24 Stunden als *scharf umschriebene, mit einem wallartigen, unregelmäßigen Rand gegenüber der gesunden Haut abgesetzte Rötung*. Bei Neugeborenen und jungen Säuglingen fehlt die scharfe Begrenzung der erysipelatösen Haut. Das *Gesichtserysipel*, das meist von der Nase ausgeht, führt zu mächtigen Schwellungen und Ödemen der Augenlider und beiderseits der Nase zu charakteristischen, schmetterlingsflügelähnlichen Erysipelfiguren auf den Wangen. *Erysipele der behaarten Kopfhaut* werden leicht übersehen, weil sich dabei die Haut nicht rötet, sondern nur infolge ihrer entzündlichen Durchtränkung einen matten Glanz zeigt. Erysipele können über den ganzen Körper wandern, wobei der erkrankte Hautbezirk etwa in dem gleichen Umfang abblaßt und heilt, in dem am anderen Ende die Ausbreitung und Weiterwanderung erfolgt. An den Stellen, wo die Haut besonders fest mit der Unterlage verwachsen ist, macht die Wanderung häufig, aber nicht immer halt. Nach der Abheilung tritt eine kleienförmige Abschuppung der Haut auf. Neben der Haut können auch die *Schleimhäute erkranken* und im Mittelohr eitrige Otitiden und im Larynx Stenosen und Glottisödeme entstehen. Im Blute besteht eine beträchtliche *Hyperleukocytose*, die *Milz* ist *geschwollen*, aber wegen ihrer Weichheit schwer zu tasten. Das Sensorium ist in der Regel frei.

Im Spiel- und Schulalter verläuft das Erysipel meist gutartiger als beim Erwachsenen. Die Entfieberung erfolgt in wenigen Tagen, ein Einbruch der Streptokokken in die Blutbahn oder lokale phlegmonöse Prozesse sind selten.

Anders liegen die Dinge beim Neugeborenen und beim jungen Säugling. *Das Erysipel des Neugeborenen* nimmt häufig vom Nabel, manchmal aber auch von den Respirations- oder Genitalschleimhäuten seinen Ausgang. Es verrät die *Neigung, eitrige Einschmelzungen, Nekrosen* und *Sepsis hervorzurufen*. Von der Nabelwunde aus kommt es über eine Peri- oder Endarteriitis zu präperitonealen Phlegmonen und zur Peritonitis oder von einer Thrombo- oder Periphlebitis zu Leberabscessen und zur Sepsis. Aber auch, wenn die Nabelwunde schon verheilt ist, beobachtet man gar nicht selten bei jungen Säuglingen als Folge eines Bauchdeckenerysipels eine Peritonitis per continuitatem. Während im *Spiel-* und *Schulalter* die *Prognose* eines Erysipels *günstig* ist, muß sie *in den ersten 2—3 Lebenswochen* als außerordentlich ernst bezeichnet werden. Aber auch noch in den nächsten Lebensmonaten ist ein Erysipel stets eine gefährliche Erkrankung.

Eine spezifische **Therapie** des Erysipels gibt es nicht. Verbände mit sehr verdünnten Essigsaure-Tonerdelösungen, die das Gefühl der Spannung und des Schmerzes mildern, sind anzuraten. Außerdem muß Prontosilum album (0,1 g pro Kilogramm Körpergewicht) verabreicht werden. Bei jungen Säuglingen sind daneben intramuskuläre Injektionen mütterlichen Blutes, 10—20 ccm, anzuraten. Durch Höhensonnenbestrahlung kann eine Beschleunigung der Heilung versucht werden.

XVIII. Infektiöse Mononucleose (PFEIFFERsches Drüsenfieber).

In neuester Zeit wird wieder ein Symptomenkomplex als spezifische Infektionskrankheit beschrieben, den E. PFEIFFER schon 1880 als Drüsenfieber bezeichnet und als morbus sui generis aufgefaßt hatte, dessen Spezifität aber in der Folge vor allem von Kinderärzten bestritten worden war.

Unter PFEIFFERschem Drüsenfieber wird zur Zeit eine infektiöse, durch ein Virus hervorgerufene Allgemeinerkrankung verstanden, die in der Regel mit Fieber, Drüsenschwellungen und einer Hyperlymphocytose und oft mit Milz-

und Lebervergrößerungen und anginösen Erscheinungen im Rachen oder Nasopharynx einhergeht.

Nachdem Pfeiffer das nach ihm benannte Drüsenfieber beschrieben hatte,
war der charakteristische Blutbefund noch längere Zeit unbekannt. Infolgedessen wurden Krankheitsbilder mit ganz verschiedenen Ursachen als Pfeiffersches Drüsenfieber bezeichnet. In der Folge zeigte sich außerdem, daß der von
Pfeiffer beschriebene Symptomenkomplex nur eine Erscheinungsform der
Krankheit darstellt, und sie wurde infolgedessen mit dem besseren Namen
„infektiöse Mononucleose" bezeichnet.

Dem klinischen Verlauf nach kann man *3 Krankheitstypen* unterscheiden.
Der *erste* ist das Pfeiffersche *Drüsenfieber*, das Kinder bevorzugt. Nach einer
Inkubationszeit von 6—8 Tagen schwellen die cervicalen und occipitalen Drüsen
in kurzer Zeit viel stärker an, als man das sonst bei diffusen Rachenrötungen
zu sehen gewohnt ist. Retrotracheale Drüsenschwellungen führen zu hartnäckigen Hustenanfällen, mesenteriale Drüsen zu starken Bauchschmerzen
und in manchen Fällen zum Ikterus. Die Milz ist in der Hälfte der Fälle vergrößert. Einschmelzungen der Drüsen sind selten. Mit den Drüsenschwellungen
zusammen, manchmal auch vor ihnen, sind gelegentlich erythematöse und
urtikarielle Ausschläge zu beobachten. Das Fieber kann wochenlang bestehen
und die Rekonvaleszenz sehr lang sein.

Bei dem *zweiten Krankheitstyp*, der *Monocytenangina*, tritt nach längerer
Inkubation Fieber und eine Angina mit diphtherieähnlichen Belägen auf, die
zu peritonsillären Ödemen führt, sehr schmerzhaft ist und 1—2 Wochen bestehen
kann. Daneben sieht man Vergrößerungen der cervicalen Drüsen und Milzschwellungen.

Bei der *dritten Verlaufsform fehlen* die *Angina* und, zum mindesten *beim
Beginn, die Drüsenschwellungen*, die erst nach längerer Zeit auftreten. Makulo-
papulöse und urtikarielle Ausschläge sind öfters beobachtet. Es besteht die
Neigung zu Schweißausbrüchen, das Allgemeinbefinden ist nicht schwer gestört,
gelegentlich sind Bauchschmerzen zu beobachten, Milz und Leber sind fast
regelmäßig vergrößert.

Alle drei Verlaufsformen zeigen *das charakteristische Blutbild:* die hohe
Lymphocytose mit dem Auftreten jugendlicher und pathologischer Lymphocyten. Daneben tritt im Blut die Hanganatziu-Teichersche *Reaktion* auf, die
Fähigkeit des Blutserums, Hammelerythrocyten zu agglutinieren. Aggluti-
nierung bei Serumverdünnung 1:64 soll beweisend sein. Die **Prognose** ist gut.
Die **Therapie** besteht bei den langen Fieberzuständen in wiederholten Transfusionen.

Schrifttum.

Handbuch der Kinderheilkunde, 4. Aufl. Herausgeg. von M. v. Pfaundler u. A. Schloss-
mann. Berlin: F. C. W. Vogel 1931.
    Handbuch der inneren Medizin, 2. Aufl. Herausgeg. von G. v. Bergmann u. R. Staehelin.
Berlin: Springer.
    Jochmann u. Hegler: Lehrbuch der Infektionskrankheiten. Berlin: Springer 1924.
    Kolle-Wassermann: Handbuch der pathogenen Mikroorganismen, 3. Aufl. Bd. III,
IV 1/2, V 1/2, VIII 1/2.

Die Tuberkulose des Kindes.

Von **W. Keller**-Gießen.

Mit 26 Abbildungen.

Einleitung.

Unter den verschiedenen *Arten von Tuberkelbacillen* spielen für die menschliche Pathologie neben dem am häufigsten zu findenden *Typus humanus* nur der *Typus bovinus* eine entscheidende, geographisch allerdings sehr verschiedene Rolle. Beide Typen sind für den Menschen hochvirulent. Da die Infektion mit dem Typus bovinus zumeist durch bacillenhaltige Milch zustande kommt, ist der Prozentsatz der bovinen Infektionen durch den jeweiligen Stand der Rindertuberkulosedurchseuchung und durch die Sitte des Rohmilchtrinkens bestimmt. Während besonders aus dem letzteren Grunde der Typus bovinus in England und Dänemark sehr viel häufiger ist, fehlt er in Finnland wegen der praktischen Tuberkulosefreiheit der dortigen Rinder fast völlig und wird in Deutschland im *Durchschnitt* nur bei 6,45% der Fälle, nach anderen Angaben in 22,5%, nach neueren Feststellungen allerdings in noch höherem Prozentsatz bei Kindern unter 5 Jahren angetroffen. Auch der Anteil des Typus bovinus unter den tödlichen Tuberkulosen ist zum Teil ein sehr beträchtlicher. Er verursacht alle Formen tuberkulöser Organerkrankungen, doch findet man infolge der hauptsächlich dabei vorkommenden stomachalen und intestinalen Infektionsart ganz bestimmte Erkrankungsformen wie die Halslymphdrüsen- oder die Abdominaltuberkulose in den ersten 5 Lebensjahren besonders häufig. Die wichtigsten Unterschiede zwischen dem Typus humanus und bovinus bestehen hinsichtlich der Virulenz. Während der Typus bovinus für den Menschen und für das Rind sehr virulent ist, erweist sich der Typus humanus zwar für den Menschen, aber nicht oder nur in sehr geringem Maße für das Rind virulent.

Das in den letzten Jahren besonders von französischer Seite behauptete Vorkommen einer *filtrierbaren ultravisiblen Form* des Tuberkelbacillus ist noch immer sehr umstritten. Der kritische Teil der Forscher und Kliniker verneint es rundweg und in der Tat lassen sich alle Beobachtungen, die dafür ins Feld geführt werden, zwangloser erklären. Diese Virusform soll bei Neugeborenen tuberkulöser Mütter keine spezifisch tuberkulösen Veränderungen, aber Atrophie und Verdauungsstörungen ohne Fieber erzeugen.

Das „*Alttuberkulin* Koch" ist für den nicht mit Tuberkelbacillen infizierten Menschen eine indifferente Flüssigkeit, die in relativ beträchtlichen Mengen injiziert werden kann, ohne Reaktionen zu erzeugen. Dieses Verhalten ändert sich, sobald eine Infektion mit Tuberkelbacillen stattgefunden hat, grundlegend. Der Infizierte wird wenige Wochen nach erfolgter Infektion „tuberkulinempfindlich", d. h., er reagiert nunmehr auf kleine, ja unter Umständen auf kleinste Dosen Tuberkulin sofort und in charakteristischer Weise mit einer Entzündung. Dieses Phänomen der *Tuberkulinempfindlichkeit* äußert sich klinisch in 4 verschiedenen Formen, die je nach der Anwendungsart und Dosis alle oder nur zum Teil in Erscheinung treten:

1. Als *Lokalreaktion*, d. h. als eine an der Stelle der Applikation auftretende und nach 48 Stunden ihren Höhepunkt erreichende örtliche Entzündung.

2. Als *Herd* und *Aufflammreaktion*, d. h. als vermehrte Entzündungserscheinungen am Infektionsherd und an bereits abgelaufenen Tuberkulinhautreaktionsstellen und hier als flammendes, die alte Reaktion an Umfang überschreitendes Erythem, 6—10 Stunden nach Verabreichung des Tuberkulins.

3. Als *Allgemeinreaktion*, d. h. als Fieber, verbunden mit mehr oder weniger schwerem Krankheitsgefühl ohne oder meist mit erkennbarem unmittelbaren Anschluß an eine Herdreaktion.

4. Als *Tuberkulinexanthem*, d. h. als ein selten zu beobachtendes morphologisch nicht einheitliches Exanthem im Anschluß an die Tuberkulinreaktion.

Der tuberkulös Infizierte reagiert also anders auf Tuberkulin *nach* erfolgter Infektion als dies vorher der Fall war. Diese Tatsache veranlaßte v. Pirquet, die Tuberkulinreaktion als Ausdruck einer *tuberkulösen Allergie* anzusehen und in Parallele zur vaccinalen- und Serumallergie zu setzen. Leider ist uns auch heute noch der Mechanismus der tuberkulösen und damit auch der *Tuberkulinallergie* trotz vieler Bemühungen unklar. Auf die praktische Bedeutung der Tuberkulinempfindlichkeit hat diese Unklarheit keinen Einfluß. Immer beweist ihr Vorhandensein, in der Regel also der positive Ausfall einer Tuberkulinlokalreaktion, daß der betreffende Organismus mit Tuberkelbacillen infiziert und in Reaktionskontakt getreten ist. *Mehr ist allerdings nicht daraus zu entnehmen.* Es gibt somit die Tuberkulinreaktion keine Auskunft darüber, wie lange dieses Ereignis her ist, welcher Art etwa oder wo der tuberkulöse Herd sitzt, welche Ausdehnung er hat und in welchem augenblicklichen Zustand er sich befindet. Wir können damit auch nicht unterscheiden, ob der Betreffende bloß *tuberkulose-infiziert* oder auch *tuberkulose-krank* ist. Das Fehlen der Tuberkulinempfindlichkeit, also der negative Ausfall einer *lege artis* durchgeführten Tuberkulinreaktion besagt dagegen mit verschwindenden und praktisch zu vernachlässigenden Ausnahmen (s. S. 481 unter Diagnostik), daß eine Infektion mit Tuberkelbacillen überhaupt noch nicht oder genauer gesagt vor so langer Zeit noch nicht stattgefunden hat, als die Tuberkulinempfindlichkeit vom Zeitpunkt der Infektion bis zu ihrem Manifestwerden benötigt. Diese „anteallergische" Periode beträgt beim Menschen in der Regel 3—7 Wochen, je nach der Empfindlichkeit der Methode, die zum Nachweis des Allergieeintrittes benutzt wird.

Eine andere Frage ist die, ob das Erscheinen der Tuberkulinallergie gleichbedeutend ist mit dem Erwerb einer spezifischen *Tuberkuloseimmunität.* Gibt es überhaupt eine solche Immunität? So einfach diese Frage anmuten mag, so schwierig ist sie zu beantworten. Eine Immunität im üblichen Sinne, wie etwa nach den Masern, gibt es bei der Tuberkulose nicht. Immerhin läßt sich tierexperimentell, und zwar bei Einhaltung gewisser Bedingungen gesetzmäßig zeigen, daß eine Zweitinfektion mit einer kleinen Dosis eines hochvirulenten Stammes im Gegensatz zu den entsprechenden Kontrollen nicht zu einem rasch fortschreitenden Prozeß mit anschließender Generalisierung führt. Der Verlauf der Zweitinfektion ist völlig anders als der der Erstinfektion und diese Umstimmung und damit veränderte Reaktionsfähigkeit hält wenigstens so lange an, als von der Erstinfektion her noch tuberkulöses Gewebe im Körper vorhanden ist. Ganz ähnliche Verhältnisse dürfen nach allen vorliegenden Beobachtungen auch für den Menschen angenommen werden, wenn wir auch im einzelnen die Bedingungen, unter denen sich diese veränderte Reaktionsfähigkeit als relativer Schutz auswirkt, noch nicht klar übersehen können.

Diejenigen, die einer erworbenen Immunität für das Schicksal des Tuberkuloseinfizierten keine besondere Bedeutung zumessen, sehen in der sog. *individuellen natürlichen Widerstandsfähigkeit* die wirksamste Abwehreinrichtung gegen die ungünstige Entwicklung einer Tuberkuloseinfektion. Beide Vorgänge schließen sich jedoch in keiner Weise aus, sondern wirken immer gemeinsam.

Die praktische Bedeutung der Tuberkulinreaktion für die Diagnostik der Tuberkulose im Kindesalter wird durch all diese strittigen Fragen gar nicht berührt. Die Möglichkeit, durch eine einfache Reaktion wie die Cutanreaktion nach v. PIRQUET oder die Percutanreaktion nach MORO, die Tuberkuloseinfizierten von den noch nicht Tuberkuloseinfizierten unterscheiden zu können, war nicht nur von ungeahnter diagnostischer Wichtigkeit, sondern gestattete zu Lebzeiten den Durchseuchungsstand einer Bevölkerungsgruppe, getrennt nach den jeweiligen Altersklassen, festzustellen. So finden sich heute in einer fürsorgerisch einigermaßen gut betreuten ländlichen und kleinstädtischen Gegend im Alter von 12 bis 15 Jahren bei genauer Tuberkulinprüfung nur noch etwa 45% tuberkulinpositive Kinder, während die Durchtestung in deutschen Großstädten Ende des Schulalters zwar eine höhere Zahl, aber kaum mehr als 65% erreichen dürfte.

Was aus früheren Untersuchungen heute noch Gültigkeit hat, ist die mit steigendem Alter an der zunehmenden Zahl Tuberkulinpositiver erkennbare Durchseuchung. Im Durchschnitt kann aber heute die Zahl der Infizierten in Deutschland im Pubertätsalter mit etwa 50% geschätzt werden. Daraus erhellt für die Zukunft, daß die diagnostische Bedeutung der Tuberkulinreaktion nicht mehr auf das Kindesalter beschränkt bleibt, sondern daß die Erwachsenenpathologie zunehmend mit den Erscheinungen der Primärinfektion zu rechnen haben wird, da zahlreiche Jugendliche erst nach der Pubertät erstmalig infiziert werden.

Gleichzeitig mit dieser Verschiebung des Infektionstermins ist seit 1913 ein deutlicher Rückgang der Tuberkulosesterblichkeit zu beobachten, der sich besonders im Kindesalter bemerkbar macht und zum großen Teil auch auf fürsorgerische Maßnahmen, Aufklärung, allmähliche Besserung der Pflegeverhältnisse usw. zurückzuführen ist.

Als *Ansteckungsquelle* kommt in erster Linie der tuberkulöse Mensch und in zweiter Linie das tuberkulöse Rind bzw. die tuberkulöse Kuh in Frage.

Der *Übertragungsmechanismus* kann auf mehrfache Art und Weise vor sich gehen:

1. Durch *Kontakt-* oder *Schmierinfektionen.*

2. Durch *Inhalationsinfektion* und zwar auf zweierlei Art: a) Durch *Hustentröpfchen,* wobei weniger die Mund- als die sog. Bronchialtröpfchen von Wichtigkeit sind. b) Durch *Staub.* Am gefährlichsten ist hier der feine flugfähige Staub, der sich weniger vom infizierten Fußboden aus entwickelt als von infizierter Wäsche und Kleidung ablöst. Dieser Staub ist unsichtbar und besteht zum Teil aus reinen einzelnen Bacillen, die aus rasch an der Kleidung des Phthisikers angetrockneten Hustentröpfchen stammen.

3. Durch *Fütterungs*- oder *intestinale Infektion*, die wohl vorwiegend durch den Genuß tuberkelbacillenhaltiger Milch zustande kommt. Die Milch kann auch ohne das Vorliegen einer Eutertuberkulose tuberkelbacillenhaltig sein. Das Lübecker Unglück hat uns die typischen Bilder oraler und intestinaler Infektion gezeigt (*Ingestionstuberkulose* nach KLEIN-SCHMIDT) und zugleich bewiesen, daß es über diesen Weg nicht zu einem pulmonalen Primärkomplex kommt, sondern, daß dieser immer eine aerogene Infektion zur Voraussetzung hat.

Eine seltenere Übertragungsweise muß noch erwähnt werden, und zwar die *diaplacentare Infektion*, an die in erster Linie bei jeder *kongenitalen Tuberkulose*, d. h. bei jeder vor oder unter der Geburt zustandekommenden Infektion gedacht werden muß. Man rechnet dazu nicht nur die diaplacentar-hämatogene, sondern auch die durch Erkrankung der Decidua vera mit Einbruch in die Amnionshöhle und Infektion des Fruchtwassers erfolgte Deglutitions- bzw. Aspirationstuberkulose. Diese beiden Infektionsarten haben demnach meist eine schwere Tuberkulose der Mutter und gleichzeitig damit eine Placentartuberkulose zur Voraussetzung. Da die erstere aber ebensoleicht auch unmittelbar nach der Geburt etwa schon bei dem ersten Anlegen zu einer Inhalationsinfektion des Säuglings führen kann, muß diese Frage in jedem Einzelfalle geprüft werden. Obwohl die diaplacentare Infektion grundsätzlich sofort zu einer hämatogenen Aussaat und damit zur Miliartuberkulose führen muß, pflegen doch die stärksten anatomischen Veränderungen verständlicherweise zuerst in der Leber, den zugehörigen Drüsen und den Bauchorganen aufzutreten. Unter bestimmten Bedingungen kann sogar in der Lunge auch das Bild des Primärkomplexes entstehen. Bei sehr frühzeitiger Infektion kommt es zur Fehlgeburt oder zur Frühgeburt. Aber auch die ausgetragenen Kinder sind meist untergewichtig. Das Verhalten der Tuberkulinreaktion ist sehr verschieden, doch muß ein frühzeitiges Positivwerden immer den Verdacht auf eine kongenitale Tuberkulose erwecken. Unter den klinischen Erscheinungen stehen die Veränderungen von seiten der Bauchorgane im Vordergrund; fehlen diese, dann sind die Symptome, wenn man von etwaigen Hauttuberkuliden absieht, recht uncharakteristisch: schlechtes Gedeihen, zunehmende Atrophie, Anämie und Fieber. Die Prognose ist absolut schlecht.

Aus dem hauptsächlichsten Übertragungsmechanismus durch die Luft geht schon hervor, daß unter allen *Eintrittspforten* für den Tuberkelbacillus in den Körper dem Respirationstraktus die größte Bedeutung zukommt. Das ergibt sich auch zahlenmäßig in eindeutiger Weise aus einer Zusammenstellung von GHON und KUDLICH, die 2114 Fälle des Wiener und Prager Sektionsmaterials umfaßt. Danach fand sich die Eintrittspforte be

95,93% in der Lunge,	1,14% im Darm,	0,09% in der Nase,
0,09% in den Rachentonsillen,	0,05% in der Parotis,	0,09% im Mittelohr,
0,14% in der Haut,	0,05% in den Konjunktiven.	

Sie war in 2,27% unklar und in 0,14% nicht erkennbar[1].

Der primäre Lungenherd kommt in der Regel in der Einzahl, selten in der Zwei- oder Mehrzahl vor und sitzt zumeist subpleural. Die rechte Lunge ist etwas häufiger betroffen als die linke.

Das beweisende *anatomische Merkmal für die Eintrittsstelle* der Tuberkelbacillen in den Körper ist die Ausbildung des tuberkulösen „*Primärkomplexes*". Der Ausdruck stammt von K. E. RANKE, der die große Bedeutung der gesetzmäßigen Entwicklung und Auswirkung dieser anatomischen Einheit erkannt hat; auch die Lübecker Erfahrungen haben dies in vollstem Umfange bestätigt. Man faßt unter der Bezeichnung Primärkomplex den primären Herd an der Eintrittsstelle, die tuberkulöse Lymphangitis der abführenden Lymphbahnen und die tuberkulöse Erkrankung der dem Erstherd regionär zugeordneten Lymphdrüsen zusammen. Dieser Primärkomplex bildet sich nur bei der Erstinfektion, gleichgültig in welchem Alter sie erworben wird und gleichgültig wo und in welchem Organ der Tuberkelbacillus in den Körper eintritt. Sein Gesetz wird nicht vom Lebensalter, sondern vom Alter der Infektion bestimmt.

Die lymphogene Ausbreitung vom Primärkomplex aus kann Schritt für Schritt die Kette der Drüsenfilter bis in den Truncus lymphaticus bzw. den Ductus thoracicus durchbrechen und damit zum Einbruch in die Blutbahn führen. Neben dieser lymphohämatogenen Ausbreitung steht aber auch die hämatogene Streuung durch Einbruch der Tuberkelbacillen in eine Gefäßlichtung. Dieser Vorgang kann sich, und zwar nicht selten, an jedem verkästen Herd abspielen, am häufigsten allerdings besonders bei den frühen Streuungen in den verkästen Bronchialdrüsen.

Außer der lymphogenen und hämatogenen Metastasierung vom Primärkomplex aus kommt als weitere Entwicklungsmöglichkeit des tuberkulösen Prozesses das direkte Fortschreiten des Primärherdes selbst in Frage.

Ob der Primärkomplex abheilt, fortschreitet oder streut ist anatomisch nicht so wesentlich, daß darauf eine Einteilung gegründet werden könnte, zumal die meisten Streuungen schon erfolgen, wenn der Primärkomplex noch in voller Entwicklung begriffen ist. Ein

---

[1] Diese Zahlen verschieben sich natürlich bei Zunahme der bovinen Tuberkulosen zugunsten der intestinalen Infektionen.

großer Teil der Streuungen wird andererseits klinisch gar nicht manifest. Man hat deshalb nach dem Vorschlag von Aschoff, Beitzke und Huebschmann alle oben gekennzeichneten Entwicklungsmöglichkeiten bis zu dem an akuten Ausbreitungen erfolgenden Tode (z. B. an käsiger Pneumonie, tuberkulöser Meningitis und Miliartuberkulose) zur *Primärperiode* gerechnet; klinisch schließt sie also alle primären und postprimären Verlaufsformen in sich ein. Die zweite sog. *Periode der Reinfektion* beginnt erst dann, wenn nach Abheilung des Primärkomplexes und seiner unmittelbaren Folgen neuerlich von einem exazerbierenden Primärherd oder von einer exogenen Neuinfektion stammende Herde sich im Obergeschoß der Lunge lokalisieren oder alte Spitzenherde aufflammen und *keine Drüsenverkäsungen* mehr hervorrufen. Diese anatomische Einteilung läßt sich durchaus in die Klinik übertragen, wenn sie auch feineren Einzelheiten nicht gerecht wird, während die Stadieneinteilung Rankes dem Unbefangenen immer wieder Schwierigkeiten bereiten muß, da sie den klinischen Tatsachen nicht entspricht.

Beeinflussung des Infektionsverlaufes durch Konstitution und Disposition.

Der Gestaltungsfaktor, der das Bild der Tuberkulose innerhalb des einzelnen Infektionsverlaufes, und zwar in weiten Grenzen immer wieder in gleicher Weise beherrscht, ist die *Allergie*, d. h. diejenige Änderung der spezifischen Reaktionsfähigkeit, die der Tuberkelbacillus selbst im infizierten Organismus hervorruft und die sowohl reaktive gewebliche Veränderungen sowie immunbiologische Auswirkungen umfaßt. So wichtig dieser Faktor aber auch ursächlich sein mag, er entscheidet nicht über das Schicksal des einmal Infizierten. Allergie bedeutet nur die veränderte Reizantwort des bereits Infizierten gegenüber dem Erstinfizierten; wenn diese Reaktions*änderung* auch bestimmten Gesetzen gehorcht, entscheidend für ihre tatsächliche Auswirkung bleibt die allgemeine Empfänglichkeit und Reaktivität des betreffenden Organismus, d. h. die Leistung seiner lebendigen Substanz überhaupt. Diese ist aber wie jede vitale Äußerung durch *erbliche Anlage* und *Umwelteinflüsse* im weitesten Sinne, sowie durch deren Zusammenwirken bestimmt; sie bedingen Form und Verlauf der Tuberkulose. Die Zwillingsforschung lehrt aber, daß die phänotypische Manifestierung des Genotyps ,,Tuberkulosedisposition'' beträchtlichen Schwankungen unterworfen ist, und daß die Ursache für diese Schwankungen erbliche und nichterbliche Modifikationsfaktoren sind. Die ersteren umfassen alle unspezifischen erblichen Anlagen, worunter also vornehmlich die Gesamtkonstitution (z. B. Habitus asthenicus), bestimmte Lokal- und Organdispositionen, innersekretorische Störungen (Pubertät) usw. zu verstehen sind. Die zweiten, nichterblichen Modifikationsfaktoren umfassen einmal alle die Umstände, unter denen die Infektion stattgefunden hat (Eingangspforte, Infektionsmodus, Expositionsgrad, Expositionsdauer und Expositionsalter, augenblickliche Reaktionslage des Organismus, Virulenz des Erregers u. a.), sodann die Umweltsbedingungen, die erfahrungsgemäß den Verlauf der Infektion zu beeinflussen oder eine vorhandene Disposition zu steigern vermögen (Masern, Keuchhusten, Infekte sonstiger Art, Unterernährung einschließlich Vitaminmangel, klimatische und meteorologische, saisonale und ähnliche Einflüsse, Traumen, Milieu und soziale Bedingtheiten). Das Zusammenwirken aller dieser Möglichkeiten ist ein recht komplizierter Vorgang und das selbst auffällige Zutagetreten eines Faktors schließt selbstverständlich den Einfluß anderer nicht aus. Man wird also im einzelnen Falle höchstens von einem vorwiegend erbbedingten oder vorwiegend umweltbedingten Tuberkuloseverlauf sprechen können, wobei ganz allgemein gesagt werden darf, daß die größere Labilität der primären und postprimären Verlaufsformen, also hauptsächlich die Tuberkulose des Kindes, die erblichen Dispositionen nicht so deutlich zutage treten läßt wie die stabileren Prozesse der späteren Infektionsperiode.

Unter den schon erwähnten Umwelteinflüssen müssen einige wegen ihrer Wichtigkeit für das Kindesalter noch besonders hervorgehoben werden: das *Expositionsalter* ist gerade für Form und Verlauf der Infektion von außerordentlicher Bedeutung. Während die allgemeine Tuberkulose der *gesamten* Bronchialdrüsen vorwiegend eine Erscheinung des Säuglings- und Kleinkindesalters ist, zeigt sich bei zunehmendem Alter eine Beschränkungstendenz des Primärkomplexes auf die Drüsen des Quellgebietes. Bekannt ist die starke Beteiligung des 2. und 3. Lebensjahres an den Streuungsformen vor allem der Meningitis und Miliartuberkulose. Die Ansteckung innerhalb der 3 ersten Lebensmonate *(Trimenoninfektion)* verläuft auch heute noch in der Mehrzahl, wenn auch nicht gerade in 100%, tödlich. Trotz klinischer Behandlung und Drosselung der Infektionsquelle beträgt die Letalität bei Infektion im 1. Lebenshalbjahr etwa 50%, bei Infektion im 2. Lebenshalbjahr nur noch etwa 37% und vom 1. Jahr ab etwa 10%. Die 2. Hälfte des Kleinkindesalters bietet in dieser Hinsicht sogar so günstige Aussichten, daß man geradezu von einem ,,Optimalalter'' für die Tuberkuloseinfektion gesprochen hat. Neben dem Expositionsalter sind Expositionsgrad und Dauer von größter Wichtigkeit für den weiteren Verlauf. Beides löst sich praktisch in der Frage der *Superinfektion* oder Infektionswiederholung auf. Die Kontinuität der Ansteckungsquelle und deren augenblicklicher Zustand entscheidet, ob aus der einmaligen eine mehrmalige, oder gar gehäufte Infektion wird. Es ist durch Tierversuche erwiesen und auch ohne weiteres verständlich, daß Superinfektionen, d. h. zusätzliche Infektionen, die noch in die Phase der frischen Primärkomplexbildung fallen, einen außerordentlich ungünstigen Einfluß haben müssen. Es ist also bei einem tuberkuloseerkrankten Kinde und besonders bei einem Säugling neben allen anderen Maßnahmen die dringlichste Aufgabe, *ihn sofort vor jeder weiteren Superinfektion zu schützen!*

Unter den vielfachen *akzidentellen Faktoren*, die eine ungünstige Wirkung auf den Infektionsverlauf ausüben können, sind die *Masern* deshalb besonders zu nennen, weil dieser Gefahr unter Umständen durch den rechtzeitigen Schutz mit Rekonvaleszentenserum vorgebeugt werden kann.

Die Klinik der Primärtuberkulose und der sub- bzw. postprimären Verlaufsformen.

Man ist heute in sehr vielen Fällen, und zwar nicht nur im Säuglingsalter in der Lage, mit großer Wahrscheinlichkeit das Vorliegen einer Primärinfektion bzw. eines Primärkomplexes diagnostizieren zu können, unter Umständen auch dann, wenn es zu gar keinen oder nur zu unbestimmten klinischen Erscheinungen gekommen ist.

Das Rüstzeug für diese Diagnostik im Kindesalter bietet: 1. die Kenntnis der Ansteckungsquelle, des Infektionstermins und möglichst des bisherigen Infektionsganges. 2. eine exakte Tuberkulinprüfung. 3. eine einwandfreie Röntgenuntersuchung. 4. das Blutbild und die Blutkörperchensenkungsprobe.

Ergänzend gehört hierzu die. über längere Zeit fortlaufende Beobachtung einschließlich der Röntgen- und Blutkontrolle, d. h. die Kenntnis des weiteren Verlaufes. Vielfach ermöglicht diese erst eine Vervollständigung der Diagnose.

Zum besseren Verständnis und um den Zusammenhang mit den anatomischen Grundlagen nicht zu verlieren, ist es zweckmäßig sich kurz klarzumachen, welche *klinischen* Möglichkeiten nach einer Infektion mit Tuberkelbacillen und bei der Entwicklung eines Primärkomplexes in der Lunge bestehen können, bevor dann anschließend die weiteren Verlaufs- und Streuungsformen besprochen werden.

1. Es kommt überhaupt zu keinen Erscheinungen von seiten des betroffenen Organes, nur zur positiven Tuberkulinreaktion.

2. Es kommt zu Erscheinungen von seiten des Primärherdes in der Lunge.

3. Es kommt zu Erscheinungen von seiten des primären Lungen- *und* Drüsenherdes.

4. Es kommt nur zu Erscheinungen von seiten der Lungenwurzel- oder Bronchialdrüsen.

Diese zunächst nur theoretisch gedachten Möglichkeiten sind nun in der Tat auch praktisch alle in der Klinik der Primärtuberkulose — und zwar des Säuglings wie des älteren Kindes — wiederzufinden. Man muß sich nur immer wieder vergegenwärtigen, daß, wenn auch nur ein Teil davon in Erscheinung bzw. in den Vordergrund tritt, so doch immer der gesamte Primärkomplex vorliegt. Am häufigsten vertreten ist die *1. Gruppe* weniger im Säuglings-, als im Kleinkindes- und Schulalter. Primärherd und Drüsenherd sind so klein, daß sie sich klinisch überhaupt nicht bemerkbar machen und daß auch erhebliche Rückwirkungen auf das Blutbild ausbleiben. Auch die röntgenologische Darstellung des Primärkomplexes gelingt nicht, weil er entweder im Mittel-, Herz- oder Zwerchfellschatten verschwindet oder weil der Lungenherd durch seine Kleinheit nur bei plattennaher Lage zu erkennen ist. Die Kinder bieten dann das *Zustandsbild der positiven Tuberkulinreaktion* und nur durch Zufall wird man in die Lage kommen, in solchen Fällen entscheiden zu können, ob es sich um eine eben erst stattgefundene Infektion, also um einen frischen Primärkomplex handelt. Immerhin wird man dann zu diesen Feststellungen berechtigt sein, wenn das Kind in einem Alter durch zufällige Tuberkulinprüfung positiv befunden wird, in dem eine biologische Heilung, d. h. eine Vernarbung oder Verkalkung des Primärkomplexes noch nicht eingetreten sein kann. Bis zur röntgenologischen Sichtbarkeit von Kalkschatten müssen in der Regel mindestens 8 bis 10 Monate vergehen, so daß hier im Verein mit einer genauen Anamnese oder dem Resultat der Umgebungsuntersuchung diese Diagnose mit großer Wahrscheinlichkeit zu stellen ist. Für einen tuberkulinpositiven Säugling trifft sie somit praktisch in jedem Falle zu, auch wenn sonst gar nichts Krankhaftes an

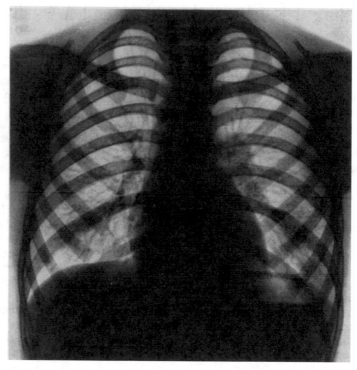

Abb. 1. Frischer Primärkomplex im bipolaren Stadium links.   (Kieler Univ.-Kinderklinik.)   (K)

ihm festzustellen sein sollte, was allerdings in dieser Altersperiode seltener ist als später.

Im Kleinkindesalter oder Schulalter ist man in der Regel nur dann zu dieser Diagnose berechtigt, wenn ein Kind bei mehrmaliger bisher negativer Tuberkulinprüfung nun plötzlich tuberkulinpositiv wird, ohne sonst irgendwelche Erscheinungen zu zeigen. Die 3. und seltenste Gelegenheit bietet die genaue Kenntnis eines zeitlich beschränkten Infektionstermins oder der Exposition einer „fließenden Infektionsquelle" und die daraufhin unternommene fortlaufende Tuberkulinkontrolle bis zur positiven Reaktion.

Alle übrigen tuberkulinpositiven Kinder ohne klinischen und röntgenologischen Befund, bei normalem Blutbefund, erlauben nur die Feststellung, daß bei ihnen eine Tuberkuloseinfektion, also die Ausbildung eines Primärkomplexes, stattgefunden hat, über dessen Alter aber nichts ausgesagt werden kann. Selbstverständlich bedeutet der negative Röntgenbefund nicht, daß etwa gar keine Veränderungen da sind; sie machen nur keine röntgenologischen Erscheinungen. Praktisch sind diese Kinder aber als ebenso gesund anzusehen wie diejenigen, die röntgenologisch einen typischen, scharf begrenzten, verkalkten Primärkomplex oder wenigstens Kalkschatten. im Lungenwurzelgebiet ohne Blutveränderungen zeigen: sie sind *gesunde Kinder mit positiver Tuberkulinreaktion.*

Bei der *2. und 3. Gruppe* tritt, wie gesagt, entweder der Lungen- oder Drüsenherd vorwiegend oder beide gleichzeitig klinisch und röntgenologisch in Erscheinung. Zwar ist der frische Primärherd so klein und von so geringer Dichte, daß er auch röntgenologisch höchst selten zur Darstellung kommt. Sobald es aber zum Auftreten der sog. perifokalen Entzündungszone, d. h. eines um den zentralen Fokus gelagerten entzündlichen Infiltrates, das selbst nicht oder nur

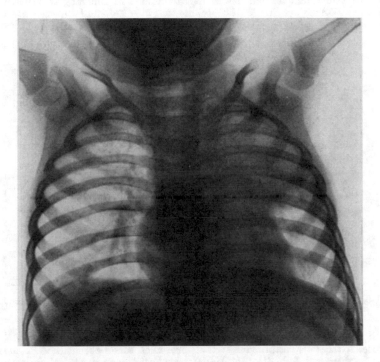

Abb. 2. Ausgedehntes Primärinfiltrat mit Beteiligung der Pleura. (Gießener Univ.-Kinderklinik.)

zum kleinen Teil aus tuberkulösem Gewebe besteht, kommt, ändert sich die Lage. Es treten unter Umständen nicht nur klinische Erscheinungen auf, sondern der Herd wird vor allem bei entsprechender Lage als mehr oder minder umfangreiches Schattengebilde röntgenologisch sichtbar. So hat sich die Klinik dieser perifokalen Entzündungen oder Infiltrate, deren hervorstechendstes Merkmal ihre Rückbildungsfähigkeit ist, erst mit Hilfe der modernen Röntgentechnik entwickeln können und wird auch noch stark, besonders was den Sprachgebrauch betrifft, von dieser Methode beherrscht[1].

Ohne röntgenologische Untersuchung ist also eine genauere Diagnose eines solchen *Primärinfiltrates* nicht möglich. Nur durch sie kann Lage und Umfang der Veränderungen sowie ihre Dauer festgestellt werden.

So stellt sich der Primärherd im freien Lungengewebe besonders bei etwas älteren Kindern und Jugendlichen und nicht zu umfangreichem perifokalem Mantel zuweilen als

[1] Die vielfach übliche Bezeichnung „Infiltrierung", die den flüchtigen Charakter kennzeichnen soll, ist mit Absicht vermieden. Sie ist anatomisch nicht gerechtfertigt und verleitet immer wieder zu der Ansicht, als ob der Röntgenschatten einer Infiltrierung von dem eines Infiltrates zu unterscheiden wäre.

isolierter Rundherd dar, der dann im weiteren Verlauf dadurch als Primärinfiltrat zu erkennen ist, daß er in topographischer Beziehung zu gleichsinnigen Veränderungen an den Lungenwurzeldrüsen steht und nach seiner Rückbildung als Kern einen zentralen verkalkten Herdschatten erkennen läßt. In einigen Fällen kommt dadurch, daß sich gleichzeitig mit dem Infiltrat um den Lungenherd auch ein solches um den Drüsenherd und um die beide verbindende Lymphangitis bildet, auf dem Röntgenfilm ein hantelförmiges Bild zustande, das als sog. „*bipolares Stadium*" des Primärkomplexes bekannt ist (Abb. 1). Das gleiche Bild entsteht auch im Verlauf der allmählichen Resorption eines umfangreichen Primärinfiltrates, also gewissermaßen im rückläufigen Prozeß. Auch hier ist das Endstadium dann das charakteristische Bild des verkalkten Primärkomplexes. Während es in allen solchen Fällen noch ohne Schwierigkeit möglich ist, seine anatomischen Vorstellungen über den tuberkulösen Primärkomplex mit den Röntgenbefunden in Einklang zu bringen, ist dies bei denjenigen Formen der Primärinfiltrate, die sich über größere Lappengebiete ausdehnen oder die Pleura in Mitleidenschaft gezogen haben, weitaus schwieriger. Diese großen

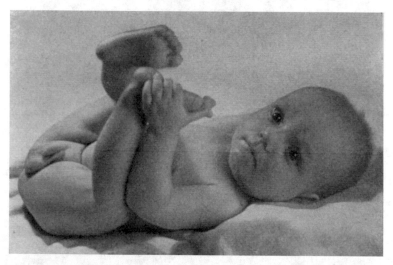

Abb. 3. 6 Monate altes Kind mit frischer Bronchialdrüsentuberkulose. Dazu Röntgenbild.
(Kieler Univ.-Kinderklinik.) (K)

manchmal ganze Lappen ausfüllenden Verschattungen kommen meist während der Primärtuberkulose, seltener als postprimäre Verlaufsform nach schon abgeheiltem Primärkomplex vor (Abb 2, vgl. auch Abb. 21). Ihr Umfang erklärt sich in der Regel dadurch, daß es bei bestimmter Lage zu einer Verschmelzung der perifokalen Entzündungszonen des Lungen- und des Drüsenherdes kommt. Finden sich im Röntgenbild · gleichzeitig mit der Verschattung die bereits verkalkten Residuen eines Primärkomplexes, möglichst noch auf der anderen Seite, so kann es sich naturgemäß nicht mehr um ein *Primär*infiltrat, sondern nur um eine der postprimären Verlaufsformen handeln. Die Dauer des Bestehens solcher Infiltrate kann sich über Wochen, ja über viele Monate erstrecken. Da ihr klinischer *Beginn* (nicht ihr späterer Verlauf) mitunter ganz akut und unter hohem Fieber und Husten, bisweilen sogar noch vor Eintritt der Tuberkulinempfindlichkeit vor sich geht, ist besonders beim älteren Kind die Differentialdiagnose gegenüber einer croupösen Pneumonie sehr schwierig und unter Umständen erst durch den weiteren Verlauf zu klären.

Tritt der Lungenherd wie bei der *4. Gruppe* in den Hintergrund und kommt es nur zu Erscheinungen von seiten des Drüsenherdes, so entwickelt sich das klinisch und röntgenologisch vielgestaltige Bild der *Lungenwurzeldrüsen-* oder *Bronchialdrüsentuberkulose* mit ihren Begleiterscheinungen.

Der Röntgenbefund ist auch hierbei der einzige verläßliche Nachweis, hängt aber ganz von der Lage der befallenen Drüsen und vom Umfang und Charakter ihrer anatomischen Veränderungen ab. So liegen die Bifurkationsdrüsen und ein Teil der broncho-pulmonalen Drüsen immer hinter dem Herzschatten verborgen und sind infolgedessen auch bei stärkeren Vergrößerungen nie oder nur bei besonderer Technik zu sehen. Nur bei Vorhandensein einer perifokalen, in diesem Falle periadenitischen Entzündungszone und kongestiven Veränderungen im Hilusgebiet kommt es zu jenem vieldeutigen Röntgenbild, das als „verstärkter

Hilusschatten" selbst bei Einseitigkeit und positiver Tuberkulinreaktion doch nicht als charakteristischer Befund angesprochen werden kann (Abb. 3 und 4). In solchen Fällen

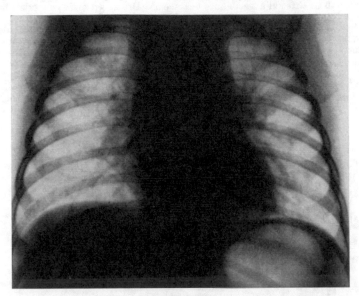

Abb. 4. Röntgenbild bei frischer Bronchialdrüsentuberkulose. Zu Abb. 3. (Kieler Univ.-Kinderklinik.) (K)

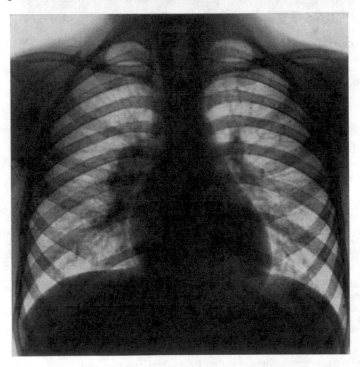

Abb. 5. Rechtsseitige umfangreiche Bronchialdrüsentuberkulose. (Gießener Univ.-Kinderklinik)

kann nur auf indirektem Wege, durch das Auftreten von Begleiterscheinungen (s. später) nnd mit Hilfe der Blutuntersuchungen erschlossen werden, ob man zu der Annahme einer

Bronchialdrüsentuberkulose berechtigt ist. Erst die auf späteren Aufnahmen und manchmal in überraschend großem Umfang durchscheinenden Kalkschatten gestatten dann den Rückschluß, daß es sich um ausgedehnte verkäsende Drüsenprozesse gehandelt haben muß. Ganz anders liegen die diagnostischen Möglichkeiten, sobald es sich um einseitige relativ weiche, scharf oder unscharf begrenzte, deutlich halbkreisförmige, meist ovale, seltener rundliche Schattengebilde handelt, die aus dem Herz- oder Mittelschatten heraus und mehr oder minder weit in die Lungenfelder hineinragen. Diese Verschattungen sind im großen und ganzen sehr charakteristisch, entsprechen ihrer Lage nach zumeist den rechtsseitigen bronchopulmonalen oder den tracheobronchialen und paratrachealen bzw. mediastinalen Drüsen beider Seiten (links auch den Drüsen am Aortenbogen und Ductus Botalli) und sind bei *entsprechendem übrigem Befund* mit hoher Wahrscheinlichkeit wenigstens bei Kleinkindern und jüngeren Schulkindern auf eine tuberkulöse Erkrankung der Lungenwurzeldrüsen

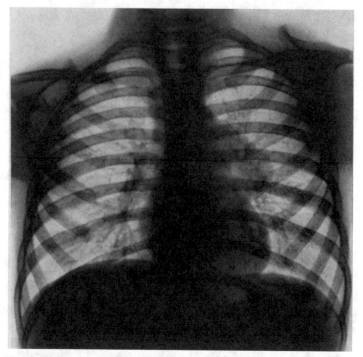

Abb. 6. Mächtige linksseitige tumoröse Bronchialdrüsentuberkulose. (Gießener Univ.-Kinderklinik.)

zu beziehen (Abb. 5). Bei Säuglingen kann die Abgrenzung gegen einen Thymusschatten manchmal unmöglich sein. Man wird nur darauf zu achten haben, daß Krankheiten, die erfahrungsgemäß auch zu größeren Drüsenschwellungen im Hilusgebiet führen können, wie etwa Keuchhusten, Pneumonien, Bronchiektasen nicht vorausgegangen sind. Bei scharfer bogenförmiger Begrenzung des Schattens spricht man von „tumoröser Bronchialdrüsentuberkulose"; es handelt sich dabei zumeist um intralymphoglanduläre perifokale Entzündungen, die zu den enormen Drüsenschwellungen geführt haben (Abb 6). Ist die Schattengrenze dagegen unscharf, zuweilen mit unregelmäßigen Streifenbildungen am Rande, dann hat die perifokale Entzündung von der Drüse auf das benachbarte Lungengewebe übergegriffen; es kommt zur *Bronchialdrüsentuberkulose mit periadenitischem Infiltrat*, das je nach seinem Sitz auch als sog. „perihiläres" oder „paratracheales" Infiltrat bezeichnet wird (Abb. 7). Diese Bilder gehen in die größeren Primärinfiltrate über, sobald nach Umfang, Form und Lage des Schattengebildes die Drüsenkomponente des Primärkomplexes als Ausgangspunkt nicht mehr zu erkennen ist: es kommt zur Verschmelzung mit der perifokalen Entzündung um den Primärherd und zu der bereits erwähnten Verschattung ganzer Lappengebiete. Wird bei diesen periadenitischen Infiltraten die Pleura und besonders das Interlobium in Mitleidenschaft gezogen, so können charakteristische meist dreieck- oder wimpelförmige, mit der Basis dem Hilus aufsitzende Schattengebilde entstehen (SLUKAsche oder EISLERsche Dreieckschatten). Im übrigen muß aber bei der

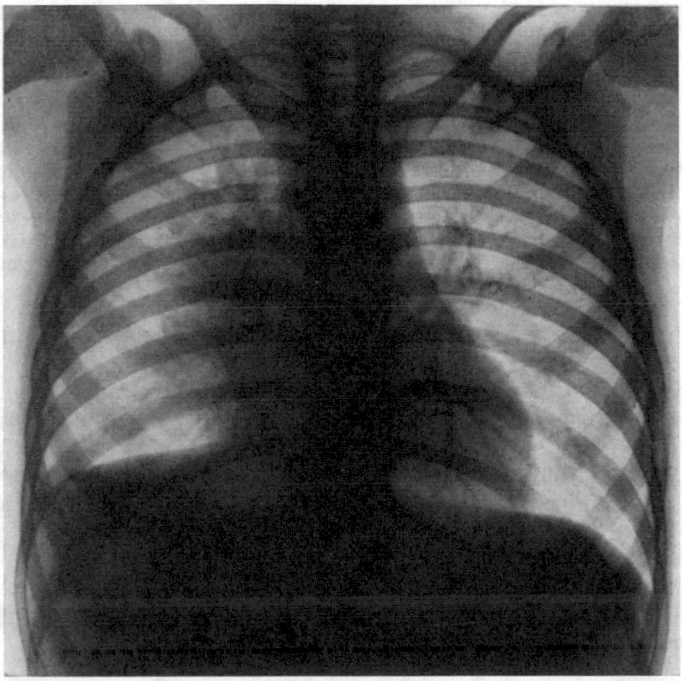

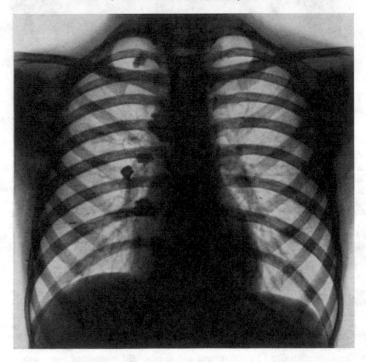

Abb. 7. Rechtsseitiges periadenitisches Infiltrat, geringe Pleuritis im phrenicocostalen Winkelgebiet.
(Gießener Univ.-Kinderklinik.)

Abb. 8. Verkalkter Primärkomplex. Lungenherd im rechten Oberlappen. Ausgedehnte Verkalkung
der bronchopulmonalen und tracheobronchialen Drüsen. (Gießener Univ.-Kinderklinik.)

Diagnose „perihiläres Infiltrat" oder „perihiläre Verschattung" Zurückhaltung geboten werden. Über den Umfang intralymphoglandulärer Verkäsungen unterrichtet die nachfolgende Einlagerung von Kalksalzen, die häufig ebenso überraschend gering wie ausgedehnt ausfallen kann und frühestens nach Ablauf von 8—10 Monaten, in der Regel allerdings erst nach $1^3/_4$—$2^1/_2$ Jahren einzutreten pflegt (Abb. 8).

Solche Infiltrate neigen sehr stark zu schubweisen Rezidiven mit längeren oder kürzeren Zwischenpausen. Sie treten nicht nur während der eigentlichen Primärtuberkulose, sondern auch nach längerem zeitlichen Intervall als postprimäre Verlaufsform scheinbar isoliert oder während einer der hämatogenen Streuungstuberkulosen auf. Diese *postprimären Infiltrate* sind meistens etwas flüchtiger, kleiner und prognostisch so gut wie immer gutartig. Sie lassen sich aber in nur wenigen Fällen und meist erst bei genauer Kenntnis des Infektionstermins oder, wenn sonstige Zeichen früherer tuberkulöser Erkrankung noch vorhanden

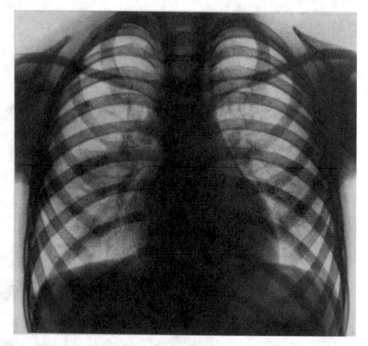

Abb. 9. Rückbildungsfähiges Infiltrat bei vorhandenem verkalktem Primärkomplex, sog. Sekundärinfiltrierung. (Kieler Univ.-Kinderklinik.) (K)

sind, von den Primärinfiltraten abtrennen. Viele bezeichnen sie auch im Gegensatz zu den Primär- als sog. Sekundärinfiltrate (Abb. 9). Ihrem Wesen nach sind sie aber beide gleich, so daß sich bei der Unsicherheit der zeitlichen Abgrenzung und auch aus sonstigen Gründen diese Bezeichnung nicht empfiehlt. Eine wichtige erst in neuerer Zeit in ihrer Bedeutung erkannte Erscheinung im Verlauf der Bronchialdrüsentuberkulose sind die *Resorptions*-, zum Teil auch *Entspannungsatelektasen*. Durch Druck oder Durchbruch der Bronchialdrüsentumoren oder eines eingekapselten interlobären Exsudates kommt es zur Stenosierung größerer oder kleinerer Bronchien und damit zur Luftleere des entsprechenden Versorgungsgebietes (Keilform!), also unter Umständen ganzer Lappen. Die kleineren Entspannungsatelektasen sind meist an den Lappenrändern oder an der Peripherie durch pleuritische Verwachsungen bedingt. *Die röntgenologischen Bilder sind dann von den größeren Infiltraten; zumal sie im weiteren Verlauf deren wichtigstes Phänomen die Rückbildungsfähigkeit mit ihnen gemeinsam haben, nur äußerst schwer zu unterscheiden.* So ist es verständlich, daß noch vielfach Infiltrate im Sinne perifokaler Entzündungen und Atelektasen infolge tumoriger Bronchialdrüsen unter der zuerst für diese Schattengebilde geprägten Bezeichnung „Epituberkulose" zusammengeworfen werden. Gleichwohl ist man heute schon in der Lage eine Entscheidung zwischen Infiltraten und Atelektasen treffen zu können. Die scharfe, wegen der Verkleinerung des atelektatischen Bezirkes meist bogenförmige Begrenzungslinie, sehr häufig auch eine Verschiebung der Lappengrenze, die Gleichmäßigkeit der Schattendichte („Milchglasschatten") und bei tiefer Inspiration die Verlagerung des Mediastinalschattens nach der luftleeren Seite sprechen neben dem Zwerchfellhochstand im allgemeinen für Atelektase; bei der Röntgendurchleuchtung (Kymographie!) sieht man besonders bei älteren Kindern noch besser als bei der Aufnahme beim tiefen Luftholen das Hineinschieben der lufthaltigen Lungenabschnitte und das Wandern des Mittelschattens nach der atelektatischen Seite; auch jedes partielle Emphysem muß den Verdacht auf eine kompensatorische Blähung und damit eine Atelektase hervorrufen. Am besten sind im Röntgenbild die Atelektasen des rechten Oberlappens zu erkennen (Abb. 10). Die Atelektasen des rechten Mittellappens und Unterlappens erscheinen als sog. basale Dreieckschatten im rechten Herzzwerchfellwinkel (Abb. 11 und 12); im ersten Falle bei seitlicher Durchleuchtung vorne, im zweiten Falle hinten. Gelegentlich ist man sogar in der Lage, die Stelle der Bronchuskompression im Röntgenbild sehen oder wenigstens vermuten zu können. Weit seltener

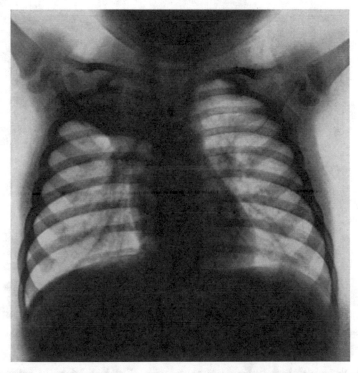

Abb. 10. Atelektase des rechten Oberlappens. (Beachte die Schrumpfung, die Verziehung des Mediastinums nach rechts und die Blähung der übrigen Lunge.) (Gießener Univ.-Kinderklinik.)

ist der totale oder ventilartige Bronchusverschluß durch Einbruch käsiger Drüsenmassen in das Bronchiallumen. Es kommt dann zur Aspiration oder, wenn eine Atelektase vorausgegangen ist, zur Entwicklung einer bereits fortschreitenden Verkäsung des atelektatischen Lappengebietes. Die übrigen Symptome sind die gleichen wie die des Fremdkörperverschlusses (Bronchoskopie!). Bei unvollständiger Atelektase kann es auch zu einem atelektatischen Ödem, zu einer interstitiellen oder einer Desquamativpneumonie im atelektatischen Bezirk kommen. Die Rückbildung der oft gewaltigen Verschattung geht entsprechend der vorausgegangenen Dauer und dem Nachlassen der Kompression mit der allmählichen Luftfüllung parallel. Da der Primärherd unter Umständen im Bereich des atelektatischen Bezirkes liegen kann, so beweist ein später sichtbar werdender Kalkherd nicht unter allen Umständen, daß es sich bei der Verschattung um eine perifokale Entzündung gehandelt hat. Emphysematöse Bezirke innerhalb der Atelektasen können ebenso wie Ringschattenbildungen durch Verwachsungen und Auflagerungen auf der Pleura zum Bild von *Pseudokavernen* führen, so daß die Deutung solcher Filme während der Aufhellungs- und Rückbildungsphasen gelegentlich Schwierigkeiten bereiten kann.

Während die genannten und doch meist akuten oder subakuten Erscheinungsformen des Primärkomplexes im wesentlichen gutartiger Natur, vor allem

die großen dabei auftretenden Verschattungen voll rückbildungsfähig sind,
kommt es nun besonders bei Säuglingen und Kleinkindern leider auch heute
noch in einem größeren Prozentsatz zu Weiterentwicklungen des Primärherdes:
Entweder in Form einer akuten lobulären bzw. lobären Pneumonie oder in Form
einer chronischen Verkäsung mit kavernösem Verfall (Primärkavernen) und zur
Primärherdphthise. Aus der Fülle dieser sehr verschiedenartigen Verlaufsformen
der *„fortschreitenden Primärtuberkulose"* ragt in vielen Fällen das Bild der *akuten
käsigen Pneumonie* als einer klinischen Einheit deutlich hervor, wenn sie auch
heute nicht mehr so häufig angetroffen wird wie etwa vor 10—15 Jahren. Sie

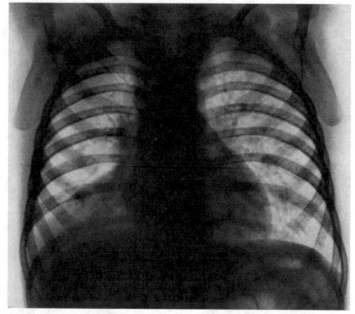

Abb. 11. Ausgedehnte Atelektase des rechten Unterlappens bei rechtsseitiger Bronchialdrüsentuberkulose.
(Kieler Univ.-Kinderklinik.) (K)

hat ihren Namen daher, daß das anatomische Bild besonders in seiner Verbrei-
tungsart (nicht in seiner Entstehung!) durchaus dem einer gewöhnlichen konfluierenden lobulären Pneumonie entspricht, die eben dann in Verkäsung
übergeht.

Bei der akuten Form setzt nach einigen unbestimmten Krankheitserscheinungen
ziemlich unvermittelt hohes, unregelmäßiges und wie sich herausstellt, durch nichts zu
beeinflussendes Fieber mit einem, gegenüber sonstigen Tuberkuloseprozessen ganz auffallenden Rückschlag auf das Allgemeinbefinden ein. Ganz rapide kommt es zur Entwicklung einer Dystrophie und Atrophie. Dyspnoe und ein manchmal quälender Husten
deuten auf eine Erkrankung der Lunge. Man findet neben Dämpfung bronchiales oder
stark abgeschwächtes Atmen, Erhöhung des Stimmfremitus und Knisterrasseln. Besonders das Auftreten harter metallisch klingender Rasselgeräusche muß im Zweifelsfalle
als äußerst verdächtig erscheinen. Der Auswurf zeigt reichlich Tuberkelbacillen und vor
allem elastische Fasern, das Blutbild starke Beschleunigung der Senkung und Linksverschiebung. Der Vorgang dauert 1—1½ Monate. Die chronischen Formen sind selten
als solche zu erkennen; sie gehen besonders bei einsetzenden Einschmelzungsprozessen in
Bilder über, die man mangels differenzierter Diagnose unter dem Begriff der chronischen
Verkäsung mit oder ohne kavernösem Zerfall zusammenfaßt. Bei mehr phthiseartigem
Charakter des Prozesses beginnen sie zunächst mit einer perifokalen Entzündung, wobei
die Zonen des Lungen- und Drüsenherdes in der bereits geschilderten Weise konfluieren,

und erst im weiteren Verlauf kommt es infolge starker Resistenzverluste zur käsigen Umwandlung und Progredienz.

Das wesentliche aller dieser Prozesse ist ihr mehr oder minder direkter Zusammenhang mit dem Primärkomplex, sei es daß der pulmonale Primärherd selbst zur Verkäsung und Einschmelzung kommt, sei es daß in seiner unmittelbaren Nachbarschaft oder im Bereich des Lymphabflußgebietes subprimär eine Kaverne sich entwickelt. Meist sind dies hilusnahe Kavernen in den mittleren und unteren Geschossen der Lunge. Diese Tatsache unterscheidet sie von den späteren chronischen progredienten Lungentuberkulosen, die nur mittelbar

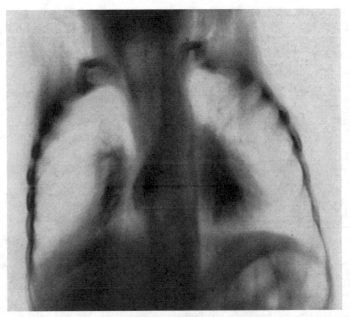

Abb. 12. Ausgedehnte Atelektase des rechten Unterlappens bei rechtsseitiger Bronchialdrüsentuberkulose. Tomogramm zu Abb. 11.

den Primärkomplex in ihr Geschehen einbeziehen. Die verschiedenen Formen dieser „fortschreitenden Primärtuberkulosen" unterscheiden sich klinisch und röntgenologisch in ihren Anfängen entweder kaum oder gar nicht von den bereits genannten gutartigen Formen.

Die klinischen Erscheinungen, unter denen der Primärkomplex sich bemerkbar machen kann, sind recht vielgestaltig, lassen aber selten eine exakte Diagnose zu. Wer auf Symptome der Primärtuberkulose wartet, wird kaum je dazu kommen, sie zu diagnostizieren. Sie muß gesucht werden und nur in wenigen Fällen weisen gewisse Erscheinungen unmittelbar darauf hin.

So kommt es, daß eine große Zahl dieser Patienten entweder durch Zufall oder häufiger auf Grund einer sog. Umgebungsuntersuchung als tuberkulinpositiv und mit weiterer Untersuchung auch als Primärtuberkulose erkannt wird. Durch „Zufall", wenn das Kind anläßlich einer beliebigen Erkrankung tuberkulingeprüft und dabei positiv befunden wird. Diese Krankheiten sind allerdings nicht immer Zufall. Gerade bei der Entwicklung der Tuberkulinallergie befindet sich der Organismus in einem Stadium erhöhter Empfindlichkeit gegenüber verschiedenen auch nicht spezifischen Reizen (Parallergie). Es kommt dann zum Haften mehr oder minder banaler Infekte, z. B. Anginen, Pharyngitiden und sonstigen grippalen Erkrankungen, die meist auch nicht rasch abklingen. Besonders beim Säugling und Kleinkind sind solche „parallergischen" Anginen nicht selten ein Hinweis darauf, daß sich das Kind am Ende der Inkubationszeit einer tuberkulösen Allergie, also mitten in der Primärtuberkulose befindet. Durch „Umgebungsuntersuchung", wenn das Kind durch Organe der Tuberkulosefürsorge daraufhin untersucht wird oder durch eine manifeste Geschwister- oder Familienerkrankung an Tuberkulose, die schon den Arzt selbst veranlaßt hat, diesbezügliche Erhebungen in der Familie anzustellen.

Etwas über die Hälfte der Patienten zeigt aber auch klinische Erscheinungen, die dazu führen, sie zum Arzt zu bringen und die auf eine infektiöse Erkrankung der Atmungswege oder der Lunge, wenn auch keineswegs direkt auf eine Tuberkulose hinweisen: *Fieber, Husten, Atmungsveränderungen, Nichtgedeihen,* das *Erythema nodosum* und die *Phlyctäne.*

Fieber: Mit dem Auftreten der Tuberkulinempfindlichkeit kann es zum Ansteigen der Temperatur selbst bis zu hohen Graden kommen. Um diese Zeit ist der Primärkomplex anatomisch bereits so weit entwickelt, daß er für dieses Fieber verantwortlich gemacht werden kann. Dieses im übrigen sehr unregelmäßige und inkonstante Fieber ist als sog. *„Initialfieber"* bekannt und gelegentlich auch von einem polymorphen Exanthem (Initialexanthem) begleitet.

Allein die Beobachtung eines Initialfiebers oder Initialexanthems wird im allgemeinen auf seltene Fälle beschränkt bleiben. Häufiger dagegen ist eine von Fieber begleitete Dermatose, die die Rolle eines Initialexanthems der Tuberkulose spielt, nämlich das *Erythema nodosum.* Es ist im Kindesalter mit wenigen Ausnahmen ein *Hinweissymptom* auf eine frische Primärtuberkulose; im Säuglingsalter ist es sehr selten. Das Auftreten dieser typischen Erkrankung muß immer dazu veranlassen, ein- oder im negativen Falle mehrmals die Tuberkulinreaktion durchzuführen.

Häufiger, wenn auch keineswegs obligat, kommt es *im Verlauf* der Primärtuberkulose, und zwar bei allen Formen zu Fieber, ohne daß dabei ein bestimmter Typus eingehalten wird. Immer schieben sich auch wieder fieberfreie Perioden dazwischen. Es muß aber nochmals betont werden, daß selbst ausgedehnte und tumoröse Lungenwurzeldrüsentuberkulosen vollkommen fieberfrei verlaufen können. Die bei der Erwachsenentuberkulose so verdächtigen subfebrilen Temperaturen sind seltener oder wenn vorhanden, dann zuweilen nicht der Ausdruck einer Tuberkulose, sondern einer sog. „habituellen Hyperthermie". Sie kann 2—3 zehntel Grad über 38⁰ erreichen und hat nichts mit Tuberkulose zu tun, wie die immer wieder negativen Tuberkulinreaktionen beweisen. Von ihr zu trennen ist die „Bewegungshyperthermie". Um diese „topische Anisothermie" auszugleichen, darf die rectale Messung grundsätzlich erst nach mindestens halbstündiger Bettruhe vorgenommen werden. Die praktische Regel muß also lauten, daß im Kindesalter jedes nicht ganz sicher geklärte Fieber dazu veranlassen sollte, eine Tuberkulinprüfung durchzuführen, bei deren positivem Ausfall dann die weiteren Untersuchungen vorgenommen werden müssen.

Fast die gleiche Regel sollte auch für den *Husten* im Kindesalter gelten. Es gibt keine für die Primärtuberkulose beweisende Art des Hustens. Nur eine ihrer Erscheinungsformen, nämlich die tumoröse Lungenwurzeldrüsentuberkulose zeigt zuweilen den sehr charakteristischen „klingenden Husten", der bei hochklingendem Charakter von einem pfeifenden oder krähenden Oberton begleitet ist (sog. bitonaler Husten). In der Regel kommt dieser Husten bei stärkeren die Trachea komprimierenden Schwellungen der unteren und oberen tracheobronchialen und paratrachealen Drüsen zustande, ist aber naturgemäß nicht absolut beweisend für Tuberkulose, sondern ist auch gelegentlich bei entsprechenden nichttuberkulösen Drüsenschwellungen beobachtet. Wesentlich uncharakteristischer sind die häufigeren übrigen Hustenformen, die teils pneumonischen wie besonders bei Infiltraten, teils bronchitischen, ja sogar keuchhustenähnlichen oder asthmatischen Charakter annehmen können. Der chronische oder zumindest länger anhaltende Husten ist aber in nicht wenigen Fällen das Symptom, das die Veranlassung zur Untersuchung auf Tuberkulose gibt und damit auch zur Diagnose der Primärtuberkulose führt.

Neben dem Husten treten nun je nach Art, Lage und Ausdehnung des Prozesses noch *Veränderungen der Atmung* hinzu, die ebenfalls sehr vielfältigen Charakter zeigen können. So z. B. ein *exspiratorisches,* seltener inspiratorisches *Keuchen* oder ein lauter *exspiratorischer Stridor* bei der Lungenwurzeldrüsentuberkulose, eine Beschleunigung der

Atmung bis zur Dyspnoe bei Infiltraten und Atelektasen, ja sogar pseudoasthmatische Zustandsbilder, so daß solche Kinder vielfach als Pneumonie oder Asthma in die Kliniken eingewiesen werden.

Neben Fieber, Husten und Atmungsveränderungen tritt als vierte, wenn auch ebenfalls nicht regelmäßig zu beobachtende Erscheinung der Primärtuberkulose das *Nichtgedeihen*, Appetitlosigkeit und Gewichtsverminderung ein, gelegentlich begleitet von Veränderungen des Gebarens wie Spielunlust, Verstimmungen und Müdigkeit. Beim jüngeren Kind, besonders aber beim Säugling, machen sich Störungen in dieser Hinsicht frühzeitiger und auffallender bemerkbar.

Über die Phlyctäne siehe S. 474.

Man muß aber eindringlich davor warnen, etwa bei *Fehlen aller derartigen Erscheinungen eine Tuberkuloseerkrankung bei einem Kinde auszuschließen*. Es ist im Gegenteil bemerkenswert, in wie gutem, ja scheinbar blühendem Allgemeinzustand sich manche Kinder bei frischer latenter oder manifester Primärtuberkulose befinden. Stärkere Beeinträchtigungen des Gedeihens müssen deshalb immer von vornherein den Verdacht auf eine *fortschreitende Primärtuberkulose* im Sinne einer chronischen Verkäsung erwecken. Gewichtsschwankungen sind eher durch die meist temporäre Anorexie und nicht direkt durch den tuberkulösen Prozeß bedingt. Es ist also auch hier wieder nur ein Teil der Patienten, die aus diesen Gründen zum Arzt gebracht werden und sich dann als Träger einer frischen Infektion erweisen. Die fortschreitende Tuberkulose zeigt zunächst keine anderen Erscheinungen. Bringt das Röntgenbild keine Klärung, so pflegt der weitere Verlauf und die fortlaufende Untersuchung des Blutbildes Gewißheit zu verschaffen.

Bei verkäsenden Prozessen größeren Ausmaßes stellt sich, wenn auch gleichfalls nicht regelmäßig, eine starke Beeinträchtigung des erythropoetischen Apparates ein. Das Blutbild zeigt eine Herabsetzung der Hämoglobin- und Erythrocytenwerte, Polychromasie, Poikilocytose und gelegentlich sogar das Auftreten von Erythro- und Normoblasten. Klinisch fällt die graublasse Hautfarbe auf. Da die fortschreitende Primärtuberkulose meist schon selbst die Folge schwerer Resistenzschädigung ist, die sie dann noch weiterhin verstärkt, so stellen sich auch bald in solchen Fällen Periporitiden, pyogene Affektionen der Haut wie Phlegmonen, Abscesse usw. ein.

Die *objektive Untersuchung der Lungen* bietet in den meisten Fällen nur sehr spärliche Anhaltspunkte. Liegt das Primärinfiltrat subpleural, so können an umschriebener Stelle geringe Dämpfungserscheinungen evtl. etwas Reiben bei Beteiligung der Pleura und Veränderungen des Atmungsgeräusches auftreten. Bei größeren Infiltraten finden sich mitunter die gleichen physikalischen Erscheinungen wie bei croupösen Pneumonien: Dämpfung, meist abgeschwächtes, bronchiales Atmen und spärliche knackende und knisternde, höchst selten feuchte Rasselgeräusche. Die letzteren treten häufiger bei stärkerer Beteiligung der Lungenwurzeldrüsen und damit der Bronchialschleimhaut auf, und zwar ein- und beidseitig. Infiltrat und Atelektase lassen sich auf diesem Wege kaum trennen, da auch bei Infiltraten das Atemgeräusch manchmal fast ganz aufgehoben sein kann und bei beiden bronchialen und geräuscharmen Charakter trägt.

Die hämatogenen Streuungen in der Lunge.

Der Eintritt von Tuberkelbacillen in die Blutbahn ist keineswegs eine Seltenheit oder sogar das alleinige Merkmal eines bestimmten Stadiums der Tuberkulose. Man weiß heute, daß es bei der Mehrzahl der Infizierten zu dauernder oder schubweiser und periodischer, spärlicher oder reichlicher Bacillämie kommt. Der Ausgangspunkt der *hämatogenen Streuungen* ist — wie dies schon im pathologisch-anatomischen Teil besprochen wurde — häufiger im verkästen Drüsenals im Lungenherd zu suchen.

Am häufigsten ist der Einbruch in das Venensystem, sei es direkt oder lymphogen über den Ductus thoracicus in die Cava superior oder über die Cysterna chyli in die Cava inferior. Das infektiöse Material bzw. die Bacillen geraten über das rechte Herz in die Lunge und dann in den Körperkreislauf. Die Möglichkeit, daß besonders bei entsprechender Organdisposition ein großer Teil der Bacillen bei der Passage durch die Lungen abgefangen wird, erklärt deren bevorzugte Beteiligung neben der Milz bei allen hämatogenen Disseminationsformen. Dazu kommt, daß die Disposition dieses Organs sich auch dahin auswirkt, daß bei generalisierter Aussaat die Gefahr des Persistierens oder gar Fortschreitens der Herde in der Lunge eine weit größere ist als im übrigen Körper, so daß leicht das Bild einer scheinbar isolierten disseminierten hämatogenen Lungentuberkulose entstehen kann. Die Einbrüche in die Lungenvene umgehen natürlich zunächst dieses Filter und führen direkt über das linke Herz in das arterielle System. Der Einbruch in eine Pulmonalarterie führt zur lokalisierten Aussaat innerhalb des entsprechenden Versorgungsgebietes oder bei käsigem Material direkt zum tuberkulösen Lungeninfarkt. Damit kommt es zu isolierten Streuungsgebieten in der Lunge, wie sie wohl auch für die Entstehung besonders der sektorenförmigen käsigen Pneumonien von Bedeutung sind. Von den im Blut kreisenden Bacillen bleibt nur ein kleiner Teil im Gewebe haften und führt zu Herdbildungen, und von diesen Herden wird wiederum ein beträchtlicher Anteil so frühzeitig resorbiert, daß er narbenlos verschwindet und überhaupt nicht klinisch bemerkbar wird. Entscheidend ist in solchen Fällen die Resistenz und die Allergielage des betroffenen Organismus. Erst der verbleibende Rest führt dann röntgenologisch und klinisch zu Erscheinungen und auch zu so typischen Bildern, daß man diese mit einem gewissen Recht als „*hämatogene Tuberkulose*" besonders hervorhebt.

Während man bei Einzel- oder Gruppenherden, gleichgültig ob sich diese intra- oder extrathorakal finden, von hämatogenen *Metastasen* oder *Streuungen* spricht, bezeichnet man die Massenaussaaten bis zu den verschiedenen Formen der Miliartuberkulosen als *Generalisierungen*. Findet ein solcher Übertritt noch während der Entwicklung des Primärkomplexes statt, so spricht man von *Früh-*, im anderen Falle von *Spätstreuungen*. Immer tritt aber die hämatogene Tuberkulose in Begleitung, als Zwischenspiel oder als Endstadium eines vorhandenen Ausgangsherdes auf. Nicht jedem Herd in der Lunge ist seine hämatogene Entstehung anzusehen. Bei den feinkörnigen generalisierten Streuungen ist die Beurteilung relativ einfach. Schwieriger wird es beim Auftreten größerer Herde, die trotz gleichmäßiger Verteilung in beiden Lungen auch bronchogen entstanden sein können.

Unter den diskreten Streuungen sind am bekanntesten die sog. SIMONschen *Spitzenmetastasen*, die als Frühstreuung auftreten, häufig erst später als feine Kalkspritzer in den Obergeschossen der Lunge im Röntgenbild nachzuweisen und prognostisch günstig sind. Die phthiseogenetische Bedeutung der Spätstreuungen in die Spitzen ist noch umstritten. Es kann aber kaum ein Zweifel bestehen, daß sich im Kindesalter, und zwar besonders bei Mädchen und in der Pubertät von solchen auch vereinzelten hämatogenen Spitzenherden ebenso wie von generalisierten miliaren Aussaaten aus eine chronisch progrediente Lungentuberkulose entwickeln kann. Die Klinik dieser diskreten wie der ausgedehnteren hämatogenen Streuungen zeigt außerordentlich spärliche und uncharakteristische Erscheinungen: kaum oder gar keinen Befund von seiten der Lunge, subfebrile Temperaturen, auffallende Änderungen des Gebarens bei einem in seinem bisherigen Infektionsverlauf gut bekannten Patienten erschöpfen die Symptomatik. Die Röntgendiagnose verlangt eine gut entwickelte Technik (vgl. Abb. 23). Periodisches An- und Abschwellen der Erscheinungen, der Nachweis perifokaler Entzündungen und das gleichzeitige Auftreten peripherer Metastasen besonders von Phlyctänen und Tuberkuliden leiten auf die Spur. Bei älteren Spitzenherden wird man röntgenologisch kaum in der Lage sein, FRÜH- und Spätstreuungen voneinander trennen zu können.

Die sog. *disseminierten hämatogenen Lungentuberkulosen* sind in der Regel Teilerscheinungen einer allgemeinen Miliartuberkulose, aus der heraus sie sich entwickelt haben. Die Sonderbezeichnung hat sich infolge des röntgenologisch charakteristischen Bildes der gleichmäßig auf beiden Seiten zerstreuten feineren oder gröberen Herdschatten, die als scheinbar isolierter Organbefund bestehen, eingebürgert. Sie unterscheidet sich anatomisch von der echten miliaren Streuung durch die unterschiedliche Größe der einzelnen Herde. Ihre Symptomatik deckt sich bei den schweren Formen jedoch weitgehend mit der der subakuten oder chronischen Miliartuberkulose, so daß auf diesen Abschnitt verwiesen werden kann. Besonders die Frühstreuungen im Säuglings- und

Kleinkindesalter führen zu solchen disseminierten Lungentuberkulosen, die sich röntgenologisch durch etwas gröbere Fleckschattenbildung als bei der gewöhnlichen Miliartuberkulose auszeichnen (sog. supramiliare Herde). Das klinische Bild ist bald mehr das der akuten, bald mehr der chronischen Miliartuberkulose.

Differentialdiagnostisch kommen bei allen diesen Formen hauptsächlich die miliare abszedierende Grippepneumonie, dann die Keuchhustenlunge und unter Umständen Bronchiektasen in Frage.

Die akute und die chronische Miliartuberkulose.

Über die verschiedenen Einbruchsmöglichkeiten der Bacillen in die Blutbahn wurde bereits gesprochen. Die früher für die Miliartuberkulose beschuldigten Intimatuberkel sind wohl eher eine Folge als eine Ursache der generalisierten Aussaat. Richtig an der alten Theorie ist aber, daß ein massiver, wenn auch schubweiser Einbruch stattfinden muß. Man nimmt an, daß es zunächst zu einer Speicherung der Bacillen in den Reticuloendothelien und dann infolge einer plötzlichen Änderung der Allergie- und Resistenzlage zum Angehen der Aussaat und zur Erkrankung kommt. Ebenso wie in einem resistenzgeschwächten Körper der Tod schon vor der Entwicklung miliarer Tuberkelknötchen, also noch im Zustand einer miliaren tuberkulösen Pneumonie eintreten kann, ebenso kommt es unter günstigen Resistenzverhältnissen zu weitgehender Resorption, Verkalkung und damit klinischer Heilung, wenn auch natürlich die Träger dieser geheilten generalisierten Tuberkulosen für die Zukunft als besonders gefährdet angesehen werden müssen. Die von LANDOUZY so bezeichnete „Typhobacillose" muß als eine meist heilende Form der Miliartuberkulose angesehen werden. Das Bild deckt sich mit dem der gleich zu erwähnenden typhoiden Form der Miliartuberkulose. Die Tatsache, daß nicht die Bacillenaussaat allein für die Entstehung der Miliartuberkulose verantwortlich ist, sondern neben der genannten Allergie- und Resistenzlage das Alter des Patienten (Säuglings- und frühes Kleinkindesalter!) wie das Alter und der Zustand seiner Infektion (frischer und großer Primärkomplex), die Einbruchstelle, die Jahreszeit und vieles andere mehr, erklärt, warum das Bild selbst der akuten Miliartuberkulose klinisch sehr verschieden sein kann. Bald steht der allgemein-septische Charakter im Vordergrund, bald die Erscheinungen von seiten der Lunge, bald die immer vorhandene tuberkulöse Meningitis. Letztere eröffnet, begleitet oder beschließt das Drama. Es gibt im Säuglings- oder Kleinkindesalter keine Meningitis ohne miliare Aussaat und keine Miliartuberkulose ohne Meningitis. Führt die Miliartuberkulose zum Tode, so findet man in allen Organen auch im Endokard, in der Intima und auf den serösen Häuten die Knötchen in Hirsekorngröße und in zahllosen Mengen teils mehr von exsudativem, in anderen Fällen mehr von produktivem Charakter. Über die nahezu regelmäßige, ja diagnostisch sogar wichtige Beteiligung der Pleura bei allen hämatogenen disseminierten Tuberkulosen wurde bereits gesprochen. Sie kann mitunter so vorherrschend sein, daß man von einer pleuralen Form der Miliartuberkulose gesprochen hat. Es ist dies besonders zu betonen, weil im Röntgenbild gelegentlich eine ein- oder beidseitige Pleuritis die Miliartuberkulose tarnen kann. Es bleibt auch manchmal nicht bei einer Erkrankung der Pleura, sondern es kommt gleichzeitig oder nacheinander zur Peritonitis und Perikarditis exsudativa, kurz zu einer Polyserositis, die im ersten Falle als Miliaris discreta, im zweiten Falle als Miliaris migrans bekannt ist.

Klinisch unterscheidet man wohl eine *typhoide, pulmonale* und *meningitische* Form, doch pflegt der Beginn meistens „typhoid" zu sein. Dann erst entwickelt sich das Bild in der Mehrzahl nach der meningealen, in der Minderzahl nach der pulmonalen Form zu, so daß man besser von einem typhoiden Stadium einerseits, meningealen oder pulmonalen Stadium andererseits spricht. Die Krankheitsdauer schwankt zwischen 2—6 Wochen, beträgt aber am häufigsten 3 Wochen. Das einleitende typhoide Stadium setzt allmählich ein: zunächst mit hohem Fieber, das nur nicht den gesetzmäßigen Verlauf wie beim Typhus abdominalis zeigt. Die subjektiven Beschwerden sind individuell sehr verschieden. Manche Kinder machen gleich zu Beginn einen schwerkranken Eindruck, der im Verein mit einem Milztumor, einer positiven Diazoreaktion im Urin und einer Leukopenie in der Tat dem Typhus sehr ähnlich ist, zumal in dieser Zeit in den meisten Fällen das Röntgenbild noch versagt. Schließlich neigt das Fieber aber schon bald zu Remissionen, der Puls bleibt frequent und ragt mitunter über das Maß der Fieberhöhe hinaus. Kommt es, was allerdings seltener zutrifft, zu einer stärkeren exanthematischen Hauttuberkulose in Gestalt kleinpapulöser oder papulonekrotischer Tuberkulide oder einer Tuberculosis miliaris cutis, dann ist die Situation geklärt, ebenso wenn sich gleichzeitig, wie bei der meningealen Form, die tuberkulöse Meningitis mit allen bekannten Erscheinungen entwickelt. Auf dieses Ereignis kann schon vor Eintreten von Liquorveränderungen ein lebhafter Dermographismus hinweisen. Die pulmonale

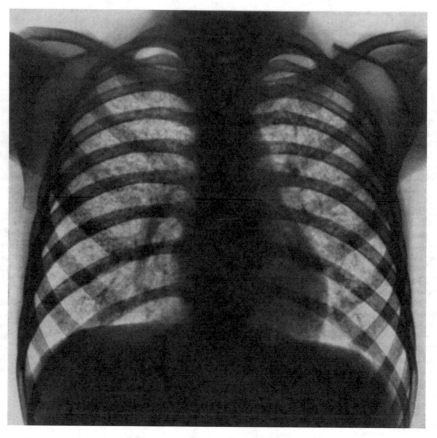

Abb. 13. Ziemlich grobfleckig erscheinende Miliartuberkulose der Lungen. (Kieler Univ.-Kinderklinik.) (K)

Form ist durch das vorwiegende Betontsein der Symptome von seiten der Atmungs- und Kreislauforgane charakterisiert. Husten, Dyspnoe und eine auffallende Cyanose ohne Herzbefund, sehr viel seltener über den Lungen gleichmäßig verteilte feinste Rasselgeräusche, Knistern, Knacken, Reiben oder manchmal ein einfacher bronchitischer Befund weisen auf eine diffuse und schwere Lungenerkrankung hin, so daß dann im Verein mit dem übrigen Befund die Diagnose gestellt werden kann. Die entsprechende Klärung bringt in der Regel doch das Röntgenbild, das in typischen Fällen eine ganz feinstfleckige in kraniocaudaler Richtung an Dichte abnehmende Maserung sämtlicher Lungenfelder zeigt, ein Eindruck, der auch in nachhaltiger Weise die Miliartuberkulose versinnbildlicht. Manchmal, besonders bei den mehr subakuten und chronischen Fällen, sind die einzelnen Fleckschatten größer und verwaschener (supramiliare Form), so daß im Rahmen des knöchernen Thoraxgerüstes das Bild an einen Blick durch ein vergittertes Fenster in ein Schneegestöber erinnert (Abb. 13).

Die *Tuberkulinempfindlichkeit* sinkt gegen das Ende zu bis zur völligen Anergie. Die Intracutanreaktion bleibt jedoch in der Regel positiv, zeigt aber einen veränderten und flüchtigen Charakter.

Die Erscheinungen der *chronischen Miliartuberkulose* können außerordentlich spärliche sein. Im Säuglingsalter herrschen vielfach die Symptome einer Bronchialdrüsentuberkulose vor, so daß man sich anfangs in der Regel mit dieser Diagnose begnügt. Auch der Gewichtsanstieg braucht zunächst keine Beeinträchtigung zu zeigen. Erst allmählich fällt dann auf, daß die Erscheinungen nicht zurückgehen, daß von Zeit zu Zeit Fieberperioden auftreten und daß es zu sichtbaren hämatogenen Metastasen kommt wie etwa den kleinpapulösen und papulonekrotischen Tuberkuliden, einer Knochentuberkulose in Gestalt der Spina ventosa, einer Halsdrüsentuberkulose, Otitis media oder den bereits erwähnten Serosatuberkulosen. Ja manchmal glaubt man schon, daß sich eine Meningitis tuberculosa entwickeln würde, es findet sich auch ein geringer Liquorbefund, aber das Gespenst eilt noch einmal vorüber. Die Röntgenaufnahme zeigt meist größere Fleckschatten als bei der akuten Miliartuberkulose, was aber keineswegs immer bedeuten muß, daß die Herde auch anatomisch entsprechend größer sind als bei der typischen miliaren Aussaat. Trotz derartiger Röntgenbilder, trotz periodisch wiederkehrender Fieberschübe und Streuungen kann das Kind in der Zwischenzeit so munter sein, daß es nicht einmal ambulant in die Klinik kommt. Der Prozeß zieht sich viele Monate hin, klingt schließlich in einer Knochen- oder Gelenktuberkulose aus und hinterläßt in der Lunge, aber auch in anderen Organen wie Milz, Leber und Niere zahlreiche feine und feinste oder in der Lunge auch einzelne gröbere kalkharte Schattenflecke im Röntgenbild. Heilt aber die Miliartuberkulose, sei es durch Resorption oder durch Verkalkung, so ist trotzdem die weitere Prognose mit Vorsicht zu stellen; noch immer kann sich in der Pubertät eine chronische progrediente Lungentuberkulose daraus entwickeln, die dann doch schließlich das Schicksal des Trägers besiegelt.

Die *Diagnose* der akuten Miliartuberkulose ist nicht immer leicht, besonders wenn man bedenkt, daß das Röntgenbild anfangs und in manchen Fällen auch noch späterhin im Stich läßt. Der Typhus ist durch entsprechende bakteriologische und serologische Untersuchungen auszuschließen. Die miliare meist abszedierende Grippepneumonie verläuft rasch und tödlich; der Auswurf und die Blutkultur ergeben nicht selten Influenzabacillen. Die chronische Miliartuberkulose besonders in ihrer torpiden Form, die keine Anklänge an die akute Form zeigt, ist noch heute vielfach ein Zufallsbefund.

Die Meningitis tuberculosa.

Die gefürchtetste hämatogene Metastase ist die Meningitis tuberculosa. Sie zeigt eine ebenso ausgesprochene Alters- wie jahreszeitliche Disposition. Etwa 75—80% aller tödlich endenden Tuberkulosen des Säuglings- und Kleinkindesalters verlaufen unter dem Bild der Meningitis. Die Erkrankungsziffer steigt in der zweiten Hälfte des 1. Lebensjahres steil an und erreicht im 2. Lebensjahr ihren Höhepunkt, um von da an allmählich bis zum 10. Lebensjahr zu einem Durchschnittswert abzufallen. Ganz ähnlich verläuft die jahreszeitliche Kurve der Erkrankungen an tuberkulöser Meningitis, die in den Frühjahrsmonaten März, April und Mai sich zu einem steilen Gipfel erhebt. Schon darin kommen die engen Beziehungen zur Miliartuberkulose zum Ausdruck und es findet sich, wie schon betont wurde, wenigstens bei der Obduktion in einem sehr hohen Prozentsatz tuberkulöser Meningitis auch gleichzeitig eine allgemeine Miliartuberkulose, die allerdings klinisch nicht immer mit Sicherheit zu erkennen ist. Die überwiegende Zahl der Meningitiden tritt, was schon aus der „Altersdisposition" hervorgeht, in ziemlich unmittelbarem Anschluß an die Primärinfektion als Frühstreuung oder subprimäre Streuung also bei noch frischen Primärkomplexen auf,

wobei zweifellos der Primärkomplex mit tumoröser Paratrachealdrüsentuberkulose eine
gewisse Rolle spielt. Wenn dies in den obengenannten Zahlen nicht so stark zum Ausdruck
kommt, so deshalb, weil ein Teil dieser großknotigen Drüsentuberkulosen noch unter den
Miliartuberkulosen der Lunge enthalten ist, zu der sie gleichfalls in Beziehung stehen. Schon
im Schulalter führen aber die Erstinfektionen weit seltener zur Meningitis (wie auch zur
großknotigen Lymphdrüsentuberkulose!), so daß sich auch darin der Vorteil des Hinaus-
schiebens des Infektionstermines erweist. Während eine Organdisposition nicht ganz von
der Hand zu weisen ist, besteht keine ausgesprochene geschlechtsgebundene Disposition.

Als auslösende Ursache spielen Sonnen- und Höhensonnenbestrahlung, unter den Infektionskrankheiten die Masern, sowie blutige und unblutige Eingriffe an tuberkulösen
Herden der Knochen, Gelenke und Lymphdrüsen eine besondere Rolle.

Anatomisch beginnt die tuberkulöse Meningitis immer mit rein exsudativen Veränderungen, die relativ rasch in ein produktives Stadium übergehen. Verkäsungen sind aber
mitunter schon nachzuweisen, wenn überhaupt noch keine klinischen Erscheinungen bestehen
bzw. bestanden haben. Die Infektion der weichen Hirnhäute erfolgt durch Austritt von
Tuberkelbacillen aus den Gefäßen, ohne daß lokale Gefäßherdbildungen diesen Austritt
vermitteln müssen. Von da breitet sich der Prozeß in den adventitiellen Lymphräumen aus;
die direkte Liquorinfektion erfolgt im Plexus. Die Hauptveränderungen sitzen an der Hirnbasis, wobei makroskopisch große Massen eines gelbgrünlichen Exsudates auffallen. Die
Hirnhäute zeigen ein starkes Ödem, das auch auf das Gehirn übergeht. In etwa der Hälfte
der Fälle werden Herde, die älter als die Meningitis sind, im Gehirn oder in der Pachy-
meninx gefunden. Ihre Bedeutung als Infektionsvermittler soll aber gering sein, vielmehr
spielen sie eher eine sensibilisierende Rolle. Relativ selten geht die Meningitis von einem
Solitärtuberkel des Gehirns aus, der sich gelegentlich schon in Vivo durch klinische Symptome und Verkalkungen im Röntgenbild diagnostizieren läßt.

Der Beginn der Erkrankung ist in der Regel wohl ein schleichender und von
dem Auftreten der allerersten meningitischen Erscheinungen bis zum voll-
ausgeprägten Krankheitsbild können mitunter Wochen vergehen. Dieses „Intervall" ist zeitlich sehr verschieden, zumal es schwer ist den Zeitpunkt der ersten
diskreten und sehr subjektiven Erscheinungen im Einzelfalle genau festzulegen.
Je jünger aber das Kind ist, desto häufiger findet man einen mehr oder
minder akuten Beginn. Im 1. und 2. Lebensjahr setzt sogar bei fast der Hälfte
der Patienten die Erkrankung plötzlich und überraschend mit ausgeprägten
Symptomen ein. Die Überraschung ist um so größer, weil es meist noch gar nicht
zu irgendwelchen Auswirkungen der Primärinfektion gekommen ist. Ganz
ähnliche Unterschiede zwischen jüngeren und älteren Kindern liegen auch
hinsichtlich der Dauer der Krankheit vor, die sich bei den jüngeren Altersklassen auf durchschnittlich 2—3 Wochen, selten länger beläuft.

Bei dem Versuch, den Ablauf der Erkrankung stadienmäßig einzuteilen, wird man immer
wieder die Beobachtung machen können, daß sich nur ein Bruchteil der Fälle in ein solches
Schema einfügen läßt. Immerhin ermöglicht es besonders dem Unerfahrenen, sich an
Hand einer solchen Einteilung, wenn sie großzügig genug gehandhabt wird, besser im Krank-
heitsgeschehen zu orientieren. Man kann deshalb nach Heubner-Rominger folgende
3 Stadien unterscheiden:
Stadium I der sensiblen und sensorischen Reizung (Prodromalstadium).
Stadium II der sensiblen und sensorischen Lähmung und der motorischen Reizung
(gelegentlich schon Zeichen motorischer Lähmung).
Stadium III der sensiblen und sensorischen und der motorischen Lähmung.
Die Bezeichnung Stadium darf nicht zu der Vorstellung verleiten, daß eine genaue
gegenseitige Abgrenzung möglich wäre. Die Stadien gehen nicht nur fließend ineinander
über und überschneiden sich, sondern es können z. B. motorische Reizerscheinungen auch
einmal sehr früh also im I. Stadium oder erst spät im III. Stadium auftreten. Im großen
und ganzen wird man aber den skizzierten Hergang in einer der betreffenden Altersklasse
angepaßten Form mehr oder minder deutlich verwirklicht finden.

Unter den *prodromalen Erscheinungen* gibt es unbestimmte und völlig un-
verdächtige und solche die zumindest schon einen Hinweis auf eine zentralnervöse wenn nicht gar schon meningeale Erkrankung ermöglichen. Das Charakteristische für den Erfahrenen ist gerade die Kombination beider Symptome
oder das allmähliche Hinzutreten verdächtiger zu bisher unbestimmten Erscheinungen. Wie schon unter den pathologisch anatomischen Vorgängen ver-

merkt wurde, sind diese Veränderungen zum Zeitpunkt des Manifestwerdens eindeutiger meningitischer Symptome schon zum Teil bis zum Auftreten von Verkäsungen fortgeschritten, so daß es verständlich erscheint, wenn eine exakte Anamnese manchmal schon weiter zurückliegende Prodromalerscheinungen aufdeckt. Jedenfalls ist ein genauer Zeitpunkt des Beginns selten anzugeben. Die Kinder zeigen gewisse Wesensveränderungen, die schwer zu deuten sind. Spielunlust, eine gewisse nervöse Reizbarkeit auf der einen, dann aber auch Teilnahmslosigkeit, rasche Ermüdung und geradezu Apathie auf der anderen Seite, also eine Ouvertüre, die schon das Grundmotiv der nachherigen Entwicklung verrät. Häufig wird dieses Benehmen als Nachlassen geistiger und körperlicher Leistung von seiten der Schule oder Erzieher verkannt, die verstärkte Reizbarkeit und Überempfindlichkeit auf Sinneseindrücke als Unart aufgefaßt. Dies kann 1—2, ja gelegentlich über 2 Wochen sich hinziehen, bis anfangs seltener, später eindringlicher scheinbar gastrisch bedingte Symptome auftreten: Appetitlosigkeit, Leibschmerzen, Durchfall oder Verstopfung und vor allem Erbrechen. Besonders das letztere pflegt die Eltern zu beunruhigen, da es ganz plötzlich massig „schwallartig" ohne jeden ersichtlichen Grund erfolgen kann, doch muß dies nicht immer so sein. Bei vorherrschenden Leibschmerzen und Verstopfung oder Durchfällen kann unter Umständen eine Appendicitis oder gastrointestinale Störung vorgetäuscht werden. In anderen Fällen treten schon früh heftige Kopfschmerzen auf, dann Reizerscheinungen wie Zähneknirschen, nächtliches gellendes Aufschreien, also bereits deutliche zentrale Symptome. Fieber kann um diese Zeit, muß aber nicht vorhanden sein.

Den Fortgang des Krankheitsprozesses und damit in gewissem Sinne den Übergang in das *II. Stadium* kennzeichnet das Auftreten deutlicher Bewußtseinsstörungen. Sie können anfangs nur leicht und vorübergehender Natur sein. Das Kind schläft etwas mehr am Tage als sonst, seufzt gelegentlich tief auf, ist aber in der übrigen Zeit noch gut ansprechbar. Dann nehmen jedoch die Perioden getrübten Bewußtseins immer mehr zu, bei älteren Kindern deutlicher als bei jüngeren, die leichte Bewußtseinstrübungen ja mitunter sehr schwer erkennen lassen. Von Tag zu Tag verstärkt sich das Bild bis zu zeitweise völliger Somnolenz. Es fällt dabei auf, daß die Kinder selbst aus dem schweren fast komatösen Zustand immer wieder für kurze Zeit aufwachen und den Eltern oder Angehörigen scheinbar klare Antworten geben, sich an bestimmte tägliche Gewohnheiten erinnern oder irgendein Lieblingsspielzeug verlangen. Allein diese Pausen werden immer seltener und kürzer, bis das Kind schließlich in tiefsten Sopor verfällt, der nur noch durch motorische Reizerscheinungen unterbrochen wird. Wenn es gelegentlich schon früher zu einzelnen kurzen fast tikartigen motorischen Entladungen in begrenzten Muskelgebieten oder zu eigentümlichen ausfahrenden Bewegungen („Flockenlesen") kommt, so treten doch in der Regel stärkere Erscheinungen wie tonisch-klonische Krämpfe erst nach der Bewußtseinsstörung wenigstens bei den älteren Kindern auf. Das an sich schon krampfbereite Säuglings- und Kleinkindesalter macht insofern eine Ausnahme, als hier schon frühzeitiger Krämpfe beobachtet werden können, wenn auch die eigentlichen sog. Initialkrämpfe gerade bei der tuberkulösen Meningitis selten sind. Um diesen Zeitpunkt setzen nun auch schon Nackensteifigkeit, Überempfindlichkeit gegen Berührung und ein lebhaftes Vasomotorenspiel der Haut ein. Es kommt teils spontan zu schnell wechselnden Spasmen und Dilatationen der Hautgefäße, so daß flüchtige polymorphe Erytheme, hochrote abgegrenzte hektische Wangenröte bei blassem Munddreieck und Stellulae palmares erscheinen, sowie bei entsprechender Reizung ein lebhafter flammendroter Dermographismus mit zentralem anämischem Streifen, der fast nie fehlt.

Rasch entwickelt sich nun ein für das *III. Stadium* charakteristisches Bild. Infolge des tiefen Komas ist eine Nahrungsaufnahme ohne Sondenfütterung nicht mehr möglich, die einsetzende hochgradige Abmagerung führt zum tiefen Einsinken des Abdomens (Kahnbauch) (Abb. 14 und 15) und zum Einsinken der Bulbi, wobei meist eine typische Haltung mit Seitenlage und angezogenen Knien mit nach hinten gebeugtem Kopf im Bett eingenommen wird (Gewehrhalmstellung). Da sich der anatomische Prozeß vorwiegend an der Hirnbasis abzuspielen pflegt, kommt es neben der Hydrocephalusentwicklung in erster Linie auch zur Beeinträchtigung der Hirnnerven. Diese basalen Symptome sind, wenn sie im Verein mit meningealen Erscheinungen vorhanden sind, für die

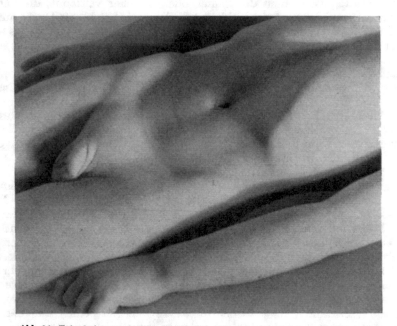

Abb. 14. Tuberkulosemeningitis: Kahnbauch. (Kieler Univ.-Kinderklinik.) (P)

tuberkulöse Meningitis außerordentlich kennzeichnend. Im Vordergrund stehen die Lähmungen der Augenmuskeln: Strabismus, Pupillenstarre oder paradoxe Reaktion, Anisokorie, Ptosis, seltener eine Facialislähmung. Als Symptom des zunehmenden Hirndruckes und der Vagusreizung ist die Verlangsamung der Herzaktion anzusehen, die in dem langsamen und gespannten sog. Druckpuls ihren Ausdruck findet.

Mit zunehmender Somnolenz nimmt die Schmerzempfindlichkeit ab. Der tiefe Sopor wird nur manchmal von lauten gellenden Schreien (Cris encéphalitiques) oder von einem tiefen Aufseufzen unterbrochen. Die auf Licht und Konvergenz nicht mehr reagierenden Pupillen erweitern sich synchron mit der Atmung (Pupillenatmung THIEMICH). Die Atmung, die immer häufiger von Seufzen oder Gähnen unterbrochen wird, geht schließlich in eine „pausenlose, große Atmung" und in den BIOTschen oder CHEYNE-STOKESschen Typus über, der aber nicht immer bis zum Ende beibehalten wird, sondern auch wieder aufhören kann, d. h. reversibel ist. Durch periodisch-tonische Schwankungen des Zwerchfelles entsteht das Bild der sog. „wogenden Atmung". Geht es den letzten Tagen zu, dann pflegt das Fieber anzusteigen und sich in manchen Fällen bis zu einer terminalen Hyperthermie zu erheben. Da gleichzeitig infolge der zunehmenden Vaguslähmung die Pulszahl unabhängig von der Temperatur steigt, so entsteht bei der üblichen kurvenmäßigen Darstellung von Temperatur und Puls ein Überschneiden beider Linien, das als Vorbote des nahenden Todes in der Kliniksprache auch als sog. „Totenkreuz" bezeichnet wird. Der Tod erfolgt in der Regel an Atemlähmung.

Wollte man im übrigen den zahlreichen Spielarten in der Beschreibung einer tuberkulösen Meningitis im Kindesalter gerecht werden, so ginge dies auf Kosten einer noch didaktisch gebrauchsfähigen Darstellung. Andererseits wird kein verständiger Leser sich die Vorurteilslosigkeit klinischer Betrachtung und das Verständnis für die Eigengesetzlichkeit des einzelnen Krankheitsgeschehens durch eine angedeutete Schematisierung der Beschreibung nehmen lassen; er wird doch noch das Grundsätzliche wiedererkennen.

Eine außerordentliche Bedeutung für die Diagnose der tuberkulösen Meningitis kommt der *Liquoruntersuchung* zu. Bei der Lumbalpunktion findetsich fast immer ein gesteigerter Druck. Der Liquor selbst erscheint makroskopisch zunächst klar, hält man ihn bei grell durchscheinendem Licht vor einen dunklen Hintergrund, am besten im Vergleich mit einem Röhrchen voll klarem Wasser, so beobachtet man ein Tyndallphänomen, das als sog. „Sonnenstäubchen" beschrieben wurde. In einer nicht geringen Zahl und besonders bei schon ausgeprägten

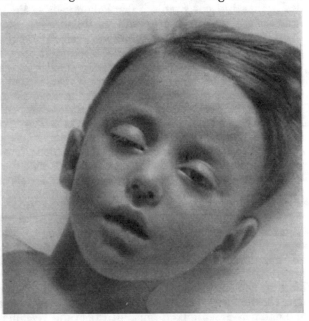

Abb. 15. Tuberkulosemeningitis: Facies. (Kieler Univ.-Kinderklinik.) (P)

teren Krankheitserscheinungen ist der Liquor auch makroskopisch schon trüb. Die Zellzahl ist erhöht, wobei das Ausmaß vom Zeitpunkt der Punktion abhängt; anfangs meist etwas mehr als später. Durchschnittlich zwischen 100—400/3 Zellen, und zwar in der Regel vorwiegend Lymphocyten. Es gibt aber auch Fälle, die besonders im Anfang und gegen Ende wenigstens vorübergehend eine leukocytäre Pleocytose zeigen. Läßt man den klaren oder leicht getrübten Liquor stehen, so bildet sich ein typisches, wenn auch nicht absolut pathognomonisches „Spinnwebgerinnsel", das vor allem für den Nachweis der Tuberkelbacillen eine Bedeutung hat. Das Eiweiß ist im Gesamten, und zwar zugunsten besonders der Globuline weniger der Albumine vermehrt. Das Verhältnis von Globulin zu Albumin liegt etwa um 0,5 oder noch höher, während es bei dem Meningismus anderer Infektionskrankheiten um 0,25 schwankt. Dementsprechend ist die PANDYsche Reaktion meist sehr deutlich positiv, weniger die Phase I der NONNE-APELTschen Reaktion, während die Reaktion nach WEICHBROT negativ ist. Die Tryptophanprobe ist fast immer positiv, aber nicht pathognomonisch. Die Kolloidreaktionen zeigen das Bild der Meningitiskurve mit rechtsliegender Zacke, die bei sehr hohem Globulingehalt mehr nach links wandert. Von einem sehr großen diagnostischen Wert ist die Zuckerbestimmung besonders im klaren oder nur leicht getrübten Liquor. (Gleichzeitige Blutzuckerbestimmung!) Der Liquorzucker ist in der ganz überwiegenden Zahl, und zwar schon frühzeitig stark (bis zu 5—10 mg-%) herabgesetzt, mitunter so weit, daß die einfache TROMMERsche oder besser die HAINEsche Probe negativ ausfällt. Die Chloride sind vermindert, der Cholesteringehalt erhöht. Das Wichtigste ist und bleibt noch immer die Untersuchung auf Tuberkelbacillen, die bei genügender Ausdauer und Sorgfalt in fast allen Fällen gefunden werden können. Erst beim Nachweis der Tuberkelbacillen darf die Diagnose tuberkulöse Meningitis als völlig gesichert angesehen werden.

Die *Tuberkulinreaktion* zeigt manchmal ein abweichendes Verhalten. Die Angabe, daß die Tuberkulinempfindlichkeit dabei vollständig aufgehoben sei, ist in dieser Form nicht zutreffend, wenn konsequent genug durchgeprüft wird. Die Reaktion ist aber nicht selten verzögert oder erst intracutan mit höheren Konzentrationen zu erzielen oder zeigt den unvollständigen Typus (s. unter Tuberkulindiagnostik).

Die *Diagnose* der tuberkulösen Meningitis ist im Anfangsstadium nicht leicht; gerade hier ist sie aber von besonderer Wichtigkeit. Differentialdiagnostisch ernstere Schwierigkeiten bereiten in erster Linie die abakteriellen Meningitiden, das präparalytische Stadium der Poliomyelitis, die Meningismen bei Infektionskrankheiten und die para- und postinfektiösen Meningitiden, ganz besonders dann, wenn diese bei tuberkulinpositiven Kindern auftreten, weniger die epidemischen oder die anderen eitrigen Meningitiden. In allen diesen Fällen vermag die letzte Entscheidung nur der Liquorbefund zu geben und hier wieder die bakterioskopische Untersuchung auf Tuberkelbacillen. Alle anderen Befunde sind nicht absolut beweisend, am meisten noch der Liquorzuckerwert besonders gegenüber der Poliomyelitis, die in der Regel einen normalen oder leicht erhöhten Liquorzucker hat. Verschafft die erste Lumbalpunktion keine Klärung, so soll man mit der Wiederholung und der nochmaligen genauen Untersuchung ein oder zwei Tage später nicht zögern, falls nicht unterdessen der Verlauf schon eine Diagnose ermöglicht hat. Siehe auch Tabelle der Liquordiagnostik (S. 676).

Die *Prognose* der tuberkulösen Meningitis ist so gut wie infaust. Die immer gelegentlich wieder auftauchenden Berichte von angeblichen Heilungen sind mit größter Vorsicht aufzunehmen, da sie bei umfangreicheren Nachprüfungen nie bestätigt wurden. Ohne ganz einwandfreien Bacillenbefund darf die Diagnose auch nicht als gesichert gelten.

Eine *Prophylaxe* der tuberkulösen Meningitis stellt, wenn man dies so bezeichnen will, jede Maßnahme dar, die eine Infektion wenigstens bis nach dem Kleinkindesalter hinauszuschieben vermag, außerdem wie bei der Miliartuberkulose die Vermeidung aktivierender Einflüsse wie Höhensonnenbestrahlung, Masern, Superinfektionen usw. besonders bei Primärinfektionen im Säuglings- und Kleinkindesalter. *Therapeutisch* wird sich der Arzt auf rein symptomatische Maßnahmen beschränken müssen, wobei die reichliche Anwendung von Narkoticis und Sedativis nicht zu umgehen ist.

Pleuritis tuberculosa.

Zur Erkrankung der Pleura kann es auf verschiedenen Wegen kommen. Schon im vorigen Abschnitt wurde auf die häufige, ja kennzeichnende Beteiligung der Pleura bei hämatogenen Disseminationen hingewiesen. Die zweite Möglichkeit besteht in einem direkten Übergreifen eines tuberkulösen Herdes und zuletzt kann die Ausdehnung einer perifokalen Entzündung bis zur Pleura diese zum Mitreagieren bringen.

Die klinischen Erscheinungen spielen sich entweder in Gestalt der trockenen (Pleuritis sicca fibrinosa) oder der exsudativen (Pleuritis exsudativa serosa s. serofibrinosa) ab.

Die eitrige Form ist sehr selten, die käsige spielt nur als Begleiterscheinung eines chronischen verkäsenden Prozesses oder einer käsigen Pneumonie eine Rolle. Im ganzen gesehen ist die Beteiligung der Pleura innerhalb des tuberkulösen Geschehens eine sehr vielseitige und häufige. Eine selbständige klinische Bedeutung kommt im allgemeinen nur der serösen costalen bzw. pulmonalen Pleuritis zu. Die diaphragmatikalen und mediastinalen Formen, ein großer Teil der interlobären, sowie die circumscripten costalen Pleuritiden sind in der Regel durch den übergeordneten Prozeß der Bronchialdrüsentuberkulose oder der Infiltrate beherrscht, oder sie sind ein Hinweis auf einen neuen Erkrankungsschub bzw. eine hämatogene Streuung.

Das Bild der exsudativen Pleuritis, die zu einem serösen Flüssigkeitserguß in eine oder beide Pleurahöhlen führt, ist im ersteren Falle ein ziemlich gleichförmiges und selbständiges. Besonders typisch ist der Verlauf der Fieberkurve, die nach akutem Anstieg auf 39⁰ und 40⁰ sich einige Zeit auf dieser Höhe hält, dann intermittierenden Charakter annimmt, um Ende der zweiten, Anfang der dritten Woche staffelförmig abzufallen. Während dieser Zeit ist im Blut keine nennenswerte Leukocytose! Subjektive Beschwerden sind selten, solange der Erguß nicht zu groß ist. Anderenfalls bestehen sie in Husten, Schmerzen beim Atmen, schwerem Krankheitsgefühl und Verdrängungserscheinungen von seiten des Herzens. Das Exsudat ist meist grünlichgelb und enthält ab der zweiten Woche im Sediment reichlich Lymphocyten. Der Tuberkelbacillennachweis gelingt im Tierversuch oder mit der Kultur doch relativ häufig.

Zur genaueren Lokalisierung des Exsudates ist besonders bei den interlobären und mediastinalen Pleuritiden das Röntgenbild unerläßlich, das gerade bei diesen Formen tuberkulöser Pleuritiden sehr charakteristische Verschattungen zeigt. Die lokalisierten trockenen Pleuritiden gewinnen als fast regelmäßige Begleiterscheinungen der subpleuralen Primärherde eine gewisse diagnostische Bedeutung, da sie durch ihren physikalischen Befund evtl. die Lage des Primärkomplexes erkennen lassen. Ebenso ist die mediastinale Pleuritis besonders auch in ihrer adhäsiven Form eine außerordentlich häufige Begleiterscheinung der Lungenwurzeldrüsentuberkulose.

Die Tuberkulinempfindlichkeit ist bei den exsudativen Pleuritiden mit größerem Erguß wie überhaupt bei den Serosatuberkulosen meist gering, so daß man es gerade hier nicht bei einer einmaligen Prüfung belassen kann.

Im Zusammenhang mit den Erkrankungen der Pleura muß kurz auch auf die *tuberkulöse Perikarditis* hingewiesen werden. Sie macht etwa $^1/_5$ aller Perikarditiden aus und führt häufig zu einem hämorrhagischen, serösen oder eitrigen Exsudat. Im Rahmen der Miliartuberkulose kommt es auch zu Miterkrankungen des Endo- und Myokards.

Die chronische progrediente Lungentuberkulose des älteren Kindes.

Die vom Primärherd oder seiner unmittelbaren Umgebung aus sich entwickelnden oder auch noch subprimär entstehenden chronisch verkäsenden und phthiseartigen Prozesse vorwiegend des Säuglings- und Kleinkindesalters wurden bereits besprochen. Sie grenzen sich durch ihre direkten zeitlichen und anatomischen Beziehungen zum Primärkomplex ohne weiteres von den in diesem Kapitel zu besprechenden Formen der progredienten Lungentuberkulose ab. Diese trägt auch im späteren Kindesalter schon ganz die Merkmale der Phthise des Erwachsenen, d. h. sie zeichnet sich neben dem chronischen Verlauf und der Kavernenbildung durch ihre Beschränkung auf die Lunge, ihr apicocaudales Fortschreiten und ihre ganz vorwiegend endobronchiale Ausbreitung, sowie das Fehlen einer nennenswerten Drüsenbeteiligung aus. Daß aus den chronischen und zunächst scheinbar gutartig verlaufenden hämatogenen Disseminationsformen der Lungentuberkulose ähnliche Prozesse zu entstehen vermögen, wurde schon hervorgehoben. Ihre Abgrenzung gegenüber der fortschreitenden Primärtuberkulose und gegenüber der isolierten ,,Phthise" ist in vielen Fällen wenigstens anfangs noch möglich, auch wenn es dabei frühzeitig zur Einbeziehung des Primärkomplexes gekommen ist. Später allerdings verwischt sich das Bild so, daß in der Regel nur eine genauere Kenntnis des bisherigen Infektionsverlaufes eine klare Deutung ermöglicht, es sei denn, daß das Röntgenbild noch genügende Spuren des bisherigen Geschehens aufweist. Einen gewissen Anhaltspunkt hat man klinisch dadurch, daß die Kavernen meist im Bereich des Primärherdes zu finden sind, hilusnahe oder in den Mittel- und Untergeschossen der Lunge sitzen. Anatomisch sind diese Prozesse alle durch ihren vorwiegend exsudativen Charakter ausgezeichnet, der aber in vivo nur sehr beschränkt zu erkennen ist, zumeist nur mit mehr oder weniger guten Gründen vermutet wird. Sie nehmen,

wie gesagt, in vielen Fällen eine Art Übergangsstellung zur typisch progredienten apico-
caudal fortschreitenden Lungentuberkulose des älteren Kindes ein.

Wenn auch für die so gänzlich andere Gestaltung des tuberkulösen Prozesses beim älteren
Kind die durch die Primärinfektion erworbene Umstimmung als hauptsächlichste Ursache
anzusehen ist, so spielen doch altersdispositionelle Faktoren zweifellos auch eine Rolle.
Schon die Primärinfektion und die hämatogenen Streuungen haben in den verschiedenen
Altersstufen ein anderes Gesicht. Es sei nur an die Neigung des Säuglings- und frühen
Kleinkindesalters zu der allgemeinen und tumorösen Bronchialdrüsentuberkulose erinnert,
die in diesem Ausmaß im Schulkindesalter nicht mehr angetroffen wird, obgleich es sich
vom Standpunkt der Infektion aus um denselben Vorgang, d. h. um die Auswirkungen eines
Primärkomplexes handelt. Also gerade das Phänomen der örtlichen Beschränkung des
Prozesses ist zu einem erheblichen Teil rein altersbedingt. Als markantes Beispiel für den
altersbedingten Charakter der hämatogenen Streuungen sei die Meningitis tuberculosa
angeführt, deren Morbiditätszahl gerade in den Jahren am größten ist, in denen nur wenige
Infektionen mit Tuberkulose vorkommen, d. h. im Säuglings- und frühen Kleinkindesalter.
Ist man in der Lage, den bisherigen Infektionsverlauf zu übersehen, dann zeichnen sich
die im folgenden zu besprechenden Erkrankungsformen eben dadurch aus, daß zwischen
ihnen und der Periode des Primärkomplexes oder der postprimären Streuungen ein mehr
oder minder langes zumeist aber Jahre dauerndes Intervall liegt; sie beginnen in der Regel
erst mit dem 10. und 11. Lebensjahr, selten früher. Es fehlt also eine sichtbare kontinuierliche Entwicklung vollständig, so daß akut oder schleichend beginnend eine scheinbar
ganz neue Erkrankung auftritt. Noch heute ist die Frage, wie es zu dieser Entwicklung
kommt, nicht eindeutig geklärt. Die Lehre vom „Frühinfiltrat" hat auf eine besondere
und klinisch sehr wichtige Anfangsform der phthisischen Erkrankungen hingewiesen, aber
sicher nicht auf die einzige. Schon liegen heute die lange geforderten Röntgenbildserien
vor, die uns die kontinuierliche Entwicklung eines kraniocaudal fortschreitenden Prozesses
von typischen früheren hämatogenen meist allerdings gruppierten Spitzenherden aus zeigen.
Auch ist es keineswegs so, daß etwa im Falle des infraclaviculären Frühinfiltrates immer eine
exogene Neuherdbildung vorliegen muß, während es sich im anderen Falle um eine sog.
endogene Reinfektion handelt.

Eine entscheidende Rolle für die Entwicklung der Phthise spielt die Pubertät und die
Präpubertät. Daran ändert die Tatsache nichts, daß auch in einzelnen Fällen einmal die
Entwicklung zur kindlichen Lungenschwindsucht schon früher, also im 7. oder 8. Lebensjahr,
einsetzen kann. Der Bedeutung der Geschlechtsentwicklung entsprechend überwiegen auch
die schweren und ausgedehnten Erkrankungen bei Mädchen erheblich.

Das Frühinfiltrat ist auch im Kindesalter von größter Bedeutung, weil es der erste
Befund und die Einleitung einer werdenden Phthise sein kann. Seine Entwicklung kann
in wenigen Tagen, meist aber innerhalb 6—8 Wochen vor sich gehen. Der Befund ist nur
röntgenologisch zu erheben, wobei der Sitz in der Regel infraclaviculär, aber auch im Mittel-
und Unterfeld sein kann. Im einen Falle kommt es nach einiger Zeit zur Rückbildung
und Induration, im anderen Falle zur Verkäsung, zum rapiden Einschmelzen und zur
Kavernenbildung mit bronchogener Streuung. Bei den günstigen Verlaufsformen muß
allerdings immer erwogen werden, ob es sich nicht bei dem scheinbar „isolierten Rundherd"
um ein Primärinfiltrat gehandelt hat, mit dessen Auftreten gerade in dieser Form bei älteren
Kindern jetzt häufiger gerechnet werden muß. Die Diagnose ist deshalb besonders erschwert,
weil die zugehörigen Drüsenschwellungen in diesem Alter gering ausfallen und außerdem
röntgenologisch keineswegs immer darstellbar sein müssen, besonders wenn es sich um ein
linksseitiges Infiltrat handelt (s. auch unter Primärtuberkulose). Zu einer der Entwicklungs-
formen des Frühinfiltrates gehört wahrscheinlich auch die sog. „Pubertätsphthise" ASCHOFFs.
Sie ist anatomisch dadurch ausgezeichnet, daß es neben dem exsudativ-kavernösen Prozeß
zu größeren Drüsenverkäsungen kommt, wie sie bei der Erwachsenenphthise nie gesehen
werden, sondern eher an eine Primärphthise erinnern würden. Das Bild kommt aber keineswegs nur in der Pubertät vor.

Leider ist die Prognose aller in der Pubertät beginnenden Prozesse mit größter Zurückhaltung zu stellen. Meist wird ja auch hier die Entdeckung der Krankheit auf röntgeno-
logischem Wege vor sich gehen. Ist die Diagnose aber sicher, so muß sofort und ohne jeden
Zeitverlust gehandelt werden. Aber selbst bei früheinsetzender Behandlung ist die Prognose
noch sehr ungünstig; die Entfernung des Patienten aus der Familie ist aus Sanierungsgründen unbedingt erforderlich, da erfahrungsgemäß solche Kinder durch ihr undiszipli-
niertes Verhalten als Ansteckungsquelle für andere Kinder eine verhängnisvolle Rolle
spielen. Da sog. „Grippen" besonders häufig den Auftakt solcher Erkrankungen bilden
oder sich z. B. das Frühinfiltrat unter dem Bild eines akuten, grippalen Infektes entwickelt, wird man in tuberkulosebelasteten Familien häufiger, als dies sonst der Fall ist,
zur Röntgenuntersuchung greifen müssen und dann auf baldige Sicherung der Diagnose
drängen.

Die Abdominaltuberkulose.

Unter Abdominaltuberkulose sind diejenigen tuberkulösen Erkrankungen zusammengefaßt, bei denen Erscheinungen von seiten des Darmes, der Mesenterialdrüsen oder des Peritoneums klinisch im Vordergrund stehen unabhängig davon, wo der Sitz des Primärkomplexes ist. Damit ist schon gesagt, daß dies also keineswegs nur bei intestinalen Infektionen der Fall ist. Das Peritoneum kann auch, wie schon beschrieben, auf hämatogenem Wege erkranken, ebenso wie auf lymphogenem Wege infolge Durchbruch eines tuberkulösen Darmgeschwüres. In sehr vielen Fällen, besonders bei vorwiegender umfangreicher Mesenterialdrüsentuberkulose, wird es sich aber doch um die hauptsächlichste Ausdrucksform der sog. *„Ingestionstuberkulose"* (KLEINSCHMIDT) handeln. Man hat diese Bezeichnung gegenüber der früheren „Fütterungstuberkulose" deshalb gewählt, weil der Primärkomplex bei dieser Infektionsart, wie uns die Lübecker Erfahrungen gelehrt haben, nicht nur im Dünndarmgebiet zu suchen ist, sondern überall da, wo eben bacillenhaltige Nahrung bei normaler Aufnahme hingelangt. Die Ingestionstuberkulose umfaßt also die Primärtuberkulosen nicht nur im Dünndarm, wo sie allerdings am häufigsten sind, sondern auch im Magen und in der Speiseröhre, vor allem aber in den Organen, die von der Mundhöhle aus erreichbar sind, also in Gaumenmandel, Rachenmandel, im Mittelohr und im Zahnfleisch, ja bei Aspiration auch in der Lunge. Häufig handelt es sich dem Charakter der Infektion entsprechend um die gleichzeitige Bildung mehrerer Primärkomplexe wie z. B. im Darm- und Halsgebiet. Da die Darmschleimhaut eine große Heilungstendenz besitzt, findet man vielfach später nicht mehr die Narben des Primärherdes. Es hat sich aber gezeigt, daß bei einer Ingestionsinfektion regelmäßig ein Primärkomplex im Bereich des Verdauungskanales auftritt. Auch die hämatogenen Frühstreuungen verlaufen hinsichtlich Eintritt und Organbeteiligung genau wie beim pulmonalen Erstinfekt, d. h. eben, sie sind unabhängig vom Sitz des Primärkomplexes. Umgekehrt ist natürlich das Schwergewicht der lymphogenen Ausbreitung in der Nähe des Primärkomplexes zu suchen. Und hier kommt es beim Primärherd im Dünndarm rasch zu Erkrankung und Verkäsung der Mesenterialdrüsen und, da diese ja unmittelbar von der Serosa des Bauchfells überzogen sind, auch leicht und rasch zur tuberkulösen Peritonitis, so daß im Falle der Ingestionstuberkulose diese 3 Lokalisationsformen kaum je zu trennen sind Im Einzelfalle wird es klinisch bei den Abdominaltuberkulosen immer schwierig, wenn nicht unmöglich sein, die Eintrittsstelle und den Infektionsgang klarzustellen, nicht einmal dann, wenn ein sicherer pulmonaler Primärkomplex gleichzeitig nachzuweisen ist. Nur so viel erscheint sicher, daß die CALMETTEsche Lehre vom intestinalen Ursprung des pulmonalen Primärkomplexes in jedem Falle als ungültig angesehen werden darf.

Die Symptome von seiten der Darm- und Mesenterialdrüsentuberkulose können so allgemeiner Natur sein, daß es schwer ist eine Diagnose zu stellen. Zwar kann es zu gewaltigen Drüsenschwellungen kommen, aber die fühlbaren Tumoren sind in der Regel Konglomerattumoren, die durch eine adhäsive Peritonitis zustande kommen, und nicht durch die Mesenterialdrüsen. Infolge der frühen Mitbeteiligung des Bauchfells kommt es auch zu Meteorismus, zu anfallsweisen kolikartigen Schmerzen besonders in der rechten Unterbauchgegend, beides unter Umständen verbunden mit periodisch wiederkehrenden Fieberattacken, so daß die Abgrenzung gegenüber einer Appendicitis besonders bei den häufigen ileozökalen Drüsentumoren unter Umständen beträchtliche Schwierigkeiten machen kann. Durch Druck der Drüsen kann Behinderung der Darmpassage mit Obstipation und ein ileusartiger Symptomenkomplex auftreten. Differentialdiagnostisch kann das Blutbild herangezogen werden, das bei Appendicitis eine Leukocytose mit Linksverschiebung, bei der Tuberkulose in der Regel eine Lymphocytose zeigt. Das Röntgenbild versagt, wenn man von dem Pneumoperitoneum absieht, vor dem Einsetzen von Verkalkungen. Diese sind, wenn sie eintreten, meist nach $2^1/_2$—5 Jahren abgeschlossen und dann als harte konglomerierte Schattenflecke auf dem Röntgenfilm nachzuweisen.

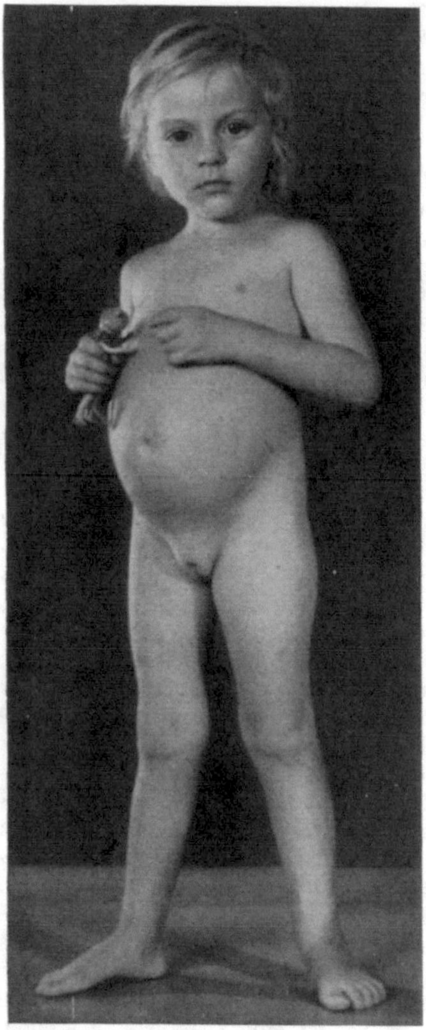

Die **Peritonitis tuberculosa** pflegt in zwei klinisch vorherrschenden Typen, der exsudativen und der adhäsiven Form aufzutreten. Bei der *exsudativen Form* kommt es infolge miliarer Aussaat von Knötchen über große Teile der Serosa zu gewaltigen Exsudaten. So kann das Bild einer Ingestionstuberkulose mit geschwollenen Halslymphdrüsen, großem Bauch mit verstrichenem Nabel und allgemeiner Abmagerung ein sehr charakteristisches sein (Abb. 16). Ist die Lymphadenitis am Halse nicht vorhanden, dann gleicht das Bild in seinen wesentlichen Zügen sehr stark dem der Zöliakie oder Heubner-Herterschen Krankheit, bei der das Abdomen durch die schwappend gefüllten Därme eine täuschende, d. h. nicht von freiem Ascites herrührende (Pseudo)-Fluktuation zeigt. Die Stühle können in beiden Fällen massig, stinkend und gasblasendurchsetzt sein; auch das ganze Gebaren solcher Kinder ist ein sehr ähnliches. Entscheidung bringt zumeist die Tuberkulinreaktion, die wegen der relativen Unempfindlichkeit der Serosatuberkulosen sorgfältig bis zu höheren Dosen durchgeführt werden muß.

Abb. 16. Peritonitis tbc.
(Kieler Univ.-Kinderklinik.) (P)

Die *adhäsive* Form führt entweder zu knotigen Tumoren in der Ileozökalgegend, wo sie leicht zu palpieren sind, oder zu strang- und wurstförmigen Verklebungen des großen Netzes, wie sie als höckerige derbe querverlaufende Geschwulst meist in der Oberbauchgegend getastet werden können. Gelegentlich hat man dabei das Gefühl des „Schneeballknirschens" unter den Bauchdecken, wenn es zu stärkeren Auflagerungen und beginnenden Verwachsungen kommt. Bis zu einem gewissen Grade typisch ist bei dieser Form die Neigung zur Abszeßbildung. Die Folge ist dann eine Periomphalitis mit Durchbruch am Nabel, wie sie in ähnlicher Weise auch bei der Pneumokokkenperitonitis beobachtet wird. Die Entwicklung von Bauch- und bei Darmperforation von Kotfisteln kann zu langwierigem Kranksein, Verwachsungen, Darmknickungen und infolge davon zum Ileus führen. Beide Formen kombinieren sich oft, so daß nach Resorption des Exsudates der wurstförmige Tumor oder die Mesenterialdrüsen zu palpieren sind. In solchen Fällen ist die Abgrenzung gegenüber der nichttuberkulösen, nach vorübergehendem exsudativen Stadium auftretenden stationären *Serosafibrose* mit ihrem „Sackbauch" nur durch die Tuberkulindiagnostik möglich.

Die seltene *ulcerierende Form* der Peritonealtuberkulose ist die schwerste und fast immer tödlich. Die eigentliche Darmtuberkulose spielt meist nur als sekundäre Deglutitionstuberkulose eine Rolle. Sie muß trotz vorhandener Darmgeschwüre nicht zu Erscheinungen führen, kündigt sich aber in anderen Fällen durch das Auftreten aashaft stinkender, fauliger Stühle und Durchfälle an, die mit Blut- und Eiterflocken durchsetzt sein können. Durch schwere Resorptionsstörungen und Behinderung des Fettabtransportes infolge gleichzeitig vorhandener verkäster Mesenterialdrüsen, sowie durch die Durchfälle kann es schließlich zu schwerster Atrophie kommen, wie sie von den älteren Ärzten als „Tabes mesaraica" bezeichnet wurde. Das Schicksal der übrigen Darmtuberkulosen steht und fällt mit dem der gleichzeitigen Lungentuberkulose, ist also in solchen Fällen mit wenigen Ausnahmen ein ungünstiges.

Dagegen ist die Mesenterialdrüsen- und vor allem die Bauchfelltuberkulose einer Behandlung zugänglich und in der Prognose dann auch nicht schlecht.

Neben eine sorgfältig geleitete Ernährungstherapie tritt die Freiluft- und Sonnenbehandlung im Hoch- und Mittelgebirge, die bei längerer Durchführung ein sehr günstiges Resultat gibt. Aber auch im Flachlande sind durch die Ernährungs- und Freilufttherapie, verbunden mit lange dauernder künstlicher Höhensonnenbestrahlung, bei der an sich günstigen exsudativen Form gute Erfolge zu erzielen. Die adhäsive und knotige Form ist ein besonders dankbares Objekt der kombinierten Röntgen- und Höhensonnenbestrahlung, wobei man zweckmäßigerweise die beabsichtigten Röntgenfelder bei der Ultraviolettbestrahlung abdeckt. Man gibt nach BIRK am besten 4 Bestrahlungen in Pausen von 4 Wochen auf ein Feld von 15:15 bis 20:20 cm für den Bauch, zuerst von vorne, dann vom Rücken her, 30—40% HED, Fokusdistanz 30 cm, 4 mm Al-Filter. Auch bei der exsudativen Form kann diese Behandlung empfohlen werden, da nach BIRK und SCHALL dann knotig-adhäsive Veränderungen nicht so leicht eintreten sollen. Unter einfacheren Verhältnissen ist die alte Schmierseifeneinreibung noch immer ein durchaus brauchbares Mittel, ebenso Kataplasmen, zu denen heute zweckmäßig das Enelbin oder eine ähnliche Paste verwandt wird. Näheres noch am Ende des Abschnittes unter Behandlung. Die frühere operative Behandlung sowie die Punktionen können als verlassen gelten, es sei denn, daß ein sich bildender Absceß eröffnet werden muß oder eine Perforations- oder Durchwanderungsperitonitis eingetreten ist.

Die tuberkulöse Erkrankung der übrigen Bauchorgane *Leber, Milz* und *Niere* erfolgt meist hämatogen oder lymphogen.

Von der Beteiligung besonders der Leber und der Milz an den hämatogenen disseminierten Tuberkulosen einschließlich den Miliartuberkulosen wurde bereits gesprochen; die miliaren Streuungsherde können nach ihrer Verkalkung als feinste Schattenspritzer im Röntgenbild nachgewiesen werden. Klinisch kommt es dabei zu der bereits erwähnten Schwellung besonders der Milz, weniger der Leber, und damit zu einem wichtigen Hinweissymptom bei Streuungen. In der *Leber* finden sich daneben noch multiple großknotige Erkrankungsformen, seltener Solitärtuberkel. Außerdem haben uns die Lübecker Erfahrungen gezeigt, daß es auch zu diffusen tuberkulotoxischen Hepatitiden mit nachfolgender Cirrhose kommen kann.

Auch in der *Milz* finden sich neben den miliaren Streuungsherden großknotige Konglomerattuberkel und bei tuberkulösen Erkrankungen der Milzvenen und Arterien entsprechende anämische Infarcierungen. Sie sollen sogar charakteristisch für Frühstreuungen mit grobknotiger Aussaat sein.

Die **Nierentuberkulose** ist im Kindesalter relativ selten. Sie manifestiert sich in kleineren und größeren käsigen und kavernisierenden Prozessen mit starker Neigung zur Ausbreitung auch auf die andere Seite. Außer der Beteiligung an der Miliartuberkulose kommen auch diese Formen so gut wie nur hämatogen zustande. Eine klinische Bedeutung hat in der

Regel nur die „chirurgische" Nierentuberkulose, bei der die Niere das vorwiegend erkrankte Organ ist. Ihre Symptome bestehen in vermehrtem Harndrang (Pollakisurie), nächtlicher Inkontinenz, abakterieller Pyurie, Albuminurie und terminaler Erythrocyturie. Später gesellen sich Schmerzen in der Nierengegend dazu, besonders wenn es zum tuberkulösen perinephritischen Absceß kommt. Albumen, Erythrocyten, Leukocyten und spärliche Zylinder im sterilen Urin müssen bei positiver Tuberkulinreaktion Verdacht auf eine Nierentuberkulose erwecken. Cystoskopie mit Uretherenkatheterismus, Untersuchung der getrennten Urinproben durch Kultur- und Tierversuch, sowie retrograde und Ausscheidungspyelographie dienen zur Vervollständigung der Diagnose und Lokalisation des Prozesses. Gelegentlich kann aber auch eine Kolibakteriurie eine Nierentuberkulose verschleiern, so daß man sich im Einzelfalle nicht davon täuschen lassen darf. Ist die Erkrankung einseitig und sind Ureter und Blase weitgehend intakt, dann kommt als Behandlung nur die Nephrektomie in Frage. Sonst wird man sich mit der üblichen konservativen Behandlung der Tuberkulose begnügen müssen.

Die **Hoden- und Nebenhodentuberkulose** spielt nur eine ganz geringe Rolle im Kindesalter. Sie muß nicht wie beim Erwachsenen mit einer Tuberkulose der Harnwege vergesellschaftet sein. Es gibt eine akute schmerzhafte Form und eine schleichende nicht schmerzhafte. Der Beginn ist im Gegensatz zum Erwachsenen meist gleichzeitig in Hoden und Nebenhoden, ohne daß Samenblasen, Prostata und Harnblase ergriffen sein müssen.

Tuberkulose der Lymphdrüsen.

Die Tuberkulose der Lymphdrüsen kann eine primäre bzw. eine subprimäre regionäre Drüsentuberkulose sein, ist also dann auf lymphogenem Wege entstanden oder sie ist eine postprimäre metastatische also hämatogene Erkrankung. Wir haben im ersteren Sinne bereits die Lungenwurzeldrüsen und Mesenterialdrüsentuberkulose kennengelernt, ebenso die periportale Drüsentuberkulose bei kongenitaler Tuberkulose.

Von den dem Auge und der Palpation zugänglichen Drüsenerkrankungen ist die wichtigste die Tuberkulose der *Halslymphdrüsen*. Als ein markantes Symptom der Ingestionstuberkulose wurde bereits auf sie hingewiesen. Schon der häufige Befund des Typus bovinus, aber auch die neueren Erfahrungen sprechen dafür, daß es sich dabei in den meisten Fällen um Drüsenerkrankungen eines Primärkomplexes handelt, dessen Primärherd im Quellgebiet der Drüsen zu suchen ist, auch wenn es gleichzeitig zu mehrfachen Primärkomplexen im Verdauungskanal gekommen sein sollte. Es gilt also auch hier unbedingt das Gesetz des Primärkomplexes, was deshalb besonders hervorgehoben werden muß, weil die Suche nach dem Primärherd in den Schleimhäuten des Quellgebietes (also besonders der Gaumen und Rachenmandeln) häufig negativ ausfällt, da dort das Primärgeschwür subjektiv ohne Erscheinungen abläuft und fast narbenlos verheilen kann. Auch die Drüsenveränderungen können in diesem Gebiet gelegentlich einmal so gering und nur histologisch zu finden sein, so daß leicht der Eindruck entstehen kann, als sei eine scheinbar primäre Erkrankung nicht unter dem Bild des Primärkomplexes verlaufen. In der großen Mehrzahl bilden sich aber auch hier die typischen verkäsenden Lymphome. Bei größerer Ausdehnung des Prozesses ist die Trennung primär und subprimär entstandener Veränderungen klinisch kaum durchzuführen; die subprimären Ulcerationen sind in der Regel schon oberflächlicher, die dazugehörigen Drüsenschwellungen geringeren Umfangs. Bei der Ingestionstuberkulose ist aber besonders mit solchen Veränderungen zu rechnen, da ja meist einige Zeitlang hintereinander Infektionen erfolgen.

Die deutlichsten Beziehungen zum Quellgebiet verraten die retropharyngealen und aurikulären Drüsen. Im ersteren Falle liegt bei stärkerer Vergrößerung und Verkäsung eine tiefgreifende Epipharynx- oder eine primäre Mittelohrtuberkulose vor, im letzteren Falle bei Erkrankungen besonders der präaurikulären, weniger der retroaurikulären Drüsen in der Mehrzahl auch eine primäre, gelegentlich eine postprimäre (!) Ohrtuberkulose. Dabei kann die Otorrhöe längere Zeit vor, aber auch ebensolange nach der Drüsenschwellung auftreten. Bei Erkrankungen der Halslymphknoten ist eine derartig genaue Lokalisation kaum möglich, da hier die Quellgebiete zu nahe beieinander liegen. Am häufigsten sitzt der Primärherd dann in der Rachenmandel, nächstdem in den Gaumenmandeln, seltener im Mittelohr und ganz selten im Zahnfleisch. Es erkranken zumeist die tiefen Halsdrüsen, tastbar in 3 Gruppen, und zwar am vorderen Rande des Sternocleidomastoideus etwas unterhalb des Unterkieferastes, unterhalb des Kopfnickeransätzes und die Jugularis entlang nach abwärts, seltener die submandibularen, submentalen und submaxillaren Drüsen. Die Erkrankungen der suboccipitalen und nuchalen Drüsen sind fast *nie* tuberkulöser Natur.

Die im Bereich des Halses besonders ausgeprägten Rechts-Linksverbindungen des Lymphsystems erklären es, warum eine anfangs einseitige Drüsenerkrankung relativ oft auf die andere Seite überspringt; auch die Seitendiagnose des Primärherdes kann mitunter dadurch sehr erschwert sein.

Klinisch sind harte derbe Schwellungen, besonders wenn sie mit der äußeren Haut Verwachsungen zeigen, bis zu einem gewissen Grade charakteristisch, ebenso auch die wechselnde Größe. Periodische Zu- und Abnahme der Schwellung weist entweder auf einen labilen Prozeß oder auf eine Mischinfektion hin, die gerade bei den chronischen tuberkulösen Lymphomen nicht selten ist, da diese ja auch das Filter für alle banalen Infektionen darstellen. Wenn auch in der Regel akut auftretende schmerzhafte Drüsenschwellungen am Hals nicht spezifischer Natur zu sein pflegen, so gilt dies nur ganz allgemein. Auch die sicher tuberkulöse Lymphadenitis kann ganz akut und mit Schmerzen in Erscheinung treten! Auch im Anschluß an akute Infektionskrankheiten auftretende Halsdrüsenschwellungen können zunächst durch banale Eitererreger hervorgerufen sein und auch abszedieren, dann aber durch einen sekundären tuberkulösen Prozeß weiter unterhalten werden. Diagnostisch sind die Verhältnisse deshalb von Bedeutung, weil der Eitererregerbefund im Drüseneiter etwa bei einer fistelnden Halsdrüse die tuberkulöse Natur des Prozesses in keiner Weise ausschließt. Je nach dem anatomischen Charakter des Prozesses bleibt es beim gutartigen und völlig sich zurückbildenden Lymphom mit einzelnen Tuberkeln im Drüsenparenchym oder es kommt zur fibrösen derben Verhärtung, Schrumpfung und totalen Sklerosierung oder, was zumeist der Fall ist, zur eitrig-käsigen Einschmelzung und charakteristischen Fistelbildung. Die Neigung zur Abszedierung der tuberkulösen Halslymphome hängt wahrscheinlich mit ihrer häufigen Mischinfektion zusammen.

Die axillaren, thorakalen, cubitalen und inguinalen Drüsen erkranken relativ selten tuberkulös, wenn nicht ein entsprechender Primärkomplex vorliegt; nur die thorakalen Drüsen im 4. und 5. Interkostalraum zwischen vorderer und hinterer Axillarlinie sind fast immer tuberkulöser Natur. Eine einseitige stärkere Schwellung der Supraclaviculardrüse ist gleichfalls immer auf Tuberkulose verdächtig, sie steht unter anderem auch in anatomischer Verbindung mit den paratrachealen und tracheobronchialen Drüsen, erkrankt also auf lymphogenem Wege meist auch von dieser Seite her.

Die Diagnose der tuberkulösen Lymphadenitis kann unter Umständen große Schwierigkeiten machen. Handelt es sich um multiple, verschieden große, knollige, indolente Tumoren, die anfangs verschieblich, später mit der Haut verwachsen sind, kommt es zur Atrophie der Haut, zur lividen Verfärbung in der Umgebung und schließlich zum Durchbruch und zur Fistelbildung mit serösem krümeligen Eiter, dann ist die Diagnose leicht. Im Anfang jedoch und bei den mehr akut und mit Fieber auftretenden Formen wird zunächst die Tuberkulinreaktion entscheiden müssen. Fällt sie negativ aus, wird man eine tuberkulöse Lymphadenitis wenigstens in der überwiegenden Mehrzahl ausschließen dürfen. Dagegen beweist der positive Ausfall der Reaktion nicht ohne weiteres die tuberkulöse Natur der Lymphadenitis, so daß dann doch die klinischen Symptome, eventuell die Punktion und Untersuchung des Punktates herangezogen werden müssen. Im Halsgebiet sind neben den häufigen akuten und chronischen sekundären Drüsenerkrankungen, letztere in multipler Form als Mikropolyadenie bekannt, vor allem die Drüsenschwellungen bei lymphhämoidem Drüsenfieber auszuschließen, bei längerem Bestehen umfangreicher Lymphome die Lymphogranulomatose. Probeexcision!

Die Prognose der Drüsentuberkulose gilt besonders bei den Halslymphomen als relativ gut, so daß Miliartuberkulose und Meningitis in der Regel nicht zu fürchten sind; gegen das spätere Auftreten einer progredienten Phthise soll sie sogar einen gewissen Schutz gewähren. Die frühzeitige Erkennung und richtige Behandlung kann in vielen Fällen langwierige Fisteln und die Bildung entstellender vor allem aber stigmatisierender Narben vermeiden. In der *Behandlung* muß heute die Röntgenbestrahlung kombiniert mit Heliotherapie oder künstlicher Höhensonne als die Methode der Wahl bezeichnet werden. Je früher desto besser. Ihr Erfolg hängt von dem Gehalt der Drüsen an strahlenempfindlichem Gewebe ab. Also ist bei dem aus reinem tuberkulösen Granulationsgewebe bestehenden Lymphom der Erfolg am besten und sichersten. Aber auch bei den abszedierenden, fistelnden oder bereits verkästen Drüsen ist noch ein, wenn auch natürlich etwas beschränkter Erfolg zu erwarten, da sie ja zum Teil noch immer Granulationsgewebe enthalten. Bei der rechtzeitigen Bestrahlung kann der Abszedierung vorgebeugt werden. Gelegentlich beschleunigt die Röntgenbestrahlung aber auch die Erweichung, was nicht als Versager zu betrachten ist. Der Eiter kann durch eine kleine rechtzeitige (!) Stichincision mitunter besser als durch die übliche Punktionstechnik aus dem gesunden Gewebe her entleert werden, ohne daß Fistelbildung zu befürchten ist. Spontandurchbruch ist unter allen Umständen zu vermeiden. Je nach dem Zustand der Drüse im Augenblick des Behandlungsbeginnes wird man sogar durch eine entsprechende Dosierung der Röntgenbestrahlung eine rasche Einschmelzung zu erreichen suchen. Erstrebenswerter ist allerdings die derbfibröse Umwandlung oder die Verkalkung. In die punktierte oder eröffnete Drüse kann 10% Jodoformglycerin oder Kupferdermasan mit Tiefenwirkung injiziert oder durch einen getränkten Tampon eingebracht werden; anschließend Behandlung mit Lebertransalbe. Nachfolgende Röntgenbestrahlungen werden dadurch nicht beeinträchtigt, eher in der Wirkung erhöht. Selbstverständlich tritt hierzu die übliche Allgemeinbehandlung. Die Dosierung richtet sich nach Alter und Zustand der Drüse. Als Technik gilt folgendes: 180 kV$_{eff.}$, 4 MA, Filter 0,5 mm Cu + 2,0 mm Al. Feldgröße und Abstand wechseln nach Sitz und Ausdehnung der Erkrankung. Im allgemeinen wird nur von einem Feld aus bestrahlt[1].

Die **Tuberkulose des Mittelohres** wurde bereits erwähnt. Sie kann als Primärtuberkulose! sowie als sub- und postprimäre Tuberkulose in Erscheinung treten. Im ersten Falle können Symptome schon sehr früh, d. h. nach 3—4 Wochen in Erscheinung treten, und zwar entweder zuerst Otorrhöe, dann die Drüsenschwellung, oder umgekehrt, oder beides gleichzeitig. Charakteristisch für die primäre Ohrtuberkulose (auch für die primäre Ohrläppchentuberkulose bei Ohrlochstechen) ist die Anschwellung der dicht vor dem Tragus subcutan zwischen Parotis und Ohr gelegenen präaurikulären, der oberflächlichen und tiefen Ohrspeichellymphdrüsen, sowie der postaurikulären Drüse, die auf dem Processus mastoideus zu tasten ist. Dazu kommen dann in zweiter Linie noch die oberflächlichen Halsdrüsen.

Ein wichtiges Symptom der tuberkulösen Otitis media ist die Facialisparese infolge Beteiligung des Felsenbeines. Der Ohreiter ist manchmal hämorrhagisch und muß auch kulturell bzw. im Tierversuch untersucht werden. Ein positiver Diphtheriebacillenbefund ist bei chronischer Otorrhöe so häufig, daß deshalb der Verdacht auf tuberkulöse Otitis media nicht aufgegeben werden kann. Das Auftreten von Granulationen ist immer verdächtig (histologische Untersuchung!) auf tuberkulöse Ätiologie. Die postprimäre Ohrtuberkulose ist ein relativ häufiges Vorkommnis; gelegentlich kann es auch bei ihr zur Anschwellung der präaurikulären Drüse kommen!

Die **Tuberkulose der Haut** hat besonders in ihren exanthematischen Formen im Kindesalter eine große diagnostische Bedeutung, auf die anläßlich der Besprechung der hämatogenen Disseminationsformen bereits hingewiesen wurde. Ihre genaue Kenntnis ist deshalb von Wichtigkeit. Man rechnet unter diese Formen im allgemeinen: die Tuberculosis cutis miliaris, die papulösen und

---

[1] Einzelheiten bei v. PANNEWITZ: Med. Klin. **1935 II**, 1394.

papulonekrotischen Tuberkulide, das lichenoide Tuberkulid oder den sog. Lichen scrofulosorum und die Tuberculosis indurativa (BAZIN). Allen diesen Formen gemeinsam ist ihre hämatogene Entstehungsweise. Wie schon erwähnt beweisen sogar die beiden ersten Formen bei reichlicherem Auftreten das Vorhandensein einer allgemeinen Miliartuberkulose, bei periodischem Erscheinen den frischen Streuungsschub, in jedem Falle aber eine aktive Tuberkulose.

Die *Tuberculosis cutis miliaris* besteht aus weniger auffälligen Efflorescenzen purpura-ähnlichen Charakters von Stecknadelkopfgröße, kaum über die Haut ragend und von lividroter bis rotbrauner Farbe. Sie ist mitunter so diskret, daß sie leicht übersehen wird, wenn man die Haut nicht genau daraufhin untersucht. Ihr Erscheinen darf in der Regel als das Zeichen völlig gesunkener Tuberkulinempfindlichkeit (Anergie) angesehen werden. Ist die Tuberkulinempfindlichkeit noch erhalten oder besteht nur eine Hypergie, dann kommt es zu mehr papulösem Charakter der Efflorescenzen und damit zu den häufigsten und wichtigsten Formen: den *papulösen* und *papulonekrotischen Tuberkuliden*. Sie können einzeln, in Gruppen, oder in Massenaussaat auftreten. Die klinische Grundform besteht aus einem kleinen derben etwa hanfkorngroßen Knötchen von livider oder schon gelblichbrauner Farbe. Zentral erscheint eine Schuppe, das Knötchen bildet sich zurück und es kommt zu einer feinen Delle mit einem leicht pigmentierten Saum. In anderen Fällen geht aber die Entwicklung weiter, indem die Papel bleibt oder noch etwas größer wird, sich dann verflacht und in der Mitte etwas einsinkt. Die Haut darüber zeigt einen eigentümlichen Atlasglanz und läßt eine gelbliche Masse durchscheinen. Es handelt sich aber dabei nicht um Eiter, sondern um nekrotische Massen, die unter Krustenbildung eintrocknen oder unter Hinterlassen eines kleinen kraterförmigen Ulcus abgestoßen werden. Das ganze heilt schließlich

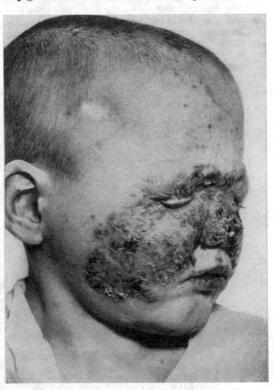

Abb. 17. Lupus vulgaris im 2. Lebensjahr.
(Gießener Univ.-Kinderklinik.)

unter Bildung einer feinen am Rande pigmentierten Narbe ab. Diese Tuberkulide sind am häufigsten im Säuglings- und Kleinkindesalter, bevorzugen lokalisatorisch Rücken, Gesäß, untere Extremitäten und Gesicht und treten nicht selten nach Masern auf.

Schwieriger ist die Diagnose der **Tuberculosis lichenoides**, die vorzugsweise bei sehr hoher Tuberkulinempfindlichkeit der Haut auftritt. Es handelt sich dabei um gruppenförmig angeordnete stecknadelkopfgroße etwas abgeflachte Lichenknötchen oder -bläschen um die Haarbalgfollikel, häufig noch von einem Haar durchbohrt, anfangs von normaler Hautfarbe, später mit einem lividen oder bräunlichen Ton. Solche einzelne Gruppen dehnen sich flächenhaft oval oder rhombenförmig aus und sitzen am häufigsten in der Kreuzbeingegend oder am Stamm. Klinisch ähnelt damit dieses Tuberkulid außerordentlich einer Percutanreaktion. Die Heilung setzt zentral und narbenlos ein, während am Rande die Knötchen noch bestehen bleiben und fortschreiten können.

Eine weitere Form der hämatogenen Hauttuberkulose, die nur gelegentlich auch lymphogen entstehen kann, ist die *Tuberculosis colliquativa cutis* bzw. *subcutis* oder das sog. *Skrofuloderm*, weil es bei der Skrofulose besonders häufig beobachtet wurde. Die charakteristische und kaum zu verkennende Affektion zeigt ein zunächst mandelförmiges derbes schmerzhaftes Infiltrat in der Subcutis, das im Vergrößern mit der darüberliegenden Haut verbackt und dann durchbricht. Die Haut ist anfangs gerötet, wird dann glänzend blaurot und zeigt nach der Heilung auch eine bräunliche Verfärbung. Der Eiter ist blutig serös und eitrig bröckelig. Nach dem Durchbruch entwickelt sich ein torpides Geschwür mit unterminierten Rändern und schmutzig weiß-grau belegtem Boden. Die Skrofuloderme entstehen meist in der Mehrzahl, sind also gewissermaßen ein Übergang von der exanthematischen zur isolierten progredienten Hauttuberkulose, die durch die verschiedenen Formen des *Lupus vulgaris* und *disseminatus* vertreten ist (Abb. 17). Besonders die erstere Form ist sicher exogenen Ursprungs, hat aber ein immunbiologisch bereits vorbereitetes Terrain zur Voraussetzung. Wenn der Lupus auch bevorzugt im Kindesalter und zwar am häufigsten in der Pubertät auftritt, so überschreitet seine Beschreibung doch den Rahmen dieses Lehrbuches, so daß auf die einschlägigen dermatologischen Bücher verwiesen werden muß.

Für den *Primärkomplex der Haut* gilt alles über ihn bereits Gesagte in gleicher Weise. Je nach der Stelle des Eindringens der Tuberkelbacillen kommt gerade bei diesem Organ die Zusammengehörigkeit von Primärgeschwür und zugehöriger regionärer Lymphadenitis am sinnfälligsten zum Ausdruck. Meist handelt es sich um Schmierinfektionen im Gesicht, an der Vulva, am Fuß usw. Manchmal wie z. B. am Ohrläppchen durch Infektion beim Ohrringstechen nimmt auch der Primärinfekt den Charakter eines tumorösen Lupus an.

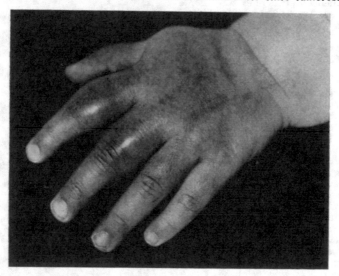

Abb. 18. Spinae ventosae. (Kieler Univ.-Kinderklinik.) (K)

Die Tuberkulose der Knochen und Gelenke.

Die Knochen- und Gelenktuberkulose ist die typische hämatogene Erkrankungsform der Tuberkulose, zu der das Kindesalter besonders disponiert. Der Morbiditätsgipfel liegt etwa im 3. Lebensjahr, dann sinkt die Kurve bis zum 15. Lebensjahr auf etwa $1/4$ des erreichten Höhepunktes ab. Da im 3. Lebensjahr die Durchseuchungsziffer noch nicht sehr hoch ist, kommt in dieser Kurve eine besondere Disposition des wachsenden Knochens zur Lokalisierung spezifischer Prozesse zum Ausdruck. Die Erfahrung zeigt, daß sich etwa 50% aller Fälle binnen einem Jahr nach der Primärinfektion, $3/4$ in den ersten zwei Jahren und der Rest innerhalb der ersten drei Jahre nach der Infektion offenbaren. Die Herde sitzen meistens in der Meta- und Epiphyse, selten in der Diaphyse. Von den epiphysären Herden aus kommt es häufig zum Einbruch in das Gelenk und damit zur Gelenktuberkulose. Deshalb gehören auch in der Mehrzahl Knochen- und Gelenktuberkulose zusammen.

Die Diagnose ist im Beginn mitunter sehr schwierig, zumal im Anfangsstadium das Röntgenbild, auf das meist zu große Hoffnungen gesetzt werden, im Stich läßt. Bei negativem Röntgenbild und positiver Tuberkulinreaktion darf also der Verdacht auf eine Knochen- oder Gelenktuberkulose nie aufgegeben werden, sondern die Aufnahme muß nach 3—4 Wochen, unter Umständen nach 2—3 Monaten nochmals vorgenommen werden. Eine ausgesprochene Atrophie des Knochens ist, auch wenn ein Herd noch nicht zu erkennen ist, als äußerst verdächtig anzusehen. Periostale Prozesse kommen ebenso bei Tuberkulose wie bei anderen Prozessen also z. B. Osteomyelitis, Lues usw. vor.

Die häufigste tuberkulöse Knochenerkrankung ist neben der Spina ventosa (Abb. 18) die Spondylitis, dann folgen die Coxitis, die Gonitis, die Fuß-, Brustkorb-, Arm-, Schädel- und Beckentuberkulose.

Hinsichtlich ihrer genaueren Beschreibung muß auf die einschlägigen Lehrbücher der Chirurgie und Orthopädie verwiesen werden.

Die Skrofulose.

Ein in den letzten Jahren sehr selten gewordenes der primären und postprimären Tuberkulose zugehörendes Krankheitsbild ist die Skrofulose. Der Krankheitsbegriff hat im Laufe der Geschichte mannigfache Wandlungen und Auffassungen erfahren. Heute verstehen wir darunter lediglich eine besondere Manifestationsform kindlicher Tuberkulose, und zwar stellt die abnorme konstitutionelle und damit auch genotypische Veranlagung, die wir als *lymphatisch-exsudative Diathese* bezeichnen, den Boden dar, auf dem eine *früh erworbene Tuberkuloseinfektion* im Verein mit *pauperistischen Schäden* zum Bilde der Skrofulose führt oder besser führen kann, denn von einem obligaten Produkt des Zusammenwirkens ist keine Rede.

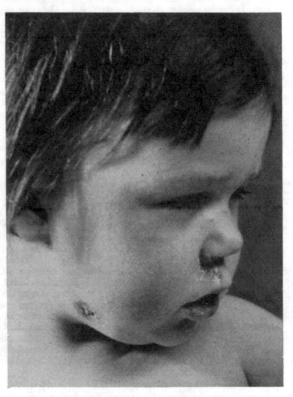

Abb. 19. Scrofa. (Kieler Univ.-Kinderklinik.) (K)

Diese Definition enthält die drei genetischen Hauptmomente und verbindet vor allem die alte ärztliche Vorstellung von dem Mitwirken einer Diathese mit der neueren Erfahrung, daß jede Skrofulose tuberkulinpositiv ist, d. h. zugleich auch eine aktive primäre oder postprimäre Tuberkulose hat. Skrofulose ist ein rein klinischer Begriff, der nur für ein ganz bestimmtes und charakteristisches Syndrom heute noch Gültigkeit hat, dessen hervorstechendstes Merkmal die sog. *Facies scrofulosa* (Abb. 19) ist: dickes pastöses Gesicht, chronische Rhinitis mit rüsselförmig vorstehender verdickter Oberlippe, Lichtscheu mit Blepharospasmus infolge Kerato-Conjunctivitis phlyctaenulosa, Ekzem bzw. ekzematoide Pyodermie um Augen, Ohren, Mund und Nase und außerdem in vielen, wenn auch nicht in allen Fällen, die erheblichen beidseitigen tuberkulösen Lymphome, durch die der Hals dann unförmig dick und kurz erscheint. Dazu treten gewöhnlich noch Zeichen der äußeren Verwahrlosung wie Pedikulosis und infolge später oder ungenügender Therapie der Durchbruch der tuberkulösen Lymphome und die Fistelbildung, so daß der ursprünglich mit dem Wort Skrofulose angedeutete Vergleich mit einem jungen Schwein für solche Kinder durchaus berechtigt erscheint. Sie tragen nicht nur im Gesicht, sondern auch am übrigen Körper die Merkmale des lymphatischen Habitus und haben außer den genannten meist auch noch andere periphere hämatogene tuberkulöse Metastasen, entweder in Form einer Knochen- und Gelenktuberkulose, einer tuberkulösen Otitis media oder besonders häufig zweier Formen der Hauttuberkulose nämlich des Lichen Skrofulosorum und des Skrofuloderms (Tuberculosis colliquativa). Die regelmäßigste Begleiterscheinung bleibt aber die

Phlyctaene. Sie ist so wichtig, daß darüber in diesem Zusammenhang einiges gesagt werden muß.

Die Phlyktaene tritt im Säuglingsalter überhaupt nicht oder höchstens gegen Ende des 1. Lebensjahres, meist aber im Kleinkindesalter auf und ist in der ganz überwiegenden Zahl ein Hinweis auf das Vorliegen einer primären oder postprimären Tuberkulose. Ihr Auftreten muß also immer die Veranlassung sein, die Diagnose durch Tuberkulinprüfungen und Röntgenaufnahmen zu vervollständigen, wenn man auch zweckmäßigerweise damit bis zum Abklingen der Conjunctivitis wartet. Dessen ungeachtet gibt es einige wenige Fälle von Phlyktaenen bei tuberkulinnegativen Kindern. Sie bilden aber, wie gesagt, seltene Ausnahmen. Besonders CZERNY hat die Ansicht vertreten, daß die sog. exsudative Diathese die Voraussetzung zum Auftreten der Phlyktaenen sei. Dies ist selbst bei weiter Fassung dieses Begriffes sicherlich nicht zutreffend. Ebensowenig ist eine besonders *hohe* Tuberkulinempfindlichkeit eine unerläßliche Notwendigkeit für ihr Zustandekommen; wohl aber ist die lymphatisch-exsudative Diathese als Ursache dafür anzusehen, daß in solchen Fällen die Augenveränderungen einen hartnäckigen, rezidivierenden und therapeutisch schwer zu beeinflussenden Charakter annehmen. Die Phlyktaene selbst entsteht durch den Abbau schon geschädigter Tuberkelbacillen bei vorhandener Tuberkulinallergie. Daß derselbe Vorgang auch einmal mit anderen Mikroorganismen als den Tuberkelbacillen, wenn auch in wesentlich geringerem Ausmaß eintreten kann, erklärt das gelegentliche Auftreten der Phlyktaene auch bei tuberkulinnegativen Kindern. Die Phlyktaene gehört zwar zu den regelmäßigen Begleiterscheinungen der Skrofulose, umgekehrt ist aber das Auftreten einer Conjunctivitis phlyctaenulosa noch keineswegs mit der Diagnose Skrofulose zu identifizieren. Die Phlyktaene kann außerhalb des skrofulösen Symptomenkomplexes und zu den verschiedensten Zeiten der Tuberkuloseinfektion in Erscheinung treten. Immer bedeutet sie aber eine, wenn auch diskrete tuberkulöse Streuung oder, wie dies vielfach bezeichnet wird, einen tuberkulösen Schub.

Die Phlyktaene selbst ist eine knötchenartige Erhabenheit von 1—2 mm Durchmesser und weißrötlicher oder graugelber Farbe. Das einzelne Knötchen sitzt meist an der Spitze einer sektorenförmigen konjunktivalen Gefäßinjektion. Ihr Sitz ist in erster Linie am Limbus corneae, weniger auf der Conjunctiva sclerae, häufiger auf dem Bindehautblatt der Hornhaut. Sie treten einzeln oder multipel auf, im letzteren Falle mit starker Reizung der ganzen Bindehaut. Schieben sich die Knötchen (Wanderphlyktaenen) über den Limbus nach der Mitte der Hornhaut vor, so entsteht dort zuweilen ein sichelförmiges gelbliches Infiltrat, das ein dunkelrotes Gefäßbändchen hinter sich herzieht (Keratitis fascicularis). Dabei kommt es zu hartnäckigen geschwürigen Prozessen in der Hornhaut.

Als ganz allgemeine therapeutische Richtlinie darf gelten: Hauptsache Bettruhe! Im Anfang nie gelbe Augensalbe, sondern zunächst Borwasserauswaschungen und Noviformsalbe (HEYDEN). Wenn nicht unbedingt nötig kein Augenschutz, sondern besser als ein Verband Schutzbrille (Neutralgrau 17). Bei Lidrandekzem entweder Borsalbe, Noviformsalbe oder $\frac{1}{4}$—$\frac{1}{2}$% gelbe Augensalbe. Zur Aufhellung von Hornhautflecken nach abgeklungener Entzündung gelbe Augensalbe bis zu 2% mit Zusatz von Dionin 2—5%. Bei jeder Hornhautbeteiligung Atropin! In schweren und hartnäckigen Fällen oder bei mangelnder Erfahrung Facharzt zuziehen! Daß daneben Allgemeinbehandlung der Tuberkulose stattfinden muß ist selbstverständlich.

Diagnose einer tuberkulösen Erkrankung.

Die Diagnose einer tuberkulösen Erkrankung im Kindesalter gründet sich auf die Tuberkulinprüfung, die vorhandenen Allgemeinerscheinungen, den objektiven Befund einschließlich des Resultates einer röntgenologischen Untersuchung und gegebenenfalls die Kenntnis des bisherigen Infektionsverlaufes.

Man hat immer wieder versucht aus bestimmten Konstitutionstypen oder Habitusformen auf eine besondere Empfänglichkeit gegenüber einer tuberkulösen Erkrankung (nicht Infektion!) oder gar einer bestimmten Krankheitsform zu schließen. Dieses Vorgehen erscheint wenigstens bei älteren Kindern berechtigt, praktisch ist es aber auch im Schulalter heute noch nicht durchführbar. Die Schwierigkeiten liegen besonders darin, daß die Tuberkuloseerkrankung selbst schon zu Änderungen wenigstens des umweltbedingten Anteiles der Konstitution wie auch zu Änderungen im Gebaren des Kindes führt und dann das post und propter hoc schwer zu unterscheiden ist. In extremer Weise findet man dies im sog. „Traviatatypus" verwirklicht, bei dem es infolge schwerer verkäsender Prozesse zu einem auffallenden Kontrast zwischen dem

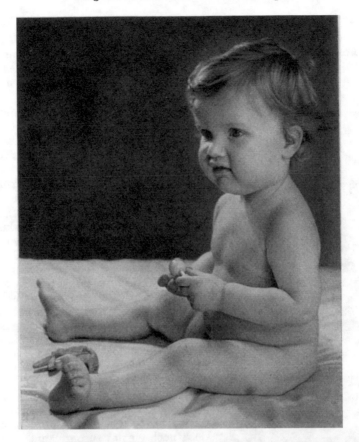

Abb. 20. Blühend aussehendes Kind mit tuberkulöser Infiltration links oben. (Kieler Univ.-Kinderklinik.) (K)

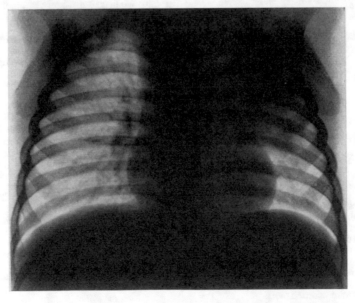

Abb. 21. Tuberkulöse Infiltration links oben. (Kieler Univ.-Kinderklinik.) (K) Röntgenbild zu Abb. 20.

scheinbar lebensvollen und blühenden Gesichtsausdruck und dem hochgradig abgemagerten übrigen Körper kommt; aber auch der Habitus phthisicus ist als eine Folge, nicht als die Ursache chronisch produktiver cirrhotischer Prozesse anzusehen. Der Habitus asthenicus dagegen ist weder die Folge einer tuberkulösen Erkrankung, noch disponiert er in einer spezifischen Weise dazu.

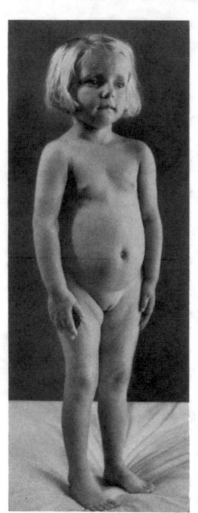

Für die Tuberkulose des Säuglings wie des Kleinkindes und jüngeren Schulkindes ist am bemerkenswertesten die Tatsache der relativ geringen Beeinflussung des Allgemeinzustandes und der Körperverfassung auch durch schwere, ja schwerste Prozesse, bei letzteren manchmal bis unmittelbar vor dem katastrophalen Zusammenbruch. Selbst Säuglinge mit fortschreitender Tuberkulose oder mit Meningitis sind oft in einem geradezu blühenden Gesundheitszustand. Das geht so weit, daß in einer Kinderklinik auf der Tuberkulosestation in der Regel die am besten aussehenden Patienten zu finden sind. Nur in einer Minderzahl kommt es zu nachhaltigeren Beeinträchtigungen des Ernährungszustandes, zu Dystrophien, zu lang anhaltendem Gewichtsstillstand, schweren Anämien und sonstigen Ernährungsstörungen (Abb. 20 und 22, vgl. auch Abb. 3).

Die Allgemeinerscheinungen sind zum großen Teil unter den einzelnen Erkrankungsformen schon beschrieben worden, sollen aber doch noch einmal zusammenfassend genannt werden.

Zu den wichtigsten Erscheinungen zählt noch immer das *Fieber*, unbeschadet der Tatsache, daß sehr viele, ja die Hauptformen der kindlichen Tuberkulose auch ohne Temperatursteigerungen verlaufen können. Andererseits sind bei länger dauerndem Verlauf sehr häufig wenigstens kurzfristige Fieberperioden zu beobachten, die anläßlich eines Schubes, einer Exacerbation oder sonstiger Veränderungen im Laufe der Infektionsentwicklung vorkommen. Fieber, das besonders bei Säuglingen und Kleinkindern keine eindeutige Klärung findet, muß also immer auf eine tuberkulöse Erkrankung hin untersucht werden. Einen bestimmten und regelmäßigen Fiebertypus gibt es nicht. Selbstverständlich genügt der Ausschluß jeder akuten infektiösen Erkrankung wie etwa des Nasenrachenraumes, der Ohren, der Harnwege usw. noch nicht zur Annahme eines tuberkulös bedingten Fiebers. Vor

Abb. 22. Blühend aussehendes tuberkulöses Kleinkind mit doppelseitiger Bronchialdrüsentuberkulose mit Streuung. Dazu Röntgenbild und Farbbild der positiven Tuberkulinreaktion. (Kieler Univ.-Kinderklinik.) (K)

allem chronische subfebrile Temperaturen, wie sie beim Erwachsenen so außerordentlich verdächtig sind, haben im Kindesalter relativ selten eine Tuberkulose als Ursache. In vielen Fällen sind sie überhaupt nicht infektiös bedingt, sondern der Ausdruck einer Kochsalz-Wasserhaushaltstörung (hyperchlorämisches Fieber) oder einer sog. *„habituellen Hyperthermie"*, wie sie besonders leicht bei Vasoneurotikern beobachtet wird. Nicht zu verwechseln mit der habituellen Hyperthermie ist die „Bewegungshyperthermie", ein physiologisches Phänomen, das unmittelbar nach Bewegungen bei rectaler, nicht aber axillärer Messung auftritt, weshalb jede Messung grundsätzlich nach mindestens halbstündiger Bettruhe vorgenommen werden soll.

Ein weiteres wichtiges Symptom kann eine plötzlich einsetzende hartnäckige *Appetit-losigkeit* und in deren Folge dann auch eine Gewichtsabnahme sein. Beides sind Erscheinungen, die relativ häufig zum Arzt führen. Es wird nur notwendig sein, das große Heer der neuropathischen und dyspädeutischen Nichtesser auszuscheiden.

Ein gleichfalls unspezifisches, d. h. nicht der Tuberkulose allein zukommendes Symptom, ist der *Husten*, der bei der Lungenwurzeldrüsentuberkulose, wie schon hervorgehoben, einen lauten klingenden Charakter annehmen kann. Im Vergleich zu den zahlreichen bei Tuberkulose vorkommenden Hustenarten hört man ihn aber doch selten. Ist er da, so wird man ihn an seinem Doppelton, d. h. an dem begleitenden krächzenden Oberton sofort erkennen können. Häufiger, besonders auch bei den vielen Infiltratformen ist ein uncharakteristischer chronischer in seiner Intensität sehr wechselnder Husten, der schließlich doch zu Hause auffällt und den Grund bildet, weshalb das Kind zum Arzt gebracht wird. Daß der Husten

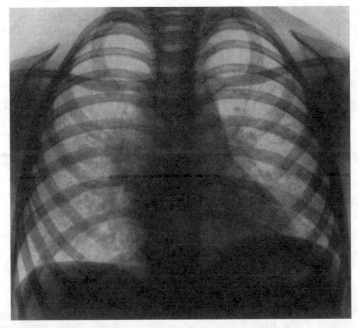

Abb. 23. Doppelseitige Bronchialdrüsentuberkulose mit Streuung. (Kieler Univ.-Kinderklinik.) (K)
Röntgenbild zu Abb. 22.

auch pertussisähnlich sein kann, wurde bereits erwähnt. Dünnflüssiger, eitriger Auswurf ist mehr auf Bronchiektasen als auf Tuberkulose verdächtig, desgleichen eine Hämoptöe. Bei Säuglingen und Kleinkindern tritt er überhaupt nicht auf, da das Sputum in der Regel von ihnen verschluckt wird.

Auf die *Veränderungen der Atmung* besonders bei der Lungenwurzeldrüsentuberkulose wurde ebenfalls schon hingewiesen. Auch die infiltrierenden Prozesse können Atmungsveränderungen hervorrufen, die an eine Pneumonie denken lassen, desgleichen die Atelektasen. Beides, Husten und Atmungsveränderungen, können jedoch vollkommen fehlen, so daß diese Symptome eben nur dann diagnostischen oder besser hinweisenden Wert haben, wenn sie da sind. Fehlen sie, so wird man deshalb nie einen einmal gefaßten Verdacht aufgeben können.

Ein Hinweissymptom können auch die verschiedenen Formen der exanthematischen Hauttuberkulose sein, in erster Linie die Tuberkulide. Es macht nur den Eindruck, daß man sie in letzter Zeit seltener als früher zu sehen bekommt. Sind sie da, so beweisen sie immer eine hämatogene Streuung, bei reichlichem oder gar massenhaftem Auftreten eine miliare Aussaat. In solchen Fällen besitzen sie diagnostisch einen bedeutenden Wert, da sie dann manchmal das erste und einzige Anzeichen einer neuen Streuung bzw. eines neuen Schubes sein können.

Die objektiven Organbefunde können an dieser Stelle nicht wiederholt werden, da sie sehr wechselnd sind, in ihrem Charakter aber nicht von den für die sonstigen Lungenprozesse geltenden physikalischen Regeln abweichen.

Die Differentialdiagnose hat also fast immer und in erster Linie alle infiltrativen Lungenprozesse und die verschiedenen Formen unspezifischer Pleuraerkrankungen zu berücksichtigen, sowie diejenigen Vorgänge in der Lunge, die
zu Bronchialdrüsenschwellungen führen können wie etwa die Pertussis oder
die Bronchiektasen. Unter den infiltrierenden Lungenprozessen müssen unter
den verschiedenartigen Pneumonieformen vor allem auch die sog. flüchtigen
eosinophilen Lungeninfiltrate hervorgehoben werden, die wohl zum größten
Teil auf der Basis einer Askaridenallergie zustande kommen und sich durch die
negative Tuberkulinreaktion, die große Flüchtigkeit und die hohe Bluteosinophilie bei allerdings sehr leicht täuschenden Röntgenbildern unschwer abtrennen
lassen.

Ohne den Wert dieser subjektiven und objektiven Erscheinungen irgendwie
einzuschränken: die Grundlage jeder Untersuchung auf Tuberkulose im Kindesalter ist die *Tuberkulinprüfung* und die *Röntgendurchleuchtung* bzw. *Aufnahme*.

Die Prüfung der lokalen Tuberkulinempfindlichkeit der Haut. Das Tuberkulin kann auf cutanem, percutanem, intracutanem und subcutanem Wege einverleibt werden. Die ursprüngliche Methode ist die *cutane* Probe nach v. Pirquet.

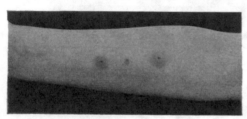

Abb. 24. Positive Pirquet*-Reaktion.
(Kieler Univ.-Kinderklinik.) (K)*

Ausführung der Probe. Nach vorheriger
Ätherabreibung werden auf die Haut der
Beugeseite des Unterarms im Abstand
von 5—10 cm (nach Maßgabe der Größe
des Armes) zwei kleine Tropfen ,,*Alttuberkulin* Koch" geträufelt. Hierauf wird die
Haut mit der daruntergehaltenen Hand
straff gespannt und mit dem vorher über
der Flamme ausgeglühten ,,Pirquet-
Bohrer" unter drehenden Bewegungen
des sanft aufgedrückten Instrumentes
3 oberflächliche Epidermisläsionen gesetzt, zunächst auf der trockenen Haut
etwa in der Mitte der Verbindungslinie
der beiden Tuberkulintropfen und dann im Zentrum der Tuberkulintropfen selbst. Die
Trockenbohrung dient als Kontrolle der traumatischen Reaktion. Bei dem Bohren darf
kein Blut zum Vorschein kommen. Es genügt, wenn das Tuberkulin wenige Minuten lang
einwirkt. Hernach kann es abgewischt werden. *Nachschau nach 48 Stunden.*

Positive Reaktion: am Orte der Tuberkulinbohrung erscheint eine entzündliche, mehr
oder minder erhabene Papel mit einem Durchmesser von 5—10 mm und darüber (Abb. 24).

Die percutane Probe nach Moro. *Ausführung* der *Probe:* Nach vorheriger Ätherabreibung bis zum Erscheinen eines Erythems wird auf der zwischen Zeigefinger und Daumen
gespannten Brust- oder Rückenhaut im Durchmesser von etwa 5 cm ein linsen- bis klein-
erbsengroßes Stück ,,*diagnostischer Tuberkulinsalbe*" (Merck) etwa eine halbe Minute lang
(rasches Zählen bis 100) mit der Fingerkuppe eingerieben. (Reaktionen an der Haut des
einreibenden Fingers sind wegen der fehlenden Follikel und ihrem anatomischen Bau zufolge
nicht zu befürchten.) Schutzverband überflüssig. *Nachschau nach 48 Stunden.*

Positive Reaktion: Am Ort der Inunktion, zuweilen auch in deren Umgebung erscheinen
meist auf geröteter Grundlage kleinere oder größere Knötchen oder bläschenförmige Efflorescenzen. Oft besteht das Lokalexanthem aus Hunderten von derartigen Gebilden. Manchmal
sind aber nur einige wenige zu sehen. Allein auch in solchen Fällen ist die Reaktion als
(schwach) positiv anzusprechen (Abb. 25).

Hamburger empfahl zur Percutanreaktion ein bis zur Gewichtskonstanz eingeengtes
Alttuberkulin ohne jeden Zusatz (*Percutantuberkulin* in zwei Stärken: mite und forte im
Handel vorrätig).

Die intracutane Probe nach Mendel-Mantoux. *Ausführung der Probe:* Man injiziert
nach vorheriger Ätherabreibung 0,1 ccm einer bestimmten Tuberkulinverdünnung intra-
dermal, so daß eine typische anämische Quaddel entsteht. Bei richtiger Ausführung muß
eine subepidermale Injektion unbedingt vermieden werden. Der Vorteil der Probe liegt in
der Möglichkeit relativ exakter Dosierung durch Injektion einer immer gleichbleibenden
Menge bei Variation der Verdünnung.

Herstellung der Tuberkulinverdünnung: Als Verdünnungsflüssigkeit verwendet man
0,9%ige Kochsalzlösung eventuell mit 0,5%igem Phenolzusatz. Bei exaktem Vorgehen
darf die Verdünnung nicht mit der Spritze hergestellt werden, sondern muß in sterilen

Reagensgläsern unter Vermeidung des Pipettenfehlers stets frisch vorbereitet werden. Stärkere Konzentrationen wie 1:10 und 1:100 sind bis zu 3 Wochen haltbar, die höheren Verdünnungen jedoch nicht. Die gebräuchlichsten Verdünnungen betragen 1:100000, 1:10000, 1:1000, 1:100. *Nachschau:* nach 48 Stunden.

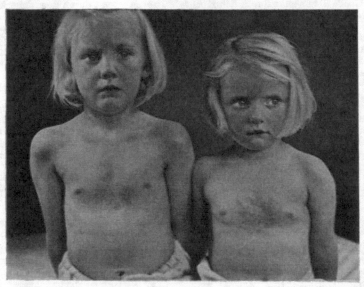

Abb. 25. Positive Percutanreaktionen nach MORO mit diagnostischer Tuberkulinsalbe (zu Abb. 22).

Positive Reaktion: An der Injektionsstelle entsteht ein gerötetes, gut tastbares Infiltrat, das durch mehrere Tage, oft länger nachweisbar bleibt. Bei ausgesprochenen Reaktionen ist die Deutung leicht, schwache Reaktionen können jedoch zu Zweifel Veranlassung geben (Abb. 26).

Der Empfindlichkeitsgrad der Reaktion ist außerordentlich hoch, doch gehört zur Beurteilung der Intracutanreaktion eine gewisse Erfahrung, besonders in jenen Fällen, in denen der Ausfall der Reaktion nicht absolut eindeutig ist.

Die *subcutane* Probe nach HAMBURGER hat praktisch heute eine geringere Bedeutung, da die Gefahr der Herdreaktion dabei zu groß ist und sie in diagnostischer Hinsicht keine Vorteile bietet.

Auch die alte PIRQUETsche Cutanprobe hat für die Praxis gewisse Nachteile. Die Manipulation mit dem PIRQUET-Bohrer ist schmerzhaft und trägt den Charakter einer „Impfung", was jeder Laie mit Mißtrauen zu quittieren pflegt. Den ersteren Umstand sucht die in der Münchener Kinderklinik übliche Modifikation zu vermeiden. Nach diesem Vorgehen werden mit

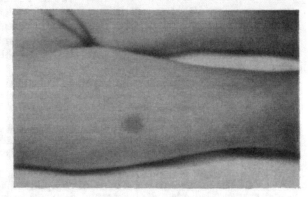

Abb. 26.
Positive Intracutanreaktion. (Kieler Univ.-Kinderklinik.) (K)

einer gewöhnlichen Impflanzette oder einer halbstumpfen Nadel zwei kreuzweise geführte 1—1¹/₂ cm lange Kratzeffekte an der Außenseite des Oberarmes angelegt und eine Skarifikationsstelle mit Alttuberkulin beschickt, während die andere Stelle zur Kontrolle leer bleibt.

Neuerdings ist von H. SUTHERLAND eine Tuberkulinschnellreaktion angegeben, die bereits nach wenigen Minuten abgelesen werden kann.

Erforderliches Instrumentarium: eine sterile Injektionskanüle, Größe 8.

Ausführung der *Probe*. Die Haut der Streckseite des Unterarmes wird mit Alkohol gereinigt und abgetrocknet, die Kontrollstelle mittels Glasstäbchen mit einem Tropfen steriler Kochsalzlösung, die Impfstelle einige Zentimeter darunter mit einem Tropfen unverdünnten *albumosefreien Tuberkulin* (I.G.Farbenindustrie) beschickt. Die Haut wird mit Daumen und Fingern der linken Hand gespannt und die Spitze einer sterilen Injektionskanüle, Größe 8, zunächst durch den Kochsalz-, anschließend durch den Tuberkulintropfen hindurch in die gefäßlose Epidermis einmal kurz eingedrückt. (Gefühlsmäßig etwa so, als punktiere man mit einer Stecknadel die oberste Schicht von Löschpapier, ohne jedoch dieses selbst zu durchbohren.) Das Anstechen der gefäßführenden Hautschicht und das Hervortreten von Blut wird somit vermieden. Unmittelbar anschließend wird erst der Kochsalz-, dann der Tuberkulintropfen mit trockenem Tupfer aufgesogen. *Nachschau:* innerhalb der nächsten Minuten.

Positive Reaktion. Während der ersten Minuten zeigen Kontroll- und Impfstelle eine traumatisch bedingte, gleichwertig schmale, erythematöse Umgrenzung der Einstichstelle, die an der Kontrollstelle nach wenigen Minuten abblaßt oder verschwindet. An der Impfstelle entwickelt sich dagegen während der nächsten 5—15 Minuten ein im Durchmesser etwa 5 mm großes umschriebenes Erythem oder eine Quaddel oder ein oder mehrere Bläschen. Nach einer Latenzzeit von frühestens 6, meistens 12—40 Stunden nach der Impfung beginnt die bisher als allein gültig angesehene Tuberkulinreaktion in Gestalt der bekannten Pirquet-Papel.

Man wird aber in jedem Falle zur Ergänzung noch eine andere Tuberkulinprobe folgen lassen müssen und den Ausfall der obigen Reaktion nur zur vorläufigen Orientierung verwerten können.

Die einzelnen Methoden unterscheiden sich nicht nur quantitativ hinsichtlich der Menge des dabei resorbierten Tuberkulins, sondern vor allem auch qualitativ: cutane und percutane Empfindlichkeit können sehr verschieden entwickelt sein.

Für die Praxis empfiehlt sich auf Grund reicher Erfahrungen folgender Weg: man beginnt mit der Percutanprobe. Sie stößt nie auf Schwierigkeiten, besonders wenn man der Mutter klar macht, daß man ja dieselbe Salbe auch beim Einreiben auf dem eigenen Finger hat. Fällt sie positiv aus, so erübrigt sich jede weitere Prüfung und es wird bei richtiger Durchführung nie damit Schaden angerichtet (kein Ektebin zur Salbenreaktion verwenden!). Fällt sie negativ aus, dann wird man zweckmäßigerweise die gleiche Probe in frühestens 5—6 Tagen nochmals wiederholen. Infolge der Sensibilisierungsfähigkeit des Tuberkulinempfindlichen kann nunmehr bei vorliegender Infektion die Reaktion positiv ausfallen. Ist sie wieder negativ, so läßt man sofort oder zwei Tage später die intracutane Reaktion am besten mit 0,01 steigend über 0,1 bis 1,0 mg Alttuberkulin folgen. Ist man über den Ausfall der Intracutanreaktion im Zweifel, so kann man nochmals eine Percutanreaktion anlegen. Fällt diese nunmehr positiv aus, dann muß der Charakter der Reaktion eindeutig als spezifisch angesehen werden.

Eine Gegenindikation gegen die percutane Tuberkulinprüfung gibt es praktisch nicht, wenn man sich an die vorgeschriebenen Regeln hält und eine nicht zu große Fläche einreibt. Nur bei Kindern mit Phlyktaenen ist eine gewisse Zurückhaltung angebracht, da sie leicht konjunktivale Reizungen bei stärkeren Hautreaktionen oder gar neu aufschießende Phlyktaenen bekommen. Aber selbst wenn die Lokalreaktion auf der Haut stark ausfällt, so resultiert daraus keine Herd- oder Allgemeinreaktion. Im Vergleich zu Erwachsenen ist die Neigung zur Herdreaktion im Kindesalter relativ gering, um so größer dagegen die Fähigkeit zur Lokalreaktion.

Nicht ganz so unbedenklich ist die Intracutanreaktion, auch dann nicht, wenn man von hohen Verdünnungen ausgehend sich an die Empfindlichkeitsgrenze herantastet; das Verfahren erfordert außerdem zahlreiche und durchaus nicht schmerzlose Injektionen. Aus diesen Gründen soll auch eine Intracutanreaktion nicht ohne vorausgegangene percutane oder cutane Reaktion ausgeführt werden.

Diese Regeln gelten für den Durchschnitt der Untersuchungen. Hat man jedoch einen begründeten Verdacht auf eine tuberkulöse *Erkrankung* oder handelt es sich überhaupt bei schon bekannter Infektion um eine genauere Diagnosestellung oder liegt das Kind in klinischer Beobachtung, so daß genügend Zeit zur Verfügung steht, dann muß als Regel gelten, zuerst Blutbild, Blutsenkung, Röntgenuntersuchung und dann erst, aber deshalb nicht minder wichtig, die exakte Tuberkulinprüfung durchzuführen, wobei man sich in der Wahl der Methode und der Dosis nach den schon erhaltenen Untersuchungsresultaten richten kann. Bei umgekehrter Reihenfolge findet bei positiver Tuberkulinreaktion eine unter Umständen nicht unbeträchtliche Beeinflussung vor allem des Blutbildes und der Senkungsreaktion statt, die zu diagnostischen Fehlschlüssen führt.

Besondere Verlaufsformen der Reaktion sind die *Spätreaktionen*, die erst am 3. oder 4. Tage ja sogar noch später positiv werden, die *unvollständigen Frühreaktionen*, die nur bei sich entwickelnder oder bei bereits sinkender Tuberkulinempfindlichkeit beobachtet werden, und die *vesiculöse Reaktion*.

Was besagt nun die positive Tuberkulinreaktion?

Eine positive Tuberkulinreaktion bringt lediglich zum Ausdruck, daß der betreffende Organismus in seinem Leben bereits mit Tuberkelbacillen infiziert wurde und damit in Reaktionskontakt getreten ist, nicht ohne weiteres, daß er auch tuberkulosekrank ist. Da aber eine frische tuberkulöse Infektion besonders in frühester Kindheit etwa 3 Jahre bis zu ihrer biologischen Heilung benötigt, so bedeutet eine positive Tuberkulinreaktion innerhalb der 3 ersten Lebensjahre auch immer Infektion *und* Krankheit, d. h. frischen und damit noch aktiven Prozeß zugleich. Über diesen Zeitpunkt hinaus müssen zum Nachweis der tuberkulösen Erkrankung noch andere Methoden herangezogen werden. Aus dem Charakter oder der Stärke des Ausfalles der Tuberkulinreaktion irgendwelche Schlüsse auf die Art des tuberkulösen Prozesses zu ziehen ist nur in ganz beschränktem Umfange und nur dem Erfahrenen möglich. Wohl zeigen gewisse Formen wie etwa die Knochen- und Gelenktuberkulose, die Skrofulose und das Erythema nodosum in der Regel eine hohe Tuberkulinempfindlichkeit, aber von einer verwertbaren Gesetzmäßigkeit darf doch nicht gesprochen werden. Will man hier einen genaueren Einblick erhalten, so muß die v. GROEERsche *Allergometrie* herangezogen werden, deren Durchführung vorläufig trotz der relativ einfachen Technik dem klinischen bzw. Fürsorgebetrieb überlassen werden muß. Die negative Tuberkulinreaktion ist von einer überragenden Bedeutung, vorausgesetzt, daß die Tuberkulinprüfung richtig durchgeführt wurde. Nur in folgenden Fällen kann trotz vorhandener Tuberkuloseinfektion die Reaktion negativ ausfallen: bei schweren progredienten Phthisen, bei schweren und fortgeschrittenen Miliartuberkulosen, gelegentlich einmal bei Meningitis tuberculosa, vor allem aber während der Masern bis etwa 14 Tage nachher, äußerst selten auch nach anderen Infektionskrankheiten wie z. B. nach Röteln, nach Tuberkulinallgemeinreaktionen oder im Anschluß an mehrfach wiederholte Tuberkulininjektionen, auch ohne daß es dabei zur Allgemeinreaktion gekommen ist, bei einzelnen Serosatuberkulosen wie der Peritonitis und Pleuritis tuberculosa, doch pflegt im allgemeinen hier die Fähigkeit zur Tuberkulinreaktion nur schlecht entwickelt, aber selten ganz aufgehoben zu sein.

Sieht man also von diesen in der Regel leicht auszuschließenden Ausnahmen ab, dann beweist die negative Tuberkulinreaktion so gut wie sicher, daß das Kind nicht tuberkulose-infiziert ist, vorhandene Krankheitserscheinungen also anders erklärt werden müssen. Dies ist deshalb heute besonders wichtig, weil der Infektionstermin ganz allgemein gegenüber bisher nach den höheren Altersklassen zu verschoben ist.

Die Röntgendiagnostik. Über das für die einzelnen Erkrankungsformen charakteristische Lungenbild wurde in den entsprechenden Abschnitten das Nötige gesagt. Ganz allgemein muß nur nochmals hervorgehoben werden, daß mit Hilfe des Röntgenbildes grundsätzlich keine anatomische, noch weniger natürlich eine ätiologische Diagnose gestellt werden kann. Gegen diese Tatsache wird noch immer allzusehr gesündigt. Der negative Röntgenbefund beweist nicht das Fehlen eines Lungen-, am allerwenigsten das eines Drüsenprozesses. Eine Beweiskraft kommt nur dem positiven Röntgenbefund zu. Gerade von der so wichtigen Bronchialdrüsentuberkulose ist nur ein Bruchteil auf diesem Wege nachzuweisen, da Herz- und Mittelschatten einen wesentlichen Teil dieser

Drüsen verdecken. Die Vorgänge in der Lunge sind weit sicherer zu erfassen, doch haben wir gehört, daß auch hier die feineren hämatogenen Streuungen selbst bei guter Technik nicht nachweisbar sein müssen. Auch hier bestehen also noch trotz großer Fortschritte der letzten Jahre zum Teil erhebliche Grenzen.

Ergänzend tritt neben die klinische Tuberkulin- und Röntgendiagnostik der *Bacillennachweis* und die *Blutuntersuchung*, die uns hauptsächlich über die Qualität eines Prozesses oder den augenblicklichen Zustand der Infektion Aufschluß geben.

Zum Nachweis der Tuberkelbacillen kann im Kindesalter in den wenigsten Fällen das ausgeworfene Sputum herangezogen werden. Auch die Bemühungen, ein solches Sputum zu erlangen, treten hinter die viel einfachere und heute allgemein übliche Untersuchung des nüchtern ausgeheberten Magensaftes zurück. Er enthält die in der Nacht verschluckten Sputumteile und wird direkt zum Tierversuch, oder nach der üblichen Vorbereitung mit H_2SO_4 auf HOHNschen Eiernährböden oder Petragnaninährböden zur Kultur angesetzt. Die Erfahrungen der letzten Jahre haben gezeigt, daß auf diese Weise in einem überraschend hohen Prozentsatz auch da Bacillen nachzuweisen sind, wo man dies bisher auf Grund der übrigen Untersuchungsmethoden und vor allem des Röntgenbefundes nie vermutet hatte. Wenn auch die epidemiologische Bewertung dieser Befunde nicht überschätzt werden darf, da es sich wohl nicht um ein Aushusten von Bacillen im üblichen Sinne handelt, so ist die Bedeutung hinsichtlich der Frage nach der Aktivität des Prozesses doch eine große. Solange der Bacillennachweis zu führen ist, kann die Infektion nicht als abgeheilt angesehen werden. Im Liquor und im Urin hat nach wie vor der bakterioskopische Nachweis noch große Bedeutung, wenn er auch im Urin durch Kultur und Tierversuch zu ergänzen ist. Eine gewisse Erleichterung bietet hier die Fluoreszenzmikroskopie.

Nicht minder wichtig ist bei richtiger Bewertung die Blutkörperchensenkungsreaktion; allerdings nicht so sehr bei einmaliger als bei fortlaufender Durchführung in regelmäßigen Zeitabständen. Nur unter diesen Umständen gestattet sie den Ausschluß unspezifischer Stabilitätsänderungen, wie sie durch interkurrente Erkrankungen oder im einzelnen nicht immer zu klärende Umstände hervorgerufen sein können. Zur Orientierung sei auf die für das Kindesalter geltenden Normalwerte hingewiesen.

Die Bewertung der Senkungsreaktion wird durch das gleichzeitig angefertigte *Blutbild* gestützt und umgekehrt: die Beeinflussung des weißen Blutbildes unterliegt den gleichen Gesetzen wie bei jeder anderen Infektionskrankheit auch, nur pflegen die Änderungen der Reizqualität entsprechend zögernder und in viel geringerem Ausmaße einzutreten als bei akuten Infektionen. Ebenso wie bei der Senkungsreaktion sind fortlaufende in regelmäßigen Zeitabständen wiederholte Untersuchungen am besten in Gestalt der „biologischen Leukocytenkurve" aufschlußreicher als ein einmaliger Befund, besonders wegen des „Nachhinkens" der Blutreaktion. Immer kann das Blutbild nur im Rahmen des gesamten übrigen Befundes herangezogen werden, wobei das Normalbild des betreffenden Alters zu berücksichtigen ist.

Die mannigfachen angegebenen Serumreaktionen, ebenso wie die Komplementbindungsreaktion haben alle in der Praxis die auf sie gesetzten Hoffnungen nicht erfüllen können. Zur Feststellung einer biologischen nicht nur klinischen Aktivität wird deshalb für die Zukunft neben den Blutuntersuchungen am besten die Bestimmung der Allergielage auf allergometrischem Wege herangezogen. (Siehe unter Tuberkulindiagnostik.)

Eine gewisse Bedeutung hat die Diazoreaktion im Urin, die bei Miliartuberkulose positiv wird.

Die Prognose der Kindertuberkulose.

Im allgemeinen sind für die Prognose der tuberkulösen Erkrankung im Kindesalter folgende Gesichtspunkte maßgebend:
1. Alter des Kindes zum Zeitpunkt der Infektion.
2. Art und Intensität der Infektion vor allem auch der Superinfektionen.
3. Lokalisation und Schwere der Erkrankung.
4. Konstitution und Disposition.
5. Wohnungs-, Pflege- und Ernährungsbedingungen.

Wenn auch die Bedeutung der einzelnen Faktoren verschieden beurteilt wird, im Endeffekt ist ihr Zusammenwirken ausschlaggebend, da hier manches ausgeglichen werden kann. Das haben die Beobachtungen der letzten Jahre vielfach bestätigt. Wenn noch bis vor kurzem die Infektion in den ersten 3 Lebensmonaten, die „Trimenoninfektion", in fast 100% als tödlich angesehen wurde, so trifft diese Zahl jedenfalls für die der weiteren Exposition entzogenen und in sachgemäße Klinikbehandlung aufgenommenen Säuglinge dieser Altersperiode nicht mehr zu. Für die gleiche Zeitspanne darf unter diesen Bedingungen nach Feststellungen von FEILENDORF in Wien an einem rein klinischen, also hinsichtlich der Auslese ungünstigen Krankengut, eine Letalität von 61% angenommen werden. Im zweiten Lebensquartal betrug sie nur noch 42% und im zweiten Halbjahr 37%. Die Zahlen schwanken aber aus verständlichen Gründen sehr. Jedenfalls zeigen sie, daß der Nachteil früher Infektion unter den genannten Bedingungen bis zu einem gewissen Grade ebenso ausgeglichen, wie der Vorteil später Infektion durch die Ungunst äußerer Verhältnisse aufgehoben werden kann.

Wenn für die frühkindliche Tuberkulose die Altersdisposition, die Infektionsart und die Erkrankungsform prognostisch von besonderer Wichtigkeit sind, entscheiden im späteren Alter neben den Infektionsarten mehr die konstitutionellen und damit genotypischen Faktoren, sowie die Dispositionsänderungen, die durch die Pubertät und durch akzidentelle Einflüsse wie Frühjahr, Masern, Unterernährung usw. hervorgerufen werden, über Verlauf und Ausgang.

Unter den letztgenannten Einflüssen spielen seit jeher die Masern eine besondere Rolle. Während der Prodromi kommt es zu einer Herd- und Allgemeinreaktion, deren unmittelbare Folge eine Tuberkulinunempfindlichkeit ist, wie sie auch sonst derartigen Reaktionen zu folgen pflegt. Nicht ganz so klar ist der Einfluß von Keuchhusten und Grippe auf den Infektionsverlauf.

Leider ist die Prognose phthisischer Prozesse im Kindesalter noch heute trotz aller therapeutischen Maßnahmen eine erschreckend ungünstige. Etwa 85% der offenen Lungentuberkulosen im Kindesalter sind nach 10jähriger Beobachtungszeit nicht mehr am Leben.

Für diese ungünstige Entwicklung ist vor allem die Pubertät von entsprechender Bedeutung. Nicht nur im späteren, sondern auch im Kleinkindesalter begünstigt das Frühjahr in auffallender Weise die Entstehung der Meningitis und Miliartuberkulose und entscheidet damit den Ausgang der Infektion.

Die Prophylaxe der Kindertuberkulose.

Die Prophylaxe der Kindertuberkulose muß einerseits eine *Expositionsprophylaxe* sein, d. h. sie soll das Kind möglichst lange vor der Erstansteckung schützen oder bei vorliegender Infektion bzw. Erkrankung eine Neuansteckung verhüten und andererseits eine *Dispositionsprophylaxe*, die auf die Erzielung einer so günstigen allgemeinen und spezifischen Widerstandsfähigkeit hinzielt, daß eine zu erwartende Infektion leicht überwunden, bzw. eine schon vorhandene Infektion nicht zur Krankheit wird.

Ein großer Teil beider Maßnahmen liegt in den Händen der allenthalben in Deutschland gut organisierten Tuberkulosefürsorge, deren oberste Leitung heute die staatlichen Gesundheitsämter inne haben. Ihre Tätigkeit muß jedoch durch den Arzt weitgehendst unterstützt und erleichtert werden, wenn sie von Erfolg begleitet sein soll und enthebt ihn auch nicht einer gleichsinnigen und gleichgearteten Tätigkeit dort, wo es aus irgendwelchen Gründen noch nicht zum Eingreifen der Tuberkulosefürsorge gekommen ist.

Die Lehre von der Kindheitsinfektion hat leider zu häufig gerade bei Ärzten zu der Vorstellung geführt, die Tuberkuloseinfektion sei eine mehr oder minder belanglose Angelegenheit, die doch jeder durchmachen müsse, deren Verhütung also zwecklos sei bzw. mit deren Vorhandensein jede weitere Prophylaxe sich erübrige. Von ihrer Unrichtigkeit abgesehen übersieht diese Auffassung vollkommen die große, schon mehrfach erwähnte Bedeutung allein des Zeitpunktes der Infektion, ihrer Art und besonderen Umstände (extra- und intrafamiliär) und der maßgeblichen exogenen Faktoren für ihren weiteren Verlauf. Hier ergeben sich auch im Einzelfalle für den Arzt mannigfache expositionsprophylaktische Aufgaben. Jedenfalls zeigen die Erfahrungen der letzten Jahre, daß sich das Hinaufrücken des Infektionstermins nach den höheren Altersklassen zu, unbeschadet der möglichen Einschränkung durch die Pubertätszeit, hinsichtlich der Prognose der Tuberkuloseerkrankungen günstig ausgewirkt hat, denn der seit einigen Jahren zu beobachtende Rückgang der gesamten Tuberkulosesterblichkeit ist dadurch nicht im rückläufigen Sinne beeinflußt worden. Es muß also auch über die Tätigkeit der Tuberkulosefürsorge und über die Grenzen hinaus, die wie jeder Gesetzesregelung so auch den Tuberkulosegesetzen gezogen sind, als oberster Grundsatz des Handelns gelten, Kinder unter allen Umständen aus der Umgebung eines Bacillenstreuers, wer dies auch sein mag, zu entfernen. Leider zeigt die ärztliche Erfahrung, daß die Durchführung dieses doch gewiß einfachen und einleuchtenden Grundsatzes in den Familien auch heute noch manchmal auf größten und ganz unbegreiflichen Widerstand stößt. In dieses Gebiet gehört auch die Forderung zumindest einer röntgenologischen Untersuchung aller Personen besonders aber Hausangestellten, die beruflich mit Kindern zu tun haben, oder in einen Haushalt mit Kindern kommen. Ein besonders strenger Maßstab ist an die Kindergärtnerinnen, aber auch an die im Kindergarten befindlichen tuberkulin-positiven Kinder anzulegen. Von großer Bedeutung für eine organisierte Expositionsprophylaxe im Kindesalter werden in Zukunft die *Röntgenreihenbilduntersuchungen* sein, wie sie vereinzelt bereits durchgeführt wurden. Kann eine Infektionsquelle nicht vom Kinde entfernt werden, dann muß das Kind aus der Umgebung der Infektionsquelle genommen und so lange ferngehalten werden, bis eine Sanierung durchgeführt ist.

Nicht minder wichtig in dieser Hinsicht, auch in letzter Zeit wieder mehr gewürdigt, ist die *Dispositionsprophylaxe*. Ihre Aufgabe ist die Beschaffung günstiger Lebensbedingungen und vor allem hygienischer Wohnungsverhältnisse da, wo nicht nur expositionell, sondern auch konstitutionell eine Gefährdung anzunehmen ist. Ein großer Teil der Kinder, selbst aus belasteten Familien, überwinden ihre Infektion ohne Schwierigkeiten, wenn ihnen günstige äußere und damit eben auch günstige innere Bedingungen gewährt werden. Hier liegen große Aufgaben für Staat und Gemeinden, durch Schaffung von Siedlungen, Rasenanlagen, Sport- und Badeplätzen für eine ausreichende Aufenthaltsmöglichkeit in frischer Luft zu sorgen. Aber auch der Arzt muß immer wieder gerade in den Kreisen, wo dies nötig ist, auf die segensreiche Wirkung der Freilufttherapie, des Schlafens bei offenem Fenster usw. hinweisen.

Wie auf allen Gebieten, so muß aber auch vor Übertreibung gewarnt werden. Es gehört deshalb in das Kapitel Prophylaxe die Warnung vor der vielfach wahllosen Anwendung künstlicher Höhensonne, vor zu starker natürlicher Besonnung bei bereits vorliegender Infektion und vor allen Dingen bei bestehenden Lungenprozessen. So günstig die Sonnenbestrahlung sich bei den sog. peripheren Tuberkulosen therapeutisch bei sinngemäßer Anwendung erweist, so gefährlich kann sie bei aktiven Lungenprozessen sein, da sich unmittelbar daran die Entwicklung einer Meningitis oder akuten Miliartuberkulose anschließen kann.

Die Erholungs- und Verschickungsfürsorge und die Tätigkeit der NSV. auf diesem Gebiete sind praktische und heute in Deutschland in größtem Maßstabe betriebene Dispositionsprophylaxe, allerdings nur unter der Voraussetzung einer vorherigen fachgemäßen Untersuchung auf Tuberkulose. Daß neben hygienischer Lebensweise und einwandfreien Wohnverhältnissen eine richtige Ernährung zur Erhaltung einer vollen Widerstandsfähigkeit gehört, bedarf heute keiner besonderen Betonung mehr. Dagegen muß hervorgehoben werden, daß eine Dispositionsprophylaxe, die sich ziemlich ausschließlich nur der Mästung bedient, keinen Vorteil bringt.

Die Therapie der Kindertuberkulose.

Im Vordergrund jeder Tuberkulosetherapie steht auch heute noch die *Allgemeinbehandlung*, die sich im wesentlichen auf die *Freiluftbehandlung* eventuell in Verbindung mit einer Heliotherapie und auf die *Ernährungsbehandlung* aufbaut.

Wie und vor allem wo soll diese Behandlung durchgeführt werden? Durch die Entwicklung des Heilstättenwesens tritt heute auch beim Kind nur zu leicht die sofortige Assoziation Tuberkuloseheilstätte auf. Es ist deshalb zweckmäßig, diese Frage von Anfang durchzugehen. Das erste, was zu geschehen hat, ist die Sicherung der Diagnose und damit die Entscheidung, ob überhaupt etwas therapeutisch unternommen werden muß. Handelt es sich lediglich um ein tuberkulinpositives Kind ohne jedes Zeichen eines irgendwie aktiven Prozesses, also ohne Blut- und ohne Röntgenbefund, oder etwa mit einem verkalkten harten Primärkomplex, so hat therapeutisch nichts zu geschehen. Es muß sogar als Fehler bezeichnet werden, sich hier als Arzt irgendwie lau oder nachgiebig zu verhalten. Das Kind ist ein bereits infiziertes, deshalb tuberkulinpositives, aber im übrigen gesundes Kind und als solches nicht behandlungsbedürftig. Davon unberührt bleiben eventuell durchzuführende expositions- und dispositionsprophylaktische Maßnahmen (s. diese). Sind jedoch eindeutige Zeichen dafür vorhanden, daß eine aktive Tuberkuloseerkrankung vorliegt, dann muß entschieden werden: a) ob das Kind zu Hause oder etwa bei günstig wohnenden Verwandten behandelt werden kann, oder ob direkt oder durch Vermittlung der Tuberkulosefürsorge (s. noch am Schluß) sofort eine Behandlung in einer Klinik oder in einer Kinderheilstätte durchgeführt werden soll und wie gegebenenfalls diese Verfahren zu kombinieren sind, b) ob durch eine klinische Beobachtung erst eine weitere diagnostische Klärung notwendig ist, bis der endgültige Heilplan entschieden werden kann, c) ob eine so schwere und fieberhafte Erkrankung vorliegt, daß aus diesen und meist gleichzeitig auch aus Sanierungsgründen zunächst eine klinische Behandlung unbedingt erforderlich ist, an die sich dann erst gegebenenfalls eine Heilstättenbehandlung anschließen kann.

Am eindeutigsten ist die Situation meist im Falle c, so daß hier kaum Unklarheiten bestehen können. Im Falle b muß sich der Arzt nur Rechenschaft darüber geben, ob er tatsächlich eine möglichst klare und einwandfreie Auffassung über den vorliegenden Prozeß bekommen hat. Die meisten Schwierigkeiten werden wohl im Falle a entstehen.

Hierzu ist folgendes zu sagen:

Die Behandlung eines tuberkulösen Kindes kann durchaus zu Hause durchgeführt werden, wenn die erforderlichen Voraussetzungen hierzu gegeben sind oder innerhalb eines Verwandten- oder Bekanntenkreises geschaffen werden können. Man wird sogar in nicht wenigen Fällen diese Lösung als die natürlichste und zweckmäßigste betrachten. Die Voraussetzungen sind: Vermeidung jeder Ansteckungsgefahr für andere Kinder und Entfernung des Kindes se bst von seiner Infektionsquelle, günstige hygienische Wohnungsverhältnisse mitl Balkon oder Garten, gute Ernährungsmöglichkeiten und nicht zuletzt eine einigermaßen vernünftige Mutter. Sind diese Bedingungen gegeben und versteht es der Arzt, zielsicher und von genügender Erfahrung ausgehend die Behandlung zu leiten und auch durch seine Persönlichkeit den mannigfachen Situationsschwierigkeiten, die eine so lang dauernde Behandlung mit sich bringt, gerecht zu werden, dann wiegt diese Gesamtheit natürlicher und damit für das Kind günstiger Lebensbedingungen bis zu einem gewissen Grade die Vorteile der Heilstättenbehandlung, die vor allem in der gleichzeitigen Klimatherapie bestehen, auf. Ist aus irgendwelchen Gründen nicht sofort eine Entschließung möglich, so kann auch eine kurzdauernde Klinikanbehandlung zunächst einmal die ersten Schwierigkeiten beseitigen, das Kind soweit erforderlich disziplinieren und an die Freiluft gewöhnen und dann die Behandlung zu Hause weitergeführt werden. Fehlen jedoch alle diese Möglichkeiten, dann soll keine Zeit verloren, sondern das Kind möglichst bald in eine Heilstätte bzw. in eine Klinik, und von da in eine Heilstätte verbracht werden, wobei der letztere Weg, wenn er beschritten werden kann, zweifellos gewisse Vorteile bietet (nicht zu schroffer Klimawechsel und vorläufige Kontaktmöglichkeit mit den Eltern). Solche Kinder sollen nur nicht allzulange in kleinen Kliniken oder Kreiskrankenhäusern herumliegen, da auf die Dauer die Infektionsgefahr mit Masern und Keuchhusten eine relativ große ist und auch nur wenige Krankenhäuser zur Tuberkulosebehandlung gemessen an den Heilstätten gut eingerichtet sind.

Die *Freiluftbehandlung* wird so durchgeführt, daß das Kind zunächst langsam an die Freiluft gewöhnt wird. Anfangs tags am offenen Fenster, dann nachts schlafen bei offenem Fenster, schließlich mehrstündiges, dann ganztägiges Herausschaffen und endlich Tages- und Nachtfreiluftliegekur. Im Privathaus wird man auf den Nachtanteil der Freiluftkur verzichten müssen und die Nachtruhe im Krankenzimmer, wenn möglich bei offenem Fenster, halten lassen. Auch in manchen Heilstätten wird die Freiluftkur in dieser Weise teils aus äußeren Gründen, teils aus Überzeugung des Arztes so durchgeführt. Bleibt aber das Kind, was wünschenswert ist, auch zur Nacht im Freien, dann ist eine gedeckte Liegehalle mit Seitenwänden erforderlich. Im Winter Wollmütze, Wollhandschuhe, Wolltrikot, Federbett und Wärmflasche. Kältegrade sind keine Gegenanzeige, ebensowenig Regen. Dagegen ist in den Niederungen, in der Ebene oder im Stadtbezirk bei trockenem Wind und bei Staubgehalt der Luft das Kind vorübergehend in das Zimmer zu bringen.

Besonders in der wärmeren Jahreszeit wird mit der Freiluftbehandlung die *Heliotherapie* verbunden. Ihre Wirkung als Reiztherapie ist aber eine ungleich differentere als die der Freiluft, so daß eine strenge Indikationsstellung und Dosierung unbedingt zu fordern ist. Wie schon mehrfach betont sind frische Infiltrationen und verkäsende Prozesse der Lunge, die disseminierten Lungentuberkulosen und auch die großen tumorösen Bronchial- und Paratrachealdrüsentuberkulosen des Säuglings und des Kleinkindes, besonders wenn umfangreichere periadenitische Infiltrate vorliegen, von der direkten Besonnung auszuschließen, ebenso alle phthiseartigen Prozesse. Dagegen eignen sich in hervorragender Weise alle sog. peripheren Tuberkulosen wie Drüsen-, Knochen- und Gelenktuberkulosen, die abdominale Tuberkulose, die Skrofulose, wenn sie nicht mit größeren infiltrativen Prozessen verbunden sind, und die übrigen Formen der Bronchialdrüsentuberkulose. Zweckmäßigerweise gewöhnt man das Kind erst an die Freiluft und beginnt dann langsam steigend mit Teilbesonnung einzelner Gliedmaßen, die erst allmählich auf den ganzen Körper ausgedehnt wird.

Für die Therapie mit der künstlichen Höhensonne gelten die gleichen Indikationen wie für die natürliche Lichttherapie, nur muß vor ihrer kritiklosen Anwendung gewarnt werden. Ihre Wirkung darf außerdem der natürlichen Besonnung in Kombination mit der Freiluft nicht gleichgesetzt werden. Ein tuberkulinpositives Kind planlos oder aus irgendwelchen meist völlig unzulänglichen Gründen der Bestrahlung mit künstlicher Höhensonne auszusetzen, ist gewissenlos. Das Gleiche gilt natürlich auch von der Anwendung der künstlichen Höhensonne im Privathaushalt. Andererseits soll der Arzt, der sich dieser Energiequelle zu Heilzwecken bedient, sich genau über die physikalischen Grundlagen dieser Therapie orientieren, um sie dementsprechend anzuwenden; er wird sonst im besten Falle nur ein gedankenloses Werkzeug der Industriereklame sein. Im Anschluß an die Lichttherapie sei kurz auch die Röntgentherapie gestreift, zumal über sie bereits einiges gesagt wurde. Sie muß dem Fachmann oder entsprechend eingerichteten Heilstätten überlassen bleiben. Ihr Hauptindikationsgebiet sind die periphere Drüsentuberkulose, einzelne Formen der Knochen- und Gelenktuberkulose, das Skrofuloderm und die abdominale Tuberkulose.

Seit langem erfreut sich gerade bei der Tuberkulose die *Klimabehandlung* besonderer Beliebtheit. Wenn auch kein Zweifel darüber bestehen kann, daß im Privathause oder in den Kliniken und Krankenhäusern der Städte bei meist relativ einfachen Einrichtungen durch die Freiluftbehandlung sehr gute ja überraschende Erfolge gerade bei der Kindertuberkulose zu erzielen sind, so muß doch andererseits hervorgehoben werden, daß die Kombination der Freiluft und Sonnenbehandlung mit einer gleichzeitigen Klimabehandlung nicht unerhebliche Vorteile hat, die somit die Mehrzahl der Kinderheilstätten und Sanatorien aufzuweisen haben. Bei vielen, wenn auch vielleicht nicht bei allen Kindern wirkt sich gleichzeitig neben dem Klimawechsel der Milieuwechsel, die Disziplinierung durch die Anstalt, sowie die rationelle Kureinteilung, die auf Beschäftigung, Unterhaltung, Bewegung und Gymnastik Rücksicht nimmt, sehr günstig aus. Maßgebend für diesen Teil der Wirkung ist hauptsächlich die Stärke des Kontrastes zu dem Milieu, aus dem das Kind kommt. Man trennt am besten das *Schonklima* von den *Reizklimaten*. Das erstere ist im waldreichen Mittelgebirge (400—1000 m) oder in der Ebene gegeben, die zweiten an der See (Nord- und Ostsee) oder im Hochgebirge (über 1000 m). Auch die Größe der Anstalten spielt dabei eine Rolle, und zwar in dem Sinne, daß die Atmosphäre kleiner Anstalten mehr ein psychisches „Schonklima", die der größeren trotz der Unterteilungen in kleinere Gemeinschaften mehr ein „Reizklima" darstellt.

Auf die Wirkung der einzelnen Klimafaktoren soll nicht eingegangen werden, da sie zum Teil noch sehr umstritten ist. Neben der natürlichen Sonnen-, Himmels- und Temperaturstrahlung sind Luft- und O_2-Partialdruck, Luftdichte und Luftbewegung, Bodenstrahlung, d. h. Wärmeleitung vom Erdboden aus, Luftfeuchtigkeit, Luftionisation mit ihren Folgeerscheinungen sowie der Charakter der Aerosole an der biologischen Wirkung beteiligt. Für das Kindesalter erscheint es, soweit wir das heute beurteilen können, wahrscheinlich, daß bei derartigen Kuren nicht so sehr ein bestimmtes mehr oder weniger an einen einzelnen Ort gebundenes Klima für den Erfolg maßgebend ist, als vielmehr die Zugehörigkeit des Ortes zu einer der genannten Wirkungsgruppen und der Wechsel des Klimas als solcher. Man wird also im Einzelfalle nur zu unterscheiden haben, ob Schonung oder Reiz bei der Verbringung in eine Heilstätte im Vordergrund stehen, wobei für die Reizintensität natürlich der klimatische Ausgangspunkt zu beachten ist. Für ein Kind der norddeutschen Tiefebene stellt das Mittelgebirge oder gar das Hochgebirge einen ganz anderen Reiz dar als die See und umgekehrt. In jedem Falle ist aber im Winter dem Mittel- und Hochgebirge wegen seiner größeren Möglichkeiten für die Freiluftbehandlung der Vorzug zu geben. Bei älteren und sensibeln Kindern ist außerdem zu berücksichtigen, daß der landschaftliche Eindruck der See oder des Gebirges zwar in vielen Fällen, aber nicht immer gleichgültig ist. Unter diesen Gesichtspunkten gelten also ganz ähnliche Indikationen wie wir sie bereits bei der Heliotherapie kennengelernt haben. Es eignen sich für die Reizklimaten besonders die Tuberkulosen der Knochen und Gelenke, des Peritoneums und der Pleura, der Haut und der peripheren Drüsen, auch die nicht tuberöse Bronchialdrüsentuberkulose, soweit sie eben zu diagnostizieren ist. Kontraindiziert sind die Reizklimaten und vor allem die See bei jeder fieberhaften Erkrankung, bei allen infiltrativen Prozessen, auch der frischen Primärtuberkulose, bei der tuberösen Bronchialdrüsentuberkulose und den Disseminationsformen jeder Art, weiterhin bei allen verkäsenden und kavernisierenden Prozessen auch denen vom Charakter der Erwachsenenphthise. Für das Hochgebirge gelten diese Kontraindikationen nicht so scharf wie für die See, besonders wenn die Anstalt über entsprechende Erfahrung und Gewöhnungsmaßnahmen verfügt. Am besten schickt man aber Kranke der genannten Art mit Ausnahme der fieberhaften in das Schonklima waldreicher Mittelgebirge, das heute schon in Deutschland über zahlreiche sehr gute Kinderheilstätten verfügt. Bei denjenigen Patienten, die an der Grenze zwischen Therapie und Prophylaxe stehen, die also z. B. tuberkulinpositiv sind, keinen sicheren und eindeutigen Röntgenbefund aber gewisse subjektive Symptome zeigen und dabei eine beschleunigte Senkung, geringe Blutbildveränderungen vielleicht auch kleine subfebrile Temperaturzacken aufweisen, ohne daß dafür ein unspezifischer Infekt verantwortlich zu machen ist, wird man von einer Verschickung fast immer gute Erfolge sehen. Man soll sich bei Kleinkindern noch eher als bei Schulkindern dazu entschließen, da hier der Konsolidierung des Heilungsvorganges eine weit größere Bedeutung zukommt. Welchen Ort bzw. welche Klimaart man wählt, hängt auch zum Teil von allgemeinen Gesichtspunkten und von dem sonstigen körperlichen und seelischen Verhalten des Kindes ab, nicht nur von der Tuberkuloseinfektion. Kinder mit chronischen Mittelohrentzündungen, Neigung zu Durchfallserkrankungen, mit Pyurien und Bronchiektasen sollen nicht an die See, besonders nicht an die Nordsee; Nierenkranke, Rheumatiker, Kinder mit Endo- und Perikarditiden, sowie Herzfehlern auch nicht in das Hochgebirge. Bei Asthma und Neigung zu anderen allergischen Reaktionen sind Winterkuren im Hochgebirge meist sehr günstig.

Als mittlere Dauer solcher klimatischen Kuren sind in der Regel 3 Monate anzusetzen; jedenfalls sollen sie aber 6—8 Wochen über das Verschwinden der letzten nachweisbaren Blutveränderungen ausgedehnt werden.

Der *Ernährung* ist, gleichgültig wo das Kind behandelt wird, die größte Aufmerksamkeit zu widmen, wobei jede Einseitigkeit und jede Mast vermieden werden soll. Energetisch kann und soll der Caloriengehalt der Nahrung etwas über dem für die betreffende Altersstufe anzunehmenden Höchstmaße liegen. Fett in Gestalt von Butter und Sahne sowie Eigelb sind dabei über ihren Vitamin A- und D-Gehalt hinaus als besonders wertvoll anzusehen. Milch soll, besonders wenn hochgradige Appetitlosigkeit vorliegt, besser weggelassen und in den anderen Fällen nicht über $1/_2$ Liter pro Tag gegeben werden. Daß eine normale gemischte Kost neben etwas Fleisch (fettes Fleisch), oder Wurst und Käse, vor allem frisches richtig zubereitetes Gemüse, rohes Obst und Salate enthalten muß, versteht sich heute von selbst. Darüber hinaus wird man auch frische Fruchtsäfte besonders in Gestalt von Citronen, Apfelsinen oder Tomatensaft, hauptsächlich also Vitamin-C-Träger, verabfolgen. Abgesehen davon, daß die häufig vorliegende hochgradige Anorexie dieses verbietet, soll besonders eine Kohlehydratmast vermieden werden, wobei man Süßigkeiten, Backwaren, Torten und Kuchen, stark gezuckerte Obstkonserven und Schokolade bis auf besondere Anlässe am besten überhaupt streicht. Bei Säuglingen und auch Kleinkindern ist abgesehen von der Frauenmilch der MOROsche Buttermehlbrei sowie die Buttermehlvollmilch, eventuell auch die Säurevollmilch kombiniert mit einer entsprechenden Beikost in solchen Fällen die einfachste und beste Ernährung, die auch in jedem Haushalt bequem durchzuführen ist.

Die GERSON-SAUERBRUCH-HERMANNSDORFERsche Diät bietet im Kindesalter, abgesehen vom Lupus, keinerlei Vorteile gegenüber der genannten Ernährung, ist also zu entbehren, zumal ihre Verabreichung auf die Dauer meist große Schwierigkeiten macht.

Teils in das Gebiet der Allgemeinbehandlung, teils aber auch in das der biologischen unspezifischen Reiztherapie gehört die Bluttransfusion, von der heute in der Kinderheilkunde bei allen schweren Infektionen in reichem Maße Gebrauch gemacht wird. Ob ihr bei chronischen Infektionen wie der Tuberkulose dieselbe Bedeutung zukommt, ist noch nicht erwiesen. Bei der großen Labilität und Reizempfindlichkeit besonders der pulmonalen infiltrativen Prozesse und der Streuungsformen wird man im Zweifelsfalle besser daran tun, vorsichtig zu sein, zumal man auf ungefährlichem Wege auch zum Ziele kommt. Dieser Gesichtspunkt muß auch heute für die spezifische Reiztherapie mit Tuberkulin maßgebend sein. Sie kann wohl in der Hand eines erfahrenen Therapeuten gutes leisten, ist aber entbehrlich. Wendet man sie an, so bedient man sich am besten des für diese Zwecke geschaffenen „Ektebins" nach Moro, einer Tuberkulinsalbe, die im Gegensatz zur diagnostischen Tuberkulinsalbe abgetötete Tuberkelbacillen und einen keratolytischen Zusatz enthält.

Eine *medikamentöse* Behandlung ist im großen und ganzen entbehrlich. Seit alters her genießt der Lebertran eine große Wertschätzung in der Therapie der Tuberkulose und er darf diese auch heute noch beanspruchen. Verwendet wird am besten ein guter standartisierter Lebertran etwa in Form des „Deutschen Arzneitrans" Heyl oder des „Livskraft"-Lebertrans (mit Fruchtgeschmack). Nur selten und vorübergehend wird man zu einem hustenstillenden Mittel seine Zuflucht nehmen müssen. Mehr einen suggestiven Charakter trägt die Verordnung der zahllosen Industriepräparate, von denen sich die Kieselsäurepräparate einer gewissen Beliebtheit erfreuen, z. B. etwa „Silogran" Goedecke, eine lipoidlösliche Kieselsäureverbindung. Die Notwendigkeit der Behandlung einer sekundären Anämie darf nicht übersehen werden.

Mit dem weiteren Ausbau der chirurgischen Behandlungsmethoden ist deren Indikationsstellung eine strengere geworden. Ihre Anwendung bei der Tuberkulose des Kindes bleibt wohl den Kliniken und Heilstätten vorbehalten, zumal sie bei den für das Kindesalter charakteristischen Tuberkuloseformen meist nicht in Betracht kommt. Es sind dies in erster Linie die Kollapsverfahren also der Pneumothorax, ein- und beidseitig, die Phrenikotomie oder Exairese, die Strangdurchtrennungen und schließlich die verschiedenen Methoden der Thorakoplastik. Die Pneumothoraxbehandlung ist beim Frühinfiltrat, besonders wenn Zerfallsgefahr besteht, sowie bei stärkeren Hämoptoen angezeigt. Bei den phthiseartigen Formen decken sich die Indikationsstellungen mit denen beim Erwachsenen, leider nicht die Erfolge. Die anderen Formen bedürfen keiner Pneumothoraxbehandlung, da sie auch so zufriedenstellend ausheilen.

Ein Wort muß kurz noch über die *Tuberkulosefürsorge* gesagt werden. Sie untersteht heute einheitlich den Staatlichen Gesundheitsämtern und arbeitet an sehr vielen Stellen mit Sondereinrichtungen für das tuberkulöse Kind. Wenn irgend möglich, soll deshalb eine *kinderfachärztliche* Begutachtung des tuberkulosekranken Kindes erstrebt werden, da meist nur dann in jeder Hinsicht eine sachgemäße Betreuung gewährleistet ist. Schließlich soll ja das Kind mit seiner Tuberkuloseinfektion und nicht eine Tuberkulose behandelt werden. In den meisten Fällen arbeitet die Kindertuberkulosefürsorge, die der örtlichen Erwachsenentuberkulosefürsorge in irgendeiner Form angegliedert ist, Hand in Hand mit einer Kinderklinik, die eine vorübergehende Beobachtung bzw. Aussonderung durchführen kann. Ihre sonstigen Aufgaben decken sich mit denen der Erwachsenentuberkulosefürsorge. Baldigste Vermittlung eines Heilverfahrens, Regelung des Kostenträgers, Sicherstellung der sozialen Verhältnisse, Ermittlung der Infektionsquelle, Umgebungsuntersuchung, bald wohl auch Röntgenreihenbilduntersuchungen von Kinderschulen, Schulen, H.J. und größeren Verbänden usw., nachgehende Fürsorge, Ex- und Dispositionsprophylaxe, Verschickungsfürsorge, Überwachung der Erkranktgewesenen und Gefährdeten. Ihrer heuteschon umfassenden Tätigkeit sind zum großen Teil die Erfolge hinsichtlich des Rückganges der Tuberkulosesterblichkeit zuzuschreiben.

Schrifttum.

Arbeiten aus dem Reichsgesundheitsamt. Bd. 69: Die Säuglingstuberkulose in Lübeck.

Brun, Jacques: Le Cycle de L'Infektion Tuberculeuse Humaine. Préface du Docteur A. Dufourt. Paris: Masson & Co.

Duken: Die klinische Verlaufsform der postprimären Lungentuberkulose. Erg. inn. Med. **39**, 344 (1931).

Engel-Pirquet: Handbuch der Kindertuberkulose. Leipzig: Georg Thieme 1930.

Hamburger, F. u. K. Dietl: Die Tuberkulose des Kindesalters, 3. erweiterte Aufl. Leipzig und Wien: F. Deuticke 1932.

Keller u. Moro: Die Tuberkulose und Skrofulose. Handbuch der Kinderheilkunde, 4. Aufl., Bd. 2. Herausgeg. von M. v. Pfaundler u. A. Schlossmann. Berlin: F.C.W.Vogel.

Klare u. Böhning: Die offene Lungentuberkulose bei Kindern und Jugendlichen. Leipzig: Georg Thieme 1938.

Schwenk, W.: Die Klinik der primären Lungentuberkulose des Kindes. Stuttgart Ferdinand Enke 1938. — Simon-Redeker: Praktisches Lehrbuch der Kindertuberkulose. 2. Aufl. Leipzig 1930.

Viethen, A.: Über Tuberkulose der Kinder: Berlin: S. Karger 1933.

Die Syphilis des Kindes.

Von **F. GOEBEL**-Düsseldorf.

Mit 8 Abbildungen.

Die Kindersyphilis, die intrauterin wie die extrauterin erworbene, ist eine aussterbende Krankheit, wenigstens in Deutschland und anderen hochkultivierten Ländern, derart, daß man auch in großen Kinderkliniken kaum öfter als ein- oder zweimal im Jahre einen solchen Fall unter die Augen bekommt. Der Grund liegt in dem gesetzlichen Zwang zur Behandlung der erworbenen Syphilis des Erwachsenen und in der schnellen und zuverlässigen Heilwirkung des Salvarsans und seiner Abkömmlinge, die den Syphilitiker in kurzer Zeit von seiner Infektiosität befreien; darum ist es heute gerechtfertigt, in einem Lehrbuche der Kinderkrankheiten die Lues in zusammenfassender Kürze abzuhandeln.

I. Intrauterin erworbene Syphilis, S. congenita = S. connata.

Die Syphilis ist eine Infektionskrankheit; der Ausdruck Erbsyphilis, Lues hereditaria, der vorbakteriologischen Zeit entstammend, ist also falsch und verlassen. Daß überhaupt die Lues den Keim in irgendeiner Weise zu schädigen vermag, ist zweifelhaft und sogar unwahrscheinlich. Bei der angeborenen Syphilis ist der Fetus von der luetischen Mutter mit Spirochaeta pallida infiziert worden; eine germinative Übertragung durch die Spermatozoen oder die Ovula gibt es nicht. Der Zeitpunkt der Infektion des Fetus liegt frühestens im Anfange des 5. Monats, zumeist später; der Weg der Erreger führt von der Placenta über die Nabelvene oder die Lymphspalten der Nabelschnurgefäße zur Frucht. Eine kongenital syphilitische Frau kann die Krankheit auf die Kinder weiter übertragen; sie kann also auch in der *Enkelgeneration* erscheinen.

II. Fetale Syphilis.

Bei der Syphilis des Fetus handelt es sich nicht wie später um eine von einer eng begrenzten örtlichen Stelle aus sich allmählich ausbreitende Infektion, sondern um einen plötzlichen und massiven Überfall auf den Gesamtorganismus. Alle Organe des Fetus können von Spirochäten wimmeln, so daß der Fetus in Utero abstirbt und mit dem *syphilitischen Abortus* als faultote Frucht ausgestoßen wird, nie vor dem 7.—8. Schwangerschaftsmonat — frühere Aborte sind also nicht syphilitisch — als Folge einer frischen und unbehandelten Erkrankung der Mutter. Liegt die Ansteckung der Mutter lange zurück, kann ein manifest oder noch später sogar ein latent syphilitisches lebendes Kind zur Welt kommen; eine zeitige und intensive Behandlung der Mutter gewährleistet die Geburt eines gesunden Kindes. Die fetale Lues ist also in erster Linie eine Krankheit der *inneren Organe* ohne Hautveränderungen, mit Ausnahme des syphilitischen Pemphigus, den das lebend geborene Kind zeigen kann. Das Wesen der Organveränderungen ist eine diffuse kleinzellige Infiltration, vom perivasculären Bindegewebe ausgehend, die in der Leber eine diffuse Hepatitis erzeugt, die *Feuersteinleber*, in der *Milz* eine Vergrößerung des Organs mit fibrinösen Auflagerungen, in allen Organen makroskopisch erkennbare Zellanhäufungen sog. *miliare Syphilome*, mit einer sekundären Wachstumshemmung und Schrumpfung des Parenchyms. In der *Lunge* können die Alveolen in dem gewucherten Bindegewebe von abgestoßenen fettig degenerierten Epithelien erfüllt sein, so daß die Schnittfläche gelblich-weiß und homogen aussieht, die sog. *Pneumonia alba*. Eine gleichartigr Vorgang im *Thymus* kann zur Entstehung von Cysten mit einem weißflüssigen Inhalte führen.

Besonders empfänglich für das Eindringen der Spirochäten ist die *Knorpelwachstumszone* der langen Röhrenknochen und der Rippen, nicht die membranös vorgebildeten flachen Knochen wie die Schädelknochen. Diese generalisierte und symmetrische Erkrankung ist nicht, wie der Name *Osteochondritis syphilitica* besagt, eine eigentliche Entzündung, sondern eine Hemmung der normalen Knorpeleinschmelzung und Knochenbildung mit oft unregelmäßiger Kalkablagerung in die Zone der Knorpelwucherung und der provisorischen Verkalkung. Die spätere Umwandlung der provisorischen Verkalkungszone in das fertige Knochengewebe verzögert sich, die Kalkeinlagerung in den Knorpeln geschieht ungestört, so daß der Kalk sich aus der Metaphyse in die Diaphyse verschiebt. Dadurch ruht die Epiphyse nicht wie normal auf einem festen regelmäßig aufgebauten Knochengewebe, sondern auf einem kalkarmen von spezifischen Granulationen durchsetzten unstabilen Gerüste, so daß Infraktionen und sogar *Epiphysenlösungen*, besser Metaphysenlösungen, zustande kommen können. Das charakteristische *Röntgenbild* wird bei der Klinik der Säuglingssyphilitis besprochen; auf dem *Längsschnitte* durch das Epiphysenende sieht man statt der normalen $\frac{1}{2}$ mm breiten, glatten, zarten Epiphysenrnie schon makroskopisch eine viel breitere, gegen die Knorpelsubstanz zu unregelmäßig gezackte Zone von gelblichem Farbton, erzeugt durch spezifisches Granulationsgewebe. Auch in der Markhöhle der Diaphysen können sich spezifische fibröse Infiltrate — diaphysäre Osteomyelitis fibrosa — finden.

Nach dem Gesagten läßt sich die Syphilitis congenita nicht wie die nach der Geburt erworbene in 3 Stadien, Primäraffekt und Ausbreitung auf die regionären Lymphknoten, allgemeine Generalisation, tertiäre Lues und Metalues des Zentralnervensystems einteilen, sondern es fehlt der Primäraffekt, es kommt sofort zur allgemeinen Aussaat und die Gewebsabwehr ist noch unreif, so daß die Kinder im Sekundärstadium geboren werden. Man unterscheidet am zweckmäßigsten die Erscheinungen in den verschiedenen Lebensaltern, die angeborene Syphilis des Säuglings, des Kleinkindes und des größeren Kindes — Lues tarda —, von denen die beiden ersten etwa dem sekundären, die dritte dem tertiären Stadium der erworbenen Lues entsprechen.

III. Klinik der angeborenen Syphilis im Neugeborenen- und Säuglingsalter.

1. Haut und Schleimhäute.

Am sinnfälligsten sind die Äußerungen der Haut und Schleimhäute. Schon bei der Geburt besteht mit schlechter Lebensprognose oder erscheint etwas weniger ominös im Laufe der 1. oder erst der 2.—4. Woche der *Pemphigus syphiliticus*, von dem pyogenen Pemphigoid des Neugeborenen leicht zu unterscheiden durch seine Lokalisation symmetrisch an Handtellern und Fußsohlen und den Beugeflächen der Finger und Zehen. Die erbsen- bis kirschgroßen, kreisrunden, prallgefüllten Blasen stehen auf einer entzündeten Grundlage und haben einen hochinfektiösen Inhalt, der zuerst klar serös ist und sich alsbald eitrig trübt, manchmal hämorrhagisch wird. Die Blasen trocknen ein

oder platzen, das freigelegte blutende Corium bedeckt sich mit Krusten, es
besteht Neigung zur eitrigen Sekundäraffektion. Die Heilungstendenz ist ohne
spezifische Behandlung schlecht. Die Haut, besonders der Fußsohlen, ist beim
Pemphigus rot, prall und glänzend, nach
einigen Tagen schwillt sie ab und zeigt eine
Schuppung in Lamellen.

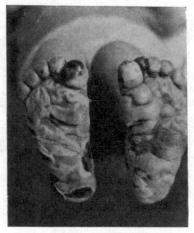

Mit dem Seltenerwerden der angeborenen
Syphilis werden auch der Verlauf leichter und
das Erscheinungsbild symptomenärmer, so
daß man einen Pemphigus kaum mehr unter
die Augen bekommt. Eher sieht man noch
die makulopapulösen Exantheme und das der
Säuglingslues besonders eigentümliche diffuse
flächenhafte Syphilid.

Die *makulo-papulösen Exantheme* fehlen
beim Neugeborenen und kommen erst nach
einigen Wochen oder Monaten. Von der
Roseola der später erworbenen Lues unterscheiden sie sich durch die weniger scharfe
Abgrenzung der Flecke von der gesunden
Haut und durch ihre Verteilung. Die Efflorescenzen sind anfangs mehr makulös, später

Abb. 1. Pemphigus syphiliticus.
(Univ.-Kinderklinik Halle.)

mehr papulös, linsen- bis pfenniggroß, scheiben-
förmig, zuerst rosarot, dann bräunlich, lachs- bis kupferfarben, bedecken sich
mit Schüppchen, sind selten masernähnlich dicht über den ganzen Körper verteilt, häufiger spärlicher angeordnet auf dem Gesichte, der Stirne, besonders
an der Haargrenze, an Nase, Kinn, Genitalgegend, Handtellern und Fußsohlen,

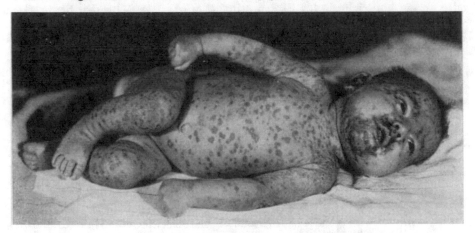

Abb. 2. Makulo-papulöses Syphilid. (Kieler Univ.-Kinderklinik.) (K)

auf der Streckseite der Gliedmaßen und den seitlichen Partien der Beine, während
der Rumpf fast völlig frei bleibt. Die Efflorescenzen können zu flächenhaften
Infiltrationen konfluieren. Wenn sie, besonders in den Leisten und der Aftergegend durch den Harn macerieren, erinnern sie an Intertrigo und werden mit
den breiten Kondylomen des Spielalters verwechselt. Nach der Abheilung
bleibt eine fleckig marmorierte Musterung der Haut, an der man noch längere
Zeit die Lues erkennen kann.

Das *diffuse flächenhafte Syphilid* gibt es nur bei der kongenitalen Säuglings-lues. Es beginnt in der 3.—7. Lebenswoche, erreicht seinen Höhepunkt im 2. und 3. Monate und verschwindet längstens nach 1 Jahre. Die anatomische Grundlage sind tiefe, ausgebreitete, allmählich fortschreitende infiltrierende Zell-

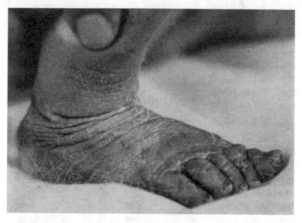

Abb. 3. Lues. Pergamenthaut. (Düsseldorfer Kinderklinik.)

wucherungen in der Haut. Bevorzugte Bezirke sind die Lippen und ihre Umgebung, die Gegenden der Augen-brauen, des Afters, die Kopf-haut, die Umgebung der Nägel, die Fußsohlen und Handteller, die wie entzün-det, dunkelrot, fast livide und glänzend, wie lak-kiert, aussehen *(syphili-tische Glanzsohlen)*. Die in-filtrierten Hautstellen füh-len sich derb und verdickt an, die erhöhte Spannung der Lippen- und der Ge-sichtshaut erzeugt einen fahlen, wachsbleichen, leicht gelblichen Farbton, oft als *milchkaffeefarbenes Gesicht* bezeichnet. Da die in-filtrierte Haut ihre Elastizität verloren hat, reißt sie an besonders bewegten Stellen ein und es entstehen die *syphilitischen Rhagaden*, besonders um den Mund herum, anfangs überdeckt durch ausgeschwitztes Serum und Borken, manchmal mit Eitererregern sekundär infiziert, so daß man an eine seborrhoische Dermatitis oder an ein impetiginisiertes Ekzem erinnert wird. Die Rhagaden hinterlassen *radiär gestellte Narben* im Lippenrot bis in die umgebende Haut, die durch das ganze Leben die Augenblicks-diagnose Lues congenita gestatten.

An den Augenbrauen, den Wim-pern und besonders auf dem be-haarten Kopfe fallen die infolge der zelligen Hautinfiltration nicht genügend ernährten Haare aus, es entsteht die *Alopecia syphilitica*, diffus oder inselförmig, bei der die Hinterhaupts- und seitlichen Scheitelgegenden, zum Unterschiede von der beginnenden Rachitis, ver-hältnismäßig vom Haarausfalle ver-schont bleiben.

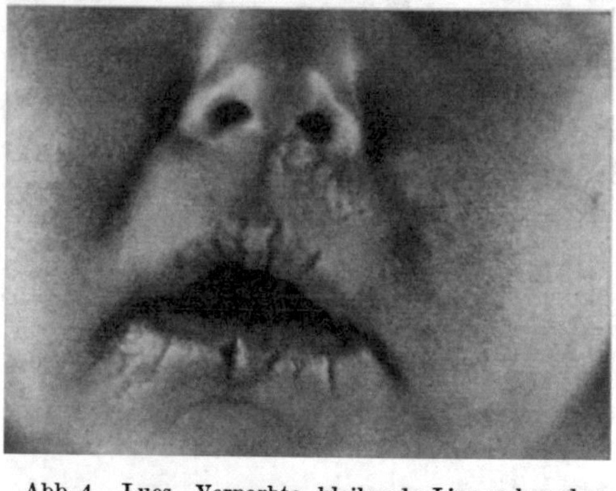

Abb. 4. Lues. Vernarbte, bleibende Lippenrhagaden. (Düsseldorfer Kinderklinik.)

In die diffusen Zellinfiltrationen werden auch der Nagelfalz und das Nagel-bett einbezogen. Meist gleichzeitig an mehreren Zehen und Fingern, besonders am Daumen, ist die Umgebung des Nagels dunkelbraunrot geschwollen, glänzend, schuppend, sie reißt ein, wird sekundär infiziert und eitert, es entsteht die *Paronychia syphilitica*.

Die diffuse hyperplastische Entzündung der Nasenschleimhaut ist oft schon bei der Geburt voll ausgebildet und daher gehört zu den ersten Frühsymptomen der angeborenen Syphilis der *Schnupfen* (Coryza, Rhinitis syphilitica), gekenn-zeichnet durch die Behinderung der Nasenatmung mit dem eigenartigen *Schniefen*.

Der anfangs seröse, dann blutig-eitrige Nasenausfluß erzeugt Excoriationen an den Nasenöffnungen; der Krankheitsprozeß in der Schleimhaut kann in die Tiefe gehen, Erosionen und Ulcerationen erzeugen und auf das knorpelige und knöcherne Nasengerüst übergreifen. Durch Einschmelzung und Schrumpfung des Knorpels, Sequesterbildung der Knochen können sich dann im Verlaufe der Heilungsvorgänge jene Deformierungen der Nase ausbilden, die das ganze Leben hindurch die Lues erkennen lassen: Die *Sattelnase*, der eingesunkene und verbreiterte Nasenrücken, die abnorme *Kleinheit der Nase* (Mikrorhinie), die Retraktion der Nasenspitze nach hinten und oben *(Stumpfnase)*, die schräg nach aufwärts gewendete Stellung der Nasenlöcher *(Bocksnase)*, die terrassenförmige Abdachung des knorpeligen Nasenrückens

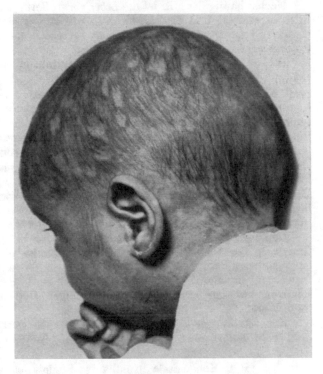

Abb. 5. Lues. Alopecia areata. (Univ.-Kinderklinik Halle.)

gegenüber der knöchernen Nasengrube *(Opernglasnase)* und schließlich die hochgradige Verschrumpfung der knorpeligen und häutigen Nase *(Bulldoggennase)*.

Andere Schleimhäute als die der Nase sind bei der Säuglingslues nur selten betroffen. Es sind zu nennen die *Plaques muqueuses* im Munde, die bei der Syphilis des Kleinkindes beschrieben werden. Gleichartige *Plaques der Kehlkopfschleimhaut* können in seltenen Fällen hartnäckige Heiserkeit bis zur Aphonie bewirken. Noch seltener sind in diesem Alter *Plaques der Rectumschleimhaut.*

2. Kongenitale Syphilis der inneren Organe im Säuglingsalter.

Über die Veränderungen aller Organe bei der fetalen Lues haben wir gesprochen; je stärker sie sind, desto weniger sind sie mit dem Leben vereinbar. Grundsätzlich

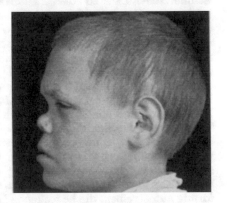

Abb. 6. Syphilitische Sattelnase.
(Düsseldorfer Kinderklinik.)

aber muß man wissen, daß es eine kongenitale Lues, die beim Säugling Erscheinungen macht, ohne Beteiligung der inneren Organe nicht gibt. Am regelmäßigsten ist nachweisbar die Milz betroffen und manchmal ist der *Milztumor* das einzige Symptom. Er ist schon beim Neugeborenen zu finden oder erscheint erst nach Monaten; das bei der Palpation bisweilen nachweisbare Schneeballknirschen beweist eine Perisplenitis fibrosa.

Nächst häufig der Milz ist die *Leber* vergrößert; je größer sie ist, desto stärker die Viscerallues und desto schlechter die Prognose (s. die Feuersteinleber der fetalen Syphilis). Ascites fehlt immer, Ikterus in der Regel (syphilitische Lebercirrhose).

Bisweilen haben konnatal luetische Säuglinge einen krankhaften Harnbefund, Eiweiß, Zylinder, Nierenepithelien, Leukocyten und seltener auch Erythrocyten und Erythrocytenzylinder. Bei den *syphilitischen Nierenschädigungen* handelt es sich überwiegend um solche nephrotischer, weniger akut hämorrhagisch glomerulonephritischer Art von geringem Ausmaße. Wenn unter der Behandlung die Symptome sich verstärken und Ödeme auftreten, muß man an eine Folge einer zu intensiven Therapie denken und diese vorübergehend unterbrechen.

Das *Gefäßsystem* ist von der Säuglingslues wenig betroffen; im Gegensatz zu der erworbenen Syphilis sind *mesaortitische* Veränderungen größte Seltenheiten. Häufig, aber klinisch ohne Bedeutung und ohne Erscheinungen, ist die *Endarteritis syphilitica*. Manchmal, besonders bei luetischem Hydrocephalus sieht man *Venektasien*, die die Schläfengegend bevorzugen.

Eine sehr große Bedeutung für die Diagnose haben die *Lymphdrüsenschwellungen* in der Bicipitalfurche nahe der Ellbeuge, die *Cubitaldrüsen*. Einseitig sind sie verdächtig, doppelseitig höchst ominös, wenn auch nicht unbedingt beweisend für eine Syphilis; sie können bis in die späte Kindheit nachweisbar bleiben. Sonstige Lymphknotenschwellungen sind für die Luesdiagnose nicht von Wert.

Eine Lues congenita macht kaum je nennenswertes Fieber; auch das *Blutbild* zeigt außer einer verschiedengradigen Anämie nichts charakteristisches.

3. Kongenitale Syphilis des Skelets im Säuglingsalter.

Von der *Osteochondritis syphilitica* haben wir bereits bei der fetalen Lues gesprochen; sie findet sich auch als sehr konstantes Symptom bei lebendgeborenen Kindern und kann durch eine Epiphysenlösung mit einer charakteristischen Schmerzschonung, zu der PARROTschen *Pseudoparalyse* des Armes führen: infolge der Epiphysenlösung des distalen Humerus- oder proximalen Radiusendes wird der Arm nicht bewegt. Er hängt einwärts rotiert, der Handrücken dem Rumpfe zugekehrt („in Flossenstellung"), wie bei einer schlaffen Lähmung neben dem Rumpfe. Eine genaue Untersuchung ergibt, daß keine echte Lähmung, z. B. eine Geburtslähmung, vorliegt; an den Fingern sieht man deutliche, an den übrigen Muskeln angedeutete Bewegungen, die Gegend des Ellbogengelenkes ist leicht gerötet, geschwollen und oft spindelförmig aufgetrieben. Gleichsinnige Pseudoparalysen sind auch an den Beinen (Kniegelenken) gesehen worden. Von der spezifischen diaphysären *Osteomyelitis fibrosa* haben wir gleichfalls bei der fetalen Lues schon gesprochen; sie macht äußerlich oft keine Erscheinungen und nur manchmal asymmetrische schmerzhafte Schwellungen. Auffällig ist eine wesensverwandte Veränderung an den Fingern, die diffuse rarefizierende Ostitis der Phalangen, die *Phalangitis syphilitica*. Die Grundphalanx ist olivenförmig aufgetrieben, die bedeckende Haut glänzend rot und gespannt. Eine Verwechslung mit der in späteren Monaten und Jahren auftretenden tuberkulösen Spina ventosa ist um so weniger möglich, als die luetische Phalangitis Gelenke und Weichteile verschont und nie zur Einschmelzung führt.

Bei der Osteochondritis, der Osteomyelitis fibrosa und selbständig gibt es eine *Periostitis syphilitica*. Ebenso wie die Osteochondritis anatomisch den Veränderungen der Rachitis in der Epiphysengegend gleicht, so macht auch die Periostitis auf den platten Schädelknochen Veränderungen, die sich dem Aussehen nach nicht von dem rachitischen *Caput quadratum* und *Caput natiforme* unterscheiden, ebenso wie die „olympische Stirne" beiden Krankheiten ihren Ursprung verdanken kann. Auch an anderen Knochen bewirkt die syphilitische Periostitis Auftreibungen, manchmal zusammen mit der Osteomyelitis fibrosa, so daß man multiplen Knochenverdickungen begegnen kann. Die bekannten säbelscheidenförmigen Tibien gehören der Lues tarda an und werden dort besprochen werden.

Alle diese luetischen Knochenveränderungen gehen mit charakteristischen *Röntgenbildern* einher, so daß man Röntgenaufnahmen zur klinischen Diagnose nicht entbehren kann. Die *Osteochondritis* erkennt man am besten an Aufnahmen der Kniee, demnächst der Ellbogen- und Handgelenke. Man sieht an der Stelle der Verkalkungszone einen dunklen Streifen und diaphysenwärts von ihm eine durch das syphilitische Granulationsgewebe gebildete breite Aufhellungszone, dazu längsgerichtete Zacken in der Kalkgitterzone, bisweilen, besonders bei PARROTscher Pseudoparalyse auch Infraktionen und teilweise oder vollständige Epiphysenlösungen. Die *Periostitis* erkennt man meist erst nach dem 2. Lebensmonate an einer oder mehreren dunklen Linien entlang den Röhrenknochen. Die *diaphysäre Osteomyelitis fibrosa* erzeugt zentrale oder randständige, nicht ganz scharf begrenzte, helle Flecken von runder oder unregelmäßiger Form. Um diese Aufhellungen herum kann man eine abgegrenzte periostitische Schalenbildung, eine sog. Sargbildung erkennen. Seitdem die Lues congenita immer symptomenärmer geworden ist, hat man die Aufmerksamkeit auf die röntgeno-

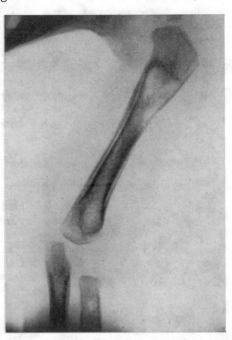

Abb. 7. Lues. Periostitis und Osteomyelitis fibrosa.
(Düsseldorfer Kinderklinik.)

logischen *Schwachzeichen am Skelet* gerichtet. Bei scheinbar gesunden Kindern von vor oder während der Schwangerschaft antisyphilitisch behandelten Müttern sieht man bisweilen feinste, die Corticalis der Oberschenkel- oder anderer Röhrenknochen begleitende Schatten, weiter einen zarten Doppelschatten um die Fußwurzelknochen, besonders den Calcaneus oder ebensolche zweifache Streifen am Kamme des Darmbeines. Ferner können als Reste einer fetalen Osteochondritis quere Schattenbänder in der Metaphyse besonders des Oberschenkels zur Darstellung kommen.

4. Erkrankungen des Nervensystems und der Sinnesorgane bei der Säuglingssyphilis.

Eine periphere Neuritis, z. B. des Nervus radialis, gehört zu den allergrößten Seltenheiten. Dagegen gibt es keine stärkere Säuglingssyphilis ohne *Meningitis serosa* mit Pleo-(Lympho-)cytose, Eiweißvermehrung und pathologischen Kolloidausfällungsreaktionen (Goldsol, Mastix usw.). Klinische Symptome können ehlen, oder in Gestalt von Unruhe, Schlafstörungen, nächtlichen Schreianfällen,

Fontanellenspannung, Opisthotonus vorhanden sein. Ausgeprägtere Fälle werden zum *Hydrocephalus internus syphiliticus*, der aber niemals große Ausmaße annimmt und sich erst nach dem 1. Lebensvierteljahre entwickelt. Lues cerebri, tiefergehende Hirnläsionen durch Gummen oder Cystenbildung, ausgehend von den Mesodermabkömmlingen, besonders den Gefäßen mit entsprechenden Symptomen fallen wie die Metalues mit den Erkrankungen der ektodermalen Gehirnteile in das Spiel- und Schulalter und werden dort besprochen.

Nicht selten und wichtig für die Frühdiagnose ist eine *plastische Iritis* und eine *Neuroretinitis* mit unscharf begrenzten etwas grau tingierten Papillen, bräunlicher Verfärbung der centralen Netzhautbezirke und zahlreichen hellen Stippchen in der Peripherie. In späteren Monaten tritt oft noch eine *Chorioiditis* hinzu. Den Restzustand dieser Chorioretinitis, die *Retinitis pigmentosa* kann man schon gegen Ende des 1. Lebensjahres vorfinden. Sie ist immer der Syphilis sehr verdächtig, nicht aber für sie beweisend.

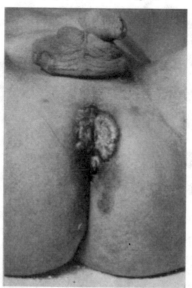

Abb. 8. Lues. Breites nässendes Kondylom. (Univ.-Kinderklinik Halle.)

Die Erkrankungen des *inneren Ohres* gehören zu der Lues tarda.

IV. Klinik der angeborenen Syphilis im Kleinkindesalter.

Die Erscheinungen der Syphilis im Kleinkindesalter, also bei den 2- bis 5jährigen, werden als Rückfälle nach einer längeren symptomenlosen Periode aufgefaßt, so daß man auch von einem „*Rezidivstadium*" spricht. Der Organismus hat durch das Überwinden des ersten Angriffes der Spirochäten in seiner Immunitätslage eine besondere veränderte Reaktionsbereitschaft erworben, die sich in der Eigenart der Rückfälle kundgibt. Die Krankheitserscheinungen sind nicht mehr so allgemeiner Natur wie in der Frühperiode und nehmen einen milderen überstürzten Verlauf; Exantheme sind selten, schwach ausgeprägt und von kurzem Bestande. In ihren auf bestimmte Stellen beschränkten Veränderungen gleicht sich nunmehr die angeborene Lues mehr dem Bilde der erworbenen an. Die Symptomatologie der Kleinkindersyphilis wird beherrscht durch die *Plaques muqueuses* und die *breiten Kondylome*, man spricht daher geradezu von einem *kondylomatösen Stadium*. Die *Kondylome* gleichen durchaus denen der erworbenen Syphilis; sie sitzen in der Umgebung des Afters, der Vulva und des Mundes als rote, nässende papulöse Wucherungen von Erbsen- bis Markstückgröße, mit unregelmäßigen Einkerbungen und Zerklüftungen der Oberfläche. Die *Plaques* finden sich im Munde an der mittleren Übergangsfalte, am Frenulum der Oberlippe, der Wangenschleimhaut, an der Spitze und den Rändern der Zunge, am harten Gaumen, an den Gaumensegeln und auf den Tonsillen, wo sie, wenn sie ulceriert und mit einem weißen Belage bedeckt sind, schon einmal mit Diphtherie verwechselt werden können. Die Plaques muqueuses sind weiße, in der Mitte meist eingedellte Flecken mit unregelmäßigen Konturen. *Gummöse Veränderungen* der *Haut* und *Schleimhäute* kommen schon im Rezidivstadium vor, in der Haut und dem Unterhautzellgewebe der Finger, Gliedmaßen und des Schädels. Bleiben sie unbehandelt, so droht der Zerfall zu hartnäckigen speckig belegten ausgehöhlten Geschwüren mit erhöhten derben Rändern. Ähnliche Bildungen im *Kehlkopf* können zu Erstickungszuständen führen. Gelegentlich finden sich jetzt schon sog. Syphilome in der *Leber*. Eine diffuse harte Anschwellung der *Hoden* beginnt oft schon im 1. Lebensjahre und erreicht im Kleinkindesalter ihren Höhepunkt; sie beruht auf einer interstitiellen Zellwucherung, nicht auf Gummabildung.

V. Klinik der angeborenen Syphilis im Schulalter.

Das viel buntere Erscheinungsbild der angeborenen Syphilis im Schulalter = *Lues tarda* = *Spätsyphilitis* wird beherrscht von dem *Gumma*.

In der *Haut* und im Unterhautgewebe kommen häufiger *miliare*, seltener *großknotige Gummen*, die tuberösen Syphilide, vor, vorzugsweise wiederum am Kopfe, den Extremitäten und den Fingern, gerne in die Tiefe der Subcutis und bis auf das Periost durchdringend. Sie sehen aus wie die soeben beschriebenen Gummen des Kleinkindesalters, neigen wie diese zum geschwürigen Zerfall und werden leicht mit tuberkulösen Veränderungen verwechselt.

Mehr als die äußere Haut neigt bei der Spätsyphilis die *Schleimhaut* zu gummösen Bildungen. Gummen der Nasenschleimhaut können auf das Periost, das Perichondrium, auf den Knochen und Knorpel vordringen und in umgekehrter Richtung Gummen des knorpeligen und knöchernen Nasengerüstes auf die Nasenschleimhaut übergreifen. Durch Zerfall und sekundäre Schrumpfung können dieselben Entstellungen der Nase entstehen, die wir als Folge der syphilitischen Koryza des Säuglings kennengelernt haben. Oft ist die ganze Nase zerstört und durch ein offenes Dreieck sieht man in die Rachenhöhle hinein. Nach rechtzeitiger und erfolgreicher Behandlung verraten strahlenförmige und eingezogene Narben den abgeheilten gummösen Prozeß. Gummen des Nasenbodens können in die Mundhöhle durchbrechen (und umgekehrt) und bleibende Lücken wie ausgestanzte Löcher oder strahlige Narben hinterlassen. In anderen Fällen ist die *Uvula* angefressen. An der *Zunge* sind gummöse Veränderungen selten, häufiger ist eine sklerosierende Vergrößerung mit Ausgang in Atrophie. Die Spätlues der *Kehlkopfschleimhaut* in Gestalt diffuser hyperplastischer Infiltrationen macht bellenden Husten und Stenoseerscheinungen bis zur Erstickung. Die gummösen Veränderungen der *Luftröhre* und des *Mastdarmes* bleiben zumeist latent, bis sie zu Strikturen führen oder zufällig auf dem Sektionstische bemerkt werden.

Von den inneren Organen betrifft die Spätlues am meisten die *Leber*; man findet großknotige Gummen und hypertrophierende Cirrhosen, häufig miteinander kombiniert.

An den *Knochen* ist bei der Lues tarda zu verzeichnen eine hypertrophierende Periostitis an der *Vorderseite der Tibia*, vielleicht, weil die Stelle so oft und leicht von Traumen betroffen wird. Durch Produktion von Knochengewebe periostalen und endostalen Ursprungs wächst die vordere Schaftwand der Tibia zu unförmlicher Dicke an, die im Röntgenbilde eine homogene Eburneation zeigt, oft mit einer Verengerung der Markhöhle. Die Vorderkante der Tibia ist dann stark abgerundet und nach vorne konvex, so daß man sie mit einem *Türkensäbel* verglichen hat. Wenn die knochenanlagernde Periostitis an der Vorderkante viel ausgiebiger ist als an den anderen Tibiaflächen, spricht man von einer *Säbelscheidentibia*.

In der Spätperiode tritt die hyperplastische Periostitis manchmal nicht diffus flächenhaft auf, sondern in Gestalt von *vereinzelten schmerzhaften Knoten* aus spezifischem gummös-fibrinösem Gewebe. Diese Auftreibungen an den Extremitätenknochen, am Schädel, dem Brustbeine, den Rippen, Schulterblättern oder Schlüsselbeinen heilen entweder unter Hinterlassung von Vertiefungen aus — z. B. die *sägeförmige Tibiakante* — oder sie brechen auf als hartnäckige Geschwüre, die auf spezifische Behandlung prompt ansprechen. Die Knochenlues kann auch einmal das Bild der *Leontiasis ossea* erzeugen.

Charakteristisch für die Lues tarda sind fernerhin ein- oder doppelseitige Erkrankungen der *Kniegelenke*, selten anderer Gelenke. Entweder ist nur das Gelenk selbst betroffen durch einen einfachen *Hydrops* ohne wesentliche Verdickung der Gelenkkapsel, Schleimbeutel und Sehnenscheiden und ohne besondere Beschwerden, oder es findet sich eine Synovitis hyperplastica mit sulzig verdickten Gelenkkapseln, Schleimbeuteln und Sehnenscheiden, oft mit hör- und fühlbaren Reibegeräuschen = *syphilitischer Tumor albus*, schmerzhaft und meist auf ein Kniegelenk beschränkt. Merkwürdigerweise sind die luetischen Knieerkrankungen fast nur den Kinderärzten geläufig, so daß sie oft als Tuberkulose verkannt werden.

Das Milchgebiß wird von der kongenitalen Syphilis nicht erkennbar beeinflußt, wohl aber die *bleibenden Zähne*. Sie weisen Schmelzhypo-, Meta- und Aplasien auf — ohne daß Spirochäten im histologischen Schnitte nachweisbar sind — und sind an Länge und Breite verkümmert und durch Lücken voneinander getrennt. Die seitlichen Ränder stehen nicht rechtwinklig, sondern stumpfwinklig zur Schneide, der Zahn wird einem Pflock, einem Pfahl oder auch einem Schraubenzieher ähnlich. Der Querdurchschnitt gleicht einem Oval oder einer Tonne, statt normalerweise einem Rechtecke. Der 1. Molar zeigt bisweilen eine Knospenform mit dem größten Durchmesser an der Basis, dem kleinsten im Bereiche der Zahnhöcker. Die Backenzähne können klein bleiben (Mikrodontie). Die Schneidezähne, besonders die mittleren oberen, weisen auf ihrer Schneide oft eine halbmondförmige Ausbuchtung auf, ein sehr wichtiger, aber nicht unfehlbarer Hinweis auf Lues tarda, da einmal diese Formveränderungen bei Syphilis fehlen oder nur angedeutet sein und zum anderen auch ohne Syphilis sich finden können. Nur wenn gleichzeitig die Zahnkrone faßförmig gestaltet ist, darf man von pathognomonischen Hutchinsonschen Zähnen sprechen. Die Ähnlichkeiten und Unterschiede gegenüber den Schädigungen des bleibenden Gebisses durch die *Säuglingsrachitis* sind dort nachzulesen.

Die Spätsyphilis macht auch Schädigungen des *Zentralnervensystems*, teils als Folge der oben berührten Meningitis serosa des Säuglings, teils durch selbständig auftretende diffuse oder lokalisierte Prozesse in der Hirnsubstanz. Diese kongenitale *Hirnsyphilis* geht von den Mesodermabkömmlingen, den Gefäßen aus und macht ein buntes Bild; selten erzeugt sie Erscheinungen eines Hirntumors, häufiger führt sie zu Mono- und Hemiplegien, auch zu Diplegien ähnlich dem Little-Syndrom und bewirkt apoplektiforme oder epileptiforme Anfälle, auch von Jacksonschem Typus, so daß bei der Diagnosenstellung einer Epilepsie in diesem Alter stets die Lues cerebri in Erwägung gezogen werden muß. Auch extrapyramidale Störungen und Rückgang der geistigen Fähigkeiten bis zur Idiotie können diese Grundlage haben. Hierher gehört die Marfansche *Krankheit* des französischen Schrifttums, eine spastische Paraplegie mit organisch bedingten psychischen Störungen, schon nach dem 2. und 3. Lebensjahre, aber auch nach dem 11.—12. Jahre auftretend und ebenso wie die anderen Formen der Hirnsyphilis wegen ihrer therapeutischen Unbeeinflußbarkeit gefürchtet. Bei allen cerebralen Erkrankungen des Kindesalters sind also die serologischen Blut- und Liquorproben unerläßlich, da eine hereditäre Lues in Betracht kommen kann. Sehr für Syphilis spricht stets eine *reflektorische Pupillenstarre*.

Die *metaluischen Erkrankungen*, die *juvenile Tabes* und die *progressive juvenile Paralyse*, Affektionen der Ektodermabkömmlinge des Gehirns und Rückenmarks sind seltene, aber durchaus in Betracht zu ziehende Spätkomplikationen der hereditären Syphilis. Sie beginnen in der 2. Hälfte der Kindheit und bieten im wesentlichen das gleiche Bild wie beim Erwachsenen. Die juvenile Tabes äußert sich zu Beginn in einer Opticusatrophie, in Enuresis und Ataxie, die juvenile Paralyse ist beherrscht durch Ohnmachts- und Krampfanfälle, vollständige Pupillenstarre, gesteigerte Patellarreflexe, Sprachstörungen, Schlingbeschwerden, Zungentremor, Intentionszittern, Grimassieren, Schriftveränderungen. Die Liquordiagnose der juvenilen Metalues ist dieselbe wie die des älteren Menschen und die Therapie versucht die gleichen Wege; die Aussichten sind naturgemäß schlechter.

Unter den kongenital syphilitischen *Erkrankungen der Sinnesorgane* sind bei der Säuglingslues die plastische Iritis, die Neuroretinitis und die Chorioretinitis mit ihren Beziehungen zur Retinitis pigmentosa bereits besprochen worden. Für die angeborene Spätlues ist mit verschwindenden Ausnahmen wirklich pathognomonisch die *Keratitis parenchymatosa*, die es bei der erworbenen Syphilis nicht gibt. Sie tritt etwa vom 6. Lebensjahre an auf, nur selten etwas früher. Spirochäten sind in der Hornhaut nicht nachzuweisen, man denkt also an eine allergische Reaktion durch ein syphilitisches Antigen von einem entfernten Herde aus. Die therapeutische Beeinflußbarkeit ist gering, 40% der Fälle reagieren überhaupt nicht. Hoffentlich bestätigen sich die von französischer Seite mitgeteilten guten Erfolge mit Quecksilbercyanür, 0,01 g jeden 2. Tag intravenös, 30 Injektionen pro Serie, die nach Bedarf, also bei Rezidiven, wiederholt werden.

Neben dem Auge wird unter den Sinnesorganen das *Ohr* von der kongenitalen Lues in Mitleidenschaft gezogen durch Cochlearis- und Labyrinthaffektionen. Es kann zur zentralen *Schwerhörigkeit* und zur *Taubheit* kommen.

Diese 3 Veränderungen, die HUTCHINSONschen mittleren oberen Schneidezähne, die Keratitis parenchymatosa und die Schwerhörigkeit bilden die bekannte HUTCHINSON*sche Trias*; sind, was nicht oft der Fall ist, alle 3 Symptome nebeneinander da, steht die Diagnose Lues congenita tarda fest. Häufiger aber findet man nur eines oder zwei der Glieder auf einmal und erfährt etwa von einer überstandenen Hornhauterkrankung.

VI. Die bei und nach der Geburt erworbene Syphilis des Kindes.

Die erworbene Syphilis des Kindesalters hat keine wesentlichen Unterschiede von der des Erwachsenen: sie beginnt mit dem Primäraffekt und der regionären Drüsenschwellung, dem Bubo, dann folgt das Sekundärstadium mit Exanthemen und Kondylomen und schließlich das Tertiärstadium mit seinen Gummen. Die Allgemeinexantheme sind mehr fleckig, makulös und nicht makulopapulös wie bei der angeborenen Säuglingssyphilis und es fehlt nicht die echte Roseola syphilitica, die bei der konnatalen Säuglingslues nie beobachtet wird.

Schwer kann in späteren Zeiten die Unterscheidung zwischen intra- und extrauterin erworbener Lues dann sein, wenn die Ansteckung während der Geburt oder in den ersten Lebensmonaten geschehen ist; bei der Geburt kann sich das Kind infizieren, wenn die Mutter einen frischen genitalen Primäraffekt hat. Als Seltenheit hat man in solchen Fällen einen Primäraffekt der Nabelwunde beschrieben.

Im übrigen sitzt der Primäraffekt bei Kindern viel häufiger als später entfernt von den Geschlechtsteilen; bei sträflich leichtsinnigem Handeln kann ein Säugling einer syphilitischen Amme angelegt werden und seinen Primäraffekt auf den Lippen oder im Munde haben; auch durch Küssen kann er an den Lippen entstehen. Durch Waschgeräte und Badewasser können die Spirochäten an

jeder Körperstelle ihren Erstherd bilden, wo gerade ein noch so kleiner Haut-
defekt das Eindringen ermöglicht. Primäraffekte in der Genitalgegend bei
Mädchen zwingen zum Gedanken an ein Stuprum oder an vorzeitige strafbare
Verführung.

Die extrauterin erworbene Syphilis des Kindes war schon immer verhältnismäßig selten und wird mit dem allgemeinen Rückgange der Lues immer seltener;
ihre Prognose ist naturgemäß besser als die der angeborenen und die Behandlung,
die sich von der beim Erwachsenen nur in den Dosen unterscheidet, hat, je früher
sie beginnt, desto sicherere Aussichten.

VII. Diagnose und Prognose der angeborenen Syphilis des Kindes.

Die einzelnen Symptome in den verschiedenen Lebensaltern seien noch einmal kurz zusammengefaßt. Für das *Neugeborene und den Säugling* die Coryza
mit den komplizierenden Veränderungen der Nasenform, der Pemphigus an
Handtellern und Fußsohlen, das milchkaffeefarbene Gesicht, die Lippenrhagaden, die diffusen Syphilide um den Mund, die Augen, an den Handtellern und
Fußsohlen mit ihrem prallen roten Glanze, die maculo-papulösen Exantheme,
der Haarausfall, die Cubitaldrüsen, die Milz- und Leberschwellung, die Knochenveränderungen, erkennbar an der Parrotschen Pseudoparalyse und durch die
charakteristischen Röntgenbilder, die man bei Luesverdacht nie unterlassen soll,
dazu das Caput quadratum und natiforme. Auch auf die röntgenologischen
Schwachzeichen haben wir hingewiesen. Für das *Kleinkind* die Kennzeichen des
Rezidivstadiums: die breiten Kondylome an den Körperöffnungen, die Plaques
muqueuses der Mundschleimhaut. Für die *Lues tarda:* die Gummenbildungen z. B.
der Nase, die Veränderungen des Hodens, der Tibia, die Schwellungen der Kniegelenke, die Veränderungen der bleibenden Zähne, die Keratitis parenchymatosa,
die Schwerhörigkeit, die allerdings ätiologisch vieldeutigen neurologischen Befunde, die reflektorische Pupillenstarre, die Symptome der juvenilen Tabes und
progressiven Paralyse. Da die angeborene Syphilis immer *symptomenärmer*
wird, können von allen diesen Zeichen nur einzelne und nur angedeutet vorhanden
sein; verdächtig ist immer ein *Milztumor.* Eine Verdickung des sternalen Endes
der Clavicula und des Schwertfortsatzes des Sternums soll für Lues sprechen.
Wenn die Franzosen die Pylorusstenose, angeborene Herzfehler, den Spitzbogengaumen und den Mongolismus der angeborenen Syphilis in die Schuhe
schieben, so können wir ihnen darin unmöglich folgen.

Der — meist entbehrliche — mikroskopische Nachweis der *Spirochaeta
pallida* gelingt mit den üblichen Methoden unschwer aus den Pemphigusblasen,
den nässenden Rhagaden, den Plaques muqueuses, den breiten Kondylomen
und selbstverständlich aus dem Primäraffekt der postnatalen Lues.

Gesichert wird die Diagnose in allen Stadien durch die *Sero-* und gegebenenfalls auch die *Liquorreaktion,* auch heute noch an erster Stelle durch die *Wasser-
mannreaktion.* Etwa dasselbe leisten die Sachs-Georgi-, die Meinicke-, die
Kahn-, die Müller- und die Chediak-*Reaktion.* Mikroreaktionen, für den
Säugling besonders angenehm, führen sich zunehmend ein. Näheres darüber
ist den Lehrbüchern über Haut- und Geschlechtskrankheiten und serologischen
Werken zu entnehmen. Über die Technik der Blutentnahme beim Säugling
siehe im Kapitel allgemeine Therapie. Bei Kleinkindern, deren Venen manchmal
unauffindbar im subcutanen Fettpolster liegen, darf man mit dem Skalpell
einen tiefen Stich lateral in die Ferse machen, 1 cm oberhalb des Sohlenrandes.
Ein positiver Wassermann ist praktisch beweisend, ein negativer nicht unbedingt.
In den ersten 3—4 Lebenswochen, manchmal noch länger, kann die Reaktion
bei klinisch sicherer Lues negativ ausfallen. Dann stellt man sie im Blute der

Mutter an — in der Schwangerschaft und in der Wöchnerinnenperiode können auch gesunde Mütter eine pseudopositive Reaktion aufweisen und daher auch manche gesunde Neugeborene in den ersten 14 Tagen. Bisweilen wird beim Kinde der Wassermann erst positiv, nachdem man durch einige Neosalvarsanspritzen oder 14tägige Spirozidbehandlung provoziert hat.

Differentialdiagnose. Die Differentialdiagnose bei luesverdächtigen Krankheitserscheinungen ist, wenn man nur an die Möglichkeit einer Syphilis denkt, nicht schwierig und wird eindeutig durch die Seroreaktion entschieden. Auf einige Möglichkeiten des Irrtums sei besonders hingewiesen: Jeder hartnäckige Schnupfen eines jungen Säuglings ist syphilisverdächtig (über Nasendiphtherie s. dort). Bei jedem Exanthem der ersten Lebensmonate muß Lues in Betracht gezogen werden. Ein Pemphigoid durch Staphylokokken befällt niemals die Fußsohlen und Handteller. So verdächtig der Lues Glanzsohlen sind, kommen dennoch Irrtümer vor, besonders wenn nur die Gegend der Ferse prall und glänzend aussieht. Eine PARROTsche Pseudoparalyse darf nicht mit Geburtslähmungen verwechselt werden. Jede Periostitis im Kindesalter ist in erster Linie der Lues verdächtig. Verwechslungen zwischen luischen Knochenerscheinungen und Skorbut sind nicht möglich. Jede Milzvergrößerung und jede Leberschwellung des Säuglings sind syphilisverdächtig, ebenso jeder leichte Hydrocephalus und jede seröse Meningitis. Bei allen zentralnervösen Krankheitsbildern im Kindesalter muß eine syphilitische Genese ebenso in Betracht gezogen werden wie im späteren Leben. Bei Schwellungen, die nur *ein* Kniegelenk oder beide betreffen, denke man an Lues tarda und verwechsle nicht gummöse Haut- und Knochenveränderungen der Lues tarda mit Tuberkulose.

Die *Prognose* der angeborenen Syphilis hängt ab von der Schwere und dem Alter der mütterlichen Lues (desto schlechter, je frischer und unbehandelter sie ist) und von der Schwere der Erscheinungen beim Kinde. Angeborener Pemphigus und starke Viscerallues mit großem Milz- und Lebertumor, Frühgeburtensyphilis verlaufen schlecht. Je später die Behandlung einsetzt, desto geringer sind die Erfolgsaussichten. Die Gesamtletalität sinkt mit der Häufigkeit der schweren Formen immer weiter ab. Schlecht sind die Aussichten der Hirnsyphilis; der Wassermann wird kaum jemals negativ.

VIII. Therapie und Prophylaxe der Syphilis des Kindes.

Der syphilitische Säugling bedarf möglichst der Frauenmilchernährung. Anlegen an die ja auch kranke Mutter ist erlaubt, an gesunde Ammen verboten und strafbar.

Tabelle 1. Behandlungsschema.

Neosalvarsan (Myosalvarsan) — Kalomelkur			Neosalvarsan (Myosalvarsan) — Schmierkur		
Woche	Kalomel	Neosalvarsan	Woche	Schmieren	Neosalvarsan
1. 2.	} 1. 2. 3.		1. 2.	1. Woche 2. Woche	
3.	. . . . .	½I. ½II. III.	3. 4.	. . . .	½I. ½II. III. IV.
4. 5.	} 4. 5. 6.		5.	3. Woche	
6.	. . . . .	IV. V. VI.	6.	4. Woche	
7. 8.	} 7. 8. 9.		7. 8.	. . . .	V. VI. VII. VIII.
9.	. . . . .	VII. VIII. IX.	9.	5. Woche	
10. 11.	} 10. 11. 12.		10.	6. Woche	
12.	. . . . .	X. XI. XII.	11. 12.	. . . .	IX. X. XI. XII.

Die wirksamen Medikamente sind das *Salvarsan* und das *Quecksilber* bzw. *Wismut*, kombiniert zu geben, und das salvarsanähnliche peroral zu nehmende arsenhaltige *Spirocid*. Überall bewährt haben sich die Behandlungsschemata von Erich Müller. Salvarsan gibt man intravenös als *Neosalvarsan*, oder falls keine Venen zur Verfügung stehen — Einspritzungen in den Sinus longitudinalis sind verboten — als *Myosalvarsan*, Quecksilber als Schmierkur mit grauer Salbe oder intramuskulär als 3—5% Kalomelemulsion in Olivenöl.

Die graue Salbe wird in dem altüblichen Turnus geschmiert: 1. Tag Brust, 2. Tag Bauch, 3. Tag obere, 4. Tag untere Rückenhälfte, 5. Tag Beine, 6. Tag Arme, 7. Tag Reinigungsbad. Neosalvarsan (Myosalvarsan) wird mit Abständen von 2 bzw. 3 Tagen, also 2mal in 7 Tagen, injiziert.

Die *Dosen* sind

Kalomel:	Neo(Myo)salvarsan:
0,001 g (im 1. Lebensjahr 0,002 g) pro kg Körpergewicht	1. Lebensjahr 0,04 g pro kg Körpergewicht
	2. „ 0,02 g „ „ „
	3.—5. „ 0,02 g „ „ „
Unguent. hydrarg. ciner. (graue Salbe)	dann allmähliches Zurückgehen auf 0,01 g pro kg Körpergewicht
0,1 g pro Tag und kg Körpergewicht	14.—15. Lebensjahr Maximaldosis 0,45 g pro Injektion
	Als 1. und 2. Dosis wird die Hälfte gegeben.

Eine kombinierte Kurperiode besteht also aus 12 Kalomelinjektionen bzw. 6 Schmierwochen und 12 Neo(Myo-)salvarsaninjektionen und dauert 12 Wochen. Man beginnt mit 3 Kalomelinjektionen bzw. 2 Schmierwochen, um das Auftreten einer Herxheimerschen Reaktion (Hautexantheme) zu vermeiden, fast immer mit Erfolg. *Diese Kuren werden in vierteljährigen Pausen wiederholt, unter laufender Kontrolle des Harnbefundes, bis der Wassermann negativ ist* und dann werden noch 1—2 Sicherheitskuren nachgeschickt.

Tabelle 2. Schema der Spirozidbehandlung mit Tabletten à 0,25 g.

I. Periode		II. Periode		III. Periode	
1. und 2. Woche		3. und 4. Woche		5. und 6. Woche	
10 Tage Spirozid 5 Tage tgl. ½ Tabl. 5 Tage tgl. 1 Tabl.	4 Tage Pause	10 Tage Spirozid 5 Tage tgl. 1 Tabl. 5 Tage tgl. 2 Tabl.	4 Tage Pause	10 Tage Spirozid 5 Tage tgl. 2 Tabl. 5 Tage tgl. 3 Tabl.	4 Tage Pause
IV. Periode		V. Periode		VI. Periode	
7. und 8. Woche		9. und 10. Woche		11. und 12. Woche	
10 Tage Spirozid 5 Tage tgl. 3 Tabl. 5 Tage tgl. 4 Tabl.	4 Tage Pause	10 Tage Spirozid tgl. 4 Tabl.	4 Tage Pause	10 Tage Spirozid tgl. 4 Tabl.	4 Tage Pause

VII. Periode
13. und 14. Woche
10 Tage Spirozid tgl. 4 Tabl.

Weit bequemer für den Säugling und das Kleinkind, weil sie die Injektion vermeidet, aber nicht geeignet für das größere Kind und nach der Erfahrung der meisten Kliniker mindestens ebenso zuverlässig, ist die *perorale Spirozidkur*.

Für die ambulante Behandlung ist freilich die Voraussetzung, daß die Mutter das Spirozid der Verordnung gemäß gewissenhaft dem Kinde verabfolgt, wo eine Gewähr dafür nicht gegeben ist, muß klinisch behandelt werden.

Es hängt vom Alter und Allgemeinzustande des Kindes ab, ob mit $^1/_2$ oder 1 Tablette à 0,25 g begonnen wird und ob und wann die Höchstdosis von 4 Tabletten erreicht werden kann. Die Tabletten werden mit den Mahlzeiten gleichmäßig auf den Tag verteilt gegeben. Kurdauer = 94 Tage = 160—220 Tabletten = 40—53 g Spirozid. Hie und da macht Spirozid leichtere Durchfälle, meist nehmen die Kinder während der Behandlung ausgezeichnet zu. Es ist über spastische und schlaffe Lähmungen während der Kur berichtet worden. Oft ist der Wassermann nach einer Kur negativ; 1—2 Sicherheitskuren nach negativ gewordenem Wassermann sind auch hier zu empfehlen. Da die intensiv wirkende Spirozidbehandlung im Anfange unangenehme Nebenwirkungen im Sinne einer HERXHEIMERschen Reaktion erzeugen kann, möchten wir mit anderen empfehlen, bei schweren Fällen zunächst eine 14tägige milde Vorbehandlung einzuleiten mit dem peroralen Quecksilberpräparat *Protojoduret* = Hydrarg. jodat. flav. 2mal tgl. 0,005 g (Rp. Hydrarg. jodat. flav. 0,01, Sacch. lact. 0,2 m. f. pulv., dent. tal. dos. Nr. VII, S. 2mal tgl. $^1/_2$ Pulver). Die Lues congenita jenseits des Säuglingsalters und die Lues tarda sind nicht mit Spirozid zu behandeln, sondern mit Neosalvarsan und Quecksilber bzw. Wismut.

IX. Antenatale Prophylaxe der Lues congenita.

Wir haben gehört, daß die Infektion des Fetus nicht vor dem 5. Schwangerschaftsmonate erfolgt. Die Geburt eines syphilitischen Kindes läßt sich also verhüten, wenn man sich im Beginn der Schwangerschaft überzeugt, ob die werdende Mutter eine Syphilis hat oder nicht, bzw. ob sie Wassermann-positiv ist. Dann ist die *Schwangere sofort energisch antiluetisch zu behandeln* mit 2 kombinierten Neosalvarsan-Quecksilber (Wismut)kuren mit einer 4wöchigen Pause dazwischen. Ebenso ist zu verfahren, wenn eine Schwangere sich eine Syphilis zugezogen hat. Ist bei der Geburt des Kindes die Mutter Wassermann-positiv — unter Berücksichtigung der oben besprochenen Fehlermöglichkeiten — und das Kind klinisch luesfrei und seronegativ, dann erhebt sich die Frage, ob es einer Präventivkur zu unterziehen ist oder nicht. Wir möchten uns den Ärzten anschließen, die für die Präventivbehandlung eintreten. *Eine* volle Spirozidkur mit 220 Tabletten reicht in diesem Falle aus.

X. Gesetzliche Bestimmungen zur Verhütung der angeborenen Syphilis.

Das *Ehegesundheitsgesetz* verbietet die Eheschließung, „wenn einer der Verlobten an einer mit Ansteckungsgefahr verbundenen Krankheit leidet, die eine erhebliche Schädigung der Gesundheit des anderen Teiles oder der Nachkommenschaft befürchten läßt". Zu diesen Krankheiten gehört selbstverständlich die Syphilis. Der Arzt wird den *Ehekonsens* nur erteilen, wenn die Infektion des Mannes, um den es sich dabei zumeist handelt (handelt es sich um die Frau, dann gelten dieselben Richtlinien), mindestens 4 Jahre zurückliegt, wenn eine mehrjährige systematische Behandlung vorausgegangen, in den letzten 2 Jahren kein Rezidiv aufgetreten, der Wassermann negativ geworden und geblieben und kurz vor der Verheiratung eine weitere Sicherheitskur durchgeführt worden ist.

Aus dem *Reichsgesetz zur Bekämpfung der Geschlechtskrankheiten* von 1927 seien folgende Paragraphen angeführt:

§ 2. Wer an einer mit Ansteckungsgefahr verbundenen Geschlechtskrankheit leidet und dies weiß oder den Umständen nach annehmen muß, hat die Pflicht, sich von einem für das Deutsche Reich approbierten Arzt behandeln zu lassen. Eltern, Vormünder und sonstige Erziehungsberechtigte sind verpflichtet, für die ärztliche Behandlung ihrer geschlechtskranken Pflegebefohlenen zu sorgen . . . .

§ 4. Die zuständige Gesundheitsbehörde kann Personen, die dringend verdächtig sind, geschlechtskrank zu sein und die Geschlechtskrankheit weiter zu verbreiten, anhalten, ein ärztliches Zeugnis . . . . über ihren Gesundheitszustand vorzulegen oder sich der Untersuchung durch einen . . . . Arzt zu unterziehen. Personen, die geschlechtskrank und verdächtig sind, die Geschlechtskrankheit weiter zu verbreiten, können einem Heilverfahren unterworfen, auch in ein Krankenhaus verbracht werden . . . .

§ 9. Wer eine Person, die an einer mit Ansteckungsgefahr verbundenen Geschlechtskrankheit leidet, ärztlich behandelt, hat der im § 4 bezeichneten Gesundheitsbehörde Anzeige zu erstatten, wenn der Kranke sich der ärztlichen Behandlung oder Beobachtung entzieht oder wenn er andere infolge . . . . seiner persönlichen Verhältnisse besonders gefährdet . . . .

§ 14. Mit Gefängnis bis zu einem Jahre und mit Geldstrafe oder mit einer dieser Strafen wird bestraft, sofern nicht nach den Vorschriften des Strafgesetzbuches eine härtere Strafe verwirkt ist,

1. eine weibliche Person, die ein fremdes Kind stillt, obwohl sie an einer Geschlechtskrankheit leidet und dies weiß oder den Umständen nach annehmen muß;

2. wer ein syphilitisches Kind, für dessen Pflege er zu sorgen hat, von einer anderen Person als der Mutter stillen läßt, obwohl er die Krankheit des Kindes kennt oder den Umständen nach kennen muß,

3. wer ein geschlechtskrankes Kind, obwohl er die Krankheit kennt oder den Umständen nach kennen muß, in Pflege gibt, ohne den Pflegeeltern von der Krankheit des Kindes Mitteilung zu machen.

Straflos ist das Stillen oder Stillenlassen eines syphilitischen Kindes durch eine weibliche Person, die selber an Syphilis leidet.

Die abgezogene Milch syphilitischer Frauen wird man, da sie spirochäten-haltig sein kann, nichtsyphilitischen Kindern nicht verabreichen oder doch nur gekocht. Ehe man rohe abgezogene Milch einer fremden Frau einem Säugling verabreicht, muß man sich von der Luesfreiheit der Betreffenden überzeugt haben.

Der Arzt, der ein kongenital syphilitisches Kind behandelt, muß auf die Eltern einwirken, daß sie sich gleichfalls untersuchen und behandeln lassen. Folgen sie seinem Rat nicht oder entziehen sie sogar das Kind der Behandlung, muß er Anzeige an die Gesundheitsbehörde erstatten.

Schrifttum.

Die Hautkrankheiten des Kindesalters. Handbuch der Kinderheilkunde. Herausgeg. von v. Pfaundler-Schlossmann. 4. Aufl. Bd. 10, 1935.

Müller, E.: In Handbuch der Kinderheilkunde, 4. Aufl., Bd. 2. Herausgeg. von v. Pfaundler-Schlossmann. Berlin: F. C. W. Vogel 1931.

Die Erkrankungen von Mund, Hals-Nasen-Rachenraum und Ohren.

Von Ph. Bamberger-Königsberg i. Pr.

Mit 1 Abbildung.

Der Nasen-Rachenraum bildet mit der Mundhöhle schon rein äußerlich und entwicklungsgeschichtlich eine anatomische Einheit, aber auch das Mittelohr steht bei Säuglingen und Kleinkindern in enger räumlicher Verbindung mit dem Pharynx. Dem entspricht die Erfahrung, daß Entzündungen des einen Abschnitts oft außerordentlich schnell auf die anderen übergreifen.

Der Pharynx mit seinen Anhangsgebilden ist der „Wetterwinkel für akute Infekte" im Säuglings- und Kleinkindesalter. Angina, Rhinopharyngitis und Otitis bilden weitaus den größten Teil der Sprechstundentätigkeit des Kinderarztes. Dabei sind diese Krankheiten in den ersten Lebensjahren unter Umständen recht bedenklich, teils weil die lokalen Veränderungen Atmung und Nahrungsaufnahme stören, teils weil Fieber und Beeinträchtigung des Gesamtzustandes auch bei geringfügigen Lokalsymptomen gewöhnlich auffallend schwer sind. Eine weitere gefürchtete Folge ist die Erkrankung benachbarter Organe (Lunge, Meningen) durch direktes Weiterwandern des Infektes sowie allgemeine Resistenzverminderung, die — vor allem beim Säugling — sekundäre Dyspepsien Cystitiden und dgl. bedingt. Besonders verheerend wirken sich hier die bei jüngeren, künstlich genährten Säuglingen regelmäßig zu erwartenden Ernährungsstörungen aus, weil sie die Widerstandskraft der Patienten stark schwächen und so zu einem Circulus vitiosus führen, der oft nur mit größter Mühe behoben werden kann (s. auch S. 144). Die ganze schicksalhafte Bedeutung dieser „banalen" Infekte wird am schärfsten durch die Tatsache beleuchtet, daß der Winter- bzw. Frühjahrsgipfel der Säuglingssterblichkeit letzten Endes auf sie zurückzuführen ist.

Ätiologie, Pathologie und Epidemiologie dieser Erkrankungen sind trotz vielfacher Untersuchungen noch recht unklar. Die Erfahrung, daß bei Rhinopharyngitis, Angina und Otitis in buntem Wechsel alle möglichen Mikroorganismen (Streptokokken, Pneumokokken, Influenzabacillen usw.) gefunden werden, hat schon lange zu der Erkenntnis geführt, daß zwischen der Erkrankung und diesen Keimen, wenn überhaupt, nur ein loser ursächlicher Zusammenhang besteht. Auf der gesunden Schleimhaut des Nasopharynx leben diese Mikroorganismen zunächst als harmlose Saprophyten, aber bei lokaler oder allgemeiner Resistenzverminderung wuchern sie und produzieren Toxine: „sie werden pathogen". Die auslösenden Ursachen sind äußerst mannigfaltig und nur zum Teil bekannt. Als die häufigste sieht man — ähnlich wie bei der echten epidemischen Grippe — Virusarten an, die eine besondere Affinität zur Schleimhaut zeigen, dort zu einer serösen Entzündung, dem sog. Schleimhautkatarrh führen und damit die Wegbereiter der anderen Keime werden. Eine weitere wichtige Rolle spielen konstitutionelle Momente. So ist der Säuglingsorganismus gegen das Eindringen der Vira offensichtlich besonders hilflos, so daß es gewöhnlich zu einer mehr oder minder raschen Generalisierung des Katarrhs auf den gesamten Schleimhäuten kommt. Überdies scheint der Säugling ein mangelhaftes Immunisierungsvermögen gegen diese Virusarten zu haben; in besonders verderblichem Maß finden wir diese Eigenschaften bei exsudativer Diathese. Es ist ferner für den aufmerksamen Beobachter kein Zweifel, daß die ruß-, rauch- und staubhaltige Luft in den Großstädten die Anfälligkeit der Schleimhaut gegen Keime aller Art steigert. Auch die übermäßige Trockenheit der Luft, wie sie bei der heute üblichen unhygienischen Heizungstechnik die Regel ist, stellt ein recht bedeutendes Trauma für die Schleimhaut dar. Schließlich sind auch kosmische Vorgänge von großer Bedeutung, was durch die Häufung dieser Erkrankungen in den kalten Jahreszeiten seinen sinnfälligsten Ausdruck findet und im Volksmund zu der zusammenfassenden Bezeichnung „Erkältungskrankheiten" geführt hat. Lokale und allgemeine Abkühlung können der Entstehung dieser Entzündungen sicher großen Vorschub leisten, ebenso wie man durch vernünftige Abhärtung (s. S. 772) eine vorhandene Anfälligkeit unter Umständen erstaunlich gut beseitigen kann. Aber andererseits ist gezeigt worden, daß selbst starke und anhaltende Abkühlung nicht unbedingt zu einer Angina u. dgl. führen muß. Man darf also den Einfluß der „Erkältung" nicht allzu hoch einschätzen. Als einen wichtigen Faktor klimatischer bzw. kosmischer Krankheitsursachen auf diesem Gebiet hat man den Durchgang von Wetterfronten durch das geographische Gebiet erkannt, wobei allerdings noch völlig unklar ist, in welcher Weise dieses Ereignis auf den Körper einwirkt.

Der Hals-Nasen-Rachenraum bildet weiter die Eintrittspforte für eine große Anzahl von Allgemeininfekten (Meningitis epidemica, Masern, Scharlach, Poliomyelitis, Diphtherie). Daneben sind Mund, Hals und Nase wegen ihrer vielfachen *diagnostischen Hinweise auf Allgemeinerkrankungen* wichtig, so daß z. B. die *Unterlassung der Racheninspektion bei der Untersuchung immer einen schweren Fehler bedeutet.* (Über die Technik s. S. 757.) Die wichtigsten diagnostischen Zeichen sind: *Dicke Lippen* bei Masern, Oberlippen- oder Nasenfurunkel, Skrofulose. *Offener Mund* jenseits des zweiten Lebensjahres: Adenoide Wucherungen, Verdacht auf Debilität, besonders wenn sehr lange Salivation besteht. *Geruch aus dem Mund* läßt auf Bronchiektasen, Lungenabsceß, Typhus, Scarlatina, Diphtherie, Diabetes, Acetonämie, Urämie schließen. *Rissige, trockene Lippen* weisen auf Fieber hin, *trockene Mundschleimhaut* auf akute Exsikkation verschiedenen Ursprungs. Besonders *rote Lippen* findet man bei Atrophie, Cystitis. Veränderungen der bleibenden *oberen Schneidezähne:* siehe Lues. Verspäteter Durchbruch der Milchzähne: bei Rachitis, Mongolismus, Lues, Myxödem, Idiotie, chronischer Ernährungsstörung. *Enantheme* der Mund- und Gaumenschleimhaut: Masern, Scharlach und Grippe. *Gelbfärbung* bei Ikterus. *Zungenbändchengeschwür* bei Keuchhusten. *Blasse Lippen:* bei Septumdefekt, Anämie. *Cyanose:* bei Pneumonie, Pulmonalstenose. *Schnupfen bei Säuglingen:* Verdacht auf Lues, Di. *Präinspiratorische Erweiterung der Nasenflügel:* ein sicheres Zeichen von Dyspnoe. *Nasenbluten:* bei Leukämie, Sepsis, schwerer Anämie, Skorbut, Hämophilie, Pertussis, Nephritis. *Schwellung der Parotis* (zugleich mit Schwellung der Tränendrüsen) bei Leukämie („MIKULICZscher Symptomenkomplex").

I. Erkrankungen des Mundes.

1. Mißbildungen.

Wenn die Vereinigung der embryonalen Gesichtsfortsätze nicht in normaler Weise erfolgt, so bleiben Spalten zurück. Die wichtigsten sind die zwischen dem mittleren und seitlichen Nasenfortsatz:

α) **Seitliche Lippenspalte** („Hasenscharte"), einseitig oder doppelseitig. Nach dem Umfang unterscheidet man: 1. teilweise Spaltung der Oberlippe, 2. völlige Spaltung bis in das Nasenloch. 3. zusätzliche Spaltung des Alveolarfortsatzes. Die beiden letzten Grade bedingen auch eine Nasendeformität, so daß das Septum nach der gesunden Seite abweicht und die Nase auf der kranken Seite verbreitert wird. Beim 3. Grad drängt gewöhnlich der Alveolarfortsatz und der Zwischenkiefer mehr oder minder stark nach außen.

Die Bedeutung der Mißbildung liegt — abgesehen von der kosmetischen Schädigung — bei den stärkeren Graden in der Erschwerung der Nahrungsaufnahme und der Neigung zu Erkrankungen der Respirationsorgane. Danach richtet sich auch das Vorgehen bezüglich der Meldung dieser als erblich anzusehenden Deformitäten. *Therapie:* Operation — aber nur durch einen hierin sehr erfahrenen Chirurgen—, die beiden leichteren Grade im 4.—5. Monat, der 3. Grad, wenn möglich früher. Bis dahin sorgfältigste Ernährung (Muttermilch) und Schutz vor katarrhalischen Infekten.

β) Bei der **Gaumenspalte** (Wolfsrachen) unterscheiden wir 2 Arten. 1. die nicht durchgehende, die nur den weichen und, eventuell ganz oder teilweise, den harten Gaumen betrifft, 2. die durchgehende, bei der auch der Alveolarfortsatz gespalten ist; diese Form kann einseitig oder doppelseitig sein. Die beiden durch die Spalte getrennten Gaumenhälften sind normal groß und stehen steiler als beim Gesunden. Zu den Schäden der Hasenscharte kommt bei der Gaumenspalte die Neigung zu Otitis media und die Sprachstörung. Meldung als Erbkrankheit. Operation im 2. Lebensjahr.

2. Verschiedene Affektionen.

α) **Faulecken.** Bei Entzündung der Mundwinkel entstehen, gefördert durch Salivation, Belecken oder Kratzen, braunrote Geschwüre, die manchmal eitrig oder blutig-borkig belegt sind. Behandlung: mit Arg. nitr. 0,1 Bals. Peruv 1,0 Vasel. alb. Pasta Zinci āā ad 10,0 mehrmals tägl. bestreichen.

β) BEDNARsche **Aphthen,** kleine, weißliche Epitheldefekte über dem Hamulus pterygoideus oder an der Raphe, entstehen durch Mundauswischen bei Säuglingen und verschwinden nach Absetzen dieses Traumas.

γ) **Lingua geographica.** Nicht selten findet man im Kindesalter auf der Zunge weiße, flächenhafte oder girlandenartige Papillenschwellungen, die unter Umständen Form und Ausdehnung rasch ändern. Die Erscheinung ist harmlos, ihr Zusammenhang mit der exsudativen Diathese fraglich.

Beim **Ankyloglosson** (angewachsenes Zungenbändchen) reicht das Frenulum bis zur Zungenspitze, die eingekerbt erscheint. Entgegen der noch immer herrschenden landläufigen Meinung ist es für Nahrungsaufnahme und Sprechen bedeutungslos[1], eine operative Durchtrennung daher überflüssig.

δ) **Ranula.** Ab und zu findet man im 4.—12. Jahr seitlich im Mundboden mit fadenziehender Flüssigkeit gefüllte Cysten, deren Herkunft nicht geklärt ist. Man läßt die harmlosen Gebilde ausschälen oder eröffnen und veröden, wenn sie beim Sprechen usw. hinderlich sind.

ε) **Hämangiome** und **Lymphangiome** der Lippen, Wangen und des Mundbodens sind oft sehr ausgedehnt und zeigen rasches Wachstum, daher frühzeitige Entfernung, am besten durch Radiumbestrahlung.

ζ) **Mundbodenphlegmone.** Äußerst schmerzhafte Infiltrierung zwischen Unterkiefer und Zungenbein mit hohem Fieber, starker Beeinträchtigung des Allgemeinbefindens, Kieferklemme, Speichelfluß und erschwerter Nahrungsaufnahme. Falls die Eiterung sich nicht abgrenzt und nach außen durchbricht, kommt es zu allgemeiner Sepsis. Daher frühzeitige Spaltung!

η) Die eitrige **Speicheldrüsenentzündung, Sialadenitis** (gewöhnlich der Parotis oder Submaxillaris) befällt meist junge, widerstandslose Säuglinge und macht Fieber sowie schmerzhafte Rötung und Schwellung. Differentialdiagnose gegenüber Lymphadenitis: Bei Druck auf die Drüse erscheint aus der meist geröteten Mündung des Ausführungsganges Eiter. Sie entsteht durch Stomatitis, Verlegung des Ausführungsganges oder auf dem Boden einer Allgemeininfektion. Ihre Prognose ist abhängig vom Gesamtzustand des Patienten. Die Therapie ist chirurgisch. Ebenso die Therapie der *Retentionscysten* der Speicheldrüsen.

3. Entzündungen der Mundschleimhaut

sind im Säuglings- und Kleinkindesalter häufig. Sie entstehen — bei mechanischer Schädigung der Schleimhaut oder allgemeiner Abwehrschwäche — durch Ansiedlung von Eitererregern u. dgl., was durch den Schnuller und durch die Gewohnheit der Kleinen, alle Gegenstände wahllos in den Mund zu stecken, gefördert wird. Nach der Schwere der Entzündung und nach der Art der Erreger unterscheiden wir folgende Formen:

α) **Stomatitis catarrhalis,** gar nicht selten als Begleitsymptom anderer Erkrankungen (Dyspepsie, Infekte u. dgl.) besonders bei Säuglingen. Man findet

---

[1] Die Unfähigkeit, bestimmte Laute (r, t, s) oder Lautverbindungen (sch, st, pf) zu bilden, ist fast ausschließlich auf fehlerhafte Motorik zurückzuführen und wird — am besten im 5. Lebensjahr — durch geeignete Übungsbehandlung in 1—2 Monaten beseitigt.

eine dunkelrote und geschwollene, leicht verletzliche Schleimhaut, dabei besteht mäßiges Fieber, Speichelfluß und Appetitlosigkeit. Differentialdiagnostisch sind evtl. Masernprodromi auszuschließen. Die Erscheinungen verschwinden mit der auslösenden Ursache (s. auch Mundpflege).

β) Bei stärkeren Graden der Entzündung kommt es zur **Stomatitis aphthosa.** Auf der leicht blutenden, hochroten und geschwollenen Schleimhaut des Zahnfleisches, der Wange, der Zunge, der Lippen, seltener des Gaumens bilden sich rundliche oder elliptische, gelblichweiße, flache, fibrinbedeckte Geschwürchen mit kleinem dunkelrotem Saum. Es bestehen starke Schmerzen (Nahrungsverweigerung), nicht selten auch schmerzhafte Schwellung der Submental- und Kieferwinkeldrüsen, mäßiger Foetor ex ore und blutig-borkige Lippen. Fieber und Beeinträchtigung des Allgemeinbefindens sind meist recht bedeutend. Oft findet man auch auf der äußeren Haut in der Umgebung des Mundes oder der Nägel impetigoähnliche, bläschenartige oder schmierig-eitrige Geschwüre. Ein Zusammenhang mit Maul- und Klauenseuche besteht nicht. *Differentialdiagnose:* Bei größeren Geschwüren Di., Lues, Leukämie. *Therapie:* Nach jeder Nahrungsaufnahme Spülen bzw. Sprayen mit Wasserstoffsuperoxyd, 1:6 mit Kamillentee verdünnt. Ferner mehrmals täglich Besprühen oder vorsichtiges Auswischen des Mundes (weicher Haarpinsel!) mit folgender Lösung: Anästhesin 0,2 tct. Myrrh. tct. Ratanh. Glycerin Aqua dest. āā 5,0 oder Einstäuben von Puderzucker. Innerlich genommen wirkt Kal. chloric. in 1—4%iger Lösung (tgl. 2—4 Kaffeelöffel je nach Alter, 3—4 Tage lang) günstig. Die Gefahr der Methämoglobinbildung ist bei dieser Dosierung so gut wie nie gegeben. Wegen der Empfindlichkeit der Schleimhäute läßt man evtl. vor der Mahlzeit etwas Anästhesin einstäuben oder Anästhesinbonbon lutschen und gibt nur gekühlte, flüssige oder breiige Kost (Milch, Breie, Puddings mit reichlich Zucker und Eigelb; Limonaden sind wegen ihres Gehaltes an Fruchtsäuren oft schmerzhaft, also mit Auswahl zu verwenden). Außerdem muß die Übertragung der recht infektiösen Erkrankung durch Vermeidung von Schmierinfektion und durch sorgfältige Reinigung des Eßgeschirrs mit heißem Sodawasser verhütet werden.

γ) **Stomatitis ulcerosa.** Große, schmierig belegte Geschwüre der Gingiva in der Umgebung cariöser Zähne, die ihren Halt verlieren, mit Abklatschgeschwüren an Zunge und Wangenschleimhaut; findet sich meist bei Reduktion der Abwehrkräfte nach schweren Infektionskrankheiten sowie bei Fehl- oder Unterernährung (Vitamin C-Mangel?). Im Ausstrich Spirillen und fusiforme Bacillen. Die Symptome sind ähnlich der Stomatitis aphthosa, aber entsprechend dem stärkeren Ausprägungsgrad der Entzündung viel schwerer. *Differentialdiagnose:* Skorbut, Leukämie, Agranulocytose. *Therapie:* Außer den bei 2 genannten Regeln Einstäuben von Jodoform und Bolus āā oder Pinseln mit 10%igem Salvarsanglycerin. Reichliche Gaben von Vitamin C in Zuckerwasser.

δ) Die schwerste Form ist die **Stomatitis gangraenosa** (Noma, Wangenbrand). Aus einem mißfarbenen Infiltrat mit mächtigem Ödem entsteht rasch ein Geschwür, das in wenigen Tagen die ganze Wange zerstört. Es tritt nur bei völligem Darniederliegen aller Abwehrkräfte (z. B. nach Masern) auf und ist dank der heute üblichen Pflege und guten Ernährung infektiös kranker Kinder außerordentlich selten geworden. *Therapie:* Bluttransfusionen, Jodoformpuder, Salvarsanglycerin und evtl. ausgiebige Excision des Geschwürs.

4. Soor

entsteht durch Wucherung des Soorpilzes auf der Mundschleimhaut. Die Entwicklungsbedingungen für ihn sind auf der gesunden Schleimhaut ungünstig, deshalb findet man die Erkrankung fast nur in den ersten Lebensmonaten und infolge lokaler oder allgemeiner Resistenzverminderung z. B.

bei Infekten, Magen-Darmkatarrhen und falsch verstandener Mundpflege (Auswischen). Bei älteren Säuglingen und Kindern jenseits des 1. Jahres ist das Haften des Soors immer ein Zeichen schwerer Allgemeinerkrankungen. Auf der geröteten Schleimhaut sind spritzerartige weiße Auflagerungen zu finden, die in schwereren Fällen einen dichten Rasen bilden. Milchreste, mit denen sie verwechselt werden können, sind abwischbar. Bei geringem Ausprägungsgrad ist Verwechslung mit KOPLIKschen Flecken möglich. Hier kann unter Umständen die mikroskopische Untersuchung und die Berücksichtigung des Alters vor Fehldiagnosen schützen. Abgesehen von den seltenen Fällen, in denen der Soor durch Hinabsteigen zu Laryngitis und Erstickungsgefahr führt, ist die Ansiedlung des Pilzes auf der Schleimhaut harmlos. Der mit dem Stuhl ausgeschiedene Soorpilz kann in der Umgebung des Afters zu kleinen Geschwüren führen. *Therapie:* Abgesehen von der Behebung der Ernährungsstörung bzw. des Infektes wirkt am besten Boraxglycerin in 10—20%iger Lösung (6—8mal am Tag mit einem *weichen* Pinsel auftragen, die völlige Verteilung im Mund geschieht von selbst). Wenn die Säuglinge gegen Glycerin empfindlich sind, kann man auch mehrmals täglich Borsäurepulver einstäuben.

5. Zahndurchbruch und Zahnkrankheiten.

a) Zahndurchbruch.

Physiologie der Zahnentwicklung, sowie Zeitpunkt und Reihenfolge des Zahndurchbruchs s. S. 13. Bei *abnorm früher Zahnung* (in den ersten 4 Lebensmonaten) haben die Zähne nur schwache Wurzeln und fallen frühzeitig aus. *Verspäteter Zahndurchbruch* als Symptom von Allgemeinerkrankungen s. S. 506. Häufig liegt aber auch eine (familiäre) Besonderheit vor, indem die Zähne gruppenweise durchbrechen, so daß etwa bis zum 12. Monat noch kein Zahn vorhanden ist und dann 6—8 auf einmal kommen.

Der *Durchbruch der Milchzähne* ist ein physiologischer Vorgang, der höchstens für einige Tage eine leichte Reizung der Gingiva, Unruhe, etwas schlechte Stühle, verminderte Appetenz und subfebrile Temperaturen hervorruft. Vorhandene Krankheiten können verschlimmert und latente Diathesen manifest werden. Selten setzt sich bei Schleimhautverletzungen an der Durchtrittstelle eine lokale Infektion fest und breitet sich im Zahnsäckchen aus. Sie ist an Gingivitis oder leichter paradentaler Eiterung erkennbar und kann kurzdauernde Verschlechterung des Allgemeinbefindens und geringfügige Temperaturen bedingen, führt aber nur äußerst selten zu sequestrierender Zahnkeimentzündung. *Alle anderen Erscheinungen* (Fieber, Durchfälle, Krämpfe u. dgl.) *sind als ausgesprochene Krankheitssymptome anzusehen und müssen auf ihre Ursache hin untersucht werden.* Die Häufung von Krankheiten während des Zahnens hat folgende Gründe: In diesem Alter schwinden die von der Mutter mitgegebenen Vitamin- und Immunkörperdepots. Ferner ist während des Zahndurchbruches das allgemeine Wohlbefinden etwas gestört und die Anfälligkeit des Organismus erhöht. Andererseits kann aber der Zahndurchbruch während und nach fieberhaften Krankheiten auch die Folge der vermehrten Umbauprozesse während des Fiebers sein. Der Rest der „Zahnkrankheiten" ist einfach zufälliges Zusammentreffen.

b) Mund- und Zahnpflege, Zahnprophylaxe, Krankheiten und Anomalien der Zähne.

Eine besondere Mundpflege des gesunden Kindes (Auswischen u. dgl.) während des ersten Lebensjahres ist nicht nur überflüssig, sondern schädlich, weil sie zu Verletzungen der zarten Schleimhaut und sekundärer Entzündung führt (Stomatitis, Soor, BEDNARsche Aphthen). Sobald das Milchgebiß annähernd vollständig ist, beginnt die Mundpflege, die bei gesunden Kindern mit der Zahnpflege identisch ist. Bei *kranken*, vor allem bei fiebernden Kindern *ist der Mundpflege besondere Aufmerksamkeit zu widmen*. Ausgetrocknete Mundschleimhaut oder borkige Beläge auf Zunge und Gaumen bedeuten einen schweren Pflegefehler. Sie sind vorsichtig mit einem Mulltupfer und 1%igem Wasserstoffsuperoxyd abzulösen, danach wird die Mundschleimhaut mehrmals täglich mittels eines weichen Haarpinsels (nicht Wattetupfer!) mit 10—20%igem Boraxglycerin befeuchtet. Prophylaxe: Häufiges Mundspülen mit Kamille unter Zusatz von Glycerin und eventuell ein wenig Wasserstoffsuperoxyd, bei Säuglingen und Kleinkindern aussprayen oder Bepinseln mit Glycerin und Chamomillysat, 2:1, ferner sorgfältige und behutsame Reinigung der Zähne.

Die Bedeutung der **Zahnpflege** erhellt daraus, daß 90% aller Menschen an Caries und 40—50% an anderen Zahnkrankheiten (Paradentose oder Anomalien) leiden, und zwar ist die Caries um so häufiger, je mehr sich der Lebensstandard dem der zivilisierten Länder nähert.

Die Prophylaxe muß bereits beim Milchgebiß einsetzen, weil sich dessen Vernachlässigungen an den bleibenden Zähnen rächt. Sie ist vom Kinderarzt zu überwachen bzw. anzuregen und umfaßt folgende Aufgaben:

α) **Regelung der Ernährung**, deren Einfluß auf Zahn- und Kieferbildung ein doppelter ist. a) Der Aufbau und die Mineralisation des Zahns ist abhängig von der Zusammensetzung der Nahrung, wobei die Vitamine B_1, C und D Bedeutung haben (s. auch S. 197). Die Vitaminprophylaxe hat möglichst früh — am besten schon in der Gravidität — einzusetzen. Der Wert von zusätzlichen Kalkgaben ist zweifelhaft. b) Die mechanische Leistung beim Kauen bildet einen wichtigen Reiz für die Entwicklung und Bildung des Kiefers. Grobe Speisen, insbesondere grobes Brot scheuern außerdem alle Zahnflächen gründlich ab, so daß sich Speisereste und Zahnstein nicht festsetzen.

β) Die Nahrung des heutigen Kulturmenschen ist so wenig geeignet, die Caries zu verhüten, daß wir auf eine **künstliche Reinigung des Gebisses** nicht verzichten können. Sie wird nach Durchbruch der ersten Milchmolaren begonnen und soll nach der Mahlzeit und vor der Nachtruhe geschehen, weil die Mundreinigung unter Tags durch Speichelfluß, Sprechen u. dgl. bis zu einem gewissen Grad von selbst erfolgt. Die Zahnbürste soll weich und nicht zu groß sein, als Zusatz genügt gewöhnliche Schlämmkreide. Man achte darauf, daß nicht nur die buccalen und die Kauflächen, sondern auch die lingualen Flächen der Zähne bearbeitet werden. Die Bewegungsrichtung ist die der Spalten zwischen den Zähnen, also nach oben und unten und an den Kauflächen radiär.

γ) **Cariesbehandlung.** Vom 3. Lebensjahr an soll eine regelmäßige Zahnkontrolle erfolgen. Auch kleine Defekte müssen gefüllt werden, um die Funktion des Zahnes möglichst lange zu erhalten. Bei Erkrankung der Markhöhle ist eine Wurzelbehandlung durchzuführen, weil Wurzelspitzenentzündungen auch beim Milchgebiß Ausgangspunkt von septischen und toxischen Prozessen werden können und die Schmelzbildung des Ersatzzahns stören.

δ) **Prophylaxe der Bißanomalien.** Die meisten Stellungsanomalien sind wahrscheinlich konstitutionell bedingt. Auch starke Hyperplasie der Rachentonsillen führt durch Erhöhung des Gaumengewölbes und seitliche Kompression des Oberkiefers zu Bißfehlern, die nach Entfernung der Wucherungen zurückgehen. Dagegen ist der Einfluß des Lutschens wohl überschätzt worden. Immerhin wird man exzessives Lutschen unterbinden; man unterstützt die erzieherischen Maßnahmen durch Bestreichen des Lutschfingers mit Chinin oder Fel tauri (10% in 50%igem Alkohol), durch Bewickeln mit Leukoplast, durch Überziehen eines Fingerlings oder durch Armmanschetten. Bei sehr nervösen „Nachtlutschern" für die erste Zeit ein Einschlafmittel (Hovaletten, Somnifen, Evipan). Alle stärkeren Anomalien (Retrognatie, Prognatie, Überbiß, offener Biß usw.) erfordern *frühzeitige* Behandlung, eventuell schon beim Milchgebiß, weil die Durchführung dann leichter ist und der Durchbruch der bleibenden Zähne korrigiert wird. Nach der Pubertät ist der Erfolg überhaupt nicht mehr garantiert. Die modernen orthodontischen Methoden sind schmerzlos und gefährden die Zähne nicht. Oft kann mit abnehmbaren Apparaten behandelt werden, die das Kind selber einsetzt, so daß sie z. B. nur während der Nacht getragen werden brauchen.

II. Erkrankungen der Nase und des Rachens.

1. Die akute Rhinopharyngitis.

Der Schnupfen kann *beim jungen Säugling* und noch mehr beim Frühgeborenen zu einer schweren Krankheit werden. Die Ursache liegt zunächst darin, daß die Nasengänge, vor allem die Choanen, sehr eng sind und deshalb leicht verlegt werden und daß die Behinderung der Nasenatmung die Nahrungsaufnahme, besonders das anstrengende Saugen an der Brust erschwert und damit die Gefahr des Rückgangs der Muttermilch und der Inanition heraufbeschwört. Noch bedenklicher ist, daß der Schnupfen nicht isoliert bleibt, sondern fast stets auf den benachbarten Pharynx übergreift und damit zum Schrittmacher der Otitis und Bronchopneumonie wird (s. auch S. 581 und „Grippe", S. 422). In den leichteren Fällen sind die *Symptome:* Temperaturerhöhung, Schniefen, Niesen, wässerige, später schleimig-eitrige Sekretion mit Borken am Naseneingang. Die Schleimhaut ist gerötet und geschwollen. Laune und Appetit sind stark herabgesetzt, die Stuhlqualität verschlechtert. Hinter dem Sternokleido und auf dem Mastoid sind die regionären Drüsen als weiche, wenig schmerzhafte, bis bohnengroße Drüsen zu tasten. *Differentialdiagnostisch* kommt in den ersten Lebensmonaten Lues in Betracht und bei Blutbeimengungen Nasendiphtherie. Manchmal ist beim Säugling nur der rückwärtige Teil der Nase befallen und führt ohne Sekretion am Naseneingang zu forcierter Mundatmung, oft mit stark zurückgebeugtem Kopf (Rhinitis postica). *Jenseits der ersten Lebensjahre* verläuft der isolierte Schnupfen wie beim Erwachsenen.

Die Entzündung der Nasenschleimhaut greift beim Säugling so gut wie immer, im 2. und 3. Jahr sehr häufig auf den Pharynx über *(Rhinopharyngitis, Angina retronasalis)*. Das Fieber kann auch bei geringfügigem Lokalbefund bis zu 39⁰ und 40⁰ betragen, unter Umständen weit über eine Woche dauern und Erbrechen, starke Unruhe, eventuell auch Krämpfe auslösen. Die Sekretion aus der Nase ist davon abhängig, wie stark deren vordere Abschnitte betroffen sind. In den ersten Tagen ist der eigentliche Krankheitsprozeß noch vom Gaumensegel verdeckt. Später treten auf der unveränderten hinteren Rachenwand die Lymphdrüsen als kleine hochrote Knötchen hervor; schließlich greift die Entzündung auf die ganze Schleimhaut, vor allem auf die sog. Seitenstränge vor den Muskeln des Levators über. Glasiger, später gelblichgrüner, eitriger Schleim tritt beim Würgen von oben herunter oder überzieht die Schleimhaut in großer Ausdehnung und wirkt oft als Brech- und Hustenreiz. Appetitlosigkeit und Schluckbeschwerden sind recht groß und es besteht starker Foetor ex ore, der oft schon in den ersten Augenblicken der Untersuchung auf den richtigen Weg leitet. Nicht selten führen die geschwollenen Retropharyngeal- und Nackendrüsen zu starkem Rückwärtsbeugen des Kopfes, so daß, besonders wenn die Fontanelle gespannt ist, auf den ersten Blick an eine Meningitis gedacht wird.

Bei älteren Kindern findet man die Pharyngitis — abgesehen von der isolierten Form — mehr im Zusammenhang mit Tonsillitiden. Das Fieber kann bedeutend sein, aber die Allgemeinbeschwerden sind stets viel geringer, als beim Säugling. Im Vordergrund stehen die kloßige Sprache, die Schluckbeschwerden und die Schwierigkeit, den Schleim durch Ausschnauben nach vorn zu befördern. Foetor und die Nackendrüsen leiten auf die Diagnose hin.

Differentialdiagnostisch ist bei eitriger Pharyngitis an Diphtherie zu denken. In Epidemiezeiten kann die Abgrenzung der katarrhalischen Form gegenüber Poliomyelitisprodromen Schwierigkeiten machen.

Im Verlauf von 4—8—10 Tagen heilt die Erkrankung meist ab, bei abwehrgeschwächten und ernährungsgestörten Säuglingen kann sie jedoch — weniger wegen der lokalen Veränderungen, sondern wegen der Wirkung auf den Allgemeinzustand und wegen der Komplikationen (Otitis, Pneumonie) — unheimlich werden. Wenn sie ohne Komplikationen länger anhält, sinkt die Temperatur etwas ab und die Allgemeinerscheinungen sind gering. Ab und zu setzt die Erkrankung von vornherein weniger stürmisch ein und bleibt dann nicht selten längere Zeit unerkannt.

Therapie. In den ersten Tagen sind oft Schwitzpackungen von Erfolg, die man an 1 oder 2 aufeinanderfolgenden Tagen wiederholen kann. Bei hohen Abendtemperaturen gibt man kühle Packungen oder Bäder, oder, wenn man sich über Art und Umfang der Erkrankung im klaren ist, Antipyretica (Pyramidon oder eines der Kombinationspräparete, am besten als Zäpfchen z. B. Ditonal).

In diesen Fällen wird auch das Schwitzen besser auf den Vormittag verlegt, um Überhitzung und eventuell Krämpfe und Kollaps zu vermeiden. *Bei allen akuten Entzündungen des Nasopharynx wird trockene Luft unangenehm empfunden*; daher ist auch die kalte, trockene Winterluft, die bei Bronchopneumonie so gute Dienste leistet, nicht zu empfehlen. In der kühlen Jahreszeit muß die Zimmerluft durch Aufhängen von feuchten Laken oder Verdampfenlassen von Wasser (eventuell mit Kamillosan- oder Terpentinöl- oder Vaporinzusatz) auf den optimalen Feuchtigkeitsgehalt gebracht werden[1]. Oder man stellt am Fußende des Bettes mehrmals täglich für 1—2 Stunden einen elektrischen Kocher mit Wasser auf und bedeckt das Ganze zeltartig mit Laken. Natürlich darf aber die Forderung nach frischer Luft nicht vernachlässigt werden! (In der wärmeren Jahreszeit häufig lüften, im Winter stundenweiser Aufenthalt des Bettes in einem vorher gelüfteten zweiten Raum.) Starke Verschleimung des Pharynx erfordert 1—2mal täglich Aussprayen mit 0,5—1%igem H_2O_2 und Einträufeln von 5—8%iger Targesinlösung. Die Nase wird regelmäßig mit Wattetampon oder durch Ausschnaubenlassen (jede Seite einzeln!) gereinigt und mehrmals mit Targesinsalbe, Kamillosansalbe oder 5—10%iger halbflüssiger essigsaurer Tonerdesalbe behandelt. Um die Schleimhaut abzuschwellen, setzt man $0,3^0/_{00}$ Adrenalin oder 3% Ephetonin zu. Die Umgebung der Nasenöffnung wird mit Zinkpaste u. dgl. abgedeckt. Gegen Hustenreiz Codeinpräparate. Wegen der starken Mundatmung sorgfältige Mundpflege (S. 510). Bei geschwollenen Halsdrüsen, hohem Fieber und Halsschmerzen Eiskravatte. Die Ernährung macht oft viel Schwierigkeiten, teils wegen der Schluckbeschwerden, teils, weil fiebernde Kinder überhaupt nicht gern essen. Man reicht Gefrorenes, kalte Milch, Obstsäfte und Limonade, mit 100—150 g Traubenzucker pro Tag und einigen Eigelb calorisch angereichert. Nach Abklingen der akuten Erscheinungen geht man allmählich auf normale Kost über. Bei Säuglingen denke man an die Gefahr der sekundären Dyspepsie (s. auch S. 145). Das Aufstehen geschieht 24—48 Stunden nach Entfieberung, das Ausgehen je nach der Witterung 1—3 Tage später.

Da alle therapeutischen Maßnahmen wenig befriedigen, muß bei jüngeren Säuglingen besondere Aufmerksamkeit auf die *Prophylaxe* gerichtet werden. Fremde Personen werden prinzipiell ferngehalten. Die Mutter oder Pflegerin betritt bei Katarrhen der oberen Luftwege das Zimmer erst, nachdem sie sich ein mehrfach zusammengelegtes Tuch vor Mund und Nase gebunden hat.

Der einfache Schnupfen hinterläßt für 3—4 Monate eine gewisse Immunität. Häufen sich die Anfälle, dann kann eine Allergie vorliegen (im Sekret reichlich eosinophile Zellen). Ältere Säuglinge und Kleinkinder leiden manchmal an monatelanger profuser, seröser Sekretion, die jeder Schnupfentherapie trotzt, aber auf völligen Milchentzug schlagartig verschwindet und damit den Zusammenhang mit exsudativer Diathese aufzeigt. Bei *chronischem Schnupfen* denke man auch an Di., Adenoide und im Spielalter an Fremdkörper in der Nase.

2. Die übrigen Erkrankungen der Nase.

α) Die **Rhinitis atrophicans** (borkig belegte, abnorm trockene dünne Schleimhäute) und die erst gegen Ende der Kindheit auftretende **Ozaena** sind außerordentlich selten. Ihre recht undankbare Behandlung wird besser dem Otiater überlassen.

β) **Nasenbluten** (als Symptom von Allgemeinerkrankungen s. Einleitung S. 506) kommt öfters als Begleiterscheinung von Angina und Pharyngitis oder als Folge eines Traumas vor. Meist handelt es sich um Blutung aus dem teleangiektatisch, entzündlich oder geschwürig veränderten Locus KIESSELBACH, der durch Kratzen mit dem Fingernagel u. dgl. immer wieder

---

[1] Bei einer Außentemperatur um 0⁰ braucht ein mittelgroßes Zimmer *unabhängig von der Art der Heizung* dazu pro Tag wenigstens 1—2 Liter Wasser!

von Neuem arrodiert wird. Während des Schlafes wird das Blut oft verschluckt und später erbrochen. Die dunkle Farbe des mit viel mit Magensaft vermischten Blutes und die Blutgerinnsel auf der hinteren Rachenwand klären die Harmlosigkeit der Situation auf. Die Stillung gelingt durch Bettruhe mit kalten Umschlägen und Hochlagerung des Kopfes, Kompression der blutenden Stelle von außen, notfalls Tamponade mit Clauden, Stypticin, Adrenalinwatte (BELOCQUEsche Tamponade ist überflüssig). Nachher Behandlung der blutenden Stellen mit essigsaurer Tonerdesalbe. Bei Neigung zu Rezidiven ätzt man nach Anästhesie mit 2%iger Novocainlösung die Stelle (am Septum 1 cm vom Naseneingang nach innen) mit verflüssigter Trichloressigsäure, Chromsäure oder 10%iger Höllensteinlösung. Während der nächsten Tage Kontrolle (cave Verklebungen!) und sorgfältige Salbenbehandlung.

γ) **Fremdkörper** in der Nase werden durch Ausschnaubenlassen (die andere Nase zuhalten), mit einer Pinzette oder bei schwer zu fassenden Gegenständen mit einem gebogenen Häkchen entfernt.

δ) **Erkrankungen der Nebenhöhlen** kommen in den ersten Lebensjahren wegen ihrer Kleinheit kaum vor, allenfalls noch *Entzündungen der Siebbeinzellen. Symptome:* Hohes Fieber, starker eitriger Schnupfen, Eiter im mittleren Nasengang, nicht hämorrhagische Schwellung des gleichseitigen Oberlids ohne Conjunctivitis, eventuell Protrusio bulbi. Die Ethmoiditis kann zu Panophthalmie, Thrombophlebitis, Meningitis, Hirnabsceß führen. Man überweist dem Otiater. Im Schulalter kann sich im Gefolge eines chronischen Schnupfens die *Oberkieferhöhle* entzünden. Symptome: Schwellung des Unterlids, Druckschmerz unterhalb der Orbita, Kopfschmerzen, besonders morgens. Die Röntgenaufnahme sichert die Diagnose. Oft gelingt es durch Kopflichtbäder, Schwitzpackungen und Behandlung der Nase die Entzündung zu beeinflussen. Sonst überweist man an den Facharzt.

ε) Angeborene **Choanenatresie** (zwangsweise Mundatmung, Cyanose beim Trinken) ist zur Durchstoßung möglichst bald dem Facharzt zu überweisen.

ζ) Angeborene **Atresie des Tränennasengangs** (durchaus nicht ganz selten) macht eine chronische und unbeeinflußbare *einseitige* Conjunctivitis. Die Behebung des Zustandes ist bei rechtzeitiger Behandlung einfach, in verschleppten Fällen nur durch Plastik möglich, daher bei Verdacht frühzeitige Überweisung an den Augenarzt.

3. Angina.

Angina ist eine akute Entzündung des Rachens, vor allem der Gaumenmandeln. Sie ist eine der häufigsten Erkrankungen im Kindesalter, aber oft verkannt, weil die Kinder keine Halsschmerzen angeben oder sie falsch (bis zum 3. und 4. Lebensjahr als „Bauchweh") lokalisieren. Die Erkrankung tritt im Schulalter gewöhnlich isoliert auf, im Kleinkindesalter dagegen meist im Zusammenhang mit Pharyngitis und Schnupfen; bei Säuglingen kommt sie kaum vor (s. auch Angina punctata). Viele Kinder zeigen eine ausgesprochene Disposition dazu und werden dann jahrelang von häufigen und schweren Anginen heimgesucht. Nicht selten entwickelt sich dabei eine sekundäre Tonsillenhypertrophie (s. dort). Gegen Ende der Kindheit verschwindet diese Anfälligkeit der Rachenorgane regelmäßig spontan. Über den Einfluß von Abkühlung, Virusinfektion und Wetter als Entstehungsursache bzw. disponierendes Moment s. S. 505.

Diagnose. Hinweisend sind häufig der Mundgeruch und die Schwellung der Kieferwinkeldrüsen. Die Unterlassung der Mundinspektion am Schluß einer Untersuchung ist immer ein Kunstfehler. Man trachte die ganze Vorderseite der Tonsillen und durch Hervorrufen des Würgreizes auch die mediale, bzw. Rückseite zu Gesicht zu bekommen. Die Tonsillen sind mehr oder weniger geschwollen und gerötet (Ang. catarrhalis) und haben meist mehrere gelbe Stippchen von Stecknadelkopf- bis zu Linsengröße (Ang. follic. bzw. lacun.). Im Abstrich findet man Strepto- und Pneumokokken, Mikrococc. catarrh., Influenzabacillen u. dgl. *Differentialdiagnose:* vor allem gegenüber Di. (Geruch, Farbe, Festhaften der Beläge, Abstrich), Scarlatina (flammende Rötung, Enanthem, Exanthem), Leukämie, Angina Plaut-Vincenti.

Die Erkrankung verläuft in vielen Fällen mit hohen Temperaturen bis zu 40°, unter Umständen für mehrere Tage und mit Schluckbeschwerden, die zu Nahrungsverweigerung führen. Dazu kloßige Sprache und Foetor. Das Allgemeinbefinden ist sehr wechselnd gestört, besonders Kleinkinder findet man nicht selten trotz hohen Fiebers und schwerer Lokalsymptome lebhaft spielend außer Bett. Nach wenigen Tagen schwellen regelmäßig die regionären Lymphdrüsen im Kieferwinkel an. Man hüte sich aber davor, alte, derbe Drüsen auf die vorliegende Erkrankung zu beziehen.

Therapie. Isolieren. Bei hohem Fieber kühle Packungen; wenn der Prozeß übersichtlich ist, auch Fiebermittel. 3—4mal täglich Halsumschläge, bei Temperaturen über 38,5 stubenwarm, sonst heiß. Nachts nur ein trockener Wickel oder Ölwickel. Lokal ist Spray, Einträufelung oder Pinselung mit 5—8%iger Targesinlösung zu empfehlen. Trotz gegenteiliger Behauptung ist das Gurgeln bei größeren Kindern oft von sichtlichem Nutzen, wenn die Technik richtig ist: Kopf weit zurück, Mund weit aufmachen, Zunge herausstrecken. Das Gurgelmittel soll mild sein, um die Schleimhäute nicht zu schädigen: Kamillozon, Alaunlösung, Kochsalzlösung oder Salbeitee, dem auf 200 ccm eine halbe Citrone und ein halber Teelöffel H_2O_2 zugesetzt wird. Es muß häufig (stündlich oder halbstündlich) gegurgelt werden. Bei kleineren Kindern kann Einstäuben von Puderzucker oder Lutschenlassen von Silargetten, Panflavin, Chinomint u. dgl. helfen. Man muß sich aber darüber klar sein, daß die lokalen Maßnahmen allein nur von mangelhaftem Erfolg sind, weil eine Allgemeinerkrankung vorliegt. Daher ist auch im Anfang von Schwitzpackungen reichlich Gebrauch zu machen. Ernährung s. S. 512. Das erste Aufstehen 1—2 Tage nach Entfieberung. Bei rezidivierenden Anginen kann man Absaugen der Tonsillen (2mal wöchentlich) versuchen; s. hierzu auch S. 517.

Angina punctata. Bei Säuglingen kommt eine Sonderform von Anginen vor, bei der auf der blassen, nicht oder kaum vergrößerten Tonsille ganz kleine weiße Stippchen zu sehen sind, und die außer geringfügigen Temperaturen keinerlei Beschwerden und kaum eine Beeinträchtigung des Allgemeinbefindens im Gefolge hat. Die Erscheinung trotzt allen noch so gut gemeinten Therapieversuchen und verschwindet nach geraumer Zeit spontan.

Bei der **Angina Plaut-Vincenti** ist charakteristisch, daß der schwere, meist einseitige Lokalbefund zu den geringfügigen Allgemeinerscheinungen in starkem Mißverhältnis steht. Anfänglich tritt ein schmieriger, grauweißer Belag auf, der dann zu einer Nekrose der Schleimhaut und zu einem scharfrandigen, schmierig belegten Geschwür führt. Es besteht starker Foetor. Im Abstrich Spirillen und fusiforme Stäbchen. *Behandlung:* mehrmals täglich pinseln mit 5%iger Pyoktaninlösung oder mit 10%igem Salvarsanglycerin. Unter Umständen 1—2 i.m. Injektionen von Myosalvarsan.

Die sehr seltene *Agranulocytenangina* verläuft mit hohem Fieber und schwersten Allgemeinerscheinungen. Das weiße Blutbild zeigt einen Abfall der Leukocyten bis auf wenige Hundert im Kubikmillimeter und Verschwinden der Neutrophilen und Eosinophilen. Prognose infaust. Man versucht Bluttransfusionen, tägliche Injektion von Granocytan (5—10 ccm p. dosi) und Röntgenreizbestrahlung der Röhrenknochen (5% der HED.).

Der **Paratonsillarabsceß** führt zu Rötung und — meist einseitiger — hochgradiger und sehr schmerzhafter Schwellung der Tonsillen und des paratonsillären Gewebes. Es kommt zu Speichelfluß, Kieferklemme, starken Schluckbeschwerden und kloßiger Sprache. Wegen des glasigen Ödems von Gaumen und Uvula wird die Krankheit nicht selten mit maligner Di. verwechselt. Aber im Gegensatz dazu sind die Lymphdrüsen zwar vergrößert und schmerzhaft, jedoch nie ödematös, der Mundgeruch ist anginös, nicht süßlich, die typischen Beläge fehlen. *Behandlung:* In den ersten 2—3 Tagen Eiskravatte, später Antiphlogistine. Mundspülen mit Kamille unter Zusatz von etwas H_2O_2. Gurgeln ist wegen der Kieferklemme nur sehr schlecht möglich. Gegen die Schmerzen Veramon oder Optalidon. Gegen das Ödem täglich Calcium i.v. Sobald Fluktuation eingetreten ist (nach 2—4 Tagen), Incision: Chloräthylrausch, Oberkörper aufgerichtet, Kopf gut fixiert, Mundsperrer. Man macht oberhalb und etwas medial von der Tonsille mit einem Skalpell, das $^1/_2$ cm von der Spitze mit Leukoplast umwickelt ist, einen $^1/_2$—1 cm langen Schnitt; danach Kopf stark nach vorne beugen lassen. Dann wird die Wunde noch einmal mit der Kornzange leicht gespreizt. Nachbehandlung: Antiphlogistine und Calciuminjektion für 2 Tage; am 2. Tag eventuell die Wundränder noch einmal spreizen; Schmerzmittel. Ernährung mit flüssiger, gekühlter Kost.

Der **Retropharyngealabsceß** kommt fast ausschließlich in den ersten beiden Lebensjahren vor. Die starke Schwellung der hinteren Rachenwand führt zu rückwärts gebeugtem Kopf, pharyngealem Stridor (Atemnot mit grobem Rasseln und Schnarchen ohne Heiserkeit oder Husten), gaumigem Weinen und Nahrungsverweigerung nach wenigen hastigen Zügen. Es kann zu richtigen Erstickungsanfällen kommen. Die starke Verschleimung des Pharynx und die hochgewürgte Nahrung verdecken den eigentlichen Prozeß, so daß die Krankheit oft nicht diagnostiziert wird. Bei tiefem Sitz des Abscesses ist die Diagnose durch Inspektion allein häufig überhaupt nicht möglich. Bei Palpation fühlt man an der hinteren Rachenwand eine mehr oder weniger fluktuierende Vorwölbung. Differentialdiagnose gegenüber Rhinitis postica, Pharyngitis, Croup und eventuell Senkungsabsceß. *Behandlung:* Umschläge mit Antiphlogisticum, Enelbin u. dgl. Bei Fluktuation möglichst bald incidieren: Chloralhydrat oder Evipannarkose; dann geht man unter Leitung des linken Zeigefingers mit dem vorher präparierten Skalpell (s. oben) ein. Übrige Technik und Nachbehandlung s. Paratonsillarabsceß.

4. Die Hypertrophie des WALDEYERschen Rachenrings.

Die Rachen- und Gaumentonsillen sind 2 Teile einer funktionellen Einheit, des WALDEYERschen Rings, dessen Bedeutung zur Zeit noch unklar ist. Die Rachenmandel ist schon im Säuglingsalter recht deutlich ausgebildet, hat den Höhepunkt ihrer Entwicklung im 5.—6. Jahr und bildet sich gegen das 10.—12. Jahr zurück. Die Gaumenmandeln haben erst gegen Ende der Säuglingszeit eine nennenswerte Größe und hinken auch in ihrer weiteren Entwicklung etwas nach. Entsprechend ihrer Lage und ihrem anatomischen Aufbau sind die beiden Mandeln auch in ihrer pathologischen Eigenschaft verschiedenartig.

a) **Adenoide Vegetationen.** Die Rachentonsillen können bereits in den ersten Lebensjahren hypertrophieren, manchmal ohne äußerlich erkennbaren Grund, meist sind aber gehäufte Nasopharyngitiden dafür verantwortlich. Die Folge ist Verlegung der Choanen mit Behinderung der Nasenatmung und Sekretstauung, dadurch Begünstigung neuer Rhinopharyngitiden, die wieder zu einer Vergrößerung der Tonsillen führen, so daß ein Circulus vitiosus entsteht. Mit der Zeit stellen sich falsche Kieferbildung, schlechte Entwicklung des Gaumens und der Nasenscheidewand sowie kloßige Sprache ein. Weiter kommt es oft zu einer Verlegung der Tube, dadurch zu Hörstörungen (eingezogenes Trommelfell! Differentialdiagnose gegenüber Lues) und Sekretstauung im Mittelohr, bei Pharyngitis zu Tubenkatarrh und schließlich zu Otitis. Die Kinder haben einen charakteristischen Gesichtsausdruck mit vorstehendem, schmalem Oberkiefer, etwas vorquellenden Augen und ständig offenem Mund (s. Abb. 1). Sie leiden unter Appetitlosigkeit, Durst, trockenem Rachen und unruhigem Schlaf mit Schnarchen. Die Cervicaldrüsen schwellen an und nicht selten stellt sich auch ein quälender Reizhusten (besonders morgens und abends) ein. Infolge der Schwerhörigkeit und einer noch nicht geklärten mangelhaften Aufmerksamkeit erscheinen die Patienten geistig nicht vollwertig, was durch den Gesichtsausdruck unterstrichen wird. Die Therapie beweist aber, daß die geistigen Fähigkeiten unbeeinflußt sind.

Die klinischen Erscheinungen und der Habitus lassen die *Diagnose* leicht stellen. Sie wird durch die Rhinoskopia post. oder ant. gesichert, die aber beide im Kindesalter schwierig sind und deshalb besser vom Facharzt ausgeführt werden. Zur Palpation steht man hinter dem Patienten, hält den Mund durch einen seitlich zwischen die Zähne eingeführten Knebel offen und führt den gekrümmten Zeigefinger hinter dem Gaumensegel nach oben. Da die Methode recht gewaltsam ist, soll sie bei sensiblen Kindern nicht angewendet werden.

Therapie. Man kann zunächst mit knapper, milchfreier Obst- und Gemüsekost eine Reduktion des Organs versuchen. Auch konsequente Applikation von 0,1%iger Adrenalin-, 3%iger Targesin- oder 0,25%iger Zinksulfatlösung oder Inhalationen mit ätherischen Ölen(Inspirol usw.) wirken in diesem Sinn. Bei Reizhusten Codeinpräparate. Die Neigung zu Entzündungen wird oft durch Klimawechsel gut beeinflußt, als Ersatz kann man zu Hause Solebäder und eine Trinkkur mit Weilbacher Schwefelquelle (s. S. 521) versuchen. Die Indikation zur Operation ist gegeben, wenn die Nasenatmung stark behindert ist und den Schlaf beeinträchtigt, wenn sich Hörstörungen und Schwierigkeiten in der Schule einstellen und wenn die Adenoide durch häufige Entzündungen zu Pharyngitiden, Schnupfen, Bronchitiden, Otitiden usw. führen. Die Entfernung der Adenoiden hat gründlich zu geschehen. Sie soll möglichst nicht vor dem 4. bis 5. Lebensjahr ausgeführt werden, weil sonst die kompensatorische Wucherung der zurückgebliebenen Teile (besonders in der Rosenmüllerschen Grube, die kaum völlig ausgeräumt werden kann) den Erfolg vereitelt. Auch wird man natürlich nicht gerade in der Rekonvaleszenz nach einer Otitis u. dgl. oder während einer Scharlach-, Grippe- oder Diphtherieepidemie operieren lassen. Der Eingriff selbst *(s. Schrifttum)* ist harmlos und nach wenigen Tagen völlig überstanden. Während dieser Zeit gekühlte, flüssige bzw. breiige Nahrung. Der *Erfolg* ist meistens erstaunlich gut: Alle Symptome verschwinden in kurzer Zeit. Wenn das Abgewöhnen der Mundatmung Schwierigkeiten macht, kann man für einige Wochen Kaugummi lutschen lassen.

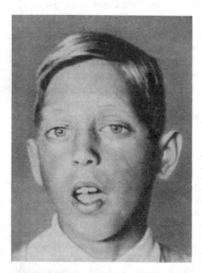

Abb. 1. Gesichtsausdruck bei Adenoiden.
(Königsberger Univ.-Kinderklinik.)

β) Die **nichtentzündlichen hyperplastischen Gaumentonsillen** ragen als blaßrote, nicht injizierte und wenig zerklüftete Gebilde um mehr als das physiologische Maß (3—8 mm) in den Pharynx hinein. Sie stellen wegen der Beweglichkeit des Pharynx nur bei exzessiver Vergrößerung ein Hindernis beim Schlucken und Atmen dar. Auch sind sekundäre Entzündungen nicht so häufig wie bei den Adenoiden, weil die Sekretstauung fehlt. Die Hyperplasie scheint weder das Haften eines unspezifischen Tonsilleninfektes noch die Entstehung der typischen Halsinfektionen (Scharlach und Di.) zu begünstigen; höchstens der *Verlauf* der Di. kann durch die Verengerung des Pharynx beeinflußt werden. Daher ist die *Operation* bei der *nicht*entzündlichen Tonsillenhypertrophie — es genügt hier die Kappung — nur dann zu vertreten, wenn sie wirklich beim Schlucken oder Sprechen hinderlich ist. Auch bedenke man, daß durch die Entfernung der Tonsillen die Neigung zur Hyperplasie nicht geändert wird, so daß — besonders bei Kleinkindern — nicht selten die übriggebliebenen Teile des Rachenrings hypertrophieren. Geringe Grade der Hyperplasie sprechen auf die obengenannte konservative Behandlung oft recht gut an und im Laufe der Jahre schwindet dieses Konstitutionssymptom auch spontan.

γ) Bei **sekundärer Wucherung** (im Gefolge häufiger Anginen) sind die Gaumentonsillen vergrößert, mehr oder minder stark gerötet, injiziert und zerklüftet. Die Entzündung sitzt in den Krypten, die bis auf den Grund reichen, aber meist nur eine kleine Oberflächenöffnung haben. Manchmal quellen beim Würgen die Eiterpfröpfe hervor. Auch hier wird man besonders, wenn die spontane Involution bald zu erwarten ist, zunächst die konservative Methode versuchen: Diät, 2mal wöchentlich Absaugen der Krypten und Desinfektion der Tonsillen mit antibakteriellen Farbstoffen und Silberpräparaten (Targesin, Collargol usw.). Der Erfolg hängt davon ab, ob es gelingt, die Entzündungen in der Tiefe der Krypten zu beseitigen. Die *Operation* ist unter folgenden Bedingungen indiziert: 1. gehäufte oder besonders schwere Tonsillitiden, die das Allgemeinbefinden oder das Gedeihen offensichtlich beeinträchtigen. Man bedenke aber, daß Kinder überhaupt öfter an Anginen erkranken als Erwachsene und daß die Erscheinungen auch meist heftiger sind als bei diesen. 3—4 Anginen jährlich sind beim Kind noch nichts Abnormes. 2. Wenn sekundäre Schädigungen an Herz, Niere, Gelenken oder chronische Temperatursteigerungen auf die Tonsillen bezogen werden müssen. Zur Entscheidung dieser Frage müssen aber alle anderen Ursachen, vor allem an Zähnen, Nebenhöhlen, Ohr, Bronchien, Lunge (Tbc.), Blase, durch sorgfältige Untersuchung ausgeschlossen werden. Bei einem Teil der Fälle wird auch dann die Indikation rein aus dem Lokalbefund nicht mit absoluter Sicherheit zu stellen sein. Daher muß die Entscheidung über die Notwendigkeit der Operation vom Pädiater gefällt werden. Der Paratonsillarabsceß ist im Kindesalter keine Indikation zur Tonsillektomie.

Die Entfernung der sekundär-hypertrophischen Gaumenmandeln — nicht vor dem 6.—7. Jahr! — soll *stets vollständig* sein, weil sonst die Reste der infizierten Krypten unter der narbig verdickten Oberfläche sehr oft von neuem zu denselben Beschwerden führen. Der Eingriff ist vom Facharzt auszuführen (über den Zeitpunkt s. S. 516). Nachbehandlung: 3—4 Tage Bettruhe und gekühlte, flüssig-breiige Kost, Sprayen mit Kamillosan oder Mundspülen mit tct. Myrrhae und Ratanhiae āā 1 Teelöffel auf 1 Glas Wasser. Die Wundfläche ist mehrere Tage lang mit einem schmierig-weißlichen Belag bedeckt, der mit Di. nichts zu tun hat. Komplikationen: Nachblutungen (s. Schrifttum), Wundscharlach und (selten) Diphtherie.

Andere Methoden der Behandlung entzündlicher und nichtentzündlicher Hypertrophien, im WALDEYERschen Rachenring haben sich nicht bewährt, so die Elektrokoagulation, die als einzigen Vorteil den geringen Blutverlust hat, der aber auch bei der Operation nicht ins Gewicht fällt. Die Röntgenbestrahlung ist in ihrem Wert zweifelhaft und wegen ihrer unübersichtlichen Nebenwirkungen ebenfalls nicht zu empfehlen.

III. Erkrankungen des Gehörorgans.

Das *Trommelfell des Säuglings* ist relativ groß und auch in gesunden Tagen ein wenig matt und dunkelgrau. Da es stärker gegen die Achse des Gehörganges geneigt ist als später und da der äußere Gehörgang spaltförmig, sowie enger und stärker gekrümmt ist, macht die Otoskopie meist erhebliche Schwierigkeiten. In den ersten Lebensmonaten ist es unter Umständen überhaupt nicht möglich, das Trommelfell ganz zu übersehen. Da andererseits die Otitis gerade im Säuglingsalter eine sehr häufige Krankheit ist und gar nicht selten Ernährungsstörungen und unspezifische Entzündungen an anderen Organen kompliziert, *ist die Beherrschung der Otoskopie für jeden pädiatrisch tätigen Arzt eine notwendige Forderung.* Seit Einführung des elektrischen Otoskops ist die Technik so erleichtert, daß sie heute in relativ kurzer Zeit erlernt werden kann, was natürlich nicht dazu verleiten darf, die Schwierigkeiten in der Deutung der Befunde zu unterschätzen und eine otiatrische Ausbildung deshalb für überflüssig zu halten, weil man das Trommelfell überhaupt zu Gesicht bekommt.

Cerumen wird — eventuell nach Aufweichen mit Öl oder mit Natr. carb., Natr. bicarb. āā 0,8, Glyc. aq. dest. āā 5,0 — am besten durch Ausspülen mit warmem Wasser entfernt, weil die Reinigung mit einem Watteträger auch bei schonendem Vorgehen Trommelfell und Gehörgang reizen kann und die Kinder verängstigt. Bei jungen Säuglingen ist das Cerumen oft weißlich-schmierig und kann zu Verwechslung mit Eiter aus der Paukenhöhle Anlaß geben. Unter Umständen kann man die Frage durch den Geruch entscheiden, der bei ganz frischer Eiterung eigenartig süßlich, später stinkend ist. Oder man gibt einen Tropfen H_2O_2 in den Gehörgang, das mit Eiter aufschäumt.

Die *Tube* ist beim Säugling kurz und weit, so daß infektiöses Material durch Hustenstöße, Niesen u. dgl. leicht aus dem Nasopharynx in das Mittelohr gelangen kann. Die Schleimhaut des Mittelohrs ist locker und kann auch bei geringer Entzündung mächtig anschwellen und das Trommelfell vorwölben. Wie die meisten Nebenhöhlen ist die Warzenhöhle bis zum 4. Jahr noch kaum ausgebildet, das Antrum ist eine etwa erbsengroße halbkuglige Ausbuchtung der Paukenhöhle mit dünner knöcherner Außenwand. Aus diesem Grund und wegen der leichteren Abflußmöglichkeit durch die Tube sind Eiteransammlungen in diesem Teil des Mittelohrs selten und von geringem Umfang. Die knöchernen Teile des Os temporale sind dünnwandig, die Nähte noch nicht geschlossen, daher können die Sekrete bei Otitis media in ihnen weiterkriechen und leichter nach außen gelangen, aber natürlich auch zu den Meningen und zum Sinus vordringen.

1. Erkrankungen des Außenohrs.

α) **Mißbildungen des Außenohrs** sind nicht selten Begleitsymptome einer konstitutionellen Abwegigkeit. Stärkere Grade derselben, insbesondere Gehörgangsatresie sowie Kiemengangscysten in der Nähe des Ohrs werden dem Otiater zugeführt.

β) **Ohrekzeme** sind entweder die Folge von unsorgfältig behandelter Otitis purulenta (s. dort) oder — vor allem hinter dem Ohr — der Ausdruck einer besonderen Konstitution. Die Behandlung mit essigsaure Tonerdesalbe, danach mit Zinkpaste (evtl. mit Zusatz von 5—15% Naftalan oder Öl. cadini) oder mit Arg. nitr. 0,1 Bals. Peruv. 1,0 Vaselin, Pasta Zinci äā ad 10,0 behebt den Zustand meist rasch (s. auch S. 746).

γ) Bei der gewöhnlichen **Otitis externa** (schmerzhafte Schwellung und Rötung des Gehörgangs) streicht man 10—15%ige essigsaure Tonerdesalbe, Borsalbe oder Antipiolsalbe ein und verordnet Wärme und Antineuralgica.

δ) **Furunkel** im membranösen Teil des Gehörgangs, die immer sehr schmerzhaft sind und in den ersten Lebensjahren unter Umständen hohe Temperaturen machen, werden zunächst ebenso behandelt und incidiert (Chloräthylrausch!), sobald sich die Eiterung abgegrenzt hat. Man vergesse nicht, daß bei älteren Kindern auch Zahnwurzelentzündungen „Ohrenschmerzen" machen können.

ε) Bei **Trommelfellverletzungen** verschließt man den Gehörgang mit steriler Gaze.

ζ) **Fremdkörper** im Gehörgang werden nicht instrumentell, sondern durch Ausspritzen mit warmem Wasser entfernt; hernach kontrolliere man das Trommelfell. Gelingt die Entfernung nicht, überweist man an den Ohrenarzt.

2. Die Otitis media und ihre Komplikationen.

Die akute Otitis media hat meistens dieselben Erreger wie die Nasopharyngitis, d. h. Strepto-Staphylo-Pneumokokken, Influenzabacillen u. dgl. Die Häufigkeit und Schwere der Otitis schwankt jahreszeitlich wie die üblichen Erkältungskrankheiten. Daneben bestehen auch örtliche Verschiedenheiten, so sind besonders die nordöstlichen Gebiete Deutschlands mit ihrem rauheren Klima weit mehr von Otitis heimgesucht als die übrigen.

α) **Säuglingsotitis.** Ursache: a) durch Weiterwandern pharyngealer Infekte. b) Als Komplikation zu Erkrankungen, die weiter abliegen (Cystitis, Dyspepsien, Pneumonien). Ein Teil der letzteren Fälle ist auf Metastasen zurückzuführen, bei den anderen hat vermutlich die Schleimhaut durch Darniederliegen der allgemeinen Abwehrkräfte die Fähigkeit verloren, an sich wenig virulente und in geringen Mengen durch die Tube eingedrungene Keime unschädlich zu machen.

Symptome. Meistens rasche, hohe Temperatursteigerungen, die nicht selten septischen Charakter haben, ferner Appetitlosigkeit, Erbrechen und eventuell Krämpfe als übliche Begleiterscheinungen des Fiebers. Dabei nicht zu beeinflussendes Weinen und gellendes Aufschreien des Kindes, das beim Liegen die kranke Seite bevorzugt. Gar nicht selten wirft sich das Kind hin und her, greift an den Kopf oder zupft an den Haaren. Ein leichter Druck auf den Tragus oder die morgendliche Ohrreinigung führt oft zu starker Schmerzreaktion.

Damit sind die subjektiven diagnostischen Hinweise erschöpft. Schwellung der regionären Drüsen und meningeale Reizerscheinungen können zu starker Nackensteifigkeit führen und unter Umständen eine Meningitis vortäuschen. Wenn die auslösende Nasopharyngitis sehr starke Allgemeinerscheinungen macht, werden die Zeichen der Otitis unter Umständen überdeckt. Bei schwereren Ernährungsstörungen ist die Mittelohrentzündung nicht selten recht symptomarm und verursacht nur geringfügige Temperaturen (latente Otitis). In beiden Fällen wird man dann oft durch Ohrlaufen überrascht, wenn man sich nicht zur Regel macht, bei jeder länger dauernden Erkrankung im Säuglingsalter immer wieder zu otoskopieren.

Der *Trommelfellbefund* ist bei der Säuglingsotitis nicht wesentlich anders als in späteren Jahren. Wir unterscheiden folgende Stadien: 1. katarrhalische Otitis: Rötung und Verdickung des Trommelfells (manchmal nur im oberen Teil), matte aufgelockerte oder gekörnte Oberfläche, Hervortreten der Blutgefäße eventuell Ekchymosen. Infolge starker Schwellung der Schleimhäute beobachtet man auch ohne Exsudat oft mächtige Vorwölbung. 2. Eitrige Otitis media: Vorwölbung des Trommelfells eventuell Blasenbildung. In späteren Stadien und bei stärkerer Eiterung schimmert der Eiter manchmal mit deutlicher oberer Grenze gelb durch das Trommelfell hindurch. 3. Die perforierte Otitis. Die Öffnung liegt bei Spontandurchbruch meist in den unteren Quadranten.

Behandlung. Zunächst empfiehlt sich in jedem Fall die Wärmeapplikation. Breiumschläge und feuchtwarme Kamillenumschläge, die alle zwei Stunden erneuert werden müssen, macerieren nicht selten die Haut. Wesentlich besser ist strahlende Wärme, Solluxlampe u. dgl. Sehr praktisch sind auch Lidheizkissen, da sie am Kopf befestigt werden können, ohne die Kinder in ihrem Bewegungsdrang sehr zu hemmen. Alle Wärmeapplikationen müssen ausgiebig sein (etwa 4—6mal $1/4$—$1/2$ Stunde täglich). Weiter läßt man bei geringeren Graden der Entzündung mehrmals täglich einige Tropfen Olivenöl, die in einem Kaffeelöffel einen Augenblick über einem Zündholz erwärmt werden, einträufeln und dann etwas Watte nachstopfen. Auch Algolyt ist zur Dämpfung der Entzündung empfehlenswert. Carbolglycerin hat den Nachteil, daß es die Trommelfelloberfläche weißlich matt verändert, und damit eine Kontrolle des Zustandes erschwert. In den ersten Tagen der Erkrankung wirken oft kräftige Schwitzpackungen mit Aspirin günstig. Bei Schmerzen spare man nicht mit Beruhigungsmitteln. Wenn man sich über den Umfang der Entzündung klar ist, kann man auch unbedenklich für die Abend- und Nachtstunden das Fieber drücken (s. S. 511). Sind die Schmerzen ganz besonders heftig, und weder durch Wärme noch durch übliche Dosen von Schmerzmitteln zu beseitigen, so ist meistens ein ziemlich starker Druck im Mittelohr vorhanden und die spontane Perforation oder besser noch die Parazentese schafft rasch Erleichterung. In diesen Fällen wird meistens auch Eisbeutel angenehmer empfunden als Wärme.

Im übrigen sei man mit der Eröffnung des Trommelfells zurückhaltend. Die Spontanperforation, die beim Säugling rasch und leicht eintritt, ist weder für den Patienten nachteilig noch für den Arzt peinlich. Die *Indikation zur Parazentese* liegt beim Pädiater. Denn es ist nicht nur der Ohrbefund, sondern auch der Allgemeinzustand maßgebend (heftiges Fieber, starke Schmerzen und Unruhe, Meningismus, Krämpfe, Mastoidbeteiligung). Wenn sich zu einer Otitis eine Magen-Darmstörung gesellt, für die keine andere Ursache aufgedeckt werden kann, wird man sich ebenfalls leichter zu einer Parazentese entschließen. Wenn aber im Laufe einer chronischen Ernährungsstörung eine — gewöhnlich recht symptomarme — Otitis auftritt (terminale Otitis), eröffnet man die Paukenhöhle nur, wenn ein Druck auf die Meningen vorliegt. Für die Ausführung ist otiatrische Vorbildung nötig.

Das *laufende Ohr* wird mehrmals täglich mit einem Wattetupfer gereinigt eventuell mit etwas 1%iger H_2O_2-Lösung ausgeschäumt und trockengetupft. Danach wird eine 5—10%ige essigsaure Tonerdesalbe, mit Paraffin liqu. und Lanolin āā als Grundlage eingestrichen und ein Wattebausch lose eingeführt. Die Ohrmuschel wird mit Zinkpaste abgedeckt.

Dauer: Oft schwinden die Symptome ohne Durchbruch in wenigen Tagen, in anderen Fällen hält die Entzündung wochenlang an. Die Temperaturen sind dann meist nicht mehr sehr hoch, die Beschwerden gering. Auch das Ohrlaufen, gleichgültig, ob es spontan oder nach Parazentese erfolgt ist, kann verschieden lang bestehen. Bei längerer Dauer ist der Allgemeinzustand durch sorgfältige Ernährung, Höhensonne und eventuell Bluttransfusionen zu heben. Hält das Ohrlaufen länger als 6—8 Wochen an, so wird man auch ohne ausdrückliche Zeichen von seiten der Meningen oder des Mastoids die Aufmeißelung kaum vermeiden können, die bei der geringfügigen Verknöcherung im Säuglingsalter einfach ist.

Wie jeder unspezifische Infekt kann auch die Otitis media im Laufe der Zeit das Allgemeinbefinden und die Leistung des Magen-Darmkanals bzw. den Ansatz verringern, sowie einer Dyspepsie Vorschub leisten. Da aber diese Gefahren bei den heutigen Ernährungsmethoden nicht sehr hoch veranschlagt werden müssen, *liegt kein Grund vor, ein laufendes Ohr nur wegen einer Dyspepsie zu meißeln.* Insbesondere ist es ganz unwahrscheinlich, daß selbst eine nicht erkennbare Otitis bzw. Mastoiditis (okkulte Mastoiditis) für eine chronische Dyspepsie oder Atrophie allein verantwortlich zu machen sei. Daß man bei der Obduktion solcher Patienten in der Paukenhöhle oder im Antrum einige Tropfen Eiter findet, beweist — ähnlich wie bei terminaler Pneumonie — nicht mehr, als daß die Widerstandskraft des Körpers ante exitum zusammengebrochen ist. Ein unsicherer Trommelfellbefund bei einer chronischen Ernährungsstörung fordert nicht zu einer Meißelung auf (die ja bei heruntergekommenen Kindern immer einen größeren Eingriff darstellt), sondern zu häufiger und sorgfältiger otologischer Kontrolle.

Es ist möglich, daß die Säuglingsotitis die spätere Pneumatisation des Mastoids erschwert, ob man aber diese Folge durch eine frühzeitige Parazentese verhüten kann, ist fraglich.

β) **Jenseits des Säuglingsalters** tritt die *Otitis* viel häufiger selbständig auf (s. aber auch Masern und Scharlach). Die Temperaturen sind meist weniger hoch, die Allgemeinerscheinungen geringer; die subjektiven Symptome werden um so sicherer angegeben, je älter das Kind ist. Bei stärkerer Vorwölbung ist fast stets Eiter in der Paukenhöhle anzunehmen, der zur Parazentese auffordert. Die übrige Therapie s. oben. Nach 3—4 Wochen ist eine unkomplizierte Otitis media im allgemeinen abgeheilt. Die nachher oft beobachtete Schwerhörigkeit ist eine Folge der Verdickung der Tubenschleimhaut (eingezogenes Trommelfell!) und verschwindet nach wenigen Wochen. Eventuell kann man sie durch Lufteinblasung nach POLLITZER rasch beheben.

3. Mastoiditis.

Symptome: zuerst Auflockerung, dann Schwellung des Periosts, so daß die Knochenoberfläche ihr Profil verliert, später Infiltration der Haut. Die Ohrmuschel ist abgehoben. Es besteht hohes Fieber, Druckschmerz und Rötung. *Im Säuglingsalter* liegt meist nur ein subperiostaler Absceß vor, der manchmal spontan nach außen durchbricht. Da aber die Eiterung auch entlang den Spalten nach innen wandern und zu Meningitis und septisch metastatischen Komplikationen führen kann, muß im Laufe von 2—3 Tagen operiert werden. *Bei älteren Kindern* tritt die Gefahr der Mastoiditis mehr und mehr hervor (s. Kap. Scharlach). Die Röntgenaufnahme zeigt Verschattung und Auflösung der Konturen der Nebenhöhle. Die Meißelung muß möglichst bald erfolgen.

Bei chronischer eitriger Otitis stäubt man täglich Borsäurepulver ein und läßt während des Ausgehens eine Ohrenklappe tragen. Schwimmen ist zu untersagen. Bei älteren Kindern wird die Otitis oft durch Adenoiditis unterhalten und verschwindet dann nach Adenotomie. Man denke auch an Di. und Tbc.

(Facialisparese). Um ein Cholesteatom zu verhüten, muß rechtzeitig radikaloperiert werden. Bei eventuell nötiger Verschickung ist dem Mittelgebirge gegenüber der See der Vorzug zu geben.

IV. Die Lymphadenitis colli.

Das Gebiet des Hals- und Rachenraums und in geringem Umfang auch das der Nase ist durch starken Lymphabfluß bei Infekten ausgezeichnet, eine Eigenschaft, die z. B. bei der Rachendiphtherie gegenüber der Kehlkopfdiphtherie die gefürchtete Toxineinschwemmung in den Organismus erleichtert. Daher schwellen auch bei banalen Infekten dieses Gebietes die regionären Lymphknoten meist sehr früh und stark an. Das hat andererseits den Vorteil, daß man aus dem Zustand der letzteren auf frische oder chronische bzw. rezidivierende Entzündungen des Abflußgebietes schließen kann. Im einzelnen gelten folgende Regeln der Lokalisation: Bei Erkrankung des Mundes schwellen die Submental- und die oberflächlichen Kieferwinkeldrüsen an, bei Entzündungen des Nasopharynx, der Tube und des Mittelohrs vorwiegend die retropharyngealen und die unter und hinter dem Sternokleido gelegenen tiefen Cervicaldrüsen, bei Anginen die vorderen Cervicaldrüsen (vor dem Kopfnicker). Die Abflußgebiete des Außenohrs sind die Drüsen dicht vor, hinter und zum Teil auch unterhalb der Ohrmuschel. — Schon nach wenigen Tagen fühlt man die regionären Drüsen als weiche, eventuell schmerzhafte bis bohnengroße Gebilde. Einschmelzung ist selten, am häufigsten noch bei den Kieferwinkeldrüsen, und kündigt sich meist sehr frühzeitig durch besonders große Schwellung (bis Taubeneigröße und mehr), Rötung der Haut und starke Schmerzhaftigkeit an. Auch bei harmlosen Infekten sind die Drüsen oft noch nach vielen Wochen als deutliche, leicht verschiebliche Knoten zu fühlen, die sich allmählich verhärten und verkleinern. Wenn die Kinder zu rezidivierenden Entzündungen neigen, sind sie in großer Zahl vorhanden und dieses Bild gibt dann oft zu der gedankenlosen Feststellung einer „Skrophulose" Anlaß.

Differentialdiagnostisch ist bei akuten Lymphdrüsenschwellungen zu denken an: Scarlatina, Di. (mit starkem Ödem), Rubeolen, PFEIFFERsches Drüsenfieber; bei chronischen an: Status lymphaticus, Tbc. bzw. Skrophulose, Leukämie, Lymphosarkomatose, Hodgkin.

Die Behandlung: Im akuten Stadium feuchtwarme Umschläge; bei hohem Fieber, starken Schmerzen und Einschmelzungsgefahr besser Eiskravatte. Wenn die Temperatur niedriger wird und die Entzündung im Ursprungsgebiet abklingt, sind oft Solluxbestrahlungen, warme Ölwickel oder Umschläge mit Antiphlogisticum u. dgl. vorteilhaft. Die endgültige Rückbildung kann man durch Ichthyolpräparate (Leukichthol, Karwendol usw. 5%ig) oder durch Jodex, Jodvasogen u. dgl. fördern. Wenn die Drüse abscediert, incidiert man (Chloräthylrausch oder Narkophin) und tamponiert 3—4 Tage lang. Bei chronischen Schwellungen: Ebenfalls Ichthyol- oder Jodsalben und Verschickung ins Gebirge oder an die See für wenigstens 3 Monate. Auch Weilbacher Schwefelquelle oder Nenndorfer Wasser (6—8 Wochen lang morgens und abends nüchtern 50 bis 100 ccm langsam trinken lassen) hat sich bewährt.

Schrifttum.

ALEXANDER: Ohrenkrankheiten im Kindesalter.
DRACHTER-GOSSMANN: Chirurgie des Kindesalters.
FISCHL: Krankheiten der Mundhöhle im Kindesalter. Handbuch der Kinderheilkunde, Bd. III.
LUST: Erkrankungen des Rachens und des Nasenrachenraums. Handbuch der Kinderheilkunde, Bd. III. — Erkrankungen der Nase und der Nasennebenhöhlen. Handbuch der Kinderheilkunde, Bd. III.

Erkrankungen der Verdauungsorgane.

Von F. GOEBEL-Düsseldorf.

Mit 12 Abbildungen.

I. Krankheiten des Verdauungskanales [1].

1. Die Anorexie (Appetitlosigkeit, Nahrungsverweigerung) des Kindes.

Es gibt kaum einen häufigeren Anlaß, ein Kind in die Sprechstunde des Arztes zu bringen, als eine wirkliche oder vermeintliche Appetitlosigkeit, vermeintlich deswegen, weil in vielen Fällen der Ernährungszustand die ausreichende Nahrungszufuhr beweist und die Eltern mithin eine falsche Vorstellung von dem Nahrungsbedürfnis ihres Kindes haben. Wenn die Appetitlosigkeit nicht die Begleiterscheinung einer organischen, zumeist fieberhaften Erkrankung ist, dann handelt es sich mit verschwindenden Ausnahmen um eine festgelaufene falsche Gewohnheit, entstanden durch unzweckmäßige Nahrungsmittel, durch zu häufige Mahlzeiten oder, und das ist die Regel, durch einen Zwang zum Essen, der dem Kinde die Nahrungsaufnahme zu einer Belästigung und Quälerei statt zu einer Freude über die Stillung seines natürlichen Hungergefühles gemacht hat. Bei organisch gesunden Kindern also erübrigt es sich, von seltenen durch alle zweckmäßigen Maßnahmen unbeeinflußbaren Fällen abgesehen, eine Untersuchung der Magensekretion vorzunehmen (die genau so wie beim Erwachsenen durchzuführen wäre). Auch Motilitätsstörungen des Magens und Darmes sind dabei so selten, daß auf eine Röntgenuntersuchung zumeist verzichtet werden kann. Die Anorexie des organisch gesunden Kindes ist psychisch bedingt; sie ist eine Neurose der zu psychischen Abwegigkeiten konstitutionell disponierten Kinder, die also von ebenso gearteten Elternteilen abstammen und in dem daraus sich formenden Milieu aufwachsen. Darum stellen die einzigen Kinder ein besonders großes Kontingent der schlechten Esser, und darum hat man in der Privatpraxis mit diesen Störungen besonders oft zu tun; in den wohlhabenden Bevölkerungsschichten finden sich verhältnismäßig mehr seelisch überdifferenzierte Persönlichkeiten als unter den mit der Hand arbeitenden.

Schon der *Säugling* kann Schwierigkeiten durch Nahrungsverweigerung machen, auch ohne daß Infekte jeder Art, besonders solche mit Beteiligung der Nase und Erschwerung der Nasenatmung, mitspielen. Daß schwache Frühgeburten, hirngeschädigte Kinder oder solche mit Gaumenspalten der Fütterung Schwierigkeiten bereiten können, bedarf kaum der Erwähnung. Andere Ursachen der Appetitlosigkeit beim Säuglinge sind alle Avitaminosen, ferner Ziegenmilchernährung und selbstverständlich Überfütterung. Der häufigste Grund aber der Appetitlosigkeit ist schon beim Säugling die Neuropathie. Die Kinder sind abgelenkt, interessieren sich mehr für die Vorgänge in ihrer Umgebung als für die Brust, die Flasche oder den Löffel, oder es mag ein schnell vorübergehender Schmerz beim Trinken durch Verbrennungen, Ulcera der Mundschleimhaut, eine Pharyngitis u. dgl. zunächst eine Scheu vor der Nahrungsaufnahme und dann eine falsche Gewohnheit ausgelöst haben.

---

[1] Funktionelle Störungen siehe auch Abschnitt DEGKWITZ über die „Erziehung und Behandlung neuropatischer und psychopatischer Kinder", S. 719.

Die Behandlung des appetitlosen Säuglings ergibt sich aus dem Gesagten von selbst: bei Schnupfen (s. dort) ist die Nase durchgängig zu machen, Avitaminosen sind zu heilen, eine Überfütterung ist abzustellen, gegebenenfalls Ziegenmilch abzusetzen. Die rein aus Neuropathie appetitlosen Säuglinge gehören in eine ruhige Umgebung und ins Freie, bei den Mahlzeiten dürfen sie durch nichts abgelenkt werden. Bei sehr unruhigen Kindern können Sedativa wie Adalin, Bromural oder Luminaletten vorübergehend angezeigt sein. In besonders hartnäckigen Fällen ist schon in diesem frühen Alter die Entfernung von der Mutter und aus dem häuslichen Milieu anzuordnen durch Aufnahme in eine Säuglingsstation. Das Wichtigste ist aber: das Kind muß wieder lernen, was Hunger ist. Es wäre also verfehlt, zur Sondenernährung zu greifen, sondern im Gegenteil gibt man 24 Stunden lang nur gesüßtes Wasser und danach zunächst nicht zu große Mahlzeiten und nicht konzentrierte Nahrungsgemische.

Sehr viel häufiger als beim Säuglinge ist die *Appetitlosigkeit beim Kleinkinde*, und sie kann sich, wenn nicht rechtzeitig und gründlich durchgegriffen wird, bis in das Schulalter hinziehen. Auch hier kann eine Verlegung der Nasenatmung ursächlich in Betracht kommen, weniger durch einen akuten Schnupfen als durch die chronische Vergrößerung der Rachenmandel — adenoide Vegetationen (s. dort); die dadurch bedingte belegte Zunge und der üble Mundgeruch werden von den Eltern gern auf eine Magenstörung bezogen. Weitere exogene Ursachen können sein eine zu reichliche „kräftige" Ernährung mit viel Milch, die vielleicht zum Durststillen und sogar zu den Hauptmahlzeiten getrunken wird, viel Butter, Eier ohne genügenden Anteil von schlackenbildender pflanzlicher Gemüse-, Salat- und Obstnahrung. Oft werden statt der richtigen 3 Mahlzeiten deren 5 gegeben oder Süßigkeiten, Schokolade und Kuchen regellos dazwischen genascht. Bei sensiblen Kindern kann die geistige Anstrengung der Schule den Hunger zum Mittagessen verderben; solche Kinder läßt man nützlicherweise $1/4$ Stunde vor Tisch sich ruhig hinlegen. Die häufigste Ursache ist aber auch hier die *falsche Gewohnheit zum Nichtessen*, die Neurose, erzeugt durch falsche Maßnahmen der Eltern neuropathischer Kinder mit vasomotorischer Blässe, halonierten Augen, Dermographismus, positivem Facialisphänomen, lebhaften Sehnenreflexen und anderen zugehörigen Kennzeichen. Das Kind mag zuerst appetitlos geworden sein durch eine fieberhafte Erkrankung und dabei haben die Eltern aus Angst vor einer Abnahme und Entkräftung es zum Essen genötigt. So ist dem Kinde die Mahlzeit statt einer Freude alsbald ein Anlaß des Mißvergnügens geworden; das Zureden zum Essen verstärkt sich zum Zwange, vielleicht sogar mit Bestrafungen oder das unlustige Kind wird in einem Alter, in dem es längst schon selbständig den Löffel und die Gabel handhaben sollte, gefüttert, es werden ihm Geschichten und Märchen erzählt, kurzum, die Mahlzeit wird zum großen Ereignisse, das die ganze Familie in Aufregung versetzt. Jüngere Geschwister sehen den nicht essenden älteren diese Untugend ab; kleinere Kinder behalten die Bissen stundenlang in den Backentaschen, statt sie hinunterzuschlucken und schließlich wird aus dem angezwungenen Widerwillen ein Ekel und ein Trotz und was glücklich mit langer Mühsal vom wassergeheizten Teller hineingequält worden ist, wird zum Entsetzen der Eltern und zur Zufriedenheit des Kindes wieder ausgebrochen. Derartige Zustände, die das Familienleben ernsthaft überschatten können, dürfen überhaupt nicht aufkommen: von Anfang an soll ein Kind nur so viel essen, wie es sein Hungergefühl ihm vorschreibt, auch bei fieberhaften Krankheiten, wenn sie sich nicht wochenlang hinziehen. Selbstverständlich darf dieser Grundsatz nicht dazu führen, daß geschmacksempfindliche Kinder alltägliche, notwendige und zu dem üblichen Mittagstische gehörige, ihrem Alter angemessene Speisen auf die Dauer ablehnen und ihr Leben lang Essensnörgler bleiben. Aber es genügt, daß sie, wenn sie hungrig sind, von solchen

Gerichten etwas — nicht viel — zu sich nehmen, um sich an die Regel zu gewöhnen.

Behandlung der Appetitlosigkeit des größeren Kindes. Ist, wie so oft, der Mißstand des Nichtessenwollens einmal eingerissen, dann hilft nur eines: das Kind
muß das vergessene Hungergefühl wieder kennenlernen, es muß jeder Eßzwang
aufhören und die Mahlzeit muß dem Kinde als etwas gänzlich Uninteressantes
erscheinen, um das es keine Aufregungen und sonstiges „Theater" gibt. Also:
24—48 Stunden lang gibt es nur Säfte ohne viel Zucker oder dünnen Malzkaffee
mit höchstens der Hälfte Milch. Die Mahlzeiten werden auf 3 am Tage beschränkt, die Portionen werden bewußt klein gehalten, die Erwachsenen wenden
dem essenden Kinde keine Aufmerksamkeit zu und man nimmt ihm, wenn die
anderen fertig sind, stillschweigend den Teller weg, auch wenn er nicht leer
gegessen ist und verweigert in diesem Falle den Nachtisch der anderen, denn
„du hast ja keinen Hunger mehr". Süßigkeiten und sonstige Liebhabereien
gibt es höchstens, wenn der Teller flott leer gegessen ist, die Gesamttagesmilch-
menge wird auf rund $^1/_4$ Liter eingeschränkt. Der Suggestion halber kann man
Pepsinsalzsäure oder ähnliches verordnen. Oft genug scheitern diese Anord-
nungen im häuslichen Milieu; dann muß das Kind in andere Umgebung, ohne
Mutter und gewohnte Pflegerin und unter andere gut essende Kinder, also in
ein gut geführtes Kinderheim oder auch in die Klinik, wo das erstrebte Ziel
alsbald erreicht wird. Die Mutter darf längere Zeit überhaupt nicht zum Besuche
kommen und vor allem, bis der Erfolg gefestigt ist, nicht zu den Mahlzeiten.
Vor der Entlassung müssen alle Hausgenossen belehrt werden, daß sie in Zukunft
nicht wieder in die früheren Fehler verfallen. Wenn eine hartnäckige Anorexie
dieser Behandlung trotzt, zumal bei in ihrer körperlichen Entwicklung zurückgebliebenen, blassen, muskelschlaffen Kindern, muß man an *Motilitätsstörungen
des Magens* denken, auf die unter den Verdauungsstörungen eingegangen wird.

2. Bauchschmerzen im Kindesalter.

Kinder klagen sehr viel häufiger über Leibschmerzen als Erwachsene und
da die Ursache das eine Mal mit dem Bauche überhaupt nichts zu tun hat und das
andere Mal aus lebensbedrohenden Veränderungen besteht, die sofortiges Eingreifen erfordern, ist die Differentialdiagnose immer verantwortungsschwer und
oft nicht leicht. Beim Kinde als einem mehr vegetativen als cerebralen Wesen
kann der Bauchschmerz das sein, was für den Erwachsenen der Kopfschmerz
ist, die Substantiierung von Unlustgefühlen. Ehe wir aber, wenn sie auch weit
häufiger ist, uns für die extraabdominelle oder rein funktionelle Natur von
Bauchschmerzen entscheiden, müssen wir mit aller Sicherheit alle intraabdomi-
nellen organischen Möglichkeiten gewissenhaft ausgeschlossen haben. Wir müssen
uns immer auseinandersetzen mit folgenden Zuständen, deren Diagnose in
den betreffenden Kapiteln besprochen werden wird: Appendicitis, Perforationsperitonitis und primäre Pneumo- und Streptokokkenperitonitis, Invagination,
eingeklemmte Hernien, Hernia epigastrica und Nabelhernien, Coloninterposition,
Volvulus, die Komplikationen eines Meckelschen Divertikels, Stieldrehung einer
Mesenterial- oder Ovarialcyste, Ulcusschmerzen, Nieren- und Gallenstein-
koliken, Hepatopathien, paranephritischer Absceß, Pyurie, Enterocolitis, Pankreatitis, Purpura abdominalis, Mesenterialdrüsentuberkulose, Leibschmerzen
im diabetischen Koma, bei acetonämischem Erbrechen.

In den Bauch werden vom Kinde mit Vorliebe Schmerzen lokalisiert, die von
akuten Entzündungen an anderer Stelle ausgehen, besonders von den oberen
Atmungs- und Verdauungswegen. Da die Schmerzen die rechte untere Bauch-
gegend zu bevorzugen scheinen, ist für sie der nicht ganz glückliche Ausdruck
„Begleitappendicitis" im Gebrauche, für die man besser *„Pseudoappendicitis"*

sagen würde. Die Untersuchung aber läßt schon durch die Palpation die Appendicitis zumeist ausschließen; zwar kann eine Muskelspannung bestehen aber kaum eine Verminderung der Bauchatmung und oberflächliche Belastung ist schmerzhafter als der Druck in die Tiefe. Pseudoappendicitische Schmerzen werden vielfach bei *grippalen Infekten* vorgefunden, bei Angina palatina und retronasalis, bei Rhinopharyngitis und bei Otitis media; es ist möglich, daß hierbei in der Tat auch eine Entzündung des lymphatischen Gewebes des Wurmfortsatzes sich an der des Rachenringes beteiligt. Eine Besichtigung des Rachens darf also bei Appendicitisverdacht nicht versäumt werden. Aus ähnlichen Gründen hört man Klagen über Leibschmerzen während der *Masernprodrome:* die sog. Dickdarmtonsille nimmt an der Entzündung der lymphatischen Gebilde des Rachens, ebenso wie die Schleimhaut des Darmes an der der oberen Luftwege teil. Sehr häufig sind pseudoappendicitische Zustände bei *Pneumonien*, nicht nur der Unterlappen, und besonders bei Mitbeteiligung der Pleura, wohl durch einen viscero-sensorischen Reflex. Ausstrahlende Schmerzen durch Perikarditis, Spondylitis, Coxitis treten nicht so plötzlich auf wie bei akuter Appendicitis; dagegen hat uns eine stürmische Osteomyelitis der Darmbeinschaufel schon manchmal differentialdiagnostische Anfangsschwierigkeiten gemacht.

Häufiger als alle diese intra- oder extraabdominal organisch bedingten Bauchschmerzen sind solche rein funktioneller Natur, die, weil sie sich oft wiederholen und vorwiegend um den Nabel herum angegeben werden, als rezidivierende *Nabelkoliken* bezeichnet werden. Sie betreffen immer mehr oder weniger „vegetativ stigmatisierte" Kinder mit anderen „nervösen" Beschwerden wie Kopfschmerzen, Schmerzen in anderen Körperregionen, starke respiratorische Arrhythmie, Aschner-Reflex, Ohnmachten, Muskelschlaffheit u. dgl., die von neuropathischen Eltern abstammen und in dem entsprechenden Milieu leben. In manchen Fällen von Nabelkoliken spielt die seelische Situation eine ausschlaggebende Rolle: bei unlustvoller Erwartung, wie morgens vor der Schule, tritt der Schmerzanfall auf, während die Ferien beschwerdefrei ablaufen. Wenn derart bei älteren Kindern die Nabelkoliken als pathologische Reaktion mehr mit dem seelischen Oberbau verbunden sind, entspringen sie bei kleineren Kindern als Ausdruck einer vegetativ abnormen Konstitution mehr aus dem Unterbewußten. So oft Bauchschmerzen beim Kinde also rein funktioneller Natur sind, so müssen wir uns in jedem Einzelfalle bewußt sein, daß *alle oben aufgezählten organischen Ursachen mit absoluter Sicherheit ausgeschlossen sein müssen, ehe wir die Diagnose Nabelkolik stellen* und Milieu, Anamnese und Untersuchungsbefund müssen mit der funktionellen Natur der Leibschmerzen in Einklang stehen. Wir werden mit wachsender Erkenntnis und Erfahrung mit den Nabelkoliken immer zurückhaltender werden, ohne in das falsche entgegengesetzte Extrem verfallen zu dürfen. Eine typische Nabelkolik tritt plötzlich auf, morgens vor der Schule, im Spiele, auf dem Spaziergange und auch im Schlafe. Die Kinder werden blaß, die Extremitäten kühl, auf der Stirne tritt Schweiß aus und die Schmerzen sind offenkundig heftig aber — keinerlei objektiver Befund ist zu erheben. Nach verhältnismäßig kurzer Zeit, einigen Minuten bis zu einer $^1/_2$ Stunde, hört der Anfall auf. Die eigentliche Ursache der Koliken dürften Spasmen des Dickdarms sein durch einen übererregbaren N. vagus; vorübergehende kleine Invaginationen und ischämische Zustände der Darmwand mögen dazutreten. Manche dieser Kinder zeigen röntgenologisch im schmerzfreien Intervall Motilitätsstörungen des Magens und Dünndarmes und funktionelle Anomalien der Füllung, Form und Bewegung des Dickdarms. Die *Therapie* der Nabelkoliken besteht in der Verordnung von Belladonnapräparaten, Eumydrin, Papavydrin, Eupacozäpfchen durch einige Zeit, verbunden mit einer kurzen und überzeugenden Verbalsuggestion. In der Kolik selbst wirken (am besten feuchte) Aufschläge auf den Bauch wohltuend. Dem Kinde und vor allem auch den Eltern gegenüber dürfen die Schmerzattacken, wenn man sich seiner Diagnose sicher ist, nicht überbewertet, sondern eher bagatellisiert werden.

3. Nervöses Erbrechen und Rumination.

a) Nervöses Erbrechen beim Säugling.

Schon physiologischerweise erbrechen Säuglinge und Kleinkinder leichter, müheloser als Erwachsene, ohne Nausea und sonstige unangenehme Empfindungen. Völlig harmlos und mehr oder weniger oft bei jedem Säugling anzutreffen ist das *Speien oder Spucken*, das Herausbringen kleiner Nahrungsmengen unmittelbar nach dem Trinken zusammen mit der verschluckten Luft nach dem Aufrichten des Oberkörpers. Stärkeres Erbrechen, längere Zeit nach der Mahlzeit aber ist, wenn es sich häuft, nicht gleichgültig, sondern verhindert durch den Hunger das Gedeihen und kann sogar in schweren Fällen zu äußerster Atrophie und Lebensbedrohung führen.

Das Ausfließenlassen kleiner Milchmengen (1—2 Kaffeelöffel) ohne sichtbare Würgbewegungen wird als „*atonisches Erbrechen*" dem unter Druck im Strahle erfolgenden „*spastischen Erbrechen*" gegenübergestellt. Bei Brustkindern kann das Erbrechen sehr verschiedene Bedeutung haben. Oft ist es eine Folge fehlerhafter Fütterungstechnik, in dem das Aufstoßenlassen nach dem Trinken versäumt wird. Jedes Kind schluckt beim Trinken an der Brust oder der Flasche Luft mit. Wird aber der Magen durch reichliche Mengen verschluckter Luft aufgebläht, so verstärkt dieses, wenn man die Kinder liegen läßt, sehr das Speien, während das Aufrichten den Kindern die Möglichkeit gibt, daß die Luftblase in die Kardiagegend als die höchste Stelle des Magenraumes gelangt und entweicht, ohne flüssigen Mageninhalt mitzureißen.

Manchmal ist das Erbrechen ein Weg, um ein Übermaß von getrunkener Nahrung zu entfernen, also eine Selbsthilfe, die man allerdings besser durch Beschränkung der Trinkmengen auf das richtige Maß ersetzt.

Wenn ein Säugling bei richtiger Fütterungstechnik gewohnheitsmäßig erbricht, so spricht man von „*habituellem Erbrechen*". Es beruht oft auf Neuropathie; man sucht also nach Zeichen ungewöhnlicher Erregtheit, ob das Kind schreckhaft ist oder ohne Grund viel schreit. Der bei solchen Kindern gesteigerte Trieb zum Saugen an den Fingern führt dazu, daß die Hände ständig in der Mundhöhle herumwühlen, wobei die Würg- und Brechreflexe ausgelöst werden. Aber auch ohne diese Angewohnheiten kann die Neuropathie zu vermehrtem Erbrechen führen. Die allgemeine Steigerung der Erregbarkeit bezieht das Brechzentrum mit ein. Man erkennt solche Kinder an dem Stirnrunzeln, dem bösen Gesichte, manchmal haben sie auch Glotzaugen, also genau dieselben Symptome, die man auch bei der spastischen hypertrophischen Pylorusstenose findet, mit der das habituelle Erbrechen nichts zu tun hat. Röntgenologisch findet man bisweilen einen hypertonischen, häufiger aber einen hypotonischen dilatierten Magen.

Die *Behandlung* hat zunächst für die Beruhigung der übererregten Kinder zu sorgen durch ausgiebigen Aufenthalt im Freien, durch Ruhe im Zimmer und durch die Verabreichung von Schlafmitteln, wie Adalin, Bromural oder Luminaletten in einer Dosis, die die Kinder ruhig, aber nicht übertrieben schläfrig macht. Das Saugen an den Fingern wird durch Armmanschetten aus Celluloid oder durch Anbinden der Arme verhindert. Da sich um einen flüssigen Inhalt die Magenwand durch die Kontraktion ihrer Muskulatur nicht anlegen kann, gibt man, um diese persistolische Funktion des Magens zu ermöglichen, vor der flüssigen Nahrung einige Löffel dicken Breies oder ersetzt sogar, wenn auch das nicht genügt, bei Flaschenkindern schon in einem Alter, wo es sonst nicht üblich ist, die flüssige Nahrung ganz durch Breie. Notfalls wird, um die Größe der Einzelmahlzeiten herabzusetzen, vorübergehend die Zahl der Mahlzeiten auf mehr als 5 vermehrt. Bei röntgenologisch als atonisch erwiesenen Mägen hat sich uns Strychnin, bei hypertonischen Eumydrin bewährt, bei atonischen, so paradox es erscheint, auch die gleichzeitige Gabe von Strychnin und Eumydrin. Zumeist kommt man mit diesen Methoden schnell, manchmal sofort zum Ziele, oft lediglich durch Ausschaltung von Fehlern der Fütterungstechnik; andere Kinder machen große Schwierigkeiten und erfordern viel Zeit, Sorgfalt und Geduld, bis sie nach Beseitigung des habituellen Erbrechens zum gleichmäßigen Gedeihen kommen. Wieder andere, und das sind ausnahmslos schwere Neuropathen, werden zu Ruminanten.

Unter *Rumination = Wiederkäuen* (das auch bei idiotischen größeren Kindern und schwachsinnigen oder geisteskranken Erwachsenen vorkommt) versteht man die Angewohnheit, daß der Mageninhalt während oder nach der Mahlzeit in den Mund gepumpt, hin- und hergespült und wieder verschluckt wird, unentwegt ab und auf, außer im Schlafe. Säuglinge — sie brauchen keineswegs Idioten zu sein — lassen dabei erhebliche Mengen ihrer Nahrung aus dem Munde herausfließen, so daß sie allmählich in eine schwere Abmagerung, in eine hochgradige Atrophie verfallen, die das Leben gefährdet. Das Ruminieren ist den Kindern ein sichtliches Vergnügen und ein Genuß; sie erzeugen es oft absichtlich dadurch, daß sie mit den in den Mund gesteckten Fingern den Würg- und Brechreflex auslösen. Die *Behandlung* der glücklicherweise recht seltenen Rumination ist mühselig und es können Monate vergehen, bis man diese üble Angewohnheit überwunden hat. Die Fütterungsmethoden sind dieselben wie beim habituellen Erbrechen, also vor allem Breinahrung. Dazu müssen die Kinder fortwährend beschäftigt und abgelenkt werden durch Herumtragen oder Schaukeln in der Wiege. Manche unterlassen das Ruminieren bei Bauchlage. Sehr zu empfehlen ist ein Versuch mit der Ballonsonde: an die Spitze eines Magenschlauches wird ein Gummifingerling fest angebunden und sofort nach der Mahlzeit möglichst schnell in den Magen eingeführt, aufgeblasen, etwas an dem Magenschlauche gezogen, so daß die Kardia von innen tamponiert wird und das offene Ende des Schlauches wird über eine der Wange anliegenden Pappscheibe, durch deren Durchbohrung der Schlauch durchgesteckt ist, abgeklemmt. Leider haben wir des öfteren gesehen, daß die Methode versagte, weil die Kinder die wenigen Sekunden, die zwischen dem Beginn der Einführung und der wirksamen Tamponade liegen, zu einem ausgiebigen Erbrechen zu benutzen verstanden. Als Medikament werden bittere Arzneien, z. B. Chinin in kleinsten Dosen, empfohlen.

Bisweilen verbergen sich hinter habituellem Erbrechen *Hirntumoren*, deren Erkennung beim Säugling recht schwierig sein kann.

b) Das nervöse Erbrechen der größeren Kinder

pflegt aus einem Milieu herzurühren, das zu neurotischen Reaktionen Anlaß bietet. Meist stellt es eine Widerstands- und Protestreaktion dar gegen die aus übermäßiger Besorgnis und Überschätzung des kindlichen Nahrungsbedarfes entspringende ständige Nötigung zur Nahrungsaufnahme, die schließlich den Naturtrieb der Eßlust unterdrückt. Die Protesthaltung ist meist an ganz bestimmte Personen, besonders an die Mutter, geknüpft und kommt bei Kindern vor, die Anlaß zu einer besonderen seelischen Bindung geben, wie einzige Kinder, jüngste Kinder, überlebende Kinder nach Todesfällen von Geschwistern, Nachkömmlingen usw. Das Erbrechen ist mithin nichts als eine dramatisch gesteigerte

Eßunlust. Alles was über die Appetitlosigkeit im vorlen ten Abschnitte „Anorexie" gesagt worden ist, gehört hierher.

In anderen Fällen steht eine besondere Empfindlichkeit und Reizbarkeit beim nervösen Erbrechen im Vordergrunde. Unter der Wirkung seelischer Spannung oder Erregung, die in anderer Weise vielleicht garnicht zum Ausdruck kommt, erbrechen diese Kinder, also z. B. vor oder auf dem morgendlichen Schulgang (*Vomitus matutinus*), sogar aus leerem Magen. Diese Form des nervösen Erbrechens kann heftigere Grade annehmen als die unmittelbar aus dem seelischen Oberbau sich ableitende erstgenannte Form, weil sie tiefer in der Konstitution haftet und weniger durch das Milieu ausgelöst ist. Während die erste Form keine Beziehung zum Acetonerbrechen hat, liegt eine solche beim zweiten Typus durchaus vor.

Bisweilen hört man auch von *Erbrechen nachts aus dem Schlafe*, regelmäßig um dieselbe Stunde. Auch hier handelt es sich, wenn alles Organische, insbesondere ein cerebrales Erbrechen, ausgeschlossen werden kann, um einen neurotischen Vorgang, den man durch abendliches Fasten, ein mildes Schlafmittel und Verbalsuggestion schnell beseitigen kann.

Endlich gibt es Erbrechen auf Grundlage des Widerwillens und Abscheus gegen bestimmte Speisen. Keineswegs ist dabei der Geschmack allein ausschlaggebend, oft wirken irgendwelche zu Komplexen ausgewachsene Vorstellungen mit, die oft recht sonderbar anmuten, wenn es gelingt, sie durch Befragen zu ermitteln. In diesem Sinne gibt es eine Scheu vor bestimmten Gemüsen, Fleischarten oder Fleisch überhaupt, vor Butter, Milch usw. Bei den Kindern sind es meist Vorstellungen über irgendwelche Beeinträchtigung, Schädigung oder Beschmutzung, die sich auf Grund irgendwelcher zufälliger Verknüpfungen ausgebildet haben. Erwähnt sei, daß Kinder auch durch freudige Erlebnisse erbrechen können.

Über das gleichfalls funktionelle periodische Erbrechen, das *acetonämische Erbrechen*, siehe dort. Ebenso über das *Erbrechen bei fieberhaften Krankheiten*, wie *Scharlach*, bei *Hirntumoren*, bei *Meningitis*, bei *Urämie*, beim *Coma diabeticum*. Das Erbrechen bei *Verdauungs- und Ernährungsstörungen* ist dort abgehandelt, ebenso wie das Erbrechen *bei angeborenen Verschlüssen des Verdauungskanales*, bei *Ileus*, *Appendicitis*, *Peritonitis*.

Eine Sonderstellung unter den Ursachen des Erbrechens nehmen Spasmen des Oesophagus, der Kardia und des Pylorus ein.

4. Oesophagospasmus und Kardiospasmus

kommen schon im Säuglingsalter vor und finden sich im Kleinkindesalter besonders häufig, während sie im Schulalter seltener werden. Sie beruhen auf verschiedener Grundlage, die Folgen für die Ernährung sind verschieden stark und demgemäß ist auch die Prognose einmal besser, das andere Mal ungünstiger.

Im Säuglingsalter kommen Oesophagusspasmen vor, wenn die Kinder zum ersten Male widerspenstig eine ihnen ungewohnte neue Nahrung, etwa Gemüse, nehmen sollen. Das Kind schreit, es scheint zu schlucken, aber das Verschluckte quillt zurück, ohne Magensalzsäure zu enthalten. Der Affekt entlädt sich in einem Oesophaguskrampfe und darum hat man in Analogie zu der Bezeichnung „respiratorische Affektkrämpfe" den Audruck „oesophageale Affektkrämpfe" vorgeschlagen. Man soll also den Säugling nicht gewaltsam an ihm neue Nahrungen gewöhnen.

Steht in diesem Falle der äußere Anlaß, der Einbruch der Affektstrahlung in die Reflexbahn, im Vordergrunde, so werden andere Fälle von Oesophago- und Kardiospasmus durch eine pathologische Erleichterung der sensomotorischen

Reaktion gekennzeichret, die eine Entstehung von Spasmen auf normale oder fast normale Reize hiu ermöglich Die Symptome sind Dysphagie, Hervorwürgen des scheinbar Verschluckten unter spastischem Reizhusten, Schmerzgefühle und Speichelfluß. Röntgenologisch sieht man meist eine im unteren Abschnitte fadenförmig zusammengezogene und darüber bauchig erweiterte Speiseröhre. Auch die Tetanie kann Spasmen des Oesophagus, ebenso wie des Darmes und der Urethra bewirken.

Eine weitere Gruppe von Spasmen der Speiseröhre entwickelt sich durch Traumen, besonders durch Verätzungen. Die schweren Stenoseerscheinungen nach Verätzungen sind also nicht allein auf Narben zu beziehen, sondern Spasmen sind mit im Spiele. Röntgenologisch sind solche spastischen Verengerungen bald sichtbar, bald verschwinden sie wieder und die Sonde kann einmal glatt passieren, das andere Mal auf ein unüberwindliches Hindernis stoßen. Daher hat die Bougierung von Oesophagusstenosen, da sie Spasmen erzeugt, manchmal Mißerfolge, die überwunden werden, wenn man eine Zeitlang durch eine Magenfistel füttert und die reflektorische Übererregbarkeit abklingen läßt. Durch geschickte psychotherapeutische Beeinflussung kann man so manche Stenose ganz ohne Bougie und Operation beseitigen. Medikamentös wird man Spasmolytica geben und, im Falle einer Tetanie, Kalk und Vitamin D.

5. Verätzungen der Speiseröhre.

Anhangsweise sollen an dieser Stelle die immer noch vorkommenden Verätzungen besprochen werden, die durch das Trinken von Laugen oder Säuren entstehen, wenn Kinder an die nicht sorgsam verwahrten Flaschen geraten, teils aus Neugierde oder Naschsucht, teils, bei älteren Kindern, aus neuropathischen Beweggründen. Man findet die Lippen und die Mundschleimhaut angeätzt, verschwollen und gedunsen; die Kinder klagen über heftige Schmerzen unter dem Brustbeine, haben schwere Schluckbeschwerden und erbrechen blutigschleimige Massen und nekrotische Gewebsfetzen. Durch Glottisödem kann es zu Erstickungserscheinungen kommen, häufig sieht man eine ausgesprochene Shockwirkung. Durch Resorption können Erscheinungen seitens des Zentralnervensystems auftreten, Krämpfe, Pupillenerweiterung und die Kinder können alsbald durch den Shock oder im Koma zugrunde gehen. Schlecht, aber durch Tage sich hinziehend, ist der Ausgang, wenn durch Perforation der Speiseröhre eine Mediastinitis und ein perioesophagealer Absceß entstanden ist oder durch Perforation des Magens eine Peritonitis. Bei weniger schweren Verätzungen bilden sich ebenso wie auf der sichtbaren Schleimhaut, so auch im Oesophagus und im Magen auf den Geschwüren fibrinöse Beläge aus, die sich nach einigen Tagen abgrenzen, abstoßen und epithelialisieren. Nach einem beschwerdefreien Intervalle von 3—4 Wochen tritt der obenerwähnte läsionsbedingte Oesophagospasmus in Erscheinung oder, wenn die Verätzung bis in die tiefen Schichten eingedrungen ist, eine Narbenstriktur des Oesophagus, der Kardia oder manchmal des Pyloruskanales. Die Bougiebehandlung soll man, wie oben ausgeführt wurde, vorsichtig handhaben. Ein Narbenverschluß des Magenausganges zwingt zur Gastroenterostomie. Im frischen Zustande sind Magenspülungen und Brechmittel wegen der Gefahr der Perforation verboten und man gibt statt dessen die passenden Neutralisationsmittel, also bei Verätzung durch Säure Milch und Magnesia usta, bei Laugenverätzung verdünnten Essig oder Citronensaft zu trinken. Die starken Schmerzen werden durch 10%iges Anästhesinöl gelindert, bei Unmöglichkeit zu schlucken muß gelegentlich in den ersten Tagen vorsichtig die Nasensonde gegeben werden oder man begnügt sich mit rectaler Ernährung. Zur Verhütung der Narbenstrikturen führen manche nach Rückgang der ersten Anfangsbeschwerden zuerst täglich, dann jeden 2. Tag durch 1—4 Wochen ein mit Schrotkörnern gefülltes Kautschukbougie ein, das bis zu einer halben Stunde liegen bleibt.

Die *angeborene Oesophagusatresie* ist bei den Mißbildungen des Neugeborenen besprochen worden. *Oesophagusdivertikel* spielen im Kindesalter kaum eine Rolle; ihre Klinik ist dieselbe wie beim Erwachsenen.

Erwähnt sei, daß in seltenen Fällen bei sehr heruntergekommenen Kindern, nicht nur Säuglingen, ein starker *Soor des Mundes sich auf den Oesophagus fortsetzen* und Geschwürsbildungen und Blutungen erzeugen kann. Das Krankheitsbild kann bedrohlich sein durch Nahrungsverweigerung, Erbrechen während oder kurz nach der Mahlzeit und Kreislaufschwäche. Zur Behandlung eignet sich das Schluckenlassen von 1%iger Gentianaviolettlösung.

6. Verschluckte Fremdkörper

bleiben nur selten an den physiologischen Engen des Oesophagus stecken und machen dann Schluckbeschwerden oder durch Druck auf die Trachea Atmungsbeschwerden. Geben sie einen Schatten, sind sie röntgenologisch, sonst durch die Oesophaguskopie aufzufinden. Fremdkörper, die in den Magen gelangt sind, pflegen auf natürlichem Wege abzugehen unterstützt durch eine geeignete Diät, wie den altbewährten Kartoffelbrei. Handelt es sich um Nadeln oder spitze Nägel, geht man auch konservativ vor, hält die Kinder aber in klinischer Beobachtung, um bei den leisesten peritonischen Symptomen unverzüglich chirurgisch einzugreifen. So verhängnisvoll also die Aspiration von Fremdkörpern, so harmlos ist in der Regel das Verschlucken.

7. Die spastische hypertrophische Pylorusstenose des Säuglings.

Über das sog. „habituelle Erbrechen" des Säuglings haben wir oben gesprochen. Wenn ein Kind in den ersten Lebenswochen, meist in der 2. und 3., selten in der 1. und kaum nach der 6. anfängt spastisch zu erbrechen, d. h. schußweise, im Strahle, explosiv, so daß der Mageninhalt weit weg bis zu 1 m gespritzt wird, dann handelt es sich mit wenigen Ausnahmen, etwa durch eine Abschnürung des obersten Duodenums durch einen arteriomesenterialen Strang, um eine spastische hypertrophische Pylorusstenose. Das Erbrechen tritt noch während der Mahlzeit, unmittelbar nach ihr oder erst längere Zeit später auf; offenkundig haben die Kinder vor dem Erbrechen Unbehagen oder Schmerzen, die mit Ausleerung des Magens nachlassen. Das Erbrechen erfolgt mehrmals bis vielmals am Tage, das Erbrochene ist, wenn es nicht bei oder unmittelbar nach der Mahlzeit entleert wird, sauer und gelabt und seine Menge kann größer sein als die der letzten Nahrungsaufnahme, durch Stauung des Mageninhaltes von früheren Mahlzeiten her und durch den Zufluß des Magensaftes.

Meist sind Brustkinder befallen, weil in den ersten Lebenswochen die meisten Säuglinge gestillt werden; der Anteil der Knaben überwiegt weitaus den der Mädchen, 80:20%. Vielleicht ist die nordische Rasse zu der Erkrankung besonders disponiert. Die Kinder stammen größtenteils von neuropathischen Elternteilen ab und erweisen sich im späteren Leben als nervös übererregbar; familiäres Auftreten ist keine große Seltenheit. Von eineiigen Zwillingen ist bisher nur einmal der eine verschont geblieben, während sich zweieiige diskordant verhalten können.

Pathologisch-anatomisch erweist sich die Muskelmasse des Pylorus als verdickt, statt normalerweise 0,3 cm bis zu 0,7 cm. Die einzelnen Muskelzellen haben einen vergrößerten Querschnitt, ihr Kern ist verlängert. Die durch die Muskelhypertrophie erzeugte Enge des Kanallumens wird verstärkt durch eine ausgeprägte Längsfaltenbildung der Schleimhaut. Die Muskelhypertrophie kann

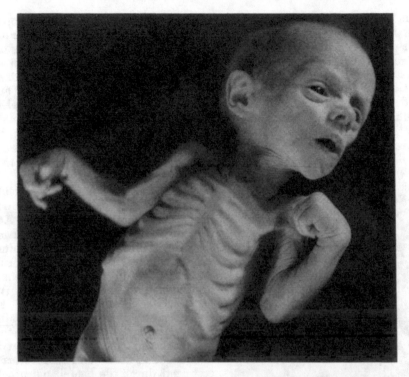

Abb. 1. Auf der Höhe der Krankheit, Atrophie, Wellen. (Kieler Univ.-Kinderklinik.) (P)

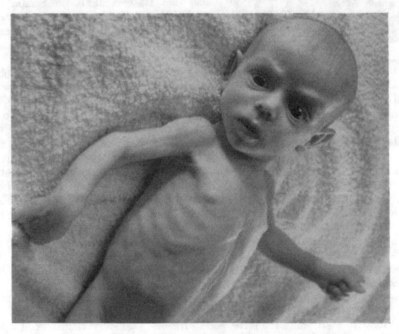

Abb. 2. In der Rekonvaleszenz. (Kieler Univ.-Kinderklinik.) (P)
Abb. 1 und 2. Pylorusstenose.

auf das Antrum und noch weiter magenwärts sich ausdehnen; der Magen im ganzen ist oft dilatiert. Diese *Muskelhypertrophie ist primär*, schon vor der Geburt vorhanden und überdauert um viele Monate die klinische Heilung. Sie allein erklärt also nicht das Passagehindernis — es gibt Kinder mit einem Pylorustumor, die niemals erbrechen —, sondern es muß etwas Zweites dazukommen und das ist ein *Spasmus* dieser hypertrophischen Muskulatur, ausgelöst durch unerkennbare Reize auf vegetativ übererregbare Kinder. Die frühere Vorstellung, daß der Spasmus das erste sei und die Muskelhypertrophie das zweite im Sinne einer Arbeitshypertrophie, ist nicht haltbar. Die Ursachen für die Entstehung der Hypertrophie liegen im Dunkeln und eine befriedigende Erklärung gibt es bis heute nicht trotz vieler Theorien.

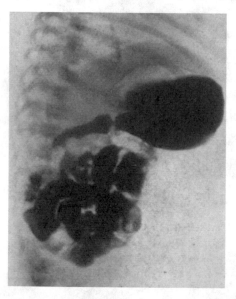

Abb. 3. Normaler Magenausgang 15 Minuten p. c. (Kieler Univ.-Kinderklinik.) (K)

Das Erbrechen führt zum Gewichtsverluste bis zur schlimmsten Atrophie und selbstverständlich auch zur Austrocknung, zur Exsikkose. Der Hungerzustand macht eine Scheinverstopfung mit seltenen dunkelgrünbraunen substanzarmen Stühlen. Die Harnmengen sind klein, die Entleerungen selten. Wie bei anderen Zuständen heftigen Erbrechens findet man in vielen Fällen Hämatinbeimengungen im Mageninhalte. Durch das Erbrechen erleiden die Kinder starke Chlor- und Säureverluste, gesteigert durch die bisweilen deutliche Hypersekretion von Magensaft. Obwohl also das Reservealkali im Serum beträchtlich erhöht ist, kommt es nicht zu einer Tetanie, dagegen in schweren Fällen bisweilen zu einem hypochlorämischen komatösen Zustande.

Der dilatierte Magen ist nach rechts ausgedehnt und die große Kurvatur kann bis unter Nabelhöhe herabreichen; der Magen liegt sackförmig quer im Oberbauche. Der Unterbauch ist leer und sogar eingesunken, der mittlere Oberbauch dagegen vorgewölbt und man bemerkt als diagnostisch wichtigstes Zeichen durch die Bauchdecken hindurch *eine verstärkte peristaltische Tätigkeit des Magens*, desto deutlicher, je magerer das Kind ist. Im linken Epigastrium sieht man eine halbkugelige Vorwölbung entstehen, die langsam zurückgeht, während rechts unterhalb von ihr eine neue solche Vorwölbung sich ausbildet und nach deren Rückgange eine dritte, die schon über der Antrumgegend liegt. Man hat den Anblick dieser Magenperistaltik treffend geschildert: es sei, wie wenn ein Ball von links oben im Epigastrium nach rechts unten immer von neuem unter den Bauchdecken durchgeschoben würde. Zur Beobachtung der Magenperistaltik muß das Kind ruhig sein und darf nicht schreien. Am besten erreicht man diese Ruhe, wenn man das Kind aus der Flasche trinken läßt, zumal offenbar der Saugakt die Peristaltik anregt.

Wenn man will, kann man, ohne daß es zur Diagnosenstellung notwendig wäre, einen Bariumbrei verfüttern und die Magenform und -bewegung *röntgenologisch* verfolgen: man sieht lebhafte peristaltische Wellen von großer Amplitude, der Magen erscheint oft in mehrere Abschnitte geteilt, dann folgen wieder Ruhepausen. Der präpylorische Abschnitt ist erweitert und bildet eine Art

von Becken. Der Pyloruskanal ist verlängert und stark verschmälert, faden-
und gelegentlich wellenförmig, wie es die beigegebene Frontalaufnahme ver-
anschaulicht; die Magenentleerung ist so verzögert, daß nach 4 Stunden noch
erhebliche Mengen den Pylorus nicht passiert haben.

Bei abgemagerten Kindern kann man als weiteres diagnostisches Hilfsmittel
bisweilen den *Pylorustumor* als olivengroße Geschwulst dicht unter dem Leberrande oder tiefer unten *fühlen*, einmal hart und deutlich, das andere Mal weicher
und undeutlich. Aber niemals darf man die Diagnose von dem positiven Pal-
pationsbefunde abhängig machen!

Wohlbekannt ist der verdrießliche Gesichtsausdruck, besonders das Stirnrunzeln des Pylorospastikers; weniger beachtet ist das periodenhafte Auftreten
einer leichten Protrusio der Augen, ein
glotzender, starrer Blick. Die Atmung
zeigt Abwegigkeiten in Gestalt von
Gruppenbildung der Atemzüge und von
gelegentlichem Seufzen. Die Exsikkose
kann kurz dauernde Fieberzacken hervorrufen, namentlich bei eiweißreicher
Nahrung. Übersteigerungen des Erbrechens bis zu fortwährendem Würgen sind cerebrale Exsikkosefolgen, die
nach parenteraler Flüssigkeitszufuhr
aufhören.

Die *Behandlung* der spastischen
hypertrophischen Pylorusstenose geht
klare, sichere Wege. Man versucht zuerst immer, konservativ zum Zielerzu
kommen: das Kind wird nicht mehr
angelegt, sondern erhält seinenMutter-
milch abgezogen in vermehrten kleinen
Mahlzeiten, aber nicht mehr als 7 bis
8 pro Tag und nicht über 150 ccm
pro Kilogramm und Tag. Steht Muttermilch nicht oder in ungenügender
Menge zur Verfügung, sind konzentrierte

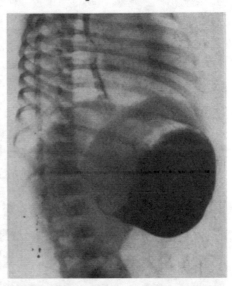

Abb. 4. Pyloruskanal. Pylorusstenose. Pyloruskanal
verlängert. 15 Minuten p. c. ist noch kein Kontrastbrei ins Duodenum gelangt.
(Kieler Univ.-Kinderklinik.) (K)

Nahrungen, wie Säurevollmilch oder Buttermilcheinbrenne geeignet. Zur Beseitigung der Exsikkose gibt man 5% Traubenzuckerlösung, zu gleichen Teilen
mit RINGER-Lösung, um die Chlorverluste auszugleichen, am besten als rectalen Tropfeinlauf je nach Bedarf 100—200 ccm. Sobald durch Dickdarm-
reizung, die beim Tropfeinlauf weniger leicht eintritt als bei größeren einzelnen Verweilklysmen, die Flüssigkeit nicht mehr gehalten wird, deckt man
den Wasserbedarf durch Infusionen. Als nützlich erweist sich oft die Vor-
fütterung von aus Frauenmilch gekochtem Brei oder die ausschließliche Brei-
fütterung.

Der Pylorospastiker braucht Ruhe; er gehört in ein stilles Zimmer, möglichst
in ein Einzelzimmer. Zur Lösung des Spasmus gibt man besser als Atropin,
das in der notwendigen Dosis das Durstfieber begünstigt und steigert und unerwünschte Intoxikationserscheinungen machen kann, das ungiftige Eumydrin,
0,01 zu 10,0 Spirit. dilut., bis zu 4 Tropfen 5mal täglich eine $\frac{1}{2}$ Stunde vor der
Mahlzeit. Auch das Belladenal, eine Kombination von Belladonna und Luminal,
hat sich uns gut bewährt, weil die Alkaloidgabe wegen des Zusatzes des Schlafmittels niedriger gehalten werden kann, 1—1$\frac{1}{2}$ Tabletten auf 5 Gaben über den
Tag verteilt, jeweils eine $\frac{1}{2}$ Stunde vor der Mahlzeit.

Aber mit der konservativen Behandlung darf keine kostbare Zeit verloren werden und das Kind darf dabei nicht weiter herunterkommen! Wenn sie nicht innerhalb von 5 Tagen zu einer gleichmäßigen Gewichtszunahme führt, ist die Operation nach WEBER-RAMSTEDT absolut indiziert.

Eine Narkose erübrigt sich durch vorherige Gabe von 0,08 g Luminal intramuskulär, die den Eingriff in Lokalanästhesie ermöglicht.

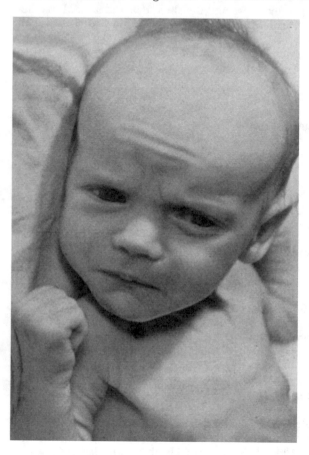

Aus einem Längsschnitt oberhalb des Nabels wird der Pylorus vorsichtig hervorgezogen, die Serosa scharf, die Muskularis stumpf durchtrennt bis auf die Submucosa. Jede Muskelfaser muß bis auf den kleinsten Rest vollständig durchtrennt sein, sonst bleibt der Erfolg aus. Die Submucosa muß in den klaffenden Wundspalt in seiner ganzen Länge prolabieren. Dann wird ohne Naht der visceralen Serosa die Wunde geschlossen. Die Gefahren der nur 10—15 Minuten dauernden Operation sind leicht zu vermeiden: Anschneiden eines größeren Gefäßes und Eröffnung des Kanal- oder Duodenumlumens. Vor dem Eingriffe müssen der Magen gespült und eine Infusion gemacht werden.

Notfalls schon 2, im allgemeinen 4 Stunden nach der Operation kann man wieder Frauenmilch geben, zuerst 10 ccm, dann von Mahlzeit zu Mahlzeit mehr, so daß 300 ccm in 24 Stunden erreicht werden. Am nächsten Tage geht man auf 400 ccm, am übernächsten auf die Sollmenge von $^1/_5$ Körpergewicht und steigert nach dem Bedarf weiter. Der Flüssigkeitsbedarf wird in den ersten Tagen durch rectalen Tropfeinlauf oder

Abb. 5. Facies bei Pylorusstenose. (Kieler Univ.-Kinderklinik.) (P)

durch Infusionen ergänzt. Das Erbrechen hört entweder endgültig mit der Operation auf oder es mag in geringerem Grade noch einige Tage fortbestehen, bis es ganz verschwindet. Die Pylorusfunktion der so Operierten ist im späteren Leben durchaus normal.

Die Operation hat vor der zu lange fortgesetzten konservativen Behandlung zwei unschätzbare Vorteile: die Behandlungsdauer beträgt so viele Wochen wie sonst Monate und das Kind ist nach kürzester Zeit über die gefährliche Hungerdystrophie hinaus. Die ganze mühselige Pflege der konservativen Behandlung erübrigt sich. Ein elender Allgemeinzustand ist kein Grund gegen sondern nur für die Operation, sogar eine Indikation zur sofortigen Operation, die nur 2 Gegenindikationen hat: einen schlechten Chirurgen und ein Alter der Patienten von 3 Monaten und mehr, weil dann die Spontanheilung vor der Türe steht.

Bei diesem Vorgehen bleiben der konservativen Behandlung rund $^1/_3$, der chirurgischen $^2/_3$ der Fälle; Todesfälle sind so selten, daß man den Eltern eine nahezu völlig gute Prognose stellen kann; die Sterblichkeit beträgt im Durchschnitt 7%, an vielen Kliniken weniger.

8. Verdauungsstörungen jenseits des Säuglingsalters.

Daß eine *Überfüllung des Magens* an Festtagen mit fetten Speisen im Familienkreise oder bei Geburtstagsfeiern mit großen Mengen von Kuchen, Schlagsahne und Süßigkeiten zu Beschwerden, Übelkeit und Erbrechen führen kann, bedarf um so weniger einer eingehenden Erwähnung, als die Behandlung von der verständigen Mutter schon von selbst auf die richtige Bahn geleitet zu werden pflegt: sie läßt das Kind einen Tag lang fasten, indem sie ihm nur Schleim gibt, bis mit dem Wohlbefinden die gesunde Eßlust wiederkehrt. Aber immer muß der Arzt, wenn er in solchen Fällen zu Rate gezogen wird, ernstere Zusammenhänge wie cerebrales Erbrechen, Meningitis, besonders die tuberkulöse, Appendicitis und alle die anderen Möglichkeiten ausschließen.

Alljährlich liest man im Sommer, wenn das Obst heranreift, in den Zeitungen von schweren Erkrankungen und sogar von Todesfällen nach reichlichem Genusse z. B. von Kirschen, wenn bald danach reichlich Wasser getrunken worden ist. Sicher ist zumeist das im Übermaße genossene Obst, zumal wenn es unreif oder angefault war, für sich alleine an den Folgen schuld. Es steht aber außer Zweifel, daß durch reichliches Wassertrinken das den Magen und oberen Darm füllende Obst aufquellen und dadurch schwere Krankheitserscheinungen machen kann. Die alte Volksregel „nach Kirschen soll man kein Wasser trinken" hat also einen richtigen Kern.

9. Motorische Störungen am Magen.

Bei der Besprechung der Appetitlosigkeit des Kindes haben wir darauf hingewiesen, daß in besonders hartnäckigen Fällen eine Motilitätsstörung des Magens bestehen kann, am häufigsten eine *Hypo- oder Atonie*. Auf dem Röntgenbilde nach Kontrastfüllung ist der Magen im unteren Teile schlaff erweitert und daher im ganzen birnenförmig, die Entleerung ist verlangsamt. Manchmal findet sich eine Gastroptose mit Senkung der großen Kurvatur bis in das kleine Becken. Die Kinder sind appetitlos, in ihrer körperlichen Entwicklung zurück, leiden an Aufstoßen, Flatulenz, sind blaß und muskelschlaff, können einen erniedrigten Blutdruck aufweisen und bei der Untersuchung findet man Plätschergeräusche in der aufgetriebenen Magengegend. Die Behandlung besteht in der Darreichung von täglich 3, höchstens 4 gehaltvollen nicht voluminösen Mahlzeiten in Breiform, gelegentlichen Magenspülungen mit Karlsbader Mühlbrunnen und zur allgemeinen Kräftigung leichte Gymnastik und Höhensonne. Medikamentös lohnt sich ebenso wie bei der Magenatonie des Säuglings mit habituellem Erbrechen ein Versuch mit Strychnin. Solche Magenatonien schließen sich nicht selten für eine kurze Dauer an fieberhafte Erkrankungen an.

Seltener als die Hypotonie ist die *Hypertonie* des Magens. Die klinischen Beschwerden und Erscheinungen sind ähnlich, nur treten Leibschmerzen dazu, aber röntgenologisch stellt man eine übermäßige Peristaltik fest, so daß der Magen schon nach $2—2^1/_2$ Stunden entleert ist und entsprechend kann die Dünndarmpassage beschleunigt sein. Wie zu der Magenatonie die Hypoacidität gehört, so zu der Hypertonie die Hyperacidität. Auch Colica mucosa und Rectumprolaps können mit der Hypertonie vergesellschaftet sein. Die Behandlung besteht in der Verabreichung von Eumydrin, Eupacozäpfchen oder Belladenal, unterstützt durch strenge Regelmäßigkeit der Mahlzeiten und körperliche Übungen.

10. Sekretionsstörungen des Magens

haben im Kindesalter eine geringe Bedeutung. Will man z. B. bei hartnäckiger Appetitlosigkeit mit und ohne Magenatonie bzw. -hypertonie oder bei Cöliakie nach ihnen fahnden, bedient man sich derselben Methoden wie beim Erwachsenen, also der üblichen Titration nach Ewaldschem Probefrühstück oder besser nach Coffeintrunk mit Zusatz von Methylenblau bei liegender Sonde mit fraktionierter Aushebung. Wichtig ist zu wissen, daß die Werte für freie und gebundene Salzsäure im Kindesalter um rund ein Drittel tiefer liegen als beim Erwachsenen.

11. Dyspepsie jenseits des Säuglingsalters.

Durchfälle bei Klein- und Schulkindern sind ein alltägliches Ereignis, sie sind aber im Gegensatze zur Dyspepsie des Säuglings bei richtiger Behandlung harmlos und schnell zu beheben; Exsikkationszustände freilich kommen im Spielalter noch vor und dürfen nicht vernachlässigt werden, weil die Durstempfindlichkeit in dieser Lebensstufe noch viel größer ist als später, aber auch sie sind leicht zu überwinden. Intoxikationszustände gibt es gelegentlich noch im 2. Lebensjahre, dann verschwinden sie.

Die *Ursachen der Dyspepsie* sind in und nach dem Säuglingsalter grundsätzlich dieselben, also alimentär durch Überfütterung, besonders durch ein Übermaß von Obst, zumal von unreifem, und durch Infekte, unter denen die Grippe an erster Stelle steht, so daß man geradezu von Darmgrippe gesprochen hat. Die enteralen Infektionen, also Typhus, Paratyphus und Ruhr werden in dem Abschnitte über Infektionskrankheiten abgehandelt.

Die *Therapie* ist ebenso einfach wie dankbar; die frühere Behandlung mit Schleimen und Kohlehydraten ist veraltet und durch bessere neue Methoden ersetzt worden. Die ältere von ihnen besteht darin, daß man nach $^1/_2$—1 Tee- oder Haferschleimtag Wasserkakao, am besten Eichelkakao, mit 2% Plasmon oder Larosan (Caseinpräparate) und 5% Nähr- oder Traubenzucker gibt und schon an diesem oder am nächsten Tage die Kost ergänzt durch Röstbrot mit Quark und alsbald mageres püriertes Fleisch, geschabten Schinken oder gekochten Fisch und Kartoffelbrei oder Wasserreis hinzufügt. Schon nach wenigen Tagen erlaubt man einen Nachtisch in Gestalt eines Mondaminpuddings aus Buttermilch mit Heidelbeersaft. Sobald sich die Stühle gebessert haben, fügt man dem Kakao zur Hälfte Milch bei, fängt dann mit durchpassiertem Gemüse an und alsbald auch mit Bananen oder rohen Äpfeln in Breiform und geht so schrittweise auf die Normalkost über.

Noch einfacher und schneller zum Ziele führend ist die Apfeldiät. Man gibt sogleich oder vorsichtiger nach $^1/_2$—1 Teetag als einzige Nahrung 2 Tage lang täglich je nach Eßlust $^1/_2$—$1^1/_2$ kg reife, rohe, mit der Schale auf einer Glasreibe geriebene Äpfel (Wirtschaftsäpfel sind geeigneter als Tafelobst) und geht nach einigen Tagen einer milch- und gemüsefreien Übergangskost aus Röstbrot, Quark, der sich gut mit Apfel vermengen läßt, magerem püriertem Fleisch, am besten Leber, geschabtem Schinken, Kartoffelbrei oder Wasserreis auf die Normalkost über. Unter den Kriegsverhältnissen kann man sich auch mit pürierten gekochten Karotten und mit einem Brei zu gleichen Teilen aus rohen geriebenen und gekochten Kartoffeln behelfen. Praktischer als der frische Rohapfel ist, weil es in immer gleicher Qualität zu jeder Jahreszeit zu haben ist, das Apfeltrockenpulver Aplona in 4—8%iger Aufschwemmung in Wasser oder Schleim oder auch das in gleicher Weise zu verwendende Santuron (Turon-Gesellschaft Frankfurt a. M.), und noch geeigneter als der Apfel sehen manche wegen ihres größeren Calorien- und höheren Mineralgehaltes die Banane an: nach 6—12stündiger Teepause erhalten die Kinder in 5 Mahlzeiten je nach Alter und Eßlust 3—4 Tage lang täglich 5 bis 8 Bananen und mehr und gegen den Durst Tee, dann 2—3 Tage lang Bananen zu gleichen Gewichtsteilen mit citronensaurer Vollmilch geschlagen und danach sofort wieder Normalkost.

Die Wirkung des Rohapfels, des Aplonapulvers und der Banane beruht in der kolloiddispersen Beschaffenheit des Nahrungsmittels selbst, in ihrem Gehalte an Fruchtsäuren, Gerbstoffen und Pektin in Verbindung mit den Zellfasern (reines Pektin hat nicht die gute Heilwirkung), in der großen Adsorptionsfähigkeit und in der Quellbarkeit durch den vermehrten Saftfluß aus der Darmwand.

Medikamente erübrigen sich zumeist, auch ein Abführmittel zu Anfang ist überflüssig; man kann sich der Tierkohle oder Tanninpräparate bedienen, vom Opium ist abzusehen.

Etwas schwieriger gelagert sind

12. die chronisch rezidivierenden Durchfälle des Kleinkindes.

bei denen Perioden von Durchfällen und Verstopfung einander ablösen können. Sie entstehen durch eine unzweckmäßige Heildiät oder durch zu schnellen Übergang auf Normalkost. Die Therapie ist grundsätzlich dieselbe wie die der akuten Dyspepsie, nur muß man längere Zeit bei der eiweißreichen milcharmen Schonkost bleiben. Ein Unterangebot von Eiweiß und Vitaminen ist unbedingt zu vermeiden.

Schließlich sind zu erwähnen die *rezidivierenden Durchfälle neuropathischer Kinder* bedingt durch eine konstitutionelle Übererregbarkeit des Darmnervensystems. Zur Heilung dieser Fälle bleibt man nach der Schondiät auf einer leichten schlackenarmen Kost und vermeidet lange Zeit hindurch solche Speisen, die sich als individuell durchfallerzeugend aus der Erfahrung erwiesen haben. Wie bei anderen neurotisch bedingten Zuständen ist auch hier ein Milieuwechsel in Betracht zu ziehen oder wenigstens sollen dem Kinde gegenüber die Mahlzeiten nicht besonders beachtet und es darf nicht über seine Entleerungen gesprochen werden.

13. Die Cöliakie (HERTER-HEUBNERsche Krankheit, intestinaler Infantilismus).

Die Besprechung der rezidivierenden Durchfälle leitet über zu einem Krankheitsbilde, das, obwohl der endemischen Sprue wesensverwandt, doch eine Besonderheit des Kindesalters darstellt, weil es sich aus den chronischen oder häufig rückfälligen Durchfallsstörungen des späteren Säuglingsalters im 2. Lebensjahre entwickelt und während des ganzen Kleinkindesalters beobachtet wird. Im Schulalter ist es, abgesehen von ganz seltenen Ausnahmen, nicht mehr anzutreffen und die Fortdauer in das Alter der Jugendlichen ist eine außerordentliche Seltenheit.

Die Kranken mit Cöliakie bieten einen charakteristischen Anblick: besonders im Stehen imponiert der große aufgetriebene Bauch, zu dem die mageren Gliedmaßen in einem sonderbaren Kontraste stehen; der Gesichtsausdruck ist nie entspannt und kindlich heiter aufgeschlossen, sondern merkwürdig altklug, gereizt oder mißlaunig. Funktionell ist das beherrschende Symptom eine Labilität der Verdauungsleistungen, die krisenartig zu Durchfallsperioden führt, auf die vorübergehende Zeiten mit normalen Entleerungen, sogar mit Verstopfung erfolgen, bis ohne ersichtliche Ursache eine neue Krise hereinbricht. Die durchfälligen Stühle haben ein eigentümliches Gepräge: sie sind nicht spritzend wäßrig, sondern bestehen aus grauen oder lehmfarbenen, oft weißlich glänzenden, zerfahrenen oder locker gebundenen, an aufgehenden Teig erinnernden, sehr voluminösen, entweder faulig oder stechend nach Fettsäuren riechenden Massen. Die Mengen des Kotes übertreffen auch in guten Zeiten weitaus die in der betreffenden Altersstufe gewohnten. In Durchfallsperioden sieht man Einzelentleerungen von mehreren 100 bis zu 1000 g! Diese Stuhlmassen, die die aufgenommenen Nahrungsmengen überwiegen, bedingen rapide Gewichtsstürze, vermehrt durch den Verlust von locker gebundenem Gewebswasser. Das große Volumen der Stühle beruht auf ihrem hohen Wassergehalte, auf einer schlechten Ausnutzung des Nahrungsfettes einem hohen Gehalte an nicht resorbierten Stickstoffsubstanzen, Kohlehydraten und Mineralien. In der Regel ist die Fettspaltung nicht gestört, zu Zeiten aber deutlich herabgesetzt. Die Perkussion des großen Bauches in Rückenlage ergibt eine Tympanie der vorderen und oberen Teile und eine Dämpfung der seitlichen und unteren Partien, mit Abhängigkeit der Dämpfungsfigur von der Körperlage. Dieser Befund läßt zusammen mit einer scheinbaren Fluktuation an Ascites denken; es besteht keine Flüssigkeitsansammlung in der freien Bauchhöhle, sondern die Darmschlingen sind durch ein Übermaß von flüssigem Inhalte und von Gas erweitert und erzeugen zusammen mit der Schlaffheit der Bauchdecken das Bild eines Pseudoascites.

Die Prüfung der Einzelfunktionen des Verdauungsapparates ergibt im Magen eine verminderte Salzsäurebildung und Achylie. Die Duodenalfermente verhalten sich in guten Zeiten normal. Die Passage durch Magen, Dünndarm und oberen Dickdarm ist in manchen Fällen beschleunigt, in anderen sieht man zwar eine beschleunigte aber unvollständige und zum Teil erfolglose Peristaltik, so daß man das Kontrastmittel gleichzeitig im Magen und Dickdarm vorfinden kann.

Den rapiden Gewichtsstürzen können „unmotivierte" Gewichtsanstiege folgen, die der Kundige nicht als „soliden Ansatz" sondern als bloße Wasserspeicherung zu deuten weiß. So wird die Gewichtskurve in einem Maße unruhig und schwankend, wie es sonst kaum vorkommt; es besteht ein hoher Grad von „Hydrolabilität".

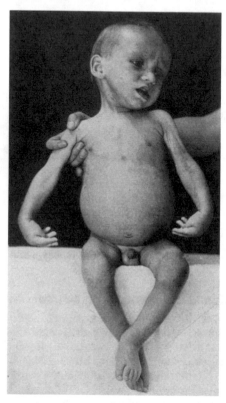

Abb. 6. Cöliakie (Gesichtsausdruck, Abmagerung, meteoristischer Bauch, manifeste Tetanie). (Univ.-Kinderklinik Gießen.)

Die Kinder sind ausnahmslos in ihrem seelischen Verhalten abnorm. Ihre Empfindlichkeit, Reizbarkeit, Launenhaftigkeit oder ihr Eigensinn machen es schwer, sie zufriedenzustellen. Besonders in den Durchfallsperioden sind sie apathisch, matt und verdrießlich. Bald sind sie heißhungrig, bald hartnäckig appetitlos; manchmal zeigen sie eine Eßlust für ungenießbare Dinge, wie Mörtel, Sand, Kohle u. dgl.

Mit der Dauer dieser langwierigen Erkrankung leidet der Gesamtzustand mehr und mehr; es entwickelt sich eine Dystrophie, auch das Längenwachstum bleibt zurück, so daß die Kinder viel kleiner sind als ihre Altersgenossen, daher die Bezeichnung „intestinaler Infantilismus". Mit der Dystrophie verstärkt sich die Neigung zu abnormer Wassereinlagerung bis zur Bildung von Ödemen wie bei andersartigen Hungerzuständen. Die Cöliakiekranken haben eine mehr oder weniger ausgeprägte hypochrome Anämie. Die Zahl der Blutkörperchen kann vermehrt erscheinen, wenn Gewichtsstürze zur Bluteindickung geführt haben.

Das Skelet zeigt eine Osteoporose bis zu Spontanfrakturen oder rachitische Veränderungen neben den Zeichen einer Verzögerung des Wachstums in Gestalt eines verspäteten Erscheinens der Handwurzelkerne. Die Muskulatur ist dürftig und schlaff.

Bei Cöliakie kann eine latente und eine manifeste Tetanie auftreten; die Krämpfe äußern sich in persistierenden Karpopedalspasmen, niemals in Konvulsionen. Die Spasmen entwickeln sich in den Perioden des Gewichtsanstieges und der Wasserretention, nicht in denen der Gewichtsstürze.

Die Cöliakiekranken sind völlig resistenzlos gegen bakterielle Angriffe, so daß die unmittelbare Todesursache eine Infektion, meist eine Pneumonie ist.

Ätiologisch kommt endogenen Faktoren die größte Bedeutung zu; die konstitutionelle Disposition ist durch familiäres Auftreten erwiesen. Dazu treten exogene Momente, wie falsche oder ungenügende Behandlung akuter Dyspepsien, besonders mit einseitiger Mehldiät. Pathogenetisch stehen Störungen der Darmresorption und -sekretion im Sinne einer vermehrten Absonderung von Darmsaft im Vordergrunde. Die Resorptionsstörung macht sekundär eine Polyavitaminose und einen Hungerzustand ebenso wie eine hypochrome Anämie. (s. auch das Kapitel „Avitaminosen" S. 217 und 193 und das Kapitel „Blutkrankheiten" S. 306). Die Motilitätsstörung des Darmes führt zur Stauung des Chymus im Dünndarme, die durch Änderung der Kost nicht mehr zu beheben ist und zur Invasion des Dünndarmes mit Colibacillen. Die der Cöliakie eigentümliche Azidose entsteht durch Säuren, die sich im Darme durch die bakterielle Zersetzung besonders der Kohlehydrate bilden, weiter durch intermediäre Oxydationen und schließlich durch mit der Nahrung zugeführte Säuren. Die Azidose bewirkt durch Demineralisation eine Hypophosphatämie und dadurch die Osteoporose und die Störung des Längenwachstums. Die Muskelhypotonie ist die Folge einer mangelnden Lactacidogenbildung.

Weitere zum Teil aus diesen Vorstellungen erklärbare Symptome der Cöliakie sind gelegentlich beobachtete Hautpigmentierungen, eine flache und niedrige Blutzuckerkurve nach Glucosebelastung, eine Hypocalcämie und eine Hypocholesterinämie.

Die *Prognose* der schweren Fälle von Cöliakie ist unsicher; die Hauptgefahr liegt in der Resistenzlosigkeit gegen Infekte. Die intellektuelle Entwicklung ist nicht gefährdet, wohl aber hinterläßt die abwegige psychische Verfassung des öfteren Folgen dergestalt, daß die Kinder altkluge Neuropathen bleiben, die auch im späteren Leben um Nahrungsaufnahme und Stuhlentleerung übermäßig besorgt sind bzw. wirklich gegen gewisse Speisen besonders empfindlich bleiben. Der Rückstand des Längenwachstums gleicht sich nicht immer aus und wahrscheinlich neigen diese Menschen in hohem Grade zu Zahncaries.

Das Ziel der *Therapie* ist zunächst die Bekämpfung der bakteriellen Dünndarmbesiedlung durch eine Diät aus Sauermilch, Obst, Gemüse, Eiweiß und notfalls auch Frauenmilch, im Anfang entfettete. In schweren Fällen macht man zunächst Bluttransfusionen und beginnt mit einigen Bananen- bzw. Apfeltagen. Nach ein paar Tagen wird Sauermilch, am besten als Buttermilch in vorsichtigen Mengen zugelegt und allmählich Fett als Eiweißmilch oder citronensaure Vollmilch. Als erstes Fleisch verabreicht man pürierte Kalbsleber und dann, alles zuerst in kleinen Mengen, Kartoffelbrei, Tomatenpüree und Fruchtsäfte. Das Hungergefühl wird durch Bananen bzw. Äpfel gestillt, die nach Belieben genossen werden dürfen. Bananen sind Äpfeln unstreitig überlegen. Der Übergang zu gemischter Normalkost hat sehr sorgsam zu geschehen, nachdem die Stühle durch längere Zeit normal und der Gewichtsansatz regelmäßig und nicht mehr schwankend gewesen sind.

Bei Fällen, die dieser Behandlung trotzen, auch wenn statt Buttermilch Frauenmilch gegeben wird, ist ein Versuch mit Nebennierenrindenhormon, Vitamin C und auch Campolon anzuraten, ausgehend von der Theorie, daß die eigentliche Ursache der Cöliakie eine Unterfunktion der Nebennierenrinde sei mit einem Fehlen der Phosphorylierungsvorgänge in den Darmepithelien. Auf ähnlichen Voraussetzungen fußend hat man auch das Vitamin B_2 (Laktoflavin) versucht bzw. das gegen die Pellagra (s. dort) bewährte Vitamin P.-P in Form des Nicotinsäureamids; die Erfolge sind umstritten.

Die *Differentialdiagnose* der Cöliakie hat sich besonders mit der *Abdominaltuberkulose* (s. dort) auseinanderzusetzen; den ersten Hinweis gibt die Tuberkulinreaktion. Gegen Verwechslungen mit *Pankreasinsuffizienz* (s. dort) schützt die Bestimmung der Duodenalfermente.

14. Chronische Stuhlverstopfung.

Über die echte oder scheinbare Obstipation des Säuglings bzw. bei Unterernährung an der Brust oder bei Milchnährschaden ist in den betreffenden Abschnitten gesprochen worden. Die Stuhlverhaltung jenseits des Säuglingsalters muß in jedem Falle zunächst auf organische Ursachen durch äußere Betrachtung und rectale Palpation untersucht werden. In Betracht kommen schmerzhafte Rhagaden des Anus, spastische oder narbige Stenosen des Afters, Fremdkörper im Mastdarm oder Strang- bzw. Narbeneinschnürungen des Darmes, z. B. nach Peritonitis, Appendektomie oder bei Abdominaltuberkulose, auf die eine verstärkte sichtbare Peristaltik hinweisen würde. Tumoren des Bauches können den Darm verlagern und komprimieren und man darf nicht vergessen, daß zu den uncharakteristischen Anfangssymptomen der tuberkulösen Meningitis neben dem cerebralen Erbrechen auch die Verstopfung gehört. In den meisten Fällen liegt allerdings die Ursache in einer fehlerhaften Ernährung mit zuviel Milch, Butter, Eiern, Fleisch, Käse, Weißbrot und einen Mangel an schlackenbildenden Nahrungsmitteln. Hier ist die Diät zu regulieren: höchstens $1/4$ Liter Milch, wenig Fleisch, Ei und Käse, dafür viel Obst und Gemüse, derbes Schwarzbrot mit wenig Butter und dafür reichlich Honig oder Marmelade. Nützlich ist es oft, morgens nüchtern einen Teller voll getrockneter Pflaumen und Feigen roh und kalt essen zu lassen, die über Nacht in Wasser eingeweicht worden sind. Vorzügliche diätetische Abführmittel sind Milchzucker und Malzextrakt in genügend großen Gaben von mehreren Eßlöffeln täglich, je nach dem Alter des Kindes.

Recht häufig aber ist die Obstipation psychisch bedingt; man begegnet ihr mit Vorliebe in dem ängstlich übersorgten Milieu der Einzelkinder, Nachkömmlinge und verzärtelten Sorgenkinder, wo sie nicht selten der nervösen Appetitlosigkeit entspringt, die durch ungenügende Darmfüllung und Sekretionsanregung eine sog. „Leerlaufobstipation" hat entstehen lassen. Eine übermäßige Besorgtheit der Eltern um den regelmäßigen Stuhlgang des Kindes hat bisweilen zu einem ständigen unnötigen Gebrauche von Abführmitteln und, noch schlimmer, von Klistieren und Zäpfchen geführt. Dann sind die Defäkationsreflexe so zerstört, daß sie durch geeignete Maßnahmen neu gebildet werden müssen. Dazu dient neben der beschriebenen Diät die Gewöhnung an eine feste Stunde der Stuhlentleerung, am besten nach der Hauptmahlzeit oder auch morgens nach dem Aufstehen. Zunächst wird man einige Male zu dieser Zeit einen kleinen Einlauf geben, um ihn dann für ein paar Tage durch Kakaobutterzäpfchen zu ersetzen, bis der Reflex und die Gewohnheit sich wieder eingespielt haben. Nützlich sind neben der Diät zu vorübergehendem Gebrauche Gleitmittel, wie reines Paraffin liquid., oder die wohlschmeckenden Zubereitungen (Mitilax, Cristilax, Nujol, Parafluid) und agarhaltige Präparate wie Normacolspezial oder Agarol in einer auszuprobierenden Dosierung von einem bis mehreren Kaffeelöffeln. Ebenso wie bei der nervösen Anorexie macht auch die nervöse habituelle Obstipation in manchen Fällen einen Milieuwechsel in die Klinik oder ein gut geleitetes Kinderheim für mehrere Wochen notwendig.

Eine *spastische Obstipation*, an den schafkotartigen oder bleistiftförmigen Entleerungen leicht erkennbar und oft mit spastischen Schmerzen verbunden, erfordert die Anwendung von Eumydrin, Eupacozäpfchen oder Belladonnapräparaten. Schließlich kann die Beseitigung der nervösen Obstipation ebenso wie die der nervösen Anorexie eine mehr pädagogische als rein ärztliche Aufgabe sein in Fällen, wo die Verstopfung der Ausdruck einer Widerstandshaltung des Kindes gegen die Erzieher geworden ist in Situationen, in denen ein Überangebot an Besorgtheit und Liebe einem Minimum an Festigkeit und Sicherheit entspricht. Schon kleine Kinder erkennen solche Lagen und machen sie sich zunutze, um den Erzieher zu tyrannisieren. Hier gilt es, die Zusammenhänge sorgfältig zu studieren und aus ihrer Erkenntnis einzugreifen. Es liegt auf der Hand, daß ein längerer Milieuwechsel die Aufgabe des Arztes am leichtesten löst.

Über die Obstipation bei *Megacolon congenitum* = Hirschsprung*sche Krankheit* wird dort gesprochen werden.

15. Incontinentia alvi.

In diesem Zusammenhange soll kurz auf die seltene Incontinentia alvi eingegangen werden, deren psychogene Natur überall da klar liegt, wo keine organischen Innervationsstörungen festzustellen sind. Sie ist wesensverwandt und daher oft verbunden mit Enuresis und ebenso wie diese zu erklären und zu beeinflussen. Die Heilung gelingt immer durch Gewöhnung an regelmäßigen Stuhlgang und einfache suggestive Maßnahmen (am leichtesten mit Milieuwechsel), wenn die Kinder nicht schwachsinnig oder schwer psychopatisch sind. Bisweilen verbirgt sich hinter einer scheinbaren Incontinentia alvi eine sog. paradoxe Obstipation: die Ampulle ist dauernd strotzend mit Kot gefüllt, den das Kind aus neurotischen Gründen nicht entleert, so daß fortwährend infolge des ständigen Stuhldranges kleine Mengen abgehen. Wenn man durch einen Einlauf den Darm gründlich entleert hat und dann die Obstipation auf die beschriebene Art und Weise beseitigt, verschwindet die Incontinentia alvi von selbst.

Entzündliche Erkrankungen des Darmkanals.

Die Gruppe Typhus, Paratyphus und Ruhr wird in dem Abschnitte „Infektionskrankheiten" abgehandelt.

16. Colitis ulcerosa.

Die *Colitis ulcerosa* ist im Kindesalter eine seltene Erkrankung, die sich stets aus einer akuten Colitis entwickelt. Die Wand des Dickdarmes ist entzündlich infiltriert, verdickt und starr, die Palpation ist schmerzhaft. Die Stühle ähneln den Ruhrstühlen von leichteren Fällen, Kolikanfälle und Tenesmen spielen eine geringere Rolle als bei der akuten Colitis. Es besteht eine ausgesprochene Labilität der Verdauung mit Neigung zu Durchfällen. Anämie, mehr oder minder ausgeprägte Dystrophie, trockene Haut und psychisches Verhalten erzeugen ein Bild, das in mancher Beziehung an Cöliakie erinnert. Im Laufe immer wiederkehrender Rückfälle können mit Gelenkschwellungen, geschwürigen Prozessen an der Haut, und Mundschleim, Hautblutungen und Ödemen tödliche Ausgänge vorkommen. Bakteriologisch findet man keine Ruhrbacillen, sondern Enterokokken in großen Mengen, rektoskopisch kann man die Geschwüre sehen und röntgenologisch fallen die Wandverdickung und das Fehlen von Haustrien auf. Die *Behandlung* besteht in einigen Apfel- oder Bananentagen, an die eine schlackenarme eiweißreiche Kost mit Buttermilch, Quark und hachiertem Fleische angeschlossen wird. C-Vitamin ist reichlich zu geben, Bluttransfusionen werden empfohlen, Darmspülungen mit Schleim sind nützlich und als äußerste Maßnahme hat man zur Entlastung des kranken Colons eine Ileostomie vorgenommen.

17. Unter Chronischer hämorrhagischer Proktitis

versteht man einen zwar schwer beeinflußbaren aber gutartigeren Prozeß als die Colitis ulcerosa, gekennzeichnet durch den Abgang einiger Tropfen frischen Blutes bei oder nach der Stuhlentleerung, wie bei Rhagaden am After, Hämorrhoiden oder Dickdarmpolypen. Rektoskopisch erkennt man Ulcerationen der Mastdarmschleimhaut. Therapeutisch werden Spülungen oder Verweilklistiere mit 5%iger Targesinlösung empfohlen.

18. Die Periproktitis

ist eine Entzündung des lockeren Bindegewebes der Fossa ischiorectalis mit großer Neigung zu Abceßbildung. Der stinkende Eiter enthält Colibacillen, manchmal auch Bac. faecalis alkaligenes, pyocyaneus, auch Streptokokken oder Paratyphuserreger, die vom Mastdarme aus eingewandert sind. Die Heilungsaussichten sind nach der Eröffnung des Abscesses gut, obwohl meist Kinder in geschwächtem Allgemeinzustande betroffen sind. Tuberkulöse Abscesse in der Umgebung des Anus kommen bei Kindern kaum vor.

19. Rhagaden oder Fissuren des Anus

sind recht häufig. Sie entstehen durch ungeschickte Säuberung des Afters, durch unvorsichtiges Hantieren mit dem Fieberthermometer, durch verhärtete große Kotballen und schließlich durch Kratzen bei Oxyuriasis und machen heftige Schmerzen bei der Stuhlentleerung, so daß die Kinder sich vor ihr fürchten und sekundär obstipiert werden. Dem Kote sind Tropfen oder Streifen frischen Blutes beigemengt. Durch Öl- oder Wassereinläufe wird der Mastdarminhalt erweicht und durch entsprechende Diät, auch durch milde Abführmittel oder orale Paraffingaben wird verhindert, daß eine neue Obstipation entsteht. Eine Viertelstunde vor dem Stuhlgange bestreicht man den Afterriß mit einer 10%igen Anästhesinsalbe, reinigt nach ihm den After schonend mit feuchter Watte und streicht eine Dermatolzinkpaste auf.

Obwohl sie nicht zu den Entzündungen gehören, seien an dieser Stelle, weil sie gleichfalls zum Abgange von frischem Blut führen, die Polyposis des Dickdarmes und die Hämorrhoiden besprochen.

20. Polypen des Dickdarmes

werden erkannt an dem Abgange von frischem hellrotem Blute mit dem Stuhle. Bisweilen prolabiert ein Polyp durch das Pressen mit dem Stuhlgange und wird als rötliche Geschwulst sichtbar, die wieder zurücktritt oder zurückgeschoben werden kann. *Solitäre Polypen* sind harmlos und werden in Narkose abgetragen.

Eine schwere Krankheit ist dagegen die eigentliche

21. Polyposis des Dickdarmes mit zahlreichen Neubildungen,

die so hoch hinaufreichen, daß sie dem Rektoskope und der chirurgischen Behandlung unzugänglich sind. Das Krankheitsbild ist durch Blutungen, zunehmende Anämie, Neigung zu Durchfällen und Schleimabgängen, Tenesmen und Koliken und die Entwicklung einer Dystrophie gekennzeichnet. Es ähnelt also sehr dem der Colitis ulcerosa, das Röntgenbild aber erlaubt die Unterscheidung dadurch, daß der Kontrastschatten eigentümliche fleckige Aussparungen erkennen läßt, die ein marmorartiges Bild erzeugen. Selbstverständlich kann, wenn die Polypen weit genug nach unten sitzen, schon die Rektoskopie die Lage klären. Eine wirksame Behandlung dieses üblen Zustandes gibt es nicht.

22. Hämorrhoiden

kommen als Varicen und Hämangiome schon im Kleinkindesalter vor. Immer muß daher der After besichtigt werden, wenn Angaben über Blutabgänge mit und ohne Stuhl gemacht werden. Hämorrhoiden imponieren als eine oder mehrere bläuliche Vorwölbungen von verschiedener Größe, über denen das Gewebe leichte Entzündungserscheinungen zeigen kann. Sie verursachen des öfteren erheblichen Juckreiz, der durch Kratzen die Veranlassung zu Rhagaden abgeben kann.

Die *Behandlung* hat eine etwaige Obstipation zu beheben und für eine sorgfältige Säuberung, am besten eine Waschung, nach der Defäkation zu sorgen; dann wird unter leichter Massage etwas Borvaseline aufgestrichen. Auch Anusolzäpfchen sind geeignet. Wenn sich die Hämorrhoiden bei diesem Vorgehen nicht zurückbilden, ist zu operieren.

Über den *Mastdarmprolaps* siehe den Abschnitt „Lageveränderungen".

Obwohl sie gleichfalls nicht entzündlicher Natur ist, sei kurz auf eine Dickdarmaffektion eingegangen, die

23. Colica mucosa oder Colitis membranacea.

Sie ist eine durch Nahrungsreize entstehende Sekretionsneurose des Darmkanales von akuter oder mehr chronischer Art. Es gehen Schleimmassen oder fibrinös-schleimige Fetzen und Membranen, manchmal röhrenförmige Ausgüsse des Darmrohres für sich allein oder mit dem Stuhle unter heftigen Leibschmerzen ab bei normaler Stuhlbeschaffenheit, Verstopfung oder selten durchfälligen Entleerungen. Betroffen sind sensible neuropathische und auch exsudative Kinder. Da in chronischen Fällen eine Eiweißmast eine ursächliche Rolle spielen soll, verordnet man eine mehr vegetabilische Kost, in akuten Fällen auch eine Rohobstdiät. Gegen die durch Darmspasmen bedingten Schmerzen bewähren sich warme Umschläge, Eumydrin, Eupakozäpfchen oder Belladenal.

24. Appendicitis.

Über die Pathogenese und pathologische Anatomie der Appendicitis ist in den Lehrbüchern der pathologischen Anatomie und der Chirurgie nachzulesen. Aufgabe eines Lehrbuches der Kinderheilkunde ist vornehmlich die Schilderung der Diagnosenstellung, weil auf der einen Seite die Möglichkeit der Fehldiagnosen viel größer ist als beim Erwachsenen und andererseits die Gefahr der Verkennung einer Appendicitis desto größer ist, je jünger der Kranke ist: die Letalität ist beim Kinde um ein Vielfaches höher als später und ganz besonders hoch in den ersten 3 Lebensjahren wegen der Neigung zur Perforation, weil der Körper erst mit den Jahren die Fähigkeit der Gewebsreaktion zur schützenden Wallbildung sich erwirbt. Die Appendicitis ist eine *häufige* Kinderkrankheit; jeder 3.—4. Fall betrifft ein Kind. Sie kann als Seltenheit schon beim Säugling vorkommen und dann wird sie von Jahr zu Jahr häufiger, bis sie vom 5.—6. Lebensjahre an eine gleichbleibende Kurve erreicht. Das klinische Bild ist desto untypischer, je jünger das Kind ist.

Die klassischen Anfangssymptome sind ein *plötzlicher Beginn*, oft im Spiele oder auf dem Spaziergange mit *Leibschmerzen*, die keineswegs an der typischen Stelle des McBurneyschen Punktes empfunden zu werden brauchen, *Fieber*, selten höher als 39° und, aber keineswegs ausnahmslos, *Übelkeit, Brechreiz oder Erbrechen*. Die Untersuchung beginnt mit der *Betrachtung* des Bauches, ob die rechte Seite sich an den Atembewegungen weniger beteiligt oder beim Schreien oder dem Sprechen des Wortes „Kitt" geschont wird, ob das rechte Bein in der Hüfte gebeugt gehalten wird, ob die Streckung schmerzhaft ist oder das Aufsetzen verweigert wird.

Die *Perkussion* kann eine Dämpfung im rechten Unterbauche ergeben; ist sie bei zarter Ausführung schmerzhaft, ist eine Appendicitis wahrscheinlich. Eine *Abschwächung der rechten Bauchdeckenreflexe* spricht in demselben Sinne. Bei der *Palpation* frage man das Kind nicht, ob es weh tut, sondern beobachte den Gesichtsausdruck und achte auf eine eventuelle Pupillenerweiterung durch den Schmerz. Die Palpation beginnt immer auf der linken Seite und geht behutsam auf die rechte über, um eine Muskelspannung in der verdächtigen Gegend festzustellen. Auch dieser Druckschmerz braucht nicht am McBurneyschen

Punkte zu sitzen; die Appendix kann nach oben bis unter die Leber oder nach unten ins kleine Becken oder nach hinten gelagert sein, so daß die Druckempfindlichkeit rechts oben, tief rechts unten oder an der hinteren Bauchwand gefunden wird. Immer wird vergleichend rechts und links palpiert, ein Nachlaßschmerz ist von Bedeutung, sein Fehlen besagt nichts. An die Palpation des Bauches schließt sich die *rectale Untersuchung* an; sie ergibt einen einseitigen peritonealen Zugschmerz, einen Druckschmerz der entzündeten Appendix oder sie läßt Exsudat erkennen.

Wenn die Unruhe oder der Widerstand des Kindes eine zuverlässige Untersuchung trotz aller Ablenkungsversuche unmöglich machen, versucht man die Palpation von hinten bei dem auf dem Schoße sitzenden Patienten oder man nimmt die Untersuchung im Schlafe vor, im Spontanschlafe oder dem durch ein Zäpfchen mit 0,2—0,4 g Veronal erzeugten: Wenn das Kind bei der Tiefenpalpation nicht erwacht, hat es keine Appendicitis. Das Aufwachen ist aber nur dann diagnostisch zu verwerten, wenn das Kind vor Schmerz zusammenzuckt oder auffährt.

Schließlich gehört zur Diagnose der Appendicitis das *Blutbild*; es findet sich eine mäßige Leukocytose von 10000—15000 mit einer Linksverschiebung. Die Pulsbeschaffenheit entspricht dem Fieber. Die *Stühle* sind bei einer beginnenden Appendicitis bald normal, bald durchfällig; eine Obstipation ist keineswegs die Regel. Besonders wenn der Wurmfortsatz im kleinen Becken liegt, kann zunächst der Eindruck einer infektiösen Colitis (Ruhr) bestehen. In diesen Fällen können Beschwerden bei der Urinentleerung vorkommen bzw. längere Harnverhaltungen.

Eine *Perforation* kann unauffällig eintreten und ehe sichere Symptome der Appendicitis deutlich geworden sind; in anderen Fällen wird sie wahrscheinlich durch plötzliche kolikartige Schmerzen und Aufschreien. Die Perforationsperitonitis bietet das bekannte Bild mit der diffusen Druckempfindlichkeit des sich alsbald auftreibenden Bauches, dem kleinen weichen schnellen Pulse, dem verfallenen Aussehen mit der Facies abdominalis. Nicht selten entwickelt sich nicht eine diffuse sondern eine circumscripte Peritonitis mit einem abgekapselten Absceß, der durch die Dämpfung, den Tastbefund und die rectale Untersuchung mit der Vorwölbung im DOUGLASschen Raume leicht zu erkennen ist.

Die *Differentialdiagnose* ist schon in dem Abschnitte über die „Bauchschmerzen im Kindesalter" gestreift worden. Anlaß zu Fehldeutungen geben Leibschmerzen bei Pneumonie, auf die schon das fieberhaft rote Gesicht im Gegensatz zu der geringen Rötung oder sogar der Blässe bei Appendicitis, das hohe Fieber, die starke Leukocytose, die beschleunigte Atmung hinweisen, wenn die Perkussion und Auskultation noch nichts ergeben. In jedem Zweifelsfalle sollte ein Kind vor einer Appendektomie vor den Röntgenschirm gestellt werden. Ferner sei erinnert an die Leibschmerzen bei Angina palatina und retronasalis, bei Otitis media, bei grippalen Infekten, Masern, Erkrankungen der Harn- und Gallenwege, acetonämischem Erbrechen, mechanischem Ileus, Komplikationen durch ein MECKELsches Divertikel, Darmspasmen und „Nabelkoliken", durch Spasmen und Dyskinesen im Wurmfortsatze selbst, bei der Oxyurenbesiedlung der Appendix, der Appendicopathia oxyurica, bei prämenstruellen Vorgängen in den Ovarien während und schon vor der Pubertätszeit, bei Pelveoperitonitis gonorrhoica, bei Stieldrehungen rechtsseitiger Ovarialcysten. Ferner kommen als Ursachen von appendicitisverdächtigen Schmerzen in Betracht allergische Reaktionen der Darmschleimhaut, Colica mucosa seu Colitis membranacea, abdominale Erscheinungen bei akuten Rheumaschüben und gelegentlich das Prodromalstadium der Poliomyelitis. Schwierig kann die Unterscheidung von der Tuberkulose der mesenterialen Lymphknoten der

Ileocöcalgegend sein. Bei käsigem Zerfall und Perforation in die Bauchhöhle kann das Bild einer Periappendicitis entstehen. Frisch erkrankte und geschwollene Lymphknoten erzeugen häufiger Bauchschmerzen als verkalkende oder verkalkte. Besonders verantwortungsvoll ist die Differentialdiagnose gegen die Pneumokokken- bzw. primäre Streptokokkenperitonitis (s. dort). Das höhere Fieber, die Durchfälle, der von Anfang an diffuse Druckschmerz, die stärkere Leukocytose und der Gesichtsausdruck leiten auf die richtige Fährte, wenn nicht schon eine Perforation geschehen ist.

Die *chronisch rezidivierende Appendicitis* entwickelt sich in 20—40% der Fälle aus der nichtoperierten akuten. Nach monate- und jahrelangen Intervallen wiederholt sich in meist abgeschwächter Form das Bild der akuten Entzündung. Manchmal läßt sich der Wurmfortsatz als verdickter Strang durchtasten. Unterscheidungen gegen eine Ileocöcaltuberkulose können schwierig sein. Röntgenologisch spricht für die chronisch-rezidivierende Appendicitis wenn nach Vorbereitung mit Diät und Abführen bei dreimaliger Verabreichung des Kontrastmittels die Appendix nicht dargestellt wird. Langes Verweilen im Wurmfortsatze hat keine diagnostische Bedeutung.

Therapie der Appendicitis. Jeder Appendicitisverdacht gehört in klinische Beobachtung. Sobald er begründet ist, selbst wenn ein oder das andere Symptom fehlt, muß unter allen Umständen frühzeitig operiert werden, auf die bei Kundigen geringe Gefahr hin, daß hie und da eine gesunde Appendix entfernt wird. Sollte eine kurze Beobachtung erwünscht erscheinen, darf außer etwas Tee keine Nahrung gegeben werden. Abführmittel und Opiate sind streng verboten. Kommt das Kind erst nach mehr als 48 Stunden zur Behandlung, wird man durch strengste Bettruhe und Hungern die Rückbildung der Entzündung oder die Bildung eines abgekapselten Exsudates abwarten und dann, also nach 3 bis 4 Tagen, erst wieder mit vorsichtiger Ernährung beginnen. Kleine Abscesse können unter örtlicher Wärme sich resorbieren, größere in die Scheide oder den Darm durchbrechen. Darauf wird man aber nicht warten, sondern den Absceß eröffnen und drainieren; der Wurmfortsatz wird, wenn er nicht sofort zutage liegt, nicht gesucht, sondern erst in einer zweiten Sitzung nach Abheilung des Abscesses entfernt. Klingt die erste Appendicitis ohne Absceßbildung ab, so wird man, um die fast unausbleibenden Rezidive zu verhüten, nach mindestens 6 Wochen im Intervalle operieren.

25. Ulcus ventriculi et duodeni.

Geschwürsbildung im Magen, häufiger im Duodenum kommt schon im Säuglingsalter vor. Die Melaena neonatorum ist im Kapitel ,,Krankheiten des Neugeborenen'' besprochen. Das Erbrechen von Blut bzw. Hämatin darf keineswegs als Beweis für ein rundes Magengeschwür angesehen werden, denn es wird bei heftigem Erbrechen der verschiedensten Art wie beim toxischen Brechdurchfalle, bei der spastischen hypertrophischen Pylorusstenose und als ominöses Symptom bei Infektionskrankheiten des frühen Kindesalters beobachtet. Anatomisch finden sich die ,,hämorrhagischen Erosionen'' oder ,,Stigmata ventriculi'', kleine Blutfleckchen in der Magenschleimhaut mit oberflächlicher Desquamation, aber ohne tiefgreifenden Substanzverlust. Nur vereinzelt hat man bei Säuglingen echte Ulcera duodeni beschrieben bei schwerer Atrophie, Erythrodermia desquamativa Leiner, verschiedenen Infektionskrankheiten und Tetanie.

Im späteren Kindesalter gibt es selten, aber dort wohl häufiger als man bisher glaubte, echte chronische Ulcera des Magens und des Duodenums, die oft stumm verlaufen, manchmal mit unklaren Symptomen und ebenso wie beim Erwachsenen mit Übelkeit, Erbrechen, Schmerzen im Epigastrium mit und ohne Zusammenhang mit der Nahrungsaufnahme. Die Neigung zu Blutungen und

Perforationen ist größer als beim Erwachsenen, so daß die Indikation zur baldigen Operation berechtigt ist. Die Diagnose wird genau so wie im späteren Alter durch den Nachweis manifester oder okkulter Blutungen, die Titration des Magen- und Duodenalsaftes und vor allem röntgenologisch gestellt. Die konservative Behandlung geschieht nach den Regeln der inneren Medizin.

MECKELsche Divertikel oder die noch selteneren andersartigen Divertikel des Dünndarmes können von Geschwüren im Grunde oder am Übergange in das Darmlumen mit Blutungen und den anderen Symptomen begleitet sein. Die Röntgenuntersuchung klärt solche Fälle auf.

Bei der Erklärung einer Hämatemesis im Kindesalter darf neben dem Ulcus der Gedanke an eine hämorrhagische Diathese, an Blutbrechen bei Milzvenen — (Pfortader) Stenose und Lebercirrhose nicht zurückgestellt werden und es muß nachgesehen werden, ob das erbrochene Blut nicht aus der Nase oder der Mund- höhle verschluckt worden war.

26. Geschwülste des Darmkanales.

Die Polypen der Dickdarmschleimhaut wurden oben besprochen. Bösartige Tumoren, Carcinome des Magens und Darmes kommen im Kindesalter zwar vor, sind aber so selten, daß sie als Substrat des Schlagwortes „Tumor in abdomine" kaum in Betracht kommen. Kleinere Tumoren im Bauche können durch harte Kotstücke vorgetäuscht und mit tuberkulösen mesenterialen Lymphknoten ver- wechselt werden, wenn man sich nicht durch einen hohen Einlauf von ihrer Konstanz überzeugt hat. Große Tumoren beziehen sich auf die Leber oder Milz oder gehen von den Nieren oder Nebennieren aus. Hydronephrosen können für Tumoren gehalten werden. Weiterhin können als Tumor imponieren tuber- kulöse Mesenterialdrüsen zusammen mit durch eine tuberkulöse Peritonitis ver- klebten Darmschlingen und eingeschlossenen Exsudatmengen. Das Nähere ist bei den betreffenden Organen bzw. bei der Abdominaltuberkulose ausgeführt.

27. Lageveränderungen des Darmes.

a) Die Invagination.

Die häufigste Ursache des mechanischen Ileus beim Säuglinge und Klein- kinde ist die Invagination. Etwa 70% dieser Fälle fallen in das erste Lebensjahr, 17% in das zweite und nur 13% in das spätere Kindesalter.

Mit den so bedeutsamen aus voller Gesundheit plötzlich auftretenden In- vaginationen haben die zufällig oftmals bei Säuglingssektionen gefundenen agonalen Invaginationen nur mechanisch-ätiologisch eine Gemeinschaft; im Leben machen sie keine Erscheinungen. Sie sind meist klein, oft multipel und betreffen fast ausschließlich nur den Dünndarm; sie entstehen durch unregelmäßige Darmbewegungen in der Agone.

Über das Wesen der aus voller Gesundheit entstehenden Invagination gibt die folgende Skizze (nach SERNAU) eine klare Vorstellung (s. Abb. 7 auf S. 547).

Je nach Sitz und Ausdehnung unterscheidet man die nur das Ileum betref- fende Invag. iliacalis, die nur das Colon betreffende Invag. colica und die mit 80% häufigste Invag. ileocolica, bei der das Ileum in das Colon invaginiert ist. Die Pathogenese ist die, daß bei den physiologischerweise vagotonischen Säug- lingen und jungen Kleinkindern zuerst ein akuter streckenförmiger Spasmus eines Darmabschnittes auftritt mit einem aboral plötzlichen und oral mehr allmählichen Übergange in den nicht kontrahierten Darmteil. Das spastische Darmstück ist in die Länge gezogen und schiebt sich aboral etwas in das nicht spastische hinein, so daß aboral zunächst eine schirmförmige Überdachung ent- steht. In der Folge kommt es bei jeder peristaltischen Kontraktion zu einer immer zunehmenden Überstülpung des spastischen Darmstückes vom aboralen Ende her durch den anschließenden nicht spastischen Darmteil. Es handelt sich also nicht eigentlich um eine Einstülpung, sondern um eine Überstülpung. Bei der gewöhnlichen Invaginatio ileocolica und bei der Colica kann die Spitze des Invaginates unter Mitnahme des Coecums weit in den Dickdarm hinein vorgeschoben sein und in manchen Fällen, die zur Verwechslung mit einem Mastdarmvorfalle veranlassen, sogar aus dem Anus hervortreten. Den Anlaß zu dem primären Darmspasmus bildet manchmal ein sensorisch-mechanischer Reiz durch den Zug eines MECKELschen Divertikels, durch große mesenteriale Lymphknoten, ein Colon mobile, Fremdkörper z. B. Ascariden, adenomatöse Polypen oder Lipome des Dünndarmes und wohl auch Traumen. Auch eine Purpura abdominalis — über deren Differentialdiagnose gegen die Invagination noch gesprochen werden wird — kann durch die Blutungen in die Darmwand für die Reizbildung in Frage kommen. In seltenen Fällen stülpt sich ein MECKEL-sches Divertikel selbst in den Dünndarm ein und zieht weitere Darmteile nach sich.

Die mesenterialen Gefäße des Invaginates werden komprimiert. Sind es nur die Venen, so folgt daraus eine Stase mit anschließender Transsudation und Anschwellung der Darmwand, besonders an der Spitze des Invaginates. Werden auch die Mesenterialarterien zugedrückt, dann entwickelt sich eine hämorrhagische Infarzierung mit Blutaustritt in das Darmlumen und alsbald eine

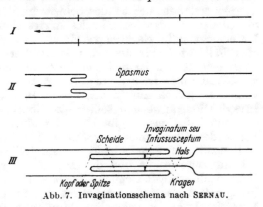

Abb. 7. Invaginationsschema nach SERNAU.

Nekrose mit einer tödlichen Durchwanderungsperitonitis. Invaginationen lösen sich nicht allzu selten spontan, und können dann rezidivieren; sonderbarerweise sind Rezidive nach operativer Lösung große Ausnahmen. Oder es kommt vereinzelt, besonders bei chronischer Invagination, zur Selbstheilung dadurch, daß nach einer Verklebung der Darmserosa das nekrotische Stück abgestoßen und auf natürlichem Wege ausgeschieden wird.

Das *klinische Bild der Invagination* ist ungemein charakteristisch: *plötzlich*, von einem Augenblicke zum anderen, wird das bis dahin kerngesunde Kind blaß, sein Gesichtsausdruck verändert sich, es schreit auf oder wimmert vor *Schmerzen*. Schmerzanfälle, Stöhnen und Schreien wiederholen sich in Intervallen. Mitunter scheint es dem Kinde nach der ersten Attacke wieder besser zu gehen, aber meist bleibt es von Anfang an matt und sichtlich krank. Schläft es ein, dann wird es durch neue Koliken erweckt. Zunächst nimmt es noch Nahrung zu sich, aber alsbald fängt es an zu erbrechen, nicht selten gallig. Kot wird nicht mehr ausgeschieden, aber oft, meist nach 2, aber auch nach 8, ja 24 und 48 Stunden sieht man *blutig-schleimige Entleerungen* aus dem After, manchmal wie bei einer Ruhr. Der Bauch ist zunächst, besonders in den schmerzfreien Intervallen, nicht verändert, weich und nicht aufgetrieben, zusehends werden Darmsteifungen deutlich und es entwickelt sich ein Meteorismus. Der Gesichtsausdruck wird ängstlich und gespannt, die Augen liegen tief, sind umschattet und weit geöffnet, die Nase wird spitz, kurzum es bildet sich ominöse Facies abdominalis aus mit allen Zeichen der diffusen Peritonitis. Innerhalb weniger, spätestens nach 24 Stunden ist in der Mehrzahl der Fälle durch die noch weichen Bauchdecken ein in seiner Konsistenz wechselnder länglicher, wurstförmiger, etwas druckempfindlicher *Tumor* zu palpieren, gewöhnlich rechts vom Nabel, aber auch links und oberhalb von ihm.

Die *Diagnose* der Invagination ist also, wenn man sich das Krankheitsbild einmal eingeprägt hat, fast immer leicht und kaum zu verfehlen. Die *Kardinalsymptome des alarmierenden plötzlichen Beginnes aus heiterem Himmel, der Leibschmerzen, des Erbrechens, der blutig-schleimigen Entleerungen und des Tumors* sind nicht zu übersehen. Man muß aber wissen, daß einzelne Symptome fehlen können; ausnahmslos sind die Bauchschmerzen vorhanden, erbrochen wird nur in etwa 78% der Fälle und ebenso häufig sind die blutigen Entleerungen. Der Arzt hat die heilige Pflicht, bei jedem Invaginationsverdachte auch rectal zu untersuchen; nur ganz ausnahmsweise fließt nicht hinter dem zurückgezogenen Finger frischeres oder mehr dunkles faulig riechendes Blut aus dem After oder ist mindestens der Finger blutig beschmiert und manchmal ist die Spitze des Invaginates zu fühlen oder tritt aus dem After heraus. Macht die Palpation wegen des Widerstandes des Kindes Schwierigkeiten, auch bei der Untersuchung von hinten des auf dem Schoße des Arztes sitzenden Kindes, darf keinesfalls die Untersuchung in Narkose versäumt werden. Nur in einem knappen Viertel aller Fälle wird man auch den Tumor vermissen.

In neuester Zeit ist auch eine *Röntgendiagnostik* der Invagination ausgearbeitet worden, die man freilich nur selten notwendig hat, in Zweifelsfällen aber nicht vergessen, jedoch nur in den ersten 16 Stunden, abgesehen von chronischer Invagination, anwenden sollte: ein Kontrasteinlauf vor dem Röntgenschirme und mit Aufnahmen ergibt entweder einen plötzlichen Kontraststop in voller Breite des Dickdarmes, der Spitze des Invaginates entsprechend, oder eine Halbmond- oder Schalenbildung, wenn Teile des Einlaufes zwischen die Scheide des Intussusceptums und das Invaginat gelangt sind, oder Salatkopf- bzw. Kokardenform in fließenden Übergängen. Selbstverständlich sind reine iliacale Invaginationen auf diese Art nicht zu erfassen. Auf das Auftreten von Flüssigkeitsspiegeln in den geblähten Darmschlingen auf dem Röntgenbilde darf man niemals warten; bis sie erscheinen, ist es für die Rettung des Lebens zu spät.

Immer wieder hört man von verhängnisvollen Fehldiagnosen von in der Kinderchirurgie oder in der Untersuchung von Kindern wenig erfahrenen Operateuren, wenn der Invaginationstumor verschwunden ist (er kann sich hinter der Leber versteckt haben) oder die blutigen Entleerungen vermißt werden oder aufgehört haben. Ehe man an die Spontanlösung einer Invagination glauben darf, müssen *alle* Symptome verschwunden sein und das Kind muß durch mehrere Stunden einen ganz gesunden Eindruck machen. Hier vermag die Röntgenuntersuchung durch einen *erfahrenen* Fachmann sicher manches Unheil verhüten.

Schwieriger ist die Diagnose der seltenen *chronischen Invagination*. Bei ihr ist zwar der Beginn charakteristisch gewesen, es ist aber das Darmlumen durchgängig geblieben, der Blutabgang kann fehlen und, wegen der geringen Schwellung der betroffenen Darmteile, auch der Tumor. Das Kind kann tage- und wochenlang sich verhältnismäßig wohl fühlen und Appetit und regelmäßigen Stuhlgang haben. Nie aber fehlen die rezidivierenden Koliken, die dann das einzige Symptom bleiben, bis schließlich, wenn es zu spät ist, Ileus oder gar Peritonitis deutlich werden. Man mache es sich also zum Gesetze, bei ungeklärten häufig wiederkehrenden Koliken nach einem der akuten Invagination verdächtigen Beginne die Röntgenuntersuchung vorzunehmen, die dann an einer Stelle ein sehr verengtes Darmlumen und vielleicht den einen oder anderen beschriebenen Befund ergeben wird. Oder man geht den sichersten Weg der Probelaparotomie.

Die *Differentialdiagnose der Invagination* macht nur selten Schwierigkeiten. Zu denken ist an Ruhr, an Blutungen durch Dickdarmpolypen und Hämorrhoiden. Bei Purpura abdominalis, die, wie gesagt, gelegentlich eine Invagination verursachen kann, findet man außer der Darmblutung Haut- und Schleimhautblutungen, erythrocytenhaltigen Urin und vielleicht auch Gelenkschwellungen. Ein Mastdarmprolaps stört nicht das Allgemeinbefinden und erzeugt weder Koliken noch Erbrechen und die Rectaluntersuchung läßt die Umschlagfalte am Halse des Invaginates vermissen. Appendicitis macht Fieber und Leukocytose, hat keine Blutstühle und keinen Invaginationstumor. Ein-

geklemmte äußere Hernien sind sicht- und tastbar, innere haben keine Blutstühle und keinen Tumor und dasselbe gilt für den Volvulus.

Für die *Therapie der Invagination* gilt dasselbe Gesetz wie für die Appendicitis: sobald, auch wenn das eine oder andere Symptom fehlt, ein begründeter Verdacht besteht, ist sofort zu laparotomieren. Die Frühoperation innerhalb der ersten 20 Stunden hat vorzügliche Aussichten. Jede Stunde des Wartens vergrößert die Gefahr; die Operation nach den ersten 20 Stunden hat eine Letalität von 90%. Kinder, bei denen wegen einer Nekrose des Invaginates ein Darmstück reseziert werden muß, sind Todeskandidaten. Durch die zur Diagnose besprochenen Kontrasteinläufe kann bisweilen in den ersten 12 Stunden eine Invagination gelöst werden, aber

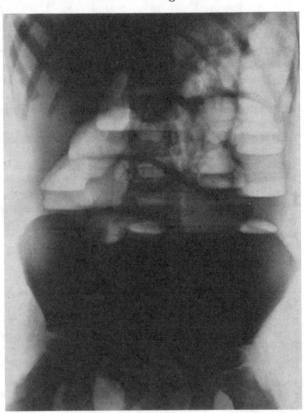

Abb. 8. Ileus. Kloiberspiegel, Bauch leer, stehend. Mehrere typische Spiegelbildungen, die bis ins kleine Becken reichen. (Kieler Univ.-Kinderklinik.) (K)

nur eine ileocolica und colica. Das Coecum muß sich vollständig füllen und das Kind muß in wenigen Stunden alle klinischen Symptome verloren und sich ganz und gar erholt haben. Wenn noch der geringste Zweifel an der restlosen Lösung besteht, muß unverzüglich operiert werden.

Die *Therapie der chronischen Invagination* kann nur operativ sein; es sind immer Serosaverklebungen vorhanden, die eine Lösung durch den Kontrasteinlauf verhindern und auf die Spontanausstoßung des nekrotischen Invaginates darf man niemals rechnen.

b) Der Volvulus.

Unter Volvulus versteht man eine Stieldrehung von Darmschlingen oder des Magens um die Mesenterialachse, die schon bei Neugeborenen als angeborene Anomalie zum tödlichen Ileus führen kann. Voraussetzung für das Entstehen eines Volvulus sind abnorme anatomische Verhältnisse wie Mesenterium commune, Coecum mobile oder Meckelsches Divertikel. Der akute Volvulus bietet das Bild des mechanischen Ileus mit plötzlichem Beginne, heftigem Erbrechen und Schmerzen. Die Untersuchung des Bauches ist völlig ergebnislos, bis Darmsteifungen und Meteorismus deutlich werden. Dann zeigt das Röntgenbild Flüssigkeitsspiegel in den geblähten Dünndarmschlingen. Ein Kontrasteinlauf kann nur Ergebnisse bei einem Volvulus haben, der den Dickdarm beteiligt; eine Kontrastmahlzeit ist kontraindiziert. Die Differentialdiagnose gegen innere Hernie kann erst die Laparotomie stellen, ebenso wie oftmals die eines Ileus durch Meckelsches Divertikel oder durch peritoneale oder arteriomesenteriale Stränge. Auch die Abtrennung gegen acetonämisches Erbrechen ist, da auch der Volvulus periodisch auftreten kann, manchmal schwierig, zumal starke (Hunger)acetonbildung bestehen kann. Anfangs fehlendes Aceton spricht für Ileus und die quantitative Indicanbestimmung ergibt bei Volvulus hohe Werte, beim Acetonerbrechen niedrige. Die Unterscheidung von der Invagination macht kaum Schwierigkeiten.

Die *Therapie* ist die Laparotomie; in Zweifelsfällen scheue man vor ihr nicht zurück und warte nicht zu lange. Denn schon die frühzeitige Operation hat eine schlechte Prognose, weil sie die Eventration der Eingeweide erfordert mit langwierigen Manipulationen am Peritoneum, gegen die Kinder sehr empfindlich sind. Das Zurückbringen der geblähten Darmschlingen in die Bauchhöhle bereitet oft die größten Schwierigkeiten. Wenn man nicht die Grundursache beseitigen kann, besteht im Gegensatz zur Invagination auch beim operativ reponierten Volvulus nach wie vor die Gefahr der Rezidive.

Über andere Ileusformen siehe die folgenden Kapitel über Hernien und Darmparasiten.

28. Hernien.

2 Arten von Hernien sind von besonderer Bedeutung für den Säugling, die Nabel- und die Leistenbrüche. Der *Nabelbruch* ist im Kapitel Krankheiten des Neugeborenen, Störungen der Nabelheilung, besprochen.

Die seltenen medianen *epigastrischen Hernien* wurden in dem Kapitel „Bauchschmerzen" erwähnt; sie treten erst jenseits des 1. Lebensjahres in Erscheinung und müssen, wenn sie starke Beschwerden machen, operiert werden.

Auch die häufigen *Leistenbrüche* sind, bis das Kind sauber ist, möglichst konservativ und frühzeitig zu behandeln. Die käuflichen Gummibruchbänder eignen sich für den Säugling nicht; man bandagiert mit weicher weißer Docht- oder Baumwolle derart, daß man den geschlossenen Wollbund gürtelförmig so um die Hüften legt, daß das längere Ende auf dem reponierten Bruche durch die Wollschlinge durchgezogen und fest angelegt wird. Dann zieht man es unter dem Schenkel nach hinten durch und macht es auf dem Rücken an der Gürteltour fest. Auf diese Art heilen zahlreiche Leistenbrüche. Immer kann es freilich zur *Incarceration* kommen; sie wird bemerkt durch die Unruhe des Kindes infolge der Schmerzen und den Meteorismus; Erbrechen und Stuhlverhaltung treten hinzu. Verwechslungen mit Hydrocele des Samenstranges unterlaufen leicht, wenn diese plötzlich auftritt oder anläßlich von abdominalen Erscheinungen zufällig entdeckt wird. Die Unterscheidung vom eingeklemmten Bruche ist einfach dadurch zu treffen, daß die Geschwulst sich nicht unter das Leistenband fortsetzt, sondern nach beiden Enden sich zuspitzend deutlich abgrenzbar ist, daß sie prall elastisch und bei der Durchleuchtung mit der Taschenlampe ebenso transparent ist, wie die gewöhnliche Hydrocele im Scrotum. Wenn ein Verdacht auf Incarceration nicht durch Feststellung einer Hydrocele des Samenstranges und durch das schnelle Gelingen eines geschickten und vorsichtigen Repositionsversuches widerlegt wird, muß unverzüglich operiert werden.

Innere Hernien, wie die TREITZsche retroperitoneale duodenojejunale, die des Sigmoides oder die durch das Foramen Winslowii machen nur Erscheinungen, wenn sie zur Stenose oder zum Ileus führen und sind erst in Tabula feststellbar.

Die *Hernia diaphragmatica* kann schon im frühen Säuglingsalter unter Dyspnoe, Cyanose und den Symptomen der Dextrokardie zum Tode führen. Beim älteren Kinde werden Erscheinungen festgestellt, die ein linksseitiges Pleuraexsudat oder einen Seropneumothorax vortäuschen. Manchmal wird die Zwerchfellhernie zufällig entdeckt, manchmal macht sie Beschwerden in Gestalt von Völlegefühl, Kurzatmigkeit, Unfähigkeit nach den Mahlzeiten aufzustoßen

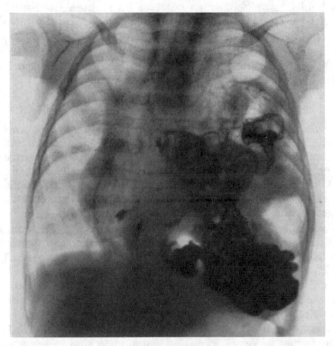

Abb. 9. Zwerchfellhernie links. Magen-Darmfüllung. Die ganze linke Thoraxhälfte ist durch Luft und Brei gefülltes Colon eingenommen. (Kieler Univ.-Kinderklinik.) (K)

oder erzeugt in der linken Brusthälfte nach dem Genuß warmer oder kalter Speisen das Gefühl von Wärme oder Kälte. Die Röntgenuntersuchung, besonders nach Einführung einer Magensonde und von Kontrastbrei mit Lagewechsel läßt die Verdrängung des Herzens nach rechts erkennen und macht die in die Brusthöhle verlagerten Eingeweide sichtbar.

Die Zwerchfellhernie entsteht dadurch, daß die normalerweise engen Spalten zwischen der Pars sternalis, costalis und costolumbalis des Zwerchfelles oder die Lücken an der Durchtrittsstelle von Aorta, Vena cava oder Oesophagus abnorm weit sind. Andere Mißbildungen sind nicht selten gleichzeitig vorhanden. Je nachdem, ob sich das Peritoneum mit durch die Zwerchfellücke vorwölbt und einen Bruchsack bildet oder nicht, unterscheidet man, ohne daß dem klinische Bedeutung zukommt, *echte und falsche Zwerchfellhernien.* Über kurz oder lang ist in jedem Falle mit Strangulation und Ileus zu rechnen. Die Entscheidung zur Operation ist schwerwiegend, weil der große Eingriff im 1. Lebensjahre eine Sterblichkeit von 80% und später immer noch von 55% hat.

Unter der seltenen *Relaxatio diaphragmatica* versteht man einen Zustand der Erschlaffung, der muskulären Degeneration oder der geburtstraumatischen

Lähmung des Zwerchfelles, bei dem die Baucheingeweide unter dem in seiner Kontinuität intakten Zwerchfelle in die Brusthöhle steigen, gleichfalls besonders im Liegen oder bei hochgelagertem Becken. Auch sie tritt zumeist linksseitig auf.

Anhangsweise sei an dieser Stelle besprochen die

Coloninterposition.

Ein zu langes oder mit einem zu langen Mesocolon versehenes Colon transversum verlagert sich anfallsweise am häufigsten zwischen Leber und Zwerchfell, seltener zwischen Magen oder Milz und Zwerchfell. Klinisch treten Attacken von Erbrechen mit kolikartigen Schmerzen zumeist im rechten Oberbauche auf von $^1/_2$—1stündiger Dauer. Bei der Untersuchung fehlt ventral die massive Leberdämpfung, während sie dorsal vorhanden ist und das Röntgenbild ergibt den analogen Befund. Die Ergebnisse der Perkussion und Durchleuchtung pflegen von Tag zu Tag zu wechseln. Ein operatives Angehen wird man nur bei häufigen und schweren Schmerzanfällen in Erwägung ziehen.

29. Mastdarmvorfall (Prolapsus ani oder recti).

Prolapsus ani ist der Vorfall des Analringes, *Prolapsus ani et recti* der tieferer anusnaher oder höherer Rectumteile nebst Analring. Im ersten Falle ragt nur eine kleine zapfenförmige Partie ringartig über das Hautniveau, im anderen Falle liegen größere bis 12 cm lange Gebilde zutage mit der auf der Höhe der Geschwulst als Schlitz erkennbaren Darmöffnung. Ein einfacher Analprolaps kann durch heftiges Herauspressen verhärteter Kotballen zustande kommen und ist als gelegentliches Ereignis ohne Bedeutung.

Der *Prolapsus recti*, die häufigste dieser Formen im Kindesalter, ist der Vorfall der Rectalschleimhaut, ohne daß der Anus seine Lage ändert. Nur in diesem Falle dringt der Finger zwischen Haut und Vorfall bis zu einer Umschlagsfalte in die Tiefe. Der vorgefallene Darmteil erleidet, wenn er nicht alsbald reponiert wird, oder wenn das Ereignis sich oft, vielleicht bei jeder Stuhlentleerung wiederholt, Veränderungen durch Stauung, Blutung, Erosion und Ulceration und es droht sogar die Gangrän.

Der Mastdarmvorfall ist am häufigsten zwischen dem 2. und 5. Lebensjahre und wird dann immer seltener. Für seine Entstehung sind in erster Linie Innervationsstörungen verantwortlich; der Prolapsus recti ist das Analogon der Invagination bzw. Intussusception der höher gelegenen Darmabschnitte. Begünstigt wird er durch elenden Allgemeinzustand, Muskelschwäche und Fettpolsterschwund des Beckenbodens, chronische Verstopfung, Durchfall mit Tenesmen, starken Preßhusten wie bei Keuchhusten, Behinderung der Harnentleerung durch einen Blasenstein und manchmal auch durch einen Mastdarmpolypen. Schädlich wirkt des weiteren die Unsitte, Kleinkinder, um sie an Reinlichkeit zu gewöhnen, lange Zeit mit hochgestellten Knien am Fußboden auf dem Topfe sitzen zu lassen.

Die *Therapie* hat zuerst den Vorfall unter tunlichster Schonung der Schleimhaut mittels ölgetränkter Wattebäusche, nötigenfalls in Narkose, zu reponieren. Bisweilen ist es nützlich, die Reposition entlang dem in das Lumen des prolabierten Mastdarmes eingeführten Fingers zu leiten. Nach gelungener Reposition legt man einen Verband aus dachziegelförmig sich überdeckenden, bis zur Linie der Spinae iliac. ant. sup. reichenden und in der Höhe des oberen Endes der Analfurche beginnenden 2—3 cm breiten Heftpflasterstreifen an, der nach unten auf der Afteröffnung endet. Dieser Verband bleibt, um das Pressen beim Stuhlgange auszuschalten, etwa eine Woche lang liegen bzw. er wird so lange nach Bedarf immer wieder erneuert. Der Stuhl wird durch Paraffinpräparate weich gehalten und darf in der ersten Zeit nur in Rückenlage entleert werden. Später setzt man das Kind zur Defäkation auf ein hohes Stühlchen oder auf einen Topf, der am Rande eines Tisches steht, damit die Beine frei herunterhängen können. Bei solchem Vorgehen wird eine Operation allermeist entbehrlich.

Von dem MECKELschen *Divertikel*, dem persistierenden Ductus omphalomesentericus vom Darme zur Dotterblase, der gegen Ende des 2. Fetalmonates obliteriert sein sollte, war schon mehrfach die Rede. Die offene Kommunikation zwischen Ileum und Nabel, das nach außen offene Divertikel, kann in der Neugeborenenperiode die Heilung der Nabelwunde verhindern und zu verhängnisschweren Verwechslungen mit einem Nabelgranulom den Anlaß geben. Das nach außen geschlossene, nach dem Ileum zu offene Divertikel kann Geschwürsbildungen im Grunde oder am Übergange in das Darmlumen mit Symptomen eines Darmulcus aufweisen, es kann eine Invagination oder einen Volvulus auslösen und schließlich eine Strangulation des Darmes veranlassen. Alle diese Vorgänge sind, ebenso wie das Divertikel selbst, recht selten; die Diagnose des am Nabel offenen Divertikels ist leicht, die des zu Ulcussymptomen führenden kann röntgenologisch gestellt werden, während ein Ileus der einen oder anderen Art sich erst bei der Laparotomie als durch ein MECKELsches Divertikel verursacht erweist.

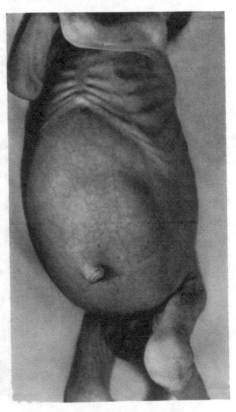

Abb. 10. HIRSCHSPRUNGsche Krankheit. $^1/_4$ Jahr alt. Von Geburt an stark aufgetriebener Leib, nie spontan Stuhl. Schwerste Atrophie. Exitus nach 33 Tagen. (Kieler Univ.-Kinderklinik.) (K)

30. Angeborene Anomalien des Darmes.

Die kongenitalen Stenosen und Atresien der Speiseröhre, des Dünndarmes, des Rectums und des Anus wurden bei den Krankheiten des Neugeborenen besprochen.

Erst im Laufe des 1. Lebensjahres, manchmal noch später, und gelegentlich gar erst im Erwachsenenalter wird offenbar das

Megacolon congenitum, die HIRSCHSPRUNGsche Krankheit.

Anatomisch definiert wird diese nicht allzu seltene Anomalie als eine schwere Obstipation mit einem im ganzen oder in einzelnen Teilen stark erweiterten und muskelhypertrophischen Dickdarme, ohne daß an dem aufgeschnittenen Darme eine anatomische Verengerung oder sonst ein Passagehindernis aufzufinden ist. Die Dilatation und Muskelhypertrophie betreffen mit Vorliebe das Sigmoideum, das dann stets noch länger und noch freier beweglich ist als normalerweise beim kleinen Kinde. In anderen Fällen findet sich ein abnorm langes Mesocolon des betroffenen Dickdarmabschnittes oder auch ein Mesenterium commune, das Abknickungen besonders an den Stellen ermöglicht, wo der abnorm bewegliche Colonteil in einen fixierten übergeht, z. B. an der Grenze zwischen Sigmoid und Rectum. Derartige Abknickungen, in anderen Fällen Spasmen, besonders des Sphincter ani oder abnorme Schleimhautfalten erzeugen eine Stenose und die Dilatation und Muskelhypertrophie sind die sekundären Folgen. Da es aber sichere angeborene Fälle von Hirschsprung-scher Krankheit gibt, bei denen eine Meconiumstauung unmöglich für die Erweiterung des Darmes verantwortlich gemacht werden kann, hat man zwischen

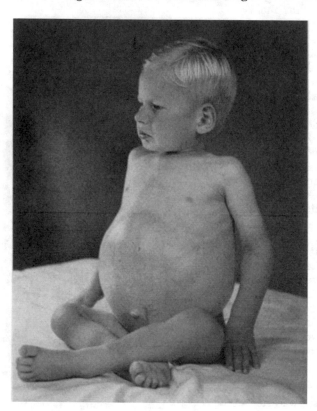

Abb. 11. Hirschsprungsche Krankheit. Großer Bauch, sichtbare Peristaltik, Muskelhypotonie. (Kieler Univ.-Kinderklinik.) (K)

angeborenem primärem Megacolon im Sinne einer Mißbildung und aus den besagten Mechanismen sekundär entstandenem unterschieden. Neuere Tierexperimente aber und vor allem operative Erfolge von Eingriffen an dem autonomen Nervensystem des Darmes bei Hirschsprung-scher Krankheit machten mehr und mehr primäre Anomalien der sacral-autonomen Nervenbahnen als Ursache wahrscheinlich. Wenn an 2 hintereinanderliegenden Abschnitten des Dickdarmes einmal der Tonus des sympathischen und das andere Mal der des parasympathischen Nervensystems überwiegt, dann kommt es zu Spasmen und zur Dilatation und Muskelhypertrophie der oralen Darmabschnitte. Mesenterialanomalien, Abknickungen u. dgl. spielen nur eine Rolle als auslösende Ursachen der Innervationsstörung. Eine Unterscheidung zwischen primärem und sekundärem Megacolon ist danach nicht mehr am Platze.

Das beherrschende Symptom ist eine hartnäckige Verstopfung mit Stuhlverhaltung manchmal durch Wochen hindurch. Es können aber auch täglich gewisse Kotmengen entleert werden, die Hauptmasse des Darminhaltes bleibt aber in den erweiterten Stellen liegen und bildet tastbare steinharte Tumoren. Der Bauch wird groß, durch eine hinzutretende Gasverhaltung oft geradezu unförmig. Man sieht durch die Bauchdecken Darmsteifungen und verstärkte peristaltische Bewegungen. Die Kinder magern ab und werden anämisch. Ein eingeführtes Darmrohr stößt in vielen Fällen in einiger Entfernung vom Anus auf Widerstand, nach dessen Überwindung stinkende Gas- und Kotmassen abgehen, so daß der Bauch zusammensinkt und weich wird. Die rectale Untersuchung findet harte Kotmassen oder läßt einen Sphincterspasmus erkennen. Die Röntgenuntersuchung zeigt bisweilen in den gewaltig aufgeblähten Dickdarmschlingen Flüssigkeitsspiegel, der Kontrasteinlauf stellt die Colonerweiterung in oft unglaublichem Ausmaße fest. Wird nicht rechtzeitig für Kotentleerung gesorgt, dann bilden sich unter zunehmender Bauchdeckenspannung mit Leibschmerzen, Übelkeit und Erbrechen ileusartige Zustände aus, die Kinder werden somnolent, eine geschwürige Colitis erzeugt Durchfälle oder gar Peritonitis, bis der Tod die gequälten Kranken erlöst.

Die *Therapie* muß zuerst durch Öl- oder große hohe Wassereinläufe die verhärteten Kot- und die gestauten Gasmassen entleeren, die Spülungen müssen regelmäßig fortgesetzt werden, wenn es nicht gelingt, durch tägliche Istizingaben, Paraffinpräparate, Malzextrakt und eine schlackenarme Kost einen ausreichenden Stuhlgang zu bewirken. Immer wieder muß man sich überzeugen, daß nicht trotz der Stuhlabgänge Kot zurückbleibt und sich verhärtet. Wenn ein Spasmus des Sphincter ani nachweisbar ist oder ein spastischer Zustand im Colon wahrscheinlich ist, muß Eumydrin oder ein anderes Spasmolyticum gegeben werden.

Zu einer Operation entschließe man sich erst, wenn auch eine 2—3malige klinische Behandlung keinen erträglichen Zustand geschaffen hat und nie vor dem 2. Lebensjahre. Die Resektion der erwei-

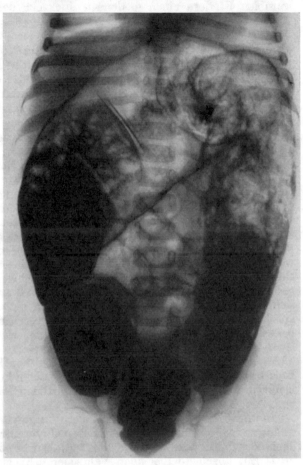

Abb. 12. HIRSCHSPRUNGsche Krankheit. Darmeinlauf. Sämtliche Dickdarmteile sind hochgradig erweitert, der Brei ist bis zum Coecum gelangt. (Kieler Univ.-Kinderklinik.) (K)

terten Dickdarmteile ist ein sehr schwerer Eingriff mit hoher Sterblichkeit, der nicht vor dem 10. Lebensjahre gewagt werden darf. Die Operationsmethode der Wahl ist die Sympathektomie, die Resektion des Lendenteiles der Grenzstränge, des Plexus hypogastricus und mesentericus bzw. je nach dem Sitze der Anomalie bestimmter Teile dieser Nervengeflechte.

31. Darmparasiten.

Der **Oxyuris vermicularis, Spring- oder Madenwurm** lebt als 20—40 mm langes weißes Würmchen im unteren Dünn- und obersten Dickdarme und kann als Appendicopathia oxyurica gewisse Reizerscheinungen in der Appendix, aber keine echte Appendicitis, erzeugen. Die Infektion erfolgt durch das Verschlucken von Eiern, die sich im Darme zu geschlechtsreifen Männchen und Weibchen entwickeln und befruchten. Die Weibchen wandern mit einem von Eiern strotzend gefüllten Eihalter einzeln oder alle 6—7 Wochen in Schwärmen nach dem After, treten dort aus, besonders gern abends nach dem Beginn der Bettruhe, legen einen Teil der Eier am Anus ab und erzeugen besonders bei sensiblen Kindern einen quälenden Juckreiz, der den Schlaf stört und zum Kratzen veranlaßt. Um den Anus kann dadurch ein Ekzem verursacht werden, Fissuren, periproktitische Abscesse und aus der Vulva ein Fluor. Manche Mädchen mit Oxyuren in der Scheide werden zu Masturbantinnen. Durch das Kratzen werden die Weibchen zerquetscht, die Finger besonders unter dem Nagelsaume mit Eiern beladen, die dann wieder durch Lutschen und mit angefaßten Speisen in den Magen gelangen und einen neuen Zyklus der Entwicklung einleiten. Selbstverständlich können dabei auch andere Personen infiziert werden oder die Eier gelangen mit den Faeces im Dünger an Salatpflanzen, Erdbeeren u. dgl. und stecken auf diesem Wege andere Menschen an. Sonstige Beschwerden, außer dem Juckreize, und hie und da Schmerzen in der Appendixgegend, machen die Oxyuren nicht; sie sind keine Ursachen für Nasenjucken, halonierte Augen, vasomotorische Blässe oder Appetitlosigkeit, wie die Mütter so oft glauben.

Für die *Diagnose* eignet sich die Untersuchung des Stuhles auf Eier nicht; die Würmer selbst sieht man auf dem Kote, da sie schnell in das Innere eindringen, nur unmittelbar nach der Entleerung. Am einfachsten entdeckt man sie, wenn man etwa $^1/_2$ Stunde, nachdem das Kind zu Bett gegangen ist, die Analgegend besichtigt. Oder man macht in den Zeiten, in denen über Afterjucken geklagt wird, einen großen warmen Einlauf, den man in ein Glasgefäß ausgießt. Dann sieht man die Würmchen in der Flüssigkeit schwimmen, bis sie auf den Boden gesunken sind, wo sie bei der Betrachtung von unten bemerkt werden. Die Eier sieht man, indem man den Analschleim mit einem flachen beinernen Ohrlöffelchen abschabt und mit einem Tropfen Wasser verrührt und unter dem Deckglase bei schwacher und mittlerer Größe mikroskopiert. Sie sind mit Ausnahme des einen Poles doppelt konturiert, längs oval, asymmetrisch, die eine Seite ist länger und stärker gewölbt als die andere. Je nach dem Entwicklungszustande ist das Innere grobschollig gekörnt oder es enthält einen in der Wärme sich bewegenden Embryo im sog. Kaulquappenstadium. Eine Eosinophilie braucht nicht zu bestehen.

Die *Behandlung* — eine der häufigsten Aufgaben des Kinder- und Hausarztes, da so gut wie jedes Kind einmal im Leben Oxyurenträger ist — verfügt noch nicht über so zuverlässige Medikamente wie gegen andere Eingeweidewürmer. Da im Darme abgelegte Eier aller Wahrscheinlichkeit nach sich nicht an Ort und Stelle zu geschlechtsreifen Tieren entwickeln können, sondern dem Sauerstoffe der Luft ausgesetzt gewesen sein müssen, ist die erste Hauptsache die Verhütung der Reinfektion durch neu verschluckte Eier. Nach jedem Stuhlgange wird die Aftergegend sorgfältig mit Essigwasser abgewaschen. Nachts tragen die Kinder, damit sie die Finger nicht mit Eiern beladen können, eine Badehose aus dichtem Gewebe, die täglich ausgekocht wird. Die Nägel müssen ganz kurz gehalten, die Hände nach jedem Stuhlgange und auch sonst mehrmals am Tage gründlich mit Seife und Bürste gereinigt werden. Um den Juckreiz zu lindern, auskriechende Weibchen aufzufangen und die abgelegten Eier zu fixieren und abzutöten, wird abends reichlich Unguent. hydrarg. ciner., 5%ige weiße Präcipitatsalbe oder Vermiculinsalbe auf die Analgegend aufgetragen. Die der Dickdarmwand fest ansitzenden und im Lumen sich aufhaltenden Würmer werden ausgespült durch eine Woche hindurch täglich vorzunehmende große kalte Einläufe mit 2 Eßlöffel Essig oder 2 Kaffeelöffel essigsaurer Tonerde auf $^1/_2$ Liter Wasser; der Einlauf soll womöglich 10 Minuten lang gehalten werden.

Die beliebten umständlicheren Knoblauchklistiere geben kaum einen besseren Erfolg. Wegen ihrer Giftigkeit soll man bei diesen harmlosen Darmparasiten Santonin und Ol. chenopod. anthelm. lieber vermeiden. Die Zahl der angepriesenen Oxyurenmittel ist Legion; ich nenne nur die Gelonida aluminii subacetici, die kupferhaltigen Cupronattabletten und Antivermolkügelchen. Ob das Lubisan (Bayer), ein Resorcin-monobutyläther = diäthylcarbamat, die in es gesetzten Erwartungen erfüllen wird, vermag ich aus eigenen Erfahrungen noch nicht zu beurteilen. Allen diesen Präparaten ist die genaue Gebrauchsanweisung mit der Dosierung beigegeben. Das Oxylax, ein Yalape-Phenolphthaleinpräparat in Schokoladetablettenform, soll etwa 3 Wochen täglich wenigstens 1—2 ganz dünne Stühle erzeugen, um den jungen Oxyurenlarven das Haften im Darme unmöglich zu machen. Eine eiweiß- und fettreiche sehr kohlehydratarme Diät ohne Brot durch 8 Tage oder eine 4—5tägige reine Milchdiät unterstützen zweifellos jede medikamentöse Behandlung. Rohe Zwiebeln und Karotten sind erprobte alte Volksmittel gegen Madenwürmer.

Die therapeutische Beeinflußbarkeit der Oxyuriasis ist von Kind zu Kind verschieden; das eine scheint überhaupt immun zu sein, das andere spricht gut auf die gewählte Behandlung an und bei dem dritten sind die Parasiten trotz aller Bemühungen nicht zu vertreiben, bis sie schließlich von selbst verschwinden. Schließlich sei darauf hingewiesen, daß die Kur bei allen Oxyurenträgern eines Haushaltes zugleich gemacht werden muß, damit nicht Neuinfektionen den Erfolg vereiteln.

Trichocephalus dispar mit seinen citronenförmigen dunkelgelbbraunen Eiern mit spitzen Polen, die unter der doppelt konturierten glatten Schale eine durch einen helleren Pfropf verschlossene Lücke erkennen lassen, wird zumeist zufällig entdeckt als harmloser Parasit. Er kann aber auch eine schwere, sogar tödliche Anämie mit perniziös-anämischem Blutbilde erzeugen oder chronische cöliakieähnliche Durchfälle. Eine wirksame Therapie gibt es nicht. Ein anderer für das Kindesalter bedeutsamer Darmparasit ist der

Ascaris lumbricoides oder Spulwurm, ein gelbrosafarbener regenwurmähnlicher Rundwurm. Die Männchen sind 10—20 cm, die Weibchen 20—40 cm lang und 5—6 mm dick. Die Eier sind braun, rundlich, dreifach konturiert und im Innern gekörnt. Die Infektion geschieht durch Salate oder Erdbeeren, die bei der Düngung mit eierhaltigen menschlichen Fäkalien infiziert wurden oder beim Spielen auf eierhaltigem Boden. Im Dünndarm des Menschen entwickeln sich die Eier zu Larven, die die Darmwand durchdringen und auf dem Venenwege in das rechte Herz und in die Lungen geraten. Nach der Durchwanderung der Lungencapillaren kommen sie durch die Luftwege in den Pharynx, werden hinuntergeschluckt und wachsen im Dünndarme zu geschlechtsreifen Tieren heran, befruchten sich und die Weibchen legen ihre Eier ab, die mit dem Kote entleert werden. Bei sehr massiven (experimentellen Selbst-) Infektionen entstehen bei der Durchwanderung der Lungen pneumonische Symptome. Der reife Wurm kann vielleicht gewisse nervöse Erscheinungen, wie Mattigkeit und Blässe verursachen. Urticaria, Asthma, Eosinophilie und seröse Meningitis mit Krämpfen bei Ascaridenträgern sind toxischer oder allergischer Natur. Da ein Kind hunderte von Ascariden beherbergen kann, sind Leibschmerzen, Erbrechen und Meteorismus bis zum Obturationsileus wohl verständlich. Eindringen in die Gallengänge kann mechanischen Ikterus und Leberabscesse zur Folge haben, Peritonitis nach Durchbohren der Darmwand ist beobachtet worden. Nicht selten werden Ascariden erbrochen, bisweilen aus dem Larynx ausgehustet oder kriechen aus der Nase heraus.

Die *Diagnose* ergibt sich aus dem Spontanabgang von Würmern oder sie wird durch den Nachweis der Eier im Kote gestellt, indem ein Kotstückchen zwischen Deckglas und Objektträger zerdrückt wird oder zuverlässiger durch Anreicherungsverfahren, die in den Lehrbüchern über chemisch-mikroskopische Diagnostik nachzulesen sind.

Die *Therapie* besteht in der Verabreichung von Santonin oder Ol. chenopodii anthelmintici. Da beide Medikamente auch bei schulgerechter Dosierung Vergiftungserscheinungen machen können, gilt die Grundregel, daß eine Ascaridenkur nur gemacht werden darf, wenn der Parasit unzweifelhaft nachgewiesen ist. Vom Santonin gibt man beim Säugling 0,0025—0,005 g, beim Kleinkinde 0,01—0,025 g, beim Schulkinde 0,025—0,05 g nach der Mahlzeit, morgens und abends, zusammen mit Calomel, 3 Tage hintereinander, nach folgendem Rezeptbeispiele: Santonin 0,01—0,025, Calomel 0,03—0,05, Sacch. lactis 0,3. Santonin färbt den Harn dunkelrot, bei Zusatz von Alkalien purpurrot. Intoxikationserscheinungen sind Erbrechen, Blässe, Gelbsehen, Flimmern vor den Augen, Mydriasis, zuweilen Amaurose, Kopfschmerzen, Benommenheit, Krämpfe, Kollaps. Bei Santoninvergiftung gibt man Abführmittel und alkalische Wässer, bei Krämpfen dazu Luminal subcutan, bei Kollaps Exzitantien. Vom Ol. chenopodii werden morgens nüchtern um 8 Uhr und um 9 Uhr so viele Tropfen gegeben, wie das Kind Jahre zählt, aber nicht mehr als 10, auf einem Stück Zucker oder nach folgendem Rezeptbeispiele: Ol. chenopod. anthelm. gtt. II bzw. III usw., Ol. olivar. 2,0. Nach 2 Stunden 1 Eßlöffel Karlsbader Salz, bei ausbleibender Abführwirkung nach $1^{1}/_{2}$ Stunden nochmals. Die Intoxikationserscheinungen sind Somnolenz, klonische Krämpfe, Facialisparese, Nystagmus, Atemlähmung. Da die Chenopodiumvergiftung überdies eine Darmlähmung bewirkt, versagen bei ihrer Behandlung Abführmittel und Einläufe. Man greift zu intravenöser Injektion von Hypophysin in reichlicher physiologischer Kochsalzlösung oder zu Prostigmin subcutan. Eine Kur mit Ol. chenopod. anthelm. darf frühestens nach 4—6 Wochen wiederholt werden! Ein ungefährliches, aber auch weniger wirksames Askaridenmittel ist das Helminal (Merck) aus Bestandteilen der Meeresalge, Gattung Digenea. Gebrauchsanweisung und Dosierung sind der Originalpackung beigefügt.

Wenn nur ein männlicher oder weiblicher Spulwurm spontan abgegangen ist und wiederholte Stuhluntersuchungen keine Eier haben finden lassen, darf man darauf rechnen, daß nur dieser eine Wurm vorhanden war. In solchen nicht ganz seltenen Fällen darf man sich von dieser Sachlage durch den Mißerfolg einer Helminalkur überzeugen, soll aber auf Santonin oder Chenopodiumöl verzichten. Entpuppt sich bei der Laparatomie ein Ileus als Ascaridenileus, dann ist der Wurmknäuel im uneröffneten Darm zu verteilen und zu verschieben und die Würmer werden durch eine sofort anschließende interne Kur abgetrieben.

Von Bandwürmern kommt fast ausschließlich, aber schon bei Kindern recht häufig, zur Beobachtung die **Taenia saginata,** die am Kopfe 4 Saugnäpfe ohne Hakenkranz und in den Proglottiden einen Uterus mit 25—30 Seitenästen trägt. Sie wird erworben durch den Genuß von rohem oder ungenügend durchbratenem Rindfleisch. Die *Taenia solium* des Schweines, kenntlich an 2 Hakenkränzen und 4 Saugnäpfen und mit nur 6—10 Seitenästen am Uterus in den Proglottiden, wird durch die bei jedem Tiere vor der Freigabe zum Verkaufe vorgeschriebenen Trichinenschau mit erfaßt, so daß sie beim Menschen in Ländern, in denen dieses Gesetz eingeführt ist, gar keine Rolle mehr spielt.

Zumeist werden die Träger einer Taenia saginata nur durch den Abgang von Proglottiden auf ihren Schmarotzer aufmerksam, gelegentlich hört man Klagen über Druck und Völlegefühl im Bauche, Brechneigung, Appetitmangel und Abmagerung. Der Bandwurm wächst schnell, innerhalb von 70 Tagen, zu einer Länge bis zu 6 m.

Die *Diagnose* Taenia saginata ergibt sich aus dem Abgange von Proglottiden und dem Nachweise der runden gelbbraunen Eier mit radiär gestreifter Schale im einfachen Stuhlpräparate oder nach Anreicherung (s. Lehrbücher der chemisch-mikroskopischen Diagnostik).

Der Bandwurm wird abgetrieben durch Extractum filicis maris; da auch dieses Wurmmittel giftig ist, darf es nur verordnet werden, nachdem sich der behandelnde Arzt vom Vorhandensein einer Taenia durch eigene Anschauung überzeugt hat. Bei geschwächten Kindern unterlasse man eine Farnwurzelkur. Das Medikament wird von Kindern, die keine Kapseln schlucken, wegen seines widerlichen Geschmackes allermeist erbrochen. Darum sollte jede Bandwurmkur in der Klinik durchgeführt werden. Am Vorabend gibt man ein Abführmittel und nur einen Teller Schleimsuppe oder den traditionellen Heringssalat. Am anderen Morgen führt man dem nüchternen Kinde eine Duodenalsonde in den Magen ein, um das Ausbrechen des Mittels unmöglich zu machen. Das Kind, das durch ein rectales Sedativum schläfrig gemacht ist, bleibt in rechter Seitenlage, bis aus der Sonde gelber alkalischer Duodenalsaft abläuft; in Zweifelsfällen kontrolliere man die richtige Lage der Sonde vor dem Röntgenschirme. Dann wird das angewärmte Präparat, am besten das mit zur abführenden Wirkung ausreichenden Mengen Ricinusöl versetzte Filmaronöl (Böhringer) oder Tritol (Helfenberg) mit einer Spritze langsam durch die Sonde eingespritzt. Nach einer Viertelstunde wird der Schlauch langsam und vorsichtig herausgezogen. Erscheint nach etwa 2 Stunden mit einem durchfälligen Stuhle der Wurm, dann wird das Kind auf ein mit warmem Wasser halb gefülltes Becken gelegt. Niemals darf man an dem Wurme ziehen! Das entleerte Material wird sorgsam durch Mulltücher oder besser durch ein Haarsieb geseiht und mit der Lupe der Kopf der Taenia gesucht. Nur wenn er gefunden ist, hat die Kur Erfolg gehabt. Falls 2 Stunden nach der Gabe des Farnwurzelextraktes noch keine Stuhlentleerung erfolgt, müssen 15—20 g angewärmtes Ricinusöl nachgegeben werden. Die Dosis des Extract. filicis maris beträgt 0,5 g pro Lebensjahr, höchstens 5 g bei Kindern. Vergiftungserscheinungen sind u. a. Kopfschmerzen, Schwindel, Cyanose, Amaurose, Krämpfe, Kollaps. Die Gegenmittel sind Abführmittel. Wenn der Kopf der Taenia nicht gefunden wurde, gibt man am nächsten und, wenn das Kind nicht zu sehr mitgenommen ist, auch am übernächsten Tage das aus Kürbiskernen hergestellte Kukumarin (Jungklausen, Hamburg), einen eingedickten Extrakt von fleischsaftähnlichem angenehmen Geschmacke, Kindern bis zu 7 Jahren eine halbe Originalflasche à 40 g, älteren eine ganze, in Suppe, Kakao oder Milch, nach 2 Stunden ein Abführmittel, etwas später einen Einlauf. Danach soll das Kind, damit es nicht zu sehr von Kräften kommt, eine calorienreiche leicht verdauliche Kost erhalten.

Farnwurzelextrakt darf, selbst wenn ein Teil von ihm ausgebrochen sein sollte, erst nach 8 Wochen wieder gegeben werden!

II. Krankheiten der Leber und Gallenwege.

Ikterus ist ein Symptom für eine Vielzahl von Erkrankungen der Leber; er kann auch auf abnormem Blutzerfalle beruhen.

Im Kapitel über das Neugeborene sind besprochen worden der Icterus neonatorum, der Ikterus bei Sepsis und bei Atresie der Gallenwege, der Ikterus bei Leberlues im Kapitel über die Syphilis. Der Icterus gravis des Neugeborenen und die hämolytische Anämie (hämolytischer Ikterus, Kugelzellenanämie) ist im Kapitel über die Krankheiten des Blutes abgehandelt. Der Ikterus bei Pneumonie und Scharlach ist dort erwähnt.

Eine *Stauungsgallenblase* mit und ohne Ikterus kann erzeugt sein durch abnormen Verlauf der Gallenausführungsgänge oder durch funktionelle neuromuskuläre Störungen des Entleerungsspiegels der Gallenblase z. B. Spasmen des Collumsphincters oder des Sphincter Odii. Die Folge der Gallenstauung sind Entzündungen der Gallenblase oder Steinbildungen.

Cholepathien, Erkrankungen der Gallenwege, kommen schon vom Säuglingsalter an vor als Entzündungen der Gallengänge und -blase mit und ohne Gallensteinen. Im ganzen sind diese Zustände bei Kindern selten, werden aber durch genaue Diagnostik doch häufiger gefunden, als man bis vor kurzem glaubte, besonders gegen das Pubertätsalter hin. Hinweisende Symptome sind Schmerzen im rechten Oberbauche, dumpf oder, besonders bei Steinen, kolikartig, gewöhnlich ohne Beziehung zur Nahrungsaufnahme, oft mit Bauchdeckenspannung. Dazu treten Übelkeit bis zum Erbrechen, belegte Zunge, Verstopfung, Kopfschmerzen, Fieber und Schwindelgefühl. Die Leber kann vergrößert, die Gallenblase als tumorartige Resistenz fühlbar sein. Ikterus fehlt bei der Cholangitis und Cholecystitis in der Regel, wenn nicht dabei ein Stein in den Ductus hepaticus oder choledochus eingeklemmt ist. In den weitaus überwiegenden Fällen ohne Ikterus enthält der Urin meist vermehrtes Urobilinogen, kein Urobilin und keine Gallensalze. Die *Ursache* einer Cholepathie kann außer in den besagten Dyskinesen und Konkrementen auch in einer Infektion mit Typhus- oder Paratyphusbacillen liegen. Die *Diagnose der Cholepathien* wird gestellt durch die *Duodenalsondierung*, die einen Darmsaft zutage fördert mit flockigen Trübungen, mikroskopisch aus reichlichen Gallensalzen, Leukocyten und Epithelien bestehend. Über die verfeinerte Diagnostik mit fraktionierter Duodenalsondierung ist in den Lehrbüchern der Inneren Medizin nachzulesen. Gute Dienste, nicht nur zur Erkennung von Gallensteinen, sondern überhaupt von Cholepathien, leistet die *Röntgenuntersuchung* mit Jodtetragnost nach folgender Methode, die sich auch uns bewährt hat: 1,5—2 g Jodtetragnost in 20—30 ccm sterilem Wasser intravenös. 1. Röntgenaufnahme nach 14 Stunden, die normale Gallenblase stellt sich deutlich dar. Unmittelbar nach dieser Aufnahme gibt man 1—2 Eidotter und wiederholt die Aufnahmen nach 30, 60, 90 und 120 Minuten. Normalerweise soll die Gallenblase 1—2 Stunden nach dieser Reizmahlzeit leer sein. Steine ergeben Aussparungen, Gallenstauungen, Erweiterungen und Formveränderungen des Blasenschattens; auch anatomisch Anomalien wie Gallenblasendivertikel kommen zur Darstellung.

Die *Prognose* der Cholepathien ist, abgesehen davon, daß sie spätere Steinbildungen einleiten können, mit Ausnahme der eitrigen oder gar gangränösen Cholecystitis, gut.

Zur *Therapie* genügen auch bei Steinen ohne Verschlußikterus Wärme, Abführmittel, Antispasmotica Bei dem Verdachte einer eitrigen oder gangränösen Cholecystitis, die ein schweres akutes Krankheitsbild macht, muß sofort operiert werden.

Ein *mechanischer Stauungsikterus* durch einen Stein, einen Ascaris oder durch Druck auf den Ductus choledochus von außen (Tumoren, Lymphknoten) macht die bekannten Symptome: der Stuhl ist durch das Fehlen von Gallenfarbstoff hell, weißlich, kittartig, fetthaltig, manchmal durchfällig. Im bierbraunen Urin fehlen Urobilinogen und Urobilin, die Bilirubinproben sind stark positiv. Das Serumbilirubin ist vermehrt und gibt die direkte prompte Diazoreaktion. Das Cholesterin im Blute ist stark vermehrt. Die Hautfarbe geht allmählich in grünliche Töne über. Auf die Dauer führt eine völlige Gallenstauung zu Dystrophie, zu biliärer Cirrhose und Leberinsuffizienz, die das tödliche Coma hepaticum mit Benommenheit, Blutungen und Krämpfen zur Folge hat.

Die schwere Leberschädigung durch mechanischen Ikterus ist durch die intracutane Injektion von 1% Ferricyankaliumlösung zu erkennen. In den ersten Wochen ergibt sie keine Farbreaktion, später aber eine deutliche Blaufärbung.

Daß bei mechanischem Ikterus also mit der Operation nicht zu lange gewartet werden darf, ist eine Selbstverständlichkeit.

Über die sog. *hepatische Rachitis* siehe bei Rachitis; über sog. *hepatischen Zwergwuchs* bei der Pathologie des Wachstums und der Entwicklung.

Parenchymatöse Erkrankungen der Leber.

α) **Sog. Icterus catarrhalis, Icterus simplex parenchymatosus, akute Hepatitis (Hepatose), manifeste diffuse Hepatopathie, Hepatitis epidemica infantum, hepatocellulärer Ikterus.** Wie der Name besagt, ist das vorherrschende Symptom ein Ikterus; es gibt aber (s. unten) auch wesensgleiche Zustände ohne Ikterus. Die frühere Vorstellung eines mechanischen Verschlußikterus durch einen aus dem Duodenum aufsteigenden Katarrh der Gallenwege ist verlassen. Vielmehr handelt es sich um eine primäre Schädigung des epithelialen und um eine sekundäre reaktive Entzündung des mesenchymalen Leberparenchyms in seinem reticuloendothelialen System durch eine hämatogen angreifende Noxe, am häufigsten wohl um ein ubiquitäres Virus; möglicherweise spielen auch Erreger der Coli-Typhus-Paratyphus-Ruhrgruppe eine Rolle. Auch im intermediären Stoffwechsel entstehende und exogene Gifte wie Chloroform, Arsen, Phosphor und Pilzgifte, sowie allergische Vorgänge und Überempfindlichkeitsreaktionen können eine gleichartige Leberschädigung verursachen. Der physiologische Gallenstrom in den Gallencapillaren ist gehemmt, die Galle tritt in Lymphbahnen und Blutcapillaren über, so daß der Gallenabfluß in den Darm mehr oder weniger aufgehoben sein und acholischer Stuhl entleert werden kann.

Die Krankheit tritt sporadisch oder in kleinen Endemieherden auf, mit einem Herbst- und Wintergipfel, in der Stadt häufiger als auf dem Lande. Die Infektiosität der Kranken ist jedoch gering, so daß sich besondere Isolierungs- und Desinfektionsmaßnahmen erübrigen. Die Inkubationszeit wird auf 2 bis 4 Wochen angegeben; wahrscheinlich dauert sie länger, 2—3 Monate. Befallen werden meist Kinder von 2—15 Jahren; Diabetiker sind besonders disponiert.

Das *klinische Bild* läßt in der Mehrzahl der Fälle ein präikterisches Vorstadium und die Periode des eigentlichen Ikterus unterscheiden; manchmal setzt die Krankheit sofort mit dem voll ausgeprägten Bilde des Ikterus ein. Das Prodromalstadium ist entweder uncharakteristisch mit Appetitlosigkeit und Mattigkeit, manchmal mit Somnolenz und schweren cerebralen Erscheinungen, die an Meningitis oder Typhus denken lassen. Oder es zeigen sich Magen-Darmstörungen mit initialem Fieber bei 38,5 und 39°, starkes Erbrechen, Verstopfung oder schaumige Durchfälle mit verdächtigen Schmerzen im Epigastrium, vor allem in der Lebergegend. Nach etwa 5—8 Tagen klärt sich die Lage durch die ikterische Färbung der Skleren und der Körperhaut. Mit dem Abfalle des Fiebers und dem Rückgange der Beschwerden leitet sich die zweite Krankheitsphase ein. Der Urin wird durch Ausscheidung des im Serum erhöhten Bilirubins dunkel, Urobilinogen ist häufig vermehrt, besonders in den Fällen mit schmerzhafter Leberschwellung. Die Leber reicht 1—4 Querfinger unter den Rippenbogen; ihre Konsistenz und Größe wechseln bei demselben Patienten. Die Stühle können, wie gesagt, acholisch sein; meist aber ist die Gallensekretion nicht erheblich gestört und die helle Stuhlfarbe rührt von dem hohen Fettgehalte her. Eine Milzschwellung kann nachweisbar sein oder fehlen; über Hautjucken klagen Kinder selten. Eine Pulsverlangsamung auf 60—70 manchmal sogar auf 40 Schläge pro Minute ist häufig.

Der Ikterus dauert verschieden lange an, 2 allenfalls 3—4 Wochen, nachdem die Harnfarbe wieder normal geworden ist. Am längsten, manchmal über Monate und sogar Jahre bleibt die Lebervergrößerung nachweisbar. Andere seltene Fälle von hepatocellulärem Ikterus bieten durch Monate hin das volle Krankheitsbild.

Die *Differentialdiagnose* hat sich im Prodromalstadium mit Typhus, Meningitis oder acetonämischem Erbrechen auseinanderzusetzen, nach Erscheinen des Ikterus mit einem Icterus „simplex" bei Pneumonie, Scharlach und anderen Infektionskrankheiten und vor. allem mit mechanischem Obturationsikterus. Für diesen sprechen wiederholte Ikterusschübe — die Hepatitis epidemica infantum hinterläßt eine dauernde Immunität —, der Nachweis von direktem Serumbilirubin, die konstante Bilirubinurie (bei Hepatitis kann sie wechseln), die starke Hypercholesterinämie, die acholischen Stühle und, in den ersten Wochen, die negative Hautquaddelprobe mit 1% Ferricyankalium.

Die *Prognose* ist im allgemeinen gut; nur nach sehr langer Dauer bei Rezidivieren des Ikterus muß die Entwicklung einer Lebercirrhose befürchtet werden. Die schwerste Form der akuten Hepatopathie, die *akute und subakute gelbe Leberatrophie*, ist beim Kinde selten; näheres ist in den Lehrbüchern der inneren Medizin nachzulesen.

Die *Therapie* der Hepatitis acuta hat die Aufgabe, die Leber zu schonen. Daher ist animalisches Eiweiß verboten, Fett aber in kleinen Mengen erlaubt, da der Gallenabfluß in den Darm gewöhnlich nicht erheblich gestört ist. Die Calorien werden zur Hauptsache in Kohlehydraten zugeführt. Zuerst, in der appetitlosen Zeit, ernährt man mit gezuckerten (Dextropur) Säften, mit Zwiebäcken und Röstbrot. Bei wachsender Eßlust werden Kartoffel-, Grieß- und Mondaminbreie mit wenig Milch gegeben, Obst und zarte Gemüse. In den Fällen mit starkem Erbrechen im Initialstadium geht man vor wie bei acetonämischem Erbrechen (s. dort). Alt beliebt ist das Karlsbader Salz, täglich 1 Teelöffel auf 1 Glas warmes Wasser nüchtern, aber angezeigt nur bei Obstipation. Bei schweren Fällen sind kleine Gaben von Insulin nützlich, 1mal täglich 5 oder 10 Einheiten oder 2mal täglich 5 Einheiten kurz vor einer kohlehydratreichen Mahlzeit. Bettruhe ist einzuhalten bis zum Verschwinden des Ikterus, warme Umschläge auf die Lebergegend sind angenehm.

β) **Latent ikterische bzw. anikterische diffuse Hepatopathien,** die oben gestreift wurden, sind dem akuten hepatocellulären Ikterus wesensverwandt. Man denke an solche Zustände bei unklaren Leibschmerzen, Appetitlosigkeit und Erbrechen dann, wenn das Urobilinogen im Urin vermehrt ist. Die Prognose ist gut, die Therapie die eben besprochene.

γ) **Icterus infectiosus Weil** gibt es auch bei Kindern und verläuft bei ihnen leichter als beim Erwachsenen. Der Erreger ist die Spirochaeta icterogenes, die von Ratten mit dem Urin ausgeschieden wird. Daher erfolgen Erkrankungen des Menschen durch Baden in Gewässern, an denen sich Ratten aufhalten und durch Trinken von solchem Wasser. Die Krankheit beginnt plötzlich mit Fieber, Kopf-, Rücken- und Wadenschmerzen, dann folgen Ikterus und Leberschwellung, Urobilinogenvermehrung, nephritische Befunde und hämorrhagische Diathese. Die Diagnose wird gestellt durch den Nachweis der Spirochäten in der Leber von Meerschweinchen, denen 3—5 ccm Patientenblut intraperitoneal injiziert wurde. Therapeutisch gibt man Rekonvaleszentenserum und Traubenzucker mit kleinen Insulinmengen wie beim Icterus epidemicus infantum. Näheres in den Lehrbüchern der inneren Medizin.

δ) **Fettleber und Amyloidleber** sind anatomische Befunde, die bei den betreffenden Krankheiten, die dazu führen, erwähnt sind.

ε) **Die Glykogenspeicherkrankheit,** deren auffälligstes Symptom ein großer Lebertumor ist, findet sich bei den Stoffwechselkrankheiten des älteren Kindes dargestellt.

ζ) **Leberabscesse** haben beim Kinde dieselbe Genese und dasselbe Bild wie beim Erwachsenen.

η) **Die Lebercirrhose** ist beim Kinde selten, kommt aber schon vom 1. Lebensjahre an vor. Meist handelt es sich um eine Form, die der gewöhnlichen hämatogenen diffusen Lebercirrhose des Erwachsenen entspricht, während die biliären Cirrhosen, mit und ohne Verschluß der Gallenwege, in der Minderzahl stehen, abgesehen von einer gewissen Häufung bei Kindern in Indien. Die Leberveränderungen bei chronischer Herzinsuffizienz, die sog. kardialen Cirrhosen, sind Pseudocirrhosen, die zu den Kreislaufstörungen gehören. Die alte Einteilung in hypertrophische und atrophische Cirrhosen läßt sich besonders im Kindesalter nicht aufrecht erhalten; die Cirrhose beginnt entweder hypertrophisch und wird atrophisch oder umgekehrt und am häufigsten sind Mischformen. Das vollentwickelte Krankheitsbild wird beherrscht von der Pfortaderstauung; der Bauch ist zuerst meteoristisch aufgetrieben, dann entwickelt sich der Ascites, es bilden sich die venösen Kollateralbahnen aus, Verbindungen zwischen der Pfortader und der Vena cava inferior, über die Venae haemorrhoidales und oesophageae (Hämorrhoiden und Oesophagusvaricen, die platzen und zu Mastdarmblutungen bzw. Blutbrechen führen können). Typisch ist das Caput medusae, eine Stauung der epigastrischen Venen, häufiger longitudinal als radiär um den Nabel. Der Körper magert ab. Eine Milzschwellung ist sekundär, wenn sie auch als präcirrhotischer Milztumor früher als die Erkrankung der Leber erkennbar sein kann. Der Grad der Lebervergrößerung ist sehr verschieden, eine granulierte Oberfläche ist nicht immer durchzutasten. In Zweifelsfällen empfiehlt sich eine Probelaparotomie. Die Entwicklung ist schleichend, die Kinder gedeihen schlecht, bleiben in ihrer Entwicklung zurück (hepatischer Infantilismus), sind verdrießlich und appetitlos, bis der Ascites, Ödeme der unteren Körperhälfte oder kolikartige Schmerzanfälle stärkere Beschwerden verursachen. Die Hautfarbe ist durch die nie fehlende Anämie fahl, manchmal bräunlich oder graugelb. Ein Ikterus kommt erst allmählich, wird aber nie vermißt; seine Intensität wechselt. Die Leukocyten sind ausnahmsweise vermindert, meist, manchmal sogar erheblich, vermehrt. Manche Fälle von Lebercirrhose verlaufen fieberhaft. Die Stühle haben anfangs eine normale, später bisweilen eine hellere Farbe. Gallenfarbstoff findet sich nur manchmal in späteren Stadien im Urin, Urobilinogen und Urobilin sind immer vermehrt. Die TAKATA-Ara-Reaktion ist in der Regel positiv, Leberfunktionsprüfungen mit Zuckerbelastungen versagen vielfach. Der Tod tritt ein im Coma hepaticum (s. beim mechanischen Ikterus), durch schweres Blutbrechen oder unter Zunahme des Ikterus und der Kachexie mit Durchfällen, gallig-blutigem Erbrechen und Gewichtsstürzen, wenn nicht schon früher eine interkurrente Pneumonie das Leben beendet hat.

Die *Ätiologie* ist nicht einheitlich. Familiäre Fälle weisen besonders bei biliärer Cirrhose auf Erbfaktoren hin, Häufungen in bestimmten Gegenden auf unbekannte lebende, vielleicht virusartige Erreger. Auch bei Kindern spielt der Alkoholismus eine Rolle, manche Cirrhosen entwickeln sich wenigstens scheinbar nach akuter Hepatitis. Auch Gastritiden und infektiöse Enteritiden wie bacilläre Ruhr mögen gelegentlich in Betracht kommen.

Differentialdiagnostisch ist in erster Linie die *Lues der Leber* auszuschließen, beim Säuglinge und Kleinkinde in ihrer diffus kleinzellig infiltrativen, beim älteren Kinde in ihrer gummösen Form, weiterhin die Glykogenspeicherkrankheit und Lebertumoren und schließlich die hepatolentikuläre Degeneration = WILSONsche Krankheit.

Die *Prognose* ist bei echter Lebercirrhose immer infaust, die *Therapie* machtlos, da sie sich mit sorgfältiger Leberschonkost (s. beim sog. Icterus catarrhalis) begnügen muß.

ϑ) **Lebertumoren** gibt es in seltenen Fällen schon im Kindesalter als primäre Sarkome und Carcinome. Die Leber ist groß, hart und buckelig, Milzschwellungen

und Ikterus fehlen. Hautmetastasen können die Diagnose erleichtern, in Zweifelsfällen mache man eine Probelaparotomie.

ι) **Echinokokkencysten** sind so selten geworden, daß auf die Lehrbücher
der Inneren Medizin verwiesen werden darf. Die sehr seltene *Wanderleber* kann
wegen ihres verschiedenen Verhaltens bei Änderung der Körperlage kaum mit
einem Tumor verwechselt werden.

III. Krankheiten der Bauchspeicheldrüse.

α) Die akute **Pankreatitis** durch Mumps ist dort erwähnt.

β) Die akute **Pankreasnekrose** ist im Kindesalter wenig öfter als 12mal
beschrieben worden; ihre klinische Diagnose ist kaum möglich, so daß sie erst
auf dem Operationstisch erkannt wird, wenn wegen eines akuten stürmischen
abdominalen Krankheitsbildes laparotomiert worden ist. Das Nähere ist in den
Lehrbüchern der inneren Medizin und Chirurgie einzusehen.

γ) Wichtiger ist eine Schilderung der **chronischen Pankreasinsuffizienz,** die
schon angeboren und familiär vorkommen kann und durch Mißbildungen,
cystische Degeneration, Verfettung, Cirrhose oder Sklerose der Bauchspeicheldrüse verursacht wird. Die äußere Sekretion des Pankreas ist gestört, so daß
einzelne oder sämtliche Fermente vermindert sind oder fehlen, während die
innere Sekretion intakt zu sein pflegt, wenn auch die Kombination mit Diabetes
nicht ausgeschlossen ist. Große Teile der Nahrung, vor allem Fette und Eiweiß,
gehen dem Körper verloren, so daß Gewichtsansatz und Längenwachstum Not
leiden. Die Stühle sind breiig, hell und von fauligem Geruche. Die Gallenfarb-
stoffe sind normal nachweisbar, auffällig vermehrt aber sind schon im mikroskopischen Bilde Fetttropfen und Fettsäurenadeln. Bei reichlicher Fettzufuhr
steigert sich diese „Steatorrhöe" zu sog. Butterstühlen, in denen das schiere Fett
in Öltropfen oder geronnenen Klumpen entleert wird. Im Verlaufe wird die
Dystrophie zur Kachexie, die gestörte Fettresorption kann eine A-Vitaminose
als Keratomalacie und Wachstumsrückständigkeit zur Folge haben. Die unmittelbare Todesursache ist meist ein interkurrenter Infekt. Das Krankheitsbild
kann von Geburt an bestehen oder sich im ersten Lebensjahre oder später
entwickeln.

Die *Diagnose* wird durch die Duodenalsondierung gesichert; unter der Voraussetzung, daß nur wirklicher unvermischter Duodenalsaft mit einwandfreien
Fermentmethoden untersucht wird, findet man das völlige Fehlen von Trypsin
und Lipase und eine hochgradig verminderte Diastase. Dennoch kommt es
nicht zum Kohlehydrathunger, weil die Speichel- und Darmdiastase genügend
für die Pankreasdiastase eintreten, während für das Trypsin das Magenpepsin
und Darmerepsin nur einen ungenügenden Ersatz gewähren, so daß der Körper
an Eiweiß hungert. Trotz des Fehlens der Pankreaslipase werden 40% des
Nahrungsfettes resorbiert; das ausgeschiedene Fett besteht zum größten Teile
aus Neutralfett, zum kleineren aus Fettsäuren und -seifen.

Die *Prognose* ist schlecht, die *Therapie* mit Pankreaspräparaten machtlos.

Für die *Differentialdiagnose* kommt die Cöliakie in Frage, zumal auch die
Pankreasinsuffizienz mit Anämie, niedrigem Blutkalk und Blutphosphat,
niedrigem Serumcholesterin und Osteoporose einhergeht. In Zweifelsfällen entscheidet also die Fermentbestimmung, wenn nicht die Cöliakiediät durch ihren
Erfolg alsbald die Lage klärt.

δ) **Vorübergehende Fermentschwäche** findet sich bei Säuglingen mit schweren
Ernährungsstörungen und bei größeren Kindern unter der Einwirkung von
Infektionen und seelischen Depressionen.

IV. Die Erkrankungen des Bauchfelles.

Schon beim Fetus und in der ersten Lebenszeit kommen Zustände vor, die mit unstillbarem Erbrechen, trommelartiger Auftreibung des Bauches und allen Zeichen der Peritonitis in den ersten 24 Stunden, manchmal erst nach 8—14 Tagen zum Tode führen.

α) Die Ursache dieser sog. **Meconiumperitonitis** ist eine intrauterine Darmperforation infolge von Atresien oder Stenosen oder von Muskelwanddefekten. Das in die Bauchhöhle ausgetretene Meconium macht eine Fremdkörperperitonitis, die, wenn das Kind einige Tage am Leben bleibt, durch Einwandern von Bakterien zu einer eitrigen Bauchfellentzündung wird. Die mit dem Meconium nach der Geburt in die Bauchhöhle eindringende Luft erzeugt ein Pneumoperitoneum.

Auch eine Nabelinfektion (s. dort) und vielleicht die Durchwanderung von Bakterien durch die anatomisch intakte Darmwand des Neugeborenen kann eine eitrige Peritonitis erzeugen.

Die eitrige Peritonitis beim mechanischen Ileus, die Perforationsperitonitis bei Appendicitis, bei Ulcus ventriculi et duodeni und bei Typhus, die tuberkulöse Peritonitis und die seröse Bauchfellentzündung bei rheumatischer Polyserositis finden sich in den betreffenden Abschnitten besprochen.

β) Eine ganz besondere Bedeutung hat im Kindesalter nach dem ersten Lebensjahr die **Pneumokokkenperitonitis.** Aus didaktischen Gründen unterscheiden wir eine akute primäre und eine sekundäre mehr subakute Form.

Die *primäre Pneumokokkenperitonitis* entsteht entweder hämatogen aus einem Infekte der oberen Luftwege in der Regel isoliert, selten zusammen mit anderen Pneumokokkenansiedlungen; oder es kann, da allermeist Mädchen und nur ausnahmsweise Knaben betroffen sind, die Möglichkeit einer ascendierenden Infektion aus den Genitalien um so weniger von der Hand gewiesen werden, als nicht selten dabei Pneumokokken im Vaginalabstrich zu finden sind. Die Krankheit beginnt stürmisch aus voller Gesundheit mit hohem Fieber, starker Leukocytose mit Linksverschiebung, heftigen Leibschmerzen, Erbrechen und Durchfällen. Der Bauch ist leicht aufgetrieben, die Bauchdecken sind diffus druckempfindlich und gespannt, aber nicht so hart wie bei Perforationsperitonitis. Oft weist ein Herpes labialis auf die Pneumokokkenerkrankung hin. Das Gesicht sieht aus wie bei einer anderen eitrigen Peritonitis (Facies hippocratica), kann aber auch ähnlich wie bei einer croupösen Pneumonie eine gewisse Fieberröte zeigen. In den schwersten Fällen sterben die Mädchen nach 24—48 Stunden, in anderen bessert sich nach einigen Tagen der Zustand, der Bauch wird weicher und weniger empfindlich, das Fieber geht zurück. Aber die Kinder genesen nicht vollständig, es können noch Durchfälle und Beschwerden beim Wasserlassen bestehen, bis nach einem *Zwischenstadium* von 1—2, längstens 4 bis 6 Wochen, nachdem das Fieber wieder angestiegen ist, der Bauchumfang allmählich zugenommen hat und zwischen Nabel und Symphyse eine gut abgegrenzte kaum verschiebliche Geschwulst sich herausbildet, ein *abgesackter Absceß,* der spontan nach außen oder, wenn er sich mehr im kleinen Becken zusammengezogen hat, in die Vagina oder in den Darm durchbrechen und so ausheilen kann.

Die *sekundäre Pneumokokkenperitonitis* entsteht mehr schleichend im Verlaufe einer Pneumonie mit und ohne Empyem und mit und ohne anderen Pneumokokkenherden und führt gleichfalls zur Abkapselung eines Abscesses.

Zwischen diesen primären und sekundären Formen gibt es Übergänge, die nur hohes Fieber, Mattigkeit und Abgeschlagenheit erkennen lassen, aber doch durch Übelkeit, gelegentliches Erbrechen, uncharakteristische Bauchbeschwerden, abwechselnde Verstopfung und erbsensuppenähnliche Durchfälle, manchmal mit Tenesmen, die Aufmerksamkeit auf das Abdomen lenken. Manchmal können ein getrübtes Sensorium und eine positive Diazoreaktion an Typhus denken lassen. Das Blutbild zeigt aber eine starke Leukocytose und nach derselben Zeit wie bei der Pneumokokkenperitonitis wird die Absceßbildung deutlich.

Nicht leicht und verantwortungsschwer, weil die Indikation zur Sofort-operation von ihr abhängt, ist die *Differentialdiagnose* der akuten primären Pneumokokkenperitonitis *gegen* die *Appendicitis* bzw. die *Perforationsperitonitis*. Für Pneumokokkenperitonitis sprechen — mit Vorsicht — die Durchfälle, ferner die diffuse, nicht lokalisierte Druckempfindlichkeit, die verhältnismäßig geringe diffuse Bauchdeckenspannung, der Herpes und die starke Leukocytose über 16000. Wertvoll ist die *Bauchpunktion*, die man durch einen kleinen Hautschnitt mit dem Schnepper mit einer stumpf abgeschliffenen Kanüle mit drehenden Bohrbewegungen ohne Gefahr der Darmverletzung leicht ausführen kann. Der Nachweis von Pneumokokken im Punktate klärt die Lage.

Die *Therapie* soll, wenn die Diagnose sicher steht, konservativ sein. So hoch auch die Sterblichkeit der schweren akuten primären Fälle ist, durch eine Lapa-rotomie werden die Aussichten nicht verbessert. Man gibt Eubasin und typen-spezifisches Pneumokokkenserum, macht Bluttransfusionen und wartet die Bildung des abgesackten Abscesses ab, der dann incidiert und drainiert wird.

γ) Alles, was über die Pneumokokkenperitonitis gesagt wurde, gilt auch für die **primäre Streptokokkenperitonitis,** die vor allem bei Scharlach vorkommt. Klinisches Bild, Diagnose, Differentialdiagnose und Therapie sind dieselben, nur die Prognose ist schlechter.

δ) Ebenfalls konservativ wie die Pneumokokkenperitonitis wird behandelt die **gonorrhoische Peritonitis.** Aus einer Vulvovaginitis gonorrhoica entwickelt sich als seltenes Ereignis plötzlich eine allgemeine Peritonitis mit typischer Facies abdominalis und allen zugehörigen Erscheinungen. Nach einer gewissen Zeit mit hohem septischem Fieber, während dessen der Scheidenausfluß zu verschwinden pflegt, mildert sich das Bild, die Temperaturen werden subfebril und es werden tastbare harte Adnextumoren nachweisbar, die erst mit längerer Wärmebehandlung resorbiert werden. Die Pregnose ist überwiegend gut, Todes-fälle kommen vor.

ε) **Der subphrenische Absceß,** eine umschriebene eitrige Peritonitis, ist im Kindesalter eine große Seltenheit. Im Anschluß an eine eitrige Entzündung der Pleura, der Wirbelsäule oder der Beckenschaufel entstehen Bauchdecken-spannung im rechten Hypochondrium, Schmerzen bei der Atmung, hochstehende Lunge-Lebergrenze bei abnorm tiefstehendem unteren Leberrande und, wenn es nicht schon der Ausgangspunkt war, ein kleines rechtsseitiges Pleuraexsudat. Gasbildung im Absceß verursacht eine tympanitische Perkussionszone zwischen dem heraufgehobenen Zwerchfell und der herabgedrängten Leber. Das Röntgen-bild ist, auch ohne Gasbildung, charakteristisch. Die Behandlung gehört dem Chirurgen.

Schrifttum.

Birk: Erkrankungen des Bauchfells. Handbuch der Kinderheilkunde, 4. Aufl., Bd. 3, herausgeg. von M. v. Pfaundler und A. Schlossmann. Berlin: F. C. W. Vogel 1931.

Catel: Normale und pathologische Physiologie der Bewegungsvorgänge im gesamten Verdauungskanal. Leipzig: Georg Thieme 1937.

Freudenberg: Physiologie und Pathologie der Verdauung im Säuglingsalter, 1929.

Kleinschmidt: Magen- und Darmerkrankungen. Handbuch der Kinderheilkunde, 4. Aufl., Bd. 3, herausgeg. von M. v. Pfaundler und A. Schlossmann. Berlin: F. C. W. Vogel 1928.

Erkrankungen von Kehlkopf, Trachea, Bronchien, Lunge, Mediastinum und Pleura.

Von **A. Wiskott**-München.

Mit 11 Abbildungen.

I. Vorbemerkungen.

Der Atmungsapparat erfährt im Laufe der Kindheit eine Entwicklung und Differenzierung, die erhebliche Besonderheiten anatomischer und funktioneller Art für diesen Lebensabschnitt mit sich bringen; diese sind für die Gestaltung der Pathologie nicht ohne Bedeutung.

Die anatomischen Verhältnisse der einzelnen Teile des Atmungsapparates zeichnen sich zunächst durch ihre absolute *Kleinheit* aus, Kehlkopf, Trachea und Bronchien sind kürzer und enger, Durchmesser und innere Oberfläche der Lungenbläschen sind kleiner verglichen mit den Werten des Älteren. Hieraus erklären sich die große Neigung zu Verstopfung der tieferen Luftwege durch Sekrete beim Säugling und die Häufigkeit von Lungenentzündungen dystelektatischer Art. Man darf jedoch den Atmungsapparat des jungen Kindes nicht einfach als verkleinertes Abbild des Erwachsenenorgans betrachten; abgesehen davon, daß die Verkleinerung sich keineswegs streng anteilmäßig zu den sonstigen Proportionen, etwa den Körpergrößen der einzelnen Altersklassen, verhält, ergeben sich aus der Gewebsbeschaffenheit noch mancherlei andere Unterschiede. Die Luftwege des Säuglings sind nicht nur klein und eng, sondern durch die Zartheit ihrer Wandungen auch sehr *weich* und *dehnbar*. Die Zahl der Alveolen ist während der Kindheit noch im Zunehmen begriffen; in diesem erst in jüngster Zeit aufgedeckten Verhalten darf man die Grundlage für eine wertvolle Ausgleichsmöglichkeit von Schäden sehen: der Erwachsene vermag den Ausfall zugrunde gegangenen Lungenparenchyms nur mittels eines kompensatorischen Emphysems zu verdecken, das Kind besitzt die Fähigkeit der Nachbildung von Lungenbläschen.

Brustkorbform und Atmungstypus. Der kindliche Brustkorb macht von der Geburt bis zur Pubertät eine Wandlung durch, die nicht nur die Lagebeziehungen der einzelnen Teile des Respirationstraktes unter sich und zu den benachbarten Körperbezirken weitgehend beeinflußt, sondern auch der Atemmechanik ihren Stempel aufdrückt. Der Thorax des jungen Säuglings ist als *breit, kurz* und *tief* zu bezeichnen, die oberen und mittleren Rippen verlaufen ziemlich horizontal. Vom 2. Lebenshalbjahr ab beginnen sich die Rippen allmählich bauchwärts zu senken; die Breite des Brustkorbs nimmt relativ zur Körperlänge ab, er wird flacher und länger; gegen die Pubertät hin erfolgt wieder ein Breitenzuwachs. Die also beim Säugling bereits in der Ausatmungsphase vorliegende Hebungsstellung der Rippen bedingt eine vergleichsmäßig starke Lungenentfaltung schon in dieser Atmungsphase; seine mittlere Einatmungsstellung entspräche demnach schon einer äußersten Inspiration beim älteren. Da aber eine Hebung der Rippen an sich kaum noch möglich ist, muß die Atmung vorwiegend „abdominal", also durch das Tiefertreten des Zwerchfells erfolgen. Auch der freien Betätigung des Zwerchfells steht in Gestalt der starken Füllung des Abdomens durch die große Leber und die relativ großen Mahlzeiten ein Hindernis entgegen. Der noch außerdem in der ersten Lebenszeit durch die höhere Stoffwechselintensität besonders große Sauerstoffbedarf kann unter den geschilderten Verhältnissen nur durch eine starke Erhöhung der Atmungsfrequenz gedeckt werden; sie beträgt beim Neugeborenen 55 und beim Einjährigen 35 gegenüber 15 pro Minute beim Erwachsenen. Diese „physiologische Atmungsinsuffizienz" hat zur Folge, daß die Dyspnoe unter krankhaften Verhältnissen besonders hohe Grade erreicht. Mit der Umgestaltung der Thoraxform wird der Atmungstypus zunächst „thorako-abdominal" und schließlich vorwiegend „thorakal"

II. Untersuchung und wichtigste Krankheitszeichen.

Die Untersuchung des Kindes darf auf die klassischen Verfahren der *Auskultation* und *Perkussion* nicht verzichten, wenn auch die Ergebnisse wegen der Eigenarten des Kindes hinter den beim Erwachsenen zu erzielenden, oft weniger aufschlußreich sein werden (s. Kap. Untersuchung). Perkussionsergebnisse sind, sofern es sich nicht um grobpathologische Zustände handelt, beim Säugling und Kleinkind nur mit großer Übung zu erzielen, oft nimmt man eine leichte Dämpfung mehr mit dem Gefühl als dem Gehör wahr; eine Dämpfung rechts unten kann (besonders bei zu kräftiger Perkussion) durch Darstellung der nur von einer dünnen Lungenpartie gedeckten Leberkuppe bedingt sein. Das kindliche Vesiculäratmen hat einen anderen Charakter als das des Erwachsenen; das als *puerilis* bezeichnete Atemgeräusch ist viel lauter und schärfer, so daß es vom Ungeübten leicht als pathologisch gedeutet wird. Bronchiales Atmen ist hinten über der Halswirbelsäule bis herunter zum 2. Brustwirbel zu hören, auch zwischen den oberen Schulterblättern ist der Charakter des Atemgeräusches unter normalen Verhältnissen verschärft. Reines *Bronchialatmen* wird wegen der meist nur kleineren für die Schalleitung in Frage kommenden Verdichtungsbezirke beim jungen Kind ziemlich selten anzutreffen sein. Wichtiger für den Nachweis von Infiltrationen ist das Phänomen der *Bronchophonie*, d. h. die abnorm laut fortgeleitete Schrei- oder Sprechstimme des Kindes. Besondere Auskultationspunkte sind die Achselhöhlen, in denen bei teillappigen Verdichtungen der oberen oder mittleren Lungenbezirke noch am ehesten ein Befund zu erheben ist. Hinsichtlich der Entscheidung, ob Verdichtung oder Flüssigkeitsansammlung vorliegt, kann bei jüngeren Kindern das Fehlen einer Abschwächung des Atemgeräusches und die Hörbarkeit von Nebengeräuschen irreführen; am verläßlichsten ist hier die Prüfung des *Stimmfremitus*. Die *Rasselgeräusche* sind wohl auch etwas lauter als beim Erwachsenen und, ohne daß eine Infiltration vorliegt, oft von halbklingendem Charakter. Sog. „Entfaltungsknistern" ist bei der Neigung zu vorübergehender Atelektase recht häufig; man findet es besonders über den unteren Lungenbezirken und am linken Herzrand, und es verschwindet nach einigen tiefen Atemzügen.

Die sorgfältige *Inspektion* vermag schon bei kleinsten Säuglingen wichtige Aufschlüsse zu bringen, z. B. durch die Feststellung *ungleicher Größe* oder *ungleicher Atmungsbeteiligung* der beiden Thoraxhälften; *Atmungstypus* und *-frequenz*, etwaiges *Nasenflügeln* und *Cyanose* sind zu beachten. Unter den Krankheitszeichen des Respirationstraktes nimmt der *Husten* eine besonders hervorragende Stellung ein; seine Erscheinungsform gibt wesentliche diagnostische Hinweise. Der vom verlängerten Mark gesteuerte Hustenreflex erfolgt auf Reizung der verschiedensten Stellen des Respirationstraktes und der Pleura durch Fremdkörper, Schleim oder Entzündung. Wir unterscheiden die folgenden wohl gekennzeichneten Sonderformen:

den *pharyngealen* Husten, er stellt sich als „Hüsteln" oder „Anstoßen" nach Art des Räusperns bei Pharyngitis und Affektionen der lymphatischen Rachenapparate dar;

den *laryngealen* oder Krupp-Husten. Mit mehr laut bellendem Klang und freier oder nur leicht rauher Stimme finden wir ihn bei Pseudocroup (im engeren Sinne), Grippecroup und Maserncroup. Bei echtem (diphtherischem) Croup ist der Husten dagegen heiser bis tonlos, die Stimme stark heiser und tonlos;

den *Krampf*-Husten. Hierunter verstehen wir einen heftigen durch starken Reiz bewirkten, anfallsweise auftretenden Husten, wie er in typischer Form als „Staccato"-Husten mit Reprise bei der Pertussis vorkommt; manche Grippeformen und starke Reizzustände im Rachen rufen Husten pertussiformer Art hervor, bei dem aber in der Regel die Reprise fehlt;

den *coupierten* Husten, einen durch Schmerz und Kurzatmigkeit verhaltenen Husten, wie er bei croupöser Pneumonie und Pleuraerkrankungen vorkommt;

den *bitonalen* Husten, der aus einem pfeifenden hohen und einem rauhen Ton zusammengesetzt ist; er ist Ausdruck einer Kompression der tieferen Trachea, besonders in Bifurkationsnähe, z. B. durch Drüsen und Abscesse.

Nach der Reichlichkeit der Sekretion spricht man auch von *trockenem* oder *lockerem* Husten; letzterer findet sich in ausgeprägtester Form bei Bronchiektasen und Abscessen, sofern die letzteren mit den Luftwegen Verbindung haben.

Der Sauerstoffkohlensäureaustausch in der Lunge kann durch die Einschränkung der atmenden Fläche oder durch die Behinderung der Luftzufuhr zum Lungenparenchym gestört werden. Die sich bei letzterer ergebende *Dyspnoe* wird in eine *inspiratorische* und in eine *exspiratorische* geschieden; *Hindernisse in Kehlkopf und Trachea sind von inspiratorischer Dyspnoe begleitet. Stenosen der tieferen Luftwege machen vorwiegend exspiratorische Atemnot.* Die jeweils behinderte Atemphase kann von vernehmbarem Geräusch, von einem *Stridor*, begleitet sein.

Die *Röntgenuntersuchung* ist für die Beurteilung der Erkrankung des Respirationstraktes ein unentbehrliches Hilfsmittel geworden. Die Deutung der erhobenen Befunde bedarf aber gerade beim Kind großer Kritik. Positives und Negatives kann nur im Rahmen der Gesamtuntersuchung seine richtige Würdigung erfahren.

III. Erkrankungen von Kehlkopf, Trachea und Bronchien.

a) Mißbildungen

im Bereich der Luftwege sind selten. Schwere angeborene Larynxstenose kann durch *Cysten* in der seitlichen Kehlkopfwand (appendikuläreAbschnürung des Kehlkopfventrikels) oder durch solche *vor* der Epiglottis (Reste des Ductus thyreoglossus) verursacht sein. Man darf bei Verdacht auf ein solches Atmungshindernis nicht versäumen, den Kehlkopf vom Munde und von außen abzutasten, weil bei Diagnosestellung ein lebensrettender Eingriff möglich ist. Mehr oder weniger ausgeprägter Verschluß der Larynxenge ist die Folge einer angeborenen Hautbildung des sog. *Diaphragma laryngis*. Eine häufigere, nicht mit dem Leben zu vereinbarende Mißbildung ist die *Ösophagotrachealfistel*.

Eine angeborene Behinderung der Atmung, verbunden mit inspiratorischem Stridor, kann, abgesehen von den bereits genannten Fehlbildungen, auch auf anderer Grundlage vorkommen. Zu erwähnen ist hier die Beengung durch die *angeborene Struma* und durch die *Thymushyperplasie* (S. 590). Eine im Rahmen multipler Abartung anzutreffende Kleinheit des Unterkiefers, die *Mikrognathie*, bewirkt durch Zurückdrängen des Zungengrundes auf den Larynxzugang mit Stridor verbundenen Luftmangel, ein Mechanismus, wie er auch bei *Zungenvergrößerung* (Myxödem) vorkommt. Der Mikrognathiestridor wird bei Vorziehen des Unterkiefers geringer. Als Ausdruck einer *zentralen Lähmung* kann Stridor bei Kindern mit Littlescher Krankheit zur Beobachtung kommen.

Weitaus am häufigsten ist jedoch der

b) Stridor laryngis congenitus

im engeren Sinne, der mit der Eigenart der Kehldeckelform beim jungen Kinde in Zusammenhang steht. Der Zugang zum Kehlkopf ist an sich beim Säugling eng, die weiche Epiglottis wird von der Unterfläche gesehen als rinnenförmig geschildert oder mit dem großen griechischen Omega verglichen, ihre Ränder sind eingerollt. Diese Kehldeckeleigentümlichkeiten finden sich bei solchen Kindern übertrieben ausgeprägt, die meistens von Geburt ab mit einem lauten, etwas rauhen, ziemlich hohen, manchmal quieksenden *inspiratorischen* Stenosegeräusch behaftet sind, ohne daß es dabei zu einer sonstigen Behinderung der Atmung käme. Eine gewisse Gefährdung droht bei akuten Infekten der Atmungsorgane, bei denen sich das geringfügige Atmungshindernis bedrohlich verstärken kann. Der Stridor pflegt gegen das 2. Lebensjahr von selbst zu verschwinden.

c) Papillome

des Kehlkopfes treten vorzugsweise zwischen dem 3. und 8. Lebensjahr auf. Es handelt sich um gutartige Fibroepitheliome der Schleimhaut, bei deren Entstehung wohl konstitutionelle Faktoren und äußere Reize zusammenwirken werden. Ihr erstes Symptom besteht in leichter Heiserkeit, die sich allmählich zur Aphonie steigert und bisweilen eine lebensbedrohliche Behinderung der Atmung mit sich bringt. Die Therapie besteht in Abtragung der Geschwülste, die beim Kind meist auf endolaryngealem Wege unter direkter Laryngoskopie durchgeführt wird. Die Rezidivneigung ist groß und verliert sich oft erst gegen die Pubertät.

d) Fremdkörper

gelangen mit einer plötzlichen, etwa durch Schreck oder den Fremdkörperreiz im Pharynx ausgelösten Inspiration in die Luftwege. Der Vorgang ist beim Kleinkind leider nicht so selten. Als Aspirationsobjekte kommen neben Spielzeug insbesondere Nägel, Bohnen, Beimengungen der Nahrung, wie Eierschalen, Knochensplitterchen, Fischgräten und Nüsse (Erdnüsse!) in Frage. Ein *paroxysmaler Hustenanfall während des Spielens oder Essens* ist das bezeichnende Ereignis der Vorgeschichte. Eine Atembehinderung durch Spasmus und Verlegung kann sofort einsetzen, wenn sich der Fremdkörper im Kehlkopf festhakt, oft kommt es aber dazu erst durch entzündliche Schwellung nach einem Intervall. Klagen über Schmerzen in der Kehlkopfgegend müssen den Fremdkörperverdacht bestärken. Gerät das Corpus alienum unmittelbar in die tiefen Luftwege, so ergibt sich ebenfalls Hustenreiz und Atemnot. Die Verlegung eines

Bronchus führt zur Atelektase einer Seite oder eines Lappens, die sich klinisch in der Aufhebung des Atemgeräusches zu erkennen gibt. Ventilverschluß eines Bronchus bewirkt starke Blähung des zugehörigen Lungenabschnittes.

Unmittelbar nach dem Aspirationsakt kann man versuchen, durch Aufheben des Kindes an den Beinen und einen Schlag auf den Rücken den Fremdkörper herauszuwerfen. Manchmal gelingt es, denselben mit den Fingern vom Mund aus zu erfassen. Im übrigen kommen nur endo-laryngeale Eingriffe unter direkter Laryngoskopie in Frage, für deren erfolgreiche Durchführung die *rechtzeitige Diagnose von höchster Bedeutung* ist. Glückt es nicht, den Fremdkörper zu entfernen, so ist mit unangenehmen Komplikationen, wie Perichondritis des Kehlkopfs, Pneumonien, Lungenabsceß und Bronchiektasenbildung zu rechnen.

1. Akut entzündliche Erkrankungen der Luftwege.

Die einzelnen Abschnitte des Luftwegesystems können selbständig oder gemeinsam mit Nachbaranteilen und schließlich im Rahmen seiner Gesamterkrankung entzündlich affiziert werden, wobei eine gewisse Neigung zum Absteigen des Prozesses festzustellen ist. Meist handelt es sich um sog. „Erkältungskrankheiten". Eine Erkältung im Sinne einer Abkühlung ist dabei in den Vorgeschichten allerdings wohl nur selten aufzudecken, man hat mehr an mit Temperaturwechsel verbundene Witterungseinflüsse im weitesten Sinne zu denken, gegenüber denen sich das nicht abgehärtete oder konstitutionell anfällige Kind empfindlich erweist. Als besonderer konstitutioneller Faktor ist das Behaftetsein mit exsudativer Diathese anzusehen (s. S. 58). Eine Altersdisposition ist für den Sitz oft mitbestimmend, je jünger das Kind, um so größer ist die Neigung zu einer Gesamterkrankung des Luftwegesystems. Als Erreger werden die Keime der banalen Grippe, insbesondere die Pneumokokken angetroffen, inwieweit bei manchen Fällen Virusinfektionen mitwirken, ist nicht abzuschätzen.

a) Laryngitis acuta.

Belegte oder heisere Stimme mit mehr oder weniger reichlichem, laut bellendem Husten sind die Hauptzeichen der einfachen entzündlichen Erkrankung des Kehlkopfes, die in selbständiger Form nicht gerade häufig schon ab 2. Lebenshalbjahr vorkommt. Das Allgemeinbefinden ist kaum gestört, die Temperaturerhöhung eher geringfügig. Von diesem harmlosen Krankheitsbild angefangen, gibt es alle Übergänge bis zum schwersten, mit lebensbedrohlicher Stenose einhergehenden *Grippecroup* (s. S. 426). Bei den ausgesprochenen Grippecroupfällen ist der Beginn mehr plötzlich, die Stimme oft frei, die Temperatur hoch. Die Entzündung beschränkt sich meist nicht auf den Larynx, die Trachea ist mitbeteiligt.

b) Pseudocroup.

Eine gewisse Sonderstellung nimmt jenes Krankheitsbild ein, das als sog. *Pseudocroup* dem echten, d. h. diphtherischen Croup gegenübergestellt wird. Meist nachts aus dem Schlaf heraus setzt ein bedrohlich aussehender Zustand ein. Die Kinder, die am Abend noch ganz gesund waren, höchstens in den letzten Tagen geringe katarrhalische Zeichen boten, bekommen plötzlich keine Luft mehr und suchen in ihrer Angst bei der Umgebung Hilfe. Die Stimme ist in der Regel *nicht* völlig *aphonisch*, die Atmung erfolgt unter lautem *inspiratorischem* Stridor mit Anspannung aller Hilfsmuskeln; es bestehen Einziehungen im Jugulum und Epigastrium. Die Kinder greifen nach ihrem Hals und suchen durch Husten, der deutlich croupigen, laut bellenden Charakter trägt, das Behinderungsgefühl zu beseitigen. Nach kurzer Zeit, meist nach Stunden, erfolgt unter Schweißausbruch allmähliche Beruhigung. Die ganzen alarmierenden Erscheinungen sind am anderen Morgen bis auf einen geringfügigen Rest verschwunden. Das Krankheitsbild, dem eine starke subglottische Schleimhautanschwellung zugrunde liegt, findet sich hauptsächlich bei Kindern des 4.—8. Lebensjahres. Eine besondere *Disposition* ist aus der Tatsache erkenntlich, daß das nicht gerade sehr häufige Krankheitsbild ein und dasselbe Kind öfter zu befallen pflegt.

Die *Differentialdiagnose* muß die Abgrenzung gegenüber dem echten Croup berücksichtigen. Die Plötzlichkeit des Beginns beim Pseudocroup ist in dieser Richtung am wertvollsten. Die Temperatur ist kein verläßlicher Anhaltspunkt, da Fieber bei beiden Erkrankungen vorkommen oder aber auch fehlen bzw. gering sein kann. Das Vorhandensein von Belägen auf den Tonsillen und eine Anschwellung der Kieferwinkeldrüsen würden selbstverständlich die Annahme einer Diphtherie nahelegen. Der im Beginn der Masern anzutreffende primäre Maserncroup ist an den stärkeren katarrhalischen Erscheinungen und den KOPLIKschen Flecken als solcher kenntlich.

Die *Behandlung der Laryngitis* hat für eine gut durchfeuchtete Atemluft Sorge zu tragen. Das Aufhängen von feuchten Tüchern im Zimmer, das Inhalieren mit dem Bronchitiskessel und die Verbringung in ein Dampfbett (s. Kap. Allgemeine Therapie) entsprechen dieser Anforderung. Warme Luft wird besser vertragen als kühle. Heiße Getränke, wie Citronenlimonade oder Milch mit Emser Wasser werden angenehm empfunden. Bei *Pseudocroup* ist vor allem eine Beruhigung der Kinder durch Zuspruch anzustreben; rasch wirkende Sedativa (Luminal, Allional) können zur Unterstützung herangezogen werden. Feuchte Aufschläge auf den Kehlkopf wirken lindernd. *In allen jenen Fällen von Laryngitis, bei denen die Diphtherie nicht sicher ausgeschlossen werden kann, muß vom Diphtherieserum Gebrauch gemacht werden.*

c) Die akute Bronchitis

des älteren Kindes ist wohl eine der häufigsten Luftwegerkrankungen überhaupt. Die Entzündung erstreckt sich in der Regel auf die Trachea und die großen Bronchien, ist also eigentlich eine *Tracheobronchitis*. Wenige Tage anhaltendes, manchmal aber beträchtliches *Fieber* und lästiger *Reizhusten* sind als Krankheitszeichen zu erwarten. Der rauhe Brüllhusten, der, abends zunehmend, die Kinder am Einschlafen hindert, und ein unangenehmes Drücken hinter dem Sternum vermögen die Patienten recht zu plagen. Im weiteren Verlauf wird der Husten lockerer, mit dem Auswerfen von Sputum ist, wie meist beim Kinde, nicht zu rechnen. Der *Auskultationsbefund* ist ziemlich spärlich und besteht in diffus verteilten, groben, von den großen Bronchien fortgeleiteten Rasselgeräuschen; Komplikationen sind selten. Die *tiefere, in den mittleren Bronchien lokalisierte Bronchitis* befällt mehr jüngere Kinder und gibt ein wesentlich schwereres Krankheitsbild mit hohem Fieber. Der quälende Husten nimmt das Kind sehr mit, insbesondere wenn verlängertes Exspirium und das Vorherrschen giemender Nebengeräusche eine Beteiligung der tiefen Luftwege erkennen lassen. Diese Zeichen werden jedoch noch keinen Rückschluß auf das Mitwirken eines funktionellen Bronchialspasmus im Sinne der asthmatischen Reaktion erlauben; die Beengung kann schon allein durch das geringe Kaliber und die Weichheit der tiefen Luftwege jüngerer Kinder bei entzündlichen Affektionen der Bronchialschleimhaut hervorgerufen werden (S. 567).

Das klassische, als eine isolierte Systemerkrankung feinster Bronchien aufgefaßte Bild der

d) Bronchitis capillaris oder Bronchiolitis

ist gekennzeichnet durch einen meist überfallsartigen Beginn, bisweilen nach vorangegangenem Katarrh der oberen Luftwege. Die vorwiegend im 2. bis 4. Lebenshalbjahr stehenden Kinder sind schwerkrank, neben *Blässe* (blaßgraues bis lividblasses Aussehen) und *ängstlicher Unruhe* beherrscht *schwere Atemnot* das Krankheitsbild; die *exspiratorische Phase ist betont dyspnoisch.* Die Kranken vermögen bei der durch die Inspiration erfolgenden Streckung der Bronchien die Luft noch leidlich durch die entzündlich zugeschwollenen oder sekretverlegten Bronchiolen durchzuziehen, während die Kraft der mehr passiv erfolgenden Exspiration nicht ausreicht, die Luft wieder aus den Alveolen auszupressen. Die Folge ist ein Blähungszustand der Lunge, der sich klinisch durch den in starker Inspirationsstellung befindlichen Thorax und röntgenologisch durch die aufgehellten Lungenfelder mit vermehrter, streifiger Bronchialzeichnung bei tiefstehenden und steil abfallenden Zwerchfellhälften zu erkennen gibt. Das Nasenflügeln ist als Hilfsmaßnahme der beeinträchtigten Atemphase hier auf die ganze verlängerte Ausatmungsphase ausgedehnt, während es gewöhnlich als präinspiratorisch zu bezeichnen ist. *Hohes Fieber* vervollständigt das eine sehr schlechte Prognose gebende Zustandsbild. Im Anfang sind keine Nebengeräusche, im weiteren Verlauf reichlichst feinblasiges Rasseln besonders über den rückwärtigen abhängigen Partien zu hören.

Die Bronchiolitis als selbständige Erkrankung ist nicht häufig. Weniger selten findet man dagegen Pneumonien, deren Bild durch die Zeichen der Bronchiolenbeteiligung geformt wird. Systematische Bronchiolenbeteiligung gehört auch zu manchen Keuchhusten- und Masernpneumonien.

Die *Behandlung der akuten Bronchitiden* sucht zunächst durch Schwitzpackung oder heißes Bad mit etwaigem nachfolgendem Abguß den zugrundeliegenden banalen Infekt zu bekämpfen. Bei den tiefer sitzenden Bronchitiden ist Freiluftbehandlung am Platze; lauwarme Brustwickel bessern die unangenehmen Sensationen bei der Tracheobronchitis. Ein stärkerer Reizhusten läßt Codeinpräparate kaum entbehren; als Expektorantien erfreuen sich vor allem Zubereitungen der sekretlösenden Radix Ipecacuanhae besonderer Beliebtheit, am besten in Kombination mit Liquor Ammonii anisati (z. B. Infus. Rad. Ipecacuanhae 0,2—0,4 zu 80,0, Liquor Ammonii anisati 1,0—2,0, Sirup. Althaeae ad 100,0, davon 3stündlich 1 Kaffeelöffel bis 1 Kdlf. je nach Alter zu geben). Das klassische Mittel für die Behandlung der tieferen Bronchitis und insbesondere der Bronchiolitis ist der wie ein Aderlaß in die Haut wirkende *Senfwickel* (S. 765). Hier ist auch die Verabreichung von *Atropin*[1], das bronchial-erweiternd und sekret-beschränkend wirkt, nützlich; seine Anwendung setzt einen einigermaßen guten Kreislauf voraus.

2. Chronisch entzündliche Erkrankungen der Luftwege.

a) Chronische Laryngitis,

die sich klinisch in Rauhheit der Stimme und mehr oder weniger ausgesprochener Heiserkeit äußert, geht hin und wieder aus einer akuten Laryngitis hervor; bisweilen finden sich auch als Ursache kleine knötchenartige Verdickungen der Stimmbänder, die auf starke Beanspruchung der Stimme zurückzuführen sind, ähnlich den Sängerknötchen des Erwachsenen. Die Beachtung einer chronischen Heiserkeit ist, da sie auch einmal durch Papillome verursacht sein kann, stets geboten.

b) Bei der chronischen Bronchitis

kann es sich einmal um das ständige Wiederholen von Erkältungskrankheiten während der kalten Jahreszeit und den Übergangsperioden handeln, so daß der Eindruck einer ununterbrochenen Bronchialerkrankung entsteht, für welche Anfälligkeit in besonderem Maße das Vorhandensein einer exsudativen Diathese heranzuziehen ist (s. S. 58). Von erheblicher Bedeutung sind die auch im Rahmen der genannten Konstitutionsanomalie häufigen Veränderungen der oberen Luftwege; große, zu Reizzuständen neigende adenoide Vegetationen bilden an sich einen Ort des geringeren Widerstandes hinsichtlich der Ansiedlung banaler Infekte; sie werden aber auch rein mechanisch durch ihre Vergrößerung die normale Nasenatmung beeinträchtigen. Auch sehr große Tonsillen vermögen eine Disposition zu schaffen. Unter den jüngeren Kindern sind solche, die mit frischer oder Restrachitis behaftet sind, besonders anfällig.

---

[1] Die Dosierung der in diesem Abschnitt aufgeführten Medikamente findet sich, soweit nicht eigens angegeben, in den Arzneimitteltabellen.

Ein harmloser Zustand, nämlich ein Röcheln und Brodeln über der Trachea und den großen Bronchien findet sich hin und wieder bei fetten Kindern und kann zu Verwechslung mit chronischer Entzündung der Luftwege Veranlassung geben. Er wird als *Stertor* und im Volksmunde als „volle Brust" bezeichnet.

c) Bronchiektasie.

Das weitaus wichtigste unter den klinischen Zeichen einer chronischen Bronchitis einhergehende Leiden ist die durch eine umschriebene oder auch verbreitete Erweiterung der Luftwege gekennzeichnete *Bronchiektasie*. Die Erkrankung ist wohl als das ernsteste unspezifische Leiden des Luftwegesystems im Kleinkind- und Schulalter zu betrachten, weniger weil es durch eine besonders hohe Letalität ausgezeichnet ist, sondern wegen der Störung, die es durch das andauernde Kranksein für das Leben der Betroffenen mit sich bringt; man kann geradezu von einem *Invalidentum* solcher Kinder sprechen. Eine Bronchialerweiterung ist entweder als eine *Entwicklungsstörung* des Bronchialbaumes bzw. der Lungenbläschen (Cysten- oder Wabenlunge) anzusprechen oder sie ist *Folge einer mechanischen Einwirkung*, die in der Regel durch eine entzündliche Wanderkrankung Unterstützung findet. Meist ist es ein Zug von außen durch mit Schrumpfung einhergehende Erkrankungen des Lungengewebes. Hier wären zu nennen: Karnifizierende Pneumonien oder tuberkulöse Infiltrierungen, interstitielle Entzündungen bei kongenitaler Syphilis und Atelektasen. Auch pleuritische Verwachsungen vermögen solche Wirkung auszuüben. Die entzündliche Miterkrankung der Bronchialwand bei Bronchopneumonien, bei gestörtem Masern- und Keuchhustenverlauf, bei epidemischer Influenza führt zu einer Schädigung der glatten Muskulatur und der elastischen Apparate und nicht zuletzt der Schleimdrüsen; sekundäre Erschlaffung und die folgende Sekretstauung bedingen eine erhöhte Wandbelastung von innen aus, besonders in den abhängigen Partien des Bronchialbaumes. Auch völlige oder teilweise Verlegung eines Luftwegzweiges durch

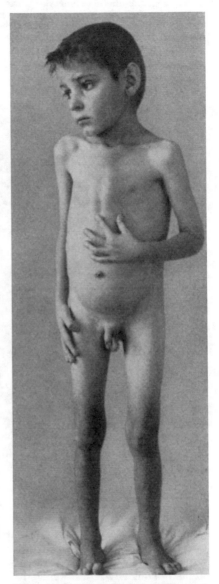

Abb. 1. A. W., 6 Jahre. Kachexie mit Trommelschlegelfinger und -zehenbildung bei schwerer Bronchiektasie des re. Unter- und Mittellappens nach Pleuropneumonie infolge Fremdkörperaspiration im 1. Lebensjahr. (Münchener Univ.-Kinderklinik.)

Fremdkörper wird eine Erhöhung des Innendruckes durch Sekretstauung bewirken, wozu dann noch der Zug von außen durch eine etwaige Atelektase käme.

Die *angeborene* Bronchiektasie, deren Mißbildungscharakter sich durch die Kombination mit anderen Fehlbildungen offenbart, ist nicht so selten. Auch für einen Teil der früher als rein erworben angesehenen sekundären Formen wird heute eine Kongenitalität im Sinne einer „fehlerhaften Anlage" der Bronchialwand erörtert, wobei die Vorzugslokalisation der Bronchiektasie und wiederum die Kombination mit Fehlbildungen anderer Art sowie die gelegentliche Familiarität als Beweisgründe herangezogen werden. Zwischen den banalen Erkältungskrankheiten und der fortschreitenden Verschlechterung der Bronchiektasie besteht insofern eine enge Wechselbeziehung, als einerseits die erweiterten Bronchien einen Anziehungspunkt für infektiöse Katarrhe darstellen, auf der anderen Seite aber jeder neue Katarrh zu einer Verschlechterung der Bronchiektasie Veranlassung gibt.

Das führende Krankheitszeichen ist der Husten. Seine Hartnäckigkeit und ständige Wiederkehr, verbunden mit einer zunächst bescheidenen, später oft starken Beeinträchtigung des Gedeihens führen meist unter dem Verdacht der

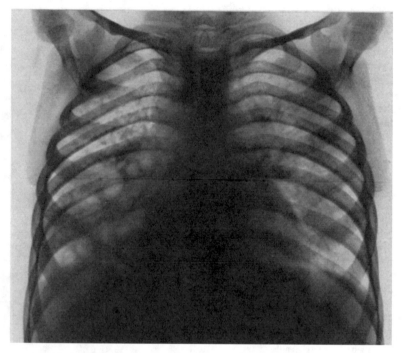

Abb. 2. Röntgenbild des auf Abb. 1 dargestellten Knaben. Bronchiektat. Kavernen im verdichteten re Unterfeld. Frische Pneumonie links. (Münchener Univ.-Kinderklinik.)

spezifischen Lungenerkrankung zur Konsultation des Arztes. Der Husten wird als locker geschildert und pflegt periodenweise tagsüber aufzutreten, mit einer besonderen Häufung in den Morgenstunden; bei schweren Fällen mit mäßiger Sekretbildung nimmt er krampfhaften, „stickenden" Charakter an. Das *Sputum* wird — wie überhaupt beim Kinde — gerne verschluckt und gibt dann gelegentlich zu Schleimerbrechen Veranlassung. Die Bronchiektasie ist aber neben dem Keuchhusten einer der wenigen Zustände, bei denen schon ein junges Kind Sputum auswirft; bei schweren Fällen kommt es genau wie beim Erwachsenen zum Phänomen der „maulvollen" Expektoration. Das Sputum gibt hier auch die bekannte Dreischichtung. Sein Geruch ist fade, bisweilen fötid. Hämoptisen auch größeren Ausmaßes sind im Kindesalter eher bei Bronchiektasien als bei Tuberkulose zu erwarten, im ganzen aber doch selten.

Große Bronchiektasien mit erheblicher Sputumabsonderung haben eine äußerst nachteilige Rückwirkung auf den Gesamtzustand: Schwere Anorexie, im Verein mit der Auswirkung der Resorption von toxisch-infektiösen Produkten bedingen hochgradige *Kachexie* (Abb. 1). Je nach Ausdehnung besteht auch mehr oder weniger große Kurzatmigkeit, Cyanose und Gedunsenheit des Gesichts. Livide Verfärbung mit uhrglasartiger Wölbung der Nägel an Händen und Füßen bis zur kolbigen Auftreibung nach *Trommelschlegelfinger*-Art vervollständigen das äußere Bild. Die *Temperaturkurve* ist auch bei leichteren Fällen unruhig, höheres Fieber zeigt pneumonische Komplikationen an.

Die physikalische Untersuchung mittels der *Perkussion* wird nur dann Ergebnisse versprechen, wenn es sich um Erweiterung der Bronchien bei starker Beteiligung der umgebenden Lungenpartien dreht, wo also chronische Infiltration, Atelektasen oder Pneumonieschwarte eine Dämpfung bedingen. Die *Auskultation* bringt sehr wechselnde Befunde. Gerade dieses wechselnde Verhalten, das in dem unterschiedlichen Sekretfüllungsgrade begründet ist, kann zur Diagnose verwandt werden. Als verdächtig zu bezeichnen sind ferner ziemlich grobe, naheklingende Geräusche, das sog. *Maschinengewehrknattern*, das nach Aushusten oder Lagewechsel verschwindet. Große, leere Bronchialerweiterungen geben, wenn sie brustwandnah oder in verdichtetem Gewebe liegen, bronchiales oder sogar amphorisches Atemgeräusch.

Zur Sicherung der Diagnose ist die Zuhilfenahme des Röntgenverfahrens unerläßlich. Man findet wabige oder röhrenförmige, helle, von Schatten umsäumte Zeichnung, meist in einem oder beiden Unterlappen (der linke ist bevorzugt), deren Anordnung sich zu der Bronchialzeichnung in Beziehung bringen läßt. Bei der Untersuchung im sekretgefüllten Zustande ist eine entsprechende Verdichtungsart zu erwarten. Große sackartige Höhlen werden, wenn sie im verdichteten Gewebe liegen, wie ein Kavernensystem erscheinen (Abb. 2). Spiegelbildung ist nicht selten. Der Erfahrene wird in der Lage sein, auf Grund des gewöhnlichen Röntgenbildes im Zusammenhang mit dem klinischen Befunde die Diagnose „Bronchiektasie" zu stellen. Für die Lokalisierung, die Beurteilung der Art und der Ausdehnung, sowie die Erkennung sog. stummer Formen bedeutet das Verfahren der *Bronchographie* eine wertvolle Ergänzung. Es beruht auf der Einbringung von kontrastgebendem jodhaltigem Öl (Jodipin) in den Bronchialbaum nach vorhergehender Anästhesierung von Rachen, Kehlkopf und Trachea. Die nachherige Röntgenuntersuchung erlaubt dann aus der Formierung des Kontrastmittels weitgehende Schlüsse in obiger Richtung (Abb. 3 und 4). Die Methode ist, wenn ihr auch gewisse Bedenken hinsichtlich der Verträglichkeit der Anästhesierung und des Jodes sowie bezüglich der Verschleppungsmöglichkeit von Infektionsmaterial in die tieferen Luftwege anhaften, im großen und ganzen gefahrlos. Die mit ihr gewonnenen Resultate haben praktische Bedeutung für die Indikationsstellung zu operativen Eingriffen. Sie zeigt, ob sackförmige, zylindrische oder kavernöse Bronchiektasien vorliegen. Die *Tomographie*, welche ebenfalls für die Lokalisation Wertvolles leistet, erfährt durch das bei den Aufnahmen notwendige lange Anhalten der Atmung und Ruhigstehen beim Kinde in ihrer Anwendung Beschränkung.

Die *Differentialdiagnose* wird vor allem die Ausschaltung einer *Tuberkulose* durchzuführen haben. Bei negativem Ergebnis der Tuberkulinprobe wird man diese ausschalten; bei positiver Tuberkulinprobe ist die Sachlage nicht einfach, weil sowohl Bronchiektasien auf tuberkulöser Grundlage als auch sekundäre Tuberkulose in vorbestandenen Bronchiektasien vorkommen. Sorgfältige Sputumuntersuchung auf Tuberkelbacillen wird hier bisweilen weiterhelfen. Auch die Abgrenzung gegenüber *Lungenabscessen* ist nicht immer einfach.

Besondere Würdigung verdient noch das nicht häufige Vorkommen von „systematischer" Erweiterung bestimmter feinster Bronchialendabschnitte im unmittelbaren Anschluß an eine *miliar* angeordnete Masern-, Keuchhusten- oder Grippepneumonie. Die feinen peribronchialen Infiltrationen führen zu unmittelbarer Schädigung der Wände des von ihnen umschlossenen Bronchus. Ist dieser Verlauf einmal in Gang gekommen, so ist er meistens nicht aufzuhalten und bewirkt in wenigen Monaten einen tödlichen Ausgang; man spricht von „akuter diffuser" Bronchiektasie. Die Lunge erweist sich nachher in toto von linsen- bis erbsengroßen mit Eiter gefüllten Höhlen durchsetzt.

Die *Behandlung* muß zunächst eine Entleerung und Reinigung der kranken Bronchien anstreben; das kann nach dem Vorschlag von QUINCKE durch systematische, öfter am Tage wiederholte *Hängelage* des Oberkörpers gefördert werden. Die Dauer der Einzelbehandlung muß langsam von wenigen Minuten bis zu einer Viertelstunde gesteigert werden; bei großen Höhlen ist langsame Entleerung am Platze, da die Gefahr der Aspiration in gesunde Lungenteile besteht. Bei Sitz der Bronchiektasien in Obergeschossen ist die „Lagedrainage" entsprechend einzurichten.

Medikamentös kann die Reinigung durch Gabe von Expektorantien gefördert werden. Die Inhalation von *Terpentinöl* hat sich besonders bewährt. Terpentin kann auch in Gestalt des Olobintins injiziert werden ($^1/_2$ ccm jeden 3. Tag i. m.). Ferner werden *Kreosot-* und *Guajacol*-Präparate empfohlen (Kresival, 3—4mal 1 Teelöffel beim älteren Kind; Beatin, 3mal $^1/_2$ Kaffeelöffel beim Kleinkinde, 3mal 1 Kaffeelöffel beim älteren Kind; Anastil wird

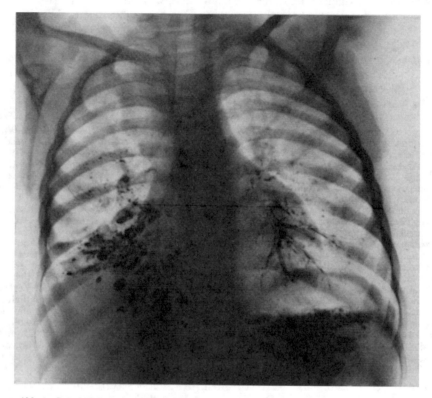

Abb. 3. Jodipinfüllung bei sackförmigen Bronchiektasien. (Kieler Univ.-Kinderklinik.) (K)

intramuskulär injiziert; Dosis: $^1/_2$—1 ccm jeden 3. Tag). Bei fötidem Auswurf wirkt *Neosalvarsan* günstig. An seiner Stelle läßt sich auch Spirozid (1mal täglich 0,25 im Schulalter, nach 5 Tagen zweitägige Pause) verwenden. Eine Beschränkung der Sekretion sucht man ferner durch *Durstkuren* herbeizuführen, die aber vom Kind sehr unangenehm empfunden werden.

An allgemeinen Maßnahmen ist der *Freiluftliegekur* (s. S. 588) der erste Platz einzuräumen. Sie ist besonders wertvoll bei bronchopneumonischen Komplikationen. Die *Atemgymnastik* ist bei frischen, noch in Entwicklung begriffenen Ektasien kontraindiziert wegen der mechanischen Beanspruchung der Bronchien; bei alten Fällen mag die Sekretentleerung durch passives Zusammenpressen des Thorax gefördert werden. Großer Aufmerksamkeit bedarf der Zustand der oberen Luftwege, weil in der Beschaffenheit der lymphatischen Rachenapparate und der Nebenhöhlen der Ausgangspunkt für das Auftreten häufiger Erkältungskrankheiten zu suchen ist, die den Weg nach unten zu finden pflegen. Wenn es gelingt, für längere Zeit jede Erkältungskrankheit fernzuhalten, ist die Dauerheilung bei manchem Kinde zu erreichen. Das

Vorhandensein von Bronchiektasien stützt die Indikation für *Entfernung großer Adenoide* oder *kranker Tonsillen.*

Große Sorgfalt ist auf die *Prophylaxe* zu verwenden, die vor allem den genannten Zuständen Aufmerksamkeit schenken müßte, die erfahrungsgemäß zur Bronchialerweiterung Veranlassung geben. Wenn bei verzögerter Pneumonielösung

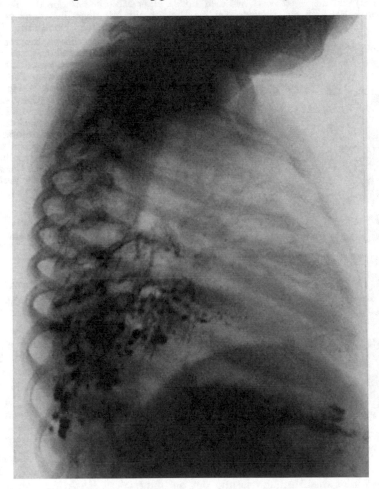

Abb. 4. Seitliche Aufnahme zur Abb. 3. (Kieler Univ.-Kinderklinik.) (K)

Verdacht auf im Gange befindliche Bronchialerweiterung besteht, kann die Indikation für die *Anlegung des Pneumothorax* gegeben sein.

In der Behandlung schwerer umschriebener Bronchiektasie gewinnen nunmehr auch die aktiven chirurgischen Methoden für das Kind Bedeutung; unter ihnen ist die Phrenicusexhairese noch am leichtesten und mit leidlicher Gefahrlosigkeit durchzuführen; die Lobektomie und die Plastik des Brustkorbes bleiben Eingriffe mit hoher Letalität, eine Plombierung ist hinsichtlich ihres Erfolges als zweifelhaft anzusehen.

3. Bronchialerkrankungen auf allergischer Grundlage.

Unter asthmatischer Reaktion versteht man das gleichzeitige Auftreten eines *Bronchiolenspasmus*, einer *Urticaria* der Bronchiolenschleimhaut und einer *Hypersekretion* in die Kanälchen. Die Auslösung dieser Trias erfolgt auf nervösem Wege. Das Asthma bronchiale und verwandte Zustände gelten als vorwiegend *allergisch* bedingt. Als *Allergene* können dabei die verschiedenartigsten Stoffe fungieren. Sie werden zum Teil auf dem *Luftweg*, zum anderen als *Nahrung* und schließlich auch durch Kontakt *über die Haut* wirksam. Die bekanntesten unter ihnen sind Pollen von Gramineen, Schimmelpilze, Federn, Kapok, Tierhaare, Hausstaub, Klimaallergene, Milch, Eier, Fisch, gewisse Mehle, Kakao, Erdbeeren und Primelarten. Allergene können aber auch *im Körper* entstehen, z. B. aus *Parasiten* (Ascariden!) und aus *Bakterien*; auf dem Boden einer Mikrobenallergie des Bronchiolen-apparates erklärt sich ein *Infektasthma* bei Neukontakt mit denselben oder verwandten Keimen. Auch der *Tuberkulose* wird mancherseits eine ursächliche Rolle zuerkannt.

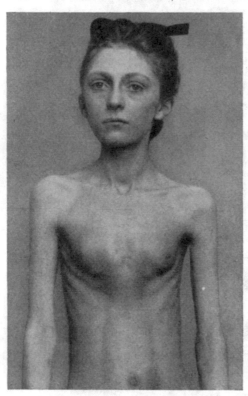

Abb. 5. M.O., 13¹/₂ Jahre. Thorax piriformis bei schwerem Asthma bronchiale. Asthenischer Typ. (Münchener Univ.-Kinderklinik.)

Der Erwerb der Asthmabereitschaft setzt eine bestimmte konstitutionelle *Dis-position* voraus, die sich ohne Schwierig-keiten in der *exsudativen Diathese* (vgl. S. 58) erkennen läßt. Es sind die besondere Bereitschaft zur Allergisierung bei Kontakten mit Allergenen und in deren Folge zu allergischen Reaktionen, die Neigung zu exsudativ-entzündlichen Pro-zessen der Haut und Schleimhäute und schließlich die nervöse Anfälligkeit im weitesten Sinne, die hier zusammen-wirken. Wir finden bei dem Asthmatiker oft weitere Manifestation der Diathese, vor allem das gleichzeitige Vorhandensein oder Vorausgehen von *Ekzem* und *Neuro-dermitis. Familiarität* sowohl bezüglich des Asthmas selbst als auch anderer aller-gischer Krankheiten ist recht häufig nach-weisbar.

a) Das Bronchialasthma

ist bei dem Kinde nicht gerade häufig; sein Vorkommen im Säug-lingsalter muß sogar als sehr selten angesehen werden. Dagegen finden wir in dieser Lebensperiode Entzün-dungen der tiefen Bronchien mit pro-trahiertem Verlauf, bei denen deutlich in- und exspiratorische Atemnot, starke Blähung der Lunge mit hyper-sonorem Klopfschall, giemende und pfeifende Rhonchi festzustellen sind. Der Röntgenbefund geblähter Lun-genfelder mit tiefstehenden Grenzen vervollständigt die Ähnlichkeit mit der asthmatischen Reaktion. Man hat für diese sich gern wiederholende Sonderform der Säuglingsbronchitis den Ausdruck *Blähungsbronchitis* geprägt. Sie betrifft vorwiegend Kinder mit exsudativer Diathese. Die Prognose für später ist mit Vorsicht zu stellen, weil die *Blähungs-bronchitis bei nicht wenigen Trägern derselben als Vorläufer des richtigen Bronchial-asthmas* anzusehen ist.

Die *asthmatische Bronchitis* des älteren Kindes gehört wie die gleiche Er-krankung beim Erwachsenen zum echten Asthma bronchiale. Hier spielt sich die asthmatische Reaktion nicht anfallsweise über kurze Zeit ab, sie verläuft vielmehr protrahiert in langen Perioden mit zwischengeschalteten freien Intervallen.

Das klassische *Anfallsasthma* unterscheidet sich hinsichtlich seiner *Sympto-matologie* nicht von der des Erwachsenenasthmas; die Anfälle treten meist plötzlich in der Nacht ein, die Kinder setzen sich im Bett auf und ringen unter Anspannung der gesamten Hilfsmuskulatur nach Luft. Die Atemnot ist in-

und *vor allem aber exspiratorisch*, hierdurch kenntlich als auf die tiefsitzende Bronchiolostenose zurückzuführen. Auskultatorisch hört man das charakteristische Pfeifen, Giemen und Schnurren, der Klopfschall über dem in Einatmungsstellung verharrenden geblähten Thorax ist abnorm sonor, die Lungengrenzen stehen ganz tief, die Herzdämpfung wird überlagert.

Das mühsam ausgehustete zähe *Sputum* enthält eosinophile Zellen, CURSCH-MANNsche Spiralen und LEYDENsche Krystalle. Der Anfall dauert Stunden bis Tage und klingt meistens über eine Bronchitis aus. Bei längerem Bestande des Asthmaleidens entwickelt sich nicht selten schon beim Kinde eine konstante *inspiratorische Starre des Thorax*, wobei die Erweiterung vorwiegend die oberen Thoraxpartien betrifft: Der Brustkorb gewinnt *birnenförmige* Gestalt *(Thorax piriformis)*, die oberen Rippen stehen in starker Hebungsstellung, die Brustwirbelsäule ist kyphotisch gerundet, der untere Brustkorb ist lang nach unten ausgezogen und schlank (Abb. 5 und 6). Bei den älteren asthmatischen Kindern findet sich öfter der *schlanke asthenische* als der *gedrungene pyknische* Typus.

Die *Differentialdiagnose* bietet kaum Schwierigkeiten. Der betont exspiratorische Stridor wird vor Verwechslung mit höher sitzenden Stenosen bewahren. *Große Bronchialdrüsentumoren* auf tuberkulöser Grundlage können durch Kompression der Bifurkation ein *symptomatisches* Asthma bewirken.

Bei der *Prognosestellung* ist zu bedenken, daß das Asthma, wenn es auch das Leben zunächst nicht gefährdet, bei Fortdauer in das Erwachsenenalter eine schwere Belastung im Beruf darstellt. An sich sind die Heilungsaussichten im Beginn des Leidens als nicht schlecht zu bezeichnen.

Die *Behandlung* muß daher im Kindesalter mit ganzem Einsatz durchgeführt werden. Am besten bewährt sich für die Kupierung des Anfalls die subcutane Injektion von Atropin in Kombination mit Adrenalin oder Suprarenin. Die Empfindlichkeit der Kinder gegenüber beiden Medikationen muß erst geprüft werden. Ephetonin ist gleichfalls brauchbar; es eignet sich besonders für eine länger dauernde perorale Verabreichung bei asthmatischer Bronchitis; hier wirkt auch das Jodkali günstig. Herausnehmen aus dem häuslichen Milieu, Verbringung in eine Klinik, am besten auf eine Freiluftstation, vermögen oft schon Beseitigung der Beschwerden herbeizuführen.

Spezifische Maßnahmen setzen die Kenntnis des anfallsauslösenden Allergens voraus, die durch vorsichtige Testung zu gewinnen ist. Soweit eine Elimination des schädlichen Stoffes möglich ist, gelingt es schon dadurch, das Kind anfallsfrei zu bekommen. Zu den in dieser Hinsicht wirkenden Therapien sind der *Klimawechsel,* etwa die Verbringung in Höhen über 1200 m oder an die See und die Anwendung der allergenfreien Kammer STORM VAN LEEUWENs zu rechnen. Der Aufenthalt in einem anderen Klima muß sich aber auf sehr lange Zeit erstrecken, wenn er zur Dauerheilung führen soll. Schwieriger ist die *Desensibilisierung*; sie wird durch subcutane Injektion allerkleinster Mengen des Allergens vorgenommen. In *unspezifischer* Form sucht man das gleiche durch Injektionen von tierischem Serum, Milchpräparaten oder Peptonlösungen zu erreichen. Da beim Kinde die bakteriellen Allergene recht häufig sind, ist einer Infektprophylaxe Aufmerksamkeit zu schenken. Der Nasenrachenraum bedarf der fachärztlichen Begutachtung auf Infektherde; Entfernung hypertrophischer Adenoide bringt nicht selten Besserung. Bei schweren Fällen, die bereits die geschilderte inspiratorische Thoraxstarre aufweisen, ist mit einer energischen *Atemgymnastik,* die vor allem durch passive Kompression die Exspirationsbreite zu verbessern suchen muß, vieles zu erreichen. Erzieherische Maßnahmen, langdauernde Kalkmedikation, eine vorwiegend vegetabile Diät richten sich ganz allgemein gegen die Auswirkungen der diathetischen Grundlage des Leidens.

b) Bronchitis fibrinosa sv. plastica.

Das seltene Leiden beruht auf einer starken Absonderung von Mucin und Fibrin, welche in einem großen Teile des Bronchialsystems gerinnen und durch Verstopfung der Luftröhrenäste in den zugehörigen Teilen der Lunge Atelektase hervorrufen; der nähere Mechanismus der Mucin-Fibrinabsonderung und -gerinnung ist nicht bekannt.

Die geronnenen Ausgüsse werden meist in toto ausgehustet. Ihr Gehalt an eosinophilen Zellen und den anderen typischen Bestandteilen des Asthmasputums macht die

Zugehörigkeit zu den allergischen Erkrankungen der Luftwege wahrscheinlich. Die fibrinöse Bronchitis verläuft meist chronisch.

IV. Erkrankungen der Lunge.

Atelektase.

Die unvollkommene Ausdehnung kleiner oder größerer Lungenbezirke und der damit aufgehobene Luftgehalt sind entweder die Folge mangelhafter äußerer Atmung oder solche einer Verstopfung der zuführenden Luftwege durch Sekret, Fremdkörper oder Kompression von außen. Die Störungen der äußeren Atmung sind teilweise zentralen Ursprunges, z. B. bei der Atelektase des Neugeborenen (s. S. 82), die Insuffizienz kann auch durch die Schwäche des Atmungsapparates selbst bedingt sein, wie etwa bei der *Thoraxweichheit* durch *Rachitis* und dem Marasmus infolge Ernährungsstörung. Luftweg-verlegungen werden um so leichter vorkommen, je kleiner die Lumina und je weicher die Wandungen sind. Es besteht also eine gewisse Abhängigkeit von dem Alter des Kindes.

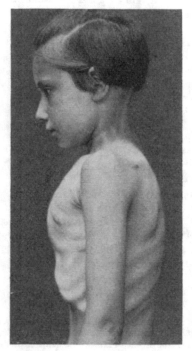

Abb. 6. Asthmathorax. Z., 9 Jahre. (Gießener Univ.-Kinderklinik.)

Bedeutung als selbständiges Krankheitsbild haben eigentlich nur die Atelektasen großer Lungenbezirke, also von Lappen oder Teilen eines solchen; sie beruhen meist auf Bronchialverlegung durch grobe mechanische Hindernisse, eine Kompression von außen ist in der Regel auf die Einwirkung stark vergrößerter Drüsen (tuberkulöser und unspezifischer) zurückzuführen. Perkutorisch ist Dämpfung, auskultatorisch Abschwächung bis Aufhebung des Atemgeräusches zu erwarten. Das Röntgenbild zeigt eine Verschattung mit Verkleinerung des betroffenen Lungenteiles, kompensatorische Blähung der Nachbarlappen bzw. der anderen Seite, paradoxe Zwerchfellbewegung bei Inspiration und Mediastinalverziehung nach der kranken Seite. Die Prognose richtet sich nach der Natur des Hindernisses; auch lange bestehende Atelektasen besitzen oft noch eine erstaunliche Rückbildungsfähigkeit.

1. Die Lungenentzündungen.

Dem Gebiet der Pneumonien kommt hinsichtlich der Morbidität und Mortalität des frühen Kindesalters allergrößte Bedeutung zu. Nicht nur, daß viele Ernährungsstörungen und die für das Kleinkindesalter wichtigsten Seuchen, die Masern und der Keuchhusten, über die Lungenentzündung ihren etwaigen tödlichen Ausgang nehmen, sind die banalen Pneumonien des 1. Lebensjahres im Begriff, unter den Teilfaktoren der Säuglingssterblichkeit *die bis vor kurzem nach der Frühsterblichkeit rangierenden Ernährungsstörungen auf die dritte Stelle zu verdrängen.* Die amtliche Mortalitätsstatistik bringt hierzu folgende Daten:

Tabelle 1.

	1933[1]	1934[1]	1935	1936
Lebendgeburten	876891	1182789	1263976	1278583
Krankheiten der Neugeborenen (angeborene Lebensschwäche, Frühgeburt, Geburtsfolgen usw.)	a) 34840 b) 396,9	37488 316,9	39773 314,7	38931 304,5
Lungenentzündungen und Grippe .	a) 12695 b) 144,8	12017 101,6	15490 125,4	15134 118,4
Verdauungskrankheiten	a) 7131 b) 81,3	8357 70,7	9793 77,5	9429 73,7

[1] Ohne Saarland; a) Gesamtzahl der Todesfälle, b) auf 10000 lebendgeborene Säuglinge.

Man pflegt gemeinhin die Lungenentzündung nach dem pathologisch-anatomischen Substrat in *Broncho-* oder *lobuläre Pneumonie* auf der einen Seite und in *lobäre* bzw. *croupöse Pneumonie* zu unterteilen; hiernach überwiegen in der frühen Kindheit *bronchopneumonische* Erkrankungen um so mehr, je jünger das Alter. Im 1. Lebensjahr kommen sichere croupöse Pneumonien nur selten gegen Ende desselben vor; ab 3. und 4. Lebensjahr beginnt die *croupöse* Pneumonie immer mehr in den Vordergrund zu treten, um dann im Schulalter ganz vorzuherrschen. Diese eigenartige Altersverteilung der beiden anatomischen Grundformen, sowie die Zwischenstellung der im Kleinkindesalter vorkommenden *Übergangsformen* (S. 585) hat den Anstoß zur Aufrollung der Frage nach den Ursachen solcher Unterschiedlichkeiten der Lungenentzündungsform gegeben.

Vom *ätiologischen* Gesichtspunkt betrachtet dreht es sich im wesentlichen um ein *Pneumokokkenproblem*. Wenn auch für die mit der banalen Grippe in Zusammenhang stehenden Lungenentzündungen einer Virusinfektion Wegbereitereigenschaft zuerkannt werden mag, so sind die eigentlichen Veränderungen in der Lunge doch vorwiegend durch Pneumokokken hervorgerufen (weit weniger häufig durch Streptokokken, Staphylokokken, Influenzabacillen und andere Keime). Die bakteriologische Forschung hat die Pneumokokkengruppe in zahlreiche, immunbiologisch voneinander abgrenzbare Typen aufgespalten. Unter den 32 bisher bekannten Pneumokokkenindividuen finden sich einzelne, vor allem der Typus I, bei der croupösen Pneumonie in überwiegender Zahl. Da aber diese Typen auch die gewöhnliche Säuglingspneumonie, und die übrigen Typen, wenn auch viel seltener, die croupöse Entzündungsform verursachen können, darf man solche Erregerunterschiede nicht als allein maßgeblich ansehen, vielmehr muß auch der „*Reaktionslage*" des Kindes im Einzelfall Bedeutung zuerkannt werden. Deren Wesen will man in der spezifischen Einstellung gegenüber dem Keim erblicken, dergestalt, daß die Säuglingsbronchopneumonie als Ausdruck der Auseinandersetzung des noch nicht mit dem betreffenden Pneumokokkentypus in Berührung gewesenen Menschen, die croupöse Pneumonie aber als Antwort des durch *Sensibilisierung allergischen* Körpers aufzufassen sei. Der Beweis für die allergische Natur der croupösen Pneumonie ist noch nicht erbracht.

Die vorläufig noch großen Schwierigkeiten hinsichtlich der Klärung der speziellen Pathogenese ließen sich durch eine Betrachtung des Gebietes von einem mehr allgemein-pathologischen Gesichtspunkt umgehen, indem man das *alterskonstitutionelle* Verhalten zum ordnenden Prinzip wählt. Ausschlaggebend für die Formbildung wären danach die gesamten funktionellen und anatomischen Besonderheiten der einzelnen Altersstufen, insbesondere aber altersverknüpfte Eigenheiten bei der Abwehr infektiöser Schäden. In den Lungenentzündungsformen des jüngsten Kindes werden wir so die Merkmale der noch weniger differenzierten, *primitiven Infektionsabwehr*, wie die Auswirkung der *geringen Oberflächenfestigkeit*, die *geringere Bindungsfähigkeit* für einen Schaden und, als Folge der Undifferenziertheit des Reticuloendothels, das *Zurücktreten humoraler Mitwirkung* bei der Auseinandersetzung erblicken; die klassische croupöse Pneumonie des älteren Kindes setzt dagegen das Vorhandensein eines reifen Abwehrvermögens, also positive Eigenschaften in obiger Hinsicht voraus. Der Übergang ist ein gleitender und wie alle der Entwicklung unterliegenden Vorgänge hinsichtlich des Tempos von individuellen und durch die Umwelt mitbestimmten Faktoren abhängig; so mögen das Auftreten von Zwischenformen und die Streuungsbreite in der Verteilung der Lungenentzündungsarten auf die Kindheitsperioden ihre Erklärung finden.

a) Die „primitiven" Pneumonien des jungen Kindes.

Die hierher zu rechnenden „*plurizentrisch*" entstehenden Lungenentzündungen sind pathologisch-anatomisch *Bronchopneumonien*[1]. Gemeinsam ist ihnen eine mehr oder weniger ausgesprochene Teilnahme der oberen oder

---

[1] Über die ebenfalls diesem Kreis zuzurechnenden Lungenentzündungen des Neugeborenen und die Pneumonien bei Ernährungsstörungen s. S. 68 u. 145. Über die Bronchopneumonien bei Masern und Keuchhusten s. S. 337 u. 372.

mittleren Luftwege an dem Katarrh, deren Symptome öfter zeitlich früher liegen, was die Annahme eines *Abstieges der Infektion* nahelegt; in anderen Fällen haben wir auch ein ziemlich gleichzeitiges Einsetzen der Luftwege- und der Lungenerkrankung festzustellen.

Die größte Häufigkeit der primitiven Formen fällt in das 1. Lebensjahr. Im 2. Lebensjahr ist dieser Pneumonietyp noch mit etwa ein Drittel der Fälle an der Gesamtzahl der Pneumonien (ohne solche bei Masern und Keuchhusten) beteiligt. Vom 3. Lebensjahr an wird er selten. Künstlich genährte Säuglinge erkranken häufiger als Brustkinder. Die *Rachitis* ist mit der ihr eigenen *Resistenzverminderung* und ihrer Auswirkung auf die Atmung durch die *Thoraxweichheit und -deformierung* offensichtlich ein wesentlicher disponierender

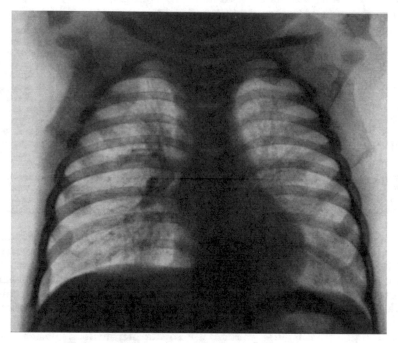

Abb. 7. E.B., ³/₄ Jahre alt. Hilifugale Pneumonie. Gleichzeitig ist am Skelet die schwere floride Rachitis zu erkennen. (Münchener Univ.-Kinderklinik.)

Faktor. *Jahreszeitlich* liegt eine ausgesprochene Bevorzugung der Winter- und Frühjahrsperiode vor, der Erkrankungsgipfel fällt in den Monat März.

Das *wichtigste klinische Zeichen* für die vorhandene Pneumonie ist die *pulmonale Dyspnoe*. Sie äußert sich in Beschleunigung der Atmung, in Auftreten von präinspiratorischem Nasenflügeln und in verschiedengradiger Cyanose. Der physikalische Nachweis der Verdichtung stößt oft auf Schwierigkeiten (S. 568). Der unterschiedlich reichliche Husten ist durch die Luftnot und etwaigen Pleuraschmerz „kupiert". Kennzeichnend für die primitiven Formen ist der Umstand, daß das pulmonale Bild weitgehend durch die *Mitreaktion des ganzen Körpers und anderer Organsysteme* verdrängt sein kann. Neben septisch-toxischen Verläufen gibt es solche mit ausgeprägten Reizzeichen von seiten des Gehirns und seiner Häute (Meningismus, Krämpfe) sowie mit schweren verschiedenartigen Formen der Kreislaufinsuffizienz (S. 616), auch eine intestinale Störung kann das Bild färben.

Für die weitere Unterteilung der primitiven Formen wird das *Röntgenbild* herangezogen. Bei dem am häufigsten anzutreffenden Typus strahlt die Verdichtung meist beiderseits vom Hilus fächer- oder fingerförmig, die Gefäßbronchialzeichnung einscheidend in die

Peripherie aus. Man spricht von einer *hilifugalen* Pneumonie (Abb. 7). Ein anderer In-filtrationstypus, die sog. *miliare* Form, ähnelt einer miliaren Tuberkulose.

Zu den Pneumonieformen primitiven Abwehrverhaltens ist schließlich auch die *primär-abscedierende* zu rechnen, die vorzugsweise Säuglinge des 1. Lebenshalbjahres, öfter auch voll- und teilgestillte Kinder befällt. Neben den gewöhnlich zu beobachtenden pneumonischen Verdichtungen finden sich hier multiple kleine Abscesse, die anatomisch durch die geringe Gewebsreaktion der Umgebung (Fehlen einer Absceßmembran) ausgezeichnet sind. Die primär-abscedierende Pneumonie zeigt ein septisch-toxisches Allgemeinbild. Die Diagnose der Abscedierung ist durch den Nachweis des immer vorhandenen, sich rapide entwickelnden Pleuraexsudates gesichert, dessen Punktion eine fetzige, oft bräunliche, dünne Flüssigkeit ergibt. Als Erreger finden sich fast immer Staphylokokken. Die Infektion findet wahrscheinlich öfter auf dem Luftwege — vielleicht durch Aspiration — als

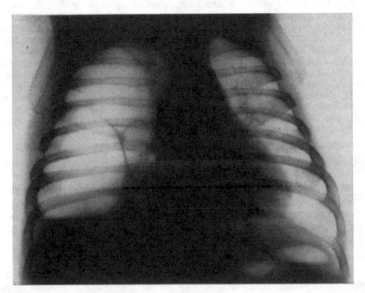

Abb. 8. P. J., 4 Monate alt. Gekammerter Spontan-Pneumothorax bei primär-absced. Pneumonie. Heilung durch Reihenpunktion und Aushusten. (Münchener Univ.-Kinderklinik.)

auf dem Blutwege statt. Der meistens letale Ausgang wird durch das Auftreten eines *Spon-tanpyopneumothorax* (Abb. 8) infolge Absceßdurchbruches in den Pleuraraum oder durch das Übergreifen der Eiterung auf den Herzbeutel eingeleitet.

Die *Dauer* der primitiven Pneumonie ist sehr unterschiedlich. Mehrwöchige Verläufe sind keine Seltenheiten. Auch nach so langem Bestande können die Verdichtungen völlig zurückgehen. Die Prognose ist im einzelnen von der Art der Pneumonie und von dem Gesamtzustand des Kindes abhängig; das Vorhandensein von Rachitis macht sie ungünstiger. Die Letalität dürfte sich bei einem Querschnitt durch mehrere Jahre auf 20—30% beziffern. Neben den bereits erwähnten Organmitreaktionen sind *Komplikationen* durch Cystitis und Otitis häufig; Pleuritis ist als sehr ernst, Meningitis und Perikarditis als infaust anzusehen.

b) Die fokalen Pneumonien.

Das Krankheitsgeschehen bei den einherdigen „*unizentrischen*" Lungenent-zündungen mit einem regelmäßigen, meist kritisch abschließenden Fieber-turnus ist in mancher Hinsicht zu dem der primitiven vielherdigen Form gegen-sätzlich. In *einem* Feld der Lunge ist die sichtbare Auseinandersetzung mit dem Erreger in Gestalt einer heftigen, mehr exsudativen Entzündung konzentriert. Die Beteiligung des Luftwegesystems an der Entzündung tritt zurück. Der Lungenherd wird zum *Fokus*, dem Brennpunkt der Krankheit. Der Fieberrhythmus weist auf eine gleichzeitige spezifische Antigen-Antikörper-Auseinandersetzung hin, deren Endergebnis sich in der Krise darstellt. Wir bezeichnen diese Pneumonien, für deren Zustandekommen der *Besitz eines reiferen differenzierten Abwehrvermögens* Voraussetzung ist, als „*fokale*" Pneumonien. Prototypus der Brennpunkt-Lungenentzündung ist die

croupöse (cyclische oder fibrinöse) Pneumonie.

Ihr pathologisch-anatomisches Substrat unterscheidet sich nicht wesentlich von dem der Erwachsenen. Die Entzündung erstreckt sich auf einen Lappen oder Teile eines solchen; auch mehrlappiges Befallensein kommt vor. Der Fokus ist bisweilen so klein, daß er sich der klinischen Feststellung entzieht. Die *Lappenverteilung* verschiebt sich mit zunehmendem Alter insofern, als bei den jüngeren Kindern an erster Stelle der rechte Oberlappen und linke Unterlappen bevorzugt sind, später wird auch der rechte Unterlappen häufiger betroffen. Das Befallenwerden des linken Oberlappens ist in allen Altersstufen am seltensten. Im Beginn der Erkrankung ist oft eine *Bakteriämie* vorhanden.

Jahreszeitlich bildet die Häufigkeitskurve der croupösen Pneumonie im Spätfrühjahr einen Gipfel; die croupöse Pneumonie gehört wahrscheinlich zu den sog. *meteorotropen* Krankheiten, d.h. sie kann bezüglich ihrer Auslösung von bestimmten Wetterkonstellationen abhängig sein. Befallen werden anscheinend eher kräftige, gesunde Kinder, das männliche Geschlecht ist bevorzugt. Wenn die croupöse Pneumonie auch weitgehend von der banalen Grippe unabhängig ist, so wird doch oft in der Vorgeschichte die Angabe eines vor kurzem durchgemachten Infektes angeführt.

Die croupöse Pneumonie setzt *schlagartig* mit *hohem Fieber* und *schwerem Krankheitsgefühl* ein. Selten erfolgt im Beginn ein *Schüttelfrost*, oder beim jungen Kinde als dessen Äquivalent ein *Gelegenheitskrampf*. Öfter wird *initiales Erbrechen* beobachtet. Ein *Herpes* der Lippe oder anderer Gesichtsstellen ist häufiges Begleitsymptom, das die Diagnose zu fördern vermag, wenn noch kein Lungenbefund nachzuweisen ist. In 2—3 Tagen entwickelt sich dann das typische Gesamtbild. Das deutlich mitgenommene Kind zeigt in der Regel ein *livid-rotes*, *echauffiertes Fiebergesicht*. Die Hautfarbe ist nicht selten *subikterisch* getönt, die Zunge weist einen dicken Belag auf, die Lippen sind trocken. Die *Atmung* ist frequent, oberflächlich, von Nasenflügeln begleitet. Der *kupierte Husten*, exspiratorisches Stöhnen und die Annahme von Entspannungshaltungen zeigen den Pleuraschmerz an; das Kind pflegt sich auf die kranke Seite zu legen. Bei rechtsseitigem Sitz der Pneumonie werden die *Schmerzen* oft ausgesprochen *in die Appendixgegend lokalisiert* und geben dann zur Verwechslung mit Appendicitis Veranlassung, um so mehr, wenn gleichzeitig eine Obstipation besteht. Der *Puls* ist mäßig beschleunigt, manchmal dikrot und kontrastiert bezüglich seiner guten Qualität mit dem Gesamteindruck. *Leber* und *Milz* weisen leichte Schwellung auf. Der dunkel aussehende hochgestellte *Harn* enthält Urobilinogen, die Diazoreaktion ist manchmal positiv, Kochsalz pflegt infolge einer während des Ablaufes der Pneumonie stattfindenden Retention zu fehlen; febrile Albuminurie ist häufig. Das *Blutbild* zeigt eine starke Leukocytose und Linksverschiebung bei toxischer Granulierung.

Die *Inspektion* läßt manchmal ein Nachschleppen der erkrankten Seite erkennen. *Perkussion* und *Auskultation* ergeben bei ganzlappigen Infiltrationen die bekannten, bei der gleichen Krankheit des Erwachsenen anzutreffenden Befunde. Teillappige Infiltrate und solche, die in der Mitte eines Lappens oder am Hilus liegen, sind oftmals kaum nachzuweisen. Man ist dann auf die Wertung des gesamten Krankheitsbildes bzw. auf Zuhilfenahme des *Röntgenverfahrens* angewiesen. Die Ergebnisse desselben bieten bei der vollentwickelten Pneumonie im Kindesalter nichts Besonderes gegenüber den Befunden des Älteren. Ganz im Beginn vermag die Röntgendiagnose Schwierigkeiten zu bereiten; der ganze Befund kann in einem leichten, umschriebenen Schleier, einem geschwollenen Drüsenpaket am Hilus bestehen.

Der *Fieberverlauf* ist ein „*cyclischer*"; steiler Fieberanstieg, kontinuierliches hohes Fieber durch 7—9 Tage kennzeichnen dann den durch die immunbiologische Auseinandersetzung bedingten Rhythmus. Beim Kinde ist die Continua öfter nicht ganz rein. Ein oder mehrere Fieberabfälle zur Norm vor der endgültigen Entfieberung werden als sog. *Pseudokrisen* bezeichnet (Abb. 9). Wenn die Pulsfrequenz beim Fieberabfall hoch bleibt, kann man den bevorstehenden Wiederanstieg der Temperatur voraussagen. Die *Krise* kündet sich manchmal durch verfallenes Aussehen (bei kleinerem Puls) an. Schweißausbruch und Schlaf sind der Übergang zu einem völlig gewandelten Befinden. Die Schnelligkeit, mit der sich die Kinder erholen, ist erstaunlich.

Einer besonderen Wertung bedarf das *Verhalten des Zentralnervensystems*. Schon zu den gewöhnlichen Verläufen gehört eine leichte Verwirrtheit und Beeinträchtigung des Bewußtseins, die sich in anderen Fällen bis zu völligem Unorientiertsein mit Unruhe und schweren nächtlichen Delirien steigern. Oft besteht ein sehr ausgesprochener *Meningismus*, der in Nackensteifigkeit, KERNIGschem Phänomen und Auftreten von Stellulae palmares seinen klinischen Ausdruck findet. In besonders schweren Fällen wird das Erlöschen der Patellarsehnenreflexe beobachtet. Gelegentlich überdauern die Delirien die Krise.

Von der durchschnittlichen Dauer von 7 Tagen kann nach oben und nach unten abgewichen werden. Neben ganz flüchtigen „Eintagspneumonien" erleben wir Verlängerungen insbesondere bei Wandern der Pneumonie und bei Befallensein von mehreren Lappen. Die *Prognose* der croupösen Pneumonie ist eine geradezu *erstaunlich gute*; die Letalität beträgt nur wenige Hundertteile.

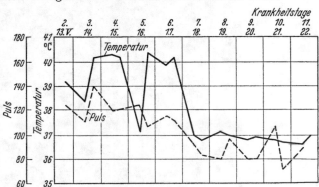

Abb. 9. A. F., 6³/₄ Jahre alt. Fieberkurve bei croupöser Pneumonie des rechten Oberlappens; Pseudokrise mit hohem Puls am 5. Krankheitstag, endgültige Entfieberung mit Pulsabfall am 7. Tag.

An *Komplikationen* ist vor allem mit dem Auftreten eines *Empyems* zu rechnen (bei jungen Kindern in etwa 10% der Fälle). Hinzutreten von Otitis, hämorrhagischer Nephritis sind nicht häufig, desgleichen werden Pneumokokken-Meningitis und andere Pneumokokkenmetastasen nicht oft beobachtet.

Differentialdiagnostisch ergeben sich, wenn kein einwandfreier Lungenbefund zu erhalten ist, also besonders in den Anfangsstadien, Schwierigkeiten. Praktisch wird es sich um die Ausschließung von drei Krankheiten handeln. Für die Ausschaltung der *Appendicitis* wird man das Röntgenverfahren im Zweifelsfalle heranziehen, die Möglichkeit der Röntgenuntersuchung dürfte da, wo eine Operation in Frage kommt, gegeben sein. Bei Vorhandensein eines sehr ausgeprägten Meningismus kann eine Entzündung der Hirnhäute vorgetäuscht werden, so daß Lumbalpunktion notwendig wird. Benommenheit, belegte trockene Zunge, Milztumor, Husten sowie gelegentlich vorkommende Durchfälle und die positive Diazoreaktion entsprechen so sehr dem Bilde eines *Typhus abdominalis*, daß auch der Erfahrene getäuscht werden kann. Der Nachweis einer Leukocytose und der Röntgenbefund müssen entscheiden.

Die klassische croupöse Pneumonie wird erst ab 3. Lebensjahr allmählich häufiger. Wir finden bereits im 2. Lebenshalbjahr Pneumonien, die nach den eingangs gegebenen Kriterien klinisch als „fokale" zu bezeichnen, aber doch nicht ohne weiteres mit der croupösen Pneumonie gleichzustellen sind, die sich vielmehr auch in manchem an die primitiven Formen anlehnen. Die Häufigkeit solcher Fälle nimmt in dem gleichen Maße ab, als die croupöse Pneumonie in den Vordergrund rückt. Das Kennzeichnende dieser

Übergangsformen

ist also ihre Mittelstellung zwischen der gewöhnlichen Bronchopneumonie und der croupösen Pneumonie. Der fokale Charakter des Abwehrgeschehens prägt sich in der lappigen oder teillappigen Anordnung und dem mehr oder weniger ausgesprochen cyclischen Fieberablauf aus. Soweit pathologisch-anatomische Befunde vorliegen, hat das Substrat mehr den Typus einer *lappig konfluierten Bronchopneumonie,* die aber durch oft beträchtliche Fibrinexsudation wiederum an croupöse Befunde erinnert, also auch hier eine Zwischenstellung einnimmt. Vom alterskonstitutionellen Standpunkte müßte man das sich hier offenbarende Abwehrverhalten des Kindes als ein *reiferes,* vielleicht aber noch nicht vollreifes bezeichnen. Der Beginn ist oft noch etwas mehr an einen katarrhalischen Infekt geknüpft, also vielfach subakut. Der *Gesamteindruck* ist meist ein richtig pulmonaler und weniger durch das Mitwirken anderer Organsysteme gefärbt als bei den primitiven Pneumonien. Der *Fiebertypus* ist ein remittierender oder

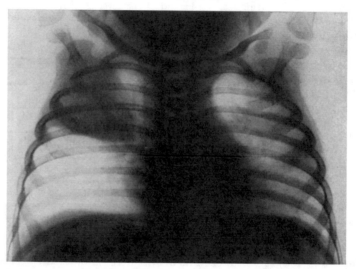

Abb. 10. A. R., 8 Monate alt. Übergangspneumonie im re. Oberlappen, sog. „Dreiecksform". Das Kind hat in einem sich über 3 Wochen erstreckenden Fiebercyclus eine weitere Pneumonie im li. Oberlappen durchgemacht. (Münchener Univ.-Kinderklinik.)

steil intermittierender mit in der Regel kritischem Abschluß. Nicht selten folgt auf die Krise eine Monothermie mit ungewöhnlich tiefen, um 36° liegenden Temperaturen bei gutem Befinden des Kindes. Für die mit steiler Intermittens verlaufende Pneumonie hat man auch die Bezeichnung „Sägefieberpneumonie" geprägt.

Durch das *Röntgenverfahren* sind die Infiltrationen meist als lobäre oder teillobäre (Abb. 10) festzustellen, wobei der rechte Oberlappen wieder besonders gerne betroffen wird, nicht so selten ist aber auch hier im Gegensatz zur croupösen Pneumonie der linke Oberlappen befallen. Die Übergangsform neigt einmal zu *subakutem Verlauf* und dann vor allem zum *Wandern.* Gelegentlich kann man das Infiltrat als wandständige Verschattung sich durch mehrere Lappen verschieben sehen. Mit dieser *marginalen* Übergangsform ist immer eine steile Febris intermittens verbunden.

Gerade Fälle mit *intermittierendem Fiebertypus* können sich über viele Wochen erstrecken (Abb. 11). Eigenartig ist dabei das klinische Verhalten des Kindes, das zu den Zeiten der Fieberfreiheit einen ganz vergnügten Eindruck macht, spielend im Bett sitzt und mit Fieberanstieg matt wird, zuweilen regelmäßig kollabiert und dann recht krank aussieht. Die Zeichen einer Respirationserkrankung, wie Husten und Nasenflügeln, können bei diesen protrahierten Verläufen sehr zurücktreten. Die lang dauernde „septische" Fieberkurve gibt in Verein mit der oft schwierigen physikalischen Nachweisbarkeit der Infiltration so zu manchen Fehldiagnosen Veranlassung. Die täglichen Fieberabfälle sind mit Pseudokrisen vergleichbar, die auf ein sehr labiles Kräfteverhältnis zwischen Mikroorganismus und Makroorganismus hinweisen. Eines Tages gewinnt der Körper die Oberhand, die Temperatur bleibt dann ohne deutliche Krisezeichen unten. Das Heruntergehen des Pulses kann wie bei der croupösen Pneumonie die endgültige Entfieberung anzeigen.

Die *Prognose* der Übergangsformen, deren Gesamtanteil an den Pneumonien der ersten Lebensjahre etwa ein Drittel ausmacht, ist relativ gut. Die Letalität liegt aber doch höher als bei der croupösen Pneumonie. Die häufigste Komplikation ist die Pleuritis. Im übrigen muß man gelegentlich mit sekundärer Absceßbildung und Pneumokokkenmetastasen rechnen.

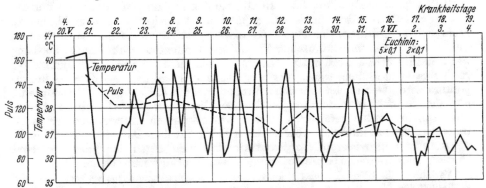

Abb. 11. E. B., 1³/₄ Jahre alt. Fieberkurve bei einer „wandernden Übergangspneumonie". Am 16./17. Krankheitstag Versuch der Coupierung durch Euchinin. Ein auf der Kurve nicht mehr wiedergegebenes neuerliches Einsetzen der Febris intermittens wird am 22. Krankheitstag endgültig mit Pyramidon unterdrückt.

c) Die chronische Pneumonie

ist eine Verlaufsart, der eben durch den zeitlichen Faktor eine eigene Stellung zukommt. Subakute Verläufe sind bei den drei genannten Formenkreisen anzutreffen, besonders bei den primitiven und Übergangsformen, ohne daß man gleich mit einem chronischen Bestande der Verdichtung und einem Restschaden rechnen muß. Richtige chronische Pneumonien sind ausgesprochen selten.

Ihre pathologisch-anatomische Grundlage wird einmal durch den Vorgang der *Karnifikation*, d. h. der bindegewebigen Organisation fibrinösen Alveolenexsudates gestellt, in zweiter Linie durch die sog. *interstitielle* Pneumonie, eine chronisch-produktive Entzündung im Lungenbindegewebe, das beim Kinde reichlicher als beim Erwachsenen, und zwar in den Lungensepten und um die Gefäße und Bronchien vorhanden ist. Die ausgesprochene Septenentzündung ist pleurogen und hat zu den in den Septen verlaufenden Lymphbahnen Beziehungen.

Die chronische Pneumonie entwickelt sich immer aus einer akuten Form und ist klinisch durch die mangelhafte Erholung nach dem Zurücktreten der akuten Erscheinungen und durch das Fortbestehen des Hustens und des Organbefundes kenntlich. Die chronischen Pneumonien sind wegen der Beziehungen zur Bronchiektasie wichtig (s. S. 573).

d) Die Behandlung der kindlichen Lungenentzündungen.

Eine *ätiotrope* Therapie der Pneumonien müßte in erster Linie auf die Pneumokokken abgestellt sein. Die Verwendung *spezifischen Pneumokokkenpferdeimmunserums* spielt im Kindesalter bisher keine Rolle, weil wir wirksame Seren nur gegen die bei der croupösen Pneumonie vorkommenden Typen I und II besitzen. Diese Pneumonieform bedarf aber bei ihrer überragend guten Prognose im Kindesalter eines immerhin umständlichen und auch kostspieligen Verfahrens, wie es die Serumbehandlung darstellt, im allgemeinen nicht. *Chemotherapeutische* Wirkung auf die Pneumokokkengruppe wird mit zweifelhafter Berechtigung dem *Chinin* zugeschrieben. Zur peroralen Verwendung eignen sich Euchinin und Chinin. tannic. Die parenterale Chininanwendung (Transpulmin, Chinin-Calcium, Sandoz 0,5—1,0 für Säuglinge, 1,0—2,0 ccm für ältere Kinder an mehreren Tagen i. m.) erfordert wegen der Gefahr unangenehmer Nekrosenbildung sorgfältigste Injektionstechnik.

Sehr bemerkenswerte Erfolge werden neuerlich von den gleichfalls auf chemotherapeutischem Wege wirkenden *Sulfanilamiden* sowohl bei den croupösen als auch bei den Bronchopneumonien berichtet, so daß man von diesem Prinzip vielleicht als dem Verfahren der Zukunft sprechen kann. Besonders wirksam haben sich bisher das Sulfapyridin und das Sulfathiazol erwiesen. (Eubasin, Sulfapyridin Bayer bzw. Cibazol, Eleudron in einer Dosierung von 4—6mal 0,25 für Säuglinge 5 Tage lang zu verabreichen, bei älteren Kindern sind 4 bis 5 Tabletten zu 0,5 auf den Tag zu verteilen ebenfalls für 5 Tage, nach den ersten Tagen kann die Dosis verringert werden.) Nebenwirkungen in Gestalt von Blausucht durch Veränderungen des Blutfarbstoffes und von Magen-Darmstörungen sind häufig.

Die *Allgemeinbehandlung* ist vorläufig bei den prognostisch ernsteren Formen der frühkindlichen Pneumonie immer noch am wichtigsten. Einem hierher zu rechnenden Verfahren, der *Freiluftbehandlung*, ist es wohl im wesentlichen zu verdanken, wenn unter klinischen Verhältnissen eine durchschnittliche Senkung der Letalität erzielt worden ist. Sie eignet sich auch für jüngste Säuglinge bei rauherem Winterklima, sofern eine sorgfältige Wärmepflege des Körpers durchgeführt wird. Gerade der Oberflächenreiz durch die *kühle, bewegte* Frischluft ist günstig, sie wirkt offensichtlich beruhigend, die Dyspnoe wird geringer, Schlaf und Appetit werden gefördert. In den Kinderkrankenhäusern bestehen meist besondere Freiluftstationen, aber auch im Privathaushalt läßt sich eine Freiluftbehandlung improvisieren. An Kontraindikationen gegen das Verfahren sind Ohren-, Blasen- und Darmbeteiligungen sowie Pleuritis zu nennen.

Verfahren, die ebenfalls eine Hebung des Allgemeinzustandes bezwecken, sind die Vornahme von kleineren *Bluttransfusionen* bzw. von wiederholten *intramuskulären Blutinjektionen*. Auch *Hautreize* durch *physikalische Maßnahmen*, z. B. durch Senfwickel (S. 765) regen die unspezifische Infektabwehr an.

Ein besonderes Problem stellt die *Ernährungsform des Säuglings* während der Erkrankung dar. Eine Diät, welche den häufigen parenteralen Ernährungsstörungen vorzubeugen in der Lage ist, gibt es nicht. Grundsätzlich ist zu sagen, daß eine ausgesprochene Hungerdiät, etwa eine Teepause über längere Zeit ohne bereits vorliegende Ernährungsstörung kontraindiziert ist. Frauenmilch ist bei jungen Säuglingen selbstverständlich am besten. Im übrigen wird man vielleicht der relativ fettarmen, mit schwer der Gärung anheimfallenden Kohlehydraten angereicherten Buttermilch den Vorzug geben. Bei Freiluftbehandlung, besonders im Winter, ist eine calorienreichere, auch fetthaltige Nahrung in nicht zu großer Mengenbemessung brauchbar (etwa die Trockensäurevollmilchen Pelargon und Alete). Vitamin C in großer Dosis parenteral verabreicht scheint bei manchen Säuglingspneumonien vorteilhaft. Bei gleichzeitiger florider Rachitis kommt dem neuen Schnellheilverfahren mit dem *Vitamin-D-Stoß* (S. 215) große Bedeutung zu.

So vielgestaltig die Anzeigen für die *symptomatische Therapie* der frühkindlichen Pneumonien sein können, so verfehlt wäre es, ohne besondere Anzeige nun das ganze Register der möglichen Maßnahmen zu ziehen. Man vergesse nicht, daß *Ruhe* und Fernhaltung von unnötigen, auch therapeutischen Reizen wichtige Heilfaktoren sind. Kritiklose Vielgeschäftigkeit kann also auch schädlich sein. Die croupöse Pneumonie bedarf z. B. nur einer sorgfältigen Beobachtung auf etwaige Komplikationen. Kühle, feuchte Brustwickel, gegebenenfalls auch vorsichtig abkühlende Bäder können allzu hohe Fieberanstiege dämpfen. Der Gebrauch von *antipyretischen Mitteln* ist nicht immer am Platze und kann vielleicht den Heilverlauf sogar nachteilig beeinflussen.

Es gibt für die Anwendung von antipyretischen Mitteln auf dem Pneumoniegebiet allerdings eine Sonderindikation, das ist die der Kupierung der Sägefieberkurven bei der Übergangsform. Frühestens gegen Ende der zweiten Krankheitswoche darf man hier durch kleine zahlreiche Gaben von Pyramidon (0,05 4stündlich, Euchinin 0,05—0,1 4stündlich) das Fieber für 1—2 Tage künstlich unterdrücken, womit meist dann die endliche Entfieberung erzielt ist (vgl. Abb. 11).

Vor allem muß auch bei der Handhabung der symptomatischen *Kreislauftherapie* strenge Indikationsstellung gewahrt bleiben. Bei der croupösen Pneumonie und den Übergangsformen bedarf es unter normalen Umständen keiner Herzmittel. Dagegen bedarf der Kreislauf bei den primitiven Bronchopneumonien besonderer Fürsorge. Wir haben hier sowohl den „grau-blassen" Typus als auch die „blasse" Sonderform zu erwarten; die Therapie ist nach den im Kreislaufabschnitt gegebenen Richtlinien zu differenzieren (S. 616).

Künstliche Sauerstoffgabe vermag die pulmonal bedingte Blausucht (nicht die Tachypnoe!) zu beseitigen. Man wird sich ihrer bedienen, wenn die Freiluftbehandlung allein nicht ausreicht, die durch den Sauerstoffmangel bedingte Unruhe zu beheben. Bisweilen sind harmlose, nicht das Atemzentrum beeinflussende *Sedativa* (Adalin, Sedormid) zweckmäßig. Bei Pneumonien dystelektatischen Charakters, besonders bei jungen, lebensschwachen Säuglingen, ist die Inhalation von *Sauerstoff-Kohlensäuregemischen* (Carbogen) wertvoll; in solchen Fällen kann man sich auch der zentral erregenden Wirkung von Lobelin, Cardiazol und Coramin bedienen.

Letztere Mittel fördern indirekt, d. i. durch Verbesserung der Atmung auch die *Expektoration*. Im gleichen Sinne wirkt das Ammonchlorid (für Säuglinge: Ammonii chlorati 0,5, Succ. liquirit. 2,0, Aq. dest. ad 100,0, MDS. 3stündlich 1 Kaffeelöffel oder Liquor Ammon. anisati, 1—2 gtts. in Saccharinwasser 3stündlich). Als weiteres sekretlösendes Expektorans ist die Rad. Ipecacuanhae zu nennen (S. 572). Mit der Verordnung der Expektorantien wird man beim Säugling sparsam umgehen. Die Linderung eines *Reizhustens* durch Codein, Dionin oder Dicodid sollte für das schon etwas ältere Kind vorbehalten bleiben. Gegen die genannten Präparate ist der Säugling öfter überempfindlich, außerdem wird durch Herabsetzung der Hustenintensität die Expektoration der Sekrete hintangehalten. Die so entstehende Stauung in den engen Luftwegen fördert die Ausbreitung der Pneumonie. Besonders zweckmäßig ist zur Förderung der Lungendurchlüftung die Verabreichung von Abgußbädern (S. 764).

Mehr als alle bisher bekannten Heilverfahren würde eine umfassende *Vorbeugung* die Mortalität an Pneumonie unter den kleinen Kindern zu beeinflussen vermögen. Als deren Hauptpunkte sind zu nennen: *Förderung der natürlichen Ernährung*, die *Rachitisvorbeugung* und die *Verringerung der Exposition gegenüber den grippalen Infekten*.

2. Lungenabsceß und Lungengangrän.

Erweichungshöhlen, die sich durch die Zerstörung von großen oder kleineren Lungengewebsbezirken bilden, bezeichnet man, wenn sie Eiter enthalten, als *Lungenabscesse*, wenn ihr Inhalt faulig zersetzt ist, als *Lungengangrän*. Als Erreger werden Staphylokokken, Streptokokken, Pneumokokken häufiger, Bacterium coli, Influenzabacillen und Keime der Mundflora (Spirillen und fusiforme Stäbchen) bisweilen angetroffen; bei der Lungengangrän sind letztere vorwiegend, dazu Anaerobier aller Art und der Streptococcus putridus zu finden.

Während die primär abscedierende Pneumonie (S. 583) eine ausgesprochene Säuglingskrankheit darstellt, finden wir *sekundäre Absceßbildung* nach Pneumopathien verschiedenster Art. Bronchopneumonien sind am häufigsten, croupöse Pneumonien nur selten der Boden der sekundären Einschmelzung, oft ist die Grunderkrankung nicht näher zu differenzieren. Eine andere Entstehungsart des Lungenabscesses ist die *embolisch-metastatische*. Keime gelangen auf dem Blutwege von einer nicht als krank imponierenden Eintrittspforte oder von einer infizierten eitrigen Brutstätte in die Lunge. Die so entstehenden Lungenabscesse bei Sepsis, nach Angina, Osteomyelitis, Nabelerkrankung, Scharlach, Diphtherie und vor allem bei komplizierten Ohrerkrankungen sind meist multipel. Zum Teil geht die Ausbildung des Abscesses über den Weg einer Thromboembolie und Infarktbildung.

Die *Aspiration* von infektiösem Sekret, von keimhaltigen Nahrungsbestandteilen und von Fremdkörpern ist eine weitere Ursache für die Absceßbildung. Mancher Absceß bei Scharlach kommt nicht auf dem Blutwege zustande, sondern durch Aspiration von Streptokokken aus ulcerösen Rachenprozessen. Die Tonsillektomie kann ebenfalls über den Aspirationsweg die Bildung eines meist singulären Lungenabscesses bewirken.

Das *klinische Bild* des Lungenabscesses variiert naturgemäß nach Alter und Grundkrankheit, Zahl und Größe der Abscesse sehr stark. Eine plötzliche im Verlauf einer pneumonischen Infiltration unter Hustenparoxysmus und Brechreiz auftretende Expektoration von fade, manchmal süßlich-faulig riechendem Eiter ist typisch. Bei singulärem großem Absceß wird man die physikalischen Symptome der Höhlenbildung wahrnehmen können. Die sekundären Abscedierungen nach Bronchopneumonien sind oft mit eitriger Pleuritis verbunden. Im übrigen ist die Röntgenuntersuchung unentbehrlich. Die *Differentialdiagnose* hat die Abgrenzung gegenüber tuberkulösen Kavernen, interlobären, in den Bronchus durchgebrochenen Empyemen, Bronchiektasien und vorgetäuschten Höhlen, sog. Pseudokavernen, die durch Blähung von Lungengewebe in infiltrierten Bezirken entstehen, zu berücksichtigen.

Die *Lungengangrän* ist seltener und meist als Folge einer Aspiration von jauchigem Material aufzufassen. Das Krankheitsbild ist ein sehr schweres und durch einen wahrhaft fürchterlichen Gestank der Atemluft und etwaigen Auswurfes gekennzeichnet.

Die *Prognose* des Lungenabscesses richtet sich jedenfalls ganz nach den näheren Umständen. Multiple Lungenabscesse sind im allgemeinen besonders bei jungen Kindern als ernst anzusehen, während der singuläre Absceß, auch wenn er sehr groß ist, eine bemerkenswert gute Voraussage erlaubt.

Die *Behandlung* soll möglichst eine konservative sein. Bei singulären Abscessen ist Heilung über spontanes Aushusten die Regel. Bei den durch Empyem komplizierten multiplen Abscedierungen wird dieses die therapeutischen Maßnahmen bestimmen. Bei dem Mitwirken von Spirochäten und fusiformen Bakterien sowie Verdacht auf Gangrän ist die Gabe von Neosalvarsan angezeigt.

V. Erkrankungen des Mediastinums.

a) Die Thymushyperplasie.

Die Thymusdrüse (s. S. 265) nimmt unter den Organen des Mediastinums größenmäßig einen um so umfangreicheren Raum ein, je jünger das Kind ist. Später erfolgt eine Rückbildung, ohne daß jedoch das spezifische Thymusgewebe vollkommen verschwindet.

Unter pathologischen Verhältnissen kann der Thymus eine Größe erreichen, die ihn nicht nur der klinischen und Röntgenuntersuchung zugänglich macht, sondern sogar mitunter eine erhebliche mechanische Rückwirkung auf die Nachbarschaft, insbesondere die Luftwege bedingt. Solche pathologische Thymusgröße ist einmal *angeboren* und dann meist mit dem *Stridor thymicus* verbunden. In anderen Fällen findet sich die vergrößerte Thymusdrüse im Verlauf der beiden ersten Lebensjahre mehr zufällig bei der Röntgenuntersuchung; diese Kinder weisen vielfach Zeichen einer Konstitutionsanomalie, nämlich des *Status thymicolymphaticus* auf (s. S. 267 und 54). Bei der Thymushyperplasie besteht nicht selten gleichzeitig eine Herzvergrößerung, deren Natur noch ungeklärt ist. Ferner wird die Kombination von Struma congenita mit Thymushyperplasie beobachtet.

Die *Atembehinderung* bei der Thymushyperplasie ist manchmal eine recht erhebliche; bisweilen kommt es zu unmittelbaren Erstickungsanfällen. Der *Stridor* ist ein gemischt in- und exspiratorischer. Die vergrößerte Thymusdrüse ist bei perkutorischer Untersuchung in Gestalt einer Dämpfung beiderseits des oberen Sternums zu erfassen. Die Diagnose läßt sich durch Röntgenuntersuchung sichern, die eine Verbreiterung des oberen Mediastinalschattens verschiedener Größe und Form sowohl nach links als auch nach rechts bietet. Bei Aufnahme in frontaler Richtung ist bei Thymushyperplasie der Retrosternalraum ausgefüllt (s. S. 266).

Die *Prognose* ist im allgemeinen nur durch die seltene Erstickungsgefahr getrübt (bezüglich der eigenartigen beim Status thymico-lymphaticus vorkommenden plötzlichen Todesfälle s. S. 267). Die *Therapie* besteht in Röntgenbestrahlung, es genügen kleinste Dosen, oft schon eine ausgiebige Durchleuchtung, um das sehr strahlensensible Gewebe zum Rückgang zu bringen.

b) Eine Mediastinitis

ntsteht durch Verletzungen, z. B. bei Perforation der Speiseröhre oder durch das Übergreifen infektiöser Prozesse der Nachbarschaft, z. B. von Halsabscessen oder interstitiellen Lungenentzündungen. Die Infektion des lockeren Mediastinalgewebes bedeutet fast immer den Tod. Praktisch wichtiger ist die Entstehung eines **mediastinalen Emphysems**. Der Lufteintritt erfolgt entweder vom Hals her anläßlich operativer Eingriffe, z. B. bei einer Tracheotomie oder von einem durch das *Platzen überdehnter Alveolen entstandenen Lungenemphysem* aus, das sich im Interstitium über das hiläre Gewebe seinen Weg bahnt. Das Emphysem kann aus der oberen Thoraxapertur heraustreten und gibt dann den charakteristischen Befund des *Hautemphysems*, das sich bisweilen über große Strecken des Oberkörpers ausdehnt. Ihrem Wesen nach sind die zu Mediastinalemphysem führenden Lungenerkrankungen meist tuberkulöser oder pneumonischer Art.

c) Echte Mediastinaltumoren

sind sehr selten. Praktisch erwähnenswert dürfte unter ihnen nur das vom Thymus oder den Lymphdrüsen ausgehende *Lymphosarkom* sein. Häufiger können dagegen *tumorhafte* Vergrößerungen des Thymus und der Lymphdrüsen infolge leukämischer Infiltration beobachtet werden. Lymphogranulomatose ruft ebenfalls tumorhafte Vergrößerungen der Lymphdrüsen hervor, die differentialdiagnostische Schwierigkeiten, vor allem gegenüber der Tuberkulose bringen; unspezifische Drüsen erreichen kaum tumorhafte Größe. Der tuberkulöse *Senkungsabsceß* bei einer Spondylitis gibt eine zwiebelförmige Verschattung, die bei dem gleichzeitigen Knochenbefund nicht zu verkennen ist.

VI. Erkrankungen der Pleura.

Der mit der Lunge innig verbundene Brustfellüberzug hat naturgemäß die Neigung an den Erkrankungen dieses Organs teilzunehmen. So finden wir selbständige Rippenfellerkrankungen sehr selten. Desgleichen wenig häufig sind Affektionen, die als Begleiterscheinung einer Erkrankung der Brustwand zuerst das costale Blatt der Pleura erfassen. Der größte Teil der Pleuraerkrankungen des Kindes, besonders des jüngeren lehnt sich an die Pneumonie an; in zweiter Linie kommt die Tuberkulose. Man unterscheidet wie beim Älteren zunächst nach trockener und exsudativer Entzündung.

a) Die Pleuritis sicca

begleitet in leichtester Form wohl alle Pneumonien, die mit ihren Entzündungsherden bis an die Lungenoberfläche ragen. Die Ausschwitzung von größeren Fibrinmassen gibt zu pleuritischem Reiben, dem „Lederknarren" Veranlassung. *Pleuraschmerz* führt zur Ruhigstellung der erkrankten Seite, die Atmung wird gebremst, der *Husten* wird *kupiert*. *Röntgenologisch* kann man diese Pleuritis am sog. *Randstreifen*, einem schmalen Begleitschatten der Thoraxumrahmung, erkennen. Selten nimmt die Fibrinausscheidung solche Grade an, daß man von einer *plastischen* Rippenfellentzündung spricht; der hier intensive Dämpfungsbefund und die dichte Verschattung bringen Abgrenzungsschwierigkeiten gegenüber den exsudativen Formen. Die Probepunktion, bei der man das Gefühl hat, in eine derbe Masse zu stechen, ohne daß Flüssigkeit erhältlich ist, entscheidet.

Diese Form bringt die Gefahr der Thoraxschrumpfung und starker Schwartenbildung mit sich.

Die exsudativen Pleuritisformen geben beim älteren Kind die für Flüssigkeitserguß im
Thorax typischen physikalischen Verhältnisse. Massive Dämpfung, bisweilen mit von hinten
oben nach vorn unten abfallender Begrenzungslinie, Abschwächung des Atemgeräusches,
Kompressionsatmen und Reiben am Rand des Ergusses bei Fehlen sonstiger Nebengeräusche,
der abgeschwächte Stimmfremitus sichern die Diagnose; das Rauchfußdreieck ist beim
Kind besonders ausgesprochen. Bei linksseitigen großen Ergüssen kann die Ausfüllung
des TRAUBESchen Raumes deutlich sein. Sehr große Ergüsse machen Verdrängungserscheinungen von seiten der Mediastinalorgane und geben sich durch Erweiterung der erkrankten
Thoraxhälfte zu erkennen. Das Röntgenbild zeigt meist neben der mehr oder weniger weit
nach oben reichenden Verschattung der betroffenen Brustkorbhälfte eine charakteristische
von oben außen nach unten medianwärts scharf begrenzte dichtere Randverschattung
(Abb. 12). Bei jüngeren Kindern können die physikalischen Zeichen irreführen (s. S. 568).

In Zweifelsfällen entscheidet die *Probepunktion* der Pleura zugleich über das Vorhandensein und die Art der vorliegenden Pleuritis. Sie wird öfter außer am typischen Ort (s. S. 760)
an verschiedenen anderen Stellen vorgenommen werden müssen; kleine abgekapselte Ergüsse sind nicht leicht zu finden.

b) Zur serösen oder serofibrinösen Pleuritis

gehört ein Erguß von gelblicher bis gelblich-grünlicher Farbe, der vorwiegend
mononucleäre Zellen meist vom Typus der kleinen Lymphocyten enthält und
infolge seines hohen Gehaltes an Faserstoff beim Stehen Gerinnungserscheinungen
aufweist, bisweilen ist das Exsudat hämorrhagisch tingiert. Vorgeschichte und
Tuberkulinprüfung lassen erkennen, daß diese Pleuritisform fast immer auf
Tuberkulose beruht. Es handelt sich meist um eine *paratuberkulöse* Erkrankung,
der auslösende spezifische Prozeß hat seinen Sitz in der Lunge bzw. den Hilusdrüsen. Die serofibrinöse Pleuritis betrifft vorwiegend Kinder des Schulalters,
unter 2 Jahren ist sie ausgesprochen selten. Fälle, bei welchen die Tuberkulinprobe konstant negativ bleibt, sind nicht gerade häufig, man denkt bei ihnen
an eine „*rheumatische*" Ätiologie.

Der Beginn der serofibrinösen Pleuritis erfolgt mit *plötzlichem* oder *stufen-
weisem Fieberanstieg* unter den *Krankheitszeichen der Rippenfellreizung*. Das in
der ersten Woche hohe Fieber nimmt dann bald remittierenden Charakter an
und klingt im Laufe von 2—4 Wochen allmählich ab. Das restlose Verschwinden
des Exsudats kann manchmal Monate dauern.

Bei sehr großen mit Verdrängungserscheinungen verbundenen Exsudaten
sind *Entlastungspunktionen* angezeigt. Kleinere Punktionen sind geeignet, die
Resorption zu befördern. Die Aufsaugung kann weiter durch Alkoholwickel,
Jodanstriche, Antiphlogistineaufschläge sowie durch Gaben von Salicyl angeregt werden. Man vergesse bei dem Heilplan unter dem Eindruck des raschen
Ablaufes und des bald wieder guten Allgemeinbefindens nicht, daß dem Leiden
eben meist doch eine als aktiv zu wertende Tuberkuloseinfektion zugrunde liegt.

Die in Zusammenhang mit den Pneumonien, seltener im Rahmen einer Pyämie
in allen Lebensaltern auftretenden exsudativen Pleuritiden sind **eitrige,** d. h.
die vorherrschende Entzündungszelle ist der polynucleäre Leukocyt. Es braucht
deshalb noch nicht jeder Erguß die äußere Beschaffenheit von Eiter haben;
kleine Begleitexsudate, die wir ohne daß sie klinische Bedeutung gewinnen,
vielfach bei den croupösen Pneumonien mehr zufällig feststellen, bestehen aus
einer klaren oder nur gering getrübten Flüssigkeit, auch das Anfangsstadium
der nachher richtig eitrig werdenden Ergüsse kann so aussehen. Ferner kommen
bei jungen Kindern parapneumonische große Exsudate vor, die in dem schwach
getrübten flüssigen Medium reichlich fetziges Fibrin enthalten. Es ist zweckmäßig, in solchen Fällen wegen ihrer grundsätzlichen Zugehörigkeit zu den
eitrigen Entzündungen von serös-eitriger bzw. eitrig-fibrinöser Beschaffenheit

zur Unterscheidung von der vorbeschriebenen serösen sv. serofibrinösen Pleuritis zu sprechen. Gewinnt der Erguß, und das ist abgesehen von den genannten Begleitpleuritiden bei den auf dem Boden pneumonischer Erkrankung erwachsenden Exsudaten nahezu immer der Fall, auch äußerlich eitrige Beschaffenheit, so sprechen wir von einem **Empyem der Pleura.** Maßgeblich der zeitlichen Verhältnisse ist eine *para-* und *metapneumonische* Pleuritis zu unterscheiden. Die parapneumonischen Erkrankungen sind besonders bei den Primitivpneumonien häufiger; die metapneumonischen entwickeln sich vorwiegend nach croupösen Pneumonien und Übergangsformen.

Bei nicht rechtzeitiger Entfieberung der croupösen Pneumonie oder bei neuerlichem Auftreten von Temperaturen nach bereits erfolgter Krise ist an

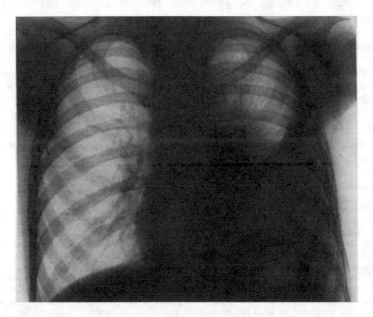

Abb. 12. K. H., 6¹/₂ Jahre alt. Pleuritis serofibrinosa eine Woche nach Masern. Tuberkulinprobe nach PETRUSCHKY: + +. (Münchener Univ.-Kinderklinik.)

Pleurakomplikation zu denken, bei den parapneumonischen Pleuritiden junger Kinder gehen die Symptome vielfach in dem pneumonischen Gesamtbild unter. Nur das Röntgenbild vermag mit seinem charakteristischen, rasch breiter werdenden Randstreifen die drohende Gefahr anzuzeigen. Zum vollentwickelten Empyem gehört ein *Eiterfieber* von remittierendem Typus. Neben den anfänglich oft starken pleuritischen Schmerzen machen sich bei raschem Entstehen die Einengung des atmenden Parenchyms durch vermehrte Dyspnoe sowie die Rückwirkung auf das Mediastinum geltend. Die große Eitermenge im Thorax übt einen toxischen Einfluß auf den Gesamtkörper aus; die Kinder bekommen eine blasse Farbe, werden immer appetitloser und kachektisieren, falls keine Hilfe kommt. Herdnephritische Befunde und Albuminurien sind geläufig.

Das Empyem kann als freier Erguß die ganze Pleurahöhle ausfüllen, man redet von einem *Totalempyem.* Die Eiteransammlung ist in anderen Fällen durch schwartige Abgrenzung lokalisiert. Zu solcher partieller Empyembildung kommt es besonders gern in den *para-mediastinalen Räumen* sowie zwischen *Zwerchfell und Lunge* und in den *Interlobärspalten.* Die eiterhaltige Höhle kann auch gekammert sein, so daß also die Entleerung von einer Stelle aus nicht möglich sein würde. Gekammerte Empyeme komplizieren die abscedierenden Pneumonien, bei denen dann wieder der Durchbruch der Abscesse in die Pleura zum Auftreten eines Pyopneumothorax (s. Abb. 8) Veranlassung gibt. Sobald Luft in den Pleuraraum eintritt, wird ein Flüssigkeitsspiegel gebildet, dessen Oberfläche sich bei Lageveränderungen vor dem Röntgenschirm immer horizontal einstellt. Gelegentlich wird der Pyopneumothorax durch das Auftreten von Spannung akut bedrohlich: die Kommunikationsstelle zwischen Luftwegen und Pleura ist durch einen Fibrinfetzen überdeckt, der sich bei der Einatmung abhebt und Einströmen der Luft in den Pleuraraum erlaubt, bei der Exspiration sich dann aber ventilartig vorlegt. Die Folge ist ein Vollpumpen der betreffenden Brusthälfte und Verdrängung des Mediastinums. Klinisch ist der Zustand durch Vorwölbung der Brustseite, vermehrte Dyspnoe und Kreislaufstörung erkenntlich. Das spontane Durcharbeiten des Eiters durch die Brustwand bezeichnet man als *Empyema necessitatis*.

Die Punktate sind der *bakteriologischen* Untersuchung leicht zugängig; am häufigsten werden Pneumokokken, an zweiter Stelle Streptokokken, danach Staphylokokken gefunden. Seltener sind Influenzabacillen, Pneumobacillen und Bacterium coli.

Die *Prognose* der Empyeme richtet sich nach der *Grundkrankheit*, sie ist ferner abhängig in gewisser Hinsicht von der *Erregerart* und vor allem von dem *Alter* des Kindes. Empyeme bei Pyämien haben schlechte Lebensaussichten. Von den zur Pneumonie in Beziehung stehenden Rippenfelleiterungen sind die metapneumonischen günstiger als die parapneumonischen, die vorwiegend die primitiven Bronchopneumonien sowie die Masern- und Keuchhustenlungenentzündungen komplizieren. Vom Erreger betrachtet verschlechtert sich die Prognose in der Reihenfolge Pneumokokken, Streptokokken, Staphylokokken. Säuglingsempyeme weisen eine sehr hohe Letalität auf, auch im 2. Lebensjahr ist noch mit einer erheblichen Sterblichkeit zu rechnen, dann werden die Aussichten allerdings rasch günstiger.

Die Behandlung der *eitrigen* Pleuritis bedarf bei der großen Mannigfaltigkeit der Sachlage im Einzelfalle eines sehr individuellen Vorgehens. *Es gibt kein grundsätzlich konservatives oder operatives Verfahren.* Bei langsam beginnender Pleuritis ist zunächst einmal der Versuch am Platze, den Erguß zur Resorption zu bringen. Hierzu dienen die auch bei der serofibrinösen Pleuritis zur Verwendung gelangenden Mittel (s. S. 592). Bei großem freiem Empyem wird sich im allgemeinen die operative Entleerung nicht vermeiden lassen. Wichtig ist die Wahl des richtigen Zeitpunktes; es ist als fehlerhaft anzusehen, wenn die Entleerung durch Drainage eingeleitet wird bei noch serös-eitriger oder dünn-eitriger Exsudatbeschaffenheit. Erst bei richtig *reifem* Eiter, der sich beim Stehen kaum noch sedimentiert, ist die Heilung der Pleuritis bei Ablassen durch Eröffnung vorbereitet wie bei einem reifen Absceß. In diesem Stadium ist auch mit einer genügenden Festigkeit der Pleura und des Mediastinums zu rechnen, so daß bei etwaigem Lufteintritt in die Pleura nicht gleich ein vollständiger Lungenkollaps und Mediastinalflattern eintritt. Bis zur Erreichung dieses Zeitpunktes werden Entlastungspunktionen gegen etwaige Verdrängungserscheinungen ausreichen. Bei abgekapselten kleinen Ergüssen ist ein Entleerungsversuch mit öfterer Punktion durchaus am Platze. Interlobäre Empyeme haben die Tendenz sich nach dem Bronchus durchzuarbeiten und werden dann ausgehustet wie der singuläre Lungenabsceß des Kindes; gelegentlich gewinnen sie Beziehung zum großen Pleuraraum und sind dann als Totalempyeme zu betrachten.

Die Methode der *Entleerung durch Punktion* führt bei freien Empyemen nicht häufig zum Ziele: durch Reihenpunktionen, d. h. das Abpunktieren des erhältlichen Eiters von Fall zu Fall in einen tieferen Intercostalraum sucht man bei diesem Vorgehen eine möglichst völlige Entleerung zu erzielen. Besonders geeignet ist hierzu die Dreiwegespritze „Rotanda". Man darf mit diesem Vorgehen, das bisweilen schon an der geringen Toleranz der Brustwand gegen die wiederholte Durchstechung und Einbringung infektiösen Materials in den Stichkanal scheitert, die Heilung nicht erzwingen wollen. Wenn das Kind die Zeichen eines zunehmenden Eiterschadens aufweist, ist eine radikale Drainage des Brustraumes unverzögert anzulegen.

Die *operativen* Verfahren bezwecken die vollständige Dauerentleerung des Empyems durch eine geschlossene Drainage der Pleurahöhle. Die zu stellenden Forderungen sind: Eine genügende Weite des Drains, dessen Sitz an einer möglichst tiefen Stelle der Höhle und die Vermeidung der Entstehung eines Pneumothorax. Das *Stachelverfahren* nach Drachter besteht in der Durchführung eines starren Troikarts durch einen Zwischenrippenraum und Anschluß eines *Hebersystems* an die liegenbleibende Hülse. Als Heberverfahren wird das bekannte nach Bülau benannte Prinzip benutzt. Die *Rippenresektion* gibt ebenfalls die Voraussetzung für die Anlegung eines ausreichend dichten Hebersystems. Die

Rippenresektion ist bei umschriebenen kleinen Ergüssen sowie bei zur Verschwartung neigenden, wenig flüssigen Eiter enthaltenden Empyemen die Methode der Wahl. Die Heilungsdauer der so behandelten Empyeme nimmt mindestens 4—5 Wochen in Anspruch.

An *Komplikationen* ist vor allem das Auftreten einer *Resthöhle* zu befürchten, die auf der Nichtwiederanlegung der Lunge an die Brustwand beruht. *Schwartenbildung* mit Thoraxschrumpfung und Skoliose sind verhältnismäßig selten und kommen vorwiegend bei konservativem Vorgehen zur Beobachtung. Gegen Restzustände mit Schwartenbildung bei nichtoperierten Empyemen bewährt sich die Anwendung von Kurzwellen. Späterhin mag man durch Thoraxgymnastik einer Dauerfixation der Skoliose vorbeugen. Die Rückbildungsfähigkeit von Schwarten ist beim Kinde eine erstaunlich gute.

Das Auftreten eines

c) Spontan-Pneumothorax,

und zwar in Gestalt eines Pyopneumothorax wurde als geläufige Komplikation der abscedierenden Pneumonien bereits angeführt. Außer dem Absceßdurchbruch, dem ein Einbruch verkäster tuberkulöser Lungenprozesse gleichzustellen ist, kommt für die mechanische Genese das Einreißen subpleuraler Emphysemblasen in Frage. Das interstitielle Emphysem bildet sich im Verlauf von Hustenkrankheiten verschiedener Art, maßgeblich ist dabei die Intensität des Hustens sowie die erhöhte Spannung und Dehnung einzelner Alveolenbezirke infolge Wegbeengung in den tiefen Luftwegen durch Entzündung, Spasmus oder Infiltration. Dementsprechend findet man den Spontanpneumothorax bei Bronchopneumonien, bei Pertussis, bei Asthma und Blähungsbronchitis. Sofern die Kommunikation zwischen Bronchialbaum und Pleuraraum durch nichtinfiziertes Gewebe erfolgt, ist der Pneumothorax steril, gegebenenfalls mit einem kleinen Reizexsudat versehen; seine Heilung bietet gute Aussichten. *Klinisch* führt der rasch einsetzende Pneumothorax zu erheblicher Atemnot, lauter Klopfschall, Aufhebung des Atemgeräusches zeigen die Luftfüllung und den Lungenkollaps an. Entsprechend zeigt das Röntgenbild neben Aufhellung Verschwinden der Lungenzeichnung; die Lunge ist als kleines, mit einem scharfen Saum begrenztes Gebilde am Hilus zu erkennen.

Selten findet sich ein *Pneumothorax beim Neugeborenen*, der weniger auf Trauma als auf mechanische Momente wie Struma, Thymus, Fruchtwasseraspiration, Strangulation durch Nabelschnur und die mit diesen verbundene forcierte Atmung zurückzuführen ist.

Der sterile Spontanpneumothorax bedarf therapeutischen Eingreifens nur beim Auftreten von Spannung, die sich durch starke pulmonale und kardiale Dyspnoe dokumentiert.

d) Luftcysten und Pneumatocelen.

Als großblasige, solitäre, lufthaltige, bisweilen auch teilweise flüssigkeitsgefüllte Gebilde stellen sich auf der Röntgenaufnahme die *Luftcysten* und die *Pneumatocelen* dar. Erstere sind angeboren, letztere entstehen durch Lufteinbruch bei Alveolarrupturen. Beide können gelegentlich vereitern oder durch einen Ventilmechanismus Spannungszustände bekommen. Gleichfalls in Form aufgehellter Rundschatten zeichnen sich im Röntgenbild die oft recht *großen interstitiellen Emphysemblasen* ab, die durch Einreißen der Alveolen und Eindringen von Luft in das Interstitium oder subpleurale Gewebe entstehen. Von *Pseudokavernen* spricht man, wenn durch infiltrative Umrahmung geblähter Lungenbezirke ein kavernenartiger Röntgenbefund zur Darstellung kommt. Die beiden letzten Vorkommnisse haben praktisch nur eine diagnostische Bedeutung.

e) Tumoren der Pleura,

meistens Sarkome, sind selten schon beim jungen Kind anzutreffen. Sie verbergen sich unter dem Bild einer massigen *hämorrhagischen* Pleuritis, in deren Punktat sich bisweilen abgelöste Tumorpartikel histologisch sicherstellen lassen. Differentialdiagnostisch ist die seltene hämorrhagische Variante der tuberkulösen Pleuritis sowie ein traumatischer Hämothorax in Frage zu ziehen.

f) Chylothorax.

In seltenen Fällen findet sich bei Kindern bis herunter in das Säuglingsalter ein *Chylothorax*, dessen Punktat durch Fettbeimengung eine milchig-trübe Beschaffenheit aufweist.

Als Ursache kommen Verstopfung, Arrosion oder Zerreißung der großen im Thoraxraum verlaufenden Lymphbahnen, insbesondere des Ductus thoracicus, durch Tuberkulose, Lymphome und Geburtstrauma in Frage. Die Prognose ist vom Grundleiden abhängig; die Therapie besteht in wiederholter Punktion.

Schrifttum.

Duken: Die Pneumonie des Kindes. Z. Kinderheilk. **61**, 397 (1940).

Engel: Erkrankungen des Respirationsapparates in Handbuch der Kinderheilkunde Bd. 3. Herausgeg. von M. v. Pfaundler u. A. Schlossmann. Berlin: F. C. W. Vogel 1931.

Gundel u. Keller: Zur Pathogenese der Pneumonien. Klin. Wschr. **1933 II**, 1208. — Handbuch der Anatomie des Kindes. Herausgeg. von K. Peters, G. Wetzel u. E. Heiderich. München: J. F. Bergmann 1938. — Handbuch der Röntgendiagnostik und -therapie im Kindesalter. Herausgeg. von St. Engel u. L. Schall. Leipzig: G. Thieme 1933.

Joppich: Die croupöse Pneumonie des Kindes. Jb. Kinderheilk. **149**, 1 (1937).

Kartagener: Das Problem der Kongenitalität und Heredität der Bronchiektasien. Erg. inn. Med. **49**, 378 (1935).

Lauche: Ergebnisse neuerer Untersuchungen über die Pneumokokken und die Pneumokokkenerkrankungen mit besonderer Berücksichtigung der Pneumonien. Klin. Wschr. **1933 I**, 92. — Lehrbuch der Allergie. Herausgeg. von W. Berger u. K. Hansen. Leipzig: Georg Thieme 1940.

Wiskott: Zur Pathogenese, Klinik und Systematik der frühkindlichen Lungenentzündungen. Abh. Kinderheilk. Herausgeg. von A. Czerny, H. 32. Berlin: S. Karger 1932.

Erkrankungen der Kreislauforgane.

Von **A. Wiskott**-München.

Mit 9 Abbildungen.

I. Vorbemerkungen.

Die Pathologie der Kreislauforgane hat im Kindesalter in mehrfacher Hinsicht ein besonderes Gepräge. *Art* und *zahlenmäßige Verteilung* der einzelnen Kreislaufkrankheiten weisen, verglichen mit den Verhältnissen beim Älteren Unterschiede auf, deren wesentlichste in folgenden Punkten zusammenzufassen sind:

1. *Intrauterin erworbene Störungen*, sei es, daß es sich um solche der Genese oder um richtige Erkrankungen handelt, stehen *in der ersten Lebenszeit* im Vordergrund, schon deshalb, weil sich das Schicksal ihrer Träger bald erfüllt.

2. Die große Gruppe der *rheumatischen Herzerkrankungen* beginnt im *späteren* Kleinkindesalter in Erscheinung zu treten, um dann *im Schulalter* die Herzpathologie zu *beherrschen*.

3. Die *Aufbrauchkrankheiten* des Herzens und der Gefäße *fehlen* im Kindesalter.

Weitere Eigenheiten sind hinsichtlich *Leistungsbreite* und *Ausgleichsmöglichkeit* gegeben: Herz- und Gefäßsystem müssen bei dem hohen Energieumsatz des Kindes eine entsprechend größere Leistung vollbringen, für die der junge Herzmuskel zusammen mit einem nahezu omnipotenten, sehr empfindlich gesteuerten Gefäßapparat bestens geeignet ist, so daß für besondere Beanspruchung noch erhebliche Reserven bleiben. Die Eigenschaften des Gefäßapparates wirken sich jedoch unter pathologischen Verhältnissen nicht unbedingt günstig aus, insofern als geringe Reize gerade beim jungen Kind mit überschießenden und unkoordinierten Reaktionen beantwortet werden können.

Das Verständnis der angeborenen Herzfehler wie auch mancher normaler Eigenschaften des Säuglingsherzens setzt einige Kenntnis von der *Entwicklungsmechanik* und dem *fetalen Kreislauf* voraus. Es muß diesbezüglich auf die Lehrbücher der Anatomie und Physiologie verwiesen werden; hier sei nur kurz in Erinnerung gebracht, daß der fetale Kreislauf seine Eigenart im wesentlichen der Einschaltung der Placenta als Atmungs- und Stoffwechselorgan, sowie der relativen Einschränkung des Lungenkreislaufes verdankt; die den Placentarkreislauf vermittelnden Nabelgefäße werden ebenso wie die die Umgehung des Lungenkreislaufes ermöglichenden Kommunikationen zwischen rechtem und linkem Herz (Foramen ovale) und A. pulmonalis und Aorta (Ductus Botalli) nach der Geburt überflüssig.

Herzform und Herzgröße erfahren mit der Entwicklung des gesamten Körpers von der Kindheit bis zum Status beim Erwachsenen eine gleitende Umgestaltung. *Die Blutmenge*, die das fetale Herz durch ein viel *größeres Stromgebiet* zu bewegen hat, ist *umfangreicher* als später; demzufolge besitzt der Neugeborene ein *relativ großes* Herz, der Anteil der rechten Kammer ist erheblicher. Die Herzform ist beim Säugling eine mehr kugelige, das Herz „liegt" entsprechend der kurzen, breiten Thoraxform auf dem Zwerchfell, während es später mehr aufgerichtet ist, bzw. „hängt". Die Beurteilung hinsichtlich Form und Größe am lebenden Kind erfolgt am besten mittels des *Röntgenverfahrens* (Technik, s. S. 599). Abb. 1 gibt die anatomische Zugehörigkeit der einzelnen Teile der Herzsilhouette vergleichsweise beim Neugeborenen und beim Erwachsenen wieder. Die Herzform des Säuglings ist von der getroffenen Atmungsphase und der Füllung des Abdomens derart abhängig, daß es oft nur mit Mühe gelingt, an verschiedenen Tagen bei dem gleichen Säugling übereinstimmende Aufnahmen zu erzielen. Beim Kleinkind entspricht die Herz einem schrägstehenden Oval, das sich noch oben flaschenhalsartig verjüngt in das Gefäßbündel fortsetzt. Die rechte Herzkontur wird von 2, die linke von 3 bzw. 4 Bogen gebildet. Beim Säugling und Kleinkind wird der rechte obere Gefäßbogen durch die Vena cava superior bedingt, während er im späteren Alter sowohl dieser als auch der Aorta ascendens angehören kann; der Aortenbogen links kommt erst vom Schulalter ab häufiger vor.

Die *Arterienweite* ist beim Kinde relativ zur Körperlänge betrachtet, groß, während sich das *Venensystem* vergleichsweise eng darstellt. Der besonderen altersangepaßten Größe bzw. Weite des Herzens, der großen und der kleinen Gefäße entsprechen funktionelle Eigentümlichkeiten, die zugleich *dem erhöhten Sauerstoffbedarf im Kindesalter* Rechnung tragen. Das *Minutenvolumen,* d. h. die vom Herzen je Minute ausgeworfene Blutmenge ist bezogen auf die Gewichtseinheit im Kindesalter größer, im Säuglingsalter mehr als *doppelt so groß* als beim Erwachsenen. Die Größenordnung des Erwachsenen wird um die Pubertät erreicht. Der *Blutdruck* ist trotzdem beim Kinde niedriger, weil der Widerstand in dem relativ weiteren arteriellen System, wie auch in dem gleichfalls weiteren und weniger verzweigten Capillarkreislauf ein geringerer ist. Auch die *hohe Elastizität der Gefäße* in diesem Alter wird in mancher Richtung wirksam sein.

Die *Pulsfrequenz* ist beim Neugeborenen mit 130—140 pro Minute etwa doppelt so groß wie beim Erwachsenen Die Abnahme erfolgt im ganzen allmählich, mit stärkerer Beschleunigung in der ersten Kindheitsperiode und in der Pubertätszeit. Umgekehrt steigt der

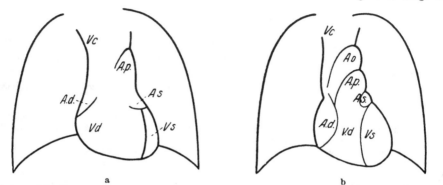

a   b

Abb. 1a und b. Herzschema. a Dorsoventrale Projektion der Herzabschnitte eines Neugeborenen nach dem anatomischen Präparat. b Schema der Herzanteile des Erwachsenen.
A.d. Atrium dextrum; *A.s.* Atrium sinistrum; *Vd* Ventriculus dexter; *V.s.* Ventriculus sinister;
A. p. Arteria pulmonalis; *Vc* Vena cava; *Ao* Aortenbogen.
(Aus J. Becker: Röntgendiagnostik und Strahlentherapie in der Kinderheilkunde. 1931.)

arterielle systolische *Blutdruck* von durchschnittlich 60 mm Hg beim Neugeborenen auf etwa 100 beim Elfjährigen und 110 mm beim Vierzehnjährigen, wobei gewisse geringfügige Unterschiede in der Anstiegskurve bei beiden Geschlechtern festzustellen sind. Die Blutdruckamplitude vergrößert sich ebenfalls mit zunehmendem Alter.

II. Untersuchung der kindlichen Kreislauforgane.

Das Benehmen des zu untersuchenden Kindes wird über das Vorliegen einer etwaigen Kreislaufstörung schon einigen Aufschluß geben können. Das kreislaufkranke Kind läßt die sonst ihm eigene Spiel- und Bewegungslust vermissen. Es erweist sich als unfrisch und müde; blasses oder auch cyanotisches Aussehen zeigen neben Kurzatmigkeit, die schon in der Ruhe, etwa beim Sprechen, deutlicher aber bei körperlicher Belastung in Erscheinung tritt, eine ernstere Gleichgewichtsstörung im Kreislaufapparat an (s. auch S. 617). Die Betrachtung des Thorax kann eine linksseitige Vorwölbung ergeben, die entweder auf ein großes Herz, oder auf einen Herzbeutelerguß hindeutet. Der *Herzbuckel* (Voussure) kommt bei angeborenen und erworbenen Herzfehlern vor. *Sichtbare Erschütterung der Brustgegend* wird bei mageren Kindern lediglich Ausdruck der Erregung sein können. In anderen Fällen wird sie aber auf ein krankes, vergrößertes Herz hinweisen. Es ist ferner auf das Vorhandensein von *Trommelschlegelfingerbildung,* d. h. kolbiger Auftreibung der Endphalangen mit Wölbung der cyanotisch verfärbten Fingernägel zu achten.

Der durch Palpation festzustellende hebende, verbreitete *Spitzenstoß* zeigt wie beim Älteren eine Hypertrophie des linken Ventrikels an. Tastbarkeit des rechten Herzens im epigastrischen Winkel kommt gelegentlich als Ausdruck einer Herzvergrößerung vor. Das flache Auflegen der Hand auf den Thorax läßt Geräusche, insbesondere solche von schwirrendem Charakter deutlich fühlen.

Die *Beurteilung des Pulses* durch Tasten der Arteria radialis am Handgelenk ist bei kleinen Kindern mit gutem Fettpolster manchmal schwierig. Es ist daran zu denken, daß nicht selten Varietäten im Bereich der Unterarmarterie vorkommen. Wenn die Arteria radialis durch die sonst rudimentäre Arteria mediana oder durch die Arteria ulnaris ersetzt ist, wird man an der radialen Seite keinen Puls, wohl aber solchen mehr median oder ulnar antreffen. Der Puls bedarf der Prüfung hinsichtlich der gleichen Qualitäten wie beim Erwachsenen. Für die Analyse von Rhythmusstörungen ist die *Elektrokardiographie* eine auch im Kindesalter unentbehrliche klinische Untersuchungsmethode geworden; etwaige Unruhe junger Kinder muß durch vorherige Gabe eines harmlosen Schlafmittels gedämpft werden. Das kindliche EKG weist vornehmlich im Säuglingsalter Besonderheiten auf; es findet sich der sog. Rechtstyp, d. h. niedrige R-Zacke und tiefes S in der 1. Ableitung, was auf relative Größe des rechten Ventrikels in dieser Lebensperiode bezogen wird.

Die *perkutorische* Bestimmung der Herzgrenzen hat auch im Kindesalter ihren Wert. Die rechte Herzgrenze liegt 1—1¹/₂ cm lateral vom Sternum und reicht nach oben bis zur 3. Rippe. Schwieriger ist die Bestimmung der linken Grenze wegen der Nachbarschaft der Magenblase. Sie liegt etwa in der Mamillarlinie, beim Kleinkind etwas auswärts derselben, später rückt sie nach innen. Wichtig ist die Begrenzung nach links oben, die normalerweise beim jüngeren Kind mit der 3. Rippe, beim älteren im 3. Intercostalraum beginnt. Verbreiterung an dieser Stelle und weiteres Hinaufreichen sprechen für die Vergrößerung des linken Vorhofes bzw. Herzohres. Bessere Auskunft über Herzform und -größe gibt das *Röntgenverfahren*.

Neben der *Röntgendurchleuchtung*, die auch die Prüfung der hinten liegenden Herzabschnitte durch Drehen des zu Untersuchenden vor dem Schirm gestattet, dient die *Herzfernaufnahme* zu obigem Zweck. Die „Fernaufnahme" (1,60—2,00 m Röhrenabstand) schaltet den Projektionsfehler der vom Fokus der Röhre divergent laufenden Strahlen weitgehend aus. Da der Fehler an sich um so geringer ist, je kleiner das photographierte Objekt und je näher dessen Lage zur Platte, wird man bei jungen Kindern auch mit der Nahaufnahme brauchbare Ergebnisse erzielen. Die Aufnahmen sollen im dorsoventralen Strahlengang bei aufrechter Körperhaltung und mittlerer Inspirationsstellung vorgenommen werden, eine Forderung, die bei Säuglingen und Kleinkindern oft schwer zu erfüllen ist. Wir werden uns hier oft mit ventrodorsalen Aufnahmen in tiefer Inspiration begnügen. müssen. Die Größenbestimmung mittels des *orthodiagraphischen* Verfahrens, d. i. das Abtasten und Abzeichnen der Herzform mit dem Zentralstrahl wird seltener geübt. Dagegen verspricht die *Röntgenkymographie*, mittels derer die Pulsation der einzelnen Herzabschnitte nach Ausmaß und zeitlichem Verhalten darstellbar ist, für die Zukunft eine Förderung der differenzierten Diagnose der angeborenen Herzfehler.

Die geläufigen Maßlinien für die Herzgrößenbestimmung sind in der in Abb. 2 wiedergegebenen Herzfernaufnahme eingetragen. Der große Herzrandabstand von der Mittellinie rechts wird mit Mr, das gleiche Maß links als Ml bezeichnet. Die Summe der Werte entspricht dem *Transversaldurchmesser* des Herzens. Die Herzlänge L ergibt sich aus der Länge der Verbindungslinie zwischen Vorhofgefäßwinkel rechts und Herzspitze; die Herzbreite entspricht der Summe der größten senkrechten Abstände des rechten bzw. linken Herzrandes von der Herzlängenlinie (unterer und oberer Querdurchmesser, u. Q. + o. Q.). Die so zu gewinnenden Werte können im einzelnen nicht mit *Alters*-Normalwerten in Beziehung gesetzt werden, weil diese infolge individueller Entwicklungsunterschiede zu große Schwankungsbreiten aufweisen. Das Verfahren von GROEDEL verwendet die Relation von röntgenologisch gefundenem Transversaldurchmesser des Thorax zum Transversaldurchmesser des Herzens als Grundlage. Mehr eingebürgert hat sich für das Kind der Herzflächenquotient von v. BERNUTH. Die Herzfläche wird mit einem Planimeter ausgemessen, an Stelle der so gewonnenen Werte kann auch das Herzrechteck als Produkt von Länge und Breite berechnet verwendet werden. Die Werte für das Herzrechteck liegen natürlich etwas höher. Der Quotient erstellt sich dann entsprechend der Formel „Körperlänge × Transversallungendurchmesser : Herzfläche bzw. Herzrechteck". Der Quotient beträgt bei Verwendung der Werte für die Herzfläche im Mittel 39,3 mit einer noch in den Bereich des Normalen fallenden Variationsbreite von 31—47; die entsprechenden Werte bei Einsatz des Herzrechteckes in den Quotienten lauten 29,3 bzw. 23—35.

Die *Auskultation* des kindlichen Herzens bietet im Vergleich mit den Verhältnissen beim Erwachsenen einige Schwierigkeiten, wenigstens soweit sie am jüngeren Kinde auszuüben ist. Die Benutzung eines binaurikulären Schlauchstethoskopes mit festem Bügel ist zu empfehlen. Durch die an sich raschere Aktion und die Überlagerung mit dem Atemgeräusch ist die Identifizierung der Töne und die Zuteilung der Geräusche zur systolischen bzw. diastolischen Phase nicht ganz leicht, wenn die Höreindrücke an sich auch lauter sind. Die Differentialdiagnose Pulmonalis- oder Aortengeräusch wird durch die nahe Nachbarschaft dieser Klappen am kindlichen Herzen erschwert. *Organische*, meist laute Geräusche bei Kindern der ersten drei Lebensjahre sind fast immer auf angeborenen Herzfehlern beruhend, sei es, daß sie durch Veränderungen an den Klappenapparaten oder auf abnorme Kommunikationen zu beziehen sind. Endokarditiden und ihre Folgen als Ursache von Geräuschen werden ab 4. Lebensjahr häufiger. *Perikardiales Reiben* ist als schabendes, kratzendes Geräusch während der systolischen und diastolischen Herzphase zu vernehmen; es läßt sich durch Druck auf den Brustkorb verstärken. Bisweilen entstehen Geräusche auch durch Druck bzw. Zug von außen an den großen Gefäßen (etwa bei Drüsenpaketen oder perikardialen Verwachsungen).

Das häufige Vorkommen nichtorganischer „akzidenteller" Geräusche führt bedauerlich oft irrtümlich zur Diagnose eines Herzfehlers mit allen ihren, die Lebensführung des Kindes betreffenden Folgerungen. Die *akzidentellen Geräusche* sind praktisch immer systolisch. Sie finden sich vorwiegend bei Kindern des späteren Kleinkind- und des Schulalters, bei Säuglingen sind sie selten; ihrem Charakter nach sind sie als weich, leise, hauchend zu bezeichnen. Ihr punctum maximum liegt über der Basis, meist an der Pulmonalisauskultationsstelle. Die Geräusche pflegen mit einem Stellungswechsel stärker oder schwächer zu werden, wie überhaupt eine gewisse Inkonstanz kennzeichnend ist. Die akzidentellen Geräusche kommen bei asthenischen, auch bei mit neurolymphatischer Diathese behafteten Kindern häufiger vor. Weiter werden sie gefunden im Fieber und vor allem bei Anämien (hier auch gelegentlich als diastolische); man sieht sie als „muskulär" bedingt an. Sofern

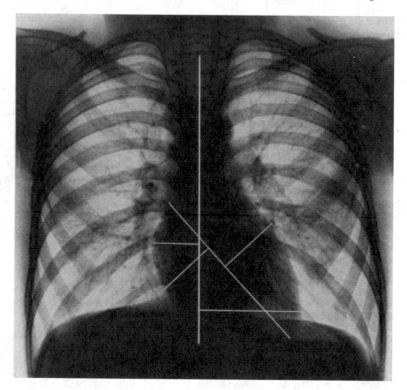

Abb. 2. Herz-Fernaufnahme eines 9³/₄jährigen Kindes, mit eingezeichneten Maßlinien.
Deutung und Bezeichnung siehe Text S. 599.

muskuläre Geräusche im Verlauf von Krankheiten mit toxischem oder infektiösem Einschlag auftreten, können sie auf Schäden des Herzmuskels bezogen werden; vielleicht sind auch die Geräusche bei schweren Anämien hierher zu rechnen.

Die so genannten *kardiopulmonalen* Geräusche entstehen dadurch, daß bei der systolischen Zusammenziehung des Herzens die umgebenden Lungenpartien plötzlich Luft ansaugen. Sie treten an verschiedenen Stellen der Herzbasis auf, sind rauh kratzend und im Exspirium deutlicher.

Die *Herztöne* sind beim Kind im allgemeinen lauter als beim Erwachsenen, wobei der 1. Ton auch über den arteriellen Ostien den Akzent trägt. Verstärkung der Töne wird bei Erregung und bei Anämien beobachtet; Abschwächung besonders auch des 1. Tones über der Mitralis deutet auf Herzschwäche hin. Leiserwerden der Herztöne kann aber auch durch perikardialen Erguß bzw. Überlagerung des Herzens durch geblähte Lunge hervorgerufen sein. Spaltung der Töne, besonders des 2. Pulmonaltones ist häufig und meist ohne pathologische Bedeutung. Die beim Neugeborenen physiologische *Embryokardie* oder der *Pendelrhythmus*, der sich wie das regelmäßige Tick-Tack einer Taschenuhr anhört, ist auch bei jüngeren Kindern oft ohne Bedeutung, kann im übrigen aber auch auf Herzschwäche hinweisen. Eine mit dem Ohr wahrnehmbare Rhythmusstörung ist ferner der durch einen 3. Ton (entweder im ersten Teil der Diastole oder kurz vor dem 1. Ton) bedingte *Galopprhythmus,* der meist eine ernste Dekompensation des Herzens anzeigt. Er kann durch perikardiale Geräusche bei dumpfen Tönen vorgetäuscht werden (Pseudogalopprhythmus).

Die Feststellung des *Blutdruckes* erfolgt mit dem Sphygmomanometer von RIVA-ROCCI, beim Kind am besten mit der auskultatorischen Methode; die Manschettengröße muß den kindlichen Verhältnissen angepaßt sein. Das Luftpolster soll den ganzen Arm umschließen. Bei Erregung kann der Blutdruck beträchtlich steigen, man muß also nach Anlegen der Manschette etwas warten oder ein paarmal probeweise aufblasen, bis das Kind sein ängstliches Mißtrauen überwunden hat.

Ein schwieriges, auch für das Erwachsenenalter noch unvollkommen gelöstes Problem ist die Frage nach Verfahren, die geeignet sind, uns Anhaltspunkte für die Leistungsfähigkeit eines Herzens zu geben. Eine *Funktionsprüfung* ist z. B. erwünscht, wenn es sich um die Feststellung dreht, ob ein Herzgeräusch bei sonst nicht ganz klarem Befund als akzidentell gewertet werden darf, ferner nach früheren Herzerkrankungen oder zur Bestimmung der Leistungsgrenzen im Sport. Ein einheitliches, für das Kind zu diesem Behufe brauchbares Vorgehen kann noch nicht genannt werden. Weder der Belastungsblutdruck, noch das Belastungselektrokardiogramm, noch das Röntgenverfahren oder die spirometrische Probe sind zuverlässig. Eine genaue Erhebung der Vorgeschichte über das Verhalten im täglichen Leben, der allgemeine Eindruck nach kleinen körperlichen Belastungen bei der Untersuchung vermögen noch am ehesten ein Bild von der Leistungsfähigkeit eines einzelnen Kinderherzens zu vermitteln, das durch exakte Untersuchung mit den obengenannten Methoden unterbaut werden kann. Als einfach auszuführende Belastungsprobe in der Sprechstunde nimmt man gerne das Verhalten des Pulses nach zehn tiefen Kniebeugen; die Frequenz pflegt danach in wechselndem Ausmaß in die Höhe zu schnellen und soll unter normalen Verhältnissen nach längstens drei Minuten wieder zur Ausgangszahl zurückgekehrt sein; man beobachtet bei dieser Prüfung weiter die Beruhigung der Atmung.

III. Störungen von Frequenz und Rhythmus des Herzschlages.

Das Herz arbeitet bekanntlich automatisch, d. h., die zur Herzmuskelaktion führenden Reize bilden sich in ihm selbst bzw. in seinem Reizbildungssystem. Trotzdem ist die Herzaktion vom autonomen Nervensystem hinsichtlich Frequenz und Stärke abhängig, wobei der sympathische Anteil zu beschleunigen vermag, während der Nervus vagus verlangsamenden Einfluß ausübt. Die im Kindesalter im allgemeinen mehr lockere Steuerung des autonomen Nervensystems, die starke Abhängigkeit seiner Einstellung von konstitutionellen Faktoren diathetischer Art bewirken, daß Labilitäten hinsichtlich der Frequenz des Pulses sehr verbreitet sind.

a) Pulsbeschleunigung

bei geringen Anstrengungen und Erregungen kann bei gefäßlabilen Kindern erhebliches Ausmaß erreichen und in Gestalt des Herzklopfens subjektiv wahrgenommen werden, ohne daß eine Folgerung auf mangelhafte Leistung des Herzens zu ziehen ist. Bei Fieber erreicht das Kind, schon wegen der höheren Grundfrequenz oft erhebliche Werte. Vaguslähmung im Verlauf von cerebralen und meningealen Erkrankungen (z. B. im Endstadium der Meningitis, bei bulbärer Lokalisation der spinalen Kinderlähmung u. a.) führt zu *Tachykardie*. Die meisten Tachykardien sind sog. *Sinustachykardien*, d. h. sie entstehen durch eine Erhöhung der Reizbildungszahl in der eigentlichen Reizursprungsstätte, dem Sinusknoten.

Das *Herzjagen* oder die *paroxysmale Tachykardie*, bestehend in anfallsweisem Auftreten stärkster, regelmäßiger Aktionsbeschleunigung für verschieden lange Dauer, kommt selten in allen Kindheitsphasen herunter bis zum Neugeborenen vor. Die Reize entstehen hier an abnormer Stelle meist aurikulär oder vom TAWARA-Knoten aus. Die Symptomatologie des nicht ganz ungefährlichen Zustandes deckt sich mit der beim Erwachsenen. Die Störung tritt als Folge eines Myokardschadens oder ohne greifbaren Herzbefund, hier besonders bei vegetativ stigmatisierten älteren Kindern auf. Komplikation mit einem echten *Herzalternans*, worunter man das Abwechseln eines kräftigeren mit einem schwächeren Pulsschlag versteht, ist selten. Man kann versuchen, den Anfall durch den Kunstgriff des Carotisdruckes oder den Bulbusdruck zu coupieren, bei Versagen wendet man intravenöse Chinininjektionen an.

b) Pulsverlangsamung

durch erhöhten Vagustonus ist physiologisch im Schlaf. Durch Vagusreizung erklärt sich die Bradykardie bei Hirndruck. Langsamen Puls erhalten wir ferner bei Urämie, Ikterus, Bulbusdruck, Typhus abdominalis und in der Rekonvaleszenz von manchen Infektionskrankheiten. Bradykardie kommt weiter vor als Ausdruck eines Herzblocks (s. unten!).

Unter den

c) Unregelmäßigkeiten der Herzschlagfolge

ist die in Abhängigkeit von der Atmung auftretende „respiratorische" Arrhythmie im Kindesalter besonders häufig, so daß man sie auch unter der Bezeichnung „infantile" Arrhythmie führt: Bei gewöhnlicher Atmungstiefe wird der Puls in der Einatmungsphase rascher, bei Ausatmung langsamer. Die Unregelmäßigkeit ist auf zentralnervöse Beeinflussung der normalen Reizbildungsstelle am Sinus zurückzuführen. Ihr Vorhandensein ist nicht krankhaft und weist wiederum vielleicht auf die erwähnte lockere Steuerung des kindlichen Nervensystems hin.

Weniger häufig als beim Erwachsenen sind dagegen beim Kind Unregelmäßigkeiten, die auf Extrasystolie durch Reizbildung an abnormer, heterotroper Stelle beruhen. Ohne greifbare Herzschädigung sehen wir sie beim Kind gelegentlich in der Rekonvaleszenz von Infektionskrankheiten, im übrigen im Rahmen von Myokardstörungen besonders bei der Diphtherie.

Die *absolute Unregelmäßigkeit* des Herzschlages, die *Arrhythmia perpetua*, wie sie als Ausdruck einer Läsion des Sinusknotens über den Weg des Vorhofflimmerns bzw. -flatterns eintritt, ist bei einer Mitralstenose auch im Kindesalter möglich, aber als recht selten zu bezeichnen. Häufiger dagegen sind Unregelmäßigkeiten und Verlangsamungen bei Überleitungsstörungen der verschiedensten Stellen des Reizleitungssystems, die entweder durch einen angeborenen Defekt oder durch myokarditische Veränderungen bedingt sind. Bei Erschwerung der Leitung kann es zu periodischer Verlangsamung der Ventrikelaktion kommen, bei totalem Herzblock ist mit starker Bradykardie zu rechnen. Periodisch werden gelegentlich ganz extrem tiefe Werte erreicht, die dann mit vorübergehender Bewußtseinsstörung, bisweilen mit epileptoiden Anfällen einhergehen (Adam-Stokesscher Symptomenkomplex). Über den näheren Sitz des Schadens vermag wiederum das Elektrokardiogramm Aufschluß zu geben. Die Therapie der Überleitungsstörung richtet sich nach dem Grundleiden.

IV. Die angeborenen Herzfehler.

Die kongenitalen Herzfehler sind vorwiegend Ausdruck von Entwicklungshemmungen und Fehlbildungen, zum kleineren Teil auf die Auswirkung fetaler Erkrankungen zurückzuführen; im Einzelfall kann die Trennung von genetischer Störung und den Folgen fetaler Erkrankung nicht nur klinisch, sondern auch pathologisch-anatomisch schwierig sein. Das Schicksal der mit schweren Herzfehlern behafteten Neugeborenen wird sich zumeist in den ersten Lebenstagen und -wochen erfüllen. Ein mäßiger Hundertsatz — abgesehen von den Trägern geringfügiger Anomalien, deren Lebensaussichten durch diese überhaupt nicht beschränkt werden — erreicht jedoch ein mehr oder weniger hohes Alter. Bei einer nicht großen Gruppe sind an sich erhebliche Abweichungen in der Bildung des Herzens und der großen Gefäße in funktioneller Hinsicht so ausgezeichnet ausgeglichen, daß sie nur rein zufällig zur Aufdeckung kommen. Von den Fehlbildungen des Herzens werden *vorzugsweise Knaben* betroffen (etwa im Verhältnis 2:1). Sehr häufig finden sich gleichzeitig andere Mißbildungen (Gesichtsspalten, Nieren- und Gehirnmißbildungen, multiple Abartungen wie die mongoloide Idiotie); Familiarität ist ziemlich selten.

Die wichtigsten *Krankheitszeichen* bei den *schweren, rasch letal verlaufenden* Fehlbildungen bestehen in *Cyanose* unterschiedlichen Grades und in *Dyspnoe*, die sich anfallsweise zu völliger Asphyxie steigert, wobei dann tonisch-klonische Krämpfe auftreten können. Die Kinder sind oft auffällig schlafsüchtig. Das vergrößerte Herz kann ebenso wie abnorme Gefäßverläufe zu inspiratorischem Stridor und zu Schluckschwierigkeiten bei der Fütterung Veranlassung geben. Die Cyanose wird bei geringfügigen Anstrengungen, wie Schreien, Baden oder Trinken besonders in Erscheinung treten. Der *Herzbuckel* bildet sich beim weichen Thorax des Säuglings oft sehr frühzeitig aus. Die Untersuchung läßt meistens die vergrößerte Herzfigur schon perkutorisch erfassen. Die Auskultation wird unter Berücksichtigung der erwähnten Schwierigkeiten oftmals sehr imponierende Geräusche aufzeigen, während ihr Ergebnis in anderen Fällen negativ ist. Wichtig ist der Nachweis einer die physiologische Hyperglobulie des Neonaten überdauernden und übersteigernden Vermehrung von Erythrocyten und Hämoglobin. Wir haben in diesem Verhalten eine Maßnahme des Körpers zu erblicken, die daraúf abzielt, die mechanisch eingeschränkte Arterialisierungs-möglichkeit des Blutes durch Vermehrung der Sauerstoffträger zu verbessern. Bei etwas längerem Leben wird sich sehr bald eine *Dystrophie* geltend machen. Anzeichen von Stauung im großen und kleinen Kreislauf, wie Lebervergrößerung, Stauungslunge und Ödeme sind keineswegs obligat. Bei der Art der Hauptsymptome ist es nicht als verwunderlich zu bezeichnen, daß eine schwere Herzmißbildung oftmals verkannt und als Geburtstrauma, Lebensschwäche oder Pneumonie gedeutet wird.

Die durch *größere Lebensdauer* ausgezeichneten Träger angeborener Vitien weisen naturgemäß je nach den aus der Mechanik des Bildungsfehlers sich er-gebenden Ausgleichsmöglichkeiten unterschiedliche klinische Bilder auf. Unter den allgemeinen, auf einen angeborenen Herzfehler hin-deutenden, aber nicht in je-dem Fall zu fordernden Zei-chen ist wiederum die *Blau-sucht* (Abb. 3) an die Spitze zu stellen, die das äußere Er-scheinungsbild vielfach so be-herrscht, daß man von einem *Morbus caeruleus* zu sprechen pflegt. Sie erklärt sich zum Teil aus der oft erstaun-lichen Hyperglobulie (bis über 8 Millionen Erythrocyten pro Kubikmillimeter) und der An-wesenheit von gemischt venös-arteriellem Blut im großen Kreislauf. Weiter weisen die Kinder vielfach deutliche Trommelschlegelfinger- und

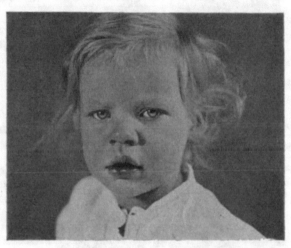

Abb. 3. Cyanose bei Herzfehler. (Kieler Univ.-Kinderklinik.) (K)

-zehenbildung auf. Ein kongenitales Vitium kann mit beträchtlichem In-fantilismus (Abb. 4) fakultativ verbunden sein; die Kinder sind untermaßig, die sexuelle Differenzierung erfolgt verspätet und unvollkommen. Dekompen-sationserscheinungen, wie Leberschwellung und röntgenologisch erkennbare Stauungslunge werden hin und wieder, Ödeme in der Regel erst terminal auf-treten. Auch im allgemeinen in gut ausgeglichenem Zustande befindliche Kinder bekommen von Zeit zu Zeit „Herzanfälle", die sich durch Dyspnoe und ver-stärkte Cyanose kundgeben. Kinder mit schweren kongenitalen Vitien sind immer gegenüber anderen beschränkt leistungsfähig; Belastungen körperlicher Art sowie das Erkranken an banalen Infektionen können das gerade noch be-stehende Gleichgewicht des Herzens umwerfen.

Nach morphologischen Gesichtspunkten gibt es eine Fülle von Fehlern und Kombinationen solcher, deren Genese aus der Entwicklungsgeschichte des Herzens verständlich wird. Teilweise ist auch ein Vorliegen bestimmter Bildungs-fehler nach dem Ergebnis der klinischen Untersuchung mit mehr oder weniger großer Sicherheit zu diagnostizieren, wobei neben dem Ergebnis der Auskultation vor allem eine differenzierte Röntgenuntersuchung und das Elektrokardiogramm als Grundlage dienen. Auch beim älteren Kind wird aber oft mittels des Röntgen-verfahrens nur ein größeres Herz zu sehen sein, so daß lediglich die Diagnose „Cor bovinum" (Abb. 5) möglich ist. Die Kombination von Fehlern und Hemmungs-bildungen hat vielfach den Sinn, daß ein erster, sonst Lebensunmöglichkeit mit sich bringender Fehler durch einen zweiten, etwa das Persistieren im fetalen Leben vorhandener und hier normaler Kommunikationen zwischen rechtem und linkem Herz eine leidlich ausreichende Kompensation findet.

Die komplizierte Bildung der Scheidewände in dem primitiven, zunächst schlauchförmigen Herzen unterliegt häufig Störungen durch Ausbleiben oder lückenhaften Vollzug derselben. Der Vorgang betrifft einzelne Abschnitte gesondert oder auch gemeinsam. Die schweren völligen Defekte der Vorhof- und Ventrikelsepten führen dann zur Entstehung von 2- bzw. 3räumigen Herzen in allen Variationsmöglichkeiten, Mißbildungen, die kaum mit längerem Leben vereinbar sind.

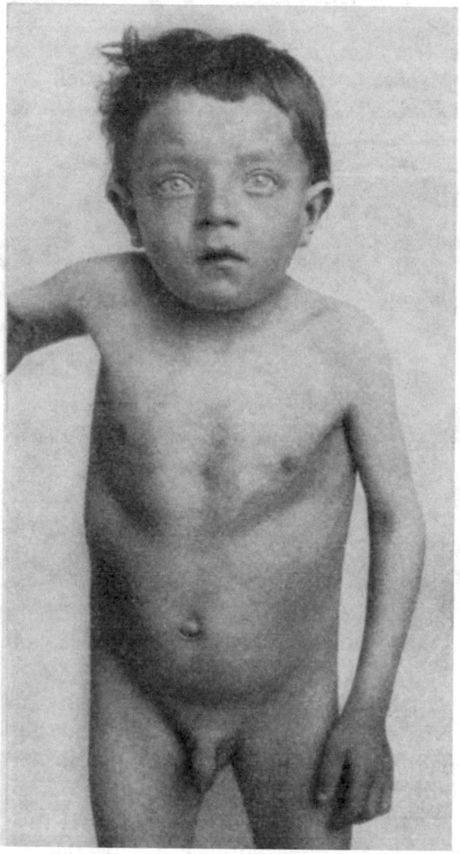

Der reine

a) Ventrikelseptumdefekt, auch Rogersche Krankheit

genannt, wird je nach Sitz und Größe der Lücke klinisch faßbar sein. Charakteristisch ist ein über dem ganzen Herzen, am lautesten links neben dem Sternum im 3. Intercostalraum, aber auch vom Rücken wahrnehmbares, scharfes, zischendes systolisches Geräusch, das treffend als Preßstrahlgeräusch bezeichnet wird. Es kommt durch ein Hinüberdrücken des Blutes aus der linken in die rechte Kammer zustande, wird daher bei sehr weiter Kommunikation eher fehlen. Ein typisches Röntgenbild gibt es nicht. Je nach den hydrodynamischen Verhältnissen wird sich eine Überlastung des rechten Ventrikels durch Hypertrophie und Dilatation ausdrücken. Betrifft der Defekt Teile des Reizleitungssystems, sind entsprechende Veränderungen (verschiedene Blockarten) im Ekg zu erwarten. Der reine Septumdefekt beeinträchtigt Lebensaussichten und Leistungsfähigkeit kaum und wird oft zufällig diagnostiziert.

Abb. 4. 6½ Jahre alter Knabe. Vitium cordis cong. mit starker Cyanose und Kümmerwuchs (Größe 88 cm. Soll = 112 cm. Gewicht 11,2 kg, Sollgewicht 19,9 kg), Thoraxdeformität durch abgelaufene Rachitis mitbedingt. (Münchener Univ.-Kinderklinik.)

Scheidewanddefekte der Vorhöfe sind meist mit anderen Mißbildungen verbunden. Das Offenbleiben der im fetalen Leben natürlichen Vorhofverbindung in Gestalt des Foramen ovale ist eine an sich häufige, am Lebenden kaum diagnostizierbare, belanglose Varietät.

Zu einem Teil ebenfalls aus gestörter Trennwandbildung, zum andern aus nicht regelrechtem Ablauf seiner spiraligen Drehung erklären sich die zahlreichen Fehlbildungen im Bereich des fetalen Truncus arteriosus, die sich als Atresien, Stenosen und Vertauschungen der großen arteriellen Gefäße in allen Abstufungen präsentieren. Für einen Teil der Stenosen, besonders solche der Aorta, werden auch fetale Entzündungen als Ursache angesehen.

b) Die Transposition der großen Gefäße,

also das Entspringen der Aorta aus dem rechten und das der Pulmonalis aus dem linken Ventrikel ist häufig. Der schwere Herzfehler ist überhaupt nur mit dem Leben vereinbar, wenn eine Kommunikation zwischen kleinem und großem

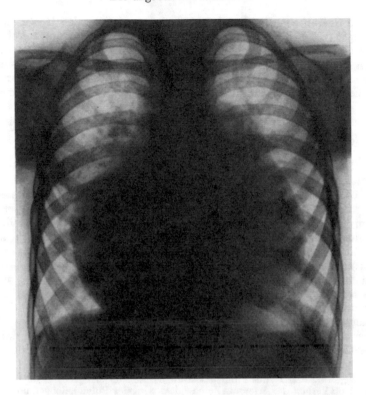

Abb. 5. Cor bovinum eines 3¹/₂jährigen Knaben, wahrscheinlich Pulmonalstenose mit offenem Ductus Botalli und Septumdefekt, Stauungslunge. (Münchener Univ.-Kinderklinik.)

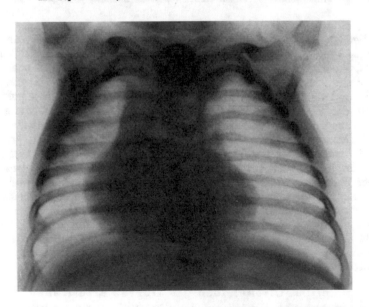

Abb. 6. Transposition der großen Gefäße bei einem 5monatigen Säugling. Obduktionsbefund: Transposition der großen Gefäße mit Atresie der transportierten Pulmonalis, offenes Foramen ovale. (Münchener Univ.-Kinderklinik.)

Kreislauf in Gestalt eines Septumdefektes oder persistierenden Ductus arteriosus eine Kompensation ermöglicht. Starke Cyanose, Dyspnoe und Polyglobulie sind die Regel. Herzgeräusche können fehlen und sind, falls vorhanden, auf die abnormen Kommunikationen zu beziehen. Das Röntgenbild ist in einem Teil der Fälle so charakteristisch, daß man aus ihm intravital die Diagnose zu stellen vermag: Es findet sich ein auffallend schmales Gefäßband (besonders im schrägen Durchmesser gesehen), der Gefäßbogen fehlt links und ist dafür rechts vom Sternum sichtbar, das rechte Herz ist hypertrophisch (Abb. 6). Die Kinder gehen in der Regel vor Ablauf des ersten Lebensjahres zugrunde.

c) Die Pulmonalstenose,

isoliert ziemlich selten, bildet in Kombination mit Septumdefekt, offenem Foramen ovale und Ductus arteriosus wohl den häufigsten angeborenen Herzfehler, der dadurch noch erhöhte klinische Bedeutung gewinnt, daß die Lebensaussichten ihrer Träger trotz erheblicher Beeinträchtigung des Gedeihens und der Leistungsfähigkeit relativ gute sind; die Pulmonalstenose stellt $^4/_5$ aller das 12. Jahr überlebenden kongenitalen Herzfehler. Der klassische Auskultationsbefund besteht in einem lauten systolischen Geräusch im 2.—3. Intercostalraum links, bei eher leisem 2. Pulmonalton. Nur bei Überströmen von Blut durch den Ductus arteriosus oder aber durch Mitarbeit des linken Ventrikels an der Überwindung der Stenose über ein weit offenes Septum kann der 2. Pulmonalton auch akzentuiert sein. Trommelschlegelfingerbildung ist häufig. Die Cyanose, verbunden mit Polyglobulie erreicht oft hohe Grade, es braucht dabei aber keine Dyspnoe zu bestehen. Kurzluftigkeit im Ruhezustand ergibt eine schlechte Prognose.

Die Verengerung betrifft das Pulmonalostium selbst oder sitzt zentral im Conusbereich bzw. peripher im Verlauf der Arterien. Je nachdem wird der Pulmonalbogen im *Röntgenbild* fehlen oder erweitert sein. Der rechte Ventrikel wird entsprechend seiner vorzugsweisen Belastung sich hypertrophisch darstellen. Bemerkenswert ist, daß das Herz auch bei ernsten, mit Blausucht einhergehenden Fällen röntgenologisch normal, ja sogar klein sein kann.

d) Isthmusstenose der Aorta.

Im Bereich der großen Körperschlagader haben wir Stenosen am Ostium seltener zu verzeichnen. Praktisch wichtig ist dagegen die sog. *Isthmusstenose der Aorta*, die ebenfalls zu den Herzfehlern gehört, die mit einem längeren Leben vereinbar sind. Die typische Verengungsstelle liegt zwischen Abgang der A. subclavia und der Einmündung des Ductus arteriosus, also in jenem Aortenabschnitt, der im fetalen Leben wegen der Einschaltung des Ductus arteriosus weniger beansprucht wird. Naturgemäß ist die obere Körperhälfte relativ gut mit Blut versorgt, der Puls hat hier schnellende Qualität bei entsprechendem Blutdruck, während er im Bereich der unteren Extremitäten klein ist. Ein gewisser Ausgleich erfolgt entweder durch das Offenbleiben des Ductus arteriosus oder aber über die zwischen dem Stromgebiet der oberen und unteren Aorta bestehenden Kollateralen (Aa. mammariae internae und Aa. intercostales), die sich erweitern und Pulsation zeigen. Geräusche sind nicht obligat, am ehesten hört man ein systolisches Geräusch über dem Manubrium sterni. Die Kinder sind mehr blaß als cyanotisch. Im Röntgenbild ist ein „Aortenherz", d. h. Schuhform durch Hypertrophie des linken Ventrikels zu erwarten; die Aorta ascendens ist erweitert und pulsiert.

e) Das Offenbleiben des Ductus arteriosus

bildet eine wichtige Ausgleichsverbindung bei Stenosen der großen arteriellen Gefäße. Gelegentlich bleibt die normalerweise im 3. Lebensmonat erfolgende Verödung des Ganges aus, ohne daß eine hämodynamische Notwendigkeit für

sein Offenbleiben vorliegt. Diese Hemmungsbildung gibt sich durch eine band-
förmige Dämpfung links vom oberen Sternum und durch ein lautes systolisches,
selten diastolisches, in die Halsgefäße fortgeleitetes Geräusch sowie durch
Pulsation und Schwirren im linken 2. Intercostalraum zu erkennen. Der 2. Pulmonalton ist verstärkt; das rechte Herz wird hypertrophieren, weil die Pulmonalis gleichzeitig Blut aus dem Aortensystem erhält. Im Röntgenbild fällt
ein stärkeres Vorspringen des erweiterten und pulsierenden Pulmonalbogens
auf (Abb. 7). Cyanose ist gewöhnlich nicht vorhanden.

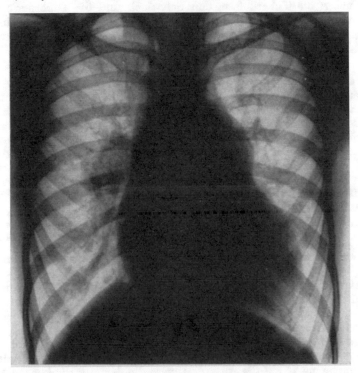

Abb. 7. Persistierender Ductus arteriosus bei 12jährigem Mädchen. (Münchener Univ.-Kinderklinik.)

f) Fetale Entzündungen

können sowohl die Klappen (vor allem die Aorta) als auch das Myokard, hier oft gemeinsam
mit dem Endokard betreffen. Bei ausgedehnter entzündlicher Endokardfibrose erfolgt der
Tod meist in den ersten Lebensmonaten. Die Endokardfibrose kommt auch als Mißbildung
selbständig unter dem klinischen Bilde eines stark vergrößerten Herzens vor; auch diese
Kinder gehen meistens im ersten Lebensjahr zugrunde; für die Erblichkeit sind Anhaltspunkte gegeben. Das „große" Herz kann auch durch verschiedene andere Zustände bedingt
sein. Neben einer *idiopathischen* Herzhypertrophie finden wir z. B. eine solche als Ausdruck
der Glykogenspeicherkrankheit und endlich bei Struma congenita und Thymushyperplasie.

Eine spezielle *Behandlung* der angeborenen Herzfehler gibt es nicht. Es ist
sinnlos, etwa in dem Vorhandensein von Blausucht und Dyspnoe ohne weiteres
die Indikation für die Anwendung von Herzmitteln zu sehen. Diese sind nur
angezeigt, wenn der jeweils individuell gelagerte Kompensationsmechanismus
versagt, d. h., wenn der Herzmuskel Anzeichen von Erschlaffung und Erlahmung
bietet. In diesem Fall ist nach den allgemeinen Grundsätzen der Herzbehandlung
zu verfahren (S. 617). Es ist darauf zu sehen, daß die Lebensführung der Kinder
der Leistungsfähigkeit des mißbildeten Herzens angepaßt wird.

V. Die erworbenen Erkrankungen des Herzens.

1. Die Endokarditis.

Entzündungen der Herzinnenhaut sind in den ersten drei Lebensjahren als selten anzusprechen. Mit dem 4. Lebensjahr beginnen in allmählich steigendem Maße die *rheumatischen Erkrankungen* in den Vordergrund zu treten, deren Manifestation am Herzen im *Schulalter* einen so bedeutsamen Faktor der Morbidität und auch Mortalität darstellt, daß man sie unter den ernsteren Erkrankungen neben die Tuberkulose, den Scharlach und die Diphtherie zu stellen hat. Wir unterscheiden klinisch eine *einfache Endokarditis* und eine *maligne* Form, denen pathologisch-anatomisch eine Endocarditis verrucosa bzw. ulcerosa entspricht.

a) Endocarditis simplex.

Für die *Endocarditis simplex* kommt in ätiologischer Hinsicht der rheumatischen Noxe eine derart führende Rolle zu, daß man sie auch unmittelbar als *rheumatische* bezeichnen könnte. Man kann meines Erachtens im Kindesalter auch jene Fälle hierzu rechnen, bei denen die rheumatische Gelenkerkrankung oder Chorea minor in der Vorgeschichte nicht verzeichnet ist, also die scheinbar idiopathischen Formen, vor allem auch diejenigen Herzklappenentzündungen, die *nach* einer Angina auftreten. Ihr ganzer Ablauf, die vielfach nachweisbare familiäre Belastung mit Rheumatismus, später dann noch auftretende sichere rheumatische Zeichen und etwa zu erhebende pathologisch-anatomische Befunde stützen dieses Vorgehen.

Gewisse Schwierigkeiten betreffen noch die Deutung der seltenen *einfachen* Endokarditiden bei *Scharlach*, die man auf der einen Seite als rheumatische, zufällig komplizierende bzw. auf dem Boden einer Bereitschaftsbildung durch den Scharlach hervorgerufene ansieht, während andere Autoren an eine ätiologische Rolle der Scharlachstreptokokken glauben.

Die *akute* einfache Endokarditis ist in ihren Anfängen keineswegs leicht zu erkennen. Man kann sie eigentlich mehr vermuten als sicherstellen, wenn bei sorgfältiger Kontrolle im Ablauf einer Polyarthritis oder Chorea bei geringen subjektiven Beschwerden, wie Herzklopfen, Herzschmerzen und Atemnot ein Leiserwerden der Herztöne einsetzt. Weiter tritt dann meist ein richtiges, zunächst noch zu Inkonstanz neigendes, fast immer systolisches Geräusch auf, das sich immer mehr auf die Auskultationsstelle der Mitralis konzentriert. Die Abgrenzung gegenüber akzidentellen Geräuschen kann größte Schwierigkeiten bereiten. Das Befallensein des Aortenostiums ist weniger häufig. Die Herzschlagfolge ist oft beschleunigt, der Puls weich und gelegentlich unregelmäßig. Die Temperatur ist für die Diagnose unverwertbar, Fieber braucht nicht vorhanden zu sein. Die Beschwerden gehen nach Tagen und Wochen zurück. Die während der floriden Endokarditis immer beschleunigte Blutsenkung wird wieder normal, das Herzgeräusch kann völlig verschwinden, so daß klinisch der Eindruck vollkommener Heilung besteht. Meist jedoch bleibt jener Rest bestehen, dem das Kind dann den *chronischen Herzklappenfehler* verdankt.

b) Rekurrierende Endokarditis.

Das Lebensschicksal der Kinder, die eine akute Endokarditis durchgemacht haben, wird aber viel weitgehender durch die ausgesprochene Neigung zum Rezidiv der Endokarditis geformt. Wir sprechen von einer *rekurrierenden Endokarditis*. Auf den Restzustand pfropft sich nach einem Monate bis Jahre dauernden Intervall, oft ausgelöst durch einen Infekt oder einen neuen rheumatischen Schub eine frische, an den gleichen Zeichen klinisch erkennbare Entzündung auf, die nunmehr aber meist viel langgezogener verläuft und durch

Mitbeteiligung der anderen Herzblätter zu einer *Pankarditis* werden kann. Lang dauerndes, unregelmäßiges, mittelhohes Fieber, starke und hartnäckige Blutsenkungsbeschleunigung sind zu erwarten. Die Kranken sehen blaß aus, häufig ist eine richtige Anämie vorhanden, vielfach tritt Neigung zu starkem *Nasenbluten* in Erscheinung in einem Ausmaß, das ursächlich für die *Anämie* mit in Betracht gezogen werden muß. Wir haben jetzt auch während des frischen Entzündungsprozesses mit der Möglichkeit einer Dilatation und mechanischer Insuffizienz des Herzens mit allen ihren Erscheinungen (S. 617) zu rechnen. Nach einem oft viele Monate währenden Krankenlager ist Ausheilung des Entzündungsschubes möglich. Das Kind geht aus der Erkrankung aber mit einem sicher ernster zu wertenden Klappenfehler hervor. Weitere Schübe pflegen dann vielfach noch vor der Pubertät den Leidensweg des Kindes zu beenden.

Das Vorhandensein bestimmter Glieder des rheumatischen Zeichenkreises deutet mit Regelmäßigkeit auf eine aktive Herzbeteiligung hin. Es sind das die Noduli rheumatici und bestimmte Exanthemformen. Der *Rheumatismus nodosus* äußert sich im Auftreten von reiskorn- bis kirschkerngroßen, schmerzlosen Knoten an Sehnen, Bändern und Aponeurosen; Lieblingssitz dieser spezifischen Gebilde sind die Sehnen der Beuger des Vorderarmes, die Knöchel der Mittelhand-Fingergelenke, die Galea des Kopfes, die Dornfortsätze der Wirbelsäule und die Kniegegenden. Die Knoten entstehen sehr rasch und verschwinden nach längerem oder kürzerem Bestand ohne Residuen. Das *Erythema annulare* besteht aus blaßrosafarbenen Ringen, die im Rumpfbereich, aber auch nicht selten in den Beugeflächen der Arme beobachtet werden. Ebenfalls werden girlandige, dem Erythema exsudativum multiforme ähnliche Hauterscheinungen gesehen.

c) Herzklappenfehler.

Der aus narbiger Ausheilung eines oder mehrerer endokarditischer Schübe hervorgehende *Herzklappenfehler* ist trotz des Fehlens akuter entzündlicher Veränderungen nicht als völlig abgeschlossener, stationärer Zustand anzusehen, vielmehr kann die Funktion der Klappen durch ganz langsam progressive schwielig-fibröse Vernarbung in der Folge noch weiter beeinträchtigt werden, woraus z. B. nachträglich zur Insuffizienz noch Stenose der betreffenden Klappe träte.

Sämtliche Klappenfehler und Kombinationen solcher, die wir beim Erwachsenen kennen, kommen auch beim Kind vor. Ihre Symptomatologie deckt sich in beiden Lebensaltern weitgehend, so daß auf die Lehrbücher der inneren Medizin verwiesen werden kann. Der weitaus häufigste und im allgemeinen gutartigste Herzfehler des Kindes ist die *Mitralinsuffizienz*, man stellt sie bisweilen mehr zufällig bei voll leistungsfähigen Kindern fest. Weniger günstig ist die Kombination mit Stenose bzw. die reine *Mitralstenose* zu beurteilen. Die *Aorteninsuffizienz* ist beim Kind ebenfalls ziemlich häufig und hier immer rheumatischen Ursprungs. Die Leistungsfähigkeit ihrer Träger ist oft eine erstaunlich gute, allerdings ist nach einmal erfolgter Dekompensation das Gleichgewicht meist schwer wieder herzustellen. Die reine *Aortenstenose* ist selten. Die Tricuspidalinsuffizienz ist wie beim Erwachsenen praktisch immer eine relative, d. h. eine nicht durch Klappenentzündung, sondern durch Überdehnung des rechten Herzens bei Mitralfehlern oder Myokardschäden hervorgerufene.

d) Die maligne, ulceröse Endokarditis

ist eine wohl immer tödlich verlaufende Erkrankung. Alle in den ersten 3 Lebensjahren auftretenden Endokarditiden sind ihr zuzurechnen, sie ist aber in diesem Alter, wie auch die gleiche Form des älteren Kindes im ganzen ziemlich selten. Sie stellt meist die Teilerscheinung einer allgemeinen Sepsis dar, die von eitrigen Knochen- oder Hautprozessen, Stomatitis, komplizierten Ohrerkrankungen und anderen Herden ausgeht; seltener bilden ein septischer Scharlach, Influenza oder Diphtherie die Veranlassung ihres Auftretens. Als Erreger werden Staphylokokken, hämolytische Streptokokken und Pneumokokken angetroffen. Das Einsetzen der Herzklappenentzündung wird im Rahmen des schweren Gesamtbildes mit der septischen Fieberkurve oft erst spät zu erkennen sein, das Auftreten eitriger Embolien unterstützt die Erkennungsmöglichkeit.

e) Endocarditis lenta.

In der *Endocarditis lenta* kann man eine mehr chronisch verlaufende Abart der malignen Endokarditis sehen, die meist durch den Streptococcus viridans hervorgerufen wird und sich in der Regel auf ein älteres rheumatisches Vitium aufpfropft. Die Diagnose ist dann wegen des vorher schon bestehenden Vitiums nicht leicht zu stellen; die lang dauernde, intermittierende, manchmal Wellentypus aufweisende Temperaturkurve, eine zunehmende beträchtliche Anämie, Exantheme und Milztumor, Gelenkmetastasen, Hautembolien und Niereninfarkte werden ihre Stütze bilden, bis die Züchtung des Erregers aus dem Blute Gewißheit bringt.

f) Behandlung der Endokarderkrankungen.

Eine Möglichkeit, den entzündlichen Klappenprozeß selbst zu beeinflussen, besitzen wir bisher nicht. Da das Gros der einfachen Endokarditiden eng zu der rheumatischen Infektion gehört, wird man sich darauf konzentrieren, diese selbst anzugehen. Von den hierzu dienlichen Mitteln scheint das Pyramidon, dessen Wirkung den Patienten weniger anstrengt, gegenüber den Salicylaten den Vorzug zu verdienen. Das individuelle Ansprechen ist aber unterschiedlich, manche Kinder empfinden das Aspirin als angenehmer. Die Dosis des Antirheumatikums ist auch bei der Endokarditis groß zu wählen und muß über einen ausreichend langen Zeitraum verabreicht werden. Die lokale Anwendung von Kälte mittels eines locker gefüllten, am besten aufgehängten Eisbeutels schafft subjektive Erleichterung. Strenge Bettruhe bis zum völligen Abklingen ist unerläßlich. Bei Anzeichen einer Herzinsuffizienz sind entsprechende Cardiaca angezeigt. Bei den malignen septischen Formen werden Versuche mit chemotherapeutischen Mitteln (Trypaflavin, Argoflavin, Kollargol) in Frage gezogen werden können, ohne daß man sich von ihrer Anwendung viel erhoffen darf.

Nach Abklingen des endokarditischen Schubes wird man sich mit der Frage zu befassen haben, ob der „Rheumatismus" von besonderen Infektionsherden, etwa den Tonsillen ausgegangen ist und unterhalten wird. Hat die Erkrankung mit einer Angina begonnen oder ergibt die fachärztliche Untersuchung zu Beanstandung der Mandelbeschaffenheit Veranlassung, so ist ihre Ektomie angezeigt. Das Gebiß dürfte beim Kind seltener von Bedeutung sein. Leider wird auch die Entfernung einwandfrei kranker Mandeln oft enttäuschen, insofern, als trotz derselben weitere Schübe auftreten. Während man bei der einfachen Endokarditis die Sanierung von Infektionsherden erst *nach* Abklingen der akuten Erscheinungen, womöglich nach Wiedererreichung normaler Blutsenkungswerte vornehmen soll, wird man bei der Endocarditis lenta in Anbetracht der verzweifelten Lage die Tonsillen bei entsprechender Indikation auch während der Erkrankung angehen müssen.

Die ärztliche Führung der Kinder mit kompensierten Klappenfehlern hat bei aller vernünftigen Schonung eine unnötige Krankstempelung der Kinder zu vermeiden. Leichte Mitralfehler, die womöglich zufällig entdeckt wurden, sollten ruhig ihr Leistungsmaß selbst wählen, wobei natürlich von jeder Übertreibung (z. B. beim Radfahren, Dauerschwimmen, Bergsteigen und sonstigem Sport) abzuraten ist. Kinder, deren Herz schon einmal dekompensiert war, müssen auf ein geringeres, dem Herzzustand entsprechendes Leistungsniveau eingestellt werden, wobei man keineswegs jede körperliche Betätigung verbieten soll. Bescheidenes Training wird oft mehr nützen als schaden; guter Muskeltonus unterstützt den Kreislauf. Auf der anderen Seite vermag unnötige Fesselung an den Liegestuhl, womöglich bei unzweckmäßiger Diät, eine für das Herz belastende Körperfülle herbeizuführen. Nicht zu vergessen ist der psychische Schaden, den das künstlich geförderte Krankheitsgefühl dem Kind auf die Dauer bringt. Es ist selbstverständlich, daß man durch eine bestmögliche Erkältungs- und Infektionsprophylaxe versuchen muß, neue Schübe der Endokarditis zu verhüten, das wird aber eine vorsichtige Abhärtung nicht ausschließen.

2. Die Myokarditis.

Erkrankungen des Myokards als Folge *toxisch-infektiöser Schädigungen* sind im Kindesalter keineswegs selten, es fehlen dagegen naturgemäß jene myodegenerativen Veränderungen, die auf eine schlechte Gefäßversorgung des Herzmuskels durch Alteration der Coronararterien zu beziehen sind. Entzündungen des Herzmuskels sind insbesondere bei Diphtherie, ferner bei Grippe, Rheumatismus, Scharlach, Sepsis, seltener bei anderen Infektionskrankheiten zu erwarten. Auch bei den scheinbar idiopathischen Fällen darf man eine infektiöse Ätiologie vermuten.

a) Die akute Myokarditis

kann Kinder aller Altersstufen befallen. Obduktionsbefunde von Säuglingen, die in den ersten Lebensmonaten zugrunde gingen, zeigen neben noch im Gang befindlichen Entzündungen des Herzmuskels ausgedehnte schwielige Prozesse, die einen intrauterinen Beginn wahrscheinlich machen (S. 607). Zweifellos zu wenig beachtet ist das geradezu vorzugsweise häufige Vorkommen von schweren Myokarditiden im ersten Lebensjahr, das auch deshalb eine Sonderstellung verdient, weil diese Entzündungen *nicht* auf Diphtherie beruhen, welche Ätiologie für die schwere diffuse Form beim älteren Kind absolut vorherrscht, sondern mutmaßlich Beziehungen zur *banalen Grippe* hat. Ihre häufige Verkennung ist darauf zurückzuführen, daß die Kinder fast immer erst im Endstadium mit schwerster Herzinsuffizienz zur Behandlung kommen, die dann als auf Pneumonie beruhend gedeutet wird.

Die *klinischen Erscheinungen der Säuglingsmyokarditis* setzen plötzlich aus anscheinend voller Gesundheit oder im Ablauf eines bis dahin harmlos aussehenden banalen Infektes ein. Die Kinder werden kurzschnaufig, unruhig und verweigern die Nahrung, manchmal ist Erbrechen zu verzeichnen; ihr Aussehen wechselt von starker Blässe zu Cyanose, letztere tritt bei Belastungen durch die Nahrungsaufnahme oder durch ein Bad stärker hervor. Das Abdomen ist gebläht. Die vergrößerte Leber ist deshalb oft nicht zu tasten. Soweit bei den schwerstkranken, bei Klinikeinlieferung schon meist als moribund anzusprechenden Säuglingen ein Herzbefund zu erheben ist, findet sich frequente, regelmäßige Aktion mit leisen Tönen, sowie hin und wieder auch ein systolisches Geräusch. Die Lungenuntersuchung ergibt keine Veränderung des Atemgeräusches, nur gelegentlich Knistern über den Unterfeldern. Der Puls ist nicht oder kaum fühlbar. Bisweilen sind auch Ödeme vorhanden, die aber weniger auf die abhängigen Partien als auf den ganzen Körper verteilt sind.

Ungemein charakteristisch ist das *Röntgenbild*, das ein nach rechts und links dilatiertes, oft erheblich vergrößertes Herz zeigt von einer Form, die manchmal an einen Perikarderguß erinnert; daneben sind regelmäßig als Ausdruck einer starken Stauung im kleinen Kreislauf Trübung der Lungenfelder, Vermehrung der Gefäßzeichnung, Andeutung von Transsudatbildung, dazu in einigen Fällen eine auffällig grobe Netzzeichnung vorhanden (Abb. 8). Das Elektrokardiogramm bietet verschiedenartigste Störungen, deren Art die Diagnose stützt und die Abgrenzung gegen kongenitale Vitien erlaubt.

Die *Prognose* ist sehr schlecht. Vom Beginn der Erscheinungen gerechnet erfolgt der Zusammenbruch, der durch Krämpfe eingeleitet werden kann, in 1—3 Tagen. Selten gelingt es, ein Kind durchzubringen, dessen Myokard aber bei späteren banalen Infekten noch versagt. Embolie mit nachfolgender Halbseitenlähmung wird beobachtet. Die Obduktion weist durch die starke Verschwielung in der Regel darauf hin, daß *die Myokarditis wesentlich älter als die klinischen Symptome ist.* Außer geringem Transsudat findet sich gelegentlich eine wenig ausgedehnte Perikarditis.

Die Therapie der frühen Herzmuskelentzündungen muß eine Beruhigung des Kindes anstreben. Das kann erzielt werden durch wiederholte Verabreichung von harmlosen hypnotischen Mitteln (Adalin, Sedormid, notfalls auch Pernocton); kühle Aufschläge, knappe und sorgfältig gewählte Diät und eine überlegte Kreislauftherapie, bei der man nach Möglichkeit Injektionen zur Vermeidung von Erregung umgeht, sind alles, was man unternehmen kann.

39*

Im Gefolge der Diphtherie kommen in allen Altersklassen, häufiger aber bei älteren Kindern *akute Myokardschäden* vor, die sich pathologisch-anatomisch teils als toxische Parenchymdegeneration allein, teils als solche in Verbindung mit interstitieller Entzündung präsentieren (s. S. 384). Der erstere Befund ist vornehmlich beim *Diphtheriefrühtod* zu erheben, der letztere findet sich bei jenen Fällen von Diphtheria gravissima, deren Herzschaden erst um den 8.—10. Krankheitstag und später in Erscheinung tritt. Mit dem Auftreten dieser *diphtherischen Myokarditis* hat man auch nach anderen Diphtherieformen bis in die 6. Woche zu rechnen. Die ersten *klinischen Verdachtszeichen* bestehen in verstärkter Blässe, Farbwechsel, Mattigkeit und auffälliger Pupillenweite („Herzaugen"); morgendliche Kollapse, Brechreiz, Bauchschmerz durch Leber-vergrößerung künden die bedenkliche Komplikation schon deutlicher an. Der

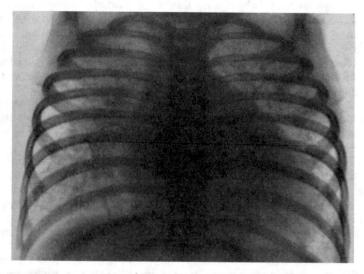

Abb. 8. Myokarditis bei einem 9 Monate alten weiblichen Säugling. Starke Dilatation und Stauungslunge. Diagnose durch Obduktion bestätigt. (Münchener Univ.-Kinderklinik.)

Puls ist labil, eher langsam, von weicher, kleinerer Qualität, bisweilen zeigen sich im Beginn respiratorische Arrhythmie und weiter Irregularitäten anderer Art. Die Diagnose kann im Anfang schwierig sein, weil sich manche der genannten Zeichen auch schon bei der gewissen, fast jede Diphtherie begleitenden Vaso-motorenlabilität finden; auch die Überkreuzung der Herzsymptome mit einer etwaigen Serumkrankheit bringt Unsicherheit.

In der Folge kommt es dann leider nicht selten zu jenem qualvollen Endaus-gang durch völliges Herzversagen, wie er an früherer Stelle beschrieben ist (s. S. 382). In anderen Fällen erfolgt eine vollständige Erholung im Lauf vieler Wochen. Klinische Restschäden sind verhältnismäßig selten, doch kann noch nach Monaten ein plötzlicher, völlig unerwarteter Herztod eintreten. Gleichfalls nicht häufig führt während der frischen Herzerkrankung die Bildung von Thromben zu Embolie (über die Behandlung s. S. 616f).

Die Diagnose und Kontrolle des Diphtherieherzschadens findet im Elektrokardiogramm eine wesentliche Stütze. Wenn es auch manche Fälle ohne elektrokardiographische Ver-änderungen gibt, so geht doch im großen und ganzen sein Ausfall mit der Schwere des Schadens parallel. Neben den verschiedenen, durch Störungen in der Reizleitung hervor-gerufenen Bildern sind vor allem jene Veränderungen, die man auf eine Schädigung des Herzmuskels bezieht, wie die Senkung der ST-Strecke, das Negativwerden der T-Zacke in mehreren Ableitungen, die Aufsplitterung und Knotenbildung der Hauptschwankung u. a. zu erwarten.

Wohl mehr *herdförmige Schädigungen des Myokards* im Zusammenhang mit Scharlach und Grippe machen klinisch in der Regel keine sehr aufdringlichen Symptome und sind nur durch elektrokardiographische Untersuchung näher zu analysieren. Bei auffälliger Blässe der Kinder im Verlauf aller Infektionskrankheiten, anscheinend unbegründeter Weichheit des Pulses oder Feststellung von unregelmäßiger Beschleunigung und Verlangsamung des Herzschlages muß an die Möglichkeit eines Herzmuskelschadens gedacht und entsprechende Vorsorge getroffen werden.

b) Die chronische Myokarditis

geht entweder aus einer akuten Form hervor oder sie ist Teilerscheinung der rheumatischen Karditis und hier mitbestimmend für den Ausgang der Herzklappenfehler. Hier wird sie oftmals nur zu vermuten sein; ein auffallend schlechter werdender Kompensationszustand ist bisweilen ein diagnostischer Anhaltspunkt, der durch elektrokardiographische Befunde Stütze findet.

3. Die Perikarditis.

a) Entzündungen des Herzbeutels

sind wie die Erkrankungen der anderen Herzschichten auf infektiöse Noxen zurückzuführen. Septische Zustände, Empyeme führen über den Blutweg oder per continuatem zur *eitrigen* Infektion des Perikards, bei der sich eher kleinere, höchstens mittlere Eitermengen, oft aber beträchtliche fetzige Auflagerungen auf den Blättern des Perikards finden. Auch bei STILLscher Krankheit sind Perikarditiden beschrieben, die man als eitrige anzusprechen hat. Als Erreger, der eitrigen Herzbeutelentzündung fungieren Staphylokokken, Streptokokken, Pneumokokken, seltener andere Keime. Während die oben genannte Form vornehmlich Säuglinge und Kleinkinder betrifft, finden wir die *serofibrinösen* Entzündungen erst ab 4. Lebensjahr, häufiger im Schulalter. In ätiologischer Beziehung kommen praktisch der *Rheumatismus* und die *Tuberkulose* in Frage. Die rheumatische Entzündung kann dabei wieder selbständig, dann meist mit erheblicher Ergußbildung einhergehend, oder als Teil der rheumatischen Pankarditis in Erscheinung treten. In letzterem Falle ist die Exsudation geringfügiger. Ist das Perikard gleichzeitig mit anderen serösen Häuten, der Pleura und dem Peritoneum betroffen, so spricht man von einer *Polyserositis*; diese ist, soweit nicht etwa nur Kombination von Stauungstranssudaten bzw. der seltenen rheumatischen Pleuritis mit der Perikarditis vorliegen, wohl immer tuberkulöser Genese. Wie bei der Pleuritis tuberculosa (S. 592) kann auch der Herzbeutelerguß bei tuberkulöser Entzündung hämorrhagischen Charakter annehmen.

b) Akute Perikarditis.

Die *Symptomatologie der akuten Perikarditis* wird je nach Art und Ausmaß sehr wechseln. Ältere Kinder klagen über Stechen und Druckgefühl auf der Brust. Die beginnende, noch vorwiegend trockene Perikarditis äußert sich durch das perikardiale Reiben, das zusammen mit den Herztönen das Phänomen des Lokomotivgeräusches gibt. Es darf nicht mit dem extraperikardialen Reiben bei pleuritischer Erkrankung verwechselt werden. Dieses ist von der Atmung fast abhängig bzw. sistiert fast völlig bei Anhalten der Atmung. Bei Hinzutreten eines Exsudates vergrößert sich die Herzdämpfung in charakteristischer Weise nach links und in besonderem Maße nach rechts; der Winkel zwischen Herz und Leber wird abgeschrägt und ausgefüllt (Dreiecksform der Herzdämpfung). Die absolute Herzgrenze rückt fast bis an die relative. Verschwinden des Reibens und das Leiserwerden der Herztöne tritt meist erst bei sehr großen

Exsudaten in Erscheinung, weil die Flüssigkeitsansammlung erst zuletzt den vorderen Herzbeutel ausfüllt. So kann auch der Spitzenstoß lange erhalten bleiben; er findet sich medianwärts von der linken Dämpfungsgrenze. Der linke Lungenunterlappen wird bei größeren Exsudaten komprimiert, was Infiltration vortäuscht. Der Puls ist beschleunigt und auffallend kräftig. Die Diskrepanz zwischen der großen Herzfigur und dem guten Puls kann zur Differentialdiagnose gegenüber einer Herzdilatation herangezogen werden. Sehr große Ergüsse beeinträchtigen die Herztätigkeit mechanisch, was sich durch Cyanose, Leberschwellung und gestaute Halsvenen kundgibt.

Die *Röntgenuntersuchung* bietet bei exsudativer Perikarditis wertvolle Anhaltspunkte: Schon bei mäßigen Ergüssen verstreicht die Bogenteilung der Herzränder auf beiden Seiten,

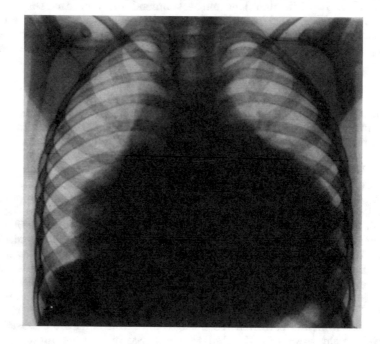

Abb. 9. Pericarditis exsudativa rheumatica bei 11jährigem Buben. (Münchener Univ.-Kinderklinik.)

die Pulsation zeichnet sich nur noch undeutlich und zitternd ab, bei großem Erguß bildet sich die nach beiden Seiten ausladende Figur einer bauchigen Flasche aus (Abb. 9). Die Pulsation ist dann völlig aufgehoben. Bisweilen wird sich die Notwendigkeit ergeben, durch *Probepunktion* Vorhandensein und Art eines Ergusses festzustellen (über die Technik s. S. 760).

Der isolierte rheumatische Erguß geht meist rasch zurück. Langsamer klingt das tuberkulöse Exsudat ab. Die eitrige Perikarditis hat eine sehr schlechte Prognose.

Behandlung. Die rheumatische Form wird wie die Endokarditis als Rheumatose behandelt. Die Salicylate, vor allem das Aspirin sind hier wegen ihrer diaphoretischen Wirkung dem Pyramidon vorzuziehen. Kühle Aufschläge auf die Brustgegend und Eisblase bekämpfen die unangenehmen Sensationen; gelegentlich werden schmerzlindernde Mittel nicht zu entbehren sein. Bei Herzschwäche sind Sympatol, Coffein und Cardiazol zu verwenden, bei schwerer mechanischer Kompression des Herzens muß man das Exsudat unter Umständen abpunktieren, ein Eingriff, der bei richtiger Durchführung wie die Probepunktion als ungefährlich zu bezeichnen ist. Flüssigkeitsbeschränkung, salzfreie Kost und Gaben von Salyrgan (0,5—1,0 ccm zweimal wöchentlich i. v.) befördern die Aufsaugung. Wenig Aussichten bieten Punktion und operative Eröffnung des Herzbeutels bei eitriger Perikarditis, schon wegen der Art der die Entzündung veranlassenden Grundkrankheit (Sepsis, abszedierende Pneumonien!). Bei der tuberkulösen Form sind die gleichen Maßnahmen gegen den Erguß am Platze wie bei der rheumatischen. Im übrigen ist das Kind nach den Regeln der Behandlung einer aktiven Tuberkulose zu versorgen.

c) Folgezustände der Perikarditis.

Wenn auch die serofibrinöse rheumatische und tuberkulöse Erkrankung des Herzbeutels in ihren akuten Stadien selten lebensbedrohende Form annehmen, so ist das Schicksal der betroffenen Kinder leider öfter durch Folgeerscheinungen, die sich aus der Narbenbildung ergeben, getrübt. Der zu fürchtende Zustand besteht in ausgedehnter Verwachsung der beiden Perikardblätter, derzufolge das Herz, zumal wenn größere Mengen Exsudates zwischen den Blättern bindegewebig organisiert werden, in eine derbe Schale eingehüllt ist, die sowohl die diastolische Erweiterung als auch die systolische Zusammenziehung behindert. Man spricht von einer *Concretio pericardii*. Wenn die Entzündung auch die Außenseite des Herzbeutels mitbetraf, so wird es weiter zur Verwachsung mit Mediastinum, Pleura und vorderer Brustwand kommen, deren Auswirkung das Herz wiederum in seiner Bewegungsfreiheit beschränkt.

Die Diagnose einer Herzbeutelverwachsung ist nicht leicht zu stellen, zumal wenn die akute Perikarditis ohne ein schwereres Kranksein unerkannt verlaufen ist. Herzschwächezeichen, wie Cyanose, Leberschwellung, Atemnot mit starker Jugularfüllung bei einem nicht oder kaum vergrößerten Herzen mit reinen Tönen sollten an das Vorliegen von perikardialen Verwachsungen denken lassen. Starke systolische Einziehung der Herzspitzengegend, die aber nicht mit dem gewöhnlichen Spitzenphänomen an der Brustwand verwechselt werden darf, ist noch das sicherste Zeichen. Der Puls kann klein sein und paradoxen Typ aufweisen, insofern, als die Verkleinerung in der Einatmungsphase sich verstärkt. Die Röntgenuntersuchung zeigt manchmal zackige und zipfelförmige Ausbuchtungen des Herzschattens, ferner nur geringe Formveränderung bei der Atmung sowie verkleinerte pulsatorische Bewegung; letztere läßt sich besonders gut im Röntgenkymogramm erfassen. Daß die Erkennung der narbigen Herzbeutelveränderung im Rahmen der rheumatischen Pankarditis große Schwierigkeiten bereitet, liegt auf der Hand.

Unter bestimmten Bedingungen, bei denen wahrscheinlich die Einbeziehung der Vena cava inferior in den Verschwielungsprozeß eine besondere Rolle spielt, kommt es zu dem Bilde der *perikarditischen Pseudolebercirrhose*, mit Stauungserscheinungen im Pfortaderbereich. Die derbe vergrößerte Leber, die anatomische Veränderungen durch Stauung, oft auch durch Entzündung des peritonealen Überzuges (Zuckergußleber) aufweist, fühlt sich uneben an. Milztumor, Ascites, späterhin auch Ödeme an den Beinen sowie Blutungen aus einem Kollateralkreislauf (Ösophagusvaricen) vervollständigen die Ähnlichkeit mit der echten Lebercirrhose. Der Symptomenkomplex ist nach unseren Erfahrungen immer tuberkulöser Ätiologie (kardiotuberkulöse Pseudolebercirrhose). Kombination mit Stauungstranssudaten ergibt diagnostische Überkreuzungen mit dem Begriff der Polyserositis.

Behandlung. Die Anwendung von Herzmitteln verspricht wenig Erfolg. Man sollte in Anbetracht der traurigen Prognose der Concretio auch beim Kinde die Vornahme einer operativen Mobilisierung des Herzens durch den Eingriff der Kardiolyse in Betracht ziehen. Die zur Entlastung des Kollateralkreislaufes empfohlene TALMAsche Operation (Herbeiführung einer Verwachsung des Visceralperitoneums mit der Bauchwand) bietet wenig Aussicht.

VI. Die kindliche Kreislaufinsuffizienz und ihre Behandlung.

Die Erfüllung der Aufgaben des Kreislaufes ist eine Funktion des Zusammenwirkens von *Herz-* und *Gefäßsystem.* Zwischen beiden bestehen vielseitige und komplizierte Regulationsmechanismen. Eine Störung des Kreislaufes kann sowohl auf eine Fehlleistung des Herzens als auch auf eine solche der Gefäße zurückgehen. In ersterem Fall erhalten wir das Bild der *Herzinsuffizienz,* in letzterem das des *Kollaps,* in welchem Begriff noch ein zeitliches Moment, nämlich das *akute* Versagen ausgedrückt ist. Häufiger ist die Kreislaufinsuffizienz aber auf eine Störung beider Stationen bzw. der zwischen ihnen bestehenden Ausgleichsmöglichkeiten zurückzuführen, wobei sich der Anteil der einen oder der anderen schon wegen des Fehlens geeigneter Methoden einer näheren Analyse entzieht. Es ist also besser, nur allgemein von *Kreislaufschwäche* zu reden, wobei man für therapeutische Gesichtspunkte allerdings versuchen muß, sich soweit als möglich über die Art der Mängel und somit über die Angriffsstellen unseres Handelns klar zu werden.

a) Mit akuter Kreislaufschwäche

ist in erster Linie bei den akuten Infektionskrankheiten und bei manchen Ernährungsstörungen des Säuglings zu rechnen, ferner bei heftigen psychischen Reizen, Schreck und Schmerz, z. B. anläßlich von Unfällen (Verbrennungen!) sowie bei der orthotischen Kreislaufreaktion (S. 618) dazu disponierter Kinder.

Der auf solche Reize erfolgende plötzliche Gefäßkollaps äußert sich durch Erblassen, verfallenes Aussehen, Ohnmacht, Bewußtlosigkeit (bisweilen mit Krämpfen), frequenten, kleinen, manchmal nicht fühlbaren Puls, flache Atmung; bei schwerstem Kollaps (man spricht dann von einem *Shock*) kann es durch Versagen von Herz oder Atmung zum Tode kommen.

Das kindliche Herz steht, was seine Kraftreserven angeht, mit Recht in dem Ruf bemerkenswerter Leistungsfähigkeit im Vergleich zu dem des Erwachsenen. Praktisch wirkt sich das auch bei der Belastung durch Infektionskrankheiten aller Art aus; sein primäres Versagen ist hier, soweit es nicht selbst anatomisch geschädigt wird (wie etwa bei der Myokarditis nach Diphtherie) ausgesprochen selten. Die enorme Reaktionsbreite des Gefäßsystems, dessen Regulation durch eine sehr empfindliche nervöse Steuerung versehen wird, äußert sich aber unter dem Einfluß von Toxininfektionen gerade in den ersten Lebensjahren in Kollapsen, meist von protrahierter, Tage anhaltender Dauer und ungewöhnlichem Ausmaß.

Bei der Mehrzahl solcher Kinder kommt es, z. B. bei der Pneumonie, zu einem Abströmen des Blutes in die Depotorgane, Leber, Milz, Darm und Haut, so daß das Herz keineswegs überlastet ist, sondern im Gegenteil *leer* arbeitet und infolgedessen der Aorta zu wenig Blut zuführen kann. Die Kinder sehen blaugrau oder graublaß aus, fühlen sich kühl an, haben eine große Leber, der Bauch ist meteoristisch, die Zwerchfelle stehen hoch, der Puls ist sehr frequent, kaum tastbar, der Blutdruck ist niedrig; sie reagieren kaum auf die Umwelt, sind dabei aber unruhig-ängstlich. Ein kleinerer Teil ist blaß, atonisch, hat leere Depotorgane, der Puls ist frequent, ebenfalls peripher kaum tastbar. Die gesamte Blutmenge befindet sich im Kreislauf und muß durch das Herz umgetrieben werden. Beide Störungen betreffen die Gefäße bzw. die Capillaren; sie beruhen entweder auf einer Lähmung der Vasomotorenzentren oder auf einer Beeinflussung der Capillaren selbst. Bei dem Typ mit blaugrauer Cyanose dürfte eine Erschlaffung der an sich beim Kind schon weiten Capillaren selbst vorliegen, während bei den wächsern-blassen Kindern möglicherweise der Tonus der präcapillaren Gebiete gestört ist.

Nach diesen Besonderheiten ergeben sich für die *Behandlung* einige Richtlinien. Man muß versuchen, den normalen Gefäßtonus wieder herzustellen. Diesem Zweck dienen die *gefäßwirksamen Analeptica,* das *Coffein,* das *Strychnin,* der *Campher* und die *Adrenalin*gruppe. Campheröl, das heute nur noch wenig Verwendung findet, Cardiazol und Coramin wirken auf das Vasomotorenzentrum (auch auf das Atemzentrum) erregend, während Sympatol, Ephetonin und Adrenalin an der peripheren Gefäßwand selbst angreifen. Von den letzteren Mitteln verdient das *Sympatol,* das peroral anwendbar ist und gleichzeitig eine protrahierte, tonisierende Wirkung auf den Herzmuskel ausübt, besondere Beachtung. Adrenalin und Ephetonin wirken parenteral sehr abrupt und kurz dauernd, in erster Linie stark tonisierend auf die Peripherie; ihre Anwendung ist dann, wenn das Herz selbst geschädigt ist (z. B. bei Diphtherie) nicht ohne Bedenken, findet dagegen eine Sonderindikation beim perakuten Shock, wo im Notfall beim erwähnten Herzversagen eine intrakardiale Injektion als letzte Rettung indiziert sein kann (s. S. 770). Coffein kommt bekanntlich neben seiner zentralerregenden, zur Gefäßverengerung führenden Wirkung auch eine erweiternde auf Hirn-, Coronar- und Nierengefäße zu. Das Strychnin wirkt zentral erregend, ihm werden wertvolle Eigenschaften als Kollapsprophylaktikum zugeschrieben. — Die Dosen finden sich, soweit nicht besonders angegeben, in den therapeutischen Tabellen am Schluß des Buches.

Da sich der Angriffspunkt des Schadens oft nicht näher differenzieren läßt, ist die Kombination von zentral und peripher angreifenden Mitteln durchaus am Platze (z. B. Sympatol mit Cardiazol). Wegen der relativ kurzen Wirkungsdauer der Analeptica sollen zahlreiche Dosen verabreicht werden; nach Möglichkeit wird man sich beim Kind der peroralen Applikation bedienen. Bei Pneumonien wirkt die gleichzeitig das Atem- und Vasomotorenzentrum anregende Einatmung von Kohlensäure-Sauerstoffgemischen günstig. Von physikalischen Maßnahmen fördert intensive Hitze die Entleerung von Blutdepots. Bei dem geschilderten, mit starker Blässe verbundenen Versagen der Depotfunktion ist die Anregung derselben durch Senfpackungen (S. 765) bzw. kurzes heißes Bad sowie Entlastung des Kreislaufes durch Aderlaß am Platze. Auch ist hier die Indikation für Digitalis gegeben, die sonst bei der akuten Kreislaufschwäche nur dann zweckmäßig ist, wenn gleichzeitig ein Herzversagen vorliegt oder droht. Die Senfganzpackung ist sehr anstrengend, bei Zeichen von Herznachlassen beschränkt man sich besser auf Teilpackungen, z. B. an den Waden. Bei Kollaps aus geringfügiger Ursache (Ohnmacht) genügen meistens leichte periphere Reize, wie Anspritzen mit kühlem Wasser, Schmerzreiz durch Kneifen, um den Zustand zu beheben.

b) Als chronische Kreislaufinsuffizienz

bezeichnet man die bei Herzklappenfehlern, Myokardschäden und Herzbeutelerkrankung vorkommenden Störungen, denen als vornehmliche Ursache eine Leistungsschwäche des Herzens selbst zugrunde liegt, die zu abnormer Blutverteilung veranlaßt. Der erschlaffte Motor vermag die sich vor ihm stauende Blutmenge nicht mehr zu bewältigen.

Bei Fällen ausgeprägter Herzinsuffizienz finden wir etwa folgendes Bild: Die Kinder sind dyspnoisch und cyanotisch. Die kardiale Cyanose reagiert im Gegensatz zur pulmonalen nicht auf künstliche Sauerstoffzufuhr, die Kranken sind kühl, das feuchtkalte Gesicht fühlt sich froschartig an, die prüfende Hand empfindet die Ausatmungsluft als kalt. Die von quälender Unruhe geplagten Kinder suchen sich mit dem Oberkörper möglichst hochzulegen. Das Herz ist erweitert, seine Aktion beschleunigt und manchmal arrhythmisch. Die Venen sind prall gefüllt (deshalb leichte Aderlaßmöglichkeit), kardiale, d. h. in den abhängigen Partien lokalisierte Ödeme, Leberschwellung, Stauungslunge und Stauungsniere sind je nach Lage des Falles zu erwarten. Die Temperaturen sind unruhig und meist leicht erhöht, auch ohne daß frische entzündliche Erscheinungen am Herzen bestehen. Das sog. Asthma cardiale und das Auftreten von Lungeninfarkten sind beim Kind seltener.

Die *Behandlungsaussichten* der chronischen Kreislaufinsuffizienz richten sich nach der Grundkrankheit und nach der Frage, ob es sich um das erste oder wiederholte Versagen des Herzens dreht. Besonders undankbar sind wiederholte Dekompensationen bei rheumatischen Herzen, wenn gleichzeitig der entzündliche Prozeß immer noch weitergeht. Das klassische Mittel in der Behandlung der Herzschwäche ist die *Digitalis*. Da eine energetische Herzinsuffizienz der mechanischen vorausgeht, ist es wünschenswert, mit der Digitalistherapie so zeitig als möglich einzusetzen. Die Wahl der Dosis hängt vom Grade der Kreislaufinsuffizienz ab. Als hohe Dosis wären für das ältere Kind 0,3 der titrierten Blätter p. d. zu bezeichnen. Bei bereits eingetretener Insuffizienz beginnt man mit der hohen Dosis die man nach einigen Tagen reduziert, bis eine fühlbare Wirkung eingetreten ist, was meist nach etwa 6—10 Tagen der Fall ist. Dann wird man eine Pause einschalten, während welcher man andere kardiotonische Mittel verabreicht, um gegebenenfalls eine weitere Digitalisperiode folgen zu lassen. Selbstverständlich muß man auf Kumulationserscheinungen (Extrasystolie, Block und Erbrechen) achten. Bei dauernd an der Grenze der Dekompensation stehenden Herzen wird man Digitalis in mittlerer Dosis geben. Hier erzielt man auch

oft durch ein Maiglöckchenpräparat (Convallan) einen ausreichenden Erfolg. Die Streit-
frage, ob der Digitalis auch eine prophylaktische Wirkung zukommt, ist nach den neuen
pharmakologischen Forschungsergebnissen zu bejahen. Bei allen Krankheitsbildern, die
zur Herzinsuffizienz führen können, z. B. bei schweren Diphtherien sollte man *vor* Eintritt
der Herzschwäche digitalisieren. Man verwendet hierzu kleinere Dosen (0,05, ein- bis zweimal täglich, gegebenenfalls als Zäpfchen). Im übrigen ist die Digitalisierung der Diphtherie-
herzen wegen der hier drohenden Reizleitungsstörung, die durch die Digitalis gefördert
werden kann, mit genauer Indikation zu betreiben. Als Digitalispräparate kommen außer
den titrierten Blättern, die man auch in Gestalt des Infuses oder von Suppositorien verabreicht, Digitalysat, Digalen, Digifolin und Digipurat in Frage, deren Dosierung auf die
Blätter umzurechnen ist. Für die Behandlung der schwersten Fälle ist die *intravenöse
Strophantintherapie* nicht zu entbehren. Wir geben bei starker Stauung nach einem vorangehenden Aderlaß $^1/_8$—$^1/_4$ mg in 24 Stunden, meist in Kombination mit einer konzentrierten
Traubenzuckerlösung (10 ccm 33%ig oder das Präparat Strophantose, das Strophantin
in 20%iger Caloroselösung enthält). Die intravenöse Therapie soll bis zur spürbaren Wirkung
(2—4 Tage) durchgeführt und dann durch perorale Digitalisgaben fortgesetzt werden. Bei
schlechten Venen eignet sich das Myokombin (Strophantin + Novocain) für die intramuskuläre Anwendung.

Die Glykoside der Meerzwiebel (Scillaren, 10—20 Tropfen dreimal täglich) wirken
schwächer auf das Herz, machen aber kaum Kumulierung und eignen sich für längere Verabreichung, besonders auch bei digitalisrefraktären Fällen. Die Herzwirkung des Sympatols
und Coffeins ist auch in der Therapie der reinen Herzschwäche nicht zu vergessen.

Der *kardiale Hydrops* wird einmal mit salzfreier Diät bei Flüssigkeitsbeschränkung,
dann durch Zuckertage (100 g Traubenzucker oder Nährzucker in 500 g Wasser oder Fruchtsaft) diätetisch angegangen. Eine medikamentöse Unterstützung läßt sich aber in der
Regel nicht entbehren. Hier sind dienlich Coffein, Diuretin, Theophyllin (Theocin) und Euphyllin. Wesentlich nachhaltiger fördern die Diurese Quecksilberverbindungen nach Art
des Salyrgan und Novurit (Salyrgan 0,5—1,0 i. v., notfalls auch i. m. in zwei- oder mehr-
tägigem Abstand). Ihre Wirkung wird verstärkt durch vorherige Gaben von Salmiak
(3—6 g p. d.; bei älteren Kindern in Gestalt der Gelamonpastillen). Die Diurese nach
Salyrgan tritt oft sehr unvermittelt und gewaltsam ein, gegebenenfalls muß das Herz
erst auf die sich hieraus ergebende Arbeit vorbereitet werden. Das Präparat soll morgens
verabreicht werden, damit die Harnflut nicht in die Nacht fällt. Schließlich ist die Sorge
für ausreichende Ruhe und richtige Lagerung, Regelung der Stuhlentleerung selbstverständlich. Man bediene sich zur Dämpfung des qualvollen Zustandes auch im Kindesalter der Morphinpräparate; die durch sie bewirkte Beruhigung erspart Herzmittel.

VII. Einflüsse von Konstitution und Wachstum
auf den kindlichen Kreislauf.

Die empfindliche Steuerung des kindlichen Kreislaufsystems bringt es mit sich, daß
konstitutionell bedingte Abwegigkeiten des gesamten Nervensystems in besonderem Maße
hier ihren Einfluß erkennen lassen. Man könnte den *Kreislauf* als wesentliches „Erfolgs-
organ" der im Rahmen der neurolymphatischen Diathese anzutreffenden Labilität des
Nervensystems ansprechen. Die auf abnormer Blutverteilung beruhende erhebliche Blässe
ist eine der Hauptklagen, die die Eltern solcher Kinder in die Sprechstunde des Arztes führen.
Die Leistungsfähigkeit der Kreislauforgane erweist sich bei diesen Kindern unter geringer,
durchaus zulässiger körperlicher Belastung als unzureichend. Die objektive Untersuchung
zeigt ein besonders im Liegen relativ *großes schlaffes* „Vagusherz", das sich in Aufrecht-
haltung verkleinert. Man hört ferner ein akzidentelles systolisches Geräusch im Liegen,
das auf die Tonusstörung des Herzmuskels bezogen wird. Der Puls ist sehr labil, zeitweilig
stark bradykardisch, rasche und langsame Schlagfolge wechseln, die respiratorische Arrhythmie ist besonders ausgeprägt. Der Blutdruck neigt zu niedriger Einstellung. Unmoti-
viertes Frieren, überhaupt Kälteempfindlichkeit, Neigung zu Schwindel und Ohnmachten
sind die gewöhnlichen subjektiven Beschwerden. Ob der Zustand wirklich auf eine isolierte
angeborene Betonung der Vagusinnervation zu beziehen oder ob der Regulationsfehler
das gesamte vegetative Nervensystem betrifft, ist offen. Leichtes Leistungstraining, ferner
alle Maßnahmen, welche die diathetische Grundlage bekämpfen, sind zweckmäßig. Medikamentös wirkt das Bellergal (2—3 Tabletten täglich, nach einiger Zeit die Dosis reduzieren!)
regulierend auf das autonome Nervensystem. — Ein Teil der oben geschilderten Gefäß-
symptome, wie Blässe, Schwindel und Ohnmachtsneigung finden sich wieder im Zeichenkreis
der *orthotischen Vasoneurose* (S. 628), deren Träger sich infolge mangelhafter Gefäßregulation
abnorm empfindlich gegenüber der aufrechten Körperhaltung erweisen. — Dem relativ
großen schlaffen Herz steht das *kleine Tropfenherz* gegenüber, das sich sowohl bei asthenischen, schmal- und langbrüstigen Kindern, aber auch ohne diese Zeichen als Ausdruck

einer Hypoplasie des Herzens findet. Solche Herzgrößenunterschiede haben zu der Frage Veranlassung gegeben, ob in der Kindheit öfter ein disharmonisches Wachstum vorkommt, d. h., ob etwa die inneren Organe bei starker Größenentwicklung des Körpers nicht Schritt halten. Derartige Befürchtungen führen sehr oft zur Konsultation des Arztes. Das Problem ist bei den in der Kindheit sehr ausgeprägten individuellen Unterschieden nicht leicht zu lösen. Auch ist zu berücksichtigen, daß das relative Herzgewicht in der Präpubertät durchschnittlich am niedrigsten ist. Etwaige Beschwerden sind jedenfalls sicher seltener auf eine derartige Wachsdisharmonie, als auf die genannten Einflüsse eines labilen Nervensystems zurückzuführen, welch letztere hormonal in der Entwicklungsperiode noch stimuliert werden. In der Pubertät sind bisweilen beträchtliche *Hypertonien* (bis über 140 mm Hg) festzustellen, sonst ist eine Hypertonie im Kindesalter aus nicht renaler Ursache ausgesprochen selten, praktisch ist lediglich eine solche bei der FEERschen Vasoneurose des Kindesalters zu erwähnen.

Eine viel erörterte Frage ist die nach der *Belastungsfähigkeit des kindlichen Herzens durch Sport.* Die größte Akkommodationsbreite besitzt das Herz gegen Ende oder nach Abschluß der Pubertätsperiode. In der Kindheit wird ein Sport mit sachverständig gewählten nicht zu hoch gespannten Durchschnittsanforderungen als durchaus im Sinne einer rationellen Gesundheitspflege der Jugend liegend, anzusehen sein. Eine hierbei gelegentlich zu beobachtende leichte Herzhypertrophie ist ohne Bedeutung. Es muß aber das sehr unterschiedliche Entwicklungstempo innerhalb dieses Alters ebenso bei der Einstufung in Leistungsklassen Berücksichtigung finden, wie die aus oben erwähnten konstitutionellen Gründen geringere Beanspruchbarkeit einzelner Kinder. Die ärztliche Erfahrung lehrt, daß einmalige Überanstrengungen durch Dauerleistungen, z. B. bei Rad- und Bergtouren, akute Schäden am Herzen in Gestalt von Dilatation setzen können. Wenn diese auch meist nur bei unvernünftiger Belastung ohne ausreichendes Training vorkommen, so wird man doch auch die Erstrebung von sportlichen Spitzenleistungen bei *Kindern* nicht ohne weiteres als unbedenklich bezeichnen dürfen.

Schrifttum.

BROCK, J.: Biologische Daten für den Kinderarzt, Bd. 1. Berlin: Julius Springer 1932.

DIETLEN, H. u. L. SCHALL: Röntgendiagnostik des kindlichen Herzens. In Handbuch der Röntgendiagnostik und -therapie, herausgeg. von ST. ENGEL u. L. SCHALL. Leipzig: Georg Thieme 1933. — DOXIADES, L.: Konstitutionelle Schwäche des kardiovasculären Systems im Kindesalter. Erg. inn. Med. **35** (1929).

GREMELS, H.: Über den Einfluß von Digitalisglykosiden auf die energetischen Vorgänge am Säugetierherzen. Naunyn-Schmiedebergs Arch. **186**, H. 6 (1937).

KISS, P. v.: Die entzündlichen Herzklappenerkrankungen und ihre Folgen im Kindesalter. Jb. Kinderheilk. **146**, 77 (1936).

SECKEL, H.: Kreislaufsystem und zirkulierende Blutmenge bei kranken Kindern. Jb. Kinderheilk. **136**, 220 (1932). — STOLTE, K.: Die Erkrankungen des Herzens, der Blut- und Lymphgefäße. Handbuch der Kinderheilkunde, herausgeg. von M. v. PFAUNDLER u. A. SCHLOSSMANN, Bd. III. Berlin: F. C. W. Vogel. — STOLTE, K.: Herzfunktionsprüfung im Kindesalter. Verh. dtsch. Ges. inn. Med. 1938.

Erkrankungen der Harn- und Geschlechtsorgane.

Von PH. BAMBERGER-Königsberg i. Pr.

Mit 5 Abbildungen.

I. Vorbemerkung.

Nierenkrankheiten sind im Kindesalter seltener und meist weniger gefährlich als beim Erwachsenen. Dafür sind Erkrankungen der ableitenden Harnwege in den ersten Lebensjahren relativ häufig. Außerdem gibt es noch einige besondere Erkrankungen, die später kaum vorkommen. Familiäre Häufung von Erkrankungen des Harnapparates beobachtet man nicht selten.

Dem hohen täglichen Flüssigkeitsbedarf des Säuglings entspricht die Größe seiner Niere[1] und die der Urinausscheidung. Die Konzentrationsfähigkeit der Niere ist zwar schon in frühester Jugend vorhanden, aber das spezifische Gewicht des Urins ist, vor allem auf Grund des hohen Wasserangebotes, niedrig (1005—1010) und nähert sich erst jenseits des 10.—12. Lebensjahres den Werten des Erwachsenen. Die Ausscheidung normaler harnfähiger Blutbestandteile, insbesondere von Stickstoff und Chlor, ferner die Ausscheidung körperfremder Substanzen (Farbstoffe, Medikamente usw.) ist wie beim Erwachsenen zu beurteilen. Die tägliche Harnmenge ist etwa 60—80% der aufgenommenen Flüssigkeit und hängt u. a. von Zahl und Konsistenz der Stühle, sowie von der Perspiratio insensibilis und damit von Körpertemperatur, Temperatur und Feuchtigkeitsgehalt der Luft usw. ab.

Die *Zahl der Harnentleerungen* im Säuglingsalter beträgt anfangs täglich 15—25, gegen Ende des ersten Lebensjahres etwa 8—10, und zwar wird der Harn zunächst kurz vor, während oder kurz nach der Zeit des Wachseins abgesetzt.

Die Uringewinnung erfordert beim Säugling besondere Vorkehrungen. Bei Buben kann ein dickwandiges Reagensglas über den Penis gestülpt und mit zwei schmalen Heftpflasterstreifen festgeklebt werden. Bei Mädchen wird am besten eine kleine Bettschüssel nach Hochlagerung des Rückenendes untergeschoben (s. S. 761). Ganz selten muß katheterisiert werden, was auch beim Säugling immer gelingt, wenn man daran denkt, daß die Harnröhrenöffnung näher am Scheideneingang sitzt als in späteren Lebensjahren. Man führt einen dünnen Gummi- oder Metallkatheter mit leichter Neigung nach vorne ein. Die chemische und mikroskopische Untersuchung des Urins ist die übliche. Man muß sich jedoch stets bewußt sein, daß ein negativer Harnbefund eine Erkrankung des uropoetischen Systems nicht mit Sicherheit ausschließt (s. a. S. 634f.).

Die Funktionsprüfungen (nicht im Stadium akuter Erkrankung vornehmen!). Wegen der Schwierigkeiten, den Urin verlustlos zu erhalten, können sie meist erst jenseits des 4. Lebensjahres durchgeführt werden. *1. Wasserausscheidung, Konzentrations- und Verdünnungsversuch:* Am Tag vorher normale Flüssigkeitsmenge, während des Versuchs Bettruhe, morgens Urinentleerung, dann innerhalb von 30 Minuten pro 10 kg Körpergewicht 300 ccm Limonade oder Tee. Nach 1, 2, 3, 4, 6, 10, 14 und 24 Stunden läßt das Kind Urin, dessen Menge und spezifisches Gewicht bestimmt wird. Mittags und abends Brot, Gemüse, Fleisch, Kartoffeln, Ei, nachmittags einen Apfel und Brot, abends evtl. 100—150 g Flüssigkeit. Die zugeführte Wassermenge soll innerhalb von 4 Stunden ausgeschieden werden, das spezifische Gewicht des Urins soll anfänglich 1003 nicht überschreiten, am Schluß nicht unter 1030 liegen. Zu Beginn und am Ende des Versuchs wird das Körpergewicht bestimmt. Gesamtwasserbilanz = Trinkmenge — (Gewichtsabnahme + Harnmenge). *2. Kochsalzbelastung:* 3 Tage Vorperiode mit konstanter, calorisch ausreichender, kochsalzarmer Grundkost. Am 4. Tag während der Morgenmahlzeit etwa $^1/_2$ soviel Gramm Kochsalz als das Kind Jahre zählt in einer Oblate. Die NaCl-Konzentration im Urin und im Serum soll 1% übersteigen. Die Gesamtausscheidung in 24 Stunden hat geringere Bedeutung, weil sie unvollständig ist, wenn der Körper in der Vorperiode an NaCl verarmt. *3. Die N-Ausscheidung* wird am besten durch die Rest-N-Bestimmung im Serum geprüft.

---

[1] Die dadurch bedingte leichte Palpierbarkeit darf nicht zu der Fehldiagnose „Nierenvergrößerung" verleiten!

[2] Erhältlich bei Fiedler & Hübscher, Hamburg 36.

Röntgenuntersuchung (nur bei guter Nierenleistung!). Vorbereitung: Am Vortag Bett-ruhe, nachmittags 1—2 Eßlöffel Ricinus, abends Tee, 4—6 Zwieback und 1 Ei oder Käse. Frühstück: Zwieback mit Tee, danach ein Einlauf von $^3/_4$—1 Liter, der innerhalb $^1/_4$ Stunde einfließen soll. Dann werden innerhalb von 2—3 Minuten pro 10 kg Körpergewicht 5 ccm Perabrodil i. v. injiziert. Nach der Injektion bis zur ersten Röntgenaufnahme darf nur rechte Seitenlage oder Rückenlage eingenommen werden. Um bei Säuglingen und Kleinkindern Schreien (Darmgase!) und Unruhe zu vermeiden, muß man von Narcophin oder reichlich Somnifen Gebrauch machen. Erste Aufnahme evtl. mit Kompressorium 3—5 Minuten nach der Injektion. Die weiteren Aufnahmen ohne dieses, nach 10 und 15 Minuten. *Normal-befunde:* schlanke, spitze Nierenkelche, Nierenbecken oft mehrästig, beiderseits gleich groß, rechts etwa in Höhe des 2. bis 3. Lendenwirbels, links etwas höher. Der schlanke, leicht gebogene Harnleiter zeigt wegen der Peristaltik oft spindelförmige Auftreibungen und dazwischen Unterbrechungen. *Pathologisch:* Auftreibungen der Kelchspitzen bei chronischer Pyelitis. Vergrößerung des Nierenbeckens bei Hydronephrose. Erweiterung und Schlänge-lung des Harnleiters bei chronischer Pyurie. Vergrößerung des Nierenschattens bei Nieren-mißbildungen. Abknickung und Dystopie des Ureters bei Nierentumoren. Ferner Verdoppe-lung des Ureters, akzessorische Nieren u. dgl.

Retrograde Pyelographie und *Ureterenkatheterismus* s. Schrifttum. Die *Cystoskopie* (s. Schrifttum) kann mit Spezialinstrumenten bei Mädchen schon im 1. Jahre, bei Buben im Kleinkindesalter durchgeführt werden. Für die *Farbstoffprobe* injiziert man 3 ccm 0,2%iges Indigocarmin i.v. oder i.m. Spätestens nach 10 Minuten erscheint der Farbstoff in der Blase.

II. Die Erkrankungen des Harnapparates.

Zur Symptomatologie der Nierenerkrankungen. Man erwartet und findet zunächst eine *Störung der Harnbereitung* nach Menge und Zusammensetzung des Urins. Ihre Folge ist eine *Änderung im Blutchemismus* und damit eine Schädigung des Gesamtstoffwechsels. Man hat aber Gründe, eine isolierte Erkrankung der harnbereitenden Organe abzulehnen und das übrige Körpergewebe als primär miterkrankt anzusehen, so daß es die harnpflichtigen Substanzen regelwidrig zurückhält. Damit hängt zusammen, daß sich die Symptomatologie der Nieren-krankheiten nicht allein auf Harn- und Blutbefund beschränken kann, sondern auch Sym-ptome an anderen Organen, die zunächst keinen Zusammenhang mit Harnbereitung und Harnabfuhr haben, mit einbezieht. Daher ist die *Ödembereitschaft,* die durch tägliche Bestimmung von Körpergewicht, Flüssigkeitszufuhr und -ausfuhr zu kontrollieren ist, nicht allein eine Folge der Rückstauung durch die Niereninsuffizienz, sondern auch auf eine besondere Stoffwechsellage der Vorflutniere zu beziehen, d. h. auf die Eigenschaft bestimmter Körpergewebe, Wasser und darin gelöste Stoffe inter- oder intracellulär zurückzuhalten. Da nun Wasser und Salzhaushalt in der ersten Lebenszeit anders sind als beim Erwachsenen, ist hier auch der Einfluß der Vorflutniere wesentlich ausgeprägter. Das klinische Bild wird durch die Untersuchung des *Blutdruckes* (Methodik und Grenzen der Norm s. S. 760) und des *Nervensystems* ergänzt. Man unterscheidet bei den nervösen Symptomen zwei Formen: *1. die akute, eklamptische Urämie* (die eine Folge der Kochsalz- und Wasserretention ist) mit den Symptomen des gesteigerten Hirndruckes (Hirnödem oder -schwellung): Erbrechen, Kopfschmerzen, Bradykardie, Reflexsteigerung, positiver Babinski, später Benommen-heit, Bewußtlosigkeit, Amaurose, Erregungszustände, Krämpfe. Die Ödeme am übrigen Körper sind dabei oft gering. *2. Die stille oder echte Urämie* (Harnvergiftung mit Rest-N-Erhöhung) ist weniger dramatisch: urinöser Geruch, Erbrechen, Appetitlosigkeit, Schlaf-sucht und Stupor, allmählich Benommenheit, schließlich Bewußtlosigkeit. Aufregungs-zustände meist nur dicht vor Eintritt der Benommenheit und kurzdauernd. Eventuell Retinitis albuminurica. Im Kindesalter ist die echte Urämie selten, dagegen können Misch-formen mit der eklamptischen auftreten (s. S. 623).

1. Nephritis.

Pathologisch-anatomisch ist die Entzündung dabei nicht immer faßbar. Es kann sowohl der glomeruläre wie der tubuläre Teil und das Interstitium erkranken, was der Harnbefund mehr oder weniger deutlich wiederspiegelt. Auch die Folgen für den Stoffwechsel sind ver-schieden (s. oben Urämie u. S. 623). Meist sind Mischformen vorhanden, indem entweder gleich zu Anfang mehrere Abschnitte des harnbereitenden Organs ergriffen sind oder die Erkrankung des einen Teils die Funktion und schließlich die anatomische Beschaffenheit des anderen in Mitleidenschaft zieht. Daher macht die Einordnung der Krankheitsbilder oft Schwierigkeiten.

α) Die akute **diffuse Glomerulonephritis** (Glomerulitis, hämorrhagische Nephritis) ist eine akute Ischämie aller oder fast aller Glomeruli der Niere. Man ist sich noch nicht klar, ob eine hyperergische Entzündung der Gefäße mit Schwellung und Wucherung vorliegt oder eine allergisch bedingte Kontraktion, die erst sekundär anatomisch faßbare Veränderungen macht. Gleichzeitig mit den Vorgängen in der Niere oder kurz vorher tritt als Ausdruck der Allgemeinerkrankung ein Spasmus der Arteriolen im gesamten Organismus auf.

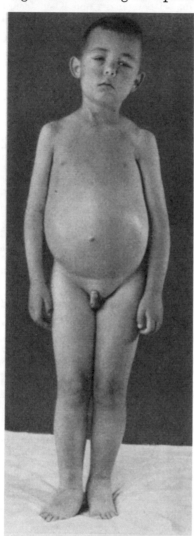

Abb. 1. Gesichtsödem, Ödem der Beine, Erguß
im Bauch und Bauchhöhle.
(Kieler Univ.-Kinderklinik.) (K)

Die Ursache ist fast regelmäßig eine Infektion, meistens eine Streptokokkenerkrankung des Rachenrings und seiner Umgebung (Tonsillitis). Im Kindesalter ist es besonders häufig der Scharlach, wobei die Streptokokken ebenfalls eine dominierende Rolle spielen. Auch Streptokokkeninfektionen der Haut können eine Nephritis auslösen („Impetigonephritis"). Bronchitiden kommen sehr selten in Frage. Die charakteristische, ziemlich regelmäßig beobachtete Latenzzeit von 1—3 Wochen zwischen Infekt und Nephritis läßt vermuten, daß hier im Gegensatz zur intrainfektiösen Herdnephritis (s. ε) besondere Mechanismen, vielleicht im Sinne einer Sensibilisierung vorliegen (MASUGI). Erkältung und Durchnässung werden ab und zu als unmittelbar auslösendes Moment aufgedeckt.

Das klinische Bild kann im wesentlichen aus dem Spasmus der Körper- und Nierengefäße abgeleitet werden. Die ersten von den Eltern beobachteten Symptome sind gewöhnlich Blässe und Gedunsenheit, besonders des Gesichtes (Augenlider). Auch wenn die Ödeme nicht sehr eindrucksvoll sind, kann die Wasserretention recht beträchtlich sein, weil die Flüssigkeit im Gegensatz zur Nephrose mehr *intra*cellulär gespeichert wird. Zugleich oder wenig später werden Hämaturie und Oligurie bemerkt (200—400 ccm, Eiweißgehalt 2—5⁰/₀₀, spezifisches Gewicht etwa 1020). Die Blutkörperchensenkung ist beschleunigt. Ab und zu besteht infolge des sauren Urins Harndrang. Die initiale Blutdrucksteigerung wird unter klinischer Beobachtung so gut wie nie vermißt und kann bei starker Ischämie der Glomeruli für Stunden das einzige Symptom sein. *In schwereren Fällen* stellen sich Kopf- und Leibschmerzen, Erbrechen (Fehldiagnose „Appendicitis!") und evtl. Durchfälle ein. Die Menge des schwarzbraunen oder rein blutigen Urins, der 2—5—8⁰/₀₀ Eiweiß enthält, sinkt dabei nicht selten auf 50 ccm und weniger in 24 Stunden. Proportional der Blutdrucksteigerung und der Ödembereitschaft droht die Eklampsie. *Die Gefahr* für den Patienten kann nicht so sehr an der Menge der pathologischen Harnbestandteile abgelesen werden, sondern ist umgekehrt proportional der Urinausscheidung. Die beim Erwachsenen als Folge der Blutdrucksteigerung so sehr gefürchtete Herzinsuffizienz tritt dank der außerordentlichen Kraft des nicht vorbelasteten kindlichen Herzens zurück.

β) „Hämorrhagische Herdnephritis" (herdförmige Glomerulonephritis): Im Kindesalter erkrankt häufig nicht der ganze glomeruläre Apparat, sondern es sind nur einige Teile befallen. Dementsprechend sind die klinischen Symptome im Grund dieselben, wie bei diffuser Glomerulonephritis, aber wesentlich milder.

γ) „Mischform" („Glomerulotubuläre Nephritis"). Falls die diffuse Glomerulonephritis nicht in wenigen Tagen wieder abklingt oder (sehr selten) zum Tod führt, treten sehr bald Schädigungen der übrigen Nierenfunktionen auf. Im Urinsediment findet man dann neben den Symptomen der Glomerulonephritis große Mengen Eiweiß und Zylinder, im Blut eine Zunahme der harnpflichtigen Substanzen. Hier kann auch eine echte Harnvergiftung mit stiller Urämie (oft kombiniert mit Eklampsie) auftreten. Vermehrung des Rest-N über 60—80 mg-% bedeutet Gefahr.

δ) Selten ist im Kindesalter die genuine Nephritis, eine diffuse Glomerulonephritis ohne nachweisbaren Zusammenhang mit einem vorangegangenen Infekt. Die Krankheitserscheinungen sind die einer schwersten, stürmischen Glomerulonephritis.

Die Prognose der akuten Glomerulonephritis ist bei rechtzeitiger und regelrechter Behandlung im allge-

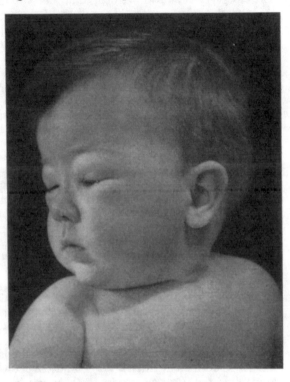

Abb. 2. Isoliertes Gesichtsödem bei beginnender akuter diffuser Glomerulonephritis bei einem $1^1/_4$ Jahre alten Mädchen. (Kieler Univ.-Kinderklinik.) (K)

meinen gut. Selbst schwerste Formen mit Anurie können im Laufe von 3—4 Monaten völlig ausheilen. Der Blutdruck geht meist bald zurück, aber Formelemente und Eiweiß können noch lange vorhanden sein und aus Anlaß einer Angina u. dgl. stark zunehmen. Übergang in chronische Formen ist selten. *Wichtig ist rechtzeitige Diagnosestellung.* Insbesondere nach Scharlach müssen in der 2.—4. Woche Körpergewicht, Urin und Blutdruck alle 2 bis 3 Tage kontrolliert und die klinischen Symptome (Müdigkeit, Kopfschmerzen, gedunsenes Gesicht, gedunsene Beine) beachtet werden. Nicht selten kündigt sich die Nephritis durch Albuminurie und Schleimfäden (Zylindroide) an.

Behandlung der Nephritis. *Allgemeine Grundsätze:* 1. Strenge Bettruhe, bis die Nierenfunktionsprüfung normal ist. 2. Schonung der Niere bzw. des Blutdruckes, d. h. Entzug von Flüssigkeit, Kochsalz und stickstoffhaltigen Nahrungsmitteln.

Im akuten Stadium der Glomerulonephritis versuchen wir Ödembereitschaft und Blutdrucksteigerung zu verringern und die Nierensperre durch Abschwellung und bessere Durchblutung zu durchbrechen. Das gelingt *in leichteren Fällen* durch Hunger und Beschränkung der Flüssigkeitszufuhr: 2—4 Tage lang täglich 150—300 g Äpfel, Birnen, Apfelsinen, Trauben, Kirschen (besser roh als gekocht) eventuell mit etwas Traubenzucker. *In schwereren Fällen:* Aderlaß ($^1/_{150}$—$^1/_{100}$ des Körpergewichts), der unter Umständen wiederholt wird, und 1 bis 2 Tage lang höchstens 100 g Tee mit Nährzucker. Danach Obsttage wie oben. Die Ausschwemmung des Wassers kann durch Abführmittel (Ol. ricin., Brustpulver) verstärkt werden, falls der Organismus nicht von selbst auf die Abhilfe durch dünne Stühle verfällt. Schwitzprozeduren nur, wenn die Urinsekretion sehr gering ist. *In verzweifelten Fällen:* Wasserstoß nach Volhard (800 g Tee eventuell mit 2 ccm Euphyllin i. m.; nachfolgend Ausscheidungskontrolle), Diathermie der Nierengegend und schließlich — aber nicht nach dem 3. Tag — als letzten Versuch die Dekapsulation. Die *Eklampsiegefahr* wird oft durch eine Lumbalpunktion neben einem ausgiebigen Aderlaß schlagartig behoben; außerdem Chloralhydrat als Klysma. Bei drohendem *Lungenödem* (selten) 1—2mal in 24 Stunden Strophanthin-Traubenzucker.

Im weiteren Verlauf der Krankheit werden zunächst Kohlehydrate zugelegt: Reis, Mondamin, Grieß, in Form von Pudding oder Grütze, ohne Milch mit viel Nähr- oder Traubenzucker gesüßt und mit säuerlichen Obstsäften (Citrone, Johannisbeer) schmackhaft gemacht. Nach 2—3 Tagen, wenn die Ödeme geschwunden sind und die Ausscheidung von Wasser, Chlor und Stickstoff deutlich gebessert ist, wird die Nahrung durch Steigerung der Kohlehydrate und Zugabe von Fett calorisch ausreichend gestaltet, indem man schrittweise auf die „strenge Nierendiät"[1] übergeht. Die Flüssigkeitszufuhr richtet sich nach der Ausscheidung: Man gibt etwa ebensoviel zu trinken wie das Kind am Tag vorher ausgeschieden hat, wobei Brei, Obst und Gemüse zu $^2/_3$ als Wasser gerechnet werden, der Wassergehalt der übrigen festen Nahrung außer acht bleiben kann.

Nach einigen Wochen kann man, auch bei geringem Sedimentbefund, aber gutem Gedeihen, normalem Blutdruck und guter Nierenleistung auf „einfache Nierendiät" übergehen, die neben den genannten Bestandteilen Milch, Quarkkäse, Kalbfleisch, Fisch, Erbsen, Bohnen und Linsen enthält. (Insgesamt täglich 1 g Eiweiß pro Kilogramm Körpergewicht.) *Der Übergang auf normale Kost und das* — vorsichtig dosierte — *Aufstehen* geschieht nach 4—6—8 Wochen, jedoch nur nach normalem Ausfall der Funktionsprüfungen und unter ständiger Urinkontrolle. *Die Beurteilung des therapeutischen Erfolges* geschieht in erster Linie durch Kontrolle der täglichen Harnmenge, des Blutdruckes und des Körpergewichts. Eine geringe Ausscheidung von Eiweiß und Formelementen kann noch viele Wochen lang dauern, ohne daß sie zunächst zu Sorgen Anlaß gibt[2].

Akute Verschlechterungen, die im allgemeinen nicht ungünstiger zu beurteilen sind als die Ersterkrankungen, zwingen zu sinngemäßem Zurückgreifen auf die beschriebenen Behandlungsmethoden. Bei Erhöhung der harnpflichtigen Substanzen im Blut mit *Urämiegefahr:* Aderlaß (s. oben), eventuell mehrfach, und danach intravenöse Traubenzuckerinfusion, ferner Lumbalpunktion.

---

[1] *Getränke:* Saftwasser, Kakao, Fencheltee, Pfefferminztee mit reichlich Traubenzucker. *Suppen:* Mehl-, Graupen-, Reis-, Nudeln-, Grieß-, Sago-, Obst-, Tomatensuppen. *Gemüse:* Spargel, Blumenkohl, Schwarzwurzel, Spinat, Möhren, Tomaten, Salat ohne Salz. *Gewürze:* Citrone, Sellerie, Schnittlauch, Tomaten, Petersilie, Dill. *Beilage:* Makkaroni, Kartoffeln, Nudeln, Reis. *Brei und Puddings:* aus Mondamin, Reis oder Grieß ohne Milch. *Obst:* alle Sorten, roh und gekocht. *Brot:* feines Weißbrot jeder Art mit Ausnahme von Milchbrot. *Auflage:* Marmelade, Honig. *Fette:* ungesalzene Butter oder Margarine, Schweinefett, Sahne, außerdem täglich 1 Eigelb. *Verboten:* Salz, Pfeffer, Zwiebel, Senf, Eiweiß, Fleisch jeder Herkunft und in jeder Form.

[2] Siehe auch „Pädonephritis" S. 626.

Nach jeder Art von Nierenentzündung ist das Kind für mehrere Monate *vor Erkältungen zu hüten* (wollene Leibwäsche) und von Turnen, Schwimmen, Ausmärschen zu befreien. Eventuell Kuren in Wildungen oder in Kissingen. Ein vorhandener Fokus am Rachenring oder an den Zähnen muß saniert werden.

ε) Von den beschriebenen Arten der Glomerulonephritis muß die **septische hämorrhagische Nephritis** („Anginanephritis" oder „embolische Herdnephritis") unterschieden werden. Sie ist pathologisch-anatomisch durch bakterielle, entzündliche Metastasen im glomerulären Teil der Niere charakterisiert und klinisch dadurch, daß sie nicht erst nach Abklingen des Infektes, sondern *intra*infektiös auftritt. Außerdem hat sie keine Blutdrucksteigerung, sondern nur den hämorrhagischen Harnbefund im Gefolge („Monosymptomatische Nephritis"). Die *Therapie* bekämpft vor allem den auslösenden Infekt, bei der Ernährung ist leichte Nierendiät angebracht. Prognose meist günstig.

ζ) **Die interstitielle Nephritis** ist eine bakterielle Entzündung des Bindegewebes und kann entweder hämatogen oder aufsteigend vom Nierenbecken aus entstanden sein. Je nach Häufigkeit, Größe und Lage der Entzündungsherde wechselt der Urinbefund: Ist das Parenchym wenig geschädigt, dann ist er dürftig; bei rindennahen Herden kann eine Mischform von glomerulärer und interstitieller Nephritis auftreten. Wenn Abscesse aufbrechen, trifft man neben Zylindern und Eiweiß auch Eiter an. Nierenschonkost ist angezeigt. Die Prognose ist unsicher und in erster Linie abhängig von der Grundkrankheit.

η) **Nephritische Befunde im Säuglingsalter.** Hämaturie sehr geringen Grades wird auch bei anscheinend völlig gesunden Säuglingen beobachtet. Außerdem finden wir in diesem Alter — neben echten Nephritiden — gar nicht selten Eiweiß und eventuell Zylinder im Urin. Den Anlaß können fieberhafte Infekte oder Störungen im Stoffwechsel abgeben, z. B. die Umstellung des Stoffwechsels bei der Geburt, Dekomposition, schwere akute Ernährungsstörungen. Auch therapeutische Gaben von Salzsäure bedingen nicht selten Ausscheidung von Eiweiß und Zylindern. Die übrigen Symptome der Nierenerkrankung (Blutdruckerhöhung, Veränderung im Blutchemismus) fehlen in diesen Fällen und eventuell vorhandene Ödeme sind im Säuglingsalter pathognomonisch unsicher, da sie wegen der Besonderheiten des Wasserhaushaltes häufiger aus anderen Ursachen (Ernährungsstörungen, Avitaminosen, Anämie usw.) auftreten können. Man nimmt daher an, daß es sich bei diesen Harnbefunden nicht um eine Nieren*erkrankung*, sondern um eine funktionelle Anomalie handelt. Die Harmlosigkeit dieser Befunde erhellt auch daraus, daß sie pathologisch anatomische Veränderungen vermissen lassen und mit der auslösenden Ursache rasch wieder verschwinden. Neben der Behandlung des Grundleidens empfiehlt sich eiweiß- und salzarme Ernährung (Frauenmilch oder Buttermehlnahrung).

2. Entzündungen in der Umgebung der Niere.

Paranephritischer Absceß (Fettkapselphlegmone), *Perinephritis* (Entzündung der Caps. fibrosa) und *retroperitoneale Eiterung in der Umgebung der Niere.* Ursache: Entzündungen in der Nachbarschaft: z. B. des Darmtraktes (Appendicitis) oder Osteomyelitis (Becken, Wirbelsäule), Pleuritis, ferner bakterielle Entzündungen der Niere oder des Nierenbeckens, oder metastatisch. Symptome: Fieber mit schweren Allgemeinerscheinungen, Druck und Klopfempfindlichkeit der Nierengegend, Spannung der Lendenmuskulatur, sehr oft Beugestellung des Oberschenkels durch Mitbeteiligung des Psoas (auf skoliotische Abwehrstellung achten!). Das Zwerchfell ist hochgedrängt, flacher und weniger beweglich als sonst (Röntgendurchleuchtung!). Differentialdiagnostisch kommen andere Entzündungen im Bauch, Appendicitis, Cholecystitis, Spondylitis usw. in Frage. Die Therapie ist chirurgisch.

3. Chronische Nierenerkrankungen.

a) **Pädonephritis („chronische Herdnephritis").** Wenn die völlige Ausheilung der akuten Nephritis nicht erfolgt, kann es zu einer oft jahrelangen Ausscheidung von Erythrocyten, Eiweiß und eventuell Zylindern kommen. Nierenleistung und Blutdruck sind nicht gestört. Der weitere Verlauf ist oft von Anginen ungünstig beeinflußt, aber im wesentlichen gutartig. *Differentialdiagnose: Abklingende bzw. chronische Nephritis:* Prüfung der Nierenleistung und des Blutdruckes. Eventuell Ödeme. *Tuberkulose:* Leukocyten und Nachweis der Bacillen im Urin, andere Manifestationen der Tuberkulose. *Lordotische Albuminurie:* s. dort. *Therapie:* mäßige Einschränkung von Eiweiß und Kochsalz, im übrigen wie in der Rekonvaleszenz nach Nephritis; eventuell Behandlung der Tonsillen und Zähne.

β) Die seltene **Schrumpfniere** ist die Folge einer vernachlässigten Glomerulonephritis oder einer chronischen Pyurie mit den charakteristischen Symptomen der Isosthenurie, an deren Ausmaß die Lebensdauer abgelesen werden kann, der Blutdruckerhöhung und dem wechselnden Urinbefund. Therapie ist aussichtslos. Strenge Nierendiät mit reichlicher Flüssigkeitszufuhr und Bluttransfusionen können den Ausgang (Exitus in der Urämie) nur verzögern, aber nicht abwenden.

4. Nephrose.

Unter Nephrose faßt man im allgemeinen Krankheitsbilder zusammen, die auf degenerativen Veränderungen der Tubuli beruhen und mit starken Ödemen, Salzstoffwechselstörung, Albuminurie und — unter Umständen stark variierender — Ausscheidung von Zylindern verschiedener Art einhergehen. Man muß hier zwei, wahrscheinlich ätiologisch verschiedene Formen unterscheiden.

a) Bei der einen Art ist eine Schädigung der Nierentubuli durch Gifte anzunehmen, die möglicherweise durch die Glomeruli ausgeschieden und durch die Tubuli rückresorbiert sind. Die wichtigsten sind folgende: Die **Diphtherienephrose** tritt während der ersten Krankheitstage auf und ist gut rückbildungsfähig (s. S. 383). Die Ernährung ist eiweiß- und salzarm. *Bei der Säuglings-Lues* wird ebenfalls nicht selten eine Nephrose beobachtet. Die Behandlung ist durch das Grundleiden bedingt. Hg und Bi. wird man vermeiden, Arsenpräparate müssen eventuell für kurze Zeit abgesetzt werden; eine Nierentherapie ist nicht nötig. Ernährung: Frauenmilch. *Hg-Salicyl- und Teernephrosen* sind selten.

β) **Die genuine Lipoidnephrose** (s. hierzu auch S. 262). Pathologisch-anatomisch findet man in chronischen Fällen Lipoidinfiltrierungen und andere anatomische Veränderungen des Nierenparenchyms, bei kurzer Krankheitsdauer jedoch nur ganz geringe Lipoideinlagerung in der Niere, dagegen eine ziemlich stark vergrößerte und verfettete Leber. Es ist daher fraglich, ob die Niere wirklich primär erkrankt ist oder ob nicht vielmehr eine Stoffwechselstörung vorliegt, z. B. Schädigung der Leber und des Fettstoffwechsels oder pathologischer Wasserstoffwechsel wie bei den Ödemen der Nährschäden und Avitaminosen im Säuglingsalter. Da interkurrente Infekte, besonders Pneumokokkeninfekte und Erysipel, den Zustand oft verschlechtern, hat man sie auch ursächlich für die Krankheit angeschuldigt, aber es ist nicht sicher, ob ihnen mehr als die Rolle eines auslösenden Moments zugesprochen werden kann. Ätiologie und Wesen der Erkrankung sind also noch völlig ungeklärt.

Im Vordergrund des *Krankheitsbildes* stehen mächtige, oft rasch entstehende, universelle, intercelluläre Ödeme (s. Abb. 3), die meistens das Unterhautzellgewebe befallen und sehr hartnäckig sind, aber auch ohne erkennbaren Grund verschwinden können (Kollapsgefahr bei plötzlicher Ausscheidung). Ergüsse in den serösen Höhlen werden seltener angetroffen. Die Ödemflüssigkeit ist eiweiß- und lipoidarm. Nach Schwinden der Ödeme sind die Patienten auffallend mager.

Der Urin ist spärlich (300—500 g), hat ein spezifisches Gewicht von 1020 bis 1030 und mehr und enthält riesige, von Tag zu Tag schwankende Mengen von Eiweiß (bis zu 5—10%!). Im Mikroskop sind verfettete Epithelien und doppeltbrechende Cholesterinkrystalle zu finden, bei Kombination mit Nephritis auch hyaline und granulierte Zylinder, sowie Erythrocyten. Die Funktionsprüfung ergibt schlechte Wasser- und Kochsalzausfuhr und schlechte Verdünnungsfähigkeit. Das Serum zeigt eine starke Eiweißverminderung, welche die Albuminfraktion betrifft, während Globulin und Fibrinogen etwas erhöht sind. Auffallend ist weiter die starke Lipämie: Die Menge der Lipoide im engeren Sinn hat zugenommen, die der Neutralfette und Fettsäuren ist ebenfalls — oft auf das 5—6fache — angestiegen. Der Rest-N wird, außer bei der seltenen Kómbination mit tubulärer Nephritis, normal gefunden. Auch der Blutdruck ist normal oder verringert.

Die *Therapie* ist vor allem diätetisch: Zunächst Rohkost, der bald 3—5 Eigelb pro Tag zugelegt werden. Kohlehydrate werden nicht zu knapp bemessen, aber im Gegensatz zu der Nephritis hütet man sich vor reinen Zuckertagen. Kochsalz und Wasser werden wegen der Ödemwirkung und der schlechten Ausscheidung durch die Niere nach Möglichkeit eingeschränkt. Bei normalem oder wenig erhöhtem Rest-N versucht man die beträchtlichen Stickstoffverluste im Urin durch große Eiweißgaben zu kompensieren. Man ist jedoch von der Milch abgekommen, welche die Ödembildung zu begünstigen scheint (hoher Salzgehalt). Dafür gibt man lieber Hülsenfrüchte und Fleisch und bevorzugt aus den unten angegebenen Gründen Leber. Auch Fette (außer Speck) gibt man reichlich, seitdem man beobachtet hat, daß die Cholesterinämie von der Nahrung

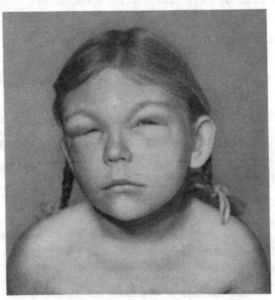

Abb. 3. Gesichtsödem bei genuiner Lipoidnephrose.
(Königsberger Universitäts-Kinderklinik.)

unabhängig ist und in der Annahme, daß auch hier größere Verluste entstehen. Die Menge des Kochsalzes soll 2 g pro Tag nicht übersteigen[1]. Als gutes Diuretikum bewährt sich bei normalem Rest-N Harnstoff in Gaben von täglich 20—30—40 g und mehr für längere Zeit, ferner Salyrgan, Novasurol, Diuretin usw. Sehr günstig wirkt auch Thyreoidin, das aber, langsam einschleichend, bis zu $5—8 \times 0,1$ g täglich gegeben werden muß. Da man eine Stoffwechselstörung, insbesondere von seiten der Leber, annimmt, werden Leberpräparate empfohlen. Um das Blut mit Eiweiß von normaler Zusammensetzung aufzufüllen, wird oft zur Transfusion gegriffen, aber beweisende Erfolge sind nicht erzielt worden.

Die *Prognose* des Leidens ist als trüb zu bezeichnen. Selten verläuft es hochakut mit tödlichem Ende, gewöhnlich ziehen sich die Symptome Jahre hin. Auf Zeiten wesentlicher Besserung folgen, oft aus Anlaß eines Infektes, aber auch ohne erkennbare Ursache neue Schübe. Die sehr widerstandslosen Patienten erliegen meistens interkurrenten Infekten (Pneumokokkenperitonitis,

---

[1] Man benutzt für die Zusammenstellung solcher Diäten zweckmäßig die „Nahrungsmitteltabellen" v. SCHALL, Leipzig 1939.

Erysipel). Eine Heilung darf erst erhofft werden, wenn die Ödeme 1—2 Jahre ausgeblieben sind.

5. Renaler Zwergwuchs

ist eine chronische Niereninsuffizienz, die besonders die Ausscheidung von harnpflichtigen Substanzen und die Konzentrationsfähigkeit betrifft. Ursächlich kommen meist schleichend einsetzende, chronisch-interstitielle Nephritis oder Mißbildungen in Frage, die zu cystischen Erweiterungen oder Degeneration der Tubuli sowie zu Schrumpfung der Glomeruli und Verdickung des Interstitiums führen. Beginn selten vor dem 5.—6. Lebensjahr. Der Harnbefund ist gewöhnlich gering. Die wichtigste Ausscheidungsstörung betrifft die Phosphate, die nicht auf normale Weise durch die Niere als saure Natriumsalze ausgeschieden werden können. Folgen: 1. Phosphatstauung im Blut, 2. ein Teil verläßt den Körper durch den Darm als tertiäres Calciumphosphat. Dadurch entsteht eine Kalkverarmung des Körpers mit Hypocalcämie, sowie infolge des Basenverlustes eine Azidose. Sehr bald bemerkt man einen Wachstumsstillstand (s. a. S. 217 und 640) und nach einigen Jahren eine Ossifikationsstörung, die klinisch und röntgenologisch ähnliche Bilder wie die echte Rachitis macht („renale Rachitis"), aber natürlich nichts mit ihr zu tun hat, was schon in den Blutbefunden zum Ausdruck kommt. Die Diagnose wird durch die Prüfung auf Phosphatausscheidung gestellt: 5 g sek. Natriumphosphat pro Kilogramm Körpergewicht per os ergibt einen erhöhten Anstieg der Phosphationen im Serum, der über 5 Stunden dauert.

Die *Therapie* ist ziemlich aussichtslos. Vitamin D und Ultraviolettlicht heilen nicht. Am meisten verspricht noch alkalische, calciumreiche Kost.

6. Harnsteine.

Die Häufigkeit dieser Krankheit ist nach Ländern verschieden, in Deutschland ist sie vor der Pubertät seltener als beim Erwachsenen, kommt aber in jedem Alter vor. Die Steine entstehen fast stets in der Niere, werden aber meist in der Blase gefunden, weil Ureter und Nierenbecken relativ weit und dehnbar sind. Zum Chemismus der Steinentstehung s. S. 263.

Symptome: Anfallsweise Schmerzen, Erbrechen, Hämaturie, Dysurie. Da die beiden letzten Zeichen beim Kind oft wenig ausgeprägt sind, wird die Krankheit nicht selten übersehen. (Daher bei allen unklaren Bauchbeschwerden daran denken!) Die Diagnose wird durch die Röntgenaufnahme gesichert. Wenn der Stein nicht spontan — etwa durch eine Trinkkur — abgeht, so muß operiert werden.

7. Funktionelle Ausscheidungsstörungen.

Abnorme Salzausscheidung: Phosphaturie (auf neuropathischer Grundlage) und Oxalurie sind, außer bei Neigung zu Steinbildung belanglos. Über Cystinurie, Pentosurie, Porphyrinurie, Alkaptonurie s. S. 262 und 263.

Albuminurien kommen bei Kindern recht häufig vor, z. B. bei Fieber, Anämie, Leukämie, Ikterus, Verdauungsstörungen usw. Auch körperliche Anstrengung, kalte Bäder u. dgl. können bei sonst gesunden Kindern zu einer vorübergehenden Ausscheidung von Eiweiß führen.

Wenn die Albuminurie bereits ohne Anstrengungen bei aufrechter Körperhaltung erfolgt, so spricht man von **orthotischer Albuminurie,** sie tritt meist in der Zeit der zweiten Streckung zwischen dem 7. und 15. Lebensjahr auf und macht keinerlei Beschwerden. Gewöhnlich wird der Arzt nicht wegen der Nierenstörung, sondern wegen allgemeiner Klagen: Müdigkeit, Schwäche, Nervosität, häufiger Übelkeit, Herzklopfen, Kopfschmerzen, Ohnmachtsanfällen und ähnlicher nervöser Störungen aufgesucht.

Das meiste Eiweiß findet sich in den Morgenpartien sowie bei lordotischer Haltung. Im Laufe des Tages geht die Eiweißausscheidung zurück und verschwindet bei horizontaler Lagerung völlig. Im Sediment sind nur ganz selten einzelne, leicht zerfallende, hyaline Zylinder und Erythrocyten vorhanden. Die Funktionsprüfungen der Nieren sind normal, ebenso der Blutdruck (bei Erhöhung mehrmals prüfen! Technik s. S. 760). Die bei diesen Patienten meist deutlich ausgeprägte Lordose wird von einzelnen Autoren als Ursache der Anomalie angesehen. (Erschwerung der Blutzirkulation der Niere bei aufrechter Haltung.) Aber die Tatsache, daß wir die Störung meist bei nervösen und erregbaren Kindern finden und andererseits auch bei ausgeprägter Lordose häufig vermissen, deutet darauf hin, daß eine gewisse Gefäßlabilität (vielleicht Spasmen) die Grundbedingung für ihre Entstehung ist.

Das Vorgehen bei der *Diagnosestellung* ergibt sich ohne weiteres: Abends kurz vor dem Zubettgehen Blase entleeren. Der Morgenurin, sofort nach dem Aufstehen, ist eiweißfrei. Dann $1/_2$ Stunde stehen und gehen oder einige Zeit knien lassen. Dieser Urin ist eiweißhaltig. Das Eiweiß besteht nicht nur aus dem auf gewöhnliche Weise nachweisbaren Albumen, sondern gibt meist auch in der Kälte im 3—4fach verdünnten Urin mit einigen Tropfen 10%iger Essigsäure eine zögernd auftretende Fällung ("Essigsäurekörper"). Die Chondroitinschwefelsäureprobe ist positiv. *Differentialdiagnose:* Bei isolierter Eiweißausscheidung ist die Diagnose völlig eindeutig. Abgrenzung gegenüber Pädonephritis bzw. abklingender Glomerulonephritis bei Anwesenheit von Formelementen: in diesen Fällen meist größere Mengen von Zylindern, besonders granulierte, Auftreten von Erythrocyten beim Wasserstoß, eiweißhaltiger Nachtharn. Gegenüber Nierentuberkulose s. dort.

Die Störung ist vollkommen harmlos und verschwindet gegen Ende der Pubertät von selbst. Eine "Nieren"-Therapie ist nicht nur überflüssig, sondern wird bei den nervös-labilen Kindern geradezu Neurosen züchten. Man beruhigt die Eltern, sorgt für Allgemeinkräftigung und für ausreichende Betätigung im Freien unter Vermeidung von Überanstrengung.

8. Enuresis.

In der ersten Lebenszeit entleert sich die Blase reflektorisch, indem der Reiz der gedehnten Blasenwand über den Plexus hypogastricus nach dem oberen Lendenmark geleitet wird und über den Reflexbogen den motorischen Impuls auslöst, der durch den N. pelvicus die Erschlaffung des Sphincters und die Kontraktion des Detrusors bewirkt.

Die *Erziehung zur Reinlichkeit* geschieht zunächst, indem die Mutter die Zeit der üblichen Urinentleerungen abpaßt (meist kurz nach dem Aufwachen oder nach der Nahrungsaufnahme), so daß eine reflektorische Korrelation zwischen dem Topfsitzen und der Urinentleerung eintritt. Dieser "bedingte Reflex" drängt den ursprünglichen Entleerungsmechanismus zurück, bis mit dem Erwachen des Bewußtseins die Miktion rein willkürlich ausgeführt wird. Im allgemeinen werden die Kinder tagsüber mit 12—18 Monaten, nachts mit 20—28 Monaten rein. Überschreitung der genannten Höchstzahlen um mehr als 6 Monate ist als krankhaft anzusehen.

Durch organische Erkrankungen, insbesondere des Harnapparates und des Zentralnervensystems kann diese Regelung der Urinentleerung vorübergehend oder dauernd gestört werden. Die wichtigsten Ursachen einer solchen *symptomatischen Enuresis* sind: 1. Reizzustand der Blasenwand (durch die ständige Überfüllung der Blase) bei Nephrose, Diabetes insipidus und mellitus, ferner Reizung der Urethra bei Pyurie, Vulvovaginitis, Ekzem, Balanitis und — selten — Onanie. 2. Lähmungen bei Heine-Medin, Myelocele, Spina bifida, Myelitis. 3. Fehlen der reflektorischen Hemmung bei organischen Erkrankungen des Zentralnervensystems: epileptische und andere Krämpfe[1], Bewußtlosigkeit und Benommenheit, z. B. bei Typhus, Pneumonie u. dgl. 4. Höhere Grade der Intelligenzstörung, Mongolismus, Hypothyreose.

Weitaus am häufigsten ist das Einnässen eine *nervöse* Störung ohne faßbares Substrat im Harnapparat. Die Erkrankung ist recht häufig und in jeder sozialen Schicht anzutreffen. Nicht selten erfährt man, daß auch einer der Elternteile oder andere nahe Verwandte recht spät rein geworden sind. Man findet alle Stufen der Intensität von den sporadischen Fällen, die alle paar Monate einnässen,

---

[1] Einnässen im Schlaf als einziges Symptom übersehener oder überhaupt nicht erkennbarer epileptischer Anfälle ist außerordentlich selten, höchstens noch bei größeren Kindern, die sehr selten einnässen, anzunehmen. Ebenso ist Spina bifida occulta als Ursache der Enuresis sicher weit überschätzt worden; sie kommt wohl nur in Frage, wenn auch andere Mißbildungen vorhanden sind.

bis zu verzweifelten Situationen, in denen das Unglück allnächtlich mehrmals geschieht. Auch der Zeitpunkt des Einnässens hat keine Regel, wenn es auch am häufigsten in der ersten Hälfte der Nacht passiert. Manchmal ist die Erkrankung kombiniert mit Einnässen auch tagsüber, sehr selten mit Stuhlabgang. Die Patienten haben vielfach die Unterdrückung der unwillkürlichen Miktion überhaupt nicht gelernt, in anderen Fällen tritt das Leiden bei vorher reinlichen Kindern auf — entweder ohne ersichtlichen Grund oder im Anschluß an eine Pyurie oder an einen anderen Reizzustand der abführenden Harnwege. Ab und zu findet man das Einnässen nur untertags, sei es, daß die Kinder im Eifer des Spielens den geeigneten Zeitpunkt verpassen (besonders im 2.—4. Lebensjahr) oder daß der Harndrang sie bei einer Anstrengung, beim Lachen oder in der Angst überfällt.

Wir können zwei wesentliche Ursachen herausstellen: 1. Im Kind selbst gelegene. Am häufigsten findet man indolente Kinder, die auch auf anderen Gebieten der Willenssphäre und der Reinlichkeit Mängel zeigen. Nicht selten sind sie, ohne ausgesprochen debil zu sein, in der geistigen Entwicklung zurück (spät sprechen gelernt, schlechte Schulleistungen u. dgl.). Bei schwereren psychopathischen Abartungen kann auch Trotz und Auflehnung gegen die Eltern die tiefere Ursache für das Einnässen sein. Andere Kinder wieder sind ausgesprochen neuropathisch und haben oft auch noch weitere Zeichen funktioneller Schwäche (nervöse Unruhe, Pavor nocturnus, Stottern u. dgl.); sie sind aber nicht selten sogar begabt und ehrgeizig und hier führt im Gegensatz zu den zuerst genannten Patienten gerade die Angst und die Scham zu Aufregung und damit zur Verstärkung des Leidens. 2. Eine wichtige Rolle spielt das Verhalten der Umgebung. Nicht selten ist — besonders in der Gruppe der indolenten Patienten — die Erziehung zur Reinlichkeit mangelhaft, sei es, daß die Mutter ungeschickt oder gleichgültig oder von anderen Aufgaben völlig in Anspruch genommen ist, oder daß die Familienverhältnisse überhaupt ungeordnet sind. Andererseits können übernervöse Eltern, die jeden Rückfall mit großer Erregung aufnehmen und hart bestrafen, neuropathische Kinder verängstigen und das Leiden verstärken. Der Aufenthalt im feuchtkalten Bett bedingt nicht selten eine Reizung der unteren Harnwege und damit eine Verstärkung des Leidens. Die *Diagnosestellung* erfordert die Abgrenzung der eigentlichen Enuresis von dem eingangs genannten symptomatischen Einnässen, insbesondere der Gruppe 1.

Therapie. Man reguliert die Flüssigkeitszufuhr, indem man vormittags und mittags so viel zu trinken gibt, als das Kind will; von da ab wird nur noch Trockenkost gereicht: Brot mit Butter und Belag (Quark, Käse, Leberwurst, Bananen-, Äpfel-, Tomatenschnitten, Marmelade, Honig), ein Ei, etwas Bratkartoffeln, keine Flüssigkeit und natürlich auch keinen Brei. Ist der Durst besonders groß, so kann eine Stunde vor der Abendmahlzeit etwas Wasser gegeben werden. Der Erfolg ist wohl nicht so sehr rein physiologisch zu erklären, weil das Einnässen nicht allein vom Füllungsgrad der Blase abhängt, sondern vor allem durch die suggestive Wirkung, indem die Aufmerksamkeit des Patienten ständig auf seine Aufgabe hingelenkt wird. Man wird daher diese Wirkung verstärken, indem man je nach dem Charakter des Patienten den Durst als Strafe betont oder ihn als gute Hilfe für das zu erreichende Ziel schildert. Überhaupt ist der Schwerpunkt der Behandlung auf die Suggestion zu legen. Man nimmt die Kinder regelmäßig abends ins Gebet und läßt sie morgens berichten, ob sie brav waren. Indolente, willensschwache und zu Unsauberkeit neigende Kinder oder trotzige Psychopathen muß man härter anfassen und unter Umständen auch bestrafen, um den Heilungswillen zu heben. Gegebenenfalls sind hier auch schmerzhafte Behandlungsmethoden (z. B. Faradisierung der Blasengegend) anzuwenden. Bei überängstlichen, erregbaren und ehrgeizigen Patienten ist dagegen

mit tröstendem Zuspruch, Lob und Stärkung des Selbstvertrauens mehr auszurichten als mit Strafe oder Tadel. Sehr wichtig ist es, die beschriebenen
Milieufehler zu beseitigen.

Von den immer wieder angepriesenen Medikamenten (Atropin, Tct. rhois,
Strychnin usw.) darf man sich nur eine suggestive Wirkung versprechen; bei
Neuropathen versuche man ein mildes Nervinum.

Außerdem versucht man die Blase zu „dressieren". Man läßt die Kinder
nachts wecken und auf den Topf setzen, und zwar, wenn das Einnässen zu bestimmten Zeiten erfolgt, kurz bevor das Mißgeschick zu erwarten ist, wenn es
an keine Regel gebunden ist, je nach der Schwere des Falles 2-, 3- oder 4mal
in regelmäßigen Abständen. Die gestörte Nachtruhe muß bei Tag wieder nach-
geholt werden. Sind die Kinder dabei etwa eine Woche lang sauber geblieben,
kann man die Zahl der Urinentleerungen versuchsweise um eins reduzieren, und
so fort, bis das Kind entweder ganz ohne Aufwecken sauber ist oder nur einmal
aufstehen muß. Es ist klar, daß diese Methode oft recht hohe Anforderungen
an die Geschicklichkeit und Sorgfalt der Umgebung und an die Geduld aller
Beteiligten stellt. Deshalb verspricht die Durchführung zu Hause nur in leichteren Fällen und bei wirklich geeigneten Eltern Erfolg. Meistens wird es zweckmäßig sein, die Kur in einem Krankenhaus oder Heim durchzuführen, wobei
allein der Wechsel des Milieus schon einen großen Einfluß hat.

In einem großen Teil der Fälle gelingt es, mit diesen Mitteln das Leiden zu
heilen; aber bei dem Rest ist der Erfolg nur vorübergehend, oder es versagt von
vornherein jede noch so gut gemeinte und geduldig fortgesetzte Therapie. Glücklicherweise heilt die Erkrankung im Laufe der Kindheit fast stets aus, wenn auch
in der Zeit der Pubertät noch ab und zu leichtere Rückfälle auftreten können.

9. Pyurie.

Pyurie ist eine fieberhafte Ausscheidung von Leukocyten im Urin, hervorgerufen durch bakterielle Entzündung der Harnwege (Cystopyelitis) eventuell
unter Miterkrankung der Niere (Pyelonephritis). Im Säuglings- und Kleinkindesalter findet man sie recht häufig — $^4/_5$ aller Fälle betreffen Kinder bis zu
$1^1/_2$ Jahren — aber nach dem 8.—9. Jahr ist sie selten. Im Gegensatz zu fast
allen anderen Krankheiten werden vorwiegend Mädchen befallen (etwa $^3/_4$ der
Fälle), bei denen auch die Prognose bezüglich der Ausheilung schlechter ist als
bei Jungens.

Unter den Erregern spielen die Bakterien der Coligruppe die erste Rolle, daneben findet
man Strepto-, Staphylo-, Pneumokokken, Proteus u. a. Die Art der Keime sowie die auf-
fällige Alters- und Geschlechtsdisposition macht die Annahme wahrscheinlich, daß die
Keime in den meisten Fällen aus den mit Stuhl und Urin beschmutzten Windeln oder durch
Vermittlung des Badewassers an die äußere Urethralöffnung gelangen und, bei weiblichen
Säuglingen durch die relative Kürze und Weite der Urethra begünstigt, die Blase besiedeln.
Die anderen Fälle werden durch absteigende Infektion von der Niere aus erklärt, die ihrerseits wieder entweder metastatisch auf dem Blutweg oder durch die zwischen Darm und
Niere gefundenen Lymphbahnen infiziert wird. Da aber nicht selten Keime im Urin gefunden
werden, ohne daß es zu einer echten Pyurie kommt, muß man auch bei dieser Erkrankung
der Disposition eine wichtige Rolle neben den Bakterien zuschreiben. Insbesondere tritt
die Säuglingspyurie meistens sekundär im Anschluß an andere Infekte oder an Dyspepsien
auf. Auch Pflegefehler, Abkühlung, Austrocknung, Fehlernährung u. dgl. können in diesem
Sinn wirken.

Symptome. Die Temperatur ist meist ziemlich hoch, nicht selten septisch.
Ältere Kinder geben Schmerzen in der Blasengegend bzw. beim Wasserlassen
an, dabei besteht häufiger Harndrang. Die Urinportionen sind auffallend klein.
Bei Kleinkindern sind die Zeichen wesentlich uncharakteristischer. Die Kinder
lokalisieren ja den Schmerz in diesem Alter schlecht, daher sind auch Bauch-

schmerzen diagnostisch kaum zu werten. Eventuell kann die Angabe der Mutter, daß das Kind plötzlich nicht mehr auf den Topf will oder daß das vorher reinliche Kind wieder einnäßt, den entscheidenden Hinweis bilden. *Beim Säugling* fehlen Lokalsymptome so gut wie ganz. Die Untersuchung kann eine Bauchdeckenspannung über der Symphyse aufdecken. Manchmal findet man auffallend rote Schleimhäute, sowie durch das Fieber und die starke Appetitlosigkeit hervorgerufene, trockene Lippen. Das Gesicht hat oft einen schmerzhaften, abdominalen Ausdruck; eine wachsartige, leicht gelbliche Blässe, die anfänglich durch Subikterus und Gefäßspasmen hervorgerufen, bei längerer Dauer der Krankheit aber die Folge einer echten Anämie ist, kann den Erfahrenen auf die rechte Spur leiten. Wenn die Pyurie im Säuglingsalter zu einer bestehenden Krankheit (parenteraler oder enteraler Infekt) hinzutritt, ist der Beginn weniger stürmisch und die Symptome können von denen der Grundkrankheit mehr oder weniger überdeckt werden („Begleitpyurie"). Afebriler und subfebriler Verlauf kommen bei heruntergekommenen Kindern und chronischen Fällen vor.

Die Wirkung der akuten Pyurie auf den Allgemeinzustand ist, besonders in der ersten Lebenszeit sehr beträchtlich. Die Kinder sind mißmutig, unruhig, verweigern trotz starken Durstes oft jede Nahrungsaufnahme, erbrechen häufig und kommen dadurch rasch von Kräften. Durchfälle können hinzutreten (Fehldiagnose: „Darmerkrankung"!). Der steile Fieberanstieg kann zu Krämpfen führen; nicht selten findet man meningeale Haltung, die bei einem Teil der Fälle durch eine echte meningitische Reizung hervorgerufen ist. In schwereren Fällen kann es auch zu toxischen und septischen Erscheinungen und sogar zu den Zeichen einer Harnvergiftung kommen.

Der Mangel an klinischen Leitsymptomen zwingt uns *bei allen fieberhaften Prozessen ohne ausreichenden Organbefund sowie bei Verschlimmerung von Ernährungsstörungen und Infekten des Säuglingsalters den Urin zu untersuchen.* Andererseits muß man aber, entsprechend dem Gesetz von der Polytropie der unspezifischen Infekte im Säuglingsalter, bei länger dauernder Pyurie regelmäßig auch nach Entzündungen außerhalb der Harnwege (Hals, Ohr, Drüsen, Lunge) fahnden.

Der Urin riecht nicht selten ammoniakalisch, macht Flecken in die Wäsche, ist leicht opalisierend und zeigt nach einigem Stehen einen wolkigen Bodensatz. *Die chemischen Eiweißproben lassen im Stich:* Das Leukocyteneiweiß gibt kaum Fällungen damit und andererseits ist ja eine Albuminurie bei Fieber jeder Genese möglich. Dagegen können folgende Proben wertvoll sein: 1. auf Zusatz von etwas H_2O_2 entwickeln sich durch die Wirkung der Leukocytenkatalase Sauerstoffbläschen. 2. Auf Zusatz von 1—2 Tropfen offizineller Kalilauge zum frischen Urin bildet das Plasmaeiweiß eine Gallerte und bei ruckartigem, kurzem Umschütteln bleiben die Luftbläschen in der Flüssigkeit stehen oder kriechen nur langsam hoch. Genuines Eiweiß stört die Reaktion nicht. *Die sichere Diagnose kann nur durch die Untersuchung des Sediments gestellt werden:* Mehr oder minder große Mengen von Leukocyten, meist zu Klümpchen zusammengeballt, daneben Bakterien, geschwänzte Epithelien, eventuell Erythrocyten und bei Mitbeteiligung der Nieren auch granulierte Zylinder[1]. Nicht selten kann sich der eiterhaltige Urin im Nierenbecken stauen, dann findet man bei einseitiger Erkrankung gerade während stärkerer Fieberattacken den Urin mehr oder weniger frei von Leukocyten. *Differentialdiagnostisch* ist Vulvitis auszuschließen, teils durch Lokalinspektion und durch Kamillenspülung der Vulva vor der Urin-

---

[1] Störende Salze entfernt man am besten durch Zugabe von gut handwarmer physiologischer NaCl-Lösung zum Sediment, Umschütteln und nochmaliges, rasches Zentrifugieren. Zusatz von einigen Tropfen 3%iger Essigsäure zum Sediment ist weniger zu empfehlen, weil es die Erkennung von Erythrocyten erschwert.

abnahme, teils durch die Tatsache, daß in diesem Fall die Leukocyten nicht kreisrund, sondern ausgefranst erscheinen.

Die Therapie bezweckt dreierlei: 1. Reichliche Wasserzufuhr, um die Austrocknung des Körpers und deren Folgen zu beseitigen und die Harnwege zu durchspülen. Man beginnt die Behandlung zweckmäßig mit 1—2, bei älteren Kindern bis 3 Zuckertagen, in denen man 1—1¹/₂ Liter Tee reicht, dem pro Kilogramm Körpergewicht bei Säuglingen 15—20 g, bei älteren Kindern 10—15 g Nährzucker und zur Geschmacksverbesserung Obstsäfte zugesetzt sind. Bei starker Anorexie Klysmen und Infusionen mit RINGER-Traubenzuckerlösung. Danach allmählicher Übergang auf die Dauerernährung, der aber auch weiterhin möglichst große Mengen Limonaden, Tee, Bärentraubenblättertee, Fachinger, Wildunger Wasser usw. zugefügt werden (Kontrolle des spezifischen Gewichts des Urins!).

2. Zur Bekämpfung der Keime benutzt man die Erkenntnis, daß ihr Wachstum im alkalischen, aber auch im sauren Milieu gehemmt ist. Die alkalische Harnreaktion kann man bei Säuglingen durch das basenreiche Sojamehl (in Form des Laktopriv) erreichen, bei älteren Kindern mit Obst-Gemüsekost, die eventuell mit etwas Sahne, Eigelb und Traubenzucker angereichert wird. Aber auch Zugabe von Natr. und Kal. citric. āā zur gewöhnlichen Kost führt zum Ziel, anfangs täglich bei Säuglingen 3—4 g, bei Kleinkindern 4—5 g, bei Schulkindern 5—7 g, später geht man mit der Dosis etwas zurück. (Bei Ödemen oder Krämpfen absetzen!) Zur Säuerung geht man bei Säuglingen auf Milch-Schleimnahrung, bei größeren Kindern auf mehl- und fleischreiche Nahrung über. Unterstützend wirken dabei Acidolpepsin oder Acid. hydrochlor. dilut. (je nach Alter 3—8—12 Tropfen mehrmals täglich in Himbeersaft). In letzter Zeit hat sich zum Ansäuern auch Mandelsäure in Form ihres Ammonium-, Natriumoder Calciumsalzes („Mandelat Asta") sehr bewährt, dessen Anion außerdem noch antiseptisch wirkt. Man gibt je nach Alter 2—4—6 g täglich in Limonade. Alkalisierung und Säuerung werden in etwa 8tägigem Wechsel angewandt, ihr Erfolg ist durch ständige Kontrolle des Urins mit Lackmuspapier zu prüfen. Als *Harndesinfiziens* sind zu empfehlen: a) Urotropin (Säuglinge 2 g, Kleinkinder 3 g, Schulkinder 4 g in 6—8 Dosen täglich). Da die wirksame Formaldehydabspaltung nur im sauren Urin erfolgt, wird es während der azidotischen Periode gegeben. In einigen Präparaten ist es bereits mit Säure kombiniert (Borovertin, Cylotropin, Uronovan, Amphotropin). b) Salol (dieselbe Dosis wie Urotropin) wirkt auch bei alkalischer Reaktion, ist daher in Kombination mit basischer Kost angezeigt. c) Prontosil und Prontalbin haben sich in neuerer Zeit auch bei der Pyurie gut bewährt. Es empfiehlt sich, die Medikamente alle 8 Tage zu wechseln. Bei hohem Fieber und Appetitlosigkeit wirkt Pyramidon günstig. *In hartnäckigen Fällen* muß man zur Spülung greifen. Zunächst versucht man 3%ige Borsäure- oder 5—7%ige Targesinlösung. Hat man keinen Erfolg, dann Silbernitratlösung ¹/₄—¹/₂%ig und in ganz schweren Fällen jenseits des 8.—10. Lebensmonats bis zu 1%ig. Vorher eine kleine Spülung mit 5%iger Novocainlösung, um Schmerzen und Tenesmen zu verhüten.

3. Man vergesse, besonders beim Säugling, über dieser Behandlung die Forderung nach *optimaler Ernährung* nicht. Brüske Nahrungsänderungen können Verdauungsstörungen begünstigen! Die starke Appetitlosigkeit kann zu Verabreichung konzentrierter Nahrungsgemische zwingen; bei heruntergekommenen jungen Säuglingen ist Frauenmilch zu geben. Ein ausgezeichnetes Mittel zur Hebung des Allgemeinzustandes sind Bluttransfusionen in Abständen von 3—8 Tagen.

In der Rekonvaleszenz sind die Kinder noch lange durch wollene Leibwäsche, Verbot des Badens usw. vor Erkältungen zu hüten. Verschickung nicht ins Seebad!

Die *Prognose* ist bei rechtzeitiger und zweckmäßiger Therapie gut. Im allgemeinen heilt die Krankheit vollkommen aus, nur 4—5% der Fälle sterben an Ernährungsstörung, hinzukommenden bzw. aktivierten Infekten der anderen Organe, an Urosepsis, Meningitis, selten an Nierenerkrankung. Die *Dauer der Erkrankung* ist sehr verschieden. Gewöhnlich ist die erste Fieberattacke in ein bis zwei Wochen vorüber, aber die Leukocyten können noch länger im Harn vorhanden sein und immer wieder zu neuem Aufflackern führen. Besonders hartnäckig sind Pyurien, die durch Proteus oder Streptococc. alkaligenes hervorgerufen sind. Die anderen Formen sollen bei geeigneter Behandlung in spätestens 8 Wochen ausheilen. Gelingt das nicht, so ist die Erkrankung als *chronisch* zu bezeichnen. Bei besonders hartnäckigen Fällen fahnde man auf Fremdkörper, Mißbildungen (Cystoskopie, Röntgenuntersuchung) und Tuberkulose. Rezidive kommen besonders innerhalb der ersten 2 Jahre nach der Ersterkrankung vor. Wenn sie sich häufen, denke man ebenfalls an Mißbildungen, Hydronephrose u. dgl.

10. Mißbildungen und Tumoren des Harnapparates, Hydronephrose.

Mißbildungen im Gebiet des uropoetischen Organs sind im Kindesalter nicht ganz selten. Sie neigen zu maligner Entartung und führen oft zu Infektionen

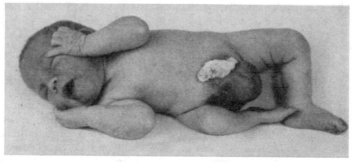

Abb. 4. Ektopie der Harnblase. (Kieler Universitäts-Kinderklinik.) (K)

der ableitenden Harnwege, die dann als „chronische Cystitis" jeder Therapie trotzen, bis man durch Röntgenuntersuchung, Cystoskopie oder Ureterenkatheterismus die Ursache aufdeckt. *Man denke bei allen unklaren Bauchbeschwerden an Abnormitäten von seiten der Niere und der Harnwege, insbesondere, wenn andere Mißbildungen vorhanden sind!* (cave Fehldiagnose „Nabelkolik", s. a. S. 525.)

α) Die wichtigsten **Mißbildungen der Niere** sind: *1. Solitärniere.* Die Niere ist einseitig angelegt und ausgebildet, die andere Seite ist völlig frei von funktionierendem Nierengewebe; meist symptomlos. *2. Verschmelzungsniere.* Beide Nierenkeime sind ganz oder teilweise miteinander vereinigt. a) Die *Hufeisenniere.* Dabei oft Bauchschmerzen bei gestreckter und rückwärts gebeugter Wirbelsäule. b) *Einseitige Langniere und Kuchenniere.* Sehr selten; die erstere macht kaum Symptome. *3. Dystopien* einer oder beider Nieren, meistens Tieferlagerung („Beckenniere"); machen eventuell durch Raumbeengung Bauchschmerzen oder Stuhlbeschwerden. Durch Abflußbehinderung des anomal verlaufenden Ureters führen sie häufig zu Hydronephrose oder Steinbildung. Differentialdiagnose: Beckentumor, Nierentumor u. dgl. *4. Cystenniere.* Meist nur einige kleinere oder größere Cysten, sehr selten ist die Niere völlig cystisch degeneriert. Große Cysten (Tumor eventuell mit höckriger Oberfläche) können die Funktionsfähigkeit der Niere beeinträchtigen.

β) **Mißbildungen des Ureters,** meist Verdoppelung durch Gabelung im oberen Teil oder komplette Verdoppelung, führen oft zu Abflußbehinderung und deren Folgen.

γ) **Aseptische Hydronephrose** (= Erweiterung des Nierenbeckens durch Abflußstauung). a) Intermittierende Hydronephrose, wenn das Hindernis nur zeitweise besteht. b) Offene Hydronephrose, wenn der Abfluß nur erschwert, c) geschlossene, wenn er völlig gesperrt ist. *Ursache:* Unwegsamkeit des Ureters durch Anomalien in seiner Insertion, Klappenbildung, Strikturen, Abknickung durch Verlaufsanomalien der Blutgefäße, Nierendystopie, extrarenale Tumoren.

Symptome: Verminderung des Appetits, Erbrechen, Störung der Stuhlentleerung, Durstgefühl, Tumor im Abdomen. Urin normal. Bei der intermittierenden Form Bauchschmerzen und periodenweise Harnflut. *Differentialdiagnose:* Rezidivierende Nabelkoliken, Tumor. *Therapie:* chirurgisch. Die *Folgen* der Hydronephrose sind Verödung des Nierenparenchyms mit Gefahr der echten Urämie und häufiger sekundäre Infektionen des Nierenbeckens: **infizierte Hydronephrose** (Pyonephrose). Symptome: Bauchschmerzen, trüber Urin, häufiges Urinieren, starker Durst, Blässe, Druckschmerz im Nierenlager. Im Urin findet man Albumen, Leukocyten, oft Erythrocyten. Fieber ist meist nur vorhanden, wenn der Urin frei ist (Stauung).

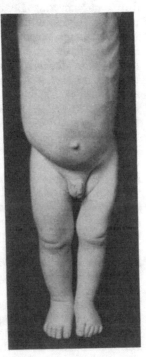

δ) **Urachusfistel.** Symptome: Nässender Nabel mit Schleimhautprolaps und entzündeter Umgebung. Differentialdiagnose gegenüber Ductus omphalomesent.: Bei Druck auf die Blase tritt mehr Flüssigkeit aus. Beweisend ist Ausscheidung blauer Flüssigkeit bei intramuskulärer Injektion von Indigocarmin.

ε) **Harnblasenspalte** (Ectopia vesicae). Knapp handtellergroße, hochrote Schleimhautfläche dicht über der Symphyse, die bald nach der Geburt wie eine Geschwulst aussieht. Der Nabel fehlt meist, gewöhnlich sind auch noch andere Mißbildungen im Bereich des Urogenitalapparates vorhanden, so daß das Bild sehr unübersichtlich wird. $^9/_{10}$ der Patienten sterben vor Erreichung des 7. Lebensjahres, einige haben jedoch hohes Alter erreicht. Die Blasenektopie prädisponiert zu maligner Entartung in späteren Jahren. Therapie: chirurgisch.

ζ) **Tumoren der Niere** sind meist epitheliale Mischgeschwülste, die zwar maligne sind, aber nicht infiltrierend, sondern außerhalb der Niere zunächst nur verdrängend wirken und relativ spät Symptome machen. Besonders häufig findet man sie in den ersten 5 Lebensjahren[1]. Manchmal besteht Hämaturie, gar nicht selten ist Fieber vorhanden (!). Differentialdiagnose: Mesenterialdrüsen, entzündliche Prozesse, andere Tumoren. Bei frühzeitiger Operation (man überzeuge sich von der Anwesenheit einer gut funktionierenden Niere auf der anderen Seite!) kann Heilung erreicht werden.

Abb. 5. Rechtsseitiger Nierentumor mit Stauung im Bein. (Königsberger Universitäts-Kinderklinik.)

η) **Blasentumoren** sind sehr selten. Am häufigsten noch Hämangiome, die in Intervallen bis zu einigen Jahren zu schweren Blutungen führen. In der Zwischenzeit keine Beschwerden. Oft sind auch noch andere Hämangiome, besonders in der Umgebung der Genitalien vorhanden. Myxosarkom und Sarkom der Blase — außerordentlich selten — führen in ganz kurzer Zeit zum Tod.

ϑ) **Fremdkörper in Blase** meist durch die Harnröhre eingedrungen (Onanie oder bei Enuresis als „Therapie"). Diagnose: bei länger dauernder, nicht ganz geklärter Cystitis daran denken! Cystoskopie, Röntgenaufnahme.

III. Erkrankungen der Geschlechtsorgane.
1. Vulvovaginitis und Gonorrhöe der Mädchen.

Nichtgonorrhoische Vulvitiden kommen ab und zu im Kindesalter im Anschluß an schwere Infekte (Masern, Scharlach u. dgl.), ferner bei Lokalisation von Varicellen, Herpes, Vaccine auf der Genitalschleimhaut sowie bei Oxyuren und Masturbation vor. Die symptomatische Therapie sei möglichst reizlos (Sitzbäder oder Berieselung mit Kamillenabkochung, Einträufeln von 5—8%iger Targesinlösung, kein Puder, keine Salben). Nicht selten ist jenseits des Säuglings-

---

[1] 20% aller Geschwülste im Kindesalter sind Nierentumoren!

alters ein konstitutionell bedingter Fluor, der auf lokale Therapie kaum anspricht, aber nach Umstellung auf basenreiche, vegetabile Kost gut zurückgeht.

Die Gonorrhöe befällt fast nur Mädchen und bevorzugt Säuglinge und Kleinkinder. Ihre Häufigkeit wechselt in den einzelnen Ländern entsprechend dem
Stand der persönlichen Hygiene zwischen wenigen Promille und mehreren
Prozent. Die Übertragung geschieht gewöhnlich von erkrankten Spielgenossen,
von der Mutter oder der Pflegeperson aus, durch Aufenthalt im gleichen Bett,
durch gemeinsame Benutzung von Nachtgeschirr, Badeutensilien, Badewasser
u. dgl. Da die Krankheit sehr leicht übertragen wird, sind in Krippen und
Kinderheimen sogar Massenerkrankungen vorgekommen. *Symptome:* Harndrang, Schmerzen im Unterleib und beim Wasserlassen, rahmig-eitriger Ausfluß, gelbe Flecken in der Wäsche, Entzündung von Scheide und Vulva. Die
Urethra ist fast stets, das Rectum häufig miterkrankt. *Zur Diagnose* entnimmt
man mit der Platinöse etwas Sekret, und zwar aus der Vagina und Urethra
morgens, vor der ersten Urinentleerung und ohne vorherige Reinigung des
Genitales, aus dem Rectum nach vorheriger Reinigung mit einem Wattetupfer.
Man findet im lufttrockenen Ausstrich gramnegative, semmelförmige, zum Teil
intracelluläre Diplokokken; jedoch setzt die sichere Erkennung große Erfahrung
voraus. In frischen Fällen ist die Diagnose meist rasch geklärt; wenn bei alten
Fällen sehr viele Begleitbakterien neben wenigen negativen Kokken gefunden
werden, muß bei klinischem oder anamnestischem Verdacht mehrmals (eventuell
nach Provokation) untersucht werden. Für die — sehr schwierige — Kultur wird
das Sekret unmittelbar nach der Entnahme auf den vorgewärmten Nährboden übertragen. Wegen der wirtschaftlichen, sozialen und psychischen Folgen (lange Behandlung und Isolierung, Shock für Eltern und eventuell für das Kind) ist große
Zurückhaltung in der Diagnosestellung bis zur absolut sicheren Klärung nötig.
Bis dahin müssen die Möglichkeiten der Weiterverbreitung unterbunden werden.

Die häufigsten *Komplikationen* sind: mechanische Verschleppung der Keime
in die Blase („cystitischer" Befund), in den Mastdarm (Geschwüre, Entzündung),
eventuell auch in die Augen (s. Blennorrhöe), ferner metastatische Gelenkentzündungen. Gonokokkensepsis und Endokarditis kommen bei Kindern kaum vor.
Die Vestibulardrüsen und die Cervix sind häufig miterkrankt, dagegen findet
man aufsteigende Gonorrhöe nur zur Zeit der Menarche.

Therapie: Bettruhe; Verhütung der Weiterverschleppung durch geschlossene
Hose, Menstruationsbinden und sorgfältige Reinigung der Umgebung. Temperaturmessung nicht rectal, sondern axillar. Bei frischen Fällen mit starker Entzündung Kamillensitzbäder oder kühle Umschläge mit Kamille, Borwasser oder
essigsaurer Tonerde. Später 2—4mal täglich Spülung mit einer der folgenden
Lösungen: Protargol 1—2%, Höllenstein 0,5—1%, Hydrarg. oxycyan. 0,1—0,3%,
Choleval 3%, Kal. permangan. hellrot. Man läßt in Vulva und Vagina mittels
eines dünnen Katheters unter leichtem Druck 1—1½ Liter dieser Flüssigkeit
einlaufen. Die *Rectalgonorrhöe* wird ebenfalls mit Einläufen oder mit 3—5%igen
Protargolzäpfchen bekämpft und die *Urethra* behandelt man mit den genannten
Lösungen mittels einer Tropfpipette oder man macht Blasenspülungen. *Bei
Genitalekzemen* Umschläge mit 1%iger Resorcinlösung und Puder. Erfolg-
versprechend erscheint auch bei Kindern die Behandlung mit *Sulfonamiden;*
allerdings sind die Ergebnisse nach den bisherigen Erfahrungen nicht so über-
ragend wie bei der Erwachsenen-Gonorrhöe, so daß man wohl vorerst die Lokal-
behandlung noch nicht völlig verlassen können wird. Das gilt vor allem für die
Rectalgonorrhöe, die doch im Kindesalter in 40—50% aller Fälle vorhanden ist.
Man gibt 2—3 Stöße in Abständen von 1 Woche: von Neo-Uliron 1,5—2 g
täglich 3—4 Tage lang, Sulfapyridin dieselbe Tagesmenge über 5 Tage hinweg,
Albucid und Cibazol bzw. Sulfathiazol täglich 2,5—3,5 g ebenfalls 3—4 Tage lang.
Die beiden letzten Präparate haben sich bei der Gonorrhöe des Erwachsenen

besonders bewährt und zeigen auch nach unseren Erfahrungen beim Kind
selbst in Riesendosen gewöhnlich nur harmlose Nebenwirkungen (Anorexie,
Erbrechen und geringe Cyanose), die nach Absetzen des Mittels rasch verschwinden. Schließlich ist noch die *Hormontherapie* zu erwähnen, die von der
Tatsache ausgeht, daß Follikulin durch Säuerung des Vaginalsekrets die Lebensbedingungen für die Gonokokken verschlechtert, sowie das Vulva- und Scheidenepithel verdickt und verhornt und dadurch widerstandsfähiger macht. Daher
ist nur eine Wirkung auf die Genitalgonorrhöe zu erwarten. Man gibt in Kombination mit den anderen Methoden 2—3mal wöchentlich 1000—3000 ME. i.m.
oder per os. Vorübergehende Nebenwirkungen: Anschwellen der Brüste, Vergrößerung der Labien, Genitalblutungen. Die Frage der Spätschäden ist heute
noch nicht zu beantworten. Die Vaccinebehandlung ist wegen häufiger starker
Nebenwirkungen nur mit Vorsicht anzuwenden. Man injiziert 2mal wöchentlich
intramuskulär, beginnend mit 10 Mill. Keimen bis zur Fieberreaktion. Wenn
keine Erreger mehr nachweisbar sind, läßt man die Kinder vorsichtig aufstehen.

Die Behandlung ist auch mit den modernen Methoden noch recht langwierig (2—4 Monate) und führt nicht selten nur zu mangelhafter Heilung mit
Rezidiven. Allerdings werden die bei Erwachsenen gefürchteten Spätschäden
an den inneren Geschlechtsteilen mit ihren Folgen für die Konzeption nicht
beobachtet, da ja die Adnexe nicht erkranken. *Vollständige Heilung* ist erreicht,
wenn die Abstriche unter folgenden Bedingungen negativ sind: a) 3mal während
der Behandlung, b) 1mal 10 Tage nach Aussetzen der Behandlung, c) 3—4mal
kurz nach Provokation, d) 1mal 8 Tage nach der 2. Provokation, e) 1mal
14 Tage nach der 3. Provokation. Die Provokation erfolgt durch Einträufeln
von einigen Kubikzentimetern 1:4 verdünnter LUGOLscher Lösung in die
Vagina. Provokation mit Vaccine ist wegen der oft stürmischen Allgemeinerscheinungen (Fieber, Krämpfe) nicht zu empfehlen.

2. Phimose, Paraphimose, Balanitis und hypertrophisches Präputium.

Bei *Phimose* kann das Präputium nicht ohne Gewalt hinter die Glans zurückgeschoben werden. Das ist in den ersten Lebensjahren wegen der Enge des Präputialringes und der epithelialen Verklebung zwischen Glans und Präputium
physiologisch. Eine „Therapie" ist hier sinnlos.

α) **Pathologische Phimosen.** a) Persistenz der physiologischen Phimose über die ersten Lebensjahre hinaus. Sie macht keine Miktionsbeschwerden, aber wegen der Neigung zu Balanoposthitis sind die Verklebungen zu lösen:
Unter kurzem Ätherrausch wird das Präputium so weit als möglich zurückgeschoben, dann werden die Verklebungen unter ständigem weiteren Zurückschieben — vorsichtig, ohne Verletzung!! — mit einer Sonde ringsherum bis
zum Sulcus coronarius gelöst. Zwischen Glans und Präputium gibt man ein
wenig Borvaseline und macht für einige Tage Umschläge mit essigsaurer Tonerde oder mit Alkohol-Wasser-Glycerin āā.

b) Die angeborene Verengerung des Präputialringes führt zu Beschwerden beim Wasserlassen: Aufblähung des Präputialsackes, zu dünner
Harnstrahl· oder Fehlen eines richtigen Strahls, Schmerzen. (Man hüte sich,
bei allen Miktionsbeschwerden kritiklos eine Phimose anzunehmen.) Bei dem
Versuch, das Präputium ohne Gewalt so weit als möglich zurückzuschieben,
kann man nicht wie beim physiologischen Zustand die ganze Urethralöffnung
und die Spitze der Glans sehen. Zunächst versucht man die Dehnung, indem
man — evtl. in kurzem Ätherrausch — das Präputium möglichst weit zurück-
schiebt. (Unblutig! Jeder Einriß bedingt narbige Strikturen!) Ist die Dehnung
in einer oder mehreren Sitzungen nicht möglich, wird operiert.

c) Entzündliche Verengerung. Meist durch Sekretstauung oder Ansiedlung von Keimen in den Taschen des Präputiums entstanden. Man denke

aber auch an traumatische Abschnürung, Fremdkörper oder gonorrhoische Infektion! In unkomplizierten Fällen Umschläge mit Borwasser, essigsaurer Tonerde, Bleiwasser u. dgl. Falls eine echte Verengerung des Präputialringes vorliegt, wird nach Abschwellung gemäß b) vorgegangen.

d) **Narbige Verengerung** ist die Folge von schweren Entzündungen, Traumen oder von unsachgemäßen Dehnungsversuchen. Die Behandlung ist chirurgisch.

β) Die **Paraphimose** ist ein Stauungsödem der Glans und eines Teils des Präputiums, wenn es hinter die Glans zurückgeschoben wird und wegen seiner Enge im Sulcus coronarius liegen bleibt. Man achte auf Abschnürung durch Bänder, Fäden, Haare u. dgl.! Behandlung: Ätherrausch; der Arzt steht am Fußende, hält mit beiden Zeige- und Mittelfingern den Schaft des Penis und drückt mit beiden Daumen die Glans vorsichtig zurück. Man kontrolliere hernach durch leichtes Zurückschieben, ob der Präputialring wirklich vor der Glans liegt.

γ) **Balanoposthitis** ist eine Entzündung des Präputialsackes, ausgehend von dem im Sulcus coronarius angesammelten und durch Bakterien verunreinigten Smegma. Symptome: Schwellung, Rötung und Ödem von Präputium und Glans (Therapie s. oben c).

δ) Das **hypertrophische Präputium** (hat nichts mit Phimose zu tun!) ist abnorm lang und überragt rüsselförmig die Urethralöffnung um mehr als 3—5 mm. Es führt häufig zu Entzündungen, weil Urinreste in den Vorhautfalten zurückbleiben und die Ansiedlung von Bakterien begünstigen. In diesem Fall operative Verkürzung. Behandlung der Entzündung mit 5%iger essigsaure Tonerdesalbe, Borsalbe, Desitinolan u. dgl.

3. Mißbildungen des Genitalapparates, Lageanomalien, Hydrocele.

Genitalmißbildungen bei Mädchen sind sehr selten, am häufigsten noch Hypospadie. Die wichtigsten Mißbildungen des männlichen Genitalapparates sind:

α) **Epispadie** (Fissura urethrae post.) führt zu einer Rinne auf dem Dorsum penis, die häufig bis zur Wurzel reicht. Meist kombiniert mit Blasenektopie.

β) **Hypospadie** (Fissura urethrae anterior). Die Harnröhrenmündung liegt auf der Unterfläche des Penis und ist unter Umständen bis an das Scrotum hin verlegt. Im Gegensatz zur Epispadie erblich. Der Penis ist klein, die Eichel scrotalwärts abgeknickt, die Vorhaut deformiert. Folgen: Schwierigkeiten beim Urinieren, später eventuell Verminderung der Potentia cocundi und generandi, daher frühzeitige Operation.

γ) **Kryptorchismus** (Retentio testis) ist ein unvollständiger Descensus einer oder beider Hoden aus der Bauchhöhle in das Scrotum. Er kann inguinal sein, wenn der Hoden im Leistenkanal liegt, und abdominal, wenn er nicht bis zum inneren Leistenring gelangt ist. Man spricht erst dann von einer pathologischen Retention, wenn der Hoden dauernd im Leistenkanal ist und sich auch nicht herausstreichen läßt. *Vorübergehendes Hochsteigen in den Leistenkanal ist im Kindesalter nicht pathologisch.* Folge: Mangelhafte Entwicklung, fibröse, fettige oder maligne Entartung, Neigung zu Entzündungen und mangelhafter Schutz vor Trauma. Bezüglich der Therapie ist bisher weder über den Zeitpunkt noch über den Weg eine Einigung erzielt worden. Die Operation (zwischen dem 6. und 12. Jahr. bei Beschwerden oder Kombination mit Hernie früher) scheint immer noch der sicherste Weg zu sein. Vorher kann ein Versuch mit Hypophysenvorderlappenhormon gemacht werden (3—4000 Einheiten im Lauf eines halben oder dreiviertel Jahres).

δ) **Hydrocele** (Flüssigkeitserguß zwischen dem parietalen und visceralen Blatt der Tunica vaginalis) entsteht spontan gleich oder mehrere Wochen nach der Geburt. Symptome: mehr oder minder prallelastische, glatte Geschwulst im Hoden (H. testis) oder in der Leiste (H. funiculi spermat.). Differentialdiagnose: Hernien (reponibel), Tumoren (höckrige Oberfläche, derbe Konsistenz). Bei Hydrocele testis erleichtert die Diaphanoskopie die Diagnose. Die Hydrocele schwindet fast stets spontan im Laufe von einigen Monaten. Wenn der Erguß sehr stark ist (selten!) oder mehr als 1 Jahr besteht: Punktion am oberen Pol, die eventuell wiederholt werden muß.

Schrifttum.

DRACHTER-GOSSMANN: Chirurgie des Kindesalters, 1930.
NOEGGERATH: Allgemeine und besondere urologische Diagnostik beim Jungkind, 1939.
NOEGGERATH u. NITSCHKE: Urogenitalerkrankungen der Kinder. Handbuch der Kinderheilkunde, Bd. 4.
VOLHARD: Nierenerkrankungen. Handbuch der inneren Medizin, Bd. 6.

Pathologie des Wachstums und der Entwicklung.

Von E. GLANZMANN-Bern.

Mit 18 Abbildungen.

Zur Feststellung des Wachstums- und Entwicklungszustandes bedienen wir uns der Inspektion, mit Vorteil festgehalten durch die wissenschaftliche Photographie, zur Erfassung der äußeren Erscheinungsform oder des Habitus, der Waage zur Ermittlung des Körpergewichts und der Schubleere bzw. des Meßbandes oder Maßstabes zur Feststellung des Längenwachstums. Diese Maße vergleichen wir mit den aus einer großen Zahl von Messungen aufgestellten Durchschnittsmaßen. Doch müssen wir uns immer bewußt sein, daß die individuellen Variationen groß sind und nur erhebliche Abweichungen von den Durchschnittswerten etwas besagen. Wichtig ist der Vergleich der festgestellten Körperlänge mit dem zugehörigen Gewicht, dem sog. Sollgewicht. Untergewichtigkeit ist im Wachstumsalter eine recht häufige Erscheinung.

Von Interesse sind dann ferner Feststellung des Kopfumfanges, des Brust- und Bauchumfanges mit dem Bandmaß. Beim Säugling sollen Kopf- und Brustumfang nahezu gleich sein. Über den Entwicklungszustand gibt uns das Verhalten der großen Fontanelle Auskunft. Sie soll mit 15 Monaten geschlossen sein. Wichtig ist der Durchbruch der Zähne im 6.—9. Monat, das Vorhandensein von 8 Zähnen am Ende des ersten Lebensjahres usw. Auch die Verzögerung der zweiten Dentition ergibt Anhaltspunkte für die Bewertung des Entwicklungszustandes. Aufschlußreich ist das Röntgenverfahren zur Feststellung des Auftretens der Handwurzelknochen, die normalerweise in bestimmten Entwicklungsperioden erscheinen, des Verhaltens der Epiphysenkerne und der Epiphysen, des Auftretens von Querbändern in der Epiphysengegend, sog. Jahresringen usw. Es schließt sich an die Prüfung der Statik und Motorik, so wie der Intelligenz nach den besonders zu diesem Zweck aufgestellten Testverfahren. Im Pubertätsalter ist das Auftreten oder Fehlen sekundärer Geschlechtsmerkmale sehr wichtig (s. auch Kapitel JOCHIMS: Entwicklung des gesunden Kindes, S. 3).

I. Einfluß von Krankheiten auf das Wachstum und die Entwicklung.

Verschiedenste Krankheitszustände im Kindesalter sind imstande, Wachstum und Entwicklung zu hemmen. Dabei wird in erster Linie das Gewichtswachstum betroffen, während der Wachstumstrieb so stark ist, daß das Längenwachstum trotz des stehenbleibenden Gewichtes noch weiterschreiten kann, so daß es schon dadurch zu einer auffallenden Abmagerung kommen kann. Bei länger dauernden Störungen der Ernährung steht dann schließlich auch das Längenwachstum still. Die geläufigsten Beispiele für diese Beeinflussungen des Wachstums und der Entwicklung geben uns die Ernährungsstörungen der Säuglinge. Solche Kinder sehen infolge der Entwicklungshemmung kleiner und jünger aus, als sie in Wirklichkeit sind. Man spricht deshalb von einem sog. *Infantilismus.*

Dies wird besonders deutlich, wenn Kinder jenseits des Säuglingsalters noch von schweren chronischen Ernährungsstörungen heimgesucht werden. Diese Kinder bleiben so stark im Gewichts- und Längenwachstum zurück, daß man von einem *Infantilismus intestinalis* (Herter) *(Zöliakie)* spricht. Diese Wachstumsstörung ist heute dank der Bananen-, Butter- milch-, Lebertherapie einer Heilung zugänglich (s. Verdauungskrankheiten von Goebel, S. 537 und Avitaminosen von Rominger, S. 193 und 217).

Viel ungünstiger ist die Prognose bei Infantilismen infolge Erkrankung lebenswichtiger Organe. Wir kennen einen *cerebralen Infantilismus* bei angeborenen oder erworbenen Schäden des Nervensystems, wie Little, Porencephalie, Mikrocephalie, Hydrocephalie usw.

Schwere kongenitale Herzfehler, namentlich Pulmonalstenose, aber gelegentlich auch Maladie de Roger, wenn der Septumdefekt mit stärkerer Mischungscyanose einhergeht und die Sauerstoffversorgung des wachsenden Organismus beeinträchtigt wird, kann zu *kardialem Infantilismus* führen. Sauerstoffmangel kann ähnlich wirken wie ungenügende Zufuhr von Wachstumsvitaminen und Längen- und Gewichtswachstum mehr weniger' schwer hemmen. Ein kardialer Infantilismus bei erworbenen Herzfehlern ist besonders bei der Mitralstenose bekannt.

Hepatolienaler Infantilismus findet sich bei verschiedenen Formen von Lebercirrhose. Ferner bei der sog. Glykogenspeicherkrankheit, welche in seltenen Fällen das Bild einer Athyreose vortäuschen kann. Es ist dem Organismus nicht möglich, die für die Anfachung der Wachstumsprozesse notwendigen Zucker zu mobilisieren. Es kommt zu Hypoglykämie und Ketonurie (s. Rominger: Stoffwechselkrankheiten des älteren Kindes, S. 257).

Beim *pankreatogenen Infantilismus* besteht eine Störung der äußeren Sekretion des Pankreas, die zu mangelhafter Fettverdauung und Resorption führt. Es kommt zu massigen Butterstühlen, ähnlich wie bei Zöliakie. Die Prognose ist jedoch ungünstig. Bei der Autopsie hat man cystische Degeneration des Pankreas gefunden.

Beim *renalen Infantilismus* zeigt sich eine frühzeitig einsetzende Wachstumshemmung, die zu Zwergwuchs mit verschiedenen Formen der Spätrachitis, besonders X- und O-Beinen, führt. Es handelt sich um eine Schrumpfniere mit Polydipsie, Polyurie, Blutdrucksteigerung, Retinitis albuminurica und Reststickstofferhöhung. Die Pubertätsentwicklung tritt nicht ein.

Es ist selbstverständlich, daß solche auf schweren Organschäden beruhenden Wachstums- hemmungen des cerebralen, kardialen, hepatischen, pankreatogenen, renalen Infantilismus nur schwer oder überhaupt nicht beeinflußbar sind. Die Prognose dieser Leiden ist in der Regel auch infaust.

Von diesen Anomalien trennen wir die *endokrin bedingten Infantilismen* ab, wie z. B. den thyreogenen, den hypophysären Infantilismus usw. Hier können wir durch Ver- abreichung der entsprechenden Hormone in die Entwicklungsstörung eingreifen.

Chronische Infektionskrankheiten, wie ganz besonders die Tuberkulose und die Syphilis, können zu Verkümmerung des Wachstums zu einem *Infantilismus vom Typus* Lorrain. und damit auch zur Verzögerung der Pubertätsentwicklung führen. Die Tuberkulose kann an und für sich gutartig sein, sehr chronisch verlaufen, und doch ist ihr Einfluß auf den Infantilismus groß. Die betreffenden Adoleszenten zeigen einen kleinen Kopf, einen engen und platten Thorax, schwache und lange Glieder, feine Haut, feminine Züge. Die Pubertäts- entwicklung bleibt mehr oder weniger aus.

In ähnlichem Sinne können ungünstige Umwelteinflüsse, Mangel an Luft und Licht, Intoxikationen in der verpesteten Luft der Städte, schädliche Wir- kungen auf das Nervensystem, schwere Emotionen, Kummer, Erschöpfung usw. wirken.

Im Gegensatz dazu besteht kein Zweifel, daß günstigere Umweltsbedingungen eine Wachstums- und Entwicklungsbeschleunigung bewirken können. Die bedeutendere Körpergröße der Schüler höherer Schulen, die aus sozial günstigerem Milieu stammen gegenüber gleichaltrigeren Volksschülern, ist schon lange auf- gefallen. Es handelt sich dabei allerdings wohl gelegentlich um unerwünschte Erscheinungen des kümmernden Hochwuchses, nicht selten mit mehr weniger ausgesprochenen Graden von Kyphoskoliose der oberen Brustwirbelsäule. Im großen ganzen haben wir aber heute nicht nur hochgewachsene, sondern auch gesunde und muskelkräftige Jugendliche, auf die wir stolz sein können. Dies würde dafür sprechen, daß früher durch mangelhafte Vitaminversorgung, un- gesunde Wohnungsverhältnisse, ungenügende Besonnung und zu geringen Sport das optimale Wachstum gehemmt war. Heute sind die Ernährungsverhältnisse besser, die Vitaminversorgung mit Lebertran, frischen Südfrüchten und Ge- müsen während des ganzen Jahres ist eine weit stärkere, ja es wird gelegentlich sogar die Vitaminüberschwemmung übertrieben. Die Besonnung ist intensiver.

die Kinder halten sich mehr in der frischen Luft und im Freien auf und treiben Sport. Abgesehen von den Kriegsjahren wurden in den letzten Dezennien Steigerung des Längenwachstums schon früh um 3—5, ja sogar bis 10 cm festgestellt, so daß die alten Tabellen für Größe und Gewicht der Kinder nicht mehr für unsere heutige Jugend gelten können. Nicht selten kommt es zu einer dauernden Zunahme der Körpergröße, so daß die erwachsenen Kinder ihre Eltern oft ganz bedeutend überragen. Es ist nicht denkbar, daß die Erbmasse als solche sich innerhalb einer Bevölkerung in einem Menschenalter so verändert, um eine solche Zunahme der Körperlänge zu bewirken. Es machen sich hier viel mehr die oben erwähnten Umwelteinflüsse geltend. Wenn nach BENNHOLDT-THOMSEN diese Wachstumsbeschleunigung auf dem Lande nicht in gleichem Maße zum Ausdruck kommt, wie in den Städten, so kann das damit zusammenhängen, daß auf dem Lande noch vielfach an den früheren ungenügenden Ernährungsmethoden, z. B. viel zu lange durchgeführter, einseitiger Milchernährung festgehalten wird. Bemerkenswert ist ferner der frühzeitigere Eintritt der Menarche bei den jungen Mädchen, oft schon im 11.—12. Lebensjahr. Die veränderten Lebensbedingungen haben auch interessanterweise das früher bei den jungen Mädchen weit verbreitete Krankheitsbild der Chlorose nahezu ganz zum Aussterben gebracht (s. Tabelle Kapitel JOCHIMS).

II. Sog. Wachstums- und Entwicklungskrankheiten.

Der Volksglaube nimmt an, daß gewisse Wachstums- und Entwicklungserscheinungen an und für sich zu krankhaften Störungen Anlaß geben können. Bekannt ist das Zahnfieber kurz vor dem Durchbruch der Zähne; meist ist es jedoch so, daß beim Zahndurchbruch sich auf dem Boden vasomotorischer Störungen eine Rhinopharyngitis einstellt, welche das Fieber veranlaßt. Andererseits ist bekannt, daß fieberhafte Zustände verschiedensten Ursprungs das Wachstum der Zähne und ihren Durchbruch fördern.

Die kritische ärztliche Betrachtung muß auch das Vorkommen von sog. Wachstumsschmerzen ablehnen, meistens handelt es sich dabei um rheumatische Schmerzen; gelegentlich auch um Belastungsschmerzen, z. B. beim Plattfuß, die sich bis weit in die Oberschenkel hinauf geltend machen können.

Dagegen besteht kein Zweifel, daß innige Beziehungen bestehen zwischen raschem Wachstum, sowohl im ersten bis zweiten Lebensjahr, als auch zur Zeit der Pubertät und der Rachitis. Ohne Wachstum keine Rachitis. In den Entwicklungsjahren tritt die sog. Spätrachitis auf mit Skoliose, Kyphose oder Lordose der Wirbelsäule, Genu valgum, Plattfuß, Coxa vara usw.

Das Längenwachstum eilt gewöhnlich der Breitenentwicklung voraus. Ist es erheblich gesteigert, so daß das Mißverhältnis zwischen Längen- und Breitenentwicklung besonders ausgeprägt wird, so entstehen die bekannten hochaufgeschossenen sog. Spargeltypen der Adoleszenten. In dem langen schmalen Thorax findet sich auch ein schmales, in die Länge gezogenes sog. Tropfenherz. Dieses Tropfenherz ist meist auch ein außerordentlich reizbares Herz. Schon der Wechsel von der liegenden zur aufrechten Körperstellung, psychische Emotionen lösen heftiges Herzklopfen, Tachykardie, selten Extrasystolen, Angstgefühle und selbst präkordiale Schmerzen aus. Die ganze Herzgegend wird durch die aufgeregte Herzaktion erschüttert. Nicht selten finden sich auch vasomotorische Störungen in Verbindung mit dem starken Pubertätswachstum, es kommt zu Wachstumsblässe, gelegentlich mit abnormer Blutdrucksteigerung, halonierten Augen, Akrocyanose mit Neigung zu Frostbeulen, Neigung zu Ohnmachten mit Blutdrucksenkung. Die Herzaktion ist infolge des gesteigerten Sympathicustonus oft so erregt, daß es zu funktionellen Herzgeräuschen kommen kann. Nicht selten besteht Müdigkeit, Unfähigkeit zu geistiger Konzentration, starker Schweißausbruch bei körperlichen Anstrengungen oder bei psychischer Emotion, Neigungen zu Ohnmachten namentlich bei längerdauernder aufrechter Körperhaltung. Bekannt sind auch die Kopfschmerzen der Adoleszenten.

Sie treten besonders gegen die Mittagsstunden bei leerem Magen auf und sind oft in der Mitte der Stirn lokalisiert. Gelegentlich findet man eine vergrößerte Sella turcica; in anderen Fällen wieder nehmen diese Kopfschmerzen mehr migräneartigen Charakter an. Diese Störungen gleichen sich meist synchron mit dem Einsetzen der Breitenentwicklung aus und sind durch Maßnahmen, die diese befördern, zu beeinflussen, ganz besonders durch geeignete Gymnastik, welche die oberen Extremitäten bevorzugen muß, z. B. Rudern, Tennis usw.

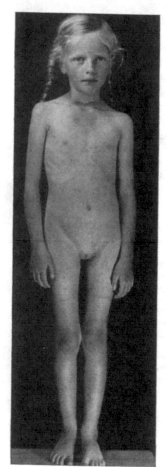

Abb. 1. Asthenie.
(Kieler Univ.-Kinderklinik.) (K)

1. Die wichtigsten Wachstumstypen im Kindesalter.

a) Normosomie.

Gewichts- und Längenwachstum entsprechen in harmonischer Weise den Mittelwerten der Norm.

b) Kleinwuchs.

Die Kinder bleiben im Längenwachstum zurück, aber das Gewicht entspricht der Körperlänge bzw. den Durchschnittswerten.

c) Hochwuchs.

Die Kinder sind über mittelgroß, das Gewicht entspricht genau der Körpergröße.

d) Eurysomie.

Breitenwuchs, pyknische Typen. Die Körpergröße ist untermittelgroß, oder mittelgroß, das Gewicht übertrifft die Mittelwerte. Die Kinder zeigen einen gedrungenen Körperbau. Diese dicken Kinder haben nicht selten eine bestimmte vegetative Stigmatisierung im Sinne der Vagotonie, mit Neigung zu langsamem Puls, zu Asthma bronchiale, Dermographismus ruber et albus, zu Koliken im Magendarmkanal, Colica mucosa usw. Das Temperament ist eher phlegmatisch, indifferent, zähflüssig, oft zu Trotz neigend. Bei Infektionskrankheiten zeigen die dicken Kinder oft eine Neigung zu schwerem Verlauf mit hohem Fieber. Namentlich bei den sog. pastösen Typen kommt es zu rascher Einschmelzung des mehr oder weniger pathologischen Fettgewebes. Bei diesen pastösen Typen nehmen Infektionskrankheiten besonders häufig einen foudroyanten, letalen Verlauf.

e) Hyperplasie.

Sowohl das Längen- wie das Gewichtswachstum sind erheblich über die Mittelwerte gesteigert. Es handelt sich um athletische Typen mit grobem Knochenbau und Neigung zu schwereren perennierenden Formen von Rachitis. Auch das Temperament der Athleten ist oft zähflüssig und zu Trotz neigend.

f) Hypoplasie.

Längen- und Breitenentwicklung bleiben wie das Gewichtswachstum zurück (erheblich unter den Durchschnittswerten). Es handelt sich einfach um kleine Kinder mit grazilem Knochenbau, ohne daß man bestimmte endokrine Züge feststellen könnte. Bei diesen zu kleinen Kindern wird häufig der Fehler gemacht, daß man sie zu überfüttern sucht. Dadurch kann man aber keine Steigerung des Längen- und Gewichtswachstums erzielen. Die Gefahr dyspeptischer Störungen ist groß.

g) Schmalwuchs oder Leptosomie.

Es sind dünne, magere Kinder, die sich nicht mästen lassen, die immer schlank und grazil bleiben. Es besteht ein Mißverhältnis zwischen der oft gesteigerten Körperlänge und der ausgesprochenen Untergewichtigkeit. Diese Kinder haben einen langen, schlanken Thorax, ein entsprechend schmales, kleines Tropfenherz, sie neigen zu Herzklopfen, zu Pulsbeschleunigung, Schweißen usw., also zu Erscheinungen, die wie auch das nicht seltene Glanzauge an eine Hyperthyreose erinnern, vielleicht auch mit einer vermehrten Adrenalinausschüttung und erhöhtem Sympathicustonus einhergehen. Oft besteht eine Neigung zu Hyperthermie, also zu habituellen Steigerungen der Körpertemperatur bis über 38° bei normaler oder sogar verlangsamter Senkungsgeschwindigkeit. Es handelt sich sehr häufig um erregbare, nervöse Kinder mit Steigerung der Sehnenreflexe, Lidflattern beim Augenschluß, Zungenwogen beim Vorstrecken der Zunge, Facialisphänomen usw. Nicht nur das Fettpolster, sondern auch die Muskulatur ist dürftig und wenig leistungsfähig. Diese leptosomen, asthenischen Kinder zeigen entsprechend ihrer zarten Körperkonstitution häufig eine ängstliche Grundhaltung mit Unsicherheit, Schüchternheit, großer Sensibilität und Neurosebereitschaft nach der Richtung des schizoiden Formenkreises. Sie ziehen sich z. B. von den

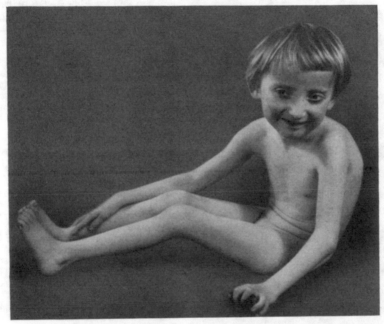

Abb. 2. Arachnodaktylie, (Kieler Univ.-Kinderklinik.) (K)

robusteren Altersgenossen zurück. Cerebrale Typen mit starker Entwicklung des Gehirns, hervorragender Intelligenz treffen wir am ehesten bei dem asthenischen Körperhabitus. Bei diesen leptosomen, asthenischen Kindern verlaufen nun die meisten Infektionskrankheiten auffallend mild, gewissermaßen auch asthenisch, mit geringem Fieber usw.

Die asthenische Konstitution erfordert oft psychische Ruhigstellung durch Milieuwechsel. Das Breitenwachstum kann durch entsprechende Gymnastik gefördert werden. Zur Hebung der Appetitlosigkeit und zur Steigerung des Breiten- und Gewichtswachstums sind Hefepräparate oft nützlich.

h) Dysplastische Typen.

α) **Arachnodactylie** oder **Dolicho-Stenomelie (Marfan).** Sie stellt eigentlich eine extreme Variante des leptosomen Formentyps dar. Das Längenwachstum ist meist gesteigert und es besteht eine mehr oder weniger hochgradige Magerkeit. Das Gesicht hat oft einen ältlichen Ausdruck, ist lang, mager und schmal. Das Gaumendach ist spitzbogig. Charakteristisch sind die präraphaelitischen Verlängerungen der Finger, die oft eigentümlich verbogen sind und deshalb an Spinnenfinger erinnern. Nicht selten findet sich eine DUPUYTRENsche Kontraktur, so daß besonders der Ring- und Kleinfinger nicht voll gestreckt werden können. Häufig finden sich X-Beine, Knick- und Plattfüße. Der Calcaneus springt stark vor, es finden sich Hammerzehen und andere Stellungsanomalien der Zehen. An den Händen und Füßen sind die Weichteile über den dünnen Knochen stark reduziert, bläulich verfärbt, oft naß, kalt. Augenanomalien (Linsenluxation, Nystagmus, Myopie, Farbenblindheit), gelegentlich auch Ohrmuschelveränderungen und Gehörstörungen wurden beobachtet. Selten sind neurologische Zeichen, ähnlich einer Friedreichschen Ataxie. Die Ätiologie ist unbekannt.

β) **Dystrophia adiposo-genitalis.** Im Kindesalter besonders häufig ist die Pseudoform mit Gigantismus, Adipositas und Genitalhypoplasie.

2. Die verschiedenen Formen von Minderwuchs und Zwergwuchs.

Wir können folgende Formen von Zwergwuchs unterscheiden:

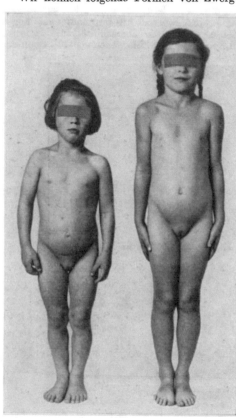

Abb. 3. Primordialer Zwergwuchs mit Alterskameraden. (Kieler Univ.-Kinderklinik.) (K)

a) Primordialer Zwergwuchs, Nanosomia vera.

Diese Zwergwuchsform ist häufig angeboren und vererbt. In den betreffenden Sippen kommen auch kleinwüchsige Individuen vor. Diese Kinder erreichen, auch wenn sie erwachsen sind, oft nicht mehr als Metergröße. Dabei sind die Körperproportionen normal. Die geschlechtliche Entwicklung vollzieht sich rechtzeitig. Solche Zwerge sind nicht selten sogar sehr intelligent. Sie entwickeln sich zu Miniaturen normaler Menschen und erinnern an die Zwergrassen oder Pygmäenvölker wie sie in Zentralafrika vorkommen.

b) Zwergwuchsformen infolge endokriner Störungen.

α) **Thyreogener Zwergwuchs.** Häufiger Ausdruck der Wachstumshemmung bei sporadischem und endemischem Kretinismus mit Myxödem, Hemmung der psychischen, weniger der sexuellen Entwicklung. Gelegentlich kann der Zwergwuchs infolge Schilddrüsenmangels eine Wachstumseinbuße bis unter 1 m bedingen.

β) **Hypophysärer Zwergwuchs (Nannosomia pituitaria).** Gute Körperproportionen von kindlichem Habitus mit wechselnd starkem Zurückbleiben des Wachstums. Im Gegensatz zum thyreogenen Zwergwuchs ist die Intelligenz gut. Charakteristisch ist die mangelhafte Entwicklung der äußeren Genitalien (Penis, Kryptorchismus usw.). Dieser Hypogenitalismus ist jedoch nicht immer für die Diagnose des Zwergwuchses infolge Erkrankung der Prähypophyse zu verlangen.

γ) **Zwergwuchs mit vorzeitiger Senilität (Progeria).** Es zeigt sich eine starke Wachstumshemmung mit frühzeitig seniler Involution, Haarausfall, starker Abmagerung. Die Pubertätsentwicklung tritt nicht ein. Insuffizienz verschiedener endokriner Drüsen wie Thymus, Nebennieren, Hypophysenvorderlappen, Keimdrüsen wurde ätiologisch angeschuldigt.

δ) **Dyscerebraler Zwergwuchs.** Er findet sich z. B. bei Hydrocephalus, Mikrocephalie und kommt wahrscheinlich auch auf dem Wege über eine Schädigung des Hypophysenvorderlappens zustande. Demgemäß finden sich häufig auch Hypogenitalismus, gelegentlich auch dysthyreotische Erscheinungen infolge Ausfalls des thyreotropen Vorderlappenhormons.

c) Zwergwuchsformen infolge einer autonomen Knochenerkrankung.

α) **Die Chondrodystrophie.** Es handelt sich um einen angeborenen Zwergwuchs, der nicht selten familiär beobachtet wird. Die Kinder sind charakterisiert durch einen Zwergwuchs mit eigentümlichen Veränderungen der Körperproportionen.

Der Kopf ist groß, mit vorspringenden Stirn- und Scheitelhöckern. Die Nase ist kurz und an der Wurzel eingezogen wegen frühzeitiger Synostose der Schädelbasis (Makrocephalie). Die große Fontanelle schließt sich spät.

Der Rumpf ist normal lang und zeigt meist eine ziemlich starke Lordose.

Charakteristisch für die Chondrodystrophie ist die *Mikromelie*, d. h. die Verkürzung der Extremitäten. Die Arme reichen höchstens bis zum Trochanter herab. Der Ellenbogen kann häufig nur unvollständig gestreckt werden. Die Hände sind auffallend klein, fleischig, die Finger sind ebenfalls verkürzt. Der 2. und 3. Finger sind beinahe gleich lang, ebenso der 4. und 5. Finger. Charakteristisch ist die Dreizackform der Finger. Die mittleren 3 Finger divergieren in ausgestreckter Haltung. Die Beine sind ebenfalls stark verkürzt. Sie erreichen nur etwa die Hälfte der normalen Länge. Die Mittelfußknochen sind ebenfalls kurz, häufig besteht ein Genu varum.

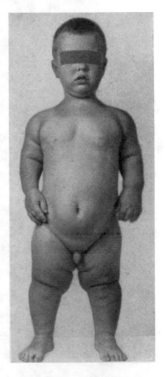

Die Muskulatur erscheint sehr kräftig entwickelt, so daß diese Zwerge wie Athleten aussehen. Sie sind stark und geschickt.

Die Geschlechtsteile entwickeln sich normal, ja nach der Pubertät soll sogar ein gewisser Hypergenitalismus somatisch und psychisch zum Vorschein kommen.

Die Intelligenz ist meist recht gut. Das Temperament lebhaft, zu Witzen geneigt und euphorisch. Im Mittelalter spielten Chondrodystrophiker Rollen als Hofnarren.

Je nachdem, ob eine Einschränkung der Knorpelproliferation vorliegt oder eine Steigerung bei ungeordnetem Ablauf, wurde versucht eine häufigere hypoplastische, von einer selteneren hyperplastischen Form zu trennen. Die Röntgenuntersuchungen im Kindesalter haben jedoch gezeigt, daß im gleichen Skelet beide vereinigt vorkommen können. Im Röntgenbild sieht man sehr plumpe, kurze Knochen. Dies gilt vor allem auch von den langen Röhrenknochen, besonders Humerus und Femur. Die Corticalis überwiegt über die Spongiosa. Die physio-

Abb. 4. 7 Jahre altes Kind von 104cm Körperlänge bei einer Solllänge von etwa 122 cm! (Gewicht 26,7 kg Sollgewicht 17,1 kg). Chondrodystrophie. (Kieler Univ.-Kinderklinik.) (K)

logischen Knochenvorsprünge, die dem Ansatz von Muskeln dienen, treten stark hervor. Oft findet man eine starke Verbreiterung der Metaphysen, die dann pilzartig überhängen. Die Epiphysenlinien verlaufen etwas gewellt oder zackig, oder unscharf. Die Metaphysen der Metakarpen sind meistens aufgetrieben und becherförmig ausgehöhlt. Die an der Knochenknorpelgrenze der Rippen vorhandenen rosenkranzähnlichen Auftreibungen (besonders bei der hyperplastischen Form) unterscheiden sich röntgenologisch durch die scharfe Zeichnung der präparatorischen Verkalkungszone grundsätzlich von denen der Rachitis. Dadurch, daß das Knorpelwachstum ungleichmäßig erfolgt, z. B., median, lateral aber nicht, können Verkrümmungen der Knochen entstehen, die mit Rachitis verwechselt werden könnten. Es zeigen sich aber niemals Zeichen einer gestörten Verkalkung. Durch das asymmetrische Wachstum in der Epiphysengegend bildet sich oft ein einseitiger, langer, spitzer Sporn. Die seitliche Schädelaufnahme demonstriert eine Steilstellung und Verkürzung der Schädelbasis infolge Wachstumshemmung in sagittaler Richtung. Dies führt

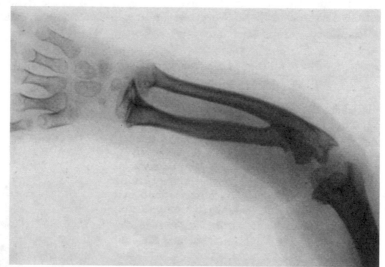

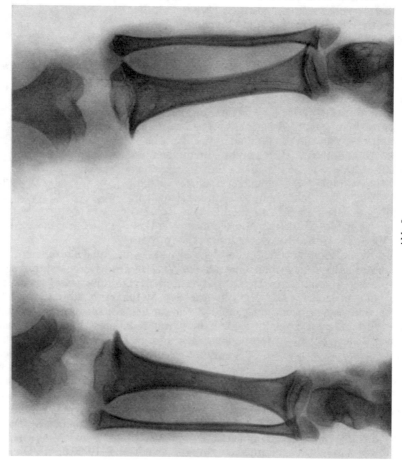

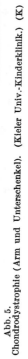

Abb. 6.

Abb. 5.
Chondrodystrophie (Arm und Unterschenkel). (Kieler Univ.-Kinderklinik.) (K)

zur Einziehung der Nasenwurzel und einer übertriebenen Wölbung des Stirnbeines. Auch die Hypophysenloge kann gelegentlich verkleinert erscheinen.

Es gibt auch abortive Formen der Chondrodystrophie, wo die Wachstumsstörung sich z. B. nur an den Humeri oder an den Femora nachweisen läßt. Auch halbseitige Chondrodystrophie kommt vor, schließlich Befallensein nur eines Knochens.

Histologisch findet man die Knorpelwucherungszone und namentlich den Säulenknorpel ganz ungenügend, ja stümperhaft ausgebildet. Die Knorpelneubildung scheint gelegentlich völlig zu ruhen. Doch ist diese Hemmung nicht überall in gleichem Maße wahrzunehmen, z. B. nicht an allen Skeletteilen und auch in derselben Verknöcherungszone finden sich Unterschiede. Typisch ist insbesondere die Eindellung der mittleren Knorpelpartie durch den Diaphysenschaft. Die enchondrale Knochenbildung stockt namentlich in den zentralen Partien, während sie peripher wohl infolge günstigerer Ernährungsverhältnisse besser in Gang kommt. Die Knorpelzellen erscheinen auch morphologisch krank, sie sind stark blasig aufgetrieben. Typisch ist ferner ein quer oder schräg in die Verknöcherungszone eingelagertes, sehr gefäßreiches, fibröses Band,

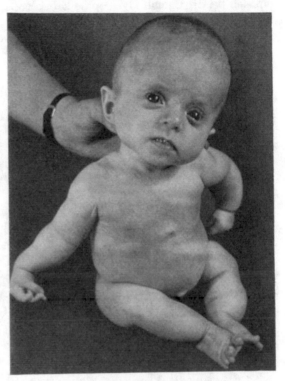

Abb. 7. Osteogenesis imperfecta (VROLIK) (Kieler Univ.-Kinderklinik.) (K)

welches den ruhenden Epiphysenknorpel vom proliferierenden trennt. Ich fasse diese Erscheinung als ein Kompensationsbestreben des Organismus auf, um den kranken

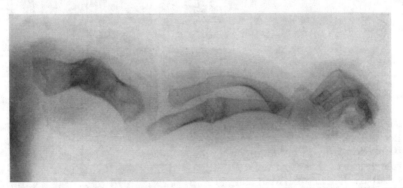

Abb. 8. Osteogenesis imperfecta. Skeletveränderungen der oberen Extremität. (Kieler Univ.-Kinderklinik.) (K)

Knorpelzellen durch bessere Ernährung zu Hilfe zu kommen. In der Tat sieht man in dieser Zone meist etwas bessere Knorpelzellwucherung, sonst bleiben die Knorpelzellen oft ohne jede Ordnung zerstreut in einem fibrösen Knorpelgrundgewebe. Im Gegensatz zu dieser Störung der Knorpelwucherung vollzieht sich die periostale Ossifikation in normaler Weise.

Das Wesentliche bei der Chondrodystrophie ist eine wahrscheinlich durch Mutation der Knorpelzellen bedingte Wachstumsstörung. Endokrine Einflüsse spielen bei der Chondrodystrophie keine Rolle, deshalb ist auch die Behandlung mit Hormonen machtlos.

β) **Osteogenesis imperfecta (Typus Vrolik).** Ähnlich wie bei der Chondrodystrophie handelt es sich auch um eine fetale Erkrankung mit auffallender Mikromelie mit sehr dicken, plumpen, biegsamen Röhrenknochen, mit multiplen

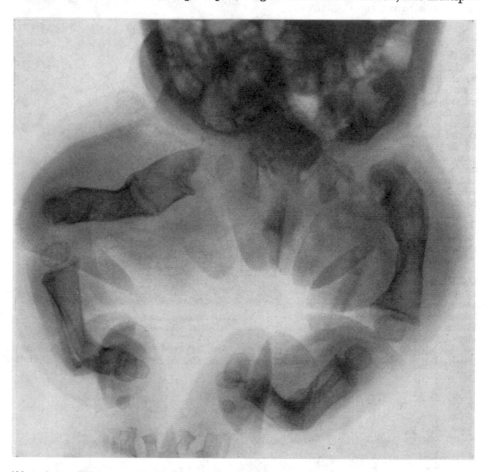

Abb. 9. Osteogenesis imperfecta. Skeletveränderungen der unteren Extremität. (Kieler Univ.-Kinderklinik.) (K)

Infraktionen, queren Schattenbändern, so daß die Knochen ein schachtelhalmähnliches Aussehen erhalten. Im Gegensatz zur Chondrodystrophie ist jedoch die Ossifikation infolge ganz ungenügender Leistung der Osteoblasten auf das schwerste gestört. Die Corticalis ist äußerst dünn, die Spongiosastruktur nicht wahrnehmbar. Die Rippen sind sehr plump, perlschnurförmig infolge zahlreicher Verbiegungen, Infraktionen und Aufhellungen. Das Schädeldach ist abnorm dünn, man hat das Gefühl wie wenn der Schädel aus federnder Pappe oder aus Gummi bestände. Man findet nur einzelne kleine Inseln von hartem Knochengewebe in den weichen Gummiball eingelagert. Fontanellen und Nähte sind abnorm weit, die Skleren zeigen eine auffallend blaue Verfärbung, indem das schwarze Pigment der Retina durch die verdünnte fibröse Membran hindurchschimmert.

Histologisch sind die insuffizienten Osteoblasten außerordentlich zahlreich, liegen sehr dicht nebeneinander, können gelegentlich konfluieren oder sind nur durch abnorm schmale

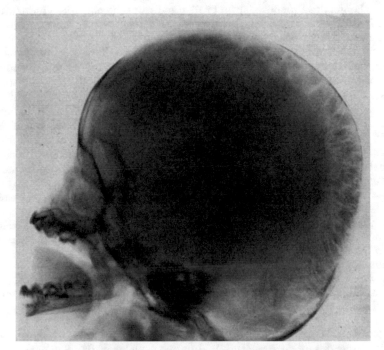

Abb. 10. Osteogenesis imperfecta (Kieler Univ.-Kinderklinik.) (K)

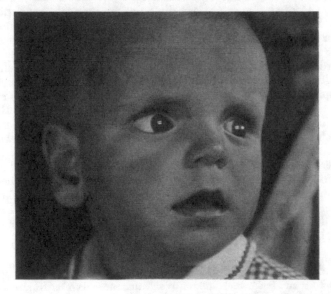

Abb. 11. Blaue Skleren bei Osteogenesis imperfecta. (Kieler Univ.-Kinderklinik.) (K)

Spangen von Knochenbälkchen voneinander getrennt. Die Knochenbrüchigkeit ist auf die ganz mangelhafte Knochenbildung durch die minderwertigen Osteoblasten zurückzuführen. Bei der Chondrodystrophie sind die Knorpelzellen insuffizient, bei der Osteogenesis imperfecta die Osteoblasten.

Häufig werden die Föten mit Osteogenesis imperfecta tot geboren, oder sie leben nicht lange, die Prognose ist im großen ganzen schlecht, die Kinder sterben nach wenigen Tagen oder Monaten meist an Lungenentzündung. Selten erreichen sie ein Alter von 3—4 Jahren.

Nach meiner Ansicht ist die **idiopathische Osteopsathyrose vom Typus LOB-STEIN** von der Osteogenesis imperfecta trotz der ähnlichen histologischen Befunde abzutrennen. Die langen Röhrenknochen zeigen keine Mikromelie, sondern normales Längenwachstum bei stark gehemmtem Dickenwachstum. Sie sind demnach außerordentlich grazil und sehr brüchig. Die Frakturen heilen oft mit starken Verbiegungen aus. Es können oft außerordentlich zahlreiche Frakturen (10, ja sogar 40—60) im Laufe der Jahre zur Beobachtung kommen. Die Osteopsathyrose ist oft verbunden mit blauen Skleren und Schwerhörigkeit. In den betreffenden Familien können auch diese letzteren Symptome isoliert, ohne Osteopsathyrose, vererbt werden. Übergangsfälle zwischen Osteogenesis imperfecta und Osteopsathyrose müßten zahlreicher sein, als dies tatsächlich der Fall ist, wenn die beiden Affektionen identisch wären. Die Prognose der Osteopsathyrose ist sehr viel besser, indem nach dem 20. Lebensjahr die Neigung zu Knochenbrüchen sehr viel seltener wird. Blutchemisch finden wir beim Typus Vrolik erhöhte Kalk- und Phosphatwerte im Serum, beim Typus Lobstein normale Kalkwerte, während der Phosphatspiegel zur Erniedrigung neigt, was aber noch umstritten ist (RUDOLPH). Die neuere Therapie, kombinierte Behandlung mit Vitamin C und besonders Vitamin D, ferner Strontium lacticum in Lebertran 6,0/100,0 3mal 1 Teelöffel hat sich uns recht erfolgreich erwiesen.

γ) **Osteosclerosis congenita, Marmorknochenkrankheit** (ALBERS SCHÖNBERG). Es ist eine äußerst seltene Skeletmißbildung, bei welcher die Knochen infolge eines besonders dichten Baues eine marmorartige, strukturlose Beschaffenheit gewinnen. Im Röntgenfilm erscheinen die Knochen kompakt weiß, die Knochen sind gleichwohl abnorm brüchig. Das ganze Skelet kann befallen sein und infolge weitgehender Verödung der Markräume in den Knochen kommt es zu progressiver, letaler Anämie. In leichteren Fällen können auch fleckweise zerstreute, kleinere Verdichtungsherde im Knochen auftreten. Ich habe solche auch an der Schädelbasis beobachtet mit Opticusatrophie infolge Verengerung der Foramina optica. Die Marmorknochenkrankheit tritt ebenfalls hereditär und familiär auf und sie kann auch schließlich zu Zwergwuchs führen. Bei Kindern wurde allerdings bis jetzt keine wesentliche Wachstumshemmung beschrieben. Therapeutisch kann als calciummobilisierendes Mittel das Nebenschilddrüsenhormon versucht werden. Da die Calciummobilisierung in diesen Fällen sehr schwierig ist, sind hohe Dosen in Anwendung zu bringen.

δ) **Rachitischer Zwergwuchs.** Auch abgesehen von den Knochenverkrümmungen kann gelegentlich eine solche Wachstumshemmung beobachtet werden, daß ein Zwergwuchs resultiert. Doch habe ich in derartigen Fällen Veränderungen an der Hypophyse infolge des Druckes eines rachitischen Hydrocephalus beobachtet (s. ROMINGER: Avitaminosen, S. 206).

3. Die verschiedenen Formen von Hoch- und Riesenwuchs.

Viel seltener als zu Minderwuchs führen Wachstumsstörungen im Kindesalter zu einem gesteigerten Wachstum. Wir können folgende Formen unterscheiden:

a) Akromegalie,

beruhend auf eosinophilen Tumoren des Hypophysenvorderlappens findet sich im Kindesalter nur außerordentlich selten.

b) Gigantismus,

meist verbunden mit Adipositas vom Typus der Dystrophia adiposo-genitalis ist die häufigste Form des Hochwuchses im Kindesalter.

c) Eunuchoider Hochwuchs

nach Kastration, nach Trauma oder nach infektiöser Zerstörungen der Hoden, z. B. nach Mumps, Tuberkulose, Syphilis usw. Die normale Bremsung des Wachstums unter dem Einfluß der Sexualhormone zur Zeit der Pubertät fällt hier aus.

4. Lokale Wachstumsstörungen.

a) Am Schädel.

Das Wachstum des Schädels steht unter dem Einfluß des rasch wachsenden Gehirns. Frühgeburten zeigen deshalb einen charakteristischen *Megacephalus*, weil bei ihnen das Gehirn besonders rasch wächst. *Hydrocephalus* internus führt auch zu gesteigertem Schädelwachstum mit weit offener Fontanelle und klaffenden Nähten. Bei der *Mikrocephalie* ist primär das Gehirnwachstum gehemmt und es kommt zu einem frühzeitigen Verschluß aller Schädelnähte. Charakteristisch ist das Azteken- oder Vogelgesicht.

Es können nun die einzelnen Schädelnähte auch eine ungleiche frühzeitige Verknöcherung zeigen und diese wechselnden Verhältnisse führen dann auch zu verschiedenen Wachstumsstörungen und Bildungsanomalien des Schädels.

Beim *Hypertelorismus* besteht eine frühzeitige Synostose der Schädelnähte, so daß der Schädel sich nur an der Schädelbasis verbreitern kann. Es wird namentlich die Gegend der Nasenwurzel sehr stark verbreitert, so daß die Augen einen abnorm großen Abstand voneinander gewinnen. Kombination mit Debilität ist häufig.

Bei frühzeitigem Verschluß der Sagittalnaht kann sich der Schädel nicht in die Breite aus-

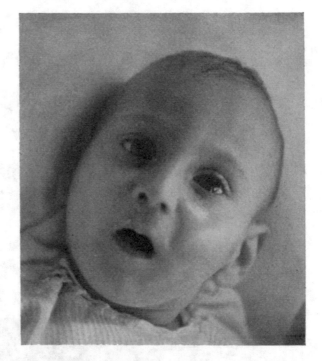

Abb. 12. Mikrocephalus. (Kieler Univ.-Kinderklinik.) (P)

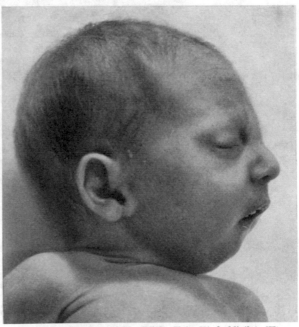

Abb. 13. Aztekengesicht. (Kieler Univ.-Kinderklinik.) (K)

dehnen, sondern durch das vermehrte Wachstum in den Coronarnähten und der Lambdanaht nur in die Länge. Die frühzeitig geschlossene Sagittalnaht springt wie der Kiel eines umgekehrten Kahnes stark vor. Daher der Ausdruck *Skaphocephalus* oder *Kahnschädel*.

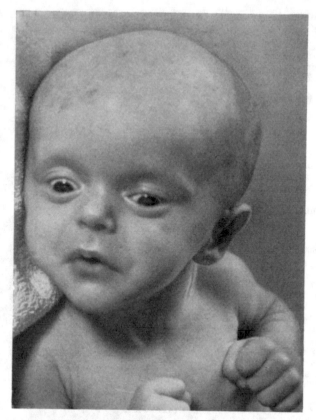

Abb. 14. Hydrocephalus. (Kieler Univ.-Kinderklinik.) (P)

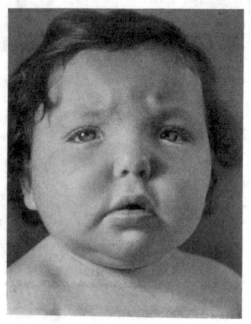

Abb. 15. Hypertelorismus. (Kieler Univ.-Kinderklinik.) (K)

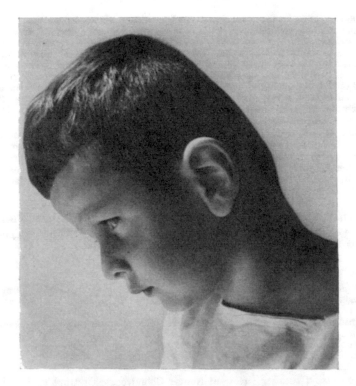

Abb. 16. Turmschädel. (Kieler Univ.-Kinderklinik.) (P)

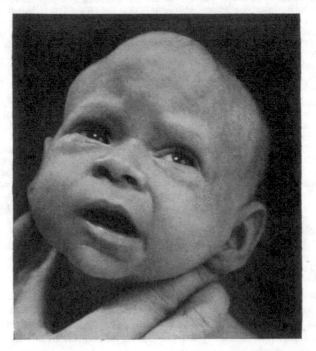

Abb. 17. Dysostosis craniofacialis. (Kieler Univ.-Kinderklinik.) (K)

Bei Verschluß der Coronarnähte, wobei man die Synostosen als wallartige Verdickungen fühlen kann, kann sich der Schädel nicht in die Breite ausdehnen, sondern muß in die Höhe wachsen. Es entsteht so ein sog. *Turmschädel, Turricephalus* oder *Pyrgocephalus*. Es handelt sich um eine oft erbliche Mißbildung. Das Röntgenbild zeigt sehr stark ausgesprochene Impressiones digitatae und Vertiefung der mittleren Schädelgrube. Hypophysenstörungen können die Folge sein, welche in einem Fall eigener Beobachtung zu Zwergwuchs führten. Die Orbitae sind auffallend seicht, es kommt deshalb oft zu Exophthalmus und allmählich entwickelt sich Neuritis optica mit Atrophie. Der beim hämolytischen Ikterus angetroffene Turmschädel hat wahrscheinlich eine andere Ätiologie. (Erweiterung der Markräume infolge hyperregenerativer Knochenmarksprozesse).

Bei der *Dysostosis craniofacialis* (CROUZON) finden wir ebenfalls prämature Synostosen der Schädelnähte, besonders Sagittalnaht mit einer beulenförmigen Vorwölbung der Stirngegend, Strabismus divergens, Exophthalmus, Adlernase, Prognathie des Unterkiefers, Neuritis optica mit Atrophie infolge Einklemmung des Opticus im Sehnervenkanal. Im Röntgenbild Wabenschädel mit Usurierung der Schädelkapsel in der Gegend der Gyri, während über den Sulci Leisten stehen bleiben.

b) Wirbelsäule, kongenitale Halswirbelsynostose (KLIPPEL-FEIL).

Verschmelzung des 2.—6. Halswirbels führt zu abnormer Kurzhalsigkeit mit behinderter Beweglichkeit zur Seite, meist verbunden mit Schulterblatthochstand.

5. Multiple Abartungen.

Dysostosis cleidocranialis (SCHEUTHAUER-P. MARIE). Störung in der Entwicklung der bindegewebig angelegten Knochen des Schädeldaches mit Offenbleiben von Fontanellen und Nähten am Hirnschädel und Verkürzung der Schädelbasis, hypoplastischem Gesichtsschädel mit Mikrodontie und gleichzeitig Defekte der bindegewebig angelegten Teile der Clavicula, ein- oder meistens beiderseits. Die Schultern lassen sich auf der Brust zusammenklappen. Kleinwuchs mit starker Lordose der Lendenwirbelsäule. Defekt der Schambeinfuge, gelegentlich Coxa vara, Rückstand in der Entwicklung der Knochenkerne, abnorme Ossifikationszentren usw.

Dysostosis multiplex (HURLER). (Gargoylismus: Chondroosteodystrophie, Hornhauttrübungen; Hepatosplenomegalie und geistige Schwäche.) Der Ausdruck Gargoylismus rührt von Gargouille her, d. h. den steinernen Traufröhren mit Fratzengesicht. Der große, plumpe, meist mißgestaltete Schädel, das breite grotesk wirkende Gesicht mit den stumpfen, fast menschenunähnlichen Zügen, der unförmige Körper mit den deformierten Gliedern erinnern an die fantastischen, oft monströsen Gestalten der Wasserspeier. Pathognomonisch sind schleierartige Hornhauttrübungen, großer Schädel mit erweiterter Sella, verdickte Gesichtshaut, dicke Lippen, Zwergwuchs, Trichter- oder Hühnerbrust, Kyphoskoliose mit Gibbus, Ankylose in den Schulter- und Ellenbogengelenken, Tatzenform der Hände mit Beugekontraktur der Endphalangen, Verbildungen des Humerus und Femurkopfes, Verdichtungen und Aufhellungen der Knochenstruktur und Sklerosierung der Epiphysenlinien. Hepatosplenomegalie und geistige Debilität.

MORQUIOsche *Krankheit.* Die Kinder werden normal geboren. Im Kleinkindesalter treten progressive deformierende Veränderungen am Skeletsystem auf. Schädel und Gesicht bleiben verschont, es kommt zu grotesker Verunstaltung des Brustkorbes, zu Verbiegung der Wirbelsäule und der Extremitäten. Zwergwuchs. Röntgenologisch finden sich starke Veränderungen der Wirbel (Plátyspondylie) und der gelenknahen Knochenabschnitte mit Verdichtungen und Aufhellungsherden. Femur und Humeruskopf sind beiderseits stark deformiert und abgeplattet. Das Leiden tritt familiär auf und kann mehrere Kinder der gleichen Familie befallen. Übermäßige Schlaffheit der Hand- und der Ellenbogengelenke.

LAURENCE-MOON-BIEDL-BARDET-*Syndrom.* Vollmondgesicht, Fettsucht, Genitaldystrophie, Retinitis pigmentosa mit Hemeralopie, geistige Defekte, Polydaktylie, gelegentlich nach eigener Beobachtung PERTHES in den Hüftgelenken, Schwerhörigkeit. Es handelt sich wohl um eine eigenartige Koppelung verschiedener krankhafter Gene.

Akrocephalosyndaktylie (APERT). Trigonocephalie mit dem Hinterkopf als Basis und der stark vorspringenden Stirnnähte als Spitze infolge frühzeitiger Synostose der Frontalknochen. Spitzbogengaumen und Syndaktylie aller vier Extremitäten, gelegentlich auch Polydaktylie, selten Cutis marmorata teleangiektatica congenita.

Mongolismus, mongoloide Idiotie. Symptome: Charakteristisch ist und für den Kundigen leicht erkennbar die mongoloide Facies mit schrägstehenden Augen, einer sichelförmigen vertikalen Falte über dem tieferstehenden Innenwinkel der Augen (Epikanthus), mit kurzer plumper Nase, offenstehendem Mund mit oder ohne Makroglossie (häufig Scrotalzunge), clownartiger Wangenröte. Die Ohrmuscheln zeigen ein schlecht entwickeltes Relief, oft Spitzohr, oder angewachsene Ohrläppchen oder abstehendes oder sonst verkümmertes Ohr. Der Schädel ist ausgesprochen brachycephal mit steil abfallendem Hinterhaupt. Bauch oft aufgetrieben, Rectusdiastase, hartnäckige Obstipation. Muskulatur ausgesprochen hypotonisch. Die Gelenke sind überbeweglich wegen Bänder- und Muskelschlaffheit. Kürze und Einwärtskrümmung des Kleinfingers wegen Verkümmerung oder fehlender Mittelphalange. Plumpheit aller Phalangen.

Es besteht eine besondere Häufung des Vorkommens von Mißbildungen wechselnder Art bei diesen Kindern. Besonders häufig findet man angeborene Herzfehler, Trichterbrust, Hasenscharte, unvollständige oder vollständige Polydaktylie (Doppeldaumen), Syndaktylie, urogenitale Mißbildungen, Klumpfüße. Atavistische Bildungen sind die sog. Vierfinger- oder Affenfurche in den Hohlhänden. An der Grenze von vorderem und mittlerem Drittel der Hohlhand findet sich eine durchgehende Furche in der Fußsohle. Ferner sog. Affenfüße mit ungewöhnlicher Distanz und Beweglichkeit der großen Zehe gegenüber den übrigen Zehen mit vertikal verlaufender Furche.

Stets vorhanden sind meist sehr erhebliche geistige Defekte. Im Säuglingsalter sind die Kinder stumpf,

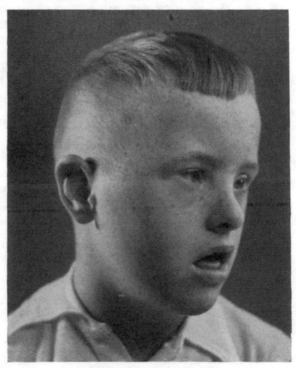

Abb. 18. Gesichtsausdruck bei mongoloider Idiotie. (Kieler Univ.-Kinderklinik.) (K)

träge. Die statischen Funktionen werden spät erworben. Im Alter von etwa 2 Jahren zeigt sich ein Umschwung, die Kinder werden unruhig, lebhaft, unternehmend, aggressiv, zeigen affenartige Gewohnheiten, Nachäffen, Gesichterschneiden, Tiks usw. Die Stimmung ist meist heiter, euphorisch, zum Spaß machen geneigt. Die Sprache ist gewöhnlich undeutlich; die Idiotie ist so schwer, daß Bildungsunfähigkeit besteht, andere können wenigstens die Hilfsschule in den unteren Klassen besuchen. Oft haben die Kinder eine primitive Freude an Musik.

Das Längenwachstum ist gewöhnlich verzögert, die Fontanelle schließt sich spät. Es besteht Neigung zu Rachitis mit Hühnerbrust. Die Dentition erfolgt auch langsam, gelegentlich mit Form- und Stellungsanomalien der Zähne. Auch Hypogenitalismus kommt vor. Die Haut zeigt schlechte Durchblutung mit Kühle, Marmorierung bis zur Cyanose der Extremitäten.

Der Mongolismus verbindet sich nicht ganz selten mit Hypothyreose. Die Haut im Gesicht und am Leib sieht verquollen aus wie beim Myxödem. Die Makroglossie ist stark ausgesprochen, der Leib dick, mit einer Nabelhernie

verziert, das Haar schütter, hochgradige Obstipation, Neigung zu Untertemperaturen und zu Bradykardie. Infolge Verdickung der Schleimhäute ist gerade
in diesen Fällen die Atmung besonders schnarchend und grunzend, die Stimme
oft heiser.

Pathologische Anatomie. Am wichtigsten sind die Befunde am Gehirn, an dem zahlreiche Abweichungen, Windungsatypien, Dürftigkeit der Tangential- und Assoziations-
fasern, Fötalismus der Gehirnrinde überhaupt, nachgewiesen wurden.

Therapie. Die Behandlung mit Hormonpräparaten hat nur dann einen
beschränkten Erfolg, wenn eine Kombination mit Hypothyreose vorliegt. Das
führende Symptom ist namentlich die hochgradige Obstipation, welche auf die
Zufuhr von Schilddrüsenpräparaten gut anspricht. Die Zeichen des Myxödems
gehen zurück, die stumpfen Säuglinge werden etwas lebhafter, aber die mongoloide Idiotie bleibt durch die Hormonpräparate unbeeinflußbar. Ebenso unzulänglich haben sich Röntgenbestrahlungen der Hirnbasis erwiesen.

Schrifttum.

ASCHNER u. ENGELMANN: Konstitutionspathologie in der Orthopädie. Berlin: Julius
Springer 1928.
BAUER, J.: Konstitutionelle Disposition zu inneren Krankheiten, 3. Aufl. Berlin:
Julius Springer 1924. — BROCK, J.: Biologische Daten für den Kinderarzt. Berlin: Julius
Springer 1932, 1934, 1939.
DOXIADES u. PORTIUS: Z. menschl. Vererbgslehre 21, 384 (1937).
FREUDENBERG: Lehrbuch der Kinderheilkunde, herausgeg. von DEGKWITZ, ROMINGER
u. a., 1. Aufl. Berlin: Julius Springer 1933. — FRIEDENTHAL: Allgemeine und spezielle
Physiologie des Menschenwachstums. Berlin: Julius Springer 1914.
GEYER: Zur Ätiologie der mongoloiden Idiotie. Leipzig: Georg Thieme 1939.
HUSLER: Multiple Abartungen. In Handbuch der Kinderheilkunde, herausgeg. von
M. v. PFAUNDLER und A. SCHLOSSMANN, 4. Aufl., Bd. 1. Berlin: F. C. W. Vogel 1931. —
NOBEL, KORNFELD u. WAGNER: Innere Sekretion und Konstitution im Kindesalter.
Wien: Wilhelm Maudrig 1937.
PFAUNDLER, M.: Konstitution und Konstitutionsanomalien. In Handbuch der Kinder-
heilkunde, 4. Aufl., Bd. 1.
SIEGERT: Erg. inn. Med. 6 (1910). — STRATZ: Der Körper des Kindes, 9. Aufl. 1922.

Erkrankungen der Bewegungsorgane.

Von R. Degkwitz-Hamburg.

Mit 2 Abbildungen.

I. Muskeln.

Die Dystrophia musculorum progressiva (Erb) wird auf S. 708 besprochen, die Myotonia congenita (Thomsen) auf S. 712 und die Myatonia congenita (Oppenheim) auf S. 707 behandelt. Bezüglich Erbleiden s. S. 50.

Myositis fibrosa, Polymyositis und Dermatomyositis.

Mit diesen Namen werden subakut oder chronisch verlaufende, entzündliche Prozesse unbekannter Natur bezeichnet, die einzelne Muskeln oder fast die gesamte Muskulatur befallen, in manchen Fällen die Haut oder Schleimhäute in Mitleidenschaft ziehen, zu schmerzhaften Verdickungen und Funktionsstörungen der Muskulatur führen und als Folgen Schwielenbildung und Atrophie hinterlassen.

Die *Myositis fibrosa* befällt nur Einzelmuskeln oder zu einer Funktionseinheit zusammengeschlossene Muskelgruppen und verrät keinerlei Tendenz zur Ausbreitung. Nach anfänglichen leichten Temperaturen und Schmerzempfindungen entwickeln sich Schwielen, die allmählich verhärten und die Beweglichkeit und Kraft der Muskeln beeinträchtigen.

Um ein sehr seltenes Krankheitsbild handelt es sich bei der *Polymyositis*, die einen ausgesprochen progredienten Charakter zeigt und tödlich verläuft, wenn sie das Zwerchfell und die Atmungshilfsmuskulatur oder die am Schluckakt beteiligten Muskeln befällt. In etwa der Hälfte der Fälle kommt es nach längerer Zeit zu Spontanheilungen und zu ausgedehnten, auf bindegewebigen Muskelschrumpfungen beruhenden Funktionsstörungen. In manchen Fällen zieht der muskuläre Entzündungsprozeß die Haut in Mitleidenschaft und es treten über den erkrankten Muskelpartien ödematöse Schwellungen der Haut, urtikarielle Ausschläge und erysipelartige Rötungen auf *(Dermatomyositis)*. Seltener wird die Mundschleimhaut mit befallen und erscheint dann geschwollen und entzündlich gerötet *(Mucoso-Dermatomyositis)*. Die mit Blutungen in die erkrankte Muskulatur einhergehende, mit Fieber beginnende und sich sprungweise ausbreitende *Polymyositis haemorrhagica* ist in ihrem Verlauf gutartiger und heilt meist nach einigen Monaten mit Defekten (Muskelatrophien). Zur Behandlung kommt die Anwendung von Wärme und von schmerzstillenden Mitteln in Frage. Differentialdiagnostisch wäre bei der Polymyositis an eine akute Trichinosis zu denken, die aber in der Regel in Gruppen auftritt, während es sich hier um ausgesprochen seltene Erkrankungen handelt.

Unter *Myositis ossificans* wird eine chronisch und progressiv verlaufende Erkrankung unbekannter Natur verstanden, die mit Wucherungen des Bindegewebes der Muskeln, Fascien, Sehnen und Bänder beginnt und mit Kalkeinlagerungen in die Bindegewebswucherungen endet, durch die es sekundär zum Untergang der Muskelfasern und der elastischen Elemente der Sehnen und Bänder und zur Immobilisierung des Erkrankten kommt.

Die Erkrankung kann schon im Kleinkindesalter beginnen. Als erstes Zeichen treten derbe, im Verlauf der Zeit härter werdende Schwellungen der Muskulatur auf, die zu Funktionseinschränkungen führen und die Nacken- und Schultermuskulatur bevorzugen. Wenn es auch langdauernde spontane Stillstände gibt, so verkalken doch auf die Dauer alle quergestreiften Muskeln außer der Muskulatur des Darmes, des Zwerchfells, des Herzens, des Kehlkopfes, des Rachens, des Gesichtes, der äußeren Augen- und der Schließmuskeln und einzelner Sehnen und Bänder, wenn der Patient nicht frühzeitig an einer durch seine Unbeweglichkeit begünstigten Lungenentzündung stirbt. Die glatte Muskulatur bleibt stets frei. Die Konzentration des Blutkalks und -phosphors ist unverändert. An einem und demselben Patienten findet man gelegentlich verkalkte Muskelpartien und solche, in denen der Krankheitsprozeß im Stadium der Bindegewebswucherungen zum Stillstand gekommen ist und die Verkalkungen ausgeblieben sind. Ebenso gibt es Patienten mit chronischem progressivem Verlauf der Erkrankung und verbreiteter Schwielenbildung, aber ohne jede Verkalkung *(Polymyositis fibrosa)*. Dies läßt es als möglich erscheinen, daß es sich um gleiche Erkrankungen mit verschieden schwerem Verlauf handelt. Meist findet man in beiden Fällen Mißbildungen wie Synostosen, Mikrodaktylien an Zehen und Daumen, Mikrogenie usw., so daß der Gedanke an eine endogene degenerative Natur des Leidens sehr nahe liegt. *Differentialdiagnostisch* kommt die *Calcinosis* der Haut und Unterhaut in Frage, bei der die Haut rauh und mit derben, erbsengroßen Vorwölbungen bedeckt ist, aus denen sich Kalkkörner abstoßen. Die *lokalisierte Myositis ossificans*, die in chronisch-traumatisch gereizten Muskeln auftritt und zu lokal bleibenden Verknöcherungen führt (z. B. Reitknochen), ist ihrem Wesen nach von der Polymyositis ossificans verschieden. *Zur Behandlung* kann eine monate- und jahrelange Verabreichung von ketogener Kost (altersgemäße Calorienmenge aus Eiweiß:Kohlehydrate:Fett = 1:1:4), oder von Phosphor in Form von Phosphorsäure versucht werden. Die Erfolgsaussichten sind gering.

II. Knochen.

1. Osteomyelitis.

Unter Osteomyelitis wird eine eitrige Entzündung des Knochenmarks verstanden, die fast nur am wachsenden kindlichen Knochen auftritt, von der Metaphyse ihren Ausgang nimmt und vorwiegend durch Staphylokokken hervorgerufen wird, die auf dem Blutwege ins Mark gelangt sind.

Außer Staphylokokken kommen gelegentlich Streptokokken, Typhus- und Paratyphus- und Colibacillen als Eitererreger in Frage. Die Keime gelangen von einem „Primärherd" aus, der in der Haut und Unterhaut, den Schleimhäuten, den Lymphdrüsen oder in einer Körperhöhle gelegen sein kann, ins Blut und werden in die Metaphyse verschleppt. Die *Lokaldisposition* für die Ansiedlung der Keime an dieser Stelle soll *physiologischerweise* durch die starke Durchblutung des Marks, zusammen mit dem besonderen Charakter seiner Blutgefäße gegeben sein, der zu einer Blutstromverlangsamung führt, das *akzidentelle Moment* soll durch Traumen des Knochens gegeben sein. Der Femur ist als Krankheitssitz bevorzugt. Die *Krankheit beginnt plötzlich mit Schmerzen*, die sich schnell zur größten Heftigkeit steigern, den Patienten ins Bett zwingen und in der befallenen Extremität lokalisiert werden. Kurze Zeit darauf treten *hohes Fieber*, manchmal mit Schüttelfrost, und ein starkes subjektives Krankheitsgefühl auf. Im Blut besteht eine *Hyperleukocytose*; im Urin findet man Zeichen einer Nierenreizung, und auf der Haut sind gelegentlich scarlatini- oder morbilliforme, *flüchtige Exantheme* zu beobachten. Nach 2—3 Tagen tritt eine *Schwellung* auf, über der die Haut nicht gerötet ist, und in der Tiefe ist ein mit dem Knochen in Zusammenhang stehender Tumor tastbar. Ist eine Extremität befallen, so wird das *Glied in Ruhelage* gestellt. Die *Schwellung* ist *am Knochenende in der Nähe des Gelenks am stärksten*, in dem Gelenk kann ein Erguß auftreten. In diesem Stadium ist die Osteomyelitis von einem tiefsitzenden Weichteilabsceß, einer Entzündung von Lymphdrüsen oder einem entzündlichen Gelenkerguß nicht mit Sicherheit zu unterscheiden. *Erst gegen Ende der zweiten*

Woche ist ein für die Osteomyelitis spezifischer *Röntgenbefund* zu erheben. Kann schon bei dem eben geschilderten Beginn einer mittelschweren Osteomyelitis die Diagnose lange Zeit zweifelhaft sein, vor allem wenn es sich um junge Kinder mit unzuverlässigen Schmerzangaben oder um einen Krankheitsort handelt, der dem tastenden Finger nicht leicht zugänglich ist (Osteomyelitis des Beckens), so steigern sich die *diagnostischen Schwierigkeiten bei* schweren, *toxischen, zur Beeinträchtigung des Bewußtseins führenden Fällen* außerordentlich. Ist die Schwellung gering und liegt die Osteomyelitis an einer verborgenen Stelle, so wird lange Zeit an alles Mögliche außer an eine Osteomyelitis gedacht. Aber nicht nur sehr schwere, sondern auch leichte, mit mäßigem Fieber und geringen Lokalerscheinungen verlaufende Krankheitsformen können diagnostische Schwierigkeiten machen und an Infektionen und subperiostale Brüche denken lassen. Die Eiterung des Marks führt im weiteren Verlauf der Erkrankung zum Zerfall der zelligen Elemente und der Tod der Knochenzellen zur Lebensunfähigkeit der Knochensubstanz. Der abgestorbene Knochen wird dann in der Folge vom lebendigen Gewebe abgegrenzt und als Sequester abgestoßen. Sobald die Diagnose gestellt ist, sind die Kinder dem Chirurgen zu überantworten.

2. Malacische Knochenprozesse.

Diese Erkrankungen beruhen auf lokalen degenerativen Veränderungen in Knochen und Knorpel, die bis zur Nekrose führen. Die wichtigste unter ihnen ist das Malum coxae juvenilis (PERTHESsche Krankheit), die häufig zu Verwechslungen mit der Coxitis tuberculosa führt.

Die PERTHESsche Erkrankung beginnt am häufigsten zwischen dem 5. und 10. Lebensjahr mit Hinken, das nicht durch Schmerz hervorgerufen wird und infolgedessen dem Erkrankten lange Zeit unbewußt bleibt. Im Laufe der Zeit treten *Inaktivitätsatrophien* der Glutaeal- und Oberschenkelmuskulatur auf. Die Störung besteht über Jahre und führt bei ihrer vollen Ausbildung zu folgenden *Funktionsstörungen:* stark gehemmte Abduktion, behinderte Rotation, beeinträchtigte Adduktion bei voll erhaltener Flexion und dem Fehlen reflektorischer Muskelspannung. *Röntgenologisch* erscheint der Femurkopf auf der Höhe der Krankheit entrundet, seine Konturen unregelmäßig, die angrenzenden Knochenpartien wabig aufgehellt, der Schenkelhals verkürzt und verdickt. Die Pfanne zeigt keine starke Veränderung. Die *Erkrankung heilt spontan*, spätestens in der Pubertät. Die *Ursachen* sind unbekannt, Lues und Tuberkulose spielen sicher, Traumen wahrscheinlich keine Rolle. Die *Behandlung* besteht in Schonung. Die *Differentialdiagnose gegenüber der Coxitis tuberculosa* gründet auf dem Fehlen einer positiven Tuberkulinreaktion und der Verschiedenheit der Funktionsstörungen. Bei der tuberkulösen Coxitis ist vor allem die Flexion behindert und es bestehen deutliche reflektorische Muskelspannungen.

Um Erkrankungen der gleichen Art handelt es sich bei der SCHLATTERschen Krankheit (Malacie der Tibiaepiphyse), die bei 10—14 Jährigen meist einseitig auftritt, zu Gehbeschwerden führt und spontan heilt, und die KÖHLERsche Krankheit (Malacie des 2. Mittelfußköpfchens), die bei Belastung Schmerzen und Gehbeschwerden verursacht und ebenfalls spontan in Heilung übergeht.

3. Cartilaginäre Exostosen und Enchondrome.

Es handelt sich um eine Erbanlage, die dominant mit beiden Manifestierungen oder mit einer vererbt wird. Exostosen finden sich am Rumpf- und Extremitätenskelet und den knorplig präformierten Schädelknochen. Enchondrome sind seltener und werden vorwiegend an Finger- und Zehen-, Mittelhand- und Fußknochen und gelegentlich an den Rippen beobachtet. Beide nehmen ihren Ausgang von den Wachstumszonen der Knochen, und zwar von ihrer diaphysären

Seite; sie stören das Längen- und fördern das Dickenwachstum der Knochen und hören zu wachsen auf, wenn das allgemeine körperliche Wachstum vorüber ist. Die Exostosen sind, solange sie wachsen, mit einer Knorpelkappe überzogen, an deren Grenze gegenüber ihrem knöchernen Teil normale Wachstumsvorgänge auftreten. Die Exostosen haben also keinen blastomatösen Charakter, während bei den Zellen der Enchondrome eher Abweichungen in der Größe und Gestalt im Sinne eines tumorösen Wachstums auftreten. Manchmal hört ihr Wachstum mit der Beendigung des Körperwachstums nicht auf. Exostosen sind operativ zu entfernen, wenn sie mechanische Störungen machen oder auf Nerven oder Gefäße drücken. Die Enchondrome sind dagegen in jedem Falle möglichst frühzeitig zu excochleieren.

4. Osteodystrophia fibrosa.

Vorzugsweise im Humerus, in der Tibia und im Femur, aber auch in den platten Knochen, treten isolierte Knochencysten mit metaphysärem Sitz auf. Es handelt sich um einen umschriebenen Knochenabbau in einem durch eine fibröse Markumwandlung generell erkrankten Knochen. Die Knochencysten stellen Hohlräume dar, die von einer braunroten, durch dünne Lamellen gekammerten Flüssigkeit gefüllt sind, sie treiben die Metaphysen auf und geben zu Spontanfrakturen Anlaß. Die Entstehung der Cysten beansprucht längere Zeit und geht mit Schmerzen vor sich. Der Blutkalkspiegel ist stark erhöht, die Nebenschilddrüsen sind vergrößert und ihre Hypertrophie wird als Ursache der Krankheit angesehen. Bei der lokalen und der verbreiteten Cystenbildung, von denen die letztere sehr selten bei Kindern beobachtet wird, handelt es sich um gleichartige Erkrankungen. Die *Behandlung* besteht in der Excochleierung der Cysten, wenn Spontanfrakturen drohen, und in einer Entfernung des Epithelkörperchentumors, zumal die Gefahr einer sarkomatösen Entartung des Cystengewebes besteht.

Knochensarkome sind mehrfach bei Kindern beobachtet worden. Das Wachstum des Tumors geht mit starken Schmerzen einher. Es entsteht eine Auftreibung des Knochens oder ein Tumor, der mit dem Knochen in Verbindung steht. Röntgenologisch ist eine Aufhellung des Knochengewebes nachzuweisen. Die Prognose ist trotz frühzeitiger Amputation ernst.

III. Gelenke.

1. Der Rheumatismus im Kindesalter.

Unter einer rheumatischen Erkrankung wird ein chronisches und in Schüben verlaufendes, das Mesenchym verschiedener Organe, vor allem des Herzens, der Synovia und des Hirnstammes befallendes und durch eine spezifische Gewebsreaktion (Aschoffsches Granulom) gekennzeichnetes Leiden unbekannter, wahrscheinlich infektiöser Natur verstanden, für dessen Verlauf im Kindesalter charakteristisch ist, daß die Gelenkerkrankung weniger heftig, Herzschädigungen dagegen wesentlich häufiger auftreten als bei Erwachsenen und daß der im Corpus striatum lokalisierte, zum Syndrom der Chorea minor führende rheumatische Prozeß fast ausschließlich bei Kindern beobachtet wird (s. S. 693). Die übliche Bezeichnung der Krankheit als Polyarthritis acuta stellt zum mindesten für das Kindesalter ein für die Natur und den Verlauf der Erkrankung ganz unwesentliches Symptom in den Vordergrund.

Der Rheumatismus ist vorwiegend eine *Schulkindererkrankung*. Eine Geschlechtsdisposition besteht nicht, ebensowenig eine soziale oder jahreszeitliche. Häufig *geht* der Krankheit *eine* katarrhalische oder lakunäre *Angina* um einige Tage *voraus* und das Rheuma beginnt mit wechselnd hohem Fieber und

Schmerzen, Rötung und Schwellungen in einem oder mehreren Gelenken. *Große Gelenke* werden *mit Vorliebe* befallen. Charakteristisch ist das *Überspringen von einem Gelenk auf das andere*, während die Entzündung in den früher befallenen zurückgehen kann. Es besteht ausgesprochene Neigung zu *Schweißausbrüchen*. Ohne eine zweckmäßige Therapie kann das Fortschreiten der Synovitis und das sie begleitende Fieber schubweise 2—3 Wochen und länger anhalten. Die *Gelenkerscheinungen* sind *selten* so *stark* wie bei Erwachsenen, bei jüngeren Kindern aber so gering, daß aus diesem Grunde *der erste Schub der Erkrankung häufig übersehen* wird. Gegen Ende der ersten Woche treten bei 80—90% der Kinder leichte systolische Geräusche an der Herzspitze und ein kleinerer und hochgestellter Puls auf und kündigen die Miterkrankung des Herzens an. Es handelt sich *stets um eine Pankarditis*, bei der die Endokarditis klinisch meist im Vordergrund steht. Von der Art, der Schwere und dem Verlauf der Herzerkrankung hängt das Schicksal der Kinder ab (über das Rheumaherz s. S. 608). Im Blutbild findet man zu Beginn der Erkrankung eine mittlere Leukocytose, in ihrem weiteren Verlauf häufig eine Eosinophilie. Ein *für den Rheumatismus charakteristischer* und spezifischer *Befund* ist die *ungewöhnlich beschleunigte Senkungsgeschwindigkeit* der *roten Blutkörperchen*. Im Urin findet man Spuren von Eiweiß, einige Zylinder und Leukocyten als Zeichen einer Nierenreizung.

Von dieser häufigsten Verlaufsform gibt es *Abweichungen* in dem Sinne, daß die Erscheinungen von seiten der Gelenke völlig ausbleiben und die *Erkrankung* mit oder ohne Fieber und sehr hoher Blutsenkungsgeschwindigkeit *als Pankarditis beginnt*. In seltereren Fällen kann auch als erstes Zeichen des Rheumatismus eine Chorea minor auftreten. Im Verlauf von schweren Fällen, manchmal aber auch zu Beginn der Erkrankung, treten mit oder ohne Gelenkerscheinungen, zusammen mit der Pankarditis, derbe, *unter der Haut sitzende*, erbsengroße *Knoten* auf *(Rheumatismus nodosus)*, die histologisch dem ASCHOFFschen Granulom entsprechen und vorwiegend an den Dornfortsätzen der Wirbelsäule, in der Nähe der Fingergelenke, der Scapula, auf dem Fußrücken, am Hinterkopf und am Scheitelbein zu finden sind. Der *Nachweis* solcher *rheumatischer Knötchen* läßt die *Prognose* der Erkrankung als *ernst* erscheinen (s. Abb. 2). Das gleiche gilt für die Fälle, bei denen Hauterscheinungen auftreten. Charakteristisch ist das *Erythema annulare*, das sich aus blassen, zusammenfließenden, vorwiegend am Rumpf lokalisierten und ringförmige Figuren bildenden Efflorescenzen zusammensetzt (s. Abb. 1). Ähnliche Bedeutung hat auch das Auftreten des *Erythema exsudativum multiforme*, das am Handrücken und an den Streckseiten der Extremitäten, und da am stärksten in ihren peripheren Teilen auftritt. Selten sind als Beginn oder im Verlauf der Erkrankung eine *Peritonitis*, weniger selten eine feuchte *Pleuritis* oder eine Pleuritis, Peritonitis und Perikarditis zusammen als *Polyserositis rheumatica* zu beobachten. Seltene Ereignisse sind rheumatische Pneumonien und Meningitiden. — Die Beschreibung der Chorea minor s. S. 693.

Es besteht zweifelsohne eine *familiäre Disposition* für die rheumatische Erkrankung, daneben aber eine individuelle, die mit einer Hypertrophie der lymphatischen Organe, des Nasopharynx und der damit verbundenen *Neigung zu katarrhalischen Erkrankungen* der oberen Luftwege zusammenfällt.

Ursache und *Pathogenese* der rheumatischen Erkrankung sind unbekannt. Es stehen sich *zwei Meinungsgruppen* gegenüber: 1. daß es sich um eine durch einen *spezifischen Erreger* hervorgerufene Erkrankung, 2. daß es sich um *allergische Reaktionen spezifisch disponierter Menschen* bei wiederholten Infekten mit irgendeiner Bakterienart handelt. Im klinischen Bild des Rheumatismus ist für beide Anschauungen Patz. Bei bekannten chronischen Infektionskrankheiten wie der Lues und der Tuberkulose spielen sowohl spezifische Erreger als allergische Vorgänge und verschiedene Grade der Allergie für den Verlauf der Erkrankung eine große Rolle, und bei dem chronischen, schubweisen Verlauf des Rheumatismus ist durchaus an ähnliche Dinge zu denken. Der *Nachweis des spezifischen Erregers*, den die einen als ein Virus, andere als einen besonderen Streptococcus betrachten, ist noch *nicht geglückt*. Andererseits wird von den

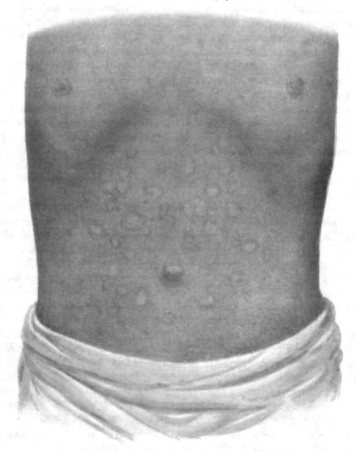

Abb. 1. Erythema annulare rheumaticum. 13jähriges Kind mit wiederholtem Gelenkrheumatismus. Zur Zeit Rezidive des Gelenkprozesses und einer älteren Endocarditis. (Sammlung Prof. C. Leiner.)

pathologischen Anatomen darauf hingewiesen, daß die bei Tieren durch wiederholte Injektionen mit belebten oder unbelebten Antigenen entstehenden Granulome, eines der Hauptargumente der „Allergiker“, mit dem typischen Aschoff-schen rheumatischen Granulom nichts zu tun haben. Die vor allem von angelsächsischer Seite vertretene Auffassung von der „*focal infection*“, die These, daß im Körper verborgene Entzündungsherde (Zahngranulome, Nebenhöhleneiterungen, chronische Tonsillitiden und Adenoiditiden usw.) für die Erkrankung und den Verlauf verantwortlich gemacht werden müßten, wird beiden Auffassungen gerecht, weil von solchen Herden aus sowohl spezifische als unspezifische Erreger wiederholt in den Organismus einbrechen können.

Differentialdiagnostisch müssen bei der Beurteilung der Gelenkerscheinungen spezifische bakterielle Arthritiden, allergische und toxische (Scharlach!) Rheumatoide, die primär chronische, symmetrische Arthritis und die STILLsche Erkrankung ausgeschaltet werden, bei denen samt und sonders die zur echten rheumatischen Arthritis gehörende Pankarditis fehlt. In allen Fällen, besonders aber bei uncharakteristischen Gelenkbeschwerden junger Kinder ist *differentialdiagnostisch von der spezifisch hohen Senkungsgeschwindigkeit* der Erythrocyten *Gebrauch* zu *machen.*

Zu Krankheitsbeginn ist die *Verabreichung von Natrium salicylicum* die *Methode der Wahl.* Kleine Kinder erhalten 2—3, Schulkinder 4—6—8 g täglich, auf den Tag verteilt. Acidosissymptome: vertiefte Atmung, Bradykardie, Benommenheit, werden rasch mit Natrium bicarbonicum beseitigt. In dem Maße, in dem Fieber und Gelenkerscheinungen zurückgehen, werden die Salicyldosen vermindert und auf Pyramidon übergegangen, das man dann am besten per Klysma in der Höhe von 1—2 g pro Tag verabreicht. Fortlaufende Leukocytenkontrolle! Nach 2—3 Wochen wird die Senkungsgeschwindigkeit der roten Blutkörperchen geprüft, das Pyramidon abgesetzt, wenn die Senkung normal ist, und nach 8—10 Tagen eine zweite Senkung angestellt. Ist dann die Senkungsgeschwindigkeit wieder erhöht, so wird nochmals Pyramidon gegeben, bis die Norm endgültig erreicht ist. Dauert das zu lange oder bleibt das Fieber trotz der Antipyretica bestehen, so werden wöchentlich 1—2 größere Transfusionen vorgenommen und Versuche mit intravenösen Injektionen von Trypaflavin (10—20 ccm einer viertel- bis halbprozentigen Lösung), oder von Elektrokollargol i.m. in der üblichen Dosierung gemacht. Daneben müssen *schlechte Zähne behandelt oder extrahiert* und bei großen und erkrankten

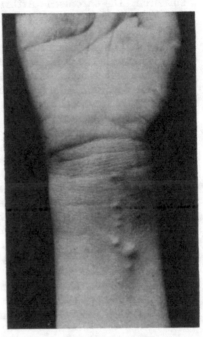

Abb. 2. Rheumatische Knötchen auf der Beugeseite des Handgelenkes. Rheumatismus nodosus. (Kieler Univ.-Kinderklinik.) (K)

Tonsillen und Adenoiden eine *Tonsillektomie* und *Adenotomie* vorgenommen werden. Das hat *zur Verhütung von weiteren Schüben* auch dann zu geschehen, wenn der erste sehr rasch abheilt. Ist das Auftreten einer Pankarditis nachzuweisen, so müssen die Kinder monatelang das Bett hüten und körperliche Bewegungen und Belastungen des Herzens ängstlich vermeiden. Die entzündeten Gelenke werden sorgfältig gelagert, in Watte gepackt und Wärme appliziert. Nach dem Abklingen des ersten Schubes müssen vorsichtige *Abhärtungsmaßnahmen* begonnen und in der näheren Zukunft *Unterkühlungen* und *Durchnässungen*, gegen die Rheumatiker besonders empfindlich sind, *vermieden* werden.

2. Primär chronische, symmetrische Arthritis.

Unter primär chronischer, symmetrischer Arthritis des Kindesalters wird eine meist schon im Säuglings- oder Kleinkindesalter beginnende, zuerst Finger- und Zehengelenke symmetrisch befallende und schleichend oder in Schüben zentralwärts fortschreitende Synovitis unbekannter Natur verstanden, die zu Kapselschrumpfungen, zur Atrophie der Muskulatur und der Knorpel und zu Synostosen führt.

Die Krankheit bevorzugt Mädchen. Der Erkrankungsgipfel liegt zwischen dem 2. und 6. Lebensjahr, während der kindliche Rheumatismus mit wenigen Ausnahmen erst im Schulalter zur Beobachtung kommt. Ohne spontanen Schmerz und ohne deutliche Rötung und Hitze treten symmetrische Schwellungen an den kleinen Finger- oder Zehengelenken auf, die bei passiven Bewegungen schmerzhaft sind. Die Schwellungen bestehen längere Zeit und sind zu Beginn auf einen Erguß, in der Folge aber vorwiegend auf eine Verdickung der Kapsel und der Gewebe der Sehnenscheiden und Schleimbeutel zurückzuführen. Die chronische Arthritis führt zu charakteristischen Verunstaltungen der Finger, die spindel-, und der Hände, die wegen des Verschwindens aller Konturen zwischen Unterarm und Hand flossenförmig erscheinen. Häufig beobachtet man Pigmentierungen an den erkrankten Gelenken, meist besteht eine Neigung zu Schweißen. Im Gegensatz zum Rheumatismus ist die Blutsenkung nicht erhöht, es tritt keine Pankarditis auf, Chorea minor ist nicht beobachtet worden. Bei schweren Fällen schreitet die Erkrankung unaufhaltsam schleichend oder in Schüben symmetrisch fort, während an den früher erkrankten Gelenken Kapselschrumpfungen, Muskel- und Knorpelatrophien und Synostosen auftreten. Wenn die Patienten nicht interkurrent sterben, kann es zu einer völligen Immobilisierung kommen. Bei leichteren Fällen kann es mit der Erkrankung einiger Gelenke sein Bewenden haben und ein Spontanstillstand eintreten. *Differentialdiagnostisch* könnte man an die im Kindesalter sehr seltenen Formen des mit chronischen Veränderungen der Gelenke einhergehenden Rheumatismus denken, die aber deswegen ausscheiden, weil zu ihnen Erscheinungen von seiten des Endo-, Myo- oder Perikards gehören. Als einzige *Behandlungsmethode* kommt eine Mobilisierung der Gelenke in Frage, die anfänglich in Narkose durchgeführt wird, um fibröse Stränge sprengen und geschrumpfte Kapseln dehnen zu können. Später folgen passive Übungen und Massage ohne Narkose, und schließlich aktive Übungen, die Anwendung von Hitze, Moor- und Sandbädern. *Die Heilungsaussichten* sind gute, wenn es noch nicht zu Synostosen gekommen ist. Die Behandlung muß im Krankenhaus oder in Spezialanstalten, notwendigerweise jahrelang, durchgeführt werden.

3. Stillsche Krankheit.

Unter der Stillschen Krankheit wird ein chronisch verlaufender Infekt mit dem Streptococcus viridans verstanden, der zu unregelmäßig auftretenden Fieberanfällen, zur Anämie und Leukopenie, zu Milzvergrößerung, zu chronischen Entzündungen der periartikulären Gewebe und zur Vergrößerung der Lymphdrüsen führt, in deren Quellgebiet diese Entzündungen stattfinden.

Die *Wirbelsäule* wird fast gesetzmäßig befallen. Bei einigen Patienten sind rheumatische Knötchen in der Unterhaut beobachtet worden. Der *Streptococcus viridans* wird während der Fieberanfälle, manchmal sogar in fieberfreien Intervallen *im Blut* gefunden. Herzklappenfehler bleiben aber aus, dagegen treten häufig Entzündungen des Perikards auf. Die entzündeten periartikulären Gewebe neigen nicht zur Vereiterung. Die Gelenke sind nicht spontan, aber bei Bewegungen schmerzhaft. Synovia und Knorpel sind ursprünglich an dem Krankheitsprozeß nicht beteiligt. Es kommt aber *durch* die *paraartikulären Bindegewebswucherungen zu Inaktivitätsatrophien* der Muskeln, Kapsel, Bänder und Knorpel, aber selten zu Synostosen. Die *Differentialdiagnose* hat sich mit der primär chronischen Arthritis und lange dauernden rheumatischen Erkrankungen auseinanderzusetzen. Die *Prognose* ist schlecht; die *Therapie* besteht in wiederholten Transfusionen, intravenösen Injektionen von Silberpräparaten, und in neuester Zeit in einem Versuch mit Prontosilum album. Lokal müssen die Gelenke mit Wärme, Massage und vorsichtigen Bewegungsübungen behandelt werden.

4. Metastatische Arthritiden bekannter Natur.

Diese Art Gelenkerkrankungen wird durch bekannte Krankheitserreger oder ihre Gifte hervorgerufen, die von anderen Krankheitsherden aus auf dem Blutwege in die Gelenke gelangen. Es können dadurch sowohl schwere Eiterungen in der Gelenkhöhle als zellarme, spontan sich zurückbildende Ergüsse auftreten. Im Gegensatz zum Rheumatismus beschränkt sich diese Art Gelenkerkrankungen nur auf wenige Gelenke.

Jeder entzündliche Prozeß im Organismus kann zu einer metastatischen Arthritis führen; die Wahrscheinlichkeit dazu ist um so größer, je jünger die erkrankten Kinder sind. Am bekanntesten sind *Streptokokkenarthritiden* nach grippalen Infekten oder Scharlach, *Pneumokokkeninfekte* der Gelenke nach katarrhalischen Erkrankungen der Luftwege, und die *Arthritis gonorrhoica* weiblicher Säuglinge und Kleinkinder.

Der Gelenkprozeß führt in jedem Fall zu einer entzündlichen Schwellung der die Gelenke umgebenden Weichteile, die zur Einschmelzung kommen können. Die *Behandlung* besteht zunächst in einer Ruhigstellung der Gelenke, einer enteralen oder parenteralen Verabreichung der gegen Streptokokken (Prontosilum album) oder gegen Pneumo- und Gonokokken (Albucid etc.) gerichteten Sulfanilamidabkömmlinge, in Gelenkpunktionen und Spülungen der Gelenkhöhlen mit geeigneten Lösungen der genannten Medikamente, und bei ungenügendem Erfolg in einer chirurgischen Behandlung. Die *Prognose* hängt von der Gesamtsituation, d. h. von der Frage ab, ob es sich um einen massiven oder wiederholte Einbrüche von Keimen in die Blutbahn, um multiple Metastasierung und um eine Miterkrankung des Endokards, oder um einen einmaligen Einbruch geringer Keimmengen handelt.

Eine für die *Lues* pathognomonische Arthritis ist der beiderseitige *Hydrarthros genu* im Schulalter. *Bei Tuberkulösen* werden selten subakut verlaufende *seröse Arthritiden* beobachtet, die auf eine Reaktion der Synovia mit Tuberkelbacillengift zurückgeführt werden.

5. Statische Fehlformen und Fehlhaltungen.

Als Folge des Stadtlebens, unzweckmäßiger Fußbekleidung und unbiologischen Denkens sind Störungen in der Statik und Dynamik der unteren Gliedmaßen und der Wirbelsäule weit verbreitet. Schon in der Säuglingszeit werden von ehrgeizigen Müttern Fehler insofern begangen, als sie ihre Kinder zum Sitzen, Stehen und Laufen animieren, anstatt dem Kind das Tempo zu überlassen und abzuwarten, bis seine Fähigkeiten so weit ausgereift sind, daß es unter allen Umständen sitzen, stehen oder laufen will. Andere machen den Fehler, Kleinkinder auf lange Spaziergänge mitzunehmen und ihre unteren Extremitäten auf diese Weise einseitig zu belasten und wieder andere stellen an Schulkinder, vor allem in der Vorpubertät und der Pubertät, viel zu hohe sportliche Anforderungen.

6. Platt- und Knickfüße.

Werden solche Pflegefehler verhütet, so *disponieren* immer noch *Anlage* und *Umwelt* zu Fehlbildungen. Anlagegemäß ist es die angeborene, meist familiäre *Bindegewebs-* und *Muskelschwäche*, die zu Platt- und Knickfüßen disponiert. Die gleiche Rolle spielen die *Rachitis*, dann Überfütterung, *Übergewicht* und *zu frühes Laufenlassen*, *zu enge Strümpfe*, die den Vorfuß zusammenpressen, *ungeeignetes Schuhzeug*, Stiefel mit festen Sohlen und versteiften Schäften und der *harte, ebene Untergrund*, die Asphaltstraßen, auf denen die Kinder umherlaufen.

Die ungeeignete Fußbekleidung läßt die Fußmuskulatur, vor allem die Zehenmuskeln, verkümmern, die besonders gut als Spanner des Fußgelenks wirken. Daneben führt der glatte Untergrund ebenfalls nicht zur Beanspruchung und Übung des Fußmuskel- und -bandapparates, von dem allein die Fußwölbung gehalten wird. So kommt es schon bei kleinen Kindern zur Aufhebung des Fußlängs-

gewölbes und zur Abknickung des Fersenbeins in Knickstellung. Die „Plattfüße" der Säuglinge sind physiologisch; ihre äußere Form kommt nicht durch
ein Abflachen des Fußgewölbes, sondern durch ein starkes Fettpolster zustande.
Rachitische O-Beine drängen die Füße wegen der Fehlstellung der Fußgelenk-
achse besonders leicht in Plattfußstellung. Von der Nestflucht ab sind daher
Platt- und *Knickfußbildung durch Rachitisprophylaxe*, durch Barfuß-gehen-
lassen der Kinder, am besten auf unebenem, bewachsenem Boden, und *durch
die Verwendung geeigneter Fußbekleidung:* weiter Strümpfe, weiter Schuhe mit
weichen Sohlen oder einem beweglichen Mittelgelenkstück, *zu verhüten.*

Wo Plattfußbildung zu befürchten ist, dürfen selbstverständlich keine Ein-
lagen verwandt, sondern es muß versucht werden, durch Plattfußübungen:
Gehen auf der Fußaußenkante, Zehengang, Gang mit eingezogenen Großzehen,
Zehengang mit einwärts gedrehtem Vorfuß, Stehen auf Sprossen, Fußrollen
nach innen bei übergeschlagenem Bein — den Band- und Muskelapparat des
Fußes zu kräftigen. Daneben kann die Spitzysche Übungseinlage zeitenweise
getragen werden.

Bei ausgebildeten Plattfüßen ist eine nach einem orthopädischen Gipsabguß
angefertigte Einlage — unter gar keinen Umständen eine fertig gekaufte —
notwendig. Daneben müssen vom Spezialarzt verordnete Übungen durchgeführt
und ebenfalls spezialärztlich verordnete Schuhe getragen werden. Wenn eine
Besserung ausbleibt, muß ein operativer Eingriff, am besten im Kleinkindesalter,
vorgenommen werden.

7. O- und X-Beine.

Säuglinge werden *natürlicherweise mit O-Beinen geboren*, die sich im Verlauf
des zweiten Lebensjahres ausgleichen und im dritten in leichte X-Beine übergehen. Werden die Kinder während der Säuglingszeit vorzeitig zum Laufen
gebracht oder bekommen sie eine Rachitis, so gleicht sich die O-Beinstellung
nicht aus oder verschlechtert sich. Kinder mit O-Beinen zeigen einen wackelnden,
ungeschickten Gang, sie laufen über den großen Zeh und bleiben oft im Längenwachstum zurück. Der Sitz der Verkrümmung ist ganz vorwiegend der Unterschenkel. Wird am Ende des ersten Lebensjahres festgestellt, daß die O-Beine
schlimmer werden, so muß die *Behandlung* beginnen. Die Kinder müssen täglich *O-Beinübungen* mit Gurten vornehmen oder nachts in korrigierenden Hülsen
liegen. Vor und während der Kur wird nicht antirachitisch behandelt, um die
Weichheit des Skelets auszunützen. Tritt keine Besserung ein, so ist eine *unblutige Operation*, die Infraktion, anzuraten. Diese Operation muß dann nicht
nur aus kosmetischen Gründen, sondern zur Verhütung späterer Schäden (Arthrosis deformans genu) vorgenommen werden.

Die *Entstehung* von *X-Beinen hängt mit* der *Knickfußstellung* des Fersenbeins
zusammen. Der Unterschenkel gerät dadurch in eine falsche Stellung, der Band-
apparat des Knies lockert sich an der Innen- und verkürzt sich an der Außenseite und die Kniekondylen wachsen infolge der ungleichmäßigen Belastung
ungleichmäßig. Die *Behandlung* besteht in Randeinlagen, von denen die Fehlstellung des Fußes korrigiert wird, und in X-Beinübungen (Benutzen von
Schaukelpferd, Kniebeugen) und Nachtschienen. Bleibt der Erfolg aus, so muß
zur Operation geschritten werden.

8. Fehlhaltungen und Fehlformen der Wirbelsäule.

Vom 3. Lebensjahr ab besteht die normale Haltung der Wirbelsäule in
einer leichten Lordose der Hals- und Lenden- und in einer leichten Kyphose
der Brustwirbelsäule. Davon abweichend gibt es prinzipiell *drei Typen der
Fehlhaltung*, die in natura natürlich Mischformen zeigen: *der hohlrunde Rücken*

infolge einer zu starken Lordose der Lendenwirbelsäule, der *Rundrücken* infolge überstarker Kyphose der Brust- und zu geringer Lordose der Halswirbelsäule, und der *flachrunde Rücken* infolge Ausbleibens der physiologischen Lordose der Lendenwirbelsäule.

Hat man sich *vergewissert, daß* die *Wirbelsäule überall frei beweglich* ist und *daß es sich bei Haltungsanomalien nur um eine Fehlhaltung* und *nicht* um eine *Fehlbildung* von Wirbelkörpern *handelt, die zu Fixierungen führt, so muß versucht werden, die Fehlhaltung,* die lediglich durch Muskel- und Bandschwäche der die Wirbelsäule haltenden Muskulatur hervorgerufen wird, *durch geeignete Übungen auszugleichen.* Da die Haltungsanomalie sekundär zu Dehnungen und Verkürzungen von anderen Muskeln führt, sind nur solche als geeignet zu betrachten, die neben der Kräftigung der Wirbelsäulenmuskulatur die sekundären Muskelfehler ausgleichen. Eine spezialärztliche Beratung ist dazu notwendig.

Bei *rachitischen Säuglingen tritt* im Sitzen *eine Kyphose* mit dem Scheitelpunkt *im unteren Teil der Brustwirbelsäule auf,* die eine Gefahr der Versteifung mit sich bringt. Die Rachitis muß behandelt, die Kinder müssen viel in Bauchlage gelegt und regelmäßig mit ihnen geturnt werden. In und kurz nach der Pubertät kommt es zur sog. *Adoleszentenkyphose* mit dem Scheitelpunkt in der mittleren Brustwirbelsäule, die meist im 10. oder 11. Lebensjahr beginnt, zu Verunstaltungen der Wirbelkörper führt und auf *Verknöcherungsstörungen der Wirbelkörper beruht,* die innersekretorisch bedingt sein sollen. Liegekuren und spezialärztliche Behandlung sind dringend anzuraten.

Die *Rachitis spielt* auch *beim Entstehen von Skoliosen* eine *verhängnisvolle Rolle.* Jede Säuglings- und Kleinkinderskoliose muß sofort fachärztlichen Händen übergeben werden, weil ihre Folgen unabsehbar sind und *die einzige Behandlungszeit im Säuglings- und Kleinkindesalter* liegt, wo infolge des großen Wachstumstempos durch richtige Lagerung .der wachstumshemmende Druck auf die Wirbel an der Innenseite der Verkürzung behoben und mit großer Aussicht auf Erfolg ein Ausgleich erzielt werden kann. Neben der rachitischen *Skoliose* gibt es *eine endogene, konstitutionelle,* deren Prognose ebenso ernst ist.

Die Krankheiten des Nervensystems.

Von **W. KELLER**-Gießen.

Mit 12 Abbildungen.

Einleitung.

Die *neurologische Untersuchung* des Kindes richtet sich durchaus nach dem bei den Erwachsenen üblichen Vorgehen. Subjektive Angaben und Sensibilitätsprüfungen stoßen begreiflicherweise auch noch bei dem Kleinkind auf große Schwierigkeiten und erfordern Geduld und verständiges Eingehen. Näheres über die Technik und die Untersuchungsmethoden findet sich bei der Besprechung der planmäßigen Untersuchung des Kindes S. 756 ff. Gerade bei Erkrankungen des Nervensystems muß ein besonderer Wert auf eine eingehende und weit zurückreichende Anamnese gelegt werden. In den meisten Fällen ist der Beginn ein ganz unscheinbarer, uncharakteristischer, manchmal in rein psychischen Erscheinungen sich erschöpfender und durch symptomenfreie Intervalle wieder unterbrochen.

Auf die besonders beachtenswerten Gesichtspunkte wird bei den einzelnen Erkrankungen hingewiesen.

I. Erkrankungen der Hirn- und Rückenmarkshaut.

1. Die Erkrankungen der harten Hirnhaut.

Man unterscheidet: a) Pachymeningitis externa, b) Sinusthrombose, c) Pachymeningosis hydrohaemorrhagica interna, d) Pachymeningitis haemorrhagica interna.

a) Die **Pachymeningitis externa** oder der extradurale Absceß ist ein relativ seltenes und nicht etwa selbständiges Krankheitsbild, das am häufigsten als Komplikation profus eiternder akuter oder auch chronischer Otitiden mit Beteiligung des Warzenfortsatzes auftritt. Auch eine Osteomyelitis im Bereich der Schädelknochen sowie Eiterherde außerhalb des Schädels können dazu führen. Ist der Ausgangspunkt eine Otitis, dann pflegt der Prozeß in der mittleren und hinteren Schädelgrube lokalisiert zu sein und je nach Größe und Ausdehnung zu entsprechenden Erscheinungen zu führen. Ein Hauptsymptom ist der heftige lokalisierte Kopfschmerz besonders auch bei Bewegung des Kopfes, während sich Hirndruckerscheinungen nur bei großen Abscessen entwickeln. Der Liquor ist normal, wenn es nicht zu einer symptomatischen leptomeningealen Reizung (Leptomeningitis concomitans) dabei gekommen ist.

b) Eine **Thrombose des Sinus longitudinalis** (Sinus sagittalis sup.) findet sich im Säuglingsalter meist nur im Endstadium schwerer Pneumonien wohl als Folge zunehmender Kreislaufschwäche und ist wegen der Symptomenarmut der Sinusthrombosen nicht entzündlicher Natur intra vitam kaum je zu diagnostizieren; gelegentlich zeigt der Liquor eine braunrötliche Verfärbung. Bei schweren Kreislaufstörungen des Säuglings muß deshalb auch besonders vor Punktionen oder Injektionen in den Sinus longitudinalis gewarnt werden.

Klinisch wichtiger ist die *Thrombophlebitis* im Anschluß an die Erkrankungen des Mittelohres, die zu ausgedehnten Thrombosierungen der Hirnblutleiter (und zur Jugularisthrombose) führen kann. Die Temperaturen zeigen dabei septischen Charakter, die Symptome von seiten des Ohres können schon im scheinbaren Abklingen sein, da tritt unter vorübergehenden meningitischen Erscheinungen eine Schwellung der Orbitalgegend, ein retrobulbäres Ödem mit Exophthalmus und eine Schwellung der Umgebung des Ohres auf. Das Ödem kann in eine Phlegmone übergehen. Weitere Symptome hängen ganz von der Ausdehnung der Sinusthrombose und den gleichzeitig vorhandenen periphlebitischen Prozessen ab. Unter keinen Umständen wird man mit einer rechtzeitigen operativen Behandlung zögern dürfen, die in vielen Fällen, allerdings weniger bei Sinusthrombosen nach Masern, Scharlach und Pertussis, erfolgreich ist.

c) Unter der *Bezeichnung* **Pachymeningosis hydrohaemorrhagica interna** werden diejenigen Formen der subduralen Blutungen zusammengefaßt, die mit einer primären, nicht entzündlich bedingten Blutung in das Cavum subdurale einhergehen. Nach den zur Zeit bekannten hauptsächlichsten Ursachen pflegt man eine *traumatische* und eine *toxische* bzw. *avitaminotische,* früher als idiopathisch bezeichnete Form der Pachymeningosis hydrohaemorrhagica interna, zu unterscheiden. Die *traumatische* Form findet sich hauptsächlich bei Neugeborenen und ist in erster Linie Ausdruck einer Geburtsschädigung, die infolge der perinatalen Unreife der Gefäßwände besonders häufig bei Frühgeburten beobachtet wird. Auch im Zusammenhang mit der Melaena neonatorum kann es zu Blutungen unter die Dura kommen. Die Hämatome sitzen dann meist in der hinteren Schädelgrube und enthalten flüssiges Blut oder bereits organisierte Pseudomembranen und Fibrinmassen. Die Diagnose wird in der Regel erst post mortem gestellt, da ja zumeist noch weitere und dominierendere Symptome geburtstraumatischer Schädigungen bestehen. Im späteren Alter kann sich eine Subduralblutung wie beim Erwachsenen im Anschluß an Traumen und auch infolge längerer und intensiver Einwirkung von Sonnenstrahlen auf den Hirnschädel entwickeln. Die *toxisch-avitaminotische* (idiopathische) Form ist die bedeutendste und eigenartigste des Kindesalters und zeigt anatomisch die Bildung zarter zu feinsten Lamellen geschichteter, stark vascularisierter bindegewebiger Auflagerungen, die schließlich als millimeter- bis zentimeterdicke Membranen ein- oder mehrkammerige cystenartige Hohlräume (Hygroma durae matris) umschließen. Diese Cysten sind meist doppelseitig und symmetrisch und lassen die hintere Schädelgrube frei. Die auf Grund lebhafter Wucherung der subendothelialen Capillarschichte der Dura neugebildeten Gefäße sind brüchig und neigen leicht zu Rhexis- oder Diapedesisblutungen. Die Blutungen werden teils resorbiert, teils organisiert oder es können von Fibrin und seröser Flüssigkeit angefüllte Hohlräume zurückbleiben. Anfänglich steht häufig ein wässeriger Erguß im Vordergrund, der zur Bildung eines Hydrocephalus externus führt. Die idiopathische oder avitaminotische Form ist vorwiegend auf das Verteilungsgebiet der Art. meningea media beschränkt und betrifft besonders häufig Säuglinge im zweiten Lebenshalbjahr. Die Krankheit verläuft entweder akut und führt dann rasch zum Tode oder chronisch in Schüben. Demnach zeigt die Klinik auch zwei Verlaufsformen: Die seltene akute meningitisähnliche Form, wobei unter Fieber, Krämpfen, Nackensteifigkeit und anderen meningocerebralen Symptomen rasch oder nach wenigen Schüben der Tod eintritt. Wahrscheinlich kommt es dabei auch gleichzeitig zu subarachnoidalen Blutungen bzw. zu einer Leptomeningosis haemorrhagica interna oder sog. Meningealapoplexie. Die ungleich häufigere und reine Form ist aber die in Schüben verlaufende chronische Pachymeningosis, die folgende charakteristische Symptome aufweist: 1. Hydrocephale Vergrößerung des Schädels mit gespannter und vorgewölbter Fontanelle, klaffenden Nähten und starken Venenzeichnungen am Schädel. 2. Netzhautblutungen, gelegentlich auch eine Stauungspapille. 3. Ein steriles blutiges, xanthochromes oder hämolytisches Fontanellenpunktat, also mit oder ohne

Tabelle 1. Differentialdiagnose zwischen Pachymeningosis und Leptomeningosis haemorrhagica interna. (Nach Catel.)

	Pachymeningosis		Leptomeningosis	
1. Ursache	a) traumatisch	b) toxisch-avitaminotisch	a) Gefäßmiß-bildungen (besonders Telangiektasien, Angioma racemosum art. oder venosum, Aneurysma arterio-venosum, Sturge-Webers Krankheit)	b) konstitutionelle Gefäßminderwertigkeit oder kleinere Aneurysmen (infolge von Mediallücken ?)
2. Sitz der Blutung	An umschriebener Stelle im Cavum subdurale		diffuse Blutungen im Cavum subarachnoideale	
	an jeder Stelle der Dura	im Bereich der vorderen und mittleren Schädelgrube		
3. Wesen der Blutung	Rhexisblutung	Diapedesis- oder Rhexisblutung	Rhexisblutung	Diapedesis- oder Rhexisblutung
4. Gefäßbeteiligung	Quellgebiet: Arteria carotis externa		Quellgebiet: Arteria carotis interna	
	art. meningea media und posterior	art. meningea media		
5. Netzhautblutungen	ja, nicht gesetzmäßig		wahrscheinlich nein	ja, nicht gesetzmäßig
6. Systolisches Geräusch (über knöchernem Schädel)	nein		mitunter	nein
7. Beginn	symptomlos	langsam-schleichend, oder plötzliche Gewichtsabnahme, Krämpfe, Vergrößerung des Schädels	epileptische Anfälle	apoplekti-form
8. Verlauf	regressiv	progressiv	in Schüben	
9. Meningitische Symptome	gering oder fehlend		ausgesprochen	
10. Lumbalpunktat	kann gelegentlich blutig sein	meist wasserhell, ausnahmsweise blutig	stets blutiger, meist xanthochromer Liquor	
11. Fontanellenpunktat		sanguinolent xanthochrom		
12. Lebensalter	Neugeborene	hauptsächlich im 2. Lebenshalbjahr	im Kindesalter hauptsächlich in der Pubertät, nur ausnahmsweise schon im 3. Lebensjahr; später häufig im 3.—5. Lebensjahr	

Erythrocyten, mit hohem Eiweißgehalt, aber ohne jede entzündliche Beimengungen. 4. Ein in der Regel klarer Liquor. Der Verlauf ist meist fieberfrei. Je nach Umfang der anatomischen Veränderungen treten Reflexsteigerungen oder Spasmen, in einzelnen Fällen auch stärkere Hirndrucksymptome (Druckpuls, Erbrechen, Benommenheit) auf. Im Intervall zwischen den Schüben sinkt die Fontanelle deutlich ein, eine Erscheinung, die auch nach Heilung noch lange bestehen kann. Traumatische und avitaminotische Form lassen sich klinisch ohne weiteres durch die Anamnese und die Altersprädilektion trennen. Hinsichtlich der Abgrenzung zur Leptomeningosis haemorrhagica siehe Tabelle 1.

Die Diagnose wird hauptsächlich aus dem divergenten Befund von Fontanellen- und Lumbalpunktat gestellt. Die Lumbalpunktion muß dabei zuerst ausgeführt werden, da es bei der Fontanellenpunktion (beidseitig!) leicht zu Verletzungen der Arachnoidea kommen kann, so daß dann aus diesem Grunde auch der Lumballiquor blutig erscheint.

Die Therapie war bisher wenig befriedigend. Durch häufiger vorgenommene Fontanellenpunktionen mußte Entlastung geschaffen werden. Nach den neueren Auffassungen über die Pathogenese besteht bei der idiopathischen Pachymeningosis eine konstitutionelle Krankheitsbereitschaft, die unter bestimmten Voraussetzungen, vor allem aber bei relativem Mangel an dem sog. Permeabilitätsfaktor Citrin (bestehend aus Hesperidin und dem Glykosid Eryodiktin) in der Nahrung zur Manifestation gelangt. Von dieser Vorstellung ausgehend sind gute Erfahrungen mit täglichen i.v. Injektionen von Citrin (Bayer) 1—3 cm³ berichtet. Diese Therapie wird zweckmäßig durch wiederholte kleinere Bluttransfusionen zu unterstützen sein.

d) Eine **Pachymeningitis haemorrhagica interna** liegt dann vor, wenn ein primärer Entzündungsprozeß der Dura sekundär zu Blutungen in den Subduralraum führt. Eine solche Entscheidung ist allerdings nicht einmal anatomisch leicht zu treffen, da die Anwesenheit von entzündlichen Vorgängen auch im Reparationsstadium des subduralen Hämatoms entstanden sein kann. Es gibt aber zweifellos primär entzündlich bedingte Durablutungen, so bei Lues, Sepsis, Pneumonie, Typhus, Masern, Scharlach, Diphtherie, Keuchhusten, Variola, schweren vaccinalen Komplikationen und eitrigen Prozessen in der Nachbarschaft der Dura. Klinisch tritt diese hämorrhagische Pachymeningitis wenig in Erscheinung, da ihre geringen Symptome im allgemeinen Krankheitsbild meist nicht geachtet oder falsch gedeutet werden. Bei der Obduktion finden sich dann vereinzelte fibrinöse spinnwebartige Häutchen, die durch Wucherung des subendothelialen Gewebes nach vorausgegangener Endothelschädigung entstehen. Diese Membranen sind ebenfalls von dünnwandigen Gefäßen durchsetzt, aus denen es dann leicht zu Blutungen kommt. Entwickelt sich einmal ein größeres subdurales Hämatom, so unterscheidet sich dieses klinisch nicht von den subduralen Blutungen anderer Ätiologie.

2. Die Erkrankungen der weichen Hirnhaut.

Man unterscheidet Leptomeningitis und Leptomeningosis haemorrhagica interna.

a) Leptomeningitis.

Zur Nomenklatur muß folgendes vorausgeschickt werden: Mit Meningitis bezeichnet man ein typisches Krankheitsbild mit Nackensteifigkeit, Kernig, Erbrechen, Kopfschmerzen usw. und mit *positivem* Liquorbefund. Dabei kann der Liquor alle Zeichen eines entzündlichen Vorganges aufweisen, in erster Linie also Zellvermehrung und Erhöhung des Eiweißgehaltes bzw. nur Zellvermehrung ohne nennenswerte Erhöhung des Eiweißgehaltes (Zell-Eiweißdissoziation). Die übrigen Liquorveränderungen spielen hinsichtlich der Benennung keine ausschlaggebende Rolle. Zeigt der Liquor eine sehr reichliche Zell- und Eiweißvermehrung, so spricht man von purulenter Meningitis, besonders, wenn der Liquor schon makroskopisch ein eitriges oder stark getrübtes Aussehen hat. Finden sich im Liquor bei mehr oder minder erheblicher Zellvermehrung vorwiegend Lymphocyten (häufig ohne stärkere Eiweißerhöhung), so wird dies durch die Bezeichnung mononukleäre oder lymphocytäre Meningitis hervorgehoben. Meist sind dies zellärmere Formen, die man nicht mehr als purulent, aber auch noch nicht als „serös" bezeichnen kann. Der Ausdruck Meningitis serosa muß korrekterweise für diejenigen Fälle vorbehalten bleiben, die keine nennenswerte Zellvermehrung, sondern nur eine Eiweißerhöhung zeigen. Diese Bezeichnung setzt allerdings voraus, daß der Charakter der Veränderungen noch entzündlicher Natur ist. Trifft dies nicht zu, so muß von einer Meningosis gesprochen werden. Im Einzelfalle wird also die Entscheidung davon abhängen, was man noch als „Entzündung" ansehen wird und was nicht mehr.

Bei Blutgehalt des Liquors *ohne* entzündliche Erscheinung spricht man von einer Meningosis haemorrhagica, der in reiner Form fast stets eine Anomalie der Hirngefäße zugrunde liegt, bei Blutgehalt *und* entzündlichen Veränderungen von einer Meningitis haemorrhagica, wie sie sich im Lauf einer epidemischen oder tuberkulösen Meningitis entwickeln kann.

Der Charakter der Liquorveränderungen ist weitgehend von der Ätiologie unabhängig. Die stärker purulenten Meningitiden sind meist bakterieller Natur, die anderen sind teils auf infektöse Ursachen, und zwar Bakterien oder Ultravirus, teils auf nichtinfektiöse Ursachen zurückzuführen.

Handelt es sich dagegen klinisch um Erscheinungen einer Meningitis bei *negativem* Liquorbefund, so spricht man von Meningismus.

Trotzdem der Liquorbefund ohne allzugroße Schwierigkeiten gewisse Abgrenzungen ermöglicht, so bleibt er eben doch nur ein Symptom, das sich noch dazu in vielen Fällen trotz verschiedener Ursache nur unwesentlich voneinander unterscheidet. Aus diesen Gründen ist heute eine Einteilung der Meningitiden nach dem Liquorbefund allein nicht mehr möglich. Es kann lediglich danach der Charakter oder der Grad der gefundenen Veränderungen gekennzeichnet werden. Die folgende Einteilung der Leptomeningitis ist, soweit dies heute möglich ist, nach ursächlichen Gesichtspunkten orientiert.

α) *Die abakterielle* Leptomeningitis.

1. Durch physikalische oder mechanische Einwirkungen hervorgerufene Meningitis („serosa").
2. Durch Toxine oder toxinähnliche Stoffe bedingte Meningitis.
3. Durch unbekannte Ultravira verursachte selbständige (sog. gutartige, mononukleäre oder lymphocytäre) Meningitis.
4. Obligat oder fakultativ im Zusammenhang mit bekannten Viruskrankheiten auftretende Meningitis.
5. Meningitis concomitans.
6. Meningitis purulenta pseudoaseptica.

β) *Die bakterielle* Leptomeningitis.

1. Meningitis tuberculosa.
2. Meningitis syphilitica.
3. Meningitis epidemica. (Meningococcia).
4. Meningitis purulenta.

Symptomatologie. Die Erkrankungen der weichen Hirn- und Rückenmarkshäute sind im Kindesalter außerordentlich vielgestaltig. Der Wechsel des Symptomenbildes ist vornehmlich durch den Sitz und die Ausdehnung des Prozesses, weniger durch seine Ätiologie bestimmt. In sehr vielen Fällen treten auch nicht nur rein meningealbedingte Erscheinungen auf, sondern Symptome, die durch eine diffuse Hirndrucksteigerung und durch die direkte Einwirkung auf die nervöse Substanz, also besonders die Gehirnnerven und Gehirnrinde, hervorgerufen sind. Die Ätiologie bestimmt mehr den Verlauf und den Ausgang der Erkrankung und beeinflußt dadurch allerdings besonders den Grad und die Schwere des Krankheitsbildes.

Unter diesen Umständen bleibt trotz der Vielgestaltigkeit des einzelnen klinischen Bildes unabhängig von der Ursache der Meningitis eine gewisse Einheitlichkeit der überhaupt möglichen Symptome gewahrt. Die Variationen entstehen nur durch das Fehlen oder Vorhandensein eines oder mehrerer dieser Symptome, sowie durch den Grad ihrer Ausprägung.

Bei den bakteriellen wie bei den abakteriellen infektiösen Meningitiden sind die Hirnhäute in der Regel gar nicht der primäre Sitz der Erkrankung. Mehr oder minder kurz geht, wenigstens bei den akuten Formen, der eigentlichen Lokalisation des Krankheitsprozesses die *Allgemeininfektion* voraus, so daß sehr häufig die Klinik der Hirnhautentzündung zunächst mit den Symptomen jeder schweren allgemeinen Infektion nicht nur beginnen kann, sondern im ganzen Verlauf auch von ihnen durchsetzt ist, wenn sie nicht gerade im Gefolge spezifischer Erkrankungen wie z. B. Masern, Varicellen u. a. auftritt. Selbst bei der epidemischen Meningitis steht initial der Meningokokkenbefund im Blut und damit die Sepsis im Vordergrund. Allerdings ist diese Periode häufig so kurz, daß sie kaum bemerkt wird. Wie immer beim Kinde ist das Bild und der Verlauf auch in den einzelnen Altersklassen ein sehr verschiedener und besonders der Säugling zeigt hier seine Besonderheiten. Ist das Kind in einem Alter in dem subjektive Symptome richtig angegeben werden, so pflegt die eigentliche Meningitis sehr häufig mit außergewöhnlichen *Kopfschmerzen* zu beginnen, die über das ganze Schädelgebiet ausgebreitet sein können und damit vermutlich das erste Symptom der lokalen Störungen im Zentralnervensystem, vor allem einer beginnenden Liquordrucksteigerung sind. Sehr rasch kommt es bei der Zunahme des intrakraniellen Druckes auch zu weiteren Erscheinungen, besonders dem schwallartigen *Erbrechen* ohne sonstige gastrointestinale Störungen — außer etwa einer hartnäckigen Obstipation — zu *vasomotorischen Erscheinungen* auf der Haut und einer oft enorm gesteigerten Hautsensibilität. Gerade die *Hyperästhesie* wird selten auch bei den leichteren Formen vermißt. Sie prägt sich besonders in vermehrter Klopf- und Druckempfindlichkeit des Schädels, manchmal später mit Schädeltympanie sowie der ganzen oder nur der Halswirbelsäule aus. Erst im weiteren Verlauf kommt es dann zu einer Versteifung der Wirbelsäule und schließlich zur extremen Lordose und *Opisthotonusstellung* (Abb. 1). Im Verein mit der Schmerzhaftigkeit der Meningen stellen sich eine Reihe diagnostisch hochwichtiger Symptome ein: Nackensteifigkeit, positives KERNIGsches und BRUDZINSKIsches Phänomen, gleichzeitig das LASÈGUEsche Zeichen, das Spinalzeichen und das *Dreifuß*-Zeichen.

Kernig. Unmöglichkeit der Streckung des gebeugten Knies bei im rechten Winkel gebeugtem Hüftgelenk im Liegen.

Brudzinski. Bei kurzem Vorbeugen des Kopfes im Liegen ruckartiges Anziehen der Beine im Hüftgelenk mit Beugung im Kniegelenk.

Lasègue. Schmerz in der Kniekehle und darüber beim Aufheben des gestreckten Beines über 45°, fälschlich oftmals als Kernig bezeichnet.

Spinalzeichen (Spin sign). Unmöglichkeit das Kinn selbst an die gebeugten Knie zu bringen, oder der Aufforderung, die Knie zu küssen, nachzukommen.

Dreifußzeichen (Amoss sign). Schwierigkeit beim Aufsitzen im Bett und Unmöglichkeit, mit verschränkten Armen im Bett zu sitzen. Der Körper wird sofort mit den zurückgestreckten Armen gestützt, daher „Dreifuß"zeichen.

Weiterhin kommt es zu starkem *Schwitzen,* zu *Pulsveränderungen* (erst Steigerung der Frequenz = Reizpuls, dann Sinken der Frequenz = Druckpuls) und neben den *sensiblen* auch zu *sensorischen Reizerscheinungen*, zu Charakterveränderungen, Aufgeregtsein und lautem Aufschreien. Bei Säuglingen findet sich als wichtigstes und frühzeitiges Symptom des gesteigerten intrakraniellen Druckes eine *gespannte und vorgewölbte Fontanelle*, die oft schon auf den ersten Blick zu sehen, besser aber zu tasten ist. In diesem Stadium sind die Eigen- und Fremdreflexe gesteigert, vor allem die Patellarsehnenreflexe. Später können sie, und zwar zuerst die Bauchdeckenreflexe, verschwinden.

Durch die Häufigkeit *basalmeningitischer Veränderungen* erklärt sich das wechselnde Vorhandensein von Augenmuskel- und anderen Hirnnervenlähmungen, Reizerscheinungen im Trigeminusgebiet, Pupillenstörungen, Neuritis optica, Hirn- und Gleichgewichtsstörungen. Sehr unterschiedlich sind die *Bewußtseinsstörungen*, manchmal kaum merklich, manchmal von Anfang an hochgradig mit völliger Areflexie und vegetativen Störungen, die schließlich zum Cheyne-Stokesschen oder Biotschen Atemtypus führen.

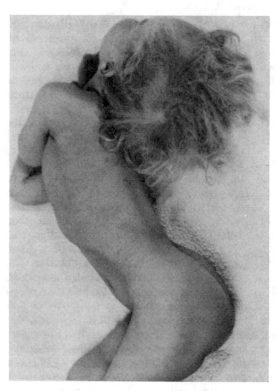

Abb. 1. Opisthotonus bei Meningitis. (Kieler Univ.-Kinderklinik.) (K)

Bei der hohen Krampfbereitschaft besonders des Kleinkindesalters sind schwere *motorische Reizerscheinungen* ziemlich häufig: entweder in Form lokalisierter oder sich über den ganzen Körper erstreckender klonisch-tonischer Krämpfe.

Von größter und in den meisten Fällen ausschlaggebender Bedeutung für die Diagnostik ist die Liquoruntersuchung.

Zur Liquorentnahme dient die Lumbalpunktion, die Suboccipitalpunktion, die Fontanellen- und die Ventrikelpunktion. Zur Darstellung der Zisternen- und Ventrikelräume die Encephalographie und die Ventrikulographie.

Kommt es sehr frühzeitig zu Verklebungen, so treten unter Umständen erhebliche Differenzen zwischen dem Lumbal-Liquor- und Zisternen-Liquorbefund auf. Ja, manchmal findet sich bei schwerer, eitriger Meningitis aus diesen Gründen der Lumbal-Liquor noch völlig unverändert, während der Zisternen-Liquor bereits dick eitrig ist. Auch die sog. *Meningitis circumscripta* sowie die *Arachnoiditis adhaesiva* führt zu unterschiedlichem Verhalten im Liquorbefund ober- und unterhalb der Verklebung und je nach ihrem Sitz.

Die Liquorveränderungen sind auf einer Tabelle 2 (S. 676/677) übersichtlich zusammengestellt.

Ergänzend zu der Tabelle 2 ist zu bemerken, daß der Liquorbefund bei jeder meningealen Erkrankung während der ganzen Dauer des Prozesses *niemals* ein konstanter ist, sondern daß sich zum Teil sogar erhebliche quantitative und qualitative Änderungen einstellen können. Dieser Tatsache kann eine tabellarische Übersicht nicht gerecht werden; sie kann gewissermaßen nur das Liquorquerschnittsbild zu einem beliebig gewählten, meist also initialen

Zeitpunkt bringen und auch hierbei nur das Charakteristische betonen, das Seltenere oder noch Mögliche muß sie beiseite lassen.

α) Die abakterielle Leptomeningitis.
[Durch physikalische oder mechanische Einwirkungen hervorgerufene Meningitis ("Serosa").]

Auf rein mechanische Ursachen wird die besonders bei Pneumonien im rechten Oberlappen außerordentlich häufig zu beobachtende Meningitis „transsudativa" oder nur ein Meningismus zurückgeführt. Durch Stauung der Vena cava superior bzw. der abführenden Lymphwege findet eine Drucksteigerung im Liquorgebiet statt. (Das entsprechende sog. QUECKENSTÄDTsche Phänomen, bei dem durch Kompression der Venae jugulares eine Erhöhung des Liquordruckes erzielt wird, benutzt man bekanntlich für diagnostische Zwecke.) Auch durch eine ausgedehnte Lymphadenitis colli kann das Bild einer Meningitis ausgelöst werden; hierbei handelt es sich meist nach dem Liquorbefund um „seröse", d. h. ohne nennenswerte Zellvermehrung und auch sonst nur mit spärlichen Liquorveränderungen außer der Drucksteigerung einhergehende „Meningitiden". Man wird nur in ausgeprägten Fällen therapeutisch zur Lumbalpunktion greifen, allerdings häufig diagnostisch punktieren müssen, um eine eitrige Meningitis auszuschließen, die sich unter denselben Umständen einstellen kann.

Als traumatisch bedingt sind die leichteren meningitischen Reizungen nach Lumbalpunktion und die gelegentlich zu beobachtende abakterielle Meningitis nach Encephalographie sowie bei Neugeborenen aufzufassen. Auch nach längerer intensiver Sonnenbestrahlung kann sich eine Insolationsmeningitis („Sonnenstich") einstellen. Manchmal wird es sich allerdings bei diesen traumatisch oder physikalisch bedingten „Meningitiden" gar nicht um Entzündungen, sondern eher um eine Meningopathie handeln, doch ist die Grenze keine scharfe, zumal die Meinungen, was noch als in das Gebiet der Entzündungen hineingehörend zu bezeichnen ist und was nicht, zum Teil sehr auseinandergehen.

Durch Toxine oder toxinähnliche Stoffe bedingte Meningitis.

Bei einer Reihe von akuten infektiösen Erkrankungen wie der akuten Pyurie, dem Typhus, der Pertussis, der Grippe kann es — und zwar offenbar durch toxische *Fernwirkung* — zu meningealen Reizerscheinungen oder zum sog. *Meningismus* kommen. Der Liquor zeigt auch dabei meist das Bild einer „serösen" Meningitis, d. h. es fehlt in der Regel eine stärkere Zellvermehrung; nur in einzelnen Fällen kann eine mehr oder minder große Polynukleose dazukommen. Diese meningeale Reizung kann nicht nur durch Bakterientoxine, sondern auch durch die giftigen Stoffwechselprodukte bei Urämie, Diabetes, bei Hirntumoren und Leukämie hervorgerufen werden. Die nach schwerer Askaridiasis und bei intralumbaler Seruminjektion gelegentlich beobachtete Meningitis ist wohl mehr allergischer Natur als toxisch bedingt.

Durch unbekannte Ultravira verursachte sog. gutartige, mononukleäre oder lymphocytäre Meningitis.

Diese akute *infektiöse abakterielle Meningitis*, auch als aseptische Meningitis oder idiopathische gutartige mononukleäre Meningitis oder infektiöse bzw. epidemische Meningitis serosa bezeichnet, ist in den letzten Jahren in ihrer klinischen Bedeutung mehr und mehr erkannt. Ihr Auftreten ist teils sporadisch, teils trägt es, wenn auch in geringem Umfange, epidemischen Charakter. Immer aber ist die Krankheit selbständig, d. h. ohne äußere Beziehungen zu anderen

Tabelle 2. Liquorveränderungen bei verschiedenen

	Normaler Liquorbefund ab 6. Lebensmonat	Physikalische, toxische, begleitende Meningitis, meist sog. Meningitis serosa	Abakterielle infektiöse Meningitis	Poliomyelitis im Verlauf des präparalytischen Stadiums	Schweine-hüterkrankheit	Meningitis purulenta pseudoaseptica
Druck:	10—25 mmHg= 136—350 H_2O Liquor „tropft"	erhöht bis sehr stark erhöht	erhöht bis gelegentlich stark erhöht	mäßig bis deutlich erhöht	erhöht	erhöht
Aussehen:	wasserklar, farblos	wasserklar, farblos	meist klar, manchmal Sonnenstäubchen oder leicht trüb	klar, seltener leicht trübe, farblos	Opalescenz	trüb bis eitrig
Veränderungen nach Stehenlassen des Liquors:	keine	meist keine, gelegentlich ein feines Fibringerinnsel	keine oder Fibringerinnsel	manchmal Spinnwebgerinnsel	—	eitriger Bodensatz + Gerinnsel
Zellen im Kubikzentimeter:	0—8/3, meist Lymphocyten	nicht oder nur geringgradig vermehrt	vermehrt, einige 100/3—1000/3, vorwiegend Lymphocyten	meist vermehrt, gelegentlich bis zu einigen 1000/3, anfangs poly-, dann mononukleäre Zellen	erhöht, meist mononukleär	fast nur polynukleär
Pandy:	negativ, manchmal Spur Opalescenz	Opalescenz bis zur deutlichen Trübung	deutliche Trübung	meist Trübung bis starke Trübung, selten negativ	Trübung	starke Trübung
Nonne-Apelt Phase I:	gelegentlich leichte Opalescenz	wie normal	normal bis Trübung	normal bis selten Trübung	normal	Trübung oder Niederschlag
Gesamteiweiß:	+ 1,0(0,8—1,2)[1]	etwas vermehrt	vermehrt	leicht vermehrt	vermehrt	vermehrt
Globuline:	+ 0,2(0,1—0,3)	etwas vermehrt	vermehrt	relativ wenig vermehrt	etwas vermehrt	vermehrt
Eiweißquotient:	0,25(0,1—0,4)	normal oder etwas erhöht	erhöht bis etwa 0,4	etwas erhöht oder etwas erniedrigt	normal bis etwas erhöht	mäßig erhöht
Goldsolreaktion:	im Anfangsteil kleine Linkszacke	innerhalb normaler Grenzen	überwiegend Rechtszacke	leichte Mittel- oder Linkszacke, aber nicht regelmäßig	—	erst Mittelzacke, dann Rechtszacke
Zucker:	45—75 mg-%	normal	normal, eher etwas erhöht	normal bis mäßig erhöht	normal	vermindert bis negativ
Chloride:	720—750 mg-%	normal	—	normal	—	vermindert
Tryptophan:	negativ	negativ	meist negativ, gelegentlich positiv	negativ	—	negativ oder positiv

[1] Werte in Teilstrichen nach KAFKA.

infektiösen Erkrankungen. Trotz der klinischen Ähnlichkeit handelt es sich zweifellos bei den unter diesen Bezeichnungen zusammengefaßten Krankheitsbildern nicht um eine ätiologische Einheit. Für einzelne in Amerika beobachtete Fälle ist das Virus der Choriomeningitis der Maus nachgewiesen.

In zahlreichen anderen Fällen war aber jeder Zusammenhang mit diesem Virus abzulehnen und auch in Deutschland ist es bis heute nicht gelungen, weder dieses an sich biologisch gut charakterisierte Virus bei den in Frage stehenden Erkrankungen nachzuweisen, noch irgend ein anderes glaubhaft dafür verantwortlich zu machen.

Erkrankungen des Zentralnervensystems.

Meningitis epidemica	Meningitis purulenta	Meningitis tuberculosa	Meningitis syphilitica	Encephalomeningitis oder Myelomeningitis bzw. Encephalomyelitis mit meningealer Reaktion verschiedener Ätiologie	Encephalitis epidemica und sporadische Encephalitis	Radiculitis und GUILLAIN-BARRÉ-Syndrom	Hydrocephalie a) Hypersekretion b) Hyporesorption und Verschluß
stark erhöht	stark erhöht	erhöht bis mittelstark erhöht	erhöht	schwach erhöht	oft erhöht	nicht erhöht	a) erhöht b) erniedrigt
trüb bis eitrig	eitrig	im Anfang klar mit „Sonnenstäubchen", später Trübung	wasserklar, gelegentlich Xanthochromie und trüb	wasserklar	wasserklar, selten xanthochrom	klar, häufig xanthochrom	wasserklar
Bodensatz und grobes Gerinnsel	gelbgrün, gelegentlich hämorrhagisch Bodensatz + Gerinnsel	spinnwebartiges Fibringerinnsel	nicht selten Fibringerinnsel	keine	keine	—	keine
vorwiegend polynukleär	fast nur polynukleär	stark vermehrt, anfangs polynukleär, erst später vorwiegend Lymphocyten	vermehrt bis stark vermehrt, überwiegend Lymphocyten	gering bis mäßig vermehrt	normal oder geringe Erhöhung, meist Lymphocyten	normal	a) verringert b) normal
starke Trübung	starke Trübung	Trübung bis starke Trübung	Trübung bis starke Trübung	Trübung	meist wie normal	Trübung bis starke Trübung	normal oder leichte Trübung
Trübung oder Niederschlag	Trübung oder Niederschlag	schwache Trübung	Trübung	wie normal	wie normal	Trübung bis Niederschlag	normal
stark vermehrt	sehr stark vermehrt	vermehrt bis stark vermehrt	stark vermehrt	vermehrt	normal oder gering vermehrt	vermehrt	normal oder etwas erhöht
vermehrt	vermehrt	vermehrt	vermehrt	vermehrt	—	erhöht	normal
erhöht, aber selten über 1,0	meist nur mäßig erhöht	normal, erniedrigt oder mäßig erhöht	leicht erhöht oder erniedrigt	meist erhöht	—	erhöht	normal
in der Regel tiefe Rechtszacke	Rechtszacke	mäßige Mittel- oder Rechtszacke	Rechtszacke oder Linkszacke, sog. Paralysekurve Wa.R. +	normal oder weniger verändert	normal oder geringe Linkszacke	tiefe Linkszacke	normal
vermindert bis negativ	vermindert bis negativ	vermindert bis negativ	normal oder vermindert	normal oder erhöht	meist erhöht	normal oder leicht erhöht	normal oder etwas erhöht
vermindert	vermindert	meist erniedrigt	normal oder vermindert	—	—	—	normal
positiv	positiv	positiv	—	—	—	—	—

Der Beginn ist in der Regel akut, doch sind auch subakute Fälle zu beobachten, die dann besonders große diagnostische Schwierigkeiten bereiten. Nicht immer ist der Verlauf, wie man der obigen Benennung nach vermuten sollte, ein gutartiger, besonders dann nicht, wenn sich encephalitische Erscheinungen dazu gesellen. Daraus geht schon hervor, daß die Symptomatologie in der Regel die einer Meningitis ist, daß es aber nicht selten, und zwar im Rahmen ein und derselben kleinen Epidemie auch zu Encephalomeningitiden und zu Encephalomyelomeningitiden kommen kann. Siehe auch im folgenden Kapitel unter Encephalomyelitis disseminata. In solchen Fällen treten zu den mehr oder minder schweren meningitischen Symptomen encephalitische hinzu wie motorische Unruhe, Schläfrigkeit oder Bewußtseinsstörung, athetotische Bewegungen, Rigor der Muskulatur, Augenstörungen, Pyramidensymptome, spastische Paresen, Ataxie, Tremor und Speichelfluß. Die Grenze gegenüber einer akuten Encephalitis ist dann sehr schwer und nur durch die Anwesenheit oder das Fehlen entzündlicher Liquorveränderungen zu ziehen, zumal von manchen Seiten beide Erkrankungen als ätiologische Einheit angesehen werden (Ergänzendes noch unter Encephalitis).

Im makroskopisch klaren oder leicht getrübten Lumballiquor findet sich eine geringe bis stärkere Pleocytose, die in den ersten Tagen überwiegend aus Lymphocyten besteht; daneben gibt es auch Fälle, bei denen die polynukleären in der Mehrzahl sind. Beim Stehenlassen kann sich ein Spinnwebgerinnsel bilden. Der Eiweißgehalt ist nur wenig erhöht, die Goldsolkurve nicht wesentlich verändert, meist mit einer mehr oder minder deutlichen Rechtssenkung. Der Liquorzuckergehalt ist in der Regel normal, eher leicht erhöht bzw. pflegt er, wenn er im Anfang einmal niedriger ist, im Gegensatz zur tuberkulösen Meningitis im weiteren Verlauf anzusteigen. Die Tryptophanreaktion ist meist negativ, gelegentlich allerdings auch positiv. Die Kultur immer steril.

Im Blutbild finden sich erhöhte bis stark erhöhte Leukocytenwerte mit Lymphopenie. Nach der Entfieberung tritt eine geringe Eosinophilie ein. Die Blutsenkung ist beschleunigt. Die Liquordiagnostik erlaubt also nicht immer oder nur bei Wiederholung eine Differentialdiagnose zur tuberkulösen Meningitis und gestattet kaum eine Abgrenzung gegenüber der abortiven Form der Poliomyelitis. Im ersteren Falle kann die Tuberkulinreaktion unter Umständen die Frage klären helfen, doch ist zu bedenken, daß eine abakterielle Meningitis auch einmal bei einem tuberkulinpositiven Kinde vorkommen kann und auch tatsächlich mehrfach beobachtet ist. Im zweiten Falle hilft manchesmal die Betrachtung der Fieberkurve, die bei der Poliomyelitis und bei der Schweinehüterkrankheit oft einen biphasischen Verlauf zeigt (als sog. Dromedartypus bezeichnet). Epidemiologisch ist auf den Zusammenhang mit anderen Meningitiden oder Erkrankungen des Zentralnervensystems zu achten, sowie auf jahreszeitliche Häufungen.

Obligat oder fakultativ im Zusammenhang mit bekannten Viruskrankheiten auftretende Meningitis.

Bei einer Reihe von Infektionskrankheiten, deren Erreger zwar im einzelnen nicht immer bekannt sind, aber mit Sicherheit zu den ultravisiblen Vira gerechnet werden müssen, treten Meningitiden (wie auch Erkrankungen der nervösen Substanz) entweder *obligat* oder *fakultativ* auf. Während bei obligatem Auftreten für die Meningitis derselbe Erreger wie für die übrigen Krankheitserscheinungen anzunehmen ist, darf dies bei fakultativem Auftreten nicht ohne weiteres und immer vorausgesetzt werden. Hier muß damit gerechnet werden, daß die primäre Krankheit sekundär einem anderen neurotropen Virus die Entwicklung krankhafter Prozesse im Zentralnervensystem erst ermöglicht. Wir vermögen heute diese Frage noch nicht mit Sicherheit zu entscheiden.

Eine obligate Meningitis findet sich bei der Poliomyelitis anterior acuta und bei der Schweinehüterkrankheit.

Das meningeale Stadium der *Poliomyelitis* kann auch isoliert, d. h. als meningeale Form der rudimentären Poliomyelitis auftreten und ist dann klinisch von der infektiösen abakteriellen Meningitis kaum zu unterscheiden. Nur wenn der erwähnte zweiphasische Verlauf zu beobachten ist, spricht dies mehr im Sinne einer Poliomyelitis. Innerhalb einer Epidemie wird man kaum eine andere

Diagnose als auf rudimentäre Poliomyelitis stellen können, da der Liquorbefund vorläufig eine genauere Differenzierung nicht ermöglicht.

Wenn auch in manchen Fällen von Poliomyelitis klinisch die meningeale
Beteiligung nicht so hervortritt, so ist sie doch immer vorhanden und auch durch
die Lumbalpunktion nachzuweisen. Näheres über die Klinik findet sich in dem
Abschnitt von DEGKWITZ.

Gleichfalls obligat gehört ein meningitisches Stadium zur sog. *Schweinehüterkrankheit*
(Maladie des jeunes porchers), in Deutschland auch unter der Bezeichnung Molkereigrippe
bekannt. Im Gegensatz zur Poliomyelitis folgt hierbei in typischen Fällen das meningitische Stadium einem ganz kurzen Intervall einer relativ schweren Allgemeinerkrankung
nach. Die Krankheit zeigt also auch einen zweiphasischen Verlauf, die Kurve einen „Dromedartypus", nur schreitet hier das Dromedar nach rechts, nicht nach links wie bei der Poliomyelitis.

Nach einer Inkubationszeit von 6—12 Tagen und einer gelegentlichen Prodromalphase
mit Appetitlosigkeit, Kopfweh und Müdigkeit setzt die eigentliche Erkrankung plötzlich
mit hohem Fieber, Kreuzschmerzen, Konjunktivitis, Husten, Albuminurie und gelegentlich
einem Exanthem ein. Durch Hinzutreten eines Herpes kann das Bild einer croupösen
Pneumonie sehr ähnlich sehen, zumal das Fieber sich 3—5 Tage auf einer Continua hält.
Dann folgt eine kurze Latenzperiode von 1—2 Tagen und nun erst setzt die meningitische
Phase ein, die wenige Stunden bis mehrere Tage dauern kann und neben Kopfschmerzen
und Schlaflosigkeit mit typischen meningitischen Symptomen einhergeht. Im Liquor ist
die lymphocytäre Zellvermehrung am stärksten ausgeprägt, der Eiweißgehalt meist sehr
geringgradig oder gar nicht erhöht. Neben diesem typischen Verlauf gibt es atypische,
bei denen die Meningitis sofort einsetzt, also die erste Phase scheinbar übersprungen wird,
sowie abortive Formen, die offenbar ganz geringe Erscheinungen zeigen. Therapeutisch
wirkt die Lumbalpunktion sehr günstig.

In diesem Zusammenhang muß die neuerdings beobachtete *meningitische Form* des *Feldfiebers* erwähnt werden, die differentialdiagnostische Schwierigkeiten bereiten kann. Neben
den Erscheinungen des Feldfiebers (starke Kopfschmerzen, Muskelschmerzen, Benommenheit, Erbrechen, Durchfall, Konjunktivitis, morbilliformes Exanthem, hohes Fieber, Hypotonie) bestehen ausgesprochene meningitische Symptome. Die Krankheit tritt vornehmlich
bei Landhelfern auf. Zur Diagnose anfangs Blutkultur auf Leptospiren, ab 10. Tage Blut
für serologische Blutuntersuchung einsenden (am besten an die Bakteriologische Unter-
suchungsanstalt München).

Meningitis concomitans.

Diese Form kommt nicht durch Fernwirkung zustande, sondern ist *durch
die unmittelbare Einwirkung* eines den Meningen benachbarten Krankheitsherdes
oder durch direktes Übergreifen des Prozesses auf die Meningen bedingt. Der
Herd kann dabei extracerebral liegen wie z. B. bei allen eitrigen Vorgängen in
den Schädelknochen und seinen Höhlen, also der Otitis media mit Mastoiditis,
der Osteomyelitis des Schädels und der Wirbelsäule, der Sinusitis. Oder es kann
sich um einen intracerebralen Prozeß handeln wie beim Hirnabsceß, beim Gumma
oder beim Solitärtuberkel. In letzterem Falle kann es zu der vielfach als geheilte
tuberkulöse Meningitis angesehenen abakteriellen „tuberkulo-toxischen" Meningitis kommen, der allerdings später nicht selten dann doch die echte tuberkulöse
Meningitis mit tödlichem Ausgang nachfolgt.

In manchen Fällen kann auch die so außerordentlich häufige leichte meningeale Beteiligung bei den verschiedenen Encephalitisformen wohl nur als konkomitierende Meningitis und nicht als Ausdruck einer besonders ausgeprägten
Meningotropie des Erregers angesehen werden.

Meningitis purulenta pseudoaseptica.

Schließlich kann eine *abakterielle Meningitis* dadurch *vorgetäuscht* werden, daß der
Bakteriennachweis besonders bei den mit relativer Keimarmut einhergehenden Fällen nicht
gelingt, und bei denen es klinisch auch nicht immer zur Entwicklung rein eitriger Formen
kommt. Treten z. B. im Verlauf einer derartigen Erkrankung meningitische Verwachsungen
ein, so daß bei der Lumbalpunktion bald nur wenige Tropfen dicken Eiters abfließen, so
muß trotz nicht gelungenen Bakteriennachweises eine Meningokokkenmeningitis angenommen werden. Auch innerhalb der Perioden gehäufter Meningokokkenerkrankungen wird

man bei den leichteren Meningitisformen kaum berechtigt sein, dann eine gutartige „aseptische" Meningitis anzunehmen.

β) Die bakterielle Leptomeningitis.

Die tuberkulöse Meningitis. Siehe unter dem Kapitel: Tuberkulose von KELLER. Desgleichen die *Meningitis syphilitica* unter dem Kapitel: Syphilis connatalis von GOEBEL. Die *epidemische Meningitis*, Meningitis cerebrospinalis meningococcica. Siehe unter dem Kapitel: Infektionskrankheiten von DEGKWITZ.

Die Meningitis purulenta (eitrige Gehirnhautentzündung).

Wenn auch die Meningokokkenmeningitis der Typus einer eitrigen Gehirnhautentzündung ist, so versteht man doch im klinischen Sprachgebrauch unter

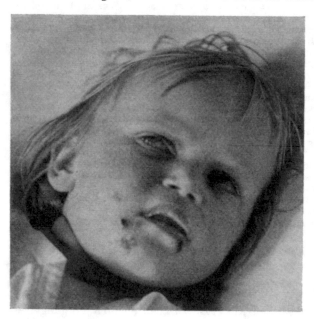

der Bezeichnung der purulenten Meningitis im engeren Sinne die nicht durch die Meningokokken, sondern durch andere *Eitererreger* hervorgerufenen meist *metastatischen Meningitiden.* Am häufigsten ist die Pneumokokkenmeningitis, von der auch besonders das Kleinkindesalter betroffen wird. Als Erreger einer purulenten Meningitis sind weiterhin beobachtet worden: Influenzabacillen, Staphylo- und Streptokokken, Typhus-, Paratyphus-, Proteus-, Colibacillen, Gonokokken, Pyocyaneus, Milzbrand, KOCK-WEEKsche Bacillen, Friedländer, Micrococcus katarrh., Streptothrix, Bang, Diphtheriebacillen.

Abb. 2. Pneumokokkenmeningitis. (Kieler Univ.-Kinderklinik.) (P)

Im Gegensatz zur epidemischen Meningitis findet sich häufiger die Konvexität als die Basis mit einer dicken eitrigen Masse überzogen vor, doch hängt diese Lokalisation im wesentlichen von dem Hauptausgangspunkt der Infektion ab. Die Infektion kommt lymphogen oder hämatogen zustande. Das eitrige Exsudat zieht streifenförmig die pialen Venen entlang und sammelt sich vor allem in den Zisternen an. Regelmäßig sind die obersten Rindenpartien in den Prozeß mit einbezogen. So ist es zu erklären, daß schwere Benommenheit das Krankheitsbild viel stärker beherrscht als dies bei der Meningokokkenmeningitis der Fall ist (Abb. 2). Die Prognose der Pneumokokken-, Streptokokken- und Staphylokokkenmeningitis, sowie der Influenzameningitis ist im Kindesalter außerordentlich ernst, bei den anderen Formen etwas besser. Therapeutisch wird man versuchen durch Bluttransfusionen den meist auch sehr schwer betroffenen Allgemeinzustand günstig zu beeinflussen. Häufige Lumbalpunktionen und Anregung zu einer lebhaften Liquorproduktion durch Einblasen kleinerer Luftmengen können immer versucht werden. Chemotherapeutica intralumbal zu injizieren ist weniger begründet und hat auch praktisch keinen überzeugenden

Erfolg gebracht. Wenn überhaupt chemotherapeutisch etwas versucht werden soll, so zweifellos nur vom Blut her. Ein energischer Versuch mit Sulfanilamidkörpern wie Prontosil, Cibazol bzw. Eleudron, Globucid, Albucid ist entsprechend dem jeweiligen Erreger immer angezeigt. Um die Blockade des Reticuloendothelsystems zu brechen, kann Vitamin B_1 (Betabion) mit Traubenzucker als Trägersubstanz intravenös gegeben werden.

Von einer *Leptomeningitis haemorrhagica interna* kann nur gesprochen werden, wenn es im Verlauf einer primären Leptomeningitis sekundär zu Blutungen in den Subarachnoidalräumen kommt; der Vorgang hat also keine selbständige Bedeutung, bedarf aber aus diagnostischen Gründen der Erwähnung gegenüber den im folgenden zu besprechenden subarachnoidealen Spontanblutungen oder sog. Meningealapoplexien.

b) Leptomeningosis haemorrhagica interna.

Die in Parallele zur Pachymeningosis als *Leptomeningosis haemorrhagica interna* bezeichnete Erkrankung ist klinisch durch den blutigen, nach dem Zentrifugieren in der Regel mehr oder weniger xanthochromen Liquor mit normalem oder erhöhtem Eiweißgehalt charakterisiert. Die Grundlage dieser nichtentzündlichen leptomeningotischen Blutungen sind wohl meist Anomalien der Gehirngefäße, und zwar entweder im Sinne echter Gefäßmißbildungen oder konstitutioneller Gefäßminderwertigkeiten. Auch die im Gefolge von Pertussis beschriebenen Subarachnoidealblutungen haben solche konstitutionellen Voraussetzungen. Im ersteren Falle treten klinisch schon frühzeitig epileptische Anfälle vom JACKSON-Typus auf, im zweiten Falle ist der apoplektiforme Krankheitsbeginn und das Auftreten von Netzhautblutungen bis zu einem gewissen Grad charakteristisch. Genauere differentialdiagnostische Angaben siehe in Tabelle 1.

Zu den Mißbildungen der Gehirngefäße, die hier in Frage kommen, gehören das:
1. Angioma cavernosum.
2. Angioma racemosum: a) Teleangiektasien, b) Angioma racemosum arteriale, c) Angioma racemosum venosum, d) Aneurysma arterio-venosum, e) STURGE-WEBERsche Krankheit.
3. Angioblastom.
4. Angiogliom.

Die STURGE-WEBERsche Krankheit kann hereditär sein und ist durch die Verkalkungen der kleinsten pialen Gefäße und der oberflächlichen Hirnschichten charakterisiert, die als feine doppelkonturierte geschlängelte Schattenstreifen im Röntgenbild zu sehen sind. Daneben gehören Gesichtsnaevus oder Körpernaevus, Glaukom, epileptische Anfälle, Paresen und Schwachsinn zu den Hauptsymptomen dieser nicht allzu seltenen Krankheit. Zur Leptomeningosis muß es dabei nicht immer kommen. Zur Diagnose der meisten dieser Erkrankungen ist die Ventriculo- und Arteriographie erforderlich.

c) Mißbildungen der Hirnhäute.

Zu den häufigeren und sich schon bei der Geburt manifestierenden Mißbildungen gehören die in Kombination mit Spaltbildungen im Skeletsystem auftretenden Ausstülpungen der Gehirn- und Rückenmarkshäute. Sie sind stets als primäre Mißbildung des Zentralnervensystems aufzufassen: die Meningocelen, die Meningomyelocelen, die Myelocelen und die Encephalocelen. Die Diagnose ist im allgemeinen leicht aus dem typischen Sitz der Meningocele zu stellen. Liegt eine Myelocele vor, dann finden sich fast regelmäßig auch ein Hydrocephalus und in vielen Fällen Lähmungen der unteren Extremitäten, Sensibilitäts- und trophische Störungen, Blasen-Mastdarmlähmungen, sowie Mißbildungen und

Fußdeformitäten (Abb. 3). Die operative Behandlung ist nur in leichteren Fällen zufriedenstellend. Schwieriger und nur röntgenologisch zu sichern ist die *Spina bifida occulta*; gelegentlich bietet eine abnorme Behaarung an der betreffenden Stelle einen Hinweis. Auch die occulte Spaltbildung kann mit Störungen der Blasenentleerung, Reizerscheinungen motorischer, sensibler und trophischer Natur, sowie Fußdeformitäten verbunden sein. Hierbei ist häufiger durch eine operative Therapie Erfolg zu erwarten.

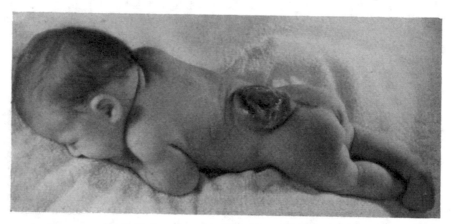

Abb. 3. Myelomeningocele. (Kieler Univ.-Kinderklinik.) (P)

d) Geschwülste der Hirnhäute.

Geschwülste der Hirnhäute im Kindesalter sind sehr selten. Beobachtet wurden Psammome, Sarkome, Carcinome und Plexustumoren, über die im Abschnitt Hydrocephalie noch einiges gesagt wird. Gummen und Solitärtuberkel treten meist unter den Erscheinungen eines Gehirntumors auf und verraten die Mitbeteiligung der Hirnhäute erst durch die konkomitierende Meningitis. Mit Tumorenbildung verbunden ist auch die Cysticerken-Meningitis, die sich durch eine Eosinophilie des Liquors auszeichnet. Die positive Komplementbindungsreaktion des Blutes mit Hydatidenflüssigkeit (nach WEINBERG) sichert die Diagnose. Der Verlauf ist chronisch aber gutartig.

II. Die Hydrocephalie.
(Hydrocephalische Störungen und Hydrocephalus.)

Man unterscheidet an dem Krankheitsbild der Hydrocephalie, d. h. der krankhaften Ansammlung von Hirnflüssigkeit im Schädelinnern, den Begriff der *hydrocephalen Störung*, die das klinisch erkennbare des Krankheitsvorganges umfaßt, und den *Hyrodcephalus*, d. h. die zum Dauerzustand gewordene und damit auch anatomisch faßbare Ventrikelerweiterung. Eine klinisch, röntgenologisch und operativ festgestellte Hydrocephalie kann sogar längere Zeit bestehen ohne zu einem dauernden Hydrocephalus zu führen; nach Beseitigung der Ursache bildet sich die Erweiterung der Ventrikel zurück. In einem Teil der Fälle handelt es sich um einen angeborenen Zustand, in nicht wenigen aber um ein erworbenes Leiden. Da man jedoch mit der Verwertung dieser Tatsache allein klinisch und therapeutisch nicht weiterkommt, trennt man besser die Hydrocephalie nach pathogenetischen Gesichtspunkten in zwei Gruppen:

1. Die durch Liquorzirkulationsstörung hervorgerufene Hydrocephalie.

2. Die durch atrophisch-degenerative Prozesse im Gefolge von Gefäßerkrankungen (z. B. auch durch die Pachymeningosis haemorrhagica interna), Geburts-

traumen und Blutungen usw. hervorgerufene, d. h. vornehmlich durch Gehirnschwund entstandene Hydrocephalie.

Der normale Liquorweg geht von den Plexus chorioidei der Seitenventrikel als hauptsächlichster Produktionsstätte des Liquors durch die Foramina Monroi über den 3. Ventrikel durch den Aquäductus Sylvii zum 4. Ventrikel und von da teils durch die Foramina Magendi in den Spinalkanal, teils über die basalen Zisternen in die Subarachnoidealräume der Großhirnhemisphären, wo wenigstens zum Teil die Resorptionsstätten zu suchen sind.

Von besonderem klinischen Interesse ist die erste Gruppe, da sie schon heute, wenn auch noch nicht in größerem Umfange, gewisse Heilungsmöglichkeiten bietet. Eine Liquorzirkulationsstörung mit „hydrocephalischer Störung" und „Hydrocephalus" kann entstehen durch:

I. Anatomisch nachweisbare Verlegungen des Liquorweges (z. B. infolge von Tumoren, Verwachsungen und Membranen).

II. Ventrikelverschlüsse (z. B. durch die Arachnoiditis der Cisterna magna oder kleinere Tumoren).

III. Unzureichende Resorption des Liquors. 1. Bei Verlegung der Resorptionsstellen: a) durch Blutungen (Trauma, Gefäßrupturen); b) durch Infektionen (Meningitis). 2. Bei Überproduktion von Liquor. a) Mißbildungen, Hypertrophie und Tumoren des Plexus, Meningitis (Stauungen im Plexus durch Kompressionen der Vena magna Galeni bei raumbeengenden intrakranialen Prozessen).

In der Regel handelt es sich bei diesen Formen um einen sog. Hydrocephalus *internus*.

Bei der zweiten Gruppe dagegen liegt vielfach ausschließlich oder in Verbindung mit einem internen ein sog. Hydrocephalus *externus* vor. Er stellt sich, wie schon erwähnt, nach gröberen Substanzdefekten des Gehirns ein infolge Mißbildungen, Zerstörungsprozessen durch Blutungen, degenerativen Vorgängen, Porencephalien (sog. Meningitis e vacuo), Mikrocephalie.

Klinisch kann die Hydrocephalie *akut* oder *chronisch*, als ununterbrochener oder zeitweise unterbrochener Vorgang in Erscheinung treten, besonders dann, wenn die Liquorzirkulationsstörung nicht gleichmäßig weiterbesteht. Dies erklärt nicht nur manchen Wechsel im klinischen Bild der Hydrocephalie, sondern auch die Tatsache, daß nicht allzu selten ein klinisch scheinbar sicherer Hydrocephalus occlusus sich auf dem Sektionstisch als sog. Hydrocephalus communicans darstellt. Die rein anatomische Trennung von H. occlusus und communicans wird also der dynamischen Seite der Hydrocephalie nicht gerecht. Das *klinische Bild* ist in den ausgeprägten Fällen sehr charakteristisch, zumal beim Kind so gut wie nie die *Vergrößerung des knöchernen Schädels* und die *weit offene* persistierende *Fontanelle* fehlt. Selbst wenn aber die Nähte schon geschlossen waren, können sie platzen und deutlich klaffen. Den Druckgesetzen im geschlossenen Raum entsprechend nimmt der Gehirnschädel Kugelgestalt an und kontrastiert durch seine Größe auffallend gegenüber dem verhältnismäßig kleinen Gesichtsschädel. Man kann sich dieses Eindruckes sehr gut dadurch vergewissern, daß man beide Zeigefinger jeweils an beide Ohren des Kindes anlegt. Wölbt sich der Schädel über die anliegenden Finger, so handelt es sich sicher um einen Hydrocephalus und nicht etwa nur um einen Megacephalus. Der Kopfumfang übersteigt den Brustumfang. Die Gefäße treten besonders beim Schreien prall gefüllt, erweitert und bläulich gefärbt hervor; die Bulbi sind durch die Verschiebung von Kopf- und Gesichtsschädel, sowie durch die Verkleinerung der Orbitae nach abwärts gedrückt, sodaß Iris und Pupillen von dem unteren Augenlid zum Teil verdeckt werden und darüber die weißen Skleren zutage treten. Sieht das Kind geradeaus, so erscheinen Pupille und Iris wie ein Halbkreis über dem Horizont des unteren Lides (sog. *Sonnenuntergangsphänomen*). In einzelnen Fällen kann der Schädel so gewaltig vergrößert sein, daß der Ausdruck Ballonschädel durchaus gerechtfertigt ist, zumal die Wände pergamentartig dünn werden, so daß der Schädel das Gefühl einer schwappend gefüllten Blase gibt und bei guter Lichtquelle transparent erscheint. Das Kind ist dann trotz gut ausgebildeter Nacken- und Halsmuskulatur nicht mehr oder erst sehr verspätet in der Lage den Kopf allein zu halten. Die starke *Hirndrucksteigerung* ruft in der Folge eine Reihe von Erscheinungen hervor, die aber keineswegs immer in gleicher Ausprägung vorhanden sein müssen, sondern zum Teil zeitweise, ja anfallsweise auftreten können. Beherrscht wird dieses klinische Bild von Kopfschmerzen, Erbrechen, Nystagmus infolge Abducensparese, Sehstörungen durch Stauungspapille und Opticusatrophie, hypothalamischen Erscheinungen, Reflexsteigerung und Spasmen ähnlich dem Bild der spastischen Diplegie. Wenn auch die Intelligenz und das psychische Verhalten in einzelnen Fällen überraschend wenig, ja fast gar nicht gestört sind, stellen sich doch in anderen und besonders schweren Fällen schon frühzeitig *Schwierigkeiten* in der *körperlichen* und *geistigen Entwicklung* ein, die sehr unterschiedliche Grade von leichten psychischen Verstimmungen und einer gewissen Teilnahmslosigkeit und Stumpfheit bis zu schweren geistigen Defekten zeigen. Auch die statische Entwicklung kann gestört sein ebenso wie es auch gelegentlich zu schweren motorischen Reizerscheinungen wie *Krämpfen* usw. kommt. Der Grund für dieses Verhalten liegt darin, daß zunächst bei der Erweiterung der Hirnräume die Gehirnmasse, vor allem also die Rinde und die Faserbahnen im Mark nur gedehnt oder ausgewalzt werden, ehe es zu Einschmelzungen der Gehirnsubstanz kommt.

In nicht wenigen Fällen besonders bei jungen Säuglingen tritt die *Hydrocephalie klinisch* unter *dem Bild einer chronischen Ernährungsstörung* auf. Das Kind gedeiht nicht, hat Durchfall, macht bei jeder Therapie Schwierigkeiten und erst die genauere Untersuchung deckt die eigentliche Ursache in Gestalt einer Hydrocephalie auf.

Der *Liquor* bleibt in seiner Zusammensetzung *unverändert*, wenn nicht eine entzündliche Ursache am Hydrocephalus beteiligt ist. Das *Röntgenbild* zeigt neben den klaffenden Schädelnähten stark ausgeprägte Impressionen, eine Abflachung der Schädelbasis mit in die Länge gezogener Sella turcica und beim Ballonschädel nur noch unregelmäßige Knocheninseln. Die ergänzende *Ventriculographie* und *Encephalographie* gestattet Form und Ausdehnung der Ventrikelerweiterung genauer festzulegen und unter Umständen Anhaltspunkte für das Zustandekommen einer Liquorzirkulationsstörung zu geben.

Die *Therapie* setzt in erster Linie voraus, daß man sich mit den üblichen Diagnosen wie Hydrocephalus occlusus und communicans, hypersecretorius und aresorptivus nicht genügt, sondern die Ursache der Liquorzirkulationsstörung, falls es sich um eine solche handelt, zu ermitteln versucht. Das ist heute bei Anwendung aller diagnostischen Methoden in vielen Fällen möglich. Ist eine Ursache operativ zugänglich, so soll man danach trachten, sie zu beseitigen, wozu allerdings das Kind einem erfahrenen Neurochirurgen überwiesen werden muß. Dies gilt z. B. für die Kraniopharyngeome, die Gliome des Hypothalamus (beide prognostisch ungünstig) und für die Ependymome der Seiten- und des 3. Ventrikels (prognostisch günstiger), die Verschlüsse im Bereich des Foramen Monroi und des vorderen Teiles des 3. Ventrikels bedingen. Weiterhin für die Geschwülste der Vierhügelgegend: Gliome, Pinealome und Teratome, die aber selten sind. Praktische Bedeutung haben neben den Hypophysengangscysten und Aquäductstenosen noch die Gliome des Kleinhirns: Die Astrocytome, die Medulloblastome des Wurmes und die vom Boden des 4. Ventrikels ausgehenden Ependymome. Hiervon sind die gutartigen Astrocytome prognostisch relativ günstig im Gegensatz zur infausten Prognose der Medulloblastome. Die Aquäduktstenosen werden wegen ihrer schlechten operativen Prognose besser dem Selbstheilungsbestreben des Organismus überlassen. Entweder bahnt der Liquor sich einen Weg oder es kommt wie bei jedem länger bestehenden Hydrocephalus zur Atrophie der Plexus chorioidei, die man durch Röntgenbestrahlung unterstützen kann. Diesen Weg wird man auch bei den nicht sicher lokalisierten Zirkulationsstörungen einschlagen, wobei die Resorption durch eine Schmierkur mit Ungt. cinereum auch bei nicht syphilitischer Genese gefördert werden kann. Der Erfolg von Diureticis und intravenösen Injektionen von hypertonischer Traubenzuckerlösung ist nur ein vorübergehender. Der Nutzen regelmäßig über längere Zeit wiederholter Lumbalpunktionen (eventuell kombiniert mit Pflasterringverband um den Schädel) ist kein sicherer. Die üblichen operativen Entlastungsverfahren, wie der am meisten geübte Balkenstich, haben nicht befriedigt.

III. Erkrankungen des Gehirns und Rückenmarks und ihrer Gefäße.

Seit rund etwa 15 Jahren beobachtet man eine Zunahme der infektiösen Erkrankungen des Zentralnervensystems, an der neben der schon besprochenen infektiösen abakteriellen lymphocytären Meningitis im besonderen eine Gruppe von Gehirn- und auch Rückenmarkserkrankungen beteiligt ist, die innerhalb gewisser Grenzen klinisch und anatomisch gut charakterisiert ist und vielfach unter der Bezeichnung infektiöse „nichteitrige Encephalitiden" zusammengefaßt und damit den sog. eitrigen Encephalitiden gegenübergestellt wird.

Auch hier ist also die erste Gruppe vom ätiologischen Standpunkt aus gesehen *abakterieller*, die zweite *bakterieller* Natur. Wenn wir auch die Erreger der ersten Gruppe heute noch nicht kennen, so können wir doch mit großer Sicherheit sagen, daß sie zu den ultravisiblen Vira gehören, die überhaupt die Erreger der entzündlichen Erkrankungen des Zentralnervensystems, im engeren Sinne der Encephalitiden und Encephalomyelitiden sind, bei denen also die Zellen der nervösen Substanz selbst den Boden für die Erreger bilden. Wir haben demnach grundsätzlich ganz ähnliche Verhältnisse vor uns wie bei den Meningitiden.

1. Die infektiösen Erkrankungen des Gehirns und Rückenmarks.

a) Die abakteriellen infektiösen entzündlichen Erkrankungen.

1. *Selbständig* auftretend: Epidemische Encephalitis lethargica (andere epidemische Encephalitiden), sporadische Encephalitis, Encephalomyelitis bzw. Encephalomyelitis disseminata.

2. *Nicht selbständige*, d. h. im Gefolge bekannter Viruskrankheiten auftretende Encephalomyelitis disseminata: Die sog. Masern- und Rötelnencephalitis bzw. Myelitis, die sog. Varicellenencephalitis bzw. Myelitis, die sog. Postvaccinationsencephalitis bzw. Myelitis. Die Grippe- und die Mumpsencephalitis bzw. Myelitis.

Die abakteriellen infektiösen entzündlichen Erkrankungen sind ätiologisch zweifellos nicht einheitlich. Wir dürfen wohl vermuten, daß sie durch „neurotrope" Vira hervorgerufen werden, daß aber dispositionelle und akzidentelle Momente oder starke Unterschiede in der Pathogenität bzw. Virulenz der Erreger dabei eine große Rolle spielen. Klinisch betrachtet treten sie auf zweierlei Art in Erscheinung: Entweder als selbständige bzw. scheinbar selbständige Erkrankung oder im Gefolge bekannter Viruskrankheiten wie Masern, Röteln, Varicellen, Vaccination, dann aber so gesetzmäßig an diese gebunden, daß ein irgendwie gearteter kausaler Zusammenhang angenommen werden muß. Leider liegt diesem klinisch so auffallenden Verhalten kein entsprechendes anatomisches oder gar ätiologisches zugrunde. Während die Erkrankungen der zweiten (nicht selbständigen) Gruppe ein relativ einheitliches anatomisches und histologisches Gepräge tragen, ist dies bei der ersten Gruppe nicht der Fall. Wohl ist das anatomisch-histologische Bild der epidemischen Encephalitis lethargica ein scharf umschriebenes und entspricht auch einer ätiologischen Einheit. Daneben gibt es aber auch epidemische, ätiologisch und anatomisch sicher von der Economoschen Encephalitis abzutrennende Erkrankungen, wie z. B. die Japan-Encephalitiden, St. Louis-Encephalitis u. a. Vollkommen anatomisch verschieden von diesen Formen ist die als Encephalitis disseminata bezeichnete selbständige Gruppe von Erkrankungen. Sie gleicht anatomisch in vielen, aber nicht in allen Punkten der parainfektiösen Encephalomyelitis im Gefolge von Vaccination, Masern usw., also der zweiten Gruppe. Es wäre durchaus denkbar, daß die unter der Bezeichnung der akuten Encephalomyelitis disseminata zusammengefaßten Erkrankungen und die parainfektiösen Encephalomyelitiden ätiologisch zusammengehören bzw. daß sich die geringen anatomischen Abweichungen der selbständigen und unselbständigen Gruppen einfach durch die An- oder Abwesenheit der gleichzeitigen Grundkrankheit erklären lassen; ja, es könnte sich dieser ätiologische Kreis sogar noch auf die abakterielle lymphocytäre Meningitis ausdehnen. Wir können dies heute einfach nicht entscheiden, weil gerade beim Zentralnervensystem der Reizerfolg einer infektiösen Schädigung immer nur in der pathophysiologischen Sphäre des betreffenden Organs liegen kann, weil, mit anderen Worten, der encephalitische, myelitische und meningitische Symptomenkomplex oder auch ein bestimmtes Syndrom auf die verschiedensten Infektionen hin immer in gleicher Weise zustande kommen kann.

α) Die selbständig auftretende Encephalitis bzw. Myelitis.

Encephalitis epidemica s. *lethargica* (ECONOMO): Das Virus der Encephalitis epidemica gehört zu den ausgesprochen neurotropen Vira wie das der Poliomyelitis, der Lyssa und der BORNAschen Krankheit der Tiere. Auch pathologisch-anatomisch zeigt diese Krankheit hinsichtlich der Prozeßstruktur wie der Prozeßausbreitung im Gehirn gewisse analoge Gesetzmäßigkeiten mit den 3 genannten Krankheiten. Bei der Encephalitis epidemica handelt es sich im wesentlichen um eine fleckförmige Polioencephalitis mit Bevorzugung des Hirnstammes, deren anatomische Einzelheiten im Kindesalter sich nicht von denen der Erwachsenenencephalitis nennenswert unterscheiden. Auch hier bleibt die Marksubstanz im wesentlichen intakt. Die charakteristischen Veränderungen sind die perivasculären Infiltrate; tritt ein Gefäß aus der grauen in die weiße Substanz über, so setzt auch das wie eine Manschette das Gefäß umgebende Infiltrat oft unvermittelt ab. Das ganze Gehirn ist ödematös und hyperämisch und auch in den Meningen findet man ziemlich regelmäßig Veränderungen leichten Grades. Der Sitz der hauptsächlichsten perivasculären Infiltrate ist die graue Substanz der Hirnrinde, die Stammganglien, das zentrale Höhlengrau um den Aquädukt mit den darunterliegenden Augenmuskelkernen, das Grau der Vierhügel, der Haube, der Substantia reticularis, der Brücke und der Oblongata.

Die *Symptomatologie* der Encephalitis lethargica im Kindesalter ist in ihren Grundzügen durchaus die gleiche wie die der Erwachsenen, wenn sie auch den einzelnen Entwicklungsstufen entsprechend eine Reihe wichtiger Besonderheiten und Abweichungen zeigt.

Man unterscheidet auch hier nach ihren Verlaufsformen: a) die hypersomnisch-ophthalmoplegische Form; b) die irritativ-hyperkinetische Form; c) die atypischen Formen.

Die Krankheit beginnt in der großen Mehrzahl mit uncharakteristischen, meist katarrhalischen Erscheinungen, was zwar klinisch häufig zu wenig beachtet wird, aber bei der hohen Empfänglichkeit der Schleimhäute für Virusinfektionen bemerkenswert ist. Diese Symptome setzen akut ein, begleitet von Kopfschmerzen, Abgeschlagenheit, Schmerzen in den Gliedern, Schwitzen, subfebrilen und manchmal sogar hyperpyretischen Temperaturen. Nur gelegentlich gesellen sich meningeale Symptome hinzu mit Ohrensausen, Schwindel, Erbrechen, und Nackensteifigkeit. Motorische Reizerscheinungen treten bei der ersten Form zurück hinter das viel auffallendere Symptom der *Schlafsucht*, die auch ganz akut einsetzen kann. Der Zustand gleicht durchaus dem eines tiefen Schlafes, geht aber doch im Kindesalter häufig in schwere Bewußtseinstörungen und Sopor über, der manchmal durch schrilles Aufschreien unterbrochen wird. Auch in den schlaffreien Intervallen zeigt sich eine ganz auffallende Müdigkeit; manchmal erwacht das Kind spontan aber nur für kurze Zeit und meldet sich etwa zum Essen oder läßt sich auch erwecken, um dann aber sofort und ganz plötzlich wieder in tiefen Schlaf zu verfallen. In anderen Fällen wechseln Perioden der Schläfrigkeit mit eigenartigen Aufregungszuständen ab. So wurden an manchen Orten gehäuft sehr merkwürdige Veränderungen des Schlafbedürfnisses beobachtet, die in einer Monate dauernden nächtlichen

Agrypnie bestanden, die mit gewöhnlichen Schlafmitteln kaum zu bekämpfen war. Während tagsüber die Schläfrigkeit im Vordergrund stand, entwickelten die Kinder nachts eine geradezu geisterhafte Unruhe und einen sinnlosen Bewegungs- und Betätigungsdrang, ja manchmal sogar Zerstörungswut. Auch Angstzustände, Delirien, Depressionen und manische Erregungszustände werden beobachtet. Das Gesicht zeigt schon früh eine mangelhafte Mimik und Starre, wodurch es ein „maskenhaftes" Aussehen erhält (Abb. 4). *Augenmuskellähmungen* und besonders häufig ein- oder beidseitige Ptosis verstärken diesen Eindruck. Daneben finden sich auch Facialis-Paresen, starke Salivation oder Tränenfluß und Vestibularis-Störungen mit Spontan-Nystagmus. Vasomotorische Störungen, Schweißausbrüche, flammende Gesichtsröte und vermehrte Tätigkeit der Talgdrüsen (Salbengesicht!), Blutdruckerhöhungen, Pulsbeschleunigungen und Verlangsamungen sowie Glykosurie deuten auf eine irritative Beteiligung der vegetativen Zentren hin. Bei der Untersuchung im akuten Stadium findet man entweder aufgehobene bzw. abgeschwächte Patellar-, Achillessehnen- und Bauchdeckenreflexe oder lebhafte Steigerung der Reflexe bis zum Patellar- und Fußklonus, gelegentlich auch positives Babinskiphänomen. Mit der Starre im Gesicht paart sich eine Muskelrigidität am ganzen Körper, die so ausgeprägt sein kann, daß ein tetanisches Bild entsteht, besonders wenn gleichzeitig noch ein Trismus auftritt. Beim Gehen zeigt sich eine ge-

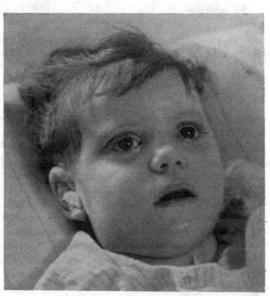

Abb. 4. „Maskengesicht" oder „Salbengesicht" bei Encephalitis. (Kieler Univ.-Kinderklinik.) (P)

wisse Ataxie, oder eine hochgradige Adynamie, die bis zu Paresen gesteigert sein kann. Nicht selten findet sich schon in diesem Stadium ein grob bis feinschlägiger Tremor. Alle diese Erscheinungen können sich im Verlaufe von Tagen oder Wochen wieder zurückbilden.

Bei der *irritativ-hyperkinetischen* Form treten die motorischen Erscheinungen in den Vordergrund: *klonische Krämpfe* der Extremitäten, Rumpf- und Gesichtsmuskulatur, myoklonische Zuckungen in einzelnen Muskelgebieten oder am ganzen Körper, arhythmisch oder periodisch, choreatische Bewegungen, die im Schlaf sistieren, Zwerchfellkrämpfe, die zum Singultus führen und schließlich auch schmerzhafte Spasmen des Darmes, die zur Appendicitisdiagnose verleiten. Gelegentlich können sich die ticartigen Bewegungen bei Säuglingen bis zu Salaamkrämpfen steigern. Trotz solcher Hyperkinesen kann das Maskengesicht bestehen bleiben, wie sich Erscheinungen der einen und der anderen Form nicht selten gleichzeitig finden. Die Trennung bedeutet nur, daß bestimmte Symptome das Bild beherrschen.

Nicht selten sollen Sensibilitätsstörungen und schmerzhafte Neuralgien unter Umständen mit peripheren Lähmungen einzelner Muskelgebiete sein, sodaß von einer besonderen Form der neuritischen Encephalitis gesprochen wurde.

Hand in Hand mit den beschriebenen Symptomen treten gerade bei Kindern auch sehr eigenartige *Wesensveränderungen* auf, die mannigfacher Art sein können. Teils tragen sie einen manischen, tätig-motorischen Charakter, teils äußern sie sich in Enthemmungserscheinungen, Neigung zu bösartigen Streichen und schweren psychopathischen Störungen, Diebereien, Heimtücke, Boshaftigkeit, alles in dranghafter Wiederholung.

Die *atypischen* Formen zeigen zunächst einen ganz unverdächtigen und harmlosen Beginn, so daß sie ohne Kenntnis eines epidemischen Zusammenhanges oft als „leichte Grippe" angesehen werden, bis dann der Übergang in das chronische Stadium den Sachverhalt klarstellt. Bei Säuglingen ist die epidemische Encephalitis auch unter dem Bild der sog. „alimentären Intoxikation" beobachtet worden.

Zur Diagnose muß die Liquoruntersuchung herangezogen werden. Gewöhnlich entleert sich der Lumballiquor unter etwas erhöhtem Druck, ist aber vollkommen klar. Die Zellzahl ist normal oder nur wenig erhöht (meist Lymphocyten), die Pandysche Reaktion ist gar nicht oder schwach positiv. Die Kolloidreaktionen sind nur geringgradig verändert; meist finden sich nur leichte Zacken im Anfangsteil der Kurve. Der *Liquorzucker* ist in den meisten Fällen *erhöht*. Sind Krämpfe vorhanden, so ist auch der Blutzucker erhöht, so daß dann der Quotient Blutzucker : Liquorzucker normal ist, während er ohne Krämpfe erniedrigt zu sein pflegt.

Zur Differentialdiagnose gegenüber Meningitis ist eine Alphanaphtholprobe angegeben [1], die zugleich über den Zucker und Milchsäuregehalt des Liquors orientiert.

Die Therapie der akuten Encephalitis ist wenig befriedigend. Wenn möglich wird man Rekonvaleszentenserum, sonst eine Bluttransfusion mit Erwachsenenblut geben. Lumbalpunktionen haben häufig wenigstens einen vorübergehenden günstigen Einfluß, ebenso die intravenöse Injektion hypertonischer Traubenzuckerlösung (Entquellung durch den osmotischen Reiz und Adrenalinausschüttung infolge der hohen Glykosezufuhr) auf die durch das Gehirnödem hervorgerufenen Erscheinungen. Zweckmäßig wird man der Zuckerlösung Vitamin B_1 in Gestalt von Betabion oder Betaxin hinzufügen. Nach vorheriger Prüfung auf Jodempfindlichkeit gibt man gern große Joddosen: Sol. Kalii jodati 10% 5—10 cm³ tgl. in ein- oder zweimaliger Dosis in Milch oder *Pregl*sche Lösung in Form des Septojod „Diwag" intravenös ½ — maximal 1 ccm pro Kilogramm Körpergewicht. Bei Hypermotilitätserscheinungen ist von kühlen Teil- oder Ganzpackungen reichlich Gebrauch zu machen. Empfohlen wird von mancher Seite Trypaflavin intravenös 5—10 ccm der ½%igen Lösung oder Silberpräparate in Form von Argotropin oder Argochrom. Nach dem akuten Stadium soll ein Versuch mit künstlicher Fiebertherapie gemacht werden: Milchinjektionen, Pyrifer oder eines der neueren Fiebermittel. Bei Krämpfen oder sehr starker motorischer Unruhe sind Narkotica nicht zu entbehren: Luminal 0,05—0,1 intramuskulär, Chloralhydrat 0,5—1,0 g per Klysma, unter Umständen sogar Scopolamin in hohen Dosen 0,00025—0,0005.

Die chronische Encephalitis. Nur ein kleiner Teil der Patienten mit akuter Encephalitis heilt vollkommen aus, der größere Teil geht fließend oder nach einer Periode scheinbar völligen Wohlbefindens in das Stadium der chronischen Encephalitis und aus dieser wieder fließend in einen Endzustand über. Anatomisch findet man im chronischen Stadium selbst noch nach Jahren entzündliche Veränderungen, die auch noch im endgültigen Narbenstadium bestehen können. Das klinische Bild der chronischen Encephalitis ist ebenfalls ein recht buntes und zeigt neben vorwiegend akinetisch-hypertonischen Erscheinungen spastisch athetotische und choreatische Symptome, also ganz vorwiegend extrapyramidale Bewegungsstörungen verbunden mit leichten oder schweren

---

[1] Klin. Wschr. **1938 II**, 1656.

Intelligenzdefekten und mitunter tiefgreifenden Wesensveränderungen, die gelegentlich auch ganz isoliert in Erscheinung treten können. Der „*amyostatische Symptomenkomplex*" oder der *Parkinsonismus* ist im Kindesalter nicht so häufig wie beim Erwachsenen, kommt aber auch bei jungen Kindern, selbst bei Säuglingen vor. Bei den betroffenen Patienten fällt neben einer allgemeinen Muskelsteifigkeit eine eigenartige Starre des Gesichtes mit fehlender Mimik und gelegentlich trismusartigem Verhalten um den Mund auf. Eine Bewegungsarmut, die teilweise durch die Rigidität, teilweise aber auch durch

den mangelnden Antrieb bedingt ist, verbunden mit kataleptischen Erscheinungen, einer starr vornübergebeugten Haltung und einem grobschlägigen Tremor verleiht den Patienten ein marionettenhaftes Gebaren (Abb. 5). Dazu treten Pro-, Retro- und Lateropulsion sowie manchmal ein torkelnder und ataktischer Gang. Wie im akuten Stadium können Augenmuskel- und Facialislähmungen, Speichelfluß und vermehrte Talgdrüsensekretion hinzutreten. Bei manchen Kindern entwickelt sich dabei noch eine *cerebrale Fettsucht* verbunden mit Hypogenitalismus oder gelegentlich Pubertas praecox. Eine andere Gruppe von Patienten zeigt, wie schon gesagt, vorwiegend athetotische und choreatische Bewegungsstörungen. Während nun bei einigen Kindern hinter dieser leblosen parkinsonistischen Fassade die Intelligenz und auch die Psyche relativ wenig oder gar nicht verändert ist, zeigt doch ein gewisser Teil mehr oder minder schwere geistige und psychische Störungen, die sich bis zu Psychopathien vom Charakter der „moral insanity" entwickeln können. Die Kinder werden asozial, unterliegen Zwangshandlungen wie Diebereien, sexuellen Verfehlungen mannigfacher Art, Jähzornsdelikten, Heimtückereien und ähnlichem. Fast immer hat dann die Intelligenz, wenn

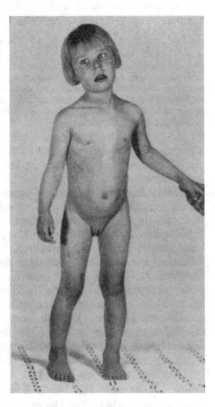

Abb. 5. Postencephalitischer Zustand. Salbengesicht, Schielstellung — Defektheilung. (Kieler Univ.-Kinderklinik.) (K)

auch in sehr verschiedenem Grade, gelitten. Weniger auffallend ist die Entwicklung hysterischer oder neurasthenischer Züge im Persönlichkeitsbild, deren Deutung sich erst bei genauerer neurologischer Untersuchung und eingehender sachkundiger Anamnese ermöglichen läßt. Der Liquorbefund bei der chronischen Encephalitis ist in der Regel völlig normal.

Therapeutisch sind beim Parkinsonismus neben der bereits erwähnten Fieberbehandlung mit Milchinjektionen oder 2—3mal wöchentlich Pyrifer die Kuren mit den verschiedenen Belladonnawurzelpräparaten wie die Bulgarische Kur oder die Behandlung mit Homburg 680 zu empfehlen oder eine kombinierte Kur mit Atropin-Scopolamin etwa in Form der Römerschen Kur mit Parkinsan. Gegebenenfalls kann man auch die Patienten in das „Sanatorium Römer in Hirsau" oder in die „Königin Helena-Klinik in Kassel" zur speziellen Behandlung überweisen. Liegen schwere psychopathische Erscheinungen vor, dann wird man heilpädagogische Erziehungsmaßnahmen und geschlossene Anstalten nicht umgehen können.

Seit den letzten epidemischen Häufungen der Encephalitis lethargica in den Jahren 1920—1924 in Deutschland treten in größeren Zeitabständen auch *sporadische Fälle* im Kindesalter auf, die sich klinisch von den epidemischen in keiner Weise unterscheiden. Die Encephalitis lethargica verhält sich also in dieser Hinsicht wie die Poliomyelitis. Es gilt im übrigen für diese Fälle, was bei der epidemischen Form der Economoschen Encephalitis schon gesagt wurde.

Kurz erwähnt werden muß, daß in anderen Ländern mehrfach epidemische Encephalitiden beschrieben wurden, die ätiologisch sicher von der Encephalitis lethargica abzutrennen sind, deren Vira aber auch nicht näher bekannt sind. Genauer beschrieben sind aber die *Encephalitis japonica* (Typ A und B), von der besonders der Typus B von der lethargischen Encephalitis klinisch abzugrenzen ist. Desgleichen die sog. *St. Louis-Encephalitis*, die in größerem Umfange 1933 in St. Louis (Amerika) auftrat. Noch in vielen anderen Teilen der Welt sind in den letzten Jahren da und dort geschlossene Epidemiegruppen beobachtet worden, deren Symptomatologie sich teils mehr, teils weniger voneinander unterschied. Ätiologisch sind sie wohl nicht einheitlicher Natur. Bei einer japanischen Sommerencephalitis wurde ähnlich wie bei einzelnen Meningitiden in Amerika das Virus der Choriomeningitis der Maus gefunden.

Zu solchen in kleineren Epidemien aber auch scheinbar sporadisch auftretenden Erkrankungen, die nach allen bisherigen Kenntnissen von der Encephalitis lethargica und der Poliomyelitis bzw. Polioencephalitis abzutrennen sind, gehört die in europäischen Ländern und besonders in Deutschland meist als akute *Encephalomyelitis (disseminata)* bezeichnete Erkrankung. Die dafür verantwortlichen Vira zeigen neben ihren encephalotropen ebenso myelotrope und meningotrope Eigenschaften, so daß klinisch bald mehr eine Encephalitis, bald mehr eine Myelitis oder Meningitis bzw. Kombinationen aller dieser Erscheinungen im Vordergrund stehen. Ist das Rückenmark vorwiegend befallen, so kann natürlich klinisch das Bild einer scheinbar reinen Myelitis, einer Querschnitts- oder gar ascendierenden Myelitis (Landry-Form) entstehen. Sehr merkwürdig ist gerade im Kindesalter die Beobachtung, daß diese Myelitiden nach jahrelangem Intervall in der gleichen Form zum Teil mehrmals rezidivieren können. Die Beobachtungen der letzten Jahre haben gezeigt, daß zweifellos zum mindesten epidemiologisch sehr *nahe Beziehungen zur abakteriellen lymphocytären Meningitis* vorhanden sind. Innerhalb des gleichen Erkrankungsbezirkes finden sich neben der typischen abakteriellen lymphocytären Meningitis das Bild einer Encephalitis und vor allem Encephalomeningitiden. Da es sich bei diesen Erkrankungen nicht um so gesetzmäßige Bevorzugungen irgendwelcher Gebiete wie etwa bei der Economoschen Encephalitis handelt, ist die Symptomatologie eine sehr verschiedene und richtet sich im Einzelfalle ganz nach den vorwiegend befallenen Regionen. Dementsprechend ist auch der Liquorbefund, der entweder dem einer lymphocytären Meningitis gleicht oder dem bei ausgesprochener Encephalitis, die bei sonst negativem Befund einen erhöhten Liquorzucker aufweist. Anatomisch handelt es sich hauptsächlich um herdförmige perivenös sitzende Infiltrate, die über das Markweiß zerstreut sind, aber gelegentlich auch auf die graue Substanz übergreifen können.

Die Erkrankungen treten immer akut, meist unter Vorangehen von Symptomen einer Allgemeininfektion auf und sind prognostisch quoad vitam in der Mehrzahl, aber keineswegs in allen Fällen günstig. Resterscheinungen in Gestalt z. B. spastischer Paresen kommen vor, dagegen sind chronische Verlaufsformen wie bei der Encephalitis lethargica nicht bekannt.

Unter *Polioencephalitis* ist lediglich die sog. cerebrale Form der Poliomyelitis zu verstehen. Meist handelt es sich dabei um bulbär-pontine Erscheinungen, deren Zugehörigkeit zur Poliomyelitis sich in der Regel durch das Auftreten im Rahmen einer Epidemie erkennen läßt. Besonders das Auftreten von Hirnnervenlähmungen ist in letzter Zeit außerordentlich häufig; auch Bewußtseinstrübungen bis zum Koma und gelegentlich, wenn auch sehr selten, Reflexsteigerungen sind als „cerebrale" Symptome der Poliomyelitis beobachtet. Näheres siehe bei DEGKWITZ.

β) Die nicht selbständig, d. h. im Gefolge bekannter Viruskrankheiten auftretende Encephalomyelitis (disseminata).

Anatomisch nur wenig von den akuten disseminierten Encephalomyelitiden verschieden sind die der Gruppe der sog. *parainfektiösen Encephalomyelitiden* zugehörigen Erkrankungen. Auch ihre Ätiologie ist insofern unbekannt, als wir nur sagen können, daß sie virusbedingt sind. Es handelt sich um infektiös-entzündliche Prozesse, die entweder durch das Virus der Grundkrankheit selbst hervorgerufen sind oder durch eines der sicherlich weitverbreiteten neurotropen Vira, denen durch die Grundkrankheit erst die Möglichkeit zur pathogenen Ausbreitung gegeben wurde. Diese Auffassung wird in letzter Zeit mit guten Gründen am meisten vertreten, da die Histopathologie trotz verschiedener Grundkrankheit immer die gleiche ist. Allen ist anatomisch eine diffuse flächenhafte Ausbreitung des Prozesses in der weißen Substanz gemeinsam, mit vornehmlichem Untergang von Markscheiden, aber auch von Achsenzylindern bei starker gliärer und zunächst geringer mesenchymaler Reaktion. Die Lokalisation des Prozesses in den Markscheiden unter Schonung des Nervenparenchyms erklärt die gute Rückbildungsfähigkeit im Gegensatz zur Encephalitis epidemica und Poliomyelitis. Auch sie begegnen, wie die vorher beschriebenen Erkrankungen, dem Kinderarzt relativ häufig, was sich durch die ihnen eigentümliche Besonderheit des parainfektiösen Auftretens erklärt, wobei es sich hauptsächlich um sog. „Kinderkrankheiten" handelt. Die wichtigsten dieser Erkrankungen sind die Encephalomyelitis nach Vaccination und Pocken, nach Varicellen, sowie nach Masern und Röteln und schließlich die im Gefolge von Mumps.

Die größte Bedeutung unter diesen parainfektiösen Erkrankungen haben unzweifelhaft die *Erkrankungen des Zentralnervensystems im Anschluß an die Impfung* gewonnen, die wir kurz als paravaccinale Encephalomyelitis bezeichnen. Der Prozeß beschränkt sich jedoch nicht auf das Gehirn und Rückenmark allein, sondern zieht auch die Meningen in Mitleidenschaft, so daß im Einzelfalle meningeale, myelitische oder encephalitische Symptomenkomplexe je nach der vorwiegenden Ausbreitung und Lokalisation klinisch im Vordergrund stehen. Am häufigsten ist jedoch die Encephalitis. Charakteristisch ist der zeitliche Beginn, der mit großer Regelmäßigkeit auf eine Zeitspanne etwa zwischen dem 5.—14. Tage meist auf den 8. 9. oder 10. Tag nach der Schutzpockenimpfung fällt. Diese sog. „normierte Inkubationszeit", die sich zeitlich mit der Gipfelperiode der Allergieentwicklung deckt, ist charakteristisch und muß für die Diagnose gefordert werden. Bei Revaccination ist die „Inkubationszeit" entsprechend der beschleunigten Impfreaktion verkürzt. In allen sich zeitlich anders verhaltenden Fällen muß daran gedacht werden, daß eben auch rein zufällig Erkrankungen des Zentralnervensystems mit der Impfung zusammenfallen können. Es ist dies gar nicht so selten, z. B. bei der tuberkulösen Meningitis der Fall (Zusammentreffen von Frühjahrsgipfel und Impftermin!), die differentialdiagnostisch besonders auszuschließen ist. Es kann also nicht jede Erkrankung des Zentralnervensystems um die Zeit der Impfung von vornherein und ohne genaue Prüfung als „para- oder postvaccinal" angesehen werden.

Die paravaccinale Encephalomyelitis ist 3mal häufiger nach der Erstimpfung als nach der Zweitimpfung, tritt aber nach der Erstimpfung im ersten Lebensjahr weit seltener auf als nach Erstimpfung im zweiten oder in noch späteren Lebensjahren. Eine gewisse familiäre Disposition ist anzunehmen. Die Erkrankung hängt in keiner Weise mit der Technik der Impfung, der Zahl der Impfschnitte oder der Lymphe zusammen.

Die Erscheinungen setzen ganz akut, meist aber nicht immer mit hohen Temperaturen und Krämpfen ein, so daß anfangs an Fieber oder Initialkrämpfe gedacht werden kann. In der Regel sind die Kinder benommen oder liegen im schwersten soporösen Zustand, aus dem sich dann das vielgestaltige neurologische Bild je nach der Lokalisation des anatomischen Prozesses herausschält. In vielen Fällen kommt es zu Lähmungen, spastischen Hemi-, Di- und Tetraplegien oder sehr viel seltener und dann nur angedeutet zu extrapyramidalen Bewegungsstörungen. Der Liquorbefund ist negativ oder zeigt erhöhten Zuckergehalt oder eine geringe Pleocytose und erhöhte Eiweißwerte. Die Prognose ist keineswegs günstig. Die Letalität beträgt etwa 30%; ein großer Teil heilt mit Resterscheinungen leichterer oder schwererer Art wie Lähmungen, spastischen Erscheinungen, extrapyramidalen Störungen, Krämpfen und mit Intelligenzdefekten zum Teil schwerer Art aus.

Therapeutisch scheint das Rekonvaleszentenserum sehr günstig zu wirken, so daß man immer versuchen soll, mindestens 10—20 ccm am besten intravenös, andernfalls intralumbal zu injizieren. Vielfach können Geschwister, die vor

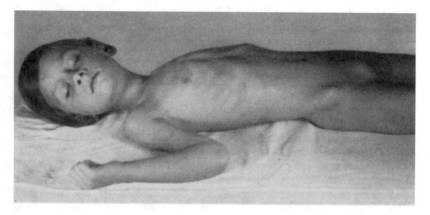

Abb. 6. Masernencephalitis. (Gießener Univ.-Kinderklinik.)

kurzem geimpft sind, zur Serumgewinnung herangezogen werden. Die übrige Therapie ist rein symptomatisch.

Eine klinisch und anatomisch sehr ähnliche Encephalomyelitis wird auch nach Pocken beobachtet, allerdings seltener.

Die *Encephalomyelitis bei Varicellen* tritt 4—6—10 Tage nach der Hauteruption auf und ist gleichfalls selten, zeigt aber im wesentlichen die gleichen vielgestaltigen klinischen Bilder wie die paravaccinale Encephalomyelitis, in etwa 25% mit cerebellaren Symptomen dabei. Auch anatomisch handelt es sich um dieselben Vorgänge. Die Prognose ist etwas günstiger.

Häufiger trifft man auf die *Encephalomyelitis bei Masern*, die entweder 2—6 Tage nach dem Exanthem oder kurz vor Ausbruch des Exanthems am 3.—7. Tage beginnt. Die Prognose der Frühencephalitis soll dabei ungünstiger sein. Die Syndrome sind außerordentlich vielgestaltig. Besonders bemerkenswert ist dabei die Neuritis optica, die in bleibende Blindheit ausgehen kann und die relativ häufige myelitische Beteiligung (Abb. 6). In über der Hälfte der Fälle kommt es zu Resterscheinungen, wie spastischen Paresen, Hemiparesen, Aphasien, epileptiformen Anfällen, extrapyramidalen Symptomen u. a. Anatomisch gesehen kann sich die gleiche Encephalomyelitis auch nach Röteln entwickeln. Sie bevorzugt die Zeit nach dem Pubertätsalter und geht dann in der Regel im Gegensatz zur Masernencephalomyelitis in Tod oder in Heilung ohne Folgen aus.

Ähnliche und sicherlich in vielen Fällen ganz leichte Formen von *Encephalomyelitis* vermag das *Grippevirus* (nicht der Influenzabacillus!) hervorzurufen. Wir sind nur außerhalb einer Pandemie nicht in der Lage, diese Fälle von den sporadischen Encephalitiden abtrennen zu können.

Die Stellung der nervösen *Komplikationen* bei der *Parotitis epidemica,* besonders zu den eben beschriebenen Encephalomyelitiden und Meningitiden ist noch umstritten. Sie können der eigentlichen Parotitis vorausgehen, gleichzeitig mit ihr auftreten oder ihr folgen. Besonders die initiale Meningitis ist häufig. Auch neuritische Syndrome, vor allem die Opticus- und Acusticus-Neuritis gehören zu den gefürchteten Komplikationen. Manches spricht dafür, daß hier der Mumpserreger — unter der Annahme, daß es sich dabei um ein Virus handelt — selbst die Ursache ist. Die Prognose ist bezüglich Dauerschädigung relativ günstig.

b) Die bakteriellen purulenten Erkrankungen des Gehirns und Rückenmarks.

Eine *metastatische Herdencephalitis,* seltener eine *metastatische Myelitis,* kann im Verlauf zahlreicher bakterieller Allgemeininfektionen auftreten. Nicht selten sind auch meningitische Erscheinungen dabei, ja sie überlagern häufig die eigentliche cerebrale Erkrankung. In der überwiegenden Zahl der Fälle kommt die Infektion auf hämatogenem Wege zustande, nur vereinzelt über die Lymphbahnen der Nerven in den Subarachnoidalraum. Dementsprechend finden sich als Erreger Strepto- und Staphylokokken, Pneumokokken, Typhus, Coli; am häufigsten findet sich eine derartige metastatische Herdencephalitis bei Endokarditis. Bei einzelnen oder nur wenigen Metastasen, bei denen es zur Eiterbildung kommt, spricht man von Encephalitis purulenta oder Gehirnabsceß. Er kann nach jeder Eiterung im Körper auftreten, besonders auch nach eitrigen Prozessen im Brustraum, also eitrigen Lungen- und Rippenfellerkrankungen, Bronchiektasen, Lungengangrän und Empyemen. Eine Sonderform ist der otitische Hirnabsceß, der sich einige Wochen, aber auch viele Monate, ja sogar Jahre nach der Otitis entwickeln kann, und zwar vorwiegend in der Schläfengegend und im Kleinhirn, seltener im Stirnhirn. Der linksseitige Schläfenabsceß ist besser zu erkennen, weil sich eine sensorische Aphasie einzustellen pflegt, während er rechts in einer stummen Region sitzt. Bei Kleinhirnabscessen in den Seitenteilen des Kleinhirns sind die Symptome nur gering, anderenfalls treten Hinterhauptschmerzen, Nackensteifigkeit, Nystagmus, cerebellare Ataxie beim Stehen und Gehen, sowie im Nasenzeigeversuch auf, so daß die Differentialdiagnose gegenüber einer Labyrintheiterung sehr schwierig werden kann.

Bei der *Meningoencephalitis tuberculosa* kommt es neben den tuberkulösen Veränderungen an den Meningen zu infiltrativen Prozessen in der Gehirnsubstanz selbst, und zwar im perivasculären Lymphraum der arteriellen Gefäße der Großhirnrinde, aber auch des Marks und der Stammganglien. Außerdem finden sich an der Konvexität der Großhirnrinde Epitheloidzelltuberkel mit Riesenzellen und zentraler Verkäsung. Das klinische Bild ist dementsprechend bald mehr das einer tuberkulösen Meningitis, bald mehr das einer Encephalitis mit nachfolgender Meningitis.

Über die Syphilis des Gehirns und Rückenmarks siehe bei Goebel: Die Syphilis.

Anhang.

Die **Chorea minor** oder **Chorea Sydenham** ist eine Teilerscheinung der rheumatischen Infektion, die zwar isoliert auftreten kann, größtenteils aber doch, wenn auch in verschieden großen zeitlichen Zwischenräumen, vor oder nach anderen rheumatischen Manifestationen zu erscheinen pflegt; ihrem Wesen nach kann sie als Encephalitis rheumatica extrapyramidalis aufgefaßt werden.

Der Name Chorea minor wurde im Gegensatz zur Chorea major gewählt, worunter die im 14. und 15. Jahrhundert in Westdeutschland wütende Tanzplage oder der Tanz des hl. Veit verstanden wurde, eine geistige Epidemie verzückter Rasereien, die nach dem jetzigen Sprachgebrauch als *Imitationsneurose* großen Ausmaßes anzusehen ist. Eine gleichgeartete „*psychische Infektion*" kommt auch heute noch besonders in Schulklassen durch eine längere Zeit nicht erkannte echte Chorea zustande.

Zu Beginn der Erkrankung fallen die Kinder vielfach durch eine als schlechte Gewohnheit oder Unart aufgefaßte eigenartige Unruhe auf, so vor allem in der Schule oder beim Essen; sie grimassieren, machen auffallende unwillkürliche Bewegungen, die allmählich immer stärker werden können und so die normale Bewegungsfähigkeit weitgehend beeinträchtigen. Diese *hyperkinetischen Störungen* kommen vornehmlich durch das Einschieben sog. choreatischer „*Spontanzuckungen*" besonders auch in gewollte und beabsichtigte Bewegungen zustande. Da außerdem auch die Zusammenwirkung der zu jeder Zweckbewegung notwendigen Innervation gestört ist, sog. choreatische „*Koordinationsstörung*", kann ein geordneter Bewegungsablauf kaum mehr stattfinden. Fordert man das Kind auf die Hand zu geben, so geschieht dies unter schlangenartigen Bewegungen und Verdrehungen des Armes, ohne damit den eigentlichen Zweck zu erreichen. Gleichzeitig treten auch ungewollte *Mitbewegungen* z. B. in den Beinen auf. Irgendwelche feineren Handlungen wie Zu- und Aufknöpfen der Kleider, Schreiben usw. sind nahezu unmöglich. Besonders an der Schrift läßt sich sehr frühzeitig die Chorea erkennen wie auch späterhin die Heilung kontrollieren. Schließlich bleibt die Bewegungsunruhe nicht auf die Extremitätenmuskulatur beschränkt, sondern greift vor allem auf die Gesichts- und Kaumuskulatur über. Es kommt zu schweren Störungen der Nahrungsaufnahme und des Sprechens, so daß ein eigenhändiges Essen nicht mehr möglich ist und das Kind stumm bleibt. Auch die automatischen Bewegungsabläufe wie die Atmung werden gestört, so daß z. B. bei der inspiratorischen Erweiterung des Thorax in Rückenlage das Epigastrium eingezogen wird, anstatt sich infolge der Zwerchfellaktion vorzuwölben (CZERNY). Die gesamte Körpermuskulatur zeigt eine ausgesprochene Hypotonie, die allen Bewegungen auch einen schlenkernden und fahrigen Charakter verleiht und die Ausführung passiver Bewegungen bis zur grotesken Überstreckbarkeit gestattet. Die Reflexerregbarkeit ist insofern geändert als beim Auslösen des Patellarsehnenreflexes eine tonische statt klonische Zuckung des Quadriceps zustande kommt, so daß der vorgeschnellte Unterschenkel nur langsam in seine Ausgangslage zurückkehrt bzw. kurze Zeit gestreckt bleibt (sog. GORDONscher Reflex). In seltenen Fällen kann sich der ganze Vorgang nur in einer Körperhälfte abspielen (sog. *Hemichorea*).

Näheres über die Stellung der Chorea innerhalb der rheumatischen Infektion findet sich bei DEGKWITZ: Die rheumatische Infektion. Die Tatsache dieser Beziehungen läßt es verständlich erscheinen, daß sehr häufig bei der Chorea Erscheinungen einer frischen oder schon abgelaufenen Endokarditis rheumatica gefunden werden.

Die Erkrankung bevorzugt das Schulalter von 7—13 Jahren, kommt aber auch in der zweiten Hälfte des Kleinkindesalters vor. Im allgemeinen werden Mädchen etwas häufiger als Knaben befallen. Die jahreszeitliche Verteilung ergibt eine unbedeutende Bevorzugung der Wintermonate. Die Dauer der Erkrankung schwankt sehr, kann sich aber auf viele Wochen und Monate erstrecken. Während ein Teil der Choreakranken nach ihrer ersten Erkrankung rezidivfrei bleibt, kommt es bei anderen in verschieden langem Abstand unter Umständen mehrmals zu Rezidiven, ja manchmal zum jahrelangen Bestehenbleiben feinerer choreatischer Bewegungsstörungen, an die sich das Kind und seine Umgebung so gewöhnt, daß sie kaum bemerkt werden.

Differentialdiagnostisch ist neben der schon erwähnten *imitatorischen Chorea* nur die *choreiforme Encephalitis* in Betracht zu ziehen. Hierbei treten die

Erscheinungen auch während des Schlafes auf, was bei der Chorea minor nicht der Fall ist.

Der anatomische Sitz der Erkrankung ist hauptsächlich im Neostriatum (Nucleus caudatus und Putamen) anzunehmen, womit gewisse striäre Einflüsse auf das phylogenetisch ältere Paläostriatum (Globus pallidus) wegfallen. Allerdings ist damit die choreatische Bewegung noch nicht erschöpfend geklärt.

An Behandlungsmethoden der Chorea mangelt es nicht, woraus hervorgeht, daß immer auch Versager beobachtet werden. Man teilt zu Therapiezwecken besser in schwere und leichtere Fälle.

Die *Behandlung schwerer Fälle* macht sich die Beobachtung des eindeutig kurativen Effektes fieberhafter, exanthematischer Erkrankungen auf die Chorea zunutze und strebt nach der Erzeugung einer künstlichen exanthematischen Erkrankung. Dies gelingt heute mit großer Sicherheit durch zwei Mittel: Das Nirvanol und das Gold in Gestalt von Aurodetoxin. Das Nirvanol ist durch die Gefahr der Aleukieerzeugung etwas in Mißkredit geraten. Die minimale Dosis beträgt 0,15 g pro die, im Maximum 0,3—0,45 g pro die. Nach einer Inkubationszeit von 9—14 Tagen kommt es zur Nirvanolkrankheit mit ausgeprägtem morbilliformen Exanthem. Sinken die Leukocyten unter 4000, so muß sofort wegen Gefahr der Aleukie die Medikation abgebrochen werden. Bei latenten Infektionsherden und Leberkrankheiten ist die Therapie kontraindiziert. In der Regel hören die choreatischen Bewegungsstörungen kurz nach der Nirvanolkrankheit ganz oder fast ganz auf. Das gleiche ist nach der Goldkrankheit der Fall. Auch das Goldexanthem ist als allergische Krankheit aufzufassen und läßt sich durch Aurodetoxin ebenfalls nach der gleichen Inkubationszeit erzeugen. Man beginnt nach vorausgegangener Tuberkulinprüfung mit 0,1 Aurodetoxin i.m. und wiederholt in Abständen von 2—3 Tagen die Injektion, in dem man die Dosis auf 0,2—0,5 steigert bis zum Auftreten des masernähnlichen Ausschlages. Das Aurodetoxin scheint bei Ausschluß einer Tuberkuloseinfektion weniger gefährlich zu sein; die Erfolge sind mindestens ebensogut wie bei Nirvanol. Die Krankheit wird erheblich abgekürzt. Auch mit alleiniger Fieberbehandlung sind Erfolge zu erzielen, wobei es gleichgültig zu sein scheint, wie das Fieber erzeugt wird, ob auf chemischem oder physikalischem Wege. In den *leichteren Fällen* kommt es interessanterweise sehr viel schwerer zur Goldkrankheit und zum Exanthem, wodurch die Wirkung erheblich beeinträchtigt wird, wenn auch nicht ganz ausbleibt. Man wird deshalb in solchen Fällen eine weniger differente Behandlung einleiten, wozu sich das Luminal sehr gut eignet: 0,05—0,1 1—2mal pro die, wobei es auch gelegentlich, aber leichter als sonst zu Exanthemen kommt. Durchaus und auch seit langem bewährt ist das Arsen, am besten in Form der BINGschen Pillen: (Acid. arsenic. 0,03—0,06, Extr. cann. Ind. 0,3, Chinin sulf. 1,0, Extr. Valer 1,0 pil. Nr. XXX, 3mal tägl. 1 Pille). Ebenso leistet auch die bei der rheumatischen Infektion gebräuchliche Pyramidonkur mit hohen Dosen manchmal gute Dienste: 3mal tgl. 0,2—0,3 Pyramidon. Einen sehr günstigen Einfluß haben täglich wiederholte lauwarme Ganzpackungen (Dauer etwa 2 Stunden tgl.); Isolierung der Patienten ist anzustreben. Die Pflege ist manchmal sehr schwierig, besonders die Nahrungsaufnahme, so daß gelegentlich zur Sondenernährung gegriffen werden muß. Bei sehr unruhigen Kindern müssen die Bettwände gepolstert werden.

Die FEERsche Krankheit (Akrodynie). Im Jahre 1923 hat FEER über ein wohl charakterisiertes umschriebenes Krankheitsbild berichtet, das er seiner Benennung nach als Ausdruck einer Neurose des gesamten vegetativen Nervensystems beim Kleinkinde ansah. Zweifellos hat SELTER 1903 schon derartige Fälle gesehen und beschrieben, aber FEER gebührt das Verdienst, die führenden Symptome so richtig erkannt und beschrieben zu haben, daß wir das Symptomenbild jederzeit wiedererkennen können und mit Recht als FEERsche Krankheit bezeichnen dürfen; man vermeidet aber besser die Bezeichnung Neurose, da es sich sicherlich nicht im üblichen Wortsinne um eine Neurose handelt.

Die Ätiologie des Leidens ist noch unbekannt, doch neigt die Mehrzahl heute zur Annahme einer infektiösen oder toxischen Ursache; es muß jedoch erwähnt werden, daß noch zahlreiche

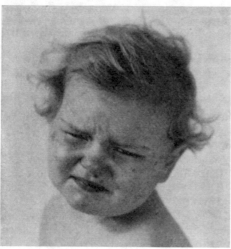

Möglichkeiten avitaminotischer oder endokriner Störungen erwogen werden. Die Schwierigkeit der Forschung erhöht sich dadurch, daß zunächst auch kein eindeutiges anatomisches Substrat dieser merkwürdigen Erkrankung gefunden werden konnte. Zumeist verlegt man ihren primären Sitz in die übergeordneten vegetativen Zentren des Gehirns bzw. in den Hirnstamm, und dies ist auch der Grund, warum die Krankheit vorläufig im Anschluß an die Hirnkrankheiten besprochen wird. Vielfach sind sogar Beziehungen zur Poliomyelitis und zur Encephalitis angenommen worden.

Es sind jedoch neben gewissen Veränderungen im Infundibulum, Tuber cinereum, Thalamus, Linsenkern und in der Oblongata noch so viele andere anatomische Befunde beschrieben worden, daß eine eindeutige Entscheidung über den spezifischen Charakter dieser Veränderungen nicht gefällt werden kann. Pathogenetisch ist jedenfalls sicher, daß sich fast alle Hauptsymptome der Erkrankung durch zum Teil hochgradige Störungen im vegetativen Nervensystem erklären lassen.

Abb. 7. FEERsche Krankheit. Gesichtsausdruck, (Kieler Univ.-Kinderklinik.) (K)

Das Leiden befällt nur Kleinkinder meist im 2.—3. Lebensjahr und zeigt auch insofern eine gewisse jahreszeitliche Gebundenheit, als die überwiegende Zahl der Fälle in der Periode Dezember—Mai, vornehmlich in der Zeit des „biologischen Frühjahrs" auftritt. Das Kernsyndrom ist die *Blutdrucksteigerung*, die *Tachykardie* und die *Hyperglykämie*. Zu dieser Trias treten nun eine ganze Fülle von Symptomen. Im Beginn zeigen sich in der Regel auffallende psychische Erscheinungen. Das Kind wird unlustig, leicht müde und weinerlich (Abb. 7). Der Stimmungsumschwung wird immer deutlicher und trägt einen ausgesprochen depressiven Charakter bis zur völligen Apathie, die nur durch parästhetische Sensationen, einen quälenden Juckreiz und kolikartige Leibschmerzen durchbrochen wird. Allmählich

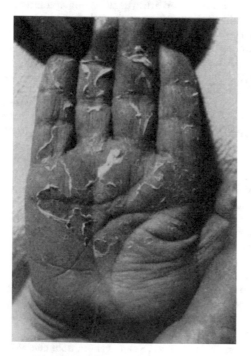

Abb. 8. FEERsche Krankheit. Epithelabschilferung, Akrocyanose. (Kieler Univ.-Kinderklinik.) (K)

gesellen sich auch ausgesprochene vegetative Störungen hinzu: Schlaflosigkeit, enorme Schweiße, Salivation, frieselartige Exantheme und eine schmerzhafte Akrocyanose, die besonders im Ausland der Krankheit den Namen „Akrodynie" ($\delta\delta\acute{v}\nu\eta$ = Schmerz) eingetragen haben. Infolge der starken Schweiße kommt es zu Macerationen der Haut, die zusammen mit einer groblamellösen Schuppung den Händen und Füßen der Patienten ein charakteristisches Aussehen verleihen (Abb. 8). In der weiteren Folge treten umfangreiche trophische Störungen bis zu Gangrän und sogar Mutilationen ein. Besonders auffallend ist auch die hochgradige Hypotonie der gesamten Muskulatur, die schließlich zu Gehunfähigkeit und Erschwerung des Sitzens führt; die Kinder klappen zusammen wie ein Taschenmesser (Abb. 9). Die allgemeine und hochgradige Resistenzlosigkeit gegen Infektionen führt zu schweren eitrigen und geschwürigen Prozessen besonders in der Mundschleimhaut. Die hartnäckige Alveolarpyorrhöe bedingt den Verlust mitunter sämtlicher Zähne.

Trotz der Vielseitigkeit der Erscheinungen ist das Gesamtbild der Erkrankten ein so charakteristisches, daß es von demjenigen, der es einmal gesehen hat, sofort wiedererkannt wird.

Die Prognose des Leidens ist keineswegs eine günstige. Die Letalität beträgt etwa 25%. Die Dauer kann sich über viele Monate erstrecken und schließlich

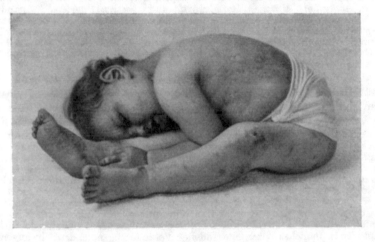

Abb. 9. FEERsche Krankheit. Muskelhypotonie. (Kieler Univ.-Kinderklinik.) (K)

drohen doch noch septische Prozesse und schwere Infektionen, besonders Pneumonien den Tod herbeizuführen. In den letzten Jahren sind seit genauerer Kenntnis der Krankheit auch leichtere Fälle und nur eben angedeutete Formen FEERscher Krankheit beobachtet worden.

Die Behandlung dieser Patienten ist außerordentlich schwierig und erfordert in den ernsteren Fällen sorgsamste und geduldigste Pflege. Am besten bewährt hat sich die Behandlung mit Bellergal: tgl. 2—3 Tabletten und mit Acetylcholin in Form von intramuskulären Injektionen von 0,03 tgl., Suppositorien oder als Salbe direkt auf die Hände. Daneben können Nebennierenrindenpräparate (Pancortex, Iliren, Cortidyn) gegeben werden. Zur Unterstützung der symptomatischen Behandlung sind Kal. perm. oder Eichenrindebäder, auch Teilbäder, Höhensonnenbestrahlungen, Vitamin B_1 und Nicotinsäureamid (Betabion und Nicobion) und gegebenenfalls noch Hormone wie Präphyson und als Tonikum Photodyn, Phytin oder Aktivanad heranzuziehen.

Der Erfolg der Behandlung hängt im Einzelfall neben der Sorgfalt in der Pflege sehr viel von der Geschicklichkeit und dem therapeutischen Fingerspitzengefühl des Arztes ab.

Ebenfalls auf Störungen im vegetativen Nervensystem wird das sog. ADIEsche *Syndrom* bezogen. Man versteht darunter die scheinbare Pupillenstarre oder Pupillotonie kombiniert mit Störungen oder Fehlen der Sehnenreflexe, wobei Anhaltspunkte für eine Lues nicht gefunden werden. Das Phänomen ist meines Wissens bei Kindern noch nicht beobachtet worden, tritt aber zum Teil familiär in Erscheinung, so daß mit seinem Vorkommen gerechnet werden muß. Seine Kenntnis ist wegen der differentialdiagnostischen Bedeutung gegenüber der reflektorischen Pupillenstarre von großer Wichtigkeit, und besonders wenn in unklaren Fällen bei den Eltern nach latenter Lues gefahndet wird.

2. Die toxisch bedingten Schädigungen des Gehirns und Rückenmarks.

Nicht allen im Gefolge von kindlichen Infektionskrankheiten auftretenden zentralnervösen Störungen oder „encephalitischen" Syndromen liegt anatomisch gesehen eine Encephalitis zugrunde. In sehr vielen Fällen handelt es sich um rein degenerative Schädigungen des nervösen Parenchyms, unabhängig von Entzündungsvorgängen und von Beeinträchtigungen der Blutzufuhr, die wohl meist toxischen Ursprungs sein dürften. Gewisse Noxen haben dabei eine ausgesprochene Affinität zu bestimmten Systemen wie z. B. das Diphtherietoxin zu den kleinen Striatumzellen. Besonders die bei *Scharlach* und *Diphtherie* auftretenden cerebralen Erscheinungen gehören in dieses Gebiet, zweifellos aber auch sehr viele andere, z. B. nach *Typhus*, *Ruhr* oder nach *Verbrennungen*, dann aber besonders bei *alimentärer Intoxikation*, *Acetonämie*, *Urämie*, *Hypoglykämie* und *schweren Pyurien*. Es handelt sich dabei um diffus ausgebreitete Vorgänge, die reversiblen oder irreversiblen Charakter tragen können. In ihrer leichtesten Form mögen sie wenigstens in einzelnen Fällen auch die Ursache der sog. Initial- oder Fieberkrämpfe sein, in schweren Formen tragen sie durchaus das klinische Gepräge einer „Encephalitis" oder „Encephalomyelitis", sind aber in Wahrheit streng davon zu trennen.

Eine der wichtigsten toxischen Schädigungen im Kindesalter stellt die *Keuchhusteneklampsie* dar, deren Grundlage keine Encephalitis oder primäre Blutungen sind — wie man dies lange glaubte — sondern irreversible nekrobiotische Vorgänge in den Ganglienzellen vom Charakter der Homogenisierung.

Sie verteilen sich auf die Hirnrinde, das Ammonshorn, gewisse Teile der Stammganglien und das Kleinhirn, verraten aber in ihrer Lokalisation eine Abhängigkeit von der Blutversorgung: die schlechtversorgten, d. h. infolge ihrer anatomischen Lage sehr leicht von Zirkulationsstörungen betroffenen Gebiete sind am stärksten in Mitleidenschaft gezogen. Es kommt zu Angiospasmen, dadurch zu Zirkulationsstörungen und Ischämien und schließlich auch zu Nekrobiosen in den verschiedenen Versorgungsgebieten. Primär handelt es sich also bei der Keuchhusteneklampsie um Gefäßschädigungen und angiospastische Zustände im Gehirn, die durch das Endotoxin der Keuchhustenbacillen und nicht durch diese selbst hervorgerufen sind. Es gleicht infolgedessen das anatomische Bild auch hinsichtlich seiner Lokalisation den in ähnlicher Weise entstandenen Veränderungen bei der Schwangerschaftseklampsie und der Epilepsie.

Klinisch liegen die Verhältnisse bei Keuchhusten deshalb so schwierig, weil es eine ganze Fülle zentralnervöser Komplikationen beim Keuchhusten gibt (bei etwa 14% aller Keuchhustenfälle), und zwar besonders im Säuglingsalter und im 2. Lebensjahr. Bevorzugt sind die 2. und 3. Krankheitswoche, wobei die Krämpfe als das klinisch hervorstechendste Symptom die Hauptrolle spielen. Sie treten häufig schon vor dem Hustenstoß auf, auch im Schlaf, und beginnen meist im Facialisgebiet, um dann in allgemeine tonisch-klonische Zuckungen überzugehen. Die früher vielfach als Ursache der Krämpfe vermuteten Blutungen spielen dabei eine geringe Rolle. Sie sind zum größten Teil agonale Erscheinungen, zum kleineren kommen sie auch neben den nekrobiotischen Vorgängen als Folge der Angiospasmen in Form von Kugelblutungen vor. Nicht allen Krämpfen beim Keuchhusten entspricht aber eine Keuchhusteneklampsie. Zu den zahlreichen anderen nervösen Komplikationen des Keuchhustens gehören neben den toxischen Gefäßschädigungen und den Blutungen die Pachymeningosis haemorrhagica interna, Embolien und eine akute (toxische?) Hydrocephalie. Daneben treten aber auch entzündliche Veränderungen wie bakterielle und abakterielle Meningitiden, spasmophile Krämpfe und andere hinzu, die differentialdiagnostisch berücksichtigt werden müssen. Die echte Pertussiseklampsie hat eine sehr ungünstige Prognose und heilt infolge der Irreversibilität der Veränderungen nicht selten nur mit Defekten aus.

Die *Encephalomyelitis periaxialis diffusa* (sog. SCHILDERsche *Krankheit*) darf als vorwiegend exogen bedingter Vertreter der diffusen Hirnsklerosen der familiären und vorwiegend erbbedingten oder erblich mitbedingten Gruppe diffuser Hirnsklerosen gegenübergestellt werden. Ätiologisch werden vorausgegangene Infektionskrankheiten und infektiöse Hirnschädigungen beschuldigt. Anatomisch unterscheiden sich die exogenen und endogenen Fälle nicht wesentlich voneinander (Näheres unter „diffuser Hirnsklerose"). Klinisch kommt es ebenfalls zu spastischen Diplegien oder Tetraplegien, Trismus, Zähneknirschen, Nystagmus, Dysarthrie und Dysphagie, Opticusatrophie, epileptoiden und apoplektiformen Anfällen. Auch das Bild der Halbseitenlähmung (trotz doppelseitigen anatomischen Befundes) oder der progressiven Bulbärparalyse ist beobachtet worden. In der Regel tritt nach kürzerer oder längerer Zeit der Tod ein, doch sind vereinzelt nach mehrjährigem Bestand Rückbildungen und Heilungen beschrieben worden.

Die *multiple Sklerose* weist zweifellos anatomisch nahe Beziehungen zu der diffusen Hirnsklerose auf. Da ihre Ätiologie noch heute sehr umstritten ist, soll sie deshalb an dieser Stelle kurz erwähnt werden. Sie ist in ausgeprägter Form vornehmlich eine Krankheit der Erwachsenen, doch ist in vielen Fällen der Beginn der Erkrankung mindestens in die späteren Kinderjahre zurückzuverfolgen. Inwieweit manche Fälle der Encephalomyelitis disseminata, besonders bei rezidivierendem Auftreten, als Vorläufer oder Beginn einer multiplen Sklerose aufzufassen sind, ist ein umstrittenes Problem.

Der *akute cerebrale Tremor* ist entweder als eine Art monosymptomatischer Encephaliti. oder, was wohl häufiger zutreffen wird, als eine infektiös-toxische Hirnschädigung aufzufassen Das Krankheitsbild tritt in den ersten Lebensjahren meist im Anschluß an vorausgegangene Infektionskrankheiten auf. Die Zitterbewegungen befallen die Glieder halb- oder doppelseitig, begleitet von Spasmen, Rigidität, seltener von Paresen und sistieren nicht immer während des Schlafes. Der Prozeß wird in die cerebello-rubro-spinale Bahn verlegt. Die Prognose ist günstig, da in der Regel in einigen Wochen Heilung einzutreten pflegt.

Ähnlich wie der akute cerebrale Tremor ist auch in ihrer Genese die *akute* (cerebrale) *Ataxie Leyden-Westphal* aufzufassen. Sie kann also lediglich der klinische Ausdruck einer besonders gearteten und lokalisierten Encephalitis sein und ist dann aber auch als solche zu bezeichnen oder die Folge einer rein toxisch-infektiösen Schädigung. Auch sie tritt im Verlauf akuter Infektionskrankheiten wie Typhus, Scharlach, Masern, croupöser Pneumonie, Varicellen usw. auf und äußert sich nach einem komatösen Stadium als allgemeine Ataxie ohne Lähmungen und mit gesteigerten Eigen- und Fremdreflexen. Dazu können sich noch einige andere cerebrale Symptome gesellen. Die akute cerebellare Ataxie zeigt vor allem einen torkelnden Gang, ist aber in ihrer Genese der cerebralen Ataxie gleichzusetzen. In einzelnen Fällen wird allerdings auch die Poliomyelitis als Ursache angesprochen. Eine Heilung beider Erkrankungen ist möglich, wenn auch nicht die Regel.

Die toxische Encephalitis nach Fleisch- und Wurstvergiftung tritt meist unter dem Bild einer Bulbärparalyse auf. Andere toxische Gehirnschädigungen, so nach Neosalvarsan, Spirocid, Blei (nach ausgiebiger Verwendung von Hebrasalbe) tragen einen sehr vielseitigen Charakter, auf den im einzelnen nicht eingegangen werden kann.

Mehr um eine toxische Reizung handelt es sich bei den *acetonämischen Krämpfen*, die scheinbar als selbständiges Krankheitsbild auftreten können. Meist gehen allerdings dyspeptische und gastritische Störungen, wenn auch leichterer Art, voraus. Im Klein- und Schulkindesalter treten nach einer Art „Aura" schwere tonisch-klonische Krämpfe bis zum Status epilepticus und tagelangem Sopor auf. Meist ist die Temperatur erhöht, mitunter bis 40°, im Urin finden sich große Mengen Aceton und Acetessigsäure ohne Zucker und Eiweiß. Auch im Liquor kann Aceton nachgewiesen werden. Im Blut findet sich während und nach dem Anfall eine Erniedrigung des Blutzuckerwertes und im Zuckerbelastungsversuch bleibt die alimentäre Hyperglykämie fast ganz aus. Es handelt sich um eine Störung der Regulationsmechanismen des Blutzuckers (Relativer Hyperinsulinismus ?). Das Krankheitsbild ist nicht allzuselten und in therapeutischer Hinsicht wichtig, da die Krämpfe durch sofortige Zuckerzufuhr per os (15% Nährzuckerlösung) oder intravenös ($^2/_3$ 10% Dextroselösung $+$ $^1/_3$ physiologische Kochsalzlösung) und anschließend kohlehydratreiche, fett- und eiweißarme Diät relativ leicht zu beseitigen sind. Die übrige Therapie siehe unter Kinderkrämpfe.

3. Die traumatischen Schädigungen des Gehirns und Rückenmarks.

Die traumatischen Schädigungen des Gehirns und Rückenmarks und ihrer Gefäße werden in erster Linie durch die verschiedenartigen Folgen des *Geburtstraumas* repräsentiert. Im Vordergrund stehen dabei Blutungen in die weichen Hirnhäute und in die Dura, in die Plexus chorioidei und in die Ventrikel, Blutungen infolge Tentoriumszerreißungen oder Rissen in der Falx cerebri sowie intracerebrale Blutungen. Vorwiegend handelt es sich bei den letzteren um venöse Blutungen, die durch die Druckdifferenz zwischen Uterusinhalt und Atmosphäre während der Austreibungsperiode zu erklären sind und die bei Normalgeborenen in gleicher Form und Häufigkeit wie bei Frühgeburten vorkommen können. Daneben sind allerdings auch noch Zerrungen, Quetschungen und Zusammenpressen des Schädels und seines Inhaltes von Bedeutung, sowie während der Geburt auftretende Gefäßspasmen, die unter Umständen ausgedehntere nekrobiotische und erweichende Prozesse in den entsprechenden Gefäßbezirken zur Folge haben können.

Dabei muß die Anamnese nicht immer Anhaltspunkte für eine schwere oder pathologische Geburt, auch nicht für eine Frühgeburt ergeben haben. Neben groben exogenen Einwirkungen, die bei jedem normalem Kinde schon zu Schädigungen führen müssen, sind es oft auch unmerkliche Ursachen, die bei einem dazu besonders disponierten Gehirn den gleichen Effekt erzielen. Es wirken sich also auch zum Teil konstitutionelle Momente und erbliche Anlagen aus. Welchen Umfang geburtstraumatische Schädigungen im Sinne der sub partu zustande gekommenen Gefäßspasmen, Ischämien und nachfolgenden Erweichungen haben, vermögen wir noch nicht zu ermessen.

Dieses Ursachengebiet kommt wohl für eine Reihe klinischer Bilder und Syndrome in Frage, die wir unter der Bezeichnung *„Angeborene cerebrale Kinderlähmung"* zusammenfassen sowie auch für die *symptomatische Epilepsie*. Allein die neueren Forschungen haben ergeben, daß die geburtstraumatischen Schädigungen lange nicht in dem Umfange für die Ätiologie der in diesem Zusammenhang am meisten genannten „cerebralen Kinderlähmung" im besonderen auch der sog. LITTLEschen Krankheit in Anspruch genommen werden können, wie man dies früher glaubte. Es findet sich deshalb die eingehende Beschreibung der cerebralen Kinderlähmung in dem folgenden Abschnitt.

Das Vorliegen eines *Geburtstraumas* mit intrakraniellen Schädigungen ist diagnostisch sehr schwer und in vielen Fällen gar nicht zu entscheiden. Selbst ausgedehntere intrakranielle Schädigungen können symptomlos bleiben (etwa 12%). Treten aber Erscheinungen auf, so sind sie wohl verdächtig, aber nicht absolut beweisend, da sie z. B. auch auf andere Ursachen wie Mißbildungen, Herzfehler, Pneumonien, Sepsis hin beim Neugeborenen beobachtet werden können. Der Verdacht einer intrakraniellen geburtstraumatischen Schädigung liegt bei folgenden Symptomen nahe: Cyanose, Krämpfe, Bewegungsarmut, Ausbleiben des ersten Schreies, Ausbleiben des spontanen Trinkens oder Saugens, Bewußtlosigkeit, Opisthotonus, Asphyxie, Hirnnervenlähmung, Nystagmus, Hydrocephalus. Dabei kann ein symptomenfreies Intervall von mehreren Tagen vom Auftreten des Geburtstraumas bis zum Erscheinen der ersten klinischen Symptome verstreichen. Im Lumballiquor ist die Xanthochromie nicht beweisend, da sie auch ohne intrakranielle Blutung auftritt. Die PANDYsche Reaktion ist meist positiv. Die Anwesenheit roter oder weißer Blutkörperchen beweist kein Geburtstrauma. Der Liquorzucker ist uncharakteristisch. Eine relativ sichere Methode zur Diagnose intrakranieller geburtstraumatischer Blutungen, die aber wegen ihrer Kompliziertheit der Klinik vorbehalten bleiben muß, ist die vergleichende Bilirubinbestimmung in Blut und Liquor. Die Bestimmung muß innerhalb der ersten 14—21 Tage ausgeführt werden und setzt natürlich eine Kommunikation der Blutungsstelle mit dem Ventrikelsystem und Subarachnoidalraum voraus. Blutungen ausschließlich in die Gehirnsubstanz sind damit nicht nachzuweisen.

Welche neurologische Bedeutung hat nun aber das vielumstrittene Geburtstrauma für die spätere Entwicklung des Kindes? Bei einem Teil der Kinder mit nachweislicher geburtstraumatischer Schädigung tritt das Krankheitsbild der cerebralen Kinderlähmung auch in seinen leichteren Formen in Erscheinung, aber nur bei einem Teil; meistens scheint es doch weitgehend unabhängig von intrakraniellen Blutungen zu sein.

Ein sicherer Beweis für einen Zusammenhang zwischen Geburtstrauma und angeborenem Schwachsinn besteht nicht.

Die sog. symptomatische Epilepsie kann wohl mit geburtstraumatischen Schädigungen zusammenhängen, doch ist dies besonders für die viele Jahre später auftretenden epileptiformen Krämpfe immer unwahrscheinlicher. Siehe auch unter Epilepsie.

Erwiesen ist ein Zusammenhang zwischen geburtstraumatischen Schädigungen und Hydrocephalus, weniger dagegen für die Mikrocephalie.

Manchmal können gewisse leichtere neurologische Störungen wie blitzartige Muskelzuckungen, Tonusanomalien u. ä. mit Hirnblutungen in Zusammenhang gebracht werden.

Blutungen bei älteren Kindern mit apoplektischen Ausfallserscheinungen kommen zwar vor, sind aber selten. Vielfach handelt es sich dabei auch um Embolien, z. B. bei Infektionen mit schweren Kreislaufstörungen. Auch bei Verkehrsunfällen kann es zu Blutungen kommen. Merkwürdigerweise sind sie bei Säuglingen, die vom Wickeltisch herunterfallen oder aus dem Wagen stürzen, selten, ob zwar es öfter dabei zu Schädelbrüchen oder Fissuren kommt, was sich bei guter Röntgentechnik in vielen Fällen nachweisen läßt.

Auch bei Infektionskrankheiten, z. B. Pertussis oder bei Encephalitis kann es zu größeren Blutungen kommen, die, wenn es sich um Ventrikelblutungen handelt, unter den Erscheinungen eines Komas rasch zum Tode führen. Auch idiopathische Blutungen solcher Art, deren Ursache selbst post mortem nicht festzustellen war, wurden beobachtet.

Commotio (ebenso auch *contusio*, und *compressio* cerebri) kommen in gleicher Weise wie bei Erwachsenen zustande. Bewußtseinstrübung oder Bewußtlosigkeit können sehr flüchtig sein, treten aber im Gegensatz zu Kontusions- bzw. Kompressionserscheinungen durch Blutungen sofort ein. Erfolgt Erbrechen, so darf in der Regel auch angenommen werden, daß eine Bewußtseinstrübung vorausgegangen ist. Nach Abklingen dieses Zustandes sieht man nicht selten Verwirrungszustände, Halluzinationen und Delirien. Stauungspapille weist auf intrakranielle Drucksteigerung, Blutungen aus Ohr und Nase, Schwellungen in der Gegend des Augenlides, Ausfallserscheinungen von seiten der Hirnnerven sprechen für einen gleichzeitig bestehenden Schädelbruch. Bei Säuglingen kann es neben den schon genannten Fissuren auch nur zu Hämatomen und Impressionen des Schädeldaches kommen. Die Behandlung der Commotio cerebri besteht vor allem in strengster Bettruhe von mindestens 3wöchiger Dauer; Beruhigungsmittel wie Luminal sind bei kleineren Kindern notwendig, ebenso Antineuralgica (Novalgin oder Gelonida antineuralgica bzw. TREUPELsche Tabletten) gegen Kopfschmerzen. Der Kopf kann zwischen Sandsäcke gelegt werden. Flüssige Nahrung, eventuell leichte Abführmittel, damit Pressen beim Stuhl vermieden wird. Von mancher Seite werden auch hier intravenöse Injektionen hypertonischer Traubenzuckerlösung (20%) empfohlen. Bei Blutungen eventuell Stryphnon und Sangostop. Unter Umständen ist Entlastungstrepanation notwendig. Pulskontrolle! Nach Abklingen der akuten Erscheinungen, ja manchmal noch nach Jahren können Spätschädigungen auftreten, die in ihrem Verlauf dem Bilde der chronischen Encephalitis entsprechen.

Rückenmarksblutungen (Hämatomyelie) als Geburtsschädigung und im Anschluß an Traumen, aber auch spontan bei Blutungsübeln entsprechen in ihren klinischen Erscheinungen dem Sitz und der Ausdehnung der Blutung. So finden wir neben anderen Ausfallserscheinungen auch das Bild der Querschnitts- und Halbseitenläsion. Dieselben Voraussetzungen gelten für die durch eine Fraktur oder Luxation der Wirbelsäule bzw. durch eine tuberkulöse Wirbelcaries bedingten Kompressionserscheinungen. Differentialdiagnostisch ist besonders die Myelitis abzugrenzen, die langsamer und weniger stürmisch, meist mit Fieber und stärkeren sensiblen Reizerscheinungen verläuft. Die Symptome bleiben nicht so lokalisiert, sondern breiten sich nach oben und unten aus, auch kommt es häufig zu Hirnnerven- und besonders Opticuserscheinungen.

4. Mißbildungen, Entwicklungshemmungen und angeborene Zustände verschiedener Ätiologie.

Die gröberen Mißbildungen und Entwicklungshemmungen lassen sich häufig schon in den ersten Lebenstagen erkennen. Hierzu gehören namentlich die Cyclopie und Arhinencephalie, die Anencephalie und Hydrocephalie, ferner die Spalt- und Lückenbildungen im Bereich des Schädels und der Wirbelsäule, die mit einer Beteiligung des Zentralnervensystems einhergehen: die Cephalocele, die Myelocele, die Meningocele, sowie die Encephalo- und Myelomeningocelen.

Die praktisch wichtigste Mißbildung, die dem Kinderarzt relativ häufig begegnet, ist die Mikrocephalie, und zwar in diesem Zusammenhang die als Entwicklungshemmung aufzufassende *Mikrocephalia vera*. Sie tritt auch familiär auf und ist zum Teil erblich bedingt mit recessivem Erbgang. In einzelnen Fällen wird eine Keimschädigung durch Röntgenstrahlen vermutet. Anatomisch zeigen die Gehirne derartiger Kinder eine primitive Hirnentwicklung mit geringen Furchungen und Windungen. Im Gegensatz zum Hydrocephalus findet sich ein kleiner Gehirnschädel und ein relativ großer Gesichtsschädel. Meist erscheint das Hinterhaupt stark abgeflacht und der Schädel nach oben spitz auslaufend wie ein Turmschädel. Immer ist in diesen Fällen die geistige Entwicklung stark gestört. Die Anomalie ist in vielen Fällen bei der Geburt noch nicht erkennbar, sondern verrät sich erst im Laufe des ersten Lebensjahres meist durch den zu frühzeitigen Fontanellenschluß. Eine Heilung ist nicht möglich; die meisten Mikrocephalen werden einer Heil- und Pflegeanstalt überwiesen werden müssen.

Zu den partiellen Hirnmißbildungen zählen die Entwicklungshemmungen im Bereich der Großhirnrinde, wie die corticalen Aplasien und Dysplasien, die Aplasie und Hypoplasie des Kleinhirns und der auch als selbständiger Defekt vorkommende Balkenmangel. Besonders die letztere Hirnmißbildung ist heute einer encephalographischen Diagnose zugänglich.

Die genannten Mißbildungen dürfen genetisch wohl alle als vorwiegend erbbedingt aufgefaßt werden. Daran ändert nichts die Möglichkeit, daß im Einzelfalle auch einmal exogene Einflüsse daran beteiligt sein können. Geburtstraumatische Einwirkungen sind jedoch nicht so sehr als mitbeteiligte Ursache denn als Folge des primären Hirnschadens aufzufassen. Die Möglichkeit, daß Röntgenbestrahlungen der Frucht in den ersten Lebenswochen und -monaten zu derartigen Schädigungen des Zentralnervensystems führen können, ist nicht von der Hand zu weisen.

Die *Porencephalie* zeigt in der Regel das klinische Bild der cerebralen Kinderlähmung besonders mit Hypertonie und Rigidität oder allgemeine Störungen geistiger und körperlicher Funktionen mit oder ohne Krämpfe. Es handelt sich um größere Defekte der Hirnrinde, die zu trichterförmigen Einziehungen und sonstigen Verbildungen der Hirnwindungen führen. Sie ist stets mit Hydrocephalus verbunden und läßt sich zum Teil in vivo encephalographisch darstellen. Über ihre Entstehung herrscht noch keine Einigkeit. Sie kann zweifellos durch exogene Einflüsse zustande kommen, ist aber zu einem Teil wohl auch als genetisch unklare Mißbildung aufzufassen.

Die *tuberöse Sklerose* oder BOURNEVILLEsche *Krankheit* ist in Kombination mit Hauttumoren wie dem Adenoma sebaceum (PRINGLE) oder der Neurofibromatose sowie mit Hautfibromen und Hautnaevi beobachtet. In einzelnen Fällen fanden sich auch Rhabdomyome des Herzens, Hypernephrome und Mischgeschwülste der Nieren. Die Gehirnveränderungen sind gekennzeichnet durch tumorartige Erhebungen in einzelnen Windungen und Seitenventrikeln, sowie durch Auftreten von Rindeninseln in der Markmasse (Heterotopie). Das klinische Bild ist durch die beiden Kardinalsymptome Epilepsie und Idiotie ohne besondere Herderscheinungen gekennzeichnet. Diagnostisch ist das Vorhandensein von Hauttumoren richtunggebend. Die Mißbildung ist erblich. Näheres siehe unter Erbkrankheiten.

In engen Beziehungen zur tuberösen Sklerose steht die RECKLINGHAUSENsche *Krankheit* oder Neurofibromatose. Ihre Symptomatologie ist sehr vielgestaltig und setzt sich zusammen aus multiplen Hauttumoren, oft begleitet von Nerventumoren, multiplen Hautpigmentnaevi, psychischen Erscheinungen und geradezu einer Unzahl von Nebensymptomen teils endokriner Art, teils von Mißbildungen, Entwicklungshemmungen und Geschwulstbildungen. Der Ausgangspunkt soll eine Störung der spinalen Raphebildung sein. Einen breiten Raum nehmen auch Abortivformen ein. Bei den Nerventumoren handelt es sich nicht um Tumoren aus Nervenfasergewebe, sondern auch um Fibrome des peri- und endoneuralen Bindegewebes. Über die Erblichkeit siehe unter Erbkrankheiten.

Gleichfalls eine Kombination von Entwicklungsstörung bzw. Mißbildung und Geschwulstbildung ist die *Syringomyelie*. Die Krankheit ist bei Kindern sehr selten, doch ist mit der Möglichkeit zu rechnen, daß das Hauptsymptom der dissoziierten Empfindungslähmung gerade bei Kindern relativ lange unbemerkt bleibt bzw. nicht so ausgeprägt ist. Die Symptomatologie ist im übrigen die gleiche wie beim Erwachsenen. Das Leiden kann familiär auftreten. Zweifellos spielt die Heredität auch eine Rolle. Kinder Syringomyeliekranker sind genau auf Mißbildungen und Spaltbildungen zu untersuchen.

Die weitaus größte Gruppe angeborener neurologischer Zustandsbilder verschiedener Ätiologie, die also klinisch keine Progredienz mehr zeigen, wird durch das Krankheitsbild der sog. „*cerebralen Kinderlähmung*" repräsentiert. Unter dieser Bezeichnung ist ein auch heute noch weder genetisch, noch anatomisch oder klinisch einheitlicher Krankheitsbegriff zu verstehen. Gewiß ist der früher sehr umfangreiche Sammeltopf der cerebralen Kinderlähmung dadurch verkleinert worden, daß wir heute in der Lage sind, wenigstens eine Reihe anatomisch und klinisch leidlich gut charakterisierter Erbkrankheiten herauszunehmen, die als selbständige Erbleiden auch entsprechend zu bezeichnen sind. Trotzdem sind die verbleibenden „cerebralen Kinderlähmungen" genetisch noch nicht einheitlich. Umfangreiche erbbiologische Untersuchungen haben aber festgestellt, daß die ganz überwiegende Bedeutung doch auf exogene vor und während der Geburt einwirkende Schädigungen zurückzuführen ist und daß nur eine gewisse Restgruppe bleibt, die als erblich bedingt oder mitbedingt anzusehen ist. Diese Restgruppe ist klinisch als solche, wenn man vom gelegentlichen familiären Auftreten absieht, im großen Heer der cerebralen Kinderlähmung nicht zu erkennen.

Bevor man also eine erbbedingte oder vorwiegend erbbedingte Form der cerebralen Kinderlähmung diagnostiziert (meist handelt es sich dabei um Diplegien), muß eine entsprechende genetische Analyse sichergestellt haben, daß es sich nicht um eine vorgetäuschte Erblichkeit handelt. Das recessive, recessivgeschlechtsgebundene und manchmal dominante Vorkommen beweist, daß es sich in dieser kleinen Gruppe um keinen einheitlichen Typus handelt. Wie schon betont, beruht die erbliche Komponente zum Teil in einer besonderen Disposition, die eben auch geringfügige exogene Einwirkungen sich in dieser Weise auswirken läßt.

Als gemeinsames Merkmal aller angeborenen cerebralen Kinderlähmungen muß die Tatsache zugrunde gelegt werden, daß es sich dabei im wesentlichen um einen nach der Geburt abgeschlossenen nicht mehr progredienten Prozeß handelt.

Die anatomischen Folgen früherworbener Hirnschädigungen zeigen sich in mannigfacher Form als Erweichungen, Umwandlungen von Hirnrinde und Mark in narbig-gliöses Gewebe (Sklerosierungen), Bildung narbiger Cysten und tiefgreifender porencephalischer Defekte, die auch die basalen Ganglien in Mitleidenschaft ziehen können. In besonderen Fällen beschränken sie sich sogar symmetrisch auf die Stammganglien in Form fleckförmiger unvollständiger Nekrosen und regenerativem Auswachsen von Markfasern in die Glianarbe (sog. Status marmoratus); sekundäre Wachstumshemmungen des Gehirns und Entwicklungsstörungen wie Mikrogyrie sind die weiteren Folgen, deren Charakter und Ausmaß vom Zeitpunkt der einsetzenden Schädigung abhängig ist. So wird z. B. die Porencephalie als der Endausgang von vor dem Abschluß der Markreifung sich abspielenden Zerstörungsprozessen angesehen.

Wie schon betont ist für nur einen Teil dieser Vorgänge eine Schädigung durch den Geburtsakt selbst, hauptsächlich also eine intrakranielle Blutung, als Ursache anzusehen. Ein Teil ist genotypisch oder vorwiegend genotypisch bedingt und ein beträchtlicher Rest bleibt auch heute noch genetisch unklar. Toxische Schädigungen, intrauterin abgelaufene Entzündungsprozesse, mechanische oder traumatische Einwirkungen sind beschuldigt worden, ohne daß dafür stichhaltige Beweise hätten erbracht werden können.

Das klinische Bild der angeborenen cerebralen Kinderlähmung ist je nach dem Sitz und der Ausdehung der Veränderungen auch wieder ein sehr vielseitiges und weist neben den pyramidalen und extrapyramidalen motorischen Störungen Koordinations- und Tonusstörungen, Sprachstörungen, sensible und sensorische Störungen, trophische und Wachstumsstörungen, sowie infolge davon sekundäre Skeletveränderungen, epileptiforme und epileptische Anfälle, psychische und Intelligenzdefekte auf. Bei den motorischen Störungen stellen sich aber doch meist zwei ganz prägnante Bilder heraus, nämlich die halbseitige cerebrale Kinderlähmung oder *Hemiplegia spastica infantilis* und die beidseitige cerebrale Kinderlähmung oder *Diplegia spastica infantilis.*

Die *Hemiplegica spastica infantilis* zeigt sich meist unmittelbar nach der Geburt, und zwar besteht anfangs immer eine schlaffe Lähmung ausgesprochener an Arm und Hand als am Bein, die aber bald darauf spastischen Charakter annimmt. Echte Kontrakturen sind bei der Hemiplegie im Bein seltener als im Arm, dagegen Tonuserhöhungen, die zu charakteristischen Haltungen der Gliedmaßen führen, die dann häufig auch im Wachstum zurückbleiben. Fehlen Herde im Bereich des Stirnhirns und der Hirnnervenkerne, so kann die Entwicklung der Intelligenz eine völlig normale sein, andernfalls stellen sich schwere Störungen, Facialislähmungen, Hypoglossus- und Augenmuskellähmungen ein. Entsprechend dem Charakter der Lähmungen sind Pyramidenzeichen vorhanden (Babinski, Oppenheim, Mendel, BECHTEREWscher Fußrückenreflex); manchmal sieht man ein Überspringen der Reflexerregbarkeit auf die andere Seite. Extrapyramidale Bewegungsstörungen athetotischer oder choreatischer Form, sowie Mitbewegungen der erkrankten Extremitäten bei Bewegungen der gesunden Seite, Intentionsspasmen, Ataxie und Intentionstremor sind bei der Hemiplegie häufig anzutreffen. Zweckmäßig rechnet man zu den hemiplegischen Formen auch die Monoplegien, wie z. B. die Monoplegia pedis oder die corticale Lähmung des Abductor pollicis brevis (FOERSTER). Epileptiforme Anfälle können bei dieser wie bei allen anderen Formen cerebraler Kinderlähmung vorkommen.

Die *Diplegia spastica infantilis* enthält das eigentliche LITTLESche Krankheitsbild der cerebralen Diplegie. Sie tritt auf als beidseitige spastische Hemiplegie und als allgemeine Starre oder paraplegische Starre bzw. Lähmung der Beine. Hier spielt anamnestisch Asphyxie und Schwergeburt bei der allgemeinen Starre, Frühgeburt bei der paraplegischen Starre besonders häufig eine Rolle. Auch dabei können pseudobulbärparalytische Symptome (unter Umständen das Krankheitsbild des kongenitalen Stridors!), Facialislähmungen, Augenmuskellähmungen, Strabismus, Sprachstörungen usw. hinzutreten. Intelligenzdefekte sind fast die Regel. Nicht so häufig wie bei den Hemiplegien ist das Bild mit extrapyramidalen Störungen durchsetzt, so daß vielfach eine Trennung pyramidaler und extrapyramidaler Erscheinungen kaum durchzuführen ist. Rigidität der Muskulatur besonders im Gesicht bis zur ausdruckslosen Mimik, verbunden mit äußeren Schädelveränderungen, wie z. B. Mikrocephalie sind ein typisches Bild. In den meisten Fällen steht eine starke Muskelspannung der Beine, vor allem der Adductoren mit Überkreuzen der Beine im Vordergrund. Außerdem sind Koordinations- und Tonusstörungen — besonders als Ataxie in Erscheinung tretend — nicht selten, wobei Schädigungen des Kleinhirns eine Rolle spielen. Neigung zur Besserung ist manchmal unverkennbar.

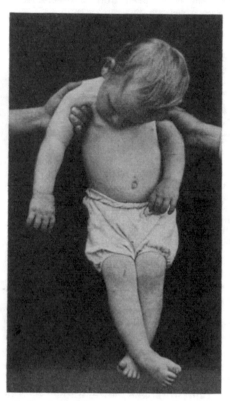

Der *atonisch-astatische Typ* der *cerebralen Kinderlähmung* (FOERSTER) besonders in Gestalt leichter und besserungsfähiger Fälle ist nicht allzuselten. Es besteht bei hochgradiger Hypotonie der Muskulatur Unfähigkeit zu sitzen, zu stehen und den Kopf zu halten, bei ausfahrenden, schleudernden Bewegungen. Keine Atrophie der Muskulatur und normale elektrische Erregbarkeit. Diese Form kann rein oder in Kombination mit allen anderen Symptomen der cerebralen Kinderlähmung auftreten (Abb. 10). Meist handelt es sich um debile Kinder.

Therapeutisch kommen im stationären Zustand Übungsbehandlung, Bekämpfung von Spasmen und Kontrakturen und orthopädisch-chirurgische Maßnahmen wie Tenotomie, Sehnen- und Muskelüberpflanzung, Durchschneidung peripherer Nerven oder

Abb. 10. FORSTERscher Typ der cerebralen Kinderlähmung. (Gießener Univ.-Kinderklinik.)

hinterer Wurzeln in Frage. Die Aussichten sind bei den Hemiplegien besser als bei den diplegischen Formen. Erfolge hängen weitgehend von der Mitarbeit des Patienten und damit von dem Grade der vorhandenen oder der noch erhaltenen Intelligenz ab. Vielfach ist eine spontane Neigung zu klinisch nachweisbaren Besserungen nicht zu bestreiten.

5. Die Geschwülste des Gehirns und Rückenmarks.

Hirntumoren im Kindesalter sind kein allzuseltenes Vorkommnis und die einleitenden Allgemeinsymptome verleiten leicht zu Fehldiagnosen wie Neuropathie, Migräne, Epilepsie usw. Im Rahmen dieses Lehrbuches kann nur auf einige Besonderheiten des Kindesalters und auf die häufigsten Tumorformen kurz hingewiesen werden.

Bei den Tumorkrankheiten des ersten Lebensjahrzehntes ist folgendes in Betracht zu ziehen: Die Vergrößerungsmöglichkeit des intrakraniellen Raumes durch Dehnung oder Sprengung der Schädelnähte, die hohe Elastizität und Kompressibilität der Gehirnmassen und Ventrikel ohne Funktionsstörungen zu verursachen, die leichte Entstehung von Liquorzirkulationsstörungen und damit die Hydrocephalie, die hohe Irradiationstendenz und damit Neigung zu allgemeinen Krämpfen (der epileptiforme Anfall ist weit häufiger als der JACKSON-Anfall) und die Besonderheiten des Entwicklungszustandes des Gehirns; außerdem die mangelhafte Verwertungsmöglichkeit der subjektiven Angaben und die erschwerte feinere neurologische Untersuchung des Kindes. Diagnostisch versagt die Schädelperkussion sowohl hinsichtlich der Klopfempfindlichkeit als auch hinsichtlich des „Schetterns" sehr häufig und ist bei offener Fontanelle und klaffenden Nähten nicht zu verwerten. An Hilfsmethoden der Diagnostik sind heranzuziehen: Die Röntgenaufnahmen in verschiedenen Ebenen, die Liquoruntersuchung (Ventrikel-Cisternen und Lumballiquor), die Ventrikulographie durch Punktion beider Hinterhörner und die Encephalographie, die Arterio- bzw. Phlebographie und eventuell die Herdpunktion. Die Angiographie ist in den ersten Lebensjahren kontraindiziert. Die Luftfüllungen dürfen nur vorgenommen werden, wenn sofortige Operationsmöglichkeit vorhanden ist; die Lumbalpunktion darf nur im Liegen, nicht in sitzender Stellung durchgeführt werden. Eventuell muß die abgeflossene Liquormenge durch physiologische Kochsalzlösung ersetzt werden. Die *Röntgenübersichtsaufnahme* zeigt vertiefte Impressiones digitatae, klaffende Schädelnähte, Knochenusuren, Verschmälerung der Schädelkapsel und Erweiterung der Venenkanäle; gegebenenfalls sind Verkalkungen, z. B. bei Gefäßmißbildungen, bei Tuberkulomen, in den suprasellären Hypophysengangstumoren oder in Oligodendrogliomen und Ependymomen zu sehen.

Die meisten Tumoren sind im Kindesalter Gliome, wobei unter diesem Sammelbegriff die bösartigen Medulloblastome und Glioblastome einerseits, die gutartigen Astrocytome andererseits sowie Mischformen zusammengefaßt werden (Astroblastome, Oligodendrogliome, Ependymome, Glioblastome, Spongioblastome). Die bösartigen neigen zu intratumorösen apoplektiformen Blutungen. Der typische Hypophysentumor im Kindesalter ist der auf angeborener Mißbildung beruhende und zu Verkalkungen neigende suprasellare Hypophysengangstumor. Die Geschwülste der Zirbeldrüse sind pineale Teratome oder spezifische Pinealome.

Die *symptomatologische Diagnostik* hat zu achten auf allgemeine psychische Früherscheinungen wie Unlust, Schreianfälle, Wesensveränderungen und psychische Anomalien, auf Trübungen des Sensoriums, auf Krämpfe epileptiformer Art oder vom Typus der JACKSON-Anfälle; die letzteren treten allerdings aus schon genannten Gründen kaum innerhalb der ersten 5 Lebensjahre auf. Die Anfälle gehen fast immer ohne Bewußtseinsverlust einher und tragen nicht selten auch einen hysteriformen Charakter. Wichtig sind ferner die Stauungspapille oder Neuritis optica, die allerdings auch in den ersten 10 Lebensjahren seltener ist als später. Mehrmalige und laufende Untersuchungen des Augenhintergrundes sind immer erforderlich. Bei vielen Tumorkranken im Kindesalter fällt schon äußerlich die Vergrößerung des Kopfes auf. Die topische Symptomatik hängt dann ganz von Sitz, Ausdehnung, Wachstumsform und Tempo der Geschwulst ab und muß im einzelnen in neurologischen Lehrbüchern nachgelesen werden. Am wichtigsten sind die Gehirnnervenstörungen und das Kleinhirnsyndrom. Das letztere zeigt im besonderen die cerebrale Ataxie, die vorwiegend die unteren Extremitäten betrifft und einen wankenden, taumelnden Gang zur Folge hat; die Richtung des Taumelns geht nach der gleichseitigen Kleinhirnhemisphäre. Weiterhin die cerebellare Asynergie, die sich darin äußert, daß einzelne Bewegungskomplexe, die zu einer geordneten Funktion gehören, einander vorauseilen oder nachhinken, z. B. der Oberkörper beim Gehen sich in einer anderen Gangphase befindet als die Beine, oder der Kopf beim Blickwechsel schon eingestellt ist, wenn die Augen erst folgen und die Bradyteleokinese, d. h. die vorzeitige Bewegungsbremsung z. B. beim Finger-Nasenversuch. Dazu tritt Fallen nach der erkrankten Seite beim ROMBERG-Prüfen, Hypotonie oder Hemihypotonie und Hemiataxie der erkrankten Seite, Unterschätzung von Gewichten, Adiadochokinese, Zwangshaltung des Kopfes und Halses, Schwindelerscheinungen, spontaner und calorischer Nystagmus.

Am häufigsten sind die *Geschwülste der hinteren Schädelgrube*, unter denen die therapeutisch wichtigsten die gutartigen vom Dach des 4. Ventrikels ausgehenden Gliome sind. Sie beginnen meist mit Kopfschmerzen, Erbrechen, Gangstörungen und Sehverschlechterung, doch gehört, wie schon betont, die Stauungspapille keineswegs zu den regelmäßigen Erscheinungen, besonders nicht im frühen Kindesalter. Tritt sie auf, dann ist sie allerdings frühzeitig zu beobachten. Die Kleinhirnsyndrome sind ebenfalls selten oder nur andeutungsweise vorhanden, dagegen häufig Nackensteifigkeit, die leicht zur Meningitisdiagnose verleiten kann. Große Vorsicht ist bei der Lumbalpunktion geboten, da die in das Foramen magnum eingepreßten Kleinhirntonsillen die Medulla komprimieren und Atemstörungen hervorrufen können. Fast immer liegt durch Absperrung des 4. Ventrikels und Blockierung des Foramen Magendii und der Foramina Luschkae eine Liquorzirkulationsstörung und eine Hydrocephalie vor. Bei allen Kleinhirntumoren besteht die Gefahr einer plötzlichen tödlichen Lähmung infolge psychischer Erregung, Pressen u. ä. Die einzige auch prophylaktisch für kurze Zeit wirksame Methode der Druckentlastung ist die intravenöse Injektion hypertonischer Traubenzuckerlösung mit Coramin eventuell 3mal am Tag, sowie die Sorge für leichten Stuhlgang.

Therapeutisch von etwa gleich großer Bedeutung, wenn auch zahlenmäßig im Kindesalter nicht so häufig, sind die gutartigen Geschwülste der Großhirnhemisphären. Hier treten besonders bei längerer Anamnese Epilepsie, bei kürzerer Anamnese (von einigen Wochen) starke Hirndruckerscheinungen in den Vordergrund. Die letzteren in Verbindung mit Benommenheit bei fehlender Nackensteifigkeit lassen einen Tumor der hinteren Schädelgrube ausschließen; der Tumor muß dann supratentoriell liegen. Da die Geschwülste meist parietotemporal sitzen, findet man nicht selten als einziges Lokalzeichen eine gewisse Unsicherheit und gelegentlich auch Astereognose in der gekreuzten Hand. Bei Teleangiektasien und Naevi der Kopfhaut denke man an korrespondierende Gefäßgeschwülste im Schädelinnern. (S. bei Leptomeningosis haemorrhagica!)

Ganz den Charakter von Geschwülsten tragen die *Hirntuberkulome* im Kindesalter, die nicht gerade selten, wenn auch keineswegs so häufig wie die Gliome sind. Etwa 50% aller Hirntuberkulome betreffen das erste Lebensjahrzehnt. Ein großer Teil verläuft klinisch latent und wird erst anläßlich der Röntgenaufnahme des Schädels oder einer späteren Meningitis oder auf dem Sektionstisch entdeckt. Die Lokalisation ist etwa gleich oft im Kleinhirn und Großhirn, doch manifestieren sich die Tuberkulome der hinteren Schädelgrube häufiger. Für die diagnostischen Erwägungen wichtig ist die Möglichkeit multipler Tuberkulome, besonders dann, wenn die neurologischen Symptome nur durch die Annahme getrennt liegender Hirnprozesse zu erklären sind. Sie entwickeln sich sehr häufig während der Frühstreuungen nach frischer Primärtuberkulose, so daß cerebrale Symptome um diese Zeit immer in dieser Hinsicht verdächtig erscheinen müssen. Voraussetzung zur Diagnose ist natürlich die positive Tuberkulinreaktion.

Die Prognose ist ungünstig, besonders auch bei operativem Angehen vor eingetretener Verkalkung. Zur Zeit der Tumormanifestation ist die Verkalkung in der Regel noch nicht nachzuweisen, höchstens als feiner Kalksaum um die Peripherie des Solitärtuberkels. Später bilden sich sehr dichte zackige, aber scharf begrenzte, im Inneren getüpfelte oder gesprengelte Kalkschatten, die dann in der Regel die nachträgliche Diagnose gestatten.

Die Behandlung ist konservativ. Der Wert der Röntgenbestrahlung ist noch nicht sicher. Angeblich soll sie aber nichts schaden. Entlastungsoperationen, wie der Balkenstich, können nicht nur notwendig, sondern für den konservativen Heilungsverlauf offenbar auch günstig sein.

Die Therapie der Hirntumoren im allgemeinen liegt, wenn nicht gute neurochirurgische Hilfe zur Verfügung steht, noch im argen. Voraussetzung ist eine einwandfreie topische Diagnostik, deren Hilfsmethoden aber zum Teil noch in die Hände der Fachchirurgen gelegt werden müssen, da nicht jede Klinik über die entsprechenden Mittel verfügt. Engste Zusammenarbeit zwischen Pädiater und Neurochirurgen ist zu erstreben, um das Los dieser Kranken zu bessern. Im allgemeinen kann gesagt werden, daß gutartige Tumoren der Operation, bösartige der Röntgenbestrahlung in vorsichtiger geteilter Dosis zuzuführen sind. Bleiben aus irgendwelchen äußeren Gründen beide Möglichkeiten versagt, so kann immer ein Versuch mit hohen Joddosen durchgeführt werden. Sol. kali. jodati 10,0/100,0 2mal 1 Teelöffel pro die in Milch (= 1g Jodkali!) 10 Tage, dann 2—3 Tage Pause, dann wiederholen. Bei schweren Hirndruckerscheinungen sind Entlastungsoperationen wie Balkenstich, Ventrikeldrainage usw., nicht zu umgehen. Vorübergehende Entlastung schafft die intravenöse Injektion von hochprozentiger (25%) Traubenzuckerlösung eventuell mehrmals am Tage besonders auch zur Operations- und Transfusionsvorbereitung.

Die *Rückenmarksgeschwülste* unterscheiden sich in ihrer neurologischen Symptomatik nicht von denen Erwachsener. Eine frühzeitige Diagnose muß angestrebt werden eventuell unter Zuhilfenahme der Jodipinfüllung zur genauen Lokalisation. Beobachtet wurden Astrocytome, Neurofibrome, Meningeome, Medullablastome, Neuroblastome, Rhabdomyome, Chondrosarkome, Cholesteatome und cystische Teratome.

IV. Die erblichen oder erblich mitbedingten und familiären Erkrankungen des Nervensystems.

Die *neurale Muskelatrophie* zeigt anatomisch eine Degeneration der Hinterstränge, Atrophie der Vorderhornzellen mit Gliose und entsprechender Atrophie der Vorderwurzeln, daneben Atrophie der CLARKschen Säulen, Hinterhornzellen und Spinalganglienzellen, Seitenstrang- und besonders Pyramidenbahnsklerose. Ferner finden sich degenerative Veränderungen in den peripheren Nerven mit Wucherungen des intraneuralen Bindegewebes und der SCHWANNschen Scheide. Die Überwertung dieses letzten Befundes hat seinerzeit zu der (heute als irreführend anzusehenden) Namengebung geführt.

Die Krankheit beginnt innerhalb der ersten beiden Lebensjahrzehnte, mitunter im Anschluß an eine Infektionskrankheit mit einer langsam sich entwickelnden symmetrischen Atrophie der Unterschenkelmuskeln, besonders der Peronei, unter relativem Verschonen der Wadenmuskeln (Storchenbeine). Meist kommt es zu sekundären Fußdeformitäten. Später gesellen sich noch Atrophien der Unterarme und kleinen Handmuskeln dazu, Fibrillieren, Händezittern, Abschwächung oder Aufgehobensein der P.S.- und A.S.-Reflexe. Die Sensibilität ist in gröberer oder feinerer Weise gestört („Rarefizierung der Sinnespunkte"). Der Verlauf geht mit Stillständen, Remissionen und Exacerbationen über viele Jahre hin. Neben dieser als CHARCOT-MARIEscher Typ bezeichneten Grundform sind nicht weniger als 12 verschiedene Arten aufgestellt. Die wichtigste ist der DÉJÉRINE-SOTTAsche Typ, bei dem sich zu den Hauptsymptomen Ataxie, gröbere Sensibilitätsstörungen, ROMBERGsches Phänomen, Anisokorie und Störungen der Pupillenlichtreaktion, Nystagmus, Kyphoskoliose und eine Hypertrophie der peripheren Nervenstämme gesellen. Diese „hypertrophische Neuritis" kann auch für sich auftreten, kann aber familiär mit der CHARCOT-MARIEschen Form alternieren, so daß sie zur neuralen Muskelatrophie gerechnet werden muß. Über die Erbverhältnisse siehe bei Erbkrankheiten.

Therapeutisch bleibt nur eine orthopädische Behandlung der Fußdeformitäten.

Die spinale progressive Muskelatrophie. Der Typ *Duchenne-Aran* kommt im Kindesalter nicht vor. Wahrscheinlich ist nur eine gewisse Anfälligkeit des gesamten corticomotorischen Apparates erblich, so daß immer auch noch exogene Schädigungen dazutreten müssen.

Der Typus *Werdnig-Hoffmann* oder die frühinfantile Form der spinalen progressiven Muskelatrophie beginnt schon im ersten Lebensjahr. Gewöhnlich setzt das Leiden mit einer Schwäche der Beine ein; es folgen dann Rücken-, Nacken- und Schultermuskeln, schließlich wie beim Typ Duchenne-Aran die Atrophie der Handmuskeln. Der Tod tritt innerhalb weniger Jahre, häufig unter dem Bild der progressiven Bulbärparalyse ein. Die gelähmten Muskeln sind atrophisch, zeigen fibrilläre Zuckungen und partielle Entartungsreaktion. Die Eigenreflexe verschwinden. Anatomisch findet sich eine Atrophie der Vorderhornzellen und auch der Nervenfasern; die Krankheit ist ausgesprochen familiär. Siehe unter Erbkrankheiten.

Die *Myatonia congenita* Oppenheim ist klinisch gekennzeichnet durch eine angeborene oder in der ersten Lebenszeit zutage tretende Hypotonie oder Atonie fast der gesamten Muskulatur, am stärksten an den Beinen, am wenigsten an den Armen, im Gesicht und am Zwerchfell. Völlige Lähmungen sind relativ selten. Beim liegenden Kind fällt eine eigenartige symmetrische Armhaltung auf (Henkelarme) (Abb. 11). Die Eigenreflexe sind aufgehoben, die elektrische Erregbarkeit ist quantitativ verändert, jedoch meist nicht bis zur Entartungsreaktion. Nach Symptomen und Verlauf bestehen enge Beziehungen zur infantilen spinalen Muskelatrophie. Dementsprechend sind auch anatomisch in den meisten Fällen schwere atrophische Veränderungen in den Vorderhornganglienzellen gefunden worden, außerdem eine mangelnde Ausbreitung der in die Muskulatur einwachsenden Axone und eine ungenügende Ausreifung ihrer Endausbreitungen. Etwa 30% sterben meist im ersten Lebensjahr an interkurrenter Pneumonie. Ein Drittel zeigt mehr oder minder deutliche Besserungen, die durch Massage und Übungsbehandlungen unterstützt werden können. Das Leiden ist nicht allzu selten, Geschwisterfälle sind ebenfalls eine ganze Reihe beschrieben. Über Erblichkeit siehe Erbkrankheiten.

Nicht allzuselten sind die *Hirnnervenlähmungen*, die auf Kernaplasien und -dysplasien beruhen und die multipel sowie in Kombination mit Muskelaplasien auftreten können. (MOEBIUSscher Kernschwund und HEUBNERs Kernaplasie.) Am häufigsten ist die *erbliche Ophthalmoplegia externa*, die *Ptosis congenita* und die erbliche, meist *angeborene Facialislähmung*. In der Regel zeigt sich ein dominanter Erbgang.

Die *hereditäre spastische Spinalparalyse* ist in ihrer reinen Form selten. Anatomisch liegt dann eine Degeneration der Pyramiden-Seitenstrangbahnen vor. Sie beginnt mit zunehmender Kraftlosigkeit und Versteifung beider Beine bis zum typischen spastischen Gang. Häufig sind neben den Pyramidensymptomen aber noch Nystagmus, Sehnervenatrophie, degenerative Muskelatrophien und Sensibilitätsstörungen vorhanden. Es bestehen also Übergangsformen zur FRIEDREICHschen Ataxie und spinalen Muskelatrophie.

45*

Die *amyotrophische Lateralsklerose* ist im Kindesalter extrem selten. Klinisch wie anatomisch stellt sie eine Kombination der spastischen Spinalparalyse und der progressiven spinalen Muskelatrophie dar. Durch Atrophie der Hirnnervenkerne kann es auch zur Bulbärparalyse kommen, besonders bei den infantilen Fällen. Über Heredität siehe unter Erbkrankheiten.

Die *Dystrophia musculorum progressiva* (ERB) ist eine nicht allzuseltene Erkrankung. Der Krankheit liegt vornehmlich eine Entartung des Muskelgewebes zugrunde. Die einzelnen Fasern sind teils atrophisch, teils hypertrophisch, zeigen Vakuolen und Spaltbildung,

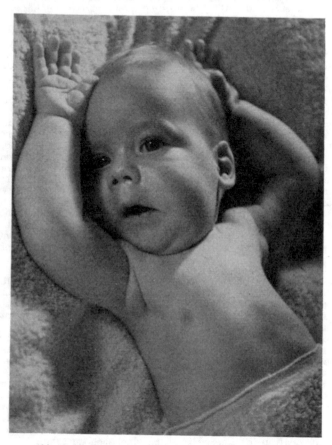

Abb. 11. Myatonia congenita. (Kieler Univ.-Kinderklinik.) (P)

Vermehrung der Muskelkerne und des interstitiellen Bindegewebes; in den pseudohypertrophischen Formen überwiegt fettige Entartung und Fettdurchwucherung. Die Ansicht, daß es sich um eine ausschließliche myopathische Erkrankung handeln würde, muß aufgegeben werden, da mehrfach auch Veränderungen in den Vorderhornzellen des Rückenmarks gefunden wurden. Das *klinische Bild* zeigt schon in den frühesten Stadien einen *fortschreitenden Schwund gewisser Muskelgruppen:* der Becken- und Rumpfmuskulatur (Glutaei, Erector trunci), der Oberschenkelmuskeln (besonders Quadriceps), der Schultermuskeln (Trapezius, Pectoralis, Serratus anterior, Latissimus dorsi), Armmuskeln (Biceps, Triceps, Brachialis, Brachioradialis) sowie schließlich der Gesichtsmuskeln (Orbicularis oculi und oris). Relativ wenig befallen sind Vorderarm und Unterschenkel, Hand- und Fußmuskeln. Charakteristisch sind die Pseudohypertrophien besonders an den Waden („Gnomenwaden"). Die Folgen sind Erschwerung des Gehens und vor allem Treppensteigens, das zuerst auffällt. Der Gang wird eigenartig watschelnd und schaukelnd infolge der mangelhaften Fixierung des Hüftkopfes im Gelenk. Gleichzeitig entwickelt sich eine extreme Lordose, so daß das Bild einer Hüftluxation vorgetäuscht werden kann. Diagnostisch wichtig ist der Umstand, daß die Kinder sich nur mit Schwierigkeiten aus der Rückenlage aufrichten können, wobei sie sich zunächst in Bauchlage umdrehen und dann in typischer Weise mit ihren Händen an ihren Oberschenkeln heraufklettern. Ein charakteristisches Phänomen sind ferner die „losen Schultern", das einesteils zum Abstehen der Schulterblätter führt (scapulae alatae), anderenteils zum Nachgeben der Schultern bis an die Ohren, wenn man das Kind unter den Achseln in die Höhe hält. Auch die Schwäche der Gesichtsmuskulatur führt zu eigenartiger mimischer Starre. Sensibilitätsstörungen fehlen. Die Eigenreflexe schwinden. Die elektrische Erregbarkeit ist quantitativ stark herabgesetzt, wobei aber E.A.R. und fibrilläre Zuckungen im allgemeinen fehlen. Nach der Lokalisation der befallenen Muskelgruppen pflegt man verschiedene Formen zu unterscheiden: am häufigsten ist die juvenile oder scapulo-humerale Form (Typus Erb). Sie beginnt erst nach der Pubertät zwischen 15.—30. Lebensjahr, betrifft hauptsächlich die Schulter- und Oberarmmuskeln und greift erst ganz allmählich auf Bein- und Beckenmuskulatur über.

Der *infantile-facio-scapulo-humerale Typ* (LANDOUZY-DÉJÉRINE-Form) ist selten und zeichnet sich dadurch aus, daß er zunächst im Gesicht beginnt, um sich dann erst auf den Schultergürtel auszubreiten.

Die *pseudohypertrophische Form* (DUCHENNE-GRIESINGER) ist wohl die häufigste und kann schon im Säuglingsalter beginnen. Rücken und Beckengürtel sind zuerst befallen, Schultergürtel und obere Extremitäten folgen allmählich nach, das Gesicht bleibt frei. Die Pseudohypertrophie der Waden ist besonders auffallend (Abb. 12).

Es existieren noch weitere Unterformen, die im einzelnen nicht genannt zu werden brauchen. Entgegen vereinzelter Ansichten darf an der Einheit der verschiedenen Myopathieformen festgehalten werden, wenn auch kein einheitlicher Erbgang sichergestellt ist. Ursache und Pathogenese der Krankheit können noch nicht als geklärt angesehen werden. Neben den muskulären wird ein neuraler (sympathischer und cerebrospinaler) und endokriner Faktor als maßgebend angesehen, letzterer wegen der gelegentlichen Kombination mit endokrinen Störungen wie der Dystrophia adiposo-genitalis. Nach neueren Untersuchungen italienischer Autoren liegt eine Störung des Myoglobinstoffwechsels vor, die sich, wenn auch in geringerem Grade bei den nicht manifest erkrankten Familienmitgliedern finden soll. Bei Einbeziehung der latenten Myopathien läge ein dominanter Erbgang vor. Das Hinzutreten einer Pankreasfunktionsstörung bewirke erst die Manifestation der Erkrankung.

Therapeutisch bringt bei dem außerordentlich chronischen Leiden die auf Grund chemisch-physiologischer Untersuchungen von THOMAS eingeführte langfristige Verabreichung von Glykokoll zweifellos Besserung. Eine Heilung ist jedoch nicht zu erzielen. Der Behandlung liegt die Beobachtung zugrunde, daß die Mehrzahl der Patienten mit Muskeldystrophie in besonderem Maße Kreatin ausscheiden. Gibt man längere Zeit Glykokoll

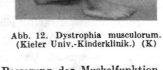

Abb. 12. Dystrophia musculorum. (Kieler Univ.-Kinderklinik.) (K)

(3 × 5 g täglich), dann sinkt die Kreatinurie, falls eine solche vorhanden war, zur Norm ab unter gleichzeitiger Besserung der Muskelfunktion. Die theoretischen Grundlagen sind aber sehr umstritten! Das gleiche gilt auch von der kombinierten Adrenalin-Pilocarpinkur, bei der täglich abwechselnd 0,1 Suprarenin (1:1000) und 0,1 Pilocarpin (0,5:100) verabreicht werden. Der Behandlung liegt die Theorie von KEN KURE einer Störung des sympathischen Systems zugrunde.

Auf Grund der neueren Theorie von MELDOLESI soll die Pankreasfunktionsstörung und Anomalie des Myoglobulinstoffwechsels durch Verabreichung eines wirksamen Pankreasextraktes (Pankreatin) in großen Dosen unter gleichzeitiger Insulinisierung (5—10 Einheiten) erfolgreich zu behandeln sein. Auch die Therapie mit hohen Vitamin C-Dosen ist empfohlen.

Die *myotonische Dystrophie* beginnt zwischen dem 30.—40. Lebensjahr und setzt sich in ihrem Symptomenbild aus muskelatrophischen und myotonischen Erscheinungen zusammen. Dazu treten noch andere Symptome, so besonders eine spezielle Starform und Hodenatrophie. Trotz ihrer klinischen Beziehungen zur reinen THOMSENschen Krankheit scheint es sich um ein genotypisch selbständiges Leiden zu handeln.

Erkrankungen des spino-cerebellaren Systems. Die *erbliche Ataxie* (FRIEDREICHsche und NONNE-MARIEsche Krankheit) beginnt schon in der Kindheit und reicht mit ihren Anfängen bis in das 4. Lebensjahr zurück. Die Symptomatologie setzt sich entsprechend den zugrunde liegenden anatomischen, degenerativen Prozessen aus drei Syndromen zusammen: dem Kleinhirnsyndrom (lokomotorische Ataxie, Nystagmus, skandierende Sprache), dem Hinterstränge- und Hinterwurzelsyndrom (lokomotorische Ataxie, Sensibilitätsstörungen in Form des Funktionswandels, Verlust der Eigenreflexe) und dem rudimentären Pyramidensyndrom (Babinski). Daneben finden sich noch seltenere Symptome. Charakteristisch ist der Hohlfuß mit Überstreckung der Großzehe (Friedreich-Fuß).

Eine besondere Variante ist die Nonne-Mariesche Form, bei der Kleinhirnsymptome im Vordergrund stehen (Heredoataxie, Adiadochokinese, Erhaltensein der Eigenreflexe, Augenmuskel- und Pupillenstörungen). Das Leiden kann sich über mehrere Jahrzehnte erstrecken und betrifft Geschwister. Über die Erblichkeit siehe unter Erbkrankheiten.

Erkrankungen des extrapyramidalen Systems. Die Huntingtonsche *Chorea* beginnt in der ganz überwiegenden Mehrzahl erst Ende der Kindheit, meist zwischen 30.—45. Lebensjahr, doch sind einzelne Fälle im frühen Kindesalter schon beschrieben. Eine gewisse Beachtung verdienen deshalb die Frühsymptome: Starrköpfigkeit, Reizbarkeit, Überempfindlichkeit, Bewegungsunruhe, Mattigkeit, undeutliches Sprechen, Unbeholfenheit bei der Arbeit, Zittern z. B. beim Nadeleinfädeln. Die Krankheit beginnt auch zuweilen nur mit extrapyramidalen Versteifungen ohne Hyperkinesen. Da die Krankheit dominant erblich und ausdrücklich im Sterilisationsgesetz genannt ist, besteht ein Interesse an einer möglichst frühzeitigen Erfassung, um eine Fortpflanzung zu verhüten und damit das Leiden endgültig auszumerzen.

Unter der Bezeichnung *Hepatolenticuläre Degeneration* faßt man heute die Wilsonsche und die Westphal-Strümpellsche Pseudosklerose als eine Einheit zusammen. Wenn auch die klinischen Bilder beider Erscheinungstypen voneinander abweichen, so muß doch auf Grund der pathologisch-anatomischen Untersuchungen und der ihnen gemeinsamen Leberstörungen angenommen werden, daß es sich bei beiden um den grundsätzlich gleichen Vorgang handelt.

Die *Wilsonsche Krankheit* (progressive lenticuläre Degeneration) beginnt meist um die Pubertät, aber auch schon früher, zum Teil bereits im Kindesalter, und verläuft in einigen Jahren tödlich, doch sind auch sehr chronische Fälle bekannt. Das Leiden ist anatomisch durch eine degenerative Zerstörung des Linsenkerns, besonders des Putamens und durch das Auftreten eigenartiger gliöser Elemente gekennzeichnet, bei gleichzeitiger Lebercirrhose und eventueller Vergrößerung der Milz.

Die Lebervergrößerung muß nicht, kann aber klinisch vollkommen latent bleiben, so daß das Bild nur von den extrapyramidalen Symptomen beherrscht wird. Diese erinnern an den Parkinsonismus und bestehen in einer mimischen Starre und Hypertonie der Gesichtsmuskulatur, ferner in einer Hypertonie und Starre der Glieder bei starker Bewegungsarmut, grob- oder mittelschlägigem Tremor, Dysarthrie, Dysphagie, Zwangslachen und psychischen Veränderungen bis zur Demenz bei Fehlen von Pyramidenzeichen. Ebenso fehlen Augensymptome, Kleinhirnsymptome und sensible Störungen. Der Fleischersche Hornhautring: grünlich-bräunliche Pigmenteinlagerung an der Cornea-Skleralgrenze, wird auch bei der Wilsonschen Krankheit, häufiger allerdings bei der Pseudosklerose gefunden, für die er als charakteristisch gilt. Von dem typischen Bild gibt es Abweichungen in Form extrapyramidaler Hyperkinesen wie choreatischer, athetotischer oder torsion dystonischer Bewegungsstörungen.

Die *Pseudosklerose* ähnelt klinisch weniger dem Parkinsonismus als der multiplen Sklerose (daher auch der Name). Zum Krankheitsbild gehören außerdem epileptiforme Anfälle, Delirien und Verblödung. Die Rigidität ist weniger ausgesprochen, die schwere Ataxie steht im Vordergrund. Dazu ein starker Nystagmus und eine verlangsamte skandierende Sprache. Im Gegensatz zur multiplen Sklerose fehlen aber Pyramidensymptome und die Bauchdeckenreflexe sind vorhanden. Die Leberstörung ist beiden Erkrankungsformen gemeinsam. Die Lokalisation der anatomischen Veränderungen ist etwas diffuser als bei der Wilsonschen Form, wobei das Corpus striatum, die Sehhügel, die Regio subthalamica, die Brücke und der Nucleus dentatus des Kleinhirns am stärksten beteiligt sind.

Die Pathogenese beider Erkrankungsformen ist noch unklar, aber auch über die Symptomatologie herrscht alles andere als Einigkeit.

Beide Erkrankungsformen treten für sich familiär auf, beide aber auch in der gleichen Familie. Die Erbverhältnisse scheinen jetzt geklärt zu sein. Siehe unter Erbkrankheiten.

Bei der *Torsionsdystonie* (Torsionsspasmus oder Crampussyndrom) handelt es sich um eine extrapyramidale Hyperkinese, die sowohl symptomatisch z. B. nach Encephalitis oder auf neurotischer Grundlage, als auch als selbständiges Erbleiden vorkommen kann. Als letzteres befällt es vorzugsweise Ostjuden.

Das Syndrom besteht in eigentümlichen bizarren affektiert erscheinenden krankhaften Verdrehungen und Verbiegungen der Wirbelsäule und starker Lordose beim Gehen ("Korkenzieherbewegungen"). Anatomisch finden sich hauptsächlich Striatumveränderungen.

Das *erbliche Zittern* beginnt um die Pubertät und betrifft in Gestalt eines feinschlägigen Zitterns gewöhnlich nur die Hände oder in Form des Nystagmus die Augen. Der Erbgang ist dominant. Die Krankheit ist selbständig und von der Paralysis agitans abzutrennen, die eine Alterserkrankung und nicht sicher erblich ist.

Die *doppelseitige Athetose* steht in naher Beziehung zur Torsionsdystonie. Die Symptomatologie geht aus der Bezeichnung hervor. Anatomisch wird in der Regel der sog. Status marmoratus von C. Vogt gefunden. Das Bild tritt nicht nur symptomatisch (s. unter cerebraler Kinderlähmung), sondern, wenn auch selten, als selbständiges Erbleiden familiär und mit offenbar kompliziert recessivem Erbgang auf.

Die sog. Hallervorden-Spatzsche *Krankheit* ist sehr selten. Sie beginnt zwischen dem 5.—10. Lebensjahr mit einer fortschreitenden Starre, kombiniert mit athetotischen Bewegungen. Die Eigenreflexe sind gesteigert. Im weiteren Verlauf tritt Verblödung ein und nach 5—10 Jahren der Exitus. Anatomisch ist das ganze Zentralnervensystem unter Bevorzugung des Pallidums befallen („Status Dysmyelinisatus"). Es sind isolierte und familiäre Fälle beobachtet.

Die *Myoklonus-Epilepsie* (Lundborg-Unverricht) ist selten und äußert sich in epileptischen Anfällen in Verbindung mit kurzen blitzartigen myoklonischen Zuckungen einzelner Muskeln (nicht fibrillären oder fasciculären Zuckungen von Muskelfasern oder Fibrillen). Das Leiden ist ausgesprochen erblich mit einfach recessivem Erbgang.

Zumindest spielen erbliche Momente auch bei der „idiopathischen" Form der *Narkolepsie* eine Rolle, die mehrfach familiär beobachtet wurde. Man versteht darunter anfallsweise auftretende Schlafsucht mit ausgesprochenem Tonusverlust.

Diffuse Erkrankungen. Unter *diffuser Hirnsklerose* sind in diesem Zusammenhang nur die Gruppe der familiären und vielfach erbbedingten Sklerosen zu verstehen, zu denen als besondere Form die *chronische familiäre diffuse Sklerose* oder Pelizaeus-Merzbachersche *Krankheit* zu rechnen ist.

Kaum eine der heredogenerativen Erkrankungen ist in so viele Unter- und Sonderformen geteilt worden, wie gerade die diffuse Sklerose, doch zeigt sich immer mehr, daß auch anatomisch die Unterschiede nicht so grundsätzlich verschiedener Natur sind, wie dies an Hand der Beobachtung immer nur einzelner oder nur weniger Fälle geglaubt wurde. Da es sicher auch exogene Fälle diffuser Sklerose gibt, muß berücksichtigt werden, daß durch Alter, Akuität, Chronizität, Interferrenz infektiöser Erkrankungen usw. immer auch gewisse Variationen entstehen können, die das pathologische Bild etwas verschieben. Wir trennen also die exogenen Fälle von den erblich bedingten oder erblich mitbedingten ab, wobei diese letztere Gruppe bei den fortschreitenden genealogischen Nachforschungen zweifellos immer mehr erweitert werden muß.

Anatomisch handelt es sich um eine ganz vorwiegende Zerstörung der Markscheiden. Diese symmetrische Entmarkung beider Hemisphären ist auch bei der diffusen Sklerose nicht immer kontinuierlich; bei der Pelizaeus-Merzbacherschen Krankheit ist sie nur besonders diskontinuierlich, so daß ein charakteristisch getigertes Aussehen entsteht. Auch scheint bei dieser Form die graue Substanz besonders im Rückenmark etwas mehr an der Entmarkung beteiligt zu sein, während bei den diffusen Sklerosen vorwiegend die weiße Substanz befallen ist, weshalb die Bezeichnung Leukodystrophia cerebri hereditaria progressiva vorgeschlagen wurde. Wie man sieht, trifft diese Bezeichnung aber ebensowenig generell zu, wie alle anderen vorgeschlagenen. Auch die Achszylinder können, je intensiver und chronischer der Prozeß, desto mehr zugrunde gehen und auch bei der P.M.-Form liegt nur ein „relatives" Verschontsein der Achszylinder vor. Das eingeschmolzene Gewebe wird durch Gliawucherungen ersetzt. Zweifellos kommen diesen Vorgängen sehr nahe Beziehungen zur multiplen Sklerose zu, zumal es auch Mischfälle von diffuser und multipler Sklerose gibt. Sie tritt entweder sehr früh im Alter von 4—6 Monaten in Erscheinung (infantile Form) und führt relativ rasch zum Tode oder etwas später im Kindesalter (juvenile Form), wobei sich die Krankheitsdauer dann auf etwa 1—2 Jahre erstreckt. Der Beginn ist durch zunehmende Muskelrigidität, Spasmen, tonische Krämpfe, fortschreitende Verblödung, Nystagmus, Dysarthrie, Dysphagie, Opticusatrophie, endlich durch völlige Erblindung und Ertaubung gekennzeichnet. Tritt nicht vorher der Tod ein, so entwickelt sich das Bild totaler „Decerebration" mit spastischer Tetraplegie, pyramidalen und extrapyramidalen Erscheinungen und Verlust von Gesicht, Gehör, Geruch usw. mit totaler Verblödung. Die Großhirnrinde ist zwar erhalten, aber ausgeschaltet. Die Pelizaeus-Merzbachersche Krankheit beginnt bereits in den ersten Lebensmonaten, verläuft aber sehr viel chronischer und in der Regel ohne Verkürzung der Lebensdauer. Dadurch treten einzelne Symptome mehr hervor, andere mehr zurück. Im wesentlichen handelt es sich um eine spastische Lähmung beider Beine, Ataxie der Arme, Nystagmus, Kopfwackeln, Bradylalie und Skandieren, temporale Abblassung der Papillen, dabei Steigerung der Eigenreflexe und Fehlen der Bauchdeckenreflexe. Meist treten extrapyramidale Erscheinungen hinzu. Mäßiger Schwachsinn.

Die Diagnose aller dieser diffusen Sklerosen hat also in erster Linie die cerebrale Kinderlähmung und die multiple Sklerose zu berücksichtigen.

Die genealogischen Untersuchungen zeigen bei allen Erkrankungen sehr vielseitige
Wechselbeziehungen und Belastungen und lassen vermuten, daß es auch mannigfache
hierhergehörige chronische leichtere Syndrome gibt. Über die Erbverhältnisse siehe unter
Erbkrankheiten.

Anhang.

Die *Myotonie* oder Thomsensche *Krankheit* beginnt in der frühen Kindheit und ist
durch eine eigenartige Abweichung der Muskelkontraktion gekennzeichnet: im Augenblick
der Innervation gerät der Muskel zunächst in einen tonischen Kontraktionszustand, der
sich erst nach einigen Sekunden löst. Erst nach mehrmaligem Üben kommt eine normale
Innervation und damit Bewegungsfähigkeit zustande. Die Muskeln hypertrophieren zwar,
doch liegt ihre Leistung unter der Norm. Charakteristisch ist der Händedruck des Myotonikers.
Als Frühsymptom im Säuglingsalter findet sich bei intensiver plötzlicher Innervation ein
Krampfzustand des Musculus orbicularis oculi, der sehr auffallend ist. Bei mechanischer
oder faradischer Reizung kommt es zu einer trägen tonischen Kontraktion mit Wulst- und
Dellenbildung. Bei galvanischer Reizung läuft eine Kontraktionswelle von der Kathode
zur Anode (sog. myotonische Reaktion). Die myotonischen Symptome treten besonders
deutlich bei Kälte hervor (sog. Paramyotonia congenita-Eulenburg oder erbliche Kälte-
lähmung-Lewandowsky). Es liegt kein Grund vor, diese Formen von der Myotonia-Thomsen
abzutrennen. In neuerer Zeit wird die Behandlung mit großen Dosen Chinin empfohlen.
Über Erblichkeit siehe unter Erbkrankheiten.

Die *Myasthenia gravis pseudoparalytica* ist auch im Kindes-, ja im Säuglingsalter schon
beobachtet worden. Nach neueren Untersuchungen ist der anatomische Befund ein sehr viel-
seitiger: Hauptsächlich degenerative Veränderungen in der Muskulatur, am stärksten in
den Augenmuskeln, aber auch Follikelnekrosen in der Milz und perivasculäre Infiltrate
im Gehirn, endotheliale Gefäßproliferation und starke Gliareaktion. Dabei ist es fraglich,
ob die cerebralen Veränderungen primärer oder sekundärer Natur sind.

Das Leiden äußert sich allgemein in Bulbärsymptomen wie Dysarthrie und Dysphagie,
Schwäche und hochgradiger Ermüdbarkeit der Augen-, Rumpf- und Extremitätenmuskulatur, bei Kindern in erster Linie in Ptosis, Lähmung der mimischen Muskulatur
und Einschränkung der Augapfelbewegungen. Die myasthenische Reaktion: bei wiederholter faradischer Reizung werden die Kontraktionen immer geringer und bleiben schließlich
ganz aus, ist keineswegs immer nachzuweisen. Die Kranken erliegen schließlich ihren
Schluck- und Respirationsstörungen. Familiäres Auftreten ist beobachtet.

Therapeutisch wird neben Glykokoll eine Behandlung besonders mit Prostigmin in
Verbindung mit Atropin oder Acethylcholin + Vitamin B_1 empfohlen.

Ein der Myotonie genotypisch nahestehendes Leiden ist die erbliche *paroxysmale periodische Lähmung*. Es ähnelt klinisch bis zu einem gewissen Grade der Narkolepsie, in der es
anfallsweise zur Lähmung bestimmter Muskelgruppen mit Tonusverlust („Kadaverreaktion")
ohne Bewußtseinsstörung oder Schlafsucht kommt. Der Zustand hält einige Stunden,
seltener Tage an. Es handelt sich um eine seltene, ausgesprochen erbliche Krankheit mit
meist unregelmäßig dominantem Erbgang.

Bei dem *erblichen Nystagmus* liegt in den wenigsten Fällen ein intrafamiliär konstantes
Erbleiden vor, sondern meist eine Sekundärerscheinung bei einem erblichen Augenleiden
oder die Rudimentärform einer erblichen oder erblich mitbedingten Nervensystemerkrankung.
Das Leiden ist stationär.

Die *amaurotische Idiotie* ist neben den schon genannten Erbkrankheiten deshalb besonders
erwähnenswert, weil ihr ein klar definierter anatomischer Prozeß und eine Lipoidstoffwechselstörung zugrunde liegt, die sich in ähnlicher Form auch bei der lipoidzelligen Splenohepatomegalie oder Niemann-Pickschen Krankheit findet. Die amaurotische Idiotie ist gewissermaßen „die nervöse Lokalisation des Niemann-Pick".

Man unterscheidet gewöhnlich zwei Formen, die aber nur als Varianten desselben Grundleidens aufzufassen sind. Die *infantile Form* (Tay-Sachs) beginnt bei vorher gesunden Kindern
im 2. Lebensjahr mit fortschreitender Demenz und Abnahme des Sehvermögens. Der Augen-
hintergrund zeigt einen weißen Herd in der Macula mit zentralem kirschrotem Fleck sowie
Opticusatrophie. Die Krankheit betrifft fast nur Ostjuden. Die *juvenile Form* (Vogt-
Spielmeyer) kommt vorwiegend bei der nichtjüdischen Rasse vor, beginnt erst um die
Zeit der 2. Zahnung und zeigt neben dem schon genannten Befund häufige epileptiforme
Anfälle, extrapyramidale und vegetative Symptome. Wahrscheinlich bestehen auch Be-
ziehungen zu den übrigen erblichen Degenerationen der Netzhaut.

V. Die Erkrankungen der Wurzeln und peripheren Nerven.

Die erblichen Hirnnervenlähmungen (Kerndefekte) wurden bereits unter den Erbkrankheiten besprochen. Ein seltenes Leiden ist die periodische Oculomotoriuslähmung, der oft, wenn auch nicht immer, heftige halbseitige migräneartige Kopfschmerzen vorausgehen.

Eine praktisch wichtige periphere Hirnnervenlähmung ist die *Facialislähmung*. Sie kann als Geburtstrauma „angeboren" auftreten, später im Zusammenhang mit einer tuberkulösen Felsenbeincaries. Die häufigste Art der Facialislähmung ist die Kernlähmung als Folge einer bulbären Form der Poliomyelitis (Syndrom: Mimische Gesichtsmuskellähmung + Levator veli palatini Lähmung bei intakter Geschmacksinnervation, da der Nucleus solitarius, die Geschmackskerngruppe, wesentlich caudaler und dorsaler liegt als die motorische Kerngruppe des Facialis). Daneben tritt zweifellos, wenn auch selten, die refrigatorische (irrtümlich als rheumatisch bezeichnete) periphere Facialislähmung auf, bei der zum Unterschied von der poliomyelitischen Kernlähmung nie der Levator veli palatini (und auch nicht die Chorda) beteiligt ist. Gleichzeitige Levator- und Geschmackslähmung bei intakter Tränensekretion findet sich bei der otogenen Facialislähmung. Bei zentralen Lähmungen oberhalb des Kerngebietes erscheint der Stirnast nicht mitergriffen.

Die sog. Entbindungslähmungen finden sich unter den Krankheiten des Neugeborenen besprochen.

Unter den toxischen *Polyneuritiden* steht im Kindesalter an erster Stelle die diphtherische Polyneuritis. Ihre Symptomatologie ist bei der Besprechung der Diphtherie eingehend berücksichtigt. Manche scheinbare Angina kann so nachträglich im Zusammenhang mit der Neuritis als Diphtherie entlarvt werden, besonders dann, wenn es sich um Lähmungen des Gaumensegels handelt. In vielen Fällen liegt nicht eine einfache Polyneuritis, sondern eine Polyradiouloneuritis vor, wobei sich dann im Liquor in der Regel das Phänomen der Zell-Eiweißdissoziation findet, d. h. ein erhöhter Eiweißgehalt bei fehlender Zellvermehrung. Die Kombination einer Radiculitis und Neuritis mit einer Polymyositis wird vielfach als GUILLAIN-BARRÉsches *Syndrom* bezeichnet; dabei kommt es neben der Zell-Eiweißdissoziation in typischen Fällen noch zur Liquorxanthochromie.

Eine infektiöse Polyneuritis, die unter dem Bilde der LANDRYschen Paralyse auftritt, ist im Kindesalter wohl meist eine Poliomyelitis oder Encephalomyelitis disseminata. Über die neuritische Form der Encephalitis siehe unter Encephalitis epidemica.

Die übrigen Formen toxischer Polyneuritis, wie die Arsen- und Bleineuritis spielen im Kindesalter eine relativ geringe Rolle, wenn sie auch gelegentlich einmal bei Überdosierungen der entsprechenden Medikamente beobachtet werden.

Der *Herpes zoster* ist im Kindesalter am häufigsten als selbständige infektiöse Erkrankung der Spinalganglien bzw. Rückenmarkswurzeln zu beobachten, die aber sehr merkwürdige Beziehungen zu den Varicellen aufzuweisen hat, und zwar so, daß von Zosterfällen Varicellenepidemien und im Verlauf von Varicellenepidemien Zosterfälle auftreten können.

Der Herpes zoster oticus kann mit Facialislähmungen kombiniert sein. Der Zoster ophthalmicus, der dauernde Augenschädigungen verursachen kann, zeigt neben dem HORNERschen Symptomenkomplex gelegentlich auch eine Oculomotorius- und Facialislähmung.

VI. Die genuine und symptomatische Epilepsie im Kindesalter.

Das Gesetz zur Verhütung erbkranken Nachwuchses trennt in seinen Ausführungsverordnungen und Erläuterungen bei der erblichen Fallsucht sinngemäß zwischen genuiner und symptomatischer Epilepsie, wobei nur die genuine Epilepsie dem Gesetz nach als Erbkrankheit anzusehen ist, während die symptomatische Epilepsie demgegenüber als erworbenes Leiden zu gelten hat. Von den Erhebungen bei Erwachsenen ausgehend liegt auch das zahlenmäßige Schwergewicht ganz auf der Seite der genuinen Epilepsie. Forschung und Erfahrung der letzten Jahre haben aber gezeigt, daß diese angenommenen Verhältnisse für das Kindesalter nicht zutreffend sind, daß nämlich die Gleichsetzung von genuiner Epilepsie = erblich und symptomatischer Epilepsie = nicht erblich,

d. h. erworben, den tatsächlichen Verhältnissen nicht gerecht wird und daß die symptomatische Epilepsie zahlenmäßig im Kindesalter weit häufiger vertreten ist, als man dies auf Grund der Erhebungen nur bei Erwachsenen vermuten sollte. Es rührt dies daher, daß mit steigendem Alter die Anzeichen, die im Kindesalter noch die eindeutige Einreihung unter die organischen Hirnschädigungen mit epileptischen Anfällen ermöglichten, sich allmählich verlieren, der rein epileptische Charakter der Erkrankung mehr in den Vordergrund tritt und die Anamnese, die im Kindesalter noch sichere Anhaltspunkte hinsichtlich der organischen Natur der Anfälle ergab, bei Erwachsenen in dieser Beziehung so gut wie immer versagt oder hinsichtlich ihrer Wahrhaftigkeit nur mit großer Vorsicht zu bewerten ist.

Um klare diagnostische Richtlinien im Kindesalter zu erhalten und um auch besser dem Sinne des Gesetzes gerecht werden zu können, muß deshalb getrennt werden in:

1. Reine genuine Epilepsie mit nachweisbarer erblicher Belastung.

2. Genuine Epilepsie ohne nachweisbare erbliche Belastung.

3. Reine symptomatische Epilepsie, offensichtlich nur durch organische Hirnschädigung erworben.

4. Symptomatische Epilepsie mit gleichzeitig nachweisbarer erblicher Belastung.

Zum Verständnis dieser 4-Teilung sind einige Ausführungen notwendig: Beiden Formen der Epilepsie, sowohl der genuinen wie der symptomatischen, sind als hervorstechendstes Merkmal die sich wiederholenden Krampfanfälle bestimmter, meist tonisch-klonischer Art gemeinsam. Beide unterscheiden sich dadurch, daß im Falle der symptomatischen Epilepsie die Anfälle Ausdruck oder Begleiterscheinung einer organischen, anatomisch nachweisbaren Gehirnschädigung sind und demzufolge auch klinisch-neurologisch meist irgendwelche Herdzeichen erkennen lassen, während umgekehrt bis heute noch nicht für die genuine Epilepsie *primäre* anatomische Veränderungen gefunden werden konnten und deshalb auch entsprechende klinisch-neurologische Symptome fehlen. Der Begriff der erblichen Belastung ist weiter gefaßt. Neben der Epilepsie selbst sind insbesondere dabei Anfälle unklarer Art, Alkoholismus, Geisteskrankheiten, Schwachsinn, besondere Entartungszeichen, Mißbildungen, Psychopathien, auffallende Nervosität, Migräne, Blutsverwandtschaft, Linkshändigkeit usw. in Betracht zu ziehen. Wie aus den bisherigen Ausführungen hervorgeht, ist nur die symptomatische Epilepsie durch ein positives Merkmal klinisch gekennzeichnet, nämlich durch den gleichzeitigen Nachweis einer organischen Hirnschädigung; der genuinen Epilepsie fehlt ein derart eindeutiges klinisches Merkmal, so daß sich zu ihrer Diagnose im positiven Sinne nur der Nachweis erblicher Belastung verwerten läßt. Allein dieser Nachweis erblicher Belastung ist in Fällen genuiner Epilepsie, also bei Fehlen organischer Hirnschädigungen keineswegs immer zu erbringen, andererseits bei sicherer symptomatischer Epilepsie, also bei Vorhandensein eindeutiger Herderscheinungen, in einer nicht unbeträchtlichen Zahl ohne Schwierigkeit. Da diese letztere Feststellung aber mit großer Sicherheit zu treffen ist, so folgert daraus, daß die Wurzeln der symptomatischen Epilepsie im Kindesalter nicht — wie bisher vermutet — ausschließlich in einem erworbenen Leiden, also etwa dem Geburtstrauma zu suchen sind, sondern daß die organische Schädigung entweder selbst schon genotypischer Natur oder nur die Auslösungsursache für eine vorhandene erbliche Krampfanlage ist. Aus diesem Grunde muß die genannte Teilung vorgenommen werden. Diagnostisch ergibt sich daraus noch ein weiteres: daß nämlich nur die Diagnose „Symptomatische Epilepsie' „mit" oder „ohne,. erbliche Belastung mit Sicherheit gestellt werden kann, daß aber die Diagnose „genuine Epilepsie" nur bei dem Nachweis erblicher Belastung gesichert ist; fehlt dieser Nachweis, dann kann niemals ausgeschlossen werden, ob es sich nicht doch um eine symptomatische Epilepsie ohne erbliche Belastung handelt. Die Stellung zum Erbgesetz wird sich also nicht nach der Diagnose „genuine" oder „symptomatische" Epilepsie, sondern nach dem Nachweis erblicher Belastung zu richten haben; die im übrigen unverbindliche Anzeigepflicht (mit der es ja der Kinderarzt allein zu tun hat) entfällt also nicht mit dem Auftreten organischer Hirnschädigungen.

Die Charakteristika des ausgeprägten epileptischen Anfalles selbst dürfen als bekannt vorausgesetzt werden: Aura, Krämpfe tonisch-klonischer Natur, Bewußtseinsverlust, Pupillenstarre, Babinski, Areflexie, Speichelfluß, Zungenbiß, Stuhl- und Urinabgang, nachfolgender Schlaf, Amnesie. Die Lumbalpunktion im Intervall, nicht unmittelbar nach einem Anfall, ergibt bei der genuinen Epilepsie einen normalen Liquorbefund. Gerade das Kindesalter bietet aber sehr häufig Teilstücke dieses „großen" Anfalles, die sog. „kleinen Anfälle" oder petits mals, die oft nur in minimalen, kaum merklichen Zuckungen, in einem Ruck, in einem kurzen Stolpern oder Hinstürzen usw. bestehen, ja überhaupt zu keiner irgendwie gearteten motorischen Endladung führen, sondern sich nur in einer sekundenhaften Bewußtseinstrübung, einer seelischen Lücke zu erkennen geben, in denen die Kinder „abwesend" sind, kurz gesagt den Faden etwas verloren haben (sog. Absenzen).

Wie bei Erwachsenen stellen sich bei Kindern, wenn auch nicht so regelmäßig, die bekannten Charakterveränderungen und auch Intelligenzstörungen ein. Es äußert sich dies in allmählich sich entwickelnden Pedanterien, Launenhaftigkeit, Reizbarkeit bis zu Wutanfällen, Nachlassen in der Schule und in das Gebiet der Psychopathie gehörenden Reaktionen.

Abgesehen davon, daß sich Vorgeschichte, klinischer Befund und Verlauf bei *reiner* genuiner und bei *reiner* symptomatischer Epilepsie noch in mancher Hinsicht anders gestalten, sind die diagnostischen Schwierigkeiten in der kindlichen Epilepsiefrage damit noch nicht erschöpft. Sieht man von der großen Gruppe der Neugeborenenkrämpfe, der Manifestationen der Spasmophilie und der streng lokalisierten Rindenkrämpfe in Form der JACKSON-Anfälle ab, da sie relativ leicht auszuschließen sind, so bleibt noch immer eine große und im Kindesalter sehr wichtige Gruppe, die im Rahmen einer fortlaufenden Betrachtung der zahlreichen Kinderkrämpfe mancherseits auch als *„intermediäre Krämpfe"* bezeichnet werden. Diese genetisch sehr verschiedenartigen Krämpfe können nur kurz angeführt werden. Es sind dies vor allem:

Respiratorische Affektkrämpfe sind eine Form der kindlichen Psychopathie, die schon Ende des 1., vor allem aber im 2.—3. und vielleicht noch im 4. Lebensjahr in Erscheinung treten können. Die Kinder halten den Atem an, werden blau und steif und verlieren auch vorübergehend das Bewußtsein; erst dann folgt, wenn auch nicht immer, ein epileptoider Krampfanfall. Die Ursache sind Eigensinn und Trotz bei psychopathischer Veranlagung; der affektive Charakter des Anfalls sichert die Diagnose. Die sog. *Wutkrämpfe* sind lediglich eine neurotisch bedingte motorische Jähzornentladung, aber keine tonisch-klonischen Krämpfe.

Fieberkrämpfe kommen relativ häufig, aber in der Regel auch nur im Kleinkindesalter und Spielalter besonders im 3. und 4. Lebensjahr vor. Sie treten immer nur in oder sofort nach einem ersten Fieberanstieg auf (daher auch „Initialkrämpfe" genannt), zeigen durchaus epileptiformen Charakter und können dadurch, daß sie bei entsprechend veranlagten Kindern nahezu bei jedem fieberhaften Infekt sich einstellen, diagnostische Schwierigkeiten bereiten. Die Ursache sind wohl zumeist alkalotische oder infektiös-toxische Gehirnreizungen.

Angioleptische oder *orthostatisch-epileptoide* Anfälle können diagnostisch sehr große Schwierigkeiten bereiten. Wie der Name schon sagt, handelt es sich um epileptiforme Anfälle bei Vasoneurotikern, wobei unter die kindliche Vasoneurose auch die orthotische Albuminurie und die rezidivierenden Nabelkoliken MOROs fallen. Fast immer handelt es sich um leptosome Typen. Dem Anfall voraus geht häufig eine Ohnmacht, die dann erst in Konvulsionen übergeht. Auslösend wirken langes Stehen auf einem Fleck, Knien mit beiden

Knien, Geigenspielen im Stehen, Aufstehen in der Rekonvaleszenz, z. B. nach Scharlach und ähnliches. Die Diagnose gegenüber der genuinen Epilepsie bei vasoneurotischen Kindern kann nahezu unmöglich sein. Hier ist große Vorsicht am Platze.

Pyknolepsie sind gehäufte „kleine Anfälle" bei psychopathischen Kindern meist in der Form, daß der Kopf etwas zurückgeworfen und die Augen nach oben verdreht werden oder die Lider blinzeln. Diese Anfälle können 10, ja bis zu 100 und 200mal am Tage sich wiederholen und 2—3 Jahre bestehen bleiben. Sie lassen sich durch Brom und Luminal nicht beeinflussen. Ein Teil dieser Pyknolepsien heilt aus, ohne in Epilepsien überzugehen. Ein kleinerer Teil wird aber doch zu typischen Epileptikern.

Die *Gruß-* oder *Salaamkrämpfe* und die *Blitzkrämpfe* oder *Secousses* gehören in das Gebiet der symptomatischen Epilepsie, d. h. sie haben als Grundlage immer eine organische Hirnschädigung und sind von Schwachsinn bzw. Idiotie gefolgt. Während die Salaamkrämpfe aus Serien von 10—20 grußartigen Verbeugungen aus dem Sitzen heraus bestehen, sind die Blitzkrämpfe Einzelzuckungen bzw. Nickkrämpfe, die zwar nie in Serien, aber über den Tag verteilt 50—60mal auftreten können.

Acetonämische Krämpfe müssen durch entsprechende Urinuntersuchungen ausgeschlossen werden.

Bei dem sog. *Spasmus nutans* oder *rotatorius* handelt es sich nicht um eigentliche Krämpfe, sondern um eigenartige Dreh- und Wackelbewegungen des Kopfes besonders beim Fixieren eines Gegenstandes, die ab 2. Lebensvierteljahr bis Ende des 3. Lebensjahres zur Beobachtung kommen und meist mit Nystagmus verbunden sind. Der Spasmus nutans findet sich häufig bei Rachitikern und soll auf einer Übererregbarkeit des labyrinthären Systems beruhen. Unter *Jactatio* oder *Tritatio Capitis* versteht man lediglich das manchmal stundenlange Hin- und Herwetzen des Hinterhauptes, das ganz offensichtlich mit Lustgewinn verbunden und als primitive neurotische Erscheinung bei entsprechend veranlagten Kindern aufzufassen ist.

Die *Therapie* der symptomatischen Epilepsie ist wohl in den meisten Fällen aussichtslos, wenn nicht gerade der organische Prozeß etwa in Form eines Hirntumors oder ähnlichem einer operativen Behandlung zugänglich ist. Diese Tatsache ermöglicht ja z. T. auch eine diagnostische Klärung ex juvantibus, da die genuine Epilepsie wenigstens auf eine symptomatische Behandlung auch im Kindesalter gut anzusprechen pflegt. An erster Stelle steht hier seit langem die Brom- und Luminaltherapie oder die Kombination beider Mittel. Brom wird am besten in Lösung: Kal. bromat. Natr. bromat. āā 10,0, aqu. dest. ad 100,0, mehrmals tgl. 5—10 ccm bei kochsalzfreier Kost gegeben. Da dann relativ rasch Bromretention eintritt, kann mit der Dosis bald zurückgegangen werden. Gut ist auch das Sedobrol pro Tag 1—2 Würfel, besonders zur kombinierten Kur, oder Calcibronat als Brausetabletten. Luminal kommt am besten in Form der Luminaletten oder Prominaletten in Anwendung, da hierbei die Dosis für den einzelnen Fall ermittelt werden kann; erst dann wird man wenn notwendig zu Luminal- bzw. Prominaltabletten übergehen. Besteht bei den Eltern eine Antipathie gegen das Wort Brom, so kann man Episan (Berensdorf) verschreiben, das Brom und einige vegetabilische Substanzen oder Lubrokal, das Brom und Luminal enthält. Wichtig ist eine vernünftige und den Eigentümlichkeiten der Krankheit und der Gefährdung durch die Anfälle angepaßte Lebensweise. Schon durch die Diätetik allein können mitunter gute Erfolge erzielt werden, so durch den Entzug des Kochsalzes oder die Durchführung einer Rohkostkur. In Amerika spielt besonders die ketogene Kostbehandlung der Epilepsie zur Säuerung und damit Entquellung des Gewebes eine große Rolle. Durch ihre Kohlehydratarmut und ihren enormen Fettreichtum stößt bei uns eine solche Kost aber ziemlich rasch auf energische Ablehnung, so daß sie auch aus diesem Grunde gegenüber den anderen Methoden keinen wesentlichen Vorteil bietet.

Manchmal sieht man, und zwar bei der genuinen wie bei der symptomatischen Epilepsie, daß auf eine Luftfüllung bei der Encephalographie hin die Anfälle $1/4$—$1/2$ Jahr völlig sistieren, um dann allerdings wiederzukehren. Ein zweites Mal gelingt dies aber nicht immer.

Eine *symptomatische Behandlung* aller Krämpfe, besonders im ersten Augenblick, ist nicht zu umgehen, wenn auch möglichst eine Beseitigung der Ursache oder eines pathogenetisch wichtigen Faktors anzustreben ist. Es sollen kurz die verschiedenen Möglichkeiten rein symptomatischer Hilfe für die erste Zeit angegeben werden: am besten ist das Luminal 20%, davon 0,5 ccm intramuskulär oder Chloralhydrat 2,0, Mucil. Salep. 10,0, Aqu. dest. ad 50,0 D.S. Die Hälfte als Klysma zu geben. Bei infektiös-toxischen Prozessen wird das Chloralhydrat besser vermieden. Gut ist auch Magn. Sulfur. 8,0, Aqu. dest. rec. parat ad 100,0 D.S. Steril zur intramuskulären Injektion. Man gibt 0,2 pro kg Körpergewicht, auch in 20%iger Lösung; langsam tief intramuskulär und angewärmt injizieren! Bei Verdacht auf Tetanie, aber auch sonst zweckmäßig Calcium Sandoz intramuskulär, später per os Sol. Calc. chlorat. crystall 15,0 : 125,0 Liq. ammon 1,0, Gummi arab. 1,5, Sir. simpl. ad 150,0 D.S. 4—6×10 ccm in Milch. Bei schweren Krämpfen und Verdacht auf Gehirnödem *Lumbalpunktion* (Cave Tumor der hinteren Schädelgrube) und *intravenöse Injektion* von 25% *Traubenzuckerlösung*, die manchmal schlagartig wirkt. Abführen! Kühle Wadenwickel, kühle Ganzpackungen und gegebenenfalls Pyramidon.

VII. Der Schwachsinn im Kindesalter.

Unter *Schwachsinn (Oligophrenie)* versteht man alle Intelligenzstörungen von der leichten Geistesschwäche bis zur völligen Verblödung. Für die Praxis pflegt man gradmäßig einzuteilen in *Debilität* oder leichte Geistesschwäche, in *Imbecillität* oder Schwachsinn und in *Idiotie* oder Blödsinn. Im ersteren Falle ist eine gewisse Bildungsfähigkeit noch vorhanden, im zweiten Falle nur noch im allerbescheidensten Maße, während bei der Idiotie höchstens eine Dressur möglich ist. Auch empfiehlt es sich, dem psychischen Gebaren nach die große Gruppe der passiven, stumpfen, apathischen und torpiden Schwachsinnigen von der anderen Gruppe der aktiven, erregten, lebhaften und versatilen zu trennen, da dies praktisch gewisse Vorteile bietet. Am wichtigsten ist jedoch die Ermittlung der *Ursache des Schwachsinns*, die immer angestrebt werden muß, zumal der „angeborene" Schwachsinn unter das Erbgesetz fällt.

Hinsichtlich der Ursache unterscheidet man zwischen *endogenem* und *exogenem* *Schwachsinn*, ohne Rücksicht auf die Tatsache, daß gelegentlich einmal auch beide Umstände an dem Endeffekt beteiligt sein können.

Der *endogene*, d. h. durch *Vererbung* bedingte Schwachsinn ist zahlenmäßig der ungleich häufigere, besonders bei den Imbezillen und Debilen, weniger bei den Vollidioten (etwa $^2/_3$ aller Schwachsinnsfälle). Gerade aus dieser Tatsache erhellt seine ungeheure erbhygienische Bedeutung. Er ist auch für den ganz überwiegenden Teil des „angeborenen" Schwachsinns verantwortlich zu machen, so daß demgegenüber die vor oder besonders während der Geburt durch exogene Einflüsse entstandenen Schwachsinnsformen, deren Anteil sowieso nie genau zu ermitteln ist, ganz in den Hintergrund treten. Auch bei der Erbanlage des Schwachsinns handelt es sich vorwiegend teils um mono-, teils und dihybride recessive Vererbung, doch ist auch Dominanz beobachtet. Ein Teil der endogenen angeborenen Schwachsinnsfälle tritt in Kombination mit bekannten Erbkrankheiten, Mißbildungen und Entwicklungshemmungen auf, wobei zumeist die Mißbildung als solche erst für den Schwachsinn verantwortlich ist. Den größeren Teil stellen allerdings die unkomplizierten, d. h. ohne Begleitung äußerer Entartungsformen auftretenden Fälle dar, bei denen sich als Ursache also lediglich die Vererbung ermitteln läßt (Oligophrenie im engeren Sinne).

Die hauptsächlichsten erblichen mit Schwachsinn verbundenen Mißbildungen und Leiden sind: die Hirnmißbildungen, die Mikrocephalie und die Megalencephalie, der Hydrocephalus, die familiäre amaurotische Idiotie, verschiedene erbliche Nervenkrankheiten, wie sie bereits besprochen wurden, darunter auch der erbliche Teil der cerebralen Kinderlähmung, die erblichen Epilepsien, der Turmschädel und die psychischen Erbkrankheiten, wie die Frühschizophrenie, die Dementia infantilis sowie einzelne Psychopathien.

Unter die *angeborenen* Schwachsinnsformen, die *wahrscheinlich* als *exogen* entstanden aufzufassen sind, rechnen wir entsprechend unseren früheren Ausführungen (Erbkrankheiten) den Mongolismus und die durch geburtstraumatische Einwirkung entstandenen Hirnschädigungen.

Über die Ätiologie des Mongolismus s. unter den Konstitutionsanomalien. Inwieweit die geburtstraumatischen Schädigungen als Ursache für den „angeborenen" Schwachsinn herangezogen werden können, ist noch ebenso umstritten wie die gleiche Frage bei der Epilepsie und cerebralen Kinderlähmung. Ohne die Tatsache des Geburtstraumas als solchem und der vorliegenden anatomischen Befunde zu unterschätzen, darf aber doch ihre Bedeutung für die Entstehung des Schwachsinns nicht allzu hoch eingeschätzt werden. In einzelnen Fällen kann auch einmal eine intrauterine Infektion, eine Vergiftung, ein Trauma oder eine Röntgen- bzw. Radiumbestrahlung als mögliche Ursache vermutet werden.

Der sicher *exogene* erst nach der Geburt entstandene Schwachsinn ist in allererster Linie auf überstandene Infektionskrankheiten des Nervensystems, besonders also Encephalitis und Meningitis zurückzuführen, dann auf Lues, endokrine Störungen, reine symptomatische Epilepsie, mechanische und physikalische Hirnschädigungen, Intoxikationen und schwere allgemeine und chronische Infektionen.

Schrifttum.

BIRK, W.: Kinderkrämpfe. Stuttgart: Ferdinand Enke 1938. — BÜHLER u. HETZER: Kleinkindertests. Leipzig: Johann Ambrosius Barth 1932.

CATEL, W.: Pathogenese und Differentialdiagnose der Pachymeningosis und Leptomeningosis haemorrhagica interna. Mschr. Kinderheilk. 80, H. 3/4. — CURTIUS, F.: Die Erbkrankheiten des Nervensystems. Stuttgart: Ferdinand Enke 1935.

ECKSTEIN: Encephalitis im Kindesalter. Erg. inn. Med. 36 (1939).

FANCONI, G.: Die abacteriellen Meningitiden. Erg. inn. Med. 57 (1939).

IBRAHIM, J.: Organische Erkrankungen des Zentralnervensystems. Handbuch der Kinderheilkunde, 4. Aufl., Bd. 4. Berlin: F. C. W. Vogel 1931.

LAUBENTHAL, F.: Leitfaden der Neurologie. Leipzig: Georg Thieme 1941.

LIEBE, S.: Zur Diagnose und Prognose geburtstraumatischer intrakranieller Blutungen. Mschr. Kinderheilk. 83, H. 1/2.

SCHRECK, E.: Die Epilepsie des Kindesalters. Stuttgart: Ferdinand Enke 1937.

THUMS, K.: Zur Klinik, Vererbung, Entstehung und Rassenhygiene der angeborenen cerebralen Kinderlähmung. Berlin: Springer 1939.

VOHWINKEL, E.: Erbgesundheitsgesetz und Ermittlung kindlicher Schwachsinnszustände. Stuttgart: Ferdinand Enke 1936.

WEYGANDT, W.: Der jugendliche Schwachsinn. Stuttgart: Ferdinand Enke 1936.

Über die Erziehung und Behandlung neuropathischer und psychopathischer Kinder[1].

Von R. DEGKWITZ-Hamburg.

Mit 1 Abbildung.

Bei besonders veranlagten Kindern kommt es schon im Säuglingsalter zu Veränderungen in den Funktionen von Einzelorganen oder von Organverbänden, die zu einem Funktionsgebiet zusammengeschlossen sind, und im späteren Kindesalter neben Funktionsstörungen dieser Art zu Abweichungen in dem Verhalten der Gesamtpersönlichkeit, die als Neuropathie und Psychopathie bezeichnet werden, wenn sie die Anpassung an die Umwelt erschweren oder verhindern. Beide Konstitutionsanomalien haben engste Beziehungen zueinander und zu anderen Fehlanlagen, wie der exsudativen, der lymphatischen und der spastischen Diathese. Als Ursachen für die Funktionsstörungen werden im ersten Falle morphologisch nicht faßbare Veränderungen des peripheren, vor allem des vegetativen Nervensystems angesehen, und im zweiten ähnliche Schäden in den die seelischen Funktionen tragenden Gebieten des Zentralnervensystems vermutet.

Unter *Neuropathie* wird eine Abartung der schon bei der Geburt fertig ausgebildeten, dem Willen nicht unterworfenen, den Ernährungsvorgang, den Blutkreislauf, die Atmung, die unwillkürlichen Muskelbewegungen usw. beherrschenden Reflexmechanismen im Sinne einer Reaktionsunsicherheit verstanden, insofern, als Reize, die der Normale unbeantwortet läßt, mit überstarken, häufig auf andere Reflexbahnen übergreifenden Reaktionen beantwortet werden, die sich zum Nachteil des Reagierenden auswirken und oft die Neigung verraten, nach Abklingen des ursprünglichen Reizes bestehen zu bleiben.

Als *Psychopathie* wird eine Disharmonie in der Stärke und im Umfang niedriger und höherer, phylogenetisch älterer und jüngerer seelischer Funktionen bezeichnet, die eine normale Abstimmung der aus den verschiedenen Persönlichkeitsschichten kommenden Impulse aufeinander verhindert und zu einem Verhalten der Gesamtpersönlichkeit führt, das ihre Anpassung an die Umwelt erschwert oder unmöglich macht. Psychopathische Persönlichkeiten besitzen also keine Sondereigenschaften, die Normalen fehlen, sondern lediglich eine andere Gleichgewichtslage zwischen ihren seelischen Funktionen. Als psychopathische Persönlichkeiten werden solche bezeichnet, deren Verhalten ausschlaggebend von Trieben und Affekten bestimmt wird, obwohl es altersgemäß von der höchsten Persönlichkeitsschicht beherrscht werden sollte, weil entweder ihre Triebe und Affekte über-, oder der Intellekt, der bewußte Wille und die charakterlichen Funktionen unterentwickelt sind. Auch der umgekehrte Fall, ein abnorm schwaches Trieb- und Affektleben, führt zu einem abwegigen Verhalten, weil damit die Triebkräfte für die höheren seelischen Funktionen fehlen.

Die neuropathische sowohl wie die psychopathische Anlage kann dauernd oder für lange Zeit latent bleiben, sich nur bei Sondersituationen, aber auch

---

[1] Zum Verständnis dieses Abschnittes ist der Abschnitt über die Erziehung gesunder Kinder nachzulesen.

unter alltäglichen Bedingungen manifestieren. Je schwerer die Abartung ist, um so häufiger und um so deutlicher tritt sie auch unter günstigen Umweltsbedingungen in Erscheinung. Äußere Anlässe, die neuropathische und psychopathische Reaktionen auslösen, sind Fehlerziehung, das Leben als Einzelkind, Krankheiten, Familienzerrüttung und neuropathische und psychopathische Vorbilder.

Es leuchtet ein, daß *im Säuglingsalter,* wenn die höheren seelischen Funktionsschichten noch nicht entwickelt sind, *neuropathische Störungen in ihrer reinsten Form* auftreten, während in späteren Jahren infolge der engen Beziehungen zwischen Neuropathie und Psychopathie Reaktionen zustandekommen, an denen beide Abartungen beteiligt sein können. Andererseits ist klar, daß Kinder, deren Persönlichkeit noch im Aufbau begriffen und deren Verhalten natürlicherweise vorwiegend von Trieben und Affekten und noch nicht von Einsicht und bewußt ausgerichtetem Willen bestimmt wird, Reaktionen und Verhaltungsweisen zeigen können, die, mit dem Maßstab für Erwachsene gemessen, als psychopathische bezeichnet werden müßten. Kinder können aber nur im Vergleich mit dem Verhalten normaler Altersgenossen und — infolge ihrer großen Beeinflußbarkeit durch ihre Umwelt — nur unter Berücksichtigung ihres erzieherischen Milieus als normal oder psychopathisch bezeichnet werden.

Zwischen echten neuropathischen und psychopathischen Reaktionen, unter denen der betreffende Mensch leidet, *und der Norm* gibt es *Zwischenformen,* die von größtem praktischem Interesse deswegen sind, weil man an ihnen solche Kinder erkennen und vorbeugend behandeln kann, die für echte, krankmachende Reaktionen prädestiniert sind. Zu neuropathischen Reaktionen prädestiniert sind „*nervöse*", und zu psychopathischen „*eigenartige*", ihrem Verhalten nach aus dem Durchschnitt sowohl nach der positiven als der negativen Seite herausfallende *Kinder.*

„*Nervöse*" *Säuglinge* sind als solche schon in den ersten Lebenstagen zu erkennen. Charakteristisch ist ihre körperliche Unruhe, ihr Zittern, Zappeln und Wälzen, als deren Folge die Haare am Hinterkopf abgewetzt werden, ihr seichter Schlaf, aus dem sie schon leichte Geräusche erwecken, ihre Schreckhaftigkeit auf optische und akustische Reize, ihre häufigeren, aber dem Gesamtvolumen nach nicht vermehrten Stuhlentleerungen, ihre Neigung, nach der Mahlzeit Milch hochzuwürgen, ihr Benehmen an der Brust, auf die sie sich gierig stürzen, um bald mit ihren Anstrengungen nachzulassen, und die Heftigkeit, mit der sie ihren Unlustgefühlen Ausdruck geben und dabei ihren gesamten glatten und quergestreiften Muskelapparat in Bewegung setzen.

Werden bei solchen Kindern die *für die Pflege und Erziehung geltenden Regeln besonders gewissenhaft befolgt,* die Kinder während des ersten Lebenshalbjahres am besten in einem besonders ruhigen Zimmer untergebracht, und im zweiten Lebenshalbjahr möglichst viel allein und sich selbst überlassen, viel weniger mit ihnen als mit ruhigeren Kindern gespielt, ihren besonders häufigen und heftigen Protestreaktionen gegenüber besonders gewissenhaft an dem Pflegeschema festgehalten, und beim Füttern — vor allem bei einem Nahrungswechsel — sowohl Geschick als Energie entfaltet, so lassen sich während des Säuglingsalters, und auf diesen Erfolg aufbauend auch für später, neuropathische Reaktionen verhüten.

Neuropathische Reaktionen treten *im Säuglingsalter hauptsächlich bei* den am *Ernährungsvorgang beteiligten Funktionen* auf. Am bekanntesten ist das neuropathische Erbrechen, das teils durch motorische und sekretorische Übererregbarkeit des gesamten Magen-Darmkanals, teils durch lokale Spasmen (Oesophagus, Kardia, Pylorus) hervorgerufen wird. Bei den selteneren *Oesophagus-* und *Kardiaspasmen,* die schon in den ersten Lebenstagen auftreten können, beobachtet man, daß dem Kind schon während des Trinkens ein Teil der Nahrung wieder hochkommt, und daß die Spasmen von schmerzhaften Sensationen begleitet sein müssen. Bei Nahrungswechsel, vor allem bei der ersten Gemüsefütterung, sind ähnliche Erscheinungen zu beobachten. Wahrscheinlich führt der mechanische Reiz der Nahrung als solcher, oder aber eine Schreckreaktion auf das Neue, Ungewohnte zu diesen Fehlreaktionen. Sie sind manchmal durch einige Sondierungen, manchmal durch Papaveringaben zu beseitigen und bei dem Übergang auf Gemüse durch allmählichen Zusatz des Gemüses zur Milch oder zur Bouillon zu verhüten.

(Siehe auch GOEBEL, „Erkrankungen der Verdauungsorgane" S. 528.)

An dem durch Hypertrophie der Pylorusmuskulatur, durch spastisches, explosionsartiges Erbrechen, Verstopfung und Abmagerung gekennzeichneten und „*spastische Pylorusstenose*" genannten Symptomenkomplex, der in der 2.—3. Lebenswoche auftritt und spontan in der 13.—14. Lebenswoche verschwindet, ist der neuropathische Spasmus und nicht die Muskelhypertrophie die Hauptursache, wie das Bestehen der muskulären Hypertrophie vor und nach der Krankheit zeigt (s. S. 530).

Das durch eine allgemeine motorische und sekretorische Übererregbarkeit hervorgerufene „*habituelle Erbrechen*" tritt manchmal mit spastischen, explosionsartigen, meist aber mit weniger heftigen Brechakten in Erscheinung, die ohne Nausea, ohne Würgen und Rotwerden und offensichtlich ohne Unlustgefühle verlaufen und ohne die für die Pylorusstenose obligatorische Verstopfung zur Körpergewichtsabnahme und zu schwerster Dystrophie führen und unter Umständen tödlich enden können.

Je nach Schwere und Dauer werden die *folgenden Maßnahmen angewandt:* Unterbringung in einem Bett mit Bettvorhängen und in einem besonders ruhigen Zimmer, Verfütterung von eingedickter, breiiger Nahrung anstatt flüssiger, Vermehrung der Mahlzeiten ohne Vermehrung des täglichen Nahrungsvolumens, Verpflanzung in ein anderes erzieherisches Milieu, Versetzung in einen Halbdauerschlaf mit Somnifen, Ablenkung durch einen Schnuller. Überrumpelungsversuche durch Schreckreaktion (z. B. Nasenklammer) können gelegentlich sofortige Heilung herbeiführen. Manchmal tritt zu dem habituellen Erbrechen „*Ruminieren*" hinzu, eine lustbetonte Gewohnheit, die darin besteht, daß sich die Kinder Mageninhalt in den Mund befördern, wiederkäuen, dabei meist einen Teil der Speisen aus dem Mund laufen lassen und so ihren Hungerzustand weiter verschlechtern. Die Behandlung besteht in Ablenkung nach der Mahlzeit, in schweren Fällen wird eine Bandage angelegt, die den Unterkiefer an den Oberkiefer fixiert.

Um einen nicht minder ernsten Zustand handelt es sich bei der *neuropathischen Appetitlosigkeit*, die sich bis *zur völligen Nahrungsverweigerung steigern* kann. Für diese Haltung kommen innere und äußere Ursachen in Frage.

Da der Säugling dazu neigt, bei seinem Widerstand zu beharren und ihn in seinem blinden Drang nach Lustgewinn auch auf andere Gebiete auszudehnen, wenn es ihm in einer bestimmten Situation gelungen ist, durch Widerstand gegen seine Erzieher Unlustgefühle zu vermeiden und Lust zu gewinnen, können normal Veranlagten, noch viel leichter aber übererregbaren Neuropathen Appetitlosigkeit und Nahrungsverweigerung anerzogen werden. Man hat z. B. versucht, zu plötzlich ein neues Nahrungsgemisch (Gemüse!) zu geben und hat die durch alles Neue hervorgerufene Schreckreaktion nicht rasch genug überwunden. Man hat zu viel gefüttert und der Säugling fixiert nun seine an sich berechtigte Reaktion in einer weit über das Ziel hinausschießenden Weise. Man hat ihm nachgegeben, wenn er seine Ruhepausen nicht einhielt, und hat ihn aus dem Bett genommen, mit ihm gespielt, ihn vielleicht zum Trost gefüttert und ihn so gelehrt, durch Temperamentsausbrüche Unlust in Lust zu verwandeln. In seinem blinden Drang leistet er jetzt in jeder ihm irgendwie unbehaglichen Situation Widerstand — unter anderem auch, wenn er seine richtigen Mahlzeiten bekommen soll — und fixiert ihn, sei es, daß er zwischen den Hauptmahlzeiten gefüttert wurde und der neuen Mahlzeit gleichgültig gegenübersteht, sei es, daß ihm an der Nahrung irgendeine Kleinigkeit nicht behagt oder daß er gerade von einem Temperamentsausbruch erschöpft ist. Als innere Gründe kommen mit Schmerzgefühlen verbundene Oesophagusspasmen in Frage. Ähnliche äußere Gründe führen neben der motorischen Erregbarkeit des Verdauungstraktes zum habituellen Erbrechen.

Gelingt es nun nicht bald, durch eine strenge Einhaltung der Ruhezeiten, während der solche Säuglinge niemanden zu Gesicht bekommen dürfen — vielleicht nach einer 12—24stündigen Teepause — bei dem einzigen Kontakt, der zwischen Kind und Mutter zur Zeit der Fütterung stattfindet, mit Energie und ohne viele Worte dem Kinde ausreichende Nahrungsmengen beizubringen, so muß eine *Verpflanzung in eine Klinik oder ein Säuglingsheim* vorgenommen oder die bisherige Pflegerin ersetzt und das Kind der neuen *ausschließlich* und *ohne die Mitwirkung der Mutter* überlassen werden. Medikamente erweisen sich in der Regel als wirkungslos. Eine frühzeitige Erkennung zu solchen Reaktionen disponierter Säuglinge und eine rechtzeitige erzieherische Beratung der Mutter können solche Fehlreaktionen mit hoher Sicherheit verhüten.

Bevor die neuropathischen Reaktionen von Schul- und Kleinkindern beschrieben werden können, muß darauf hingewiesen werden, daß in diesem Alter schon die höchsten, phylogenetisch jüngsten geistigen Funktionen in Entwicklung begriffen sind und infolgedessen psychopathische Reaktionen und — bei den engen Beziehungen zwischen Neuropathie und Psychopathie — Mischreaktionen zwischen beiden Abartungen auftreten können. Das Kleinkind zeigt entsprechend seiner noch wenig differenzierten geistigen Struktur von der Vielzahl psychopathischer *Reaktionen* meist nur eine Art — die *neurotische, die* außerdem *von seinem altersgemäßen Verhalten nur quantitativ,* aber *nicht qualitativ* verschieden ist. Eine echte, vom Normalverhalten qualitativ verschiedene neurotische Haltung ist erst im Schulalter zu erwarten.

Unter einer *neurotischen Reaktion* wird eine abnorme geistige Verarbeitung körperlicher und seelischer Erlebnisse in dem Sinne verstanden, daß sie mit nervösen Funktionsveränderungen beantwortet werden, die zur Krankheit führen. *Objektiv* ist *bei* dieser „*Flucht in die Krankheit*" immer eine gewisse *primitive Zweckmäßigkeit zu erkennen,* ein Appell an das Mitleid und das Verständnis der anderen, wenn etwas erzwungen oder vermieden werden soll, das der Betreffende mit rationalen Mitteln nicht erreichen oder vermeiden kann oder nicht erreichen oder vermeiden zu können glaubt. *Subjektiv bringt die neurotische Reaktion ein Gefühl der Entspannung* von dem Druck der Außenwelt mit sich und *bewahrt* den Neurotiker *vor* den *Unlustgefühlen,* die an das Versagen oder die Angst, in bestimmten Situationen zu versagen, geknüpft sind.

Eine solche naive Flucht vor der Wirklichkeit und der dadurch erzielte Lustgewinn sind nur dann möglich, wenn das rationale Denken und das klare Bewußtsein von der Situation ausgeschaltet werden. Das ist auch der Fall und kommt sozusagen durch eine *Kurzschlußreaktion* zustande, indem die durch die Außensituation hervorgerufenen *Unlustgefühle nicht* in der altersgemäßen Weise *über das Denken und Wollen in das Bewußtsein* und von ihm vor das innere Forum der Persönlichkeit *gelangen, sondern direkt in die unteren Persönlichkeitsschichten durchschlagen,* den Trieb zur Selbsterhaltung und zum Lustgewinn wecken und die primitiven Reflexmechanismen beeinflussen, die bei den engen Beziehungen zwischen Neuropathie und Psychopathie meist abnorm leicht beeinflußbar sind. Da der Neurotiker seine Kurzschlußreaktion nicht nachträglich korrigiert, sondern starr an ihr festhält und seinem Bewußtsein jede Einsicht in ihre Ursachen verschließt, sind solche Reaktionen von der Individualpsychologie (FREUD, ADLER) als *Zweckhandlungen des Unbewußten* bezeichnet und ihnen Motive und Ziele zugesprochen worden, die hier nicht erörtert werden können.

Wie diese Dinge aber auch liegen mögen, *solche primitiven,* affektbetonten, irrationalen, subcorticalen, dem Lustgewinn und der Vermeidung von Unlustgefühlen dienenden *Triebhandlungen* können *nur bei solchen Menschen* als *psychopathisch* und *neurotisch* bezeichnet werden, deren Verhalten, wie das von Schulkindern, Jugendlichen und Erwachsenen, altersgemäß *von ihrer objektiven Einsicht* in die Wirklichkeit *bestimmt werden sollte. Wo aber altersgemäß,* wie beim Kleinkind, die höheren geistigen Schichten zwar in Entwicklung begriffen sind, *die Möglichkeit* zu *einer objektiven Erkennung der Wirklichkeit* aber infolge seiner rein affektiven, ego- und anthropomorphen Stellung zur Welt noch *fehlt,* sind *derartige Reaktionen* als *physiologisch* zu betrachten. Sie sind auch in der Tat der Typ der Erstreaktion von Kleinkindern gegenüber unbekannten, schwierigen und schreckhaften Situationen. In einem erzieherisch günstigen Milieu verschwinden solche Reaktionen allmählich. Erzieherisch falsch behandelt, machen aber völlig normal veranlagte Kleinkinder von der Flucht in die Krankheit, z. B. mit Keuchhustenanfällen, reichlich Gebrauch, wenn sie etwas erreichen oder vermeiden wollen. *Nur wenn Kleinkinder trotz richtiger Erziehungsmaß-*

nahmen bei dieser Art *Reaktionen verharren, kann an* eine *psychopathische Anlage gedacht* und echte psychopathische Reaktionen in späterem Alter befürchtet *werden.* Im Schulalter dagegen ist fast jede Flucht in die Krankheit und der Gebrauch der Krankheit als Waffe gegenüber den Erziehern als psychopathisch zu betrachten.

Für „nervöse" *Klein- und Schulkinder,* die zu neuropathischen Reaktionen prädestiniert sind, ist ihre *motorische Unruhe,* die von Laien „Lebhaftigkeit" genannt wird, charakteristisch. Solche Kinder können nicht ruhig sitzen, kein Spiel zu Ende spielen und keiner Geschichte zuhören, ohne in dauernder Bewegung zu sein. Dem entsprechen ihre lebhaften Tiefenreflexe, starke Facialisphänomene und deutlicher Dermographismus. Nervöse sind aber meist auch

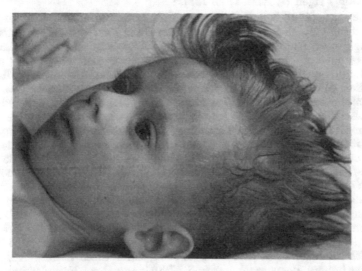

Abb. 1. Gesichtsausdruck eines neuropathischen Säuglings. Zu beachten auch der sog. FREUNDsche Haarschopf. Alter 9 Monate. (Kieler Univ.-Kinderklinik.) (K)

„geistig lebhaft". Sie besitzen eine ungewöhnliche intellektuelle Neugier, eine dementsprechende Frühreife und verraten heftige Zu- und Abneigungen gegen Personen und Sachen. Charakteristisch sind weiterhin ihr *wechselndes Aussehen,* das innerhalb von 12 Stunden von „blühend" bis „ausgesprochen schlecht" wechseln kann, und eine *auffallende Blässe,* die nicht durch eine Anämie, sondern durch Gefäßspasmen hervorgerufen wird. *Wechselnd* wie ihr Aussehen *ist ihr Appetit* und ihr *Schlaf,* der seichter und von kürzerer Dauer ist als bei Normalen, leichter spontan unterbrochen und oft durch ein stereotypes, stundenlanges Rollen des Kopfes eingeleitet wird. Daneben ist das Einschlafen erschwert und dadurch Anlaß zur Angewöhnung aller möglichen Untugenden, wie *Fingerlutschen, Nägelkauen, Nasebohren* gegeben, die während der Einschlafzeit als Zeitvertreib entdeckt und hinterher fixiert werden. Die *Thermolabilität* solcher Kinder, das Ansteigen der Körpertemperatur um einen Zentigrad und mehr nach leichten Körperbewegungen, die allerdings bei 10 bis 20 Minuten Ruhe zur Norm zurückgeht, und ihre generelle oder rectale *Hyperthermie* (Dauertemperaturen zwischen 37,4 und 37,8⁰) geben Anlaß zu diagnostischen Irrtümern. Im Schulalter ist das Bild kein anderes, außer daß die motorische Unruhe etwas nachläßt, als Äquivalent dafür aber ein *schlechtes Konzentrationsvermögen* in Erscheinung tritt, das zu Schulschwierigkeiten führt, und daß *Übererregbarkeitserscheinungen* von seiten der Vasomotoren: feuchte

Hände und Füße, orthostatische, auf Gefäßspasmen zurückzuführende Albuminurien, *Darmspasmen* mit und ohne Verstopfung und *Stuhl- und Urindrang bei freudigen Erwartungen* sowohl als *bei Befürchtungen* häufiger als im Kleinkindesalter auftreten. Die schon beim Säugling beobachtete sensible und sensorische Überempfindlichkeit und Schreckhaftigkeit bleiben bestehen, die Kinder sind *ängstlicher als Durchschnittskinder* und *überempfindlich gegen jede Art von Schmerz* und infolge ihrer Überempfindlichkeit gegenüber freudigen und traurigen Anlässen in ihrer Stimmung von *„himmelhoch jauchzend — zum Tode betrübt"* schwankend. Körperlich gehören nervöse Klein- und Schulkinder meist zu den mageren, asthenischen, weniger häufig zu den fetten, pastösen und am seltensten zu den muskulösen Typen. Oft ist ihnen eine starke Primärbehaarung (Neuropathenschopf) eigen (s. Abb. 1, S. 723).

Solche „nervösen" Symptome lassen das Auftreten echter, krankmachender neuropathischer Reaktionen und die Gefahr ihrer Verwendung als „neurotische Werkzeuge" befürchten. Dem kann *durch diätetische und erzieherische Maßnahmen vorgebeugt werden*. Nervöse Kinder müssen von vornherein möglichst *reizlos*, d. h. möglichst rein *vegetabilisch* und *kochsalzfrei* ernährt und ihre Übererregbarkeit durch die Auswahl *geeigneter Spiele und Spielkameraden* und Erziehungsmaßnahmen beeinflußt werden. Für solche Kinder sollen möglichst phlegmatische Spielgenossen ausgewählt werden, die kraft ihres verschiedenen Temperaments den Hang zum hemmungslosen motorischen Austoben bremsen und mit ihnen Spiele spielen, bei denen die Kinder an Ort und Stelle bleiben, etwas basteln und herstellen und sich konzentrieren müssen. Große Kindergesellschaften, Gelegenheiten, aufregende Dinge zu sehen oder zu hören, Geschichten erzählen oder Lektüre vorm Schlafengehen sind zu vermeiden und die Kinder, die in der Regel eine *überlebhafte Phantasie* haben, *geistig zu bremsen* und so lange als möglich auf einem *möglichst einfachen geistigen Niveau* zu halten. Da es den sensibel, sensorisch und motorisch übererregbaren, für Freude und Schmerz stärker empfindlichen Kindern *subjektiv viel schwerer* wird *als Normalen, sich zu beherrschen und zu gehorchen*, kann diese höhere Aufgabe nur durch eine höhere Beanspruchung und Kräftigung ihrer Fähigkeit zur Selbstbeherrschung und zum Gehorsam erreicht werden. *Zu diesem Ziel gelangt* man aber bei solchen Kindern *nicht* mit einem *starren autoritären Vorgehen* und *harten Strafen*, sondern durch *Zähigkeit* und *Beharrlichkeit*, mit der die Kinder immer wieder gemahnt und im Falle des Ungehorsams leidenschaftslos in geistige Quarantäne gebracht werden. Stammt die Nervosität der Kinder von ihrer nervösen Mutter, so muß diese als Erzieherin möglichst ausgeschaltet und je nach der Situation frühzeitig der Kindergarten oder ein Kindermädchen, und im Schulalter unter Umständen Internatserziehung, vor allem aber Sport und Spiel mit Gleichaltrigen, empfohlen werden.

Neuropathische Störungen in den *Ernährungs- und Verdauungsfunktionen* sind während des ganzen Klein- und Schulkinderalters zu beobachten. Gar nicht selten mißlingt während des ganzen Kleinkindesalters der Übergang von flüssiger und breiiger zu fester Nahrung. Brot-, Kartoffel- und Fleischstückchen werden *nicht gekaut* und *nicht verschluckt* und halbe Stunden lang im Mund behalten oder heimlich beiseite geschafft.

Meist handelt es sich dabei um die Folge von Erziehungsfehlern aus der Säuglingszeit, daß Schreckreaktionen gegen neue Nährgemische nicht rasch genug überwunden und infolgedessen fixiert wurden. Durch allmählichen Zusatz immer größerer fester Stücke zu flüssigen Speisen oder durch gemeinsame Mahlzeiten mit Kindern, die schon richtig kauen und schlucken und dafür entsprechend gelobt werden, ist diese Störung zu beheben.

Appetitlosigkeit, die zu Gewichtsstillstand oder -abnahme führt, kommt ebenfalls vom Ende der Säuglingszeit bis zum Ende des Schulalters vor. Dabei darf man sich von den häufigen Klagen nervöser Eltern nicht irreführen lassen, deren Kinder in den Zwischenzeiten zwischen den Mahlzeiten alle möglichen Leckereien zugesteckt erhalten und angeblich nicht genug essen. Weiter ist zu bedenken, daß Magerkeit konstitutionell bedingt sein kann und mit Unterernährung nicht im Zusammenhang zu stehen braucht. *Am häufigsten sind solche Appetitstörungen bei Einzelkindern.*

Sie können bei ihnen, aber auch in anderen Fällen, mit Sicherheit dadurch geheilt werden, daß *die Kinder eine Zeitlang zusammen mit anderen Kindern außerhalb ihres Elternhauses* und *in Abwesenheit ihrer bisherigen Erzieher essen,* die meist durch ungeschicktes Nötigen, Parlamentieren und allzuvieles Reden von dem schlechten Appetit einen solchen Negativismus hervorgerufen haben. Wenn das nicht möglich ist, können Roborantien (Arsen) verabreicht und am besten die Verabreichung so gestaltet werden, daß sie sowohl auf die Eltern als die Kinder suggestiv wirken.

Hier schon, aber noch deutlicher bei den im folgenden beschriebenen neuropathischen Reaktionen wird sichtbar, daß sie häufig als „*Mittel einer echt neurotischen Haltung*" verwandt werden. Vom Ende des Kleinkindesalters ab treten anfallsweise während des Essens, aber auch unabhängig von ihm, überaus heftige, kolikartige Schmerzen, sog. *Nabelkoliken,* auf, die in der Nabelgegend lokalisiert werden, mit schwerem subjektivem Krankheitsgefühl, ja mit Ohnmachtsanfällen einhergehen, aber objektiv gesehen ungefährlich sind und auf Darmspasmen zurückgeführt werden müssen. Solche Kinder bieten die üblichen Zeichen nervöser Übererregbarkeit und haben meist eine Diastase der M. recti abdominis. Die Verwechslung mit appendicitischen Schmerzen ist naheliegend, die Differentialdiagnose aber wegen des Fehlens von Fieber, Leukocytenvermehrung und einem umschriebenen Druckschmerz leicht. Die Spasmen brauchen nicht von Verstopfung begleitet zu sein. Häufig ist nun *zu beobachten, daß die Anfälle,* die zu Beginn häufig, aber ohne äußeren Anlaß auftreten, *sich mehr und mehr zur „richtigen Zeit" einstellen,* d. h. wenn die Kinder etwas erreichen oder vermeiden wollen. Das ist noch auffälliger bei dem *Erbrechen der Schulkinder,* das häufig bei Kindern auftritt, die bei freudigen Erwartungen sowohl als bei Befürchtungen Urin- und Stuhldrang und Brechneigung verspüren. Angst vor gewissen Lehrern oder Lehrgegenständen, vor einer Klassenarbeit oder der Bekanntgabe von Zensuren ruft dann Erbrechen hervor, das regelmäßig an solchen kritischen Tagen auftritt und ein Zuhausebleiben oder eine Entlassung aus dem Unterricht erzwingt, aber an guten Tagen und in den Ferien ausbleibt. *Wenn den Kindern nicht* baldmöglichst *klar wird, daß ihr Erbrechen* bei ihrer Umgebung keine Beachtung findet und *unter gar keinen Umständen Lust-, sondern nur weitere Unlustgefühle in der Form von Strafen, dem Entzug von Vergnügungen, Gesellschaften usw. zur Folge hat, fixieren sie die Störung* und geraten in Schulschwierigkeiten. Diese Erkenntnis — aber nicht eine rationale Aufklärung der Kinder über die Art ihres Leidens, ebensowenig Versprechungen oder Belohnungen — führt die neurotische Reaktion ad absurdum und löst sie.

In ähnlicher Weise wie die Nabelkoliken und das neuropathische Erbrechen wird gelegentlich *die Appetitlosigkeit* neuropathischer Kinder *als Waffe gegen ihre Erzieher* und *als Mittel, altersgemäßen Anforderungen zu entgehen, verwandt.* Ebenso wie man nun gegen die neuropathische Appetitlosigkeit appetitfördernde medikamentöse Mittel, am besten allerdings in möglichst suggestiver Weise, geben kann, können die Nabelkoliken mit Antispasmoticis oder einem Heftpflasterverband auf den Nabel als Suggestiva behandelt, und gegen den Brechreiz bei freudigen Erwartungen oder Befürchtungen allgemeine Beruhigungsmittel (Ca. oder Br.) gegeben werden. Eine Dauerwirkung kann dadurch hervorgerufen werden, daß den Kindern täglich versichert wird, wie nun diese Neigung für alle Zukunft verschwindet. *Sobald* aber eine *neurotische Verwendung dieser Symptome sichtbar wird, ist* ihre Beachtung und *ihre medikamentöse Behandlung prinzipiell falsch,* weil dies den neuropathischen Mechanismus dadurch unterstützen würde, daß sie den von dem Neurotiker als Hilfsmittel verwandten Symptomen eine objektive Bedeutung verleihen.

Neuropathische Kinder *fixieren* häufig, wenn die Katarrhe schon vorbei sind, *Husten, Räuspern* oder *Schnüffeln* oder *Muskelbewegungen,* die ursprünglich irgendwelche bewußten Abwehrbewegungen darstellten (Tic). Ob es sich im Einzelfall um die schon im Säuglingsalter vorhandene Neigung zu Fixierungen oder um neurotische Reaktionen handelt, ist für die Behandlung wichtig, weil Störungen neurotischen Charakters am besten übersehen und die anderen suggestiv behandelt und alltäglich laut und einprägsam ihre Besserung festgestellt werden muß.

Über die Schlafschwierigkeiten der Nervösen hinausgehende schwerere Störungen treten vom Ende des Kleinkindesalters ab als *Pavor nocturnus* in Erscheinung. Die Kinder fahren mit allen Anzeichen der Angst aus dem Schlaf, schreien, reden wirr von schreckhaften Erscheinungen und sind schwer völlig zu erwecken und zu beruhigen. Bei allnächtlichem Auftreten ist an eine neurotische Haltung zu denken; meist handelt es sich darum, daß aufregende Tagesereignisse oder kurz vor dem Schlafengehen gelesene oder vorgelesene Geschichten die Übererregbaren bis in ihre Träume verfolgen. Eine genügend lange Pause zwischen Abendessen und Schlafengehen, das Verbot abendlicher Lektüre und das Ausreden immer wieder auftretender Angstvorstellungen beheben die Störung, von der *das Nachtwandeln* eine andere Modifikation darstellt, bei dem Kinder ohne Angst im Schlaf das Bett verlassen und sich im Zimmer zu schaffen machen, ohne sich später daran erinnern zu können. Über *Enuresis nocturna* siehe auch Nierenkrankheiten.

Angstvorstellungen sind bei einer anderen häufigen, *rein psychopathischen Störung beteiligt,* und zwar *beim Stottern.* Es handelt sich dabei um eine durch Erwartungsangst bedingte Hemmung und Koordinationsstörung, die alle am Sprechen beteiligten Muskeln betrifft, und die durch ein einmaliges schreckhaftes Ereignis oder durch unglückliche, angsterregende Verhältnisse in der Schule oder der Familie hervorgerufen werden kann.

Zu Beginn des Leidens muß das kindliche Selbstvertrauen durch geschicktes Lob, wie gut das Kind sprechen kann, durch Verhinderung des Hänselns durch Spielkameraden und durch Auswendiglernen und lautes Aufsagen von Gedichten, das in der Regel gelingt, gehoben werden; bei längerem Bestehen der Störung sind Milieuwechsel und spezialärztliche Behandlung notwendig.

Schwere Formen der Psychopathie können zu Symptomen führen, die organischen Erkrankungen täuschend ähnlich sehen: *Lähmungen* und *Kontrakturen der Extremitäten,* die zu sekundären Atrophien führen, *Spasmen, Tremor, kataleptische Zustände, Lähmung des gesamten Sprechapparates* usw.

Vor diagnostischen Irrtümern schützen die Erkenntnis von dem äußeren Anlaß zur Erkrankung und der Nachweis, daß bei geschicktem Überrumpelungsversuch die Symptome zum mindesten für kurze Zeit verschwinden. Trennung vom bisherigen erzieherischen Milieu und psychotherapeutische Behandlung in einer geschlossenen Anstalt sind notwendig, wo den Kindern die Sinnlosigkeit ihrer Reaktionsweise und ihr Interesse an einem normalen Verhalten klargemacht werden muß.

Schließlich führt die neuropathische und psychopathische Anlage noch zu *Anfällen, die zu Trübungen des Bewußtseins* führen und *von motorischen Entladungen begleitet sein können.* Von der Mitte des Säuglingsalters ab, am häufigsten zwischen dem 2. und 4. Lebensjahr, kommt es bei Neuropathen zu Anfällen von Atemstillstand, Bewußtseinstrübung und Umsichschlagen, dem ,,*Wegbleiben*" *der Säuglinge und Kleinkinder,* das durch äußere Anlässe bedingt ist, die zu Zorn- und Enttäuschungsreaktionen Anlaß geben.

Das durch eine versuchte Zwangsfütterung oder einen Klaps oder durch das Ausbleiben einer Erwartung hervorgerufene Unlustgefühl springt auf die muskuläre und vasomotorische Sphäre über und führt zu unwillkürlichen tonisch-klonischen Reaktionen der gesamten quergestreiften Muskulatur und zu Bewußtseinstrübungen, die rasch verschwinden und von hemmungslosem Schreien gefolgt sind. Sind solche Reaktionen erfolgreich, so benutzt sie das Kleinkind bei allen möglichen Situationen, ohne daß es sich um eine neurotische Reaktion zu handeln braucht. Das wäre nur der Fall, wenn solche Reaktionen trotz richtiger Erziehung während des ganzen Kleinkindesalters bestehen bleiben.

Vom 4. Lebensjahr ab treten *bei Neuropathen* gelegentlich gehäufte „*Absencen*", kurze Bewußtseinstrübungen (bis zu 100 und mehr am Tag) auf, *die im Gegensatz zu den epileptischen Absenzen zu keiner Wesensveränderung führen*, ohne Spuren zu hinterlassen spontan verschwinden, und „*pyknoleptische Anfälle*" genannt werden. Die ungewöhnliche Häufigkeit solcher Absencen bei fehlender epileptischer Belastung machen von vornherein ihren harmlosen Charakter wahrscheinlich. Sie sind brom- und luminalresistent. Außerdem *produzieren Neurotiker* in geeigneten Momenten *große Anfälle*, die den großen epileptischen Anfällen fast völlig gleichen, außer daß völlige Pupillenstarre, völliger Bewußtseinsverlust und Verletzungen beim Fall seltener sind als dort.

Im Schulalter werden, entsprechend der steigenden Differenzierung der geistigen Anlagen, über die auffallende „Eigenartigkeit" bestimmter Typen (laute Prahler, scheue Träumer und Grübler, Überängstliche, frühzeitig sexuell Interessierte) hinausgehende, *auf disharmonischen seelischen Anlagen beruhende Störungen im Verhalten* beobachtet, *die den Kindern selbst und ihrer Umgebung das Leben erschweren und sie in Konflikte* mit dem Elternhaus, der Schule und dem öffentlichen Gesetz *bringen*. Die Symptombilder sind noch nicht so bunt wie im Jugend- und Erwachsenenalter, aber *neben* den *expansiven*, durch überstarke Triebe und Affekte getriebenen, rücksichtslosen, *völlig asozialen Egoisten, Dieben, Sexualvergehern, Streunern, Feuerlegern, Lügnern* und *Schwindlern* und jedes moralischen Gefühls baren, mit der sog. „moral insanity" behafteten Typen sind auch *Trieb-* und *Affektschwache, Haltlose, Weltflüchtige, Unsaubere, Ängstliche* mit *Platzangst* und anderen *Zwangsvorstellungen* und *Kinder* mit *Dämmerzuständen* zu beobachten. Für leichtere Grade kommt Internats-, für schwerere Anstaltserziehung in Frage.

Zum Schluß ist noch zu bemerken, daß eine Disharmonie der seelischen Anlagen nicht nur negative Eigenschaften zur Folge zu haben braucht, sondern daß die meisten ungewöhnlichen Leistungen hervorragender Menschen eine Disharmonie ihrer Seele zur Voraussetzung haben.

Krankheiten der Haut.

Von F. GOEBEL-Düsseldorf.

Mit 15 Abbildungen.

Die Lehre von den Hautkrankheiten, die Dermatologie, ist ein eigenes Wissens- und Forschungsgebiet. Da sie sich immer mehr und mit immer wachsendem Erfolge von der reinen Beschreibung und anatomischen Untersuchung frei zu machen und den Beziehungen der Dermatosen zu den Vorgängen im Gesamtorganismus nachzuspüren sich bestrebt, ist es eine notwendige Folgerung, daß die Krankheiten, die durch die altersbedingten Besonderheiten der Kinderhaut ein eigenes Gepräge besitzen, in einem Lehrbuche der Kinderheilkunde abgehandelt werden. Überdies unterscheidet sich die Kinderheilkunde von allen anderen klinischen Disziplinen dadurch, daß sie sich nicht mit einzelnen Organen und Organsystemen beschäftigt, sondern mit der ganzen körperlichen und seelischen Persönlichkeit des Kindesalters. Darum muß der Arzt, der Kinder betreut, mit der gesamten Physiologie und Pathologie dieses Lebensalters vertraut sein und das Häufige und Alltägliche selbst erkennen und behandeln können.

Somit sondert sich der Stoff, der in diesem Kapitel behandelt wird, von selbst aus dem großen Gebiete der Dermatologie aus. Es wird hier nur von den Hautkrankheiten die Rede sein, die dem Kindesalter eigentümlich und mit dem Gesamtgeschehen im Organismus verflochten sind. Dazu treten die Dermatosen, die dem das Kind behandelnden Arzte tagtäglich vor Augen kommen, während in allem Übrigen auf die Lehrbücher der Dermatologie verwiesen werden muß. In vielen Fällen kann auch der erfahrene Kinderarzt die Mithilfe des Dermatologen nicht entbehren.

I. Hautkrankheiten mit vorwiegend exogener Ursache.

1. Die Intertrigo (Dermatitis intertriginosa, Wundsein).

Die Einreihung dieser Hautveränderungen in die durch vorwiegend exogene Ursachen erzeugten ist nur bedingt und mit Einschränkungen möglich. Unter genau den gleichen äußeren Einflüssen wird der eine Säugling wund und der andere nicht, je nach seiner Konstitution; daß aber unter bestimmten Verhältnissen, wie der Einwirkung durchfälliger Stühle, jeder Säugling, allerdings in ganz verschiedenem Grade, wund werden kann, zeigt das Zusammenwirken von Disposition und äußeren Faktoren. Auf die konstitutionelle Bereitschaft zur Intertrigo kommen wir später bei der Erythrodermia desquamativa und der Dermatitis seborrhoides noch zu sprechen.

Die *Intertrigo* in ihrer reinen Form, etwa bei einem Säuglinge im ersten Trimenon, beginnt mit einer entzündlichen Rötung bestimmter Hautstellen, die entweder durch direktes gegenseitiges Berühren einer ständigen Reibung ausgesetzt sind, oder die unter andauernder Einwirkung von saurem Stuhl, Harn oder Erbrochenem stehen oder an denen das von der Haut abgesonderte Wasser nicht ungehindert verdunstet. Pflegeschäden sind also von erheblicher Bedeutung. Demgemäß sind die besonders heimgesuchten Stellen die Gesäßgegend, die Analfurche, die Gesäßoberschenkelfalten, die Falten am Halse, die Haut hinter den Ohrmuscheln und die Leistenbeugen, die Kniekehlen, auch die Ellbeugen und Achselhöhlen. Die diffus geröteten, oft nässenden und leicht infiltrierten Hautgebiete, deren Veränderung von kleinen Papeln und Bläschen ihren Ausgang nimmt, die alsbald konfluieren und ihre Epidermisdecke verlieren, können allmählich oder manchmal rasch vorwärts schreiten und auf die Nachbarschaft übergreifen, so daß größere entzündete, hochrote, nässende Hautflächen zu sehen sind. Besonders von der Analgegend nimmt eine solche Ausbreitung auf die Gesäßbacken *(Dermatitis glutaealis)*, die Innen- und Beugeseiten der Oberschenkel bis zu den Kniekehlen und sogar bis zu den Fußsohlen (Verwechslung mit Lues congenita) ihren Ausgang und auch ein Übergreifen auf die Unterbauch- und Rückenhaut ist möglich. Hier haben die Effloreszenzen zunächst die Gestalt von teils mit der zusammenhängenden Dermatitisfläche in Verbindung stehenden, teils isolierten pfennig- bis zweimarkstückgroßen, mit kreisrunden, durch Konfluieren auch unregelmäßig begrenzten, roten, mit silbrig glänzenden Schuppen bedeckten Scheiben. Wegen der klinischen und histologischen Ähnlichkeit mit Psoriasis nennt man diese Manifestationen der Dermatitis intertriginosa auch *Psoriasoid* oder *Dermatitis psoriasoides*; ihre Wesensverschiedenheit von der Psoriasis ergibt sich schon aus dem Lebensalter und der schnellen und endgültigen Heilbarkeit.

Die *Behandlung* der Intertrigo besteht in der Ausheilung eines etwa vorhandenen Durchfalls und in häufigem Trockenlegen mit reichlichem Einpudern. Nässende Stellen werden einmal täglich mit 4% wäßriger Höllensteinlösung bepinselt, sofort danach, um die Schwarzfärbung der Haut zu verhüten, trocken getupft und gut eingepudert. Auch das Auftragen von Zinkpaste nach dem Ätzen ist nützlich. Große nässende Flächen werden vorteilhaft mit Tanninbädern (20 g Acid. tannic. auf ein Säuglingsbad) behandelt. Abwaschen mit Wasser ist zu vermeiden, die Reinigung vom Stuhl geschieht mit flüssigem Paraffin. Das Wichtigste ist die *Prophylaxe:* häufiges Trockenlegen empfindlicher Kinder, sorgfältiges Einpudern an allen gefährdeten Stellen, Überfetten mit Zinkpaste oder Penatencreme, Vermeiden von Gummihöschen und wasserdichten Umhüllungen.

Eine Sonderform der Dermatitis glutaealis ist die *Dermatitis papulo-vesiculosa*. Bei ihr tritt die Entzündung nicht flächenhaft auf, sondern in Form von Bläschen und Knötchen in der Gesäß- und Genitalgegend. Oder die Knötchen werden zu Pusteln ganz von dem Aussehen der Vaccinepusteln = *Dermatitis vacciniformis*. Wenn diese Pusteln aufgescheuert oder zerkratzt werden, können durch lange Zeit rundliche hellrote Exkoriationen sichtbar sein, die schließlich narbenlos abheilen *(Dermatitis posterosiva)*.

Eine der Dermatitis vacciniformis ähnliches Bild macht die sog. *Pustulosis vacciniformis acuta*. Unter hohem Fieber entstehen mit Vorliebe im Gesicht, isoliert auch im Munde und an anderen Hautstellen, vaccineähnliche Eiterpusteln mit einer zentralen Delle, die konfluieren und eine teils gelbliche, teils hämorrhagische überkrustete Fläche darstellen können. Im Ausstrich finden sich Staphylo-, seltener Streptokokken. Die Prognose ist ernst, in günstigen Fällen heilen die Pusteln innerhalb von 2 Wochen ohne Narben ab.

Rein exogen bedingt sind die *parasitären Hauterkrankungen* durch Bakterien, Pilze, Milben und Läuse.

2. Die Staphylokokkeninfektionen der Haut (Pyodermien).

Auf die Staphylokokkeninfektion reagiert die Haut des *Neugeborenen*, wie es in dem Kapitel über das Neugeborene dargestellt ist, in Gestalt des *Pemphigoids* oder einer malignen Form, der *Dermatitis exfoliativa Ritter*.

Morphologisch ähnlich, genetisch aber verschieden, da Staphylokokken keine Rolle spielen, ist die seltene *Epidermolysis bullosa hereditaria*, bei der von Geburt an, im Laufe des ersten Lebensjahres oder später Blasen mit sterilem Inhalte besonders an den Haut-

stellen auftreten, die mechanischen Insulten durch Scheuern der Beine aneinander, Auf-
stemmen der Füße, Fingerlutschen u. dgl. ausgesetzt sind. Diese gewöhnliche und prognostisch günstige Form hat einen dominanten Erbgang, die maligne Abart, die unter dem
Bild der Dermatitis exfoliativa abläuft, einen rezessiven. Die *Epidermolysis bullosa heredi-
taria dystrophica*, gekennzeichnet durch Hyperkeratosen an der Haut und den Nägeln, kann gleichfalls schon beim Säugling beobachtet werden.

Das Symptombild der Derma-
titis exfoliativa kann auch bei *älteren
Kindern* im Verlaufe einer *Streptokokkensepsis* sich entwickeln.

3. Multiple Hautabscesse der Säuglinge, Schweißdrüsen-abscesse, Pseudofurunkel

sind die Reaktion der Haut des
Säuglings auf die Staphylokokkeninfektion *nach der Neugeborenenperiode*. Echten Furunkeln, d. h.
Staphylokokkeninfektionen der
Haarfollikel und Talgdrüsen, begegnet man erst im späteren Kindesalter, weil in den ersten Lebensjahren die Talgdrüsen aus endokrinen Ursachen noch ohne Funktion und anatomisch unterentwickelt sind. Kleine Kinder haben
höchstens eine oberflächliche Sta-
phylodermia follicularis super-
ficialis.

Die *multiplen Schweißdrüsenabscesse* des Säuglings treten stets
mehrfach, oft in großer Zahl bis zu
100 und mehr auf; sie reichen zwar
nicht so weit in die Tiefe wie die
echten Furunkel, aber sie können
sich zu weitgreifenden Phlegmonen
entwickeln. Gesunde Säuglinge erkranken nur gelegentlich an einzelnen Abscessen des Hinterkopfes;
die multiplen Hautabscesse sind
also fast immer der Ausdruck eines
Darniederliegens der natürlichen
Abwehrkräfte, zumeist infolge von
Ernährungsstörungen. Sie beginnen
als kleine bis erbsengroße Infil-

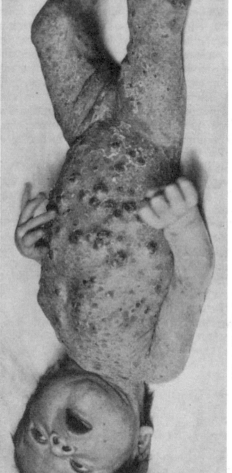

Abb. 1. Multiple Schweißdrüsenabscesse. (Düsseldorfer Kinderklinik.)

trate, die sich dann zu hasel- und walnußgroßen, weichen, fluktuierenden
Abscessen entwickeln. Wenn sie sich spontan öffnen und der Eiter mit den
Staphylokokken die Umgebung verschmiert, werden immer neue Schweiß-
drüsen infiziert.

Man pflegt zwei klinische Formen der multiplen Hautabscesse zu unterscheiden:

1. den Typus, bei dem sie sich auf den Hinterkopf, den Nacken und Rücken beschränken, wo die Haut durch die Rückenlage mechanisch belastet ist, stark schwitzt und die Erreger in die Schweißporen einmassiert werden;

2. den Typus, bei dem die Abscesse am ganzen Körper sitzen, also auch an Brust, Bauch und Gliedmaßen, oft in ungeheuerer Zahl. Betroffen sind nur schwer dystrophische Säuglinge.

Die *Therapie* ist ebenso langwierig und mühselig für den Arzt wie schmerzhaft für die Kinder, wenn man auch immer wieder mit Erstaunen sieht, wie wenig diese Säuglinge durch das Eröffnen oft vieler Abscesse in einer Sitzung ohne Narkose mitgenommen werden. Um die Neuinfektion der benachbarten Hautstellen zu verhüten, bedeckt man die Umgebung der zu eröffnenden Abscesse mit Vaseline und entfernt sofort sorgsam den austretenden Eiter mit in $1^0/_{00}$ Sublimat oder einem anderen Desinfizienz getränkten Tupfern. Die beste Methode, weil sie jeden Blutverlust verhütet, ist die Eröffnung mit dem Thermokauter. Hat man ihn nicht zur Verfügung, schneidet man die Abscesse im Sublimatbad ($1^0/_{000}$) auf; das sich an der Wunde bildende Quecksilberalbuminat stillt die Blutung und das Sublimat hemmt die Entwicklung der die übrige Haut berührenden Staphylokokken. Große Phlegmonen müssen breit, am besten mit Gegenincisionen, eröffnet und mit einem Gazestreifen leicht tamponiert werden. Nach dem Sublimatbade pudert man den ganzen Körper mit einem formalinhaltigen Puder (Fußpuder) ein oder bedeckt ihn mit 1% Rivanolschüttelmixtur. Bei schweren Fällen ist auch die Lagerung auf Kleie zu empfehlen. Durch Röntgenbestrahlungen kann man oft die Phlegmonenbildung verhindern oder wenigstens begrenzen. Ebenso wichtig wie die örtliche ist die Allgemeinbehandlung; die Ernährungsstörung muß mit Frauenmilch beseitigt, eine eventuelle Rachitis geheilt werden. Bluttransfusionen sind von sichtlichem Nutzen, während die Vaccinebehandlung auch mit Autovaccinen enttäuscht. Mit der Besserung des Allgemeinzustandes sieht man, wie mehr und mehr die Entzündung nicht über das Infiltrat hinaus sich entwickelt und die eitrige Einschmelzung ausbleibt.

4. Impetigo contagiosa.

Auf die gleiche Infektion reagiert die Haut des Neugeborenen mit dem Pemphigoid, die des älteren Säuglings und Kindes mit der Impetigo contagiosa. Die impetiginöse Grundefflorescenz ist ein Eiterbläschen mit einem schmalen Entzündungshofe. Die Blase platzt alsbald auf und es entwickelt sich eine bernstein- bis honiggelbe, durch Blutaustritt bräunlich oder schwärzlich verfärbte Borke, nach deren Entfernung eine gerötete glatte, nässende Fläche zum Vorschein kommt, die, im Gegensatz zum Pemphigoid, sogleich wieder Serum absondert, das erneut zur Borke eintrocknet.

Der Hauptsitz der Impetigo ist das Gesicht. Die kleineren oder größeren unregelmäßig und nicht wie beim Pemphigoid kreisrund oder oval begrenzten Efflorescenzen stehen meist dicht benachbart, konfluieren oft miteinander und bedecken dann große Flächen, im Gesichte kranzförmig um Mund und Nase herum. Am behaarten Kopfe bilden sie oft einen mit den Haaren fest verbackenen Krustenpanzer. Durch Aufkratzen der ersten Eruptionen können die Eitererreger verschleppt werden und überall am Körper, wo die Hand hingelangt, an Händen, Beinen und Rumpf neue Impetigo erzeugen. Einen besonders guten Nährboden bietet das Ekzem; über impetiginisierte Ekzeme s. unten. Die Abheilung erfolgt ohne Narbenbildung; nicht selten bleibt durch längere Zeit, mehrere Monate lang, eine Pigmentierung zurück.

Die Impetigo contagiosa beschränkt sich im allgemeinen auf die Haut; als beinahe einzige innere Komplikation ist die *hämorrhagische Nephritis* zu erwähnen,

die oft so schleichend beginnt, daß sie erst durch eine Urinuntersuchung ent-
deckt wird, die bei und nach Impetigo nie versäumt werden darf. In anderen
Fällen verläuft sie stürmisch und beherrscht mit Ödemen sofort das ganze
Krankheitsbild.

Während das Pemphigoid fast gesetzmäßig durch Staphylokokken erzeugt
wird, geht die Impetigo in einem Teile der Fälle auf eine Infektion mit Streptokokken zurück, entsprechend der bekannten Regel, nach der die Staphylokokken eher serotaktisch sind. Bei der Streptokokkenimpetigo sind die Krusten
dick, gelbbraun, oft blutig ge-
färbt, bei der Staphylokokken-
impetigo dünner, firnisartig und
durchsichtig.

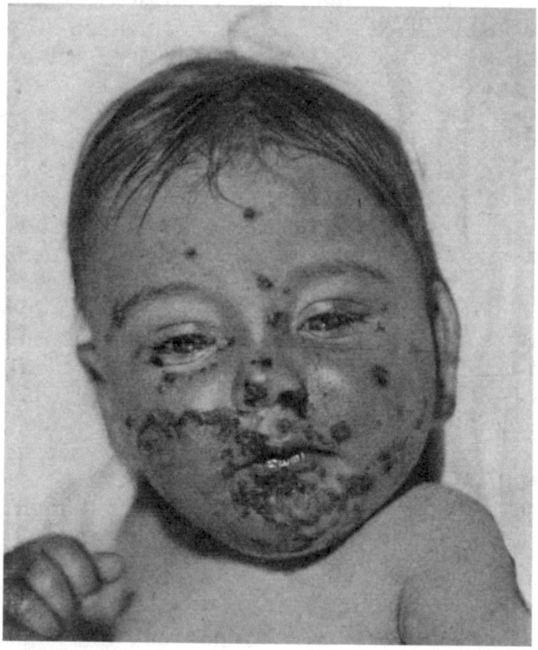

Die Impetigo contagiosa ist
äußerst ansteckend; sie verbreitet sich nicht nur von der
Primäreffloreszenz über den ganzen Körper, sondern sie tritt wie
eine Epidemie in der Familie,
im Kindergarten und in der
Schule auf.

Die *Behandlung* ist einfach
und dankbar. Größere Krusten
werden zuerst mit 2% Salicylvaseline aufgeweicht und entfernt, die nässenden Stellen werden dann mit 5—10% weißer
Quecksilberpräzipitatsalbe oder
mit 1% Rivanolzinkpaste verbunden. Kleine Einzeleffor-
escenzen kann man auch sofort
mit Präcipitatsalbe, Rivanolzinkpaste oder 1% Rivanolschüttel-

Abb. 2. Impetigo contagiosa. (Kieler Univ.-Kinderklinik.) (K)

mixtur verbinden oder mit Prä-
cipitatpflaster überkleben. Der
letzten Ausheilung dient Zinkpaste. Auf diese Art ist die ausgedehnteste und
schwerste Impetigo im Laufe einer Woche zu heilen.

Eine seltene Sonderform der Impetigo contagiosa ist das *gemeine Ekthyma*
(Ecthyma gangraenosum), das tief in die Haut eindringt. Man findet es ausschließlich bei schwer ernährungsgestörten dystrophischen Säuglingen und
kachektischen größeren Kindern und nur ganz ausnahmsweise bei noch gutem
Allgemeinbefinden etwa bei zerkratzter Scabies.

Beim Ekthyma kommt es außer dem primären Bläschen zu einer Infiltration
der Cutis mit nachfolgender Nekrose oder zumindest Substanzverlust, der ziemlich oberflächlich bleiben kann und von einer schmalen geröteten Zone begrenzt
ist. Zuweilen sieht das meist etwa markstückgroße Geschwür wie mit dem
Locheisen ausgestanzt aus. Sekundäre Lymphgefäß- und Lymphdrüsenschwellungen sind selten, häufiger werden begleitende regionäre indolente Lymphdrüsenschwellungen beobachtet.

Die *Behandlung* ist dieselbe wie die der Impetigo contagiosa; auf die Hebung
des Allgemeinzustandes ist entscheidendes Gewicht zu legen. Das Ekthyma
hinterläßt Narben.

5. Erysipel.

Das Erysipel des Kindes nach dem Säuglingsalter ist gutartig und verläuft wie beim Erwachsenen. Das Erysipel des Neugeborenen ist dort besprochen. Das Heilmittel der Wahl ist das Prontosil.

6. Mykosen.

Die Fadenpilzerkrankungen treten meist in lokalisierten Herden auf und sind in der Regel auf die Hornschicht und ihre Anhangsgebilde (Haare, Nägel) beschränkt. Nur ausnahmsweise werden die Cutis oder durch Eindringen der Pilze oder ihrer Stoffwechselprodukte in die Blutbahn der Gesamtorganismus bzw. entfernt gelegene Hautbezirke in Mitleidenschaft gezogen.

Der *mikroskopische Nachweis* der Pilzelemente geschieht am leichtesten in Hautschuppen, Haaren und Hägeln in ungefärbten auf Objektträger aufgebrachten Zupfpräparaten, denen zur Aufhellung bzw. zur Auflösung der Hornhautsubstanz 10—20% Kalilauge zugesetzt wird. Nach Erwärmen über der Flamme bis zu leichter Dampfbildung erfolgt die mikroskopische Untersuchung mit starkem Trockensystem und enger Blende ohne Kondensator.

a) Die Mikrosporie

mit dem Mikrosporon Audonini als Erreger findet sich nur bei Kindern im Spiel- und Schulalter; mit der Pubertät verschwindet sie und kommt bei Erwachsenen nie vor. Sie äußert sich in kreisrunden oder ovalen, wechselnd großen, tonsurähnlichen Flecken auf der behaarten Kopfhaut. Die Haare sind kurz oberhalb der Follikelmündung abgebrochen und erscheinen als kurze, wie mit grauweißem Puder bestreute Stümpfe, die sich schmerzlos ausziehen lassen. Die Haut zwischen den einzelnen Haaren ist von feinen Schuppen bedeckt. Zeichen einer reaktiven Entzündung fehlen. Das Wesen der Erkrankung besteht in einer Pilzinfektion der Haare, die in ihrem Inneren von Mycel durchwuchert werden. Einzelne Fäden gelangen nach außen und bilden auf den Haaren reichliche Sporen. Überdies treten sie in einem dichten Maschenwerke mit den Nachbarmycelen in Verbindung. Bei der mikroskopischen Untersuchung der Haare, die durch den dicken Sporen- und Mycelbelag grauweiß aussehen, gewinnt man den Eindruck „eines mit einer klebenden Masse bestrichenen und in feinem Sande gerollten Glasstabes". Durch Eindringen der Pilze in tiefere Schichten können auch auf der unbehaarten Haut, am Nacken, Rücken oder an anderen Körperstellen, Tochterherde mit leicht erhabenen, rosaroten, girlandenartigen Figuren entstehen. Bei der Verschleppung auf dem Blutwege bildet sich in seltenen Fällen ein lichenoider Ausschlag besonders am Rumpfe aus.

Die Mikrosporie ist außerordentlich ansteckend und kann in Schulen, Kindergärten oder Heimen kleine Epidemien veranlassen. Daher müssen die Kranken bis zur völligen Ausheilung streng isoliert werden.

Die *Behandlung* ist Sache des Dermatologen. Durch Röntgenbestrahlung wird der ganze Kopf epiliert und pilztötende Mittel werden aufgetragen.

b) Die Trichophytie

wird durch Trichophytonpilze (mit zahlreichen Varietäten einer großen Gruppe) hervorgerufen; häufiger als die Mikrosporie befällt sie auch unbehaarte Körperstellen. Sie unterscheidet sich neben anderen klinischen Merkmalen von der Mikrosporie durch ihre Neigung zur Ausbreitung in die Tiefe, in die Cutis und Subcutis. Trichophytieinfektionen der Haut bewirken eine vorübergehende spezifische Umstimmung des Körpers, eine Allergie, ähnlich der bei der Tuberkelbacilleninfektion und kann daher durch percutane oder intracutane Haut-proben mit Pilzextrakten (Trichophytin) analog den Tuberkulinreaktionen nachgewiesen werden.

Man unterscheidet eine *oberflächliche* und eine *tiefe Form* der Trichophytie. Die oberflächliche epidermale Form ist charakterisiert durch unregelmäßig gestaltete, ziemlich scharf begrenzte Flecke, die mit weißlichen Schuppen bedeckt sind und reichliche Pilze enthalten. Auf der behaarten Kopfhaut treten die Herde als haarlose mit feinen Schuppen bedeckte runde oder ovale Scheiben auf, die meist kleiner sind als bei Mikrosporie und im Gegensatze zu ihr zwischen den Stümpfen erkrankter Haare auch völlig gesunde Haarbüschel

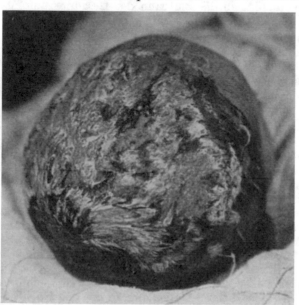

aufweisen. Bei einer stär-keren Mitbeteiligung der Cutis heben sich die stär-ker geröteten Krankheits-herde deutlich aus der ge-sunden Umgebung hervor und zeigen an ihrem Rande einen Bläschensaum, wäh-rend die Mitte zunächst noch einen feinen Schup-penbelag trägt. Im wei-teren Verlaufe zeigt die Mitte Neigung zur Ab-heilung, während der gir-landenförmige Rand sich weiter in die gesunde Um-gebung vorschiebt. Wenn dann die Erkrankung in der bereits abgeheilten Mitte erneut rezidiviert, entstehen umeinander ge-schichtete, konzentrische, ringförmige Efflorescen-zen. Diese Form der

Abb. 3. Trichophytie der Kopfhaut. (Kieler Univ.-Kinderklinik.) (K)

Trichophytie nennt man auf dem behaarten Kopfe *Herpes tonsurans*, auf der unbehaarten Haut *Herpes circinatus*.

Wenn die Pilze in das perifollikuläre Gewebe eindringen, dann erzeugen sie eine starke Reaktion mit Hyperämie, Ödem, reichlicher Eiterbildung und Granu-lationsbildung. Dieser schwerste Grad der lokalisierten *tiefen Trichophytie*, des sog. *Kerion Celsi* wird besonders auf dem behaarten Kopfe im Verlaufe eines Herpes tonsurans beobachtet: plateauartige, runde oder ovale, ziemlich scharf gegen die Umgebung abgesetzte, mit Borken bedeckte, gerötete Erhebungen mit zahlreichen den Follikelöffnungen entsprechenden Eiterpunkten, aus denen auf Druck reichlich Eiter hervorquillt. Keine regionären Drüsenschwellungen.

Bei der seltenen *Nageltrichophytie* ist die Nageloberfläche uneben, rissig, etwas verdickt und von weißlich grauer Farbe.

Wie bei der Mikrosporie (und bei der Tuberkulose — Lichen scrophulosorum) kommt es in seltenen Fällen auch bei der Trichophytie zu einem lichenartigen allgemeinen Ausschlage, dem *Lichen trichophyticus*.

Die *Behandlung* der Trichophytie besteht an dem behaarten Kopfe wie die der Mikrosporie in Röntgenepilierung und Jodpinselung, an haarlosen Stellen nur in Pinselung mit verdünnter Jodtinktur (Tinct. jod. 5,0, Spirit. ad 20,0, 3mal wöchentlich).

c) Bei dem Favus = Erbgrind

finden sich auf dem behaarten Kopfe teils einzelne, teils in zusammenhängenden Verbänden gelblich gefärbte Scheibchen (Skutula) an den Follikelmündungen um die Haare herum, bestehend aus stark gewucherten Pilzelementen (Achorion Schönleinii). Die gelbliche Farbe verliert sich allmählich, kann aber durch Betupfen mit Alkohol oder Chloroform leicht wieder hervorgerufen werden. Kennzeichnend ist der unangenehme „Mäusegeruch". Im weiteren Verlaufe kommt es zu einer völligen Verödung der Haarpapillen und der Follikelumgebung. Solche kranke, haarlose, eigentümlich glatte, weiße und glänzende Bezirke wechseln mit gesunden behaarten Stellen ab und verleihen der Kopfhaut ein eigentümliches Aussehen.

Die *Behandlung* ist dieselbe wie bei Mikrosporie.

7. Zoonosen.

Unter **Pediculosis** versteht man die Veränderungen der Haut durch die Kopflaus = Pediculus capitis. Sie entstehen durch den Biß der nahrungssuchenden Läuse und durch das Kratzen und haben einen impetiginösen und ekzemartigen Charakter. Man sieht blutige Erosionen, Excoriationen und mehr oder weniger ausgedehnte entzündete, oft impetiginöse, borkig belegte Flächen mit dem Lieblingssitze unten am Hinterkopfe. Oft setzt sich diese fälschlich Läuseekzem (auch Kratzekzem) genannte Dermatose in Form eines schmalen Streifens zwischen den Schulterblättern nach abwärts fort. Die Haare sind nicht selten büschelförmig aneinander und zum Teil auch mit den krustösen Hautauflagerungen verklebt (Weichselzopf). Bei der genauen Untersuchung sieht man die lebenden Läuse oder doch wenigstens die an den Haaren festhaftenden Nissen.

Behandlung. Wenn man nicht das Kopfhaar abscheren oder abrasieren kann, macht man nach einer gründlichen Waschung mit einem läusetötenden Mittel, am billigsten aber feuergefährlich Petroleum oder Brennspiritus, etwas wirksamer und teurer Kuprex, über Nacht eine dichtschließende Kopfhaube über das von dem Mittel nasse Haar. Um auch die Nissen zu töten und zu entfernen, wird danach an mehreren Tagen das Haar gut mit Essig, der das Chitin löst, gewaschen und mit dem Staubkamme durchgekämmt. Dabei werden gleichzeitig die aufgeweichten Borken beseitigt und die wunde Haut heilt schnell unter Zinköl oder -paste.

Die **Skabies (Krätze)** hat als Erreger eine Milbe, die Sarcoptes hominis = Acarus scabiei. Die Krätzemilbe bohrt horizontal zur Oberfläche dicht unter der Hornschicht Gänge, an deren Ende sie sich aufhält und ihre Eier ablegt. Die Übertragung geschieht durch enge körperliche Berührung, Zusammenliegen im Bette oder Gehen Hand in Hand, aber nur selten durch Bettzeug, Wäsche und Kleider. So ist es verständlich, daß alle Glieder einer Familie befallen sein können und Kinder Erwachsene anstecken und umgekehrt. Die hervorstechendsten Symptome der Krätze sind starkes Jucken und Kratzeffekte, die mit blutigen Borken bedeckt und durch Eitererreger superinfiziert sein können. Meist gelingt es, wenn die befallenen Stellen nicht zu sehr durch Kratzeffekte und Pyodermien verändert sind, die pathognomonischen Milbengänge mit einem dunklen, der Milbe entsprechenden Pünktchen am Kopfende und einem Bläschen am Schwanzende aufzufinden und die Milbe herauszuholen, indem man den Gang mit einer Stecknadel der Länge nach aufschlitzt, so daß die Milbe an der Nadelspitze haftet. Ein Blick durch das Mikroskop bei schwacher Vergrößerung sichert die Diagnose. Am ehesten findet man bei Kindern die Milbengänge an den Händen und Füßen, und zwar auf der Innenfläche der Handwurzel, an den Seitenflächen der Finger und am Fußrücken, nicht selten aber auch an anderen Körperstellen.

Die *Behandlung* geschieht mit sicherem Erfolge durch eine 33%ige Salbe mit Sulfur depuratum oder praecipitatum, durch das Unguent. Wilkinsoni (Pic. liquid., Sulfur praecip. āā 20,0, Sapon. virid., Vaselin. flav. āā 40,0) oder durch das am wenigsten die Wäsche verschmutzende 25%ige Schwefelpräparat Mitigal (Bayer). Am 1. Tage wird nach einem gründlichen Reinigungsbade der *ganze* Körper, nicht nur an den sichtbar veränderten Hautstellen, besonders an Händen und Füßen, mit der Salbe sorgfältig eingeschmiert. Am 2. Tage wird ohne Bad die Einschmierung wiederholt, das Kind in die Wäsche des Vortages gekleidet und am 3. Tage folgt auf ein Reinigungsbad die Einkleidung in frische Wäsche. Das Bett muß neu überzogen und die alte Wäsche ausgekocht werden und selbstverständlich sind alle irgend verdächtigen Glieder

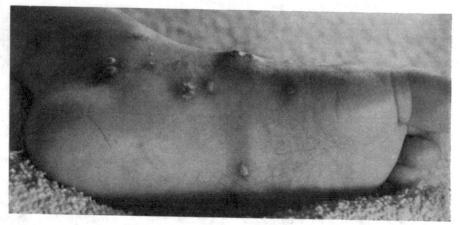

Abb. 4. Scabies. (Kieler Univ.-Kinderklinik.) (K)

des Hausstandes gleichzeitig zu behandeln. Die Kratzeffekte und Pyodermien heilen nach der Abtötung der Milben und ihrer Eier unter Zinköl und -paste schnell ab.

Eine infektiöse Dermatose mit noch unbekanntem Erreger ist das

Molluscum contagiosum. Es ist hauptsächlich im Gesichte lokalisiert und besteht aus stecknadelkopf- bis hanfkorngroßen, weißlichen, wachsartig glänzenden, derben Knötchen mit leicht eingedellter Mitte. Drückt man stark an beiden Seiten der Knötchen, dann spritzt ein weißlicher Pfropf heraus, der aus den sog. Molluskumkörperchen besteht, die ein Reaktionsprodukt der Erreger sind. Die *Behandlung* besteht darin, daß man die so aufgedrückten Knötchen mit Jodtinktur überpinselt.

8. Tuberkulose der Haut.

Die klein- und großpapulösen Tuberkulide (Skrophuloderma), der Lichen scrophulosorum, der Lupus, das Erythema nodosum und die Veränderungen der Gesichtshaut bei Skrophulose sind im Abschnitt „Tuberkulose" besprochen.

9. Herpes zoster

des Kindes unterscheidet sich nicht von dem des Erwachsenen. Über seine Beziehungen zu den Varicellen s. dort. Über den Herpes zoster sind also die Lehrbücher der Inneren Medizin einzusehen. Dasselbe gilt vom

10. Herpes febrilis,

der in diesem Buche z. B. bei der Pneumonie und der Meningitis epidemica erwähnt ist.

11. Perniones = Frostbeulen

sind rote oder blaurote Anschwellungen besonders an den Händen und Füßen im Gefolge von Kälteeinwirkungen und zumeist bei Kindern und Personen, anzutreffen, die an Hand- und Fußschweißen leiden. Wesentlich ist also die persönliche Disposition; solche Individuen sind immer Vasomotoriker und sie können auch Gefäßspasmen aufweisen. (Die RAYNAUDsche Krankheit ist unten gestreift.) Frostbeulen sind durch ihr Jucken und Brennen lästig und quälend und nicht

allzu selten verschlim-
mern sie sich zu schwer
heilenden, schmerzhaf-
ten Ulcerationen. Die
Behandlung bessert die
Blutzufuhr und erzeugt
eine Hyperämie durch
2malige Hand- bzw.
Fußbäder täglich von
je 1—2 Stunden Dauer,
denen ein Kaffeelöffel
Alaun oder Acid. tannic.
zugesetzt ist. Noch
nützlicher sind in vielen
Fällen Wechselbäder,
5—10 Minuten in hei-
ßem und einige Sekun-
den in kaltem Wasser
mit mehrmaliger Wie-
derholung dieses Tur-
nus in einer Sitzung.
Weitere Maßnahmen
sind Bestrahlungen mit
der Solluxlampe oder

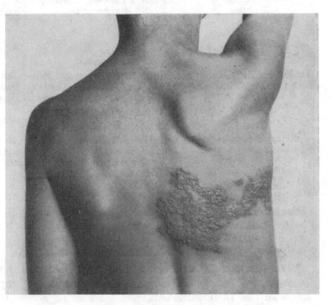

Abb. 5. Herpes zoster. (Düsseldorfer Kinderklinik.)

der Höhensonne, Einreibungen von Campherspiritus und Aufpinseln von Jodtinktur. Nachts mache man Verbände mit 20%iger Ichthyolsalbe, 10%iger Perubalsam- oder der fertigen Pernioninsalbe. Ulcerationen werden mit 3—5%iger Höllensteinsalbe verbunden und von Zeit zu Zeit mit 5—10%iger Höllensteinlösung geätzt.

Über **Verbrennungen** = **Combustiones** sind die Lehrbücher der Chirurgie einzusehen, über das

Erythema solare = **Sonnenbrand** und sonstige Lichtschädigungen die der Hautkrankheiten oder, wenn sie die Augenbindehaut betreffen, die der Augenheilkunde.

II. Hautkrankheiten mit vorwiegend endogener Ursache.

Bis vor gut 10 Jahren hat man die konstitutionell bedingten Dermatosen des Säuglings als Äußerungen der exsudativen Diathese — s. das Kapitel „Vererbung und Konstitution" — allesamt unter den Begriff des Ekzems zusammengefaßt. Wir wissen jetzt, daß es sich um zwei wesensverschiedene Grundformen auf dem gemeinsamen Boden der exsudativen Diathese handelt, die allerdings ineinander übergehen und miteinander vermengt sein können, die *Dermatitis*

seborrhoides und das *Säuglingsekzem.* Die folgende Übersicht, die nach Wor-
ringer dem Buche von Glanzmann ,,Einführung in die Kinderheilkunde 1939"
entnommen ist, zeigt in klarer Weise, daß eine Abtrennung möglich und notwendig ist:

	Ekzem	Dermatitis seborrhoides
Beginn	Nach 3. Monat, meist 5. bis 6. Monat	In den ersten 3 Monaten
Sitz der ersten Lokalisation	Wangengegend	Behaarter Kopf, Gneis, Gesäßgegend, Intertrigo
Charakteristische Morphe	Feine Bläschen, Nässen, Status punctosus	Fettige Krusten auf dem behaarten Kopfe, rundliche rötliche Herde mit trockener Schuppung am Rumpfe. Psoriasioid
Typische Lokalisation	Wangengegend, vorwiegend Kopfekzem	Behaarter Kopf, Augenbrauen, Körperfalten
Verteilung am Rumpfe und an den Gliedern	Außenseite der Arme und Hüften, Vorderfläche des Thorax, Handgelenke, Handrücken	Gesäß, Hinterseite der Hüften, Unterchenkel, Rücken, untere Partie des Bauches, alle Falten
Jucken	Sehr ausgesprochen	Gering
Dauer	Sehr lange, ein bis zwei Jahre	Einige Wochen
Spätmanifestationen	Infantiles Asthma, alimentäre Allergie, Neurodermitis in den Gelenkbeugen	Im allgemeinen vollständige und endgültige Heilung, selten Dermatitis seborrhoides im späteren Kindesalter
Trophallergie (Eiklarreaktion)	Positiv	In der Regel negativ
Eosinophilie im Blute	In der Regel vorhanden	Nur ausnahmsweise
Heredität	Sehr wichtig	Zweifelhaft

1. Dermatitis seborrhoides.

Die Dermatitis seborrhoides ist eine Hautkrankheit der ersten 3 Lebensmonate. Sie hat enge Beziehungen zu der Intertrigo; da aber nicht jede Intertrigo zu der Dermatitis seborrhoides gehört, sondern viele Fälle exogen durch
saure Stühle und schlechte Pflege bedingt sind, wurde die Intertrigo für sich
unter den Dermatosen mit vorwiegend exogener Ursache besprochen.

Die ersten Erscheinungen der Dermatitis seborrhoides zeigen sich zumeist
auf dem behaarten Kopfe und an anderen behaarten Stellen, also den Augenbrauen und -wimpern. Es bilden sich fettige Krusten, nach deren Entfernung
eine gerötete und entzündete Kopfhaut freiliegt, also eine Dermatitis. Der alte
Ausdruck dafür ist der ,,*Gneis*". Weiter gehört zur Dermatitis seborrhoides
eine Intertrigo, nicht nur in der Gesäßgegend, sondern auch in allen Körper-
falten. Die Haut ist gerötet (Erythrodermie) und an manchen Stellen, wie hinter
den Ohren, kann sie zu Rhagaden einreißen. Am Rumpfe, besonders am unteren
Rücken und am Unterbauch, können rötliche Herde aufschießen mit einer
trockenen Schuppung, das sog. Psoriasoid, von dem auch schon im Abschnitte
,,Intertrigo" die Rede war. Außen an diesen Herden erkennt man die Elementarmorphe, eine trockene, leicht schuppende Papel.

Die Dermatitis seborrhoides macht kaum einen Juckreiz, man vermißt
also Kratzeffekte und das Allgemeinbefinden der Säuglinge ist nicht durch
Unruhe und den Drang zum Kratzen und Scheuern gestört. Die Eiklarreaktion —
s. unter Ekzem — fällt in allen Fällen von Dermatitis seborrhoides negativ aus.

Der Dermatitis seborrhoides kommt eine starke Neigung zur Anämie zu;
eine Bluteosinophilie besteht in den wenigsten Fällen; etwa die Hälfte dieser
Kinder hat hartnäckige Durchfälle.

Im allgemeinen heilt die Dermatitis seborrhoides vollständig und auch endgültig unter geeigneter Behandlung innerhalb einiger Wochen aus. Hartnäckigere Formen, die nach einer Zeit der Latenz in die Dermatitis seborrhoides des späteren Kindesalters überleiten, sind nicht häufig. Es kann sich im Verlaufe auf eine Dermatitis seborrhoides ein Ekzem aufpfropfen = *Dermatitis seborrhoides ekcematisata*, aber auch in diesen Fällen kann man an den erythematös intertriginösen Herden in den Gelenkbeugen und Hautfalten, an den Rhagaden

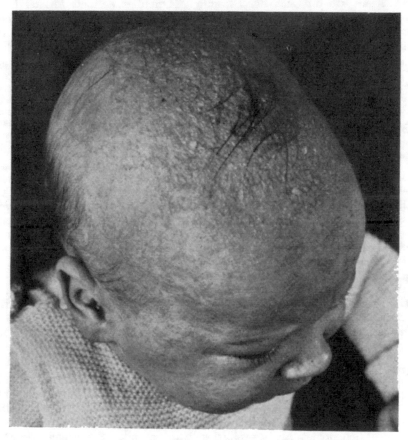

Abb. 6. Dermatitis seborrhoides capitis. (Kieler Univ.-Kinderklinik.) (P)

hinter den Ohren und an der Schuppenbildung an Augenbrauen und -lidern den Anteil der Dermatitis seborrhoides immer wieder erkennen. Eine solche Ekzematisierung betrifft, da das Ekzem erst nach dem '1. Trimenon beginnt, die hartnäckigen Formen der Dermatitis seborrhoides und bei ihnen sind Superinfektionen mit Eitererregern nicht selten, so daß die ursprünglich trocken schuppenden Herde nässend und mit einer borkigen Kruste überdeckt werden.

Wenn auch für die Entstehung einer Dermatitis seborrhoides, da unter genau denselben äußeren Bedingungen nur eine kleine Minderzahl von Kindern erkrankt, konstitutionelle Faktoren mit im Spiele sein müssen, besonders bei den hartnäckigen Formen, so sind dennoch bis heute hereditäre Einflüsse nicht sicher nachgewiesen worden.

Was die *Pathogenese* der Dermatitis seborrhoides angeht, so machen tierexperimentelle Forschungen einen Nährschaden der Haut wahrscheinlich

Wenn man junge Ratten mit Eieralbumin als einzigem Eiweißkörper füttert. dann erkranken sie an Hautveränderungen, die mit der Dermatitis seborrhoides vieles gemein haben. Allmählich bleibt auch das Wachstum stehen, die Tiere nehmen ab und gehen zugrunde; manchmal gesellen sich Durchfälle, Hämaturie und eine Muskelhypertonie besonders der Hinterbeine hinzu. Die Resistenz gegen bakterielle Angriffe nimmt ab, eine Keratomalacie kann hinzutreten.

Vermehrung der Fettzufuhr verstärkt die seborrhoischen Erscheinungen der Versuchstiere wie oft auch der Säuglinge. Offenbar handelt es sich bei den Ratten um eine Giftwirkung des rasch resorbierten Eieralbumins, besonders deswegen, weil ihm das Hautvitamin, das Vitamin H, fehlt, das mit dem Vitamin B_2 (Laktoflavin) oder dem antipellagrösen Vitamin B_6 nicht identisch ist[1].

Erhöhte Fettzufuhr ist auch bei der Dermatitis seborrhoides des Säuglings nachteilig und Durchfälle sind schädlich, weil durch sie der Darm für unvollständig abgebaute Proteine durchlässiger wird. Selbstverständlich kann beim Säuglinge, der noch kein Eiweiß genossen hat, dieses Albumin keine toxische Wirkung haben, wahrscheinlich aber das Milcheiweiß, auch der arteigenen Frauenmilch bzw. unvollständige Milcheiweißabbauprodukte, besonders wenn gleichzeitig ein Mangel an Vitamin H besteht. Die Durchlässigkeit des Darmes ist in den ersten Lebenswochen und -monaten am größten, also in der Zeit der Dermatitis seborrhoides. Wenn später beim Ekzem in manchen Fällen eine Überempfindlichkeit z. B. gegen Milcheiweiß nachweisbar ist, könnte der Organismus durch den Übertritt von unabgebautem Milchprotein, besonders wenn in der ersten Lebenszeit schon Kuhmilch gegeben wurde, sensibilisiert worden sein, eine Annahme, die besonders in den Fällen plausibel erscheint, in denen aus einer Dermatitis seborrhoides sich ein Ekzem entwickelt.

Die *Behandlung* der Dermatitis seborrhoides ist eine Ernährungstherapie und eine lokale Therapie. Die Kinder müssen vollwertig aber fettarm ernährt werden, z. B. mit einer abgerahmten, durch Milch- oder Citronensäure gesäuerten Vollmilch mit einem Zusatze von 2% Mondamin und 5—8% Zucker. Bei etwas älteren Säuglingen bewährt sich die Verabreichung von roher Leber. Die örtliche Behandlung hat die Schuppen und Krusten mit 2% Salicylvaseline oder mit einer 2%igen Schwefelsalbe mit Sulfur praecipitatum abzuweichen. Die Abheilung der entzündeten Haut gelingt schnell unter Zinköl (Zinc. oxyd., Ol. olivarum āā), Zinkpaste, Fissanpaste oder Lebertransalbe.

Die schwerste Form der Dermatitis seborrhoides ist die

2. Erythrodermia desquamativa Leiner.

Das Krankheitsbild entwickelt sich entweder allmählich durch Konfluieren von partiellen Bezirken von Dermatitis seborrhoides oder schlagartig rasch, vom einen Tage zum anderen. Diesem explosiven Auftreten läuft neben einigen schon länger bestehenden intertriginösen und seborrhoiden Herden oft ein akutes follikuläres, lichenoides, an Schweißfrieseln erinnerndes Exanthem voraus, das alle bisher gesund gebliebenen Hautstellen befällt und dann schnell, manchmal schon nach einigen Stunden, in eine flächenhaft schuppende Rötung übergeht. Befallen sind nur und ausnahmslos Kinder der ersten drei Lebensmonate. Vorwiegend erkranken Brustkinder und oft haben die Kinder Durchfälle; das Gedeihen hat schon vorher zu wünschen übrig gelassen.

Mit der Zeit, zumal wenn die Dyspepsie fortbesteht, entwickelt sich eine zunehmende Dystrophie. Die Erythrodermia desquamativa äußert sich in einer groß- oder kleinlamellösen trockenen Schuppung der sehr stark geröteten Haut. An dem Kopf, der Stirn, den Augenbrauen und den seitlichen Gesichtspartien pflegen die zusammenhängenden, nur stellenweise durch unregelmäßige Risse unterbrochenen Schuppen, falls sie nicht entfernt werden, die Gestalt einer dicken graugelben Haube anzunehmen. Anämie, Leukocytose mit Myelocyten und Myeloblasten, Ödem- und Blutungsbereitschaft, Neigung zu Kollaps,

---

[1] Siehe auch das Kapitel „Avitaminosen" von Rominger S. 197.

zu Gewichtsstürzen und toxischen Symptomen, sowie bei besonders schwerer Dystrophie auch Keratomalacie und eine auffallend starke Hypertonie können in Begleitung der Erythrodermie gleichsam als Zeichen einer ausgedehnten allgemeinen Stoffwechselstörung angetroffen werden. Je schwerer diese Allgemeinsymptome sind, desto schlechter ist die Prognose. Die Kinder sterben dann entweder an einer Kachexie durch die Ernährungsstörung oder an sekundären Eiterinfektionen der kranken Haut oder an Sepsis oder Pneumonie.

Die *Behandlung* ist auch hier diätetisch und lokal. Die Kinder dürfen nicht ganz an der Brust ernährt werden, sondern zu $^1/_3$ mit Buttermilch oder entrahmter saurer Vollmilch, C-Vitamin ist zuzufügen; Durchfälle werden nach den gültigen Regeln bekämpft. Die Krusten und Borken werden mit 2%iger Salicylvaseline aufgeweicht und entfernt, nässende entzündete Hautflächen durch Pinseln mit 4%iger Höllensteinlösung oder in Tanninbädern getrocknet und die Abheilung erfolgt unter Zinköl oder ähnlichen Salben, wie sie bei der Dermatitis seborrhoides aufgezählt wurden. Bei schlechtem Allgemeinzustande, besonders bei Anämie und sekundären Infektionen werden Bluttransfusionen gemacht. Der Erfolg hängt von dem frühzeitigen Beginn der Therapie ab.

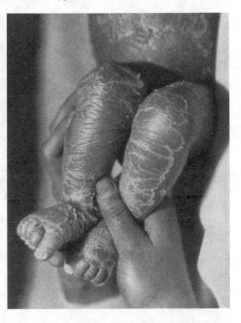

Abb. 7. Erythroderma desquamativa. (Gießener Univ.-Kinderklinik.)

3. Psoriasis (Schuppenflechte).

Viel deutlicher als bei der Psoriasis des Erwachsenen drängt sich bei der des Kindes die Ähnlichkeit mit den seborrhoid-desquamativen Erkrankungen auf. Die Differentialdiagnose ist oft nur aus dem Verlauf zu stellen und aus dem Lebensalter, denn die echte Psoriasis tritt kaum vor dem 6. Lebensjahre auf. Chronischer rezidivierender Verlauf, Unwirksamkeit der therapeutischen Maßnahmen und vielleicht auch der Nachweis eines familiären Vorkommens sprechen für die echte Psoriasis.

Alles Nähere ist den dermatologischen Lehrbüchern zu entnehmen.

III. Erkrankungen der Haut auf allergischer Grundlage.

1. Das Säuglingsekzem (Eczema infantum).

Die Bezeichnung mancher Dermatologen nach dem Vorgang von ROST als *frühexsudatives Ekzematoid* ist, da verschiedene Eigenschaften, namentlich des Kohlehydratstoffwechsels nicht mit dem echten Ekzem des späteren Alters übereinstimmen, wohl gerechtfertigt, hat sich aber in das kinderärztliche Schrifttum nicht eingebürgert. Über die Beziehungen zur exsudativen Diathese siehe das Kapitel „Vererbung und Konstitution".

Das Ekzem ist eine kongestiv-exsudative Reaktion der Haut auf bestimmte äußere und innere Reize bei besonders disponierten Individuen. Die Elementarmorphe ist eine Aussaat von stecknadelkopfgroßen Papeln und kleinen Bläschen mit klarem, sterilem Inhalte auf einem entzündlich geröteten oder etwas infiltriertem Grunde = *Eczema papulosum bzw. vesiculosum*. Wenn die dünne Bläschendecke geplatzt ist, entstehen nässende rote Punkte = *Status punctosus* oder *punctiformis*, der durch Borken und Schuppen verdeckt sein kann, am Rande der befallenen Hautstellen aber meist erkennbar ist.

Das nach Platzen der Bläschen nässende Ekzem befindet sich im *Stadium madidans*, durch Gerinnen und Austrocknen des Sekrets entsteht das *Stadium crustosum*, durch Infektion mit Eitererregern das *Eczema impetiginosum*, durch Schuppenbildung bei abklingender Entzündung das *Stadium squamosum*.

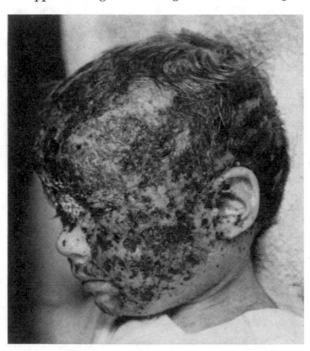

Abb. 8. Kopf- und Gesichtsekzem. (Kieler Univ.-Kinderklinik.) (K)

Das Ekzem erzeugt einen *Juckreiz*; durch das Kratzen und Scheuern wird, abgesehen von der Verletzung der erkrankten Haut und ihrer eventuellen Infektion, die Haut *infiltriert, lichenisiert*.

Das Ekzem befällt vorzugsweise oder ausschließlich das Gesicht = *nässendes krustöses Gesichts- und Kopfekzem* oder ist am Rumpfe und besonders den der Reibung ausgesetzten äußeren Teilen der Gliedmaßen verbreitet = *disseminiertes trockenes Ekzem*.

Über die Histologie des Ekzems s. die dermatologischen Lehrbücher.

Das *Gesichts- und Kopfekzem* beginnt am häufigsten auf den Wangen *(Milchschorf)*, seltener an der Stirn, den Schläfen und vor den Ohren, oder es fängt am Kinn an und steigt, die Stirne frei lassend, bis zu den Schläfen auf. Es kann auch das ganze Gesicht befallen sein, in typischen Fällen ausschließlich, so daß der übrige Körper frei ist.

Die Mehrzahl der Ekzemkinder ist blond, blauäugig und hellhäutig; Pigmentarmut und zarte lymphophile Haut scheint besonders zu disponieren. Knaben sind häufiger betroffen als Mädchen und bei den Knaben ist das Ekzem hartnäckiger.

Man sieht bei den Ekzemkindern zwei Typen ihres Habitus: die leptosomen, mageren, asthenischen und die pastösen, fetten, hydrolabilen.

Die meisten Ekzemkinder haben eine vasomotorische Blässe und manche von ihnen durch die spastische Kontraktion ihrer kleinen Gefäße einen erhöhten Blutdruck.

Ekzematöse Säuglinge sind besonders empfänglich für Infektionen der oberen Luftwege, ihre Schleimhäute sind überempfindlich. Solche grippalen Infekte machen oft einen vorübergehenden Rückgang der Hauterscheinungen. Viele Ekzemkinder werden nach Abheilen der Hautveränderungen Asthmatiker.

Zum Ekzem gehört, erklärbar durch diese Allergie, eine Bluteosinophilie, allerdings nicht ausnahmslos; das Ekzematiker hat eine Neigung zur Anämie.

Von der großen Empfänglichkeit der ekzematischen Haut zur Infektion mit Eitererregern, zur *Impetiginisierung*, haben wir schon gesprochen. Das besondere Bild der Kokkeninfektion, die *Pustulosis vacciniformis*, wurde oben beschrieben. Nicht selten sind Ekzemflächen mit dem *Bac. pyocyaneus* infiziert; sie haben dann den charakteristischen Pyocyaneusgeruch und sind mit blaugrünem schmierigem Sekret bedeckt. Recht häufig ist die Infektion des Ekzems mit *Diphtheriebacillen* ohne hinweisende fibrinöse Auflagerungen, die Folge davon können postdiphtherische Lähmungen oder sogar diphtherischer Herztod sein. Die Impetiginisierung des Ekzems führt zur Entzündung der regionären Lymphknoten, manchmal bis zur eitrigen Einschmelzung; diese Infektionen können der Ausgang einer *septisch-pyämischen Infektion* werden, mit dem entsprechenden Krankheitsbilde, fieberhaften toxischen Allgemeinerscheinungen, Durchfällen, Hautblutungen, Osteomyelitiden, Phlegmonen und hämorrhagischer Nephritis.

Das Ekzem beginnt erst nach dem ersten Trimenon und pflegt um die Mitte des 1. Lebensjahres seinen Höhepunkt zu erreichen.

Beim Säugling überwiegen wegen des Saftreichtums seiner Gewebe die nässenden Ekzeme; mit zunehmendem Alter nehmen die disseminierten trockenen Formen zu und unter ihnen die besonders stark juckende *Neurodermitis* mit ihren Prädilektionsstellen in den Kniekehlen und Ellbeugen, der Umgebung des

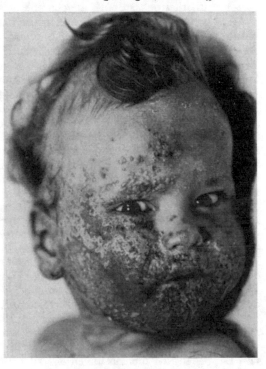

Abb. 9. Gesichtsekzem, sog. Milchschorf. (Kieler Univ.-Kinderklinik). (K)

Mundes, des Genitales und des Afters, der Finger, der Gegend vor den Ohren, dem Nacken und der Handwurzeln.

Das Ekzem hat die Neigung zu schubweisem Auftreten; in den Sommermonaten sieht man es seltener, öfter vom September an und am häufigsten zwischen Januar und April. Viele Ekzeme verschwinden im Hochgebirge oder am Meere. Es kann aber auch durch solche Klimareize, besonders des Hochgebirges, zu bösen Verschlimmerungen kommen.

Fieberhafte Krankheiten bessern oftmals die Ekzeme während ihrer Dauer, Masern sollen eine länger anhaltende günstige Wirkung haben.

Das *Impfen von Ekzemkindern* und von gesunden Kindern in der Umgebung ungeimpfter Ekzemkinder ist wegen der Gefahr des üblen Eczema vaccinatum *streng verboten* und ein Kunstfehler.

Ekzeme dauern lange, in Schüben 1—2 Jahre; die große Mehrzahl der Kinder bleibt danach das ganze Leben lang ekzemfrei. Über die Disposition zum Asthma wurde schon gesprochen.

Das Ekzem kann zum Tode führen durch plötzliche Kollapse, Krämpfe und Hyperthermie. Chirurgische Eingriffe, auch leichter Art, haben des öfteren solche Katastrophen herbeigeführt. Durch zu dichte Salbenverbände nässender Gesichtsekzeme kann es zu einer Wärmestauung und zur Resorption von toxischen Produkten aus dem aufgestauten Sekretausfluß kommen mit Todesfällen ähnlich denen im anaphylaktischen Shock. Andere Ekzemkinder sterben einen plötzlichen Herztod durch toxische Myokarditis. Die Sepsis durch impetiginisierte Ekzeme wurde schon erwähnt.

Ätiologie und Pathogenese. Die Grundlage des Säuglingsekzems, wie des Ekzems überhaupt, ist eine angeborene vererbte Anlage im Sinne einer exsudativen oder einer allergischen Diathese (s. das Kapitel „Vererbung und Konstitution"). Durch Sensibilisierung eines derart konstitutionell disponierten Individuums gegen verschiedene tierische Proteine, wie Milch, Käse, Fleisch, Ei, Fisch, aber auch gegen Pflanzeneiweiße, wie die des Getreides, der Sojabohne und andere entstehen spezifische Antikörper. Da auch Brustkinder an Ekzem erkranken können, müssen auch arteigene Proteine zu Allergenen werden können, weil nicht anzunehmen ist, daß in die Milch artfremde Proteine übergehen. Infolge einer Störung des Abbaues oder der Resorption der Eiweißkörper im Darme oder des intermediären Eiweißstoffwechsels dürften bestimmte Aminosäuren fehlen, die zu der normalen Verhornung der Epidermis unentbehrlich sind. Dann können Proteine vom Darme oder von der Körperoberfläche her als Antigene mit durch die Sensibilisierung entstandenen Antikörpern in Reaktion treten und die Hautveränderungen des Ekzems auslösen. Vom Ekzem des Erwachsenen her, besonders von den Gewerbeekzemen, wissen wir, daß auch Nichtproteine eine allergische Reaktion veranlassen können. Bei Säuglingsekzem hat man aus der klinischen Erfahrung heraus erkannt, daß Fette, vor allem Nahrungsfette und sogar arteigene, die Ekzemreaktion zwar nicht auslösen aber doch verstärken, offenbar weil die gestörte Verhornung der Epidermis die richtige Verwertung des Fettes in der Haut verhindert, so daß das Fett eine Reizwirkung auf eine solche Haut ausübt. Ähnlich wie durch Fett kann auch durch Kochsalz die Entzündungsbereitschaft der Haut gesteigert werden.

Die Sensibilisierung der Haut eines Ekzemkranken kann man dadurch nachweisen, daß man die verschiedenen als Allergene anzunehmenden Stoffe auf ekzemfreie Hautstellen einwirken läßt durch Einreiben, durch Auflegen von Läppchen, die mit Lösungen der zu prüfenden Stoffe getränkt sind, durch Aufbringen auf die scarifizierte Haut oder durch intracutane Injektion. Dabei zeigen sich örtliche entzündliche oder reine quaddelförmige Reaktionen, bei intracutaner Einverleibung manchmal auch Allgemeinreaktionen mit Urticaria, akuten Ödemen, asthmatischen Anfällen, Kollapserscheinungen und äußerstenfalls ein anaphylaktischer Shock.

Viele Ekzematiker weisen eine Empfindlichkeit gegen verschiedene Allergene auf, sind also polyvalent überempfindlich; die Reaktionsfähigkeit gegen ein einzelnes Antigen aber beweist nicht unbedingt, daß die klinischen Erscheinungen durch dieses betreffende Antigen ausgelöst sein müssen. Wenn also etwa 80% aller ekzemkranken Säuglinge etwa vom 5. Lebensmonate an sich empfindlich gegen Eiklar erweisen, so ist damit nicht gesagt, daß Eiklar, das solche Kinder noch nie und in keiner Form aufgenommen haben, das Antigen für die ekzematische Reaktion ist. Die Eiklarreaktion legt man so an, daß man je 1 Tropfen frisches Eiklar zu gleichen Teilen mit Ringer-Lösung verdünnt und Rincer-Lösung (als Kontrolle) auf die Rückenhaut des Kindes bringt. In der Mitte beider Tropfen Bohrungen nach Pirquet; Ablesung nach 10, 15—20 Minuten. Die positive Reaktion besteht in einer weißen mehr oder weniger erhabenen, von einem erythematösen Hof umgebenen Quaddel, mit einem Durchmesser von 1—2 cm (Moro).

Hautproben mit Milch und mit Mehlen fallen zumeist negativ aus.

Die in 80% positive Eiklarreaktion zeigt also, daß die Ekzemsäuglinge in ihrer Mehrzahl anders reagieren als gesunde, mithin allergisch sind. Weiterhin bestätigt die Prausnitz-Küstersche Reaktion die allergische Natur des Säuglingsekzems: überträgt man 0,1 ccm Serum eines ekzemkranken Säuglings mit positiver Eiklarreaktion intracutan auf ein gesundes eiklarnegatives Kind und legt 24 Stunden später bei diesem an der Stelle der Injektion eine Eiklar- reaktion an, dann fällt sie positiv aus. Eventuell erscheint auch durch Fern- auslösung eine Reaktion an der Stelle der intracutanen Seruminjektion, wenn man entfernt von ihr Eiklar appliziert.

Wir sind also berechtigt, das Ekzem des Säuglings ebenso wie das des Er- wachsenen als eine allergische Reaktion anzusehen, zumal diese Kinder zumeist eine Bluteosinophilie aufweisen. Der Eingangsort der Allergene dürfte der Magendarmkanal sein; das Säuglingsekzem ist demnach die Äußerung einer nutriven Allergie oder einer Trophallergie.

Die *Behandlung* des Säuglingsekzems hat ebenso wie die der Dermatitis seborrhoides *alimentär* und *lokal* einzusetzen. Es muß aber gesagt werden, daß es eine zuverlässige und bei allen Kindern wirksame Methode der Ekzem- ernährung nicht gibt. Es bewährt sich im allgemeinen eine Kontrasternährung derart, daß die fetten pastösen und überfütterten Säuglinge knapp und die mageren reichlich ernährt werden müssen, denn die erste Voraussetzung für die Heilung ist eine Eutrophie, d. h. ein quantitativ und qualitativ normaler Er- nährungszustand. Eine Milchüberfütterung und eine einseitige Milchernährung müssen immer richtig gestellt werden und die Dauernahrung soll verhältnis- mäßig milcharm sein, also nicht mehr als 400 ccm Vollmilch pro Tag alles in allem enthalten.

Auf eine vollkommene Entziehung der Milch spricht nur ein Teil der Ekzeme an; milchfreie Ernährung ist möglich durch Gaben von Mandelmilch (z. B. das Präparat Nuxo) oder durch Sojabohnenaufschwemmungen, etwa mit dem Präparate Laktopriv. Wenn sich durch den Erfolg die völlige Absetzung von der Kuhmilch als wirksam erweist — wobei man nicht vergessen darf, daß eine gleichzeitige lokale Behandlung unentbehrlich ist und fast immer, wenigstens in der Klinik, einen prompten Anfangserfolg einträgt — so bleibe man 4 bis 6 Wochen bei einem solchen Regime und beginne dann, um mit dem Milchfette noch zurückzuhalten, mit gesäuerter Halbmilch oder mit Buttermilch, zuerst mit 50 ccm täglich, um von Tag zu Tag um 50 ccm auf insgesamt 400 ccm an- zusteigen. Dann ersetze man nach 2—3 Wochen die fettarme Butter- oder saure Halbmilch durch eine altersgemäße $^2/_3$ Milch. Der Kostzettel für eine kuhmilchfreie Mandelmilchernährung wurde etwa so aussehen:

1. Mandelmilch mit 2% Mondamin und 5—8% Zucker.

2. Mittags Gemüse, Wasserkartoffelbrei ohne Butter und Salz.

3. Mandelmilch.

4. Brühreis oder -grieß mit gekochtem oder rohem Apfelbrei oder gekochten oder rohen Tomaten, 1—2 Eßlöffel Leberbrei. Täglich 1 Eßlöffel Citronensaft oder 2 Eßlöffel Apfelsinen- oder Tomatensaft. Bananen sollen wegen ihres Kochsalzgehaltes sich zur Ekzemernährung nicht recht eignen[1].

Größere Ekzemkinder erhalten 2—3 Wochen lang Rohkost mit täglich 50 bis 100 g roher pürierter Kalbsleber. Später soll man, bis das Ekzem ohne neue Schübe geblieben ist, nicht mehr als 200 ccm Milch pro Tag verabfolgen. Die von dermatologischer Seite geübte Ernährung mit peptonisierter Milch bzw. mit Propeptanen hat sich bei den Kinderärzten, da die Erfolge nicht über- zeugend sind, nicht eingeführt.

---

[1] Bei milchfreier Nahrung ist auf ausreichende Vitaminzufuhr, besonders A, D und C, sorgfältig zu achten.

Mindestens ebenso wichtig, wenn nicht wichtiger, als die diätetische ist leider noch immer die örtliche Behandlung: als erstes muß das Kratzen und Scheuern durch Celluloidarmmanschetten und geeignetes Festbinden verhindert werden; leichte Sedative tragen zur Linderung des Juckreizes bei. Reines Wasser übt oft einen Reiz aus; darum empfehlen sich besonders bei den disseminierten Ekzemformen Kleie-, Tannin- oder Kamillenbäder und bei Gesichts- und Kopfekzem Abwaschen mit Öl.

Feuchte, nässende, ebenso auch sekundär eitrig infizierte Ekzemflächen behandelt man zunächst mit feuchten Umschlägen ohne wasserdichten Stoff (Borwasser, essigsaure Tonerde, die offizinelle 1:10 verdünnt, $\frac{1}{2}$%iges Resorcin) einen Tag oder länger bis zum Nachlassen der akuten Entzündung. Bei starkem Nässen Bepinseln mit 4%iger Höllensteinlösung. Bei squamösem und krustösem Ekzem wird man, wie bei der Dermatitis seborrhoides, die Krusten und Schuppen durch 2%ige Salicylsalbe entfernen unter einer nicht zu dichten Gesichts- und Kopfmaske. Die dann freiliegenden nässenden Ekzemflächen werden unter feuchten Umschlägen getrocknet und dann mit Zinkpaste und 5% Tumenol oder besser mit Nafthalan- oder der billigeren Nafthalansalbe reizlos gemacht (Nafthalan., Adip. lanae anhydr. āā 50,0, Acid. boric. 10,0, Zinc. oxyd. 20,0). Bei starkem Juckreize gibt man 5,0 Tumenol dazu. Eine jucklindernde Salbe ist auch die 10%ige Calmitolsalbe. Sobald die Ekzemflächen trocken geworden und nicht mehr akut entzündet sind, hat man ausgezeichnete Erfolge durch Aufpinseln von reinem Steinkohlenteer (Pix lithantracis), wobei der Teer dünn aufgetragen und dick mit Zinktalkpuder überstreut wird. Diese Maßnahmen können in den nächsten 3—4 Tagen täglich wiederholt werden. Danach kommt unter der abblätternden Teerschicht die gesunde Haut hervor. Bei disseminiertem Ekzem, besonders bei Neurodermitis, ist der Steinkohlenteer gleichfalls das gegebene Mittel, das eigentlich nur bei nässendem und bei eitrig infiziertem Ekzem kontraindiziert ist. Zur letzten Epithelialisierung eignet sich auch 1%ige Pellidolsalbe. Unter den zahllosen handelsfertigen Ekzemsalben möchte ich für weniger gereizte Hautstellen und zur Daueranwendung die 10%ige Cadogelsalbe nennen. Röntgenbestrahlungen haben oft einen schnellen, aber keinen dauernden Erfolg; Grenzstrahlen können versucht werden; ihr Nutzen wird verschieden beurteilt.

Zum Schlusse sei vor zu dichten Verbänden und besonders vor zu dicken Gesichtsmasken gewarnt; unter solchen Verbänden können bei infizierten Ekzemen fieberhafte Kollapse und sogar Todesfälle vorkommen. Und schließlich sei zur Geduld gemahnt; Rezidive können immer wiederkehren, bis mit der Wende des 1. Lebensjahres oder im 2. Lebensjahr die meisten Ekzeme verschwinden oder doch milder werden. Die Neurodermitis allerdings hält sich hartnäckig noch durch eine Reihe von Jahren.

Es seien hier 5 Dermatosen angefügt, die gleichfalls allergischer Natur sind:

2. Urticaria.

Die gemeine Urticaria (Nesselausschlag) ist durch flüchtige, multiple, unscharf begrenzte, kleinere und größere, erhabene, rötliche oder mehr weißliche, stark juckende *Quaddeln* gekennzeichnet. Sie erscheinen meist unvermutet aus voller Gesundheit, treten in Schüben auf und verteilen sich auf alle Körperteile unter Bevorzugung des Rumpfes und des Gesichtes. Der einzelne Schub kann mehrere Tage andauern. Zuweilen bestehen Fieber, Störungen des Allgemeinbefindens und des Verdauungstraktes.

Auch auf der Schleimhaut des Rachens, des Kehlkopfes, der Bronchien und des Darmes können urtikarielle Eruptionen entstehen und zu schweren Anfällen von Lufthunger (Kehlkopfstenose, Asthma) führen.

Die allergische Natur der Urticaria beweist die wesensgleiche *Serumkrankheit* (s. Kapitel Diphtherie); überdies hört man bei Kranken mit Urticaria häufig von Asthma, Heuschnupfen, Colica mucosa und von der Unverträglichkeit von Nahrungsmitteln wie Eiern, Fischen, Krebsen, Erdbeeren, Zwiebeln u. a. Auch Wurmgifte können urtikarielle Ausschläge verursachen. Die *Behandlung* der akuten Urticaria besteht in intravenöser oder intramuskulärer Injektion von Kalk als Calcium Sandoz 10% (nicht Afenil!); freilich ist die Wirkung nicht von Dauer. Man verordnet sofort Ricinusöl und durch 2—3 Wochen eine vegetarische Rohkostdiät. Kalk wird innerlich eine Zeitlang gegeben und selbstverständlich müssen die ursächlichen Nahrungsmittel verboten werden. Gegen den Juckreiz helfen äußerlich Calmitol flüssig, innerlich TREUPELsche Tabletten.

3. Das akute umschriebene Hautödem (Quincke)

ist seinem Wesen nach eine Sonderform der gemeinen Urticaria, die allerdings oft selbständig auftritt. Es ist charakterisiert durch pralle, ödematöse, rasch vorübergehende Schwellungen mit dem Lieblingssitze im Gesichte, meist in unsymmetrischer Ausbreitung. Lippen- und Zungenödeme können das Schlucken, Pharynx- und Kehlkopfödeme die Atmung erschweren. Nur in diesen Fällen ist die intravenöse Injektion von 10%igem Calcium Sandoz angezeigt.

4. Strofulus (Lichen urticatus, Urticaria papulosa).

Die Eruption beginnt primär mit Quaddeln, in deren Mitte bald ein kugeliges hartes Knötchen, gleichsam ein aufgesetzter entzündlicher Conus, aufschießt. Nach 1 bis

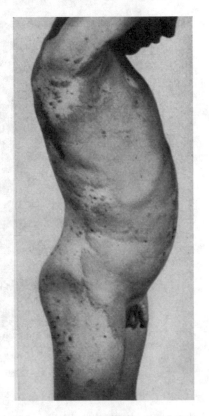

Abb. 10. Urticar iaacuta (Nesselsucht) über den ganzen Stamm ausgebreitete Quaddeln. (Kieler Univ.-Kinderklinik.) (K)

2 Tagen verschwinden die Rötung und die urtikarielle Quaddel; die oft schon in diesem Stadium zerkratzten und mit kleinen Borken bedeckten Knötchen können längere Zeit bestehen bleiben. Zuweilen tragen sie auf ihrer Kuppe ein kleines Bläschen — *Strofulus vesiculosus* — manchmal mit einer zentralen Delle — *Strofulus varicellosus* —, das dann auch vereitern kann — *Strofulus impetiginosus*. Zum Unterschiede vom Varicellenausschlag kommt Strofulus nicht auf dem behaarten Kopfe und auf der Mundschleimhaut vor; auch sind die Bläschen viel derber als die der Varicellen. Am meisten befallen sind der Rumpf, besonders in der Gürtelgegend, das Gesäß und die oberen Teile der Gliedmaßen. Die stark juckenden Einzelefflorescenzen stehen oft in Gruppen, manchmal sogar entsprechend dem Verlaufe der Nerven, so z. B. der Intercostalnerven, so daß Verwechslungen mit Herpes zoster möglich sind. Merkwürdigerweise haben die *Impfexantheme* (s. bei Pockenschutzimpfung, Vaccination) in den ersten Lebensjahren bisweilen die Gestalt eines Strofulus.

Ebenso wie die gemeine Urticaria erscheint der Strofulus in Schüben, so daß neben zerkratzten Knötchen zumeist frische Quaddeln zu sehen sind: ein gegenüber der Prurigo differentialdiagnostisch oft entscheidender Befund. Die *Behandlung* des Strofulus ist die der gemeinen Urticaria.

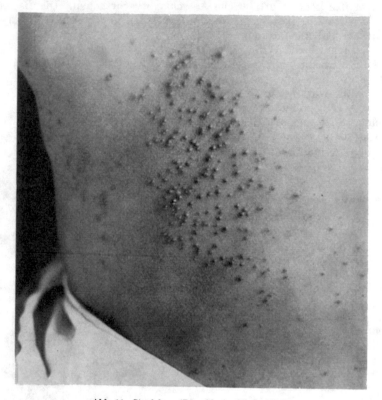

Abb. 11. Strofulus. (Düsseldorfer Kinderklinik.)

5. Die Prurigo,

der vierte Vertreter der im Papillarkörper und Corium lokalisierten allergischen Hauterkrankungen, geht meist aus einem Strofulus hervor und tritt ebenso wie dieser im Spiel- und Schulalter auf. Die charakteristischen Grundeffloreszenzen sind kleine, stecknadelkopf- bis hanfkorngroße, sehr stark juckende Erhebungen von blaßroter oder weißlicher Farbe, oft dem Auge kaum erkennbar und nur durch das Tastgefühl als in der Cutis sitzende derbe Knötchen wahrzunehmen (Prurigoknötchen). Im Gegensatze zu den Strofuluseruptionen, die nach dem ersten papulösen Stadium ebenfalls einen knötchenartigen Charakter zeigen, bedecken die Prurigoknötchen dicht gesät ganze Flächen, so die Streckseiten der oberen, seltener der unteren Gliedmaßen und manchmal auch das Gesicht.

Bisweilen beschränkt sich der Ausschlag auf die dem Lichte und der Sonnenstrahlen zugänglichen Hautpartien (Gesicht, Handrücken, Hals, obere Brusthaut, Knie usw.) und zeigt eine deutliche Verschlimmerung mit dem Beginn des Sommers. Dann spricht man von einer *Sommerprurigo*, die stets ohne Blasenbildung verläuft und schon aus diesem Grunde von der sehr seltenen mit Hämatoporphyrinurie einhergehenden *Hydroa vacciniformis (aestivalis)* leicht unterschieden werden kann.

Die Prurigo juckt entsetzlich und die Kinder zerkratzen sich auf das Schlimmste; durch Infektion der Kratzstriemen können die regionären Lymphdrüsen besonders in der Leistenbeuge anschwellen, ohne Neigung zur eitrigen Einschmelzung (Prurigobubonen).

Im Kindesalter ist die Prurigo äußerer und innerer Behandlung meist gut zugänglich (Prurigo mitis). Selbst durch häufige Rezidive wird die Prognose nicht ungünstig. Es gibt aber eine andere außerordentliche schwere und praktisch fast unheilbare, überaus qualvolle Form der Prurigo, die *Prurigo ferox* (Hebra), die den Allgemeinzustand und die Entwicklung stark beeinträchtigt. Hier folgt Rezidiv auf Rezidiv und allmählich wird außer den üblichen Prädilektionsstellen die gesamte Hautdecke von der Krankheit befallen. Im Kindesalter kommt diese schlimmste Form nur ganz ausnahmsweise vor, man begegnet ihr häufiger bei Jugendlichen und Erwachsenen.

Die *Behandlung* der Prurigo, die ja auch eine allergische Erkrankung ist, muß die auslösenden Ursachen ausschalten, also ebenso wie bei der Urticaria versuchen, ob und welche Nahrungsmittel als Allergene in Betracht kommen. Allerdings handelt es sich wohl weniger um Trophallergene, als um sog. Hautallergene, wie sie auch beim Asthma eine Rolle spielen (Schimmelpilze, Seegras, Kapok, Federn usw.), die man durch die Allergentests der Sächsischen Serumwerke zu ermitteln versuchen und durch allmähliche Desensibilisierung unwirksam machen kann, wenn sie sich nicht aus der Umgebung des Kranken ausschalten lassen. Die örtliche Behandlung ist darauf gerichtet, die indurierte Oberhaut zu macerieren und zu erweichen. Dazu dienen schweißtreibende Einpackungen mit 2%iger warmer Salicylsäurelösung. Die betroffenen Gliedmaßen werden in Tücher eingepackt, die in die Salicyllösung eingetaucht waren und darüber wird ein dickes Wolltuch gewickelt. Die Packungen bleiben mehrere Stunden liegen und werden 4 Tage nacheinander fortgeführt. In der Zwischenzeit wird die Haut eingefettet. Auch Unguentum Wilkinsoni (s. bei Scabies) bewährt sich manchmal. Gegen den Juckreiz helfen TREUPELsche Tabletten, Antipyrin und Sedativa. Innerlich gibt man zur „Abdichtung der Gefäße" Kalkpräparate.

IV. Einige wichtige nichtallergische Hauterkrankungen des Kindes.

1. Toxische Dermatitis und Arzneiexantheme.

Gewisse Arzneimittel können ebenso wie Pflanzen, kosmetische Mittel und Kleidungsstücke und wie manche Bakteriengifte und Stoffwechselprodukte *primär toxische* — nicht allergische — polymorphe meist erythematöse Hautausschläge erzeugen. Im Einzelfalle freilich ist es oft schwierig zu entscheiden, ob nicht doch vorher eine Sensibilisierung eingetreten ist. Die meisten Arzneiexantheme haben aber einen anderen Charakter als das Ekzem und die Urticaria, sie sind vorwiegend entzündlicher Natur. Die Exantheme sind scharlach- oder masernähnlich oder sie bilden flüchtige oder länger dauernde, münzen- bis plattenartig gestaltete, erythematöse Infiltrate, gelegentlich mit Blasen, Excoriationen oder Schuppen. Durch flächenhaftes Konfluieren der Einzelherde können schließlich auch erythrodermieähnliche Bilder entstehen, im Kindesalter allerdings seltener als beim Erwachsenen.

Arzneiexantheme treten besonders auf durch Luminal, Nirvanol, Antipyrin, Pyramidon, Salvarsan, Quecksilberpräparate, Sulfanilamide u. a. Über die Einzelheiten sind dermatologische oder pharmakologische Lehrbücher einzusehen. Die Differentialdiagnose gegen infektiöse Exantheme kann dadurch erschwert sein, daß Arzneiexantheme fieberhaft verlaufen können. Die Behandlung besteht im Absetzen der betreffenden Medikamente.

Zu der großen Gruppe der toxischen Dermatitis gehört als eine besondere klinische Morphe das

2. Erythema exsudativum multiforme,

das in vielen Fällen eine besondere Manifestation des *Rheumatismus* ist, aber nicht so eindeutig wie das Erythema annulare. Denn das Erythema exsudativum multiforme kann auch wie eine selbständige Infektionskrankheit gehäuft im

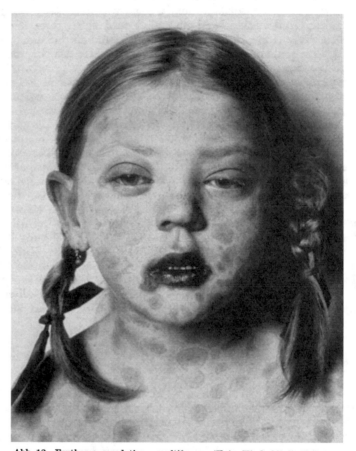

Abb. 12. Erythema exsudativum multiforme. (Univ.-Kinderklinik Halle.)

Anschluß an eine Angina, besonders im Frühjahr und Herbst, auftreten und die Mehrzahl der *vaccinalen Exantheme* (s. bei Kuhpockenimpfung) hat diesen Charakter. Ohne besondere Störungen des Allgemeinbefindens treten, bei der rheumatischen Form oft zusammen mit Gelenk- und Muskelschmerzen, unter leichtem Fieberanstiege zuerst an Hand- und Fußrücken, dann an Unterarmen und Unterschenkeln linsen- bis pfenniggroße erhabene, zuerst meist zinnoberrot gefärbte Flecke auf, die allmählich größer werden. Nach dem ersten Schube zeigen sich bisweilen auch an anderen Körperstellen, besonders im Gesicht, an und in dem Mund und bis in den Kehlkopf hinein, nahe der Vulva und dem After und selten am Rumpfe Efflorescenzen, an allen diesen Stellen aber nicht so regelmäßig und so dicht wie an den Streckseiten der Unterarme und Unterschenkel und an den Hand- und Fußrücken.

Im Verlaufe von 24—36 Stunden verfärbt sich die Mitte der kreisrunden, konzentrisch wachsenden Flecken ins bläuliche und sinkt etwas ein, während die Peripherie wie eine Kokarde wallartig erhaben und hellrot ist. In diesem Stadium kann es auch zur Blasenbildung kommen und hämorrhagische Efflorescenzen werden beobachtet. Der Verlauf ist gutartig; nach einigen Tagen blassen die Eruptionen ab und verschwinden spurlos. Nachschübe und Rezidive sind häufig.

Die *Behandlung* hat das meist recht lästige Jucken und Brennen zu lindern auf die bei der Urticaria, dem Strofulus und der Prurigo besprochene Weise. Unerläßlich ist die Klärung, ob ein Rheumatismus besteht.

3. Das Erythema annulare

ist spezifisch rheumatisch und ein untrüglicher Hinweis auf eine Beteiligung des Herzens. Es besteht aus zarten, blaßroten, ringförmigen, manchmal konfluierenden Efflorescenzen vorzugsweise am Stamme von kaum über Pfenniggröße mit manchmal flüchtigem, manchmal längerem Verlaufe.

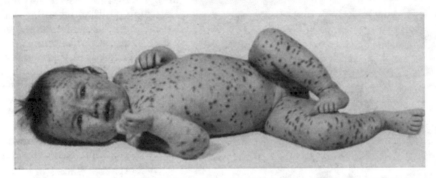

Abb. 13. Urticaria pigmentosa. (Kieler Univ.-Kinderklinik.) (K)

4. Das Erythema nodosum (contusiforme)

ist bei der Tuberkulose beschrieben.

5. Die Acne

ist eine hartnäckige Staphylokokkeninfektion der Haarbälge und -follikel, die ihr besonderes Gepräge durch mit der Pubertät auftretende Sexualhormone erhält. Als Dermatose des Pubertäts- und Jugendlichenalters kann sie an dieser Stelle nur erwähnt werden; im übrigen sei auf die Lehrbücher der Dermatologie verwiesen.

6. Die Urticaria pigmentosa

wurde absichtlich nicht bei der gemeinen Urticaria besprochen, weil sie mit ihr nichts wie den Namen gemeinsam hat. Sie kann schon bald nach der Geburt auftreten und besteht aus rundlichen, bräunlich gefärbten, makulopapulösen Flecken von Linsengröße und darüber und ist therapeutisch kaum zu beeinflussen. Beschwerden macht sie nicht. Näheres in den Lehrbüchern der Dermatologie.

Auffällige symmetrische Ery theme der Hände und Füße müssen an die *vegetative Neurose des Kleinkindes,* FEERsche *Krankheit* (S. 696) denken lassen.

7. RAYNAUDsche Krankheit,

lokale symmetrische Blässe der Finger und Zehen mit drohender Gangrän durch Störungen der Gefäßinnervation gibt es schon bei Säuglingen. Auf *Lues congenita* beruhen die Formen mit Beteiligung der Ohrmuscheln und mit Hämaturie. Näheres in den Lehrbüchern der Inneren Medizin.

8. Verrucae = Warzen

sind nach Ansicht mancher Autoren vielleicht auch infektiöser Natur. Es sind gutartige circumscripte Dermatosen von zweierlei Form:

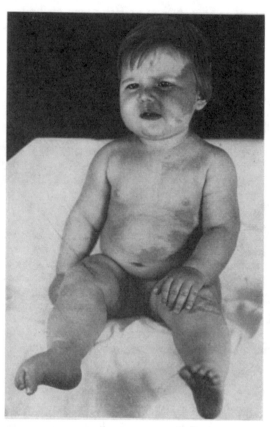

Abb. 14. Halbseitiger Naevus vasculosus, auch des Kopfes, mit Krämpfen nach dem Jackson-Typus. Sturge-Webersche Krankheit. (Univ.-Kinderklinik Gießen.)

α) **Verrucae vulgares:** flache oder mehr erhabene, dicke, harte, einzeln oder multipel stehende Erhebungen auf der Haut mit glatter, oft auch mit zerklüfteter oder rauher Oberfläche. *Behandlung:* Ätzen mit Trichloressigsäure — ein Krystall mit Holzstäbchen auf die Warze bringen und zerfließen lassen — oder Betupfen mit rauchender Salpetersäure, nachdem man die Umgebung mit Vaseline überdeckt hat, oder Auftragen von 10%igem Sublimatkollodium. Neuerdings werden auch gute Erfolge mit Suggestivmaßnahmen erreicht wie Betupfen mit Methylenblau oder dem eigenen Speichel mit Verbalsuggestion, vielleicht auch mit Galvanisieren.

β) **Verrucae planae juveniles** sind stecknadelkopf- bis linsengroße, rundliche oder vieleckige, stets flache, gelbliche bis bräunliche, leicht abkratzbare Erhebungen, meist in dichter Anordnung, oft zu Hunderten, vorzugsweise im Gesicht und an den Händen. *Behandlung:* Pillen von Hydrarg. jodat. flav. (Protojoduret) 0,03—0,05 g oder von Arsen als Fowlersche Lösung.

Unter den

9. Dermatodysplasien

haben im Kindesalter nur die *Naevi = Hautmäler, Muttermäler*, die nicht immer schon bei der Geburt vorhanden sein müssen, sondern mitunter erst im Laufe des Lebens entstehen, und die *capillären Ektasien* und die *kavernösen Hämangiome* eine Bedeutung. Die vorübergehenden sog. *blassen Feuermale = Naevi flammei* sind im Neugeborenenkapitel besprochen. Die Pigmentnaevi müssen, wenn sie kosmetisch stören, herausgeschnitten werden, weil jede Reizung zur Entstehung eines äußerst malignen Melanosarkoms den Anstoß geben kann. Capilläre Ektasien werden, wenn sie an störender Stelle sitzen oder anfangen zu wachsen, mit Kohlensäureschnee vereist (12 Sekunden mit leichtem Aufdrücken, etwas in die gesunde Umgebung hinein, danach indifferenter Salbenverband) oder bei größerer Ausdehnung excidiert oder mit Radium bestrahlt.

Die kavernösen Hämangiome kann man, solange sie noch klein sind, ebenfalls mit CO_2-Schnee behandeln, wenn sie nicht in der Subcutis eine größere Ausdehnung haben. In diesen Fällen und bei größerer Ausdehnung ist die Ausschneidung oder die Radiumbestrahlung die Methode der Wahl, die man nicht zu lange hinauszögern soll. Große Teleangiektasien am Schädel, besonders einseitige an den hinteren Partien, können sich in das Innere der Schädelkapsel fortsetzen und cerebrale Symptome erzeugen (STURGE-WEBER*sche Krankheit*). Unter der LINDAU*schen Krankheit* versteht man Kleinhirncysten, die von Hämangiomen ausgehen. Näheres in den neurologischen Lehrbüchern. Eine weitere Sonderform der Hämangiome ist die *Teleangiektasia hereditaria haemorrhagica* = OSLER*sche Krankheit* mit einer Neigung zu Blutungen. Näheres in den dermatologischen Lehrbüchern. Über die *behaarten Pigment naevi*, die manchmal gewaltige Ausdehnung annehmen, s. die Lehrbücher der Hautkrankheiten, ebenso über eine seltene Form der Teleangiektasien, die *Cutis marmorata teleangiectatica congenita.*

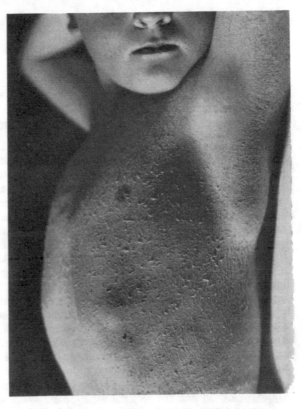

Abb. 15. Ichthyosis. (Kieler Univ.-Kinderklinik.) (K)

10. Die Ichthyosis,

eine erbbedingte Dermatose, ist im Kindesalter oft schon zur vollen Stärke entwickelt, sie kann schon beim Neugeborenen vorhanden sein und sogar ein Absterben in utero verursacht haben (Ichthyosis congenita). Über die einzelnen Formen und alles Nähere s. die Lehrbücher der Hautkrankheiten.

Schrifttum.

MORO: Ekzema infantum und Dermatitis seborrhoides. Berlin: Springer 1932.

v. PFAUNDLER-SCHLOSSMANN: Handbuch der Kinderheilkunde: Die Hautkrankheiten des Kindesalters, Bd. 10, 4. Aufl. 1935.

ROST: Hautkrankheiten. Berlin: Springer 1926.

URBACH: Hautkrankheiten und Ernährung. Wien: Wilhelm Maudrich 1932.

Die Untersuchung des kranken Kindes.

Von **E. Rominger**-Kiel.

Mit 5 Abbildungen.

I. Die besonderen Schwierigkeiten der ärztlichen Untersuchung des kranken Kindes.

Von jeher gilt die ärztliche Untersuchung kranker Kinder als besonders schwierig. Schon der Säugling jenseits des ersten Lebensvierteljahres gerät, namentlich, wenn er bisher nur von der Mutter gewartet und gepflegt wurde, beim Anblick der ihm fremden Person des Arztes in Angst, schreit und zappelt und ist ohne Unterstützung durch die Mutter oder eine Pflegerin nicht zu untersuchen. Das Kleinkind läßt sich dagegen zwar meist nach einigen freundlichen Worten oder auf Zuspruch der Mutter zunächst das Beklopfen und Betasten des Arztes gefallen, gebärdet sich aber teils aus Furcht vor all dem Neuen und Unbekannten, was mit ihm geschieht, teils aus Angst, von der Mutter getrennt zu werden, so widerspenstig, daß der Unerfahrene mit seiner Untersuchung nicht weiter kommt. Selbst bei Schulkindern ist es nicht immer leicht, die notwendigen Prüfungen und Ermittlungen vorzunehmen. Hier ist weniger Unverstand, als Mißtrauen, unter Umständen auch verletztes Schamgefühl die Ursache eines hartnäckigen Widerstandes. Neben der Widersetzlichkeit erschwert das Unvermögen des jungen Kindes, eigene Beschwerden vorzubringen, die Aufgabe der ärztlichen Untersuchung außerordentlich. Die Kleinkinder, die der Sprache schon mächtig sind, können zwar ihren Klagen oft in sehr treffender Weise Ausdruck verleihen, ihre Angaben erweisen sich aber als unzuverlässig und irreführend, so daß ihnen kein allzugroßer Wert zukommt. Aber nicht nur von seiten des Kindes entstehen Schwierigkeiten bei der ärztlichen Untersuchung, sondern auch von seiten der Erwachsenen der Umgebung. Bei ernsten Erkrankungen verlieren die Eltern oft den Kopf und bringen die einzelnen Krankheitserscheinungen durcheinander oder sie übertreiben gewisse Vorkommnisse, die sie besonders ängstigen, während sie andere verschweigen. Bei chronischen Erkrankungen ist es oft schwierig, genaue Angaben von den Angehörigen zu bekommen, einmal, weil sie nicht die nötige Sachkenntnis besitzen, dann, weil sie ihrerseits schon eine ganz bestimmte vorgefaßte Meinung über die Natur der Krankheit des Kindes gewissermaßen verteidigen.

Am häufigsten stößt man auf Krankheitsfurcht der Erwachsenen, namentlich der Mutter, die von dieser oder jener Krankheit gehört oder gelesen hat und die Sorge nicht los wird, daß ihr Kind an einer dieser Krankheiten leide. Schwierigkeiten endlich gehen von denjenigen Eltern aus, die in falscher Zärtlichkeit ihr Kind vor allem Unangenehmen des täglichen Lebens bewahren wollen und auf diese Weise ein von Tag zu Tag schlimmer werdendes, abnormes psychisches Verhalten bei ihrem Kind hervorrufen, das wie eine Krankheit aussieht, in Wirklichkeit aber das Ergebnis der Fehlerziehung ist. In Anwesenheit solcher Eltern ein krankes oder gesundes Kind zu untersuchen, gehört zu den schwierigsten Aufgaben des Arztes.

Trotz alledem ist es nach einiger Anleitung und Erfahrung möglich, auch ein junges widersetzliches Kind sorgfältig ärztlich zu untersuchen. Erleichtert wird die Aufgabe einmal durch die große Suggestibilität des Kindes, die der Erfahrene in geschickter Weise ausnützen wird. Gegenüber dem Erwachsenen ist die Übersichtlichkeit der Lebensbedingungen und des ganzen bisherigen kurzen Lebens ein großer Vorteil bei der Aufnahme der Vorgeschichte. Der Kinderarzt ist häufig in der Lage, neben den bisher vorgekommenen Krankheiten des Kindes auch die der Eltern und sogar der Großeltern, die mit dem erkrankten Kind zu ihm kommen, von ihnen selbst in Erfahrung zu bringen. Die Erblichkeit spielt bei mehr Krankheiten des Kindes eine Rolle als beim Erwachsenen. Außer den eigentlichen „Erbleiden" (s. S. 47) äußern sich schon im frühen Kindesalter Krankheitsneigungen und Bereitschaften und familiäre Minderwertigkeiten, die sorgfältig beachtet werden müssen.

Schwieriger als beim erwachsenen Kranken ist die Aufnahme der Krankheitsvorgeschichte, weil wir meist auf die Angaben der Umgebung angewiesen sind, leichter, weil die Kinder, soweit sie nicht schon von überängstlichen Eltern beeinflußt sind, keine Neigung zeigen, ihre Beschwerden zu übertreiben. Ein gesund veranlagtes und vernünftig erzogenes Kind will in jedem Fall möglichst nicht als krank angesehen werden, sondern will ebenso gesund sein wie seine Geschwister und Alterskameraden. Das ist bekanntlich bei Erwachsenen, die sich dem Arzt vorstellen oder zu ihm gebracht werden, meist anders!

II. Aufnahme der Krankheitsvorgeschichte.

Die Krankheitsvorgeschichte eines Kindes aufzunehmen, setzt eine genaue Kenntnis der anatomischen und physiologischen Besonderheiten der verschiedenen Entwicklungsstufen des Kindesalters voraus. Es wird häufig ein Kind gar nicht zum Arzt gebracht, weil es krank ist, sondern weil die Eltern zu wissen wünschen, ob es sich in normaler Weise entwickelt hat oder weil sie glauben, krankhafte Zeichen wahrgenommen zu haben, die, wie sich dann herausstellt, in der Entwicklung bedingte Abweichungen vom bisherigen Verhalten sind.

Man mache sich zur Regel, die Vorgeschichte nicht in Gegenwart des erkrankten Kindes oder dessen Geschwister aufzunehmen. Der Grund hierzu liegt auf der Hand. Die Kinder hören hierbei nicht nur Dinge, die ihnen besser unbekannt bleiben und den Erfolg der Behandlung in Frage stellen können, sondern es ist auch fast unmöglich, die volle Aufmerksamkeit der Mutter für die vielen Fragen, die an sie gestellt werden müssen, dann rege zu halten, wenn ihr Kind, das sich dabei langweilt, unruhig ist. Zweckmäßigerweise beginnt man mit der Erörterung der jetzigen Erkrankung, weil die Eltern kein Verständnis dafür haben, daß der Arzt sich nicht sofort für das sie augenblicklich am stärksten Bewegende interessiert. Es erleichtert die diagnostische Überlegung, wenn erst die allgemeinen Symptome, also das allgemeine Verhalten, Spielunlust, Mattigkeit, Fieber, Schlafstörung usw. von der Mutter ausführlich geschildert werden und hieran anschließend erst die besonderen Symptome, z. B. von seiten des Zentralnervensystems, der Atmungsorgane, der Verdauungsorgane usw. Im zweiten Teil der Krankheitsvorgeschichte, in dem die früheren Krankheiten des Kindes erörtert werden, kann man sich auf bestimmte Fragen beschränken. Die Erhebungen über die früheren Krankheiten sollten mit dem Neugeborenenalter beginnen, da dies die gefährdetste Zeit des ganzen Lebens ist und aus ihr manche Schäden der anderen Altersstufen stammen. Selbstverständlich müssen sorgfältig die bisher durchgemachten Infektionskrankheiten aufgezeichnet werden, auch dann, wenn sie anscheinend nicht unmittelbar mit dem jetzigen Leiden in Zusammenhang stehen. Außer den früheren Krankheiten

muß man sich den Ablauf der Impfung schildern lassen. Hierauf folgen Fragen
nach der bisherigen körperlichen und geistigen Entwicklung, also nach dem
Zeitpunkt des Kopfhebens, des Durchbruchs der ersten Zähne, des Laufenlernens,
des Sprechens der ersten Worte usw. Ausführlich muß bei Säuglingen die Art
der Ernährung erörtert werden, wie lange das Kind an der Brust ernährt wurde,
wann mit der Zwiemilchernährung begonnen wurde, in welcher Weise die künstliche Ernährung durchgeführt wurde mit einer genauen Angabe von Menge,
Zusätzen und einer Schilderung der Art der Zubereitung der Nahrung. Manche
Mütter können über die Ernährung des Säuglings auf Gramm genaue Auskunft
geben, sind aber nicht in der Lage, bei Kleinkindern oder Schulkindern annähernd anzugeben, was diese Kinder essen. In solchen Fällen wird man am
besten in den folgenden Tagen den Tagesspeisezettel aufschreiben lassen.

Neben der Ernährung sind auch Fragen nach pflegerischen Dingen, die oft
vergessen werden, von recht großer Bedeutung. Hierher gehört nicht nur eine
Schilderung der Unterbringung des Kindes, sondern auch der Kleidung, seines
Aufenthaltes an frischer Luft und Sonne und seiner körperlichen Übung und
seiner Schlafdauer. Bei der Erhebung der Vorgeschichte wird häufig ein zu
geringes Gewicht auf Einzelheiten in der Einrichtung des Tageslaufes des Kindes
gelegt. Es ist besonders wichtig bei den mannigfachen sog. „Schulkrankheiten",
die oft weniger durch Schädigung durch den eigentlichen Schulbetrieb als durch
ein planloses, unhygienisches Verhalten außerhalb der Schule verursacht sind.
Manche dieser „nervösen" und „blutarmen" Kinder sind sofort gesund und leistungsfähig, wenn sie zum Einhalten von regelmäßigen Eß-, Schlaf-, Erholungs-
und Arbeitszeiten gezwungen werden. Vernachlässigt werden häufig Fragen
nach der näheren Umwelt des Kindes. Manche Krankheitssymptome lassen
sich aber bei eingehender Befragung als „Milieuschäden" aufklären. Daß hierbei auch die ökonomischen und sozialen Verhältnisse der Eltern zur Sprache
kommen müssen, ist selbstverständlich. Eine vollständige Vorgeschichte verlangt auch Angaben über das psychische Verhalten des Kindes, sein Wesen, sein
Temperament, seine Intelligenz, seine Lernfähigkeit usw. Dabei gibt sich
Gelegenheit, in Erfahrung zu bringen, ob sich besondere Erziehungsschwierig-
keiten gezeigt haben. In besonderen Fällen wird man aus Kindergarten- und
Schularbeiten wertvolle Hinweise gewinnen können.

III. Die Ausführung einer planmäßigen Untersuchung.

Die ärztliche Untersuchung des Kindes selbst weicht wegen der geschilderten
Besonderheiten wesentlich von der des erwachsenen Kranken ab. Zunächst
gilt es, Scheu und Widerstand des Kindes zu überwinden unter Zuhilfenahme
von freundlichem Zuspruch, einem Scherz, Vorzeigen eines Bilderbuches oder
eines Spielzeugs. Sehr ängstliche Kinder wird man dabei anfänglich ruhig auf
dem Arm oder dem Schoß der Mutter sitzen lassen. In jedem Fall muß man
darauf bestehen, daß jüngere Kinder zur Untersuchung am besten von der
Mutter oder von der Pflegerin gleich völlig entkleidet werden, da nur so eine
gründliche Untersuchung möglich ist, während man sich bei älteren Kindern
vorläufig mit einer Entblößung des Oberkörpers begnügen kann. Auch wenn
dies geschehen ist, wird man sich zunächst noch auf die Inspektion beschränken
und versuchen, die Unterhaltung bzw. das spielende Eingehen auf das Kind
fortzusetzen.

Bei einer gründlichen Untersuchung in der Sprechstunde kann durch eine
Vorarbeit von Mutter und Pflegerin eine wertvolle, zeitsparende Hilfe geleistet
werden. Hierher gehört die Wägung, die Messung der Körperlänge, das Auf-
fangen von Harn und die Temperaturmessung. Allerdings ist schon bei der

letzteren Vorsicht am Platze. Kinder, die sich nicht ohne Widerstand messen lassen, soll man nicht vor der eigentlichen Untersuchung mißtrauisch und widersetzlich machen. Ein gleiches gilt für die Entnahme einer Blutprobe und die Röntgenphotographie vor der eigentlichen ärztlichen Untersuchung. Die Mutter, die zum erstenmal mit ihrem Kind zum Arzt kommt, will auch alle derartigen unangenehmen Prüfungen, wenn möglich, ihrem Kind ersparen und läßt sie erst durchführen, wenn der Arzt sie im Laufe seiner Untersuchung für nötig erklärt hat.

Beinahe ebenso wichtig wie die genannten Vorbereitungen zur Untersuchung ist die Bereithaltung aller notwendigen Untersuchungsutensilien, z. B. einer Lupe und eines Glasspatels für die Haut, eines Rachenspatels, Ohrspiegels usw., damit durch das Heranholen dieser Instrumente das Kind nicht jedesmal wieder erneut in Aufregung versetzt wird. Allerdings ist es empfehlenswert, alle dem Kind gefährlich erscheinenden Instrumente verdeckt bereit zu halten und sie erst kurz vor ihrer Anwendung dem Kind zu zeigen unter Erklärung ihrer Harmlosigkeit.

Zur Ausführung der eigentlichen Untersuchung empfiehlt es sich, die Säuglinge auf einen von allen Seiten zugänglichen fahrbaren, gut gepolsterten Untersuchungstisch zu legen; ältere Kinder läßt man auf einen verstellbaren Drehstuhl sitzen. Auf einem solchen Drehbock kann man das Kind rasch und leicht zu allen notwendigen Prüfungen in die beste Lage bringen. Schon während aller dieser Vorbereitungen und Annäherungsversuche wird man durch unauffällige Beobachtung aus dem Gesichtsausdruck, den Bewegungen, dem Benehmen u. a. m. des Kindes, also durch reine Inspektion wichtige Feststellungen machen können. Durch die gleichzeitige Unterhaltung mit dem Kind gewinnt man auch wichtige Anhaltspunkte über den Klang der Stimme, die freie oder erschwerte Atmung, den Husten u. a. m.

Nunmehr beginnt man mit der Palpation, gewöhnlich am Kopf, betastet die Lymphdrüsen und geht dann dazu über, die Lungen und das Herz zu perkutieren und zu auskultieren. Von großer Wichtigkeit für brauchbare Perkussionsergebnisse ist die gute Unterstützung in der Haltung des Kindes durch die Mutter oder Pflegerin. Der Körper soll möglichst symmetrisch gehalten werden. Die Pflegerin faßt die Hände des Kindes und hält sie mit Daumen und ausgespreizten übrigen Fingern an den Kopf, so daß Brust und Rücken von allen Seiten für den perkutierenden Finger oder das Stethoskop zugänglich sind. Kleine Kinder können auch auf dem Arm der Mutter so hingesetzt werden, daß sie den Rücken und nachher die Brust dem Arzt zuwenden. Es muß daran erinnert werden, daß man nur mit leisester Perkussion genügend zuverlässige Schalldifferenzen heraus perkutieren kann. Für die Auskultation nimmt man am besten ein Schlauchstethoskop, welches es erlaubt, rasch vergleichend an den verschiedenen Stellen zu auskultieren. Hat sich das Kind die Untersuchung von Herz und Lunge gefallen lassen, so wird man nunmehr die Inspektion der Hals-Rachenorgane anschließen, vielleicht unter dem Vorwand, daß man die Zähne sehen wolle. Es empfiehlt sich dabei, mit einem kurzen gebogenen Zungenspatel die Zunge in der Mitte herunter zu drücken, um das unangenehme Würgen zu vermeiden. Einen Hals-Rachenabstrich wird man nicht sofort vornehmen, sondern ihn auf den Schluß der Untersuchung verschieben. Durch ein Lob über braves Verhalten bringt man das Kind meist ohne Schwierigkeiten dazu, sich nun auch noch weiteren Untersuchungen zu unterwerfen. Die älteren Kinder werden nun weiter ausgekleidet und auf ein Ruhebett gelegt zur Untersuchung der Abdominalorgane, der Genitalien und der Reflexe. In der Rückenlage werden dann noch etwa notwendig werdende besondere Untersuchungen wie Blutdruckmessung, Augenspiegeln u. a. m. vorgenommen. Im Anschluß an diese Untersuchung im

Liegen wird dann zweckmäßigerweise die Entnahme einiger Blutstropfen zur Prüfung des Blutes am Ohr im Sitzen ausgeführt und gewöhnlich die Röntgendurchleuchtung und -aufnahme angeschlossen. Alle komplizierteren unangenehmen oder gar schmerzhafteren Untersuchungen wird man nur dann, wenn sie dringlich sind, bei diesem ersten Sprechstundenbesuch vornehmen; im anderen Fall wird man sie auf ein andermal verschieben, um die Zutraulichkeit des Kindes nicht ein für allemal zu verscherzen.

Erfolgt die ärztliche Untersuchung zuerst am Krankenbett, so wird man naturgemäß im Anschluß an eine annähernde Unterhaltung mit dem Kind das

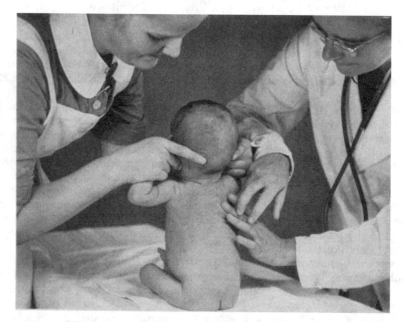

Abb. 1. Haltung des jungen Kindes während der Untersuchung der Brustorgane.
(Kieler Univ.-Kinderklinik.) (K)

erkrankte Organ zuerst untersuchen. Je ernster krank das Kind ist, desto weniger wird man ihm an Untersuchungen hintereinander zumuten dürfen.

Ein Wort noch zur Untersuchung völlig widersetzlicher, neuropathischer und, was oft dasselbe ist, fehlerzogener Kinder. Die Widerspenstigkeit solcher Kinder ist oft mit einem Schlage verschwunden, wenn es gelingt, die Eltern zu überreden, ohne besondere Formalitäten das Untersuchungszimmer zu verlassen. Wenn dann das Kind vergebens versucht hat, die Eltern zurückzurufen und es sich den Fremden, Arzt und Schwester, ausgeliefert sieht, so gibt es meist ohne weiteres seinen Widerstand auf. Überhaupt ist es zweckmäßig, alle kleinen Eingriffe, wie Blutentnahme usw., die schlimmer aussehen, als sie schmerzhaft sind, in Abwesenheit der Mutter auszuführen, weil sonst die Mutter ihr Kind bemitleidet, bis es in Tränen ausbricht und zu einem vernünftigen Verhalten nicht zu bewegen ist. In keinem Fall darf man, insofern man als Arzt gelten will, der mit Kindern umzugehen versteht, durch rohe Kraftanwendung, Anschreien oder gar Schläge das Kind, und wenn es noch so eigensinnig ist, zur ärztlichen Untersuchung zwingen. Handelt es sich um ein ernster krankes oder gar schwerkrankes Kind, dem man einen unangenehmen Eingriff zumuten muß, so soll man sich schon wegen der Schädigung durch eine zu starke Aufregung lieber zu einer harmlosen Kurznarkose entschließen.

Die wichtigsten besonderen Hand- und Kunstgriffe bei der Untersuchung der einzelnen Organe und Organsysteme sollen im folgenden kurz beschrieben werden.

Nervensystem. Die Prüfung der Haut- und Schnenreflexe, des Bewegungs- und Empfindungsvermögens erfordert beim jungen Kind große Geduld und Geschicklichkeit. Man läßt dem Säugling am besten dabei die Flasche reichen und versucht, die Kleinkinder durch ein vorgehaltenes Spielzeug oder einen glänzenden Gegenstand scharf von der Untersuchung abzulenken. Zur vollständigen Untersuchung der Reflexe gehört beim jungen Säugling die Prüfung des Flucht- und Umklammerungsreflexes, beim ·Säugling und kleinen Kind des CHVOSTEKschen Facialisphänomens und der Peronäusreflexe. Das BABINSKIsche Zehenphänomen ist über den 6. Lebensmonat hinaus normalerweise vorhanden und besitzt somit keine besondere diagnostische Bedeutung. Um Lähmungen zu erkennen, bedient man sich bei jungen Kindern eines kurzen Schmerzstiches mit einer Nadel und beobachtet die Fluchtbewegung. In unklaren Fällen kann man sich auch dadurch helfen, daß man die frei beweglichen Extremitäten z. B. durch eine Binde an den Körper fixiert, um so das Kind zu zwingen, mit der vermutlich gelähmten Extremität Bewegungen auszuführen. Ein wichtiges besonderes Hilfsmittel im Säuglingsalter ist die Prüfung der Spannung der Fontanelle. Beim Kleinkind kann die Schädelperkussion zur Diagnose erhöhten Druckes und gegebenenfalls zur Seitendiagnose von Hirntumoren herangezogen werden. Von großer Bedeutung ist naturgemäß die Prüfung der Intelligenzentwicklung. Zur Feststellung der intellektuellen Leistungsfähigkeit des Kindes eignet sich die BINET-SIMON-BOBERTAGsche Prüfungsmethode. Bei ihr wird lediglich die „allgemeine Intelligenz" aus der Lösung verschieden schwerer Aufgaben beurteilt. Die von BÜHLER und HETZER ausgearbeitete Testmethode verfolgt dagegen das Ziel, das Gesamtverhalten der Kinder in einer bestimmten modifizierten Situation, vergleichend mit dem eines normalen Kindes, für jede Alters- und Entwicklungsstufe festzustellen. Der in der Methode geübte Untersucher kann in vielen Fällen auf Grund einer einmaligen eingehenden, mit Geduld und Einfühlungsvermögen vorgenommenen Untersuchung die Schwachsinnszustände schon im frühen Kindesalter erkennen. Zum Zwecke der Feststellung der elektrischen Übererregbarkeit der Nerven, namentlich der Kathodenerregbarkeit, verfährt man am besten folgendermaßen: Die indifferente, etwa 30—40 qcm große, gut durchfeuchtete Plattenelektrode setzt man beim Säugling auf Brust und Bauch auf; die differente Reizelektrode von etwa 3 qcm Fläche (STINZINGsche Normalelektrode) wird entweder am Nervus medianus in der Ellbeuge oder am Nervus Peronaeus. knapp unterhalb des Fibulaköpfchens, angesetzt. Man schleicht sich dann mit ganz langsam verstärktem Strom ein und liest am Galvanometer den Wert ab, bei dem eben die erste Zuckung erfolgt.

Neuerdings verwendet man zu allen genaueren Prüfungen der Erregbarkeit von Nerven und Muskeln die Bestimmung der Chronaxie. Hierbei wird unter Verwendung von Dauerströmen die geringste Stromstärke festgestellt, bei der eben eine Kathodenöffnungszuckung erfolgt. Diese Stromstärke bezeichnet man als Rheobase. Dann untersucht man bei der doppelten Rheobase die Erregbarkeit des Nerven oder Muskels gegenüber ganz kurzdauernden Strömen und bestimmt die Zeit, bei der erstmalig eine Zuckung auftritt. Zur Vornahme dieser chronaximetrischen Messung sind Spezialapparaturen erforderlich. Man findet mit dieser neuen Methode z. B. bei der Tetanie im latenten, besonders aber im manifesten Stadium eine verlängerte Chronaxie, gleichzeitig aber auch niedrigere Rheobasenwerte.

Die Lumbalpunktion ist beim jungen Kind im allgemeinen leichter auszuführen als beim Erwachsenen. Die höchsten Punkte beider Darmbeinkämme werden durch eine gedachte Linie miteinander verbunden, die dann etwa den 4. Lendenwirbel schneidet, wenn das Kind auf der Seite mit stark gekrümmtem Rücken und an den Leib angezogenen Beinen daliegt. Man sticht im Lendenwirbelzwischenraum dieser Linie nach vorheriger Desinfektion beim jungen Kind etwa 2—3 cm tief ein und merkt dann am Nachlassen des Gewebswiderstandes leicht, wenn man in den Wirbelkanal eingedrungen ist. Man zieht dann den Mandrin heraus, um ihn, wenn noch kein Liquor abfließt, wieder vorsichtig in die Nadel einzuschieben und nochmals weiter mit der Nadel vorzudringen. Der Unerfahrene sticht gewöhnlich zu tief ein und verletzt dann den Venenplexus an der vorderen Wirbelkanalwand. Der dann blutvermischte Liquor ist zu den meisten Untersuchungen unbrauchbar. Liegt die Nadel richtig, dann tropft der Liquor ab und man entnimmt für die verschiedenen chemischen und mikroskopischen und serologischen Untersuchungen 10—20 ccm in bereitgehaltenen, sterilen Reagensgläsern. Durch Verbindung der Kanüle mit einem Steigrohr wird am liegenden Kind der Lumbaldruck gemessen.

Für den in der Methode Geübten ist die Zisternenpunktion, der sog. Suboccipitalstich, ebenso leicht auszuführen wie die Lumbalpunktion. Man sticht hierbei eine kurz abgeschliffene, etwa 6 cm lange Lumbalpunktionskanüle am oberen Rand des Processus spinosus des Epistropheus durch das Ligamentum nuchae ein, gleitet mit der Nadel ganz langsam am Atlasbogen entlang zum Foramen occipitale magnum und gelangt durch die Membrana atlanto-occipitalis in die Cisterna cerebelli. Der Vorteil dieser Liquorgewinnung zu diagnostischen Zwecken ist einmal der, daß man bei meningitischen Prozessen näher dem entzündlichen Herd Liquor gewinnt und zweitens der, daß die Nachbeschwerden wesentlich geringer sind als bei der Lumbalpunktion oder völlig fehlen. Unter besonderen Verhältnissen kann man beim Säugling auch leicht die Ventrikelpunktion ausführen, besonders bei erweitertem Ventrikelsystem (Hydrocephalus). Man sticht 1—2 cm seitlich von der Mittellinie in die große Fontanelle senkrecht ein und gewinnt entweder schon nach oberflächlichem Eindringen Liquor oder aber nach Vorschieben der Nadel in eine Tiefe von 4—5 cm.

Atmungsorgane. Bekanntlich bringen Kleinkinder, ja auch junge Schulkinder den Auswurf nicht heraus, sondern verschlucken ihn. Man kann deshalb versuchen, durch eine Magenspülung (Eingießen von 50 ccm sterilem Wasser) früh morgens nüchtern verschlucktes Sputum zu gewinnen und zur Untersuchung verarbeiten. Die dabei herausgezüchteten

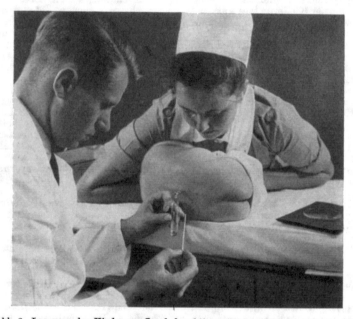

Abb. 2. Lagerung des Kindes zur Lumbalpunktion. (Kieler Univ. Kinderklinik.) (K)

Keime stammen aber natürlich zum Teil aus der Mundhöhle und dem Magen (Speiseverunreinigung!). Einwandfreier ist folgendes Vorgehen: Man drückt mit einem Spatel den Zungengrund herunter, ruft durch Berührung der hinteren Rachenwand einen kurzen Hustenstoß hervor und fängt das dabei herausgeschleuderte Sputumflöckchen mit einem Watteträger auf.

Zu einer Probepunktion der Pleurahöhle läßt man die Pflegerin das Kind mit der gesunden Seite gut gestützt an sich halten, während die kranke Seite dem Arzt zugewandt wird. Der Arm des Kindes wird von der Pflegerin hochgehoben und zugleich mit dem Kopf festgehalten. Man benutzt zur Probepunktion eine 5—10 ccm fassende Rekordspritze mit weiter Kanüle (dickflockiger Eiter!), die man vorher mit etwas physiologischer Kochsalzlösung aufgefüllt hat, um die Entstehung eines kleinen Pneumothorax zu vermeiden. Bei Säuglingen ist diese Vorsichtsmaßnahme dringend empfehlenswert. Zum Abpunktieren von größeren Ergüssen eignet sich die Rotandaspritze.

Kreislauforgane. Die Messung des Blutdrucks erfolgt mit dem Alter entsprechenden kleinen Gummimanschetten mit den üblichen Apparaten, am besten in liegender Stellung. Die elektrocardiographische Untersuchung kann schon beim Säugling unter Assistenz iner Pflegerin meist mit Erfolg ausgeführt werden, während einwandfreie Sphygmogramme in diesem frühen Lebensalter nur mit dem Frankschen Spiegelsphygmographen gewonnen werden können.

Häufiger als beim Erwachsenen muß beim jungen Kind auch die Punktion des Herzbeutels vorgenommen werden, die am besten durch Einstich im 5. bis 6. Intercostalraum lateral von der Mamillarlinie im Bereich der absoluten Dämpfung vorgenommen wird. Nicht zu empfehlen ist beim Kind der Einstich dicht am Brustbeinrand oder vom Rücken her durch die Lunge hindurch. Schnelles Einstechen wie bei den anderen Punktionen ist unbedingt zu vermeiden.

Verdauungs- und Unterleibsorgane. Zu diagnostischen Zwecken wird im frühen Kindesalter seltener als beim Erwachsenen eine Magensondierung vorgenommen. Man verwendet hierzu bei ganz jungen Säuglingen NÉLATON-Katheter, Stärke Nr. 10, bei älteren Kindern Stärke Nr. 12—14, die gut angefeuchtet durch die Nase eingeführt werden können. Man

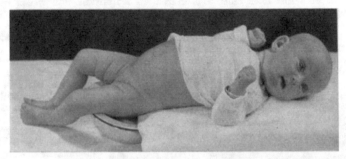

Abb. 3. Harngewinnung beim weiblichen Säugling. (Kieler Univ.-Kinderklinik.) (K)

merke sich, daß der Abstand vom Alveolarfortsatz bis zum Mageneingang beim Neugeborenen etwa 17 cm, im 1. Lebensjahre etwa 20 cm, im 2. etwa 25 und im 4. Lebensjahr 30 cm beträgt.

Einfach und rasch auszuführen ist beim Kleinkind die rectale bimanuelle Untersuchung, die allerdings bei schwierigeren Diagnosen nur nach vorherigem Abführen brauchbare Tastergebnisse liefert.

Die Recto-romanoskopie ist im Kindesalter zur Erkennung höher sitzender Erkrankungen, z. B. der Polyposis oder der Geschwüre mit eigens für das Kindesalter konstruierten Rectoskopen durchführbar. Es empfiehlt sich, die einfache digitale Austastung und die Einstellung des unteren Teiles des Rectums mit einem kleinen Speculum zur Feststellung von Rhagaden, Fissuren, Hämorrhoiden u. a. häufig heranzuziehen.

Die Punktion der Bauchhöhle nimmt man am besten in der RICHTER-MONROEschen Linie links in liegender Stellung vor (Nabel-Darmbeinstachel). Ein Einstich in der Mittellinie ist, da man beim Kind nie sicher sein kann, ob es die Blase genügend entleert hat, nur nach vorheriger Katheterisierung zulässig. Zur Anlegung eines künstlichen Pneumoabdomens führt man Luft, die einen Wattefilter passiert hat, durch eine in der geschilderten Weise wie bei der Probepunktion eingeführte Kanüle mittels eines Doppelgebläses ein, und zwar am besten in Beckenhochlage. Das Aufrichten des Kindes soll ganz allmählich erfolgen. Nach der Röntgenuntersuchung läßt man die Luft durch eine erneut eingeführte Kanüle wieder entweichen.

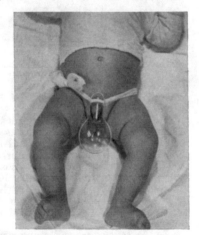

Abb. 4. Harngewinnung beim männlichen Säugling. (Kieler Univ.-Kinderklinik.) (K)

Harnorgane. Um Harn zu gewinnen, ist es vielfach üblich, bei jungen Kindern zwischen den Beinen dicht vor der Harnröhrenmündung ein ERLENMEYER-Kölbchen aus festem Jenenser Glas zu befestigen. Es empfiehlt sich, den ganzen Unterkörper der Kinder mit Windeln zu fixieren, um zu verhüten, daß das vorgelegte Gläschen durch Strampeln abgeschoben wird. Wir selbst kleben nicht mehr Kölbchen oder Reagensgläser an, sondern gewinnen in folgender Weise Harn bei Säuglingen: Bei weiblichen Säuglingen gelingt es in einfacher Weise durch Unterschieben einer kleinen Bettschüssel nach Hochlagerung des Rückenendes durch ein Polster, ohne die Kinder durch vorgeklebte Kölbchen zu beunruhigen, den Harn fast quantitativ aufzufangen.

Bei Jungens bindet man ein kleines Harnkölbchen mit Hals, das an jeder Seite eine Durchbohrung aufweist, vor.

Das Katheterisieren ist bei Mädchen schon im Säuglingsalter mit Hilfe eines dünnen Metallkatheters außerordentlich leicht und einfach durchzuführen, desgleichen auch die

Cystoskopie mit eigens dazu konstruierten kleinen Cystoskopen. Bei Knaben ist dagegen das Katheterisieren wegen der leicht verletzlichen, verhältnismäßig langen und gewundenen Harnröhre, auch mit halbweichen Spezialsonden, recht schwierig. Die Cystoskopie gelingt bei ihnen zuverlässig erst vom 6. Lebensjahr ab. In neuster Zeit hat sich die röntgenologische Darstellung der ableitenden Harnwege auch in der Kinderheilkunde eingeführt. Die Kontrastmittel (Perabrodil) werden hierzu in die Venen injiziert. Brauchbare Röntgenogramme erhält man nur nach einer vorbereitenden Abführkur und wegen der schnellen Ausscheidung der Mittel durch Uretherenkompression mittels eines auf den Unterbauch aufgebundenen Ballons sofort nach der Einspritzung.

Die Blutentnahme zur Hämoglobinbestimmung und Zellzählung erfolgt wie beim Erwachsenen durch Einstich mit der FRANCKESCHEN Nadel, bei älteren Kindern in das Ohrläppchen, beim Säugling in die große Zehe nach vorheriger Reinigung der Haut mit Äther oder Alkohol. Für die Blutsenkungsprobe und alle chemischen, serologischen und bakterio-

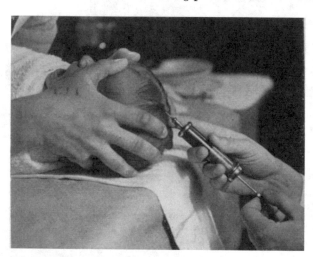

logischen Blutuntersuchungen ist eine Venenpunktion erforderlich, die beim Säugling nur selten an der typischen Stelle in der Ellbogenbeuge gelingt, weil das Fettpolster die V. medicubiti unsichtbar macht. An deren Stelle können die Temporalvenen, die meistens gut sichtbar sind nach Abrasieren der Haare deutlich hervortreten, mit einer dünnen Nadel angestochen werden. Auch am Fuße oder Handrücken sind häufig geeignete Venen aufzufinden. Die Punktion setzt eine große Übung und Geschicklichkeit voraus und der Ungeübte wird häufig gezwungen sein, durch einfaches Schröpfen nach zwei kurzen Einschnitten Blut zu gewinnen. Eine Blutentnahme aus der ziemlich leicht erreichbaren V. jugularis externa ist wegen der Gefahr einer

Abb. 5. Punktion des Sinus longitudinalis beim Säugling.
(Kieler Univ.-Kinderklinik.) (K)

Luftembolie zu widerraten und ist jedenfalls nur in Analgesie bei herabhängendem Kopf gefahrlos ausführbar.

Die Blutentnahme aus dem Sinus longitudinalis superior ist im Säuglingsalter bei noch offener Fontanelle nicht besonders schwierig, es muß aber darauf hingewiesen werden, daß diese Methode nicht ganz ungefährlich ist. Tödliche Blutungen sind vorgekommen. Nach Zurseitekämmen der Haare und Abreiben der Kopfhaut mit Alkohol bzw. Äther sticht man eine dünne Kanüle (Sinuspunktionsnadel mit Sicherungsknopf!), die auf eine dünne Rekordspritze aufgesetzt ist, in sagittaler Richtung möglichst flach durch die Kopfhaut dicht im hinteren Winkel der großen Fontanelle in den Sinus hinein und zieht langsam das Blut in die Spritze auf. Hierbei muß eine Pflegerin den Kopf des Kindes auf flacher Unterlage mit an die Seite des Kopfes flach angelegten Händen und auf die Stirn aufgesetzten Daumen gut fixieren.

Zur bakteriologischen Blutuntersuchung eignen sich im Kindesalter am besten die Venülen, die auch schon mit Kulturmedien gefüllt in den Handel gebracht werden. Wenn man vor dem Einstechen der Venülennadel in die Vene hinter derselben das Glasansatzstück anfeilt, dann kann man, wenn die Venüle mit genügend Blut gefüllt ist, unter Liegenlassen der eingeführten Venülennadel das Glasstück abbrechen und noch Blut in beliebiger Menge zu anderen Untersuchungen entnehmen.

Auge-Ohr-Nase. Die Untersuchung des Augenhintergrundes ist bei unvernünftigen Kindern eine wahre Gedulds- und Geschicklichkeitsprobe. Auch hier sucht man den Säugling durch das Reichen der Flasche ruhig zu halten und von der eigentlichen Untersuchung abzulenken. Bei Kleinkindern umgekehrt versucht man, das Interesse für den Spiegel und das Licht wach zu halten. Die Pupille muß, um ein übersichtliches Bild zu gewinnen, mit einem Tropfen Homatropinlösung erweitert werden. Man verwendet im Kindesalter mit Vorteil einen elektrischen Augenspiegel.

Besondere Übung muß sich der Kinderarzt in der Ohrspiegeluntersuchung erwerben, weil sie eine der häufigsten von den schwierigeren Instrumentaluntersuchungen im Kindesalter darstellt. Einen großen technischen Fortschritt stellen die modernen elektrischen Otoskope mit Lupe dar, mit deren Hilfe es verhältnismäßig leicht gelingt, auch beim jungen Säugling ein gutes Bild des Trommelfells zu bekommen. Säuglinge werden zu dieser Untersuchung am besten in Rückenlage auf einem Tisch von einer Pflegerin festgehalten. Ältere Kinder untersucht man besser aufrecht sitzend auf dem Schoß der Mutter. Die Rhinoskopie wird mit einem kleinen Speculum oder mit ein paar rechtwinkelig gebogenen Haarnadeln beim Säugling ausgeführt. Die Untersuchung des Pharynx gelingt auch schon beim kleinen Kind unter Zuhilfenahme eines kleinen elektrisch beleuchteten Kehlkopfspiegelchens. Sie wird häufig ergänzt durch die Palpation mit dem eingeführten Zeigefinger, der mit einem Gummifingerling geschützt ist (Mundsperrer einlegen!).

Die Untersuchung des Larynx liefert ohne Narkose nur bei solchen Kindern brauchbare diagnostische Kehlkopfspiegelbilder, welche die Untersuchung selbst zu unterstützen vermögen. Wenn der Verdacht vorliegt, daß ein Fremdkörper in den Larynx eingedrungen ist, dann ist die Vornahme der Schwebelaryngoskopie durch einen Spezialisten angezeigt.

Bei den *Röntgenuntersuchungen* ist es heute durch die modernen Hochleistungsapparaturen möglich, so kurzfristige Aufnahmen vorzunehmen, daß Beruhigungsmittel überflüssig sind und Fehlaufnahmen, selbst bei sehr unruhigen Kindern, zu den Ausnahmen gehören sollten. Auch die eine hohe Intensität verlangenden Aufnahmen mit einer Streustrahlenblende, die durch ihren verbesserten Kontrast, z. B. bei Aufnahmen der Bauchorgane, erheblichen Vorteil bieten, lassen sich heute bei Kindern ohne Bewegungsschärfe herstellen. Natürlich muß man Geduld und Überredungskunst anwenden. Besondere Aufhängevorrichtungen für Säuglinge haben sich praktisch nicht einführen können. Säuglinge nimmt man am besten im Liegen auf, währenddem es gelingt, Kleinkinder im Sitzen an einem für Kindergröße passenden Stativ genügend zu fixieren, um einwandfreie Bilder zu erhalten. Wir selbst haben vor den Augen des Kindes einen kleinen Schaukasten mit beweglichem Spielzeug angebracht. Kurz vor der Aufnahme werden die kleinen Figuren (Holzpuppen aus dem Erzgebirge) in dem Schaukasten beleuchtet und durch einen Motor in Drehung versetzt (zum Tanzen gebracht). Den nun bei den Kindern folgenden Augenblick des Aufmerkens benutzen wir für die Aufnahme.

Auch für *Röntgentherapie* der Kinder ist eine moderne Apparatur unerläßlich, die Hochspannungs- und besten Strahlenschutz sowie kurze Bestrahlungszeit gewährleistet. In den meisten Fällen handelt es sich um Oberflächentherapie mit den Filtern von 1—4 mm Al und einer Härte von etwa 150 kV.

Tiefentherapie kommt bei Kindern vor allem bei Tumoren, Tonsillenhypertrophie und Hypophysenbestrahlung in Frage. Man benötigt dazu Filter von 0,5 Cu + 1 Al und eine Härte von etwa 180 kV.

Die heutigen Röntgeneinrichtungen mit ihrem weitgehenden Hochspannungs- und Strahlenschutz ermöglichen es, bei demselben Kinde mehrere Röntgenaufnahmen herzustellen, ohne daß man eine Schädigung befürchten muß, um so weniger, als heute bei einer Lungenaufnahme nur noch etwa 0,005 r auf die Haut fallen, während die Erythemdosis durchschnittlich zwischen 300 und 500 r liegt. Dagegen ist die Halteperson, wenn es sich häufiger um dieselbe handelt, sorgfältig durch Bleigummischürzen und Handschuhe zu schützen.

Allgemeine Therapie.

Von E. ROMINGER-Kiel.

Die Behandlung des kranken Kindes unterscheidet sich in mannigfacher Hinsicht von der des erwachsenen Kranken. Der junge wachsende Organismus zeigt schon in gesunden Tagen eine viel größere Abhängigkeit von der ihm zuteil werdenden Körperpflege, der Ernährung, dem Genuß von Licht, Luft und freier Bewegung als der Erwachsene und ist in allen Entwicklungsstufen als unvernünftiges oder doch noch unselbständiges Wesen erziehungsbedürftig. Beim kranken Kind tritt diese Abhängigkeit besonders hervor. Neben besonderen symptomatischen therapeutischen Maßnahmen kommt es darauf an, mit den allgemeinen hygienischen, pflegerischen und pädagogischen Hilfsmitteln das Gedeihen des Kindes in jeder Weise zu fördern, um so die Überwindung der Krankheit zu erreichen. Jede Heilbehandlung beginnt deshalb beim Kind mit einer bis ins Einzelne gehenden Prüfung und Sicherstellung der bestmöglichen hygienischen Versorgung, Wartung, Pflege und Ernährung. Zur Anwendung symptomatischer therapeutischer Maßnahmen sind Kenntnisse besonderer Techniken notwendig, die sich der Arzt, die Kinderkrankenpflegerin und schließlich, soweit es sich um einfache Handhabungen handelt, die Mutter erwerben muß.

Den physikalischen Heilmethoden (s. folgenden Abschnitt: Therapeutische Technik) wurde von jeher in der Kinderheilkunde wegen ihrer ausgezeichneten Wirksamkeit eine besondere Bedeutung zugebilligt. Erst in zweiter Linie kommt die Anwendung von Arzneimitteln (s. folgenden Abschnitt: Arzneimitteltherapie) in Betracht, deren besondere Wirkungs- und Dosierungsweise im frühen Kindesalter sorgfältige Beachtung verlangt.

Therapeutische Technik.

1. Hydrotherapie.

Bäder. Die täglichen Reinigungsbäder der Säuglinge sollen nicht über 5 Minuten Dauer ausgedehnt werden. Die Temperatur soll 35—37⁰ C betragen. Heiße Bäder zur Einleitung von Schwitzprozeduren beginnt man mit 37⁰ C und erhöht die Temperatur durch Zufließenlassen von heißem Wasser allmählich auf 40—41⁰.C. Dasselbe gilt für Bäder mit kalter Übergießung. Abkühlende Bäder zur Herabsetzung der erhöhten Körpertemperatur oder zur Beruhigung erregter fieberkranker Kinder beginnt man z. B. mit 35⁰ C und läßt durch langsames Zufließen von kaltem Wasser unter fortgesetzter leichter Frottierung der Haut das Bad bis auf 32, ja 30⁰ C abkühlen. Solbäder werden stets mit niedrigerer Temperatur, nämlich 32—35⁰ C verabreicht. Von großer Bedeutung ist bei den Reinigungsbädern die Beschaffenheit der verwandten Seife. Diese soll stark überfettet und niemals scharf alkalisch sein. Abzulehnen sind bei jungen Kindern die gewöhnlichen Haushaltseifen. Nach allen Badeprozeduren ist beim Kind auf peinlichstes Austrocknen aller Hautfalten zu achten, da diese sonst den Ausgangspunkt für Wundsein bilden können. Das Abtrocknen des kranken Kindes nach dem Bad muß auch im warmen Zimmer rasch erfolgen, damit eine zu starke Abkühlung vermieden wird.

Arzneiheilbäder läßt man, je nach der beabsichtigten Wirkung, länger dauern, durchschnittlich 10—15 Minuten. Zu ihrer Herrichtung muß man wissen, daß ein Säuglingsbad etwa 16—20 Liter faßt, ein Bad für ältere Kinder 50—80 Liter. Die wichtigsten Arzneibäder sind das Sublimatbad (2—3 Sublimatpastillen zu 1 g auf 30 Liter), das Tanninbad (2 gehäufte Eßlöffel Tannin auf ein Säuglingsbad), das Kaliumpermanganatbad von einer konzentrierten wäßrigen Lösung von Kalium permanganicum (soviel Zusatz, bis wein-rote Farbe entsteht), das Schwefelbad (15 ccm Solutio Vlemingkx auf je 30 Liter oder 60—80 g Schwefelleber) und das Salzbad. Die Solbäder verabreicht man auch im Hause in steigenden Konzentrationen von 1—1½—3 kg Badesalz (= Salzgehalt 1—2%) auf das Bad. An Stelle des verhältnismäßig kostspieligen Tanninbades kann man auch Eichen-rindebäder verordnen. Für ein Säuglingsbad nimmt man 2 Hände voll Eichenrinde, läßt sie in 1 Liter Wasser kalt 6 Stunden ziehen, kocht sie noch gründlich aus und setzt den durchseihten Extrakt einem Säuglingsbad zu.

Kohlensäurebäder als kräftiges Hautreizmittel werden aus natürlichen Mineralquellen bereitet oder aus Säure durch Neutralisation mittels eines Karbonats, am einfachsten unter Verwendung von roher Salzsäure mit Sodazusatz. Am zweckmäßigsten ist es, die handels-fertigen Packungen zu verwenden.

Moorbäder als schwächere Hautreizbäder zugleich mit noch unklaren, die Resorption von Exsudaten fördernder Wirkung können ebenfalls aus käuflichem Moorextrakt oder Moorsalz im Hause verabreicht werden. Die Temperatur wird von 32 bis auf 42⁰ C und mehr heraufgesetzt und die Dauer des Bades bis über ½ Stunde ausgedehnt.

Wickel und Packungen. Feuchte warme Wickel werden in Form der Rumpfwickel angewandt. Man braucht dazu ein dickes Flanelltuch, das 1½mal um die Brust und von der Achselhöhle bis zur halben Schenkelhöhe reicht. Darauf legt man ein gut ausgewundenes feuchtes Handtuch oder Laken, das zuvor in Wasser zu 40—45⁰ C getaucht wurde. Die beiden Wickeltücher werden am zweckmäßigsten im Bett vorher ausgebreitet und das entkleidete Kind auf das feuchte Laken gelegt. Dieses wird dann rasch um den Rumpf geschlagen und das Flanelltuch so übereinander gelegt und befestigt, daß das feuchte Tuch nirgends über den trockenen Flanell herausragt. Zur Herabsetzung der Körpertemperatur verwendet man statt des warmen Wassers nur solches von Zimmertemperatur (24⁰ C) oder bei älteren Kindern sogar von 16—20⁰ C. Die erwärmenden Wickel bleiben 1—2 Stunden liegen, die abkühlenden werden zweckmäßig schon nach ½ Stunde erneuert. Bei jungen Kindern empfiehlt es sich, vor der Anlegung der Wickel die Haut etwas einzufetten. Bei der Abnahme des Wickels muß die Haut gut abfrottiert werden.

Zum *Brustwickel* verwendet man am besten zwei nach Art von Hosenträgern zuge-schnittene Wickeltücher, sog. Kreuzwickel, die den Vorteil haben, daß sie nicht nach dem Bauch zu abrutschen.

Besonders starke Wirkung erreicht man mit den sog. feuchten *Ganzpackungen*. Hier wird ein so großes Wolltuch und ein so großes feuchtes Laken verwandt, daß das Kind mit an den Körper angelegten Armen vom Hals bis zu den Füßen völlig eingeschlagen werden kann. Diese Ganzpackung wird mit Vorteil zur Abkühlung namentlich hoch fiebernder Kleinkinder und älterer Kinder verwandt unter Anwendung von lauwarmem (24—27⁰ C) oder kaltem (16—20⁰ C) Wasser.

Bei der Schwitzpackung wird, wie bei der eben beschriebenen Ganzpackung, das Kind in ein feuchtes, aber heißes feuchtes Laken eingepackt und außerdem noch mit Bettdecken, Kissen und unter Umständen Wärmeflaschen an beiden Seiten immer mehr erwärmt. Zweckmäßigerweise schickt man dieser Schwitzpackung ein heißes Bad, das man von 37⁰ bis auf 40 und 41⁰ C erhöht, voraus. Die Schwitzpackung selbst bleibt dann ½—¾ Stunden liegen. Nach Ausbruch des Schweißes läßt man das Kind einige Minuten kräftig schwitzen, packt es rasch aus und kühlt es langsam und vorsichtig im warmen Bade wieder ab. Die starke Erwärmung ist bei schwächlichen und auch bei nervösen Kindern nicht ohne Kollaps-gefahr und muß vorsichtig dosiert und überwacht werden. Bei eintretender Blässe oder zu rascher Erhitzung (blaurotes Gesicht!) muß die Prozedur sofort unterbrochen werden. Vor und während der Schwitzpackung gibt man den Kindern reichlich heißen Tee oder Limonade zu trinken, um das Ingangkommen des Schweißausbruchs zu befördern. Von der bei Erwachsenen beliebten Verabreichung von schweißtreibenden Medikamenten, z. B. Aspirin, nimmt man wegen der möglichen Kollapsgefahr besser Abstand.

Zur Erzielung länger dauernder Durchwärmungen, namentlich bei Halsentzündungen, wird bei Kindern häufig der *Priesnitzsche Umschlag* angewandt. Bei ihm wird zwischen ein nasses warmes und ein trockenes Flanell- oder wollenes Tuch eine Lage von undurchlässigem Stoff (Billroth-, Mosetigbatist oder Guttapercha), der überall das nasse Tuch überragt, eingelegt. Ein solcher Umschlag bleibt 2—3 Stunden liegen.

Bei der *Senfpackung* breitet man auf einem Wickeltuch, das auf einer Flanellunterlage liegt, einen dünnen Bolus alba-Teig aus, dem als starkes Rubefaciens Senföl zugesetzt ist. Man benötigt für ein größeres Kind etwa 400 g Bolus alba und ebenso viel heißes Wasser, für einen kleineren Säugling nur 200 g Bolus alba und die gleiche Menge Wasser. Auf je 100 g Bolus alba werden 3 bis höchstens 4 Tropfen Senföl zugesetzt und zu einem gut durch-mischten dünnen Teig angerührt. Das Kind wird nach Abdeckung der Genitalien und aller besonders empfindlichen Hautstellen trocken in die Senföl-Bolus alba-Mischung so hinein-gelegt, daß nicht nur der Brustkorb, sondern Schultern und der ganze übrige Rumpf mit Senfteig bedeckt ist. Der linke Arm wird zur Kontrolle des Pulses aus dem Wickel heraus gelassen. Dann wird das Flanelltuch überall gut umgeschlagen und das Kind wird anf dem Arm der Pflegerin herumgetragen oder ins Bettchen gelegt. Am Hals wird dem Kind ein Tuch umgeschlungen, damit es die reizenden Senföldämpfe nicht einzuatmen braucht. Nach 3—5 Minuten (längstens 10 Minuten) ist die Haut am ganzen Körper des Kindes krebsrot geworden (das Blaßbleiben ist ein Zeichen mangelnder Reaktion) und das Kind wird rasch aus der Senfpackung herausgenommen und im schon hergerichteten warmen Bad von den Resten des Senfölteiges befreit. Bei sehr kräftigen Kindern kann man nach der ursprünglichen Vorschrift von Heubner einen gewöhnlichen feuchten Brustwickel, den man 2—3 Stunden liegen läßt, anschließen. Unter keinen Umständen angewandt werden darf die Senfpackung bei Kindern mit Spasmophilie, Ekzemen oder bei schwächlichen, zum Kollaps neigenden Säuglingen.

Der *Terpentinwickel* stellt als schwächer hautreizend wirkende Packung in manchen Fällen, namentlich bei Bronchopneumonie, einen zweckmäßigen Ersatz der Senfpackung dar. Bei ihm verwendet man statt der Senföl-Bolusmischung einfach eine wäßrige Verdünnung von Terpentin (gut umrühren!). Das Wickeltuch wird in einer Schüssel Wasser von 40—50° C eingeweicht, die auf ½ Liter Wasser 1 Eßlöffel Terpentin enthält. Das Tuch wird dann heiß ausgewrungen und als feuchter Wickel umgeschlagen. Auch diese Wickel läßt man nur 10—20 Minuten liegen.

Feuchte Überschläge auf verschiedenen Stellen des Körpers, namentlich bei Entzündung, werden im Gegensatz zu den Packungen nur wenige Minuten liegen gelassen und immer wieder erneuert. Es empfiehlt sich, wegen der macerierenden Wirkung von solchen Überschlägen die Haut der Kinder vorher einzufetten.

Zur Erzielung starker und langdauernder feuchter Hitzewirkung verwendet man *Breiumschläge* oder *Cataplasmen*. Entsprechend der Körperstelle hergerichtete Leinensäckchen werden mit zu Brei gekochter Hafergrütze oder Leinsamenmehl gefüllt und auf die vorher eingefettete Haut aufgelegt. Die breigefüllten Säckchen werden im Wasserbad immer wieder heiß gemacht und etwa alle 2 Stunden ausgewechselt. Zur Verhütung von Hautverbrennung ist die sorgfältige Prüfung der Hitze an der Innenfläche des eigenen Unterarms geboten. Praktisch bewährt hat sich das in Büchsen erhältliche Enelbin.

Etwas umständlicher ist die Anwendung des Naturpräparates *Turbatherm* (billig!). 200 g Turbatherm werden mit 4 Liter 55° warmen Wasser übergossen, heftig umgerührt und gut zugedeckt, 12 Stunden in die Nähe eines warmen Ofens gestellt. Man benutzt dazu ein Holzgefäß in Höhe von 60—80 cm, in das man das Turbatherm in eine Schütthöhe von 40 cm bringt.

Abreibungen. An Stelle von Wickeln und Bädern bewähren sich bei schwächlichen Kindern auch, je nach der Lage des Falles, abkühlende oder erwärmende Abreibungen. Diese werden mit einem je nachdem in kaltes oder heißes Wasser eingetauchten und ausgewundenen Frottiertuch alle Viertelstunde vorgenommen.

Als Ersatz für Solbäder werden in dieser Form auch sog. *Solabreibungen* angewandt mit 5—10%iger Sole.

Spülungen und Auswaschungen. *Magenspülung.* Beim Säugling verwendet man hierzu einen Nélaton-Katheter von 6—8 mm Stärke (Nr. 18—20), beim älteren Kind eine halbweiche Gummisonde von 8—10 mm Stärke. Nach Einführung der Sonde wird diese durch ein kurzes Glaszwischenstück mit einem Gummischlauch von ½—¾ m Länge verbunden, der auf einen größeren Glastrichter von ungefähr 100—300 ccm Inhalt aufgesetzt ist. Als Spülflüssigkeit verwendet man Tee, physiologische Kochsalzlösung oder einen Mineralbrunnen in körperwarmer Temperatur. Zur Einführung der Sonde wird das Kind am besten in Seitenlage gebracht. Die Sonde wird angefeuchtet und dann schreibfederartig mit der rechten Hand erfaßt, über die Zunge in den Schlund geführt und unter Benutzung der ausgelösten Schluckbewegung meist mühelos in die Speiseröhre herunter und in den Magen eingeschoben. Der Abstand vom Kiefer bis zum Magen beträgt bei jungen Säuglingen 17—20 cm, im 2. Lebensjahr ungefähr 25, im 4. ungefähr 30 cm. Nachdem es gelungen ist, die Sonde mühelos in der entsprechenden Länge durch den Schlund vorzuschieben, überzeugt man sich, daß die Atmung völlig frei bleibt, um sie dann mit dem Trichter zu verbinden. Man läßt etwas Spülflüssigkeit in den Magen einlaufen und senkt dann rasch den Trichter so tief, daß der Mageninhalt angehebert wird. Wenn nichts mehr aus dem Magen ausfließt, füllt man den Trichter, der tief gehalten wird, mit der Spülflüssigkeit neu an und hebt ihn jetzt so hoch, als es der Schlauch erlaubt. Durch solches Heben und Senken des Trichters gelingt es, den Magen rein zu spülen und gegebenenfalls zum Schluß noch 150—200 ccm Flüssigkeit in den Magen zu füllen. Erbricht das Kind während der Magenspülung, dann wendet man den Kopf scharf zur Seite und kann die Spülung fortsetzen, wenn der Schlauch nicht dabei aus seiner Lage gebracht wird oder Zeichen von Atembehinderung auftreten. Nach Beendigung der Spülung klemmt man die Sonde mit zwei Fingern zu und zieht sie ziemlich rasch heraus.

Darmspülung. Ein Oesophagusschlauch, wie er für den Erwachsenen gebraucht wird, von 8—10 mm Stärke, wird, gut eingefettet, bei dem auf der linken Seite oder auf dem Rücken

mit angezogenen Beinen liegenden Kind mit langsam stopfender Bewegung etwa 20—30 cm
tief eingeführt und dann mit einem Glastrichter oder einem Irrigator mittels Glaszwischenstück und einem etwa 1 m langen Gummischlauch verbunden. Als Spülflüssigkeit hält man
3—4 Liter Tee, Kochsalzlösung oder andere medikamentöse Zusätze bereit, die auf 35º C,
also unter Körpertemperatur, erwärmt werden. Durch langsames Vorschieben und leichtes
Vorziehen des Gummirohres hält man die Spülung in Fluß und kann gewöhnlich $1/_2$—1 Liter
Flüssigkeit in den Darm einlaufen lassen. Allerdings preßt das Kind meist neben der
Sonde, namentlich im Beginn, einen beträchtlichen Teil der Spülflüssigkeit wieder aus, mit
der auch schon Stuhl entleert wird. Aus diesem Grunde muß die ganze Prozedur auf einem
Gummituch vorgenommen werden, das man über die Wickelkommode oder das Bett herunter in einen Eimer hinein hängen läßt. Durch Senken des Trichters kann man bei zu
starker Aufblähung des Bauches vorübergehend den Einlaufdruck vermindern. Nachdem es
gelungen ist, eine entsprechende Menge Spülflüssigkeit einzufüllen, zieht man den Schlauch
rasch heraus und preßt den After mit dem Daumen in der Richtung nach der Symphyse
zu einige Minuten nach vorn, um das sofortige Herausstoßen der Flüssigkeit aus dem
Dickdarm zu verhindern. Alle Anwendung von Gewalt ist bei der Darmspülung zu vermeiden.

Blasenspülung. Ein mit einem kurzen Gummistück versehener Spezialkatheter aus
Glas oder Metall, der sorgfältig sterilisiert wurde, wird nach vorherigem Betupfen der
Harnröhrenmündung und deren Umgebung mit einer Desinfektionsflüssigkeit (Sublimat- oder
Oxycyanatlösung) in der auch für den Erwachsenen typischen Weise eingeführt. Daraufhin
wird das auf den Katheter aufgeschobene dünne Gummischlauchende mittels Glaszwischenstück und einem weiteren Gummischlauch mit einem graduierten Glascylinder, der 200 bis
250 ccm Flüssigkeit hält, verbunden. Als Spülflüssigkeit dienen Borwasser, physiologische
Kochsalzlösung, Argolaval oder andere medikamentöse Lösungen, die zuvor auf Körpertemperatur gebracht wurden. Nachdem man aus dem Katheter ausfließenden Harn
zur Untersuchung in einem sterilen Reagensglas aufgefangen hat, stellt man die Verbindung
mit dem aufgefüllten Spültrichter her und läßt die Spülflüssigkeit langsam unter Hochheben des Trichters einfließen. Ältere Kinder geben den Zeitpunkt der Blasenfüllung durch
Äußerung starken Druckgefühls deutlich an, währenddem man bei Säuglingen den Augenblick der erreichten Blasenfüllung nur abschätzen kann. Besondere Vorsicht, Übung und
Geschicklichkeit erfordert die Einführung des Katheters bei männlichen Säuglingen oder
Kleinkindern. Auch hier gilt, wie beim Erwachsenen, die Regel, den eben möglichen dicksten
Katheter zu wählen, um falsche Wege zu vermeiden.

2. Anwendung trockener Wärme.

Die einfachste, in jedem Hausstand leicht zu beschaffende Wärmeeinrichtung stellen
die alten Wärmkrüge in Form der Tonkruken dar, die mit 60º C warmen Wasser gefüllt
werden und in ein Flanelltuch sorgfältig eingeschlagen werden. Mit besonderer Vorsicht ist
der Verschluß dieser Wärmflaschen zu prüfen, damit sie nicht unbemerkt auslaufen und das
Kind verbrühen. Wärmewannen werden in Kinderkrankenhäusern bei der Pflege Früh-
geborener oder schwerkranker Säuglinge häufig verwandt. Sie bestehen aus doppelwandigen,
wassergefüllten Wannen, deren Temperatur durch eine in das Wasser eintauchende Heizspirale mittels eines elektrischen Reglers auf konstanter Temperatur gehalten wird. Nicht
nur die Temperatur des Wassers der Wärmewanne, sondern auch die unterhalb der Bett-
decke und die des Kindes selbst muß dabei sorgfältig kontrolliert werden.

Elektrische Heizkissen, Thermophore, die an jede Lichtleitung angeschlossen werden
können, finden neuerdings auch in der Kinderheilkunde mehr und mehr Verwendung.
Diese Heizkissen müssen so gelagert und eingeschlagen werden, daß sie nicht unbemerkt
naß werden können (Urin!), weil sonst unter Umständen Schädigungen durch den elektrischen Schwachstromschlag eintreten können. Der Vorsicht wegen soll ein Heizkissen
nicht über Nacht eingeschaltet bleiben!

Heißluftapparate in den verschiedensten Formen werden auch beim Kind wie beim
Erwachsenen neuerdings hauptsächlich in Form von *Schwitzkästen,* die mit elektrischen
Glühbirnen beheizt werden, angewandt. Älteren Kindern kann man auch Glühlichtbäder
des ganzen Körpers verabreichen wie beim Erwachsenen. Bei allen diesen Wärmeanwen-
dungen muß auch beim älteren Kind ein Erwachsener die Wärmeapplikation dauernd
überwachen.

3. Inunktionskuren.

Krätzekur. Man verwendet gewöhnlich eine 15—30%ige Schwefelsalbe (billig)! oder eines
der neueren Krätzemittel (Catamin, Mitigal, Antiscapin u. a.) zur Inunktionskur. Nach sorg-
fältigem Reinigungsbad wird die Salbe bei Säuglingen einmal täglich, bei älteren Kindern
morgens und abends 2—3 Tage lang hintereinander sehr sorgfältig in die Haut des ganzen
Körpers eingerieben. Die Einreibung soll etwa 20 Minuten dauern! (Vorsicht vor den Augen-

bindehäuten). Außer dem üblichen Windelwechsel wird die Bettwäsche nicht erneuert und das Kind wird während dieser 3 Tage nicht gebadet. Am 3. Tag verabreicht man ein Schwefelbad in der üblichen Weise mit Nachdünsten. Darauf Wechsel der Bettwäsche und reine Leibwäsche und Nachbehandlung mit einer milden indifferenten Salbe.

Läusekur. Zur Läusebehandlung eignet sich der Sabadillessig oder Lysollösung oder das billige Petroleum mit Olivenöl vermischt (empfohlen werden auch Aulin, Cuprex u. a. m.). Eine dieser Lösungen wird in die Kopfhaut fest eingerieben und die Haare werden damit kräftig durchtränkt. Das bei dieser Prozedur benutzte Tuch wird über Nacht über den Kopf geschlagen und ein trockenes Tuch darüber mit einer Binde befestigt, nachdem man zwischen beide Tücher einen undurchlässigen Stoff (Billrothbatist, Mosetig od. dgl.) gelegt hat. Am folgenden Morgen werden Haar und Kopf mit gewöhnlicher Seife kräftig durchgewaschen. Die noch vorhandenen Nisse werden durch kräftiges Bürsten und Kämmen der Haare entfernt nach vorherigem Durchfeuchten der Haare mit warmen, verdünntem Essig. Bei Anwendung von Petroleum in Verdünnung mit Olivenöl ist Vorsicht bei offenem Licht geboten! Bei stark ausgesprochenem Läuseekzem wird vor der Anwendung des eigentlichen Läusemittels zuerst eine Ölkappe mit 2%igem Salicylöl angelegt. Zur Nachbehandlung des Ekzems dient eine der üblichen milden Salben, z. B. 2—5%ige weiße Präcipitatsalbe.

Quecksilberschmierkur. Sie wird mit der bekannten grauen Salbe bei Säuglingen im allgemeinen mit etwa 1 g, bei älteren Kindern mit $1^{1}/_{2}$—2 g und mehr pro Tag durchgeführt. Die Einreibung erfolgt am besten gegen Abend und dauert mindestens 10 Minuten lang. Während dieser Zeit wird die angegebene Menge Salbe entweder unter Benutzung eines mit Billrothbatist überzogenen Wattebausches oder eines undurchlässigen Handschuhs sorgfältig mit sanften Streichungen in die Haut des Kindes eingerieben. Jeden Tag wird ein anderer Körperteil zur Behandlung herangezogen, etwa 1. Brust und Bauch, 2. Rücken, 3. rechter Arm, 4. linker Arm, 5. rechtes Bein, 6. linkes Bein. Während der Einreibungstage wird das Kind nicht gebadet. Am 7. Tag erfolgt ein Reinigungsbad. Bei älteren Kindern ist während der Schmierkur auf sorgfältigste Mundpflege Wert zu legen und der Stuhlgang und Harn zu überprüfen.

4. Inhalation.

Feuchte Dämpfe finden von jeher bei den verschiedenen Erkrankungen des Kehlkopfes und der Lunge bei Kindern Anwendung. Am einfachsten ist es, hierzu einen elektrischen Kocher oder Teekessel zu verwenden, der mit Wasser und einigen Tropfen Eukalyptusöl oder Salzzusätzen gefüllt ist. Den sich entwickelnden Dampf leitet man in geeigneter Weise in das Bett des Kindes, das mit einem Laken zeltartig überbaut wird. Praktischer und zuverlässiger sind die elektrisch heizbaren *Bronchitiskessel*. Bei Anwendung solcher Dämpfe ist dafür Sorge zu tragen, daß das Kind nicht mit ausspritzendem heißen Wasser verbrüht werden kann und daß es sich nicht durch Anfassen des Kochers oder der Leitung direkt oder durch das ausfließende kochende Wasser verbrennt.

Zur besonderen *Inhalation* verwendet man die üblichen Inhalationsapparate, die mit Spiritus oder dem elektrischen Strom beheizt sind und bei deren Verwendung ständig ein Erwachsener Aufsicht üben muß.

5. Künstliche Atmung — Atmungserleichterung.

Schon *beim Säugling* übt man mit den beim liegenden Kind seitlich an den Brustkorb flach angelegten Händen einen kräftigen Druck als künstliche Exspirationsphase aus, um dann bei Nachlassen des Druckes eine Inspiration durch das Zurückfedern des Brustkorbes zu erzielen. Diese Bewegung wechselt man ab mit dem typischen SILVESTERschen Verfahren. Emporziehen der Arme über den Kopf, darauf Abwärtsführen derselben und festes Anpressen an den Thorax. Dabei liegt das Kind auf dem Rücken, die Schultern·etwas höher gelagert. Die Zunge muß gegebenenfalls nach vorn gezogen werden, um der Luft freien Eintritt zu ermöglichen. *Bei Neugeborenen* werden vielfach noch die SCHULTZEschen Schwingungen angewandt (s. die Lehrbücher der Geburtshilfe).

Statt dieser Verfahren kann man beim Säugling, den man mit der rechten Hand unter dem Hinterkopf und mit der linken unter den gebeugten Knien hält, durch übertriebenes Ausstrecken und Kopfsenken des Kindes eine Inspiration und durch Zusammenpressen des Körpers, so daß der gebeugte Kopf den gebeugten Knien zugewandt wird, eine Exspiration künstlich herbeiführen. Man legt die Kinder hierzu am besten quer über einen Tisch. Zur Durchführung lange dauernder künstlicher Atmung (z. B. bei Atemlähmung infolge von Kinderlähmung oder von Diphtherie) bedient man sich elektrisch betriebener Atmungsapparate, z. B. des Biomotors (nach Fa. Eisenmenger, Hersteller F. u. M. Lautenschläger, München).

Sauerstoffinhalationen erfolgen entweder mit reinem Sauerstoff aus Sauerstoffbomben oder aus kombinierten Sauerstoff-Kohlensäureinhalationsapparaten (ROTH-DRÄGER-Apparatur). Die Inhalation von reinem Sauerstoff darf nur immer wenige Minuten lang durchgeführt werden, weil eine länger dauernde Sauerstoffinhalation die Schleimhäute stark reizt. Bei Erstickungsgefahr wird gelegentlich auch Sauerstoff in den Magen eingeführt, auf Grund der Feststellung, daß die Magenschleimhaut Sauerstoff aufzunehmen imstande ist. Neuerdings hat sich als zuverlässigeres und wirksameres Verfahren die *Inhalation von Kohlensäuregasgemischen* in der Kinderheilkunde eingeführt. Die Inhalation dieser Gemische muß unbedingt aus einem gut regulierbaren Gerät (z. B. Roth-Dräger-Apparatur nach FISCHER-WASELS) erfolgen. Eine deutliche Vertiefung der Atmung wird bei Kohlensäurezusätzen von 2—4—6% erreicht. Bei höherprozentigen Gemischen (Vorsicht!) bis zu 10% wird auch eine erhebliche Zunahme der Zahl der Atemzüge erzielt.

Die Intubation nach O'DWYER dient zur Beseitigung einer hochgradigen diphtherischen oder grippalen Larynxstenose. Sie stellt ein unblutiges Verfahren dar, eine bedrohliche Erstickungsgefahr durch Einführung einer Metalltube in den zuschwellenden Larynx rasch zu beseitigen. Zur Vornahme der Intubation wird das Kind in ein Laken fest eingerollt und von der Pflegerin, die dem Arzt gegenüber sitzt, auf dem Schoß aufrecht sitzend festgehalten. Der Arzt tastet nach Einführung einer Mundsperre mit dem linken Zeigefinger den Kehlkopfeingang ab, geht damit hinter die Epiglottis und drückt diese nach vorn gegen den Zungenrand. Mit der rechten Hand führt er den auf den Introduktor aufgesetzten Tubus bis zum Kehlkopfeingang, hebt dann den Introduktor hoch, damit der Tubus nicht in die Speiseröhre abgleitet und schiebt hierauf mit dem linken Zeigefinger den Tubus von dem Einführungsinstrument ab und drückt ihn sachte in den Larynx hinein. Der Tubus wird an dem an ihm vor der Einführung befestigten doppelten Seidenfaden, der nun aus dem Munde heraushängt, an der Wange mit Heftpflaster fixiert, damit er bei plötzlicher Verlegung oder nach Abschwellung der Schleimhaut daran herausgezogen werden kann. Durch Anlegen von Armmanschetten wird das Kind daran gehindert, den Faden abzureißen.

Die Extubation erfolgt normalerweise dann, wenn der bedrohliche Zustand beseitigt ist und man Gewähr dafür hat, daß die Schleimhaut abzuschwellen begonnen hat (nach etwa 3—4 Tagen). Man kann zunächst versuchen, an dem heraushängenden Seidenfaden mit leichtem Zug die Tube einfach herauszuziehen oder sie mit dem Extubator, der wie der Introduktor in den Tubenkopf eingeführt wird, zu entfernen. Manchmal gelingt es leicht, in Bauchlage des Kindes durch Druck mit der rechten Hand auf das untere Ende der Tube am Kehlkopfrand und rasches Beugen des Kopfes nach vorn den Tubus in den Larynx herauf zu befördern und von dort mit der Hand zu entfernen. Intubierte Kinder bedürfen einer besonders sorgfältigen und mit allen möglichen Gefahren vertrauten Pflege. Es kann jeden Augenblick die Entfernung der Tube und danach die Wiedereinführung durch den Arzt notwendig werden oder auch die Tracheotomie, zu der schon alles bereit liegen muß. Die meisten Kinder können flüssige und halbfeste Nahrung gut zu sich nehmen, ohne sich zu verschlucken. In den ersten 12—24 Stunden muß man die Kinder meist durch ein Sedativum ruhig stellen. Das Verfahren hat den Nachteil, daß es fast in jedem Fall zu flachen Decubitalgeschwüren im Kehlkopf kommt, die meist glatt ausheilen, weiterhin aber auch den, daß es nur da angewandt werden kann, wo die Stenose nicht zu tief sitzt. In allen Fällen, in denen die richtig ausgeführte Intubation nicht eine offensichtliche Besserung der Atmung herbeiführt, ist unverzüglich die Tracheotomie anzuschließen.

Die Tracheotomie. Man unterscheidet die oberhalb des Isthmus der Schilddrüse angelegte Tracheotomia superior, die in jedem Fall auch bei Schilddrüsenvergrößerung anwendbar ist und die Tracheotomia inferior, die bei Kehlkopfdiphtherie oft vorzuziehen ist, weil die Wunde entfernt von dem Krankheitsherde liegt und weil die Kanüle besser sitzt. Der Kehlkopfschnitt muß in bedrohlichen Fällen von jedem Arzt zur Not ausgeführt werden können. Als Richtpunkt dient an dem stark hinten übergebeugten Kopf zunächst der Ringknorpel, der meist gut zu palpieren ist. Fingerbreit über ihm beginnt man den Einschnitt und hält sich genau in der Mittellinie des Halses. Die bei der Stenose prall gefüllten subcutanen Venen werden umstochen und durchschnitten und das streng in der vertikalen Linie gehaltene Messer dringt schichtweise vor. Wichtig ist die Erkennung der Linie alba zwischen den vorderen Muskeln, weil man, wenn man durch diese vordringt, viel weniger blutig auf die den Kehlkopf deckende Fascie gelangt. Man sieht dann im unteren Wundwinkel die dem Drüsenisthmus aufliegenden Schilddrüsenvenen, die man samt den manchmal ziemlich weit hervortretenden Schilddrüsenausläufern stumpf nach unten schiebt. Der Ringknorpel wird mit einem scharfen Wundhaken angehakt und die Trachea durch ein zweites Häkchen fixiert. Man sticht dann mit dem Messer oberhalb des breiten Hakens, der die Schilddrüse nach unten zurückdrängt, ein und schneidet mit kurzen sägenden Zügen nach oben gewöhnlich 3—4 Trachealringe durch. Die Trachealwunde wird mittels der beiden spitzen Haken auseinander gehalten, bis Blut, Schleim und Membranfetzen ausgehustet wurden und die Atmung frei geworden ist. Dann wird die bereit gehaltene Trachealkanüle eingeführt und sofort durch ein Band um den Hals befestigt. In höchster Gefahr geht man unmittelbar auf das leicht zu findende Ligamentum conicum ein und schafft durch sofortigen Einschnitt desselben oder sogar des Ringknorpels dem Kinde Luft.

6. Injektionen und Punktionen.

Die gewöhnlichen *subcutanen Injektionen* werden an der Außenseite des Oberschenkels oder am Rücken zwischen den Schulterblättern vorgenommen. Das Kind ist vorher auf den Stich kurz vorzubereiten, da sonst die Gefahr einer Schrecklähmung besteht. *Intramuskuläre Injektionen* werden am besten im äußeren oberen Quadranten der Glutaealmuskulatur vorgenommen. Man sticht die Nadel mit einem kurzen Ruck etwa $1^1/_2$ cm tief in die Muskulatur ein, nimmt für einen Augenblick die Spritze ab, um sich zu überzeugen, daß man sich nicht in einem Gefäß befindet und legt dann durch langsames Einspritzen das Arzneimitteldepot an. Das schnelle Einspritzen ist außerordentlich schmerzhaft! In zweiter Linie kommt für die intramuskuläre Injektion auch der Rectus femoris in Betracht. *Intravenöse Injektionen* sind beim Säugling, besonders aber beim Kleinkind oft schwierig, ja undurchführbar. Beim Säugling eignen sich die gestauten Temporalvenen am Schädel oder die zutage tretenden gestauten Venen in der Knöchelgegend oder auch des Handrückens zur intravenösen Injektion. Am hängenden Kopf in die Vena jugularis externa Medikamente zu injizieren, ist wegen der Herznähe und der Gefahr einer Luftembolie nicht unbedenklich. In den Sinus longitudinalis superior sollten Medikamente nicht eingespritzt werden. Bei älteren Kindern verwendet man, wie beim Erwachsenen zur intravenösen Injektion die Cubitalvene der Ellbeuge.

Punktionen der Körperhöhle unterscheiden sich im allgemeinen nicht von denen des Erwachsenen. Besonderheiten bietet nur die *Punktion* des Sinus longitudinalis superior (s. Untersuchung des kranken Kindes, S. 762). Die Ausführung der *Lumbalpunktion* und der Zisternenpunktion ist auf S. 759 beschrieben.

Zu therapeutischen Zwecken kommen im Kindesalter noch 2 Punktionsverfahren in Betracht, nämlich die Punktion der Bauchhöhle zur Vornahme einer intraperitonealen Infusion bzw. einer intraperitonealen Blutübertragung (s. S. 761) und die Punktion des Herzens.

In Fällen plötzlichen Versagens des Herzens bei sonst vermutlich noch leistungsfähiger Herzmuskulatur kann eine *intrakardiale Injektion* von Herzanregungsmitteln lebensrettend wirken. Als Einstichstelle wählt man den dritten Zwischenrippenraum links und zwar einen Punkt, der unmittelbar am Brustbeinrand liegt. Die zu verwendende Rekordnadel muß mindestens 8 cm lang sein und soll nur mittlere Stärke besitzen. Die zu verwendende Injektionslösung, am häufigsten Adrenalin, manchmal auch Coffein oder Strophanthin, muß unter sorgfältigster Vermeidung von Luftbeimengungen sowohl in der zu verwendenden 1 ccm-Rekordspritze wie in der aufgesetzten Nadel sorgfältig aufgezogen werden. Man sticht nun an der angegebenen Stelle senkrecht in den rechten Ventrikel des Herzens ein. Solange sich die Spitze der Nadel noch nicht in der Ventrikelhöhle befindet, hat man das Gefühl eines prall elastischen Widerstandes. Bei langsamem Vorschieben der Kanüle tritt in dem Augenblick, in dem man die Herzhöhle erreicht hat, selbsttätig Blut in die Spritze ein. Man weiß nun, daß man sich im Ventrikel befindet und kann die Injektion vornehmen.

7. Aderlaß und Arteriotomie.

Der *Aderlaß* wird beim älteren Kind wie beim Erwachsenen an der Cubitalvene in der Weise vorgenommen, daß eine dicke Kanüle in die gestaute Vene eingestoßen wird. Eine schnelle und ausgiebigere Wirkung erreicht man durch einen Schnitt der frei gelegten Vene bei jüngeren Kindern und auch im Kollapszustand ist statt einer Venaesectio eine *Arteriotomie* angezeigt. Man wählt zu diesem Zwecke am besten die radiale Arterie, die in der bekannten typischen Weise freigelegt und mit einem kurzen spitzen Skalpell eingeschnitten wird. An Stelle der Radialis eine der temporalen Arterien zu nehmen, wie vorgeschlagen wurde, empfiehlt sich nicht, weil diese Gefäße einen viel zu kleinen Querschnitt besitzen, um eine rasche ausgiebige Blutung zu ermöglichen. Zweckmäßigerweise verabreicht man vor der Arteriotomie ein Herz- bzw. Gefäßmittel (z. B. intramuskulär Hexeton).

8. Massage und Gymnastik.

Mit *Gymnastik* schon im frühen Kindesalter versucht man einerseits eine möglichst harmonische Körperentwicklung durch den Kräften des Kindes angepaßte Körperbewegungen zu erzielen (sog. Gesundheitsturnen). Die Gymnastik übt aber nicht nur die Muskeln, wie man früher annahm, sondern wirkt auch auf die Tätigkeit der Atmungs- und Kreislauforgane und schließlich auf den Gesamtstoffwechsel. Infolgedessen hat auf der anderen Seite *Gymnastik und Massage* auch in weit höherem Maße als früher eine Bedeutung als Behandlungsverfahren bei verschiedenen Krankheiten des Kindes erlangt. Das wichtigste Anwendungsgebiet stellt die Kinderlähmung in allen ihren Formen dar. Nach Abklingen des akuten Stadiums kann man erst mit Massage, später mit Gymnastik die paretischen Muskeln zur Arbeit anregen und bis zu einem gewissen Grade eine kompensatorische Hypertrophie erzielen. Erst in zweiter Linie wendet man wie beim Erwachsenen die Massage und Gymnastik bei allen möglichen neuromuskulären Bewegungsstörungen an.

Ein besonderes Anwendungsgebiet stellt die Rachitis dar. Durch *Säuglingsgymnastik* und vorsichtige Massage gelingt es, sehr gute Erfolge bei rachitischen Kindern zu erzielen. Man verhilft ihnen zu eigenen Bewegungsimpulsen und behebt die durch die rachitische Allgemeinerkrankung oft schon hochgradig entwickelte Atrophie der Muskeln.

Gymnastik und Massage spielen auch eine Rolle bei der Nachbehandlung der häufigen pleuritischen Exsudate im Kindesalter. Man verwendet in diesen Fällen besonders Brustkorbmassage und *Atemgymnastik,* um einen Reiz auf die Respirationsmuskeln auszuüben, die Atmung zu verbessern, die Schwartenbildung zu verhindern oder schon ausgebildete Schwarten zu lösen. Durch systematische derartige Bewegungsübungen gelingt es meist, einer Skoliose entgegen zu arbeiten.

Auch bei herzkranken Kindern hat sich Massage und Gymnastik in der Kinderheilkunde sehr bewährt. Zur Durchführung systematischer Massage und Gymnastik ist eine besondere Ausbildung nicht nur in allgemeiner, sondern in Kindergymnastik notwendig. Allgemein geschwächte oder nervöse Kinder werden am besten zuerst einzeln von der Gymnastin behandelt, die Übungen werden allmählich schwieriger gestaltet und schließlich wird das Kind, wenn es eine gewisse Fertigkeit erlangt hat, in einem Gymnastikkurs mit anderen Kindern zusammen geübt. Erfahrungsgemäß macht das den Kindern viel mehr Freude und der Erfolg der Gymnastik ist dann ein besserer. Sämtliche Übungen müssen dem geistigkörperlichen Entwicklungszustand der Kinder sorgfältig abwägend angepaßt werden (Bewegungsspiele im Freien u. a. m.).

9. Elektrotherapie.

Beide Stromarten, sowohl der galvanische wie der faradische, können im Kindesalter nur in schwächster Intensität angewandt werden.

Die *Galvanisation* erfolgt namentlich zur Nachbehandlung von schlaffen Lähmungen, um Muskelkontraktionen damit auszulösen.

Die *Faradisierung* wird neben der Behandlung von Lähmungen auch zu Suggestivtherapie bei ,,nervösen'' Schmerzen und bei Bettnässern angewandt. Für die Kinderpraxis ausgezeichnet bewährt haben sich die automatisch an- und abschwellenden Ströme in den sog. Schwellstromapparaten (Gymnostat von Siemens u. a.).

Die *Kurzwellenbehandlung* hat sich ebenfalls in der Kinderpraxis bewährt und gut eingeführt. Bei schmerzhaften Gelenkentzündungen, pleuritischen Schwarten, Blasen- und Nierenentzündungen und bei Furunkeln und Schweißdrüsenabscessen ist die Kurzwellentherapie empfehlenswert.

10. Strahlenbehandlung.

Sonnenbäder werden in der modernen Kinderheilkunde besonders in den Kinderheilstätten des Gebirges und der See in ausgiebigem Maße angewandt. Auch in der Ebene kann zur Sommerszeit in geeigneten Liegehallen, Veranden und dgl. von der natürlichen Besonnung zu Heilzwecken Gebrauch gemacht werden. Man beginnt mit einer Bestrahlung von 10 Minuten und steigert täglich um 5 Minuten bis auf 1 Stunde und mehr. Die Kinder müssen während der Sonnenbäder durch einen Stoff- oder Strohhut geschützt werden und bei stärkerer Isolationswirkung auch Sonnenbrillen tragen. Besonders vorsichtig muß man die Sonnenbäder beim Säugling beginnen. Zweckmäßigerweise verwendet man in Anstalten ultraviolettdurchlässiges Fensterglas, hinter dem man die Säuglinge der Sonne aussetzt, bis sie sich unter Bildung eines leichten Sonnenerythems an stärkere Besonnung gewöhnt haben. Nach dem Sonnenbad sollen die Kinder mit einem feuchten Frottiertuch abgerieben und abgekühlt werden.

Als Ersatz der natürlichen Sonne hat die *Quarzlampe* Eingang und vielfältige Verwendung in der Kinderheilkunde gefunden. Bei ihrer sachgemäßen Anwendung ist es notwendig, die Strahlenquelle genau zu kennen und zu überwachen. Dies geschieht zur Zeit am besten durch Ausmessen der Stärke des Quarzbrenners mit dem KELLERschen Dosimeter nach Höhensonneneinheiten. Praktisch, einfach und bedeutend billiger ist der UltraviolettSchnellmesser, Original Hanau. Es handelt sich um eine Messung mit Celluloidin-Tageslichtpapier. Die Messung muß bei neuen Brennern häufiger, später in Abständen von etwa 6 Wochen nachkontrolliert werden. Einer Einheit entspricht also diese Weise der Bestrahlungszeit, die nach 6 Stunden auf der Haut eine leichte Rötung (Erythema solare) hervorruft. Man beginnt bei der Allgemeinbestrahlung mit einer Höhensonneneinheit und steigert jedes weitere Mal um eine Einheit bis zu einer Bestrahlungszeit von 15—20 Minuten auf jeder Körperseite. Die Bestrahlungen werden, um die Erythemwirkung abklingen zu lassen, am besten nur jeden 2. Tag ausgeführt. Bei der Rachitistherapie bleibt man eben unter der Erythemdosis, bestrahlt nur etwa 2mal wöchentlich und zwar während 6—8 Wochen. Soll eine Verstärkung der Strahlendosis, nachdem die Höchstzeit von einer halben Stunde Bestrahlung erreicht ist, erzielt werden, dann ist es zweckmäßig, den Abstand des Quarzbrenners vom Körper um soviel Zentimeter zu verringern, als Minuten zu einer Einheit gehören. In jedem Fall muß bei Allgemeinbestrahlung ein Abstand von 75 cm gewahrt bleiben. Dabei wird zwar die Erythemdosis überschritten, weil die Intensität der Strahlung stärker zunimmt als der Verringerung des Abstandes entsprechen würde. Das schadet aber da nichts, wo, wie gewöhnlich, durch die vorhergehenden Bestrahlungen ein beträchtlicher Pigmentschutz entstanden ist. Schwach Pigmentierte soll man nicht intensiv bestrahlen! Eine künstliche Höhensonnenkur besteht aus mindestens 10, durchschnittlich 20 solcher Allgemeinbestrahlungen. Bei Säuglingen muß neben der künstlichen Höhensonne eine Wärmequelle (Wärmestrahler, Solluxlampe) verwendet werden, damit keine unerwünschte Abkühlung der jungen Kinder eintritt. Auch ältere Kinder können sich bei der Höhensonnenbestrahlung dann erkälten, wenn sie etwa aus dem Bestrahlungsraum, ohne sich langsam abgekühlt zu haben, in Kälte, Wind und Wetter geschickt werden. Die Bestrahlung mehrerer Kinder zugleich ist ein zwar ökonomisches und daher viel geübtes Verfahren, führt aber meist zur Übertragung von ansteckenden Krankheiten, namentlich von Grippe, Masern, Windpocken und dgl.

Die *Wärmestrahlen* spielen in der Therapie der Kinderkrankheiten, seitdem die Technik zuverlässige Wärmestrahler verschiedenster Größe und Bauart in den Handel gebracht hat, keine geringe Rolle. Die Hauptwirkung der strahlenden Wärme ist die Hyperämie und die Schmerzlinderung. Lokale Wärmestrahlungen sind angezeigt bei verschiedenen Hautaffektionen und lokalisierten Schmerzen (z. B. Ohrstrahler). Allgemeine Bestrahlungen dienen zur Unterstützung der künstlichen Höhensonnenwirkung und zur Anregung von Resorption von Ergüssen u. a. m. (Solluxlampe).

Die Anwendung von *Röntgenstrahlen* in der Therapie der Kinderheilkunde hat gegenüber früher an Bedeutung gewonnen. Das Hauptanwendungsgebiet bieten die tuberkulösen Lymphome, die Peritonitis tbc., dann die Hyperplasie der lymphatischen Organe, namentlich des Thymus und schließlich der Inkretdrüsen anderer Art. Hautentzündungen, Phlegmonen und gewisse Ekzemformen reagieren oft günstig auf kleine und allerkleinste Röntgendosen (s. auch Grenzstrahlen). Weiterhin werden auch das Bronchialasthma und von manchen Autoren die mongoloide Idiotie und andere Schwachsinnszustände angeblich mit Erfolg mit Röntgenstrahlen behandelt.

Die *Grenzstrahlen* haben als Ersatz der unerwünscht tiefdringenden Röntgenstrahlen bei vielen Affektionen der Haut in der Kinderheilkunde immer mehr Anwendung gefunden. Bei Ekzem und Pernionen wirken sie nicht nur heilend als mildes Stimulans, sondern auch „umstimmend" und lindernd oft noch vor der eigentlichen Heilung — durch Beseitigung des Juckreizes. Die übliche Bestrahlungsdosis sollte im allgemeinen etwa 500 Grenzstrahleinheiten, gemessen mit der Grenzstrahlkammer des KÜSTNERschen Eichstandsgeräts, nicht überschreiten, um auch leichte Verbrennungen der Haut mit Sicherheit zu vermeiden. Diese Dosis kann nach ungefähr 3 Wochen wiederholt werden. Wesentlich höhere Dosen sind z. B. zur Beseitigung von Hämangiomen erforderlich; dabei ist eine sorgfältige Abdeckung der Haut der gesunden Umgebung, am einfachsten durch mehrere Millimeter dicken Zinkpastenaufstrich, unbedingt notwendig.

11. Freiluftbehandlung.

In weit größerem Umfang als beim Erwachsenen wird schon im frühen Kindesalter die Freiluftbehandlung bei den verschiedensten Krankheiten angewandt. Während man früher nur nicht fiebernde und nicht mehr bettlägerige, chronisch kranke Kinder durch Luftbäder zu kräftigen suchte (Tuberkulöse!), werden heute auch akut kranke, fiebernde Kinder im Bettchen ins Freie gebracht. Diese Freiluftbehandlung spielt namentlich eine Rolle bei den verschiedenen Erkrankungen des Respirationstraktes. Methodische Luftbäder bei Kleinkindern und Schulkindern beginnt man mit einem kurzen Aufenthalt von 10—15 Minuten bei dem nur mit einem Badehöschen bekleideten Kind an milden, warmen Tagen. Es muß dafür gesorgt werden, daß sich die Kinder während des Luftbades bewegen und daß sie, wenn sie stärker abgekühlt wurden, durch Frottieren nach dem Aufenthalt in der frischen Luft gut erwärmt werden. Allmählich werden die Kinder an einen mehrstündigen Aufenthalt im Freien gewöhnt, wodurch eine deutliche Belebung des Stoffwechsels, Förderung des Appetits, ein verbessertes Aussehen und Wegfall verschiedener nervöser Zeichen erreicht wird. Die Abhärtung durch Luftbäder wird heute fast allgemein derjenigen durch Wasserprozeduren vorgezogen. Bei der Freiluftbehandlung der an Bronchopneumonie leidenden Kinder ist dafür zu sorgen, daß die Kinder warm eingepackt und so versorgt sind, daß sie sich nicht frei strampeln können. Selbstverständlich müssen die Kinder im warmen Zimmer gewickelt und gewaschen werden; draußen sind sie vor Zugwind und Nässe sorgfältig zu schützen.

12. Künstliche Fütterung und Infusionen.

Zur Vornahme der *Sondenernährung* verfährt man in derselben Weise, wie bei der Magensondenuntersuchung angegeben ist. Bei Säuglingen kann man die Sondenfütterung auch durch die Nase vornehmen. Die Duodenalsondierung kommt zur Durchführung der künstlichen Ernährung zur Anwendung (Pylorospasmus) oder aber zur Einführung von Medikamenten, die leicht erbrochen werden (Bandwurmkur). Eine 30—40 cm lange Duodenalspezialsonde, wie sie auch für den Erwachsenen gebräuchlich ist, wird in derselben Weise wie bei der Sondierung des Magens in diesen eingeführt. Nachdem die Sonde sicher in den Magen gelangt ist, überläßt man es der Magenbewegung selbst, sie bis in den Pylorus vorzutreiben, wobei sie schon nach kurzer Zeit ($^1/_2$—1 Stunde) gewöhnlich von dem Pylorus selbst angesaugt wird und schließlich in das Duodenum eindringt. Durch Aspiration von Magen- bzw. Darmsaft mit einer 10 cm³ Rekordspritze überzeugt man sich, ob das Duodenum erreicht wurde; außerdem kann man vor dem Röntgenschirm die Lage der Sonde kontrollieren.

Infusionen werden beim Kind subcutan, intramuskulär, intravenös, intraperitoneal oder rectal als Dauerinstallationen vorgenommen. Die Infusionsflüssigkeit, die übliche 0,9%ige physiologische Kochsalzlösung oder Ringerlösung (Natr. chlorat 7,0, Cal. chlorat 0,1, Calc. chlorat 0,2, Aquae dest. steril a 1000) oder Normosallösung, wird auf Körperwärme vorgewärmt und in einen graduierten Glastrichter, der mit einem $1^1/_2$ m langen Gummischlauch verbunden ist, eingefüllt. Die Infusionsnadel besteht aus einer mehrere Zentimeter langen Hohlnadel, die einige seitliche Öffnungen besitzt. Zur *subcutanen Infusion* wählt man am besten die Außenseiten der Oberschenkel und kann, um das Verfahren zu beschleunigen, gleichzeitig mit zwei Nadeln an beiden Oberschenkeln ein Flüssigkeitsdepot anlegen.

Bei der *intraperitonealen Infusion* sticht man eine 6—8 cm lange, kurz abgeschliffene Nadel etwa von der Stärke einer Lumbalpunktionsnadel in der Mitte der RICHTER-MONROEschen Linie, die bekanntlich den Nabel mit dem vorderen Darmbeinstachel verbindet, vorsichtig in Richtung auf die Mitte des Unterbauches langsam ein. Eine Darmverletzung ist bei sorgsamem Vorgehen unwahrscheinlich, und es gelingt, ziemlich große Mengen von Blut oder von einer anderen Infusionsflüssigkeit, nämlich bis zu 400 ccm, in die Bauchhöhle einfließen zu lassen, ohne daß erhebliche Beschwerden auftreten. In jedem Fall entsteht, wie man durch Tierversuche feststellen konnte, eine Reizperitonitis! Deshalb ist unter allen Umständen streng steriles Vorgehen angezeigt. Von dem im Bauch angelegten Blutdepot erfolgt nachgewiesenermaßen eine gute Resorption sowohl von den löslichen Blutbestandteilen wie auch von Blutkörperchen (Nachweis durch Zählung der Erythrocyten im strömenden Blut). Defibriniertes Blut hat eine geringere Reizwirkung als Citratblut, ist also bei einer beabsichtigten intraperitonealen Blutübertragung vorzuziehen. Das Defibrinieren des Blutes muß naturgemäß streng steril in einem mit Glasperlen beschickten Glaskolben vorgenommen werden, worauf das Blut durch 8fache Lagen steriler Gaze filtriert wird. Vor der intraperitonealen Injektion wird das Blut dann auf Körpertemperatur erwärmt.

Die intraperitoneale Injektion von größeren Flüssigkeitsmengen bei Exsikkose, großem Flüssigkeitsverlust usw. ist in derselben Weise mit größter Vorsicht vorzunehmen. Es eignen sich dazu außer defibriniertem Blut am besten physiologische Kochsalz- oder RINGER-Lösung mit 5% Traubenzuckerzusatz. Eine Wiederholung einer solchen intraperitonealen Infusion soll frühestens nach 2 × 24 Stunden und besser nie mehr als 2—3mal erfolgen. Wegen der bei dieser Infusion auftretenden starken Auftreibung des Leibes und wegen der Gefahr des Eintretens einer Kreislaufstörung ist die intraperitoneale Infusion bei Atmungsstörungen (Pneumonie!) und Herzaffektionen (Endokarditis, Myokarditis) kontraindiziert.

Zur *rectalen Dauerinstillation* verwendet man einen 5—8 mm dicken NÉLATON-Katheter, den man gut eingefettet mindestens 15—20 cm hoch in den Darm einführt und mit einem Heftpflasterstreifen am After befestigt. Erst wenn das Kind nicht mehr stark preßt, verbindet man diesen NÉLATON-Katheter mit dem beschriebenen Infusionsgerät (graduierter Trichter und Gummischlauch), in das noch ein Tropfzähler eingeschaltet wird. Durch Zuklemmen des Gummischlauchs oberhalb des Tropfzählers stellt man die Zahl der in der Minute sichtbar im Tropfenzähler herunterfallenden Tropfen auf 50—100 ein und bringt den Infusionstrichter in eine Höhe von etwa 70—80 cm über dem Bettchen des Kindes. Da bei der langen Dauer der Instillation die Infusionsflüssigkeit abkühlt, muß durch eine geeignete Vorrichtung (elektrische Heizspirale, Heizplatte) dafür gesorgt werden, daß die Temperatur konstant bleibt. Praktisch bewährt hat sich auch die Verwendung einer Thermosflasche. Vor der Anlegung der rectalen Dauerinstillation muß zweckmäßigerweise der Darm durch ein Reinigungschlysma entleert werden.

Zum *Nährklystier* eignen sich in erster Linie Dextrin- und Dextroselösungen mit einem geringen Kochsalzgehalt und Schleimzusatz, z. B. 50 g Dextrin, 1 g Kochsalz auf 150 ccm Wasser oder 5 g Traubenzucker, 10 g Dextrin in 100 ccm Wasser mit einer Prise Kochsalz. Zum Nährklystier mit Eiweißzusatz nimmt man 10—30 g eines gut wasserlöslichen

Albumosepräparates oder auch Witte-Pepton, die man mit 1 g Kochsalz zusammen in 150 g Wasser auflöst. Nach Verabreichung eines solchen Nährklystiers muß der After mit einem Stückchen Watte in der Richtung nach der Symphyse mehrere Minuten lang zugepreßt werden, da sonst das Kind das Klystier sofort wieder ausstößt. Man verbraucht diese Lösung entweder als Dauerinstillation oder in einzelnen Klystieren, die mit einer größeren Spritze langsam körperwarm eingespritzt werden. Man kann bei Säuglingen jedesmal nicht mehr als 50 g, bei größeren Kindern 100—150 g einlaufen lassen; in 24 Stunden höchstens 4—5mal. Der Darm muß dann täglich durch ein Reinigungsklystier entleert werden.

13. Vorbereitung zu Operationen.

Auch bei den kleinsten Eingriffen wie Injektionen, Punktionen usw. müssen nicht nur sämtliche Instrumente und Verbandstoffe aufs sorgfältigste nach den üblichen Regeln sterilisiert werden, sondern auch der Arzt oder die Pflegerin müssen eine genaue Hautdesinfektion beim Kind und eine solche ihrer eigenen Hände vornehmen! Zur Hautdesinfektion eignet sich Alkohol und Äther bzw. Benzin besser als Jodtinktur, die bei jungen Kindern manchmal zu leichten Hautschädigungen führt. Da bei kleinen Eingriffen, wenn sie in geschickter Weise rasch ausgeführt, auf eine Narkose verzichtet werden kann, ist auf eine bis ins einzelne gehende Vorbereitung des Instrumentariums Bedacht zu nehmen und für genügende Assistenz zu sorgen. Zweckmäßigerweise wird man die Instrumente mit einem sterilen Tuch bis zum Beginn des Eingriffes zudecken, damit das Kind nicht unnötig vorher in Aufregung und Schrecken versetzt wird.

14. Blutstillung.

Die Blutstillung ist bei den zahlreichen Blutungsübeln im Kindesalter von größerer Bedeutung als beim Erwachsenen, weil plötzlich auftretende Blutungen in kurzer Zeit bedenklichere Folgen haben als beim Erwachsenen. Die sämtlichen Blutstillungsmethoden muß der Kinderarzt beherrschen und die nötigen Hilfsmittel dauernd bereit haben (Koagulen, Clauden, Stryphnon u. a. m.). Besonders bedrohlich sind die parenchymatösen Blutungen aus dem Hals-Rachen und der Nase, sowie die Darmblutungen. Zur Tamponade der Nasenhöhle verwendet man an Stelle des BELLOCschen Röhrchens das viel einfachere SEIFFERTsche Instrument. Es besteht aus einem kleinen, dem unteren Nasenmuschelverlauf angepaßten Röhrchen mit Hahn, an welchem ein Gummifingerling befestigt wird. Durch das Röhrchen, das in die blutende Nasenhöhle eingeführt wird, bläst man den übergespannten Fingerling langsam auf und schließt den Hahn. Wenn durch diese schonende, aber feste Tamponade die Blutung zum Stehen gebracht ist, kann man leicht jederzeit durch Öffnen des Hahnes die Tamponade unterbrechen und das Röhrchen herausziehen.

15. Bluttransfusion.

Neben den üblichen Injektionen blutstillender Mittel hat sich bei bedrohlichen Blutungen besonders die Bluttransfusion in der Kinderheilkunde durchgesetzt. Sie wird auch bei verschiedenen Anämien und Infektionen der Kinder mit bestem Erfolg angewandt. Nach Feststellung der Blutgruppe bei Spender und Empfänger mit der Agglutinationsprobe entnimmt man dem Spender aus der Cubitalvene eine genügend große Menge Blut (150—300 ccm), das schon während der Entnahme durch Zusatz von Natr. citr.-Lösung (7,5 ccm einer 5%igen Natr. citr.-Lösung auf 100 ccm Blut) an der Gerinnung verhindert wird. Das gut mit der Citratlösung geschüttelte Blut kommt auf mehrere Stunden in den Eisschrank. Selbstverständlich muß bei nicht bekanntem Spender die Wa. R. und gegebenenfalls eine Untersuchung auf Tuberkulose der Bluttransfusion vorausgeschickt werden. Das mehrere Stunden im Eisschrank aufbewahrte Citratblut des Spenders wird unmittelbar vor der Transfusion durch eine 8—10fache Mullschicht filtriert und langsam auf 37° C erwärmt. Gewöhnlich wird da, wo der Spender bekannt ist, schon gleich nach der Blutentnahme die sog. biologische Vorprobe ausgeführt, d. h. es werden von dem Blut einige Kubikzentimeter intravenös dem kranken Kinde eingespritzt, um zu beobachten, ob keine Transfusionserscheinungen (Kollaps, Erbrechen, Urobilinogenurie usw.) auftreten. Bei unbekanntem Spender muß selbstverständlich die WASSERMANNsche Reaktion abgewartet werden, bevor die biologische Vorprobe der eigentlichen Transfusion vorausgeschickt wird. Eine halbe Stunde nach der Vorprobe kann dann, wenn keine verdächtigen Erscheinungen auftreten, die eigentliche Übertragung beginnen. In der Kinderkliniken wird gewöhnlich eine Dreiwegehahnspritze, z. B. die Rotandaspritze nach WEITZ benutzt. Natives Blut von der Mutter kann auch mit bestem Erfolg mit der Jubespritze, die allerdings eine sorgfältig einzuübende Technik verlangt, übertragen werden. Der bei Erwachsenen eingeführte BECKsche Übertragungsapparat von nativem Blut eignet sich für Kinder, namentlich für junge Kinder und Säuglinge, weniger. Sind solche Spezialspritzen nicht vorhanden, dann muß das Citratblut mit 10 oder 20 ccm-Rekordspritzen, die man immer wieder neu füllt, langsam intravenös eingespritzt werden, eine Art „Behelfsmethode". Einfach zu bewerkstelligen und viel zweckmäßiger und bezüglich der Sterilität zuverlässiger ist die folgende Methode: Das Citratblut wird in einen mit Gummischlauch armierten graduierten Infusionstrichter eingefüllt und sorgfältig jede Luftblase aus dem Infusionsgerät durch Heben und Senken entfernt. Als Punktionsnadel verwendet man eine kurz abgeschliffene, 4—5 cm lange Hohlnadel, die auf eine mit Natr. citrat-Lösung etwas gefüllte Rekordspritze aufgesetzt wird. Man punktiert nunmehr eine geeignete Vene an, also entweder eine Schädelvene, die Cubitalvene oder eine Vene am Knöchel oder auf dem Handrücken und verbindet, nachdem man sich durch langsames Aufsaugen des Blutes in die Spritze von der richtigen Lage der Nadel im Gefäß überzeugt hat, die Infusionsnadel mit dem Infusionsgerät. Man läßt daraufhin da, wo aus Dringlichkeit eine richtige biologische Vorprobe nicht durchgeführt werden konnte, einige Zentimeter des Citratblutes einlaufen und unterbricht dann die Transfusion auf mehrere Minuten, um festzustellen, ob irgendwelche „Transfusionserscheinungen" sich wider Erwarten bemerkbar machen. Ist das nicht der Fall, dann führt man unter Erheben des Transfusionstrichters bis etwa auf 1 m über den Tisch, auf dem das Kind liegt, langsam das Spenderblut in das Gefäß ein unter dauernder Überwachung des Kindes. Ist beim Säugling ein geeignetes Gefäß zur Transfusion nicht aufzufinden, dann ist es auch möglich, den Sinus longitudinalis zur Bluttransfusion zu verwenden (s. Sinuspunktion). Im allgemeinen ist von der Transfusion in den Sinus abzusehen, da bei unbeabsichtigtem Durchstechen der Sinuswand ein Übertritt des Blutes in den Subarachnoidealraum erfolgt, der gegebenenfalls nicht unbedenklich ist. Die Vena jugularis ist wegen der Gefahr einer Überdehnung des rechten Vorhofes oder im Unglücksfall wegen des Zustandekommens einer Luftembolie zu widerraten.

Gelingt eine intravasale Transfusion nicht, dann empfiehlt es sich, das Blut nach Art der intraperitonealen Infusion (s. diese oben) langsam in die Bauchhöhle zu injizieren. Die Resorption aus einem solchen Blutdepot ist nicht schlecht, die Wirkung reicht aber natürlich nicht an die der intravenösen heran.

16. Impfung.

Die typische Stelle zur Vornahme der Kuhpockenschutzimpfung ist die Außenseite des Oberarms im oberen Drittel. Um die am Oberarm oft häßlich wirkenden Narben zu vermeiden, kann man auch an der Außenseite des Oberschenkels impfen. Man reibt die Haut mit Alkohol, Äther oder Benzin mehrmals kräftig ab und läßt sie völlig trocken werden. Die 2 üblichen Impfschnitte werden in einem Abstand von mindestens 2 cm voneinander in Länge von 3—5 mm mit einer spitzen Impflanzette, die in den Impfstoff eingetaucht wurde, vorgenommen. Dabei wird die Haut nur geritzt, nicht eingeschnitten. Wir bevorzugen die Bohrung mit dem PIRQUETschen Impfbohrer, mit dem es gelingt, schöne gleichmäßige Pusteln und spätere Narben zu erzielen. Man läßt die aufgetragene Lymphe in die gesetzte oberflächliche Schnittwunde eintrocknen und legt jüngeren Kindern, am besten unter Zuhilfenahme von Mastisol oder einem anderen Klebemittel einen Mullschutzverband an. Bei jeder Impfung ist der Mutter oder Pflegerin des Kindes peinlichste Reinhaltung des Impflings und seine Fernhaltung von allen kranken Hausbewohnern, namentlich von allen, die an Eiterungen, Hautausschlägen und dergleichen leiden, dringend ans Herz zu legen. Der Impfling muß zwischen dem 8. und 11. Tag nachuntersucht werden. Die Impfung ist als erfolgreich zu betrachten, wenn mindestens eine Impfpustel angegangen ist.

Die intracutane Impfung mit 100fach oder sogar 200fach verdünnter Lymphe läßt ein kleines Infiltrat entstehen, das oft mehrere Wochen zu seiner Rückbildung braucht. Diese Art der Impfreaktion ist unübersichtlich und der durch sie erzielte Impfschutz ist unsicher.

17. Betäubung.

Rauschnarkose. Für kurze Eingriffe genügt beim Kind eine Rauschnarkose mir Chloräthyl, Vinethen oder Äther. Das Kind wird in jedem Fall völlig ausgekleidet, damit die Atmung gut überwacht und bei etwaigen Zwischenfällen rasch eingegriffen werden kann. Über die Augen legt man eine mehrfache Mullschicht, um sie vor dem Eindringen des Chloräthyls zu schützen. Auf eine mit mehrfachen Mullagen bezogene Narkosemaske träufelt man langsam 15—30 Tropfen Chloräthyl auf, indem man das Kind auffordert, ruhig und tief zu atmen. Empfindlichen, narkosescheuen Kindern gibt man erst einige Tropfen Kölnisches Wasser auf die Maske. Die Narkose dauert kurz und darf nicht zu tief werden! Eine völlige Entspannung tritt nicht immer ein; sämtliche Reflexe bleiben erhalten. Bei geschicktem Vorgehen vermeidet man jegliches Excitationsstadium und erzielt lediglich einen kurzen Rausch mit Schmerzamnesie. Die Kinder sollen zu vollem Wohlbefinden fast sofort erwachen und sollen bei nüchternem Magen nicht würgen und erbrechen. Dem Chloräthyl überlegen ist namentlich bei jungen Kindern der Vinyläther, das *Vinethen* „Merck", das in der gleichen Art und

Weise gehandhabt wird wie das Chloräthyl. Der Entspannungszustand tritt besonders schnell ein und zwar ohne Excitation; die Kinder erwachen rasch, zeigen keinen Nachschlaf und keine Reizerscheinungen von seiten des Respirationstraktes. Das Wichtigste ist nun das Fehlen von Oppressionsgefühl und damit von unangenehmen Zuständen von Atemanhalten. Atemstillständen und allen Zwischenfällen. Der Rausch kann ohne Gefahr auf 5—10 Minuten und länger ausgedehnt werden. Vinethen kann als das zur Zeit beste Rauschnarkoticum für Kinder bezeichnet werden. Seiner allgemeinen Einführung steht einstweilen seine leichte Zersetzlichkeit hindernd im Wege. Es wird unbrauchbar schon bei offener Berührung mit Luft (daher Flasche mit Tropfdocht und Schlüssel erforderlich) oder bei längerer Belichtung auch im zerstreuten Tageslicht und ist feuergefährlich. Eine angebrochene Flasche muß innerhalb 24 Stunden und innerhalb eines bestimmten Verfallsdatums benutzt werden, wodurch die Anwendung des Mittels recht teuer wird. Neben der reinen Vinethentropfnarkose kommt auch noch eine mit dem Lachgas-Apparat durchgeführte Narkose mit einem Vinethen-Sauerstoffgemisch in Betracht, die eine besonders ungefährliche und dabei der Tiefe nach dem Chloroform nicht nachstehende Inhalationsnarkose darstellt.

Ein *Ätherrausch* muß in einer mit undurchlässigem Stoff bezogenen Maske vorgenommen werden, in die bei Schulkindern von vornherein etwa 40—70 g Äther eingegossen werden. Der Rausch dauert länger als der nach Chloräthyl, hat aber einen unangenehmen Speichelfluß und Reizung der Schleimhäute zur Folge. Er wird von den meisten Kinderchirurgen mehr und mehr verlassen.

Inhalationsnarkose. Zu allen länger dauernden Operationen wird bei Kindern heute noch vorwiegend die Äthertropfnarkose verwendet, die es erlaubt, die Narkosentiefe ohne Gefahr soweit zu treiben, daß sämtliche Eingriffe vorgenommen werden können. Neuerdings hat namentlich in Amerika und England die Lachgasnarkose auch bei Kindern Verwendung gefunden. Das Lachgas wird in einem geeigneten Inhalationsgerät mit 20% Sauerstoff vermischt. In Deutschland wird vielfach an dessen Stelle das gereinigte Acethylen oder Narcylen verwendet. Die Technik ist bei Kindern nicht leicht.

Von den neuen *Kombinationsnarkosen* finden bei Kindern Avertin, Pernocton, Evipannatrium und Eunarcon Verwendung. Man erstrebt mit einem dieser Mittel einen ohne die unangenehme Excitation, die bei der Äthertropfnarkose fast stets auftritt, ruhigen tiefen Schlafzustand, der dann je nach Art des Eingriffes durch aufgesetzte Ätherinhalation zur Vollnarkose vertieft wird. Am meisten angewandt wird die rectale Avertin-Basisnarkose (0,08—0,1 Avertin pro Kilogramm) und die intravenöse Evipannatrium-Kurz- bzw. Basisnarkose (0,1—0,12 ccm der 10%igen Lösung pro Kilogramm). Bei beiden Narkoseverfahren muß die Dosis des Narkoticums genau auf das Körpergewicht berechnet und die Mittel müssen im einen Falle rectal, im anderen intravenös langsam injiziert werden unter ständiger Kontrolle von Atmung und Puls vom ersten Augenblick der Injektion bis zum Wiedererwachen! Zur Bekämpfung eingetretener Atemlähmung müssen je nach Schwere des Zustandes Lobelin, Hexeton, Cardiazol oder Coramin angewandt werden.

Arzneimitteltherapie im Kindesalter.

Von E. ROMINGER-Kiel.

In der Kinderheilkunde herrscht von jeher das Bestreben, mit wenigen Arzneimitteln auszukommen, einmal, weil es oft nicht leicht ist, dem Kind Medikamente beizubringen, dann aber auch, weil die Dosierung schwieriger und verantwortungsvoller ist, als beim Erwachsenen. Es gibt keine besonderen Maximaldosen für das Kindesalter und kann sie auch gar nicht geben, da die Dosengröße sich von einer Altersstufe zur anderen fortwährend ändert. Die Dosis ist nun nicht einfach abhängig von Alter und Gewicht, sondern vielmehr von dem Entwicklungsgrad und der persönlichen Empfindlichkeit, und zum Unterschied vom Erwachsenen ist über die Wirkung eines Arzneimittels irgendeine Angabe vom jungen Kind gar nicht zu erhalten, und wir sind auf die eigenen ärztlichen Beobachtungen oder die der Umgebung, also meist der Mutter oder Pflegerin, angewiesen. Hinzu kommt nun noch die Schwierigkeit, daß das Kind im Gegensatz zum Erwachsenen gegenüber manchen Arzneimitteln außerordentlich empfindlich ist, während es andere in verhältnismäßig großen, ja geradezu Erwachsenendosen verträgt und sie sogar braucht, um wirksam behandelt zu werden. Einige Beispiele mögen das erläutern. Hochempfindlich sind vor allem junge Kinder gegenüber Opium (Morphin!) und Cocain (Narkose! Atemlähmung!), gegenüber Fiebermitteln, z. B. Pyramidon, Aspirin (Kollaps!), gegenüber Anregungsmitteln, z. B. Campher, Coffein (Übererregbarkeit, Krämpfe!), gegenüber Alkohol (Leberschädigung!), gegenüber Phenol (Nierenschädigung!). Auffallend hoch ist die Toleranz für Atropin, Quecksilber, z. B. auch Calomel, für Arsen und Arsenderivate, für Chinin, für Barbitursäurepräparate, für Ipecacuanha, für Nitroglycerin, für Ricinusöl und für die Sulfonamide. Die Prävalenz der vegetativen Zentren gegenüber den Impulsen von der Großhirnrinde, der lebhafte Stoffwechsel, namentlich die rasche Wasserdurchflutung, die Sukkulenz der resorbierenden Schleimhäute und viele andere Besonderheiten des jungen wachsenden Organismus haben zur Folge, daß ein und dasselbe Mittel beim jungen Kind andere Wirkungen entfaltet, als beim Erwachsenen. Infolge dieser Besonderheiten sind auch die bei ausgewachsenen gesunden Tieren mit bestimmten Giften gewonnenen experimentellen Erfahrungen nicht ohne weiteres auf den noch wachsenden kindlichen Organismus zu übertragen. Unter diesen Umständen kann der praktische Arzt nicht hoffen, daß er mit den von ihm in der Erwachsenentherapie als wirksam befundenen Medikamenten, wenn er sie nur refracta dosi verwendet, auch beim Kind ohne weiteres Erfolge erzielt und Mißerfolge vermeidet. Dies um so weniger, als einige wenige Mittel überhaupt nur in der Kinderheilkunde praktische Bedeutung besitzen, wie z. B. das Spirocid oder das Nirvanol oder das Vigantol. Eine richtige Arzneiverordnung beim Kind ist also eine Kunst für sich, und diese ist von namhaften Kinderärzten auf eine hohe Stufe gebracht worden. Beispiele dafür bieten etwa die moderne Lues-, Rachitis- oder Bronchopneumoniebehandlung.

Hinzu kommt nun noch für den Unerfahrenen die Schwierigkeit, einem Kind, das sich aus Unvernunft oder Eigensinn wehrt, ein etwa gar noch schlecht schmeckendes Arzneimittel zuverlässig beizubringen. Die erste Frage, die der

Arzt sich dabei vorlegen muß, ist die, ob die Medikation überhaupt notwendig ist und ob die zu erwartende Arzneiwirkung es lohnt, eine das kranke Kind bei der Verabfolgung des Medikaments auftretende Aufregung und Beunruhigung (Klystier! Injektion usw.!) in Kauf zu nehmen. Man soll sich darüber klar sein, daß die Eltern Zwangsmaßnahmen bei ihrem kranken Kind verurteilen, die nicht von sichtlichem Erfolg begleitet sind oder von deren Nutzen der Arzt sie nicht in bestimmter Form überzeugt hat. Ist es unerläßlich, ein Arzneimittel dem Kind beizubringen, dann ist es oft besser, ein widersetzliches Kind durch eine Hilfe festhalten zu lassen und rasch das Medikament einzugießen oder einzuspritzen, als seine Beängstigung durch lange Verhandlungen nur in die Länge zu ziehen. Selbstverständlich muß der Arzt selbst dann in der Lage sein, dem Kind das Arzneimittel beizubringen. Das Kind wird dabei am besten von einer Hilfe so festgehalten, wie es bei der Rachenbesichtigung üblich ist; Kleinkinder werden so in eine Decke oder ein Laken eingeschlagen, daß sie die Arme und Hände nicht frei bewegen können. Man hält mit den Fingern der linken Hand dem Kind einen Augenblick die Nasenlöcher zu, worauf es den Mund öffnet; dann führt man den Löffel bis auf den Zungengrund, kippt ihn aus und läßt die Nasenatmung frei, wobei man langsam den Löffel herauszieht, um den Schluckakt zu ermöglichen. Es ist empfehlenswert, nicht zu große Mengen auf einmal so einzugeben und einen nicht zu kleinen Löffel zu nehmen, weil das Kind dann weniger leicht ausbricht. Bei schwerkranken oder leicht benommenen Kindern nimmt man eine Tropfpipette und träufelt aus ihr beim liegenden Kranken die Medizin immer nur in einigen Tropfen ein.

Schlecht schmeckende Pulver löst man auf und fügt reichlich Korrigentien hinzu oder reicht sie in süßem Obstmuß, Honig u. dgl. Pillen und Kapseln vermögen die Kinder meist nicht hinunter zu schlucken, so daß die Darreichung in Lösung oder Pulverform vorzuziehen ist. Tabletten müssen aufgelöst oder zu Pulver zerstoßen werden. Viele Medikamente werden mit ebenso gutem Erfolg und gegen weit geringeren Widerstand rectal, als parenteral beigebracht (zuvor Reinigungsklysma!). Wir selbst wenden die rectale Applikation heute in steigendem Maße und mit gutem Erfolg da an, wo wir früher glaubten, spritzen zu müssen.

Bei längerdauernder Arzneibehandlung kommt man durch individuelles Eingehen auf die kindliche Vorstellungswelt mit suggestivem Zuspruch und kleinen Belohnungen auch da meist zum Ziel, wo man dem Kind unangenehme Eingaben, Einreibungen und Einspritzungen zumuten muß.

Bei der Dosierung bietet die Ermittelung der auf Alter und Körpergewicht des Kindes reduzierten Erwachsenenangabe, wie aus dem bisher Ausgeführten hervorgeht, nur einen groben, allgemeinen Anhaltspunkt. Man muß dabei stets berücksichtigen, ob der Entwicklungszustand dem Altersdurchschnitt entspricht. Im allgemeinen gibt man einem Säugling von 9 Monaten bis zu 1 Jahr $1/13$ bis $1/10$ der Erwachsenendosis. Kinder von $1/2$ Jahr erhalten etwa $2/3$ und noch jüngere Kinder $1/3$ der „Säuglingsdosis". Ein junges Kleinkind von 2—3 Jahren kann schon $1/5$ und ein älteres Kleinkind von 3—4 Jahren $1/4$ der üblichen Erwachsenengabe bekommen. Einem jungen Schulkind von 6—8 Jahren kann man etwa $1/3$, von 8—10 Jahren $1/2$ und jenseits 12—13 Jahren $3/4$ der Erwachsenendosis geben. Alle „genaueren" Dosenberechnungen erweisen sich als überflüssig. Besondere Vorsicht ist bei allen stark wirkenden Heilmitteln, z. B. den giftigen Wurmmitteln (Ol. Chenopodii) geboten. Die Eltern sind schließlich in jedem Fall, in dem differente Substanzen verordnet werden müssen, nachdrücklich auf die Gefahr hinzuweisen, die eine fahrlässige Aufbewahrung aller auch für die Erwachsenen bestimmten Pharmaca überall, wo Kinder sind (Neugierde! Naschsucht!), in sich birgt.

In der folgenden Tabelle wird die Dosierung der wichtigsten, heute gebräuchlichsten Arzneimittel für das Kindesalter angegeben. Alle Einzelheiten müssen in einem Arzneiverordnungsbuch (Arzneiverordnungen, Ratschläge für Studenten und Ärzte von W. HEUBNER, H. OETTEL, W. ZINN) und was die Auswahl der Mittel angeht, in den einzelnen Abschnitten dieses Lehrbuches nachgeschlagen werden.

Tabelle der wichtigsten Arzneimittel für das Kindesalter in Einzeldosen[1].

	Säuglinge von 4 Mon. bis 1 Jahr	Kleinkinder von 3—4 Jahren	Schulkinder von 8—10 Jahren	Bemerkungen
Abasin (Adalinderivat) Abrodil s. Perabrodil	¹/₂ Tabl.	1 Tabl.	1—2 Tabl.	Tabl. zu 0,25
Acedicon	0,0005—0,001	0,001—0,00125	0,002—0,0025	Stärkstes Hustenmittel. Vorsicht! Übliche ED. 0,0025—0,005. Unterliegt der Btm.V.V. des Opiumgesetzes. In Tabl. zu 0,005 im Handel. Man läßt 1 Tabl. in 10 Teelöffeln Zuckerwasser lösen, davon 1—2 (!) Teelöffel vor der Nacht
Acidum acetylosalicylicum (Aspirin)	0,05—0,1	0,1—0,15	0,2—0,25	Schwer löslich, sauer. Nur kleine Einzelgaben anfänglich; nicht vor der physiologischen Nachtsenkung (Kollapsgefahr!)
Acidum arsenicosum	0,0001—0,0002	0,0005	0,001	EHD. 0,005! Siehe Liquor Kalii arsenicosi
Acidum diaethylbarbituricum (Veronal)	0,025—0,05	0,1—0,2	0,3	Schwer löslich. Vorsicht! Vor Kindern sicher aufbewahren! EHD. 0,75! Gut wasserlöslich ist das Natriumsalz-Medinal, in gleicher Dosierung. Auch subcutan oder intramuskulär anwendbar!
Acidum hydrochloricum dilutum (mit 12,5% HCl)	8—10 Tr.	15—20 Tr.	20 Tr.	Auch in Tabl.-Form im Handel
Acidum lacticum	Zur Herstellung von Säuremilchen!			10%ige Lösung verschreiben; davon auf 100 Milchmischung tropfenweise 5 ccm in der Kälte zusetzen
Acidum phenylaethylbarbituricum (Luminal)	0,05	0,1	0,1—0,2	EHD. 0,4! Schwer löslich; Natr. Salz dagegen leicht wasserlöslich und intramuskulär injizierbar; diese wässerigen Lösungen sind nicht lange haltbar. Im Handel ist eine 20% haltbare Lösung in Ampullen erhältlich
Acidum salicylicum s. auch Natr. salicylicum	Als Keratolyticum in 2—5%iger Vaseline oder Öl, sorgfältig gelöst			Nur fettlöslich! Vorsicht bei großen Haut- und Wundflächen! Vergiftungsgefahr!
Aconitinum cryst. Merck	Nicht anwenden!		0,0001!	Stark giftig! EHD. 0,0005! Als Aconit-Dispert Tabl. schwach = 0,0005 pro Tabl.
Adalin Adrenalin s. Suprarenin Aethylmorphin s. Dionin	0,15—0,25	0,25—0,5	0,5	In Tabl. zu 0,5

[1] Sämtliche hier angegebenen Einzelgaben sind als Minimaldosis zu verstehen, d. h. sie stellen die geringste, noch eben wirksame Einzeldosis dar, die in den meisten Fällen unbedenklich erhöht, vielfach verdoppelt werden muß. Bei den stark wirksamen Medikamenten ist, um Überdosierungen zu verhüten, die Erwachsenen-Höchst-Dosis (EHD) angeführt.

	Säuglinge von 4 Mon. bis 1 Jahr	Kleinkinder von 3—4 Jahren	Schulkinder von 8—10 Jahren	Bemerkungen
Albucid (Sulfonamid-Derivat)	oral: $^1/_2$—1 Tabl. parenteral: 2—3 ccm 0,2—0,3 g/kg in 3—4 Teilgaben	2—3 Tabl. 5 ccm	3—4 Tabl. 5 ccm	7 Tage 3mal täglich $^1/_2$—3 Tabl. Tabl. zu 0,5, während der erster 3—4 Tage zusätzlich 1—5 ccm der 30%igen Albucidlösung diese Lösung bei schlechter oraler Verträglichkeit anwenden
Allional, Barbitursäureverbindung mit Pyramidon	0,08 = $^1/_2$ Tabl. ($^1/_4$ Zäpfchen)	$^1/_2$—1 Tabl. ($^1/_2$—1 Zäpfchen)	1—1$^1/_2$ Tabl. ($^1/_2$—1 Zäpfchen)	Schwer löslich; bitter. Auch als Zäpfchen; 1 Zäpfchen = 2 Tabl
Ammonii anisati Liquor	2—3 Tr.	4—8 Tr.	10—12 Tr.	
Ammonium bromatum	0,1—0,25	0,3—0,5	0,5—1,0	Salzig; leicht löslich
Ammonium chloratum (Salmiak)	In 1—5% Lösung mit 2% Succ. Liquirit. als Mixt. solvens, 2stündlich 5—10 ccm			Bei Spasmophilie 0,6 g pro kg pro die. In 10% Lösung mit reichlich Saccharin verschrieben und in Milch geben
Amylium nitrosum	1—3 Tr.	1—3 Tr.	1—4 Tr.	Auf Fließpapier tropfen; inhalieren. EHD. 0,2! Meist gut vertragen, trotzdem anfänglich Vorsicht! Auch in Ampullen im Handel
Anastil (Guajakolderivat)	$^1/_2$ ccm	$^1/_2$—1 ccm	$^1/_2$—1 ccm	Intramuskulär 2—3mal wöchentlich einzuspritzen
Antipyrin	0,05—0,1	0,25—0,5	0,3—0,5	Überempfindlichkeit kommt schon bei Kindern vor; anfänglich vorsichtig dosieren!
Apomorphinum hydrochl.	Nicht anwenden	0,0025	0,004	EHD. 0,02! Als zentral wirkendes Brechmittel (reflektorisch vom Magen wirkt Kupfersulfat!)
Argochrom (Methylenblausilber in 1%ige Lösung von Merck	—	5 ccm intravenös	5—10 ccm intravenös	Bei septischen Infektionen etwa 2mal täglich 1 Woche lang; Harn färbt sich bläulich; Haut vor starker Belichtung schützen
Argoflavin (Trypoflavinsilber in 0,5% Lösung)	—	2,5 ccm intravenös	2,5—5 ccm intravenös	
Arsen s. Acid. arsenic. und Liquor Kalii arsenic.				
Askorbinsäure (Vitamin C)	0,05	0,05	0,05—0,15	Als Schutzdosis 0,025 pro Tag; Tabletten zu 0,05 als Cantan, Cebion, Redoxon; zur intramuskulären und intravenösen Anwendung auch in Ampullen zu 0,1 und 0,5
Aspirin s. Acid. acetylosalicylicum				
Asthmolysin s. Suprarenin				
Atropinum sulfuricum	0,0001—0,0002	0,0002—0,0003	0,0003—0,0005 und höhere Dosen!	Im allgemeinen von Kindern gut vertragen. EHD. 0,001. In Lösung am besten dosierbar. Da wässerige Lösung nicht unbegrenzt haltbar, besser in alkoholischer Lösung verwenden; Lösungen vor dem Verdunsten schützen!
A-Vitamin als Vogan	5—10 Tr.	—	—	Tagesbedarf: Vit. A = 0,1 bis 0,3 mg, Carotin = 2—5 mg Vorstufe A)

	Säuglinge von 4 Mon. bis 1 Jahr	Kleinkinder von 3—4 Jahren	Schulkinder von 8—10 Jahren	Bemerkungen
Bedermin (Askaridol-Derivat)	—	0,07 pro kg Körpergewicht 3—8 ccm Lösung	12—14 ccm Lösung	Kinderlösung 0,14 Bedermin in 1 ccm Ricinusöl. Errechnete Dosis auf einmal morgens nüchtern, 1 Stunde später Ricinusöl oder ein salin. Abführmittel
Belladonnae Extractum Bellafolin	0,002 3 Tr. oder ¼ Tabl.	0,003—0,005 5—10 Tr. oder ½ Tabl.	0,01 10—15 Tr. oder 1 Tabl.	EHD. 0,05! Lösung 1:2000. Tabletten zu 0,00024 = ½ mg Atropin. Teuer!
Bismutum subnitricum und subsalicylicum	0,1—0,15	0,15—0,2	0,3—0,4	Schwer löslich
Bromoformium	3mal täglich a + 2 (bis 4) Tr.; a = Lebensjahr			Schwer löslich in Wasser! Vorsicht auch bei der Aufbewahrung! Höchstens 30 Tr. pro die. EHD. 0,5!
Bromural (Bromiso-valerianylharnstoff)	½ Tabl.	1 Tabl.	1—2 Tabl.	Schwer löslich; Tabl. zu 0,3 g
B-Vitamin B₁ (Aneurin)	2—4 Tabl. oder 2—4 mg intramuskulär, gegebenenfalls intravenös			Tagesbedarf 0,5—1 mg. Tabl. = 3 mg = 1500 I.E. Ampulle = 5 mg; forte = 25 mg
Betabion oder Betaxin oder Benerva B₂ (Lactoflavin)				Tagesbedarf 2—3 mg. Ampulle = 1 mg
Cadechol	½ Tabl.	1 Tabl.	1 Tabl.	Tabl. zu 0,1, schlecht schmeckend
Calcium bromatum	0,3	0,5—1,0	1,0—1,5	Bitter
Calcium chloratum crystallisatum	0,5—1	1,0—2,0	1,0—2,0	Bitter! Der schlechte Geschmack von CaCl₂ wird am besten durch Succus liquirit. verdeckt. Bei Spasmophilie in 10%iger Lösung verschreiben, davon 4—5 g täglich und mehr!
Calcium gluconicum	Pulv. 3,0 10% Lösung ½ ccm	3,0—5,0 ½—1 ccm	5,0—10,0 1—3 ccm	Leicht wasserlösliches Pulver und in 10- und 20%iger Lösung im Handel. Ampullen zu 5 und 10 ccm
Calcium lacticum	0,5—1,0	1,0—2,0	1,0—2,0	Bei Spasmophilie werden 6—8 g täglich und mehr empfohlen
Calomel (hydrarg. chlorat.)	0,02—0,05	0,05—0,1	0,15—0,2	Unlöslich
Camphora als Ol. camphoratum forte (20%ig)	½—1 ccm intramuskulär	1—2 ccm	2—3 ccm	Auch in Ampullen. Für das junge Kind sind zur Vermeidung von Abscessen die campherähnlichen Präparate empfehlenswerter (s. Cardiazol, Hexeton)
Campolon	1 ccm intramuskulär	1—2 ccm	1—2 ccm	1 ccm = 250 g Frischleber; Ampullen zu 2 ccm
Cantan s. Ascorbinsäure und Vitamin C				
Cardiazol	0,025—0,05	0,05—0,1	0,1	Wasserlöslich. In Tabl. zu 0,1 und in 10%iger Lösung zum Einnehmen und in 10%iger Lösung in Ampullen
Cebion (s. Ascorbinsäure)				
Chenopodii anthelminthici Oleum	Soviel Tropfen als das Kind Jahre zählt			Höchstens 2 Dosen im Abstand von 1 Stunde und an einem einzigen Tag! 1 Stunde später eine volle Dosis Ricinusöl, s. d. Vorsicht! Vor 14 Tagen nicht wiederholen
Chininum hydrochloric.	0,03—0,1	0,15—0,3	0,3—0,4	Höchstens 1 g pro die; am besten intramuskulär oder rectal

	Säuglinge von 4 Mon. bis 1 Jahr	Kleinkinder von 3—4 Jahren	Schulkinder von 8—10 Jahren	Bemerkungen
Chininum tannicum	0,2	0,4	0,6	
Chloralum hydratum	0,2—0,3	0,5—1,0	1,0—2,0	Am besten in 20—30 ccm Schlein
Cibacol (P-Amino-benzolsulfon-amido-thiazol, auch ,,Sulfa-thiazol" genannt)		Dosierung wie Eleudron		gelöst, körperwarm per clysma Vorsicht! (Atemlähmungsge-fahr bei jungen Kindern). EHD 3,0!
Codeinum phosphori-cum	0,001—0,003	0,003—0,01	0,01—0,015	Wasserlöslich. EHD. 0,1!
Coffeinum-Natrium benzoic.	0,03	0,1	0,15	Kinder sind coffeinempfindlich Subcutan schmerzhaft. $^1/_2$ Tasse Bohnenkaffee enthält etwa 0,05 Coffein
Coramin	5—10 Tr.	15 Tr.	15—20 Tr.	Wasserlöslich; auch intramusku-lär und subcutan. 1,7 ccm = 1 Ampulle = 0,425 Coramin. Säugling davon höchstens $^1/_2$ ccm. Teuer!
Cortiron (Nebennieren-rindenextrakt)	0,0002	0,0002—0,0005	0,0005—0,0010	In öliger Lösung in Ampullen zu 2, 4 und 10 mg. Nur intra-muskulär
C-Vitamin als Cantan, Cebion, Redoxon	0,05	0,05	0,05—0,15	Siehe Askorbinsäure
Detavit, Vitamin A und D-Präp.	$^1/_2$—1 Teel.	1—2 Teel.	1—2 Teel.	Gut schmeckend zur Rachitispro-phylaxe
Dicodid (Dihydro-codeinon)	Nicht anwenden	0,0005—0,001	0,002—0,003	Überempfindlichkeit besteht bei Säuglingen. Unterliegt der Btm.V.V. Tabl. zu 0,005
Digalen	3—4 Tr.	5—8 Tr.	8—15 Tr.	1 ccm = 40 Tr. = 2 Tabl. = 1 Suppos, entspr. etwa 0,1 Fo-lia Digital. titr. Teuer!
Digipuratum	$^1/_4$ Tabl.	$^1/_2$ Tabl.	$^1/_2$—1 Tabl.	Tabl. = 0,1 Folia Digit. titr. An-dere Digitalispräparate dersel-ben Wirksamkeit und Einstel-lung: Digifolin, Digitalis Dis-pert Gitapurin, Verodigen. Aus Digitalis lanata Digilanid, Pan-digal
Digitalis-Exclud, Stäb-chen		Dosierung wie Digipurat		Stäbchenform in der Kinder-praxis zur rectalen Anwendung und zuverlässigen Dosierung besonders beliebt
Digitalis folia titr.	0,01—0,02	0,03—0,05	0,05—0,1	Die übrigen eingestellten Han-delspräparate entsprechend
Diplosal (Salicylosali-cylsäure)		Wie Natr. salicyl.		Von Kindern gut vertragenes Salicylsäurepräparat
Ditonal (Trichlorbutyl-salicylsäureester und Pyramidon)	$^1/_2$ Zäpfchen p. infant.	1 Zäpfchen p. infant.	1 Zäpfchen p. infant.	Ditonal-Suppos. pro infantibus!
Diuretin (Theobromi-num-Natrium sali-cylicum)	0,05—0,1	0,2—0,3	0,3—0,5	
Dolantin (Spasmo-lyticum)	2—3 Tr. $^1/_4$ Tabl.	3—5 Tr. $^1/_2$ Tabl.	5—7 Tr. $^1/_2$—1 Tabl.	Am besten 5%ige Lösung; an der unteren wirksamen Grenzdosis bleiben
D-Vitamin (s. Vigantol und Lebertran)	—	—	—	
Eldoform (Gerbsäure-hefepräparat)	$^1/_2$ Tabl.	$^1/_2$—1 Tabl.	1—2 Tabl.	Tabl. zu 0,5
Eleudron	4—6mal $^1/_4$ Tabl.	4—6mal 1 Tabl.	4—6mal $1^1/_2$ Tabl.	4—5 Tage lang; schon am 3. Be-handlungstag auf 0,1 g/kg zu-rückgehen
		0,15 g/kg in 4—6 Teilgaben		

	Säuglinge von 4 Mon. bis 1 Jahr	Kleinkinder von 3—4 Jahren	Schulkinder von 8—10 Jahren	Bemerkungen
Ephetonin	¹/₄ Tabl.	¹/₂ Tabl.	¹/₂—1 Tabl.	Tabl. zu 0,05. In der Kinderpraxis Perlen zu 0,01
Ephetonin liquid. compos.	3—5 Tr.	5—7 Tr.	7—10 Tr.	In 15 Tr. = 0,02 Ephetonin
Eubasin (Sulfonamidderivat)	oral: ¹/₂—1 Tabl. parenteral: 1—3 ccm	oral: 1—2 Tabl. parenteral: 3 ccm	oral: 2—3 Tabl. parenteral: 3 ccm	5 Tage 3 mal tgl.. ¹/₂—2 Tabl.; Tabl. zu 0,5. Während der ersten 2—3 Tage zusätzlich 3 ccm von Eubasin solubile; bei schlechter oraler Verträglichkeit nur parenteral verabfolgen.
		0,15 g/kg in 4 Teilgaben		
Eumydrin (Atropinmethylnitrat)	0,0002—0,0004	0,0004—0,0006	0,0006—0,001	Von Kindern gut vertragen; wirkt schwächer als Atropin und ohne zentrale Erregung
Eupaco-Merck (Zäpfchen pr. infant.)	¹/₂ Zäpfchen p. infant	1 Zäpfchen p. infant	1 Zäpfchen p. infant	Spasmolyticum mit Eupaverin und Luminal in Suppositorien pro infantibus!
Evipan	—	¹/₂—1 Tabl.	1 Tabl.	Schwer wasserlöslich in Tabl. zu 0,25 g
Evipan-Natrium	Zur intravenösen Kurznarkose (s. oben)			10%ige, frisch hergestellte Lösung! Vorsicht! Sorgfältige Dosierung bei langsamer Injektion!
Ferrostabil (Ferrochloridpräparat)	—	—	1—2 Dragées	Stabilisiertes Ferrochlorid nur in Dragéeform, also nur für ältere Kinder brauchbar
Ferrumpräparate ohne Leber:				Für Kinder auch als Feomettae
Ferrum reductum	0,05—0,1	0,1—0,2	0,3— 0,5	
Feomettae	¹/₂—1 Tabl.	1—2 Tabl.	1—2 Tabl.	
Ferro 66	5 Tr.	10 Tr.	15 Tr.	
Ceferro	¹/₂ Teel.	1 Teel.	1 Teel	
mit Leber:				
Ferronovin	¹/₂ Teel.	¹/₂—1 Teel.	1 Teel.	Auch als Ferronovin liquid. von Kindern gut genommen
Ferrohepatrat	1 Teel.	1—2 Teel.	1—2 Teel.	Für Kinder „süß"
Campoferron	¹/₂ Teel.	¹/₂—1 Teel.	1 Teel.	
Filicis maris Extractum	—	Etwa 0,5 pro Lebensjahr nicht mehr als 5,0 g 2,5 4,0		Eine einzige Gabe. Vorsicht! Wegen des schlechten Geschmacks am besten per Duodenalsonde; Sonde mit Ricinus durchspülen. Vor 3 Wochen nicht wiederholen
Filmaronöl	—	2,0—0.4	5,0—8,0	Desgleichen (siehe Bandwurmkur)
Globucid	Dosierung wie Albucid			
Guajacolum carbonicum	0,1	0,3	0,5	
Guajacolderivat (s. Anastil, Thiocol)				
Hepatopson liquid.	1—2 Teel.	3—5 Teel.	3—5 Teel.	Diese Leberpräparate sind auch zur intramuskulären Behandlung in Ampullen im Handel. Andere Leberpräparate sind: Campolon, Hepamult, Pernaemyl
Hepatrat liquid.	1—2 Teel.	3—5 Teel.	3—5 Teel.	
Hepracton	1—2 Teel.	3—5 Teel.	3—5 Teel.	
Hexamethylentetramin (Urotropin)	0,1	0,2—0,3	0,4	Wasserlöslich; nur bei saurem Harn wirksam
Hexeton (10%ige Lösung)	0,2—0,4	0,4—0,6	0,75—1,0	Wasserlösliches, campherähnliches Präparat; intramuskulär
Hydrargyrum chloratum (s. Calomel)				
Hypophysin desgl. Pituglandol, Pituisan	0,2—0,4 ccm	0,4—0,6 ccm	0,7 ccm	In Ampullen zu 1 ccm

	Säuglinge von 4 Mon. bis 1 Jahr	Kleinkinder von 3—4 Jahren	Schulkinder von 8—10 Jahren	Bemerkungen
Icoral	1 ccm intra-muskulär	1,5—2 ccm	1,5—2 ccm	Für Säuglinge Sonderpackung 0,5%iger Lösung. (Für Erwachsene ist die Lösung 5%ig!)
Ipecacuanhae Radix	0,005—0,0075	0,01—0,02	0,03	
Ipecopan (gereinigtes Pulver Doveri)	1 Tropfen pro Lebensjahr			6 mg entsprechen 0,25 Pulv. Doveri. Teuer!
Isticin	—	1—2 Tabl.	2 Tabl.	Tabl. = 0,15; der Harn wird rot gefärbt
Jodkalium s. Kal. jodat.				
Kalium bromatum	0,1 —0,25	0,3—0,5	1,0	Wasserlöslich
Kalium jodatum	0,03—0,05	0,15	0,25	
Kalium sulfoguajacolicum (Thiocol)	0,05	0,1—0,2	0,3—0,5	Wasserlöslich; ähnliche Wirkung haben Kresival und Sirolin
Kampfer s. Camphora, Hexeton, Cardiozol, Coramin				
Kombetin (K-Strophantin Boehringer s. d.)				
Lactophenin	0,05—0,1	0,15—0,3	0,3	Schwer löslich
Liquor Kalii arsenicosi (FOWLERsche Lösg.)	1—2 Tr.	2—3 Tr.	2—5 Tr.	Vorsichtiger mit Aqu. Menth. pip. āā verschreiben. EHD. 0,5!
Lobelin	0,003	0,005—0,01	0,01	Subcutan oder intramuskulär. Wiederholung der Dosis schon nach 10—15 Min., wenn nötig. Ampullen zu 0,003 und 0,01. EHD. 0,02!
Lopion (s. a. Neosolganal)	—	0,01—0,1	3mal wöchentlich	50% Goldderivat. Intramuskulär. Mit kleinsten Dosen beginnen. Vorsicht! S. a. Neosolganal
Lubrokal	1/4—1/2 Tabl.	1/2—1 Tabl.	1/2—1 Tabl.	Brom-Barbitursäurepräparat. 1 Tabl. zu 1,0 = 0,6 Brom und 0,04 Barbitursäure. Bitter. In Zuckerwasser!
Luminal s. auch Acid. phenylaethylbarbituricum	0,02	0,05—0,1	0,1—0,2	Schwer löslich, besser Luminal-Natrium. Tabl. zu 0,1 und 0,3; als refrakt. Dosis für Kinder auch als Luminaletten zu 0,015 im Handel. Zur Injektionsbehandlung 20%ige Lösung in Ampullen zu 1 ccm im Handel
Magnesium sulfuricum (Bittersalz)	—	1 Teel.	1 Kinderlöffel	
Dasselbe als krampflösendes Mittel	0,2 pro kg			In 20%iger Lösung subcutan oder intramuskulär
Medinal (s. auch Acid. diaethylbarbituric.)	0,05	0,1—0,2	0,3—0,4	Wasserlöslich; bitter. Auch subcutan und als Clysma
Melubrin, Natr. salicylic.	—	0,25—0,3	0,5—1,0	Bei Kindern besser verträglich als Pyramidon. Subcutan und intravenös in 50%iger Lösung, davon Ampullen zu 2 ccm im Handel
Monavit	1—2 Teel.	3—5 Teel.	3—5 Teel.	Bestrahlte Hefe (in 125 g 120000 intern. Einh. D-Vitamin) mit Calciumzusatz als Antirachitikum
Morphinum hydrochloricum	—	0,001—0,003	0,004—0,008	Vorsicht bei jungen Kindern! Opiumderivate sind zu bevorzugen. Unterliegt der Btm.V.V. EHD. 0,03!

	Säuglinge von 4 Mon. bis 1 Jahr	Kleinkinder von 3—4 Jahren	Schulkinder von 8—10 Jahren	Bemerkungen
Narcophin	3%ige Lösung 1%ige Lösung	Soviel Tropfen, als das Kind Jahre zählt Soviel Teilstriche, als das Kind Jahre zählt		30% Morphin. Vorsicht! Unterliegt der Btm.V.V. 0,03 etwa = 0,01 Morphin
Natrium bromatum	0,1—0,25	0,3—0,5	1,0	Wasserlöslich; teuere, aber besser einzunehmende Präparate sind Brosedan, Sedobrol und die kombin. Präparate Bromural. Lubrokal
Natrium diaethylbarbituricum s. Acid. d. und Medinal				
Natrium jodatum	0,025—0,05	0,1—0,2	0,2—0,3	Wasserlöslich
Natrium salicylicum	0,05 —0,1	0,2—0,3	0,3—0,5	Bei Polyarthr. rheum. hohe Dosen (Kleinkind 3,0—4,0; Schulkind 4,0—6,0 pro die), am besten rectal. Von Kindern gut vertragen werden Diplosal, Melubrin. Mit Pyramidon Vorsicht!
Natrium sulfuricum (Glaubersalz)	—	1 Teel.	1 Kinderl.	
Nautisan	0,05 Babyzäpfchen	2 Babyzäpfchen	0,3 Suppos.	Kombin. von Chloreton und Coffein. Als Babyzäpfchen mit 0,05 N., als gewöhnl. Zäpfchen mit 0,3 N.
Neosalvarsan	0,015—0,03	0,05—0,15	0,2—0,3	Einmal innerhalb 3 Tagen intravenös. Zur intramuskulären Verabfolgung Myosalvarsan
Neosolganal (Calciumgoldkeratinat)	—	—	0,05—0,5	Nur im Schulkindalter. Vorsicht! Mit kleinsten Dosen beginnen; anfänglich 2mal in der Woche, dann nur alle 10 Tage eine Injektion; nur frisch bereitete Lösungen! Kontrolle des Harns und des Blutbildes
Noctal (Barbitursäurepräparat)	½ Tabl.	½—1 Tabl.	1 Tabl.	Tabl. zu 0,15
Novalgin	—	1—1½ Tabl.	1—1½ Tabl.	Tabl. zu 0,5 oder Lösung auch zur subcutanen Injektion. Ampullen mit 50%iger Lösung und Zäpfchen
Novasurol (Hg-Harnstoffverbindung)	0,1—0,2 ccm	0,3—0,5 ccm	0,5—1,0 ccm	Intramuskulär
Novocain	0,003—0,005	0,005	0,005	Innerlich. Zur Lokalanästhesie bei Kindern ½%ige Lösung. Als Novocain-Suprarenin Tabl. („Bayer") sog. „A"-Tabl. mit 0,125 g Novocain im Handel; davon bei Kleinkindern etwa 2 ccm, bei Schulkindern bis zu 5 ccm einspritzen
Opii Extractum	—	0,002—0,006	0,015	20% Morphin! EHD. 0,25! Unterliegt der Btm.V.V.
Opii Tinct. simplex und crocata	—	1—3 Tr.	2—6 Tr.	1% Morphin! 20 Tr. = 0,005. Unterliegt der Btm.V.V. Morphin hydr. EHD. 1,5
Opii Tinct. benzoica	2—3 Tr.	5—10 Tr.	15—20 Tr.	Nur 0,05% Morphin! Unterliegt der Btm.V.V.
Pantopon	innerlich: soviel Tropfen der 2%igen Lösung, als das Kind Jahre zählt subcutan: soviel Teilstriche der 2%igen Lösung, als das Kind Jahre zählt			Halb so stark wirksam wie Morphin. Trotzdem anfänglich Vorsicht! Unterliegt der Btm. V.V.

	Säuglinge von 4 Mon. bis 1 Jahr	Kleinkinder von 3—4 Jahren	Schulkinder von 8—10 Jahren	Bemerkungen
Pantoponsirup	—	1 Teel.	1—2 Teel.	0,05%ig. In einem Teelöffel etwa 0,003 Pantopon
Papaverin	0,01—0,02	0,02—0,03	0,04	Tabl. zu 0,04. Ampullen ebenfalls mit 0,04
Paracodin	$^1/_4$—$^1/_2$ Tabl.	$^1/_2$ Tabl.	$^1/_2$—1 Tabl.	Tabl. zu 0,01
Paracodin Syrup	—	$^1/_2$ Teel.	1 Teel.	0,2%ig; 1 Teelöffel = etwa 0,01
Perabrodil	2—3 ccm	bis zu 8 ccm	10 ccm	EHD. 20 ccm intravenös. Es empfiehlt sich, eine Überempfindlichkeit durch Vorinjektion von $^1/_2$—1 ccm zu prüfen! Entsprechende Warnung liegt jeder neuen Packung bei
Petein (Keuchhustenvaccine)	für alle Altersstufen: $^1/_4$—$^1/_2$ ccm am 1. Tag; $^1/_2$—$^3/_4$ ccm am 3. Tag; $^3/_4$—1 ccm am 6. Tag			Flasche zu 2,5 ccm, enthaltend 50 Milliarden Keime. Andere bewährte Vaccine sind Phytossan, Tussitropin, Tussivaccin
Phenacetin	—	0,01—0,2	0,3	Wasserunlöslich. EHD. 1,0!
Pituglandol, Pituitrin s. Hypophysin				
Progynon (Follikelhormon)	—	1000—3000 I.E.	1000—3000 I.E.	Bei Vulvovaginitis gonorrhoica eine einzige Injektion von Progynon (B. oleos.) zu 10000 I.E., anschließend 8 Tage täglich per oral 3mal 1000 I.E. 5 Tage nach der Injektion 3mal täglich 1—2 Tabl. Albucid zu 0,5 während 5 Tagen
Prominal	$^1/_4$—$^1/_2$ Tabl.	$^1/_2$—1 Tabl.	$^1/_2$—1 Tabl.	Tabl. zu 0,2
Prominaletten	1 Tabl.	2 Tabl.	2 Tabl.	Tabl. zu 0,03
Prontosil (Sulfonamidderivat)	oral: $^1/_4$ Tabl. parenteral: 2—3 ccm	oral: $^1/_2$ Tabl. parenteral: 5 ccm	oral: 1 Tabl. parenteral: 5 ccm	Etwa 1 Woche 3mal täglich $^1/_4$ bis 1 Tabl.; Tabl. zu 0,3. Bei Infektion der Harnwege im allgemeinen nur oral behandeln. Bei Erysipel und Sepsis zusätzlich rectal oder intramuskulär die 2,5%igen Lösungen anwenden! Das farblose Präparat (weniger wirksam) heißt Prontalbin
Pulv. Doveri s. Ipecopan				
Pulv. Liquirit. comp.	1 Messerspitze	$^1/_2$ Teel.	1 Teel.	
Pulv. Magnesiae c. Rheo	1 Messerspitze	$^1/_2$ Teel.	1 Teel.	In Wasser angerührt
Pyramidon	0,02—0,05	0,1	0,15—0,2	Bei Polyarthritis rheum. etwa 3mal so große Gaben. Vorsicht! Kinder sind manchmal überempfindlich!
Pyrimal (Sulfonamidderivat)	0,15 g/kg in 4 Teilgaben			Schon am 2. Tag auf 0,1 g/kg zurückgehen.
Pyrimalpuder				Zur örtlichen Wundversorgung und zur Bekämpfung von Bacillenträgern; Streptokokkenund Diphtheriebacillenträger. Packung mit 25 g sterilem Pyrimalpuder
Rectidon (Barbitursäurepräparat)	Zäpfchen: $^1/_2$ Z. z. Basisnarkose rectal 1—1,5 ccm	$^1/_2$—1 Z. 2—3 ccm	1 Z. 3—5 ccm	1 Zäpfchen = 0,4 der 10%igen Lösung in etwa 20 ccm Schleim körperwarm, rectal
Redoxon s. Askorbinsäure u. C-Vitamin				

	Säuglinge von 4 Mon. bis 1 Jahr	Kleinkinder von 3—4 Jahren	Schulkinder von 8—10 Jahren	Bemerkungen
Ricinusöl	5,0—10,0	15,0	15,0—20,0	Von Kindern gut vertragen. In warme Milch einbringen und diese kräftig schlagen
Salipyrin	0,02—0,05	0,1	0,2	Wenig löslich. EHD. 2,0!
Salol (Phenylum salicylicum)	0,05—0,1	0,2—0,3	0,4	Wasserunlöslich; wird erst im Dünndarm aufgespalten. Grünliche Färbung des Harns
Santonin	0,003—0,005	0,01—0,02	0,03—0,05	Wasserunlöslich. EHD. 0,1! Nicht ohne Abführmittel. Aussetzen bei Gelbsehen oder Erregungszuständen
Salvarsan s. Neosalvarsan				
Salyrgan (Hg-Salicylsäureverbindung)	—	0,25—0,5 ccm	0,5—1,0 ccm	Vorsicht! Eine intramuskuläre Dosis nur alle 2—3 Tage!
Scillaren	—	$^1/_2$ Tabl. oder 10 Tr.	$^1/_2$—1 Tabl. 10—20 Tr.	Tabl. zu 0,0008; Lösung 1 ccm = 0,0008; als Zäpfchen zu 0,001 g
Scopolaminum hydrobromicum	Nicht anwenden		0,0001 bis 0,00025	Subcutan. EHD. 0,0005! Bei Chorea sind manchmal Erwachsenendosen nötig
Sedormid	$^1/_2$ Tabl.	1 Tabl.	1 Tabl.	In Tabl. zu 0,25
Solganal s. Neosolganal				
Solvochin	0,5 ccm	1,0 ccm	1,0 ccm	25%ige wässerige Chinin-Lösung zur intramuskulären Injektion
Spirobismol sol.	0,2—0,5 ccm	0,3—0,5 ccm	0,5—1,0 ccm	Intramuskulär. In 1 ccm = 0,03 Bi, auch als Zäpfchen mit 0,02 Bi.
Spirocid (Stovasurol)	0,02—0,25 allmählich ansteigend	0,25	0,5	In Tabl. zu 0,01 und 0,25. Nur peroral anzuwenden
Sulfapyridin	Dosierung wie Eubasin			
Suprareninum hydrochloricum (Adrenalin) Lösung 1:1000	0,2—0,3 ccm	0,3—0,5 ccm	0,5—0,75 ccm	Subcutan oder intramuskulär; peroral unwirksam! EHD. 0,001!
Suprifen	2—6 Tr. oder 0,1—0,4 ccm	5—8 Tr. oder 0,5—1,0 ccm	5—10 Tr. oder 1,0—1,5 ccm	Peroral zu verwenden die 10%ige Lösung; parenteral (intramuskulär) die 1%ige Lösung
Sympatol	5—10 Tr. $^1/_4$—$^1/_2$ Tabl. $^1/_3$ Amp.	10—20 Tr. $^1/_2$—1 Tabl. $^1/_2$—$^3/_4$ Amp.	10—20 Tr. 1 Tabl. 1 Amp.	Per os wirksam; 10%ige Lösung auch subcutan und intramuskulär. Tabl. zu 0,1; Amp. mit 0,06
Staphar (Staphylokokken-Vaccine)	0,1—0,2 ccm	0,2—1,0 ccm	0,2—1,0 ccm	Intramuskulär. Dosis allmählich alle 2—3 Tage etwa verdoppeln. Andere bewährte Vaccinen: Opsonogen, Staphylosan, Polystaphylin
Strophantin Boehringer (Kombetin)	0,0001	0,0001 bis 0,00025	0,00025 bis 0,0005	Nur intravenös. Vorsicht! Einmal in 24 Stunden. Mit kleinsten Dosen beginnen und nur, wenn 2 Tage zuvor kein Digitalispräparat gegeben wurde
Strychninum nitricum	0,0002—0,0003	0,0005—0,001	0,001—0,002	Wasserunlöslich. EHD. 0,005!
Strychni Tinctura	1—3 Tr.	4—6 Tr.	6—10 Tr.	Bitter! EHD. 1,0!
Stryphnon (Adrenalinderivat)	—	0,05 mg subcutan pro kg Körpergewicht		Zur Blutstillung bei Darmblutungen, namentlich Blutungen bei thrombopenischer Purpura, etwa 3 Injektionen subcutan oder intramuskulär in 24 Stunden 0,5%ige Lösung. Auch lokal, peroral und rectal. Intravenös 10fach kleinere Dosis! Vorsicht!

	Säuglinge von 4 Mon. bis 1 Jahr	Kleinkinder von 3—4 Jahren	Schulkinder von 8—10 Jahren	Bemerkungen
Theobrominum Natriumsalicylicum (s. Diuretin)				
Theophyllinum Natrium-Aceticum (Theocin)	—	0,05—0,1	0,1—0,15	Tabl. zu 0,15, besser rectal. EHD 0,5!
Thiokol s. Kal. sulfoguacolicum				
Thyreoidin sicc. Merck	0,05	0,1	0,1—0,15	Als Pulver oder in Tabl. zu 0,1
Tibatin (Sulfonamidderivat)	1 g = 5 ccm	2 g = 10 ccm	2—4 g = 10 bis 20 ccm	Nur intravenös oder intramuskulär in 3 Teilgaben im Abstand von je 8 Stunden zu verabreichen. Dauer der Behandlung längstens 1 Woche
Transpulmin (Chinin-Campherpräparat)	0,5—1,0 ccm	1,0—1,5 ccm	2,0 ccm	Intramuskulär; in 1 ccm = 0,03 Chinin. bas. und 0,025 Campher
Trypaflavin (Akridinfarbstoff)	intravenös: 2,5—3 ccm	intravenös: 4,0—10,0 ccm	intravenös: 10,0—20,0 ccm	½%ige Lösung intravenös. Mit vorsichtigen Dosen beginnen. Gelbfärbung der Haut
	äußerlich: in 1%iger Lösung aufpinseln (Pyodermie!), zu Überschlägen Lösung 1:4000!			
Uliron (Sulfonamid-Derivat)	¼ Tabl.	½ Tabl.	½—1 Tabl.	3—4 Tage 3mal täglich ¼—1 Tablette; Tabl. zu 0,5. Nicht länger als 4 Tage; Pause von 7 Tagen! Nicht anwenden bei schwächlichen, entkräfteten Kindern! Nicht gleichzeitig Salvarsan! Stoßbehandlung nur 2mal mit einer Pause von 5 Tagen zwischen den beiden Stößen
Neo-Uliron	—	3tägige Stöße mit 2 g täglich		
Urea (Harnstoff)	—	15—20,0	30,0—60,0	Wasserlöslich, sehr schlechter Geschmack. Besser Ituran
Urethan	0,5—1,0	1—2,0	2,0—3,0	Wasserlöslich. Peroral oder rectal in Schleim. Auch von jungen Kindern gut vertragen
Urotropin s. Hexamethylentetramin	0,1	0,2—0,4	0,4	Wasserlöslich
Valeriana als Tinktur	5 Tr.	10 Tr.	15—20 Tr.	Auch als Tee. Andere in der Kinderpraxis eingeführte Valerianpräparate sind z. B. Baldrian-Dispert, Rekvalysatum
Veramon (Veronal-Pyramidonpräparat)	—	0,1—0,3	0,2—0,4	Tabl. zu 0,4
Veronal s. Acid. diaéthylbarbituricum				
Vigantol	Prophylaxe: 5 Tr. Behandlung: 10 Tr.	Prophylaxe: 5 Tr. Behandlung: 10 Tr.	Prophylaxe: — Behandlung: —	1 ccm = 30 Tr. = 0,5 mg kryst. D-Vitamin
Vigantol-Lebertran	Prophylaxe: 1 Teel. Behandlung: 2—3 Teel.	Prophylaxe: 1 Teel. Behandlung: 2—3 Teel.	Prophylaxe: — Behandlung: 2—3 Teel.	1 ccm = 0,012 mg kryst. D-Vit.
Vogan s. a. A-Vitamin				
Yatren	peroral: 0,05	peroral: 0,1—0,2	peroral: 0,3—0,5	In Pillen zu 0,25; auch in 1%iger Lösung zur rectalen Verabreichung

Sachverzeichnis.

Printed in the United States
By Bookmasters